Marks

Bioquímica médica básica

Un enfoque clínico

6.ª Edición

Marks

Bioquímica médica básica

Un enfoque clínico

6.ª Edición

Michael Lieberman, PhD
Distinguished Teaching Professor
Chair, Department of Molecular Genetics, Biochemistry and
 Microbiology
University of Cincinnati College of Medicine
Cincinnati, Ohio

Alisa Peet, MD
Associate Dean Clinical Education
Professor of Clinical Medicine
Lewis Katz School of Medicine at Temple University
Philadelphia, Pennsylvania

Ilustraciones de Matthew Chansky

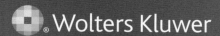

Philadelphia • Baltimore • New York • London
Buenos Aires • Hong Kong • Sydney • Tokyo

Av. Carrilet, 3, 9.ª planta, Edificio D
Ciutat de la Justícia
08902 L'Hospitalet de Llobregat
Barcelona (España)
Tel.: 93 344 47 18
Fax: 93 344 47 16
Correo electrónico: consultas@wolterskluwer.com

Revisión Científica:
Dr. C. Daniel Arellanos Soto
Profesor, Departamento de Bioquímica y Medicina Molecular de la Facultad de Medicina de la Universidad Autónoma de Nuevo León (UANL)

Dr. Gerardo Hernández Puga
Médico Cirujano, Especialista en Medicina Interna y Oncología Médica
Profesor de Bioquímica y Biología Molecular, Facultad de Medicina, Universidad Nacional Autónoma de México (UNAM)

M. en C. José Luis Maldonado García
Laboratorio de Psicoinmunología, Instituto Nacional de Psiquiatría "Ramón de la Fuente Muñiz"
Coordinaciones de Enseñanza y Evaluación de Inmunología, Departamento de Bioquímica, Facultad de Medicina, UNAM

M. en C. Deyamira Matuz Mares
Coordinación de Enseñanza, Departamento de Bioquímica, Facultad de Medicina, UNAM

Dra. C. Ana María Rivas Estilla
Profesora y Jefa de Departamento de Bioquímica y Medicina Molecular de la Facultad de Medicina de la UANL

Dirección editorial: Carlos Mendoza
Traducción: Wolters Kluwer
Editora de desarrollo: Cristina Segura Flores
Gerente de mercadotecnia: Simon Kears
Cuidado de la edición: Olga A. Sánchez Navarrete
Maquetación: Rocher/Arturo Rocha • Samantha Ramírez Martínez
Adaptación de portada: ZasaDesign / Alberto Sandoval
Impresión: Quad. Reproducciones fotomecánicas / Impreso en México

Prefacio a la 6.ª edición

Han pasado 5 años desde que se completó la 5.ª edición en inglés de esta obra. La 6.ª edición tiene algunos cambios organizacionales significativos, derivados de evaluaciones extensas del cuerpo docente y de estudiantes que usaron la 5.ª edición en sus clases y estudios. Las características pedagógicas principales del texto se conservan y se han mejorado por los siguientes cambios en la 6.ª edición:

1. Cada historia del paciente se ha analizado y revisado para reflejar los estándares de atención actuales (de 2020). Se ha añadido un pequeño número de nuevos pacientes.
2. Los comentarios bioquímicos relacionados con cada capítulo se han actualizado, cuando ha sido adecuado, para permitir que los estudiantes vean hacia dónde se han dirigido los esfuerzos de investigación actuales.
3. Los capítulos 10 y 11 de la 5.ª edición se combinaron en un solo capítulo (capítulo 10 de la 6.ª edición), lo que requirió la condensación del material presentado.
4. Se añadió al texto un nuevo capítulo (capítulo 18) sobre genética humana. El número total de capítulos de la 6.ª edición es de 47, al igual que en la 5.ª edición. El orden y el contenido de los capítulos 19 a 47 de la 6.ª edición son los mismos que en la 5.ª.
5. El número de preguntas de revisión impresas al final de cada capítulo aumentó a 15, es decir, hasta 10 preguntas por capítulo en la 5.ª edición (705 preguntas en total). Además, también se añadieron preguntas de fin de sección en línea (15 preguntas por sección, para un total de 105 preguntas). El banco de preguntas en línea relacionado con el texto ha aumentado a 665 preguntas, en comparación con las 560 preguntas de la 5.ª edición. En la medida de lo posible, las preguntas se presentan en el formato del National Board of Medical Examiners.

Como se estableció en ediciones previas, al revisar un texto dirigido principalmente a estudiantes de medicina, los autores siempre consideran los nuevos avances en bioquímica y analizan si se deben incluir en el texto. Hemos decidido solo incluir avances que permitan al estudiante relacionar mejor la bioquímica con la medicina y las futuras herramientas diagnósticas. Aunque aportar avances incompletos, pero interesantes, a los estudiantes graduados es mejor para su educación, los estudiantes de medicina obtienen mayores beneficios de un método más dirigido, que enfatice la manera en la que la bioquímica es útil para la práctica de la medicina. Este es uno de los objetivos principales del texto.

Cualquier error es responsabilidad de los autores, y agradeceremos que se nos notifique cuando se encuentren.

El sitio web de esta edición de *Marks. Bioquímica médica básica. Un enfoque clínico* contiene en inglés las preguntas de opción múltiple adicionales ya mencionadas, resúmenes de todos los pacientes descritos en el texto (casos de pacientes), todas las referencias de los capítulos y lecturas adicionales (con vínculos para artículos en PubMed cuando sea posible), una lista de las enfermedades presentadas en el libro (con vínculos para sitios web adecuados para obtener más información), material adicional para ciertos capítulos que es accesorio a los puntos principales del texto (se indican con un icono en línea en el texto) *e* y un resumen de todos los métodos descritos a lo largo del texto.

Cómo usar este libro

Los iconos identifican los diferentes componentes del libro: los pacientes presentados al inicio de cada capítulo; las notas clínicas, notas de métodos, preguntas y respuestas que aparecen en los márgenes; y los conceptos clave, comentarios clínicos y comentarios bioquímicos que se encuentran al final de cada capítulo.

Cada capítulo comienza con un extracto que resume la información desarrollada, por lo que los estudiantes pueden reconocer las palabras clave que esperan aprender. En la siguiente sección de cada capítulo, "Sala de espera", se describe a los pacientes y sus afecciones, y se detallan los eventos que resultaron en la búsqueda de ayuda médica:

 indica un paciente femenino.

 indica un paciente masculino.

 indica un paciente lactante o niño pequeño.

En cada capítulo que se desarrolla, los iconos aparecen en el margen para identificar la información relacionada con el material presentado en el texto:

 indica una nota clínica, por lo general relacionada con el paciente en la "Sala de espera" de ese capítulo. Estas notas explican los signos o síntomas de un paciente o aporta alguna otra información clínica relevante con el texto.

 indica una nota de métodos, que se elabora acerca de cómo se requiere la bioquímica para realizar e interpretar pruebas de laboratorio comunes.

Las preguntas y respuestas también aparecen en el margen y ayudan al estudiante a reflexionar, una vez que leyó el texto:

 indica una pregunta.

 indica la respuesta a la pregunta. La respuesta a una pregunta siempre se localiza en la página siguiente. Si aparecen dos preguntas en una página, las respuestas se proporcionan en el orden de aparición en la página siguiente.

Cada capítulo finaliza con estas tres secciones: comentarios clínicos, comentarios bioquímicos y conceptos clave:

En la sección conceptos clave se resumen los conocimientos importantes del capítulo que son esenciales para el aprendizaje.

 En la sección comentarios clínicos se proporciona información clínica adicional y, con frecuencia, se describe el plan de tratamiento y la solución clínica.

 En la sección comentarios bioquímicos se agrega información bioquímica que no fue cubierta en el texto, o se explora alguna faceta de la bioquímica con más detalle o desde otro ángulo.

Por último, se presentan las preguntas de revisión, escritas en un formato similar al del United States Medical Licensing Examination (USMLE), y muchas de ellas tienen inclinación clínica. Las respuestas a las preguntas de revisión, junto con las explicaciones detalladas, se presentan al final de cada capítulo. Además, hay preguntas en inglés de fin de sección en línea, presentadas de manera que se integre el material presentado en cada sección del texto.

Agradecimientos

Los autores desean expresar su gratitud al Dr. David A. Grahame, profesor del Departamento de Bioquímica del Uniformed Services University of the Health Sciences, por su lectura cuidadosa a la 5.ª edición y la puntualización de errores que fueron corregidos en la 6.ª edición. Apreciamos en gran medida sus esfuerzos por mejorar el texto. La Dra. Sarah Pickle, profesora asociada del Department of Family and Community Medicine, fue invaluable en la creación de preguntas para el texto y para el suplemento en línea. También queremos dar las gracias a varios lectores que nos han enviado correos electrónicos señalando zonas confusas del texto de la 5.ª edición. También queremos agradecer las contribuciones iniciales de Dawn Marks, cuya visión de un libro de texto dirigido a estudiantes de medicina llevó a la primera edición de este libro. Su visión sigue siendo aplicable en estos días.

Revisores

Kristie Bridges, PhD
Professor
Department of Biomedical Sciences
West Virginia School of Osteopathic Medicine
Lewisburg, West Virginia

Michael King, PhD
Professor
Department of Biochemistry and Molecular
Biology
Indiana University School of Medicine
Terre Haute, Indiana

Katherine Mitsouras, PhD
Associate Professor of Biochemistry
College of Osteopathic Medicine of the Pacific
Western University of Health Sciences
Pomona, California

Puttur Prasad, PhD
Professor
Department of Biochemistry and Molecular Biology
Augusta University Medical College of Georgia
Augusta, Georgia

Lucy Robinson, PhD
Associate Professor
Department of Biochemistry and Molecular
Biology
Louisiana State University Health Sciences Center
Shreveport, Louisiana

Martin Schmidt, PhD
Professor of Biochemistry
Department of Biochemistry and Nutrition
Des Moines University
Des Moines, Iowa

Karen Symes, PhD
Associate Professor of Biochemistry
Department of Biochemistry
Boston University School of Medicine
Boston, Massachusetts

Jaya Yodh, PhD
Teaching Associate Professor
Academic Affairs
Carle Illinois College of Medicine
Champaign, Illinois

Contenido

Metabolismo de combustibles

Para poder sobrevivir, los seres humanos deben satisfacer dos requerimientos metabólicos esenciales: sintetizar todas las moléculas necesarias para las células, las cuales no suministra la dieta, y proteger el ambiente interno de toxinas, modificando las condiciones del entorno externo. Para cubrir estas necesidades deben metabolizarse los componentes de la dieta por medio de cuatro tipos de vías esenciales: de oxidación de combustibles, de almacenamiento y movilización de combustibles, de biosíntesis y de desintoxicación o eliminación de desechos. La cooperación entre los tejidos y las respuestas a los cambios en el medio externo se comunican a través de las vías de transporte y señalización intercelular (fig. I-1).

Los alimentos de la dieta son los combustibles que suministran energía en forma de calorías. Esta energía se emplea para realizar diversas funciones, como el movimiento, el pensamiento y la reproducción. De esta manera, algunas de las vías metabólicas son las **vías de oxidación de combustibles** que convierten el combustible en energía para utilizarlo en el trabajo biosintético y mecánico. Sin embargo, ¿cuál es la fuente de energía entre las comidas o durante el sueño? ¿Cómo puede sobrevivir tanto tiempo una persona que ha ayunado durante varias semanas? Existen otras vías metabólicas, que son las **vías de almacenamiento de combustibles**. Los combustibles almacenados pueden movilizarse durante los periodos entre comidas o cuando es necesario aumentar la energía para practicar ejercicio.

La dieta también debe contener los compuestos que no pueden sintetizarse, así como todos los bloques de construcción básicos para los compuestos sintetizados en las **vías de biosíntesis**. Por ejemplo, existen requerimientos de la dieta para algunos aminoácidos, pero pueden sintetizarse otros aminoácidos a partir de los combustibles y un precursor nitrogenado de la dieta. Los compuestos necesarios en la dieta para las vías de biosíntesis incluyen ciertos aminoácidos, vitaminas y ácidos grasos esenciales.

Las **vías de desintoxicación** y **eliminación de desechos** son vías metabólicas cuya función es eliminar a las toxinas que pueden estar presentes en la dieta o el aire, introducidas al organismo como fármacos o generadas internamente a partir del metabolismo de los componentes de la dieta. Los componentes de la dieta que no tienen valor para el organismo y que deben eliminarse son los llamados **xenobióticos**.

En general, las vías de biosíntesis (incluido el almacenamiento de combustibles) se conocen como **vías anabólicas**, es decir, son las vías que sintetizan moléculas más grandes a partir de componentes más pequeños. Un ejemplo de la vía anabólica es la síntesis de proteínas a partir de aminoácidos. Las **vías catabólicas** son aquellas que rompen las moléculas grandes en componentes más pequeños. Las vías de oxidación de combustibles son los ejemplos de las vías catabólicas.

En los seres humanos, las necesidades de las diferentes células para realizar funciones distintas han resultado en la especialización de la célula y el tejido en el metabolismo. Por ejemplo, el tejido adiposo es un sitio especializado para el almacenamiento de grasa y contiene las vías metabólicas que permiten realizar esta función. Sin embargo, el tejido adiposo carece de muchas de las vías que sintetizan los compuestos requeridos a partir de los precursores en la dieta. Para permitir que las células contribuyan a la satisfacción de las necesidades metabólicas durante el cambio de las condiciones de la dieta, el sueño, la actividad y la salud, se requieren **vías de transporte** hacia la sangre y entre los tejidos, además de **vías de señalización intercelular**. Un medio de comunicación son las **hormonas** para transmitir las señales a los tejidos acerca del estado alimentario.

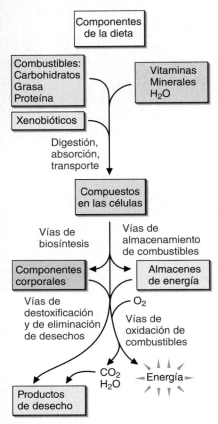

FIGURA I-I Panorama de las vías metabólicas generales para los componentes de la dieta en el organismo. Los tipos de vías se señalan en *rojo*.

Por ejemplo, el mensaje de término de la comida, lo transporta la hormona insulina, que emite señales al tejido adiposo para que almacene la grasa.

En la siguiente sección se proporciona un panorama general de los diversos tipos de componentes de la dieta y ejemplos de las vías que intervienen en el consumo de estos componentes. Se analizan los combustibles contenidos en la dieta, los compuestos producidos por su digestión y los patrones básicos del metabolismo de los combustibles en los tejidos del cuerpo. Se describe la forma en que cambian estos patrones durante la ingesta de alimento, el ayuno breve y la inanición durante periodos prolongados. Se muestran los casos de pacientes con problemas médicos para alimentarse de manera normal con los combustibles. Estos pacientes aparecen de manera repetida a lo largo del libro y se relacionan con otros pacientes conforme se describen los procesos bioquímicos.

Es importante hacer notar que esta sección del libro contiene una **visión general** del metabolismo básico, que permite presentar a los individuos en un nivel elemental para satisfacer el interés de los estudiantes en la bioquímica reciente. El objetivo es suscitar en el estudiante el interés por la bioquímica. No está diseñado como un texto exhaustivo, debido a que los diversos temas se revisan en las secciones IV a VII del texto. La siguiente sección del texto (sección II) inicia con los principios esenciales de la bioquímica y la relación de la química básica con los procesos que ocurren en todas las células vivas.

Combustibles metabólicos y componentes de la dieta

1

Metabolismo de los combustibles. El combustible se obtiene sobre todo de los **macronutrientes** (es decir, **carbohidratos**, **grasas** y **proteínas**) de la dieta. Al ingerir, los alimentos se **digieren** y **absorben**. Los productos de la digestión circulan en la sangre, ingresan a los tejidos y, al final, los captan las células y se **oxidan** para producir **energía**. Para convertir por completo los combustibles en dióxido de carbono (CO_2) y agua (H_2O), se requiere **oxígeno** (O_2) molecular. La respiración proporciona este oxígeno y elimina el **dióxido de carbono** (CO_2) que se produce por la oxidación de los alimentos.

Almacenes de combustibles. Cualquier combustible de la dieta que excede las necesidades de energía inmediata del organismo se almacena, sobre todo en la forma de **triacilglicerol** (grasa) en el tejido adiposo; como **glucógeno** (carbohidratos) en el músculo, hígado y otras células, y, en cierta medida, como **proteína** en el músculo. En el estado de ayuno, entre las comidas y durante el sueño, el combustible se sustrae de estos almacenes y se oxida para liberar energía (fig. 1-1).

Requerimiento de combustible. Se necesita suficiente energía cada día para realizar las **funciones básicas** del organismo y posibilitar la **actividad física**. Si no se consume suficiente alimento cada día para suministrar dicha cantidad de energía, las reservas de combustible del organismo suministran la restante y se pierde peso. Por el contrario, si se ingieren más alimentos de los requeridos para la energía consumida, las reservas de combustible aumentan y se gana peso.

Otros requerimientos de la dieta. Además de proporcionar energía, la dieta suministra **precursores** para la **biosíntesis** de compuestos que son necesarios para la estructura, función y sobrevivencia celular y tisular. Entre estos precursores están los **ácidos grasos esenciales** y los **aminoácidos** esenciales (aquellos que el organismo requiere pero no puede sintetizar). Asimismo, la dieta debe suministrar **vitaminas**, **minerales** y **agua**.

Eliminación de desechos. Los componentes de la dieta que pueden usarse se conocen como nutrientes. Sin embargo, tanto la dieta como el aire contienen **compuestos xenobióticos**, elementos que no tienen uso o valor en el cuerpo humano y que pueden ser tóxicos. Estos compuestos se excretan en la orina y las heces junto con los productos metabólicos de desecho.

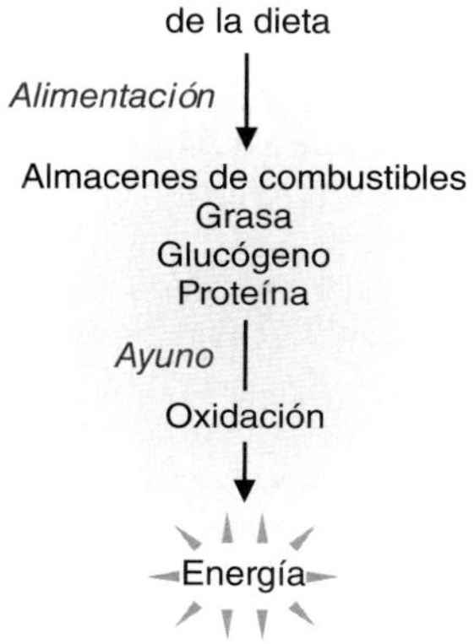

Exceso de combustibles
de la dieta

Alimentación

Almacenes de combustibles
Grasa
Glucógeno
Proteína

Ayuno

Oxidación

Energía

FIGURA 1-1 Destino del exceso de combustibles de la dieta en estados de alimentación y ayuno.

Percy V. es un profesor de escuela de 59 años de edad que se mantuvo en buena salud hasta que su esposa murió de forma repentina. Desde entonces, ha experimentado un grado creciente de fatiga y ha perdido interés en muchas de las actividades que antes disfrutaba. Poco después de la muerte de su esposa, uno de los hijos del matrimonio se mudó lejos del hogar. Desde ese momento, él ha tenido poco apetito por los alimentos. Cuando una vecina lo encontró durmiendo con la ropa puesta, descuidado y un poco confuso, ella llamó a una ambulancia. **Percy V.** fue admitido en la unidad psiquiátrica del hospital con el diagnóstico de depresión mental relacionada con duelo, deshidratación y desnutrición.

Otto S. es un estudiante de medicina de 25 años de edad que durante la preparatoria y la universidad se distinguió en las competencias atléticas, pero ahora está "fuera de forma". Desde que ingresó a la escuela de medicina ha comenzado a ganar peso. Mide 1.72 m e ingresó a la escuela de medicina con un peso de 69.8 kg, el cual estaba dentro del parámetro de peso ideal. Cuando terminó sus exámenes del primer año, pesaba 84.8 kg. Decidió consultar entonces al médico del servicio de salud para estudiantes antes de que el problema empeorara, ya que quería perder peso (con 84.8 kg, su índice de masa corporal [IMC] era de 27) hasta lograr su peso anterior de 69.8 kg (con lo que reduciría su IMC a 23, a la mitad del intervalo saludable de los valores de IMC).

Iván A. es un contador de 56 años de edad que ha tenido obesidad mórbida por varios años. Tiene obesidad abdominal, que es efecto del exceso de tejido adiposo depositado de manera desproporcionada en el área abdominal. Sus principales actividades recreacionales son ver la televisión mientras bebe una copa de escocés con soda y realizar la jardinería de manera ocasional. En una comida en el campo se sintió disneico mientras jugaba beisbol. En ese momento decidió someterse a un examen físico general. En el estudio pesó 119.7 kg y midió 1.72 m. Su presión arterial estaba elevada, 155 mm Hg sistólica y 95 mm Hg diastólica (para su edad, se define como hipertensión > 130 mm Hg sistólica y > 80 mm Hg/diastólica). Para un hombre de sus características, un valor de IMC de 18.5 a 24.9 correspondería a un peso de 58.5 a 78.4 kg. **Iván A.** tiene 45.3 kg de sobrepeso y su IMC de 37.9 está en el intervalo que se define como obesidad.

Ann R. es una encargada de compras de 23 años de edad en una tienda de ropa femenina. A pesar de que su altura es de 1.74 m y su peso de 45 kg, está convencida de que tiene sobrepeso. Por lo que 2 meses atrás inició un programa de ejercicio diario que consiste de 1 h de trote cada mañana y 1 h de caminata por las tardes; asimismo, decidió consultar con el médico acerca de un régimen alimenticio para perder peso. Si los pacientes están por arriba (como **Iván A.**) o por debajo (como **Ann R.**) de su peso ideal, el médico, a menudo en coordinación con un dietista certificado, prescribe una dieta diseñada para lograr un peso en el parámetro ideal.

I. Combustibles en la dieta

Los principales combustibles que se obtienen de la dieta son los **macronutrientes**: principalmente **carbohidratos**, **proteínas** y **grasas**. Cuando estos combustibles se oxidan hasta CO_2 y H_2O en las células (el proceso conocido como **catabolismo**), se libera energía por la transferencia de electrones al O_2. La energía de este proceso de oxidación genera calor y **trifosfato de adenosina (ATP)** (fig. 1-2). El dióxido de carbono se desplaza en la sangre hacia los pulmones, en donde se exhala, y el agua se excreta en la orina, sudor y otras secreciones. Aunque el calor generado por la oxidación del combustible se emplea para mantener la temperatura corporal, la principal función de la oxidación del combustible es producir ATP. Este proporciona la energía empleada en muchos de los procesos que lleva a cabo la célula, incluidas las reacciones de biosíntesis (vías anabólicas), contracción muscular y transporte activo a través de las membranas. Como estos procesos usan energía, el ATP se convierte de nuevo en difosfato de adenosina (ADP) y fosfato inorgánico (P_i). La generación y utilización del ATP se conoce como el **ciclo del ATP-ADP**.

La oxidación de los combustibles para generar ATP se denomina **respiración** (fig. 1-3). Antes de la oxidación, los carbohidratos se convierten sobre todo en glucosa, las

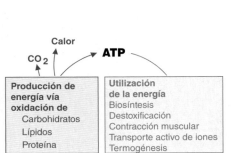

FIGURA 1-2 Ciclo del ATP–ADP. Las vías de generación de energía se muestran en *rojo*; las vías de utilización de energía en *azul*. ADP, difosfato de adenosina; ATP, trifosfato de adenosina; P_i, fosfato inorgánico.

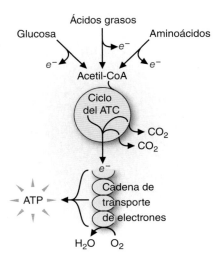

FIGURA 1-3 Generación de ATP a partir de los componentes de la dieta, mediante la respiración celular. La glucosa, ácidos grasos y aminoácidos son oxidados a acetil-CoA, un sustrato para el ciclo del ATC. En el ciclo del ATC son oxidados por completo a CO_2. A medida que los combustibles son oxidados, los electrones (e^-) son transferidos al O_2 por medio de la cadena de transporte de electrones y la energía es empleada para generar ATP. Acetil-CoA, acetil coenzima A; ATC, ácido tricarboxílico; ATP, trifosfato de adenosina.

grasas en ácidos grasos y las proteínas en aminoácidos. Las vías para la oxidación de glucosa, ácidos grasos y aminoácidos tienen muchas características en común. Primero oxidan los combustibles hasta **acetil coenzima A (acetil-CoA)**, molécula alimentadora del ciclo del **ácido tricarboxílico (ATC)**. El ciclo del ATC consiste en una serie de reacciones que completan la oxidación del combustible a CO_2 (cap. 23). Los electrones perdidos de los combustibles durante las reacciones de oxidación se transfieren al O_2 por diversas proteínas en la cadena de transporte de electrones (cap. 24). La energía de la transferencia de electrones se usa para convertir el ADP y el P_i en ATP por un proceso conocido como **fosforilación oxidativa**.

En términos de metabolismo y nutrición, la energía se expresa con frecuencia en **calorías**. En este contexto, la caloría (caloría nutricional) es equivalente a 1 **kilocaloría (kcal)** en términos de **energía**. *Caloría* se escribió en un principio con una C mayúscula, pero después la letra mayúscula se abandonó conforme el término se hizo popular. De esta manera, un refresco con 1 caloría tiene en realidad 1 kcal de energía. De igual modo, la energía se expresa en **joules**. Una kilocaloría equivale a 4.18 kilojoules (kJ). Los médicos tienden a usar las unidades de calorías, en parte porque sus pacientes las usan y las comprenden. Una kilocaloría de energía es la cantidad de energía requerida para elevar la temperatura de 1 L de agua en 1 °C a presión atmosférica.

A. Carbohidratos

Los principales carbohidratos de la dieta humana son: almidón, sacarosa, lactosa, fructosa, maltosa, galactosa y glucosa. El polisacárido **almidón** es la forma de almacenamiento de los carbohidratos de las plantas. La sacarosa (azúcar de mesa), la maltosa y la lactosa (azúcar de la leche) son disacáridos y la fructosa, la galactosa y la glucosa son monosacáridos. La digestión convierte a los carbohidratos grandes en monosacáridos, los cuales pueden absorberse hacia el torrente sanguíneo. La glucosa, un monosacárido, es el azúcar predominante en la sangre humana (fig. 1-4).

La oxidación de los carbohidratos hasta CO_2 y H_2O en el organismo produce alrededor de 4 kcal/g (tabla 1-1). En otras palabras, cada gramo de carbohidrato ingerido produce alrededor de 4 kcal de energía. Debe señalarse que las moléculas de carbohidratos contienen una cantidad significativa de oxígeno y están parcialmente oxidadas antes de entrar en el cuerpo (fig. 1-4).

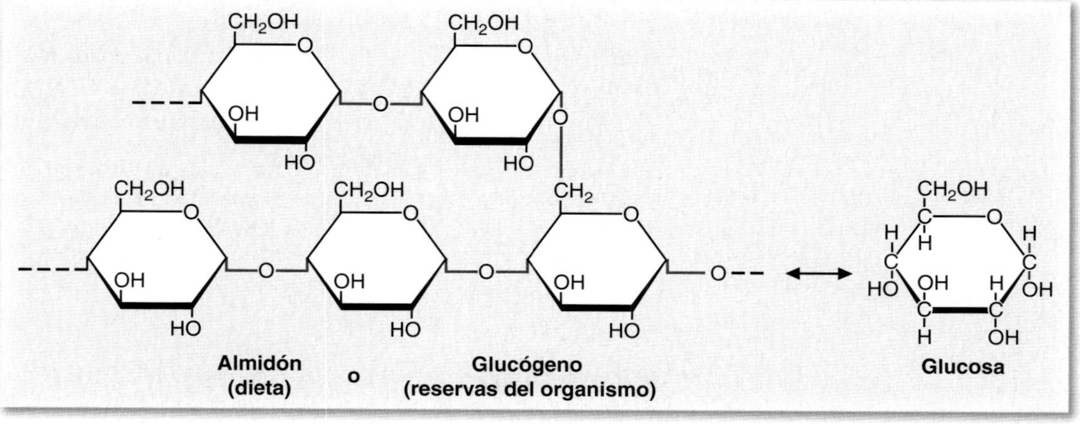

FIGURA 1-4   Estructura de almidón y glucógeno. El almidón, nuestro principal carbohidrato de la dieta, y el glucógeno, la forma de almacenamiento de glucosa del organismo, tienen estructuras similares. Son polisacáridos (muchas unidades de azúcar) compuestos de glucosa, que es un monosacárido (una sola unidad de azúcar).

TABLA 1-1 Contenido calórico de los combustibles	
COMBUSTIBLE	kcal/g
Carbohidrato	4
Grasa	9
Proteína	4
Alcohol	7

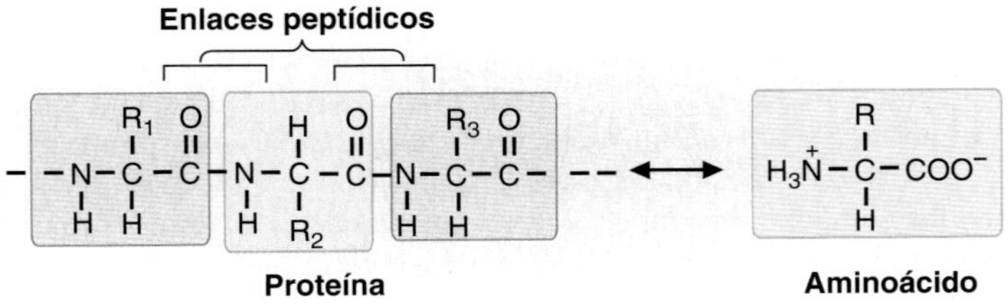

Enlaces peptídicos

Proteína   **Aminoácido**

FIGURA 1-5   Estructura general de las proteínas y los aminoácidos. En esta figura, cada aminoácido está indicado por un color diferente. R = cadena lateral. Los diferentes aminoácidos tienen distintas cadenas laterales. Por ejemplo, R_1 podría ser —CH_3; R_2,—CH_2OH; R_3,–CH_2—COO^-. En una proteína, los aminoácidos están unidos por enlaces péptidos.

Un análisis de la dieta de **Ann R.** mostró que ingería 100 g de carbohidratos, 20 g de proteína y 15 g de grasa cada día. Aproximadamente, ¿cuántas calorías consumió por día?

B. Proteínas

Las proteínas están compuestas por **aminoácidos** que se unen para formar cadenas lineales (fig. 1-5). Además del carbono, hidrógeno y oxígeno, las proteínas contienen alrededor de 16% de nitrógeno en peso. El proceso digestivo fragmenta las proteínas en sus aminoácidos que las constituyen, los cuales ingresan en la sangre. La oxidación completa de las proteínas a CO_2, H_2O y amoniaco (NH_4^+) en el cuerpo libera aproximadamente 4 kcal/g (tabla 1-1).

C. Grasas

Las **grasas** son lípidos compuestos por **triacilgliceroles** (también llamados *triglicéridos*). Una molécula de triacilglicerol contiene tres ácidos grasos esterificados con una molécula de glicerol (fig. 1-6).

Las grasas contienen mucho menos oxígeno que el contenido en los carbohidratos o las proteínas. Por lo tanto, las grasas son más reducidas y cuando se oxidan producen más energía. La oxidación completa de los triacilgliceroles a CO_2 y H_2O en el organismo libera unas 9 kcal/g, más del doble que la energía liberada de una cantidad equivalente de carbohidratos o proteínas (tabla 1-1).

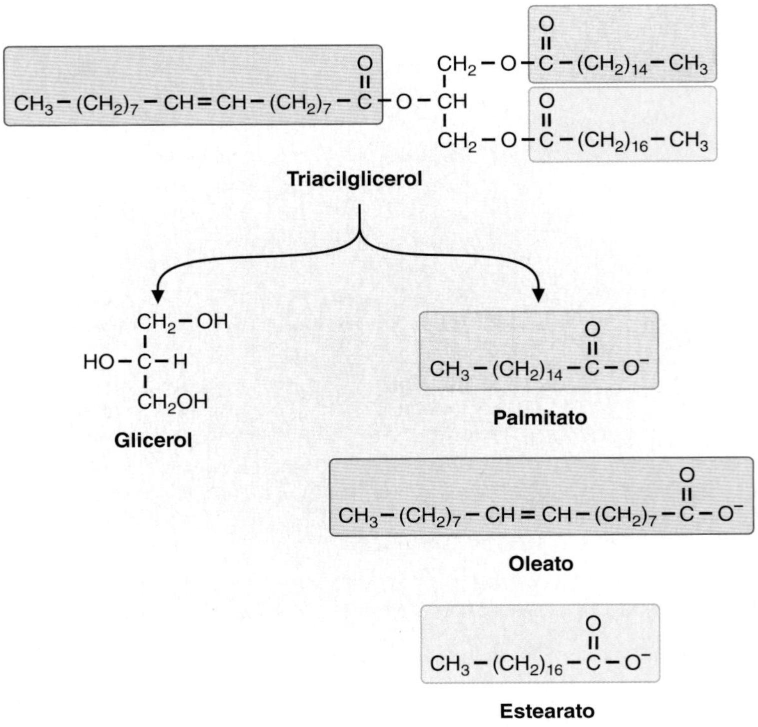

Triacilglicerol

Glicerol

Palmitato

Oleato

Estearato

FIGURA 1-6   Estructura de un triacilglicerol. El palmitato y estearato son ácidos grasos saturados (es decir, no tienen dobles enlaces). El oleato es un monoinsaturado (un doble enlace). Los ácidos poliinsaturados tienen más de un doble enlace.

D. Alcohol

El alcohol (etanol, en el contexto nutricional) tiene un contenido calórico considerable. El etanol (CH_3CH_2OH) se oxida hasta CO_2 y H_2O en el organismo y produce alrededor de 7 kcal/g, que es más que los carbohidratos o proteínas, pero menos que las grasas.

II. Reservas corporales de combustible

Los seres humanos poseen depósitos de combustibles en sus cuerpos (tabla 1-2), los cuales son similares a los existentes en las plantas y animales que consume. Estas reservas de combustibles son ligeras en peso, abundantes y se convierten con rapidez en sustancias oxidables. Muchas personas están familiarizadas con la grasa, la principal reserva, que se localiza en el tejido adiposo. Aunque las grasas están distribuidas en todo el organismo, tienden a aumentar en cantidad en la cadera, los muslos y el abdomen conforme las personas llegan a una edad mediana. Además de los almacenes de grasa, también existen grandes reservas de carbohidratos, si bien mucho menores, en la forma de **glucógeno**, localizadas sobre todo en el hígado y los músculos. El glucógeno consiste en moléculas de glucosa unidas entre sí para formar una molécula larga y ramificada de polisacárido (fig. 1-4). La proteína corporal, en particular la de las grandes masas musculares, también sirve en alguna medida como reserva de combustible, por ejemplo durante el ayuno.

Ann R. consumió $100 \times 4 = 400$ kcal como carbohidratos, $20 \times 4 = 80$ kcal como proteínas y $15 \times 9 = 135$ kcal como grasas para un total de 615 kcal/día.

A. Grasas

La mayor reserva de combustible es el triacilglicerol del tejido adiposo (triglicérido), un lípido conocido con frecuencia como grasa. Una persona de 70 kg tiene alrededor de 15 kg de triacilgliceroles almacenados, que representa casi 85% de las calorías totales almacenadas (tabla 1-2).

Dos características hacen del triacilglicerol una reserva eficiente de combustible: que contiene más calorías por gramo que los carbohidratos o las proteínas (9 kcal/g contra 4 kcal/g) y que no contiene mucha agua. El tejido adiposo aloja solo 15% de agua, en comparación con los tejidos como el músculo que contiene cerca de 80%. De esta manera, un individuo de 70 kg con 15 kg de triacilgliceroles almacenados tiene solo cerca de 18 kg de tejido adiposo.

B. Glucógeno

Las reservas de glucógeno en el hígado, músculo y las células de otros tejidos son relativamente pequeñas en cantidad, sin embargo son importantes. El glucógeno hepático se emplea para mantener las concentraciones de glucosa sanguínea entre las comidas, necesarias para el óptimo funcionamiento del sistema nervioso. De esta manera, el tamaño de las reservas de glucógeno fluctúa durante el día; un sujeto de 70 kg en promedio puede tener 200 g o más de glucógeno hepático después de una comida, pero solo 80 g después del ayuno de toda la noche. El glucógeno muscular suministra la energía para la contracción muscular durante el ejercicio. En reposo, el individuo de 70 kg tiene alrededor de 150 g de glucógeno muscular. Casi todas las células, incluidas las neuronas, mantienen un pequeño suministro de emergencia de glucosa en la forma de glucógeno.

Iván A. consume 585 g de carbohidratos, 150 g de proteína y 95 g de grasa cada día. Además bebe 45 g de alcohol al día. ¿Cuántas calorías consume por día?

COMBUSTIBLE	CANTIDAD (KG)	PORCENTAJE DE CALORÍAS TOTALES ALMACENADAS
TABLA 1-2 Composición del combustible de un varón con un peso promedio[a] de 70 kg después de ayuno durante la noche		
Glucógeno		
Músculo	0.15	0.4
Hígado	0.08	0.2
Proteína	6.0	14.4
Triglicérido	15	85

[a]En bioquímica y nutrición, con frecuencia la referencia estándar es el hombre de 70 kg. Probablemente este estándar fue seleccionado debido a que en la primera mitad del siglo XX, cuando se realizaron muchos estudios nutricionales, médicos jóvenes sanos y estudiantes de posgrado (principalmente varones) sirvieron como sujetos para estos experimentos.

No es práctico almacenar toda la energía como glucógeno en lugar de triacilglicerol. Dado que el glucógeno es una molécula polar con grupos hidroxilo, une aproximadamente cuatro veces su peso como agua y requerirá mucho más espacio intracelular que la misma cantidad. El almacenamiento de energía en forma de triacilglicero, que, al ser hidrófobo, contiene mucho menos peso de agua.

C. Proteínas

Las proteínas desempeñan muchas funciones importantes en el cuerpo; a diferencia de la grasa y el glucógeno, no son tan solo una reserva de combustible como la grasa o el glucógeno. La proteína muscular es esencial para el movimiento corporal. Otras proteínas sirven como **enzimas** (catalizadores de reacciones bioquímicas) o **componentes estructurales** de células y tejidos. Solo puede degradarse una cierta cantidad de proteína corporal, alrededor de 6 kg en el individuo de 70 kg promedio antes de que se afecten las funciones corporales.

III. Gasto diario de energía

Si se intenta mantener un balance de energía, sin ganar ni perder peso, es necesario consumir en promedio una cantidad de alimento igual al gasto diario de energía (GDE). El **GDE** incluye la energía que sustenta el metabolismo basal (tasa metabólica basal [TMB] o tasa metabólica en reposo [TMR]) y la actividad física más la energía requerida para procesar el alimento ingerido (termogénesis inducida por la dieta [TID]). De esta manera, el GDE, en kilocalorías por día = TMB (o TMR) + energía necesaria para la actividad física + TID.

A. Tasa metabólica basal

Se han utilizado dos términos para definir la energía que requiere el cuerpo: la tasa metabólica basal y la tasa metabólica en reposo. La TMB es una medida de la energía requerida para mantener la vida: el funcionamiento de los pulmones, riñones y cerebro; bombeo del corazón; conservación de los gradientes iónicos a través de la membrana, y reacciones de las vías bioquímicas. La TMB se definió de forma original como el gasto de energía de una persona mental y corporalmente en reposo en un ambiente con temperatura neutral 12 a 18 h después de una comida. Sin embargo, cuando el individuo está despierto y se mide su producción de calor o consumo de oxígeno, la persona no está durmiendo ni se halla en reposo mental absoluto, en tal caso, la tasa metabólica se denomina *tasa metabólica en reposo* (TMR). Algunas veces también se conoce como *gasto de energía en reposo* (GER). La TMR y la TMB difieren muy poco en su valor y para los propósitos de este texto se hará hincapié en la TMB.

La TMB, que por lo regular se expresa en kilocalorías por día, se modifica por el tamaño corporal, edad, sexo y otros factores (tabla 1-3). Es proporcional a la cantidad de tejido metabólicamente activo (incluidos los principales órganos) y la masa magra corporal (o libre de grasa). Desde luego, la cantidad de energía requerida para las funciones basales en una persona grande es mayor que la cantidad necesaria en un sujeto pequeño. Sin embargo, la TMB es menor en las mujeres que en los varones del mismo peso, debido a que ellas casi siempre tienen más tejido adiposo y menos masa muscular.

TABLA 1-3 Factores que afectan la TMB expresada por kilogramo (kg) de peso corporal
Género (mayor en varones que en mujeres)
Temperatura corporal (elevada con la fiebre)
Temperatura ambiental (elevada con frío)
Estado de la tiroides (elevada en hipertiroidismo)
Embarazo y lactancia (elevada)
Edad (disminuye con la edad)
Composición corporal (aumenta con la masa muscular)

TABLA 1-4 Ecuación de *Mifflin-St. Joer* para la predicción de la TMB[a]	
Hombres:	$(10 \times P) + (6.25 \times A) - (5 \times E) + 5$
Mujeres:	$(10 \times P) + (6.25 \times A) - (5 \times E) - 161$

[a]A, altura en centímetros; E, edad en años; P, peso corporal en kilogramos. El resultado final son kilocalorías por día. Datos de Mifflin MD, St. Joer ST, Hill LA, Scott BJ, Daugherty SA, Koh XO. A new predictive equation for resting energy expenditure in healthy individuals. *Am J Clin Nutr.* 1990;51: 241-247.

La temperatura corporal también afecta la TMB, que aumenta en 12% con la elevación de cada grado centígrado (7% con cada grado Fahrenheit) de la temperatura corporal (es decir, "alimentar en caso de fiebre, ayunar con el frío"). La temperatura ambiental afecta la TMB, que aumenta de manera ligera en climas fríos conforme se activa la termogénesis. La excesiva secreción de la hormona tiroidea (hipertiroidismo) produce un aumento de la TMB, mientras que su reducción (hipotiroidismo) causa una disminución. La TMB se incrementa durante el embarazo y la lactancia. Los niños en crecimiento tienen una mayor TMB por kilogramo de peso corporal que los adultos, debido a que una mayor proporción de sus cuerpos está compuesta por cerebro, músculo y otros tejidos con mayor actividad metabólica. La TMB se atenúa en los adultos mayores debido a que sus tejidos con actividad metabólica han disminuido y ha aumentado la grasa corporal. Además, las grandes variaciones observadas en la TMB entre un adulto y otro las determinan factores genéticos.

Se puede obtener un cálculo de la TMB tras suponer que se utilizan 24 kcal/día/kg de peso corporal en el caso de los varones o 21.6 kcal/día/kg de peso corporal para las mujeres; y multiplicar por el peso corporal. Una manera fácil de recordarlo es 1 kcal/kg/h para los varones y 0.9 kcal/kg/h para las mujeres. Este cálculo funciona mejor para individuos jóvenes que se encuentran cerca de su peso corporal ideal. Métodos más exactos para calcular la TMB son las ecuaciones derivadas de forma empírica para diferentes grupos de género y edad (tabla 1-4). Estos cálculos no consideran la variación entre individuos.

B. Actividad física

Además de la TMB, la energía requerida para la **actividad física** contribuye al GDE. La diferencia en la actividad física entre un estudiante y un leñador es enorme, y un estudiante relativamente sedentario durante la semana puede ser mucho más activo durante el fin de semana. En la tabla 1-5 se proporcionan los factores para calcular los gastos aproximados de energía vinculados con las actividades típicas.

TABLA 1-5 Actividades típicas con sus correspondientes factores de actividad por horas[a]	
CATEGORÍA DE ACTIVIDAD	**FACTOR DE ACTIVIDAD POR HORAS (POR TIEMPO DE ACTIVIDAD)**
Descanso: dormir, reposo	1.0
Muy ligera: actividades sentado o de pie, conducción, trabajo de laboratorio, mecanografía, costura, planchar, cocinar, juego de cartas, tocar un instrumento musical	1.5
Ligera: caminar 4 a 5 km/h, trabajo de taller, de electricidad, carpintería, atención en restaurante, limpieza de hogar, golf, marinería, tenis de mesa	2.5
Moderada: caminar de 5.5 a 6.5 km/h, deshierbar y cavar, transporte de carga, ciclismo, esquí, tenis, baile	5.0
Pesada: caminar cuesta arriba con una carga, tala de árboles, excavación manual pesada, alpinismo, basquetbol, futbol soccer o americano	7.0

[a]Se multiplica el factor de actividad por hora por la TMB por el número de horas que se está en la actividad para obtener el gasto calórico de esa actividad. Se repite la ecuación para todas las horas del día, la suma del gasto calórico de todas las horas del día dividida entre 24 nos dará el gasto energético diario.
National Research Council. *Recommended Dietary Allowances.* 10th ed. National Academy Press; 1989. https://doi.org/10.17226/1349. Adapted and reproduced with permission from the National Academy of Sciences. Courtesy of the National Academies Press, Washington, D.C.

P ¿Cuáles son las TMB de **Iván A.** y **Ann R.**? (Compárese el método de un cálculo aproximado para los valores obtenidos con las ecuaciones de la tabla 1-4).

M Los dietistas certificados con frecuencia usan extensas tablas para calcular los requerimientos de energía a partir de la altura, peso, edad, género y nivel de actividad. Un cálculo más exacto se basa en la masa libre de grasa (MLG), que es igual a la masa corporal total menos la masa del tejido adiposo de la persona. Con MLG se calcula la TMB mediante la ecuación TMB = 186 + MLG × 23.6 kcal/kg/día. Esta fórmula elimina las diferencias entre los sexos y entre las edades respecto de los individuos jóvenes que son atribuibles a la diferencia de la adiposidad relativa. Sin embargo, la determinación de la MLG es relativamente laboriosa: es una técnica que requiere pesar al paciente en agua y medir el volumen pulmonar residual. Más recientemente, la absorciometría con rayos X de doble energía (DXA) es una técnica igual de exacta, pero más sencilla, que se usa para determinar la cantidad total de grasa y la MLG de un paciente.

La calorimetría indirecta es una técnica que cuantifica el consumo de O_2 y la producción de CO_2 y se puede usar cuando se requieren más determinaciones exactas para los pacientes hospitalizados. Se usa un calorímetro indirecto portátil para medir el consumo de oxígeno y el cociente respiratorio (CR), que es la proporción de O_2 consumido para la producción de CO_2. El CR es de 1.00 para individuos que oxidan carbohidratos, 0.83 para proteínas y 0.71 para grasas. A partir de estos valores se puede determinar el GDE.

Un método simplificado para medir el GDE también emplea la calorimetría indirecta, pero solo mide la producción de oxígeno. Debido a que la oxidación de los nutrientes requiere oxígeno molecular, a través de la medida del volumen de aire inhalado y el exhalado y la cantidad de oxígeno en ese aire se puede obtener un buen cálculo de la TMB. El equipo requerido para este método es menos complicado que el equipo que cuantifica el consumo de oxígeno y el dióxido de carbono y es más fácil de usar, aunque es menos exacto.

Iván A. pesa 264 lb o 120 kg (264 lb divididas entre 2.2 lb/kg). Su TMB calculada = 24 kcal/kg/día × 120 kg = 2 880 kcal/día. Su TMB calculada a partir de la tabla 1-4 es de solo 1 992 calorías (10 × peso + 6.25 × altura – 5 × edad + 5, en donde el peso se expresa en kilogramos, la altura en centímetros, y la edad en años). **Ann R.** pesa 99 lb o 45 kg (99/2.2 lb/kg). Su TMB calculada = (21.6 kcal / kg/día) × (45 kg) = 972 kcal /día. Su TMB a partir de la tabla 1-4 está por arriba de este valor (10 × peso + 6.25 × altura – 5 × edad – 161 = 1 238 kcal/día). Por lo tanto, para **Ann R.**, el cálculo aproximado es de 78% del valor más exacto. Así, para **Iván A.** las necesidades calóricas son solo 70% del cálculo aproximado por una desproporción del peso corporal debido a su tejido adiposo, que es relativamente inactivo desde el punto de vista metabólico.

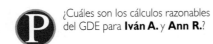

Con base en las actividades listadas de la tabla 1-5, el ciudadano promedio de EUA es muy sedentario. Los hábitos sedentarios se correlacionan en grado notable con el riesgo de enfermedad cardiovascular, por lo que no es sorprendente que esta enfermedad sea la principal causa de muerte en este país.

¿Cuáles son los cálculos razonables del GDE para **Iván A.** y **Ann R.**?

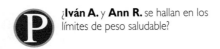

¿**Iván A.** y **Ann R.** se hallan en los límites de peso saludable?

Se puede efectuar un cálculo aproximado de la energía requerida por día para la actividad física mediante un valor de 30% de la TMB (por día) para una persona muy sedentaria (como un estudiante de medicina que solo se dedica a estudiar) y un valor de 60 a 70% de la TMB (por día) para una persona que dedica 2 h al ejercicio moderado al día (tabla 1-5). Se utiliza un valor de 100% o más de la TMB para un sujeto que realiza varias horas de ejercicio pesado por día.

C. Termogénesis inducida por la dieta

El GDE incluye un componente relacionado con la ingesta de alimento conocido como termogénesis inducida por la dieta (TID). La TID se denominó en un principio acción dinámica específica (ADE). Después de la ingesta de alimento, la tasa metabólica aumenta debido a la energía requerida para la digestión, absorción, distribución y almacenamiento de los nutrientes.

La energía necesaria para procesar los tipos y cantidades de alimento en la típica dieta estadounidense es probablemente igual a 10% de las kilocalorías ingeridas. Esta cantidad es casi equivalente al error que implica el redondeo del contenido calórico de carbohidratos, grasa y proteínas a 4, 9 y 4, respectivamente. Por lo tanto, muchas veces se ignora la TID y los cálculos se basan tan solo en la TMR y la energía requerida para la actividad física.

D. Cálculos del gasto diario de energía

Por lo general, el GDE se calcula como la suma de la TMB (en kcal/día) más la energía requerida por cantidad de tiempo empleado en cada uno de los tipos de actividad física (tabla 1-5). Se puede determinar un valor aproximado del GDE a partir de la TMB y el porcentaje apropiado de la TMB requerido para la actividad física (establecida con anterioridad). Por ejemplo, un estudiante de medicina muy sedentario puede tener un GDE igual a la TMR más 30% de la TMB (o 1.3 × TMB) y el gasto diario de una persona activa puede ser de dos veces la TMB.

E. Peso corporal saludable

De manera ideal, es preciso mantener un peso consistente con una buena salud. El índice de masa corporal (IMC), calculado como el peso/la altura^2 (kg/m^2), es en la actualidad el método preferido para determinar si el peso de una persona se encuentra en límites saludables. En el sistema inglés, esta fórmula es (peso [en libras] × 704)/altura^2 (con la altura en pulgadas).

En general, se considera que los adultos con un IMC por debajo de 18.5 tienen un peso menor al normal. Los individuos con IMC de 18.5 a 24.9 se hallan en los límites de peso saludable; los de 25 a 29.9 tienen sobrepeso, y por arriba de 30 se encuentran en la categoría de obesidad. La obesidad clase I se define como un IMC de 30 a 34.9, la clase II como un IMC de 35 a 39.9 y la clase III (obesidad extrema) como IMC de 40 o mayor. Los grados de desnutrición calórica-proteínica (marasmo), se clasifican de acuerdo con el IMC. Según la Global Leadership Initiative on Malnutrition, un IMC de < 20 (si es < 70 años) es el estadio I/malnutrición moderada; un valor < 18.5 (si es < 70 años) es el estadio II/malnutrición grave.

F. Aumento y pérdida de peso

Para conservar el peso corporal debe mantenerse un **balance calórico**. El balance calórico es posible si las kilocalorías del alimento consumido son iguales al GDE. Si se ingiere menos alimento del que se requiere para el GDE, las reservas de combustible suministran las calorías adicionales y se pierde peso; por el contrario, si el consumo de alimento es mayor del necesario para satisfacer los requerimientos energéticos, el exceso de combustible se almacena (en particular en el tejido adiposo) y se gana peso.

Cuando se emplea el tejido adiposo para cubrir las necesidades de energía, se pierde aproximadamente medio kilogramo por cada 3 500 kcal que se utilizan. En otras palabras, si se ingieren 1 000 kcal menos de las que se gastan por día, se pierde cerca de 1 kg/ semana. Debido a que la ingesta promedio de alimento de un individuo representa solo 2 000 a 3 000 kcal/día, consumir de un tercio a la mitad de la cantidad normal da lugar a que una persona pierda peso con mayor lentitud.

Las dietas de moda que prometen una pérdida de peso mucho más rápida carecen de sustento científico. En realidad, la pérdida rápida de peso de las dietas típicas de moda se atribuye sobre todo a la pérdida de agua corporal. Esta pérdida de agua se debe, en parte, a que las proteínas del tejido muscular y el glucógeno hepático se degradan con rapidez para suministrar la energía durante la fase inicial de la dieta. Cuando el tejido muscular (que contiene casi 80% de agua) y el glucógeno (alrededor de 70% de agua) se rompe, dicha agua se excreta del cuerpo.

IV. Requerimientos de la dieta

Además de proporcionar combustibles y bloques de construcción generales para la biosíntesis, la dieta también suministra nutrientes específicos necesarios para mantener la salud. Es preciso tener un suministro regular de vitaminas y minerales, además de ácidos grasos y aminoácidos esenciales. El término *esencial* significa que el organismo no puede sintetizar estos compuestos de otras moléculas y, por lo tanto, los debe obtener de la dieta. Los nutrientes de la dieta que requiere el organismo solo bajo ciertas circunstancias se denominan *condicionalmente esenciales*.

El **consumo diario recomendado (CDR)** y la **ingesta adecuada (IA)** proporcionan estimaciones cuantitativas de los requerimientos de nutrientes. El CDR para un nutriente es el promedio diario del nivel de ingesta necesaria para satisfacer las necesidades de casi todos los individuos sanos (97 a 98%), en cada género y grupo etario. Este último corresponde a límites de cierta edad o estado fisiológico (es decir, embarazo o lactancia). El CDR tiene la función de servir como una meta para la ingesta de los individuos. La IA es un valor de consumo recomendado que se emplea cuando no se dispone de suficientes datos para establecer un CDR.

A. Carbohidratos

El CDR para los carbohidratos es de 130 g/día para niños y adultos y se basa en la cantidad de carbohidratos necesarios para aportar al cerebro una cantidad adecuada de glucosa. Otro valor, el intervalo de distribución aceptable de macronutrientes (IDAM) es el intervalo recomendado de ingesta de un macronutriente que se relaciona con un menor riesgo de enfermedad ya que aporta una adecuada cantidad de nutrientes esenciales. El IDAM se expresa como un porcentaje de la ingesta calórica. Por ejemplo, según su IDAM, los carbohidratos deben aportar 45 a 65% de las calorías totales.

Los carbohidratos pueden sintetizarse a partir de aminoácidos y es posible convertir un tipo de carbohidrato en otro. Sin embargo, los problemas de salud se relacionan con la eliminación completa de los carbohidratos de la dieta, en parte debido a que una dieta baja en carbohidratos debe contener altas cantidades de grasa para proporcionar la energía necesaria. Las dietas altas en grasa se vinculan con obesidad, ateroesclerosis y otros problemas de salud.

B. Ácidos grasos esenciales

El IDAM recomendado para la grasa de la dieta es de 20 a 35% de las calorías totales, con no más de 10% de las calorías totales procedentes de grasas saturadas. Aunque la mayor parte de los lípidos requeridos para la estructura celular, almacenamiento de combustible o síntesis de hormonas pueden sintetizarse a partir de carbohidratos y proteínas, es necesario un nivel mínimo de ciertos lípidos de la dieta para una salud óptima. Estos lípidos, conocidos como ácidos grasos esenciales, se requieren en la dieta porque no es posible sintetizar los ácidos grasos con estas estructuras particulares de dobles enlaces. Los ácidos grasos esenciales como el α-linoleico y α-linolénico se encuentran en los aceites de plantas, y los ácidos eicosapentaenoico y docosahexaenoico se encuentran en los aceites de pescado. Son los precursores de los eicosanoides (un conjunto de moléculas similares a hormonas que secretan las células en pequeñas cantidades y que ejercen numerosos efectos importantes en las células contiguas). Los eicosanoides (*véase* el capítulo 31) incluyen a las prostaglandinas, tromboxanos, leucotrienos y otros compuestos relacionados.

R La TMB de **Iván A.** es de 1992 kcal/día. Es una persona sedentaria, por lo que solo requiere alrededor de 30% más de calorías para su actividad física. Por lo tanto, su gasto diario es aproximadamente de 1992 + (0.3 × 1992) o 1.3 × 1992 o 2590 kcal/día. La TMB de **Ann R.** es de 1238 kcal/día. Ella realiza 2 h de ejercicio moderado por día (trote y caminata), por lo que necesita casi 65% más de calorías para su actividad física. Por consiguiente, su gasto diario aproximado es de 1238 + (0.65 × 1238) o 1.65 × 1238 o 2043 kcal/día.

R El peso de **Iván A.** se clasifica como obesidad. Su IMC es $[120 \text{ kg}/(1.78)^2]$ = 37.9. **Ann R.** está clasificada por debajo del peso ideal. Su IMC es $[45 (1.70)^2]$ = 15.5.

Para evaluar el peso del paciente, el médico necesita los estándares de obesidad aplicables a la población genéticamente heterogénea. Se han usado las estadísticas de la industria de los seguros de vida para desarrollar las tablas que proporcionan los límites ponderales con base en el género, altura y tamaño de la estructura corporal relacionados con una mayor longevidad, como las Metropolitan Height and Weight Tables. Sin embargo, estas tablas se consideran inadecuadas por algunas razones (es decir, reflejan los datos de la población caucásica de clase media a alta). El IMC es la clasificación empleada en la actualidad en clínica. Se basa en dos medidas simples, altura sin zapatos y el peso con cantidad mínima de ropa.

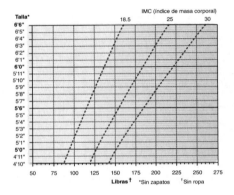

Los pacientes pueden consultar su IMC en un nomograma, sin la necesidad de realizar cálculos. El intervalo saludable de peso coincide con los datos de mortalidad derivados de las tablas de seguros de vida. El IMC también muestra una buena correlación con las medidas independientes de grasa corporal. La principal debilidad del uso del IMC es que algunos individuos musculosos pueden clasificarse erróneamente con obesidad. También hay algunas diferencias en el IMC y riesgo de ciertas enfermedades que varían por raza y etnicidad. Otras mediciones para calcular la grasa corporal y la de otros compartimientos, como el pesaje de los individuos bajo el agua, son más difíciles, costosas, toman más tiempo y por lo general se reservan para propósitos de investigación.

Si los pacientes se hallan por arriba o por debajo del peso saludable (como **Iván A.** o **Ann R.**), el médico (en consulta con un dietista) prescribe con frecuencia una dieta diseñada para alcanzar el peso dentro de los límites ideales.

C. Proteínas

El CDR de proteínas se aproxima a 0.8 g de proteína de alta calidad por kilogramo de peso corporal ideal, o alrededor de 56 g/día para los varones de 70 kg y 46 g/día para las mujeres de 57 kg. Las proteínas de "alta calidad" contienen todos los aminoácidos esenciales en cantidades adecuadas para la salud. Las proteínas de origen animal (leche, huevo y proteínas de la carne) y las de la soya son de alta calidad. Las proteínas de alimentos de plantas son casi siempre de baja calidad, lo que significa que son bajas en uno o más de los aminoácidos esenciales. Los veganos pueden obtener cantidades adecuadas de los aminoácidos esenciales al ingerir mezclas de vegetales que se complementan unos con otros en términos de su composición de aminoácidos. Según el IDAM recomendado, las proteínas deben contribuir con alrededor de 10 a 35% de la ingesta calórica total.

1. Aminoácidos esenciales

Se emplean diferentes aminoácidos en el organismo como precursores para la síntesis de proteínas y otros compuestos que contienen nitrógeno. De los 20 aminoácidos requeridos con más frecuencia en el organismo para la síntesis de proteínas y otros compuestos, nueve son esenciales en la dieta de un ser humano adulto, debido a que no pueden sintetizarse en el organismo. Estos son **lisina**, **isoleucina**, **leucina**, **treonina**, **valina**, **triptófano**, **fenilalanina**, **metionina** e **histidina**.

Ciertos aminoácidos son condicionalmente esenciales, es decir, se necesitan en la dieta solo bajo ciertas condiciones. Los niños y las mujeres embarazadas tienen una elevada proporción de síntesis de proteínas para apoyar el crecimiento y se requiere algo de **arginina** en la dieta, aunque puede sintetizarse en el organismo. La histidina es esencial en la dieta del adulto en muy pequeñas cantidades, debido a que los adultos la reciclan de manera eficiente. El elevado requerimiento de histidina de los niños y las embarazadas es por lo tanto mucho mayor que sus necesidades de otros aminoácidos esenciales. La tirosina y la cisteína se consideran aminoácidos condicionalmente esenciales. La tirosina se sintetiza a partir de la fenilalanina y se requiere en la dieta si la ingesta de fenilalanina es inadecuada o si un individuo posee una deficiencia congénita de una enzima requerida para convertir la fenilalanina en tirosina (la enfermedad congénita fenilcetonuria). La cisteína se sintetiza mediante el uso del azufre de la metionina y también puede requerirse en la dieta en ciertas condiciones como en la ingesta deficiente de metionina o en trastornos de mala absorción.

2. Balance nitrogenado

Las proteínas en el cuerpo están sometidas a constante transformación —es decir, se degradan de forma constante en aminoácidos y se resintetizan. Cuando se fragmenta una proteína, sus aminoácidos se liberan en la reserva de aminoácidos libres en el organismo. Los aminoácidos de las proteínas de la dieta también ingresan a este depósito. Los aminoácidos libres pueden tener uno de tres destinos: se utilizan para elaborar proteínas; sirven como precursores para la síntesis de compuestos esenciales que contienen nitrógeno (p. ej., grupo hemo, ADN, ARN) o se oxidan como combustible para producir energía. Cuando se oxidan los aminoácidos, sus átomos de nitrógeno se excretan en la orina, en particular en la forma de urea. La orina también contiene pequeñas cantidades de otros productos excretores nitrogenados (creatinina y ion amonio) derivados de la degradación de los aminoácidos y compuestos sintetizados de aminoácidos. Cierta cantidad de nitrógeno también se pierde en el sudor, heces y células de recambio.

El **balance nitrogenado** es la diferencia entre la cantidad de nitrógeno tomado en el organismo cada día (sobre todo en la forma de proteína de la dieta) y la cantidad de nitrógeno en los compuestos perdidos (tabla 1-6). Si se ingiere más nitrógeno del que se excreta, se afirma que una persona tiene un balance nitrogenado positivo. Dicho balance

P ¿**Iván A.** y **Ann R.** han aumentado o perdido peso?

TABLA 1-6 Balance nitrogenado		
Balance nitrogenado positivo	Crecimiento (es decir, niñez, embarazo)	N de la dieta > N excretado
Balance nitrogenado en equilibrio	Adulto normal sano	N de la dieta = N excretado
Balance nitrogenado negativo	Deficiencia en la dieta de proteína total o de aminoácidos: estrés catabólico	N de la dieta < N excretado

ocurre en los individuos en crecimiento (es decir, niños, adolescentes, embarazadas) que sintetizan más proteína de la que descomponen. Por el contrario, si se ingiere menos nitrógeno del que se elimina, se dice que una persona tiene un balance nitrogenado negativo. Se desarrolla un balance nitrogenado negativo en un sujeto cuyo consumo de proteína es escaso o bien deficiente en uno o más aminoácidos esenciales. También es el resultado de periodos de ayuno, de la recuperación de lesiones en los tejidos o de padecer una enfermedad. Los aminoácidos se movilizan de manera constante desde las proteínas del organismo. Si la dieta carece de un aminoácido esencial o si es demasiado baja la ingesta de proteína, no es posible sintetizar nueva proteína y los aminoácidos no usados se degradan, con la aparición de nitrógeno en la orina. Si persiste demasiado un balance nitrogenado negativo, la función del cuerpo se altera por la pérdida neta crítica de proteínas. En contraste, los adultos sanos tienen un balance nitrogenado en equilibrio (ni positivo ni negativo) y la cantidad del nitrógeno consumido en la dieta es igual a su pérdida en la orina, sudor, heces y otras excreciones.

D. Vitaminas

Las vitaminas (del latín *vita*, vida) son un grupo diverso de moléculas orgánicas requeridas en pequeñas cantidades en la dieta para la salud, crecimiento y sobrevivencia. La ausencia de una vitamina en la dieta o una ingesta inadecuada provocan signos característicos de deficiencia y, por último, la muerte. En la tabla 1-7 se listan los signos y síntomas de deficiencia de cada vitamina, el CDR y la IA para los adultos jóvenes y las fuentes de alimento comunes. La cantidad de cada vitamina requerida en la dieta es pequeña (en microgramos o miligramos) en comparación con los requerimientos de aminoácidos esenciales (en gramos). Con frecuencia, las vitaminas se dividen en dos clases: **vitaminas solubles en agua (hidrosolubles)** y **vitaminas solubles en grasa (liposolubles)**. Esta clasificación tiene poca relación con su función, pero se vincula con la absorción y transporte de las vitaminas solubles en grasa con los lípidos.

La mayoría de las vitaminas se emplea para la síntesis de **coenzimas**, que son moléculas orgánicas complejas que ayudan a las enzimas a catalizar reacciones bioquímicas y los síntomas de deficiencia reflejan la incapacidad de las células para realizar ciertas reacciones. Sin embargo, algunas vitaminas también actúan como hormonas. Las funciones que tienen las vitaminas individuales se describen a medida que se avance en los siguientes capítulos del texto.

Aunque el CDR y la IA de cada vitamina varía con la edad y sexo, por lo general la diferencia no es muy grande una vez que se alcanza la adolescencia. Por ejemplo, el CDR para la riboflavina es de 0.9 mg/día para los varones de 9 a 13 años, 1.3 mg/día para los hombres de 19 a 30 años de edad, hasta de 1.3 mg/día para hombres mayores de 70 años y de 1.1 mg/día para mujeres de 19 a 30 años. Los mayores requerimientos ocurren durante la lactancia (1.6 mg/día).

Algunas de las vitaminas se sintetizan en el cuerpo humano a partir de un precursor muy específico en cantidades insuficientes. Por ejemplo, las personas pueden sintetizar la vitamina niacina a partir del aminoácido esencial triptófano, pero no en cantidades suficientes para satisfacer los requerimientos del organismo. Por lo tanto, la niacina se clasifica como una vitamina. Esto es similar a la vitamina D, que se sintetiza a partir de su precursor, el colesterol (*véase* el capítulo 32).

La ingesta excesiva de muchas vitaminas, sean hidrosolubles o liposolubles, puede provocar efectos nocivos. Por ejemplo, dosis altas de vitamina A, una vitamina soluble en grasa, puede ocasionar descamación de la piel y defectos congénitos. Las dosis muy elevadas de vitamina C causan diarrea y enfermedades gastrointestinales. Por esto una de las medidas de referencia en la ingesta diaria es el **nivel superior de ingesta tolerable** (NSIT), que es el grado más alto de ingesta diaria del nutriente que no representa riesgo de inducir efectos adversos en la mayoría de los individuos de la población general. Dado que el aumentar la ingesta por arriba del NSIT incrementa el riesgo de tener efectos adversos. La tabla 1-7 incluye los NSIT de las vitaminas conocidas que tienen un riesgo a concentraciones elevadas. La ingesta superior a los NSIT ocurre con mayor frecuencia por los complementos de la dieta o suplementos farmacológicos de vitaminas individuales, más que por los alimentos.

E. Minerales

Se requieren muchos **minerales** en la dieta. Por lo general se dividen en macrominerales o minerales principales y microminerales u oligoelementos (minerales traza), en función

Iván A. gasta alrededor de 2 590 kcal/día y consume 4 110 kcal. Según este cálculo, él consume 1 520 kcal de más con relación a su gasto diario y por lo tanto ha aumentado de peso. **Ann R.** gasta 2 043 kcal/día, pero consume solo 615 kcal; por lo tanto, gasta 1 428 más kcal/día de las que consume, por lo que ha perdido peso.

La desnutrición, que es una ingesta deficiente o excesiva de energía o nutrientes, ocurre en EUA sobre todo entre niños de familias con ingresos por debajo del nivel de pobreza, adultos mayores, individuos cuya dieta está influida por el alcohol y el consumo de drogas, y en aquellos quienes hacen deficientes elecciones de alimento. En 2018 en EUA, alrededor de 18 millones de niños vivían en familias con ingresos por debajo del nivel de pobreza. De estos, cerca de 10% tiene desnutrición clínica, muchos de ellos con anemia resultante de una inadecuada ingesta de hierro. Un porcentaje más elevado padece desnutrición ligera de proteínas y energía y muestra un retardo del crecimiento, algunas veces como resultado de negligencia de los padres. La desnutrición en la niñez también puede ocasionar aprendizaje insuficiente y enfermedades crónicas más tarde en la vida. La medida de peso por altura es uno de los mejores indicadores de la desnutrición en la infancia, debido a que es fácil de medir y el peso es uno de los primeros parámetros de cambio durante la desnutrición.

El término **kwashiorkor** se refiere a un padecimiento observado de forma original en los niños africanos con deficiencia de proteínas (aunque la ingesta general calórica puede ser normal). Se caracteriza por una marcada hipoalbuminemia (concentraciones sanguíneas bajas de albúmina), anemia, edema (acumulaciones de líquidos en los espacios intersticiales), vientre abultado, pérdida del cabello y otros signos de lesión tisular. El término **marasmo** se emplea para la desnutrición proteínica y calórica prolongadas, en particular en los niños pequeños. Por lo general, los niños pequeños con marasmo no desarrollan edema. El término **desnutrición proteínico-calórica** se puede usar para describir ambos padecimientos. El término **desnutrición grave aguda** (DGA) refiere una ingesta inadecuada de vitaminas y minerales, así como de energía y proteína.

Las deficiencias de múltiples vitaminas (como se verá en **Percy V.**) que acompañan a la desnutrición son más comunes en EUA que las enfermedades características por deficiencia relacionadas con las dietas carentes de solo una vitamina, debido a que la mayoría de las veces se puede ingerir una variedad de alimentos. Las enfermedades por deficiencia característica derivadas de la deficiencia de una vitamina a menudo fueron identificadas y descritas en los seres humanos a través de observaciones en poblaciones con consumo limitado, debido a que eso era lo único disponible. Por ejemplo, la deficiencia de tiamina la describió un médico en Java, quien relacionó los síntomas del beriberi con las dietas compuestas en particular por arroz descascarado. Hoy en día, las deficiencias de una sola vitamina ocurren por lo general como resultado de condiciones que interfieren con la captación o utilización de una vitamina o como efecto de una deficiente elección del alimento, o una dieta de escasa variedad. Por ejemplo, la neuropatía periférica vinculada con deficiencia de vitamina E puede ocurrir en niños con mala absorción de grasas y el consumo de alcohol puede resultar en beriberi. Los veganos, individuos que consumen dietas carentes de todos los productos animales, pueden desarrollar deficiencias de vitamina B_{12}.

En el hospital, **Percy V.** había perdido 10 kg en los 8 meses después de su última consulta al médico familiar, lo cual es una cantidad muy preocupante de pérdida de peso involuntaria ($> 5\%$ en 6 meses). En la admisión, la concentración de hemoglobina (compuesto de hierro contenido en la sangre que moviliza el O_2 de los pulmones a los tejidos) fue de 10.7 g/dL (intervalo de referencia: varones = 12 a 15.5 g/dL), la ferritina de 15 ng/mL (límites de referencia: varones = 40 a 200 ng/dL) y otros índices hematológicos que reflejan el estado nutricional fueron normales. Estos valores son indicativos de una anemia por deficiencia de hierro. Su nivel de ácido fólico fue de 0.9 ng/mL (intervalo de referencia = 3 a 20 ng/mL), lo que indicaba una baja ingesta de esta vitamina. La concentración de vitamina B_{12} fue de 190 pg/mL (límites de referencia = 180 a 914 pg/mL). Una cifra sanguínea baja de vitamina B_{12} puede deberse a la disminución de la ingesta, absorción o transporte, pero su deficiencia por lo regular toma muchos años en desarrollarse debido a la gran cantidad de reserva corporal. Su albúmina sérica fue de 3.2 g/dL (intervalo de referencia = 3.5 a 5.0 g/dL), que es un indicador de desnutrición por proteínas, enfermedad hepática, o ambos.

TABLA 1-7 Vitaminas

VITAMINA	INGESTA ALIMENTARIA DE REFERENCIA (IAR) MUJERES (M) VARONES (V) (18-30 AÑOS DE EDAD)	ALGUNAS FUENTES COMUNES DE ALIMENTOS	CONSECUENCIAS DE LA DEFICIENCIA (LOS NOMBRES DE LAS ENFERMEDADES POR DEFICIENCIA ESTÁN EN NEGRITAS)
Vitaminas solubles en agua			
Vitamina C	**CDR** M: 75 mg V: 90 mg **NSIT:** 2 g	Frutas cítricas; papas, pimientos, brócoli, espinaca; fresas	**Escorbuto:** formación defectuosa de colágeno que da por resultado hemorragia subcutánea, dolor de huesos, articulaciones y músculos en adultos; posición rígida y dolor en infantes
Tiamina	**CDR** M: 1.1 mg V: 1.2 mg	Cereales y panes enriquecidos, fortificados y de granos enteros; carne de cerdo, legumbres, semillas, nueces	**Beriberi:** edema (húmedo); anorexia, pérdida de peso; apatía, disminución de memoria a corto plazo, confusión; irritabilidad; debilidad muscular; corazón agrandado
Riboflavina	**CDR** M: 1.1 mg V: 1.3 mg	Productos lácteos; cereales enriquecidos, fortificados y de granos enteros; carne, pollo, pescado; legumbres	**Ariboflavinosis:** dolor de garganta, hiperemia, edema de las membranas mucosas orales; queilosis, estomatitis angular; glositis, lengua magenta; dermatitis seborreica; anemia normocítica normocrómica
Niacina[a]	**CDR** M: 14 mg NEQ V: 16 mg NEQ **NSIT:** 35 mg	Carne, pollo, pescado; cereales enriquecidos o de granos enteros; todos los alimentos que contengan proteína	**Pelagra:** erupción pigmentada en áreas expuestas a la luz solar; vómito; estreñimiento o diarrea; lengua rojo brillante; síntomas neurológicos
Vitamina B_6 (piridoxina)	**CDR** M: 1.3mg V: 1.3mg **NSIT:** 100mg	Pollo, pescado, carne; huevo; cereales fortificados, arroz sin moler, avena; verduras con almidón; frutos no cítricos; cacahuates, nueces	Dermatitis seborreica; anemia microcítica; convulsiones epileptiformes; depresión y confusión
Folato	**CDR** M: 400 µg V: 400 µg **NSIT:** 1000 µg	Frutos cítricos; vegetales verde oscuro; cereales fortificados y panes; legumbres	Alteración de la división celular y del crecimiento; **anemia megaloblástica;** defectos en el cierre del tubo neural
Vitamina B_{12}	**CDR** M: 2.4 µg V: 2.4 µg	Productos animales[b]	**Anemia megaloblástica;** síntomas neurológicos
Biotina	**IA** M: 30 µg V: 30 µg	Hígado, yema de huevo	Conjuntivitis; anormalidades del sistema nervioso central; glositis; alopecia; dermatitis seca, escamosa
Ácido pantoténico	**IA** M: 5 mg V: 5 mg	Amplia distribución en alimentos, en especial en tejidos animales; cereales de grano entero; legumbres	Irritabilidad e intranquilidad; fatiga, apatía, malestar; síntomas gastrointestinales; síntomas neurológicos

VITAMINA	INGESTA ALIMENTARIA DE REFERENCIA (IAR) MUJERES (M) VARONES (V) (18-30 AÑOS DE EDAD)	ALGUNAS FUENTES COMUNES DE ALIMENTOS	CONSECUENCIAS DE LA DEFICIENCIA (LOS NOMBRES DE LAS ENFERMEDADES POR DEFICIENCIA ESTÁN EN NEGRITAS)
Colina[c]	**IA** M: 425 mg V: 550 mg **NSIT**: 3.5 g	Leche; hígado; huevos; cacahuates	Daño hepático
Vitaminas solubles en grasa			
Vitamina A	**CDR** M: 700 µg V: 900 µg **NSIT**: 3 000 µg	Leche y lácteos; vegetales de hojas verdes oscuras; brócoli; frutas y vegetales color naranja (zanahorias, camotes, calabaza de castilla)	Ceguera nocturna; **xeroftalmia**; queratinización en el tracto del epitelio GI, respiratorio y genitourinario, la piel se torna seca y escamosa
Vitamina K	**IA** M: 90 µg V: 120 µg	Vegetales verdes con hojas; familia de la col (*brassica*); aceites vegetales; flora bacteriana del intestino	Defectos en la coagulación sanguínea; anemia hemorrágica del recién nacido
Vitamina D	**CDR**[d] M: 15 µg V: 15 µg **NSIT**: 100 µg	Leche fortificada; margarina, mantequilla y cereales fortificados; huevos; pescado grasoso; exposición a la luz solar	**Raquitismo** (en niños); inadecuada mineralización de huesos (osteomalacia)
Vitamina E	**CDR** M: 15 mg V: 15 mg **NSIT**: 1 g	Aceites vegetales, margarina; germen de trigo; nueces; vegetales de hojas verdes	Distrofia muscular; anormalidades neurológicas

TABLA 1-7   Vitaminas (continuación)

IA, ingesta adecuada; CDR, consumo diario recomendado; IAR, ingesta alimentaria de referencia; NSIT, nivel superior de ingesta tolerable.
[a]NEQ, equivalentes de niacina. La niacina puede ser sintetizada en humano a partir de triptófano y este término se considera un factor de conversión del triptófano de la dieta.
[b]La vitamina B_{12} solo se encuentra en productos animales.
[c] La colina es un nutriente esencial, pero no es una vitamina, aunque está agrupada en la categoría de vitamina B_4 junto con otras moléculas importantes como la carnitina.
[d]Los requerimientos de la dieta asumen la ausencia de luz solar.
Adaptada de Dietary Reference Intake series National Academies Press.
Esta información puede ser obtenida vía la web a: http://fnic.nal.usda.gov/; haga clic en Dietary Guidance, luego en Dietary Reference Intakes, y luego en DRI Tables.

de las cantidades requeridas. Los electrolitos (iones inorgánicos que están disueltos en los compartimentos de líquidos del cuerpo) son macrominerales (tabla 1-8).

El sodio (Na^+), potasio (K^+) y cloruro (Cl^-) son los principales electrolitos (iones) en el organismo. Estos establecen gradientes de iones a través de las membranas, mantienen el balance de agua y neutralizan las cargas positivas y negativas en las proteínas y otras moléculas.

El calcio y el fósforo sirven como componentes estructurales de huesos y dientes y se necesitan en cantidades relativamente grandes. El calcio (Ca^{2+}) tiene muchas otras funciones; por ejemplo, participa en la acción de las hormonas y la coagulación sanguínea. El fósforo se requiere para la formación de ATP y los intermediarios fosforilados en el metabolismo. El magnesio activa muchas enzimas y también forma un complejo con el ATP. El hierro es un mineral particularmente importante debido a que es un componente de la hemoglobina (la proteína que transporta el oxígeno en la sangre) y es requerida por muchas enzimas que participan en las reacciones de oxidación-reducción. Otros minerales, como el zinc o el molibdeno, son necesarios en muy pequeñas cantidades (cantidades traza o ultratraza).

 Una deficiencia de calcio en la dieta puede llevar a la osteoporosis y la osteomalacia, un padecimiento en el cual los huesos están mineralizados en grado insuficiente y por lo tanto son frágiles y se fracturan con facilidad. La osteoporosis es en particular frecuente entre las mujeres mayores. La deficiencia de fósforo da lugar a la pérdida de hueso junto con debilidad, anorexia, malestar y dolor. El déficit de hierro produce anemia, una disminución de la concentración sanguínea de hemoglobina.

TABLA 1-8 Minerales requeridos en la dieta	
MACROMINERALES	**OLIGOELEMENTOS O MINERALES TRAZA**
Sodio[a]	Yodo
Potasio[a]	Selenio
Cloruro[a]	Cobre
Calcio	Zinc
Fósforo	Hierro
Magnesio	Manganeso[b]
	Fluoruro[b]
	Cromo[b]
	Molibdeno[b]

[a]Electrolitos.
[b]Minerales ultratraza.

El azufre se ingiere sobre todo en los aminoácidos cisteína y metionina. Se encuentra en el tejido conjuntivo, en particular en el cartílago y la piel. Tiene importantes funciones en el metabolismo, las cuales se describirán cuando se analice la acción de la **coenzima A (CoA)**, un compuesto usado para activar a los ácidos carboxílicos. El azufre se excreta en la orina en la forma de sulfato.

Los minerales, al igual que las vitaminas, tienen efectos adversos si se consumen en cantidades excesivas. Los problemas vinculados con el exceso de la dieta o deficiencias de minerales se describen en los siguientes capítulos, junto con sus funciones metabólicas normales.

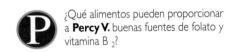

¿Qué alimentos pueden proporcionar a **Percy V.** buenas fuentes de folato y vitamina B $_2$?

F. Agua

El agua constituye entre la mitad y cuatro quintas partes del peso en el organismo humano. La ingesta del agua requerida por día depende del equilibrio entre la cantidad producida por el metabolismo del cuerpo y la cantidad perdida a través de la piel, aire exhalado, la orina y heces.

V. Lineamientos de la dieta

Los lineamientos de la dieta u objetivos son recomendaciones para la elección de alimentos que pueden reducir el riesgo de desarrollar enfermedades crónicas o degenerativas, al tiempo que se mantiene una adecuada ingesta de nutrientes. En muchos estudios se ha mostrado una asociación entre la dieta, el ejercicio y la disminución del riesgo de ciertas enfermedades, incluidas hipertensión, ateroesclerosis, evento vascular cerebral, diabetes, ciertos tipos de cáncer y osteoartritis. De esta manera, el American Heart Institute y el American Cancer Institute, así como algunos otros grupos, han desarrollado recomendaciones de la dieta y de ejercicio para abatir el riesgo de estas enfermedades. Las *Dietary Guidelines for Americans (2015-2020)* son preparadas por un comité consultivo de investigadores designado por el US Department of Agriculture (USDA) y el US Department of Health and Human Services para revisar la evidencia actual y revisar las directrices cada 5 años (se pueden consultar en el sitio de la red que se presenta en las referencias). Las porciones recomendadas de diferentes grupos de alimento pueden personalizarse si se consulta el sitio de Internet del USDA MyPlate (*véanse* las referencias). Los médicos y dietistas pueden ajustar las directrices nutricionales para cubrir las necesidades de los pacientes que tienen condiciones médicas específicas.

A. Recomendaciones generales

- Elegir un patrón de alimentación saludable con un nivel de calorías adecuados para ayudar a lograr y mantener un peso corporal saludable. Para el mantenimiento de un peso saludable, la ingesta calórica debe equilibrarse con el gasto calórico. Realizar al menos 30 minutos de actividad física moderada (como caminar a una velocidad de 4.8 a 6.5 km/h) a diario y realizar ejercicio de fuerza muscular al menos 2 días a la semana. Un programa de ejercicio regular ayuda a alcanzar y mantener el peso ideal, salud cardiovascular y fuerza.

- Seleccionar los alimentos en proporciones recomendadas por un plan personalizado tomado de *MyPlate*, que incluya una variedad diaria de granos enteros, frutas y verduras; lácteos sin grasa o con escasa cantidad, y alimentos proteínicos magros.
- Practicar medidas de alimentos seguros como: lavado frecuente de las manos, limpieza de barras de preparación y mesas; cocinar los alimentos a temperaturas seguras, y refrigerar pronto los sobrantes.

B. Carbohidratos

- Seleccionar una dieta rica en productos vegetales, frutas y granos, que aporten 45 a 65% de sus calorías en forma de carbohidratos. En un patrón de alimentación saludable se debe incluir una variedad de vegetales de todos los subgrupos (p. ej., de hojas verde oscuro, rojas y naranja, legumbres, con almidones y otros) y frutas enteras. Con respecto a los granos (p. ej., almidones y otros carbohidratos complejos en forma de panes, cereales fortificados, arroz y pasta), al menos la mitad debe ser de granos enteros. Además de energía, los vegetales, frutas y granos suministran vitaminas, minerales, fitoquímicos (compuestos protectores como los carotenoides, flavonoides y licopeno) y fibra. Esta última es la parte indigerible de las plantas y tiene varios efectos benéficos, entre ellos el alivio del estreñimiento.
- Reducir el consumo de azúcar refinada en los alimentos y bebidas por debajo de 10% de las calorías totales de la dieta. Azúcares agregados carecen de valor nutricional, y promueven la caries dental.

C. Grasas

- La grasa de la dieta debe ser de 20 a 35% de las calorías totales, y los ácidos grasos saturados deben ser < 10% de las calorías totales. Son preferibles las grasas derivadas del pescado, nueces y vegetales, las cuales son principalmente ácidos grasos poliinsaturados y monoinsaturados. Debido a su contenido de grasa saturada, se deben limitar las carnes como los cortes grasosos de res, cordero, cerdo y aves con piel además de los productos lácteos con grasa entera como el queso, leche entera, mantequilla y helado. Se deben evitar los ácidos grasos *trans*, como los aceites vegetales parcialmente hidrogenados empleados en la margarina, pastelillos y alimentos fritos.
- Se ha demostrado que las grasas saturadas y las *trans* aumentan la circulación de colesterol de lipoproteína de baja densidad (LDL), pero, sorprendentemente, la cantidad de colesterol en la dieta no está tan bien correlacionada con los niveles de colesterol circulante. No existen directrices actuales sobre el consumo de colesterol, salvo la de llevar una dieta variada y todos los alimentos con moderación. Las principales fuentes de colesterol en la dieta estadounidense incluyen res, aves, carnes procesadas, huevos, queso y helado.

D. Proteínas

- La ingesta de proteína para los adultos debe aproximarse a 0.8 g/kg del peso corporal ideal por día. La proteína debe ser de alta calidad y obtenerse de fuentes de baja grasa saturada (p. ej., pescado, carne magra de pollo, frijoles, lentejas, productos lácteos bajos en grasa/libres de grasa, productos de soya). Los veganos deben comer una mezcla de proteína vegetal que asegure la ingesta de cantidades adecuadas de aminoácidos esenciales.

E. Alcohol

- El consumo de alcohol no debe exceder el consumo moderado y solo lo deben consumir adultos con edad legal para ello. La moderación se define como no más de una bebida por día para las mujeres y no más de dos para los hombres. Una bebida equivale a 12 onzas de cerveza, 5 onzas de vino (un poco más de 141.7 g; media copa) o 1.5 onzas de un licor con 80 grados como el *whisky*. Las mujeres embarazadas no deben tomar alcohol. La ingesta de alcohol por las embarazadas puede causar síndrome de alcoholismo fetal, que se distingue por deficiencias del crecimiento prenatal y posnatal, además de retraso del desarrollo y defectos cardiovasculares, craneofaciales y de extremidades.

Datos recientes indican que el consumo de alimentos "ultraprocesados" se asocia con un mayor riesgo de enfermedad cardiovascular. Los alimentos ultraprocesados son aquellos a los que se les han añadido cinco o más ingredientes externos para mejorar su sabor, o su textura, o su vida útil.

El folato se encuentra en frutas y vegetales: cítricos (p. ej., naranjas), vegetales de hoja verde (p. ej., espinacas, brócoli), cereales fortificados y legumbres (p. ej., guisantes) (tabla 1-7). Por el contrario, la vitamina B_{12} se halla solo en los productos de origen animal, incluidos carnes, huevos y leche.

El colesterol se obtiene de la dieta y se sintetiza en muchas células del organismo. Es un componente de las membranas celulares y el precursor de las hormonas esteroides y las sales biliares usadas para la absorción de grasa. Las concentraciones elevadas de colesterol en la sangre, en particular el colesterol en partículas llamadas lipoproteínas de baja densidad (LDL), contribuyen a la formación de placas ateroscleróticas en el lumen de los vasos arteriales, sobre todo en el corazón y el cerebro. Estas placas (depósitos grasos sobre las paredes arteriales) pueden obstruir el flujo sanguíneo de estos órganos vitales y ocasionar infartos miocárdicos y evento vascular cerebral. Un alto contenido de grasa saturada en la dieta tiende a incrementar las concentraciones circulantes del colesterol LDL y contribuir al desarrollo de la ateroesclerosis.

La elevada ingesta de sodio y cloro (en la sal de mesa) de la dieta promedio estadounidense parece estar relacionada con el desarrollo de hipertensión (presión arterial alta) en individuos genéticamente predispuestos a esta enfermedad.

F. Vitaminas y minerales

- En la mayoría de los individuos se debe reducir la ingesta de sodio. Por lo general, este se consume en la forma de sal (NaCl). Se deben consumir menos de 2.3 g de sodio cada día, lo que representa una cucharadita de sal.

- Muchas de las vitaminas y minerales requeridos se pueden obtener de diversas frutas, vegetales y granos (en particular granos integrales). Los productos lácteos bajos en grasa o sin grasa proporcionan buenas fuentes de calcio; algunos vegetales de hojas verde oscuro aportan calcio. La carne magra, mariscos, aves, carne oscura, frijoles secos cocinados y algunos vegetales de hojas verdes son buenas fuentes de hierro. La vitamina B_{12} se encuentra solo en las fuentes animales.

- Evitar los suplementos de la dieta en exceso de las cantidades recomendadas (p. ej., fórmulas de megavitaminas).

- El fluoruro debe estar presente en la dieta, al menos durante los años de la formación de los dientes, como una protección en contra de la caries dental. Sin embargo, además del agua fluorada, existen muchas fuentes (pasta de dientes, té, productos de plantas cultivadas con un producto farmacéutico fluorado, y otros), y solo se recomiendan pequeñas cantidades (de 0.7 a 3 mg/día según la edad).

VI. Xenobióticos

Además de los nutrientes, la dieta también contiene un gran número de sustancias químicas llamadas xenobióticos (como medicamentos, pesticidas, cosméticos y aditivos alimentarios), que no tienen valor nutricional ni función en el organismo y pueden ser dañinos si se consumen en cantidades excesivas. Estos compuestos existen de manera natural en los alimentos, pueden entrar a la cadena alimentaria como contaminantes o pueden introducirse de manera deliberada como aditivos de los alimentos.

Los lineamientos de la American Cancer Society y el American Institute for Cancer Research emiten recomendaciones relevantes para la ingesta de los compuestos xenobióticos, en particular los carcinógenos. El asesoramiento de la dieta para consumir una variedad de alimentos contribuye a la protección contra un nivel tóxico de cualquier compuesto xenobiótico. Se ha sugerido disminuir el consumo de alimentos curados en sal, ahumados y preparados al carbón, los cuales contienen agentes químicos que pueden contribuir al desarrollo de cáncer. Otros lineamientos alientan la ingesta de frutas y vegetales que contienen agentes fitoquímicos protectores que actúan como antioxidantes.

COMENTARIOS CLÍNICOS

Otto S. buscó ayuda para reducir su peso de 84.8 kg (IMC de 27) y volver a su nivel previo de 69.8 kg (IMC de 22, en el límite medio del rango saludable). Su altura era de 1.75 m y él calculó que su peso máximo saludable era de 78.4 kg. Planeó entonces ser médico familiar y supo que podría ser capaz de alentar en los pacientes conductas saludables que incluían la dieta y el ejercicio si él mismo las practicaba. Con esta información y las indicaciones de un médico **Othón S.** estaba por lo demás sano. Entonces se inscribió en un programa para perder peso. Una de estas medidas implicó el registro de todos los alimentos que comía y las proporciones. Para analizar esta dieta de calorías, grasas saturadas y nutrientes, usó el Plan *MyPlate* personalizado (*véanse* las referencias), disponible en línea en el portal del USDA Center for Nutrition Policy and Promotion (CNPP). Como parte de su programa, él consultó a un dietista certificado que le proporcionó: consejos para diseñar y cocinar alimentos altos en nutrientes a un costo razonable, consejos para modificar la conducta alimenticia (p. ej., comer lento), el establecimiento de metas realistas (p. ej., perder 10% del peso corporal inicial en 6 meses) y consejos para lidiar con las recaídas de los hábitos anteriores.

Iván A. pesó 119.7 kg y tenía una altura de 1.77 m con un aspecto corpulento. Para un varón de estas proporciones, un IMC de 18.5 a 24.9 podría corresponder a un peso de 58.5 kg a 78.4 kg. En la actualidad tiene un sobrepeso de casi 45.3 kg y su IMC es de 37.9, en el intervalo de la obesidad.

Su médico le advirtió que la obesidad exógena (causada por sobrealimentación) representa un factor de riesgo para la enfermedad vascular ateroesclerótica, en particular cuando la distribución de la grasa es "central" en mayor grado o se halla en la región abdominal (en contraste con el tejido adiposo en los glúteos y las caderas). Además, la obesidad puede ocasionar otros factores de riesgo cardiovascular como hipertensión (presión arterial alta), hiperlipidemia (concentraciones elevadas de lípidos sanguíneos) y diabetes mellitus tipo 2 (caracterizada por hiperglucemia). En la actualidad, él tiene una presión arterial elevada. Además, su nivel de colesterol total sérico es de 296 mg/dL, también por arriba de la concentración normal deseada (200 mg/dL).

Iván A. fue referido al centro de reducción de peso del hospital, en donde un equipo de médicos, dietistas y psicólogos pueden ayudarlo a alcanzar un IMC saludable.

 Ann R. debido a su historial y examen físico, recibió el diagnóstico de anorexia nerviosa, una enfermedad psiquiátrica que incluye alteraciones de la imagen corporal lo cual da como resultado un peso corporal bajo, desnutrición y otras complicaciones médicas. Fue referida con un equipo multidisciplinario que incluyó un médico con experiencia en anorexia nerviosa y se inició un programa de psicoterapia y modificación de la conducta.

Percy V. pesó 56.6 kg con una altura de 1.79 m (sin zapatos) y un aspecto corporal medio. Su IMC fue de 17.5, que representa un peso significativamente menor de lo normal. En el momento en que murió su esposa, pesaba 66.6 kg. Para su altura, un IMC en el intervalo de peso saludable corresponde a pesos de 59.8 kg a 80.7 kg.

El estado de desnutrición de **Percy V.** se reflejó en su perfil de laboratorio en la admisión. Los resultados de los estudios hematológicos fueron consistentes con una anemia por deficiencia de hierro, complicada con concentraciones bajas de ácido fólico y vitamina B_{12}, dos vitaminas que pueden afectar el desarrollo normal de los eritrocitos. Su baja cifra de albúmina sérica se debió a ingesta insuficiente de proteína y una escasez de aminoácidos esenciales, lo que resulta en una reducida capacidad para sintetizar proteínas corporales. El psiquiatra solicitó una consulta con un dietista del hospital para evaluar la extensión de la desnutrición aguda grave de **Percy V.** (causada por una ingesta deficiente de proteína, energía, vitaminas y minerales).

COMENTARIOS BIOQUÍMICOS

Ingesta alimentaria de referencia. Las ingestas alimentarias de referencia (IAR) son estimaciones cuantitativas del consumo de nutrientes que puede emplearse en la evaluación y planificación de dietas para las personas sanas. Son preparadas por el Standing Committee on the Scientific Evaluation of Dietary Reference Intakes de la Food and Nutrition Board, Institute of Medicine y el National Academy of Science, con una participación activa de Health Canada. Los cuatro valores de referencia del consumo son el consumo diario recomendado (CDR), el requerimiento promedio calculado (RPC), la ingesta adecuada (IA) y el nivel superior de ingesta tolerable (NSIT). Los médicos usan CDR, IA y NSIT para evaluar la ingesta nutricional de los pacientes. Los investigadores y los políticos usan los valores de RPC como un estimado de las ingestas nutricionales de la población antes que las individuales. Para cada nutriente, el comité ha revisado las publicaciones disponibles de estudios con seres humanos y establecido los criterios para la IA, como la prevención de ciertos síntomas por deficiencia, prevención de anormalidades del desarrollo o riesgo disminuido de enfermedad crónica degenerativa. Los criterios no siempre son los mismos para cada grupo etario de la vida. Un requerimiento se define como el nivel menor de ingesta continua de un nutriente capaz de satisfacer estos criterios. El RPC es el valor de la ingesta diaria que se calcula para satisfacer las necesidades en la mitad de los individuos aparentemente saludables en un grupo etario de la vida por género. El CDR es el RPC más dos desviaciones estándar de la media, que es la cantidad que debe satisfacer el requerimiento de 97 a 98% de la población. El nivel de IA en lugar de un CDR se establece para los nutrientes cuando no existen suficientes datos para determinar el RPC.

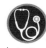 La prevalencia de la obesidad en EUA está en aumento. En 1962, 12.8% de la población tuvo un IMC ≥ 30 y, por lo tanto, se clasificaron clínicamente con obesidad. Este número se incrementó a 14.5% en 1980 y a 22.5% en 1998. Un adicional 30% correspondía a individuos con preobesidad en 1998 (IMC = 25.0 a 29.9). En 2012, con base en los valores de IMC, 35.1% de los adultos se clasificó con obesidad, y 33.9% más se clasificó con sobrepeso. A mediados de 2018, > 35% de los individuos en siete estados fueron clasificados con obesidad. Más de 30% de la población de 29 estados tenía obesidad, y > 25% de los individuos de 40 estados se consideraba con obesidad. Por lo tanto, es aparente que más de dos tercios de la población de EUA actualmente tienen sobrepeso u obesidad.

El IMC elevado incrementa la probabilidad de factores de riesgo cardiovascular, como hipertensión, diabetes mellitus y trastornos de las concentraciones de lípidos sanguíneos. También se incrementa el riesgo de problemas respiratorios, enfermedades biliares y ciertos tipos de cáncer.

Cuando **Iván A.** llegó con el dietista para comentar sus deseos de perder peso, recibió el siguiente consejo: sugerencias para trazar un plan de alimentación que aporte cantidades consistentes de carbohidratos complejos durante todo el día para controlar la glucosa y al mismo tiempo limitar las calorías, las grasas saturadas y *trans*, y el sodio, además de sugerencias para hacer cambios dietéticos pequeños y crecientes para lograr una dieta con menor contenido de grasas *trans*, sodio y carbohidratos refinados y que al mismo tiempo tenga alto contenido en nutrientes esenciales mediante el consumo de granos enteros, frutas, verduras, proteína magra y lácteos sin grasa o con poca grasa. Él también recibió consejos similares a los de **Otto S.**, con énfasis en la importancia de perder 10% de su peso inicial para mejorar la presión arterial, los lípidos sanguíneos y controlar la glucosa.

El NSIT se refiere al nivel más alto de la ingesta diaria de nutrientes consumida a lo largo del tiempo que probablemente no posee riesgos de efectos adversos para casi todos los individuos sanos en la población general. Los efectos adversos se definen como cualquier alteración significativa en la estructura o función del organismo humano. El NSIT no significa que muchos de los individuos que consumen más del NSIT tendrán efectos adversos para la salud, sino que el riesgo de efectos adversos se incrementa con la elevada ingesta por arriba del NSIT.

CONCEPTOS CLAVE

◆ El combustible se proporciona en la forma de carbohidratos, grasas y proteínas en la dieta.

◆ La energía se obtiene del combustible por su oxidación hasta dióxido de carbono y agua.

◆ El combustible no utilizado puede almacenarse como triacilglicerol (grasa) o glucógeno (carbohidratos) dentro del organismo.

◆ El aumento o la pérdida de peso resultan del balance entre la energía consumida en la dieta y la energía requerida cada día para realizar las funciones básicas del cuerpo y la actividad física. El GDE es la cantidad de combustible consumido en un periodo de 24 horas.

◆ La tasa metabólica basal (TMB) es una medida de la energía requerida para mantener las funciones corporales involuntarias, tales como respiración, contracción del músculo cardiaco, procesos de biosíntesis y establecimiento de gradientes de iones a través de las membranas neuronales.

◆ El GDE se determina por la TMB y el nivel de actividad individual mientras se está despierto.

◆ El IMC es una proporción del peso con respecto a la talla que se usa para determinar el peso saludable para un individuo y clasificar a la persona en infrapeso, peso saludable, sobrepeso u obesidad.

◆ Además de los macronutrientes, la dieta provee vitaminas, minerales, ácidos grasos esenciales y aminoácidos esenciales.

◆ El CDR y la IA proporcionan cálculos cuantitativos de los requerimientos de nutrientes.

◆ El NSIT indica el nivel más alto de captura diaria del nutriente probable que no supone riesgos de efectos adversos.

◆ Un resumen de las enfermedades/trastornos revisados en este capítulo se presenta en la tabla 1-9.

TABLA 1-9   Enfermedades revisadas en el capítulo 1

ENFERMEDAD O TRASTORNO	GENÉTICA O AMBIENTAL	COMENTARIOS
Depresión	Ambas	Diagnosticada por cambios conductuales, puede ser tratada con una variedad de agentes farmacológicos y terapia psicológica
Obesidad	Ambas	Efectos a largo plazo de la obesidad afecta el sistema cardiovascular y puede resultar en síndrome metabólico
Anorexia nerviosa	Ambas	Reducción autoinducida de la ingesta de alimento, imagen corporal distorsionada, considerada, al menos en parte, un trastorno psiquiátrico
Kwashiorkor	Ambiental	La deficiencia de proteína y de minerales aun en cantidades normales de calorías en la dieta. Conduce a hipoalbuminemia marcada, anemia, edema, vientre abultado, pérdida de cabello y otros indicadores de lesión tisular
Marasmo	Ambiental	Desnutrición prolongada de calorías y proteína
Osteoporosis/ osteomalacia	Ambas	La dieta deficiente en calcio resulta en mineralización insuficiente de los huesos, lo que produce huesos frágiles y de fácil fractura. La osteoporosis también es hereditaria

Las enfermedades que pueden tener un componente genético están indicadas como genéticas; los padecimientos causados por factores ambientales (con o sin influencias genéticas) están indicados como ambientales.

PREGUNTAS DE REVISIÓN: CAPÍTULO I

Instrucciones: seleccione la mejor respuesta a las siguientes preguntas.

1. Un dietista da consulta a un paciente con enfermedad celiaca (intolerancia al gluten que provoca trastornos de absorción deficiente en el intestino) y le prescribe una dieta con una cantidad adecuada de carbohidratos, grasas y proteínas. Una vez que se absorben adecuadamente, el principal destino de estos compuestos durante la respiración es UNO de los siguientes:
   A. Se almacenan como triacilgliceroles.
   B. Se oxidan para generar ATP.
   C. Liberan energía principalmente como calor.
   D. Se combinan con CO_2 y H_2O y se almacenan.
   E. Se combinan con otros componentes de la dieta en vías anabólicas.

2. Un dietista da consulta a un paciente con enfermedad celiaca (intolerancia al gluten que provoca trastornos de absorción deficiente en el intestino) que ha presentado esteatorrea (heces grasosas provocadas por una absorción deficiente de los lípidos de la dieta en el intestino) durante varios años. El dietista, además de prescribirle los carbohidratos, lípidos y proteínas adecuados que no le desencadenarán problemas de absorción deficiente, le recomienda al paciente que tome ciertas vitaminas. ¿Cuál de las siguientes vitaminas tiene mayor probabilidad de estar en esta lista?
   A. Vitamina C
   B. Vitamina B_3
   C. Vitamina B_2
   D. Vitamina A
   E. Vitamina B_1

3. La Sra. López es una mujer sedentaria de 83 años de edad con una altura de 1.62 cm y peso de 56.9 kg. Ha mantenido este peso por cerca de un año. Asegura que su dieta típica incluye un desayuno de pan tostado (pan blanco, sin mantequilla), un huevo hervido y café con crema. Para el almuerzo consume con frecuencia un sándwich de queso y un vaso de leche entera. Para la cena prefiere crema de pollo y una rebanada de pastel helado de crema. ¿En cuál de los siguientes elementos es probable que la dieta de la Sra. López no sea adecuada?
   A. Vitamina C
   B. Proteína
   C. Calcio
   D. Vitamina B_{12}
   E. Calorías

4. Una paciente está intentando perder peso y pregunta cuál sería su cantidad ideal de kcal por día. El dietista le está ayudando a calcular su TMB, la TID y la actividad física. La TMB se calcula mejor cuando se considera cuál de las siguientes opciones:
   A. Es equivalente al requerimiento calórico de los principales órganos y del músculo en reposo.
   B. Es aproximadamente equivalente a la cantidad de actividad física.
   C. Es aproximadamente equivalente al TID.
   D. Depende de la humedad exterior.
   E. Es aproximadamente equivalente al GDE.

5. Un amigo ha decidido iniciar una dieta relámpago, consumiendo solo 700 kcal al día. Le aconseja a su amigo que se arriesga a tener ciertas deficiencias nutricionales y le informa su CDR, que está descrito de la mejor manera por uno de los siguientes enunciados:
   A. La cantidad promedio de nutrientes requeridos por día para mantener una función normal en 50% de la población de Estados Unidos.
   B. La cantidad promedio de un nutriente ingerido diariamente por 50% de la población estadounidense.
   C. La cantidad mínima de un nutriente ingerido diariamente que evite que se presenten síntomas de deficiencia.
   D. Una meta dietética razonable para la ingesta de un nutriente en un individuo sano.
   E. Un objetivo dietético razonable para la ingesta de un nutriente, basado en estudios con animales de laboratorio y extrapolado a los seres humanos.

6. Un paciente masculino de 35 años de edad con peso de 120 kg experimenta angina (dolor de pecho) y otros signos de enfermedad cardiaca coronaria. Su médico, en consulta con un dietista certificado, realiza un recordatorio de la dieta de 3 días. El paciente consumió en promedio 585 g de carbohidratos, 150 g de proteína y 95 g de grasa cada día. Además, bebió 45 g de alcohol. ¿Cuál de las siguientes afirmaciones describe mejor la dieta del paciente?
   A. Consume entre 2 500 y 3 000 kcal/día.
   B. Tiene una ingesta de grasa dentro del límite recomendado en las guías dietéticas actuales.
   C. Consumió 50% de sus calorías como alcohol.
   D. Fue deficiente en la ingesta de proteína.
   E. Tuvo un balance calórico negativo.

7. Un varón sedentario de 75 kg está tratando de perder peso y ha comenzado una dieta con restricción de calorías. Redujo su ingesta diaria a 10 g de carbohidratos, 10 g de grasa, 10 g de proteína y 10 g de etanol. ¿En qué porcentaje redujo su ingesta diaria en comparación con lo que requeriría para mantener su peso actual?
   A. 5%
   B. 10%
   C. 15%
   D. 20%
   E. 25%

8. Un varón de 45 años de edad desarrolló trombosis venosa profunda y, posteriormente, embolia pulmonar. Después de recuperarse, se le prescribió warfarina (antagonista de la vitamina K) para evitar la formación de futuros coágulos. El dietista aconsejó al paciente que limitara su consumo de uno de los siguientes alimentos porque su consumo podría interferir con la acción de la warfarina:
   A. Yemas de huevo
   B. Vegetales amarillos
   C. Cítricos
   D. Vegetales de hojas verdes
   E. Pollo sin piel

9. Una mujer de 25 años de edad con tiroiditis de Hashimoto recibe tratamiento con remplazo de hormona tiroidea y actualmente está eutiroidea. Desea perder una parte del peso que aumentó cuando tuvo hipotiroidismo. Para ayudarla a perder peso, el dietista debe determinar su GDE a fin de diseñar una dieta con menos calorías que su GDE. La paciente pesa 70 kg, es moderadamente activa (1 a 2 h de ejercicio 5 días de la semana) y actualmente consume 2 700 kcal al día. Si la paciente va a perder 450 g por semana, ¿cuántas calorías necesitaría reducir diariamente?
   A. 200
   B. 400
   C. 600
   D. 800
   E. 1 000

10. Un paciente con cirrosis presenta cambios de su estado mental por elevación en las concentraciones de amoniaco en la sangre. Al prescribir una dieta para reducir la producción de amoniaco en este paciente ¿qué tipo de nutrientes se deben restringir más?
    A. Etanol
    B. Lípidos
    C. Proteínas
    D. Carbohidratos
    E. Vitaminas hidrosolubles

11. Un hombre de 38 años de edad acaba de realizar su examen físico anual. Su médico le dijo que su ingesta calórica diaria (estimada a partir de un historial dietético de 3 días que el hombre había completado antes del examen físico), junto con su GDE calculada, llevaría a un aumento de peso de 0.6 kg por mes. Se aconsejó al paciente que hiciera algunos cambios en la dieta para evitar que esto ocurriera. Para mantener su peso actual, se le aconsejó al paciente que redujera su ingesta dietética diaria actual ¿en cuál de las siguientes opciones?
    A. 25 g de carbohidratos
    B. 20 g de proteínas
    C. 20 g de grasa
    D. 10 g de etanol
    E. 10 g de carbohidratos y 10 g de etanol

12. Una mujer de 50 años de edad ha acudido a su médico debido al cansancio y a un hormigueo persistente en las manos y los pies. La paciente había cambiado a una dieta vegana estricta hace 3 años y había evitado toda la carne y los productos lácteos desde entonces. Tampoco tomaba ningún suplemento alimenticio, ya que estaba convencida de que su dieta saludable debería ser suficiente para sus necesidades. Un análisis de sangre demostró una reducción del número de glóbulos rojos (anemia) junto con la presencia de algunas células muy grandes (megaloblastos). ¿Cuál de las siguientes vitaminas es más probable que le falte?
    A. B_1
    B. B_2
    C. B_3
    D. B_6
    E. B_{12}

13. Una dieta equilibrada contiene un determinado porcentaje de calorías en forma de carbohidratos, grasas y proteínas, junto con vitaminas y minerales. ¿Cuál de las siguientes opciones no contiene moléculas esenciales para la dieta humana?
    A. Carbohidratos
    B. Grasa
    C. Proteínas
    D. Vitaminas
    E. Minerales

14. El triacilglicerol es la forma preferida de almacenamiento de energía en los seres humanos debido a cuál de las siguientes razones? Elija la mejor respuesta.

	Debido a su asociación con el agua cuando se almacena	Debido a que se almacena en células especializadas	Debido a que se oxida más que otras formas de almacenamiento de energía
A	Sí	No	Sí
B	Sí	Sí	Sí
C	Sí	No	No
D	No	Sí	No
E	No	No	Sí
F	No	Sí	Sí

15. Un antiguo Mr. Olympia (fisicoculturista) medía 180 cm y competía con 136 kg. ¿En cuál de las siguientes categorías situaría a Mr. Olympia según su IMC?
    A. Bajo peso
    B. Normal
    C. Sobrepeso
    D. Obesidad
    E. Obesidad mórbida

RESPUESTAS A LAS PREGUNTAS DE REVISIÓN

1. **La respuesta es B.** En el proceso de la respiración se consume O_2 y los combustibles se oxidan a CO_2 y H_2O. La energía procedente de las reacciones de oxidación se utiliza para generar ATP a partir de ADP y P_i. Sin embargo, una pequeña cantidad de la energía se libera como calor (por lo que C es incorrecta). Aunque los combustibles pueden almacenarse como triacilgliceroles, este proceso no es parte de la respiración (de modo que A es incorrecta). La respiración es una vía catabólica (los combustibles se degradan), en oposición a una vía anabólica (los compuestos se combinan para formar moléculas más grandes) (en consecuencia E es incorrecta).

2. **La respuesta es D.** La vitamina A es liposoluble y se absorbe en el intestino delgado en presencia de lípidos. Si los lípidos no se absorben, las vitaminas liposolubles tampoco se absorberán (vitaminas A, D, E y K). Las otras vitaminas (B_1, B_2, B_3 y C) son hidrosolubles que no requieren la presencia de lípidos para su absorción en la luz intestinal.

3. **La respuesta es A.** La alimentación de la Sra. López carece de frutas y hortalizas, los cuales constituyen buenas fuentes de vitamina C. Su alimentación es adecuada en cuanto a proteínas, ya que huevos, leche, queso y crema contienen concentraciones significativas de proteína. Sus valores de calcio deben estar bien, debido a que consume leche, crema y queso. La vitamina B_{12} proviene de alimentos de origen animal como huevos, leche y queso. Dado que el peso de la paciente ha permanecido estable por un año, su alimentación contiene calorías suficientes para permitirle conservar este peso, que está en el intervalo normal para una persona de 1.62 cm de estatura, dado que su IMC es de 21.5.

4. **La respuesta es A.** La tasa metabólica basal (TMB) es la cantidad de calorías que consume una persona en reposo que acaba de despertar, que ayunó por 12 a 18 h y cuya temperatura corporal es de 20 °C. Equivale al gasto de energía de los principales órganos y del músculo esquelético en reposo. La TMB aumenta en un ambiente frío porque se invierte más energía en generar calor, pero la humedad no es un factor para calcular la BMR. La TMB no es equivalente al gasto diario de energía (GDE), que incluye TMB, actividad física y TID. La TMB tampoco es equivalente a la actividad física (la TMB no tiene en cuenta la actividad física) ni a la TID (que es bastante pequeña).

5. **La respuesta es D.** El consumo diario recomendado (CDR) de nutrientes se determina a partir del requerimiento promedio calculado (RPC) más dos desviaciones estándar (DE) de la media y debe satisfacer las necesidades de 97 a 98% de la población sana. Por lo tanto, es una meta razonable de consumo para un individuo sano. El RPC es la cantidad que previene signos establecidos de deficiencia en 50% de la población sana. Aunque se han usado datos obtenidos con animales de laboratorio para determinar síntomas de deficiencia, el CDR se basa en datos de ingesta de nutrimentos en personas, no de animales.

6. **La respuesta es B.** El consumo total de grasa recomendado es de menos de 35% de las calorías totales, con grasas saturadas en < 10% de las calorías/día. Su consumo calórico total fue de 4 110 kcal/día (carbohidrato, 4 × 585 = 2 340 kcal; proteína, 150 × 4 = 600 kcal; grasa, 95 × 9 = 855 kcal; alcohol, 45 × 7 = 315 kcal) (por lo tanto, A es incorrecta). Su consumo de grasa fue de 21% (855 ÷ 4 110) de su ingreso calórico total. Su ingreso de alcohol fue de 7.7% (315 ÷ 4 110) (de modo que C es incorrecta). Su consumo de proteína fue muy superior al CDR de 0.8 g/kg de peso corporal (y en consecuencia D es incorrecta). Su TMR es de alrededor de 24 kcal/día/kg de peso corporal o 2 880 kcal/día (en realidad será menor, debido a que tiene obesidad y mayor proporción de tejido metabólicamente menos activo que el individuo promedio de 70 kg). Su GDE es de alrededor de 3 744 kcal/día (1.3 × 2 880) o menos. Por lo pronto, su consumo es mayor que su gasto, por lo que tiene balance calórico positivo y está ganando peso (por lo que E es incorrecta).

7. **La respuesta es B.** El paciente pesa 75 kg, de manera que un estimado aproximado de su necesidad calórica diaria (para mantener su peso) es 75 × 24 × 1.3 = 2 340 kcal/día (1.3 es el factor para actividad sedentaria). El paciente ha reducido su ingesta calórica 240 kcal (10 g de carbohidratos son 40 kcal; 10 g de proteína son 40 kcal; 10 g de lípidos son 90 kcal; 10 g de etanol son 70 kcal; 40 + 40 + 90 + 70 = 240). Por lo tanto, el paciente ha reducido su ingesta diaria aproximadamente 10% de lo que necesitaría para mantener su peso (240/2 340).

8. **La respuesta es D.** La warfarina actúa mediante la inhibición de la capacidad de la vitamina K para participar en las reacciones que requieren los factores de la coagulación. Si la dieta contiene vitamina K adicional, la eficacia de la warfarina podría reducir. Los vegetales de hojas verdes son una fuente excelente de vitamina K, y su consumo se debe limitar cuando se administra terapia con warfarina.

9. **La respuesta es D.** El GDE de la paciente se calcula mediante 70 × 21.6 × 1.6 = 2 420 (70 kg de peso × 21.6 kcal/kg/día × 1.6 del factor de actividad para una persona moderadamente activa). Dado que la paciente actualmente está consumiendo 2 700 kcal/día, está aumentando de peso a pesar de su actividad. Para perder 450 g de peso, deben perderse 3 500 kcal. En un periodo de 1 semana esto es 500 kcal/día. Por lo tanto, la paciente debe consumir 1 920 kcal/día para perder 450 g a la semana, lo que es aproximadamente 800 kcal/día menos con base en su consumo actual.

10. **La respuesta es C.** El etanol, los lípidos (triglicéridos) y carbohidratos no contienen un grupo nitrogenado que se convierta en amoniaco durante su catabolismo, solo lo tienen las proteínas. Las vitaminas hidrosolubles están presentes en cantidades bajas y no se catabolizan en forma apreciable, de manera que su contribución a la formación de amoniaco es baja en comparación con el catabolismo de las proteínas.

11. **La respuesta es C.** El paciente, al mes, estaría consumiendo alrededor de 5 250 calorías (3 500 × 1.5) por encima de sus necesidades mensuales. Esto se calcula en aproximadamente 175 calorías extra/día (5 250 ÷ 30). Dado que la grasa tiene un contenido de 9 calorías/g, la

reducción de la dieta en 20 g de grasa al día reduciría la ingesta calórica en 180 calorías/día, evitando así el aumento de peso del paciente. La oxidación de los carbohidratos y de las proteínas produce 4 calorías/g, mientras que la oxidación del etanol produce 7 calorías/g. Ninguna de las otras respuestas da lugar a una pérdida de 175 calorías/día.

12. **La respuesta es E.** La vitamina B_{12} sólo se encuentra en la carne o en los productos derivados de la carne (como los lácteos). La mayoría de los adultos tiene al menos una reserva de vitamina B_{12} durante un año, por lo que es necesario un largo periodo sin ninguna ingesta de B_{12} para desarrollar los síntomas de una deficiencia de B_{12}. Una carencia de B_{12} provoca efectos neuronales (el hormigueo en las manos y los pies) y anemia megaloblástica (la anemia provoca cansancio). Las deficiencias de vitaminas B_1, B_2, B_3 y B_6 no conducen a la combinación de efectos neurológicos junto con la anemia megaloblástica.

13. **La respuesta es A.** No hay carbohidratos esenciales en la dieta de los mamíferos. Hay dos ácidos grasos esenciales (ácidos linoleico y linolénico) y nueve aminoácidos esenciales (así como un aminoácido condicionalmente esencial) en la dieta humana. Las vitaminas, por definición, son esenciales, al igual que algunos minerales. El principal aspecto negativo de llevar una dieta sin carbohidratos es el aumento concomitante del contenido de grasa de la dieta, que aumentará los riesgos de enfermedades cardiovasculares en el futuro. El au-

mento de la ingesta de proteínas también puede ser un problema, ya que se requiere una mayor ingesta de agua y una elevada actividad del ciclo de la urea para eliminar el exceso de nitrógeno. Las funciones hepática y renal tendrían que ser óptimas para una dieta de este tipo.

14. **La respuesta es D.** El triacilglicerol es hidrofóbico y no se asocia con el agua cuando se almacena, lo que reduce su volumen en comparación con el almacenamiento de glucógeno, que se asocia con un número significativo de moléculas de agua. El triacilglicerol se almacena en células especializadas (células adiposas), mientras que el glucógeno se almacena en el citoplasma de las células que lo producen (principalmente el músculo y el hígado). Los ácidos grasos de los triacilgliceroles se reducen más que la glucosa del glucógeno, por lo que se puede obtener más energía de la oxidación de los ácidos grasos que de la oxidación de la glucosa (se liberan más electrones para recorrer la cadena de transferencia de electrones).

15. **La respuesta es E.** El IMC es de 41.8 ($136 \div 1.8^2$), que entra en la categoría de obesidad grave. Este ejemplo señala una limitación del uso del IMC para determinar el equilibrio peso-estatura adecuado. Los individuos musculosos tendrán valores de IMC más elevados que los individuos con una masa adiposa similar, ya que el músculo es más denso que el tejido adiposo y provocará un aumento de peso a pesar de una apariencia sin obesidad.

Alimentación o estado de absorción

El estado de alimentación. Durante una **comida** se ingieren carbohidratos, lípidos y proteínas, que se **digieren** y **absorben** con posterioridad. Cierta proporción de este alimento se **oxida** para satisfacer las necesidades **energéticas** inmediatas del organismo. La cantidad consumida en **exceso** se transporta a las **reservas de combustible** donde se almacena. El periodo que se extiende desde el inicio hasta el término de la absorción se conoce como **estado de alimentación** o estado de absorción. Que el combustible se oxide o que se almacene en el estado de alimentación depende de la concentración de dos **hormonas endocrinas** en la sangre: **insulina** y **glucagón**.

Destino de los carbohidratos. Los carbohidratos de la dieta se digieren a monosacáridos, que se absorben en la sangre. El principal monosacárido en la sangre es la **glucosa** (fig. 2-1). Después de una comida, varios tejidos **oxidan** la glucosa para dar energía y esta entra a las vías de biosíntesis, **almacenándose** como **glucógeno**, sobre todo en el hígado y los músculos. La glucosa es el principal precursor biosintético en el organismo y las estructuras de carbono de la mayor parte de los compuestos pueden sintetizarse a partir de la glucosa. Esta última también se convierte en **triacilgliceroles**. En el hígado, los triacilgliceroles, formados a partir de la glucosa o de los ácidos grasos obtenidos de la sangre, se concentran en **lipoproteínas de muy baja densidad** (**VLDL**) y se liberan a la sangre. Los ácidos grasos de las VLDL se almacenan en particular como triacilgliceroles en el tejido adiposo, pero algunos de ellos se utilizan para satisfacer las necesidades de energía de las células.

Destino de las proteínas. Las proteínas de la dieta se digieren hasta **aminoácidos**, los cuales se absorben en la sangre. En las células, los aminoácidos se convierten en **proteínas** o se usan para elaborar varios **compuestos que contienen nitrógeno**, como los neurotransmisores y el grupo hemo. Asimismo, la estructura de carbono puede **oxidarse** de manera directa para la obtención de energía o convertirse en glucosa para el almacenamiento en forma de glucógeno.

Destino de las grasas. Los triacilgliceroles son los principales lípidos en la dieta. Se descomponen hasta ácidos grasos y 2-monoacilgliceroles, los cuales se resintetizan hasta **triacilgliceroles** en las células epiteliales intestinales, donde son empacados en **quilomicrones** y secretados a través de la linfa en la sangre. Los **ácidos grasos** de los triacilgliceroles presentes en los quilomicrones se almacenan principalmente como triacilgliceroles en las células **adiposas**. Después se oxidan para generar energía o se usan en las vías de biosíntesis, como la síntesis de los lípidos de la membrana.

Glucosa

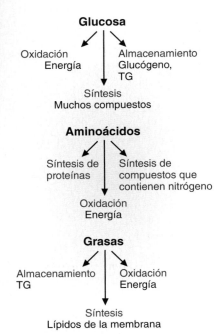

FIGURA 2-1 Principal destino de los combustibles en el estado de alimentación. TG, triacilglicerol.

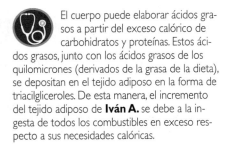

El cuerpo puede elaborar ácidos grasos a partir del exceso calórico de carbohidratos y proteínas. Estos ácidos grasos, junto con los ácidos grasos de los quilomicrones (derivados de la grasa de la dieta), se depositan en el tejido adiposo en la forma de triacilgliceroles. De esta manera, el incremento del tejido adiposo de **Iván A.** se debe a la ingesta de todos los combustibles en exceso respecto a sus necesidades calóricas.

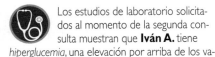

Los estudios de laboratorio solicitados al momento de la segunda consulta muestran que **Iván A.** tiene *hiperglucemia*, una elevación por arriba de los valores normales de glucosa sanguínea. En el momento de la consulta, su glucosa sanguínea, determinada después del ayuno de toda la noche, era de 162 mg/dL (normal, 70 a 100 mg/dL). Debido a que la medición de la glucosa sanguínea superó la cifra normal en grado significativo, se ordenó determinación de hemoglobina A1c (hemoglobina glucosilada), la cual resultó elevada. Esto determinó el diagnóstico de diabetes mellitus tipo 2. En esta enfermedad, el hígado, el músculo y el tejido adiposo son relativamente resistentes a la acción de la insulina para promover la captación de la glucosa dentro de las células y almacenarla como glucógeno y triacilgliceroles. Por lo tanto, más glucosa se mantiene en la sangre. Si no se trata, puede provocar una disfunción del sistema nervioso y una alteración del metabolismo celular. El dietista certificado se reunió con **Iván A.** para valorar su ingesta nutricional actual y para aconsejarle una

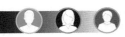

Iván A. regresa con su doctor para una segunda consulta. Desafortunadamente, sus esfuerzos iniciales para perder peso han fracasado y, en realidad, ahora pesa 122.4 kg, un aumento de 2.7 kg desde su primera consulta 2 meses antes (cap. 1). Según él, la reciente muerte de su hermano de 45 años de edad por un infarto del miocardio lo había llevado a prestar mayor atención a su salud. Dado que el hermano de **Iván A.** tuvo antecedentes de hiperlipidemia y que él mismo había mostrado un colesterol total sérico significativamente elevado (296 mg/dL) en su primera consulta, se solicitaron perfil de lípidos sanguíneos, se hizo prueba de detección para diabetes tipo 2 y se realizaron algunas otras pruebas sanguíneas. (El perfil de lípidos sanguíneos es una prueba que cuantifica la cantidad de partículas que contienen triacilgliceroles y colesterol en la sangre). Su presión arterial fue de 162 mm Hg la sistólica y 98 mm Hg la diastólica o 162/98 mm Hg (normal ≤ 120/80 mm Hg, con presión arterial alta de 120 a 129/< 80 mm Hg e hipertensión definida como > 130/80 mm Hg). La circunferencia de la cintura fue de 121.9 cm (valores saludables para varones < 101.6 cm; y para mujeres < 88.9 cm).

I. Digestión y absorción

A. Carbohidratos

Los carbohidratos de la dieta se convierten en monosacáridos. El almidón, un polímero de la glucosa, es el principal carbohidrato de la dieta. Lo digiere la enzima α-amilasa de la saliva y después la α-amilasa pancreática, que actúa en el intestino delgado. Las enzimas son proteínas que catalizan las reacciones bioquímicas (por lo general, aumentan la velocidad a la que ocurren las reacciones). Los disacáridos, trisacáridos y oligosacáridos (disacárido se refiere a dos azúcares unidos; un trisacárido a tres azúcares unidos, y un oligosacárido a *n* azúcares unidos), producidos por las α-amilasas, son separados en monómeros de glucosa por la acción de enzimas digestivas localizadas en la superficie del borde en cepillo de las células epiteliales del intestino. Los disacáridos de la dieta también se separan por efecto de las enzimas que se hallan en el mismo borde en cepillo. La sacarasa convierte los disacáridos de la sacarosa (azúcar de mesa) en glucosa y fructosa y la lactasa transforma los disacáridos de lactosa (azúcar de la leche) en glucosa y galactosa. Los monosacáridos producidos por digestión y los monosacáridos obtenidos de la dieta son absorbidos por las células epiteliales del intestino a través de transportadores y se liberan a la vena porta hepática, que los traslada al hígado.

B. Proteínas

Las proteínas contienen aminoácidos unidos mediante enlaces peptídicos (cap. 1). Los dipéptidos contienen dos aminoácidos, los tripéptidos, tres aminoácidos, y así de forma sucesiva. Las proteínas de la dieta se fragmentan a aminoácidos por acción de las enzimas conocidas como proteasas (fig. 2-2, círculo 3), que fragmentan el enlace peptídico entre los aminoácidos (fig. 1-5). La pepsina actúa en el estómago y las enzimas proteolíticas producidas por el páncreas (tripsina, quimiotripsina, elastasa y las carboxipeptidasas) lo hacen en el lumen del intestino delgado. Las aminopeptidasas, dipeptidasas y tripeptidasas asociadas con las células epiteliales intestinales completan la conversión de las proteínas de la dieta en aminoácidos, los cuales se absorben en las células epiteliales intestinales y se desplazan a la vena porta hepática.

C. Grasas

La digestión de las grasas es más compleja en comparación con los carbohidratos o las proteínas, debido a que no son solubles en agua. Los triacilgliceroles de la dieta se emulsifican en el intestino por efecto de las sales biliares, que se sintetizan en el hígado y se almacenan en la vesícula biliar. La lipasa pancreática convierte los triacilgliceroles en el lumen del intestino en la forma de ácidos grasos y 2-monoacilgliceroles (glicerol con un ácido graso esterificado en el carbono 2), que interactúan con las sales biliares para formar pequeñas microgotas llamadas micelas.

Los ácidos grasos y los 2-monoacilgliceroles se absorben desde estas micelas en las células epiteliales intestinales, en donde se resintetizan en triacilgliceroles. Estos últimos

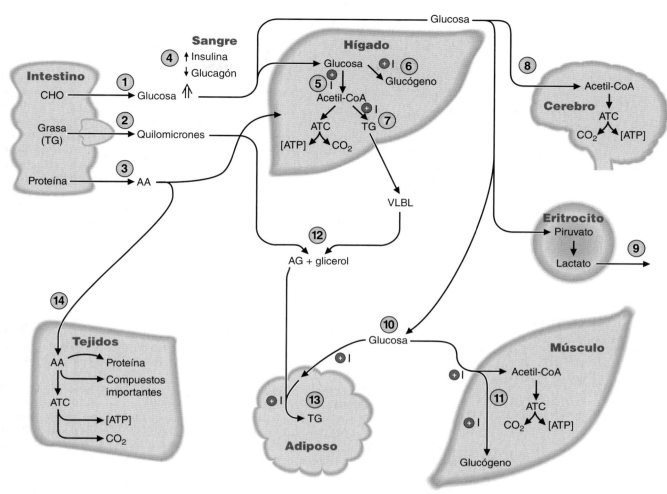

FIGURA 2-2 El estado de alimentación. Los números dentro de los *círculos* indican la secuencia aproximada del proceso. AA, aminoácido; acetil CoA, acetil coenzima A; AG, ácido graso; ATC, ácido tricarboxílico; ATP, adenosín trifosfato; CHO, carbohidratos; I, insulina; TG, triacilgliceroles; VLDL, lipoproteína de muy baja densidad; (⊕), estimulado por.

se empacan con proteínas, fosfolípidos, colesterol y otros compuestos para formar complejos de lipoproteínas conocidos como quilomicrones, que se secretan en la linfa y por último entran al torrente sanguíneo (fig. 2-2, círculo 2). Las grasas deben transportarse en la sangre unidas a proteínas o en complejos de lipoproteínas, debido a que no son solubles en agua. De esta manera, los triacilgliceroles y el colesterol se encuentran en complejos de lipoproteínas.

II. Cambios en las concentraciones de hormonas después de una comida

Después de una comida típica, el **páncreas** es estimulado para liberar la hormona **insulina** y se inhibe la liberación de la hormona **glucagón** (fig. 2-2, círculo 4). Las **hormonas endocrinas** son liberadas por las glándulas endocrinas, como el páncreas, en respuesta a un estímulo específico. Se movilizan en la sangre y transmiten mensajes entre los tejidos respecto del estado fisiológico general del organismo. En su tejido blanco, regulan la velocidad de varias vías metabólicas para satisfacer las condiciones cambiantes. La hormona endocrina insulina, que se produce en las células β del páncreas como respuesta al alimento, propaga el mensaje de que la glucosa de la dieta está disponible y puede llevarse a las células, usarse y almacenarse. La liberación de otra hormona, el glucagón, de las células α del páncreas se suprime por el efecto de la glucosa y la insulina. El glucagón difunde el mensaje de que la glucosa debe liberarse de las reservas endógenas de

(continuación)

dieta saludable para el corazón con una cantidad moderada de carbohidratos y, sobre todo, alimentos con alto contenido en fibra, poco procesados. Con base en las necesidades calóricas de **Iván A.**, el dietista desarrolló un plan alimenticio que le permitiera cuatro a cinco raciones de carbohidratos en cada comida, y dos porciones de carbohidratos para colaciones vespertina y nocturna. Nótese que una porción de carbohidratos equivale a 15 g de carbohidratos (60 kcal).

combustible. Los cambios posteriores en las concentraciones de hormonas circulantes inducen cambios en los patrones metabólicos del organismo, con participación de varios tejidos y vías metabólicas.

III. Destino de la glucosa

A. Conversión en glucógeno, triacilgliceroles y CO_2 en el hígado

Debido a que la glucosa sale del intestino a través de la vena porta hepática (el vaso sanguíneo que lleva la sangre del intestino al hígado), el hígado es el primer órgano por el que pasa. El hígado extrae una proporción de esta glucosa de la sangre. Una parte de la glucosa que ingresa a los **hepatocitos** (células del hígado) se oxida en las vías de generación de adenosín trifosfato (ATP) para satisfacer las necesidades inmediatas de energía de estas células, y el resto se convierte en glucógeno y triacilgliceroles o se emplea en las reacciones de biosíntesis. En el hígado, la insulina promueve la captación de glucosa al aumentar su uso como combustible y su almacenamiento como glucógeno y triacilgliceroles (fig. 2-2, círculos 5 a 7).

Para generar energía y precursores metabólicos, la glucosa se oxida primero hasta piruvato en la vía de la glucólisis, que consiste en una serie de reacciones comunes con el metabolismo de muchos carbohidratos (se expone con mayor detalle en el capítulo 22). A continuación, el piruvato se oxida a acetil coenzima A (acetil-CoA). El grupo acetilo entra al ciclo del ácido tricarboxílico (ATC), en el cual se oxida por completo hasta CO_2. La energía de las reacciones de oxidación se utiliza para generar ATP. Este se emplea en vías anabólicas y otros procesos que requieren energía en la célula. La coenzima A (CoA), que hace más reactivo al grupo acetilo, es un cofactor derivado de la vitamina ácido pantoténico.

Las reservas hepáticas de glucógeno alcanzan un máximo aproximado de 200 a 300 g después de una comida con alto contenido de carbohidratos, en tanto que las reservas de grasa del cuerpo son relativamente limitadas. A medida que las reservas de glucógeno se llenan, el hígado también inicia la conversión de cierta proporción de la glucosa excesiva que recibe a triacilgliceroles. Tanto el glicerol como los residuos del ácido graso de los triacilgliceroles pueden sintetizarse a partir de la glucosa. Los ácidos grasos también se obtienen de la sangre (ácidos grasos de la dieta). Sin embargo, el hígado no almacena triacilgliceroles, sino que los empaca junto con las proteínas, **fosfolípidos** y **colesterol** dentro de los complejos de lipoproteína conocidos como **lipoproteínas de muy baja densidad (VLDL)**, que se liberan al torrente sanguíneo. Los tejidos sustraen cierta cantidad de los ácidos grasos de las VLDL para sus necesidades inmediatas de energía, pero otra proporción mayor se almacena en el tejido adiposo en la forma de triacilgliceroles.

B. Metabolismo de la glucosa en otros tejidos

La glucosa de la dieta que no es absorbida y metabolizada en el hígado, se desplaza en la sangre hacia los tejidos periféricos (la mayoría de los otros tejidos), en donde puede oxidarse para obtener energía. La glucosa es el combustible que pueden utilizar las células de todos los tejidos. Muchos tejidos almacenan pequeñas cantidades de glucosa en forma de glucógeno. En conjunto, el músculo tiene las mayores reservas de glucógeno.

La insulina estimula en gran medida el transporte de la glucosa hacia los dos tejidos que tienen mayor masa en el cuerpo: músculo y tejido adiposo. Ejerce efectos muy pequeños sobre el transporte de la glucosa en otros tejidos.

Con frecuencia, el metabolismo del combustible se describe como si el cuerpo se integrara solo con cerebro, músculos esquelético y cardiaco, hígado, tejido adiposo, eritrocitos, riñones y células epiteliales intestinales ("el intestino"). Estos son los tejidos dominantes en términos de economía general de combustible y son los que se describen con mayor frecuencia. Sin embargo, todos los tejidos requieren energía y muchos tienen un requerimiento muy específico de combustible.

1. Cerebro y otros tejidos neuronales

El cerebro y otros tejidos neuronales son muy dependientes de glucosa para satisfacer sus necesidades de energía. Por lo general oxidan por completo la glucosa, a través de la glucólisis y el ciclo del ATC, a CO_2 y H_2O para generar ATP (fig. 2-2, círculo 8).

Con excepción de las condiciones de inanición, la glucosa es su único combustible. La glucosa es también un precursor principal de los **neurotransmisores**, los agentes químicos que transmiten los impulsos eléctricos (como gradientes iónicos) entre las neuronas. Si la glucosa desciende muy por debajo de las concentraciones normales, aparecen mareo y aturdimiento. Si la glucosa continúa en descenso, sobrevienen el coma y por último la muerte. Bajo condiciones normales, sin inanición, el cerebro y el resto del sistema nervioso requieren alrededor de 150 g de glucosa por día.

2. Eritrocitos

La glucosa es el único combustible usado por los eritrocitos debido a que carecen de **mitocondrias**. La oxidación de ácidos grasos y de aminoácidos, el ciclo del ATC, la cadena de transporte de electrones y la fosforilación oxidativa (generación de ATP dependiente de oxígeno y de la cadena de transporte de electrones) ocurren principalmente en la mitocondria. En contraste, la glucosa genera ATP a partir de la glucólisis anaerobia en el citosol y, de esta manera, los eritrocitos obtienen toda su energía por este proceso. En la glucólisis anaerobia, el piruvato formado a partir de la glucosa se convierte en **lactato** y después pasa a la sangre (fig. 2-2, círculo 9).

Sin glucosa, los eritrocitos no pueden sobrevivir. Estas células sanguíneas llevan el O_2 desde los pulmones hasta los tejidos. Sin eritrocitos, la mayor parte de los tejidos del cuerpo puede presentar una deficiencia de energía, debido a que necesitan O_2 para convertir por completo sus combustibles en CO_2 y H_2O.

3. Músculo

Los músculos esqueléticos en ejercicio pueden utilizar la glucosa de la sangre o de sus reservas propias de glucógeno, al convertir la glucosa en lactato mediante la glucólisis u oxidarla por completo a CO_2 y H_2O. El músculo también usa otros combustibles que se encuentran en la sangre, como los ácidos grasos (fig. 2-3). Las células musculares en reposo o con poco ejercicio utilizan principalmente ácidos grasos como combustible. Después de una comida, los músculos emplean la glucosa para reponer la reserva de glucógeno que se agota durante el ejercicio. La glucosa se transporta a la célula muscular y se transforma en glucógeno por los procesos que estimula la insulina.

4. Tejido adiposo

La insulina estimula el transporte de glucosa hacia el interior de las células adiposas, lo mismo ocurre en las células musculares. Los adipocitos oxidan parte de la glucosa para obtener energía, la glucosa restante se utiliza como fuente de glicerol para la síntesis de los triacilgliceroles que se almacenan en esta célula (fig. 2-2, círculo 10).

IV. Lipoproteínas

Dos tipos de **lipoproteínas**, los **quilomicrones** y las **VLDL**, se producen en el estado de alimentación. La principal función de estas lipoproteínas es proporcionar un sistema de transporte para los triacilgliceroles, que son muy insolubles en agua. Sin embargo, estas lipoproteínas contienen colesterol, que también es insoluble en agua. Los triacilgliceroles de los quilomicrones se forman en las células epiteliales intestinales a partir de productos de la digestión de los triacilgliceroles de la dieta. Los triacilgliceroles de las VLDL se sintetizan en el hígado.

Cuando estas lipoproteínas pasan a través de los vasos sanguíneos en el tejido adiposo, sus triacilgliceroles se descomponen en ácidos grasos y glicerol (fig. 2-2, círculo 12). Estos ácidos grasos entran a la célula adiposa y se combinan con una molécula de glicerol que se produjo a partir de la glucosa sanguínea. Los triacilgliceroles resultantes se almacenan como gotas grandes de grasa en las células del tejido adiposo. El hígado depura el resto de los quilomicrones de la sangre. El hígado puede depurar los remanentes de las VLDL o bien a partir de estos remanentes se puede formar una **lipoproteína de baja densidad (LDL)**, que a su vez se depura en el hígado o las células periféricas.

Muchos individuos no superan los límites de la capacidad de almacenar triacilgliceroles en el tejido adiposo. La capacidad de los seres humanos para almacenar grasa parece limitarse solo por la cantidad de tejido que es posible tener sin sobrecargar al corazón.

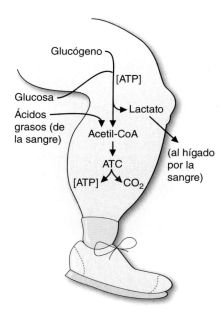

FIGURA 2-3 Oxidación de los combustibles durante la ejercitación de los músculos esqueléticos. El músculo en ejercicio usa más energía que el músculo en reposo y, por lo tanto, se aumenta la utilización del combustible para suministrar más ATP. Acetil CoA, acetil coenzima A; ATC, ácido tricarboxílico.

La concentración de colesterol total de **Iván A.** es ahora de 315 mg/dL, ligeramente mayor que la cifra previa de 296 mg/dL. La concentración de triacilglicerol es de 250 mg/dL (normal, de 60 a 150 mg/dL), el LDL es de 210 mg/dL y el HDL es de 27 mg/dL (normal para un varón, > 40 mg/dL). Estas cifras de lípidos indican con claridad que **Iván A.** padece hiperlipidemias (una cantidad elevada de lipoproteínas en la sangre) y por lo tanto se halla en riesgo de desarrollar ateroesclerosis en el futuro y sus consecuencias, como infarto del miocardio y evento vascular cerebral.

La circunferencia de la cintura de **Iván A.** indica que tiene un patrón androide de obesidad (obesidad abdominal). Las reservas de grasa están distribuidas en el cuerpo en dos patrones diferentes: androide y ginecoide. Después de la pubertad, los varones tienden a acumular grasa en el abdomen y la parte superior del cuerpo (un patrón androide); en tanto que las mujeres tienden a acumular grasa alrededor de las caderas y muslos (un patrón ginecoide). La grasa abdominal conlleva un gran riesgo de hipertensión, enfermedad cardiovascular, hiperinsulinemia, diabetes mellitus, enfermedad de la vesícula biliar, evento vascular cerebral y cáncer de mama y endometrio. También implica un gran riesgo de mortalidad general. Debido a que más varones que mujeres tienen la distribución androide, están en mayor riesgo de muchas de estas alteraciones. Sin embargo, las mujeres que acumulan su exceso de grasa en una manera más androide tienen un mayor riesgo que las mujeres cuya distribución de grasa es más ginecoide.

La acumulación de grasa en la parte superior del cuerpo tiende a ocurrir más por hipertrofia de las células existentes, en tanto que la acumulación de grasa en la parte inferior del cuerpo es efecto de la diferenciación de nuevas células de grasa (hiperplasia). Esto puede explicar de manera parcial por qué muchas mujeres con obesidad en la parte inferior del cuerpo tienen dificultad para perder peso.

V. Aminoácidos

Los aminoácidos derivados de las proteínas de la dieta se desplazan desde el intestino hasta el hígado por la vena porta hepática (fig. 2-2, círculo 3). El hígado usa aminoácidos para la síntesis de proteínas séricas, así como sus propias proteínas, y para la biosíntesis de compuestos que contienen nitrógeno que necesitan aminoácidos como precursores, como los aminoácidos no esenciales, **grupo hemo**, hormonas, neurotransmisores y las bases **púricas** y **pirimídicas** (que se requieren para la síntesis del ácido ribonucleico [ARN] y del ácido desoxirribonucleico [ADN]). El hígado también puede oxidar a los aminoácidos o convertir el esqueleto de carbono en glucosa o cuerpos cetónicos y eliminar el nitrógeno en la forma del compuesto no tóxico urea.

Muchos de los aminoácidos pasan a la circulación periférica, en donde pueden emplearlos otros tejidos para la síntesis de proteínas y varias vías de biosíntesis o pueden oxidarse para energía (fig. 2-2, círculo 14). Las proteínas presentan **recambio** y están sometidas de forma constante a síntesis y degradación. Los aminoácidos liberados de la fragmentación de la proteína entran en la misma reserva de aminoácidos libres en la sangre, como los aminoácidos de la dieta. Este depósito de aminoácidos libres en la sangre pueden usarlo todas las células para suministrar aminoácidos para la síntesis de proteínas, sustratos para la producción de energía, o precursores para la biosíntesis de otros compuestos.

VI. Sinopsis del estado de alimentación (de absorción)

Después de una comida, los macronutrientes ingeridos se oxidan para satisfacer las necesidades inmediatas de energía. La glucosa es el principal combustible para muchos tejidos. El exceso de glucosa y otros combustibles se almacena en la forma de glucógeno, sobre todo en el músculo y el hígado, y como triacilgliceroles en el tejido adiposo. Los aminoácidos de las proteínas de la dieta se convierten en proteínas corporales o se oxidan para proporcionar energía celular.

COMENTARIOS CLÍNICOS

Se advierte a **Iván A.** que su obesidad representa un factor de riesgo de futuros infartos cardiacos y evento vascular cerebral. Se le menciona que su cuerpo debe mantener un gran volumen de sangre en circulación para alcanzar el tejido adiposo adicional. Este volumen de sangre expandido no solo contribuye a su elevada presión arterial (por sí mismo un factor de riesgo de enfermedad vascular), sino que traslada una elevada sobrecarga a su corazón. Este trabajo aumentado da lugar al engrosamiento del tejido cardiaco y al final terminará por fallar.

La gran masa adiposa de **Iván A.** también contribuye al desarrollo de la diabetes mellitus tipo 2, que se caracteriza por hiperglucemia (concentración elevada de glucosa sanguínea). El mecanismo subyacente a esta alteración de su capacidad para mantener las concentraciones de glucosa sanguínea es, al menos en parte, una resistencia por las células adiposas ricas en triacilglicerol para la acción de la insulina.

Además de la diabetes mellitus, **Iván A.** tiene hiperlipidemia (concentración incrementada de lípidos: colesterol y triacilglicerol elevados), otro factor de riesgo para la enfermedad cardiovascular. Se infiere una base genética para su padecimiento debido al antecedente familiar positivo de hipercolesterolemia y enfermedad coronaria arterial prematura en su hermano.

Además de iniciar la medicación para su presión arterial alta, el tratamiento debe incluir intervenciones no farmacológicas. La obesidad de **Iván A.** debe tratarse con restricción calórica y un programa de ejercicio vigilado de manera cuidadosa. Se aconseja una reducción de la grasa (en particular la grasa saturada y la grasa trans) y sodio de la dieta en un esfuerzo para corregir su hiperlipidemia e hipertensión, respectivamente. Asimismo, debe vigilarse la ingesta de carbohidratos en virtud de su diabetes mellitus tipo 2.

COMENTARIOS BIOQUÍMICOS

Medidas antropométricas. La antropometría usa medidas de los parámetros corporales para vigilar el crecimiento y la salud nutricional en individuos y encontrar deficiencias o excesos nutricionales. En los adultos, las mediciones usadas con más frecuencia son la talla, peso, grosor del pliegue de la piel del tríceps (GPT), circunferencia del músculo del brazo (CMB) y circunferencia de la cintura. En lactantes y niños jóvenes también se mide la longitud y la circunferencia de la cabeza.

Peso y talla. Se debe medir el peso mediante una balanza clínica calibrada o en una electrónica y el paciente debe portar el mínimo de ropa (p. ej., en bata o con ropa interior). La talla de los adultos debe medirse con el paciente de pie frente a una superficie recta, sin zapatos, con los talones juntos y la cabeza erguida y centrada. El peso y la talla se usan en el cálculo del índice de masa corporal (IMC).

Espesor de los pliegues cutáneos. Más de la mitad de la grasa en el cuerpo está depositada en el tejido subcutáneo debajo de la piel y aumenta el porcentaje con la elevación del peso. Para proporcionar una aproximación de la cantidad de grasa corporal se emplea una pinza estandarizada para aprisionar un pliegue de la piel, por lo general en más de un sitio (p. ej., muslo, tríceps, áreas subescapular y suprailiaca). Con esta técnica antropométrica física, la obesidad se define como un espesor de grasa mayor del percentil 85 para los adultos, es decir, 18.6 mm para los varones y 25.1 mm para las mujeres.

Antropometría muscular del brazo. La CMB, también referida como la circunferencia de la parte media superior del músculo del brazo (CMMB), refleja tanto la adecuación calórica como la masa muscular y puede servir como índice general de la desnutrición tipo marasmo. La circunferencia del brazo se mide en el punto medio del brazo izquierdo con una cinta flexible, por ejemplo de fibra de vidrio. La CMB puede calcularse por una fórmula que resta un factor relacionado con el GPT de la circunferencia del brazo:

$$\text{CMMB (cm)} = \text{circunferencia del brazo (cm)} - (3.14 \times \text{GPT [mm]})/10$$

en donde la CMMB es la circunferencia de la parte media superior del músculo del brazo en centímetros y GPT es el grueso del doblez de la piel expresada en milímetros.

Los valores de la CMMB se pueden comparar con las gráficas de referencia disponibles para ambos sexos y todas las edades. La desnutrición proteínico-calórica y el balance nitrogenado negativo inducen la pérdida de masa muscular y disminución de la circunferencia del músculo.

Circunferencia de la cintura. La circunferencia de la cintura es otra medida antropométrica que sirve como indicador de la composición del cuerpo, pero se utiliza como una medida de obesidad y distribución de la grasa corporal (obesidad abdominal), no de desnutrición. La medición se hace colocando la cinta métrica alrededor del abdomen a nivel de la cresta iliaca de un sujeto de pie. Una medición de riesgo elevado es mayor de 88 cm para las mujeres y mayor de 102 cm para los varones.

Para obtener medidas confiables del grosor del pliegue de la piel del tríceps se definen con cuidado los procedimientos. Por ejemplo, en la medición del tríceps, un doblez de la piel en la parte media del aspecto posterior del brazo no dominante entre el hombro y el codo se sujeta de forma suave y se tira de él desde el músculo subyacente. La lectura del grosor del pliegue de la piel del tríceps se toma en un momento preciso, 4 segundos después de aplicar la pinza, debido a que la pinza comprime la piel. Aun cuando estos procedimientos los realizan dietistas especializados, es difícil obtener medidas confiables.

La relación cintura-cadera se ha empleado en lugar de la circunferencia de la cintura como una medida de la obesidad abdominal, en un intento por corregir las diferencias entre los individuos respecto del tipo de cuerpo o estructura ósea. En esta medición, la circunferencia de la cintura se divide entre la circunferencia de la cadera. La proporción promedio de cintura-cadera para los varones es de 0.93 (con límites de 0.75 a 1.10) y el promedio para las mujeres es de 0.83 (con límites de 0.70 a 1.00). Sin embargo, en la actualidad, la circunferencia de la cintura se puede correlacionar mejor con la grasa intraabdominal y los factores de riesgo relacionados en comparación con la relación cintura-cadera.

CONCEPTOS CLAVE

◆ Durante una comida se consumen carbohidratos, lípidos y proteínas.
◆ Dos hormonas endocrinas, insulina y glucagón, regulan en particular los combustibles almacenados y su recuperación.
◆ El carbohidrato predominante en la sangre es la glucosa. Las concentraciones de la glucosa sanguínea regulan la liberación de insulina y glucagón del páncreas.
◆ Bajo la influencia de la insulina (estado de alimentación), se puede usar la glucosa como combustible y también como un precursor del almacenamiento mediante la conversión a glucógeno o triacilglicerol.
◆ La insulina estimula la captación de la glucosa en el tejido adiposo y las células musculares.
◆ El triacilglicerol obtenido de la dieta se libera en la circulación en la forma de quilomicrones. El triacilglicerol sintetizado a partir de la glucosa en el hígado se libera en la forma de VLDL. El tejido adiposo es el sitio de almacenamiento del triacilglicerol.
◆ El cerebro y los eritrocitos usan glucosa como una fuente primaria de energía bajo condiciones normales.

◆ Los aminoácidos obtenidos de la dieta se utilizan para la biosíntesis de proteínas y moléculas que contienen nitrógeno y como una fuente de energía.
◆ Las enfermedades revisadas en este capítulo se resumen en la tabla 2-1.

TABLA 2-1 **Enfermedades revisadas en el capítulo 2**		
ENFERMEDAD O ALTERACIÓN	**GENÉTICA O AMBIENTAL**	**COMENTARIOS**
Hipercolesterolemia	Ambas	La elevación de colesterol es resultado de la mutación dentro de una proteína específica o producción/ingesta excesiva de colesterol
Hiperglucemia	Ambas	Las concentraciones elevadas de glucosa sanguínea son causadas tanto por mutaciones en las proteínas específicas como por la resistencia de los tejidos a la insulina
Hiperlipidemia	Ambas	Las concentraciones altas de los lípidos sanguíneos pueden deberse a mutaciones en proteínas específicas o a la ingesta de dietas con alto contenido de grasas

PREGUNTAS DE REVISIÓN: CAPÍTULO 2

1. Un paciente con celiaquía (intolerancia al gluten, que provoca problemas de malabsorción en el intestino) necesita consejo acerca de qué alimentos debe ingerir y en qué proporciones porque su dieta debe incluir todos los componentes esenciales. Cuando consume y digiere un alimento mixto (que contenga carbohidratos, lípidos y proteínas) ¿cuál de los siguientes enunciados es más probable que se presente?
   A. El almidón y otros polisacáridos se transportan al hígado.
   B. Las proteínas se convierten en dipéptidos, que entran a la sangre.
   C. Los triacilgliceroles de la dieta son transportados en la vena porta hacia el hígado.
   D. Los monosacáridos son transportados al tejido adiposo por medio del sistema linfático.
   E. Las concentraciones de glucosa aumentan en la sangre.

2. Un maratonista está entrenando para la carrera. A 2 días del evento, el corredor agota sus depósitos de glucógeno por una sesión de entrenamiento extensa y después sale y come una gran ración de pasta, un proceso conocido como "carga de carbohidratos" que está diseñado para que suceda UNO de los siguientes aspectos:
   A. Inducir la liberación de glucagón del páncreas.
   B. Liberar insulina para estimular que la glucosa entre al sistema nervioso.
   C. Estimular la síntesis de glucógeno en el hígado y los músculos.
   D. Estimular la oxidación de glucosa a dióxido de carbono en el músculo.
   E. Estimular la producción eritrocítica de dióxido de carbono a partir de glucosa.

3. Un paciente con diabetes tipo 2 cuya diabetes está bien controlada (lo cual está determinado por su concentración de hemoglobina A1c) se ha aplicado su insulina y 15 min después consumió su comida vespertina. ¿Cuál de los siguientes cambios metabólicos se presentará conforme digiera su comida? Elija UNA respuesta.

	Aumento del transporte de glucosa por el músculo	Síntesis de VLDL por el hígado	Síntesis de ácidos grasos en los adipocitos	Síntesis de glucógeno en el hígado	Almacenamiento de triacilglicerol en el tejido adiposo
A	Sí	Sí	Sí	No	Sí
B	Sí	No	Sí	No	No
C	Sí	Sí	No	Sí	Sí
D	No	No	Sí	Sí	No
E	No	Sí	Sí	Sí	Sí
F	No	Sí	No	Sí	No

4. Se miden las concentraciones elevadas de quilomicrones en la sangre de un paciente. Para reducir las concentraciones de quilomicrones de la manera más eficaz, se prescribiría una dieta con restricción de uno de los siguientes:
   A. Calorías totales
   B. Grasa
   C. Colesterol
   D. Almidón
   E. Azúcar

5. Un paciente varón mostró un IMC de 33 kg/m^2 y una circunferencia de la cintura de 119.3 cm. ¿Qué tratamiento nutricional es el de mayor utilidad?
   A. Disminución de la ingesta total de calorías, debido a que todos los combustibles se convierten en triacilgliceroles en el tejido adiposo.
   B. La misma cantidad de calorías totales, pero con sustitución de las calorías de los carbohidratos por calorías de grasa.
   C. La misma cantidad de calorías totales, pero con sustitución de las calorías de las proteínas por calorías de grasa.
   D. Una dieta pura en grasa, debido a que solo los ácidos grasos que se sintetizan en el hígado pueden almacenarse como triacilgliceroles adiposos.
   E. Una dieta limitada de alimento, como helado y dieta de jerez.

6. Un bebé de 2 meses de edad se alimenta exclusivamente del seno materno. ¿Cuál de las siguientes ubicaciones anatómicas contiene la enzima más importante que se necesita para que este bebé absorba los carbohidratos de su dieta?
   A. Glándula salival
   B. Páncreas
   C. Estómago
   D. Intestino delgado
   E. Hígado

7. Se le ordena un perfil de lípidos a un paciente como herramienta de detección para ayudar a determinar el riesgo de enfermedad cardiovascular. Se le indica al paciente que ayune durante 12 h antes de que le tomen la muestra de manera que UNO de los siguientes parámetros estaría significativamente bajo en la sangre:
   A. Colesterol
   B. Triglicéridos
   C. Albúmina sérica
   D. Quilomicrones
   E. Ácidos grasos

8. Un paciente con diabetes tipo 2 se aplica su insulina y 15 min después ingiere un alimento que consta de pan, papas y leche. ¿Cuál de las siguientes proteínas está suprimida durante la absorción de esta comida?
   A. Glucagón
   B. Insulina
   C. Amilasa salival
   D. Amilasa pancreática
   E. Lactasa

9. Un atleta está compitiendo en una carrera de 400 m. ¿Cuál de las siguientes es la principal fuente de energía para los músculos que se requieren en esta competencia?
   A. Depósitos de glucógeno muscular
   B. Depósitos de triacilglicerol muscular
   C. Oxidación de aminoácidos musculares
   D. Ácido láctico proveniente de los eritrocitos
   E. Depósitos de triacilglicerol hepático

10. Un paciente con diabetes tipo 1 no se aplicó insulina antes de consumir un alimento con alto contenido en carbohidratos. ¿Cuál de los siguientes tejidos metabolizará glucosa bajo estas condiciones? Elija UNA respuesta.

	Eritrocitos	Cerebro	Músculo esquelético	Tejido adiposo
A	Sí	Sí	No	Sí
B	No	Sí	No	No
C	Sí	Sí	No	No
D	No	No	Sí	No
E	Sí	No	Sí	Sí
F	No	No	Sí	Sí

11. Una mujer de 32 años de edad ha tenido episodios de mareos y sensación de desmayo. Durante uno de estos episodios fue llevada al servicio de urgencias del hospital local y un análisis de sangre indicó niveles significativamente elevados de insulina, a pesar de que la mujer no había comido durante 3 h ni se había inyectado insulina. Los estudios de imagen posteriores permitieron encontrar un tumor pancreático que liberaba episódicamente grandes cantidades de insulina en la circulación (un insulinoma). ¿Por cuál de los siguientes motivos el hallazgo del insulinoma explicaría los síntomas de la paciente?
    A. Aumento de la captación de glucosa de la sangre por parte de las células musculares y grasas
    B. Disminución de la captación de glucosa de la sangre por parte de las células musculares y adiposas
    C. Inducción de hiperglucemia
    D. Aumento de la formación de triglicéridos en el hígado
    E. Reducción de la oxidación de aminoácidos en el músculo

12. La síntesis de numerosos neurotransmisores requiere precursores que contienen nitrógeno. ¿De cuál de los siguientes componentes de la dieta se obtienen estos precursores que contienen nitrógeno?
    A. Carbohidratos
    B. Grasas
    C. Proteínas
    D. Vitaminas
    E. Minerales

13. El fármaco orlistat inhibe la actividad de la lipasa pancreática en el intestino delgado. ¿Cuál de las siguientes características se observará después de comer en la sangre de los individuos que toman orlistat?
    A. Aumento de los niveles de quilomicrones
    B. Aumento de los niveles de ácidos grasos libres
    C. Disminución de los niveles de quilomicrones
    D. Aumento de los niveles de glicerol
    E. Disminución de los niveles de glucosa

14. Un científico estaba probando un fármaco experimental para perder peso diseñado para inhibir la amilasa pancreática. En un ensayo clínico de este fármaco, ¿cuál de las siguientes cosas se esperaría que un voluntario tuviera dificultades para realizar después de comer una comida que contenga carbohidratos, lípidos y proteínas?
    A. Sintetizar quilomicrones
    B. Convertir las proteínas en aminoácidos
    C. Sintetizar 2-monoacilglicerol
    D. Digerir triacilglicerol
    E. Sintetizar glucógeno hepático

15. A una niña de 4 meses de edad se le ha diagnosticado fibrosis quística (FQ). Una de las consecuencias de la fibrosis quística es el engrosamiento y la obstrucción del conducto pancreático, de manera que las enzimas pancreáticas no pueden llegar al intestino después de comer. Por lo tanto, la fibrosis quística no tratada provocaría una incapacidad para digerir ¿cuál de los siguientes alimentos? Elija la mejor respuesta.

	Almidón	Triglicérido	Proteína	Lactosa
A	Sí	Sí	Sí	No
B	Sí	No	Sí	No
C	Sí	Sí	Sí	Sí
D	No	No	No	Sí
E	No	Sí	No	No
F	No	No	No	Sí

RESPUESTAS A LAS PREGUNTAS DE REVISIÓN

1. **La respuesta es E.** Durante la digestión de una comida mixta, almidón y otros carbohidratos, proteínas y triacilgliceroles de los alimentos se degradan a sus unidades monoméricas (carbohidratos a monosacáridos simples, proteínas a aminoácidos, triacilgliceroles a ácidos grasos y glicerol). La glucosa es el principal azúcar entre los carbohidratos de los alimentos y por lo tanto aumenta en la sangre. Aminoácidos y monosacáridos pasan a la vena porta y llegan al hígado primero. Después de la digestión de las grasas y la absorción de los ácidos grasos mediante las células epiteliales intestinales, la mayoría de los ácidos grasos son convertidos en triacilgliceroles y luego en quilomicrones por las células intestinales. Los quilomicrones viajan por los vasos linfáticos y más tarde por la sangre, donde el contenido de triacilgliceroles se almacena principalmente en el tejido adiposo.

2. **La respuesta es C.** Después de una comida rica en carbohidratos, la glucosa es el principal combustible para la mayoría de los tejidos, incluidos músculo esquelético, tejido adiposo e hígado. El aumento en los valores de glucosa sanguínea estimula la liberación de insulina, no glucagón. La insulina estimula el transporte de glucosa al músculo esquelético y el tejido adiposo, no el cerebro. El hígado, pero no el músculo esquelético, convierte glucosa en ácidos grasos. Aunque el eritrocito utiliza glucosa como su único combustible todo el tiempo, genera ATP a partir de la conversión de glucosa a lactato, no a CO_2. Cuando el músculo agota por completo sus depósitos de glucógeno por el ejercicio y después se ingiere un alimento alto en carbohidratos, el músculo y el hígado sintetizan glucógeno para reponer estos depósitos. En el caso del músculo, la cantidad de glucógeno sintetizado es mayor de lo normal, lo que da lugar a depósitos de glucógeno mayores de lo normal en el músculo por un periodo breve y esto es una ventaja para el músculo durante el ejercicio.

3. **La respuesta es C.** En el estado de alimentación, y en presencia de insulina, el transporte de glucosa hacia los adipocitos y las células musculares aumentará. La insulina también estimulará al hígado para que sintetice glucógeno y ácidos grasos, lo que provoca aumento en la síntesis de triglicéridos y aumento en la producción de VLDL para liberar los ácidos grasos a otros tejidos del cuerpo. La insulina estimulará la captación de glucosa en los adipocitos pero no estimula la síntesis de ácidos grasos en los adipocitos (que sucede solo en el hígado) pero aumentará la síntesis de triglicéridos en los adipocitos.

4. **La respuesta es B.** Los quilomicrones son las partículas de lipoproteína que se forman en las células del epitelio intestinal a partir de las grasas del alimento y contienen principalmente triacilgliceroles formados a partir de componentes de los triacilgliceroles del alimento. Un menor ingreso de calorías en general incluiría un menor consumo de grasa, carbohidrato y proteína, lo cual no reducirá la concentración de quilomicrones. El colesterol del alimento, si bien se encuentra en los quilomicrones, no es su principal componente.

5. **La respuesta es A.** El IMC del paciente está en el intervalo de obesidad, con grandes depósitos abdominales de grasa. Esta persona debe ser aconsejado para reducir su consumo de calorías totales, porque un ingreso excesivo de calorías en la forma de carbohidrato, grasa o proteína da por resultado el depósito de triacilgliceroles en el tejido adiposo. Si mantiene igual su ingreso calórico total, la sustitución de un tipo de alimento por otro ayudará muy poco a disminuir el peso. (Sin embargo, un menor consumo de grasa suele ser aconsejable por otras razones). Las dietas con limitación de alimentos, como la dieta de helado y jerez, o una dieta con alto contenido en proteína a base de camarones, funcionan si reducen el apetito y, por lo tanto, la ingesta de calorías totales.

6. **La respuesta es D.** La leche contiene lactosa (azúcar de la leche) que se convierte por la enzima lactasa (localizada en el borde de cepillo de las células del epitelio intestinal) en glucosa y galactosa. Las glándulas salivales producen amilasa, que digiere el almidón pero no la lactosa. El páncreas también produce amilasa pero no una enzima que pueda digerir la lactosa. El páncreas produce insulina, que no se requiere para la absorción de lactosa pero se necesita para la absorción de glucosa en el músculo y los adipocitos. El estómago produce ácido clorhídrico y pepsina para la digestión de proteínas pero no digiere los disacáridos. El hígado no sintetiza ninguna enzima que digiera los carbohidratos de la dieta.

7. **La respuesta es D.** El propósito del ayuno es medir los triglicéridos y el colesterol circulantes sin la complicación de un alimento recién ingerido. Una vez que se consume un alimento mixto (proteína, lípidos y carbohidratos), el intestino sintetiza quilomicrones para distribuir el lípido recién ingerido a todo el cuerpo. En el ayuno, no hay quilomicrones, y lo que mide el perfil de lípidos es el contenido de colesterol en la sangre, el subgrupo de partículas que llevan el colesterol (lipoproteína de alta densidad [HDL] y LDL), y el contenido de triglicéridos (principalmente de VLDL). La albúmina sérica es la principal proteína sérica y se une a los ácidos grasos libres, pero sus concentraciones no se miden en un perfil de lípidos (la medición de albúmina se hace para revisar la función hepática). Los ácidos grasos son una parte del triacilglicerol en las partículas de lipoproteína circulantes en la sangre, y su contenido se reflejaría en los niveles de quilomicrones o VLDL en la sangre.

8. **La respuesta es A.** El pan y las papas tienen alto contenido de almidón/carbohidratos. Una comida alta en carbohidratos estimula la liberación de insulina de las células β del páncreas para ayudar a usar y almacenar esta glucosa disponible. La glucosa y la insulina suprimen la liberación de glucagón de las células α del páncreas. El glucagón ayuda a generar glucosa de los depósitos endógenos, lo cual es innecesario con las concentraciones altas de glucosa por fuentes nutricionales. La amilasa salival y pancreática se requieren para la degradación de almidones dietéticos hasta glucosa. Se requiere lactasa para convertir lactosa en glucosa y galactosa (del azúcar de la leche en la comida).

9. **La respuesta es A.** La carrera de 400 m es principalmente una actividad anaeróbica, y la principal fuente de energía para el músculo es la glucosa proveniente de sus propios depósitos de glucógeno (esta vía también es la

que produce energía en el estado de ayuno). El músculo no almacena triacilglicerol (el tejido adiposo sí). Durante el ejercicio, el músculo genera ácido láctico, que se secretará a la sangre. El músculo no usará lactato como una fuente de energía. El músculo no degrada sus propias proteínas para generar aminoácidos para usarse como fuente de energía.

10. **La respuesta es C.** La insulina es necesaria para el transporte de glucosa hacia el músculo esquelético y el tejido adiposo, pero no es necesaria para la captación de glucosa en los eritrocitos o el cerebro (tejido nervioso). Los tejidos que no pueden transportar la glucosa serán incapaces de metabolizarla en estas condiciones. La incapacidad del músculo esquelético y del tejido adiposo para captar la glucosa en ausencia de insulina contribuye a los altos niveles de glucosa en sangre que se observan en un paciente con diabetes de tipo 1 que ha descuidado una dosis de insulina.

11. **La respuesta es A.** La liberación episódica de grandes niveles de insulina desde el páncreas provoca una hipoglucemia grave (niveles bajos de glucosa en sangre) debido a que las células musculares y grasas son estimuladas por la insulina para eliminar la glucosa de la sangre. Esto reduce los niveles de glucosa en sangre a un nivel insuficiente para el funcionamiento eficaz del sistema nervioso, lo que provoca mareos y desmayos (el sistema nervioso no puede tomar suficiente glucosa de la sangre para satisfacer sus necesidades energéticas). El aumento de la secreción de insulina estimulará la formación de triglicéridos en el hígado, así como el aumento de la oxidación de aminoácidos, pero esas consecuencias no conducen a los síntomas observados en el paciente.

12. **La respuesta es C.** Las proteínas se digieren en aminoácidos individuales en el intestino. Los aminoácidos contienen nitrógeno, mientras que los carbohidratos y los lípidos no lo contienen. Las vitaminas pueden contener nitrógeno, pero no se utilizan como sustratos en las reacciones biosintéticas; tras su activación, las vitaminas se utilizan para ayudar a las enzimas a catalizar las reacciones. El nitrógeno no se considera un mineral.

13. **La respuesta es C.** La inhibición de la lipasa pancreática indica que la degradación de los triglicéridos de la dieta en el intestino se reduce y los triglicéridos se pierden del cuerpo en las heces. Sin la digestión de los triglicéridos en el intestino delgado, las células epiteliales intestinales tienen menos ácidos grasos y 2-monoacilglicerol que absorber, por lo que se reducirá la síntesis de quilomicrones. Las VLDL se producen a partir de los triglicéridos sintetizados a partir de los carbohidratos de la dieta, que no se ven afectados por el orlistat. Los ácidos grasos libres no se liberan del intestino después de comer una comida (los quilomicrones sí). El orlistat no afectaría a los niveles de glucosa en sangre después de comer una comida, ya que la digestión de los carbohidratos no se ve afectada.

14. **La respuesta es E.** La amilasa digiere el almidón, por lo que en presencia del fármaco experimental, muy poco del almidón de la dieta se convierte en glucosa, así que los niveles de glucosa en la sangre no estarán tan elevados después del alimento en un paciente que toma el fármaco en comparación con alguien que no lo tome. Los niveles más bajos de glucosa en sangre llevarán a una menor captación de glucosa por parte del hígado y a una reducción en la síntesis de glucógeno en el hígado debido a una menor disposición de glucosa para sintetizar el glucógeno. El bloqueo de la actividad de la amilasa no tendría ningún efecto sobre la digestión y absorción de triglicéridos o proteínas, o la capacidad de las células epiteliales intestinales para producir quilomicrones.

15. **La respuesta es A.** Cuando el conducto pancreático está bloqueado, las enzimas pancreáticas no pueden llegar al intestino. Estas enzimas incluyen la amilasa (para digerir el almidón), la lipasa (para digerir los triglicéridos) y las proteasas (para digerir las proteínas). La lactosa es un disacárido que es escindido en sus componentes monosacáridos por una enzima intestinal, por lo que la digestión de la lactosa no se vería afectada por un bloqueo del conducto pancreático, mientras que la digestión del almidón, los triglicéridos y las proteínas se vería afectada por este bloqueo.

3

Ayuno

El estado de ayuno. El ayuno comienza alrededor de 2 a 4 h después de la comida, cuando las concentraciones de glucosa sanguínea regresan a cifras basales y continúa hasta que comienzan a aumentar después del inicio de la siguiente comida. Tras la primera hora después de la comida, las cantidades de glucosa sanguínea empiezan a declinar. En consecuencia, disminuyen las concentraciones de **insulina** y se elevan las de **glucagón**. Estos cambios en los niveles de las hormonas activan la **liberación de los combustibles** desde las reservas del organismo. El **glucógeno hepático** se **degrada** por el proceso de **glucogenólisis**, el cual suministra la glucosa a la sangre. Los **triacilgliceroles del tejido adiposo** se **movilizan** por el proceso de **lipólisis**, el cual libera ácidos grasos y glicerol en la sangre. El uso de **ácidos grasos** como combustible aumenta con la duración del ayuno; son el **principal combustible** oxidado durante el ayuno nocturno.

Oxidación del combustible. Durante el ayuno, la glucosa continúa en **oxidación** por los **tejidos dependientes de glucosa**, como el cerebro (tejidos del sistema nervioso) y los eritrocitos, y los **ácidos grasos** se oxidan por los tejidos como el músculo y el hígado. El músculo y muchos otros tejidos oxidan por completo a los ácidos grasos en CO_2 y H_2O. Sin embargo, en un ayuno prolongado, el **hígado** oxida de manera parcial a los ácidos grasos en moléculas pequeñas llamadas **cuerpos cetónicos**, los cuales se liberan a la sangre. El músculo, riñones y otros ciertos tejidos obtienen la energía de la oxidación completa de los cuerpos cetónicos en el ciclo del ácido tricarboxílico (ATC).

Mantenimiento de la glucosa sanguínea. Conforme progresa el ayuno, el **hígado produce glucosa** no solo por **glucogenólisis** (la liberación de la glucosa del glucógeno), sino también por un segundo proceso llamado **gluconeogénesis** (la síntesis de glucosa a partir de compuestos distintos de los carbohidratos). Las principales **fuentes de carbono** para la gluconeogénesis son **lactato**, **glicerol** y **aminoácidos**. Cuando los carbonos de los aminoácidos se convierten en glucosa en el hígado, su **nitrógeno** se transforma en **urea**.

Inanición. Cuando el ayuno dura 3 días o más se desarrolla un estado de inanición. El **músculo** continúa consumiendo ácidos grasos, pero **disminuye** el uso de los **cuerpos cetónicos**. Como resultado, la concentración de los cuerpos cetónicos se eleva en la sangre a un grado en el cual el **cerebro** comienza a **oxidarlos** para la obtención de energía. A continuación, el cerebro necesita menos glucosa, por lo que el hígado reduce la velocidad de la gluconeogénesis. En consecuencia, se degrada menos **proteína** en el músculo y otros tejidos para suministrar los aminoácidos para la gluconeogénesis. El ahorro de proteínas preserva las funciones vitales tanto como sea posible. En virtud de estos cambios en los patrones de uso de los combustibles de varios tejidos, los seres humanos pueden sobrevivir por periodos largos sin ingerir alimento.

SALA DE ESPERA

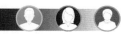

Percy V. es admitido en el hospital con un diagnóstico de depresión asociada con duelo y desnutrición (cap. 1). En el momento de la admisión, su peso corporal era de 56.6 kg y su índice de masa corporal (IMC) de 17.5 (límites saludables: 18.5 a 24.9). Su albúmina sérica era 10% inferior al parámetro normal más bajo y mostró signos de deficiencia de hierro y vitaminas.

Se realizaron pruebas adicionales para evaluar el grado de desnutrición de **Percy V.** y su progreso hacia la recuperación. Se midió la circunferencia del brazo, el pliegue de la piel del tríceps y se calculó la circunferencia de la parte media del músculo del brazo (CMMB) (cap. 2, sección de Medidas antropométricas). También se midió la prealbúmina sérica, así como la albúmina sérica. Se determinó la glucosa sanguínea en ayuno y la concentración de cuerpos cetónicos en suero en muestras de sangre obtenidas el día siguiente antes del desayuno. Se obtuvo una muestra de orina para determinar la excreción de los cuerpos cetónicos y puede utilizarse una excreción de creatinina de 24 h para calcular el índice de creatinina/altura (ICA), una medida de reducción de proteína del músculo esquelético.

Ann R. recibió asesoría psicológica para la anorexia nerviosa, pero con poco éxito (cap. 1). Todavía desea perder peso a pesar de que está por debajo de su peso saludable. Acudió al ginecólogo debido a que no había tenido periodo menstrual durante 5 meses. También se quejó de fatigarse con facilidad. El médico reconoció que el peso corporal de **Ann R.** de 38.5 kg ahora era < 65% de su peso corporal ideal y calculó su IMC actual de 13.7. El médico recomendó hospitalización inmediata. El diagnóstico en la admisión fue desnutrición grave (desnutrición proteínico-calórica [DPC]) secundaria a la anorexia nerviosa. Los hallazgos clínicos incluyeron disminución de la temperatura corporal central, presión arterial y pulso (respuestas adaptativas a la desnutrición). El médico solicitó la medición de glucosa así como otras pruebas sanguíneas para revisar los electrolitos y la función renal así como un electrocardiograma para revisar cualquier efecto en la actividad eléctrica del corazón.

Percy V. tiene desnutrición proteínico-calórica de grado II/grave. Con su altura de 1.79 m, su peso corporal de > 59.8 kg para alcanzar un IMC > 18.5. **Ann R.** tiene desnutrición grado III/grave. Con una altura de 1.70 m, su peso corporal de > 53.5 kg alcanza un IMC de 18.5. Los grados de desnutrición proteico-energética del Global Leadership on Malnutrition se clasifican en estadio I/moderado y estadio II/grave, según el IMC. El estadio I se refiere a un IMC < 20 (si la edad es < 70); el estadio II a un IMC < 18.5 (si la edad es < 70).

Por lo general, la creatinina, un producto de degradación de la creatina/fosfocreatina, se libera desde los músculos a un ritmo constante y es proporcional a la masa muscular. La creatinina se sustrae de la circulación por los riñones y es eliminada en la orina. De esta manera, la elevación de la creatinina en la sangre se relaciona con alteración de la función renal. Para medir la creatinina en muestras biológicas, se usa la reacción de Jaffe. La creatinina reacciona con ácido pícrico en una solución alcalina para formar un producto rojo-naranja, que puede cuantificarse mediante espectrofotometría. Para aumentar la especificidad, se corre una reacción de Jaffe y se determina la velocidad de formación del producto. La creatinina se puede medir en el plasma, suero y orina.

I. El estado de ayuno

Alrededor de 1 h después de comer, las concentraciones de la glucosa sanguínea llegan al máximo (el estado posprandial) y después descienden a medida que los tejidos oxidan la glucosa o la convierten en formas de almacenamiento de energía. A las 2 h tras la comida, la cifra regresa a los límites de ayuno (entre 70 y 100 mg/dL). Este decremento de la glucosa sanguínea da lugar a que el páncreas reduzca su secreción de insulina y disminuye la concentración de insulina sérica. El hígado responde a esta señal hormonal con el inicio de la degradación de su reserva de glucógeno (glucogenólisis) y la liberación de glucosa en la sangre.

Si se ingiere una comida en algunas horas, se vuelve al estado de alimentación. Sin embargo, si continúa el ayuno por un lapso de 12 h, se alcanza un estado basal (también conocido como *estado posabsorción*). Por lo general, se considera que una persona se halla en el estado basal después de un ayuno de toda la noche, cuando no se ha ingerido alimento desde la cena de la noche previa. En este tiempo, la concentración de insulina sérica es baja y el glucagón está elevado. En la figura 3-1 se ilustran las principales formas del estado basal.

A. Glucosa sanguínea y la función del hígado durante el ayuno

El hígado mantiene los niveles de glucosa sanguínea durante el ayuno, y su papel es crítico. La glucosa es el principal combustible para los tejidos como el cerebro y el tejido neuronal y el único combustible para los eritrocitos. La mayoría de las neuronas carece de las enzimas requeridas para la oxidación de los ácidos grasos, pero pueden usar los cuerpos cetónicos en una extensión limitada. Los eritrocitos carecen de mitocondrias, las cuales contienen las enzimas para la oxidación de los ácidos grasos y cuerpos cetónicos, y solo se puede usar glucosa como combustible. Por lo tanto, es imperativo que la glucosa sanguínea no descienda ni con demasiada rapidez y ni con demasiada lentitud.

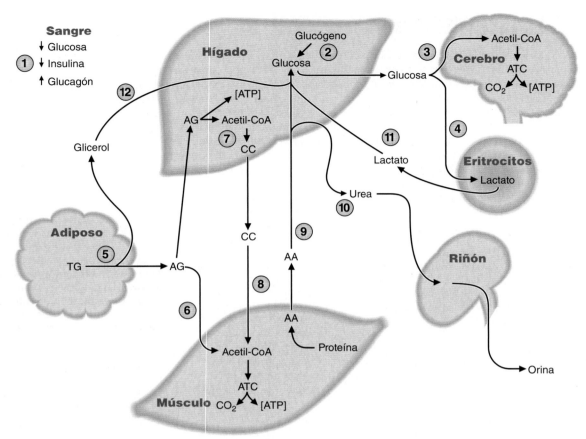

FIGURA 3-1 Estado basal. Este estado ocurre después de un ayuno de toda la noche (12 h). Los números en los círculos sirven como guía para indicar el orden aproximado en el que comienza a ocurrir el proceso. Es importante señalar que ciertos aminoácidos también pueden dar lugar a acetil-CoA (no solo la glucosa). AA, aminoácidos; acetil-CoA, acetil coenzima A; AG, ácidos grasos; ATC, ácido tricarboxílico; ATP, adenosín trifosfato; CC, cuerpos cetónicos; TG, triacilgliceroles.

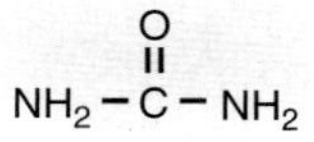

$$\underset{\text{Urea}}{NH_2 - \overset{\overset{\displaystyle O}{\|}}{C} - NH_2}$$

FIGURA 3-2 La estructura de la urea es una molécula de eliminación con nitrógeno altamente soluble.

Percy V. no comió demasiado en su primer día de hospitalización. La glucosa sanguínea que se determinó en ayuno en la mañana de su segundo día de hospitalización fue de: 72 mg/dL (ayuno de toda la noche normal = 70 a 100 mg/dL). En consecuencia, a pesar de la desnutrición y el ayuno de toda la noche, la glucosa sanguínea se mantuvo muy cerca de las cifras normales a través de la gluconeogénesis mediante los aminoácidos precursores. Si la glucosa sanguínea desciende a < 50 a 60 mg/dL durante el ayuno, el cerebro no puede absorber glucosa a un ritmo suficientemente rápido para obtener la glucosa necesaria para la energía y la síntesis de neurotransmisores, el resultado es el coma y al final la muerte. Aunque muchos otros tejidos, como los eritrocitos, también son total o parcialmente dependientes de glucosa para la energía, son capaces de funcionar a concentraciones más bajas de glucosa sanguínea que el cerebro.

De manera inicial, las reservas de glucógeno hepático se degradan para suministrar glucosa a la sangre, pero estas reservas son limitadas. Esta vía se denomina **glucogenólisis** (la lisis o separación del glucógeno para formar subunidades de glucosa). Aunque las concentraciones de glucógeno hepático pueden aumentar de 200 a 300 g después de una comida, solo aproximadamente 80 g se mantienen después de un ayuno de toda la noche. Por fortuna, el hígado tiene otro mecanismo para producir glucosa sanguínea, la denominada **gluconeogénesis**. La gluconeogénesis significa la formación (génesis) de nueva (neo) glucosa y, por definición, convierte nuevos precursores (distintos de los carbohidratos) en glucosa. En la gluconeogénesis se usa lactato, glicerol y aminoácidos como fuentes de carbono para sintetizar glucosa. Cuando se continúa el ayuno, la gluconeogénesis aporta glucosa, de manera progresiva, a la que es producida por la glucogenólisis en el hígado.

El **lactato** es un producto de la glucólisis en los eritrocitos y el músculo en ejercitación; el **glicerol** se obtiene de la lipólisis de los triacilgliceroles del tejido adiposo; y los **aminoácidos** se generan por degradación de proteínas. Debido a que la masa muscular es muy grande, la mayor parte de los aminoácidos se suministra por degradación de la proteína del músculo. Asimismo, estos compuestos se desplazan en la sangre hacia el hígado, en donde se convierten en glucosa por gluconeogénesis. Debido a que el nitrógeno de los aminoácidos puede formar amoniaco, el cual es tóxico para el organismo, el hígado transforma este nitrógeno en urea. La urea se compone de dos grupos amino por un solo carbono (fig. 3-2). Es un compuesto muy soluble, no tóxico, que puede excretarse con facilidad por los riñones y por lo tanto es un eficiente medio para la eliminación del exceso de amoniaco.

Por otro lado, conforme progresa el ayuno, la gluconeogénesis adquiere importancia creciente como fuente de glucosa. Después de 1 día o más de ayuno, se agotan las reservas de glucógeno hepático y la gluconeogénesis es la única fuente de la glucosa sanguínea.

B. Función del tejido adiposo durante el ayuno

Los triacilgliceroles del tejido adiposo son la principal fuente de energía durante el ayuno. Suministran ácidos grasos que son el principal combustible para el organismo humano en términos cuantitativos. Los ácidos grasos se oxidan no solo de manera directa por varios tejidos del organismo; los productos de la oxidación de los ácidos grasos también se utilizan en el hígado para sintetizar productos de cuatro carbonos llamados **cuerpos cetónicos**. En otros tejidos, los cuerpos cetónicos se oxidan con posterioridad como un combustible para ayudar a reducir la demanda de glucosa del cuerpo como combustible.

A medida que se reducen las concentraciones de insulina sanguínea y aumentan las del glucagón sanguíneo, los triacilgliceroles adiposos se movilizan por un proceso conocido como **lipólisis** (lisis del triacilglicerol) y se convierten en ácidos grasos y glicerol, que entran a la sangre.

Es importante darse cuenta de que es solo el glicerol y no el componente de ácido graso de los triacilgliceroles lo que proporciona carbono para la gluconeogénesis. Por consiguiente, de la vasta reserva de energía en los triacilgliceroles del tejido adiposo, solo la pequeña porción del glicerol se desplaza al hígado para entrar a la vía de gluconeogénesis.

Los ácidos grasos sirven como un combustible para el músculo, riñón y la mayoría de otros tejidos. Se oxidan a acetil coenzima A (acetil-CoA) y luego a CO_2 y H_2O en el ciclo del ácido tricarboxílico (ATC), de tal manera que producen energía en la forma de adenosín trifosfato (ATP). Además del ATP requerido para mantener la integridad celular, el músculo usa el ATP para la contracción y el riñón utiliza el ATP para impulsar el transporte de metabolitos a través de la membrana de la nefrona.

Los ácidos grasos que ingresan al hígado se transforman en acetil-CoA antes de oxidarse por completo a CO_2 a través del ciclo de Krebs TCA. El proceso de conversión de los ácidos grasos en acetil-CoA (β oxidación) produce una cantidad considerable de energía (ATP), la cual controla las reacciones del hígado bajo estas condiciones. El principal proceso que requiere ATP que sucede en el hígado en este momento es la gluconeogénesis. El acetil-CoA derivado de la oxidación de los ácidos grasos también puede convertirse en los cuerpos cetónicos **acetoacetato** y **β-hidroxibutirato**, los cuales se liberan en la sangre (fig. 3-3).

El hígado carece de una enzima requerida para la oxidación de los cuerpos cetónicos. Sin embargo, los cuerpos cetónicos pueden ser oxidados posteriormente por muchas células que contienen mitocondrias como las del músculo y neuronas. En estos tejidos, el acetoacetato y el β-hidroxibutirato se transforman en acetil-CoA y después se oxidan en el ciclo del ATC, con generación posterior de ATP.

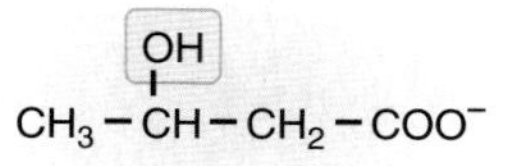

C. Resumen de los cambios metabólicos durante un ayuno breve

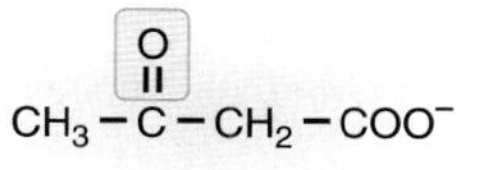

En las fases iniciales del ayuno, los combustibles almacenados se emplean para energía (fig. 3-1). El hígado tiene un papel principal en el mantenimiento de las concentraciones de glucosa sanguínea en el rango de 70 a 100 mg/dL, primero por glucogenólisis (fig. 3-1, círculo 2) y después por gluconeogénesis (fig. 3-1, círculos 9, 11 y 12). El lactato, el glicerol y los aminoácidos sirven como fuentes de carbono para la gluconeogénesis. El músculo provee los aminoácidos (a través de la **proteólisis**, o lisis de proteínas, hasta aminoácidos individuales). En el hígado el nitrógeno se convierte en urea (fig. 3-1, círculo 10), la cual se elimina por los riñones.

Los ácidos grasos, que se liberan del tejido adiposo por el proceso de lipólisis (fig. 3-1, círculo 5), sirven como la principal fuente de combustible del organismo durante el ayuno. El hígado oxida sus ácidos grasos a acetil-CoA. Parte del acetil-CoA se utiliza para la producción de cuerpos cetónicos (fig. 3-1, círculo 7), que se liberan a la sangre. De esta manera, durante las etapas iniciales del ayuno, las concentraciones de ácidos grasos y cuerpos cetónicos en sangre comienzan a aumentar. El músculo usa ácidos grasos, cuerpos cetónicos (fig. 3-1, círculos 6 y 8) y la glucosa del glucógeno muscular (cuando se ejercita y mientras dure el suministro). Muchos otros tejidos utilizan ácidos grasos y cuerpos cetónicos. Sin embargo, los eritrocitos, el cerebro y otros tejidos neuronales emplean sobre todo glucosa (fig. 3-1, círculos 3 y 4). Las capacidades metabólicas de los diferentes tejidos con respecto a las vías del metabolismo de combustible se resumen en la tabla 3-1.

II. Cambios metabólicos durante el ayuno prolongado

Si el patrón de utilización del combustible observado durante un ayuno breve es persistente por un lapso prolongado, la proteína del cuerpo puede consumirse con rapidez

$$CH_3-CH-CH_2-COO^-$$

β-hidroxibutirato

$$CH_3-C-CH_2-COO^-$$

Acetoacetato

$$CH_3-C-CH_3$$

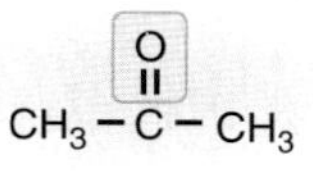

Acetona

FIGURA 3-3 Los cuerpos cetónicos β-hidroxibutirato, acetoacetato y acetona. El β-hidroxibutirato y el acetoacetato se forman en el hígado. La acetona se produce por descarboxilación no enzimática del acetoacetato. Sin embargo, la acetona se exhala en la respiración y no se metaboliza en una cantidad significativa en el organismo, en tanto que el β-hidroxibutirato y el acetoacetato se utilizan en el músculo y el sistema nervioso como una fuente de energía.

En su segundo día de hospitalización, la cifra de cuerpos cetónicos séricos de **Percy V.** fue de 110 μM (el valor normal después de 12 h de ayuno se aproxima a 70 μM). No se encontraron cuerpos cetónicos en la orina. En esta etapa de la desnutrición proteínico-calórica, él ha mantenido sus reservas de grasa. Después de 12 h de ayuno, muchos de los tejidos utilizan ácidos grasos como principal combustible y el hígado comienza a producir cuerpos cetónicos a partir de ácidos grasos. A medida que aumentan los cuerpos cetónicos en la sangre, se incrementa su uso como combustible.

TABLA 3-1 Capacidades metabólicas de varios tejidos						
PROCESO	**HÍGADO**	**TEJIDO ADIPOSO**	**CORTEZA RENAL**	**MÚSCULO**	**CEREBRO**	**ERITRO-CITOS**
Ciclo del ATC (acetil-CoA → CO_2 + H_2O)	+++	++	+++	+++	+++	– –
β-oxidación de ácidos grasos	+++	++	++	+++	– –	– –
Formación de cuerpos cetónicos	+++	– –	– –	– –	– –	– –
Utilización de cuerpos cetónicos	– –	+	+	+++	+++ (Inanición prolongada)	– –
Glucólisis aeróbica (glucosa → CO_2 + H_2O)	+++	++	++	+++	+++	– –
Glucólisis anaeróbica (glucosa → lactato)	+	+	– – –	+++ (Ejercicio)	+	+++
Metabolismo de glucógeno (síntesis y degradación)	+++	+	+	+++	+	– –
Gluconeogénesis (lactato, aminoácidos, glicerol → glucosa)	+++	– –	+	– –	– –	– –
Ciclo de la urea (amoniaco → urea)	+++	– –	– –	– –	– –	– –
Lipogénesis (glucosa → ácidos grasos)	+++	+	– –	– –	– –	– –

Acetil-CoA, acetil coenzima A; ATC, ciclo del ácido tricarboxílico.
++ indica uso del combustible; +++ es el uso máximo, en tanto que + es el uso mínimo; – indica no uso del combustible.

 El hígado sintetiza varias proteínas séricas y las libera en la circulación sanguínea. La síntesis de estas proteínas disminuye durante la desnutrición, lo que provoca una disminución en su concentración sanguínea. Dos de estas proteínas séricas, albúmina y prealbúmina (una proteína derivada del hígado que transporta la hormona tiroidea), se cuantifican con frecuencia para valorar el estado de desnutrición proteínica. La medición de la albúmina sérica es el estándar tradicional para valorar la desnutrición proteínica pero las concentraciones séricas de albúmina responden lentamente ante los cambios en el estado proteínico debido a que su vida media relativamente prolongada es de 14 a 20 días. No obstante, la prealbúmina, tiene una vida media de 2 a 3 días, así que proporciona un indicador más sensible de los cambios en el estado proteínico. Ninguna medición es específica para la desnutrición proteínica. Las cifras séricas de albúmina y prealbúmina descienden en la enfermedad hepática (aunque las concentraciones de la prealbúmina se afectan menos en la enfermedad hepática que las de albúmina), ciertas enfermedades renales, cirugía y algunas otras alteraciones de la desnutrición proteínica. Los valores de **Percy V.** estuvieron por debajo del límite normal en ambas proteínas, lo cual indica que su masa muscular fue incapaz de suministrar suficientes aminoácidos para mantener tanto la gluconeogénesis como la síntesis de las proteínas séricas en el hígado.

hasta el punto de que pueden comprometerse las funciones críticas. Por fortuna, los cambios metabólicos que ocurren durante el ayuno prolongado que conservan (ahorran) la proteína muscular dan lugar a que disminuya el recambio de la proteína muscular. En la figura 3-4 se muestran las principales características del metabolismo durante el ayuno prolongado (inanición).

A. Función del hígado durante el ayuno prolongado

Después de 3 a 5 días de ayuno, cuando el organismo entra en un estado de inanición, el músculo reduce su uso de cuerpos cetónicos y depende sobre todo de los ácidos grasos para su combustible. Sin embargo, el hígado no deja de convertir acetyl-CoA (de oxidación de ácidos grasos) en cuerpos cetónicos. El resultado es que aumenta la concentración de cuerpos cetónicos en la sangre (fig. 3-5). El cerebro comienza a tomar estos cuerpos cetónicos de la sangre y los oxida para obtener energía. Por lo tanto, el cerebro necesita menos glucosa de la que se formó después de una noche de ayuno (tabla 3-2).

No obstante, aún se requiere la glucosa como una fuente de energía para los eritrocitos y el cerebro utiliza aún una cantidad limitada de glucosa que se oxida para la obtención de energía y también la usa como una fuente de carbono para la síntesis de neurotransmisores. Pese a ello, en general, la glucosa se "ahorra" (se conserva). El cuerpo utiliza menos glucosa y por lo tanto el hígado necesita producir menos glucosa por hora durante el ayuno prolongado en comparación con los periodos breves de ayuno.

Debido a que las reservas de glucógeno en el hígado se agotan en unas 20 a 30 h de ayuno, si continúa el ayuno la gluconeogénesis es el único proceso por el cual el hígado puede suministrar glucosa a la sangre. La reserva de aminoácidos, producidos por la degradación de proteínas, aún sirve como principal fuente de carbono para la gluconeogénesis. Asimismo, una fracción de esta reserva de aminoácidos se emplea para las funciones de biosíntesis (p. ej., síntesis del grupo hemo y neurotransmisores) y se sintetizan nuevas proteínas, un proceso que debe continuar durante el ayuno. Sin embargo, como resultado de un ritmo disminuido de la gluconeogénesis durante el ayuno prolongado, se "ahorra" proteína; menos proteína se degrada para suministrar aminoácidos para la gluconeogénesis.

Al tiempo que se convierten los carbonos de los aminoácidos en glucosa en la gluconeogénesis, también el hígado convierte el nitrógeno de estos aminoácidos en urea. En consecuencia, puesto que decrece la producción de glucosa durante el ayuno prolongado en comparación con el inicio del ayuno, también disminuye la producción de urea.

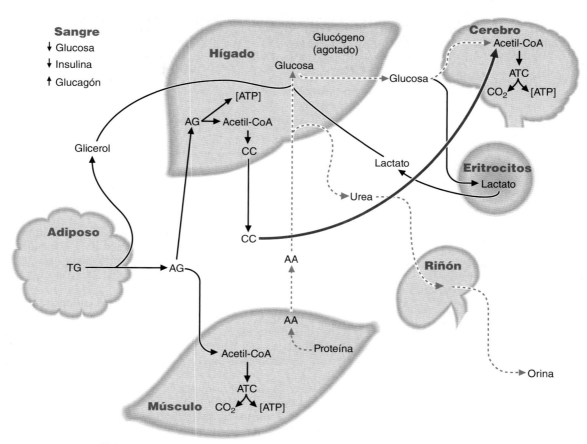

FIGURA 3-4   Estado de inanición. Las *líneas discontinuas en azul* indican los procesos que se han disminuido y las *líneas en rojo* indican un proceso que se ha elevado en relación con el estado de ayuno. AA, aminoácidos; acetil-CoA, acetil coenzima A; AG, ácidos grasos; ATC, ácido tricarboxílico; ATP, adenosín trifosfato; CC, cuerpos cetónicos; TG, triacilgliceroles.

B. Función del tejido adiposo durante el ayuno prolongado

Durante el ayuno prolongado, el tejido adiposo reduce las reservas de triacilglicerol y proporciona ácidos grasos y glicerol a la sangre. Estos ácidos grasos sirven como la principal fuente de combustible para el cuerpo. El glicerol se convierte en glucosa, en tanto que los ácidos grasos se oxidan a CO_2 y H_2O por tejidos como el músculo. En el hígado, los ácidos grasos se transforman en cuerpos cetónicos que se oxidan por muchos tejidos, incluido el cerebro.

Algunos factores determinan cuán prolongado puede ser el ayuno sin que sobrevenga la muerte. La cantidad de tejido adiposo es un factor, debido a que este suministra al organismo con su principal fuente de combustible. Sin embargo, las cantidades de proteínas corporales también pueden determinar la duración del ayuno. La glucosa aún se utiliza durante el ayuno prolongado (inanición), pero en cantidades reducidas. Aunque se degradan proteínas para suministrar aminoácidos para la gluconeogénesis a un ritmo menor que durante el primer día de ayuno, no dejan de perderse proteínas que sirven en las funciones vitales para los tejidos. Las proteínas pueden agotarse a tal grado que el corazón, riñones y otros tejidos vitales dejan de funcionar, o bien se desarrolla una infección y no hay reservas adecuadas para sostener una reacción inmunológica. Además de los problemas de combustible, también se agotan las vitaminas y los minerales precursores de coenzimas y compuestos necesarios para la función de los tejidos. Debido a la carencia de ATP o a una ingesta disminuida de electrolitos, la composición de estos últimos de la sangre o las células se torna incompatible con la vida. Por último, la inanición lleva a la muerte.

Los estudios de laboratorio de **Ann R.** mostraron una concentración de glucosa sanguínea de 65 mg/dL (glucosa normal en ayuno = 70 a 100 mg/dL). Si se midiera la concentración sérica de cuerpos cetónicos, la cifra estaría elevada y la detección de los mismos en orina sería positiva. En el estado de inanición, los cuerpos cetónicos que usa el cerebro ayudan a conservar las proteínas en los músculos y órganos vitales.

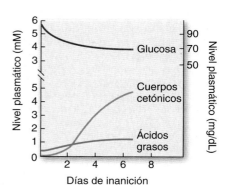

FIGURA 3-5   Cambios en la concentración de los combustibles en la sangre durante el ayuno prolongado.

TABLA 3-2 **Cambios metabólicos durante el ayuno prolongado en comparación con el ayuno de 24 h**	
El músculo usa cuerpos cetónicos	Disminuye
El cerebro emplea cuerpos cetónicos	Aumenta
El cerebro utiliza glucosa	Disminuye
Gluconeogénesis hepática	Disminuye
Degradación de la proteína muscular	Disminuye
Producción hepática de urea	Disminuye

La muerte por inanición ocurre cuando la pérdida alcanza casi 40% del peso corporal, cuando se ha perdido alrededor de 30 a 50% de la proteína corporal o 70 a 95% de las reservas de grasa corporal. En general, esto sucede en los índices de masa corporal (IMC) de 13 para los hombres y 11 para las mujeres.

Índice de creatinina/altura. Un marcador bioquímico usado para la determinación de la masa muscular corporal es la excreción de creatinina urinaria de 24 h. La creatinina es un producto de degradación formado en el músculo activo a un ritmo constante, en proporción con la cantidad de tejido muscular presente en un paciente. En un individuo con desnutrición proteínica, la creatinina urinaria disminuye en proporción al descenso de la masa muscular. Para valorar la pérdida de la masa muscular, la creatinina eliminada se expresa en relación con la talla, lo que da origen al índice de creatinina/altura (ICA). La cantidad de creatinina (en miligramos) excretada por el sujeto en 24 h se divide entre la cantidad de creatinina excretada por un sujeto sano y normal de la misma talla y sexo. La proporción resultante se multiplica por 100 para expresarla en porcentaje. El ICA de **Percy V.** es de 85% (80 a 90% de lo normal indica una deficiencia ligera; 60 a 80% de lo normal señala una deficiencia moderada, y < 60% de lo normal registra una deficiencia grave de la masa muscular).

COMENTARIOS CLÍNICOS

Como resultado de la supresión grave del apetito para el alimento, **Percy V.** desarrolló una desnutrición proteínico-calórica de grado ligero. Cuando se prolonga, este tipo de desnutrición proteínica puede causar cambios en las vellosidades del intestino delgado, lo que reduce su capacidad de absorción para la escasa comida ingerida.

A pesar de su insuficiente ingestión de carbohidratos en la dieta, la concentración de glucosa sanguínea de **Percy V.** fue de 72 mg/dL, cercano al límite inferior (70 mg/dL) del límite normal para una persona sana y bien nutrida después de un ayuno de 12 h. Este es el hallazgo esperable y refleja la capacidad del hígado para mantener niveles adecuados de glucosa sanguínea por medio de la gluconeogénesis, aun durante una restricción calórica prolongada y de intensidad moderada. Los aminoácidos procedentes de la degradación de proteínas, en particular el músculo esquelético, suministran muchos de los precursores para la gluconeogénesis.

Percy V. tuvo varios indicadores de desnutrición proteínica: las concentraciones séricas de albúmina y prealbúmina estuvieron por debajo de lo normal; la circunferencia muscular en la parte media del brazo (CMMB) se cuantificó en el percentil 12; y el índice de creatinina/altura (ICA) fue de 85%. Los valores bajos de las proteínas séricas reflejan un bajo consumo de proteína en la dieta y posiblemente una capacidad disminuida para absorber los aminoácidos de la misma. En consecuencia, los aminoácidos se habían movilizado a partir de la degradación de la proteína en el músculo y otros tejidos para suministrar los precursores para la síntesis de nuevas proteínas, así como de la gluconeogénesis. El resultado fue una pérdida de masa muscular, según lo indicaron la CMMB y el ICA; sí como las cifras decrecidas de las proteínas séricas.

Los ácidos grasos movilizados del tejido adiposo son la principal fuente de energía para muchos tejidos. Debido a que **Percy V.** no dejó de comer y no se hallaba en total inanición, sus cuerpos cetónicos se elevaron de manera moderada en la sangre (110 µM contra 70 µM) y no aparecieron en la orina.

Percy V. recibió varias sesiones de psicoterapia y tuvo varias consultas con el dietista para que le ayudara a mejorar y mantener su ingesta de nutrientes. El dietista sugirió que **Percy V.** agregara bebidas nutricionales (como Boost, Ensure o una bebida instantánea para el desayuno) para brindar los nutrientes esenciales. Se le aconsejó que las comidas pequeñas y frecuentes (tres comidas y dos colaciones) podrían aportar calorías adecuadas, proteínas y otros nutrientes durante todo el día. El dietista también sugirió que **Percy V.** recurriera a las cenas congeladas combinadas con ensaladas frescas y un vaso de leche y que realizara actividad física para mejorar el estado de ánimo y aumentar el apetito.

Después de varias sesiones de asesoramiento psicológico y la promesa de una prolongada visita de su nieto, **Percy V.** reasumió su patrón normal de comidas.

Ann R. cumple con los criterios diagnósticos de anorexia nerviosa. Tiene un peso corporal bajo y un temor continuo por aumentar de peso. Los pacientes con anorexia nerviosa también tienen una alteración de su imagen corporal y no reconocen la seriedad de su enfermedad.

Por lo regular, la amenorrea (carencia de menstruación) se desarrolla durante la anorexia nerviosa y otras alteraciones, cuando el contenido de grasa del cuerpo de la mujer disminuye aproximadamente 22% respecto de su peso corporal total. La causa inmediata de la amenorrea es una reducida producción de las hormonas proteínicas gonadotrópicas (hormona luteinizante y hormona estimulante del folículo) en la pituitaria anterior; esto está probablemente relacionado con los niveles de leptina, una hormona producida predominantemente por el tejido adiposo.

Ann R. presenta las consecuencias de la limitación prolongada y grave de proteínas y calorías. Los ácidos grasos, liberados desde el tejido adiposo por lipólisis, se convierten en cuerpos cetónicos en el hígado y la cantidad de los cuerpos cetónicos en la sangre puede estar en extremo elevada. Excreción de cuerpos cetónicos de sus riñones se reflejaría en una prueba de orina positiva para cuerpos cetónicos.

Aunque la glucosa sanguínea de **Ann R.** se encuentra por debajo del límite normal en ayuno (65 mg/dL en comparación con la normal de 70 mg/dL), solo experimenta una hipoglucemia de grado moderado (baja glucosa sanguínea) a pesar de su dieta estricta cercana a la inanición. Su nivel de glucosa sanguínea revela la capacidad del cerebro para usar los cuerpos cetónicos como un combustible cuando están elevados en la sangre; por lo tanto, disminuye la cantidad de glucosa que debe sintetizarse a partir de aminoácidos proporcionados por la degradación de proteínas. Este es un claro ejemplo de ahorro de proteínas en el ayuno prolongado.

El índice de masa corporal (IMC) de **Ann R.** demostró que tiene un alto riesgo de muerte a través de la inanición (desnutrición proteínico-calórica grave). Por consiguiente, se hospitalizó y se instituyó nutrición enteral (nutrientes proporcionados a través de alimentación por sonda). Se continuó con el plan terapéutico general, delineado en el capítulo 1, de restitución nutricional y de identificación y el tratamiento de los factores emocionales que llevaron a la conducta anoréxica de la paciente. Mientras estuvo hospitalizada se le dieron pequeñas cantidades de alimento. Como parte del equipo de tratamiento del trastorno de alimentación de **Ann R.**, la función del dietista incluye ayudar a la paciente a reconocer y manejar los patrones del trastorno de alimentación y guiarla a enfocarse en la salud y no en el aumento de peso. El dietista también determinó la cantidad adecuada de calorías necesarias para un aumento de peso lento y gradual para evitar las complicaciones del síndrome de realimentación (causar efectos nocivos si la realimentación se hace de forma inadecuada) y diseñó un plan de alimentación individualizado para **Ann R.** a fin de lograr sus metas.

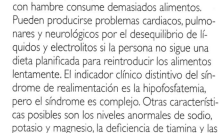

El síndrome de realimentación se refiere a la disfunción metabólica grave que se produce cuando un individuo con hambre consume demasiados alimentos. Pueden producirse problemas cardiacos, pulmonares y neurológicos por el desequilibrio de líquidos y electrolitos si la persona no sigue una dieta planificada para reintroducir los alimentos lentamente. El indicador clínico distintivo del síndrome de realimentación es la hipofosfatemia, pero el síndrome es complejo. Otras características posibles son los niveles anormales de sodio, potasio y magnesio, la deficiencia de tiamina y las alteraciones del metabolismo de la glucosa, las proteínas y las grasas.

COMENTARIOS BIOQUÍMICOS

Utilidad clínica de la cuantificación de metabolitos en sangre y orina. Cuando un paciente desarrolla un problema metabólico, es difícil examinar las células para determinar la causa. Con la finalidad de obtener un tejido para someterlo a estudios metabólicos se deben realizar biopsias. Estos procedimientos pueden ser difíciles, peligrosos o aun imposibles, según sea el tejido. Los costos son un problema adicional. Sin embargo, tanto la orina como la sangre pueden obtenerse con rapidez y las mediciones de sustancias en ellas pueden ayudar a diagnosticar el problema del paciente. Las concentraciones que son muy altas o menores respecto de lo normal indican que los tejidos tienen un mal funcionamiento. Por ejemplo, si las cantidades del nitrógeno ureico sanguíneo (NUS) son bajas, se puede sospechar un problema hepático, debido a que la urea se produce en el hígado. Por el contrario, las concentraciones sanguíneas altas de urea sugieren que los riñones no excretan con normalidad este compuesto. La disminución de las cifras urinarias y sanguíneas de creatinina señala que ha descendido la producción de creatinina en el músculo esquelético. Sin embargo, las cifras altas de creatinina pueden indicar una incapacidad del riñón para excretar la creatinina, con enfermedad renal resultante. Si en la sangre o la orina se encuentran cantidades elevadas de cuerpos cetónicos, y el azúcar en sangre es bajo, el patrón metabólico del paciente corresponde a un estado de inanición. Si las cifras altas de cuerpos cetónicos aparecen junto con concentraciones elevadas de glucosa sanguínea, es muy probable que el problema se deba a una deficiencia de insulina; es decir, es probable que el problema sea diabetes mellitus tipo 1 (por lo general estos pacientes son jóvenes). Sin la insulina, los combustibles se movilizan de los tejidos en lugar de ser almacenados.

Estas pruebas relativamente fáciles y no costosas en sangre y orina se pueden usar para identificar los tejidos que se deben estudiar de manera más extensa para diagnosticar y tratar el problema del paciente. Una comprensión sólida del metabolismo de los combustibles que consumimos ayuda en la interpretación de estas pruebas simples.

CONCEPTOS CLAVE

◆ Durante el ayuno, cuando descienden las concentraciones de glucosa, se libera el glucagón de las células α del páncreas. El glucagón indica al hígado que debe compartir sus carbohidratos, favoreciendo la liberación de la glucosa a la circulación, sobre todo para uso en el cerebro y los eritrocitos.

◆ Después del ayuno por 3 días, el hígado libera cuerpos cetónicos (derivados de la oxidación de la grasa) como un suministro alternativo de combustible para el cerebro. Las reservas de glucógeno se agotan y la gluconeogénesis proporciona la glucosa al cuerpo.

◆ El glucagón también da la señal a las células grasas para degradar triacilgliceroles y suministrar al cuerpo ácidos grasos para energía y el glicerol para la gluconeogénesis.

◆ Los sustratos para la gluconeogénesis hepática son lactato (a partir de los eritrocitos), aminoácidos (a partir de la degradación de la proteína muscular) y glicerol (de la degradación del triacilglicerol).

◆ En la inanición prolongada, el cerebro se puede adaptar para usar cuerpos cetónicos como energía, lo que disminuye la demanda de glucosa. Esto reduce el ritmo de degradación de la proteína muscular para proporcionar los precursores para la gluconeogénesis y hace posible tiempos de sobrevivencia más extendidos bajo condiciones de inanición.

◆ La principal enfermedad revisada en este capítulo se resume en la tabla 3-3.

TABLA 3-3	Enfermedad revisada en el capítulo 3	
ENFERMEDAD O ALTERACIÓN	**GENÉTICA O AMBIENTAL**	**COMENTARIOS**
Desnutrición	Ambas	Captación reducida de nutrientes que puede deberse a una mutación genética en proteínas específicas o en hábitos alimentarios que conducen a reducir la ingesta de nutrientes. Puede resultar en una elevada producción de cuerpos cetónicos y reducir la síntesis de proteínas hepáticas.

PREGUNTAS DE REVISIÓN: CAPÍTULO 3

Se necesita cierta información de los capítulos 1 y 2, así como del propio capítulo 3, para responder estas preguntas.

1. Un excursionista se pierde en el Sendero de los Apalaches, se ha comido sus últimas raciones y solo tiene agua para beber. A las 24 h posteriores a su último alimento, ¿cuál de las siguientes opciones es más probable que se presente?
   A. La gluconeogénesis en el hígado sería la principal fuente de glucosa sanguínea.
   B. La glucogenólisis muscular aportará glucosa a la sangre.
   C. Los músculos convierten aminoácidos en glucosa sanguínea.
   D. Los ácidos grasos liberados del tejido adiposo aportarán carbono para la síntesis de glucosa.
   E. Los cuerpos cetónicos aportan carbono para la gluconeogénesis.

2. Un médico atiende a un paciente de diabetes tipo 1 que ha rechazado administrarse insulina por 5 días. El paciente muestra concentraciones elevadas de glucosa y cuerpos cetónicos. ¿Debido a cuál de las siguientes causas se elevan los cuerpos cetónicos?
   A. Concentraciones elevadas de glucosa.
   B. NUS reducido.
   C. Menor liberación de ácido graso a partir de adipocitos.
   D. Inhibición de oxidación hepática de cuerpos cetónicos.
   E. Utilización muscular reducida de ácidos grasos.

3. En un individuo bien alimentado, conforme aumenta la duración del ayuno de toda la noche a 1 semana, ¿cuál de las siguientes situaciones es más probable que ocurra?
   A. Las concentraciones de glucosa en sangre decrecen casi 50%.
   B. Los eritrocitos cambian al uso de cuerpos cetónicos.
   C. Los músculos reducen su uso de cuerpos cetónicos, los cuales aumentan en la sangre.
   D. El cerebro comienza a emplear ácidos grasos como un combustible principal.
   E. Los triacilgliceroles del tejido adiposo se agotan casi por completo.

4. Un paciente hospitalizado tuvo concentraciones bajas de albúmina sérica y elevadas de amoniaco sanguíneo. Su ICA fue de 98%. Su IMC fue de 20.5. El NUS estaba en sus límites normales, lo cual es consistente con una función renal normal. ¿Cuál de los siguientes diagnósticos es más consistente con estos hallazgos?
   A. Una pérdida de la función hepática (p. ej., cirrosis inducida por alcohol).
   B. Anorexia nerviosa.
   C. Kwashiorkor (desnutrición proteínica).
   D. Marasmo (desnutrición proteínico-calórica).
   E. Disminución de la absorción de aminoácidos por las células epiteliales intestinales (p. ej., enfermedad celiaca).

5. **Otto S.**, un estudiante de medicina con sobrepeso (cap. 1), descubrió que no podía hacer suficiente ejercicio durante las rotaciones de verano para perder 0.90 a 1.36 kg/semana. Decidió perder peso con el consumo de solo 300 kcal/día de un complemento dietético que proporcionó la mitad de las calorías como carbohidratos y la mitad como proteína. Además, consumió un complemento multivitamínico. Durante los primeros 3 días con esta dieta, ¿qué aseveración representa mejor el estado del metabolismo de **Otto S.**?
   A. Su ingesta de proteína satisface el consumo diario recomendado (CDR).
   B. Su consumo de carbohidratos cumple con las necesidades de combustible del cerebro.
   C. Disminuyó tanto el tejido adiposo como su masa muscular.
   D. Se mantuvo en equilibrio el balance nitrogenado.
   E. Desarrolló hipoglucemia grave.

6. Se le realiza una prueba de tolerancia a la glucosa oral a una mujer embarazada para diagnosticar diabetes gestacional. La prueba consta de ingerir una solución concentrada de glucosa (75 g de glucosa) y después medir sus concentraciones de glucosa sanguínea a diferentes intervalos después de ingerir el azúcar. Sus resultados vuelven a la normalidad. ¿En qué momento después de consumir la solución oral de glucosa tendrá el valor más alto de glucosa sanguínea?
   A. De inmediato
   B. 1 hora
   C. 2 horas
   D. 3 horas
   E. 4 horas

7. Un paciente con sudoración y temblores frecuentes recibe el diagnóstico de "hipoglucemia reactiva" y se le prescribe un alimento pequeño cada 4 h durante todo el día. Es más probable que el paciente esté impedido para llevar a cabo cuál de lo siguiente:
   A. Glucogénesis de los depósitos de glucógeno hepático
   B. Glucogenólisis de los depósitos de glucógeno muscular
   C. Glucogenólisis de los depósitos de glucógeno hepático
   D. Glucogénesis de los depósitos de glucógeno muscular
   E. Glucogénesis de los depósitos de glucógeno del tejido adiposo

8. Una activista está en huelga de hambre a fin de llamar la atención para su causa, solo ha consumido agua y vitaminas durante los últimos 5 días. ¿Cuál de los siguientes órganos/estructuras ha comenzado a usar cuerpos cetónicos como la principal fuente de combustible secundario?
   A. Eritrocitos
   B. Cerebro
   C. Hígado
   D. Corazón
   E. Todos los anteriores

9. Se está evaluando a un paciente que tiene una mutación que evita su capacidad para llevar a cabo la glucogenólisis hepática. ¿Cuál de los siguientes es un hallazgo inicial que se presenta poco después de entrar en estado de ayuno en este paciente?
   A. Hiperglucemia
   B. Cetosis (elevación de los cuerpos cetónicos)
   C. Aumento significativo en la síntesis de urea

   D. Reducción de las concentraciones de lactato sanguíneo
   E. Hipoglucemia

10. Un prisionero se ha puesto en huelga de hambre, toma solo agua. La vigilancia cuidadosa del prisionero demostró una disminución en el NUS durante la segunda semana de ayuno. ¿Por cuál de las siguientes causas se presentó este evento?
    A. Aumento de la glucogenólisis
    B. Reducción en la formación de cetona
    C. Disminución en la velocidad de gluconeogénesis
    D. Aumento en la velocidad de gluconeogénesis
    E. Aumento en el metabolismo de glucosa en el cerebro

11. Durante un ayuno prolongado (de 5 a 7 días), la degradación de las proteínas en el músculo se reduce en comparación con los días iniciales del ayuno. ¿Cuáles son las consecuencias de este cambio? Elija la mejor respuesta.

	Aumento de la producción de urea	Aumento de la oxidación de ácidos grasos por el sistema nervioso	Aumento de la síntesis de cuerpos cetónicos por el músculo	Oxidación de cuerpos cetónicos en el hígado
A	No	No	No	No
B	No	Sí	No	Sí
C	No	No	No	Sí
D	Sí	Sí	Sí	No
E	Sí	No	Sí	Sí
F	Sí	Sí	Sí	No

12. A medida que la relación insulina-glucagón disminuye durante un ayuno prolongado (del día 1 a 3), ¿cuál de las siguientes vías metabólicas se verá alterada como se indica? Elija la mejor respuesta.

	Síntesis de glucógeno en el músculo	Síntesis de triglicéridos en el hígado	Gluconeogénesis hepática	Formación de triglicéridos en las células grasas
A	Aumentado	Aumentado	Disminuido	Aumentado
B	Aumentado	Disminuido	Aumentado	Disminuido
C	Aumentado	Aumentado	Aumentado	Aumentado
D	Disminuido	Disminuido	Aumentado	Aumentado
E	Disminuido	Aumentado	Disminuido	Disminuido
F	Disminuido	Disminuido	Aumentado	Disminuido

Las preguntas 3.13 a 3.15 se basan en el siguiente caso. Usted está evaluando a un paciente de 24 años que, en los últimos 3 meses, ha experimentado disminución del IMC de 19.0 a 16.7. El paciente mide 1.8 m.

13. ¿Cuál es la pérdida de peso del paciente en estos últimos 3 meses?
    A. 2.5 kg
    B. 5.0 kg
    C. 7.5 kg
    D. 10.0 kg
    E. 12.5 kg

14. En las condiciones actuales, el hígado del paciente ha visto alterado su metabolismo de tal manera que ahora está haciendo cuál de las siguientes cosas? Elija la mejor respuesta.

	Exporta-ción de áci-dos grasos	Exporta-ción de aminoáci-dos	Sintetizar cuerpos cetónicos	Oxidar la glucosa para obtener energía
A	No	No	Sí	Sí
B	No	Sí	No	Sí
C	No	No	Sí	No
D	Sí	Sí	No	No
E	Sí	No	Sí	Sí
F	Sí	Sí	No	No

15. El paciente, durante los últimos 3 meses, había cambiado a una dieta que carecía casi totalmente de triglicéridos: una dieta alta en proteínas y carbohidratos para perder peso. Esta dieta puede provocar uno de los siguientes efectos secundarios no deseados.
A. Aumento de la formación de quilomicrones
B. Deficiencia de vitamina A
C. Deficiencia de vitamina C
D. Hipoglucemia en ayunas entre comidas
E. Aumento de la formación de triglicéridos como consecuencia del alto contenido en carbohidratos de la dieta

RESPUESTAS A LAS PREGUNTAS DE REVISIÓN

1. **La respuesta es A.** Unas 24 h después de una comida, la gluconeogénesis hepática (en el hígado) es la principal fuente de glucosa sanguínea porque las reservas hepáticas de glucógeno casi se han agotado. El músculo y otros tejidos carecen de una enzima necesaria para convertir glucógeno o aminoácidos en glucosa (por lo tanto, B es incorrecta). El hígado es la única fuente importante de glucosa sanguínea. La glucosa se sintetiza en el hígado a partir de aminoácidos (aportados por la degradación de proteínas), a partir de glicerol (generado por la hidrólisis de triacilgliceroles en el tejido adiposo) y a partir de lactato (proveniente de la glucólisis anaeróbica en eritrocitos y otros tejidos). La glucosa no puede sintetizarse a partir de ácidos grasos o cuerpos cetónicos (por lo que D y E son incorrectas).

2. **La respuesta es A.** El hígado producirá cuerpos cetónicos cuando aumente la oxidación de ácidos grasos, lo cual ocurre cuando el glucagón es la hormona predominante (el glucagón causa la liberación de ácidos grasos desde los adipocitos, para su oxidación en hígado y músculo). Esto ocurriría en un individuo incapaz de producir insulina y que tampoco la recibe en inyecciones. Sin embargo, en esta situación, los cuerpos cetónicos no son usados por el sistema nervioso (cerebro) debido a las altas concentraciones de glucosa en la circulación. Esto ocasiona las concentraciones gravemente altas de cetona debido a que no se utiliza. La ausencia de insulina también permite que las células grasas liberen continuamente ácidos grasos para obtener energía, permitiendo así una mayor oxidación de ácidos grasos por parte del hígado y una mayor producción de cuerpos cetónicos. La glucosa es elevada porque, en ausencia de insulina, las células musculares y adiposas no usan la glucosa circulante como fuente de energía. Recuérdese que si bien el hígado produce cuerpos cetónicos, carece de la enzima necesaria para usarlos como fuente de energía. No existe relación entre las concentraciones de nitrógeno de la urea sanguínea y la rapidez de producción de cuerpos cetónicos. El músculo reduce el uso de estos en tales condiciones, pero no la de ácidos grasos.

3. **La respuesta es C.** El principal cambio que ocurre durante el ayuno prolongado es que a medida que el músculo reduce su uso de cuerpos cetónicos, estos aumentan enormemente en la sangre y son usados por el cerebro como combustible. Sin embargo, incluso durante la inanición, el encéfalo sigue requiriendo de glucosa, pues no puede oxidar ácidos grasos en magnitud apreciable (por lo tanto, D es incorrecta). Los eritrocitos solo pueden usar glucosa como combustible (de modo que B es incorrecta). Debido a que cerebro, eritrocitos y otros determinados tejidos dependen de la glucosa, el hígado sigue sintetizándola y la glucosa sanguínea se mantiene en valores solo un poco menores que los de ayuno (en consecuencia A es incorrecta). Las reservas de tejido adiposo (alrededor de 135 000 kcal) no se agotan en un individuo bien nutrido después de 1 semana de ayuno (por lo cual E es incorrecta).

4. **La respuesta es A.** La disminución de la albúmina sérica podría tener varias causas, incluidas enfermedad hepática que reduce la capacidad del hígado de sintetizar proteínas séricas, hiponutrición proteínica, marasmo o enfermedades que afectan la capacidad del intestino de digerir proteína y absorber los aminoácidos. Sin embargo, el IMC está en el intervalo de peso saludable (por lo que B y D son incorrectas). El ICE normal indica que no hay pérdida de masa muscular y, por lo tanto, hiponutrición proteínica (de modo que B, C, D y E son incorrectas).

5. **La respuesta es C.** El consumo de 150 kcal provenientes de proteína equivale a 37 g de esta (150 kcal ÷ 4 kcal/g = 37 g), por debajo del CDR de 0.8 g de proteína por kilogramo de peso corporal (por lo tanto, A es incorrecta, ya que el peso de **Otto S.** es de alrededor de 88 kg). Su ingesta de 150 kcal de carbohidratos está por debajo de las necesidades de glucosa de sus células del cerebro y eritrocitos (de unos 150 g/día; cap. 2) (de modo que B es incorrecta). Así, la persona degradará proteína muscular a fin de sintetizar glucosa para el encéfalo y otros tejidos dependientes de glucosa, y tejido adiposo a fin de proporcionar ácidos grasos para los músculos y los tejidos capaces

de oxidarlos. Dado que degradará proteína muscular a aminoácidos y convertirá en urea el nitrógeno de estos aminoácidos y los procedentes del alimento, su excreción de nitrógeno será mayor que su consumo y tendrá balance nitrogenado negativo (en consecuencia D es incorrecta). Es improbable que presente hipoglucemia mientras sea capaz de aportar precursores gluconeogénicos.

6. **La respuesta es B.** Las concentraciones de glucosa en sangre alcanzan un pico máximo aproximadamente 1 h después de comer y regresan al intervalo de ayuno más o menos a las 2 h. Si las concentraciones de glucemia siguen altas por un tiempo más prolongado, esta es una indicación de alteración en el transporte de glucosa (la insulina estimula el transporte de glucosa hacia el interior del músculo y el tejido adiposo). Si las concentraciones de glucosa en sangre son < 140 mg/dL 2 h después de la prueba, el resultado se considera normal. Si los valores son de 140 a 200 mg/dL, se considera que el paciente tiene "alterada la tolerancia a la glucosa". Si los valores son > 200 mg/dL después de 2 h, se confirma el diagnóstico de diabetes.

7. **La respuesta es C.** Las concentraciones de glucosa en sangre regresan al valor de ayuno aproximadamente 2 h después de una comida. La disminución en la glucosa sanguínea provoca reducción en la insulina y aumento en la producción de glucagón. El glucagón estimula al hígado para degradar sus depósitos de glucógeno (glucogenólisis) y liberación de glucosa al torrente sanguíneo. Si el paciente come otro alimento en algunas horas, regresa al nivel de alimentación. La glucogénesis es la síntesis de glucógeno. Mientras que el músculo contiene depósitos de glucógeno, la degradación del glucógeno muscular solo beneficia a este tejido; el músculo no puede exportar glucosa para mantener las concentraciones sanguíneas. El tejido adiposo no contiene concentraciones significativas de glucógeno.

8. **La respuesta es B.** Después de 24 a 48 h de ayuno, el hígado de la activista ha agotado el glucógeno y toda la glucosa es producida por gluconeogénesis. El hígado está oxidando ácidos grasos como fuente de energía y produciendo cuerpos cetónicos como fuente de combustible alterna para el sistema nervioso (cerebro). El músculo sigue usando ácidos grasos como fuente de combustible pero disminuye el uso de cuerpos cetónicos, con lo que se eleva su concentración sanguínea. A mayor concentración de cuerpos cetónicos en la sangre, el cerebro puede usarlos y no necesita mucha glucosa. Incluso 40% de los requerimientos energéticos del cerebro puede ser cubierto por los cuerpos cetónicos, pero el otro 60% todavía requiere glucosa como fuente de energía. Conforme el cerebro usa cuerpos cetónicos, el hígado puede reducir la gluconeogénesis, con lo que reduce la necesidad de aminoácidos como precursores y preserva la proteína muscular. Los eritrocitos no tienen mitocondrias, por lo tanto deben usar glucosa como única fuente de energía (los cuerpos cetónicos son oxidados en las mitocondrias). El hígado no puede usar cuerpos cetónicos porque carece de la enzima clave para su degradación y el corazón usa lactato como fuente de energía junto con ácidos grasos.

9. **La respuesta es E.** Conforme comienza a disminuir la glucosa sanguínea, se libera glucagón del páncreas, el cual estimula la glucogenólisis en el hígado. La glucosa producida a partir de glucógeno hepático se usa inicialmente para mantener las concentraciones de glucosa sanguínea durante las primeras etapas del ayuno. La gluconeogénesis repunta después porque este proceso requiere más energía que la glucogenólisis, y la oxidación de ácidos grasos debe iniciar antes de que se pueda producir glucosa a partir de lactato, glicerol y aminoácidos. Los cuerpos cetónicos no serán evidentes después de iniciado el ayuno (las concentraciones de cetonas no serán significativas hasta 24 a 48 h después de que inicia el ayuno). No habrá una degradación proteínica importante hasta que el hígado agote el glucógeno, aproximadamente 24 a 36 h después de iniciado el ayuno (y sin degradación de proteína, la síntesis de urea seguirá siendo normal). Los eritrocitos estarán metabolizando glucosa, de manera que las concentraciones de lactato sanguíneo (el producto final del metabolismo de glucosa en los eritrocitos) seguirán siendo relativamente constantes.

10. **La respuesta es C.** Conforme se prolonga el ayuno, el hígado comenzará a producir cuerpos cetónicos por oxidación de ácidos grasos obtenidos del adipocito. Conforme los cuerpos cetónicos se liberen del hígado, el cerebro comenzará a usarlos, reduciendo su necesidad de glucosa aproximadamente 40%. Esto, a su vez, reduce la necesidad de que el hígado produzca glucosa por gluconeogénesis (recuérdese que los depósitos de glucógeno se agotan a las 36 h de ayuno), lo que reduce el índice de degradación de proteína en el músculo. El efecto general es ahorrar proteína muscular en el mayor grado posible.

11. **La respuesta es A.** Cuando el cuerpo pasa del estado basal al estado de inanición, el hígado comienza a aumentar la oxidación de los ácidos grasos y a producir cuerpos cetónicos, que se exportan para ser utilizados como combustible para el sistema nervioso. El hígado carece de la enzima necesaria para metabolizar los cuerpos cetónicos, y los ácidos grasos no pueden entrar en el sistema nervioso a un ritmo apreciable para generar la energía que el sistema nervioso necesita para funcionar. La producción de urea se reduce a medida que disminuye la gluconeogénesis hepática, debido a que el sistema nervioso utiliza los cuerpos cetónicos para obtener energía, lo que reduce parcialmente su necesidad de glucosa como fuente de energía. Los músculos pueden oxidar ácidos grasos o cuerpos cetónicos como fuente de energía, pero no producen cuerpos cetónicos.

12. **La respuesta es F.** A medida que los niveles de glucagón aumentan respecto a los de insulina, el hígado pasará al modo de exportación de glucosa, de manera que la degradación del glucógeno y la gluconeogénesis estarán activas. Una vez agotado el glucógeno (después de unas 30 h), la gluconeogénesis es la única responsable de aportar glucosa a la sangre, por lo que la tasa de gluconeogénesis aumentará durante los primeros 3 días de ayuno. La síntesis de glucógeno muscular disminuye, ya que la insulina es necesaria para transportar la glucosa al músculo y almacenarla como glucógeno, y los niveles de

insulina son bajos. La síntesis de triglicéridos, ya sea en el hígado o en las células grasas, solo se produce cuando los niveles de glucosa son altos (insulina alta), lo que no ocurre durante los primeros días de un ayuno prolongado.

13. **La respuesta es C.** Antes de la pérdida de peso, el IMC de la paciente era de 19.0. El IMC se calcula dividiendo el peso en kg entre el cuadrado de la altura (en metros). La paciente mide 1.8 metros, por lo que 1.8 al cuadrado es 3.24. Si se introduce en la ecuación, 19.0 = (peso)/3.24, y se resuelve el peso, se obtiene un valor de 61.56 kg. Después de la pérdida de peso, el IMC es de 16.7, por lo que 16.7 = (peso)/3.24, y el peso es de 54.10 kg. La pérdida de peso, por lo tanto, después de 3 meses es de 7.46 kg, es decir, unas 16.5 libras.

14. **La respuesta es C.** El paciente ha estado perdiendo peso durante 3 meses, probablemente debido a una ingesta calórica insuficiente. El hígado pasaría a exportar glucosa (pero no ácidos grasos, las células grasas estarán exportando ácidos grasos en estas condiciones) y a oxidar ácidos grasos para obtener energía (el hígado no oxidará glucosa porque debe exportar glucosa). El músculo está degradando proteínas para exportar aminoácidos al hígado para la gluconeogénesis, pero el hígado no está exportando aminoácidos –está utilizando sus esqueletos de carbono para producir glucosa para mantener los niveles de glucosa en sangre–. El hígado también comenzará a sintetizar cuerpos cetónicos como fuente de combustible alternativa para el cerebro, para evitar la degradación de la proteína muscular y para reducir (aunque no eliminar) la necesidad del sistema nervioso de glucosa como fuente de energía.

15. **La respuesta es B.** El bajo contenido en grasas de la dieta significa que hay muy pocos triglicéridos para digerir en el intestino delgado, de manera que las células epiteliales intestinales no tienen suficientes sustratos para la síntesis de quilomicrones, por lo que la liberación de quilomicrones de las células después de una comida será reducida como cuando se sigue una dieta normal. Las vitaminas liposolubles (como la vitamina A) se absorben con los ácidos grasos de la luz intestinal, y con niveles bajos de ácidos grasos en la dieta el paciente corre el riesgo de presentar una deficiencia de vitaminas liposolubles (A, E, D y K; la vitamina C es una vitamina hidrosoluble). El hígado sigue funcionando normalmente y exportando glucosa, por lo que no habrá hipoglucemia entre las comidas. A pesar de la elevada ingesta de carbohidratos, el consumo de calorías es demasiado bajo para mantener el peso actual, y la pérdida de peso se debe a la degradación de los triglicéridos almacenados en glicerol y ácidos grasos para su uso como combustible para los músculos y el hígado.

Fundamentos químicos y biológicos de la bioquímica

La disciplina de la bioquímica se desarrolló debido a que los químicos comenzaron a estudiar las moléculas de las células, los tejidos y los líquidos del cuerpo y los médicos buscaron entonces las bases moleculares de varios tejidos. En la actualidad, la práctica de la medicina depende de la comprensión de las funciones e interacciones del enorme número de distintos agentes químicos que permiten funcionar a los cuerpos. La tarea es menos abrumadora si se conocen las propiedades, nomenclatura y funciones de las clases de compuestos, como los carbohidratos y las enzimas. La intención de esta sección es revisar parte de esta información en un contexto relevante para la medicina. Quienes ingresan a la escuela de medicina tienen diferentes antecedentes científicos y alguna de la información de esta sección por lo tanto será familiar para muchos estudiantes.

En el capítulo 4 se revisa la relación de los ácidos y los amortiguadores metabólicos al pH de la sangre. En el capítulo 5 el estudio se enfoca en la nomenclatura, estructura y algunas de las propiedades de las principales clases de compuestos que se encuentran en el cuerpo humano. La estructura de la molécula determina su función y su destino y el nombre común de un compuesto puede indicar con frecuencia algo acerca de su estructura.

Las proteínas son cadenas lineales de aminoácidos que se pliegan en estructuras tridimensionales complejas. Su función es el mantenimiento de la estructura celular y tisular y el transporte y movimiento de moléculas. Algunas proteínas son enzimas, que catalizan en grado notable la velocidad de las reacciones químicas en el organismo. En los capítulos 6 y 7 se describen los aminoácidos y sus interacciones dentro de las proteínas, que proporcionan a las proteínas una estructura tridimensional flexible y funcional. En los capítulos 8 y 9 se describen las propiedades, funciones y regulación de las enzimas.

La función de las proteínas y otros compuestos dentro de un ambiente se define por su localización en las células o líquidos corporales. Su capacidad para funcionar de manera parcial depende de las membranas que restringen el libre movimiento de las moléculas. En el capítulo 10 se incluye una breve revisión de los componentes de las células, su organización dentro de orgánulos subcelulares y la manera en la cual varios tipos de moléculas se mueven dentro de las células y los compartimentos dentro de una célula.

En un organismo complejo como el de los seres humanos, diferentes tipos de células realizan distintas funciones. Esta especialización de la función requiere que las células se comuniquen entre sí. Una de las formas en la que lo hacen es a través de la secreción de mensajeros químicos que transmiten una señal a otra célula. En el capítulo 10 se analizan algunos de los principios de la señalización celular y se describen algunos de los sistemas de mensajeros químicos.

La nomenclatura empleada para describir a los pacientes puede incluir el nombre de una clase de compuestos. Por ejemplo, un individuo con diabetes mellitus que tiene hiperglucemia tiene elevadas (*hiper*) concentraciones de carbohidratos (*gluc*) en su sangre (*emia*).

Desde un punto de vista bioquímico, la mayor parte de las enfermedades metabólicas se debe a enzimas y proteínas que funcionan mal, y los compuestos farmacológicos empleados para tratar estas afecciones corrigen el funcionamiento deficiente. Por ejemplo, los individuos con ateroesclerosis y concentraciones elevadas de colesterol en la sangre reciben tratamiento con un fármaco que inhibe a una enzima en la vía de la síntesis del colesterol. Incluso una infección bacteriana puede considerarse una enfermedad de la función proteínica, si se considera que las toxinas bacterianas son proteínas, que las enzimas de las células son afectadas por esas toxinas y que las proteínas intervienen en la reacción inmune para destruir a esas bacterias.

Dianne A. tuvo un elevado nivel de glucosa sanguínea de 684 mg/dL. ¿Cuál es la concentración molar de glucosa de la sangre de **Dianne A.**? (Pista: el peso molecular de la glucosa [$C_6H_{12}O_6$] es de 180 g/mol).

R Los miligramos por decilitro (mg/dL) son la forma común en la cual los médicos en Estados Unidos expresan la concentración de glucosa sanguínea. Una concentración de 684 mg/dL es de 684 mg por 100 mL de sangre, o 6 480 mg/L, o 6.48 g/L. Si 6.84 g/L se dividen entre 180 g/mol, se obtiene un valor de 0.038 mol/L, es decir, 0.038 M o 38 mM. En cambio, los niveles normales de glucosa en sangre en ayunas son de aproximadamente 5 mM.

Tanto en este libro como en la práctica médica es necesario convertir las unidades usadas para el peso y tamaño de los compuestos y para su concentración en la sangre y otros líquidos. En la tabla II-1 se proporcionan las definiciones de algunas de las unidades empleadas para estas conversiones.

TABLA II-1 Unidades comunes expresadas en formas equivalentes		
1 M	**1 mol/L**	**PESO MOLECULAR EN g/L**
1 mM	1 milimol/L	10^{-3} mol/L
1 µM	1 micromol/L	10^{-6} mol/L
1 nM	1 nanomol/L	10^{-9} mol/L
1 mL	1 mililitro	10^{-3} L
1 mg%	1 mg/100 mL	10^{-3} g/100 mL
1 mg/dL	1 mg/100 mL	10^{-3} g/100 mL
1 mEq/L	1 miliequivalente/L	mM × valencia del ion
1 kg	1 000 g	1 kg, (2.2 lb)
1 cm	10^{-2} m	1 cm (0.394 in)

Agua, ácidos, bases y amortiguadores

Alrededor de 60% del cuerpo es agua, que actúa como un solvente para las sustancias necesarias, como K^+, glucosa, trifosfato de adenosina (ATP) y proteínas. Además es importante para el transporte de moléculas y calor. Muchos de los compuestos producidos en el organismo y disueltos en agua contienen grupos químicos que actúan como ácidos o bases, con liberación o captación de iones hidrógeno. El contenido de estos últimos y la cantidad de agua corporal se controlan para mantener un ambiente constante para las células, la homeostasis (estado uniforme) (fig. 4-1). Las desviaciones significativas de un ambiente constante, como la acidosis o la deshidratación, pueden amenazar la vida. En este capítulo se describe el papel del agua en el cuerpo y los sistemas amortiguadores usados por el organismo para protegerse de los ácidos y bases producidos en el metabolismo.

Agua. El agua está distribuida entre los compartimentos intracelulares y extracelulares; este último comprende los líquidos intersticiales, sangre y linfa. Debido a que el agua es una **molécula dipolar** con una distribución desigual de electrones entre los átomos de hidrógeno y oxígeno, forma puentes de hidrógeno con otras moléculas polares y actúa como un **solvente**.

El pH del agua. El agua se **disocia** en cierta medida para formar iones **hidrógeno (H^+)** e hidroxilo (OH^-). La concentración de iones hidrógeno determina la acidez de la solución, que se expresa en términos de **pH**. El pH de una solución es el logaritmo negativo de la concentración del ion hidrógeno.

Ácidos y bases. Un **ácido** es una sustancia que puede **liberar iones hidrógeno** (protones) y una base es una sustancia que puede **aceptar los iones hidrógeno.** Cuando están disueltas en agua, casi todas las moléculas de un **ácido fuerte** se disocian y liberan sus iones hidrógeno, pero solo un pequeño porcentaje del total de las moléculas de un ácido débil se disocia. Un **ácido débil** tiene una **constante de disociación, K_a**. La relación entre el pH de una solución, el K_a de un ácido y el grado de su disociación se proporciona con la **ecuación de Henderson-Hasselbalch**.

Amortiguadores. Un amortiguador es una mezcla de un **ácido no disociado** y su **base conjugada** (la forma del ácido que ha perdido su protón). Esto da lugar a una solución que resiste el cambio del pH cuando se agregan H^+ u OH^-. Un amortiguador tiene mayor capacidad de amortiguar en los límites de pH cercanos a su **pK_a** (el logaritmo negativo de su K_a). Dos factores determinan la eficacia de un amortiguador: su pK_a relacionado con el pH de la solución y su concentración.

Ácidos y bases metabólicos. El metabolismo normal genera **CO_2**, **ácidos metabólicos** (p. ej., **ácido láctico** y **cuerpos cetónicos**) y **ácidos inorgánicos** (p. ej., **ácido sulfúrico**). La principal fuente de ácido es **CO_2**, el cual reacciona con agua para producir **ácido carbónico**. Para mantener el pH de los líquidos del cuerpo en límites compatibles con la vida, el cuerpo tiene **amortiguadores**, como **bicarbonato, fosfato** y **hemoglobina** (fig. 4-1). Por último, los **procesos de respiración** remueven el ácido carbónico a través de la **exhalación de CO_2** y los **riñones excretan el ácido** como **ion amonio** (NH_4^+) y otros iones.

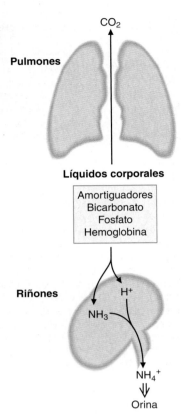

FIGURA 4-1 Mantenimiento del pH del cuerpo. El organismo produce alrededor de 13 a 22 mol/día de ácido a partir del metabolismo normal. El cuerpo se protege a sí mismo contra esta acidez con los amortiguadores que mantienen un pH neutro y con la espiración de CO_2 por los pulmones y la excreción de NH_4^+ y otros iones a través de los riñones.

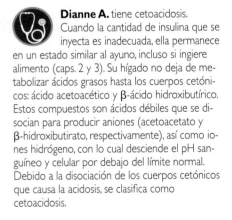

Dianne A. tiene cetoacidosis. Cuando la cantidad de insulina que se inyecta es inadecuada, ella permanece en un estado similar al ayuno, incluso si ingiere alimento (caps. 2 y 3). Su hígado no deja de metabolizar ácidos grasos hasta los cuerpos cetónicos: ácido acetoacético y β-ácido hidroxibutírico. Estos compuestos son ácidos débiles que se disocian para producir aniones (acetoacetato y β-hidroxibutirato, respectivamente), así como iones hidrógeno, con lo cual desciende el pH sanguíneo y celular por debajo del límite normal. Debido a la disociación de los cuerpos cetónicos que causa la acidosis, se clasifica como cetoacidosis.

 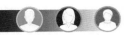

Dianne (Di) A. es una mujer de 26 años de edad a quien se diagnosticó con diabetes mellitus tipo 1 a la edad de 12 años. Ella tuvo una deficiencia absoluta de insulina, como efecto de la destrucción inmunológica de las células β del páncreas. En consecuencia, depende de inyecciones diarias de insulina para impedir las elevaciones graves de glucosa y cuerpos cetónicos en la sangre. Cuando no pudo despertarse de una siesta, su compañera de habitación llamó a una ambulancia y **Dianne A.** fue llevada en coma a la sala de urgencias del hospital. Su compañera de habitación señaló que **Dianne A.** había sentido náusea y somnolencia y había tenido vómito por 24 h. **Dianne A.** se encuentra clínicamente deshidratada y su presión arterial es baja. Sus respiraciones son profundas y rápidas y la frecuencia del pulso es rápida. Su respiración tiene un olor "afrutado" debido a la acetona.

Se obtienen muestras sanguíneas para medir el pH sanguíneo arterial, la presión parcial arterial de dióxido de carbono ($Paco_2$), la glucosa sanguínea y el bicarbonato sérico (HCO_3^-). Además, se analizó el suero y la orina en busca de cuerpos cetónicos y **Dianne A.** fue tratada con salina normal e insulina por vía intravenosa. El laboratorio notificó un pH sanguíneo de 7.08 (límites de referencia = 7.36 a 7.44) y cuerpos cetónicos presentes tanto en sangre como en orina. La concentración de glucosa sanguínea es de 648 mg/dL (límites de referencia = 70 a 100 mg/dL después del ayuno de toda la noche y no mayor de 200 mg/dL en una muestra aleatoria de glucosa tomada sin relación con el tiempo del último alimento).

Dennis V., de 3 años de edad, fue llevada al departamento de urgencias por su abuelo, **Percy V.** Durante una visita a casa de su abuelo, Dany se subió a una silla y tomó un frasco semilleno de 500 comprimidos de ácido acetilsalicílico de 325 mg de un mostrador de la cocina. **Percy V.** descubrió a **Dennis V.** con la boca llena de comprimidos, los cuales trató de extraer pero no supo precisar cuántos comprimidos había logrado deglutir. Cuando llegaron a la sala de urgencias, el niño parecía despierto y alerta, pero **Percy V.** hiperventilaba.

I. Agua

El agua es el solvente de la vida. Irriga las células, disuelve y transporta compuestos en la sangre, proporciona un medio para el movimiento de moléculas en los compartimentos celulares y, a través de ellos, separa las moléculas cargadas, disipa el calor y participa en las reacciones químicas. La mayor parte de los compuestos del organismo, incluidas las proteínas, debe interactuar con un medio acuoso para su función. A pesar de la cantidad variable de agua ingerida cada día y producida en el metabolismo, el organismo mantiene una cantidad casi constante de agua que representa aproximadamente 60% del peso corporal (fig. 4-2).

A. Compartimentos de líquido en el organismo

El agua total del cuerpo es casi 50 a 60% del peso corporal en adultos y 75% en los niños. Debido a que la grasa posee relativamente poca agua relacionada con ella, las personas obesas tienen a menudo un porcentaje menor de agua corporal que las personas delgadas, las mujeres muestran con frecuencia un menor porcentaje que los hombres y los individuos mayores tienen menor porcentaje que los jóvenes.

Alrededor de 60% del agua total del organismo es intracelular y 40% extracelular (fig. 4-2). El agua extracelular incluye el líquido en el plasma (sangre después de sustraer las células) y el agua intersticial (el líquido de los espacios tisulares, que se encuentra entre las células). El agua transcelular es una proporción pequeña y especializada de agua extracelular que incluye las secreciones gastrointestinales, orina, sudor y líquido que se pierde a través de las paredes capilares debido a procesos como la presión hidrostática elevada o la inflamación.

B. Puentes de hidrógeno en el agua

La naturaleza dipolar de las moléculas de agua (H_2O) le permite formar puentes de hidrógeno, una propiedad que posibilita la función del agua como solvente. En H_2O, el átomo de oxígeno tiene dos electrones no compartidos que forman una nube densa de electrones a su alrededor. Esta nube se encuentra por abajo y arriba del plano formado por la molécula de agua (fig. 4-3). En el puente covalente formado entre los átomos de hidrógeno y oxígeno, los electrones compartidos son atraídos hacia el átomo de oxígeno, de tal manera que le proporciona al oxígeno una carga parcial negativa y al átomo de hidrógeno una carga parcial positiva. Como resultado, el lado de oxígeno de la molécula es mucho más electronegativo que el lado del hidrógeno y la molécula es dipolar.

Los átomos de hidrógeno y de oxígeno de la molécula del agua forman puentes de hidrógeno y participan en las capas de hidratación. Un puente de hidrógeno es una interacción débil no covalente entre el hidrógeno de una molécula y el átomo más electronegativo de una molécula receptora. El oxígeno del agua puede formar puentes de hidrógeno con otras dos moléculas de agua, por lo que cada molécula de agua está unida por puentes de hidrógeno a aproximadamente cuatro moléculas en su contigüidad en una estructura líquida tridimensional (fig. 4-3).

1. Agua como solvente

Las moléculas orgánicas polares y las sales inorgánicas se pueden disolver con rapidez en agua, debido a que el agua también forma puentes de hidrógeno e interacciones electrostáticas con estas moléculas. Las moléculas orgánicas contienen una elevada proporción de átomos electronegativos (por lo general, oxígeno o nitrógeno) que son solubles en agua dado que estos átomos participan en el puente de hidrógeno con las moléculas de agua (fig. 4-4A). El cloro (Cl^-), bicarbonato (HCO_3^-) y otros aniones están rodeados por la capa de hidratación de las moléculas de agua en una disposición tal que los átomos de hidrógeno se hallan más cerca del anión. En una forma similar, el átomo de oxígeno de las moléculas de agua interactúa con cationes inorgánicos, como Na^+ y K^+ y los circunda con una capa de hidratación (fig. 4-4B).

Aunque los puentes de hidrógeno son lo suficientemente fuertes para disolver las moléculas polares en agua y separar las cargas, son lo suficientemente débiles para permitir el movimiento de agua y solutos. La fuerza del puente de hidrógeno entre dos moléculas de agua es solo de unas 4 kcal, alrededor de 1/20 de la fuerza del puente covalente O–H en la molécula del agua. De esta manera, la amplia estructura del agua es dinámica y tiene puentes tensos que se rompen y reestablecen de manera continua. El puente de hidrógeno promedio entre las moléculas de agua dura solo unos 10 picosegundos (1 picosegundo es 10^{-12} segundos) y cada molécula de agua en la capa de hidratación de un ion permanece solo por 2.4 nanosegundos (1 nanosegundo = 10^{-9} segundos). Como resultado, los puentes de hidrógeno entre las moléculas de agua y los solutos polares se disocian y se restablecen de manera constante, lo cual posibilita que los solutos se desplacen a través del agua y que esta pase por conductos en las membranas celulares.

2. Agua y regulación térmica

La estructura del agua también permite resistir el cambio de temperatura. Su calor de fusión es alto, por lo que es necesaria una reducción de la temperatura para convertir el agua líquida al estado sólido del hielo. La conductividad térmica del agua también es alta y ello facilita la disipación de calor desde áreas que usan mucha energía como el cerebro hasta la sangre y la reserva total de agua del organismo. Su capacidad térmica y el calor de vaporización son marcadamente altos; a medida que el agua líquida se convierte en una forma de gas y se evapora desde la piel, se percibe un efecto de enfriamiento. El agua responde al aporte de calor al reducir la amplitud del puente de hidrógeno y al enfriamiento al aumentar los enlaces entre las moléculas de agua.

C. Electrolitos

Tanto el líquido extracelular (LEC) como el intracelular (LIC) contienen electrolitos, un término general aplicado para el bicarbonato y los aniones y cationes inorgánicos. Los electrolitos están distribuidos de forma desigual entre los compartimentos: Na^+ y Cl^- son los principales electrolitos en el LEC (plasma y líquido intersticial) y el K^+ y los fosfatos

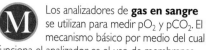

Los analizadores de **gas en sangre** se utilizan para medir pO_2 y pCO_2. El mecanismo básico por medio del cual funciona el analizador es el uso de membranas permeables específicas para gases. Para el oxígeno se utiliza un electrodo de Clark; el oxígeno se difunde a través de la membrana específica para la permeabilidad del oxígeno y una vez que pasa a través de la membrana se difunde hacia el cátodo. Cuando el oxígeno llega a este, los electrones son atraídos desde el ánodo, lo que reduce el oxígeno a agua. Puesto que requiere cuatro electrones para reducir el oxígeno molecular (con formación de dos moléculas de agua), se puede cuantificar la cantidad de flujo de corriente de oxígeno que alcanza al cátodo. La pCO_2 se determina mediante un electrodo de Severinghaus, el cual consiste en una membrana externa permeable a los gases, específica para CO_2 y un amortiguador de bicarbonato dentro del electrodo. Una vez que el CO_2 cruza la membrana, el gas interactúa con el bicarbonato y altera el equilibrio entre el CO_2 y el ácido carbónico y el bicarbonato. Esto altera el pH en proporción directa a la cantidad del gas CO_2 que ingresa al electrodo y se puede emplear el cambio del pH para calcular la pCO_2. Las técnicas mejoradas por el fabricante han permitido que estos equipos utilicen microelectrodos y circuitos delgados en tabletas, lo que facilita por lo tanto su portabilidad.

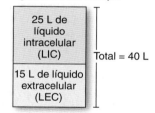

A. Agua total del cuerpo

| 25 L de líquido intracelular (LIC) | Total = 40 L |
| 15 L de líquido extracelular (LEC) | |

B. Líquido extracelular

| 10 L intersticial | LEC = 15 L |
| 5 L en sangre | |

FIGURA 4-2 Compartimentos de líquido en el cuerpo con base en un hombre promedio de 70 kg.

En la sala de urgencias, **Dianne A.** fue rehidratada con salina intravenosa, una solución de NaCl al 0.9%. ¿Por qué se usó salina en lugar de agua?

R Una solución de 0.9% de NaCl tiene 0.9 g de NaCl/100 mL, equivalente a 9 g/L. El NaCl tiene un peso molecular de 58 g/mol, por lo que la concentración de NaCl en la salina isotónica es de 0.155 M o 155 mM. Si todo el NaCl se disocia en iones Na^+ y Cl^-, la osmolalidad puede ser de 310 mOsm/kg de agua. Debido a que el NaCl no está por completo disociado y algunas de las capas de hidratación rodean a las moléculas del NaCl no disociado, la osmolalidad de la salina isotónica se aproxima a 290 mOsm/kg de H_2O. La osmolalidad del plasma, líquidos intersticiales y LIC también es casi de 290 mOsm/kg de agua, por lo que no se observan grandes cambios del agua o edema cuando se administra salina isotónica por vía intravenosa. En algunos casos, se agrega glucosa a una concentración de 5% (5 g/100 mL). La glucosa aporta combustible para el paciente. Si se toma por esta opción, la solución salina se conoce como solución glucosada al 5%.

como HPO_4^{2-} son los principales electrolitos de las células (tabla 4-1). Esta distribución se conserva en particular por transportadores que requieren energía para bombear el Na^+ fuera de las células en un intercambio con K^+ (cap. 10).

D. Osmolalidad y movimiento del agua

El agua se distribuye entre los diferentes compartimentos de líquido de acuerdo con la concentración de solutos, u osmolalidad, de cada compartimento. La osmolalidad de un líquido es proporcional a la concentración total de todas las moléculas disueltas, incluidos iones, metabolitos orgánicos y proteínas y por lo general se expresa en miliosmoles (mOsm) por kilogramo de agua. La membrana celular semipermeable que separa los compartimentos extracelular e intracelular contiene varios conductos iónicos a través de los cuales el agua se puede mover de manera libre, pero otras moléculas no. De igual manera, el agua se puede desplazar con libertad a través de los capilares que separan el líquido intersticial y el plasma. En consecuencia, el agua se mueve de un compartimento con baja concentración de solutos (baja osmolalidad) a uno con alta concentración para alcanzar una osmolalidad igual en ambos lados de la membrana. La fuerza que se necesita para mantener la misma cantidad de agua en ambos lados de la membrana se conoce como presión osmótica.

A medida que se pierde el agua de un compartimento, se remplaza con agua de otro para mantener una osmolalidad casi constante. La sangre tiene un alto contenido de proteínas disueltas cargadas de manera negativa y los electrolitos necesarios para equilibrar estas cargas. Conforme pasa el agua de la sangre a la orina para equilibrar la excreción de iones, el volumen de sangre se sustituye con agua del líquido intersticial. Si la osmolalidad de la sangre y el líquido intersticial es demasiado alta, el agua se mueve hacia fuera de las células. En la hiperglucemia también puede ocurrir la pérdida de agua celular debido a que la elevada concentración de glucosa incrementa la osmolalidad de la sangre.

II. Ácidos y bases

Los ácidos son compuestos que donan un ion hidrógeno (H^+) a una solución y las bases son compuestos (como el OH^-) que aceptan iones hidrógeno. El agua misma se disocia en una pequeña proporción y genera iones hidrógeno (H^+), los cuales se conocen como protones e iones hidroxilo (OH^-) (fig. 4-5). Los iones de hidrógeno se hidratan de manera extensa en el agua para formar especies como el H_3O^+; sin embargo, por lo general se representan tan solo como H^+. La propia agua es neutra, ni ácida ni básica.

A. El pH del agua

El grado de la disociación de las moléculas de agua pura en H^+ y OH^- es muy pequeño y la concentración del ion hidrógeno del agua pura es de solo 0.0000001 M o 10^{-7} mol/L. La concentración de los iones de hidrógeno en una solución se representa casi siempre con el término pH, el cual es el $\log_{10}$ negativo de la concentración del ion hidrógeno

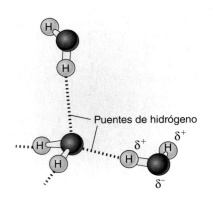

FIGURA 4-3 Puentes de hidrógeno entre las moléculas de agua. Los átomos de oxígeno se muestran en *negro*.

TABLA 4-I Distribución de iones en los líquidos corporales		
	LEC[a] (MMOL/L)	**LIC (MMOL/L)**
Cationes		
Na^+	145	12
K^+	4	150
Aniones		
Cl^-	105	5
HCO_3^-	25	12
Fosfato inorgánico	2	100

LEC, líquido extracelular; LIC, líquido intracelular.
[a]El contenido de los iones orgánicos es muy similar en plasma y en el líquido intersticial, ambos son componentes del LEC.

expresado en moles por litro (mol/L) (ecuación 4-1). Por lo tanto, el pH del agua pura es de 7.

Ecuación 4-1. Definición de pH

$$pH = -\log[H^+]$$

La constante de disociación para el agua, K_d, expresa la relación entre la concentración del ion hidrógeno [H^+], la concentración del ion hidróxido [OH^-] y la concentración de agua [H_2O] en equilibrio (ecuación 4-2). Debido a que el agua se disocia en una pequeña proporción, el [H_2O] es esencialmente constante a 55.5 M. La multiplicación de K_d para el agua (alrededor de 1.8×10^{-16} M) por 55.5 M arroja un valor aproximado de 10^{-14} (mol/L)^2, el cual se conoce como el producto iónico del agua (K_w) (ecuación 4-3). Puesto que K_w, el producto de [H^+] y [OH^-], siempre es constante, una disminución de [H^+] debe acompañarse de un aumento proporcional de [OH^-].

Ecuación 4-2. Disociación constante de agua

$$K_d = \frac{[H^+][OH^-]}{[H_2O]}$$

Ecuación 4-3. Producto iónico del agua

$$K_w = [H^+][OH^-] = 1 \times 10^{-14}$$

Un pH de 7 se conoce como neutro debido a que [H^+] y [OH^-] son iguales. Las soluciones ácidas tienen una mayor concentración del ion hidrógeno y una menor concentración del ion hidróxido que el agua pura (pH < 7.0) y las soluciones básicas poseen una menor concentración del ion hidrógeno y una mayor concentración de hidróxido (pH > 7.0).

B. Ácidos fuertes y débiles

Durante el metabolismo, el cuerpo produce varios ácidos que incrementan la concentración del ion hidrógeno de la sangre u otros líquidos corporales y tiende a disminuir el pH (tabla 4-2). Estos ácidos metabólicamente importantes pueden clasificarse como ácidos débiles o ácidos fuertes por su grado de disociación en un ion hidrógeno y una base (el componente anión). Los ácidos inorgánicos como el ácido sulfúrico (H_2SO_4) y el ácido clorhídrico (HCl) son ácidos fuertes que se disocian por completo en solución (fig. 4-6). Los ácidos orgánicos que contienen grupos del ácido carboxílico (es decir, cuerpos cetónicos del ácido acetoacético e hidroxibutírico β) son ácidos débiles que se disocian solo a un grado limitado en agua. En general, un ácido débil (AD), conocido como ácido conjugado, se disocia en un ion hidrógeno y un componente aniónico (A^-), llamado base conjugada. El nombre de un ácido no disociado termina casi siempre en "ácido -ico" (p. ej., ácido acetoacético) y el nombre del componente aniónico disociado termina en "-ato" (p. ej., acetoacetato).

La tendencia del ácido (HA) para disociarse y donar un ion hidrógeno a la solución se denota por su K_a, la constante de equilibrio para la disociación de un ácido débil (ecuación 4-4). A mayor K_a, mayor tendencia para disociar un protón.

Ecuación 4-4. La K_a de un ácido
Para la reacción,

$$HA \leftrightarrow A^- + H^+$$

$$K_a = \frac{[H^+][A^-]}{[HA]}$$

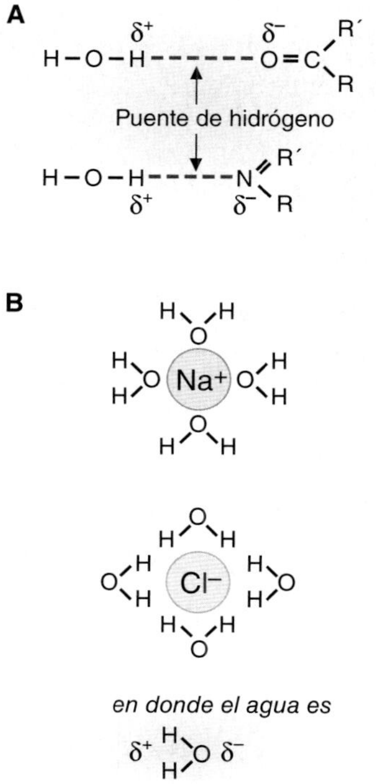

FIGURA 4-4 A. Puentes de hidrógeno entre el agua y las moléculas polares. **B.** Las capas de hidratación en derredor de los aniones y cationes. *R*, átomos adicionales.

Dianne A. tiene una diuresis osmótica. Debido a que sus concentraciones de glucosa sanguínea y cuerpos cetónicos son elevadas, estos compuestos pasan de la sangre al filtrado glomerular en los riñones y después a la orina. Como consecuencia de la elevada osmolalidad del filtrado glomerular, se excreta mucho más agua en la orina de lo habitual. Por consiguiente, tiene poliuria (volumen elevado de orina). Como resultado de la pérdida de agua de la sangre en la orina, el agua pasa del interior de la célula al espacio intersticial y a la sangre, con una deshidratación intracelular resultante. Las células deshidratadas del cerebro son incapaces de realizar sus funciones normales. Como resultado, Di se halla en coma.

$$H_2O \rightleftharpoons H^+ + OH^-$$

FIGURA 4-5 Disociación del agua.

TABLA 4-2	**Ácidos sanguíneos de una persona sana**		
ÁCIDO	**ANIÓN**	**pKₐ**	**FUENTES PRINCIPALES**
Ácido fuerte			
Ácido sulfúrico (H_2SO_4)	Sulfato (SO_4^{2-})	Disociado por completo	Sulfato de la dieta y aminoácidos que contienen S
Ácido débil			
Ácido carbónico (R–COOH)	Bicarbonato (R–COO⁻)	3.80	CO_2 del ciclo del ATC
Ácido láctico (R–COOH)	Lactato (R–COO⁻)	3.73	Glucólisis anaerobia
Ácido pirúvico (R–COOH)	Piruvato (R–COO⁻)	2.39	Glucólisis
Ácido cítrico (R–3COOH)	Citrato (R–3COO⁻)	3.13; 4.76; 6.40	Ciclo del ATC y dieta (p. ej., frutos cítricos)
Ácido acetoacético (R-COOH)	Acetoacetato (R–COO⁻)	3.62	Oxidación de ácidos grasos a cuerpos cetónicos
β-ácido hidroxibutírico (R–COOH)	β-hidroxibutirato (R–COO⁻)	4.41	Oxidación de ácidos grasos a cuerpos cetónicos
Ácido acético (R–COOH)	Acetato (R–COO⁻)	4.76	Metabolismo del etanol
Fosfato de dihidrógeno ($H_2PO_4^-$)	Fosfato de hidrógeno (HPO_4^{2-})	7.2	Fosfatos orgánicos de la dieta
Ion amonio (NH^{4+})	Amoniaco (NH_3)	9.25	Compuestos de la dieta que contienen nitrógeno

pKₐ, el pH al cual se presenta una disociación de 50%; ATC, ácido tricarboxílico.

En la ecuación de Henderson-Hasselbalch, la fórmula para la constante de disociación de un ácido débil se convierte a una ecuación logarítmica conveniente (ecuación 4-5). El término pK_a representa el logaritmo negativo de K_a. Si se conoce el pK_a de un ácido débil, se puede usar esta ecuación para calcular la proporción de la forma no protonada a la protonada en cualquier pH. A partir de esta ecuación se puede observar que un ácido débil está disociado en 50% a un pH igual de su pK_a.

Ecuación 4-5. Ecuación de Henderson-Hasselbalch

Para el ácido débil HA,

$$pH = pK_a + \log\frac{[A^-]}{[HA]}$$

La mayor parte de los ácidos carboxílicos metabólicos tiene un pK_a de 2 a 5, según sean los otros grupos de la molécula (tabla 4-2). El pK_a refleja la fuerza de un ácido. Los

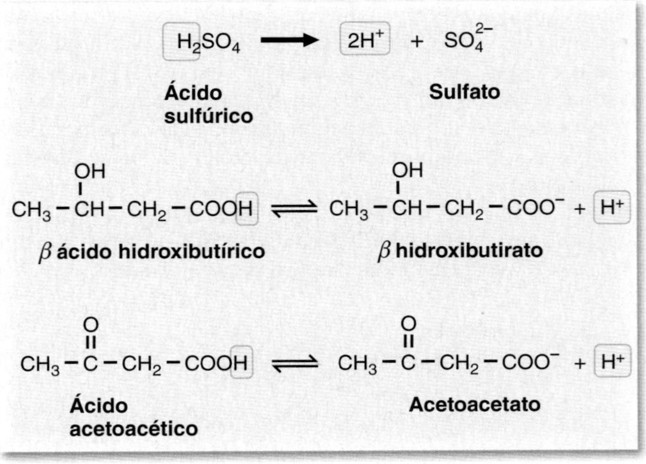

Dennis V. ingirió un número no identificado de tabletas de ácido acetilsalicílico. Este se convierte con rapidez en ácido salicílico en el cuerpo. El efecto inicial del ácido acetilsalicílico es producir una alcalosis respiratoria causada por la estimulación del centro de control respiratorio central "metabólico" en la médula. Esto aumenta la frecuencia respiratoria y la espiración de CO_2. A esto le sigue una compleja acidosis metabólica causada de manera parcial por la disociación del ácido salicílico (ácido salicílico ↔ salicilato⁻ + H⁺, pK_a = ~3.5).

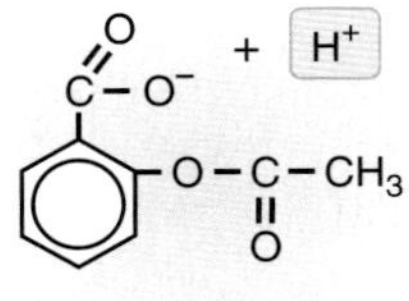

Acetilsalicilato

El salicilato también interfiere con la producción de ATP mitocondrial (actuando como desacoplador; *véase* capítulo 24) y el resultado es una generación elevada de CO_2 y acumulación de lactato (provocado por estimulación de la glucólisis; *véase* capítulo 22) y de otros ácidos orgánicos en la sangre. De manera subsecuente, el salicilato puede alterar la función renal y dar lugar a la acumulación de ácidos fuertes de origen metabólico, como los ácidos sulfúrico y fosfórico. Por lo general, los niños que ingieren cantidades tóxicas de ácido acetilsalicílico están acidóticos al momento de llegar a la sala de urgencias.

FIGURA 4-6 Disociación de ácidos. El sulfúrico es un ácido fuerte que se disocia en iones H⁺ y sulfato. Los cuerpos cetónicos del ácido acetoacético y el ácido hidroxibutírico β son ácidos débiles que se disocian de forma parcial en H⁺ y sus bases conjugadas.

ácidos con pK_a de 2 son ácidos más fuertes que aquellos con un pK_a de 5, debido a que cualquier pH está disociado en una mayor proporción.

III. Amortiguadores

Los amortiguadores, que consisten en un ácido débil y su base conjugada, permiten que una solución resista cambios en el pH cuando se adicionan los iones hidrógeno o los iones hidróxido. En la figura 4-7, el pH de una solución del ácido acético débil está graficado como una función de la cantidad de OH^- que se ha agregado. El OH^- se expresa como equivalente del ácido acético total presente en las formas disociadas y no disociadas. En el punto medio de esta curva, 0.5 equivalentes de OH^- se han añadido y la mitad del ácido conjugado está disociado, de tal forma que $[A^-]$ es igual a $[HA]$. Este punto medio se expresa en la ecuación de Henderson-Hasselbalch como el pK_a, definido como el pH al que ocurre la disociación de 50%. A medida que se agregan más iones OH^- y se mueven a la derecha de la curva, más moléculas del ácido conjugado (HA) se disocian para generar iones H^+, que se combinan con los iones OH^- adicionados para formar agua. En consecuencia, solo ocurre un aumento pequeño del pH. Si se añaden iones de hidrógeno al amortiguador a este pK_a (con desplazamiento a la izquierda del punto medio en la fig. 4-7), las moléculas de la base conjugada (A^-) se combinan con los iones hidrógeno adicionados para formar HA y casi no ocurre un descenso del pH.

Como puede observarse en la figura 4-7, un amortiguador solo puede compensar un ingreso o egreso de iones hidrógeno en aproximadamente una unidad de pH de su pK_a. Cuando el pH de una solución amortiguadora cambia a partir de un pK_a a una unidad de pH por debajo del pK_a, la relación de $[A^-]$ a HA cambia de 1:1 a 1:10. Si se agregan más iones hidrógeno, el pH descendería con rapidez debido a que la base conjugada restante es relativamente escasa. De igual manera, a una unidad de pH por arriba del pK_a de un amortiguador, se mantiene relativamente menos ácido no disociado. Los amortiguadores más concentrados son más eficaces, tan solo porque contienen un número total mayor de moléculas de amortiguador por unidad de volumen que se puede disociar o recombinar con los iones hidrógeno.

IV. Ácidos metabólicos y amortiguadores

Una tasa promedio de actividad metabólica produce alrededor de 22 000 miliequivalentes (mEq) de ácido por día. Si todo este ácido se disolviera en los líquidos corporales no amortiguados, su pH podría ser < 1. Sin embargo, el pH de la sangre es de 7.36 a 7.44 y el pH intracelular alrededor de 7.1 (6.9 a 7.4). El amplio espectro de pH extracelular

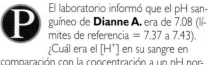

El laboratorio informó que el pH sanguíneo de **Dianne A.** era de 7.08 (límites de referencia = 7.37 a 7.43). ¿Cuál era el $[H^+]$ en su sangre en comparación con la concentración a un pH normal de 7.4?

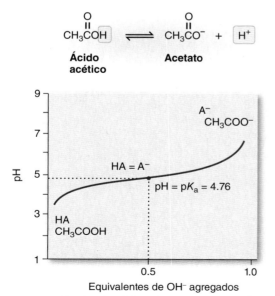

FIGURA 4-7 Curva de titulación del ácido acético. HA, ácido débil; pK_a, el pH al cual se presenta 50% de disociación.

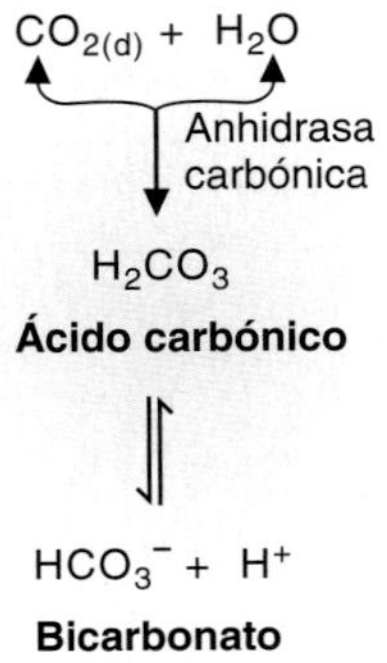

$$CO_{2(d)} + H_2O$$

Anhidrasa
carbónica

$$H_2CO_3$$
Ácido carbónico

$$HCO_3^- + H^+$$
Bicarbonato

FIGURA 4-8 Sistema amortiguador de bicarbonato. $CO_{2(d)}$ se refiere al dióxido de carbono disuelto en agua y no al estado gaseoso.

La presión parcial de CO_2 ($Paco_2$) en la sangre arterial de **Dianne A.** era de 28 mm Hg (rango de referencia 37 a 43 mm Hg), y su nivel de bicarbonato sérico era de 8 mEq/L (rango de referencia 24 a 28 mEq/L). Los niveles elevados de cuerpos cetónicos habían producido cetoacidosis, y ella estaba exhalando mayores cantidades de CO_2 respirando profunda y frecuentemente (respiración Kussmaul) para compensar. ¿Por qué ocurre esto? Los cuerpos cetónicos son ácidos débiles que se disocian parcialmente, aumentando los niveles de H^+ en la sangre y en el líquido intersticial que rodea el centro respiratorio "metabólico" en el hipotálamo que controla la frecuencia respiratoria. Un descenso del pH provoca un aumento de la frecuencia respiratoria. El bicarbonato se combina con los protones, formando H_2CO_3, con lo que disminuyen los niveles de bicarbonato. El H_2CO_3 se convierte en CO_2 y H_2O, lo que aumenta la concentración de CO_2, que se exhala. El aumento de la concentración de CO_2 aumenta la frecuencia respiratoria, provocando un descenso de la presión parcial de CO_2 arterial ($Paco_2$). Como muestra el bajo pH de la sangre arterial de **Dianne A.**, de 7.08, la respiración Kussmaul no pudo compensar totalmente la tasa elevada de producción de cuerpos cetónicos ácidos.

De la inspección se puede afirmar que el $[H^+]$ es mayor de lo normal, pero menos de 10 veces mayor. Un cambio de 10 veces del $[H^+]$ cambia el pH en una unidad. Para **Dianne A.**, el pH de 7.08 = $-\log[H^+]$ y por lo tanto su $[H^+]$ es de $1 \times 10^{-7.08}$. Para calcular el $[H^+]$, se expresa -7.08 como $-8 + 0.92$. El antilogaritmo para la base 10 de 0.92 es 8.3. En consecuencia, el $[H^+]$ es 8.3×10^{-8} en comparación con 4.0×10^{-8} a pH 7.4, o ligeramente más del doble del valor normal.

sobre el que pueden mantenerse las funciones metabólicas en el hígado, el latido del corazón y la conducción de los impulsos nerviosos es de 6.8 a 7.8. Por consiguiente, hasta que el ácido producido en el metabolismo pueda excretarse como CO_2 en el aire exhalado y como iones en la orina, debe estar amortiguado en los líquidos corporales. Los principales sistemas de amortiguación en el cuerpo son el sistema de bicarbonato-ácido carbónico, el cual opera sobre todo en el LEC; el sistema amortiguador de hemoglobina (Hb) en los eritrocitos; el sistema de amortiguador de fosfato en todos los tipos de células, y el sistema amortiguador de las proteínas de las células y el plasma.

A. Sistema amortiguador de bicarbonato

La principal fuente de ácido metabólico en el cuerpo es el gas CO_2, producido en particular por la oxidación del combustible en el ciclo del ácido tricarboxílico (ATC). Bajo condiciones metabólicas normales, el cuerpo genera más de 13 mol de CO_2 por día (aproximadamente 0.5 a 1 kg). El CO_2 se disuelve en agua y reacciona con ella para producir ácido carbónico, H_2CO_3, una reacción acelerada por la enzima anhidrasa carbónica (fig. 4-8). El ácido carbónico es un ácido débil que se disocia de manera parcial en H^+ y el anión bicarbonato, HCO_3^-.

El ácido carbónico es el principal ácido producido por el cuerpo y su propio amortiguador. El pK_a del ácido carbónico mismo es solo de 3.8, por lo que el pH en la sangre es de 7.4 y está disociado casi por completo y en teoría es incapaz de amortiguar y generar bicarbonato. Sin embargo, el ácido carbónico puede reponerse a partir del CO_2 en los líquidos corporales y del aire debido a que la concentración de CO_2 en los líquidos corporales es casi 400 veces mayor que la del ácido carbónico. Dado que se agrega la base y se sustrae el H^+, el H_2CO_3 se disocia en iones hidrógeno y bicarbonato y el CO_2 disuelto reacciona con H_2O para restituir el H_2CO_3 (fig. 4-8). El CO_2 disuelto está en equilibrio con el CO_2 en el aire en los alveolos de los pulmones, y de esta manera la disponibilidad de CO_2 se puede incrementar o reducir por un ajuste en la frecuencia respiratoria y la cantidad de CO_2 espirado. De esta manera, el pK_a del sistema amortiguador del bicarbonato en el cuerpo combina la K_h (la constante de hidratación para la reacción de agua y CO_2 para formar H_2CO_3) con el pK_a químico para obtener una versión modificada de la ecuación de Henderson-Hasselbalch (ecuación 4-6). Para usar los términos de los componentes sanguíneos medidos en la sala de urgencias, el CO_2 disuelto se expresa como una fracción de la presión parcial de CO_2 en la sangre arterial, $Paco_2$. El pK_a para la disociación del anión bicarbonato (HCO_3^-) en H^+ y carbonato (CO_3^{2+}) es de 9.8; por lo tanto, solo pequeñas cantidades de carbonato existen en los líquidos corporales.

Ecuación 4-6. Ecuación de Henderson-Hasselbalch para el sistema amortiguador de bicarbonato

$$pH = pK_a + \log\frac{[HCO_3^-]}{[H_2CO_3]}$$

El $pK_a = 3.5$, por lo tanto

$$pH = 3.5 + \log\frac{[HCO_3^-]}{[H_2CO_3]}$$

$[H_2CO_3]$ se calcula mejor como $[CO_2]_d/400$, donde $[CO_2]_d$ es la concentración del CO_2 disuelto, así al sustituir este valor de $[H_2CO_3]$, se obtiene

$$pH = 3.5 + \log 400 + \log\frac{[HCO_3^-]}{[CO_2]_d}$$

o

$$pH = 6.1 + \log\frac{[HCO_3^-]}{[CO_2]_d}$$

Debido a que solo 3% del CO_2 gaseoso está disuelto, $[CO_2]_d = 0.03 \, P_{aco_2}$, por lo tanto

$$pH = 6.1 + \log\frac{[HCO_3^-]}{0.03 \, P_{aco_2}}$$

El HCO_3^- se expresa como miliequivalentes por mililitro (mEq/mL) y la P_{aco_2} como milímetros de mercurio (mm Hg).

B. Bicarbonato y hemoglobina en los eritrocitos

El sistema amortiguador de bicarbonato y hemoglobina en los eritrocitos coopera en la amortiguación de la sangre y el transporte de CO_2 a los pulmones. La mayoría del CO_2 producido en el metabolismo tisular en el ciclo del ATC se difunde en el líquido intersticial y en el plasma sanguíneo y luego en los eritrocitos (fig. 4-9, círculo 1). Aunque no puede encontrarse anhidrasa carbónica en el plasma sanguíneo o el líquido intersticial, los eritrocitos contienen grandes cantidades de esta enzima y el CO_2 se convierte con rapidez en ácido carbónico (H_2CO_3) dentro de estas células (fig. 4-9, círculo 2). Como el ácido carbónico (fig. 4-9, círculo 3) se disocia, el H^+ liberado también se amortigua mediante la combinación con hemoglobina (fig. 4-9, círculo 4). La cadena lateral del aminoácido histidina en la hemoglobina tiene un pK_a de 6.7 y de esta manera es capaz de aceptar un protón. El anión bicarbonato se transporta fuera de los eritrocitos en la sangre en intercambio con aniones cloruro y de esta manera el bicarbonato está relativamente elevado en el plasma (fig. 4-9, círculo 5) (tabla 4-1).

A medida que los eritrocitos se aproximan a los pulmones, se revierte la dirección del equilibrio. El CO_2 se libera de los eritrocitos y se produce más ácido carbónico para disociarse en CO_2 y agua y más iones de hidrógeno para combinarse con el bicarbonato. La hemoglobina pierde algunos iones hidrógeno, una característica que permite que se una al oxígeno con mayor rapidez (cap. 7). De esta manera, el sistema amortiguador del bicarbonato está unido de manera estrecha al suministro de oxígeno a los tejidos.

El bicarbonato y el ácido carbónico, que se difunden a través de la pared capilar desde la sangre hacia el líquido intersticial, proporcionan un mejor amortiguador, tanto para el plasma como para el líquido intersticial. Sin embargo, la sangre difiere del líquido intersticial en que contiene un elevado contenido de proteínas extracelulares, como la

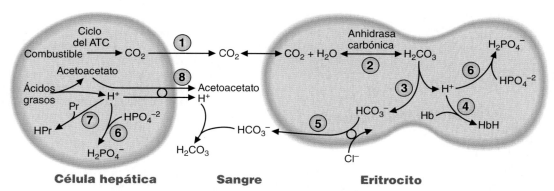

FIGURA 4-9 Sistemas de amortiguación del cuerpo. El CO_2 producido a partir del metabolismo celular se convierte en bicarbonato e H^+ en los eritrocitos. Dentro de estos, la hemoglobina (Hb) y el fosfato (HPO_4^{2-}) (círculos 4 y 6) amortiguan al H^+. El bicarbonato se transporta a la sangre como amortiguador del H^+ generado por la producción de otros ácidos metabólicos, como la cetona del ácido acetoacético corporal (círculo 5). Otras proteínas (Pr) también sirven como amortiguadores intracelulares. Los números se refieren a lo que se expone en el texto. ATC, ácido tricarboxílico.

Tanto **Dianne A.** como **Percy V.** hiperventilaban cuando llegaron a la sala de urgencias: **Dianne A.** en respuesta a su acidosis metabólica primaria y **Percy V.** en respuesta a la ansiedad. La hiperventilación elevó el pH sanguíneo en ambos casos. En **Dianne A.** se contrarrestó de manera parcial la acidosis y en **Percy V.** se produjo una alcalosis respiratoria (pH sanguíneo arterial elevado de manera anormal).

albúmina, que contribuye a su capacidad de amortiguar a través de las cadenas laterales de los aminoácidos que son capaces de recibir y donar protones. El contenido de proteína del líquido intersticial es demasiado bajo para servir como amortiguador eficaz.

C. pH intracelular

Los aniones fosfato y las proteínas son los principales amortiguadores que intervienen en la conservación de un pH constante del LIC. El anión fosfato inorgánico $H_2PO_4^-$ se disocia para generar H^+ y la base conjugada, HPO_4^{2-}, con un pK_a de 7.2 (fig. 4-9, círculo 6). De esta manera, el anión fosfato tiene una función principal como un amortiguador intracelular en los eritrocitos y en otros tipos de células, en los cuales su concentración es mucho mayor que en la sangre y el líquido intersticial (tabla 4-1, LEC). Los aniones fosfato orgánicos como la glucosa 6-fosfato y el ATP también actúan como amortiguadores. El LIC posee un alto contenido de proteínas que contienen histidina y otros aminoácidos que pueden captar protones en una forma similar a la hemoglobina (fig. 4-9, círculo 7).

El transporte de iones hidrógeno fuera de la célula también es importante para el mantenimiento de un pH intracelular constante. El metabolismo produce otros ácidos diversos, además del CO_2. Por ejemplo, los ácidos metabólicos del ácido acetoacético y el β-ácido hidroxibutírico son producidos por la oxidación del ácido graso a cuerpos cetónicos en el hígado y el ácido láctico se produce por glucólisis en el músculo y otros tejidos. El pK_a de la mayor parte de los ácidos carboxílicos metabólicos es < 5, de tal manera que estos ácidos están disociados por completo en el pH de la sangre y el líquido celular. Los aniones metabólicos se transportan fuera de la célula junto con el H^+ (fig. 4-9, círculo 8). Si la célula se vuelve demasiado ácida, más H^+ se desplaza hacia fuera en intercambio con iones Na^+ por un transportador diferente. Si la célula se vuelve demasiado alcalina, más bicarbonato se moviliza hacia fuera en intercambio con iones Cl^-.

D. Iones de hidrógeno, amonio y fosfato urinarios

El ácido no volátil que se produce en el metabolismo del organismo no puede excretarse como CO_2 espirado y se elimina en la orina. La mayor parte del ion hidrógeno ácido no volátil se excreta como ácido no disociado que, por lo general, amortigua el pH urinario entre 5.5 y 7.0. Un pH de 5.0 es el pH urinario mínimo. La secreción del ácido incluye ácidos inorgánicos como iones de fosfato y amonio, así como también ácido úrico, ácidos dicarboxílicos y del ATC como el ácido cítrico (tabla 4-2). Una de las principales fuentes de ácido no volátil en el organismo es el ácido sulfúrico (H_2SO_4). El ácido sulfúrico se genera en los compuestos que contienen azufre ingeridos en los alimentos y se obtiene a partir del metabolismo de los aminoácidos que contienen azufre, cisteína y metionina. Es un ácido fuerte que está disociado en H^+ y el anión sulfato (SO_4^-) en la sangre y la orina (fig. 4-6). La excreción urinaria de $H_2PO_4^-$ ayuda a eliminar el ácido. Para mantener la homeostasis metabólica, debe eliminarse la misma cantidad de fosfato en la orina que se ingiere con los alimentos como aniones fosfato o fosfatos orgánicos como fosfolípidos. Que el fosfato esté presente en la orina como $H_2PO_4^-$ o HPO_4^- depende del pH urinario y el pH de la sangre.

Los iones amonio son ácidos disociados que forman la base conjugada, amoniaco y los iones hidrógeno. ¿Cuál es la forma presente en la sangre?, ¿y en la orina?

Los iones amonio son los principales contribuyentes para la amortiguación del pH urinario, pero no del pH sanguíneo. El amoniaco (NH_3) es una base que se combina con protones para producir iones amonio (NH_4^+) ($NH_3 + H^+ \leftrightarrow NH_4^+$), una reacción que ocurre con un pK_a de 9.25. El amoniaco se produce por el catabolismo de aminoácidos o se absorbe a través del intestino y se mantiene a muy bajas concentraciones en la sangre, debido a que es tóxico para los tejidos neurales. Las células renales generan NH_4^+ y lo excretan en la orina en proporción con la acidez (concentración de protones) de la sangre. Conforme las células tubulares renales transportan H^+ en la orina, regresan aniones de bicarbonato a la sangre.

E. Ácido clorhídrico

El ácido clorhídrico (HCl), también llamado ácido gástrico, lo secretan las células parietales del estómago en la luz del estómago, en donde la fuerza ácida desnaturaliza las proteínas ingeridas con lo que pueden degradarse por las enzimas digestivas. Cuando el contenido del estómago se libera en la luz del intestino delgado, el ácido gástrico se neutraliza por acción del bicarbonato que secretan las células del páncreas y las células del recubrimiento intestinal.

COMENTARIOS CLÍNICOS

Dianne A. tiene diabetes mellitus tipo 1. Debido a que las células beta de su páncreas tienen una capacidad muy limitada para sintetizar y secretar insulina, ella mantiene sus concentraciones de insulina mediante inyecciones subcutáneas (bajo la piel) de insulina a lo largo del día. Si sus niveles de insulina descienden demasiado, continúa en una condición similar al estado de ayuno aunque ingiera alimentos (caps. 2 y 3). Los ácidos grasos libres salen de los adipocitos (células grasas) y el hígado los convierte en los cuerpos cetónicos ácido acetoacético y β-ácido hidroxibutírico. Estos compuestos son ácidos débiles que se disocian para producir aniones (acetoacetato y β-hidroxibutirato, respectivamente) y iones hidrógeno, con lo que disminuye su pH sanguíneo y celular por debajo del parámetro normal. Dado que estos ácidos se acumulan en la sangre, se desarrolla una acidosis metabólica conocida como cetoacidosis diabética (CAD).

Una vez que se presenta la CAD, hasta que no se administre insulina para revertir esta tendencia, operan varios mecanismos compensatorios para minimizar la extensión de la acidosis. Uno de estos mecanismos es una estimulación del centro respiratorio en el hipotálamo inducido por la acidosis, lo que resulta en una respiración más profunda y frecuente (respiración de Kussmaul). El CO_2 se exhala con mayor rapidez de lo normal y se eleva el pH de la sangre hasta el nivel normal. Los resultados de los estudios de laboratorio de **Dianne A.** en la sala de urgencias fueron consistentes con una CAD de moderada gravedad. El pH de la sangre arterial y el bicarbonato fueron bajos y los cuerpos cetónicos estuvieron presentes en la sangre y la orina (en condiciones normales, los cuerpos cetónicos no están presentes en la orina). Además, su concentración de glucosa sanguínea fue de 648 mg/dL (límites de referencias = 70 a 110 mg/dL en ayuno y no superior de 200 mg/dL en una muestra sanguínea aleatoria). Su hiperglucemia, que induce una diuresis osmótica, contribuyó a la deshidratación y la hiperosmolalidad de los líquidos corporales.

El tratamiento se inició con soluciones salinas por vía intravenosa para remplazar los líquidos perdidos con la diuresis osmótica y la hiperventilación. La diuresis osmótica resulta del elevado volumen de agua urinario necesario para diluir la gran cantidad de glucosa y cuerpos cetónicos excretados en la orina. La hiperventilación elevó el agua de la respiración perdida con el aire espirado. Se administró una dosis de carga de insulina regular en forma de bolo, seguido de la administración de insulina adicional como un goteo continuo intravenoso. Se vigiló de modo estrecho la respuesta metabólica del paciente al tratamiento.

Dennis V. se mantuvo alerta en la sala de urgencias. Mientras aguardaba el reporte de su concentración de salicilato sérico, su estómago fue lavado y se encontraron varias tabletas blancas en el aspirado del estómago. Se lo valoró de manera repetida y no se mostraron síntomas iniciales de toxicidad por salicilatos, como estimulación respiratoria, malestar abdominal superior, náusea o cambio en el estado mental.

Se informó una concentración sérica de salicilato de 92 μg/mL (el nivel habitual en un adulto que recibe dosis terapéuticas de 4 a 5 g/día es de 120 a 350 μg/mL y un nivel de 800 μg/mL se considera potencialmente letal). Fue admitido para observación por toda la noche y continuó estable. La concentración sérica de salicilato en la mañana siguiente fue de 24 μg/mL. Egresó más tarde ese día.

En la sala de urgencias, **Percy V.** se quejó de ligera cefalea y de "alfileres y agujas" (parestesias) en las manos y alrededor de los labios. Estos síntomas resultaron de un aumento de la respiración, en este caso a través del sistema de control respiratorio "conductual" más que del "metabólico" (como se observa en **Dianne A.** cuando sufrió cetoacidosis diabética). En el caso de **Percy V.**, el sistema conductual se activó por la ansiedad que produjo el posible envenenamiento de su nieto. La hiperventilación alveolar le provocó un descenso de la $Paco_2$ por debajo del rango normal de 37 a 43 mm Hg. La alcalemia causó los síntomas neurológicos. Después de indicarle que su nieto estaría bien, se le solicitó a **Percy V.** que respirara con lentitud en una pequeña bolsa de papel colocada alrededor de la nariz y la boca, de tal forma que reinhalara el CO_2 exhalado a través de la hiperventilación. En un lapso de 20 min desaparecieron los síntomas.

La diabetes mellitus se diagnostica por la concentración de glucosa plasmática (plasma es la fracción líquida de la sangre a la cual se le han removido sus elementos celulares por centrifugación). Debido a que aumenta por lo regular la glucosa sanguínea después de una comida, los límites normales de referencia y el nivel diagnóstico se definen en relación con el tiempo de consumo del alimento, o el consumo de una cantidad específica de glucosa durante una prueba oral de tolerancia a la glucosa. Después del ayuno de toda la noche, los valores de la glucosa plasmática en ayuno < 100 mg/dL se consideran normales y los valores > 126 mg/dL como diabetes mellitus. Las concentraciones de glucosa plasmática en ayuno ≥ 100 y < 126 mg/dL definen un problema intermedio llamado glucosa en ayuno alterada o prediabetes. Las cantidades de glucosa plasmática normal aleatoria (aleatorio se define como cualquier momento del día sin relación con la hora desde la última comida) no deben ser > 200 mg/dL. En los sujetos normales por lo general no aumenta la glucosa sanguínea > 140 mg/dL, incluso después de comer. Una concentración de glucosa plasmática posprandial de dos horas (después de una comida o una carga de glucosa) entre 140 y 199 mg/dL define una anomalía conocida como tolerancia a la glucosa alterada o prediabetes, en la que una cifra > 200 mg/dL se considera diabetes mellitus franca. La diabetes mellitus también se diagnostica por la medición de los valores de hemoglobina A_{1C} (HbA_{1C}), que es una medida de la hemoglobina glucosilada en los eritrocitos. Esta es una reacción no enzimática que es dependiente de la concentración de glucosa, de tal manera que a medida que aumenta la concentración de glucosa, también lo hacen las cantidades de la HbA_{1c}. Las proporciones normales de HbA_{1c} son de 4 a 5.6% de la hemoglobina total y un valor ≥ 6.5% de HbA_{1c} define la diabetes mellitus, mientras que los valores entre 5.7 y 6.4% indican un mayor riesgo de diabetes.

R El pK_a para la disociación de iones amonio es de 9.25. Por lo tanto, la forma del ácido conjugado sin disociar, NH_4^+, predomina a un pH fisiológico de 7.4 y un pH urinario de 5.5 a 7.0. El amoniaco es una base conjugada inusual debido a que no es un anión.

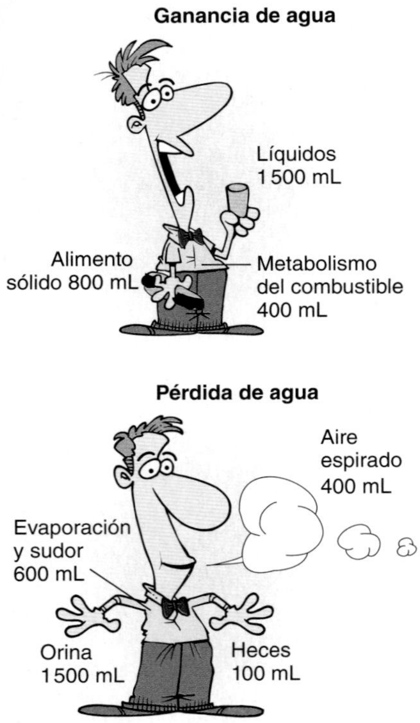

Ganancia de agua

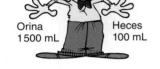

Líquidos
1 500 mL

Alimento
sólido 800 mL

Metabolismo
del combustible
400 mL

Pérdida de agua

Aire
espirado
400 mL

Evaporación
y sudor
600 mL

Orina
1 500 mL

Heces
100 mL

FIGURA 4-10 Homeostasis del líquido corporal (el equilibrio de agua corporal es constante). La ingesta depende de la disponibilidad de líquidos y alimento, la sed, el hambre y la capacidad para deglutir. La frecuencia respiratoria y los volúmenes de evaporación y urinario influyen en la pérdida de agua. El cuerpo ajusta la excreción del volumen urinario para compensar las variaciones en otros tipos de pérdida de agua y las variaciones de la ingesta. Las hormonas aldosterona y antidiurética (ADH) ayudan a regular el volumen de sangre y la osmolalidad a través de mecanismos que controlan la sed, así como el equilibrio de sodio y agua.

COMENTARIOS BIOQUÍMICOS

 Agua corporal y deshidratación. La deshidratación o pérdida de agua ocurre cuando la ingesta de sal y agua es menor que los ritmos renales y extrarrenales combinados de pérdida de volumen (fig. 4-10). En un verdadero estado hipovolémico, el agua corporal total, el volumen funcional del líquido extracelular (LEC) y el volumen de líquido intracelular (LIC) están disminuidos. Una de las causas de la hipovolemia es un consumo de agua insuficiente para restablecer el volumen de excreción diario (conservación de la homeostasis de líquido). La cantidad de agua perdida por los riñones se determina por la cantidad de agua necesaria para diluir los iones, ácidos y otros solutos eliminados. Tanto la excreción del soluto urinario como la pérdida de agua en el aire exhalado, que contiene casi 400 mL/día, ocurren durante el ayuno, así como durante los periodos de ingestión normal de alimento. Por consiguiente, las personas perdidas en el desierto o los náufragos continúan con la pérdida de agua en el aire y la orina, además de la pérdida de agua a través de la piel y las glándulas sudoríparas. Los pacientes comatosos y los debilitados e incapaces de deglutir tampoco dejan de perder agua y se deshidratan. La anorexia (pérdida de apetito), como en el caso de **Percy V.** durante su depresión (caps. 1 y 3), puede ocasionar deshidratación debido a que la ingestión es una fuente de líquido. Las lesiones cerebrales que provocan una pérdida de la sed también pueden causar deshidratación.

También la deshidratación puede ocurrir de manera secundaria a la pérdida excesiva de agua a través de los riñones, pulmones y piel. La excesiva pérdida renal puede ser el resultado de una alteración de la función del riñón o una respuesta alterada por las hormonas que regulan el equilibrio de agua (es decir, hormona antidiurética [ADH] y aldosterona). Sin embargo, en individuos como **Dianne A.**, que tienen una función renal normal, es posible la deshidratación como respuesta al agua de dilución de las altas concentraciones de cuerpos cetónicos, glucosa y otros solutos excretados en la orina (diuresis osmótica). Si la pérdida de agua urinaria se asocia con una acidosis, sobreviene hiperventilación y ello aumenta el agua perdida en el aire espirado. La pérdida de agua en el aire exhalado (pérdida de agua pulmonar) puede ocurrir como efecto de una traqueotomía o una lesión cerebral. Una pérdida excesiva de agua y electrolitos a través de la piel puede ser resultado de quemaduras extensas.

La pérdida de agua gastrointestinal también puede ocasionar deshidratación. Se secretan alrededor de 8 a 10 L de líquido por día en la luz intestinal. En condiciones normales, más de 90% de este líquido se reabsorbe en los intestinos. El porcentaje resorbido puede reducirse por el vómito, diarrea, drenaje de contenido gástrico o pérdida de agua en los tejidos que circundan al intestino a través de fístulas intestinales.

Los síntomas de la deshidratación leve o moderada pueden incluir un aumento de sed, sequedad de boca, somnolencia, disminución de la diuresis a una orina más concentrada (amarilla), dolor de cabeza, piel seca, mareos y una menor capacidad de generar lágrimas. Los síntomas pueden progresar rápidamente hasta una deshidratación grave que provoque ausencia de diuresis, incapacidad de caminar o estar de pie con normalidad, hipotensión ortostática, aceleración del ritmo cardiaco, fiebre, letargo o confusión, choque e incluso coma.

CONCEPTOS CLAVE

- ◆ Casi 60% del peso corporal es agua.
- ◆ El agua está distribuida entre los compartimentos de los líquidos intracelular y extracelular (líquidos intersticiales, sangre, linfa).
- ◆ Debido a que el agua es una molécula dipolar con una distribución de electrones entre los átomos de hidrógeno y oxígeno, forma puentes de hidrógeno con otras moléculas polares y actúa como un solvente.
- ◆ Muchos de los compuestos producidos en el cuerpo y disueltos en agua contienen grupos químicos que actúan como ácidos o bases, con liberación o captación de iones hidrógeno.
- ◆ El contenido de iones hidrógeno y la cantidad de agua corporal están controlados para mantener la homeostasis, un medio ambiente constante para las células.
- ◆ El pH de una solución es el logaritmo negativo de su concentración de iones hidrógeno.
- ◆ Los ácidos liberan iones hidrógeno; las bases captan iones hidrógeno.

◆ Los ácidos fuertes se disocian por completo en agua, en tanto que solo un pequeño porcentaje de las moléculas totales de un ácido débil se disocia.

◆ La constante de disociación de un ácido débil se designa como K_a.

◆ La ecuación de Henderson-Hasselbalch define la relación entre el pH de una solución, la K_a del ácido y la extensión de la disociación del ácido.

◆ Un amortiguador, una mezcla de un ácido no disociado y su base conjugada, resiste los cambios de pH cuando se añaden H^+ u OH^-.

◆ Los amortiguadores trabajan mejor dentro de los límites de una unidad de pH, por arriba o debajo del pK_a del amortiguador, cuando el pK_a es el logaritmo negativo de la K_a.

◆ El metabolismo normal genera ácidos metabólicos (lactato, cuerpos cetónicos), ácidos inorgánicos (ácido sulfúrico, ácido clorhídrico) y dióxido de carbono.

◆ El dióxido de carbono reacciona con el agua para formar ácido carbónico, el cual se disocia para formar bicarbonato y un protón.

◆ Los amortiguadores fisiológicos incluyen al bicarbonato, fosfato y proteína de hemoglobina.

◆ Las enfermedades revisadas en este capítulo se describen en la tabla 4-3.

TABLA 4-3   Enfermedades revisadas en el capítulo 4

ENFERMEDAD O ALTERACIÓN	GENÉTICA O AMBIENTAL	COMENTARIOS
Diabetes tipo I	Ambas	La falta de producción de insulina produce diabetes tipo I. Una consecuencia de la diabetes tipo I no tratada es la polidipsia (aumento en la sed), poliuria (incremento en la orina) y cetoacidosis (concentraciones elevadas de cuerpos cetónicos en la sangre).
Sobredosis de salicilatos	Ambiental	Efectos complejos sobre el centro respiratorio y el metabolismo básico que producen alteraciones en el tratamiento acidobásico, entre otros efectos. Provoca alteración de la función renal.
Hiperventilación	Ambiental	Efectos complejos sobre el centro respiratorio y el tratamiento acidobásico. Produce una alcalosis respiratoria.

PREGUNTAS DE REVISIÓN: CAPÍTULO 4

1. Un paciente intenta suicidarse ingiriendo 50 tabletas de ácido acetilsalicílico. Esto lo llevó a acidosis metabólica grave. ¿Cuál de los siguientes cambios en la concentración iónica acompañaría a la disminución del pH sanguíneo de 7.5 a 6.5?
   A. Aumento de 10 veces en la concentración de iones de hidrógeno.
   B. Un aumento de 10 veces en las concentraciones de iones hidroxilo.
   C. Un aumento en la concentración de iones de hidrógeno por un factor de 7.5/6.5.
   D. Una disminución en la concentración de iones de hidrógeno por un factor de 6.5/7.5.
   E. Un cambio en la concentración de aniones amortiguadores, sin cambio en la concentración de iones de hidrógeno.

2. Un estudiante de medicina está intentando comprender el sistema de amortiguación del cuerpo humano y ha hecho el siguiente experimento en el laboratorio para que lo ayude a comprender. Considere una reacción bioquímica que se está llevando a cabo en un amortiguador 0.1 M. El pH inicial es de 7.4 y el pK_a del amortiguador es de 7.2. Si en un volumen de reacción final de 1.0 mL, se generan 10 µmol de protones, ¿cuál sería el pH final de la solución?
   A. 7.59
   B. 7.25
   C. 7.22
   D. 7.20
   E. 7.15

3. Un paciente con una enteropatía (enfermedad intestinal) produjo grandes cantidades de amoniaco (NH_3) por un crecimiento bacteriano excesivo en el intestino. El amoniaco se absorbió a través del intestino en la vena porta y entró a la circulación. ¿Cuál de los siguientes es probablemente la consecuencia de la absorción del amoniaco?
   A. Disminución del pH sanguíneo.
   B. Conversión del amoniaco en ion amonio en la sangre.
   C. Disminución de la concentración de bicarbonato en la sangre.
   D. Respiración de Kussmaul.
   E. Mayor espiración de CO_2.

4. ¿Cuál de las siguientes condiciones fisiológicas/patológicas es más probable que produzca alcalosis, dado que el organismo no podría compensar por completo?

A. Producción de ácido láctico por los músculos durante el ejercicio.

B. Producción de cuerpos cetónicos por los pacientes con diabetes mellitus.

C. Vómito repetido de los contenidos del estómago, incluido el HCl.

D. Diarrea con pérdida de iones bicarbonato secretados en el intestino.

E. Una infección que produce fiebre e hipercatabolismo.

5. En las pruebas de laboratorio de la orina de un paciente se identificó la presencia de metilmalonato ($^-$OOC–CH(CH$_3$)–COO$^-$). ¿Cuál de los siguientes describe mejor al metilmalonato?

A. Un ácido fuerte

B. Una base conjugada de un ácido débil

C. Está 100% disociado a su pK_a

D. Está 50% disociado al pH de la sangre

E. Es un amortiguador intracelular principal

6. Un paciente con influenza tiene fiebre de 38.7 °C de temperatura oral. El exceso de calor se disipa en el cuerpo por medio de una sustancia que se puede describir mejor con una de las opciones siguientes:

A. Es una molécula dipolar.

B. Está compuesta principalmente de aminoácidos.

C. Es un ácido débil.

D. Es una base débil.

E. Está compuesta principalmente de carbohidratos.

7. Un paciente con hipertensión está siendo tratado con hidroclorotiazida, un diurético que puede provocar cierta deshidratación y desequilibrios electrolíticos intracelulares mayores. ¿Cuál de los siguientes electrolitos podrían estar en desequilibrio en estas condiciones?

A. Na$^+$

B. K$^+$

C. Cl$^-$

D. HCO$_3^-$

E. H$_2$O

8. Un paciente con ataques de pánico e hiperventilación está en alcalosis respiratoria. El exceso de iones hidróxido se puede compensar con uno de los siguientes amortiguadores, el cual tiene la mayor capacidad de amortiguar y acercar el pH a lo normal:

A. Ácido carbónico

B. Fosfato de dihidrógeno

C. Ion amoniaco

D. Ácido acetoacético

E. Ácido acético

9. Un paciente está cercano a la CAD. ¿Cuál de las siguientes opciones se esperaría que tuviera el paciente en la exploración?

A. Exceso de líquido en los tejidos de la extremidad inferior.

B. Aumento de la frecuencia respiratoria.

C. Glucosa sanguínea baja.

D. Disminución de la frecuencia respiratoria.

E. Disminución de la diuresis como un intento de conservar agua.

10. Un paciente con anemia grave (reducción en el número de eritrocitos en la circulación) tiene una menor capacidad de usar el sistema amortiguador de bicarbonato para ayudar a mantener el pH sanguíneo en el valor normal. ¿Cuál de los siguientes describe mejor el motivo de esta disminución de su capacidad?

A. La cantidad total de anhidrasa carbónica plasmática está disminuida en la anemia.

B. La cantidad total de anhidrasa carbónica plasmática está aumentada en la anemia.

C. La cantidad total de anhidrasa carbónica en los eritrocitos está disminuida en la anemia.

D. La cantidad total de anhidrasa carbónica en los eritrocitos está aumentada en la anemia.

E. La cantidad total de anhidrasa carbónica en el líquido intersticial está disminuida.

F. La cantidad total de anhidrasa carbónica en el líquido intersticial está aumentada.

11. El agua es el disolvente de la vida y, sin embargo, solo se disocia en pequeña medida. ¿Cuál es el pK_a del agua?

A. 0.5

B. 3.5

C. 7.0

D. 10.7

E. 15.7

12. El aminoácido glicina se ha utilizado como amortiguador en numerosos experimentos bioquímicos. La glicina contiene dos grupos ionizables, uno con un pK_a de 2.34 y el otro con un pK_a de 9.60. ¿La glicina sería un amortiguador eficaz a cuál de los siguientes valores de pH?

A. 4.0

B. 6.0

C. 8.0

D. 9.0

E. 11.0

13. Considere un amortiguador que tiene un grupo amino libre (X-NH$_2$) con un pK_a de 8.5. Si el amortiguador está presente a una concentración de 0.1 M, ¿qué porcentaje del amortiguador está en forma ácida a pH 8.0?

A. 25

B. 50

C. 60

D. 75

E. 90

14. La principal fuente de ácido metabólico en el cuerpo es el dióxido de carbono debido a su capacidad de ser convertido enzimáticamente en ¿cuál de los siguientes?

A. Ácido clorhídrico

B. Ácido sulfúrico

C. Ácido acetoacético

D. Ácido carbónico

E. Ácido butírico

15. La histidina es un aminoácido con tres grupos ionizables, uno de los cuales tiene un pK_a de 6.0. Este grupo, cuando está protonado, tiene una carga positiva. Si este grupo ionizable, dentro de una proteína, forma una interacción iónica con un grupo cargado negativamente, ¿qué predecirías que ocurriría con el pK_a del grupo ionizable de la histidina?

A. Aumentar

B. Disminuiría

C. Se mantiene igual

RESPUESTAS A LAS PREGUNTAS DE REVISIÓN

1. **La respuesta es A.** El pH es el logaritmo negativo de la concentración de iones de hidrógeno [H^+]. Por lo tanto, a un pH de 7.5 [H^+] es de $10^{-7.5}$, y a un pH de 6.5 es de $10^{-6.5}$. El [H^+] ha cambiado por un factor de $10^{-6.5}/10^{-7.5}$, lo cual es 10^1, o 10. Cualquier disminución de 1 unidad de pH es un aumento de 10 veces de [H^+], o una disminución de 10 veces de [OH^-]. Ha habido un cambio en la concentración de iones amortiguadores, pero el cambio en el pH refleja el aumento en la concentración de iones de hidrógeno en exceso de lo absorbido por los amortiguadores. Una disminución de una unidad de pH en la acidosis metabólica es una condición muy grave.

2. **La respuesta es C.** Para resolver este problema, primero se necesita calcular la concentración de la base y el ácido conjugados del amortiguador a un pH de 7.4. Usando la ecuación de Henderson-Hasselbalch, se puede calcular que la concentración de la base conjugada es de 0.061 M y que la del ácido es de 0.039 M. En este punto, se presenta la reacción, generando 0.01 M protones (10 μmol/mL es a una concentración de 10 mM, o 0.01 M). Conforme se generan los protones, se combinarán con la base conjugada, produciendo ácido. Esto cambiará la concentración de la base conjugada a 0.051 M y la concentración del ácido a 0.049 M. Traspolando estos valores a la ecuación de Henderson-Hasselbalch, se logra un valor de pH de 7.22. Recuérdese que si la concentración de la base conjugada se iguala con la concentración del ácido, el pH sería el valor de pK (en este caso, 7.2). Dado que se están generando protones, el pH disminuirá, no se elevará, por lo tanto la respuesta A no puede ser correcta.

3. **La respuesta es B.** El NH_3 es una base débil, que se une a un protón para producir el ion amonio ($NH_3 + H^+ \rightarrow NH_4^+$), que tiene p$K_a$ de 9.5. Así, a un pH 7.4, la mayor parte del amoniaco se encontrará en la forma de iones amonio. La absorción de iones hidrógeno tenderá a aumentar, no a disminuir, el pH de la sangre (por lo que A es incorrecta). Con el decremento de los iones hidrógeno, el ácido carbónico se disociará para producir más bicarbonato ($H_2CO_3 \rightarrow HCO_3^- + H^+$), y más CO_2 irá al ácido carbónico (por lo tanto, C es incorrecta). La respiración de Kussmaul, un incremento en la espiración de CO_2, ocurre en condiciones de acidosis, la condición opuesta.

4. **La respuesta es C.** El vómito expulsa ácido gástrico, muy fuerte (HCl). A medida que las células del estómago secretan más HCl, extraen iones H^+ del líquido intersticial y la sangre, con lo que tienden a incrementar el pH sanguíneo y a causar alcalosis. Las otras condiciones tienden a producir acidosis (por lo que A, B, D y E son incorrectas). El ácido láctico es un ácido débil secretado en la sangre por los músculos durante el ejercicio. Un paciente con aumento en la producción de cuerpos cetónicos puede exhibir un descenso del pH debido a que los cuerpos cetónicos acetoacetato y β-hidroxibutirato son ácidos disociados. Conforme el bicarbonato de la luz intestinal se pierde en la diarrea acuosa, las células intestinales secretan más bicarbonato. Conforme las células intestinales producen bicarbonato, también se genera más H^+ ($H_2CO_3 \rightarrow HCO_3^- + H^+$). Mientras el bicarbonato producido por estas células se libera en la luz intestinal, los protones se acumulan en la sangre, de lo que resulta acidosis. El hipercatabolismo (*véase* E), un aumento en el catabolismo, genera más CO_2, que produce más ácido ($CO_2 + H_2O \rightarrow H_2CO_3 \rightarrow HCO_3^- + H^+$).

5. **La respuesta es B.** El ácido metilmalónico contiene dos grupos ácido carboxílico y es por lo tanto un ácido débil. Conforme a la ecuación de Henderson-Hasselbalch, los grupos ácido carboxílico están 50% disociados a su pK_a (por lo tanto, C es incorrecta). Los grupos ácido carboxílico suelen tener pK_a entre 2 y 5, de modo que este ácido estaría disociado casi por completo a un pH sanguíneo de 7.4 y no puede amortiguarse intracelularmente a pH neutro (de modo que D y E son incorrectas). (Aunque el lector no necesita saberlo todo sobre el metilmalonato para responder esta pregunta, el metilmalonato es un ácido orgánico que se produce en personas con un problema del metabolismo de la metilmalonil coenzima A, por ejemplo una deficiencia de vitamina B_{12}. Su acidez puede contribuir a la producción de síntomas del sistema nervioso. Su aparición en la orina puede considerarse una aciduria orgánica).

6. **La respuesta es A.** El agua tiene una conductividad térmica elevada y es el principal transportador de moléculas y calor en el cuerpo. Es una molécula dipolar (H_2O). Tiene un pH neutro con la misma cantidad de iones H^+ y OH^- de manera que no es un ácido débil ni tampoco una base débil. El agua no es una proteína ni un carbohidrato, aunque el agua puede transportar proteínas y carbohidratos.

7. **La respuesta es B.** Electrolito es un término general que se aplica al bicarbonato y a los aniones y cationes inorgánicos. El agua no es un electrolito. Los principales electrolitos extracelulares son Na^+, Cl^- y HCO_3^-. Los principales electrolitos intracelulares son el K^+ y el fosfato inorgánico.

8. **La respuesta es B.** Un amortiguador tiene su mayor capacidad de amortiguación en los valores de pH cercanos a su pK_a. El pH normal de la sangre es de 7.4. El pK_a del fosfato de dihidrógeno ($H_2PO_4^-$) es de 7.20. El pK_a del ácido carbónico es 3.80. El pK_a del ion amonio (NH_4^+) es de 9.25, en tanto que el del ácido acetoacético (un cuerpo cetónico) es de 3.62. El ácido acético tiene un pK_a de 4.76. El pK_a del fosfato de dihidrógeno es el más cercano al pH normal de la sangre (7.4) y de los amortiguadores presentados es el que daría la mayor capacidad de amortiguación a ese pH. Este es el motivo por el cual los otros ácidos y el ion amonio presentan un p$K_a > 1$ unidad de pH respecto al sanguíneo normal y por lo tanto contienen relativamente poco ácido no disociado o base conjugada, a ese pH, para ser un amortiguador eficaz.

9. **La respuesta es B.** Dada la elevada concentración de cuerpos cetónicos (ácido) en la sangre, el paciente tendría un pH menor y una acidosis metabólica. Para ayudar a compensar esta acidosis, la frecuencia respiratoria aumentaría para "eliminar el CO_2". La disminución del CO_2 sanguíneo aumentaría la formación de ácido carbónico a partir del bicarbonato y un protón, con lo cual reduce la concentración de protones y se eleva el pH

sanguíneo. Disminuir la respiración haría lo contrario y en realidad aumentaría la concentración de protones para disminuir más el pH y aumentar la acidosis. Un paciente con CAD tiene anormalmente elevados la glucosa y los cuerpos cetónicos en sangre, lo cual aumenta en gran medida la osmolalidad sanguínea; lo que provoca que el agua salga de los tejidos y entre a la sangre para ayudar a equilibrar el aumento de la osmolalidad, lo que conduce a deshidratación intracelular. El riñón normalmente disminuiría la diuresis en la deshidratación, pero la elevación de la osmolalidad del filtrado glomerular aumenta el contenido de agua del filtrado para diluir estos iones. Este movimiento de agua aumenta la diuresis, lo que resulta que el paciente se deshidrate más.

10. **La respuesta es C.** La anhidrasa carbónica no se encuentra normalmente en el plasma o en el líquido intersticial, pero los eritrocitos contienen cantidades elevadas de esta enzima, lo cual ayuda a convertir rápidamente el CO_2 en ácido carbónico dentro de los eritrocitos. En una persona con anemia grave, el número de eritrocitos disminuye en gran medida de manera que la cantidad total de anhidrasa carbónica disponible estaría disminuida y el sistema de amortiguación del bicarbonato, así como el de la hemoglobina, serían menos eficaces que en una persona que no está anémica.

11. **La respuesta es E.** Recordemos que la K_w, constante del agua, es igual a la concentración del agua (55.5 M) multiplicada por la K_a del agua. Como $K_w = 1 \times 10^{-14}$, K_a es igual a $(1 \times 10^{-14}/55.5)$, lo que equivale a 1.8×10^{-16}. El pK_a se define como $-\log K_a$, por lo que $-\log (1.8 \times 10^{-16})$ es 15.74. Con un pK_a tan alto, el agua tiene una disociación muy ligera.

12. **La respuesta es D.** Los amortiguadores son más eficaces a partir de una unidad de pH de su valor pK_a. Los dos valores de pK_a de la glicina son 2.34 y 9.60, por lo que el rango efectivo de amortiguación de la glicina es de 1.34 a 3.34 y de 8.60 a 10.60. Por lo tanto, solo la respuesta de pH 9.0 encaja en uno de esos rangos. Cuando los amortiguadores están en un rango de pH fuera de una unidad de pH de sus valores de pK_a, hay niveles insuficientes de la base conjugada o del ácido para que el amortiguador absorba el exceso de protones o de iones de hidróxido.

13. **La respuesta es D.** Para resolver este problema, hay que utilizar la ecuación de Henderson-Hasselbalch. La concentración global del amortiguador es de 0.1 M, por lo que la suma de $[X\text{-}NH_3^+]$ y $[X\text{-}NH_2]$ es de 0.1 M. Podemos dejar que $[X\text{-}NH_3^+]$ (la forma ácida) $= x$, y $[X\text{-}NH_2]$ es entonces igual a $0.1 - x$. La ecuación de Henderson-Hasselbalch se reduce entonces a $8.0 = 8.5 + \log [(0.1 - x)/(x)]$. Resolviendo la ecuación para x se llega a 0.075 M como concentración de $X\text{-}NH_3^+$, que es 75% del amortiguador total. Dado que el pH (8.0) es menor que el pK_a (8.5), cabría esperar que la mayor parte del amortiguador estuviera en la forma protonada.

14. **La respuesta es D.** Cuando se produce dióxido de carbono, la enzima anhidrasa carbónica combina el CO_2 con H_2O para formar ácido carbónico, que se disocia en un protón y bicarbonato. El ácido clorhídrico se produce en el estómago, el ácido sulfúrico en los tejidos a partir de aminoácidos que contienen azufre, y los ácidos acetoacético y butírico se derivan del metabolismo de los ácidos grasos.

15. **La respuesta es A.** Cuando el grupo ionizable de la histidina, que está protonado, se encuentra en una interacción iónica con un grupo cargado negativamente, la forma protonada de la histidina se estabiliza, y es más difícil eliminar el protón de la histidina. Esto resulta en un aumento aparente del pK_a del grupo ionizable (se necesitaría un pH más alto para eliminar el protón debido a la estabilización del estado protonado por la interacción iónica).

Estructuras de los principales compuestos del organismo

Nuestro organismo contiene compuestos de gran diversidad estructural, desde azúcares relativamente simples y aminoácidos hasta polímeros muy complejos, tales como proteínas y ácidos nucleicos. Muchos de estos compuestos tienen características estructurales comunes relacionadas con su nombre, solubilidad en agua, vías en las que participan o su función fisiológica. De este modo, el aprendizaje de la terminología usada para describir compuestos individuales y las clases de compuestos puede facilitar considerablemente el aprendizaje de la bioquímica.

En este capítulo se describirán las principales clases de carbohidratos, lípidos y algunas de las clases de compuestos que contienen nitrógeno. Las estructuras de aminoácidos, proteínas, ácidos nucleicos y vitaminas se estudian con más detalle en los capítulos siguientes.

Grupos funcionales de moléculas. Las moléculas orgánicas están compuestas principalmente de carbono e hidrógeno. Sin embargo, sus características únicas están relacionadas con las estructuras llamadas grupos funcionales que involucran **oxígeno, nitrógeno, fósforo** o **azufre**.

Carbohidratos. Los carbohidratos, comúnmente conocidos como azúcares, pueden ser clasificados por su grupo carbonilo (como **aldo-** o **cetoazúcares**), el número de carbonos que contienen (p. ej., pentosas, hexosas) o las posiciones de los grupos hidroxilos en sus átomos de carbono asimétricos (**azúcares D** o **L**, **estereoisómeros** o **epímeros**). También pueden ser clasificados de acuerdo con sus sustituyentes (p. ej., **aminoazúcares**) o el número de monosacáridos (como la glucosa) unidos a través de **enlaces glucosídicos** (**disacáridos**, **oligosacáridos** y **polisacáridos**). Las **glucoproteínas** y los **proteoglucanos** tienen azúcares unidos a sus componentes de proteína.

Lípidos. Los lípidos son un grupo de compuestos estructuralmente diversos por su carácter **hidrófobo**; no son solubles en agua. Los lípidos principales del cuerpo humano son los **ácidos grasos**, los cuales están esterificados con **glicerol** formando **triacilgliceroles** (triglicéridos) o **fosfoacilgliceroles** (fosfoglicéridos). En los **esfingolípidos**, un ácido graso está unido a esfingosina, que es derivada de serina y otro ácido graso. Los **glucolípidos** contienen azúcar unido a un grupo hidroxilo del lípido. Los **ácidos grasos poliinsaturados** específicos son precursores de los **eicosanoides**. El lípido **colesterol** es un componente de las membranas y el precursor de otros compuestos que contienen el núcleo esteroide, tal como las **sales biliares** y las **hormonas esteroideas**. El colesterol es uno de los compuestos sintetizados de un precursor de cinco carbonos llamado unidad **isopreno**.

Compuestos que contienen nitrógeno. El nitrógeno en los **grupos amino** o estructuras de **anillo heterocíclico** con frecuencia tiene una carga positiva a pH neutro. Los **aminoácidos** contienen un grupo carboxilo, un grupo amino y uno o más carbonos adicionales. Las **purinas, pirimidinas** y **piridinas** tienen estructuras de anillos heterocíclicos que contienen nitrógeno. Los **nucleósidos** comprenden una de estas estructuras en anillo unidas a un azúcar, y al añadirles un fosfato se produce un **nucleótido**.

CH$_3$CH$_2$OH etanol
CH$_3$OH metanol

Los nombres de los grupos químicos con frecuencia están incorporados en el nombre común de un compuesto y denotan diferencias importantes en la estructura química. Por ejemplo, en el término "etanol", el prefijo "et" denota el grupo etilo (CH$_3$CH$_2$−) y el sufijo "ol" denota un grupo alcohol (OH) y el "an" deriva del sufijo "ano", que denota los enlaces sencillos entre los átomos de carbono. El metanol contiene un grupo metil (CH$_3$) en lugar del grupo etilo. El metanol (también llamado alcohol de madera) es mucho más tóxico para los humanos que el etanol, el alcohol en bebidas alcohólicas. La ingestión de metanol da como resultado alteraciones visuales, bradicardia (disminución de la frecuencia cardiaca), coma y convulsiones.

Los cuerpos cetónicos que son sintetizados en el hígado son de β hidroxibutirato y acetoacetato. Un tercer cuerpo cetónico, acetona, se forma por descarboxilación no enzimática del acetoacetato (fig. 3-3). La acetona es volátil y responsable del olor dulce, húmedo, en el aliento de pacientes tales como **Dianne A.** cuando tienen cetoacidosis. ¿Qué grupos funcionales están presentes en cada uno de estos cuerpos cetónicos?

Dianne A. tuvo una acidosis metabólica que resultó de la elevada producción hepática de cuerpos cetónicos. Su estudio diagnóstico inicial incluyó pruebas de detección para cuerpos cetónicos en su orina mediante una tira de papel que contenía nitroprusiato, un compuesto que reacciona con los grupos ceto. Se midió la glucosa sanguínea con un ensayo enzimático que es específico para el azúcar D-glucosa y que no reaccionará con otros azúcares.

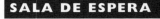 **SALA DE ESPERA**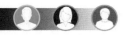

Dianne A. se recuperó de su ataque de cetoacidosis diabética y fue dada de alta del hospital (cap. 4). Ella ha vuelto a sus visitas de seguimiento como paciente externa. Reportó que había sido obediente con la dieta que le recomendaron y que fielmente se inyectaba insulina de manera subcutánea varias veces al día. Se autovigila los niveles de glucosa sanguínea al menos cuatro veces al día y reporta sus resultados al médico.

Lotta T. es una mujer de 54 años de edad que acudió con el doctor por un dolor intenso y punzante en el dedo gordo del pie derecho que había empezado 8 horas antes. El dedo no sufrió ningún trauma, pero aparece de color rojo e hinchado. Se siente más caliente que el tejido circundante y está muy sensible a la más ligera presión. No es capaz de flexionar o extender voluntariamente las articulaciones de los dedos, y el movimiento pasivo de las articulaciones le provoca un gran dolor.

I. Grupos funcionales en los compuestos biológicos

A. Compuestos biológicos

Las moléculas orgánicas del cuerpo están constituidas principalmente por carbono, hidrógeno, oxígeno, nitrógeno, azufre y fósforo, unidos por enlaces covalentes. El elemento clave es el carbono, que forma cuatro enlaces covalentes con otros átomos. Los átomos de carbono están unidos a través de enlaces dobles o sencillos para formar la columna vertebral de estructuras de tamaño y complejidad variables (fig. 5-1). Los grupos que contienen uno, dos, tres, cuatro y cinco carbonos más hidrógeno son llamados grupos metil, etil, propil, butil y pentanil, respectivamente. Si la cadena de carbono está ramificada, se usa el prefijo "iso-". Si el compuesto contiene doble enlace entre dos átomos de carbono, algunas veces se incorpora el sufijo "eno" en su nombre. Las estructuras de carbono que son lineales o ramificadas con enlaces sencillos o dobles, pero no contienen un anillo, se llaman alifáticos.

Los anillos que contienen carbono se encuentran en varios compuestos biológicos. Uno de los más comunes es el anillo benceno de seis miembros que contiene carbono, algunas veces llamado grupo fenil (fig. 5-1B). Este anillo tiene tres enlaces dobles, pero los electrones están compartidos de manera igual por los seis carbonos y deslocalizados en planos por arriba y por debajo del anillo. Los compuestos que contienen el anillo benceno, o una estructura de anillo similar con propiedades similares al benceno, son llamados aromáticos.

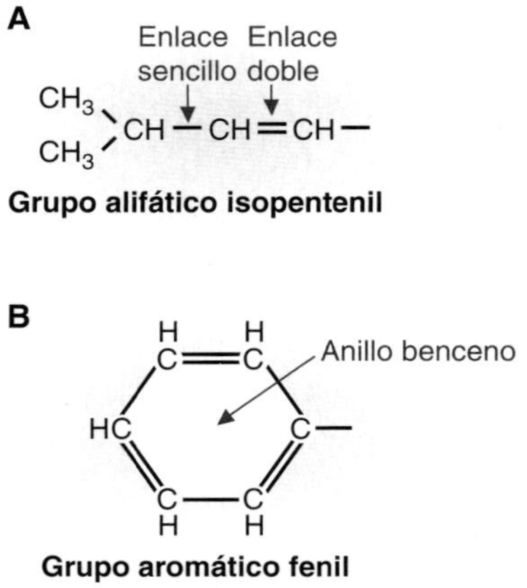

B. Grupos funcionales

Las moléculas bioquímicas son definidas por su esqueleto de carbono y por estructuras llamadas grupos funcionales que por lo general involucran enlaces entre grupos de carbono y oxígeno, carbono y nitrógeno, carbono y azufre o carbono y fosfato (fig. 5-2). En los enlaces de carbono-carbono y carbono-hidrógeno, los electrones están compartidos de manera equitativa entre los átomos, y los enlaces son no polares y relativamente no reactivos. En los enlaces de carbono-oxígeno y carbono-nitrógeno, los electrones son compartidos de manera desigual y los enlaces son polares y más reactivos. De esta manera, las propiedades de los grupos funcionales, por lo general, determinan los tipos de reacciones que ocurren y el papel fisiológico de la molécula.

Con frecuencia, los nombres de los grupos funcionales son incorporados al nombre común de un compuesto. Por ejemplo, una cet**ona** puede tener un nombre que termina en "-ona", tal como acet**ona**, y el nombre de un compuesto que contiene un hidroxilo (grupo alcohol u OH) podría terminar en "-ol" (p. ej., etan**ol**). El grupo acil es la porción de la molécula que proporciona el grupo carbonilo (–C=O) en un éster o enlace amida. Es denotado en un nombre por una terminación "-ilo". Por ejemplo, las reservas de grasa del cuerpo son tri**acil**glicer**ol**es. Tres grupos acilo (ácido graso) están esterificados con gli-cer**ol**, un compuesto que contiene tres grupos alcohol. En el resto de este capítulo se marcará en **negritas** las partes de los nombres de los compuestos que se refieran a una clase de compuestos o a una característica estructural.

 El β-hidroxibutir**ato** y el acetoace-t**ato** son carboxil**atos** (ácidos carboxílicos disociados). El acet**o**acetato y la acet**ona** contienen grupos ceto/cet**ona**. Debido a que el β-**hidroxi**butirato contiene un grupo alcohol (**hidroxilo**) y no un grupo ceto, el nombre general de cuerpos cetónicos para estos compuestos realmente es un nombre poco apropiado.

A

Enlace Enlace
sencillo doble

CH₃
        CH — CH = CH —
CH₃

Grupo alifático isopentenil

B

Anillo benceno

Grupo aromático fenil

FIGURA 5-1 Ejemplos de compuestos alifáticos y aromáticos. **A.** Un grupo **isopreno**, que es un grupo alifático. El prefijo iso- denota ramificación y -eno denota un enlace doble. **B.** Un anillo benceno (o un grupo fenil), que es un grupo aromático.

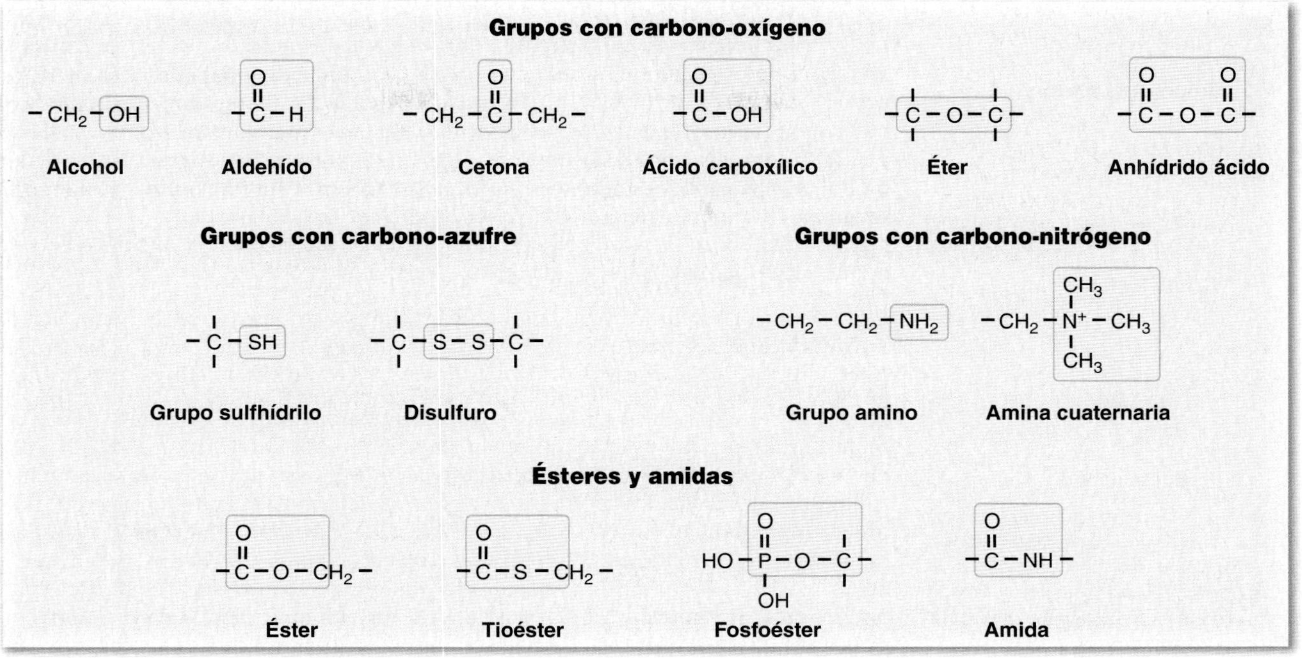

Grupos con carbono-oxígeno

$-CH_2-OH$	$-\overset{O}{\underset{\|\|}{C}}-H$	$-CH_2-\overset{O}{\underset{\|\|}{C}}-CH_2-$	$-\overset{O}{\underset{\|\|}{C}}-OH$	$-\overset{\|}{\underset{\|}{C}}-O-\overset{\|}{\underset{\|}{C}}-$	$-\overset{O}{\underset{\|\|}{C}}-O-\overset{O}{\underset{\|\|}{C}}-$
Alcohol	**Aldehído**	**Cetona**	**Ácido carboxílico**	**Éter**	**Anhídrido ácido**

Grupos con carbono-azufre

$-\overset{\|}{\underset{\|}{C}}-SH$	$-\overset{\|}{\underset{\|}{C}}-S-S-\overset{\|}{\underset{\|}{C}}-$
Grupo sulfhídrilo	**Disulfuro**

Grupos con carbono-nitrógeno

$-CH_2-CH_2-NH_2$	$-CH_2-\overset{CH_3}{\underset{CH_3}{\overset{\|}{\underset{\|}{N^+}}}}-CH_3$
Grupo amino	**Amina cuaternaria**

Ésteres y amidas

$-\overset{O}{\underset{\|\|}{C}}-O-CH_2-$	$-\overset{O}{\underset{\|\|}{C}}-S-CH_2-$	$HO-\overset{O}{\underset{\underset{OH}{\|}}{\overset{\|\|}{P}}}-O-\overset{O}{\underset{\|\|}{C}}-$	$-\overset{O}{\underset{\|\|}{C}}-NH-$
Éster	**Tioéster**	**Fosfoéster**	**Amida**

FIGURA 5-2 Principales tipos de grupos funcionales encontrados en los compuestos bioquímicos del cuerpo humano.

1. Grupos oxidados y reducidos

Los grupos carbono-carbono y carbono-oxígeno son descritos como "oxidados" o "reducidos" de acuerdo con el número de electrones alrededor del átomo de carbono. La oxidación es la pérdida de electrones y resulta de la pérdida de átomos de hidrógeno junto con uno o dos electrones, o la ganancia de un átomo de oxígeno o un grupo hidroxilo. La reducción es la ganancia de electrones y resulta de la ganancia de átomos de hidrógeno o la pérdida de un átomo de oxígeno. De esta manera, el carbono se vuelve progresivamente más oxidado (y menos reducido) a medida que va desde un alcohol a un aldehído o de una cetona a un grupo carboxilo (fig. 5-2). Los enlaces dobles carbono-carbono están más oxidados (y menos reducidos) que los enlaces sencillos carbono-carbono.

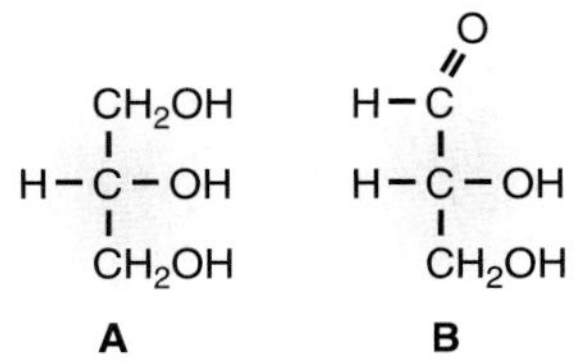

2. Grupos que llevan una carga

Los grupos ácidos contienen un protón que se puede disociar, por lo general dejando el resto de la molécula como un anión con una carga negativa (cap. 4). En las biomoléculas, los principales sustituyentes aniónicos son los grupos carboxil**ato**, fosf**ato**, o sulf**ato** (el sufijo "-ato" denota una carga negativa) (fig. 5-3). Los grupos fosfatos unidos a los metabolitos con frecuencia se abrevian como P con un círculo alrededor, o solo como "P", como en la glucosa 6-**P**.

Los compuestos que contienen nitrógeno por lo general son básicos y pueden adquirir una carga positiva (fig. 5-4). El nitrógeno tiene cinco electrones en su capa de valencia. Si solo tres de estos electrones forman enlaces covalentes con otros átomos, el nitrógeno no tiene carga. Si los dos electrones restantes forman un enlace con un ion hidrógeno o un átomo de carbono, el nitrógeno lleva una carga positiva. Las aminas consisten en nitrógeno unido a través de enlaces sencillos a átomos de hidrógeno y a uno o más átomos de carbono. Las aminas primarias, como la dop**amina**, tienen un enlace carbono-nitrógeno. Estas aminas son ácidos débiles con un pK_a de aproximadamente 9, por lo que en pH 7.4 llevan una carga positiva. Las aminas secundarias, terciarias y cuaternarias tienen dos, tres y cuatro enlaces de carbono-nitrógeno, respectivamente (fig. 5-4).

P ¿Cuál compuesto es glicer**ol** y cuál es glicer**aldehído**?

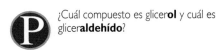

A	B
CH_2OH	$\overset{O}{\underset{\|\|}{}}$
$H-\overset{\|}{\underset{\|}{C}}-OH$	$H-C$
CH_2OH	$H-\overset{\|}{\underset{\|}{C}}-OH$
	CH_2OH
A	**B**

P Juzgando a partir de las estructuras de los cuerpos cetónicos mostradas en la figura 3-3, ¿cuál compuesto está más oxidado, el β-hidroxibutirato o el acetoacetato? ¿Cuál está más reducido?

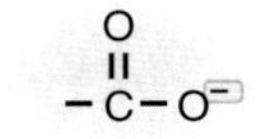

Grupo carboxilato

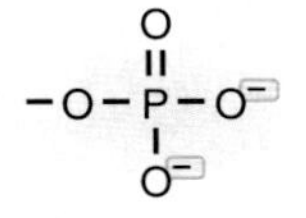

Grupo fosfato

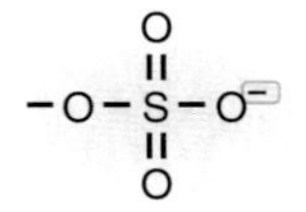

Grupo sulfato

FIGURA 5-3 Ejemplos de aniones formados por disociación de grupos ácidos. A pH fisiológico, los ácidos carboxílicos, el ácido fosfórico y el ácido sulfúrico están disociados en iones de hidrógeno y aniones cargados negativamente.

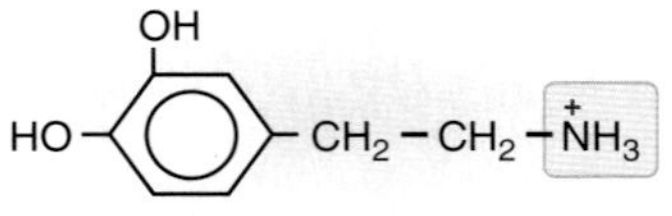

Dopamina (una amina primaria)

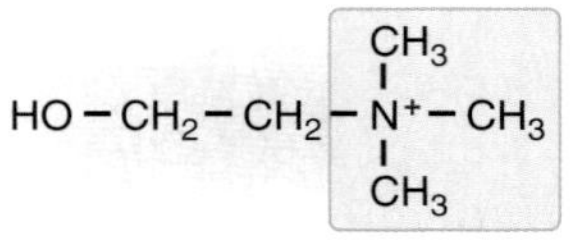

Colina (una amina cuaternaria)

FIGURA 5-4 Ejemplos de aminas. A pH fisiológico, muchas aminas llevan cargas positivas.

FIGURA 5-5 Cargas parciales en los enlaces carbono-oxígeno, carbono-nitrógeno y carbono-azufre.

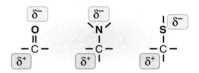

El compuesto A contiene tres grupos **alcohol** y es llamado glicer**ol**. El compuesto B contiene un **grupo aldehído** y es llamado glicer**aldehído**.

El acetoacetato está más oxidado que el β-hidroxibutirato. El carbono en el grupo ceto contiene un hidrógeno menos que el carbono para el cual el grupo –OH está unido. Ha perdido un electrón.

C. Polaridad de los enlaces y cargas parciales

Los enlaces polares son enlaces covalentes en los que la nube de electrones es más densa alrededor de un átomo (el átomo con mayor electronegatividad) que en el otro. El oxígeno es más electronegativo que el carbono y un enlace carbono-oxígeno es, por lo tanto, polar con el átomo de oxígeno que lleva una carga parcial negativa y el átomo de carbono que lleva una carga parcial positiva (fig. 5-5). En los enlaces no polares carbono-carbono y en los enlaces carbono-hidrógeno, los dos electrones son compartidos casi de manera igual. El nitrógeno, cuando tiene solo tres enlaces covalentes, también lleva una carga parcial negativa en relación con el carbono, y el enlace de carbono-nitrógeno está polarizado. El azufre puede llevar una ligera carga parcial negativa.

1. Solubilidad

El agua es una molécula dipolar en la que el átomo de oxígeno lleva una carga parcial negativa y los átomos de hidrógeno llevan cargas parciales positivas (cap. 4). Para que las moléculas sean solubles en agua, deben contener grupos cargados o polares que se pueden asociar con las cargas parciales positivas y negativas del agua. De esta manera, la solubilidad de moléculas orgánicas en agua está determinada tanto por la proporción de grupos polares como no polares unidos al esqueleto de carbono-hidrógeno y sus posiciones relativas en la molécula. Los grupos o moléculas polares son llamadas hidrófilas (que aman el agua) y los grupos o moléculas no polares son hidrófobas (que repelen el agua), por ejemplo, los azúcares como la glucosa 6-fosfato contienen muchos grupos polares (muchos hidroxilo y un fosfato) que son muy hidrófilos y casi solubles en agua de manera infinita (fig. 5-6). Las moléculas de agua que interactúan con un compuesto polar o iónico forman una capa de hidratación alrededor del compuesto, que incluye los puentes de hidrógeno o interacciones iónicas entre el agua y el compuesto.

Los compuestos que tienen grandes regiones no polares son relativamente insolubles en agua. Tienden a agruparse en un medio acuoso y forman asociaciones débiles a través de interacciones van der Waals e interacciones hidrófobas. Los compuestos hidrófobos son básicamente mantenidos juntos (el efecto hidrófobo) conforme las moléculas del agua maximizan el número de puentes de hidrógeno energéticamente favorables que pueden formar unas con otras en la red de agua. De esta manera, los lípidos forman gotas o capas separadas en un ambiente acuoso (p. ej., los aceites vegetales en un aderezo para ensalada).

2. Reactividad

Otra consecuencia de la polaridad del enlace es que los átomos que llevan una carga negativa parcial (o completa) son atraídos a átomos que llevan una carga parcial (o completa) positiva y viceversa. Estas cargas parciales o completas dictan el curso de las reacciones bioquímicas que siguen los mismos principios de los ataques electrofílico y nucleofílico que son característicos de las reacciones orgánicas en general. La carga parcial positiva en el carbono del carboxilo atrae a grupos cargados más negativamente y explicará muchas de las reacciones de los ácidos carboxílicos. Un éster se forma cuando un ácido carboxílico y un alcohol se combinan, liberando agua (fig. 5-7). De manera similar, un tioéster se forma cuando un ácido se combina con un grupo sulfhidrilo, y una amida es formada cuando un ácido se combina con una amina. Reacciones similares resultan en la formación de un fosfoéster del ácido fosfórico y un alcohol y en la formación de un anhídrido a partir de dos ácidos.

D. Nomenclatura

Los bioquímicos usan dos sistemas para la identificación de los carbonos en una cadena. En el primer sistema, los carbonos en un compuesto son numerados, iniciando con el carbono en el grupo más oxidado (p. ej., el grupo carboxilo). En el segundo sistema, a los carbonos se les da una determinada letra griega, iniciando con el carbono siguiente al grupo más oxidado. Así, el compuesto mostrado en la figura 5-8 se le conoce como 3-hidroxibutirato o β-hidroxibutirato.

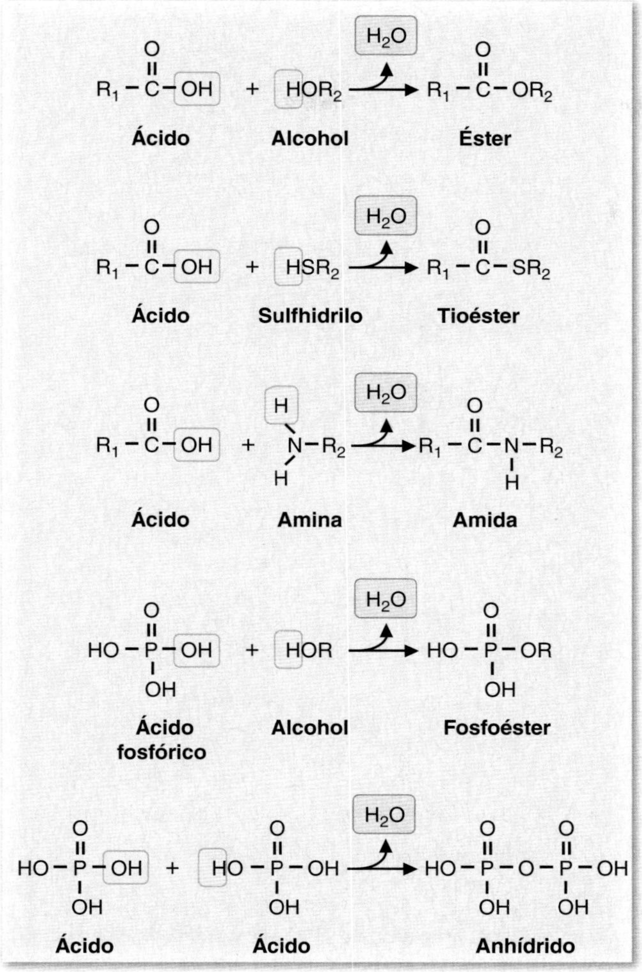

FIGURA 5-7 Formación de ésteres, tioésteres, amidas, fosfoésteres y anhídridos.

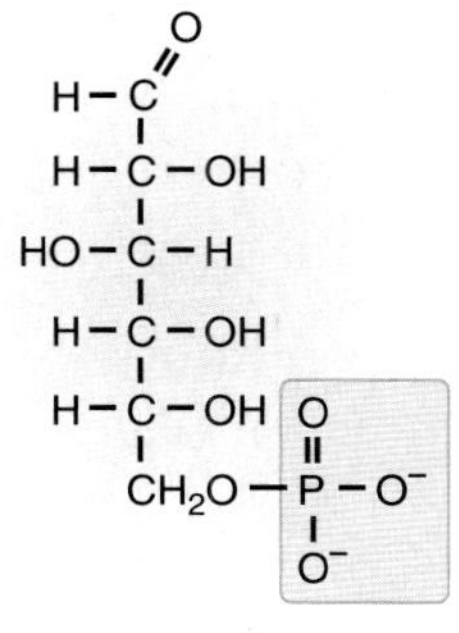

Glucosa 6-fosfato

FIGURA 5-6 Glucosa 6-fosfato, una molécula muy polar y soluble en agua.

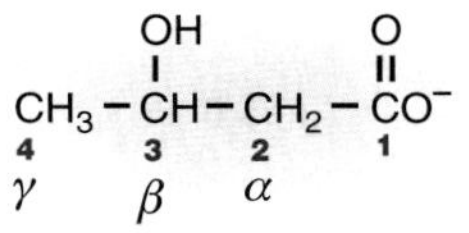

FIGURA 5-8 Dos sistemas para identificar los átomos de carbono en un compuesto. Este compuesto es llamado 3-hidroxibutirato o β-hidroxibutirato.

II. Carbohidratos

A. Monosacáridos

Los monosacáridos simples consisten de una cadena lineal de tres o más átomos de carbono, uno de los cuales forma un grupo carbonilo a través de un enlace doble con oxígeno (fig. 5-9). Los otros carbonos de un monosacárido no modificado contienen grupos hidroxilo, que resultan en la fórmula general para un azúcar no modificado de $C_nH_{2n}O_n$. El sufijo "-osa" se usa para nombrar los azúcares. Si el grupo carbonilo es un aldehído, el azúcar es una aldosa; si el grupo carbonilo es una cetona, el azúcar es una cetosa. Los monosacáridos también se clasifican de acuerdo con su número de carbonos: azúcares que contienen tres, cuatro, cinco, seis y siete carbonos se conocen como triosas, tetrosas, pentosas, hexosas y heptosas, respectivamente. Por lo tanto, la fructosa es una cetohexosa (fig. 5-9) y la glucosa es una aldohexosa (fig. 5-6).

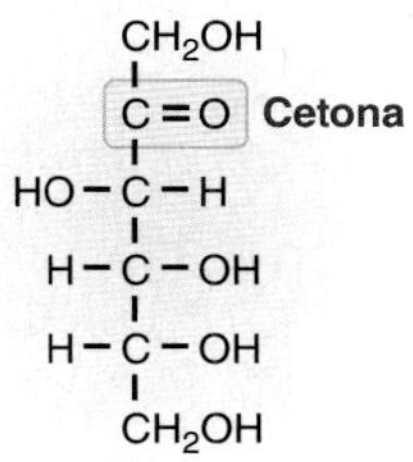

1. Azúcares D y L

Un átomo de carbono que contiene cuatro grupos químicos diferentes forma un centro asimétrico (o quiral) (fig. 5-10A). Los grupos unidos a un átomo de carbono asimétrico pueden ser organizados para formar dos isómeros diferentes, que son imágenes especulares uno con otro y no son superponibles. Los monosacáridos estereoisómeros son designados como D o L con base en si la posición del grupo hidroxilo más alejado del carbono carbonilo coincide con el D- o L-gliceraldehído (fig. 5-10B).

Cetosa

Fructosa

FIGURA 5-9 La fructosa es una cetohexosa.

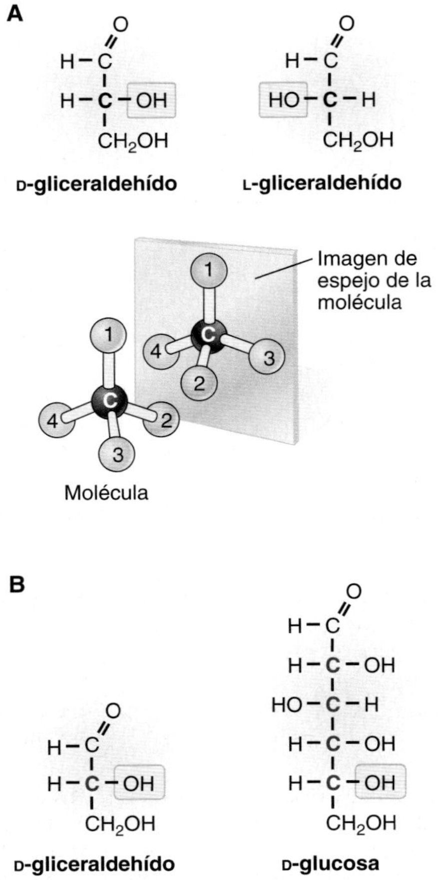

FIGURA 5-10   A. D- y L-gliceraldehído. El carbono en el centro contiene cuatro grupos sustituyentes diferentes organizados alrededor de él en un tetraedro. Un arreglo diferente crea un isómero que es una imagen de espejo no superpuesta. Si se rota la estructura de espejo para que se organicen los grupos 1 y 2, el grupo 3 estará en la posición 4, y el grupo 4 estará en la posición 3. **B.** D-gliceraldehído y la D-glucosa. Estos azúcares tienen la misma configuración en el átomo de carbono asimétrico más lejano del grupo carbonilo. Ambos pertenecen a la serie D. Los carbonos asimétricos se muestran en *rojo*.

Estos compuestos de imagen en espejo son conocidos como enantiómeros. Aunque en general se ha empleado un sistema más sofisticado de nomenclatura al usar las designaciones (*R*) y (*S*) para describir las posiciones de los grupos en moléculas complejas tales como fármacos, las designaciones D y L aún se emplean en medicina para describir los azúcares y los aminoácidos. Debido a que la glucosa (el principal azúcar en la sangre humana) y la mayoría de los azúcares en los tejidos humanos pertenece a la serie D, se considera que los azúcares son D a menos que la letra L se agregue específicamente al nombre.

2. Estereoisómeros y epímeros

Los estereoisómeros tienen la misma fórmula química pero difieren en la posición del grupo hidroxilo en uno o más de sus carbonos asimétricos (fig. 5-11). Un azúcar con centros asimétricos *n* tiene 2^n estereoisómeros a menos que tenga un plano de simetría. Los epímeros son estereoisómeros que difieren en la posición del grupo hidroxilo en solo uno de sus carbonos asimétricos. La D-glucosa y la D-galactosa son epímeros uno de otro, que difieren solo en la posición 4, y pueden ser interconvertidos en las células humanas por las enzimas llamadas epimerasas. La D-manosa y la D-glucosa también son epímeros uno de otro y solo difieren en la posición 2.

P ¿La D-manosa y la D-galactosa son estereoisómeros? ¿Son epímeros entre ellos? (fig. 5-11).

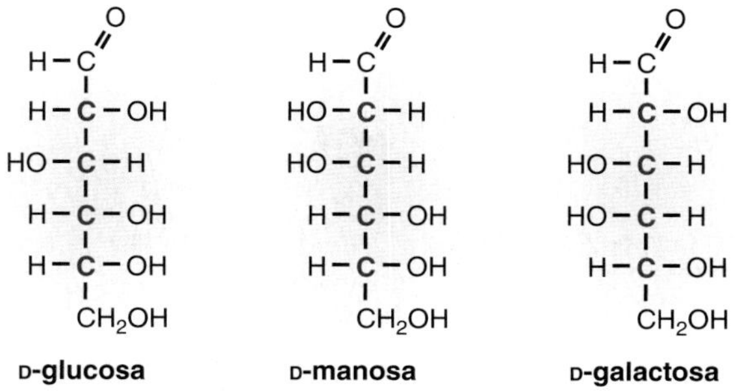

FIGURA 5-11   Ejemplos de estereoisómeros. Estos compuestos tienen la misma fórmula química ($C_6H_{12}O_6$), pero difieren en las posiciones de los grupos hidroxilos en sus carbonos asimétricos (en *rojo*).

3. Estructuras cíclicas

Los monosacáridos existen en solución principalmente como estructuras cíclicas en las que el grupo carbonilo (aldehído o cetona) han reaccionado con el grupo hidroxilo en la misma molécula para formar un anillo de cinco o seis miembros (fig. 5-12). El oxígeno que estaba en el grupo hidroxilo ahora es parte del anillo, y el carbono del carbonilo original, que ahora contiene un grupo –OH, se designa como en un átomo de carbono anomérico. Un grupo hidroxilo en el carbono anomérico dibujado hacia abajo del anillo está en la posición α, dibujado hacia arriba del anillo, está en posición β. En la estructura tridimensional real, el anillo no es plano pero, por lo general, toma una conformación denominada "silla" en la que los grupos hidroxilos están localizados a una distancia máxima entre ellos.

En solución, el grupo hidroxilo en el carbono anomérico cambia de manera espontánea (no enzimáticamente) de la posición α a la β a través de un proceso llamado mutarrotación. Cuando se abre el anillo, se forma la cadena recta de aldehído o cetona. Cuando se cierra el anillo, el grupo hidroxilo puede estar tanto en la posición α como en la β (fig. 5-13). Este proceso ocurre más rápido en presencia de enzimas celulares llamadas mutarrotasas. Sin embargo, si el carbono anomérico forma un enlace con otra molécula, ese enlace es fijado en la posición α o en la β y el azúcar no puede mutarrotar. Las enzimas son específicas para los enlaces α o β entre los azúcares y otras moléculas y solo reaccionan con un tipo.

La estereoespecificidad de la D-glucosa se denota con frecuencia en medicina por el uso de su nombre antiguo, dextrosa. Una solución utilizada para la infusión intravenosa en pacientes es una solución 5% (5 g/100 mL) de dextrosa.

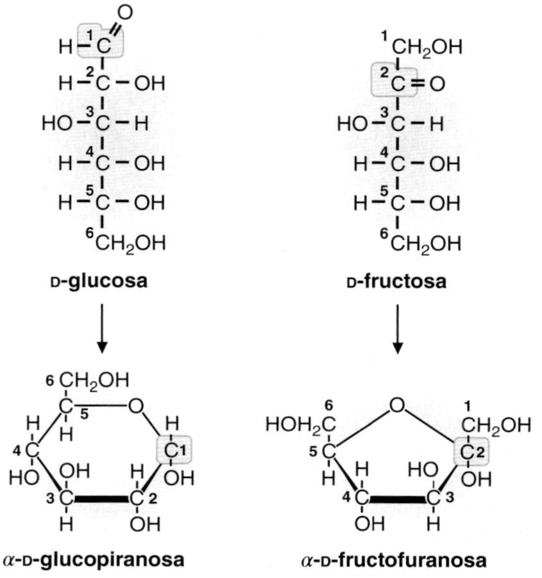

FIGURA 5-12   Los anillos de piranosa y de furanosa se forman de glucosa y fructosa. Los carbonos anoméricos están *señalados* (carbono 1 de glucosa y carbono 2 de fructosa).

Son estereoisómeros pero no epímeros uno con otro. Tienen la misma fórmula química pero difieren en la posición de dos grupos hidroxilo.

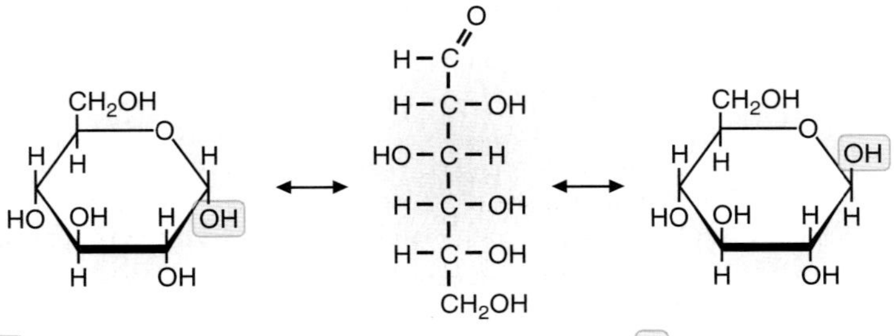

α-D-glucopiranosa
(36%)

D-glucosa
(< 0.1%)

β-D-glucopiranosa
(63%)

FIGURA 5-13   Mutarrotación de glucosa en solución, con porcentajes de cada forma en equilibrio.

4. Azúcares sustituidos

Con frecuencia, los azúcares contienen grupos fosfatos, amino, sulfato o *N*-acetilo. La mayoría de los monosacáridos libres dentro de las células son fosforilados en sus carbonos terminales, lo que previene su transporte fuera de la célula (glucosa 6-fosfato en la fig. 5-6). Los aminoazúcares tales como la galactos**amina** y la glucos**amina** contienen un grupo amino en lugar de un grupo hidroxilo en uno de los átomos de carbono, usualmente el carbono 2 (fig. 5-14). Con frecuencia, este grupo amino ha sido acetilado para formar un azúcar *N*-acetilado. En moléculas complejas llamadas proteoglucanos, muchos de los azúcares *N*-acetilados también contienen grupos sulfatos cargados negativamente unidos a un grupo hidroxilo en el azúcar.

5. Azúcares oxidados y reducidos

Los azúcares pueden ser oxidados en el carbono del aldehído para formar un ácido. Técnicamente, el compuesto ya no es más un azúcar y la terminación en el nombre se cambia de "-osa" a "ácido -ónico" u "onato" (p. ej., ácido glucó**nico**, fig. 5-15). Si el carbono que contiene el grupo hidroxilo terminal es oxidado, el azúcar es llamado ácido urónico (p. ej., ácido gluc**urónico**).

Si el aldehído de un azúcar es reducido, todos los átomos de carbono contienen los grupos alcohol (hidroxilo) y el azúcar es un poli**ol** (p. ej., sorbit**ol**) (fig. 5-15). Si uno de los grupos hidroxilo de un azúcar es reducido para que el carbono contenga solo hidrógeno, el azúcar es un desoxiazúcar, tal como la **desoxi**rribosa en el ADN.

Los proteoglucanos contienen muchas cadenas largas de polisacáridos no ramificados, unidas a una proteína central. Las cadenas de polisacáridos, llamadas glucosaminoglucanos, están compuestas de la repetición de unidades de disacáridos que contienen azúcares ácidos oxidados (tales como ácido glucurónico), azúcares sulfatados y aminoazúcares *N*-acetilados. El gran número de cargas negativas causa que las cadenas glucosaminoglucanas sean irradiadas fuera de la proteína, por lo que la estructura general se asemeja a una escobilla para botellas. Los proteoglucanos son partes esenciales de la matriz extracelular, humor acuoso del ojo, secreciones de células productoras de moco y cartílago y se describen con mayor detalle en el capítulo 47.

B. Glucósidos

1. Enlaces N- y O-glucosídicos

El grupo hidroxilo en el carbono anomérico de un monosacárido puede reaccionar con un grupo –OH o un grupo –NH de otro compuesto para formar un enlace gluc**osídico**. El enlace puede ser tanto α o β, dependiendo de la posición del átomo unido al carbono anomérico del azúcar. Los enlaces *N*-glucosídicos se encuentran en los nucle**ósidos** y nucle**ótidos**. Por ejemplo, en la porción adenosina del adenosín trifosfato (ATP), la base nitrogenada adenina está enlazada al azúcar ribosa a través del enlace β-*N*-glucosídico (fig. 5-16). Por el contrario, los enlaces *O*-glucosídicos, como los encontrados en la lactosa, unen azúcares unos con otros o unen azúcares al grupo hidroxilo de un aminoácido en una proteína.

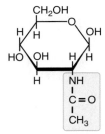

N-acetilo-β-D-glucosamina

FIGURA 5-14   Un aminoazúcar *N*-acetilado. El "*N*-" denota el grupo amino al cual está unido el grupo acetilo, como se muestra en el *recuadro de color*.

2. Disacáridos, oligosacáridos y polisacáridos

Un disacárido contiene dos monosacáridos unidos por un enlace *O*-glucosídico. La lactosa, que es el azúcar de la leche, consiste de galactosa y glucosa unidas a través de un enlace β (1→4) formado entre el grupo β–OH del carbono anomérico de la galactosa y el grupo hidroxilo en el carbono 4 de la glucosa (fig. 5-16). Los oligosacáridos contienen aproximadamente de 3 a 12 monosacáridos unidos. Con frecuencia se encuentran unidos a través de enlaces *N*- u *O*-glucosídicos a las proteínas para formar **gluco**proteínas (cap. 6). Los polisacáridos contienen desde decenas a miles de monosacáridos unidos por enlaces glucosídicos para formar cadenas lineales o estructuras ramificadas. La amilopectina (una forma de almidón) y glucógeno (la forma de reserva de glucosa en las células humanas) son polímeros ramificados de residuos glucosilo unidos a través de enlaces α(1→4) y α(1→6).

III. Lípidos

A. Ácidos grasos

Por lo general, los ácidos grasos son cadenas alifáticas lineales con un grupo metilo en un extremo (llamado carbono-ω) y un grupo carboxilo en el otro extremo (fig. 5-17A). La mayoría de los ácidos grasos en el humano tiene un número par de átomos de carbono, generalmente entre 16 y 20. Los ácidos grasos saturados tienen enlaces sencillos entre los carbonos en la cadena, y los ácidos grasos insaturados contienen uno o más enlaces dobles. Los ácidos grasos más comunes que están presentes en la célula son el ácido palmítico (C16) y el ácido esteárico (C18). Aunque estos dos ácidos grasos son llamados generalmente por sus nombres comunes, con frecuencia los ácidos grasos más cortos son llamados por la palabra latina para el número de carbonos, tal como ácido octanoico (ocho carbonos) y ácido decanoico (10 carbonos).

El punto de fusión de un ácido graso aumenta con la longitud de la cadena y disminuye con el grado de insaturación. De esta manera, los ácidos grasos con muchos enlaces dobles, como los aceites vegetales, son líquidos a temperatura ambiente y los ácidos grasos saturados, como los de la mantequilla, son sólidos. Los lípidos con bajos puntos de fusión son más líquidos a la temperatura del cuerpo y contribuyen en la fluidez de nuestras membranas celulares.

Los ácidos grasos monoinsaturados contienen un enlace doble, y los ácidos grasos poliinsaturados contienen dos o más enlaces dobles (fig. 5-17). La posición de un enlace doble se designa por el número del carbono en el enlace doble que está más cerca al grupo carboxilo. Por ejemplo, el ácido oleico, que contiene 18 carbonos y un enlace doble entre las posiciones 9 y 10, es designado 18:1, Δ^9. El número 18 denota el número de átomos de carbonos, 1 (uno) denota el número de enlaces dobles y Δ^9 denota la posición del enlace doble entre los átomos de carbono 9 y 10. El ácido oleico también puede ser designado como 18:1(9), sin Δ. Los ácidos grasos también son clasificados por la distancia del enlace doble más cercano al extremo ω (el grupo metilo en el extremo más alejado del grupo carboxilo). De esta manera, el ácido oleico es un ácido graso ω-9 y el ácido linolénico es un ácido graso ω-3. El ácido araquidónico, un ácido graso poliinsaturado con 20 carbonos y cuatro enlaces dobles, es un ácido graso ω-6 que es completamente descrito como 20:4, $\Delta^{5,8,11,14}$. Los eicosanoides son un grupo de compuestos similares a las hormonas producidos por muchas células en el organismo. Son derivados de ácidos grasos poliinsaturados como el ácido araquidónico que contiene 20 carbonos (eicosa) y tiene tres, cuatro o cinco enlaces dobles. Las prostaglandinas, los tromboxanos y los leucotrienos pertenecen a este grupo de compuestos.

Los enlaces dobles en la mayoría de los ácidos grasos que se presentan en la naturaleza tienen una configuración *cis* (fig. 5-17B). La designación *cis* significa que los hidrógenos están en el mismo lado del enlace doble y que las cadenas acil están en el otro lado. En los ácidos grasos *trans*, las cadenas acil están en lados opuestos del enlace doble. Los ácidos grasos *trans* son producidos por la hidrogenación química de ácidos grasos poliinsaturados presentes en aceites vegetales y no son un producto alimenticio natural.

B. Acilgliceroles

Un **acil**glicer**ol** comprende glicerol con uno o más ácidos grasos (el grupo **acil**) unido a través de enlaces éster (fig. 5-18). Los monoacilgliceroles, diacilgliceroles y triacilgliceroles contienen uno, dos o tres ácidos grasos esterificados a glicerol, respectivamente.

Azúcares oxidados

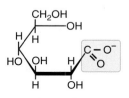

β-D-glucuronato

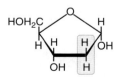

D-gluconato

Azúcares reducidos

$$CH_2OH$$
$$H-C-OH$$
$$HO-C-H$$
$$H-C-OH$$
$$H-C-OH$$
$$CH_2OH$$

D-sorbitol

Desoxirribosa

FIGURA 5-15 Azúcares oxidados y reducidos. El grupo afectado se muestra en el *recuadro de color*. El ácido glucurónico se forma por oxidación del grupo —OH terminal de la glucosa. El ácido glucónico (D-gluconato) se forma por oxidación del carbono del aldehído de la glucosa. El sorbitol, un alcohol de azúcar, se forma por reducción del grupo aldehído de la glucosa. La desoxirribosa es formada por reducción de ribosa.

 El ácido palmitoleico, el ácido oleico y el ácido araquidónico son los ácidos grasos insaturados más comunes en la célula. El ácido palmitoleico es un ácido graso 16:1, Δ^9. ¿Cómo podría nombrarlo como un ácido graso ω?

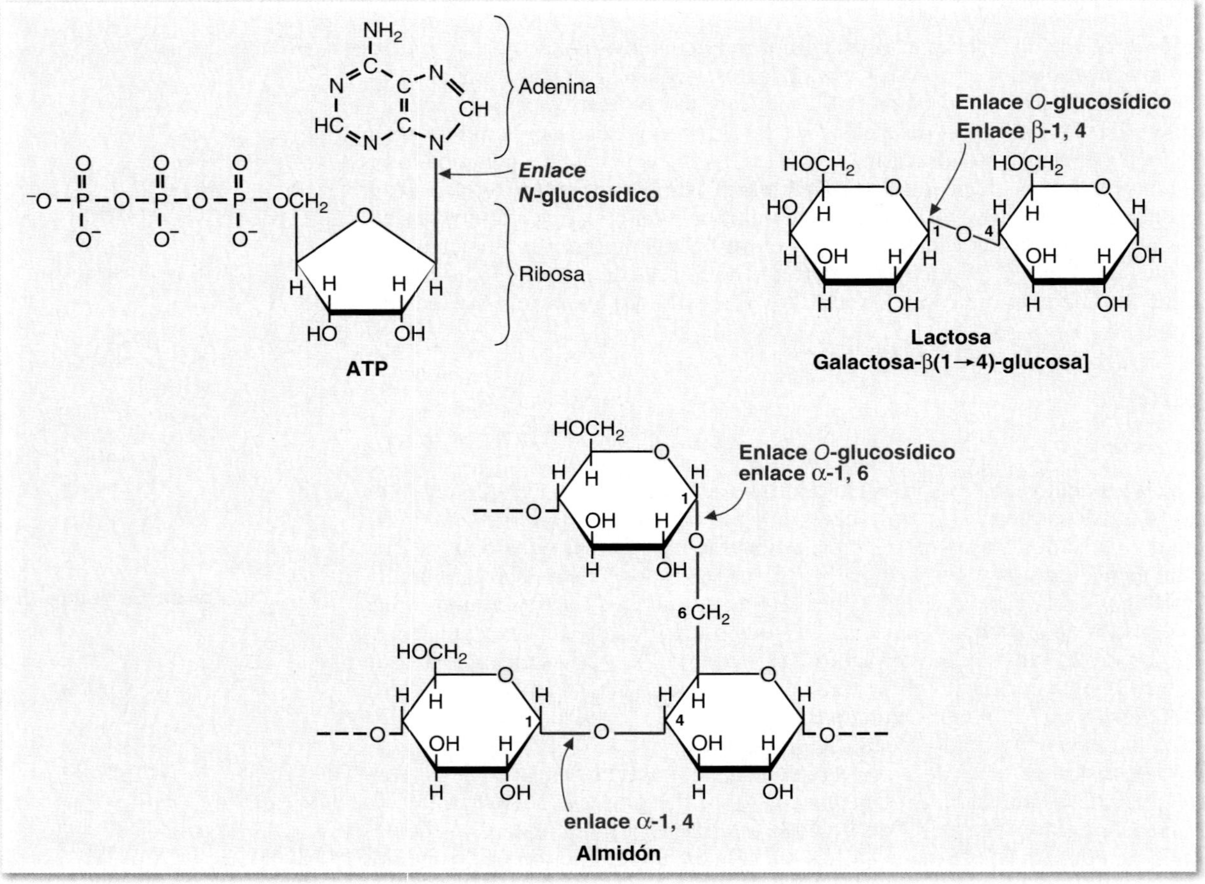

FIGURA 5-16 Enlaces *N-* y *O*-glucosídicos. El adenosín trifosfato (ATP) contiene un enlace β, *N*-glucosídico. La lactosa contiene un enlace *O*-glucosídico β(1→4). El almidón contiene enlaces α-1,4 y α-1,6 *O*-glucosídicos. Los enlaces glucosídicos se muestran en *rojo*.

Los ácidos grasos *trans* (grasas parcialmente hidrogenadas) se usaron en los restaurantes como un aceite que tenía un tiempo de conservación más largo que los ácidos grasos poliinsaturados; sin embargo, en algunos estudios, la presencia de grasa *trans* en la comida ha sido relacionada con el elevado riesgo de enfermedad cardiaca. Sin embargo, la industria ha puesto en duda estos hallazgos. La Food and Drug Administration (FDA) ahora obliga el etiquetado de alimentos con contenido de ácidos grasos *trans*, y en ciertas localidades de Estados Unidos se ha prohibido el uso de estos ácidos grasos en las preparaciones alimenticias comerciales.

El ácido palmitoleico es un ácido graso ω-7. Tiene un enlace doble entre los carbonos 9 y 10. Tiene 16 carbonos, como el ácido palmítico, por lo que el enlace doble debe estar en el carbono 7 del extremo ω.

Los tri**acil**glicer**ol**es rara vez contienen el mismo ácido graso en las tres posiciones y, por lo tanto, son llamados triacilgliceroles mezclados. Los ácidos grasos insaturados, cuando están presentes, con frecuencia son esterificados en el carbono 2. En la configuración tridimensional de glicerol, los carbonos 1 y 3 no son idénticos, y las enzimas son específicas para uno u otro carbono.

C. Fosfoacilgliceroles

Los **fosfo**acilgliceroles contienen ácidos grasos esterificados para las posiciones 1 y 2 del glicerol y un fosfato (solo o con un sustituyente) unido en el carbono 3. Si solo un grupo fosfato está unido al carbono 3, el compuesto es ácido **fosfa**tídico (fig. 5-19). El ácido fosfatídico es un precursor para la síntesis de otros fosfoacilgliceroles.

La fosfatidilcol**ina** es uno de los principales fosfoacilgliceroles encontrados en las membranas (fig. 5-19). La am**ina** está cargada positivamente a pH neutro y el fosfato está cargado negativamente. De esta manera, la molécula es anfipática; contiene grandes regiones polares y no polares. La fosfatidilcolina también es llamada lecitina. La remoción de un grupo ácido acil de un fosfoacilglicerol lleva a un lisolípido; por ejemplo, la remoción de un grupo graso acil forma lecitina de la lisolecitina.

D. Esfingolípidos

Los esfingolípidos no tienen un esqueleto de glicerol; están formados por esfingosina (fig. 5-20). La esfingos**ina** es derivada de la ser**ina** y un ácido graso específico, palmitato. Las cer**amidas** son **amidas** formadas de esfingosina por la unión de un ácido graso al grupo amino.

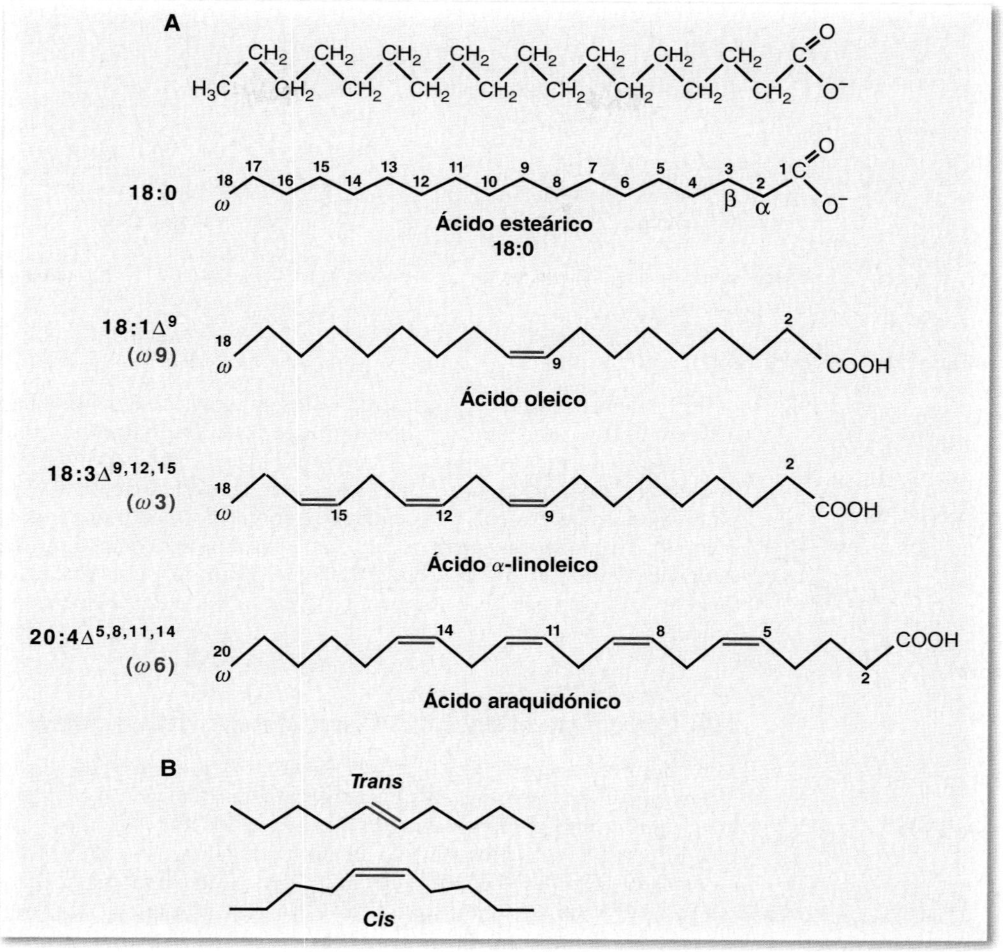

FIGURA 5-17   A. Ácidos grasos saturados y ácidos grasos insaturados. En el ácido esteárico, el ácido graso saturado en la parte superior de la figura, se muestran todos los átomos. En la parte inferior de la estructura numerada, se muestra una forma muy común, a pesar de tener la misma estructura. Los carbonos están numerados, iniciando con el grupo carboxilo, o se les da una letra griega, iniciando con el carbono siguiente al grupo carboxilo. El carbono del metilo (u ω) al final de la cadena siempre es llamado el carbono ω, sin tener en cuenta la longitud de la cadena. El símbolo 18:0 se refiere al número de átomos de carbono (18) y al número de enlaces dobles (0). En los ácidos grasos insaturados mostrados, no todos los carbonos están numerados, pero se nota que los enlaces dobles están en *cis* y espaciados en intervalos de tres carbonos. Tanto los ácidos grasos ω-3 y ω-6 son requeridos en la dieta. **B.** Enlaces dobles *cis* y *trans* en las cadenas laterales de ácidos grasos. Observe que el enlace doble *cis* causa que se doble la cadena.

Varios esfingolípidos se forman por la unión de diferentes grupos al grupo hidroxilo en la ceramida. Como se refleja en los nombres para los cerebró**sidos** y ganglió**sidos**, estos esfingolípidos contienen azúcares unidos al grupo hidroxilo de la ceramida a través de enlaces glucosídicos. Estos son llamados glucolípidos (más específicamente, glucoes-fingolípidos). La esfingomielina, que contiene un grupo fosforilcolina unido a la ceramida, es un componente de las membranas celulares y de la vaina de mielina alrededor de las neuronas.

E. Esteroides

Los esteroides contienen una estructura de cuatro anillos llamada el núcleo esteroideo (fig. 5-21). El colesterol es el precursor esteroide en las células humanas a partir del cual son sintetizadas todas las hormonas esteroideas por modificaciones en el anillo o en el C-20 de la cadena lateral. Aunque el colesterol no es muy soluble en agua, es convertido a sales biliares anfipáticas solubles en agua, tal como el ácido cólico. Las sales biliares alinean las superficies de las gotas de lípidos, llamadas micelas, en el lumen del intestino, donde las gotas se mantienen emulsificadas en un ambiente acuoso.

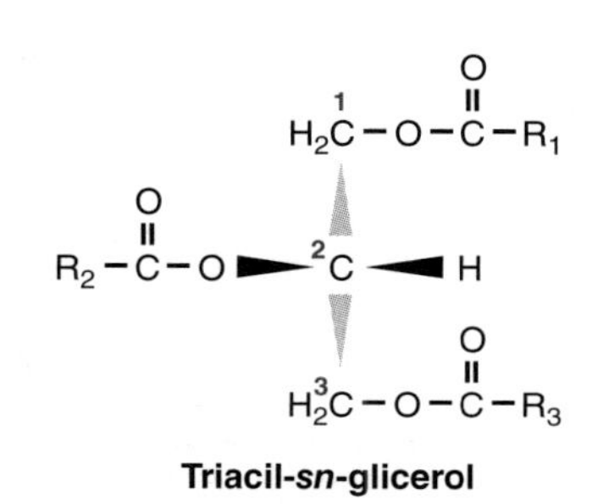

Triacil-*sn*-glicerol

FIGURA 5-18 Un triacilglicerol. Note que los carbonos 1 y 3 de la mitad glicerol no son idénticos. El extremo ancho de cada *punta de flecha* está más cerca del lector que el extremo puntiagudo.

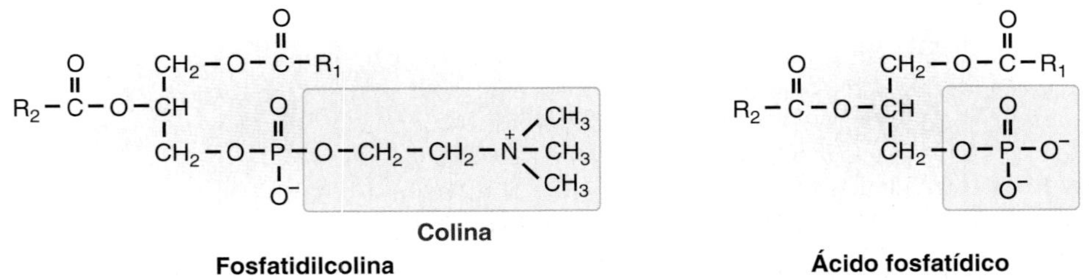

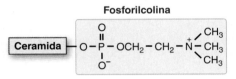

FIGURA 5-19 Fosfoacilgliceroles. Los fosfolípidos que se encuentran en las membranas, como la fosfatidilcolina, tienen un grupo polar unido al fosfato.

P ¿Qué características estructurales explican las diferencias en la solubilidad de col**esterol**, estra**diol** y **ácido** cólico en el organismo? (fig. 5-21).

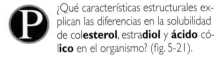

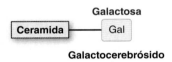

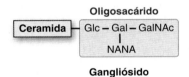

FIGURA 5-20 Esfingolípidos, derivados de la ceramida. Se muestra la estructura de la ceramida en la parte inferior de la figura. La porción de ceramida mostrada en rojo es la esfingosina. El –NH y el –OH fueron proporcionados por la serina. Diferentes grupos son adicionados al grupo hidroxilo de la ceramida para formar la esfingomielina, galactocerebrósidos y gangliósidos. Gal, galactosa; GalNAc, *N*-acetilgalactosamina; Glc, Glucosa; NANA, ácido *N*-acetilneuramínico, también llamado *ácido siálico*.

El colesterol es uno de los compuestos sintetizados en el humano a partir de unidades ramificadas de cinco carbonos con un enlace doble llamado unidad isoprenilo (fig. 5-1A). Las unidades isoprenilo (o isopreno) son combinadas en largas cadenas para formar otras estructuras, como las cadenas laterales de la coenzima Q en los humanos y la vitamina A en las plantas. Las unidades isopreno forman polímeros para generar grupos geranilo (10 carbonos) y grupos farnesilo (15 carbonos) (cap. 32). Los grupos geranilo y farnesilo, debido a su naturaleza altamente hidrófoba, con frecuencia están unidos de manera covalente con proteínas para permitir a las proteínas asociarse con las membranas celulares.

IV. Compuestos que contienen nitrógeno

El nitrógeno, como se describió en la sección I.B.2, es un átomo electronegativo con dos electrones no compartidos en su capa de valencia exterior. A pH neutro, el nitrógeno en los grupos amino por lo general está unido a otros cuatro átomos y tiene una carga positiva. Sin embargo, la presencia de un átomo de nitrógeno en un compuesto orgánico aumentará su solubilidad en agua, si el nitrógeno está cargado o sin carga.

A. Aminoácidos

Los aminoácidos son compuestos que contienen un grupo amino y un grupo ácido carboxílico. En las proteínas, los aminoácidos siempre son L-α-aminoácidos (el grupo amino está unido al carbono α en la configuración L (fig. 5-22). Estos mismos aminoácidos también sirven como precursores de los compuestos que contienen nitrógeno en el cuerpo, tal como la fosfatidilcolina (fig. 5-19) y son la base del metabolismo de la mayoría de los aminoácidos humanos. Sin embargo, las reacciones metabólicas producen de manera ocasional un aminoácido que tiene el grupo β- o γ-amino, tal como el neurotransmisor ácido γ-aminobutírico (fig. 5-22). Sin embargo, solo los L-α-aminoácidos son incorporados en las proteínas. Aunque los D-aminoácidos por lo general no son incorporados en las proteínas en los organismos vivos, sirven en muchas funciones en las bacterias, tal como en la síntesis de los enlaces cruzados en las membranas celulares.

B. Estructuras en anillo que contienen nitrógeno

1. Purinas, pirimidinas y piridinas

El nitrógeno también es un componente de las estructuras en anillo referidas como anillos heterocíclicos o bases nitrogenadas. Los tres tipos más comunes de anillos que contienen nitrógeno en el cuerpo son pur**inas** (p. ej., aden**ina**), pirimid**inas** (p. ej., tim**ina**) y pirid**inas** (p. ej., las vitaminas: ácido nicot**ínico**, también llamada niacina y piridox**ina**, también llamada vitamina B$_6$) (fig. 5-23). El sufijo "ina" denota la presencia de nitrógeno (am**ina**) en el anillo. La pirimidina uracilo es una excepción a este tipo general de nomenclatura. La utilidad de estas estructuras en anillo que contienen nitrógeno se encuentra en la capacidad del nitrógeno para formar puentes de hidrógeno y para aceptar y donar electrones, mientras son parte del anillo. Por el contrario, el anillo aromático benceno no sustituido, en el cual los electrones están distribuidos de manera igual entre los seis carbonos (fig. 5-1) es no polar, hidrófobo y relativamente no reactivo.

2. Nucleósidos y nucleótidos

Las bases nitrogenadas forman nucleósidos y nucleótidos. Un nucleósido consiste en una base nitrogenada unida a un azúcar, por lo general la ribosa o la desoxirribosa a través de un enlace *N* glucosídico (fig. 5-16). Si los grupos fosfatos están unidos al azúcar, el compuesto es un nucleótido. En el nombre del nucleótido ATP, la adición de la ribosa está indicada por el cambio del nombre de adenina a adeno**sina** (por el enlace glucos**ídico**). Se adiciona monofosfato, difosfato y trifosfato al nombre para indicar la presencia de uno, dos o tres grupos fosfatos en el nucleótido. Las estructuras de los nucleótidos que sirven como precursores de ADN y ARN se tratarán en la sección III, capítulo 12.

3. Tautómeros

En muchos de los anillos que contienen nitrógeno, el hidrógeno se puede cambiar de lugar para producir un tautómero, un compuesto en donde el hidrógeno y los enlaces dobles han cambiado de posición (es decir, $-N=C-OH \rightarrow -NH-C=O$) (fig. 5-24). Los tautómeros son considerados como el mismo compuesto, y la estructura se puede representar en cualquier forma. Por lo general, una forma tautomérica es más reactiva que la otra. Por ejemplo, en las dos formas tautoméricas del ácido úrico se puede disociar un protón de la forma enol para producir urato.

V. Radicales libres

Los radicales son compuestos que tienen un solo electrón, por lo general en un orbital externo. Los radicales libres son radicales que existen de manera independiente en solución o en un ambiente lipídico. Aunque muchas enzimas generan radicales como intermediarios en las reacciones, estos por lo general no son liberados en la célula para convertirse en radicales libres.

Muchos de los compuestos en el cuerpo son capaces de ser convertidos en radicales libres por eventos naturales que remueven uno de sus electrones, o por radiación. Por ejemplo, la radiación disocia el agua en átomo de hidrógeno y el radical hidroxilo:

$$H_2O \leftrightarrow H\bullet + OH\bullet$$

Por el contrario, normalmente el agua se disocia en un protón y un ion hidroxilo cargado negativamente. El radical hidroxilo forma radicales orgánicos al tomar un electrón (como H•) de un compuesto, como una membrana de lípidos insaturada que luego tiene un solo electrón no compartido y es un nuevo radical.

Los compuestos que son radicales se pueden escribir con o sin mostrar el radical. Por ejemplo, el dióxido de nitrógeno, un radical potente, reactivo, tóxico, presente en el esmog y en el humo del cigarro, puede designarse en la literatura médica y laica como NO_2 más que $NO_2\bullet$. El superóxido, un radical producido en la célula y que es la fuente de mucha destrucción, es escrito de manera correcta como el anión superóxido, O_2^-. Sin embargo, para resaltar su naturaleza de radical libre, algunas veces el mismo compuesto es escrito como $O_2^-\bullet$. Si un compuesto es designado como un radical en la literatura médica, se puede tener la certeza que es un radical reactivo y que su naturaleza radical es importante para la fisiopatología en discusión. El oxígeno reactivo y los radicales libres que contienen nitrógeno se presentan con mayor detalle en el capítulo 25.

COMENTARIOS CLÍNICOS

Dianne A. La gravedad de los signos y síntomas clínicos en pacientes con cetoacidosis diabética (CAD), como en **Dianne A.**, está correlacionada directamente con la concentración de cuerpos cetónicos en la sangre. Los métodos cuantitativos directos para la medición de acetoacetato y β-hidroxibutirato no están disponibles de manera rutinaria. Como resultado, por lo general los médicos confían en las tiras reactivas semicuantitativas (Ketostix®) o en tabletas (Acetest®) para calcular el nivel de acetoacetato en la sangre y en la orina.

R El colesterol está compuesto casi por completo de grupos $-CH_2$ y, por lo tanto, no es soluble en agua. De igual manera, el estradiol es relativamente insoluble en agua. Sin embargo, el ácido cólico contiene un grupo carboxilo hidrófilo y tres grupos hidroxilos. Como se muestra con líneas punteadas, los tres grupos hidroxilos se encuentran en un lado de la molécula, creando de esta manera una superficie hidrófila.

Lotta T. tiene artritis gotosa (podagra) que afecta el dedo gordo del pie derecho. El estudio del líquido aspirado del espacio articular mediante microscopio electrónico con luz polarizada, mostró cristales de urato monosódico fagocitado por los leucocitos. La presencia de cristales de urato relativamente insolubles dentro del espacio articular activa una cascada inflamatoria que provoca los componentes clásicos de la inflamación articular (dolor, enrojecimiento, calor, hinchazón y limitación del movimiento de la articulación). El ácido úrico se produce a partir de la degradación de purinas (adenina y guanina). Con pH sanguíneo de 7.4, todo el ácido úrico tiene disociado un protón para formar urato, que no es muy soluble en agua y forma cristales de la sal de Na^+. En la orina más ácida generada por el riñón, la forma ácida, el ácido úrico, se puede precipitar para formar cálculos renales.

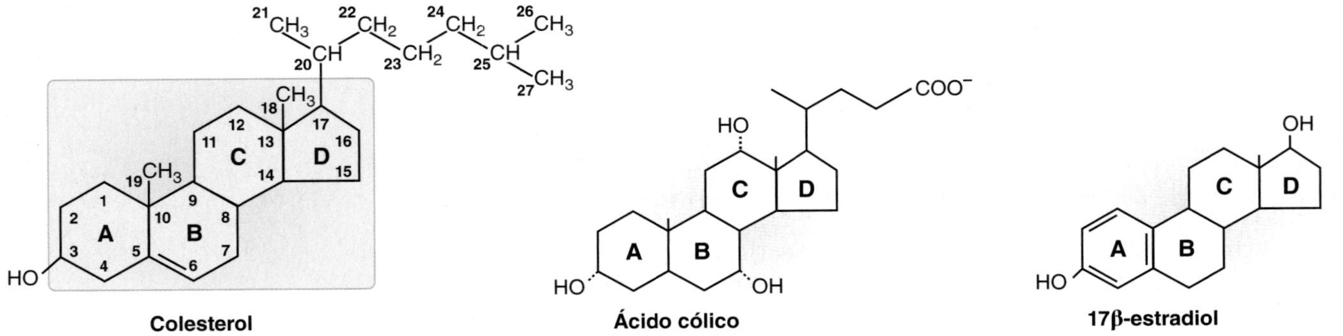

Colesterol

Ácido cólico

17β-estradiol

FIGURA 5-21   Colesterol y sus derivados. Se muestra el núcleo esteroide en el *recuadro verde*. La sal biliar, el ácido cólico y la hormona esteroide 17β-estradiol son derivados del colesterol y contienen la estructura de anillo esteroide.

Los radicales libres no solo son reactivos esotéricos; representan agentes de la muerte y destrucción celular. Están involucrados en muchos de los estados de enfermedad crónica (p. ej., enfermedad arterial coronaria, diabetes mellitus, artritis y enfisema), así como en la lesión aguda (p. ej., radiación, accidente vascular cerebral, infarto del miocardio y lesión en la médula espinal). Mediante los mecanismos de defensa contra los radicales libres en las células, con frecuencia se puede restringir el daño atribuido al proceso "normal" de envejecimiento.

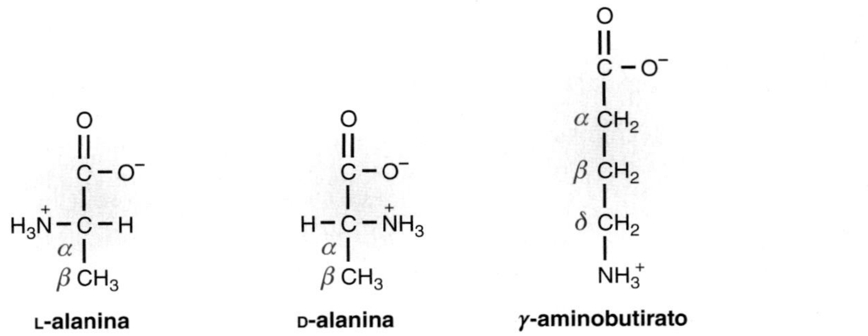

L-alanina

D-alanina

γ-aminobutirato

FIGURA 5-22   La estructura del α-aminoácido alanina (tanto la configuración D y L) y el γ-aminoácido, γ-aminobutirato.

Purinas

Pirimidina

Piridina

Adenina (A)

Guanina (G)

Tiamina (T)

Ácido nicotínico

FIGURA 5-23   Las bases nitrogenadas.

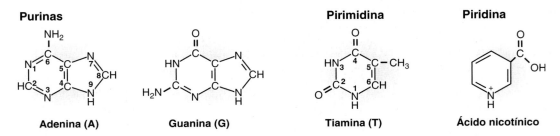

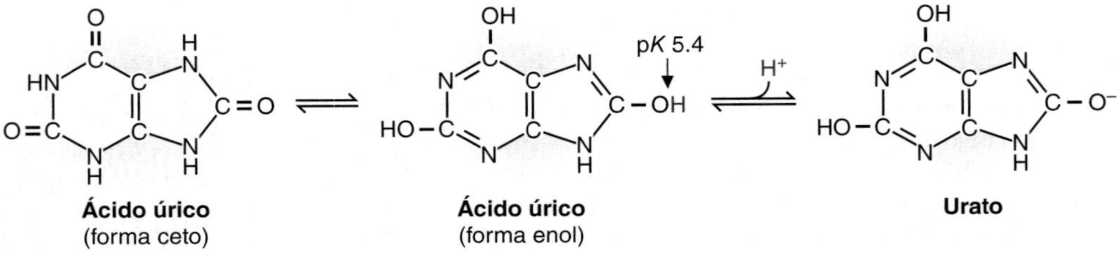

Ácido úrico
(forma ceto)

Ácido úrico
(forma enol)

pK 5.4

H⁺

Urato

FIGURA 5-24   Tautómeros del ácido úrico. La forma tautomérica afecta la reactividad. En la forma enol se disocia un protón para formar urato.

El nitroprusiato en las tiras y en las tabletas reacciona con el acetoacetato y, en menor grado, con acetona (ambos tienen grupos cetonas), pero no reacciona con el β-hidroxibutirato (que no tiene un grupo cetona). El β-hidroxibutirato es el cuerpo cetónico predominante presente en la sangre de un paciente con CAD, y su concentración podría declinar a una velocidad desproporcionadamente rápida, en comparación con la de acetoacetato y acetona. Por lo tanto, las pruebas que emplean la reacción de nitroprusiato para vigilar el éxito de la terapia en un paciente pueden inducir a error. Como resultado, los médicos se guían en la "brecha aniónica" de la sangre, que en casos de CAD representa el aumento de cuerpos cetónicos.

En contraste a la dificultad de medir los cuerpos cetónicos, los pacientes con diabetes pueden autovigilar sus niveles de glucosa sanguínea en el hogar, disminuyendo de manera marcada el tiempo y el gasto de muchas determinaciones de la glucosa sanguínea que necesitan. La sangre capilar obtenida de un pinchazo en el dedo se coloca sobre un punto específico de una tira de plástico. La tira ha sido impregnada con una enzima (generalmente la enzima bacteriana glucosa oxidasa) que convierte de manera específica la glucosa sanguínea en un azúcar oxidado (gluconato) y un compuesto reducido (peróxido de hidrógeno, H_2O_2). El H_2O_2 reacciona con un tinte para producir un color. La intensidad del color, que es directamente proporcional a la concentración de glucosa en la sangre del paciente, es leída en un instrumento llamado monitor de glucosa sanguínea.

 Lotta T. tiene artritis gotosa aguda (podagra), que afecta su dedo gordo del pie. Fue tratada con colchicina para el ataque agudo de gota que afectó su dedo gordo. Después de dos dosis de colchicina, el dolor del dedo había disminuido en gran medida. El enrojecimiento y la hinchazón también habían disminuido ligeramente. La colchicina reducirá los efectos de la respuesta inflamatoria ante los cristales de urato. Varias semanas después, comenzó a tomar alopurinol (150 mg dos veces al día) mientras se toma una dosis diaria de colchicina. Alopurinol inhibe la enzima que produce ácido úrico. Algunos días después de iniciar con alopurinol, sus concentraciones de ácido úrico comenzaron a disminuir.

COMENTARIOS BIOQUÍMICOS

Toxinas ambientales de hidrocarburos aromáticos clorados. Como resultado de la actividad humana, los compuestos tóxicos que contienen anillos de benceno clorados están ampliamente distribuidos en el ambiente. El pesticida diclorodifeniltricloroetano (DDT), la clase de agentes químicos llamados dioxinas, y los bifenilos policlorados (BPC) son ejemplos de hidrocarburos aromáticos clorados y están estructuralmente relacionados con compuestos que son muy hidrófobos y deficientemente biodegradados (fig. 5-25). Como consecuencia de su persistencia y lipofilicidad, estos agentes químicos se concentran en el tejido adiposo del pescado, aves que ingieren pescado y mamíferos carnívoros, incluyendo a los humanos.

El DDT, un difenil clorado, fue empleado de manera amplia en Estados Unidos como un herbicida entre los años de 1940 y 1960 (fig. 5-25). Aunque no ha sido empleado en este país desde 1972, los anillos de benceno clorados son resistentes a la biodegradación y el suelo y agua de EUA aún están contaminados con pequeñas cantidades. El DDT aún es empleado en otras partes del mundo. Debido a que es una molécula altamente lipófila, es almacenada en la grasa de los animales; así, los organismos acumulan de manera progresiva cantidades mayores de DDT en cada etapa sucesiva de la cadena alimentaria. Las aves que comen pescado, uno de los organismos en la parte alta de la cadena alimentaria, ha declinado en población debido al efecto del DDT en el grosor de las cáscaras del huevo. El DDT no es tan tóxico en el humano, aunque la exposición a largo plazo o la exposición a dosis altas puede causar síntomas neurológicos reversibles, efectos hepatotóxicos o cáncer.

Las dioxinas, específicamente policlorodibenzo-*p*-dioxinas (PCDD), constituyen otra clase de toxinas ambientales que en la actualidad son de gran preocupación (fig. 5-25). Han sido medidas en lo que se denominan niveles basales en la sangre, tejido adiposo y leche de todos los mamíferos probados. Las PCDD están formadas por un subproducto durante la producción de otros compuestos clorados y herbicidas, y del proceso de blanqueado con cloro usado por los molinos de pulpa y papel. Son liberadas durante el proceso de desechos industriales, municipales y domésticos, y durante la

 La brecha aniónica se refiere a la diferencia en la concentración entre los aniones que se miden sistemáticamente (cloruro y bicarbonato) y los cationes (sodio y potasio) en la sangre. Debido en la mayoría de los casos a que estos cationes se encuentran en mayor concentración que los aniones medidos, la diferencia se conoce como la *brecha aniónica*. El valor normal de la brecha aniónica es 12 (8 a 16). Si la brecha aniónica es mayor de lo normal, indica que hay aniones desconocidos en exceso, y en el caso de la diabetes tipo 1, lo más frecuente es que refleje la producción de cuerpos cetónicos.

M **La prueba de reducción del azúcar.** Se usó para detectar el azúcar en la orina mucho antes de que los ensayos enzimáticos específicos para la glucosa y galactosa estuvieran disponibles. En esta prueba, el grupo aldehído del azúcar es oxidado, ya que dona electrones al cobre, este se reduce y produce el color azul. En solución alcalina, los cetoazúcares (p. ej., fructosa) también reaccionan en esta prueba debido a que forman tautómeros que son aldehídos. Las estructuras en anillo de los azúcares también reaccionan, pero solo si el anillo puede ser abierto (es decir, si no está unido a otro compuesto a través de un enlace glucosídico). Hasta que estuvo disponible una prueba específica para fructosa, una enfermedad congénita que resultaba en la presencia de fructosa en la orina se indica por una prueba positiva de reducción del azúcar y los resultados negativos en los ensayos enzimáticos específicos para glucosa o galactosa.

La acumulación de DDT en el tejido adiposo puede ser protector en el humano, debido a que disminuye la cantidad de DDT disponible para pasar a través de las membranas de lípidos no polares para alcanzar las neuronas en el cerebro o pasar a través de las membranas placentarias para llegar al feto. De manera eventual, se convierte el DDT en metabolitos más polares que son excretados en la orina. Sin embargo, algo puede pasar con los lípidos en la leche de madres que están lactando.

La mayoría de lo que se sabe acerca de la toxicidad de las dioxinas en el humano proviene de individuos expuestos de manera incidental o crónica a niveles elevados (p. ej., accidentes industriales o presencia en áreas rociadas con el agente naranja u otros herbicidas contaminados con dioxinas). Los efectos de la dosis menor están probablemente asociados con atrofia del timo y una respuesta inmune disminuida, el cloracné y lesiones cutáneas relacionadas, y neoplasias (cáncer). Las dioxinas pueden cruzar la placenta y causar efectos en el desarrollo y de tipo reproductivo, disminuir el crecimiento prenatal y la mortalidad prenatal.

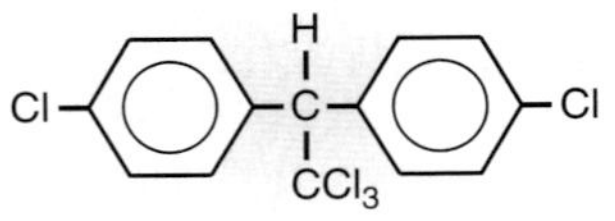

quema de combustibles fósiles; también se encuentran en el humo del cigarro y el escape de motores que queman combustibles de gasolina y diesel. También se forman durante la combustión de materia orgánica en los incendios forestales. Entran a la atmósfera como partículas en suspensión, son evaporizadas y se pueden diseminar a grandes distancias para entrar en el suelo y el agua.

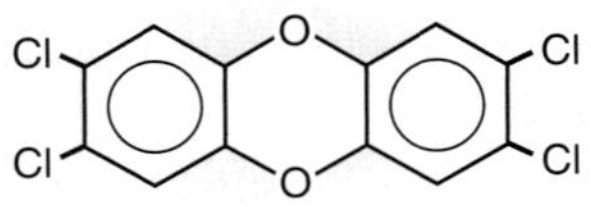

Los BPC se sintetizaron originalmente para uso como material no flamable con el fin de enfriar y aislar transformadores y capacitores industriales. Como resultado de accidentes en las plantas químicas que producían BPC, se puso en evidencia que estos químicos podían provocar efectos adversos en la salud de las personas. La producción de BCP se detuvo en Estados Unidos en 1979, aunque todavía se encuentran en contenedores cerrados para transformadores eléctricos. Es posible que todos los compuestos clorados expuestos aquí tengan como mecanismo de acción una alteración en la expresión génica mediante la unión al receptor arilhidrocarburo citoplásmico (*véase* sección III de este texto). La exposición a BCP se ha relacionado con cáncer y alteraciones de los sistemas inmunológicos, reproductivo, nervioso y endocrino.

Es difícil eliminar del ambiente todos los derivados policlorados. Un método prometedor es usar bacterias manipuladas genéticamente que pudieran usar estos compuestos como fuente alimenticia y metabolizar de manera segura estas toxinas. Sin embargo, este método tiene el inconveniente de introducir microorganismos genéticamente manipulados en el ambiente, lo que tiene sus propios problemas potenciales (cap. 17).

Los seres humanos, situados en la parte superior de la cadena alimentaria, han adquirido sus niveles basales de dioxinas a través del consumo de alimento, principalmente carne, productos lácteos y pescado. Una vez en el organismo humano, las dioxinas son almacenadas en la grasa humana y el tejido adiposo, cuya vida promedio es de aproximadamente 5 a 15 años. No son reactivas, deficientemente degradadas y no son convertidas con rapidez a compuestos más solubles en agua que pueden ser excretados en la orina. Son excretados de manera lenta en la bilis y en las heces, y junto con los lípidos penetran en la leche de madres que lactan.

DDT

Clorodibenzo-*p*-dioxina

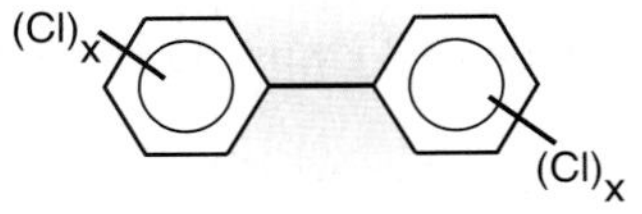

PCB

FIGURA 5-25 Toxinas ambientales. El diclorodifenil tricloroetano (DDT) es un miembro de una clase de hidrocarburos aromáticos que contienen dos anillos de benceno clorados (fenil), unidos por una molécula de etano clorado. Las clorodibenzo-*p*-dioxinas (CDD) son una clase relacionada con más de 75 hidrocarburos clorados donde todos contienen una molécula dibenzo-*p*-dioxina (DD), que comprenden dos anillos de benceno unidos vía dos puentes de oxígeno en carbonos adyacentes en cada uno de los anillos de benceno. El compuesto 2,3,7,8-tetraclorodibenzo-*p*-dioxina es uno de los más tóxicos y estudiados de manera extensa. Los dibenzofuranos clorados (DFC) están relacionados de manera estructural y toxicológica. Los bifenilos policlorados (BPC) constan de dos anillos benceno unidos por un enlace con 2 a 10 de los carbonos restantes que contienen un átomo de cloro. Existen más de 200 variedades distintas de BPC.

CONCEPTOS CLAVE

- Los carbohidratos, conocidos comúnmente como azúcares, pueden ser clasificados por varios criterios:
  - Tipo del grupo carbonilo (aldo- o cetoazúcares).
  - Número de carbonos (pentosas [cinco carbonos], hexosas [seis carbonos]).
  - Posiciones de los grupos hidroxilos en los átomos de carbono asimétricos (configuración D- o L-, esteroisómeros, epímeros).
  - Sustituyentes (aminoazúcares).
  - Número de monosacáridos unidos a través de enlaces glucosídicos (disacáridos, oligosacáridos, polisacáridos).
- Los lípidos son compuestos estructuralmente diversos que no son muy solubles en agua (es decir, son hidrófobos).
  - Los principales lípidos son ácidos grasos.
  - El triacilglicerol (triglicéridos) consisten de tres ácidos grasos esterificados al alcohol glicerol.
  - Los fosfoacilgliceroles (fosfoglicéridos o fosfolípidos) son similares al triacilglicerol, pero contienen un fosfato en lugar de un ácido graso.
  - Los esfingolípidos están constituidos de esfingosina.
  - El colesterol es un componente de las membranas y un precursor para moléculas que contienen el núcleo esteroide, tal como las sales biliares y las hormonas esteroides.
- El nitrógeno se encuentra en varios compuestos además de los aminoazúcares.
  - Los aminoácidos y los anillos heterocíclicos contienen nitrógenos, los cuales llevan una carga positiva en el pH neutro.
  - Los aminoácidos contienen un grupo carboxilo, un grupo amino y una cadena lateral unida a un carbono central.
  - Las proteínas consisten en una cadena lineal de aminoácidos.
  - Las purinas, pirimidinas y piridinas tienen estructuras en anillo heterocíclicas que contienen nitrógeno.

◆ Los nucleósidos contienen un anillo heterocíclico unido a un azúcar.

◆ Un nucleósido más fosfato es un nucleótido.

◆ Las glucoproteínas y los proteoglucanos tienen azúcares unidos a los componentes de proteína.

◆ Las enfermedades revisadas en este capítulo están resumidas en la tabla 5-1.

TABLA 5-1 **Enfermedades revisadas en el capítulo 5**		
ENFERMEDAD O ALTERACIÓN	**GENÉTICA O AMBIENTAL**	**COMENTARIOS**
Gota	Ambas	Puede deberse a mutaciones en las proteínas específicas o a los hábitos de dieta. Provoca la acumulación de ácido úrico en la sangre y precipitados de cristales de urato en las articulaciones.
Diabetes tipo 1	Ambas	El manejo apropiado de la diabetes tipo 1 requiere de inyecciones de insulina y frecuente vigilancia de los niveles de glucosa sanguínea a lo largo del día. Sin esta cuidadosa vigilancia los cuerpos cetónicos se pueden producir de manera inapropiada.

PREGUNTAS DE REVISIÓN: CAPÍTULO 5

Seleccione la mejor respuesta para cada una de las siguientes preguntas. Base las respuestas en su conocimiento de la nomenclatura. No necesita reconocer ninguna de las estructuras mostradas para responder las preguntas.

1. Un componente de un "perfil de lípidos" para un paciente son los triglicéridos, los cuales se describen mejor con una de las siguientes opciones:
   A. Contienen un núcleo esteroideo.
   B. Tres ácidos grasos esterificados a una esfingosina.
   C. Tres ácidos grasos esterificados a un poliol.
   D. Dos ácidos grasos y un fosfato esterificado a una esfingosina.
   E. Dos ácidos grasos y un fosfato esterificado a un poliol.

2. Una paciente en coma fue admitida en la sala de urgencias del hospital. En las pruebas de laboratorio se encontraron niveles altos del compuesto mostrado a continuación en su sangre:

$$CH_2OH–CH_2–CH_2–COO^-$$

   Con base en su estructura (y en su conocimiento de la nomenclatura de grupos funcionales), identifique el compuesto:
   A. Metanol (alcohol de madera)
   B. Etanol (alcohol)
   C. Etilenglicol (anticongelante)
   D. β-hidroxibutirato (un cuerpo cetónico)
   E. γ-hidroxibutirato (droga inhibidora de resistencia al acoso sexual)

3. Un paciente fue diagnosticado con una deficiencia de la enzima lisosomal α-glucosidasa. El nombre de la deficiencia de la enzima sugiere que hidroliza un enlace clicosídico, el que se describe mejor como un puente formado a través de cuál de los siguientes:
   A. Múltiples puentes de hidrógeno entre dos moléculas de azúcar.
   B. Entre el carbono anomérico de un azúcar y un O–H (o N) de otra molécula.
   C. Entre dos carbonos anoméricos en los polisacáridos.
   D. Formación de enlace interno entre el carbono anomérico de un monosacárido y su propio grupo hidroxilo en el quinto carbono.
   E. Entre el carbono que contiene el grupo aldol o ceto y el carbono α del azúcar.

4. En la enfermedad congénita galactosemia, las concentraciones elevadas de galactosa y galactitol se acumulan en la sangre. Con base en sus nombres, se esperaría que una de las siguientes opciones fuera correcta:
   A. El galactitol es un aldehído formado a partir del cetoazúcar galactosa.
   B. El galactitol es la forma oxidada de la galactosa.
   C. El galactitol es el azúcar alcohol de la galactosa.
   D. Tanto la galactosa como el galactitol son azúcares.
   E. Tanto la galactosa como el galactitol darían un resultado positivo en la prueba de reducción de azúcar.

5. Un paciente fue diagnosticado con uno de los tipos de esfingolipidosis, que son enfermedades congénitas que involucran la incapacidad de degradar los esfingolípidos. Todos los esfingolípidos tienen en común ¿cuál de los siguientes?
   A. Un esqueleto de glicerol
   B. Ceramida
   C. Fosforilcolina
   D. Ácido *N*-acetilneuramínico (NANA)
   E. Una estructura en anillo esteroide a la que está unida la esfingosina

6. En la CAD, la acidosis metabólica es resultado del aumento en la producción hepática de cuerpos cetónicos (β-hidroxibutirato, acetoacetato y acetona). ¿Cuál de los siguientes términos describe mejor a los tres tipos de estos cuerpos cetónicos?
   A. Estructura butilo
   B. Estructura aromática
   C. Estructura alifática

D. Estructura que contiene hidroxilo

E. Estructura que contiene amina

7. Los ácidos grasos omega 3 se encuentran en el "aceite" de pescado y se consideran favorables para la salud cardiaca. Un alimento que contiene una de las siguientes opciones estaría en esta categoría:
   A. *Cis*, $\Delta^{9,12,15}$, C18:3
   B. *Cis*, $\Delta^{9,12}$, C18:2
   C. *Cis*, $\Delta^{6,9,12}$, C18:3
   D. *Cis*, $\Delta^{9,12,15}$, C20:3
   E. *Cis*, $\Delta^{6,9}$, C16:2

8. Un paciente tuvo gastroenteritis viral durante 3 días y no ha podido tomar nada por vía oral, de tal manera que el paciente está deshidratado. En el departamento de urgencias se le administran 2 L de solución glucosada al 5% en NaCl al 0.9% intravenosa (IV). ¿Cuál de las siguientes opciones describe mejor esta solución IV?
   A. Es hipotónica
   B. Es hipertónica
   C. Contiene D-glucosa
   D. Contiene L-glucosa
   E. Contiene D-galactosa

9. Se le aconseja a un paciente con hiperlipidemia que reduzca las grasas saturadas de su dieta, de manera que ha cambiado la mantequilla por un sustituto que está hecho de aceite poliinsaturado. El fabricante de este sustituto de mantequilla ha hidrogenado parcialmente este producto. ¿Cuál de las siguientes es la mejor descripción del motivo por el cual este producto fue parcialmente hidrogenado?
   A. Los ácidos grasos *trans* producidos por hidrogenación comercial son muy saludables para los seres humanos.
   B. La hidrogenación reduce los dobles enlaces, creando un producto más saturado, que es más comercial.
   C. La hidrogenación hace que el producto sea más barato de producir.
   D. La hidrogenación reduce el contenido de colesterol del aceite.
   E. La hidrogenación aumenta el contenido de colesterol del aceite.

10. Un investigador está tratando de diseñar un antibiótico para eliminar bacterias pero que no dañe las células humanas. ¿Cuál de los siguientes se podría usar teóricamente para este fin?
    A. Un medicamento que inhiba las reacciones usando solo D-aminoácidos.
    B. Un medicamento que inhiba las reacciones usando solo L-aminoácidos.

C. Un medicamento que inhiba las reacciones usando solo aminoácidos que contengan un grupo β-amino.

D. Un medicamento que inhiba las reacciones usando solo aminoácidos que contengan un grupo γ-amino.

E. Un medicamento que solo inhiba las reacciones que usen solo aminoácidos aromáticos.

11. Cuando la D-glucosa entra en las células, se fosforila rápidamente para formar glucosa 6-fosfato. ¿Cuál de las siguientes es la mejor forma de referirse al enlace creado en este paso?
    A. Un enlace éster
    B. Un enlace amida
    C. Un enlace fosfoéster
    D. Un enlace fosfoanhídrido
    E. Un enlace tioéster

Las preguntas 12 y 13 se refieren a la D-eritrosa, un azúcar aldosa de 4 carbonos.

12. ¿Cuántos carbonos asimétricos hay en la D-eritrosa?
    A. 0
    B. 1
    C. 2
    D. 3
    E. 4

13. ¿Cuántos estereoisómeros potenciales hay en la D-eritrosa?
    A. 1
    B. 2
    C. 4
    D. 8
    E. 16

14. ¿El ácido β-D-glucurónico puede participar en cuál de las siguientes situaciones en comparación con su precursor, la β-D-glucosa?
    A. Aumento de la hidrofobicidad
    B. Aumento de las interacciones vDW
    C. Interacciones iónicas
    D. Enlaces de hidrógeno
    E. Aumento de la formación de enlaces α-1,6 glicosídicos

15. Los defectos en la degradación de los glicoesfingolípidos pueden dar lugar a diversas enfermedades graves. Los glicoesfingolípidos se derivan de ¿cuál de los siguientes?
    A. Glicina, ácido palmítico y carbohidratos
    B. Serina, ácido palmítico y un esteroide
    C. Glicina, serina y carbohidratos
    D. Serina, ácido palmítico y carbohidratos
    E. Ácido palmítico, carbohidratos y un esteroide

RESPUESTAS A LAS PREGUNTAS DE REVISIÓN

1. **La respuesta es C.** Un triglicérido (triacilglicerol) consta de tres ácidos grasos esterificados al alcohol glicerol. Los fosfoacilgliceroles son similares a los triacilgliceroles pero contienen un fosfato en lugar de un ácido graso. El colesterol contiene un núcleo esteroideo. Los esfingolípidos están constituidos por esfingosina, pero los triglicéridos no.

2. **La respuesta es E.** El compuesto contiene un grupo –OH, que debe aparecer en el nombre como un grupo "-ol" o "hidroxilo". Todas las respuestas satisfacen este criterio. La estructura también contiene un grupo carboxilato (–COO⁻), que debe aparecer en el nombre como "-ato" o "ácido". Solo D y E satisfacen este criterio. Contando en sentido inverso a partir del grupo carboxilato (carbono 1), el segundo carbono es α, el tercero es β, y el cuarto, que contiene el grupo hidroxilo, es γ. Así, el compuesto es γ-hidroxibutirato. A, B y C también pueden eliminarse porque "met-" denota un solo carbono, "et-" denota dos carbonos y el "-eno" en etileno denota un doble enlace.

3. **La respuesta es B.** El término "enlace glucosídico" se refiere a un enlace *covalente* formado entre el carbono anomérico de un azúcar, cuando se encuentra en la forma de anillo y un grupo hidroxilo o nitrógeno de otro compuesto (fig. 5-16) (así, A, D y E son incorrectas). Los disacáridos pueden unirse a través de sus carbonos anoméricos, pero no así los polisacáridos, porque no quedaría un carbono anomérico para formar un enlace con el siguiente azúcar en la cadena (de modo que C es incorrecta).

4. **La respuesta es C.** El grupo ceto o aldehído es necesario para una prueba positiva de reducción de azúcar (una prueba inespecífica que sirve para identificar la presencia de azúcar en la orina). Dado que galactitol ya ha sido reducido en su grupo aldehído para formar el grupo alcohol, no daría ya un resultado positivo en una prueba de reducción de azúcar. La terminación "ol" en el nombre denota que el compuesto es un alcohol (tiene un grupo –OH) y "**osa**" denota un azúcar. Por lo tanto, el alcohol que se deriva de la galact**osa** es galactit**ol**. Todos los azúcares tienen un grupo ceto o aldehído que se reduce cuando el compuesto se convierte en un alcohol (una ganancia de electrones lo que se indica por el incremento de hidrógeno en relación con el oxígeno). La oxidación del grupo ceto o aldehído provocaría que se generara un grupo ácido, no un grupo alcohol. La galactosa es una aldosa, no un cetoazúcar.

5. **La respuesta es B.** Los esfingolípidos contienen un grupo ceramida, que es una esfingosina con un ácido graso unido. No contienen una porción glicerol (de modo que A es incorrecta). Sin embargo, diferentes esfingolípidos tienen diversos sustitutos en el grupo –CH₂OH de la ceramida. Por ejemplo, la esfingomielina contiene fosforilcolina y los gangliósidos NANA (por lo que C y D son incorrectas). No se conocen esfingolípidos que contengan un esteroide (E).

6. **La respuesta es C.** Ninguno de estos cuerpos cetónicos contiene un anillo benceno o alguno similar (aromático), de manera que se definen como alifáticos. Dos de estos tienen cuatro carbonos (butil), pero la acetona tiene solo

tres carbonos (estructura propil). Solo el β-hidroxibutirato contiene un grupo hidroxilo (—OH), y ninguno contiene un átomo o grupo nitrógeno (amina).

7. **La respuesta es A.** Las series ω de ácidos grasos se refieren a recuentos de carbonos desde el extremo ω del ácido graso (por lo general la terminación metil carbono) hasta encontrar un doble enlace. Para el ácido graso *cis* Δ^{9,12,15} C18:3, los dobles enlaces están entre los carbonos 9 y 10, 12 y 13 y 15 y 16. Si se cuenta hacia atrás desde el carbono 18, se cuentan tres carbonos (18, 17 y 16) antes de que se encuentre el doble enlace, lo que indica que este ácido graso pertenece a la familia ω-3. El ácido graso *cis* Δ^{9,12} C18:2 pertenece al grupo ω-6, así como el ácido graso *cis* Δ^{6,9,12} C18:3. El *cis* Δ^{9,12,15} C20:3 pertenece al grupo ω-5, en tanto que el *cis* Δ^{6,9} C16:2 pertenece al grupo ω-7.

8. **La respuesta es C.** La solución salina al 0.9% se considera solución salina "normal" (SN) y es isotónica. Esta es una solución muy común en los líquidos IV que sirven para tratar la deshidratación. D5 se refiere a una solución de dextrosa al 5% o dextrosa 50 g/L que se administra como un medio de nutrición parenteral porque el paciente no puede tolerar la nutrición por vía oral. La dextrosa es otro nombre para la D-glucosa. La L-glucosa no se encuentra comúnmente en el cuerpo humano. La glucosa se metaboliza por completo y no contribuye a la tonicidad. La galactosa no está presente en este tipo de solución.

9. **La respuesta es B.** Los ácidos grasos poliinsaturados tienen una temperatura de derretimiento menor que el de las grasas más saturadas. La mantequilla es una grasa altamente saturada y es sólida a temperatura ambiente. Las grasas poliinsaturadas se derriten a temperatura ambiente. Casi todos los consumidores evitan un sustituto de mantequilla que se derrita a la temperatura ambiente, de manera que un producto así no se vendería igual que la mantequilla natural. La hidrogenación reduce los dobles enlaces en las grasas poliinsaturadas y hace que el producto sea más saturado, lo que eleva su punto de derretimiento y al mismo tiempo aumenta la vida de almacenamiento del producto. Los aceites hidrogenados son menos caros en su producción que las grasas animales, pero la hidrogenación introduce un paso extra en la fabricación y aumenta los costos en comparación con el producto original. Desafortunadamente, la hidrogenación comercial crea enlaces dobles *trans* en las grasas, en tanto que todos los ácidos grasos insaturados naturales contienen dobles enlaces en la configuración *cis*. La presencia de grasas *trans* en las dietas de los estadounidenses se ha relacionado con el desarrollo de enfermedad cardiovascular. La hidrogenación de ácidos grasos no tiene vínculo con el colesterol.

10. **La respuesta es A.** En las proteínas humanas, los aminoácidos son siempre L-α-aminoácidos (en la configuración L). Los D-aminoácidos no se usan para sintetizar proteínas en los humanos, más bien surgen para generar productos en bacterias. La inhibición del uso de D-aminoácidos podría inhibir el crecimiento bacteriano pero no afectaría el crecimiento de células humanas. Algunos

productos humanos contienen grupos amino β y γ, de manera que los medicamentos que inhiben su producción no serían favorables para uso humano.

11. **La respuesta es C**. La adición de un fosfato al hidroxilo (un alcohol) en la posición 6 de la glucosa crea un enlace fosfoéster. Un enlace amida (opción de respuesta B) requeriría la presencia de nitrógeno, y un enlace tioéster (opción de respuesta E) requeriría la presencia de un átomo de azufre. Un fosfoanhídrido se forma cuando dos ácidos se condensan, y la glucosa contiene un alcohol que se condensa con el fosfato. Un enlace éster contiene un grupo carbonilo, y en la glucosa 6-fosfato el grupo carbonilo está en el carbono 1, no en el 6.

12. **La respuesta es C**. El carbono 1 de la D-eritrosa contiene un aldehído, por lo que no es un carbono asimétrico, y el carbono 4 contiene un CH_2OH, por lo que tampoco es asimétrico. Solo los carbonos 2 y 3 de la D-eritrosa contienen cuatro sustituyentes distintos y se consideran carbonos asimétricos.

13. **La respuesta es C**. Para los carbohidratos, el número de estereoisómeros es igual a $2n$, donde n es igual al número de carbonos asimétricos. Como hay dos carbonos asimétricos, hay 2^2, o 4, estereoisómeros posibles.

14. **La respuesta es C**. El ácido glucurónico se deriva de la glucosa a través de la oxidación del grupo alcohol del carbono 6 de la glucosa a un ácido carboxílico, que tendría una carga negativa a pH neutro. La carga negativa podría participar en interacciones iónicas con grupos cercanos con carga positiva. En la glucosa, el alcohol de la posición 6 podría participar en el enlace de hidrógeno pero no en la formación de enlaces iónicos. Los grupos fosfato son altamente hidrofílicos, no hidrofóbicos. Las interacciones de van der Waals serían similares entre la glucosa y la glucosa 6-fosfato. Cuando la posición seis de la glucosa se ha oxidado a un ácido, ya no puede participar en la formación de enlaces glicosídicos, por lo que no habría una mayor formación de enlaces glicosídicos α-1,6 con el ácido glucurónico.

15. **La respuesta es D**. Los glicoesfingolípidos están compuestos por azúcares (carbohidratos) unidos a la ceramida. La ceramida se deriva de un ácido graso y de la esfingosina. La esfingosina se deriva de la serina y del ácido palmítico. Por lo tanto, la mejor respuesta es serina, ácido palmítico y carbohidratos. La estructura de anillo de esteroides no se encuentra en los glicoesfingolípidos, ni el aminoácido glicina es un precursor para la síntesis de glicoesfingolípidos.

Aminoácidos de las proteínas

6

Las proteínas tienen muchas funciones en el cuerpo. Sirven como transportadores de compuestos hidrófobos en la sangre, como moléculas de adhesión celular que unen unas células con otras y con la matriz extracelular; como hormonas que transmiten señales desde un grupo de células a otro, como canales iónicos a través de las membranas lipídicas y como enzimas que aumentan la velocidad de las reacciones bioquímicas. Las características singulares de una proteína las establece su secuencia lineal de aminoácidos, llamada **estructura primaria**. La estructura primaria de una proteína determina la forma en que se puede plegar y el modo de interactuar con otras moléculas en la célula para llevar a cabo su función. Las estructuras primarias de las diversas proteínas humanas se sintetizan a partir de 20 aminoácidos, dispuestos en una secuencia lineal determinada por el código genético.

Propiedades generales de los aminoácidos. Cada uno de los aminoácidos usados para la síntesis de proteínas tiene la misma estructura general (fig. 6-1 A). Contienen un grupo **ácido carboxílico**, un **grupo amino** unido al **carbono** α en una **configuración en L**, un **átomo de hidrógeno** y un grupo químico denominado **cadena lateral** que es diferente para cada aminoácido. En solución, a pH fisiológico, los aminoácidos libres existen en la forma de **iones dipolares**, iones en los cuales el grupo amino tiene carga positiva y el grupo carboxilato carga negativa (fig. 6-1 B). En las proteínas, estos aminoácidos están unidos formando polímeros lineales llamados **cadenas polipeptídicas** a través de **enlaces peptídicos** entre el grupo del ácido carboxílico de un aminoácido y el grupo amino del siguiente aminoácido.

Clasificación de los aminoácidos de acuerdo con las propiedades químicas de las cadenas laterales. Las propiedades químicas de la cadena lateral determinan los tipos de enlaces y las posibles interacciones que cada aminoácido de una cadena polipeptídica puede hacer con otras moléculas. De esta manera, los aminoácidos se agrupan con frecuencia por la polaridad de la cadena lateral (con **carga hidrófoba, no polar** o **polar sin carga**) o por las formas estructurales (**alifática, cíclica** o **aromática**). Las cadenas laterales de aminoácidos **hidrófobos no polares** (alanina, valina, leucina, isoleucina, fenilalanina y metionina) se agrupan de forma conjunta para excluir el agua en el llamado **efecto hidrófobo**. Los aminoácidos **polares sin carga** (serina, treonina, tirosina, asparagina y glutamina) participan en los **enlaces (puentes) de hidrógeno**.

La cisteína, que contiene un grupo sulfhidrilo, forma **enlaces disulfuro**. Los aminoácidos **acídicos** de carga negativa (aspartato y glutamato) forman **enlaces iónicos (electrostáticos)** con moléculas de carga positiva, como los aminoácidos **básicos** (lisina, arginina e histidina). La carga en el aminoácido a un pH particular se determina por el pK_a ($-\log 10$ de la **constante de disociación** ácida) de cada grupo que tiene un protón disociable.

Sustituciones de los aminoácidos en la estructura primaria. Las mutaciones en el código genético dan origen a proteínas con una **estructura primaria** alterada. Las mutaciones que provocan sustituciones de un solo aminoácido pueden afectar el funcionamiento de una proteína o conferir una ventaja específica para un tejido o un conjunto de circunstancias. Muchas proteínas, como la **hemoglobina**, existen en la población humana como **polimorfismos** (variaciones determinadas de forma genética en la estructura primaria).

Dentro del mismo individuo, la estructura primaria de muchas proteínas varía con la etapa de desarrollo y está presente en **isoformas fetales** y **adultas**, como la hemoglobina fetal (HbF) y la hemoglobina del adulto (HbA). La estructura primaria de algunas proteínas, como la **creatina cinasa** (CK), puede variar entre los tejidos (**isoenzimas específicas de tejido**) o entre localizaciones intracelulares en el mismo tejido. La **separación electroforética** de las isoenzimas específicas de tejido ha sido útil en medicina como un medio para identificar el sitio tisular de una lesión.

El código genético es la secuencia de tres bases (nucleótidos) en el ADN que contiene la información de la secuencia lineal de los aminoácidos en una cadena polipeptídica (su estructura primaria). Un *gen* es la porción del ADN que codifica a un producto funcional, como una cadena polipeptídica. Las mutaciones, que son alteraciones en los nucleótidos de un gen, provocan un cambio en los productos de ese gen que puede heredarse. Por ejemplo, la enfermedad congénita anemia de células falciformes es causada por una mutación en el gen que codifica para una de las subunidades de la hemoglobina. La hemoglobina es la proteína presente en los eritrocitos que se une de manera reversible al O_2 y lo transporta a los tejidos. La proteína hemoglobina del adulto (HbA) comprende cuatro cadenas polipeptídicas, 2α y 2β. Las subunidades α y β difieren en la estructura primaria (es decir, tienen secuencias distintas de aminoácidos y las codifican diferentes genes). La anemia de células falciformes es consecuencia de la mutación en un solo nucleótido en el ADN que cambia únicamente un aminoácido en las cadenas β de la hemoglobina: un ácido glutámico por una valina.

A

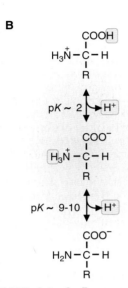

B

FIGURA 6-1 A. Estructura general de los aminoácidos encontrados en proteínas. **B.** Disociación de los grupos α-carboxilo y α-amino de los aminoácidos. En pH fisiológico (~7) predomina una forma en la cual tanto los grupos α-carboxilo como los α-amino están cargados. Algunos aminoácidos también tienen grupos ionizables en sus cadenas laterales. pK_a, −log constante de disociación ácida; R, cadena lateral.

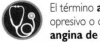

El término **cálculos** se emplea para describir cualquier concreción anormal (precipitados, similares al concreto) de sales minerales. Estos precipitados se forman casi siempre dentro de la cavidad de un órgano hueco, como el riñón (cálculos del riñón o renales) o el lumen de un conducto (p. ej., cálculos comunes del conducto cístico).

El término **angina** describe un dolor opresivo o de compresión. El término **angina de pecho** se emplea cuando este dolor se localiza en el centro del tórax o la región pectoral, a menudo con irradiación al cuello o los brazos. El mecanismo más común para este último síntoma es una disminución del suministro de oxígeno al músculo cardiaco, causada por enfermedad ateroesclerótica en la arteria coronaria, lo que ocasiona obstrucción de los vasos que proveen sangre arterial al músculo cardiaco.

Aminoácidos modificados. Además de los aminoácidos codificados en el ADN que forman la estructura primaria de las proteínas, muchas proteínas contienen aminoácidos específicos que se han modificado por **fosforilación**, **oxidación**, **carboxilación** u otras reacciones. Cuando estas reacciones se catalizan por enzimas, se conocen **como modificaciones postraduccionales**.

 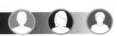

Will S. es un joven de 17 años de edad que acudió a la sala de urgencias del hospital con dolor intenso en la porción inferior de la espalda, abdomen y piernas, que inició después de 2 días de náusea y vómito causados por gastroenteritis. Se le diagnosticó enfermedad de células falciformes a la edad de 3 años y se le ha admitido en el hospital en numerosas ocasiones por crisis similares vasooclusivas por células falciformes.

En la admisión, su concentración de hemoglobina en sangre venosa periférica fue de 7.8 g/dL (intervalo de referencia = 12 a 16 g/dL). El hematócrito o volumen del paquete de células (porcentaje del volumen total de sangre correspondiente a eritrocitos) fue de 23.4% (límite de referencia = 41 a 53%). La concentración sérica de bilirrubina total (un pigmento derivado de la degradación de la hemoglobina) fue de 2.3 mg/dL (límites de referencia = 0.2 a 1.0 mg/dL). La radiografía de abdomen reveló cálculos radioopacos en la vesicular biliar. Con hemólisis crónica (destrucción de eritrocitos), la cantidad del hemo degradado a bilirrubina se incrementó. Estos cálculos son el resultado de la excreción crónica de cantidades excesivas de bilirrubina, del hígado a la bilis, lo que da lugar a la sedimentación de cristales de bilirrubinato en el lumen de la vesícula biliar.

David K. es un joven de 16 años de edad que fue llevado al hospital por su madre debido a un súbito inicio de dolor intenso en el flanco izquierdo, irradiado hacia el lado izquierdo en dirección del área púbica. La orina mostraba un color café rojizo y el análisis general de orina reveló la presencia de muchos eritrocitos. Cuando se acidificó la orina con ácido acético, se identificaron grupos de cristales de cistina transparentes, hexagonales y planos. No había antecedentes familiares de litiasis renal.

Dianne A., que tiene diabetes mellitus tipo 1, se autoadministra inyecciones subcutáneas de insulina varias veces al día para tratar de hacer lo que su páncreas haría si produjera insulina. Al inicio, la insulina era purificada de los animales, y después se desarrolló insulina humana sintética. Ahora hay insulina sintética modificada que permite que se ajuste el inicio de acción. Usa insulina de acción prolongada (glargina) una vez al día e insulina de acción rápida (lispro) con las comidas. Su médico ajustará las dosis para mantener las cifras de glucemia bajo control.

Anne J. es una mujer de 54 años de edad, con una estatura de 1.72 m y 89.8 kg de peso. Tiene antecedentes de presión arterial elevada y concentraciones aumentadas de colesterol sérico. Después de una acalorada discusión con un vecino, experimentó una "franja de dolor tipo opresivo" a través del pecho, junto con disnea, sudoración y mareo.

Después de 5 horas de dolor intermitente en el pecho acudió al servicio de urgencias del hospital, en donde el electrocardiograma mostró cambios consistentes con isquemia cardiaca aguda y se enviaron muestras de sangre al laboratorio para realizar pruebas, incluida la determinación de concentraciones de troponina cardiaca T (cTnT). Le dieron medicamentos para tratar su isquemia cardiaca aguda.

I. Estructura general de los aminoácidos

Por lo regular 20 aminoácidos diferentes se encuentran en las proteínas. Todos son α-aminoácidos, en los cuales el grupo amino está unido al carbono α (el átomo de carbono siguiente al grupo carboxilato) (fig. 6-1A). El carbono α tiene dos sustituyentes adicionales: un átomo de hidrógeno y un grupo químico adicional llamado cadena lateral (−R). La cadena lateral es diferente para cada aminoácido.

A pH fisiológico de 7.4, el grupo amino de estos aminoácidos lleva una carga positiva y el grupo del ácido carboxílico una carga negativa (fig. 6-1B). El pK_a de los grupos del ácido carboxílico primario para todos los aminoácidos se aproxima a 2 (1.8 a 2.4). A valores de pH mucho menores que el pK_a (concentraciones mayores de iones hidrógeno), todos los grupos de ácido carboxílico están protonados. Al pK_a, 50% de las moléculas está disociada en aniones carboxilato y protones, y a pH de 7.4 más de 99% de las moléculas se disocia (cap. 4). El pK_a para todos los grupos α-amino es de aproximadamente 9.5 (8.8 a 11.0), por lo que a un pH menor de 7.4 muchos de los grupos amino están por completo protonados y tienen una carga positiva. La forma de un aminoácido que tiene cargas positivas y negativas se denomina **ion dipolar** o **zwitterion**. Debido a que estos grupos químicos con carga pueden formar puentes de hidrógeno con moléculas de agua, todos estos aminoácidos son solubles en agua a pH fisiológico.

En todos los aminoácidos, con excepción de la glicina, el carbono α es un átomo de carbono asimétrico que tiene cuatro sustituyentes diferentes y puede existir tanto en la configuración D- como en la L- (fig. 6-2). Todos los aminoácidos en las proteínas de mamíferos son L-aminoácidos, representados con el grupo amino a la izquierda si el grupo carboxilo se halla en la parte superior de la estructura. Estos aminoácidos sirven como precursores de compuestos que contienen nitrógeno, que se sintetizan en el organismo y, de esta manera, el metabolismo de los aminoácidos humanos se centra también en los L-aminoácidos. El aminoácido glicina no es ni D ni L debido a que el átomo de carbono α contiene dos átomos de hidrógeno y no es un carbono asimétrico.

Las propiedades químicas de los aminoácidos le dan a cada proteína sus características singulares. Las proteínas están compuestas por una o más **cadenas polipeptídicas** lineales y pueden contener cientos de aminoácidos. La secuencia de los aminoácidos, llamada **estructura primaria**, está determinada por el código genético de la proteína. En las cadenas polipeptídicas, los aminoácidos están unidos a través de **enlaces peptídicos** entre el ácido carboxílico de un aminoácido y el grupo amino del aminoácido adyacente (fig. 6-3, *véase* también la fig. 1-5). De esta manera, el grupo amino, el carbono α y los grupos carboxilo forman el esqueleto peptídico, y las cadenas laterales se extienden hacia el exterior de su esqueleto. Las cadenas laterales interactúan con el esqueleto peptídico de otras regiones de la cadena o con las cadenas laterales de otros aminoácidos en la proteína para formar regiones hidrófobas, enlaces electrostáticos, puentes de hidrógeno o enla-

 La bilirrubina es un producto de la degradación de la hemoglobina y sus concentraciones están elevadas en **Will S.** La bilirrubina puede estar presente en el suero, tanto conjugada con el ácido glucurónico (que se determina por medición directa) como libre (que es muy hidrófoba y se cuantifica por medición indirecta). La determinación de la bilirrubina en suero depende de la reacción de esta con un ácido sulfónico diazotizado, el cual genera una azobilirrubina azul, después de tratamientos apropiados. La intensidad del color azul puede determinarse por medios espectrofotométricos a 600 nm. La bilirrubina total se cuantifica en presencia de benzoato de cafeína, el cual separa la bilirrubina no conjugada hidrófoba de sus elementos de unión. Una segunda cuantificación se realiza en ausencia de benzoato de cafeína, la cual solo determina las formas conjugadas y solubles de la bilirrubina (determinación directa). Entonces, la bilirrubina no conjugada se cuantifica por la diferencia de los valores obtenidos en presencia y ausencia de benzoato de cafeína (determinación indirecta). Recientemente se ha desarrollado un equipo transcutáneo para determinar las concentraciones de bilirrubina en recién nacidos. El instrumento se presiona contra la frente del lactante y se transmite una luz de varias longitudes de onda a través de la frente, lo que genera un espectro reflejante de múltiples longitudes de onda. El análisis del espectro permite determinar las concentraciones de bilirrubina, hemoglobina y melanina en la piel del recién nacido.

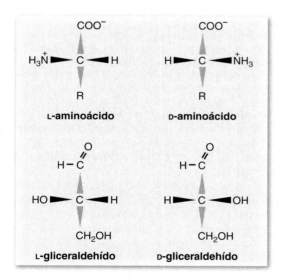

FIGURA 6-2 L- y D-aminoácidos. Las formas L- son las únicas que se encuentran en las proteínas humanas. Los enlaces señalados hacia fuera del papel se muestran en *flechas negras*; aquellos orientados hacia dentro en *flechas grises*. Los grupos α-amino y los átomos H están dirigidos hacia el lector y el α-carboxilo y las cadenas laterales están dirigidos del lado contrario al lector. Las formas L- y D- son imágenes especulares que no pueden superponerse por rotación de la molécula. La referencia para las formas L- y D- son los estereoisómeros de gliceraldehído (fig. 5-10A). R, cadena lateral.

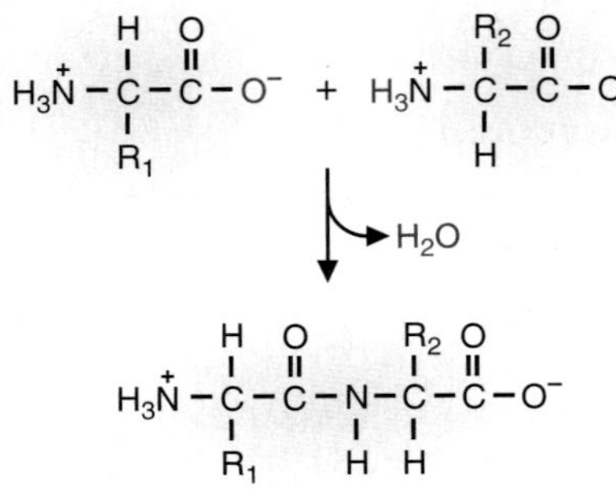

FIGURA 6-3 Enlaces peptídicos. Los aminoácidos en una cadena polipeptídica están unidos a través de enlaces peptídicos entre el grupo carboxilo de un aminoácido y el grupo amino del siguiente aminoácido en la secuencia. R, cadena lateral.

La enzima proteolítica digestiva quimotripsina separa los enlaces peptídicos formados por los grupos carboxilo de los aminoácidos voluminosos sin carga. ¿Qué aminoácidos se incluyen en esta categoría?

ces disulfuro. Estas interacciones determinan el patrón de plegamiento de la molécula. El plegado tridimensional de la proteína forma regiones distintivas llamadas **sitios de unión** que están alineados con las cadenas laterales del aminoácido que interactúa de manera específica con otra molécula llamada **ligando** (como el hemo de la hemoglobina). En consecuencia, las propiedades químicas de las cadenas laterales determinan el modo en que se pliega la proteína, la forma de unirse a los ligandos específicos y la manera de interactuar con su medio ambiente (p. ej., el medio acuoso del citoplasma). Cada cadena tendrá un **carboxilo terminal** y un **amino terminal**. El amino terminal es el primer aminoácido en la cadena, el cual contiene un grupo amino libre. El carboxilo terminal es el último aminoácido en la cadena, el cual contiene un grupo carboxilato libre.

II. Clasificación de las cadenas laterales del aminoácido

Como se observa en la figura 6-4, los 20 aminoácidos utilizados para la síntesis de proteínas están agrupados en diferentes clasificaciones, de acuerdo con la polaridad y las formas estructurales de las cadenas laterales. Estas agrupaciones pueden ser útiles en la descripción de los papeles funcionales comunes o de las vías metabólicas de los aminoácidos. Sin embargo, algunas cadenas laterales de aminoácidos se ajustan a varias clasificaciones diferentes y, por lo tanto, distintos libros de texto las agrupan de manera diferencial. Dos de las características de la cadena lateral que son de utilidad para la clasificación son su pK_a y su índice hidropático, mostrado en la tabla 6-1. El índice hidropático es una escala usada para referirse a la hidrofobicidad de la cadena lateral; cuanto más positivo sea el índice hidropático, mayor será la tendencia para agruparse con otras moléculas no polares y excluir el agua en el efecto hidrófobo. Estas cadenas laterales hidrófobas tienden a presentarse en las membranas o en el centro de una proteína plegada, en donde no hay agua. Cuanto más negativo sea el índice hidropático de un aminoácido, más hidrófilo es su cadena lateral.

Los nombres de los distintos aminoácidos se han establecido con abreviaturas de tres y una letras (fig. 6-4). Las abreviaturas de tres letras usan las primeras dos letras en el nombre, más la tercera letra del nombre o la letra de un sonido característico, como "trp" para triptófano. Las abreviaciones de una letra usan la primera letra del nombre del aminoácido más frecuente en las proteínas (como una "A" para alanina). Si la primera letra ya se ha asignado, se usa la letra de un sonido característico (como "R" para arginina). Por lo general, se emplean las abreviaturas de una letra para referirse a los aminoácidos en una secuencia polipeptídica.

A. Aminoácidos alifáticos no polares

La glicina es el aminoácido más simple y apenas se ajusta bien a cualquier clasificación debido a que su cadena lateral es solo un átomo de hidrógeno. Debido a que la cadena lateral de la glicina es tan pequeña en comparación con la de otros aminoácidos, provoca el menor grado de bloqueo estérico en una proteína (es decir, no impacta significativamente en el espacio ocupado por otros átomos o grupos químicos). Por lo tanto, la glicina por lo general se encuentra en pliegues o en las cadenas estrechamente empacadas de proteínas fibrosas.

La alanina y los aminoácidos de cadena ramificada (valina, leucina e isoleucina) tienen cadenas laterales **alifáticas** (hidrocarburos de cadena abierta) no polares y pesadas y presentan un alto grado de hidrofobicidad (tabla 6-1). Los electrones se comparten de modo equivalente entre los átomos de carbono e hidrógeno en estas cadenas laterales, por lo que no se pueden formar puentes de hidrógeno con el agua. Dentro de las proteínas, estas cadenas laterales de los aminoácidos se agrupan para formar centros hidrófobos. Esta asociación también se promueve por las fuerzas de van der Waals entre el núcleo con carga positiva de un átomo y la nube de electrones de otro. Esta fuerza es eficaz en distancias cortas, cuando muchos átomos son empacados juntos de manera estrecha.

Las funciones de la prolina en la estructura de los aminoácidos difieren respecto de los aminoácidos no polares. El aminoácido prolina contiene un anillo en el que interviene su carbono α y su grupo amino α, que son parte del esqueleto del péptido. Es un imino ácido. Este anillo rígido provoca un pliegue en el esqueleto peptídico que impide la adopción de su configuración habitual y restringe la conformación de la proteína en ese punto.

Alifático, no polar

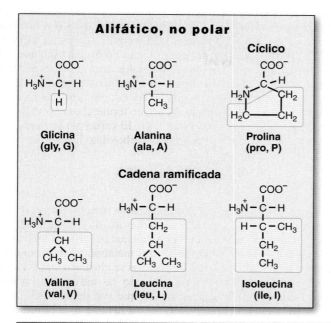

Glicina
(gly, G)

Alanina
(ala, A)

Cíclico

Prolina
(pro, P)

Cadena ramificada

Valina
(val, V)

Leucina
(leu, L)

Isoleucina
(ile, I)

Aromáticos

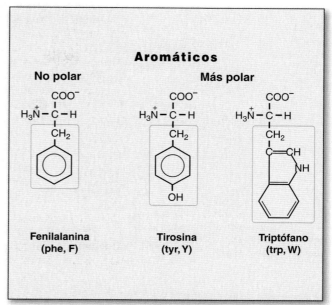

No polar

Más polar

Fenilalanina
(phe, F)

Tirosina
(tyr, Y)

Triptófano
(trp, W)

Polar, sin carga

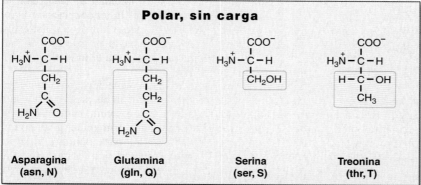

Asparagina
(asn, N)

Glutamina
(gln, Q)

Serina
(ser, S)

Treonina
(thr, T)

Con azufre

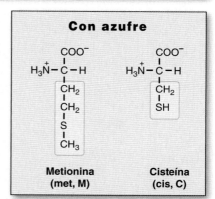

Metionina
(met, M)

Cisteína
(cis, C)

Cargados

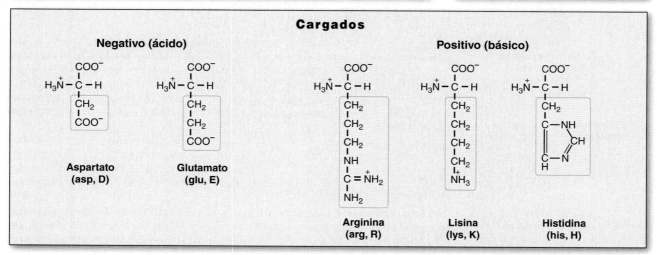

Negativo (ácido)

Positivo (básico)

Aspartato
(asp, D)

Glutamato
(glu, E)

Arginina
(arg, R)

Lisina
(lys, K)

Histidina
(his, H)

FIGURA 6-4 Cadenas laterales de los aminoácidos. Las cadenas laterales están *resaltadas*. Los aminoácidos se agrupan por la polaridad y las formas estructurales de sus cadenas laterales. Sin embargo, estas agrupaciones no son absolutas. La tirosina y el triptófano, que con frecuencia están incluidos con aminoácidos no polares, son más polares que otros aminoácidos aromáticos debido a sus anillos fenólico e indol, respectivamente. Los códigos de una letra y tres letras también están indicados para cada aminoácido.

TABLA 6-1 Propiedades de los aminoácidos comunes

AMINOÁCIDO	PK_{a1}[a] (CARBOXILO)	PK_{a2} (AMINO)	PK_{aR} (GRUPO R)	ÍNDICE DE HIDROPATÍA[b]
Alifático no polar				
Glicina	2.4	9.8		−0.4
Prolina	2.0	11.0		−1.6
Alanina	2.3	9.7		1.8
Leucina	2.4	9.6		3.8
Valina	2.3	9.6		4.2
Isoleucina	2.4	9.7		4.5
Aromático				
Fenilalanina	1.8	9.1		2.8
Tirosina	2.2	9.1	10.5	−1.3
Triptófano	2.4	9.4		−0.9
Polar sin carga				
Treonina	2.1	9.6	13.6	−0.7
Serina	2.2	9.2	13.6	−0.8
Asparagina	2.0	8.8		−3.5
Glutamina	2.2	9.1		−3.5
Con azufre				
Cisteína	2.0	10.3	8.4	2.5
Metionina	2.3	9.2		1.9
Con carga negativa				
Aspartato	1.9	9.6	3.9	−3.5
Glutamato	2.2	9.7	4.1	−3.5
Con carga positiva				
Histidina	1.8	9.3	6.0	−3.2
Lisina	2.2	9.0	10.5	−3.9
Arginina	2.2	9.0	12.5	−4.5
Promedio	2.2	9.5		

[a]Cuando estos aminoácidos residen en proteínas, el pK_a para las cadenas laterales puede variar en cierta medida respecto del valor para el aminoácido libre, según sea el ambiente local del aminoácido en la estructura tridimensional de la proteína.
[b]El índice de hidropatía es una medida de la hidrofobicidad del aminoácido (cuanto más grande sea el número, más hidrófobo es). Valores basados en Kyte J, Doolittle RF. A simple method for displaying the hydropathic character of a protein. *J Mol Biol*. 1982;157(1):105-132.

La mayor actividad de la quimotripsina es en los enlaces peptídicos formados por los grupos carboxilo de los aminoácidos aromáticos (fenilalanina, tirosina, triptófano). Las cadenas laterales de estos aminoácidos son grandes y carecen de carga. Una de las isoenzimas de la quimotripsina también muestra actividad en los enlaces de la leucina y de la metionina, que son similares en polaridad.

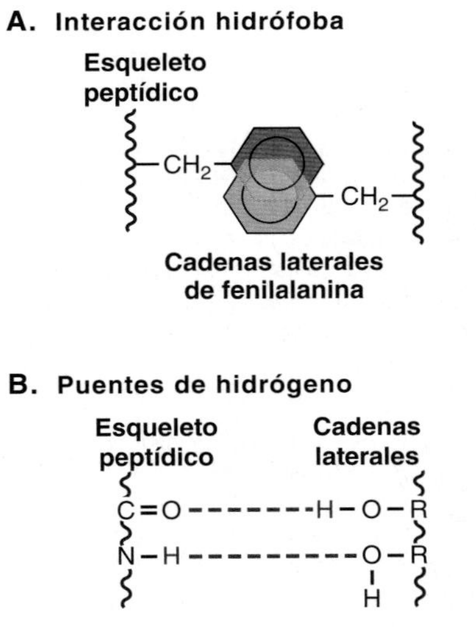

A. Interacción hidrófoba

B. Puentes de hidrógeno

FIGURA 6-5 Enlaces hidrófobos y de hidrógeno. **A.** Las interacciones hidrófobas muy fuertes ocurren con la superposición de grupos aromáticos en las cadenas laterales de la fenilalanina. **B.** Ejemplos de puentes de hidrógeno en los que el átomo de hidrógeno se comparte con el nitrógeno en el esqueleto peptídico y un átomo de oxígeno en la cadena lateral del aminoácido o entre un oxígeno en el esqueleto peptídico y un oxígeno en la cadena lateral de un aminoácido. R, cadena lateral.

B. Aminoácidos aromáticos

Los aminoácidos **aromáticos** se han agrupado debido a que todos contienen estructuras anulares con propiedades semejantes, pero sus polaridades difieren en gran medida. El anillo aromático está formado de seis miembros de carbono-hidrógeno con tres enlaces dobles conjugados (el anillo benceno o grupo fenilo). Estos átomos de hidrógeno no participan en el enlace del hidrógeno. Las sustituciones en este anillo determinan si la cadena lateral del aminoácido interviene en interacciones polares o hidrófobas. En el aminoácido fenilalanina, el anillo no contiene sustituyentes y los electrones se comparten de forma equitativa entre los carbonos del anillo, lo que resulta en una estructura muy hidrófoba no polar en la que los anillos se pueden superponer unos sobre otros (fig. 6-5). En la tirosina, un grupo hidroxilo en el anillo fenilo participa en puentes de hidrógeno y, por lo tanto, es más polar e hidrófilo. La estructura anular más compleja en el triptófano es un anillo de indol con nitrógeno que puede formar parte de puentes de hidrógeno. Por consiguiente, el triptófano es más polar que la fenilalanina.

C. Aminoácidos alifáticos, polares y sin carga

Los aminoácidos con cadenas laterales que contienen un grupo amida (asparagina y glutamina) o un grupo hidroxilo (serina y treonina) pueden clasificarse como alifáticos, polares y sin carga. La asparagina y glutamina son amidas de los aminoácidos aspartato y glutamato. Los grupos hidroxilo y amida de las cadenas laterales permiten a estos aminoácidos formar puentes de hidrógeno con agua, entre ellos y con el esqueleto peptídico, o con otros compuestos polares en los sitios de unión de las proteínas (fig. 6-5). Como consecuencia de su hidrofilia, estos aminoácidos se encuentran con frecuencia en la superficie de proteínas globulares solubles en agua. La cisteína, que algunas veces se incluye en esta clase de aminoácidos, se ha separado en la clase de aminoácidos que contienen azufre.

D. Aminoácidos que contienen azufre

Tanto la cisteína como la metionina contienen azufre. La cadena lateral de la cisteína posee un grupo sulfhidrilo que tiene un pK_a aproximado de 8.4 para la disociación de su hidrógeno, por lo que la cisteína no se disocia de manera predominante y carece de carga a pH fisiológico de 7.4. La molécula de cisteína libre en solución puede formar un enlace covalente disulfuro con otra molécula de cisteína a través de oxidación espontánea (no enzimática) de sus grupos sulfhidrilo. El aminoácido resultante, cistina, está presente en la sangre y tejidos y no es muy soluble en agua. En las proteínas, la formación del enlace compuesto de disulfuro de cistina, entre dos grupos sulfhidrilo de cisteínas posicionado de manera apropiada, tiene con frecuencia la importante función de mantener unidas dos cadenas polipeptídicas o dos regiones diferentes de una cadena (fig. 6-6). Aunque la metionina posee un grupo sulfuro, es un aminoácido no polar con una voluminosa cadena lateral hidrófoba. No contiene un grupo sulfhidrilo y no puede formar enlaces disulfuro. Tiene un papel central e importante en el metabolismo, que se relaciona con su capacidad de transferir el grupo metil ligado al átomo de azufre a otros compuestos cuando se activa de manera apropiada.

E. Aminoácidos acídicos y básicos

Los aminoácidos aspartato y glutamato tienen grupos del ácido carboxílico que portan una carga negativa a pH fisiológico (fig. 6-4). Los aminoácidos básicos histidina, lisina y arginina poseen cadenas laterales que contienen nitrógeno que puede protonarse y adquirir carga positiva a valores de pH fisiológico y menores. La histidina tiene en su cadena lateral un anillo imidazol que contiene nitrógeno; la lisina posee un grupo amino primario en un carbono ε (a partir de las secuencias α, β, δ, γ, ε); y la arginina tiene un grupo guanidinio.

Las cargas positivas en los aminoácidos básicos les permite formar enlaces iónicos (enlaces electrostáticos) con grupos de carga negativa, como las cadenas laterales de los aminoácidos ácidos o los grupos fosfato de las coenzimas (fig. 6-7). Además, muchas veces las cadenas laterales de lisina y arginina forman enlaces iónicos con compuestos de carga negativa conectados en los sitios de unión de las proteínas, como los grupos fosfato en el adenosín trifosfato (ATP). Las cadenas laterales de aminoácidos ácidos y básicos también participan en los puentes de hidrógeno y la formación de puentes salinos (p. ej., la unión de un ion inorgánico como Na^+ entre dos grupos con carga negativa parcial o completa).

La carga en estos aminoácidos a pH fisiológico es una función de su pK_a por la disociación de protones de los grupos del ácido α-carboxílico, los grupos α-amino y las cadenas laterales. La curva de titulación de la histidina ilustra los cambios en la estructura del aminoácido que ocurre conforme cambia el pH de la solución de < 1 a 14 por la adición de iones hidróxido (fig. 6-8). A pH bajo, todos los grupos están protonados; los grupos amino poseen una carga positiva y los grupos del ácido carboxílico tienen carga cero. A medida que aumenta el pH por adición de álcali (OH^-), se disocia el protón del grupo del ácido carboxílico y su carga cambia de 0 a −1 con un pK_a cercano a 2, el pH al que 50% de los protones se ha disociado.

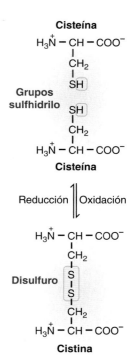

Will S. tiene anemia de células falciformes por una mutación puntual en su ADN que cambia el sexto aminoácido en la cadena de la globina β de la hemoglobina, de glutamato a valina. ¿Qué diferencia puede esperarse en los enlaces químicos formados por estos dos aminoácidos?

FIGURA 6-6 Un enlace disulfuro. Los enlaces disulfuro covalentes pueden formarse entre dos moléculas de cisteína o dos residuos de cisteína en una proteína. El compuesto disulfuro se conoce como cistina. Los hidrógenos de los grupos sulfhidrilo de la cisteína se eliminan durante la oxidación.

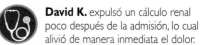

David K. expulsó un cálculo renal poco después de la admisión, lo cual alivió de manera inmediata el dolor. Su componente principal era cistina. Por lo regular, los capilares del glomérulo renal filtran los aminoácidos hacia la orina tubular, pero se reabsorben casi por completo, regresando a la sangre, a través de las proteínas de transporte de las células del tubo proximal. **David K.** tiene cistinuria, una alteración genética en la que tiene lugar la sustitución de un aminoácido en la proteína de transporte que reabsorbe cistina, arginina y lisina. Por consiguiente, su orina contiene elevadas cantidades de otros aminoácidos. La cistina, que es menos soluble que otros aminoácidos, se precipita en la orina para formar piedras renales (cálculos).

R El glutamato lleva una carga negativa en su cadena lateral a pH fisiológico y por lo tanto puede participar en enlaces iónicos o en puentes de hidrógeno con el agua u otras cadenas laterales. La valina es un aminoácido hidrófobo y, en consecuencia, tiende a interactuar con otras cadenas laterales hidrófobas para excluir el agua.

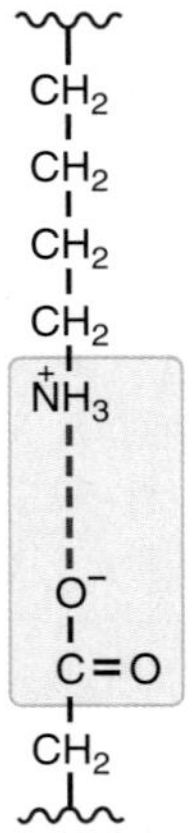

FIGURA 6-7 Interacción electrostática entre la cadena lateral de carga positiva de la lisina y la cadena lateral de carga negativa de aspartato.

La cadena lateral de histidina es un anillo imidazol con un pK_a aproximado de 6 que cambia desde un anillo protonado de carga positiva a un anillo sin carga a dicho pH. El grupo amino en el carbono α se titula a un pH mucho mayor (entre 9 y 10) y la carga cambia de +1 a 0 conforme se eleva el pH. El pH al que la carga neta en las moléculas en solución es 0 se conoce como **punto isoeléctrico (pI)**. A este pH, las moléculas no migrarán en un campo eléctrico hacia un polo positivo (ánodo) o uno negativo (cátodo), porque el número de cargas negativas en cada molécula es igual al número de cargas positivas.

Las cadenas laterales de aminoácidos cambian del estado sin carga a la carga negativa, o de la carga positiva al estado sin carga conforme se liberan los protones (fig. 6-9). Los aminoácidos ácidos pierden un protón del ácido carboxílico de sus cadenas laterales a un pH aproximado de 4 y de esta manera están cargados de forma negativa a pH de 7.4. La cisteína y la tirosina pierden protones a su pK_a (~ 8.4 y 10.5, respectivamente), de tal modo que sus cadenas laterales carecen de carga a pH fisiológico. Las cadenas laterales de histidina, lisina y arginina cambian de la carga positiva a la neutra a su pK_a. Las cadenas laterales de los dos aminoácidos básicos, arginina y lisina, tienen valores de pK_a > 10, por lo que la forma de carga positiva siempre predomina a pH fisiológico. La cadena lateral de histidina (pK_a ~ 6.0) se disocia cerca del pH fisiológico, por lo que solo una porción de la cadena lateral de histidina lleva una carga positiva (fig. 6-8).

En las proteínas, solo las cadenas laterales de los aminoácidos, el grupo amino en el amino terminal y el grupo carboxilo en el carboxilo terminal tienen protones disociables. Todos los otros grupos de ácido carboxílico y de aminas en el carbono α están unidos en enlaces peptídicos que no tienen protones disociables. Las cadenas laterales de los aminoácidos pueden tener valores muy diferentes de pK_a que los de los aminoácidos libres, si forman parte de enlaces iónicos o de hidrógeno con otras cadenas laterales de aminoácidos. Por ejemplo, el pK_a del grupo imidazol de la histidina se cambia con frecuencia a un valor alto entre 6 y 7, por lo que se adiciona y se libera un protón en los límites del pH fisiológico.

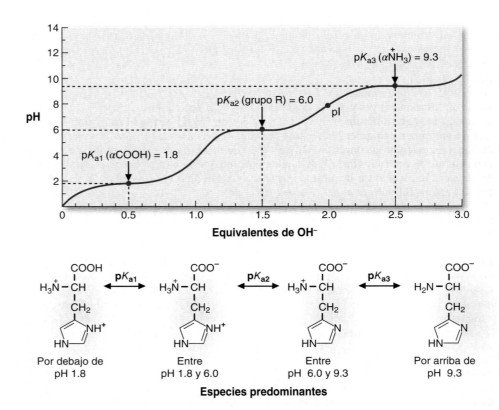

FIGURA 6-8 Curva de titulación de la histidina. Se muestran en la parte inferior de la gráfica las especies iónicas que predominan en cada región. pI es el punto isoeléctrico (el pH al que no existe una carga neta en la molécula). pK, – log constante de disociación ácida; R, cadena lateral.

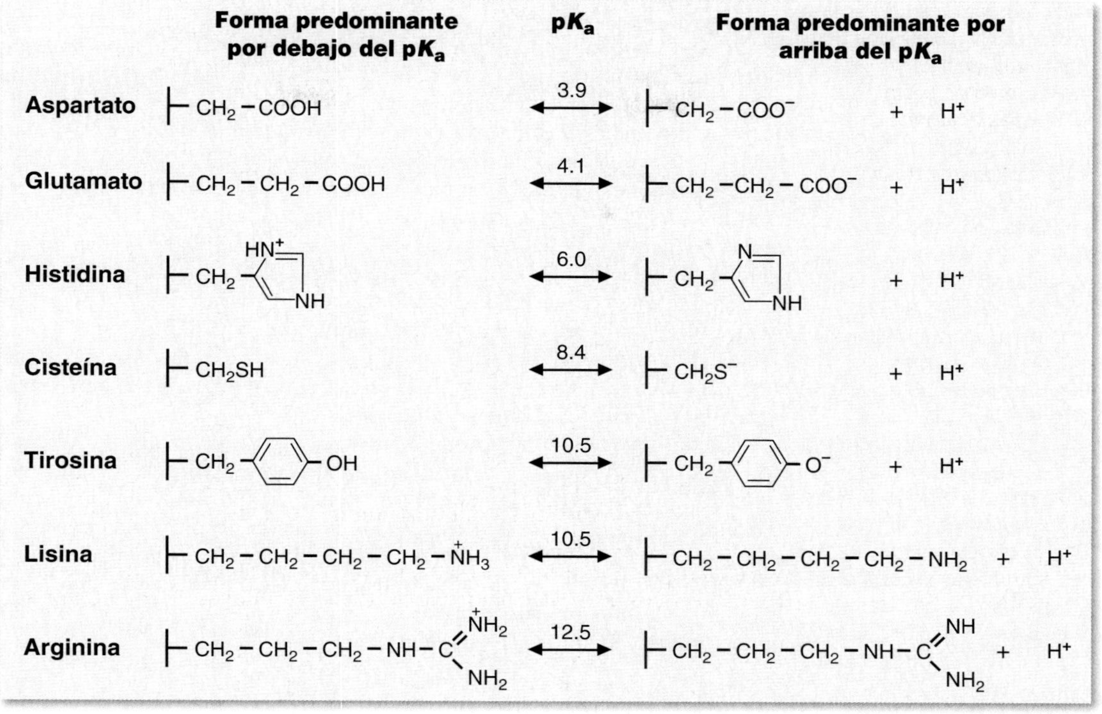

Forma predominante por debajo del pK_a	pK_a	Forma predominante por arriba del pK_a
Aspartato $\vdash CH_2-COOH$	3.9	$\vdash CH_2-COO^-$ + H^+
Glutamato $\vdash CH_2-CH_2-COOH$	4.1	$\vdash CH_2-CH_2-COO^-$ + H^+
Histidina $\vdash CH_2$ (anillo imidazol, HN$^+$/NH)	6.0	$\vdash CH_2$ (anillo imidazol, N/NH) + H^+
Cisteína $\vdash CH_2SH$	8.4	$\vdash CH_2S^-$ + H^+
Tirosina $\vdash CH_2$ (anillo)—OH	10.5	$\vdash CH_2$ (anillo)—O$^-$ + H^+
Lisina $\vdash CH_2-CH_2-CH_2-CH_2-\overset{+}{N}H_3$	10.5	$\vdash CH_2-CH_2-CH_2-CH_2-NH_2$ + H^+
Arginina $\vdash CH_2-CH_2-CH_2-NH-C{\overset{\overset{+}{N}H_2}{\underset{NH_2}{}}}$	12.5	$\vdash CH_2-CH_2-CH_2-NH-C{\overset{NH}{\underset{NH_2}{}}}$ + H^+

FIGURA 6-9 Disociación de las cadenas laterales de aminoácidos. A medida que aumenta el pH, la carga en la cadena lateral fluctúa entre 0 y −, o de + a 0. El pK_a es el pH al que la mitad de las moléculas de un aminoácido en solución tiene cadenas laterales cargadas. La mitad carece de carga. pK_a − log constante de disociación ácida.

La electroforesis es una técnica usada para separar proteínas con base en la carga, que ha resultado en extremo útil en medicina para identificar proteínas con diferentes composiciones de aminoácidos. La carga neta en una proteína a cierto pH es la suma de todas las cargas positivas y negativas de todas las cadenas laterales de aminoácidos ionizables más los grupos amino *N*-terminal y carboxilo *C*-terminal. En teoría, la carga neta de una proteína a cualquier pH puede determinarse a partir de su composición de aminoácidos al calcular la concentración de los grupos con carga positiva y negativa con la ecuación de Henderson-Hasselbalch (cap. 4). Sin embargo, los puentes de hidrógeno y los enlaces iónicos entre las cadenas laterales de los aminoácidos en la proteína, que pueden alterar los valores el pK_a, hacen improbable este cálculo.

¿Es la sustitución de un glutamato por una valina en la hemoglobina de células falciformes un remplazo conservador? ¿Qué ocurre con la sustitución de un aspartato por un glutamato?

III. Variaciones en la estructura primaria

La estructura primaria de una proteína es su secuencia lineal de aminoácidos. Aunque casi todos los aminoácidos en la estructura primaria de una proteína contribuyen a su conformación (estructura tridimensional), la estructura primaria de una proteína puede variar en cierto grado entre las especies. Aun dentro de las especies humanas, la secuencia de aminoácidos de una proteína normal funcional puede variar un poco entre los individuos, tejidos del mismo sujeto y etapa de desarrollo. Estas variaciones en la estructura primaria de una proteína funcional se toleran si están confinadas a regiones no críticas (las llamadas regiones variables), si son sustituciones conservadoras (remplazan un aminoácido con uno de estructura similar) o si confieren una ventaja. Si muchos residuos de diferentes aminoácidos se toleran en una posición, la región se conoce como **hipervariable**. En contraste, las regiones que forman sitios de unión o son críticas para la formación de una estructura tridimensional funcional, son casi siempre regiones **conservadas** que tienen exactamente la misma secuencia de aminoácidos de un individuo a otro, tejido a tejido o especie a especie.

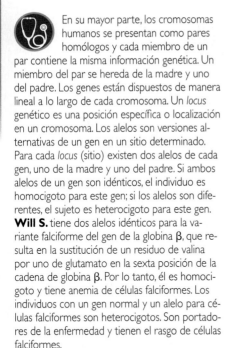

En su mayor parte, los cromosomas humanos se presentan como pares homólogos y cada miembro de un par contiene la misma información genética. Un miembro del par se hereda de la madre y uno del padre. Los genes están dispuestos de manera lineal a lo largo de cada cromosoma. Un *locus* genético es una posición específica o localización en un cromosoma. Los alelos son versiones alternativas de un gen en un sitio determinado. Para cada *locus* (sitio) existen dos alelos de cada gen, uno de la madre y uno del padre. Si ambos alelos de un gen son idénticos, el individuo es homocigoto para este gen; si los alelos son diferentes, el sujeto es heterocigoto para este gen. **Will S.** tiene dos alelos idénticos para la variante falciforme del gen de la globina β, que resulta en la sustitución de un residuo de valina por uno de glutamato en la sexta posición de la cadena de globina β. Por lo tanto, él es homocigoto y tiene anemia de células falciformes. Los individuos con un gen normal y un alelo para células falciformes son heterocigotos. Son portadores de la enfermedad y tienen el rasgo de células falciformes.

R La sustitución de un glutamato por una valina es una sustitución no conservadora, debido a que el aminoácido con carga negativa se sustituye por un aminoácido hidrófobo de cadena alifática ramificada. Sin embargo, la sustitución de un aspartato por un glutamato es una sustitución conservadora debido a que los dos aminoácidos tienen la misma polaridad y casi el mismo tamaño.

A. Polimorfismo en la estructura de la proteína

Dentro de la población humana, la estructura primaria de una proteína puede variar en cierto grado entre un sujeto y otro. Por lo general, las variaciones originadas por mutaciones en el ADN pasan a la siguiente generación. Las mutaciones pueden resultar de la sustitución de una base por otra en la secuencia de nucleótidos del ADN (una mutación puntual), de la deleción o las inserciones de bases en el ADN, o de grandes cambios (cap. 12). Para muchos alelos, la variación tiene una consecuencia fenotípica distintiva que contribuye a las características individuales, produce una disfunción evidente (una enfermedad congénita o heredada) o aumenta la susceptibilidad a ciertas enfermedades. Una proteína defectuosa puede diferir del alelo más común por tan solo un aminoácido que es una sustitución no conservadora (remplazo de un aminoácido por otro de diferente polaridad o un tamaño muy diferente) en una región no variable. Estas mutaciones pueden afectar la capacidad de la proteína de llevar a cabo su función, catalizar una reacción particular, alcanzar el sitio apropiado en la célula o degradarse. Para otras proteínas, las variaciones al parecer no son significativas.

Las variantes de un alelo que ocurren con una frecuencia significativa en la población se denominan polimorfismos. Hasta ahora, en estudios del genoma humano, casi un tercio de los sitios genéticos parece ser polimórfico. Cuando una variación particular de un alelo, o polimorfismo, aumenta en la población general hasta una frecuencia > 1%, se considera estable. El alelo de las células falciformes es un ejemplo de una mutación puntual que es estable en la población humana. Su persistencia con probabilidad es el resultado a la presión selectiva para el fenotipo mutante heterocigoto, lo que confiere alguna protección en contra del paludismo.

B. Variaciones tisulares y del desarrollo en la estructura de proteínas

En un mismo individuo se pueden sintetizar las diferentes **isoformas** o **isoenzimas** de una proteína durante diferentes etapas del desarrollo fetal y embrionario, y pueden estar presentes en distintos tejidos, o pueden residir en diferentes localizaciones intracelulares. Todas las isoformas de una proteína tienen la misma función. Si son isoenzimas o isozimas (isoformas de enzimas), catalizan las mismas reacciones. Sin embargo, las isoformas tienen propiedades y estructura de aminoácidos algo diferentes.

1. Variación del desarrollo

Las isoformas de la hemoglobina proporcionan un ejemplo de variación durante el desarrollo. La hemoglobina (Hb) se expresa como la isoenzima fetal HbF durante el último trimestre del embarazo hasta el nacimiento, cuando se remplaza con la hemoglobina del adulto (HbA). La HbF está compuesta por dos cadenas polipeptídicas α y dos cadenas γ, en contraste con la HbA que posee dos cadenas α y dos β. Durante los estados embrionarios del desarrollo se producen las cadenas con diferente composición de aminoácidos, las cadenas ε y ζ. Se cree que estas diferencias surgen de manera evolutiva de la mutación de un gen α duplicado para producir una ζ y la mutación de un gen β duplicado para producir ε. Las formas fetales y embrionarias de la hemoglobina tienen una afinidad mucho mayor por el O_2 que las formas adultas y así confieren una ventaja a bajas tensiones de O_2 a las que se expone el feto. En diferentes etapas del desarrollo, los genes específicos para la globina para esas etapas se expresan y traducen. (Esto se describe con mayor detalle en la sección V del cap. 42).

2. Isoformas específicas de tejido

Las proteínas que difieren en cierta medida en la estructura primaria y en las propiedades de un tejido a otro, pero que conservan de manera esencial la misma función, se denominan **isoformas específicas de tejido** o **isoenzimas**. La enzima creatina cinasa (CK) es un ejemplo de una proteína que existe en la forma de isoenzimas específicas de tejido, cada una compuesta por dos subunidades con 60 y 72% de homología en secuencia (similitud entre secuencias). De las dos CK que se unen al sarcómero muscular, la forma M se produce en el músculo esquelético y las cadenas del polipéptido B en el cerebro. La proteína está compuesta por dos subunidades, por lo tanto, el músculo esquelético, produce una MM creatina cinasa y el cerebro una forma BB.

En el corazón se producen ambos tipos de cadenas y, en consecuencia, se forma un heterodímero, MB, así como homodímeros. Dos isoenzimas CK más se hallan en la mitocondria, una CK en las mitocondrias del corazón y la isoforma "universal" encontrada en otros tejidos. En general, la mayor parte de las proteínas que se encuentran en la mitocondria y el citosol están presentes como isoformas diferentes. Se desconoce la ventaja conferida en distintos tejidos de tener su propia isoforma de CK. Sin embargo, las isoenzimas específicas de tejido como CK-MB son útiles para diagnosticar los sitios del tejido lesionado y muerte celular.

Se ha estudiado la estructura de las proteínas que intervienen en la respuesta hormonal en mayor profundidad que muchos otros tipos de proteínas, y la mayor parte de estas proteínas está presente como isoformas específicas de tejido que ayudan a diferentes tejidos a responder de manera diferenciada a la misma hormona. Una de estas proteínas presente en las membranas celulares es la adenilil ciclasa, una enzima que cataliza la síntesis intracelular de 3′,5′-adenosín monofosfato cíclico (AMPc) (fig. 6-10). En tejidos humanos, al menos nueve diferentes isoformas de la adenilil ciclasa se codifican por genes distintos en tejidos diferentes. Aunque tienen una homología general de secuencia de 50%, las dos regiones intracelulares que participan en la síntesis de AMPc son una secuencia de consenso invariable con 93% de identidad. Las diferentes isoformas ayudan a las células a responder de manera diferenciada a la misma hormona.

C. Variaciones de especie en la estructura primaria de la insulina

Las variaciones de especie en la estructura primaria también son importantes en medicina, como lo ilustra la comparación de las insulinas humana, bovina y porcina. La **insulina** es una de las hormonas altamente conservada entre las especies, con muy pocas sustituciones de aminoácidos y ninguna en las regiones que afectan su actividad. La insulina es una hormona polipeptídica de 51 aminoácidos compuesta por dos cadenas polipeptídicas (fig. 6-11). Se sintetiza como una sola cadena polipeptídica, pero se escinde en tres lugares antes de la secreción para formar el péptido C y la molécula activa de insulina que contiene las cadenas A y B. El plegamiento de las cadenas A y B en la estructura tridimensional correcta se promueve por la presencia de un enlace disulfuro intracadena y dos enlaces disulfuro intercatenarios formados por residuos de cisteína. Los residuos invariables consisten en residuos de cisteína que participan en los enlaces disulfuro y los residuos que forman la superficie de la molécula de insulina que se une al receptor de insulina. Las sustituciones en los aminoácidos de las insulinas bovina y porcina (se muestran en *rojo* en la fig. 6-11) no son aminoácidos que afectan su actividad. En consecuencia, las insulinas bovina y porcina se emplearon por muchos años para el

La hemoglobina de **Will S.**, HbS, comprende dos cadenas α normales y dos cadenas de la globina β normales con la variante de células falciformes ($\alpha_2\beta_2^S$). El cambio en la composición del aminoácido de un glutamato a una valina en la cadena β permite a la HbS separarse de la hemoglobina normal del adulto (HbA o $\alpha_2\beta_2^A$) por electroforesis. En la electroforesis, una alícuota de sangre u otra solución que contiene proteínas se aplica a un soporte, como papel o gel. Cuando se aplica un campo eléctrico, las proteínas migran cierta distancia hacia el ánodo (polo positivo) o cátodo (polo negativo), dependiendo de su carga neta. Debido a que β^S contiene una carga menos negativa que β^A, migrará en forma distinta en un campo eléctrico. Los individuos con rasgos de células falciformes son heterocigotos y expresan tanto HbA como HbS, más pequeñas cantidades de HbF (hemoglobina fetal $\alpha_2\gamma_2$).

En individuos heterocigotos con rasgos de células falciformes, el alelo de células falciformes proporciona alguna protección en contra del paludismo (también conocido como malaria). Esta enfermedad es causada por el parásito *Plasmodium falciparum*, que pasa parte de su ciclo de vida en los eritrocitos. Los eritrocitos infectados de individuos con hemoglobina normal (HbA) desarrollan protrusiones que se fijan al revestimiento de los capilares. Esta fijación ocluye los vasos e impide que el oxígeno alcance las células de la región afectada y el resultado es la muerte celular. En sujetos heterocigotos, la HbS en las células infectadas forma agregados que dan origen a fibras alargadas, lo que causa que la forma celular se distorsione. Estas células afectadas que contienen el parásito del paludismo las reconoce de manera preferencial el bazo y son destruidas con rapidez, con lo cual termina la vida del parásito.

En **Will S.** y otros individuos homocigotos con anemia por células falciformes, los eritrocitos falciformes se dañan con mayor frecuencia, en especial bajo condiciones de baja tensión de oxígeno (cap. 7). El resultado es una crisis vasooclusiva en la cual las células falciformes obstruyen los capilares e impiden que el oxígeno llegue a las células (isquemia), con dolor resultante. La elevada destrucción de las células falciformes por el bazo produce anemia. En consecuencia, el alelo de células falciformes tiene una pequeña ventaja para los individuos homocigotos.

Debido a que los individuos heterocigotos son más frecuentes en la población que los homocigotos, una ventaja selectiva en un estado heterocigoto supera la desventaja en un estado homocigoto, lo cual da lugar a que una mutación sea un polimorfismo estable en una población. Como consecuencia, la anemia de células falciformes se da con mayor frecuencia en personas que proceden o tienen antepasados de partes del mundo donde el paludismo es o era común. Esto incluye a África subsahariana, India, Arabia Saudí y países mediterráneos.

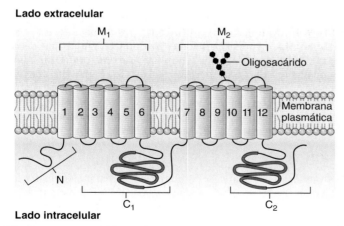

Lado extracelular

Oligosacárido

Membrana plasmática

Lado intracelular

FIGURA 6-10 Regiones invariables en las isoformas de la adenilil ciclasa. Las regiones invariables están en el lado citosólico de la membrana en las asas C_1 y C_2 que se muestran en *rojo*; estos residuos de aminoácido participan en la función catalítica de la enzima, síntesis de 3′,5′-adenosín monofosfato cíclico (AMPc). La proteína también tiene regiones helicoidales que cruzan la membrana (hélices M_1 y M_2), representadas como *cilindros*. Una cadena oligosacárida está unida a un dominio extracelular. *N* es el dominio del amina terminal. (Tomada de Taussig R, Gilman AG. Mammalian membrane-bound adenylyl cyclases. *J Biol Chem*. 1995;270[1]:1-4. https://creativecommons.org/licenses/by/4.0/).

Las proteínas también se pueden describir como pertenecientes a familias y superfamilias. En el suplemento en línea de este capítulo se puede encontrar más información sobre estas clasificaciones.

Un infarto del miocardio (ataque al corazón) es causado por una obstrucción ateromatosa o por un espasmo grave en una arteria coronaria que impide el flujo de sangre a un área del músculo cardiaco que es distal a la obstrucción. En consecuencia, las células cardiacas en esta región sufren una insuficiencia de oxígeno y del combustible movilizado por la sangre. Debido a que las células no pueden generar ATP, las membranas se lesionan y las enzimas escapan de las células hacia la sangre.

La prueba sanguínea de elección para determinar si ha habido daño celular es la concentración de troponina cardiaca (cTnT). La creatina cinasa (*véase* el siguiente párrafo) se usó originalmente para esta determinación, pero la introducción de pruebas más sensibles para troponinas dieron lugar a la recomendación de recurrir a determinaciones de cTnT para seguir el curso del daño cardiaco.

Los ensayos de creatina cinasa (CK o CPK) todavía se realizan para medir la lesión del músculo esquelético. La proteína está compuesta por dos subunidades, que pueden ser de tipo muscular (M) o cerebral (B). La forma MB, que contiene una subunidad M y una B, se encuentra en particular en el músculo cardiaco.

Aunque la insulina bovina (ganado vacuno) es idéntica a la insulina humana en los residuos de aminoácidos esenciales para la actividad, los residuos de aminoácidos encontrados en las regiones variables pueden actuar como antígenos y estimular la formación de anticuerpos en contra de la insulina bovina. En consecuencia, se han empleado las técnicas de ADN recombinante para sintetizar una insulina de estructura idéntica a la insulina natural, como la Humulin® (insulina de acción intermedia) o Humalog® (acción rápida, también conocida como *lispro*) (en el cap. 17 se encuentra más información acerca de la tecnología recombinante de ADN). En Estados Unidos ya no se fabrican insulinas de origen animal.

Diversas bacterias patógenas producen toxinas bacterianas que son ADP-ribosil transferasas (NAD⁺-glucohidrolasas). Estas enzimas hidrolizan el enlace *N*-glucosídico de NAD^+ y transfieren la porción ADP-ribosa a un residuo de aminoácido específico en una proteína en la célula humana afectada. La toxina AB del cólera, una toxina pertúsica, y una toxina de la difteria son ADP-ribosil transferasas.

Péptido C

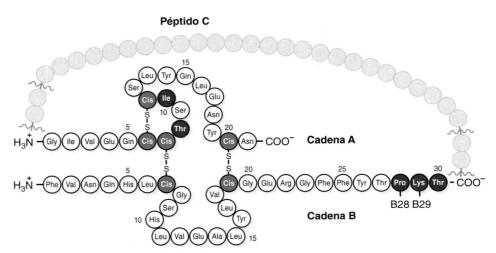

FIGURA 6-11 Estructura primaria de la insulina humana. Los aminoácidos sustituidos en la insulina bovina (ganado vacuno) y porcina (cerdos) se muestran en *rojo*. La treonina 30 en el carboxilo terminal de la cadena B se remplaza por alanina tanto en la insulina bovina como la porcina. En la primera insulina, la treonina 8 en la cadena A también se sustituye con alanina y la isoleucina 10 con valina. Los residuos de cisteína, que forman los enlaces disulfuro (mostrados en *azul*) y mantienen unidas las cadenas, son invariables. En la insulina de bioingeniería Humalog® (insulina lispro), la posición de la prolina en B28 y lisina en B29 están invertidas. La insulina se sintetiza como una molécula precursora larga (proinsulina), la cual es una cadena polipeptídica. La proinsulina se convierte en insulina por una separación proteolítica de ciertos enlaces peptídicos (*líneas onduladas* en la figura). La escisión remueve algunos aminoácidos y el péptido C de 31 aminoácidos que conecta las cadenas A y B. En consecuencia, la molécula activa de insulina tiene dos cadenas no idénticas.

tratamiento de la diabetes mellitus. Sin embargo, incluso con tan solo unos pocos aminoácidos diferentes, algunos pacientes desarrollan una respuesta inmunológica a estas insulinas.

IV. Aminoácidos modificados

Después de completar la síntesis de una proteína, algunos residuos de aminoácido en la secuencia primaria pueden modificarse después en las reacciones catalizadas por enzimas que adicionan un grupo químico, oxidan o modifican aminoácidos específicos en la proteína. Puesto que la síntesis de proteína ocurre por un proceso conocido como traducción, estos cambios se denominan modificaciones postraduccionales. Más de 100 residuos de aminoácido modificados de manera postraduccional se han encontrado en las proteínas humanas. Estas modificaciones cambian la estructura de uno o más aminoácidos específicos en una proteína en una forma que puede servir a una función regulatoria, de blanco o anclaje de la proteína en las membranas, de tal modo que se refuerza la asociación de la proteína con otras proteínas, o se etiqueta para la degradación (fig. 6-12). Por lo general, las modificaciones postraduccionales ocurren una vez que la proteína se pliega en su conformación tridimensional.

A. Glucosilación

Glucosilación se refiere a la adición de carbohidratos a una molécula. En la *O*-glucosilación, se unen oligosacáridos (cadenas pequeñas de carbohidratos) a residuos de serina o de treonina en las proteínas mediante enlaces *O*. En la *N*-glucosilación, los carbohidratos se unen por enlaces *N* al nitrógeno amida de la asparagina (fig. 6-12). Los oligosacáridos unidos con enlaces -*N* se fijan a las proteínas de la superficie celular, en donde protegen a la célula de proteólisis o un ataque inmunológico. Por el contrario, un enlace *O*-glucosídico es una forma común de unir los oligosacáridos a los grupos hidroxilo de la serina o la treonina en las proteínas secretadas. El polisacárido intracelular glucógeno se une a una proteína a través de un enlace *O*-glucosídico a una tirosina. La adenilil ciclasa es un ejemplo de una enzima que se modifica de manera postraduccional (fig. 6-10). Tiene una cadena oligosacárida unida a la porción externa de la proteína.

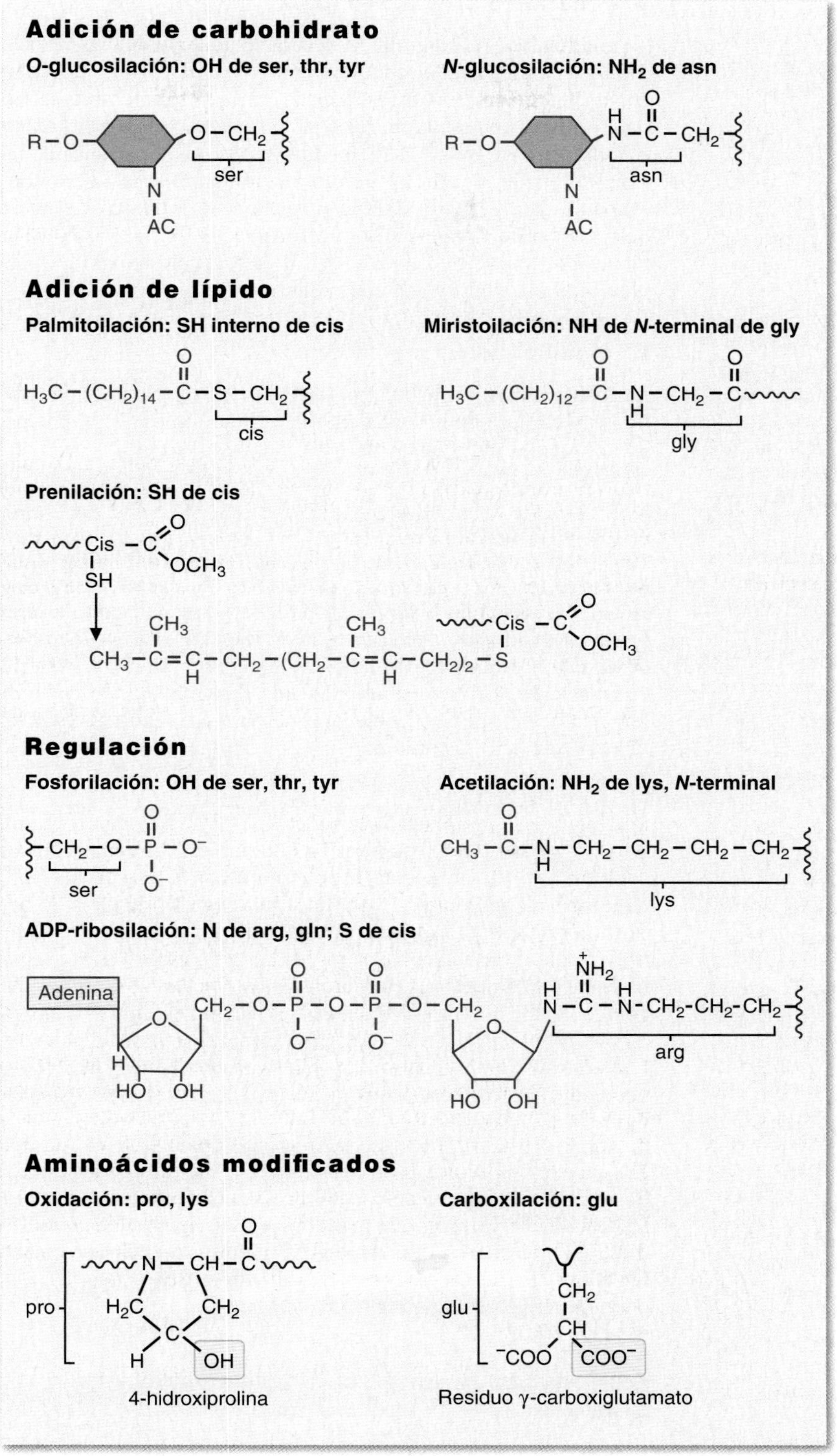

Adición de carbohidrato
O-glucosilación: OH de ser, thr, tyr
N-glucosilación: NH2 de asn
ser
asn
Adición de lípido
Palmitoilación: SH interno de cis
Miristoilación: NH de N-terminal de gly
cis
gly
Prenilación: SH de cis
Regulación
Fosforilación: OH de ser, thr, tyr
Acetilación: NH2 de lys, N-terminal
ser
lys
ADP-ribosilación: N de arg, gln; S de cis
Adenina
arg
Aminoácidos modificados
Oxidación: pro, lys
Carboxilación: glu
pro
glu
4-hidroxiprolina
Residuo γ-carboxiglutamato

FIGURA 6-12 Modificaciones postraduccionales de aminoácidos en proteínas. Se ilustran algunas de las modificaciones comunes de aminoácidos y los sitios de unión. El grupo adicionado aparece en *rojo*. Debido a que estas modificaciones se catalizan por enzimas, solo se altera un aminoácido específico en la secuencia primaria. R–O– representa los carbohidratos adicionados al primer carbohidrato. En la *N*-glucosilación, el azúcar unido es casi siempre la *N*-acetilglucosamina (*N*-Ac). No todas las proteínas preniladas están modificadas para contener un terminal carboxilo O-metilo.

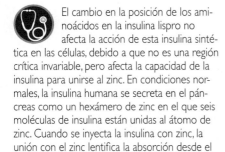

Selenocisteína

FIGURA 6-13 Selenocisteína.

El cambio en la posición de los aminoácidos en la insulina lispro no afecta la acción de esta insulina sintética en las células, debido a que no es una región crítica invariable, pero afecta la capacidad de la insulina para unirse al zinc. En condiciones normales, la insulina humana se secreta en el páncreas como un hexámero de zinc en el que seis moléculas de insulina están unidas al átomo de zinc. Cuando se inyecta la insulina con zinc, la unión con el zinc lentifica la absorción desde el sitio de inyección subcutánea (bajo la piel). La insulina lispro no puede unirse al zinc para formar un hexámero y por lo tanto se absorbe de manera mucho más rápida que las otras insulinas.

B. Acilación o prenilación grasa

La adición de lípidos a una molécula se le conoce como acilación grasa. Muchas de las proteínas membranales contienen un grupo lipídico unido de forma covalente que interactúa de manera hidrófoba con los lípidos en la membrana. Con frecuencia, los grupos palmitoílo (C16) están unidos a las proteínas de la membrana plasmática y el grupo miristoílo (C14) a proteínas en los lípidos de las membranas de las vesículas intracelulares (miristoilación, fig. 6-12). La prenilación incluye la adición del grupo farnesilo (C15) o grupos geranilgeranilo (C20), los cuales se sintetizan a partir de la unidad isopreno de cinco carbonos (isopentenilo pirofosfato, fig. 5-1A). Estos se unen en el enlace tioéter a un residuo específico de cisteína de ciertas proteínas de membrana, en particular las proteínas que intervienen en la regulación.

C. Modificaciones regulatorias

La **fosforilación**, **acetilación** y **(ADP)-ribosilación** de residuos de aminoácidos específicos en un polipéptido pueden alterar la unión por este residuo y modificar la actividad de la proteína (fig. 6-12). La fosforilación de un grupo –OH en la serina, treonina o tirosina por una proteína cinasa (una enzima que transfiere un grupo fosfato del ATP a una proteína) introduce un grupo grande y pesado con carga negativa que puede alterar la estructura y actividad de la proteína. Algunas de las isoenzimas de la adenilil ciclasa contienen residuos de serina en la porción intracelular de la proteína que puede fosforilarse por una proteína cinasa. La acetilación reversible tiene lugar en los residuos de lisina de las proteínas histonas en el cromosoma que cambia su interacción con los grupos fosfato cargados de manera negativa del ADN. La ADP-ribosilación es la transferencia de una ADP-ribosa del dinucleótido de nicotinamida y adenina (NAD^+) a un residuo de arginina, glutamina o cisteína en una proteína blanco en la membrana (sobre todo en leucocitos, músculos esqueléticos, cerebro y testículos). Esta modificación puede regular la actividad de estas proteínas.

D. Otras modificaciones postraduccionales de aminoácidos

Algunas de las modificaciones postraduccionales de las cadenas laterales de los aminoácidos alteran la actividad de la proteína en la célula (fig. 6-12). La carboxilación del carbono γ de glutamato (carbono 4) en ciertas proteínas de la coagulación de la sangre es importante para la fijación del coágulo a la superficie. Los iones calcio median esta fijación al unirse a los dos grupos de carga negativa del γ-glutamato y dos grupos adicionales de carga negativa, proporcionados por los fosfolípidos en la membrana celular. La colágena, una proteína extracelular, abundante y fibrosa, contiene el aminoácido oxidado hidroxiprolina. La adición del grupo hidroxilo (hidroxilación) a la cadena lateral de prolina suministra un grupo polar adicional que puede participar en los puentes de hidrógeno entre las cadenas polipeptídicas de la proteína fibrosa y estabilizar su estructura.

E. Selenocisteína

El aminoácido inusual selenocisteína se encuentra en pocas enzimas y es necesario para su actividad (fig. 6-13). Su síntesis no es una modificación postraduccional, sino una modificación en la serina que ocurre mientras la serina se une a un ARNt único (cap. 14). Un átomo de selenio sustituye al grupo hidroxilo de la serina. La selenocisteína se inserta entonces en la proteína conforme se sintetiza.

COMENTARIOS CLÍNICOS

Will S. recibió tratamiento por 3 días con narcóticos parenterales (intravasculares), hidratación e inhalación nasal de oxígeno para las crisis vasooclusivas. Los intensos dolores difusos de las crisis de células falciformes son efecto de la oclusión de vasos pequeños en varios tejidos, por lo que causan daño a las células por isquemia (bajo flujo sanguíneo) o hipoxia (bajas concentraciones de oxígeno).

La vasooclusión ocurre cuando las moléculas de la hemoglobina falciforme (HbS) en los eritrocitos se polimerizan en el lumen de capilares, donde la presión parcial de O_2 (pO_2) es baja. Esta polimerización da lugar a que los eritrocitos cambien de un disco bicóncavo a una forma falciforme que no se puede deformar para pasar a través del lumen de los estrechos capilares. Las células se agregan en los capilares y ocluyen el flujo sanguíneo. Además, una vez que se recuperó de su crisis de células falciformes, **Will S.** fue tratado con terapia de hidroxiurea, la cual aumenta la producción de eritrocitos que contienen HbF. Las moléculas de HbF no pueden participar en la deformación drepanocítica y pueden reducir la frecuencia de presentación de las crisis.

Los síntomas agudos de **Will S.** se atenuaron de manera gradual. Los pacientes con anemia de células falciformes experimentan de manera periódica crisis de células falciformes, y su médico le solicitó que buscara ayuda médica cuando reaparecieran los síntomas. También le aconsejó que tratara de evitar los factores desencadenantes de las crisis: sobreentrenamiento, deshidratación, clima extremadamente frío y exposición al tabaco.

David K. tiene cistinuria, un trastorno relativamente raro, con una prevalencia de 1 en 2 500 a 1 en 15 000 nacimientos, según sea la población estudiada. Es una enfermedad genéticamente determinada con un modo complejo de herencia recesivo como consecuencia de mutaciones alélicas. Estas mutaciones provocan una reducción de la actividad de las proteínas transportadoras de las células del tubo renal para transportar proteínas, que llevan por lo general cisteína desde el lumen tubular hasta las células tubulares renales. El transporte de aminoácidos básicos (lisina, arginina y ornitina, un aminoácido que se encuentra en el ciclo de la urea pero no en las proteínas), también está comprometido con frecuencia y estos aparecen en la orina.

Debido a que la cistina se produce por oxidación de la cisteína, el tratamiento conservador de la cistinuria incluye disminución de la cantidad de cisteína dentro del cuerpo y, por lo tanto, la cantidad de cistina que al final se filtra en los riñones. La reducción de las concentraciones de cisteína se acompaña por la limitación de metionina, que contribuye con el átomo de azufre a la vía para la formación de cisteína. Para aumentar la cantidad de cistina que se mantiene en solución, se aumenta el volumen de líquido ingerido cada día. Posteriormente, la cristalización de la cistina se impide con la alcalinización crónica de la orina. Por último, se pueden administrar fármacos para aumentar la conversión de la cistina urinaria en compuestos más polares. Si fallan estas medidas conservadoras para prevenir la formación continua de cálculos de cistina, los cálculos existentes pueden sustraerse por una técnica quirúrgica que supone la fragmentación sónica de los cálculos. Los cálculos fragmentados pueden a continuación avanzar de manera espontánea o extraerse con facilidad por medios quirúrgicos debido a su tamaño muy pequeño.

Dianne A. se inyecta insulina varias veces al día. La insulina se purificó inicialmente a partir de animales antes de que se desarrollara la insulina humana sintética. Humulin® (insulina humana sintética, Eli Lilly and Company, Indianapolis, Indiana, EUA) se produce ahora de forma masiva por técnicas de ADN recombinante que insertan secuencias del ADN humano para las cadenas A y B de la insulina en *Escherichia coli* o en el genoma de la levadura (cap. 16). Las cadenas de insulina que se producen se excretan desde el medio y se tratan para formar enlaces disulfuro apropiados entre las cadenas.

Por consiguiente, el médico de **Dianne A.** recomendó que usara Humalog®, una preparación de insulina que contiene lispro, una insulina de bioingeniería de acción ultrarrápida en la cual la lisina en la posición B29 se movió a B28 y la prolina en B28 a B29 (es decir, lispro, Eli Lilly y Compañía, Indianapolis, Indiana, USA) (fig. 6-11). Con la insulina lispro, ella es capaz de medir el tiempo de las inyecciones de insulina que actúa en minutos antes del consumo de comidas que contienen carbohidratos, en lugar de recordar administrarse una inyección de insulina 1 hora antes de la comida. Ahora ella se administra una inyección de insulina de acción larga al día (Lantus®, Sanofi-Aventi, Bridgewater, New Jersey, USA) junto con sus inyecciones de Humalog® antes de los alimentos todos los días.

Anne J. continuó bajo vigilancia en la unidad de cuidados intensivos cardiovasculares. Los médicos dieron seguimiento a las tendencias de la TnT en su sangre. Los niveles de troponina cardiaca (TnT y TnI) son normalmente indetectables en la sangre; sin embargo, tras el daño miocárdico estos marcadores cardiacos se filtran a la sangre y pueden detectarse en las 2 o 3 horas siguientes al evento. Los niveles disminuirán lentamente durante los siguientes 5 a 7 días después del evento. Esto es ventajoso si se compara con el uso de la creatina cinasa como marcador cardiaco, que tarda más tiempo en detectarse después del evento y vuelve a la línea de base en menos tiempo que los niveles de troponina. La elevación de la creatina cinasa también podría deberse al esfuerzo del músculo esquelético. Históricamente, los médicos también seguían los niveles de CK total y CK-MB, pero esto se ha sustituido esencialmente por el seguimiento de los niveles de troponina.

COMENTARIOS BIOQUÍMICOS

Base de datos de ácido nucleico, enzimas y proteínas. Las grandes bases de datos de la estructura de las secuencias de ácidos nucleicos y de proteínas se han reunido para compilar datos de varios laboratorios en todo el mundo. La National Library of Medicine mantiene un sitio web, PubMed, que cataloga las publicaciones médicas y posee un motor de búsqueda para identificar las referencias de artículos por tema o autor (www.ncbi.nlm.nih.gov/pubmed). A partir del menú puede ingresarse directamente a una base de datos de ácidos nucleicos, proteínas o estructuras. Esta base de datos está vinculada, por lo que es posible escribir el nombre de una proteína, como cadena A de hemoglobina, y obtener una lista de contribuciones para la secuencia de datos y recuperar una secuencia completa de aminoácidos para muchas proteínas. Existe un vínculo para PubMed con objeto de encontrar los artículos recientes acerca de la proteína, o bien es posible vincularse con la base de datos de la estructura. El programa denominado Cn3D se puede descargar y utilizarse desde este sitio y permite visualizar las versiones tridimensionales de las estructuras de la proteína.

Estas bases de datos son solo algo más de 1 000 bases de datos biológicos que se han reunido para recopilar e intercambiar la información biológica en las áreas de ADN, ARN, genómica, mapeo genético y estructura de proteínas. El primer número del *Journal of Nucleic Acid Research* de cada año proporciona una descripción de las bases de datos biológicos disponibles en la actualidad (a partir del 1/1/2021, se disponía de 1 641 bases de datos diferentes). Su objetivo es suministrar información que pueda relacionarse con una secuencia particular del ADN o mutación para una proteína particular, con su función y con las consecuencias patológicas de una sustitución del aminoácido particular, en comparación con las proteínas que tienen elementos funcionales similares.

Dos de las bases de datos muy útiles para los científicos son GenBank (www. ncbi. nlm.nih.gov/genbank/) y la base de datos de proteínas RCSB (Research Collaboratory for Structural Bioinformatics) (www.rcsb.org). GenBank es una base de datos de secuencia de ácidos nucleicos, la cual está ligada con la DNA Data Bank de Japón (DDBJ) y la base de datos European Molecular Biology Laboratory (EMBL). Las tres bases de datos intercambian información a diario, de manera que están actualizadas. GenBank permite el envío de nuevas secuencias así como búsquedas para secuencias existentes. También se puede realizar una búsqueda BLAST (Basic Logical Alignment Search Tool) para comparar una secuencia de ácido nucleico de origen desconocido con las que están en las bases de datos para detectar secuencias similares en genes existentes y para poder comprender de qué gen se pudiera haber obtenido la secuencia desconocida.

El banco de datos de proteínas RCSB permite buscar proteínas, examinar la secuencia de aminoácidos de la proteína (y la secuencia de ácidos nucleicos que dio origen a la secuencia proteínica; *véase* la sección III de este texto), y visualizar la estructura de la proteína en un formato tridimensional. También se puede buscar en la base de datos con una secuencia de aminoácidos de una proteína con función desconocida para determinar si otras proteínas contienen secuencias similares, lo cual daría claves para la función de la proteína desconocida.

El campo de la bioinformática es desarrollar nuevas herramientas para que los científicos extraigan la gran cantidad de datos disponibles a partir de bases de datos de ácidos nucleicos y estructuras proteínicas. ¿Estas bases de datos son de utilidad para el médico en ejercicio o el estudiante enfocado en la práctica de la medicina? Muy pocos estudiantes desean hacer modelaje de proteínas. Sin embargo, los estudiantes y médicos desearán utilizar la búsqueda de las publicaciones en PubMed como parte de su acercamiento a la medicina basada en evidencias. Asimismo, pueden usarla para obtener las definiciones o el conocimiento fundamental acerca de temas particulares. De esta manera, un movimiento ha comenzado a vincular los libros de texto de ciencias médicas básicas con PubMed.

CONCEPTOS CLAVE

◆ Las características singulares de la proteína, incluyendo su estructura tridimensional plegada, dependen de su secuencia lineal de los aminoácidos, llamada estructura primaria.

◆ Las estructuras primarias de todas las proteínas humanas se sintetizan a partir de 20 aminoácidos dispuestos en una secuencia lineal determinada por el código genético.

◆ Cada secuencia de tres bases (nucleótido) dentro de la región codificante de un gen (el código genético) especifica el aminoácido que debe estar presente en la proteína. El código genético se analiza más adelante en el capítulo 11.

◆ Todos los aminoácidos contienen un carbono α central unido al grupo del ácido carboxílico, un grupo amino, un hidrógeno y una cadena lateral, que varía entre los 20 aminoácidos diferentes.

◆ A pH fisiológico, los aminoácidos son iones dipolares; el grupo amino posee carga positiva y el carboxilato negativa.

◆ En las proteínas, los aminoácidos están unidos en polímeros lineales llamados cadenas polipeptídicas a través de enlaces peptídicos, los cuales se forman entre el grupo carboxílico de un aminoácido y el grupo amino del siguiente aminoácido.

◆ Las cadenas laterales de los aminoácidos se pueden clasificar por su polaridad (con carga, hidrófobas no polares o polares sin carga) o sus formas estructurales (alifáticas, cíclicas o aromáticas).

◆ Según sean las características de la cadena lateral, ciertos aminoácidos se agrupan para excluir agua (efecto hidrófobo), en tanto que otros participan en los puentes de hidrógeno. La cisteína puede formar enlaces disulfuro, mientras que los aminoácidos con carga establecen enlaces iónicos.

◆ Los aminoácidos en las proteínas pueden modificarse por fosforilación, carboxilación u otras reacciones después de que se sintetiza la proteína (modificaciones postraduccionales).

◆ Las alteraciones en el código genético pueden ocasionar mutaciones en la estructura primaria de la proteína, que pueden afectar la función de la proteína.

◆ Las proteínas con la misma función pero diferente estructura primaria (isoformas e isoenzimas) pueden existir en diferentes tejidos o durante las distintas fases del desarrollo.

◆ Las enfermedades revisadas en este capítulo se resumen en la tabla 6-2.

TABLA 6-2	Enfermedades revisadas en el capítulo 6	
ENFERMEDAD O TRASTORNO	**GENÉTICA O AMBIENTAL**	**COMENTARIOS**
Anemia de células falciformes	Genética	Remplazo de un solo aminoácido en la sexta posición de la cadena β de la hemoglobina, que produce una alteración de E6V (en lugar del ácido glutámico en la posición 6 se halla una valina)
Cistinuria	Genética	Incapacidad para transportar de manera apropiada cistina; el efecto es su acumulación en el riñón y la formación de cálculos renales
Diabetes tipo I	Ambas	Conocer la estructura de insulina y el modo en que se absorbe en el sitio de inyección permite que varias formas de insulina puedan sintetizarse y que sean absorbidas de manera rápida o lenta. Esto proporciona a los pacientes con diabetes tipo I diversas opciones terapéuticas
Infarto del miocardio	Ambas	En particular factores ambientales, que pueden exacerbarse por anomalías genéticas. La liberación de isoenzimas cardiacas específicas en la circulación se diagnostica como ataque al corazón

1. La anemia de células falciformes es provocada por un cambio único de nucleótido del ADN que provoca la sustitución de un aminoácido (E6V) en la cadena β. Este cambio único en la secuencia primaria hace que sea posible que la forma desoxigenada de la HbS forme polímeros. Conforme los polímeros aumentan de tamaño, la forma de los eritrocitos se altera para acomodar las cadenas de hemoglobina. ¿Cuál de las siguientes opciones dicta la polimerización de la HbS desoxigenada?
   A. El esqueleto peptídico
   B. Interacciones iónicas
   C. Interacciones hidrófobas
   D. Enlaces hidrógeno
   E. Enlaces peptídicos

2. Una de las principales fuentes de ácido no volátil en el cuerpo es el ácido sulfúrico generado a partir de compuestos que contienen azufre en la comida o a partir del metabolismo de aminoácidos que contienen azufre. ¿Cuál de los siguientes aminoácidos llevaría a la formación de ácido sulfúrico?
   A. Cisteína e isoleucina
   B. Cisteína y alanina
   C. Cisteína y metionina
   D. Metionina e isoleucina
   E. Isoleucina y alanina

3. Las diferentes preparaciones de insulina para **Dianne A.** contienen alguna insulina en complejo con protamina que se absorbe con lentitud después de la inyección. La protamina es una preparación de proteína a partir del esperma de la trucha arco iris que contiene péptidos ricos en arginina que se une a la insulina. ¿Cuál de las siguientes es la mejor explicación para la formación del complejo entre protamina e insulina?
   A. La arginina es un aminoácido básico que se une a cadenas laterales de aminoácidos de carga negativa en la insulina.
   B. La arginina es un aminoácido básico que se une a los grupos del ácido carboxílico α en los *N*-terminales de las cadenas de insulina.
   C. La arginina es un aminoácido hidrófobo voluminoso que forma complejos con leucina y fenilalanina en la insulina.
   D. La arginina forma enlaces disulfuro con residuos de cisteína que mantiene unidas las cadenas A y B.
   E. La arginina tiene una cadena lateral que forma enlaces peptídicos con los carboxilos terminales de las cadenas de insulina.

4. La fosforilación de proteínas es un componente importante de la transducción de señales. Las proteínas cinasas fosforilan proteínas solo en ciertos grupos hidroxilo en las cadenas laterales de aminoácidos. ¿Cuál de los siguientes grupos de aminoácidos contienen grupos hidroxilo de cadena lateral y podrían ser un sustrato potencial para una proteína cinasa?
   A. Aspartato, glutamato y serina
   B. Serina, treonina y tirosina
   C. Treonina, fenilalanina y arginina
   D. Lisina, arginina y prolina
   E. Alanina, asparagina y serina

5. La actividad de una proteína se altera cuando se fosforila una cadena lateral de serina en particular. ¿Cuál de las siguientes sustituciones de aminoácidos en esta posición resulta en una alteración permanente de la actividad normal de la enzima?
   A. S → E
   B. S → T
   C. S → Y
   D. S → K
   E. S → L

6. Las proteínas están compuestas de aminoácidos y ayudan a transportar lípidos en el torrente sanguíneo. Estas proteínas tienen que poder agruparse con otras moléculas no polares y excluir al agua. ¿Cuál de las siguientes opciones describiría mejor las cadenas laterales de estos aminoácidos en las proteínas de transporte de lípidos?
   A. Un índice hidropático más positivo
   B. Un índice hidropático más negativo
   C. Un índice hidropático neutro
   D. Un pK_a del grupo de ácido carboxílico primario de aproximadamente 2
   E. Un pK_a del grupo α-amino de aproximadamente 9.5

7. Un paciente con colesterol elevado comienza a tomar una estatina y desarrolla mialgias (dolor muscular). El médico ordena una determinación de CK (creatina cinasa) para revisar si hay daño muscular, un efecto secundario conocido de las estatinas. Los resultados de laboratorio muestran un valor mayor de lo normal de CK-MM. ¿Cuál de las siguientes opciones describe mejor la CK-MM?
   A. Un heterodímero
   B. Una isoenzima
   C. Producido por el cerebro
   D. Producido por el corazón
   E. Producido por el hígado

8. Todos los aminoácidos que se usan para sintetizar proteínas humanas (con excepción de la glicina) tienen una de las siguientes opciones en común:
   A. Un grupo aromático
   B. Un grupo hidroxilo
   C. Un carbono asimétrico en la configuración D
   D. Un carbono asimétrico en la configuración L
   E. Un carbono β asimétrico

   Las preguntas 9 y 10 se refieren al siguiente paciente: en un sujeto con cálculos renales recurrentes se encuentra una sustitución de aminoácidos hereditaria en una proteína de transporte que reabsorbe ciertos aminoácidos del filtrado glomerular de manera que no se eliminan por la orina.

9. ¿Cuál de los siguientes grupos de aminoácidos no se reabsorben del filtrado glomerular en esta enfermedad?
   A. Cisteína, metionina y arginina
   B. Cisteína, metionina y lisina
   C. Cisteína, arginina y lisina
   D. Metionina, arginina y lisina
   E. Metionina, arginina e histidina

10. ¿Cuál de los siguientes aminoácidos es el principal responsable de los cálculos renales recurrentes de este paciente?
    A. Cisteína
    B. Metionina

C. Arginina

D. Lisina

E. Histidina

11. Una proteína pierde actividad con una mutación V96L. La actividad de la proteína puede restaurarse introduciendo una segunda mutación, V172A. ¿Cuál de las siguientes es la explicación más probable para este hallazgo?

A. La sustitución de un residuo hidrofílico por otro restablece la actividad

B. La mutación V96L interrumpe una interacción iónica que estabiliza la estructura de la proteína, mientras que la mutación V172A permite restaurar la interacción iónica

C. La mutación V96L interrumpe la estabilización del enlace de hidrógeno de la estructura, mientras que la mutación V172A permite restaurar las interacciones del enlace de hidrógeno

D. La mutación V96L introdujo un impedimento estérico en la estructura, mientras que la V172A alivió el impedimento estérico introducido por la primera mutación

E. La mutación V96L interrumpió un enlace disulfuro, mientras que la introducción de la mutación V172A permitió que se volviera a formar el enlace disulfuro

12. La enzima que cataliza el primer paso de la glucólisis convierte la glucosa en glucosa 6-fosfato. La forma hepática de esta enzima está codificada por un gen diferente al de la forma muscular de esta enzima. ¿Cuál de las siguientes formas de la enzima puede describirse mejor?

A. Isómeros

B. Epímeros

C. Estereoisómeros

D. Isoenzimas

E. Imágenes en espejo

13. Una enzima tiene una cadena lateral de ácido aspártico, que es crítica para la actividad enzimática. El pH óptimo de la enzima es 5.5, y los estudios han demostrado que a pH 5.5 esta cadena lateral crítica del ácido aspártico está en su estado protonado. ¿Cuál de las siguientes causas puede explicar este hecho?

A. La cadena lateral del ácido aspártico se encuentra en un entorno hidrofóbico dentro de la proteína.

B. La cadena lateral del ácido aspártico está rodeada por las cadenas laterales de los aminoácidos K y R.

C. El pK_a de esta cadena lateral del ácido aspártico está reducido por la estructura de la enzima.

D. La cadena lateral del ácido aspártico está estabilizada por interacciones iónicas dentro de la proteína.

E. La cadena lateral del ácido aspártico participa en la formación de enlaces de hidrógeno con las cadenas laterales L y V.

14. La proteína X (de 156 aminoácidos) se dirige normalmente a la membrana mediante una modificación postraduccional. Se ha estudiado una variante de X que ha perdido la capacidad de translocarse a la membrana, y en su lugar la proteína se dirige a la degradación dentro del retículo endoplásmico. ¿Cuál de las siguientes mutaciones podría conducir a estos resultados?

A. S55L

B. N62R

C. C153S

D. Y154F

E. L15V

15. Un hospital local está tratando a un paciente con síntomas de una excesiva liberación de insulina en la sangre. Un método para determinar si el paciente tomó una sobredosis de insulina sería medir cuál de los siguientes elementos en la sangre del paciente.

A. El péptido A de la insulina

B. El péptido B de la insulina

C. El péptido C de la insulina

D. Los niveles de iones de zinc

E. Los niveles de iones de calcio

RESPUESTAS A LAS PREGUNTAS DE REVISIÓN

1. **La respuesta es C.** En la versión falciforme de la hemoglobina, una valina ha sustituido a un glutamato en la sexta posición de la cadena β. En estado desoxigenado, la valina forma interacciones hidrófobas con un parche hidrófobo en otra molécula de hemoglobina falciforme, lo que provoca la polimerización de las moléculas de hemoglobina. La principal interacción no es resultado de interacciones iónicas o de enlaces hidrógeno; es por las interacciones hidrófobas entre moléculas que inician la polimerización. El esqueleto peptídico, junto con enlaces peptídicos, puede participar en el enlace de hidrógeno, pero no participa en la polimerización.

2. **La respuesta es C.** La cisteína y la metionina son aminoácidos que contienen azufre. La isoleucina y la alanina son aminoácidos hidrófobos no polares y ninguna contiene azufre.

3. **La respuesta es A.** La arginina es un aminoácido básico que tiene una cadena lateral con carga positiva en pH neutro. Por lo tanto, puede formar enlaces electrostáticos con cadenas laterales de ácidos aspártico y glutámico con carga negativa en la insulina. Los grupos ácido α carboxílico en los extremos *N* terminales de las proteínas se unen mediante enlaces peptídicos (de modo que B es incorrecta). La cadena lateral de la arginina no es hidrófoba y no puede formar enlaces disulfuro porque no hay grupos sulfhidrilo (por lo que C y D son incorrectas). Su grupo básico es un grupo guanidino que no puede formar enlaces peptídicos (por lo tanto, la respuesta E es incorrecta).

4. **La respuesta es B.** Solo los aminoácidos serina, treonina y tirosina tienen grupos hidroxilo de cadena lateral. Como regla general, las proteínas cinasas serina-treonina forman un grupo de proteínas cinasas y las proteínas cinasas tirosina forman otro.

5. **La respuesta es A.** La adición de un grupo fosfato a la cadena lateral de la serina agrega cargas negativas a dicha cadena, lo que permite interacciones iónicas. Estas nuevas interacciones iónicas permiten a la proteína cambiar de forma y modificar su actividad. La sustitución de la serina por un glutamato añade una carga negativa a este sitio en la proteína, que puede participar en interacciones iónicas y ocasionar un cambio de forma en la

proteína. Ninguna de las otras mutaciones sugeridas (serina a treonina [que agrega un grupo hidroxilo, igual al de la serina], a tirosina [de nuevo, otra cadena lateral de aminoácido que contiene hidroxilo], a lisina [lo que agrega una carga positiva en vez de una negativa], o a leucina [una cadena lateral totalmente hidrófila]) llevará a la inserción de cargas negativas en este sitio de la proteína.

6. **La respuesta es A.** El índice hidropático es una escala que denota la hidrofobia de las cadenas laterales. Mientras más positivo sea el índice hidropático, mayor será la hidrofobia de la cadena lateral. La pK_a del grupo de ácido carboxílico primario para todos los aminoácidos es de alrededor de 2 y la pK_a de los grupos α-amino de todos los aminoácidos es aproximadamente 9.5, pero estos elementos de la proteína no contribuyen a la naturaleza hidrófoba de la proteína.

7. **La respuesta es B.** Las proteínas que difieren en cierta forma en su estructura primaria de un tejido a otro pero que conservan esencialmente la misma función se llaman isoformas específicas de tejido o isoenzimas. La CK es un ejemplo clásico de ello. El músculo produce la variante M, el cerebro produce la variante B, y el corazón produce ambas, lo que da lugar a una forma MB (un heterodímero). Dado que la proteína consta de dos subunidades, el músculo produce CK-MM, un homodímero. Al medir las isoenzimas específicas de CK se puede determinar si hay daño del músculo esquelético (CK-MM) o daño cardiaco específico (elevación de las concentraciones de CK-MB).

8. **La respuesta es D.** Cada uno de los aminoácidos que se usan para la síntesis de proteínas tiene la misma estructura general. Cada uno contiene un grupo de ácido carboxílico, un grupo amino unido al carbono α, un átomo de hidrógeno, y una cadena lateral. Cuando el carbono α es asimétrico, la configuración alrededor de tal carbono está en la configuración L. La glicina se excluye porque su cadena lateral es un átomo de hidrógeno, y no hay un átomo de carbono asimétrico en la glicina.

9. **La respuesta es C.** El paciente descrito tiene cistinuria, una sustitución de aminoácidos hereditaria en la proteína de transporte que reabsorbe la cisteína, la arginina y la lisina del filtrado glomerular. Por lo tanto, estos aminoácidos no pueden regresar a la sangre y la orina contiene grandes cantidades de estos aminoácidos.

10. **La respuesta es A.** La cisteína será oxidada para formar cistina (un dímero de cisteína unido por un enlace disulfuro). La cistina es menos soluble que los otros aminoácidos indicados como respuestas y se precipita en el riñón, formando cálculos renales. La cistina también se encuentra en la orina en cantidades elevadas, lo que provoca cistinuria.

11. **La respuesta es D.** La primera mutación, V96L, coloca una cadena lateral de leucina más voluminosa en la proteína en lugar de un residuo de valina. La leucina es demasiado grande para encajar en este lugar de la proteína,

lo que provoca un cambio conformacional en la proteína que reduce su actividad. La segunda mutación, V172A, coloca una cadena lateral de alanina más pequeña en lugar de valina, y proporciona más "espacio" para que la leucina en la posición 96 se ajuste dentro de la proteína (esta explicación requiere que V96 y V172 se enfrenten en la misma zona de la proteína plegada). Al proporcionar más espacio para el residuo de leucina, y debido a que tanto L como A son hidrófobas, al igual que V, se puede mantener la estructura normal de la proteína. V, L y A tienen cadenas laterales hidrófobas y no pueden participar en la formación de enlaces iónicos o de hidrógeno. Tampoco contienen grupos sulfhidrilos y no pueden participar en la formación de enlaces disulfuro.

12. **La respuesta es D.** Las proteínas que catalizan la misma reacción, pero están codificadas por genes diferentes, se conocen como isoformas o isoenzimas. Los términos isómero, epímero, estereoisómero e imágenes especulares se refieren a las sustancias químicas (y en particular a los carbohidratos), pero no a las proteínas.

13. **La respuesta es A.** El ácido aspártico se encuentra en un entorno que estabiliza la forma protonada (y eleva el pK_a). Podría tratarse de un entorno que permita el enlace de hidrógeno de la cadena lateral protonada del ácido aspártico con los aceptores del enlace de hidrógeno (pero no las cadenas laterales L o V, que no participan en el enlace de hidrógeno), o en un entorno hidrófobo tal que una carga negativa sería desestabilizadora para la estructura en ese entorno. Si el aspartato estuviera en un entorno rodeado de residuos K y R, el pK_a del grupo ácido aspártico bajaría, ya que la forma de carga negativa de la cadena lateral se estabilizaría por la presencia de las cargas positivas de las cadenas laterales K y R.

14. **La respuesta es C.** La prenilación de las cadenas laterales de cisteína en las proteínas, cerca del extremo C de la proteína, conducirá a la orientación de la proteína hacia la membrana debido a la naturaleza hidrófoba de los grupos prenilo. La pérdida del residuo de cisteína (código de una sola letra C) conduciría a la incapacidad de prenilar la proteína y a la incapacidad de dirigirla a la membrana.

15. **La respuesta es C.** La insulina se sintetiza como un gran precursor que sufre un procesamiento proteolítico para producir insulina madura (formada por las cadenas A y B) y el péptido C, que se degrada. La administración de insulina exógena (p. ej., mediante inyecciones) no conduce a una elevación de los niveles del péptido C porque la insulina recombinante no se produce con una cadena C. Por lo tanto, si el paciente tuviera niveles elevados de insulina, pero niveles muy bajos de péptido C, se sabría que el paciente se estaba inyectando insulina. Si los niveles de péptido C fueran comparables a los de insulina, entonces se sospecharía de un tumor pancreático que estuviera secretando insulina todo el tiempo.

Relaciones estructurales y funcionales de las proteínas

Una gran cantidad de proteínas diferentes se puede formar a partir de solo 20 aminoácidos comunes porque estos pueden unirse en una enorme diversidad de secuencias determinadas por el código genético. La secuencia de aminoácidos y su estructura primaria determinan la forma en que una proteína se pliega en una estructura tridimensional particular, que es su conformación nativa. Una vez que está plegada, la estructura tridimensional de una proteína forma sitios de unión para otras moléculas, lo cual especifica la función de la proteína en el cuerpo. Además de crear sitios de unión, una proteína debe plegarse de tal forma que sea flexible, estable, capaz de funcionar en el sitio correcto de la célula y de ser degradada por enzimas celulares.

Niveles estructurales de las proteínas. La estructura de las proteínas se describe en términos de cuatro niveles diferentes: primaria, secundaria, terciaria y cuaternaria (fig. 7-1). La **estructura primaria** de una proteína es la secuencia lineal de aminoácidos en la cadena polipeptídica. La **estructura secundaria** se compone de regiones locales de cadenas de polipéptidos formadas en estructuras que son estabilizadas por un patrón de repetición de puentes de hidrógeno, como las estructuras regulares denominadas hélices α y hojas β. La **rigidez de la cadena polipeptídica** determina los tipos posibles de estructura secundaria. La **estructura terciaria** incluye el plegado de los elementos estructurales secundarios en una conformación tridimensional general. En las **proteínas globulares**, como la **mioglobina**, la estructura terciaria forma casi siempre un **núcleo hidrófobo** densamente empaquetado con cadenas laterales de aminoácidos polares externos. Algunas proteínas poseen **estructura cuaternaria**, la combinación de dos o más **subunidades**, cada una compuesta por una cadena polipeptídica.

Dominios y pliegues. La estructura terciaria de una proteína globular puede conformarse por **dominios** estructurales, regiones de estructura que se pliegan de manera independiente. Varios dominios pueden unirse para formar una proteína funcional. Dentro de un dominio, una combinación de elementos estructurales secundarios forma un pliegue, como el **pliegue de unión a nucleótido** o un **pliegue de actina**. Los pliegues se definen por su similitud en varias proteínas diferentes.

Estructura cuaternaria. El ensamble de las subunidades polipeptídicas globulares en un complejo de varias subunidades puede proporcionar la oportunidad para la **unión cooperadora** de ligandos (p. ej., unión de oxígeno [O_2] a hemoglobina), formar **sitios de unión** para moléculas complejas (p. ej., unión de antígeno a inmunoglobulina) e incrementar la **estabilidad** de la proteína. Las cadenas polipeptídicas de **proteínas fibrosas** como la **colágena** están alineadas a lo largo de un eje, tienen elementos repetitivos y están conectadas de forma amplia unas con otras a través de puentes de hidrógeno y covalentes.

Unión a ligandos. Las proteínas forman sitios de unión para moléculas específicas, los denominados **ligandos** (p. ej., adenosín trifosfato [ATP] u O_2), o para otra proteína. La afinidad de un sitio de unión por su ligando se caracteriza en términos cuantitativos por una **constante de afinidad** o **de asociación, K_a (o su constante de disociación, K_d, en la cual $K_d = 1/K_a$).**

Plegamiento de proteínas. La estructura primaria de una proteína determina la forma en que se pliega en su estructura terciaria, que es una **conformación estable** idéntica a la forma de otras moléculas de la misma proteína (es decir, su **conformación nativa**). Las **chaperoninas** actúan como plantillas para superar la barrera termodinámica y cinética y alcanzar una conformación estable. Las **proteínas priónicas** producen enfermedades neurodegenerativas al actuar como una plantilla de plegamiento anómalo. El calor, ácido y otros agentes producen la **desnaturalización** de proteínas, es decir, desplegar o plegar nuevamente y perder su conformación tridimensional nativa.

Las enfermedades pueden deberse a cambios en la estructura de la proteína que afectan la capacidad de esta para unirse a otras moléculas y llevar a cabo su función. Pueden también ser efecto de cambios de conformación en las proteínas, que afecten su solubilidad y degradabilidad. En la amiloidosis/AL, las cadenas de inmunoglobulina forman un agregado de proteínas insolubles en los órganos y tejidos, llamado amiloide. La enfermedad de Alzheimer y la polineuropatía amiloidea familiar son enfermedades neurodegenerativas caracterizadas por el depósito de amiloide. Las enfermedades priónicas son consecuencia del plegamiento incorrecto y agregación de una proteína celular normal. Incluso en la anemia de células falciformes, la mutación en la hemoglobina afecta en particular la estructura cuaternaria de hemoglobina así como su solubilidad y no su capacidad para unirse al oxígeno.

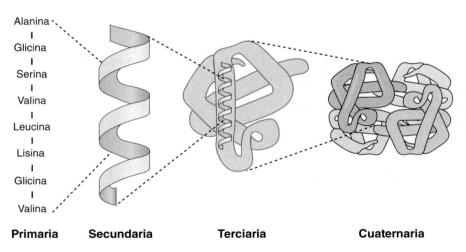

Alanina
|
Glicina
|
Serina
|
Valina
|
Leucina
|
Lisina
|
Glicina
|
Valina

Primaria　　**Secundaria**　　**Terciaria**　　**Cuaternaria**

FIGURA 7-1　Niveles estructurales de la proteína.

SALA DE ESPERA

Will S., que padece anemia de células falciformes, fue readmitido en el hospital con síntomas indicativos de otra crisis de células falciformes (cap. 6). La enfermedad de células falciformes es el resultado de una inadecuada agregación de la hemoglobina dentro de los eritrocitos.

Anne J. es una mujer de 54 años de edad que arribó al hospital 4 días antes, alrededor de 5 horas después de que sintiera dolor en el pecho (cap. 6). En la sala de urgencias, el médico había extraído sangre para cuantificar la subunidad de troponina cardiaca T (cTnT). Los resultados de estos análisis sustentaban el diagnóstico de infarto agudo de miocardio (IAM) y **Anne J.** fue hospitalizada.

Amy L. es una señora de 62 años de edad que presentaba debilidad, fatiga, crecimiento de la lengua (macroglosia) y edema. Mostraba signos y síntomas de deficiencia cardiaca, que incluían anormalidades electrocardiográficas. Los primeros estudios de laboratorio mostraban creatinina sérica de 1.9 mg/dL (límites de referencia [mujeres] = 0.5 a 1.1 mg/dL), lo que indicaba deficiencia renal leve. Un análisis de orina indicó proteinuria moderada. Con posterioridad se diagnosticó amiloidosis/AL secundaria a una discrasia de células plasmáticas. El término amiloidosis abarca muchas enfermedades que comparten una característica común, el depósito extracelular de proteínas fibrilares insolubles patológicas, el llamado **amiloide**, en órganos y tejidos. En la enfermedad de **Amy L.**, amiloidosis/AL, el amiloide se deriva de las cadenas ligeras de las inmunoglobulinas (amiloidosis AL-5, relacionados con cadenas ligeras) y es la más común de las amiloidosis.

Dianne A. regresó al consultorio de su médico por una visita de seguimiento para revisar el tratamiento (caps. 4, 5 y 6). El médico extrajo sangre para determinar hemoglobina A_{1C} (HbA_{1c}). El laboratorio informó un valor de 8.5%, en comparación con el valor de referencia normal < 5.6% para una persona con diabetes, y < 7.0% para una persona con diabetes controlada.

La prueba más simple para encontrar proteínas en la orina es el uso de tiras reactivas específicas. Estas se hallan recubiertas con azul de tetrabromofenol, amortiguado a pH de 3.0. En presencia de proteína, el colorante indicador ya no es tan sensible a los cambios de pH como lo es en ausencia de proteína. El color amarillo señala que no se identifica proteína; a medida que las cantidades de proteína aumentan, el color amarillo cambia, primero a verde y luego a verde azulado. Esta es una prueba cualitativa útil (que reconoce sobre todo albúmina sérica), pero para ser más cuantitativa se utilizan colorantes diferentes, que reaccionan en forma específica con cadenas laterales de aminoácidos particulares. Se requieren pruebas diferentes para descubrir la presencia de una proteína específica en la orina o suero y estas se revisan en capítulos posteriores.

I. Características generales de la estructura tridimensional

La conformación general de una proteína, la posición particular de las cadenas laterales de aminoácidos en el espacio tridimensional, determina la función de la proteína.

A. Descripciones de la estructura proteínica

En general, las proteínas se agrupan en clasificaciones estructurales principales: proteínas globulares, proteínas fibrosas y proteínas transmembranales. Las **proteínas globulares** suelen ser solubles en medio acuoso y se asemejan a pelotas irregulares.

Las **proteínas fibrosas** son geométricamente lineales, dispuestas alrededor de un solo eje y tienen estructura de unidad de repetición. Otra clasificación general, las **proteínas transmembranales**, se compone de proteínas que tienen una o más regiones alineadas para cruzar la membrana lipídica (fig. 6-10). Las **proteínas de unión al ADN**, si bien miembros de la familia de proteínas globulares, se clasifican algunas veces de forma separada y se las considera en el capítulo 15.

La estructura de las proteínas se describe con frecuencia de acuerdo con las estructuras primaria, secundaria, terciaria y cuaternaria (fig. 7-1). La **estructura primaria** es la secuencia lineal de los residuos de aminoácidos unidos mediante uniones peptídicas para formar una cadena polipeptídica. La **estructura secundaria** se refiere a estructuras recurrentes (como la estructura regular de la hélice α) que forman regiones localizadas cortas de la cadena polipeptídica. La conformación tridimensional general de una proteína es su **estructura terciaria**, la suma de sus elementos estructurales secundarios. La **estructura cuaternaria** es la relación de subunidades polipeptídicas de forma geométricamente específica. Las fuerzas que intervienen en el plegamiento de una proteína para alcanzar su conformación final son sobre todo interacciones no covalentes. Estas interacciones incluyen la atracción entre moléculas cargadas de forma positiva y negativa (interacciones iónicas), el efecto hidrófobo, puente de hidrógeno e interacciones de van der Waals (la atracción inespecífica entre átomos densamente agrupados).

B. Requisitos de la estructura tridimensional

La estructura tridimensional general de una proteína debe cumplir ciertos requisitos para posibilitar el funcionamiento de la proteína en el medio celular o extracelular del cuerpo. El primer requisito es la creación de un sitio de unión que es específico para una sola molécula o un grupo de moléculas con propiedades estructurales similares. Los sitios de unión específicos de una proteína casi siempre definen sus funciones. La estructura tridimensional debe exhibir los grados de flexibilidad y rigidez adecuados para su función específica. Cierta rigidez es esencial para la creación de sitios de unión y para crear una estructura estable (es decir, una proteína que es flexible en exceso puede ser disfuncional). Sin embargo, un grado adecuado de flexibilidad y movilidad en la estructura permite que la proteína se pliegue conforme se sintetiza y adapta a medida que se une a otras proteínas y moléculas pequeñas. La estructura tridimensional debe tener una superficie externa apropiada para su ambiente (p. ej., las proteínas citoplasmáticas deben tener aminoácidos polares en la superficie para permanecer solubles en un medio acuoso). Además, la conformación también debe ser estable, con poca propensión a sufrir otro plegamiento a una forma que no pueda cumplir su función o que se precipite en la célula. Por último, la proteína debe tener una estructura que pueda degradarse cuando se daña o no se necesita más en la célula.

II. Estructura tridimensional de la columna central peptídica

Los aminoácidos en una cadena polipeptídica están unidos de forma secuencial por enlaces peptídicos entre el grupo carboxilo de un aminoácido y el grupo amino del siguiente aminoácido en la secuencia (fig. 7-2). Por lo general, la unión peptídica asume una configuración *trans* en la cual los carbonos α sucesivos y sus grupos R se ubican en lados opuestos de la unión peptídica.

El esqueleto central del polipéptido puede doblarse de una forma muy restringida. La unión peptídica es en sí misma un híbrido de dos **estructuras de resonancia**, una de las cuales tiene carácter de doble unión, de tal modo que el grupo amino y carboxilo que forman la unión deben permanecer planos, para generar la amida (fig. 7-2). Sin embargo, la rotación dentro de ciertos ángulos permitidos (ángulos de torsión) puede ocurrir alrededor de la unión entre los grupos carbono α y amino α y alrededor de la unión entre el grupo carbono α y el carbonilo. Esta rotación está sujeta a restricciones estéricas que maximizan la distancia entre los átomos en las diferentes cadenas laterales de los aminoácidos e imposibilitan los ángulos de torsión (rotación) que ubican a los átomos de la cadena lateral demasiado cerca entre sí. Estas restricciones de plegado, que dependen de los aminoácidos específicos presentes, limitan a las estructuras secundaria y terciaria que pueden formarse a partir de la cadena polipeptídica.

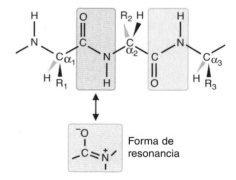

Forma de resonancia

FIGURA 7-2 El esqueleto central del péptido. Debido a la naturaleza resonante la unión peptídica C y N de las uniones peptídicas forman una serie de planos rígidos. La rotación dentro de los ángulos de torsión permitidos puede suceder alrededor de las uniones fijadas al carbono α. Las cadenas laterales son *trans* entre sí y se alternan por encima y debajo de la cadena peptídica. La unión peptídica real es un híbrido entre las formas de resonancia mostradas, que dan lugar a una carga negativa parcial en el oxígeno carbonilo, una carga positiva parcial en el nitrógeno y carácter de doble unión parcial para la propia unión peptídica.

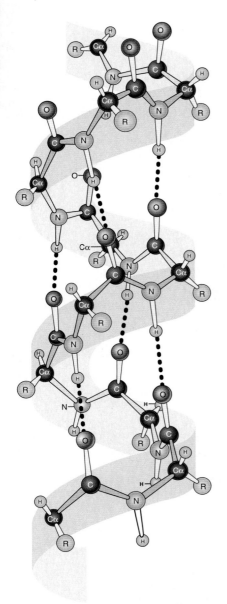

FIGURA 7-3   La hélice α. Cada oxígeno de un grupo carbonilo de una unión peptídica forma un puente de hidrógeno (indicado por los *puntos negros*) con el átomo de hidrógeno fijado al átomo de nitrógeno en una unión peptídica cuatro aminoácidos más distales a lo largo de la cadena. El resultado es una estructura rígida y muy compacta.

III. Estructura secundaria

Las regiones dentro de las cadenas polipeptídicas forman estructuras localizadas y recurrentes conocidas como **estructuras secundarias**. Las dos estructuras secundarias regulares llamadas **hélice α** y **hoja β** contienen elementos repetitivos formados por puentes de hidrógeno entre átomos de las uniones peptídicas. Otras regiones de la cadena polipeptídica forman estructuras secundarias no repetitivas irregulares como asas y espirales.

A. La hélice α

La hélice α es un elemento estructural secundario común de las proteínas globulares, dominios que abarcan la membrana y proteínas de uniones de ADN. Tiene una conformación estable y rígida que maximiza los puentes de hidrógeno al tiempo que mantiene los ángulos de rotación permitidos del esqueleto central del polipéptido. El esqueleto peptídico central de la hélice α está formado por puentes de hidrógeno entre cada átomo de oxígeno de carbonilo y el hidrógeno de la amida (N–H) de un residuo de aminoácido ubicado cuatro residuos más abajo en la cadena (fig. 7-3). Por lo tanto, cada unión peptídica está conectada por puentes de hidrógeno a la unión peptídica cuatro residuos de aminoácidos por delante y cuatro por detrás en la secuencia de los aminoácidos. El núcleo de la hélice está densamente empacado, de tal modo que se maximizan así las energías relacionadas entre átomos. Las cadenas laterales *trans* de los aminoácidos se proyectan hacia atrás y afuera de la hélice para evitar el impedimento estérico con el esqueleto central del polipéptido y entre sí (fig. 7-4). Dada su estructura cíclica, el aminoácido prolina no puede formar los ángulos de unión necesarios para encajar dentro de una hélice α. Por lo tanto, la prolina se conoce como un "rompe hélices" y no se encuentra en medio de las regiones helicoidales α de las proteínas, pero puede encontrarse en la primera o segunda posición de una región α-helical.

B. Hojas β

Las hojas β son un segundo tipo de estructura secundaria regular que maximiza el puente de hidrógeno entre los esqueletos centrales de los péptidos mientras mantiene los ángulos de torsión permitidos. En las hojas β, el puente de hidrógeno ocurre por lo general entre regiones de filamentos polipeptídicos contiguos separados y alineados en forma paralela entre sí (fig. 7-5A). Por lo tanto, el oxígeno del carbonilo de una unión peptídica es unido por puente de hidrógeno al nitrógeno de una unión peptídica en una hebra adyacente. Este patrón contrasta con la hélice α, en la que los puentes de hidrógeno del esqueleto centrar del péptido están ubicados dentro de la misma cadena. El puente de hidrógeno óptimo tiene lugar cuando la hoja está doblada (plegada) para formar hojas β.

La hoja plegada β se describe como paralela si las hebras polipeptídicas se orientan en la misma dirección (definidos por sus extremos carboxilo y amino) y antiparalelas si se orientan en direcciones opuestas. Las hebras antiparalelas son con frecuencia la misma cadena polipeptídica plegada sobre sí misma, con giros de horquilla simple o fragmentos largos de cadena polipeptídica que conectan a las hebras. Las cadenas laterales de aminoácidos de cada hebra polipeptídica alternan entre extenderse por encima o por debajo del plano de la hoja β (fig. 7-5). Las hojas paralelas suelen tener residuos hidrófobos en ambos lados de la hoja; las hojas antiparalelas tienen por lo general un lado hidrófobo y uno hidrófilo. Con frecuencia, las hojas se doblan en una dirección.

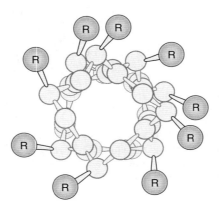

FIGURA 7-4   Vista por debajo del eje de una hélice α. Las cadenas laterales (R) sobresalen desde la hélice. Se produce un impedimento estérico si surgen dentro de sus respectivos radios van der Waals y no pueden formar una hélice estable.

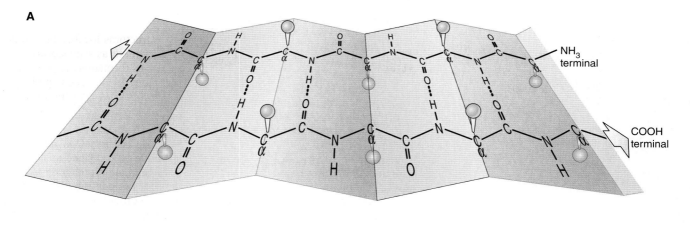

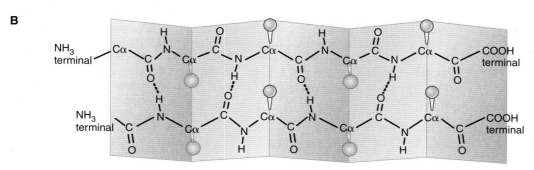

FIGURA 7-5 **A.** Una hoja plegada β. En este caso, las cadenas se orientan en direcciones opuestas (antiparalelas). Las flechas grandes muestran la dirección del carboxilo terminal. Las cadenas laterales de aminoácido (R) en una hebra son *trans* entre sí y alternan por encima y debajo del plano de la hoja, que puede tener una cara hidrófoba y una cara polar que participa en el puente de hidrógeno. **B.** Patrón de puentes de hidrógeno con hebras β paralelas.

El patrón de puentes de hidrógeno es un tanto diferente según sea que se examine una hoja β paralela o una antiparalela (fig. 7-5B). En una hoja antiparalela, los átomos participantes en el puente de hidrógeno están directamente opuestos entre sí; en una hoja β paralela, los átomos que intervienen en el puente de hidrógeno están ligeramente inclinados unos sobre otros, de tal forma que un aminoácido es hidrógeno enlazado a otros dos en la hebra opuesta. Debido a que los enlaces de hidrógeno están en ángulo en las láminas β paralelas, los enlaces son más débiles que en una lámina β antiparalela.

C. Estructuras secundarias no repetitivas

Las hélices α y las hojas plegadas β son patrones de estructura regular con un elemento repetitivo: la formación ordenada de puentes de hidrógeno. En contraste, las curvas, asas y giros son estructuras secundarias irregulares que no tienen un elemento repetitivo de formación de puente de hidrógeno. Se caracterizan por un cambio de dirección abrupto y con frecuencia se encuentran en la superficie de la proteína. Por ejemplo, los giros β son regiones cortas que usualmente incluyen cuatro residuos de aminoácido sucesivos. Con frecuencia conectan a filamentos de hojas β antiparalelas (fig. 7-6). La superficie de proteínas globulares grandes casi siempre tiene al menos una asa omega: una estructura con un cuello como la letra griega omega mayúscula (Ω).

D. Patrones de estructura secundaria

La figura 7-7 es una representación tridimensional de un dominio globular en la enzima soluble lactato deshidrogenasa (LDH). Ilustra la combinación de elementos estructurales secundarios para formar patrones. Este dominio LDH es típico de proteínas globulares, que promedian aproximadamente 31% de estructura helicoidal α y 28% de hojas plegadas β (con amplios límites de variación).

 La biopsia renal usada en el diagnóstico de la enfermedad de **Amy L.** reveló depósitos amorfos en los glomérulos. Cuando se tiñeron con colorante rojo Congo, estos depósitos aparecieron rojos con microscopia óptica y mostraron fluorescencia verde manzana cuando se examinaron a la luz polarizada. La tinción es característica de la estructura de fibrillas amiloide, que se compone de hojas β repetidas alineadas de forma ortogonal (perpendicular) al eje de la fibra.

En varias enfermedades se observa la acumulación de una fibra amiloidea característica. Sin embargo, en cada una de estas enfermedades, el amiloide se deriva de una proteína diferente que ha cambiado su conformación (estructura tridimensional) a la de la estructura de hoja β repetida del amiloide. Una vez que se inicia la acumulación del amiloide, esta parece proceder rápidamente como si la fibrilla promoviera la formación y sedimentación de más fibrillas (un fenómeno llamado "siembra"). Las diferentes presentaciones clínicas en cada una de estas enfermedades resultan de diferencias en la función de la proteína nativa y el sitio de acumulación del amiloide.

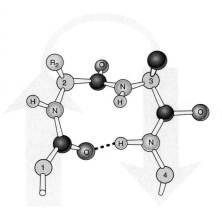

FIGURA 7-6 Giro β. Los cuatro residuos de aminoácido que forman el giro β (también llamado lazo o bucle de horquilla o simplemente horquilla) se mantienen unidos por puentes de hidrógeno, que hacen que esta estructura sea en extremo estable. Los carbonos α (C) de los aminoácidos están numerados en la figura.

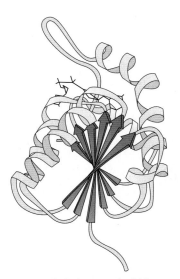

Dominio 1 de la lactato deshidrogenasa

FIGURA 7-7 Representación de la cinta que muestra la disposición de las estructuras secundarias en un patrón tridimensional en el dominio 1 de la lactato deshidrogenasa (LDH). Los filamentos polipeptídicos individuales en la hoja β de seis hebras se muestran con *flechas*. Los diferentes filamentos están conectados por hélices y estructuras no repetitivas (giros, espirales y asas). Este dominio es el pliegue de unión a nucleótido. NAD⁺ está enlazado a un sitio creado por las hélices (*parte superior izquierda de la figura, en verde*). (Modificada a partir de Richardson JS. The anatomy and taxonomy of protein structure. *Adv Protein Chem.* 1981;34:167. Reimpresa con permiso de Jane S. Richardson).

Las hélices de los dominios globulares poseen una capacidad promedio de alrededor de 12 residuos, que corresponden a tres o cuatro giros helicoidales, aunque muchos son más largos. Las hojas β, representadas en diagramas por una *flecha* para cada hebra, tienen en promedio una longitud de seis residuos y seis filamentos de ancho (2 a 15 hebras). Al igual que las hojas β en el dominio LDH, se tuercen en general hacia la derecha en lugar de yacer planas (fig. 7-7). La mayor parte de los dominios globulares, como el dominio LDH, también contiene pliegues. Los pliegues son disposiciones relativamente pequeñas de estructura secundaria que se reconocen en muchas proteínas diferentes; por ejemplo, ciertas hebras β están conectadas con hélices α para formar el pliegue estructural βα βα β.

Se considera que los segmentos restantes polipeptídicos que conectan las hélices y las hojas β tienen una conformación helicoidal (fig. 7-7). Aunque algunos de los segmentos conectados reconocidos en muchas proteínas han recibido nombres (como el asa Ω), otros segmentos tales como los del dominio LDH aparecen desordenados o irregulares. Estas regiones no regulares, en general llamadas **espirales**, no deben denominarse "espirales aleatorias". No están ni desordenadas ni son aleatorias; se estabilizan a través de puentes de hidrógeno específicos determinados por la secuencia primaria de la proteína y no varían de una molécula de proteína a otra de la misma proteína.

Las espirales irregulares, asas y otros segmentos son en general más flexibles que las hélices y hojas plegadas β relativamente rígidas. Con frecuencia forman regiones bisagra que permiten que los segmentos de la cadena polipeptídica se muevan a medida que un compuesto se enlaza o que se mueva conforme la proteína se dobla en torno de otra molécula.

IV. Estructura terciaria

La estructura terciaria de una proteína es el patrón de plegamiento de los elementos estructurales secundarios en una conformación tridimensional, como se muestra para el dominio LDH en la figura 7-7. La estructura tridimensional es flexible y dinámica, con movimiento de fluctuación rápida en las posiciones exactas de las cadenas y dominios de los aminoácidos. Estos movimientos fluctuantes se llevan a cabo sin despliegue de la proteína. Permiten que se difundan iones y agua a través de la estructura y permiten conformaciones alternas para unión de ligandos. Como se ilustra con ejemplos más adelante en este capítulo, esta estructura tridimensional tiene como finalidad servir a todos los aspectos de función de la proteína. Crea sitios de unión flexibles y específicos para **ligandos** (los compuestos que unen), ilustrados con actina y mioglobina. La estructura terciaria también mantiene residuos en la superficie adecuada para la ubicación celular de la proteína, residuos polares para proteínas citosólicas y residuos hidrófobos para proteínas transmembranales (ilustrados con el receptor adrenérgico β₂). La flexibilidad es una de las características más importantes de la estructura de las proteínas. Las fuerzas que mantienen la estructura terciaria son los puentes de hidrógeno, interacciones iónicas, interacciones de van der Waals, efectos hidrófobos y formación de unión disulfuro.

A. Dominios en la estructura terciaria

La estructura terciaria de grandes proteínas complejas se describe con frecuencia en términos de regiones independientes físicamente denominadas **dominios estructurales**. Por lo regular se pueden identificar dominios a partir del examen visual de una figura tridimensional de una proteína, como la figura tridimensional de actina G que se muestra en la figura 7-8. Cada dominio se forma a partir de una secuencia continua de aminoácidos en la cadena polipeptídica que se doblan en una estructura tridimensional al margen del resto de la proteína y dos dominios se conectan a través de una estructura más simple como un asa (p. ej., la región bisagra en la fig. 7-8). Las características estructurales de cada dominio pueden analizarse en forma independiente respecto de otro dominio en la misma proteína y características estructurales de un dominio pueden no coincidir con las de otros dominios en la misma proteína.

B. Pliegues en las proteínas globulares

Los **pliegues** son patrones relativamente grandes de la estructura tridimensional que se han reorganizado en muchas proteínas, incluidas las proteínas de diferentes ramificaciones del

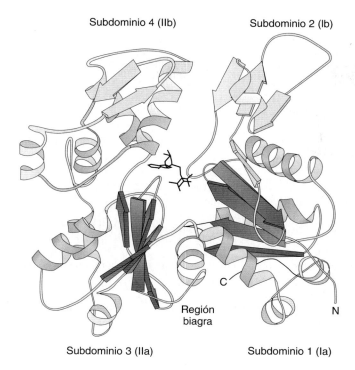

Subdominio 4 (IIb)   Subdominio 2 (Ib)

C

Región
biagra

N

Subdominio 3 (IIa)   Subdominio 1 (Ia)

FIGURA 7-8   Actina G. El ATP (en *negro*) se une en el centro de la hendidura. Los dos dominios que forman la hendidura se subdividen en subdominios 1 a 4. La estructura general se encuentra en muchas proteínas de unión al ATP y se llama pliegue de actina. Las conformaciones de las regiones mostradas en *verde* son casi superponibles entre las proteínas que contienen el pliegue de actina. Las *flechas* representan regiones de hojas β en tanto que las hélices representan regiones helicoidales α de la proteína. (De Kabsch W, Holmes KC. The actin fold. *FASEB J.* 1995;9(2):167-174. © FASEB. Reimpresa con permiso de John Wiley & Sons, Inc.)

árbol filogenético. En la actualidad se han reconocido más de 1 000 pliegues, y se prevé que solo hay unos pocos miles de pliegues diferentes para todas las proteínas que han existido. Una actividad característica se relaciona con cada pliegue, como la unión de adenosín trifosfato (ATP) e hidrólisis (el pliegue actina, *véase* fig. 7-8) o unión de NAD⁺ (dinucleótido de nicotinamida y adenina; pliegue de unión de nucleótido, *véase* fig. 7-7).

C. Solubilidad de las proteínas globulares en un ambiente acuoso

La mayor parte de las proteínas globulares es soluble en la célula. En general, el núcleo de un dominio globular tiene un contenido alto de aminoácidos con cadenas laterales no polares (valina, leucina, isoleucina, metionina y fenilalanina) fuera de contacto con el medio acuoso (el efecto hidrófobo). Este centro hidrófobo está densamente empacado para maximizar las fuerzas atractivas de van der Waals, que ejercen sobre distancias cortas. Las cadenas laterales de aminoácidos polares cargados (arginina, histidina, lisina, aspartato y ácido glutámico) se ubican en general en la superficie de la proteína, en donde forman pares de iones (puentes salinos, interacciones iónicas) o se hallan en contacto con solvente acuoso. Las cadenas laterales cargadas unen con frecuencia iones inorgánicos (p. ej., K^+, PO_4^{3-} o Cl^-) para disminuir la repulsión entre cargas similares. Cuando se ubican aminoácidos cargados en el interior, están en general incluidos en la formación de sitios de unión específicos. Las cadenas laterales de aminoácidos polares no cargados de serina, treonina, asparagina, glutamina, tirosina y triptofano también se encuentran casi siempre en la superficie de la proteína, pero pueden ocurrir en el interior, enlazadas a hidrógeno a otras cadenas laterales. Las uniones cistina disulfuro (la unión formada por dos grupos sulfhidrilo de cisteína, también llamado puente disulfuro) también intervienen en ocasiones en la formación de la estructura terciaria, en donde aportan estabilidad a la proteína. Sin embargo, su formulación en proteínas globulares solubles es poco frecuente.

D. Estructura terciaria de proteínas transmembranales

Las proteínas transmembranales, como el receptor adrenérgico β₂, contienen dominios que abarcan la membrana y dominios intracelulares y extracelulares en ambos lados de la membrana (fig. 7-9). Muchas proteínas de los canales iónicos, proteínas de transporte, receptores de neurotransmisores y receptores hormonales contienen segmentos similares que abarcan la membrana que son hélices α con residuos hidrófobos expuestos a la bicapa lipídica. Estas hélices rígidas están conectadas por asas que contienen aminoácidos con cadenas laterales hidrófilas que se extienden en el medio acuoso a ambos lados de la membrana. En el receptor adrenérgico β₂, las hélices se agrupan de tal modo que las asas extracelulares forman una superficie que actúa como sitio de unión para la hormona adrenalina (epinefrina): la hormona de "pelear o huir". En ocasiones se hace referencia al sitio de unión como a un **dominio de unión** (un dominio funcional), aunque no se forma a partir de un segmento continuo de la cadena polipeptídica. Una vez que la adrenalina se une al receptor, un cambio de conformación en la disposición de las estructuras helicoidales rígidas se transmite a los dominios intracelulares que forman un sitio de unión para otra proteína de señalización, una proteína heterotrimérica G (una proteína de unión de trifosfato de guanosina [GTP] compuesta de tres subunidades diferentes, que se describe de forma detallada en el cap. 10). Por lo tanto, los receptores requieren rigidez y flexibilidad para transmitir señales a través de la membrana celular.

Como se revisó en el capítulo 6, las proteínas transmembranales tienen casi siempre varias modificaciones postraduccionales que proporcionan grupos químicos adicionales para cumplir los requisitos de la estructura tridimensional. Como se muestra en la figura 7-9 (y también en la fig. 6-13), la región amino terminal del receptor adrenérgico β₂ (residuos 1 a 34) se extiende hacia fuera de la membrana y tiene oligosacáridos ramificados con alto contenido en manosa unidos a través de uniones N-glucosídicos a la amida de asparagina.

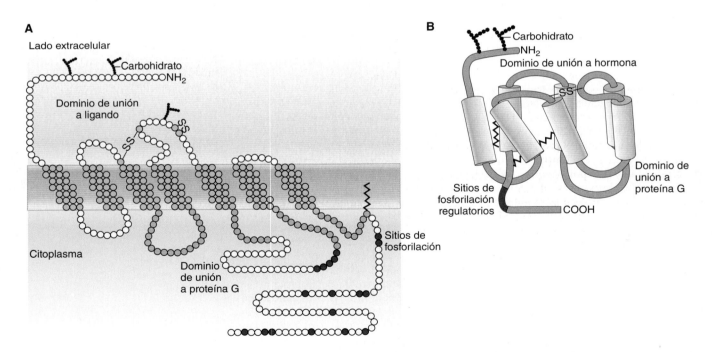

FIGURA 7-9 Receptor adrenérgico β₂. El receptor tiene siete dominios helicoidales α que atraviesan la membrana y es por lo tanto un miembro de la clase de receptores heptahelicoidales. **A.** Los dominios transmembranales se representan en forma extendida. El extremo amino terminal (residuos 1 a 34) se extiende fuera de la membrana y tiene oligosacáridos ramificados con alto contenido de manosas unidos a través de uniones N-glucosídicos a la amida de la asparagina. Parte del receptor está fijado en la membrana plasmática por un grupo palmitoíl (se muestra como una *línea ondulada*) que forma una unión tioéster con el grupo –SH de un residuo de cisteína. El extremo –COOH terminal, que se extiende en el citoplasma, tiene varios sitios de fosforilación en treonina y serina (se muestra con *círculos rojos*). **B.** Las siete hélices transmembranales (se muestran como *tubos*) forman una estructura cilíndrica. Las asas que conectan hélices forman el sitio de unión a la hormona en el lado externo de la membrana plasmática, y un sitio de unión para una proteína G se halla del lado intracelular.

Parte del receptor está anclado en la membrana plasmática lipídica por un grupo palmitoílo que forma un tioéster con el residuo SH de una cisteína. La región terminal carboxilo, que se extiende dentro del citoplasma, tiene varios sitios de fosforilación de treonina y serina (se muestra con *círculos rojos*) que regulan la actividad del receptor.

V. Estructura cuaternaria

La estructura cuaternaria de una proteína se refiere a la asociación de subunidades de cadenas polipeptídicas individuales, de forma estequiométrica y geométricamente específica. Muchas proteínas funcionan en la célula como dímeros, tetrámeros u oligómeros, proteínas en las que dos, cuatro o más subunidades, respectivamente, se han combinado para hacer funcional una proteína. Las subunidades de una proteína particular siempre se combinan en el mismo número, ya que la unión entre las subunidades se determina por una estructura terciaria, que depende de la estructura primaria, determinada por el código genético.

Un número términos diferentes se utilizan para describir la estructura de subunidad. Los prefijos **homo-** y **hetero-** se usan para describir subunidades idénticas o diferentes, respectivamente, de proteínas de dos, tres o cuatro subunidades (p. ej., las proteínas G heterotriméricas tienen tres subunidades diferentes). Un **protómero** es la unidad estructural dentro de una proteína compuesta de múltiples subunidades no idénticas. Por ejemplo, la hemoglobina del adulto consiste en dos cadenas α- y dos β- y es un tetrámero ($\alpha_2\beta_2$). Un par α-β- puede considerarse un protómero. En contraste, la actina F es un **oligómero**, una proteína de múltiples subunidades compuesta de subunidades de actina G idénticas. Algunas veces se utiliza **multímero** como término genérico para designar a un complejo con muchas subunidades de más de un tipo.

Las regiones de contacto entre las subunidades de proteínas globulares se parecen al interior de una sola subunidad proteínica; contienen cadenas laterales no polares empacadas densamente, puentes de hidrógeno que incluyen las columnas centrales polipeptídicas y sus cadenas laterales y uniones iónicos ocasionales o puentes salinos. Pocas veces las subunidades de proteínas globulares se mantienen unidas por uniones disulfuro entre cadenas y nunca por otras uniones covalentes. En contraste, otras proteínas estructurales y fibrosas pueden vincularse de forma amplia con otras proteínas a través de uniones covalentes.

El ensamblado en una estructura de múltiples subunidades incrementa la estabilidad de una proteína. El aumento de tamaño eleva el número de interacciones posibles entre residuos de aminoácido y, por lo tanto, hace difícil que una proteína se despliegue y repliegue. Como resultado, muchas proteínas solubles se componen de dos o cuatro subunidades idénticas o casi idénticas con un tamaño promedio de unos 200 aminoácidos. La formación de subunidades proteínicas también ayuda a la función de la proteína.

Una estructura de múltiples subunidades tiene muchas ventajas, además de la mayor estabilidad. Hace posible que la proteína colabore entre las subunidades en la unión de ligandos (se ilustra más adelante con la hemoglobina) o forme sitios de unión con gran afinidad para moléculas grandes (se ejemplifica con la unión de antígeno a la molécula de inmunoglobulina, inmunoglobulina G [IgG]). Una ventaja adicional de una estructura de múltiples subunidades es que las diferentes subunidades pueden tener distintas actividades y cooperar en una función común. En el capítulo 9 se proporcionan ejemplos de enzimas que tienen subunidades regulatorias o existen como complejos de múltiples proteínas.

La insulina se compone de dos cadenas polipeptídicas no idénticas unidas entre sí a través de uniones disulfuro entre las cadenas (cap. 6, fig. 6-11). Las subunidades de proteínas globulares en general no se mantienen unidas por uniones disulfuro, sino que regiones de la misma cadena pueden estar conectadas por uniones disulfuro que se forman a medida que la cadena se pliega. En realidad, la insulina se ajusta a esta generalización porque se sintetiza como una sola cadena polipeptídica, que forma las uniones disulfuro. Con posterioridad, una enzima proteolítica en las vesículas secretoras recorta la cadena polipeptídica en dos subunidades no idénticas. En general, cada subunidad de la mayor parte de los protómeros y oligómeros se sintetiza como una cadena polipeptídica separada. En las proteínas fibrosas, que tienen una secuencia de aminoácidos regular, algunas veces repetida, la unión covalente intercatenario e intracatenario cumple funciones diferentes. En la colágena, por ejemplo, la unión amplia entre cadenas proporciona gran fuerza de tensión. La colágena se revisa en mayor detalle en el capítulo 47.

VI. Cuantificación de la unión del ligando

En los ejemplos de estructura terciaria ya analizados, el plegamiento de una proteína creaba un sitio de unión tridimensional para un ligando (NAD^+ para el dominio 1 de la LDH, ATP para la G-actina o adrenalina para el receptor adrenérgico β_2). La afinidad de unión de una proteína por un ligando se describe de forma cuantitativa por su **constante de asociación**, K_a, que es la constante de equilibrio para la reacción de unión de un ligando (L) con una proteína (P) (ec. 7-1).

Ecuación 7-1. Constante de asociación K_a para un sitio de unión en una proteína.
Considere una reacción en la cual un ligando (L) se une a una proteína (P) para formar
un complejo ligando-proteína (LP) con una constante de velocidad k_1. LP se disocia
con una constante de velocidad k_2:

$$L + P \underset{k_2}{\overset{k_1}{\rightleftharpoons}} LP$$

Luego,

$$K_{eq} = \frac{k_1}{k_2} = \frac{[LP]}{[L][P]} = K_a = \frac{1}{K_d}$$

La constante de equilibrio (K_{eq}) es igual a la constante de asociación (K_a) o $1/K_d$, la constante de disociación. A menos que sea dado de otro modo, las concentraciones L, P y LP
se expresan como mol/L y K_a tiene las unidades de $(mol/L)^{-1}$.

K_a es igual a la constante de velocidad (k_1) para la asociación del ligando con su sitio
de unión dividido entre la constante de velocidad (k_2) para la disociación del complejo
ligando-proteína (LP). K_d, la **constante de disociación** de la unión ligando-proteína, es
recíproca respecto de K_a. Cuanto más firme sea la unión del ligando a la proteína, mayor
es K_a y menor K_d. K_a es útil para comparar las proteínas producidas por alelos diferentes
o describir la afinidad de un receptor para diferentes fármacos.

VII. Relaciones estructurales y funcionales en la mioglobina y la hemoglobina

La mioglobina y la hemoglobina son dos proteínas que unen oxígeno con estructuras
primarias muy similares (fig. 7-10). Sin embargo, la mioglobina es una proteína globular
compuesta por una sola cadena polipeptídica que tiene un sitio de unión a O_2. La hemoglobina es un tetrámero compuesto de dos tipos de subunidades diferentes (cadenas polipeptídicas 2α y 2β, denominadas **protómeros $2\alpha\beta$**). Cada subunidad tiene una sólida
homología de secuencia a la mioglobina y contiene un sitio de unión para el O_2. Una
comparación entre mioglobina y hemoglobina ilustra algunas de las ventajas de una estructura cuaternaria de múltiples subunidades.

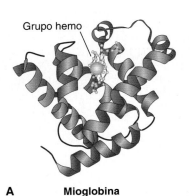

A   **Mioglobina**

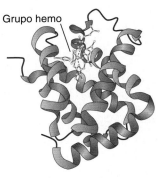

B   **Cadena de hemoglobina β**

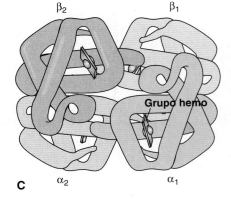

C

FIGURA 7-10 Mioglobina y hemoglobina. La mioglobina (**A**) se compone de una sola cadena peptídica, que es similar en estructura a las subunidades α y β de la hemoglobina (**B**). En todas las subunidades, el hemo está estrechamente unido a un saco de unión hidrófobo. El panel **C**
muestra la estructura cuaternaria de la hemoglobina (que consiste en dos cadenas α y dos β). (**C**. Adaptada de Zubay GL. *Biochemistry*, 4th ed.
William C. Brown Communications Inc.; 1998, fig. 6.12).

La estructura tetramérica de hemoglobina facilita la saturación con O_2 en los pulmones y libera O_2 a medida que se desplaza a través de los lechos capilares (fig. 7-11). Cuando la cantidad de oxígeno unido a la mioglobina o la hemoglobina se representa gráficamente respecto de la presión parcial de oxígeno (Po_2), se obtiene una curva hiperbólica para la mioglobina, en tanto que es sigmoidea para la hemoglobina. Estas curvas muestran que cuando la Po_2 es alta, como en los pulmones, la mioglobina y la hemoglobina se saturan con oxígeno. Sin embargo, en las cifras más bajas de Po_2 en los tejidos que utilizan oxígeno, la hemoglobina no puede unirse a oxígeno tan bien como la mioglobina (es decir, su porcentaje de saturación es mucho menor). La mioglobina, que se encuentra presente en los músculos esquelético y cardiaco, puede unir el O_2 liberado por la hemoglobina, que almacena para satisfacer las demandas de contracción. A medida que el O_2 se utiliza en la célula muscular para la generación de ATP durante la contracción, se libera de la mioglobina y lo capta la citocromo oxidasa, una enzima que contiene un grupo hemo en la cadena de transporte de electrones que tiene una afinidad aún mayor por el oxígeno que la mioglobina.

A. Unión del oxígeno y el hemo

La estructura terciaria de la mioglobina consiste en ocho hélices α conectadas por espirales cortas, una estructura conocida como **pliegue de la globina** (fig. 7-10). Esta estructura es inusual para una proteína globular porque no tiene hojas β. Las hélices crean un saco de unión a O_2 hidrófobo, que contiene un grupo **hemo** unido con solidez a un átomo de hierro (Fe^{2+}) en su centro.

El hemo consiste en un anillo planar de porfirina, compuesto de cuatro anillos de pirrol enlazados por puentes de metileno que yacen con sus átomos de nitrógeno en el centro, de tal modo que unen un átomo de Fe^{2+} (fig. 7-12). Los grupos propionato de carga negativa en el anillo de porfirina interactúan con las cadenas laterales de arginina e histidina de la hemoglobina y los grupos vinilo y metilo hidrófobos que se extienden hacia fuera del anillo de porfirina interactúan con las cadenas laterales de los aminoácidos hidrófobos de la hemoglobina, hasta posicionar el grupo hemo dentro de la proteína. En total hay alrededor de 16 interacciones distintas entre los aminoácidos de mioglobina y los grupos diferentes en el anillo de porfirina.

Los ligandos orgánicos que están unidos de manera estrecha a proteínas, como el hemo de la mioglobina, se denominan **grupos prostéticos**. Una proteína con su grupo prostético adjunto se conoce como **holoproteína**; sin el grupo prostético, se llama **apoproteína**. El grupo prostético unido estrechamente es una parte intrínseca de la proteína y no se disocia hasta que la proteína se degrada.

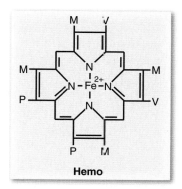

La mioglobina se libera con facilidad del músculo esquelético o el tejido cardiaco cuando la célula está dañada. Tiene un peso molecular pequeño (17 000 Da) y no forma ningún complejo con otras proteínas en la célula. (Da es la abreviatura de dalton, una unidad de masa equivalente a 1/12 de la masa de un átomo de C neutro y sin enlaces, la cual es aproximadamente igual a la de un átomo de H. Por lo tanto, un peso molecular de 17 000 Da se aproxima a 17 000 g/mol). Las lesiones grandes al músculo esquelético que resultan del aplastamiento físico o falta de producción de ATP provocan inflamación celular y liberación de mioglobina y otras proteínas en la sangre. La mioglobina pasa a la orina (mioglobinuria) y confiere un tono rojizo a la orina porque el grupo hemo (que es rojo) permanece unido a la proteína de forma covalente. Durante un infarto del miocardio (IM) agudo, la mioglobina es una de las primeras proteínas liberadas en la sangre desde el tejido cardiaco dañado; sin embargo, la cantidad liberada no se eleva en grado suficiente para causar mioglobinuria. Las mediciones de laboratorio de la mioglobina sérica se utilizaban en el pasado para el diagnóstico temprano en pacientes como **Ana J**. Dado que la mioglobina no está presente en el músculo esquelético y el corazón como isoenzima específica del tejido, y la cantidad liberada por el corazón es mucho más pequeña que la cantidad que puede liberarse por una lesión extensa del músculo esquelético, las mediciones de la mioglobina no son específicas para un IM. Debido a la falta de especificidad de las mediciones de mioglobina, los marcadores cardiacos de elección para la detección de IM son la isoenzima cardiaca de las troponinas (I o T).

R La constante de asociación (K_a) es igual al recíproco de la constante de disociación (K_d). La K_a para el ligando A es $10^7 M^{-1}$, mientras que para el ligando B es $10^9 M^{-1}$. El ligando B tiene mayor afinidad para el receptor, 100 veces más en comparación con el ligando A.

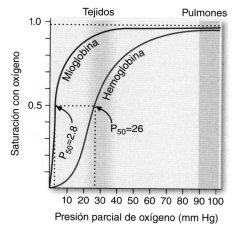

FIGURA 7-11 Curvas de saturación de oxígeno de la mioglobina y la hemoglobina. Considérese que la curva para la mioglobina es hiperbólica, mientras que para la hemoglobina es sigmoidea. El efecto de la estructura tetramérica es inhibir la unión de O_2 en concentraciones bajas de O_2. P_{50} es la presión parcial de O_2 (Po_2) en la cual la proteína es 50% saturada con O_2. P_{50} para la mioglobina es de 2.8 torr y para la hemoglobina es de 26 torr, donde 1 torr es igual a 1 mm Hg.

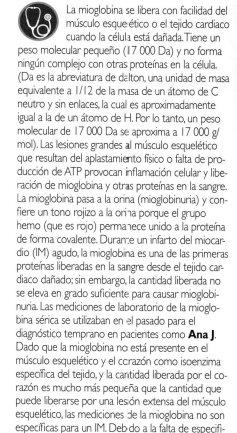

FIGURA 7-12 Hemo. El Fe^{2+} está unido a cuatro átomos de nitrógeno en el centro del anillo de la porfirina hemo. Las cadenas laterales de metilo (M, —CH_3), vinilo (V, —$CH = CH_2$) y propionato (P, —$CH_2CH_3COO^-$) se extienden fuera de los cuatro anillos de pirrol que constituyen el anillo de porfirina.

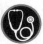

La anemia de células falciformes es en verdad una enfermedad causada por una estructura cuaternaria incorrecta. Las crisis vasooclusivas dolorosas experimentadas por **Will S.** son resultado de la polimerización de moléculas de hemoglobina de células falciformes (HbS) en fibras largas que cambian la forma de los eritrocitos a células falciformes. La sustitución de una valina hidrófoba en lugar de un glutamato en la cadena β_2 de hemoglobina crea un nudo hidrófobo en la superficie de la hemoglobina desoxigenada que entra en un saco de unión hidrófobo en la subunidad β_1 de una molécula de hemoglobina diferente. Una tercera molécula de hemoglobina, que se une a la primera y segunda moléculas de hemoglobina a través de interacciones polares alineadas, enlaza a una cuarta molécula de hemoglobina a través del residuo de valina. Por lo tanto, la polimerización continúa hasta que se forman fibras largas.

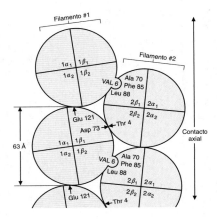

La polimerización de las moléculas de hemoglobina depende en gran medida de la concentración de HbS y es promovida por la conformación de las moléculas desoxigenadas. Con una saturación de oxígeno de 100%, incluso concentraciones elevadas de HbS no se polimerizan. Un eritrocito pasa la mayor cantidad de tiempo en las concentraciones de oxígeno más bajas del lecho capilar venoso, en donde es más probable que se inicie la polimerización.

Dentro del saco de unión de la mioglobina y la hemoglobina, el O_2 se une de modo directo al átomo Fe^{2+} de un lado del anillo plano de porfirina (fig. 7-13A). El átomo de Fe^{2+} es capaz de quelar (unirse a) seis ligandos diferentes; cuatro de las posiciones de los ligandos se hallan en un plano y tomadas por los nitrógenos centrales en el anillo plano de porfirina. Existen dos posiciones de ligandos perpendiculares a este plano. Una de estas posiciones es tomada por el átomo de nitrógeno sobre una histidina, denominada **histidina proximal**, que se extiende hacia abajo desde una hélice α de mioglobina o hemoglobina. La otra posición es tomada por el O_2, por el monóxido de carbono (CO) o permanece vacía.

La histidina proximal de mioglobina y hemoglobina se repele de forma estérica por el anillo de porfirina del hemo. En consecuencia, cuando la histidina se une al Fe^{2+} en la porción media del anillo, tira del Fe^{2+} sobre el plano del anillo (fig. 7-13A). Cuando el oxígeno se une del otro lado del anillo, tira del Fe^{2+} de nueva cuenta al plano del anillo (fig. 7-13B). La tracción por la unión del O_2 desplaza la histidina proximal hacia el anillo de porfirina, que mueve la hélice que contiene a la histidina proximal. Este cambio de conformación no tiene efecto en la función de la mioglobina. Sin embargo, en la hemoglobina, el movimiento de una hélice conduce al movimiento de otras hélices en esa subunidad, incluida una en un rincón de la subunidad que está en contacto con una subunidad diferente a través de interacciones iónicas (puentes salinos). La pérdida de estos puentes salinos induce cambios de conformación en todas las otras subunidades y las cuatro subunidades pueden cambiar en forma concertada desde su conformación original a una nueva conformación (*véase* Comentarios bioquímicos).

B. Cooperatividad de la unión de O_2 en la hemoglobina

La cooperatividad en la unión de oxígeno en la hemoglobina procede de cambios de conformación en la estructura terciaria que tienen lugar cuando el O_2 se une (fig. 7-14). El cambio de conformación de hemoglobina se describe con frecuencia a medida que cambia de un estado T (tenso) con escasa afinidad por O_2 a un estado R (relajado) con gran afinidad por O_2. El rompimiento de los puentes salinos en los contactos entre subunidades es un proceso que requiere energía y, en consecuencia, la velocidad de unión para el primer oxígeno es muy baja. Cuando el siguiente oxígeno se une, muchas de las moléculas de hemoglobina que contienen un O_2 ya tienen las cuatro subunidades en el estado R; por consiguiente, la velocidad de unión es mucho mayor. Con dos moléculas de O_2 unidas, un porcentaje aún mayor de las moléculas de hemoglobina tendrán las cuatro subunidades en el estado R. Este fenómeno, conocido como cooperatividad positiva, es causante de la curva sigmoidea de saturación de oxígeno de la hemoglobina (fig. 7-11).

C. Agentes que afectan la unión del O_2

Los principales agentes que afectan la unión del O_2 con la hemoglobina se muestran en la figura 7-15.

1. 2,3-bisfosfoglicerato

El 2,3-bisfosfoglicerato (2,3-BPG) se forma en los eritrocitos a partir del intermediario glucolítico 1,3-bisfosfoglicerato (caps. 22 y 42). El 2,3-BPG se une a la hemoglobina en la cavidad central formada por las cuatro subunidades, lo que aumenta la cantidad de energía requerida para los cambios conformacionales que facilitan la unión del O_2. Por lo tanto, el 2,3-BPG disminuye la afinidad de la hemoglobina por el oxígeno. Es por ello que el O_2 se une con menor facilidad (es decir, se libera con mayor facilidad a los tejidos) cuando la hemoglobina tiene unido el 2,3-BPG. Los eritrocitos pueden modular la afinidad del O_2 por la hemoglobina alterando la velocidad de síntesis o degradación de 2,3-BPG.

2. Unión de protones (efecto de Bohr)

La unión de protones con la hemoglobina disminuye su afinidad por el oxígeno (fig. 7-16), lo que contribuye a un fenómeno conocido como el **efecto de Bohr** (fig. 7-17). El pH de la sangre disminuye conforme entra a los tejidos (y se eleva la concentración de protones) porque el CO_2 producido por el metabolismo se convierte en ácido carbónico por la reacción catalizada por la anhidrasa carbónica en los eritrocitos. La disociación del ácido carbónico produce protones que reaccionan con varios residuos de aminoácidos en la hemoglobina, dando lugar a cambios conformacionales que promueven la liberación de oxígeno.

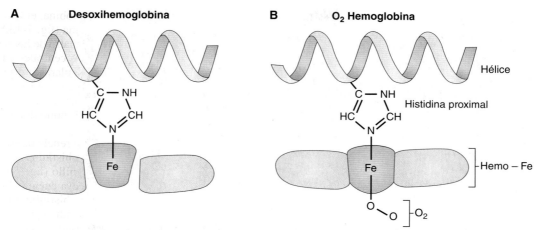

FIGURA 7-13 Unión del oxígeno al Fe^{2+} del hemo en la hemoglobina. **A.** Un residuo de histidina llamado histidina proximal se une a Fe^{2+} de un lado del anillo de porfirina y empuja ligeramente al Fe^{2+} hacia fuera del plano cíclico; el O_2 se une al Fe^{2+} del otro lado. **B.** La unión del O_2 produce un cambio de conformación que devuelve el Fe^{2+} al plano del anillo. A medida que la histidina proximal se mueve, desplaza a la hélice (hélice F) que la contiene.

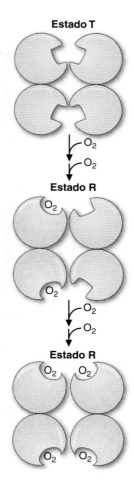

FIGURA 7-14 Equilibrios para la unión de moléculas de O_2 a la hemoglobina de acuerdo con el modelo concertado de Monod, Wyman y Changeux. La hemoglobina existe en dos conformaciones alternadas, el estado *T* (tenso) con baja afinidad por O_2 y el estado *R* (relajado) con mayor afinidad. En las subunidades T, los sitios de unión se ven obstaculizados y en el estado R los sitios de unión están abiertos. Cada adición sucesiva de O_2 cambia el equilibrio hacia el estado R. Debido a que la conformación de todas las subunidades puede cambiar cuando el O_2 se une a una subunidad, se dice que la unión del O_2 sigue el modelo concertado. La mayoría de las moléculas cambia al estado R cuando dos moléculas de O_2 se unen.

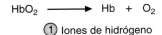

$$HbO_2 \longrightarrow Hb + O_2$$

① Iones de hidrógeno

② 2,3-bisfosfoglicerato

③ Unión covalente del O_2

FIGURA 7-15 Agentes que afectan la unión de oxígeno con la hemoglobina (Hb). La unión de iones de hidrógeno, 2,3-bisfosfoglicerato y dióxido de carbono con la Hb disminuye su afinidad por el oxígeno.

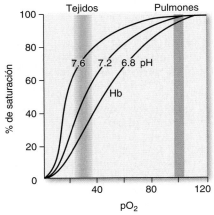

FIGURA 7-16 Efecto del pH en las curvas de saturación de oxígeno. Conforme disminuye el pH, la afinidad de la hemoglobina (Hb) por el oxígeno disminuye, lo que produce el efecto de Bohr.

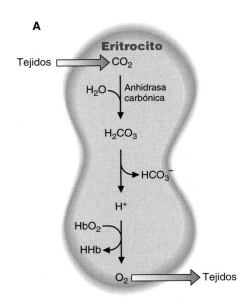

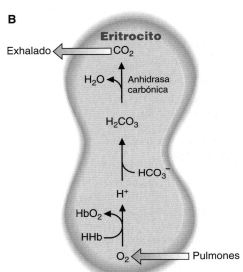

FIGURA 7-17 Efecto del H^+ en la unión del oxígeno con la hemoglobina (Hb). **A.** En los tejidos se libera el CO_2. En el eritrocito, este CO_2 forma ácido carbónico, el cual libera protones. Los protones se unen a la Hb, provocando que se libere oxígeno en los tejidos. **B.** En los pulmones, las reacciones son inversas. El O_2 se une a la Hb protonada, provocando la liberación de protones. Estos se unen al bicarbonato (HCO_3^-) formando ácido carbónico, el cual se degrada hasta agua y CO_2, y se exhala.

En los pulmones, este proceso es inverso. El oxígeno se une a la hemoglobina (debido a la alta concentración de oxígeno en los pulmones), provocando la liberación de protones, que se combinan con bicarbonato para formar ácido carbónico. Esta disminución de protones provoca que el pH de la sangre se eleve. La anhidrasa carbónica degrada el ácido carbónico hasta H_2O y CO_2 y este último se exhala. De esta manera, en los tejidos en los que el pH de la sangre es bajo por el CO_2 producido por el metabolismo, se libera O_2 de la hemoglobina. En los pulmones, en donde el pH de la sangre es mayor porque el CO_2 se está exhalando, el O_2 se une a la hemoglobina.

C. Dióxido de carbono

Aunque la mayor parte del CO_2 producido por el metabolismo en los tejidos es llevado a los pulmones como bicarbonato, parte del CO_2 se une en forma covalente a la hemoglobina

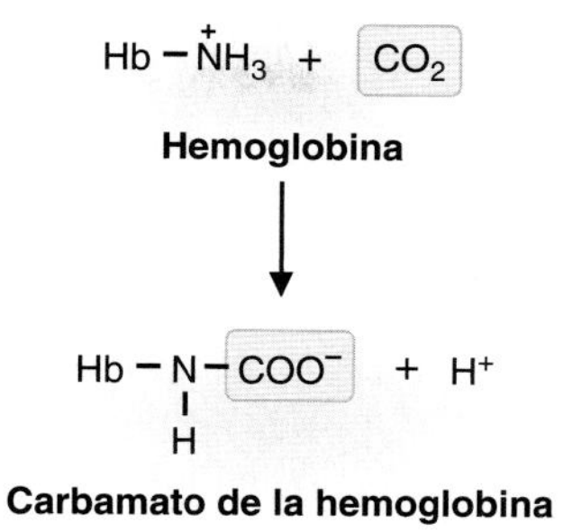

$$Hb - \overset{+}{N}H_3 \quad + \quad \boxed{CO_2}$$

Hemoglobina

$$Hb - \underset{\underset{H}{|}}{N} - \boxed{COO^-} \quad + \quad H^+$$

Carbamato de la hemoglobina

FIGURA 7-18 Unión del CO_2 con la hemoglobina. El CO_2 forma carbamatos con los grupos amino *N*-terminal de las cadenas de hemoglobina (Hb). Aproximadamente 15% del CO_2 de la sangre es llevado a los pulmones unido a la Hb. La reacción libera protones, que contribuyen al efecto de Bohr. El efecto general es la estabilización de la forma desoxi de la hemoglobina.

(fig. 7-18). En los tejidos, el CO_2 forma aductos de carbamato con los grupos amino *N*-terminal de la desoxihemoglobina y estabiliza la conformación desoxi. En los pulmones, en donde la pO_2 es alta, el O_2 se une a la hemoglobina y este CO_2 unido se libera.

VIII. Relaciones estructurales y funcionales en las inmunoglobulinas

Las inmunoglobulinas (o anticuerpos) son una línea de defensa contra la invasión de organismos ajenos al cuerpo. Con esta capacidad funcionan al enlazarse a ligandos llamados **antígenos** de los organismos invasores, con lo que inicia así el proceso por el cual estos organismos son desactivados o destruidos.

Todas las inmunoglobulinas tienen una estructura similar; cada molécula de anticuerpo contiene dos cadenas polipeptídicas idénticas pequeñas (las cadenas L o ligeras) y dos cadenas polipeptídicas idénticas grandes (las cadenas H o pesadas) (fig. 7-19). Las cadenas están unidas unas a otras por uniones disulfuro.

El cuerpo tiene cinco clases principales de inmunoglobulinas presentes en la sangre; todas ellas pertenecen a la familia de las globulinas γ. Las globulinas γ tienen aproximadamente 220 aminoácidos en sus cadenas ligeras y 440 en sus cadenas pesadas. Como la mayoría de las proteínas séricas, están unidas a oligosacáridos que participan en focalizar la proteína para la eliminación de la sangre. Tanto las cadenas ligeras como las pesadas consisten en dominios conocidos como **pliegue de inmunoglobulina**, que son hojas β colapsadas, conocidas como **barriles β** (fig. 7-20).

Tanto las cadenas ligeras como las pesadas contienen regiones denominadas regiones **variables** (V) y **constantes** (C). Las regiones variables de las cadenas L y H (V_L y V_H, respectivamente) interactúan para producir un solo sitio de unión al antígeno en cada ramificación de la molécula con forma de Y. Cada población (clón) de células B produce un anticuerpo con una composición de aminoácido diferente en la región variable que es complementaria a la estructura del antígeno que desencadena la respuesta. La K_d de anticuerpos para sus antígenos específicos es en extremo pequeña y varía de 10^{-7} a 10^{-11}M. En consecuencia, el antígeno se une con gran intensidad casi sin tendencia a disociarse y puede eliminarse de la circulación a medida que el complejo antígeno-anticuerpo es ingerido por los macrófagos. Los dominios constantes que forman la parte Fc del anticuerpo son importantes para las uniones del complejo antígeno-anticuerpo a las células fagocíticas para eliminación y para otros aspectos de la respuesta inmunológica.

IX. Plegamiento de la proteína

Aunque las uniones peptídicas en una proteína son rígidas, la flexibilidad alrededor de los otros uniones en la columna central del péptido permite un número enorme de conformaciones posibles para cada proteína. Sin embargo, cada molécula de la misma proteína se dobla en la misma estructura tridimensional estable. Esta forma se conoce como **conformación nativa**.

 La electroforesis de la proteína sérica de **Amy L.** reveló un pico agudo o "punta" homogénea en la característica zona de globulina γ conocida como un componente de proteína M (proteína monoclonal). Un pico o punta en la electroforesis, que separa las proteínas de acuerdo con la distribución de carga de las cadenas laterales, sugiere una elevación de proteínas con estructura idéntica o similar. Con posterioridad se demostró que el componente de inmunoglobulina M de **Amy L.** estaba compuesto de un solo tipo de inmunoglobulina homogénea (solo una secuencia de aminoácidos en la región variable *N*-terminal). Por lo tanto, la proteína M era producida por un solo clon de células secretoras de anticuerpos (células que surgieron de la proliferación de una célula) en la médula ósea (discrasia de células plasmáticas).

En la amiloidosis/AL, el amiloide se forma a partir de productos de la degradación de las cadenas ligeras λ o κ, que se depositan con mayor frecuencia en la matriz extracelular (MEC) del riñón y el corazón, pero también pueden depositarse en la lengua. En otros tipos de amiloidosis, el amiloide surge de otras proteínas y depósitos en un órgano característico. Por ejemplo, el amiloide relacionado con anomalías inflamatorias crónicas, como artritis reumatoidea, deriva de la proteína sérica llamada amiloide sérico A que produce el hígado en respuesta a la inflamación. Se deposita con mayor frecuencia en los riñones.

El tratamiento de AL es multifactorial y solo en parte exitoso. De manera inicial se utilizaban alquilantes para reducir la síntesis de las cadenas ligeras de inmunoglobulina por las células plasmáticas, pero resultaron demasiado tóxicos para uso sistemático. El enfoque más eficaz incluye el uso de trasplante de células troncales (células madre) junto con melfalán (un antineoplásico). Si el paciente no es apto para trasplante, entonces se pueden administrar fármacos como el melfalán y la dexametasona (un esteroide).

Se han realizado trasplantes renales y cardiacos a pacientes con amiloidosis renal y cardiaca, respectivamente, con éxito parcial.

La sólida afinidad de unión de las inmunoglobulinas por sus agentes específicos las hace útiles para la medición de pequeñas cantidades de otros componentes en diversos radioinmunoensayos. El principio del radioinmunoensayo señala que la inmunoglobulina se une de forma específica al compuesto que se cuantifica y un componente adicional del sistema que está marcado con un químico radiactivo se une a la inmunoglobulina. A continuación, el complejo se separa de la solución y se mide la radiactividad o fluorescencia unida. La troponina T (TnT) utilizada para realizar el seguimiento del IM de **Anne J.** se mide con un tipo de radioinmunoensayo. Los radioinmunoensayos también son útiles para medir las pequeñas cantidades de hormonas presentes en la sangre para el diagnóstico de enfermedades endocrinas.

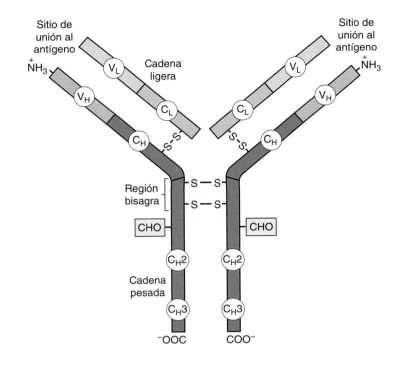

A   **Dibujo esquemático**

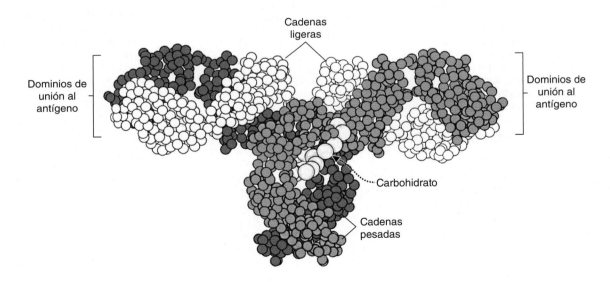

B   **Modelo de llenado espacial**

FIGURA 7-19   Estructura de las inmunoglobulinas. **A.** Cada molécula de IgG contiene dos cadenas ligeras (L) y dos pesadas (H) unidas por uniones disulfuro. Cada cadena ligera contiene dos dominios: un dominio variable (V_L) y una región de secuencia de aminoácidos constante (C_L). Cada cadena pesada tiene cuatro dominios: un dominio variable (V_H) y tres dominios constantes (C_H). La conformación del dominio constante contiene hojas β que se denominan pliegue de inmunoglobulina. Los dominios variables son específicos para el antígeno que está unido, mientras que las regiones constantes son las mismas para todas las moléculas de anticuerpos de una clase dada. El carbohidrato (–CHO) está unido como se indica dentro de la región constante de las cadenas pesadas. La región bisagra permite flexibilidad cuando la molécula se une al antígeno. **B.** En el modelo de llenado espacial, las cadenas ligeras son de color claro y las cadenas pesadas son de dos tonos diferentes de anaranjado. (Modificada a partir de Silverton EW, Navia MA, Davies DR, *et al.* Three-dimensional structure of an intact human immunoglobin. *Proc Natl Acad Sci* USA. 1977;11:5142. Reimpresa con permiso de Dr. Manuel A. Navia).

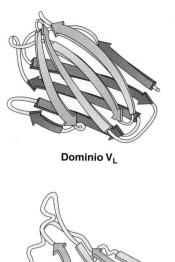

Dominio V$_L$

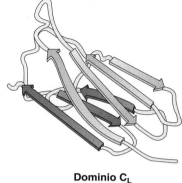

Dominio C$_L$

A

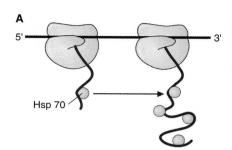

B

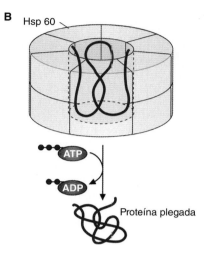

FIGURA 7-20 Estructura del dominio V$_L$ y C$_L$ de la IgG. Las capas de hojas β antiparalelas se superponen en estos dominios, que se conocen como barriles β colapsados (puede imaginarse un espacio hueco entre las hojas β, que definen al barril). El antígeno se une entre los pliegues de inmunoglobulina V$_H$ y V$_L$ y *no* en el barril. El dominio C$_L$ también se denomina pliegue de inmunoglobulina. (Parte superior, modificada a partir de Richardson JS. The anatomy and taxonomy of protein structure. *Adv Protein Chem.* 1981;34:167-339. Reimpresa con permiso de Jane S. Richardson; parte inferior reimpresa en parte con autorización de Edmundson AB, Ely KR, Abola EE, *et al.* Rational allomerism and divergent evolution of domains in immunoglobulin light chains. *Biochemistry.* 1975;14:3954. Copyright 1975 American Chemical Society).

FIGURA 7-21 Función de las proteínas de choque térmico en el plegamiento. **A.** La familia de proteínas hsp 70 previene el plegamiento de una cadena naciente y promueve el desplegamiento. El dominio ATPasa de la proteína tiene el pliegue actina. La figura representa la síntesis de proteína de los ribosomas unidos a ARNm en el citoplasma (cap. 14). **B.** La clase de proteína hsp 60 tiene forma de barril al cual se ajusta la proteína. Actúa como una plant lla, enlaza y reenlaza porciones de proteína desplegada hasta que el plegamiento se completa. Hidroliza muchas uniones ATP (y genera ADP) para proporcionar energía para el proceso.

A. La estructura primaria determina el plegamiento

La estructura primaria de una proteína determina su conformación tridimensional. De manera más específica, la secuencia de cadenas laterales de aminoácidos establece el patrón de plegamiento de la estructura tridimensional y el ensamble de subunidades en la estructura cuaternaria. Bajo ciertas condiciones, las proteínas desnaturalizadas pueden plegarse otra vez en su conformación nativa, volviendo a su función original. Esto indica que la estructura primaria especifica en esencia el patrón de plegamiento. En algunos casos, las proteínas son ayudadas a plegarse por proteínas de choque térmico (algunas de las cuales se denominan también **chaperoninas**), que utilizan energía provista por la hidrólisis del ATP para colaborar en el proceso de plegamiento (fig. 7-21).

Una **isomerasa *cis-trans*** y una **proteína disulfuro isomerasa** también participan en el plegamiento. La isomerasa *cis-trans* convierte una unión peptídica *trans* que precede a una prolina en la conformación *cis*, que es muy adecuada para realizar giros de horquillas. La proteína disulfuro isomerasa rompe y forma uniones disulfuro entre los grupos –SH de dos residuos de cisteína en estructuras transitorias formadas durante el proceso de plegado. Después que la proteína se pliega, los grupos –SH de las cisteínas en contacto estrecho en la estructura terciaria pueden reaccionar para formar uniones disulfuro finales.

Es importante hacer notar que hay muy poca diferencia en el estado energético de la conformación nativa y una proteína podría asumir muchas otras conformaciones estables. Esto permite que la proteína tenga la flexibilidad para cambiar la conformación cuando se unen modificadores a la proteína, lo que permite que su actividad se regule (de manera similar al 2,3-bisfosfoglicerato unido a la hemoglobina que estabiliza la forma desoxi de la hemoglobina).

P El tratamiento de la insulina madura (fig. 6-12) con agentes desnaturalizantes, seguido de renaturalización, no reestablece la actividad de la insulina madura (un resultado distinto al que se produjo cuando el experimento se efectuó con ribonucleasa). ¿Por qué la renaturalización de insulina madura desnaturalizada no reestablece la actividad biológica?

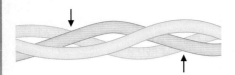

FIGURA 7-22 La triple hélice del colágeno. Las glicinas están presentes en las tres cadenas en donde se ponen en contacto directo unas con otras (*flechas*).

Ⓡ Recuérdese que la estructura primaria de una proteína determina su patrón de plegado. La estructura primaria de la insulina madura es diferente a la de su precursor: preproinsulina. La proinsulina forma la estructura tridimensional y luego el péptido C se elimina de la proteína por escisión proteolítica, lo cual altera la estructura primaria de la proteína. El cambio en la estructura primaria (la pérdida del péptido C) imposibilita que la insulina madura desnaturalizada se pliegue de nueva cuenta en una conformación activa.

B. Proteínas fibrosas: colágeno

El **colágeno**, una familia de proteínas fibrosas, es producido por varios tipos de células pero principalmente por los fibroblastos (células que se encuentran en el tejido conectivo intersticial), células musculares y células epiteliales. El colágeno tipo I o colágeno(I), la proteína más abundante en los mamíferos, es una proteína fibrosa y el principal componente del tejido conectivo. Se encuentra en la MEC (cap. 47) del tejido conectivo laxo, huesos, tendones, piel, vasos sanguíneos y la córnea del ojo. El colágeno (I) contiene casi 33% de glicina y 21% de prolina e hidroxiprolina. Esta última es un aminoácido producido por modificación postranslacional de los residuos de peptidil prolina.

El procolágeno(I), el precursor del colágeno(I), es una triple hélice compuesta de tres cadenas de polipéptidos (pro-α) que se tuercen entre sí, formando una estructura semejante a una cuerda (fig. 7-22). La polimerización de moléculas de colágeno(I) forman fibrillas de colágeno, que le dan gran fuerza tensil a los tejidos conectivos. Las cadenas polipeptídicas individuales contienen aproximadamente 1 000 residuos de aminoácidos. Las tres cadenas de polipéptidos de la triple hélice están unidas por enlaces hidrógeno intercadena. Cada una de las triples hélices contiene tres residuos de aminoácidos, de manera que cada tercia de aminoácidos está en estrecho contacto con los otros dos filamentos en el centro de la estructura. Solo la glicina, que carece de una cadena lateral, se puede ajustar en esta posición, y por lo tanto cada tres residuos de aminoácidos del colágeno es una glicina. Por lo tanto, el colágeno es un polímero de repeticiones de (Gli-X-Y), en donde Y frecuentemente es una prolina o hidroxiprolina y X es cualquier otro aminoácido presente en el colágeno.

El procolágeno(I) es un ejemplo de una proteína que se somete a modificaciones postranslacionales extensas. Las reacciones de hidroxilación producen residuos de prolina hidroxi a partir de residuos prolina y de hidroxilisina de los residuos de lisina. Estas reacciones suceden después de que se ha sintetizado la proteína (fig. 7-23) y se requiere vitamina C (ácido ascórbico) como cofactor de las enzimas prolil hidroxilasa y lisil hidroxilasa. Los residuos de hidroxiprolina están involucrados en la formación de enlaces de hidrógeno que ayuda a estabilizar la triple hélice, en tanto que los residuos de hidroxilisina son los sitios de unión de fracciones de disacáridos (galactosa-glucosa). La función de los carbohidratos en la estructura del colágeno todavía es controvertida. En ausencia de vitamina C (escorbuto), la temperatura de fusión del colágeno disminuye de 42 a 24 °C por la pérdida de formación de enlaces de hidrógeno intercadena, lo que a su vez es provocado por la falta de residuos de hidroxiprolina.

Residuo de prolina + α-cetoglutarato →(Prolil hidroxilasa, Ascorbato, O_2, CO_2)→ **Residuo de 4-hidroxiprolina** + Succinato

Residuo de lisina + α-cetoglutarato →(Prolil hidroxilasa, Ascorbato, O_2, CO_2)→ **Residuo de 5-hidroxilisina** + Succinato

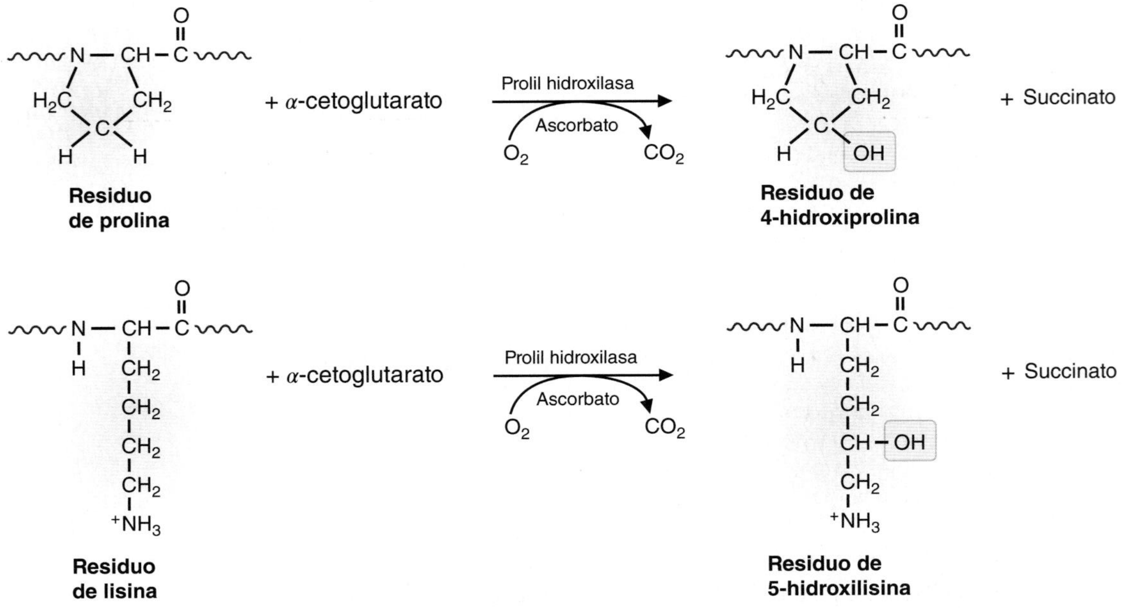

FIGURA 7-23 Hidroxilación de residuos de prolina y lisina en el colágeno. Los residuos de prolina y lisina dentro de las cadenas de colágeno son hidrolizados por reacciones que requieren vitamina C.

Las cadenas laterales de los residuos de lisina también se pueden oxidar hasta formar el aldehído alisina. Estos residuos aldehído producen enlaces covalentes cruzados entre las moléculas de colágeno para estabilizar todavía más la fibrilla de colágeno (fig. 7-24). Un residuo de alisina en una molécula de colágeno reacciona con el grupo amino de un residuo de lisina en otra molécula, formando una base covalente de Schiff (un doble enlace nitrógeno-carbono) que se convierte en un enlace covalente cruzado más estable. También se puede presentar condensación de aldol entre dos residuos de alisina, lo cual forma la estructura de la lisinonorleucina.

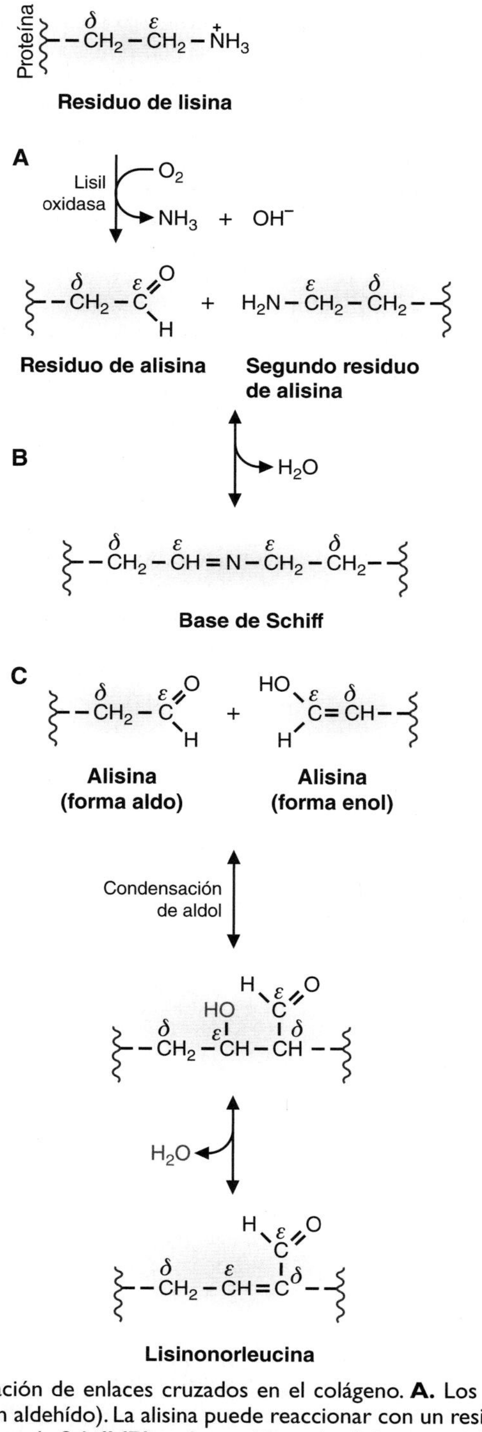

FIGURA 7-24 Formación de enlaces cruzados en el colágeno. **A.** Los residuos de lisina son oxidados hasta alisina (un aldehído). La alisina puede reaccionar con un residuo no modificado de lisina para formar una base de Schiff **(B)**, o dos residuos de alisina se pueden someter a condensación de aldol **(C)** para formar lisinonorleucina.

La síntesis y secreción de colágeno, así como sus múltiples tipos, se presenta con mayor detalle en el capítulo 47.

C. Desnaturalización de la proteína

Las estructuras cuaternarias, terciarias y secundarias de la proteína se pueden destruir por varios procesos y cuando esto sucede, la proteína se considera desnaturalizada. La desnaturalización se presenta por varios medios.

1. Desnaturalización a través de la modificación no enzimática de las proteínas

Los aminoácidos en las proteínas pueden experimentar una amplia variedad de modificaciones químicas que no catalizan las enzimas, como la glucosilación no enzimática u oxidación. Tales modificaciones conducen a la pérdida de función y desnaturalización de la proteína, algunas veces a una forma que no puede degradarse en la célula. En la glucosilación no enzimática, la glucosa que está presente en la sangre, o el líquido intersticial o intracelular, se une a un grupo amino expuesto en una proteína (fig. 7-25). El proceso de dos pasos forma una proteína glucosilada de forma irreversible. Las proteínas que se recambian con lentitud en el cuerpo, como la colágena o la hemoglobina, existen con una fracción significativa presente en forma glucosilada. Debido a que la reacción no es enzimática, la tasa de glucosilación es proporcional a la concentración de glucosa presente y los individuos con hiperglucemia tienen valores mucho más elevados de proteínas glucosiladas que los individuos con cantidades de glucosa en sangre normales.

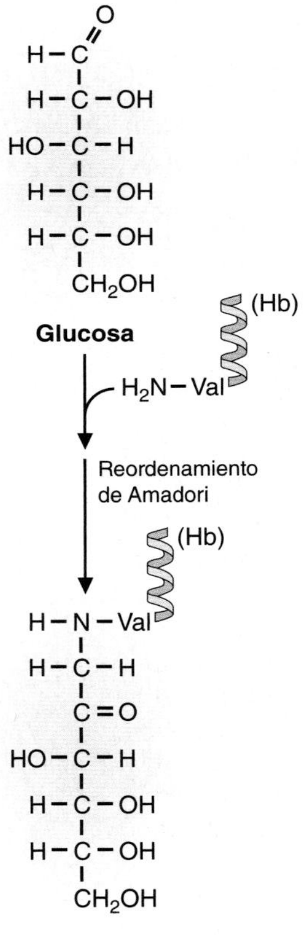

FIGURA 7-25 Glucosilación no enzimática de la hemoglobina (Hb). La glucosa forma una base de Schiff con el grupo amino N-terminal de la proteína, que se reorganiza para formar un producto glucosilado estable. Se producen reacciones de glucosilación no enzimática similares en otras proteínas. Se producen cuatro componentes menores de hemoglobina del adulto (HbA) a partir de la glucosilación no enzimática postraduccional de residuos de aminoácidos diferentes (HbA$_{Ia1}$, HbA$_{Ia2}$, HbA$_{Ib1}$ y HbA$_{1c}$). En HbA$_{1c}$, la fracción que normalmente se mide, se produce glucosilación en una valina N-terminal.

La colágena y otras proteínas glucosinadas en los tejidos se modifican aún más por oxidación no enzimática y forman uniones cruzadas adicionales. El resultado neto es la formación de grandes agregados de proteína conocidas como **productos finales de glucosilación avanzada** (AGE, *advanced glycosylation end products*). AGE es un acrónimo en particular significativo porque los AGE se acumulan con la edad, incluso en individuos con concentraciones de glucosa en sangre normales.

2. Desnaturalización de proteínas por temperatura, pH y solvente

Las proteínas pueden desnaturalizarse por cambios (pH, temperatura o solvente) que interrumpen las interacciones hidrófobas, puentes de hidrógeno y puentes salinos. Con un pH bajo, los puentes salinos y los puentes de hidrógeno formados por los grupos carboxilato se interrumpirían; con un pH muy alcalino, los puentes salinos y de hidrógeno formados por los aminoácidos básicos se interrumpirían. Por lo tanto, el pH del cuerpo debe mantenerse dentro de límites compatibles con la estructura tridimensional.

Desde el punto de vista fisiológico, las proteínas se desnaturalizan por acción del jugo gástrico del estómago, que tiene un pH de 1 a 2. Aunque este pH no puede romper las uniones peptídicas, la alteración de la conformación nativa convierte a la proteína en un mejor sustrato para las enzimas digestivas. La temperatura incrementa las energías vibratorias y rotacionales en las uniones, de modo tal que se afecta el equilibrio de energía que le confiere estabilidad a una conformación tridimensional. La desnaturalización térmica se ilustra a menudo con el proceso de cocción de un huevo. Con el calor, la proteína albúmina pasa de su estado translúcido nativo a un precipitado blanco desnaturalizado. Los precipitados proteínicos pueden en ocasiones disolverse por agentes anfipáticos, como urea, HCl de guanidina o dodecilsulfato de sodio (SDS), que forman gran cantidad de puentes de hidrógeno e interacciones hidrófobas con la proteína.

Las moléculas hidrófobas pueden también desnaturalizar a proteínas al modificar las interacciones hidrófobas de la proteína. Por ejemplo, los ácidos grasos de cadena larga pueden inhibir muchas reacciones catalizadas por enzimas mediante la unión no específica a sacos hidrófobos en las proteínas e interrumpir las interacciones hidrófobas. Por consiguiente, los ácidos grasos de cadena larga y otras moléculas muy hidrófobas tienen sus propias proteínas de unión en la célula.

3. Plegamiento incorrecto de proteínas y priones

Se considera que las proteínas priónicas causan una enfermedad neurodegenerativa al actuar como modelo para plegar de modo incorrecto a otras proteínas priónicas celulares en una forma que no puede degradarse. La palabra prion significa agente infeccioso proteínico. Las enfermedades priónicas pueden adquirirse a través de una infección (enfermedad de las vacas locas) o a través de mutaciones heredadas (la mayoría de los casos) o esporádicas (p. ej., enfermedad de Creutzfeldt-Jakob familiar [ECJf]). Aunque las enfermedades priónicas infecciosas representan < 1% de los casos humanos, su relación con la enfermedad de las vacas locas en el Reino Unido (una variante nueva de la ECJ), con inoculaciones a la hormona de crecimiento de cadáver en Estados Unidos y Francia (ECJ "inducida por el médico") y el canibalismo ritual en las tribus Fore de Papúa Nueva Guinea (kuru) han recibido mucha publicidad.

La proteína priónica se encuentra por lo regular en el cerebro y es codificada por un gen que es un componente normal del genoma humano. La forma que da origen a la enfermedad de la proteína priónica tiene la misma composición de aminoácidos, pero se pliega en una conformación diferente que agrega complejos de proteínas multiméricas resistentes a la degradación proteolítica (fig. 7-26). Se ha designado PrP^c a la conformación normal de la proteína priónica y la forma causante de enfermedad como PrP^{Sc} (Sc por la enfermedad priónica conocida como *scrapie* [encefalopatía espongiforme ovina]). Aunque PrP^{Sc} y PrP^c tienen la misma composición de aminoácidos, el confórmero PrP^{Sc} está sustancialmente enriquecido en la estructura de hoja β en comparación con el confórmero PrP^c normal, que posee poca o ninguna estructura de hoja β y es aproximadamente 40% hélice α. Esta diferencia favorece la agregación de PrP^{Sc} a complejos multiméricos. Se presume que estas dos conformaciones tienen grados de energía similares. Por fortuna, el replegamiento espontáneo de proteínas PrP en la conformación PrP^{Sc} lo impide una gran barrera de energía de activación que hace en extremo lenta esta conversión. Por lo tanto, en condiciones normales se forman muy pocas moléculas de PrP^{Sc} durante toda la vida.

La enfermedad infecciosa ocurre con la ingestión de dímeros PrP^{Sc} en los que la proteína priónica ya está plegada y es rica en estructura β.

El médico de **Dianne A.** utilizó las concentraciones de hemoglobina glucosilada, de manera específica la fracción HbA$_{1c}$, para determinar si tenía hiperglucemia sostenida en un periodo largo. La tasa de glucosilación no enzimática e irreversible de la hemoglobina y otras proteínas es directamente proporcional a la concentración de glucosa a la cual están expuestas durante los últimos 4 meses (el periodo de vida del eritrocito). El peligro de la hiperglucemia sostenida es que, con el tiempo, muchas proteínas se glucosilan y oxidan con posterioridad, de tal modo que se afectan su solubilidad y capacidad para funcionar. Se considera que la glucosilación de colágena en el corazón, por ejemplo, resulta en una miocardiopatía en pacientes con diabetes mellitus crónica no controlada. En contraste, la glucosilación de hemoglobina tiene poco efecto en su función.

Las enfermedades priónicas se clasifican como encefalopatías espongiformes transmisibles y son enfermedades neurodegenerativas caracterizadas por degeneración espongiforme y gliosis astrocítica en el sistema nervioso central. Con frecuencia se observan proteínas agregadas y placas amiloideas. Estos agregados son resistentes a la degradación proteolítica.

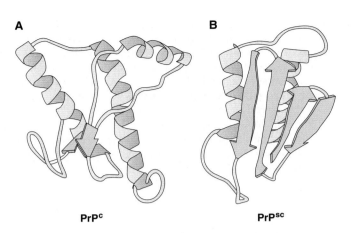

A **B**

PrP^c   PrP^sc

FIGURA 7-26 Conformaciones Pr^Pc (normal) y PrP^SC (forma patológica). **A.** Las proteínas priónicas tienen dos dominios: una región *N*-terminal que une cuatro Cu^{2+} por cadena y una región *C*-terminal. **B.** En Pr^Pc, las regiones *C*-terminal contienen tres hélices sustanciales y dos hebras β de tres residuos unidas por dos o tres puentes de hidrógeno (alrededor de 40% hélice α y casi ninguna estructura de hoja β). Existe como monómero. En PrP^SC, la región *C*-terminal se pliega en una hoja β amplia. La estructura general es de 40 a 50% de hoja β y 20 a 30% de hélices α. Esta conformación promueve la agregación.

Las enfermedades priónicas familiares son efecto de mutaciones puntuales en el gen que codifica a la proteína Pr (mutaciones puntuales son cambios en una base de la secuencia nucleótida del ADN). Las enfermedades tienen varios nombres relacionados con las diferentes mutaciones y el síndrome clínico (p. ej., enfermedad de Gerstmann-Straussler-Scheinker o enfermedad de Creutz-feldt-Jakob familiar [ECJf]). La ECJf surge de una mutación heredada y tiene una genealogía autosómica dominante. De manera característica se presenta en la cuarta década de la vida. La mutación reduce la energía requerida para que la proteína se pliegue en la conformación PrP^Sc, con lo que la conversión sucede con mayor facilidad. Se calcula que la velocidad de generación de enfermedad priónica por replegamiento de PrP^c en la célula normal se aproxima a 3 000 a 4 000 años. La reducción de la energía de activación para el replegamiento por mutación disminuye al parecer este lapso al periodo prodrómico observado de 30 a 40 años. La ECJ esporádica puede surgir de mutación de células somáticas o un raro replegamiento espontáneo que inicia una cascada de replegamiento a la conformación PrP^Sc. La forma esporádica de la enfermedad causa 85% de todos los casos de ECJ.

Se considera que estas proteínas PrP^Sc actúan como plantilla para disminuir la barrera de energía de activación para el cambio de conformación, de forma tal que las proteínas nativas se pliegan de nueva cuenta en la conformación PrP^Sc con mayor rapidez (como la función de las chaperoninas). El nuevo plegamiento inicia una cascada a medida que cada nuevo PrP^Sc formado actúa como una plantilla para el nuevo plegamiento de otras moléculas. Conforme aumenta el número de PrP^Sc en la célula, se agregan en un ensamblado multimérico que es resistente a la digestión proteolítica. Una vez que un agregado comienza a formarse, la concentración de PrP^Sc libre decrece y anula así el equilibrio entre PrP y PrP^Sc para producir más PrP^Sc. Esto conduce a una mayor formación adicional a través del cambio en el equilibrio.

COMENTARIOS CLÍNICOS

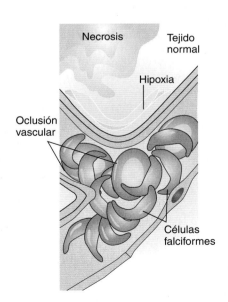

FIGURA 7-27 Los eritrocitos falciformes ocluyen un vaso sanguíneo y causan hipoxia (O_2 bajo en las células) y necrosis (muerte celular).

Will S. continuó con dolor intenso en la parte inferior de la espalda y en las extremidades inferiores por muchas horas luego de su admisión. Se considera que los dolores difusos de las crisis de células falciformes resultan de la oclusión de pequeños vasos en varios tejidos, que priva a las células de oxígeno y causa daño isquémico o anóxico a los tejidos. En una **crisis de células falciformes** se forman polímeros de hemoglobina largos, que hacen que los eritrocitos se distorsionen y cambien de un disco bicóncavo a una forma irregular, como una hoz (de allí el nombre de la enfermedad) o una estructura estrellada (fig. 7-27). Los polímeros de hemoglobina agregados dañan la membrana celular y promueven la agregación de proteínas de membrana, lo que aumenta la permeabilidad de la célula y provoca deshidratación. La carga de superficie y los antígenos de los eritrocitos se transportan en las proteínas transmembranales glucoforina y banda 3 (el canal eritrocítico de intercambio de aniones; cap. 10). La hemoglobina S se une con intensidad a la porción citoplasmática de banda 3, lo que contribuye a una mayor agregación de polímero y distribución desigual de carga negativa en la superficie de la célula falciforme. Como resultado, las células afectadas se adhieren a las células endoteliales en los capilares, ocluyen el vaso y disminuyen el flujo sanguíneo a los tejidos distales. La hipoxia subsecuente en estos tejidos produce daño celular, dolor isquémico intenso e incluso la muerte.

Las células falciformes son secuestradas y destruidas sobre todo por células fagocíticas, en particular las del bazo. Se produce anemia porque el número de eritrocitos circulantes disminuye y las concentraciones de bilirrubina en sangre aumentan a medida que la hemoglobina se degrada.

Después de unos cuantos días de tratamiento, la crisis de **Will S.** se resolvió. En el futuro, si Max sufriera un accidente vascular cerebral como consecuencia de la enfermedad de las células falciformes que dañara a una de las grandes arterias cerebrales, o si tuviera episodios recurrentes de vasooclusión generalizada en los microvasos que amenazaran su vida, se le puede indicar una secuencia de transfusiones de sangre de mantenimiento, a largo plazo, para prevenir accidentes cerebrovasculares. Este tipo de programa debe acompañarse de quelación de hierro para prevenir o retrasar el desarrollo de sobrecarga de hierro. Aunque la supervivencia de individuos con esta enfermedad ha mejorado para los que tienen acceso a una atención integral y suelen vivir hasta la sexta década, la supervivencia general continúa disminuyendo. Por lo general, la muerte se produce por deficiencia renal o enfermedad cardiopulmonar.

El diagnóstico de **Anne J.** de IM agudo se basa en parte en la medición de la cTnT (la isoenzima cardiaca de la troponina T [TnT], una subunidad de la proteína reguladora troponina). El diagnóstico temprano es crucial para una decisión sobre el tipo de intervención terapéutica a instituir. La cTnT sérica es un marcador altamente específico de la lesión del miocardio. Se encuentra de manera característica en un IM agudo entre las 2 y 3 horas posteriores al inicio de los síntomas, es positivo en la mayoría de los casos dentro de las 8 horas y se acerca a 100% de sensibilidad entre las 10 y 12 h. Se conserva elevado durante 5 a 7 días.

Ella permaneció en el hospital hasta que se recuperó de la cateterización y se estabilizó con medicamentos. Fue dada de alta con una dieta baja en grasas y medicamentos para la cardiopatía, además se le pidió que participara en el programa de rehabilitación del hospital para pacientes en recuperación de un ataque cardiaco reciente. Su médico le indicó controles periódicos.

Amy L. tiene amiloidosis/AL, que se caracteriza por la acumulación de fibras amiloideas derivadas en particular de la región variable de las cadenas ligeras de inmunoglobulina, λ o κ. Aparecieron en su orina mayores cantidades de fragmentos de las cadenas ligeras, llamadas proteínas de **Bence-Jones**. La sedimentación de fibrillas en la matriz extracelular (MEC) de sus glomérulos renales ocasionó una deficiencia renal moderada. La acumulación de amiloide en la matriz extracelular del músculo cardiaco resultó en una arritmia cardiaca, reconocida en un electrocardiograma. Además de otros signos de deficiencia cardiaca derecha, mostró edema periférico. La pérdida de peso pudo deberse a infiltrados amiloideos en el tracto gastrointestinal o por estreñimiento y diarrea resultante del compromiso del sistema nervioso autónomo. El tratamiento puede estar dirigido contra la proliferación de células plasmáticas y contra los resultados sintomáticos de disfunción orgánica, pero es exitoso solo en parte. El enfoque más eficaz implica el trasplante de células madre junto con melfalán (un antineoplásico). Si el paciente no es elegible para el trasplante, entonces pueden administrarse fármacos como el melfalán y bortezomib (otro agente antineoplásico) con la dexametasona (un esteroide). Se han practicado trasplantes renales y cardiacos en pacientes con AL renal y cardiaco, respectivamente, con cierto éxito.

Durante la evaluación de **Amy L.**, desarrolló una arritmia cardiaca refractaria al tratamiento. Los extensos depósitos de amiloide en su corazón habían interrumpido el flujo de impulsos eléctricos del sistema de conducción del corazón y que finalmente ocasionó paro cardiaco. En la necropsia se encontraron depósitos de amiloide dentro del corazón, lengua, hígado, tejido adiposo y cada órgano examinado, excepto el sistema nervioso central, que está protegido por la barrera hematoencefálica.

La cifra de HbA$_{1c}$ de 8.5% de **Dianne A.** fue superior al límite normal < 5.6% del total de la hemoglobina. La *glucosilación* es una reacción no enzimática que ocurre con una tasa directamente proporcional a la concentración de glucosa en sangre. En límites normales de concentraciones de glucosa en sangre (aproximadamente de 80 a 140 mg/dL, según sea el tiempo después de la comida), más de 5.6% de la hemoglobina es glucosilada para formar HbA$_{1c}$. El recambio de la hemoglobina en la sangre sucede cuando los eritrocitos son fagocitados y su hemoglobina es degradada, y nuevos eritrocitos derivados de la médula ósea entran en la sangre. El promedio de vida de un glóbulo rojo es de 120 días.

Por lo tanto, el grado de glucosilación de hemoglobina es un reflejo directo de la concentración de glucosa sérica promedio a la que se ha expuesto la célula durante su periodo de vida de 120 días. Su elevada HbA$_{1c}$ indica que, en promedio, sus cantidades

M La troponina es una proteína heterotrimérica que participa en la regulación de la contracción del músculo cardiaco y estriado. La mayor parte de la troponina en la célula está unida al complejo tropomiosinaactina en las fibrillas musculares. Las tres subunidades de troponina son troponina C, troponina T y troponina I, cada una con una función específica en el proceso regulatorio. Las troponinas T e I existen como isoformas diferentes en el músculo esquelético y cardiaco (secuencias con diferente composición de aminoácidos), lo que hace posible el desarrollo de anticuerpos específicos contra cada forma. Como consecuencia, las troponinas cardiacas T o I pueden medirse con rapidez en muestras de sangre mediante inmunoensayo con buen grado de especificidad.

de glucosa en sangre han estado elevadas durante los 3 a 4 meses previos. Un aumento de la dosis de insulina atenuaría la gravedad de la hiperglucemia y, con el tiempo, también disminuiría la cifra de HbA_{1c}.

COMENTARIOS BIOQUÍMICOS

Los fundamentos de la cooperatividad de la hemoglobina. Al usar la difracción de rayos X para estudiar tanto las formas oxigenada como la desoxigenada de la hemoglobina es posible describir el cambio en la conformación molecular cuando el oxígeno se une a la hemoglobina. Se presenta aquí una descripción simplificada, enfocada en interacciones que experimenta la subunidad β y el oxígeno unido inicialmente a una de las dos subunidades β en el tetrámero de hemoglobina. Todas las subunidades de la hemoglobina contienen ocho hélices (A a H), con la A representada por la hélice en el extremo amino terminal. La forma desoxigenada de la hemoglobina se estabiliza por las siguientes interacciones, que también se representan en la figura 7-28:

1. El Asp94 (de la hélice F de la cadena β), a través de su cadena lateral carboxilato, forma un puente salino (interacción iónica) con el grupo imidazol de His146 cargado, que es el aminoácido carboxi terminal en la cadena β. Parte del efecto de Bohr se realiza por esta interacción porque conforme reduce el pH, aumenta la posibilidad de que se protone la His146.
2. El carbono carbonilo de la Val98 forma un puente de hidrógeno con el grupo hidroxilo de la tirosina en la posición 145 (el penúltimo aminoácido en la cadena β). El efecto de estas primeras dos interacciones es posicionar las hélices F y H en forma cercana una de la otra.

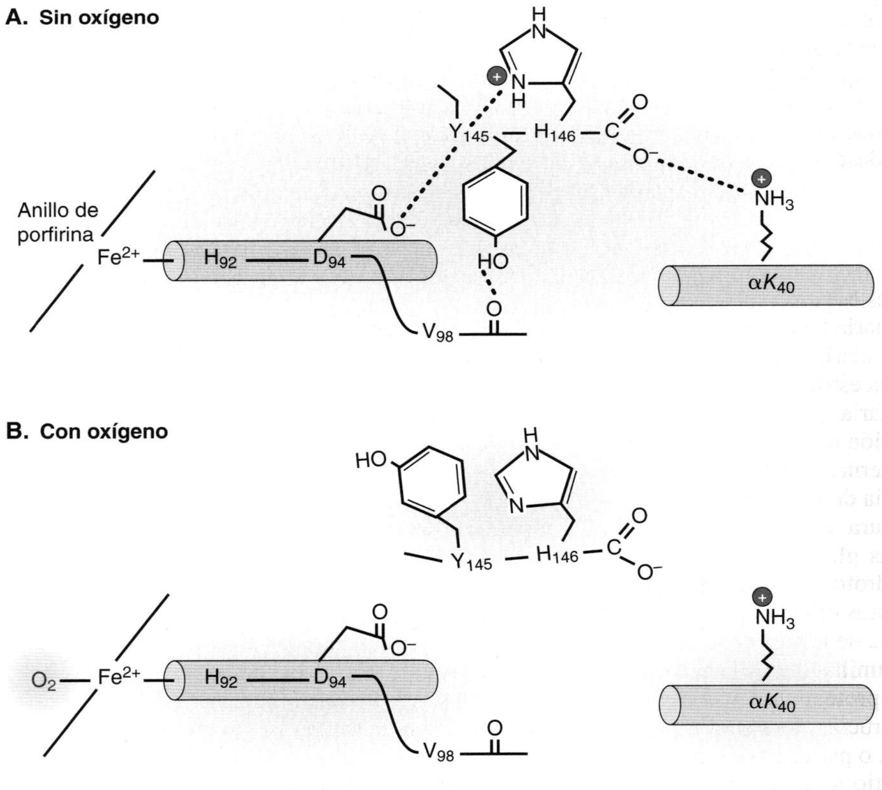

FIGURA 7-28 Cambios moleculares que suceden cuando el oxígeno se une a la hemoglobina. Vea el texto para obtener más detalles. **A.** Interacciones en ausencia de oxígeno. **B.** Pérdida de interacciones estabilizantes cuando se une el oxígeno.

3. El grupo carboxilato libre de la His146 (de la cadena β) forma un puente salino con el grupo amino ε de la cadena lateral de la Lys40 de la correspondiente cadena α. Este puente salino permite la comunicación entre las dos subunidades y ubica a la hélice H de la cadena β cerca de una subunidad α.

En la cadena β, la His92 proximal (el octavo aminoácido de la hélice F, F8) forma una unión covalente coordinado con el hierro del hemo y, al hacerlo, tira ligeramente del hierro hacia fuera del plano del anillo del hemo. Todas estas interacciones ocurren en el estado desoxigenado.

En consecuencia, ¿qué sucede cuando el oxígeno se une a una subunidad β? El oxígeno se une al hierro en una conformación plegada. La unión desencadena el movimiento del hierro al plano del anillo del hemo. Debido a que el hierro está también unido en forma covalente a la histidina F8, toda la hélice F y el vértice FG (en donde las hélices F y G se encuentran) también se mueve.

1. El Asp94 se halla en la hélice F. Conforme se mueve (debido al movimiento de la hélice F), ya no puede formar un puente salino con el imidazol de la His146, que debilita las interacciones entre las hélices F y H.
2. La Val98 se encuentra en el vértice FG de la subunidad β y, a medida que se mueve, el puente de hidrógeno formado entre la Val98 y la Tyr145 (en el extremo de la hélice H) también se rompe.
3. En parte debido a la pérdida de interacciones entre las hélices F y H, la hélice H se mueve y, al hacerlo, rompe la interacción iónica entre la His146 y la Lys40 de la subunidad α. Esto, junto con el bloqueo estérico del anillo hemo Val98 conduce a una rotación de un dímero αβ relativo al otro dímero αβ, y permitirá que el oxígeno se una con más facilidad a las otras subunidades. La rotación de dímeros también obliga a que el 2,3 BPG deje su sitio de unión en la hemoglobina, lo que favorecerá la unión de oxígeno.

La rotura de las uniones enumeradas con anterioridad tiene que suceder para que el oxígeno se una. Este es el pliegue por el cual se requiere una concentración elevada de oxígeno para que se logre la primera unión de oxígeno a la hemoglobina. Con cifras bajas de oxígeno, este puede disociarse del hierro, lo que posibilita que la forma T se vuelva a formar y permite que los puentes salinos y puentes de hidrógeno, que estabilizan la forma desoxigenada, se formen de nueva cuenta. Si la concentración de oxígeno es elevada, de tal forma que el hierro se ocupa de forma continua con oxígeno, es más probable que los hechos descritos antes ocurran y la hemoglobina se oxigene.

CONCEPTOS CLAVE

- ◆ Existen cuatro niveles estructurales de las proteínas:
  - ◆ La estructura primaria (secuencia lineal de aminoácidos dentro de la proteína).
  - ◆ La estructura secundaria (un patrón repetitivo y regular de puentes de hidrógeno que estabilizan una estructura particular).
  - ◆ La estructura terciaria (plegamiento de los elementos de la estructura secundaria en una conformación tridimensional).
  - ◆ La estructura cuaternaria (relación de subunidades dentro de una proteína).
- ◆ La estructura primaria de una proteína determina la forma en que una proteína se pliega en una estructura tridimensional única, denominada **conformación nativa**.
- ◆ Cuando las proteínas globulares se pliegan, la estructura terciaria casi siempre forma un núcleo hidrófobo empacado densamente, con las cadenas laterales de los aminoácidos polares orientados hacia el exterior, de cara al ambiente acuoso.
- ◆ La estructura terciaria de una proteína consiste en uno o más dominios estructurales, que pueden ser similares entre proteínas diferentes y realizar funciones similares para las distintas proteínas.
- ◆ Ciertos dominios estructurales son sitios de unión para moléculas específicas, denominadas **ligandos**, o para otras proteínas.
- ◆ La afinidad de un sitio de unión por su ligando se caracteriza cuantitativamente por una constante de asociación o de afinidad, K_a (o constante de disociación, K_d).

◆ La desnaturalización de las proteínas es la pérdida de la estructura terciaria (o secundaria) dentro de una proteína, que puede ser producida por calor, ácido u otros agentes que interfieren con los puentes de hidrógeno y por lo regular da lugar a una disminución de la solubilidad (precipitación).
◆ Las enfermedades revisadas en este capítulo se resumen en la tabla 7-1.

TABLA 7-1 Enfermedades revisadas en el capítulo 7		
ENFERMEDAD O ALTERACIÓN	**GENÉTICA O AMBIENTAL**	**COMENTARIOS**
Infarto del miocardio	Ambos	Las proteínas cardiacas específicas analizadas incluyen troponina T cardiaca (isoenzima cardiaca específica c-Tn-T). La creatina cinasa MB y la mioglobina también se elevan después de un ataque cardiaco, pero son marcadores menos específicos, en tanto que c-Tn-T es el más específico para evidencia de daño al músculo cardiaco.
Amiloidosis	Ambos	Nombre genérico para la acumulación extracelular de proteínas insolubles patológicas llamadas amiloide, localizado en órganos y tejidos. En este capítulo, el amiloide se deriva de las cadenas ligeras de la inmunoglobulina. En este trastorno, el amiloide se acumula en riñones y corazón, y conduce a los síntomas cardiacos y renales.
Enfermedad de células falciformes	Genético	Polimerización de la hemoglobina S bajo condiciones de desoxigenación, como resultado de interacciones hidrófobas causadas por una valina en la posición 6 de la cadena β, en lugar de ácido glutámico. Esto conduce a alteraciones en la forma de los eritrocitos, que produce oclusión de capilares. La falta de flujo sanguíneo a través de los capilares conduce a hipoxia y daño del tejido, que genera parte del dolor sufrido durante una crisis de células falciformes.
Diabetes tipos 1 y 2	Ambos	Utilización de hemoglobina glucosilada (HbA_{1c}) para determinar el control glucémico en el paciente diabético. HbA_{1c} es generada por la glucosilación no enzimática de la hemoglobina. El alcance de esta reacción depende de las concentraciones de glucosa en la circulación. Cuanto mayores sean las cantidades de glucosa en sangre, mayor será el grado de glucosilación.
Enfermedades priónicas	Ambos	Enfermedades de agregación proteínica debido a estructura terciaria alterada para proteínas con la misma estructura primaria, o ligeramente alterada. Los agregados que se forman se precipitan en el cerebro, lo que conduce a la degeneración neuronal y pérdida de la función.

PREGUNTAS DE REVISIÓN: CAPÍTULO 7

1. Una teoría de la formación de fibrillas de amiloide es que las secciones de estructura α-helicoidal se convierten en hojas β. ¿Cuáles regiones de las proteínas amiloides carecerían de uno de los siguientes aminoácidos?
   A. Cisteína
   B. Metionina
   C. Prolina
   D. Leucina
   E. Isoleucina

2. Para que las hormonas lipídicas como testosterona o estrógeno se transporten en el torrente sanguíneo, se unen a proteínas hidrosolubles. Para que sea hidrosoluble, la proteína de transporte contiene uno de los siguientes aminoácidos en su superficie en contacto con la sangre acuosa:
   A. Valina
   B. Arginina
   C. Leucina
   D. Isoleucina
   E. Fenilalanina

3. Un paciente tiene sibilancias y disnea, que son los síntomas típicos de asma, de manera que se administra un "inhalador de rescate" que es un agonista del receptor adrenérgico β₂. El ingrediente activo del inhalante relaja el músculo liso de los bronquios y permite que respire con normalidad. El receptor para la unión de tal agonista se describe mejor por una de las siguientes opciones:
   A. Una proteína globular
   B. Una proteína transmembrana
   C. Una proteína que contiene un pliegue de unión de nucleótido
   D. Una proteína de hoja plegada β exclusivamente
   E. Una proteína que contiene un pliegue de actina

4. Las necropsias de pacientes con enfermedad de Alzheimer muestran agregados proteínicos llamados **ovillos neurofibrilares** y **placas neuríticas** en varias regiones del cerebro. Estas placas muestran la característica tinción de amiloide. ¿Cuál de los siguientes rasgos es la característica más probable de al menos una proteína en estas placas?
   A. Un contenido elevado de estructura de hoja plegada β
   B. Un contenido elevado de estructura helicoidal α
   C. Un contenido elevado de espirales aleatorias
   D. Uniones cruzadas disulfuro entre cadenas polipeptídicas
   E. Una conformación nativa de escasa energía

5. Al estudiar una nueva vía en especies distantes de bacterias, usted descubre una proteína globular nueva que fosforila un sustrato, mediante ATP como donador de fosfato. ¿Cuál de las siguientes estructuras es más probable que esté contenida en esta proteína?

A. Un pliegue de actina
B. Un pliegue de inmunoglobulina
C. Un pliegue de unión a nucleótido
D. Un pliegue de globina
E. Un barril β

6. Los agonistas β_2-adrenérgicos usados como tratamiento para ataques agudos de asma fueron formulados para tener una mayor afinidad para el receptor adrenérgico β_2 que la epinefrina. ¿Cuál de los siguientes sería verdadero para los β_2 agonistas en comparación con la epinefrina?
A. La K_a del agonista es mayor que la de la adrenalina.
B. La K_a del agonista es menor que la de la adrenalina.
C. La K_a del agonista es la misma que la de la adrenalina.
D. La K_d del agonista es mayor que la de la adrenalina.
E. La K_d del agonista es igual al de la adrenalina.

7. Un paciente está expuesto a hepatitis A y como medida de prevención se le administra globulina inmune A para evitar que el paciente contraiga la enfermedad. La vacuna es una inmunoglobulina IgG específica para las proteínas de cubierta del virus de la hepatitis A. ¿El sitio de acción de la inmunoglobulina se une a cuál de las siguientes ubicaciones en la inmunoglobulina? Escoja la mejor respuesta.
A. Un sitio que consta de regiones constantes de las cadenas pesadas
B. Un sitio que consta de regiones constantes de las cadenas ligeras
C. Un sitio que consta de regiones variables de las cadenas ligeras
D. Un sitio que consta de regiones variables de las cadenas pesadas
E. Un sitio que consta de las regiones variables de cadenas pesadas y ligeras

8. Cada molécula de IgG (como la inmunoglobulina de la hepatitis A) contiene dos cadenas ligeras y dos pesadas, las cuales se pueden separar por la pérdida de uno de los siguientes tipos de interacciones:
A. Enlaces de hidrógeno
B. Enlaces disulfuro
C. Enlaces iónicos
D. Interacciones de van der Waals
E. El efecto hidrófobo

9. Una paciente con diabetes tipo 1 pudo disminuir su valor de HbA_{1c} de 8.2 a 5.9%. Esto ocurrió por la reducción de uno de los siguientes procesos:
A. Oxidación enzimática
B. Oxidación no enzimática
C. Glucosilación enzimática
D. Glucosilación no enzimática
E. Reducción enzimática
F. Reducción no enzimática

10. En la amiloidosis, las hélices α pueden formar hojas β de fibrillas amiloides. Las hélices α en estas proteínas se pueden caracterizar por uno de los siguientes:
A. Tienen la misma estructura primaria.
B. Están formadas principalmente por enlaces de hidrógeno entre un átomo de oxígeno carbonilo en un enlace peptídico y el hidrógeno amida de un enlace peptídico diferente.
C. Están formados principalmente por enlaces de hidrógeno entre un átomo carbonilo en un enlace peptídico

y átomos de hidrógeno en la cadena lateral de otro aminoácido.
D. Se forman por enlace de hidrógeno entre dos aminoácidos adyacentes en la secuencia primaria.
E. Requieren un contenido elevado de prolina y glicina.

11. El experimento clásico para demostrar que la estructura primaria determina la estructura secundaria y terciaria, así como el plegamiento general de las proteínas, fue realizado por Anfinsen y sus colegas en 1973. En este experimento, la enzima ribonucleasa se desnaturalizó de tal forma que la proteína perdió toda su actividad enzimática, y luego se renaturalizó, momento en el que se demostró que la proteína recuperó su actividad enzimática. Este experimento habría fracasado si se hubiera seleccionado la insulina madura como proteína a desnaturalizar debido a ¿cuál de las siguientes razones?
A. La insulina carece de enlaces disulfuro.
B. La estructura terciaria de la insulina existe en varias formas.
C. La estructura primaria de la insulina ha sido alterada después del plegado inicial de la proteína.
D. Las estructuras secundarias no pueden reformarse tras la desnaturalización.
E. La insulina es una excepción a la regla, ya que la estructura cuaternaria de la insulina determina el plegamiento general.

12. El músculo en funcionamiento genera dióxido de carbono y ácido láctico, que pueden reducir el pH local del tejido. Los glóbulos rojos, al entrar en los capilares del músculo, liberarán el oxígeno de la hemoglobina debido a ¿cuál de las siguientes razones? Elija la mejor respuesta.

	Reducción de la concentración de oxígeno en el músculo	Reducción de los niveles de 2,3-bifosfoglicerato en el músculo	Una mayor concentración de protones	Una mayor concentración de dióxido de carbono
A	Sí	No	Sí	No
B	Sí	Sí	No	No
C	Sí	No	Sí	Sí
D	No	Sí	No	Sí
E	No	No	Sí	No
F	No	Sí	No	Sí

13. Dada la estructura del enlace peptídico que se muestra a continuación, ¿en torno a qué enlaces la rotación libre permite generar los dominios estructurales durante el plegado?

A. Únicamente A
B. Únicamente B

C. Únicamente C
D. A y B
E. B y C
F. A y C
G. Todas

14. Las fuerzas responsables de iniciar y mantener las estructuras secundarias y terciarias, ¿cuál de las siguientes tiene en común?
    A. Interacciones de van der Waals
    B. Interacciones electrostáticas
    C. Enlaces de disulfuro
    D. El efecto hidrofóbico
    E. Los enlaces de hidrógeno

15. Consideremos una proteína globular de una sola subunidad que se une a un ligando con una K_d de 10^{-6} M en su estado nativo. Sin embargo, en respuesta a una

determinada señal extracelular, dos residuos de serina de la proteína se fosforilan, y la proteína fosforilada ahora se une al ligando con una K_d de 10^{-9} M. Este cambio en la afinidad de unión puede ocurrir debido a ¿cuál de las siguientes causas?
A. El ligando está cargado negativamente y ahora tiene una afinidad reducida por la proteína.
B. El ligando está cargado positivamente y ahora tiene una afinidad reducida por la proteína.
C. La estructura secundaria se altera debido a la capacidad de formar ahora interacciones iónicas.
D. La estructura terciaria se altera debido a la capacidad de formar ahora interacciones iónicas.
E. La estructura cuaternaria se altera debido a la capacidad de formar ahora interacciones iónicas.

RESPUESTAS A LAS PREGUNTAS DE REVISIÓN

1. **La respuesta es C.** En la hélice α, el átomo de oxígeno de un grupo carbonilo forma un enlace de hidrógeno con el átomo de nitrógeno cuatro aminoácidos más adelante de la cadena. Debido a que el nitrógeno de la prolina es parte de esta estructura cíclica, cuando la prolina está en un enlace peptídico, su grupo nitrógeno carece de un protón y no puede formar un enlace de hidrógeno con el adecuado oxígeno carbonilo. Los ángulos de enlace dentro del anillo de prolina también son incompatibles con la formación de hélice α, de manera que tal prolina se conoce como un "degradador de hélice". Ninguno de los otros aminoácidos que se presentan en la lista tiene su nitrógeno en una estructura cíclica, de manera que todos pueden formar ángulos de enlace y enlaces de hidrógeno necesarios para una hélice α.

2. **La respuesta es B.** La arginina es un aminoácido con carga polar y es hidrosoluble, en tanto que los otros son no polares e hidrófobos y no se espera que estén en la superficie de una proteína expuesta a un medio acuoso.

3. **La respuesta es B.** El receptor adrenérgico β₂ es una proteína transmembrana que contiene siete dominios que abarcan la membrana y tiene dominios intra y extracelulares en cualquier lado de la membrana. Está compuesto principalmente por hélices α pero no por hojas β. No contiene un pliegue de actina y no es una proteína globular ni una proteína que contenga un pliegue de unión nucleótido. El receptor está acoplado con una proteína de unión GTP (una proteína G). Sin embargo, el receptor en sí no se une a nucleótidos.

4. **La respuesta es A.** La tinción característica del amiloide se origina en fibrillas de lámina plegada β perpendicular al eje de la fibra (por lo tanto, B, C y D son incorrectas). La conformación nativa de una proteína suele ser la más estable y de menor energía, y a menor estado de energía de una proteína, con mayor facilidad se pliega a su conformación nativa y menos probable es que asuma la estructura de hoja plegada β, insoluble, de los amiloides (de modo que E es incorrecta).

5. **La respuesta es A.** La proteína hidroliza ATP, lo cual es una característica del pliegue de actina. Ninguno de los otros pliegues descritos hidrolizará ATP.

6. **La respuesta es A.** La afinidad de unión se describe cuantitativamente por su constante de asociación, K_a. Mientras mayor sea la K_a, mayor será la afinidad. Debido a que la K_d es recíproca a la K_a ($1/K_a$), mientras mayor afinidad, menor la K_d. Debido a que el agonista β tiene una mayor afinidad que la adrenalina, su K_a sería mayor y su K_d sería menor que la de la adrenalina.

7. **La respuesta es E.** Las regiones variables de las cadenas ligeras y pesadas interactúan para producir un solo sitio de unión de antígeno-específico (en este caso, para el virus de la hepatitis A) en cada rama de la inmunoglobulina en forma de Y. Las regiones constantes no están involucradas con inmunidad específica. Las regiones variables están físicamente separadas de manera que no pueden interactuar unas con otras (variable L con variable L o variable H con variable H). La región variable de una cadena ligera está inmediatamente adyacente a la región variable de una cadena pesada, e interactúan para formar un solo sitio de unión.

8. **La respuesta es B.** Cada molécula de IgG contiene dos cadenas ligeras y dos cadenas pesadas unidas por enlaces disulfuro. La reducción de los enlaces disulfuro provocará la separación de las cadenas ligeras y las pesadas.

9. **La respuesta es D.** En la glucosilación no enzimática, la glucosa presente en la sangre se une a aminoácidos en la hemoglobina formando una proteína glucosilada irreversible durante el periodo de vida de ese eritrocito. Debido a que la reacción es no enzimática, la velocidad de glucosilación es proporcional a la concentración de la glucosa presente. Los pacientes con elevación constante de la glucosa sanguínea tendrán elevación de la HbA₁c, un marcador de control deficiente de diabetes. La oxidación o reducción no están involucradas con la formación de HbA₁c.

10. **La respuesta es B.** La estructura de repetición regular de una hélice α es posible porque se forma por enlaces de hidrógeno dentro del esqueleto peptídico de una sola cadena. Por lo tanto, las hélices α se pueden formar a partir de varias estructuras primarias. Sin embargo, la prolina no puede acomodar los plegamientos para una hélice α porque los átomos involucrados en el esqueleto

peptídico son parte de una estructura cíclica y la glicina no puede dar el espacio que se requiere para una estructura estable.

11. **La respuesta es C.** La insulina se sintetiza como un propéptido y se somete a un procesamiento proteolítico para formar la insulina madura. Se elimina un péptido C, dejando un péptido A y un péptido B, que están conectados por enlaces disulfuro. La pérdida del péptido C ha alterado la secuencia primaria, que era necesaria para el plegado de la proinsulina, por lo que desnaturalizar la insulina madura y luego renaturalizarla no dará lugar a la formación de insulina activa debido a la alteración de la secuencia primaria. La estructura madura de la insulina solo existe en una forma, y diferentes elementos secundarios pueden reformarse tras la desnaturalización y renaturalización de la insulina madura.

12. **La respuesta es C.** La hemoglobina liberará oxígeno en concentraciones más bajas de oxígeno (como el músculo frente a los pulmones), y tanto los protones como el dióxido de carbono estabilizan la forma desoxigenada de la hemoglobina, de modo que esta liberará oxígeno en los tejidos. El 2,3-bisfosfoglicerato (2,3-BPG) también estabilizará la forma desoxigenada de la hemoglobina, por lo que la reducción de los niveles de 2,3-BPG reducirá la entrega de oxígeno a los tejidos.

13. **La respuesta es F.** El enlace peptídico (donde apunta la flecha B) tiene características de doble enlace y no hay rotación sobre ese enlace. Así, solo los enlaces designados como A y C tienen rotación libre, y si se conocieran todos esos ángulos de enlace en una proteína, se podría predecir la estructura de la misma.

14. **La respuesta es E.** La estructura secundaria se define como un patrón de repetición regular de formación de enlaces de hidrógeno. No hay otras fuerzas implicadas en la estructura secundaria, por lo que la única fuerza en común entre la estructura secundaria y la terciaria son los enlaces de hidrógeno. Las demás fuerzas enumeradas intervienen en la estructura terciaria y cuaternaria.

15. **La respuesta es D.** Cuando la proteína se fosforila, la estructura terciaria de la proteína puede alterarse debido a que las cadenas laterales de fosfoserina pueden ahora formar interacciones iónicas con las cadenas laterales de arginina o lisina, mientras que antes el grupo hidroxilo de la serina únicamente podía formar enlaces de hidrógeno con otras regiones de la proteína. El cambio en la estructura terciaria ha mejorado la unión del ligando en un factor de 10^3, ya que la constante de asociación ($1/K_d$) es ahora de 10^9, en comparación con la de 10^6 anterior a la fosforilación. Como la proteína es una proteína globular de una sola cadena, no presenta una estructura cuaternaria.

8 Enzimas como catalizadores

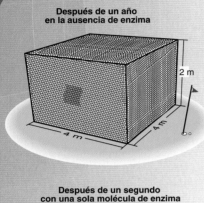

Después de un año en la ausencia de enzima

2 m
4 m
4 m

Después de un segundo con una sola molécula de enzima

2 m
4 m
4 m

FIGURA 8-1 Poder catalítico de las enzimas. Muchas enzimas aumentan la velocidad de una reacción química por un factor de 10^{11} o más. Para apreciar un incremento en la velocidad de la reacción de este orden de magnitud, considere una caja del tamaño de un cuarto de bolas de golf que "reaccionan" liberando energía y tornándola a color marrón. La caja de $4 \times 4 \times 2$ m contiene $380\,000$ bolas de golf. Si la velocidad de la reacción en ausencia de la enzima fuera de 100 bolas de golf por año, la presencia de una sola molécula de enzima podría convertir la caja completa de bolas de golf en color marrón en tan solo 1 segundo (suponiendo un incremento de 10^{11} en la velocidad de la reacción).

Las enzimas son proteínas que actúan como **catalizadores**, es decir, compuestos que incrementan la velocidad de las reacciones químicas (fig. 8-1). Las enzimas catalizadoras unen reactantes (sustratos), los convierten en productos y liberan estos productos. Aunque las enzimas pueden modificarse durante su participación en estas secuencias de reacciones, al final regresan a sus formas originales. Además de incrementar la velocidad de las reacciones, las enzimas proveen un medio para regular las velocidades de las vías metabólicas en el cuerpo. En este capítulo se describen las propiedades de las enzimas que les permiten funcionar como catalizadores. En el siguiente capítulo se explicarán los mecanismos de la regulación enzimática.

Sitios de unión de las enzimas. Una enzima une los **sustratos** de la reacción y los convierte en **productos**. Los sustratos se unen específicamente a **sitios de unión a sustratos** en la enzima a través de interacciones con residuos de aminoácidos de la enzima. La geometría espacial requerida para las interacciones entre el sustrato y la enzima hace que cada enzima sea **selectiva por** su **sustrato** y asegura que solo se formen **productos específicos**.

Sitios catalíticos activos. Los sitios de unión a sustrato se sobreponen en el **sitio catalítico activo** de la enzima, la región de la enzima donde ocurren las reacciones. Dentro del sitio catalítico, **grupos funcionales** provistos por las **coenzimas**, **metales fuertemente unidos** y, por supuesto, **residuos de aminoácidos** de la enzima participan en la catálisis.

Energía de activación y estado de transición. Los grupos funcionales en el sitio catalítico de una enzima activan al sustrato y disminuyen la energía necesaria para formar el estado intermedio de alta energía de la reacción conocido como **complejo de estado de transición**. Algunas de las estrategias catalíticas empleadas por las enzimas, tales como la **catálisis ácido-base general**, la formación de **intermediarios covalentes** y la **estabilización del estado de transición** son ilustradas por la **quimotripsina**.

Perfiles de pH y temperatura. Las enzimas tienen un intervalo funcional de pH determinado por el **pK_a** de los grupos funcionales en el sitio activo y las interacciones requeridas por la estructura tridimensional. Los incrementos de temperatura, que no provocan la desnaturalización de la proteína, incrementan la velocidad de reacción.

Inhibidores basados en mecanismo. La eficacia de muchos **medicamentos** y **toxinas** depende de su capacidad para inhibir a una enzima. Los inhibidores más potentes son **inhibidores covalentes**, que son compuestos que forman enlaces covalentes con un grupo reactivo en el sitio activo de la enzima, o **análogos del estado de transición** que imitan el complejo del estado de transición.

Nombres de las enzimas. La mayoría de los nombres de las enzimas termina en "-asa". Las enzimas usualmente tienen un nombre común y un nombre de una clasificación sistemática que incluye el nombre y el número de la Comisión de Enzimas (EC).

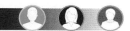

Después de 1 año de recuperarse por envenenamiento con salicilatos (*véase* cap. 4), **Dennis V.** estaba jugando en el sótano de su abuelo. **Dennis V.** se tomó una cantidad desconocida del insecticida malatión, que algunas veces es usado como insecticida para moscas de la fruta y otros insectos (fig. 8-2). Un rato más tarde, cuando **Dennis V.** no se sintió bien, le contó a su abuelo lo que había hecho. Su abuelo recuperó la botella y se llevó rápido a **Dennis V.** a la sala de urgencias del hospital local. Durante el camino, **Dennis V.** vomitó repetidamente mientras se quejaba de cólicos abdominales. En el hospital, el niño comenzó a salivar y defecaba incontroladamente.

En la sala de urgencias, los médicos le pasaron una sonda nasogástrica para realizarle un lavado estomacal, comenzaron con líquidos intravenosos y registraron sus signos vitales. El pulso de **Dennis V.** era de 48 pulsaciones/min (lento) y su presión arterial era de 75/42 mm Hg (baja). Los médicos notaron movimientos involuntarios en los músculos de sus extremidades.

A **Lotta T.** se le diagnosticó una artritis gotosa aguda que involucraba su dedo gordo del pie derecho (*véase* cap. 5). La presencia de cristales de urato insolubles dentro de la articulación confirmó el diagnóstico. Varias semanas después de que cedió el dolor, se le inició tratamiento con alopurinol en una dosis oral de 150 mg dos veces por día, mientras se continúa con una dosis diaria de colchicina. El tratamiento con alopurinol es eficaz porque el medicamento inhibe la actividad de una enzima específica.

Al M., un hombre de 44 años de edad con un trastorno por consumo de alcohol durante los últimos 5 años, tiene una marcada inapetencia por la comida. Durante un fin de semana, se tornó inusualmente irritable y confundido después de consumir 1.5 litros de vodka y comer muy poco. Su casera lo convenció de ir al doctor. El examen físico mostraba una frecuencia cardiaca de 104 latidos/min. Su presión arterial estaba levemente baja y estaba en etapas tempranas de una insuficiencia cardiaca congestiva. Estaba mal orientado en tiempo, lugar y persona.

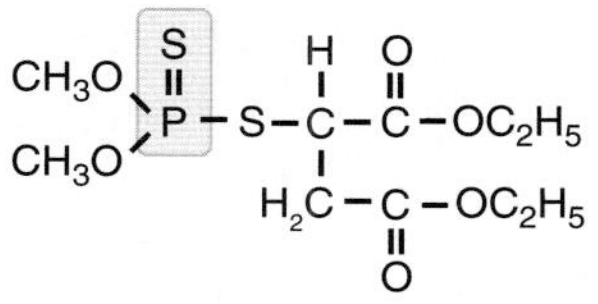

I. La reacción catalizada por la enzima

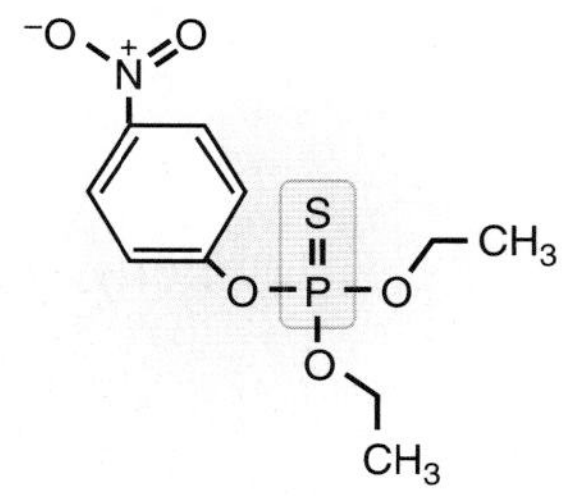

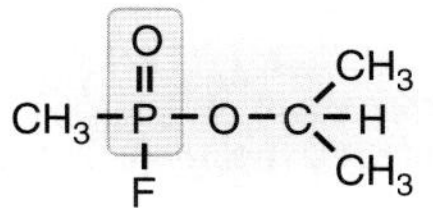

Las enzimas, en general, aportan velocidad, especificidad y control regulatorio a las reacciones del cuerpo. Las enzimas son usualmente proteínas que actúan como catalizadores, es decir, compuestos que incrementan la velocidad de las reacciones químicas. Las reacciones catalizadas por enzimas tienen tres pasos básicos:

1. Unión del sustrato (el reactivo): $E + S \leftrightarrow ES$
2. Conversión del sustrato unido a producto unido: $ES \leftrightarrow EP$
3. Liberación del producto: $EP \leftrightarrow E + P$

Una enzima une los sustratos de la reacción que cataliza y los pone juntos en la orientación correcta para que reaccionen. La enzima después participa en la generación y rotura de enlaces requeridos para la formación del producto, libera los productos y regresa a su estado original, una vez que se ha completado la reacción.

Las enzimas no inventan reacciones nuevas; ellas simplemente hacen que las reacciones ocurran más rápido. El poder catalítico de una enzima (la velocidad de la reacción catalizada dividida entre la velocidad de la reacción no catalizada) usualmente está en el intervalo de 10^6 a 10^{14}. Sin el poder catalítico de las enzimas, reacciones como las involucradas en la conducción nerviosa, la contracción cardiaca y la digestión de los alimentos ocurrirían de manera muy lenta, lo cual sería incompatible con la vida.

Cada enzima por lo general cataliza una reacción bioquímica específica. La habilidad de una enzima para seleccionar un solo sustrato y distinguirlo entre un grupo de compuestos similares se denomina **especificidad** (fig. 8-3). La enzima convierte a este sustrato en un solo producto. La especificidad, como también la velocidad de las reacciones catalizadas por las enzimas, resultan de la secuencia única y específica de aminoácidos que forman la estructura tridimensional de la enzima.

FIGURA 8-2 Compuestos organofosforados. El malatión y el paratión son insecticidas organofosforados. Náusea, coma, convulsiones, insuficiencia respiratoria y muerte son consecuencia del uso de paratión por agricultores, a quienes por accidente se les introduce por la piel. La estructura del malatión es parecida a la del paratión pero no es tan tóxico. El gas nervioso sarín, otro compuesto organofosforado, fue utilizado en un ataque terrorista en un tren subterráneo en Japón.

 La mayoría si no todos los tejidos y órganos del cuerpo, son adversamente afectados por la ingesta crónica de cantidades excesivas de alcohol, incluyendo el hígado, el páncreas, el corazón, los órganos reproductivos, el sistema nervioso central y el feto. Algunos de los efectos de la ingesta de alcohol, como los efectos psicotrópicos en el cerebro o la inhibición del transporte de vitaminas, son efectos directos causados por el mismo etanol. Sin embargo, muchos de los efectos fisiopatológicos agudos y crónicos del alcohol se relacionan con las vías del metabolismo del etanol (cap. 33).

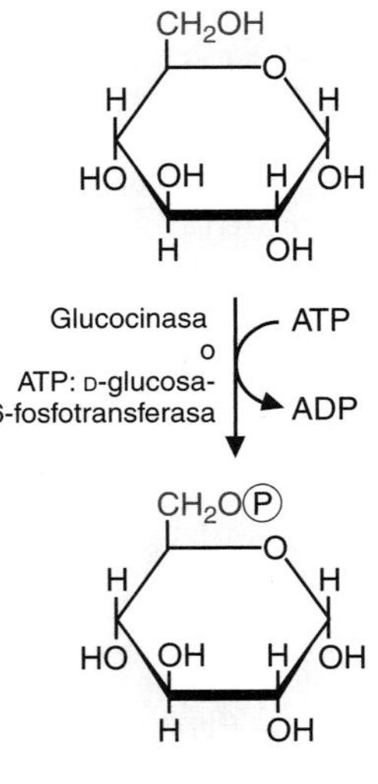

FIGURA 8-3 Reacción catalizada por la glucocinasa, un ejemplo de especificidad de la reacción enzimática. La glucocinasa cataliza la transferencia de un fosfato (P) del adenosín trifosfato (ATP) al carbono 6 de la glucosa. Esta no puede transferir rápidamente un fosfato de otros nucleótidos a la glucosa, o de ATP a otros azúcares estrechamente relacionados con la glucosa como la galactosa, o de ATP a cualquier otro carbono en la glucosa. Los únicos productos formados son glucosa 6-fosfato y adenosín difosfato (ADP).

A. El sitio activo

Para catalizar una reacción química, la enzima forma un complejo enzima-sustrato en su sitio catalítico activo (fig. 8-4). El **sitio activo** es usualmente una hendidura o fisura en la enzima formada por una o más regiones de la cadena polipeptídica. Dentro del sitio activo, los cofactores y grupos funcionales de la cadena polipeptídica participan en transformar a las moléculas de sustrato unidas en productos.

Inicialmente, las moléculas de sustrato se unen a sus sitios de unión de sustrato, también denominados **sitios de reconocimiento de sustrato** (fig. 8-4B). El arreglo tridimensional de los sitios de unión en la fisura de la enzima permite que las porciones reactivas de los sustratos se aproximen unas a otras desde los ángulos apropiados. La proximidad de las moléculas de sustrato unidas y su orientación conjunta precisa contribuyen al poder catalítico de la enzima.

El sitio activo también contiene grupos funcionales que participan directo en la reacción (fig. 8-4C). Los grupos funcionales son aportados por la cadena polipeptídica o por los cofactores unidos (metales o moléculas orgánicas complejas llamadas coenzimas). A medida que el sustrato se une, induce cambios conformacionales en la enzima que promueven interacciones adicionales entre las moléculas de sustrato y los grupos funcionales de la enzima (p. ej., una coenzima puede formar un intermediario covalente con el sustrato o una cadena lateral de un aminoácido puede extraer un protón del sustrato reactante). Los sustratos activados y la enzima forman un **complejo de estado de transición**, es decir, un complejo inestable de alta energía con una configuración electrónica tensa que es un intermediario entre el sustrato y el producto. Los enlaces adicionales con la enzima estabilizan el complejo del estado de transición y disminuyen la energía requerida para su formación.

El complejo del estado de transición se descompone en productos, que se disocian de la enzima (fig. 8-4D). Por lo general la enzima retorna a su forma original. La enzima libre se une entonces a otro grupo de sustratos y repite el proceso.

B. Sitios de unión al sustrato

La especificidad de la enzima (la capacidad de la enzima para reaccionar con solo un sustrato) resulta del arreglo tridimensional de los residuos de aminoácidos específicos en la enzima que forma sitios de unión para el sustrato y activan a este durante el curso de la

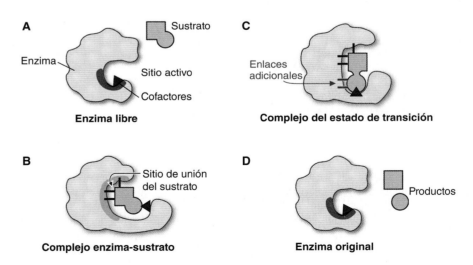

FIGURA 8-4 Reacción en el sitio catalítico activo de la enzima. **A.** La enzima contiene un sitio catalítico activo, ilustrado en *rojo oscuro*, con una región o dominio donde se une el sustrato. El sitio activo también puede contener cofactores, componentes no proteínicos que contribuyen a la catálisis. **B.** El sustrato forma enlaces con residuos de aminoácidos en el sitio de unión al sustrato. La unión del sustrato induce cambios conformacionales en el sitio activo. **C.** Los grupos funcionales de los residuos de aminoácidos y los cofactores en el sitio activo participan en formar el complejo del estado de transición, que es estabilizado por enlaces no covalentes adicionales con la enzima, mostrados en *rojo*. **D.** Debido a que los productos de la reacción se disocian, la enzima regresa a su conformación original.

reacción. Los modelos de "cerradura y llave" y de "adaptación inducida" para la unión del sustrato describen dos aspectos de la interacción de unión entre la enzima y el sustrato.

I. Modelo de cerradura y llave para la unión del sustrato

El sitio de unión del sustrato contiene residuos de aminoácidos arreglados en una superficie tridimensional complementaria que "reconoce" al sustrato y lo une a través de múltiples interacciones hidrófobas, electrostáticas o de puentes de hidrógeno. Los residuos de aminoácidos que se unen al sustrato pueden venir de partes muy diferentes de la secuencia lineal de aminoácidos de la enzima, como se observa en la glucocinasa. La unión de compuestos con una estructura que difiera del sustrato, aun en grados muy pequeños, puede ser prevenida por un impedimento estérico y repulsión de cargas. En el modelo de cerradura y llave, la complementariedad entre el sustrato y su sitio de unión se compara a la de una llave dentro de una cerradura rígida.

2. Modelo de la adaptación inducida para la unión del sustrato

La complementariedad entre el sustrato y el sitio de unión es únicamente una parte del cuadro. A medida que se une el sustrato, la enzima sufre un cambio conformacional (adaptación inducida) que reposiciona las cadenas de los aminoácidos en el sitio activo e incrementa el número de interacciones de unión (*véase* fig. 8-4). El modelo de adaptación inducida para la unión del sustrato reconoce que el sitio de unión al sustrato no es una cerradura rígida, sino una superficie dinámica creada por la flexibilidad general de la estructura tridimensional de la enzima.

La función del cambio conformacional inducido por la unión del sustrato, la adaptación inducida, es usualmente la de reposicionar a los grupos funcionales en el sitio activo de una forma que promueva la reacción, mejore el sitio de unión para un cosustrato, o active una subunidad adyacente mediante cooperatividad. Por ejemplo, considere los grandes cambios conformacionales que ocurren en el pliegue actina de la glucocinasa cuando esta une a la glucosa. Primero, el sustrato de glucosa se une en una forma semejante a una cerradura y una llave (fig. 8-5).

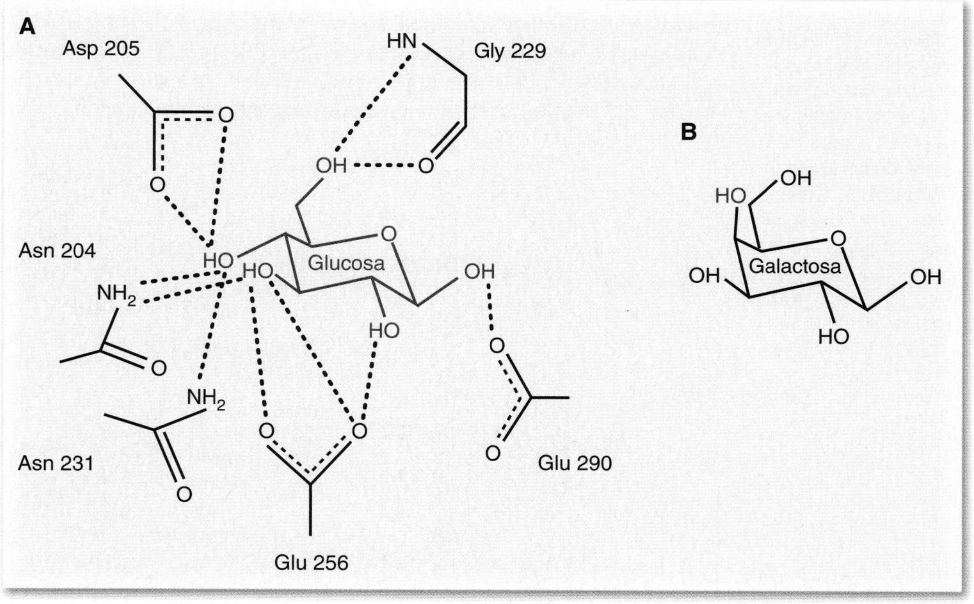

FIGURA 8-5 Sitio de unión de la glucosa en la glucocinasa. **A.** La glucosa, mostrada en *rojo*, es mantenida en su sitio de unión por múltiples puentes de hidrógeno entre cada grupo hidroxilo y los aminoácidos polares de diferentes regiones de la secuencia de aminoácidos de la enzima en el pliegue de actina (*véase* cap. 7). La posición de cada residuo de aminoácido en la secuencia lineal está identificada por su número. Las múltiples interacciones permiten a la glucosa inducir grandes cambios conformacionales en la enzima (adaptación inducida). (Modificada de Pilkis SJ, Weber IT, Harrison RW, *et al.* Glucokinase: structural analysis of a protein involved in susceptibility to diabetes. *J Biol Chem.* 1994;269(35):21925-21928. https://creativecommons.org/licenses/by/4.0/). **B.** La especificidad de la enzima se ilustra por la comparación entre la galactosa y la glucosa. La galactosa difiere de la glucosa únicamente en la posición del grupo –OH, que se muestra en *rojo*. Sin embargo, esta no es fosforilada a una velocidad significativa por la enzima. Por esta razón, las células requieren de una galactocinasa separada para el metabolismo de la galactosa.

A

D-glucosa

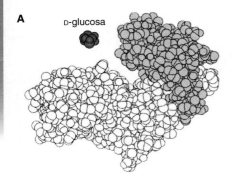

B

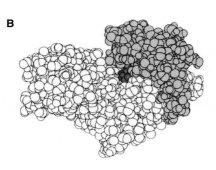

FIGURA 8-6 Cambio conformacional resultante de la unión de la glucosa a la hexocinasa. (La figura realmente corresponde a la de la hexocinasa de levadura, que es más parecida a la glucocinasa humana que esta a las otras isoenzimas de hexocinasa humanas). Las áreas *sombreadas y no sombreadas* muestran los dos dominios (cuatro subdominios) que forman el pliegue de actina con su hendidura para la unión de adenosín trifosfato (ATP). **A.** Enzima libre. **B.** Enzima unida a glucosa, se cierra la hendidura, formando el sitio de unión de ATP. El cierre de la hendidura cuando la glucosa se une a la hexocinasa (o a la glucocinasa humana) es una de las grandes "adaptaciones inducidas" conocidas. (Reimpresa de Bennett WS, Jr., Steitz TA. Structure of a complex between yeast hexokinase A and glucose. II: Detailed comparisons of conformation and active site configuration with the native hexokinase B monomer and dimer. *J Mol Biol.* 1980;140(2):211-230. © 1980 Elsevier. Con permiso.)

Conforme la glucosa se une, se presenta la adaptación inducida. Esta involucra cambios en la conformación de la enzima completa que cierran la hendidura del pliegue, mejorando así el sitio de unión para el adenosín trifosfato (ATP) y excluyendo al agua del sitio activo (que puede interferir con la reacción) (fig. 8-6). Así, las múltiples interacciones entre el sustrato y la enzima en el sitio catalítico sirven tanto para el reconocimiento del sustrato como para iniciar la siguiente etapa de la reacción: la formación del complejo del estado de transición.

C. Complejo del estado de transición

Para que ocurra una reacción, el sustrato que sufrirá la reacción necesita ser activado. Si los niveles de energía de un sustrato son graficados a medida que el sustrato es progresivamente convertido a producto, la curva mostrará un máximo de energía que es más alto que el del sustrato o que el del producto (fig. 8-7). Este alto nivel de energía ocurre en el estado de transición. Para algunas de las reacciones catalizadas enzimáticamente, el estado de transición es una condición en la que los enlaces en el sustrato están extremadamente tensos. Para otras reacciones catalizadas por enzimas, la configuración electrónica del sustrato se torna muy tensa e inestable a medida que este entra en el estado de transición. El máximo nivel de energía corresponde a la configuración más inestable del sustrato y a la condición en la cual la molécula de sustrato cambiante está más fuertemente unida a los grupos funcionales participantes en la enzima. La diferencia de energía entre el sustrato y el complejo del estado de transición se denomina **energía de activación**.

De acuerdo con la teoría del estado de transición, la tasa global de la reacción está determinada por el número de moléculas que adquieren la energía de activación necesaria para formar el complejo del estado de transición. Las enzimas incrementan la velocidad de la reacción al disminuir la energía de activación. Ellas utilizan varias estrategias catalíticas, tales como la estabilización electrónica del complejo del estado de transición o la catálisis ácido-base, para obtener esta disminución.

Una vez que se forma el complejo del estado de transición, este puede colapsarse de regreso a sustratos o descomponerse para formar productos. La enzima no cambia el nivel inicial de energía de los sustratos o el nivel de energía final de los productos.

Debido a que el complejo del estado de transición se une más fuerte a la enzima que el sustrato, los compuestos que asemejan sus superficies electrónicas y tridimensionales (**análogos del estado de transición**) son inhibidores más potentes de una enzima que los análogos de sustrato. De manera consecuente, un medicamento desarrollado como un análogo del estado de transición podría ser altamente específico para la enzima para la

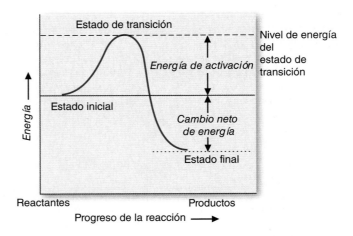

FIGURA 8-7 Diagrama de energía que muestra los niveles de energía de los sustratos a medida que estos progresan a la formación de productos en ausencia de la enzima. Los sustratos deben pasar a través de un estado de transición de alta energía durante la reacción. Aunque ocurre una pérdida favorable de energía durante la reacción, la velocidad de la reacción es enlentecida por la barrera de energía para formar el estado de transición. La barrera de energía se refiere a la energía de activación.

cual está diseñado que inhiba. Sin embargo, los análogos del estado de transición son altamente inestables cuando no están unidos a la enzima y podrían tener grandes dificultades para atravesar el tracto digestivo o para alcanzar el sitio de acción desde el sitio de inyección. Algunos de los enfoques en el diseño de medicamentos que se utilizan para resolver el problema de la inestabilidad incluyen diseñar medicamentos que asemejen a los análogos de los estados de transición, pero que tengan una modificación estable, diseñando un promedicamento que se convierta en un análogo del estado de transición en el sitio de acción y usando un análogo del estado de transición para diseñar un anticuerpo complementario.

Si la estructura de un estado de transición puede ser modelada, se puede utilizar como un antígeno para la producción de **abzimas** (anticuerpos catalíticos). Estos anticuerpos tienen una disposición de cadenas laterales de aminoácidos en sus regiones variables que es similar al sitio activo de la enzima en el estado de transición. En consecuencia, ellos pueden actuar como enzimas artificiales. Por ejemplo, se han desarrollado abzimas contra análogos del complejo del estado de transición de la esterasa de cocaína, la enzima que degrada a la cocaína en el cuerpo. Estas abzimas tienen actividades de esterasa e inyecciones mensuales de abzima, pueden ser utilizadas para destruir rápidamente la cocaína de la sangre, reduciendo de esta manera la dependencia en los sujetos adictos (cap. 7, para la estructura de los anticuerpos).

II. Estrategias para catálisis

Existen cinco estrategias principales que las enzimas utilizan para permitir la catálisis: catálisis general ácido-base, catálisis covalente, catálisis metal-ion, catálisis por aproximación y catálisis por cofactor. Algunas enzimas usan una combinación de estas estrategias.

A. Catálisis general ácido-base

En la catálisis general ácido-base un grupo funcional en la proteína dona un protón (catálisis ácida) o acepta un protón (catálisis básica general) durante el curso de la reacción. Un ejemplo de la catálisis general ácido-base se observa en el mecanismo de la quimotripsina (*véase* el material en línea Mecanismo catalítico de la quimotripsina). Durante el curso de esta reacción, la histidina 57 actúa como un catalizador básico general y acepta protones de la serina 195, activando a la serina para actuar como un nucleófilo. Más adelante, en la secuencia de la reacción, la histidina protonada 57 actúa como un catalista ácido general y dona un protón a un producto abandonando la reacción.

 Mecanismo catalítico de la quimotripsina

B. Catálisis covalente

En la catálisis covalente, el sustrato está unido en forma covalente durante el curso de la reacción con una cadena lateral del aminoácido en el sitio activo de la enzima. La quimotripsina (una proteasa, una enzima que rompe los enlaces peptídicos) también presenta catálisis covalente. Una vez que la histidina 57 activa a la serina 195 al eliminar su protón del grupo hidroxilo en la cadena lateral, el oxianión con carga negativa ataca al grupo carbonilo del enlace peptídico para que sea degradado por la enzima, formando un enlace covalente y un intermediario tetrahédrico. El sustrato permanece unido en forma covalente a la enzima durante el transcurso de la reacción.

C. Catálisis metal-ion

Muchas enzimas contienen los iones metálicos requeridos para que se presente la catálisis. En el caso de la anhidrasa carbónica, una enzima unida al zinc en el sitio activo se une y orienta el agua en forma adecuada de manera que se pueda precipitar en la reacción. En ausencia del sitio activo del zinc, la reacción ocurre en forma muy lenta, si es que lo hace.

D. Catálisis por aproximación

La catálisis por aproximación se refiere a la enzima que fuerza (por medio de la formación de enlaces de hidrógeno e interacciones iónicas entre la enzima y el sustrato) sustratos a unirse en una manera que coloquen los sitios reactivos en la orientación adecuada para que se lleve a cabo la reacción. Las nucleósido monofosfato cinasas usan este tipo de mecanismo para transferir un fosfato de un nucleósido trifosfato a un nucleósido monofosfato, produciendo dos nucleósidos difosfatos.

E. Catálisis por cofactor

En la catálisis por cofactor, un cofactor necesario para una enzima por lo general forma un enlace covalente con el sustrato durante el curso de la reacción. Las enzimas involucradas en el metabolismo del aminoácido usan fosfato de piridoxal (derivado de la vitamina B_6) para formar un enlace covalente durante el curso de la reacción.

III. Grupos funcionales en la catálisis

Las estrategias catalíticas descritas en la sección previa para incrementar la velocidad de reacción son comunes a muchas enzimas. Hay una gran variedad de grupos funcionales empleados por las diferentes enzimas para llevar a cabo estas estrategias catalíticas. Algunas enzimas, como la quimotripsina, se basan en los residuos de aminoácidos dentro del sitio activo. Otras enzimas incrementan su repertorio al emplear cofactores (compuestos no proteínicos que participan en el proceso catalítico) para proporcionar un grupo funcional con el tamaño, forma y propiedades adecuadas. Estos por lo regular se dividen en tres categorías: coenzimas (p. ej., piridoxal fosfato), iones metálicos (p. ej., Fe^{2+}, Mg^{2+}, o Zn^{2+}) y metalocoenzimas (similares al Fe^{2+}-hemo de la hemoglobina, cap. 7).

A. Grupos funcionales en las cadenas laterales de los aminoácidos

Casi todos los aminoácidos polares participan directamente en la catálisis de una o más enzimas (tabla 8-1). La serina, la cisteína, la lisina y la histidina pueden participar en la catálisis covalente. La histidina, debido a que tiene un pK_a que puede donar y aceptar un protón a pH neutro, con frecuencia participa en la catálisis ácido-base. La mayoría de las cadenas laterales de los aminoácidos polares son nucleófilas y participan en la catálisis nucleófila estabilizando a los grupos cargados más positivamente que se desarrollan durante la reacción.

B. Coenzimas en la catálisis

Las coenzimas (cofactores) son complejos de moléculas orgánicas no proteicas que participan en la catálisis proporcionando grupos funcionales, de manera similar a las cadenas laterales de los aminoácidos. En los humanos, ellas usualmente (pero no siempre) son sintetizadas a partir de vitaminas. Cada coenzima está involucrada en catalizar un tipo específico de reacciones para una clase de sustratos con ciertas características estructurales. Las coenzimas pueden dividirse dentro de dos clases generales: coenzimas activadoras de transferencia y coenzimas de óxido-reducción.

En el estómago, el ácido gástrico disminuye el pH de 1 a 2 para desnaturalizar las proteínas mediante la interrupción de las interacciones iónicas y los enlaces de hidrógeno. La pepsina, una proteasa del estómago, es un miembro de la superfamilia de las aspartato proteasas, enzimas que usan dos residuos de aspartato en el sitio activo para la catálisis ácido-base de los enlaces peptídicos, ¿por qué esta enzima no usa la histidina como lo hace la quimotripsina?

Debido a que la mayoría de las vitaminas funciona como coenzimas, los síntomas de las deficiencias de vitaminas reflejan la pérdida de las actividades enzimáticas específicas que dependen de la forma de coenzima de la vitamina. Así, los medicamentos y toxinas que inhiben a las proteínas requeridas para la síntesis de coenzimas (p. ej., proteínas para el transporte de vitaminas o enzimas biosintéticas) pueden causar los síntomas de una deficiencia de vitaminas. Este tipo de deficiencias se denomina deficiencia funcional, mientras que un consumo inadecuado se denomina deficiencia nutricional.

La mayoría de las coenzimas están fuertemente unidas a sus enzimas y no se disocian durante el curso de la reacción. Sin embargo, una deficiencia funcional o nutricional puede disminuir los niveles de una coenzima resultando en la presencia de la apoenzima en las células (una enzima carente de su cofactor).

El etanol es una "antivitamina" que disminuye el contenido celular de casi todas las coenzimas. Por ejemplo, el etanol inhibe la absorción de tiamina y el acetaldehído producido por la oxidación del etanol desplaza al piridoxal fosfato de sus sitios de unión a la proteína y, en consecuencia, acelera su degradación.

Aunque parece que las coenzimas son capaces de catalizar reacciones de manera autónoma (por sí mismas), casi no tienen poder catalítico cuando no están unidas a la enzima, ¿por qué?

TABLA 8-1	Algunos grupos funcionales en el sitio activo
FUNCIÓN DEL AMINOÁCIDO	**EJEMPLO DE ENZIMA**
Intermediarios covalentes	
Cisteína–SH	Gliceraldehído 3-fosfato deshidrogenasa
Serina–OH	Acetilcolinesterasa, quimotripsina
Lisina–NH₂	Aldolasa
Histidina–NH	Fosfoglucomutasa
Catálisis ácido-base	
Histidina–NH	Quimotripsina
Aspartato–COOH	Pepsina
Estabilización de aniones formados durante la reacción	
Esqueleto peptídico–NH	Quimotripsina
Arginina–NH	Carboxipeptidasa A
Serina–OH	Alcohol deshidrogenasa

I. Coenzimas activadoras de transferencia

Las coenzimas activadoras de transferencia suelen participar de manera directa en la catálisis al formar un enlace covalente con una porción del sustrato; la porción de sustrato fuertemente unida es entonces activada para la transferencia, adición de agua, o alguna otra reacción. La porción de la coenzima que forma un enlace covalente con el sustrato es su grupo funcional. Una porción separada de la coenzima se une con fuerza a la enzima. En general, las coenzimas son cofactores orgánicos no proteínicos que participan en reacciones. Pueden estar unidas en forma covalente a las enzimas (p. ej., biotina), unidas en forma no covalente de forma que se disocian de la enzima bajo condiciones de deficiencia de cofactor (p. ej., tiamina), o se incorporan en un producto de la reacción (p. ej., coenzima A [CoA], la cual se deriva del ácido pantoténico). Los cofactores que están unidos en forma covalente o de una manera muy estrecha a las proteínas no enzimáticas por lo general se conocen como **grupos prostéticos**. Un grupo prostético, como el hemo de la hemoglobina, por lo general no se disocia de la proteína hasta que esta es degradada.

El pirofosfato de tiamina proporciona una buena ilustración de la manera como las coenzimas participan en la catálisis (fig. 8-8). Esta es sintetizada en las células humanas a

> Para participar en la catálisis general ácido-base, la cadena lateral de los aminoácidos debe ser capaz de extraer un protón en una etapa de la reacción y donarlo de regreso en otra. La histidina (pK_a 6.0) puede estar protonada a este pH bajo y no extraer un protón de un nucleófilo potencial. Sin embargo, el ácido aspártico, con un pK_a cercano a 2, puede liberar protones a un pH de 2. Los dos aspartatos trabajan en conjunto para activar el agua mediante la remoción de un protón con el fin de formar el hidroxilo nucleófilo.

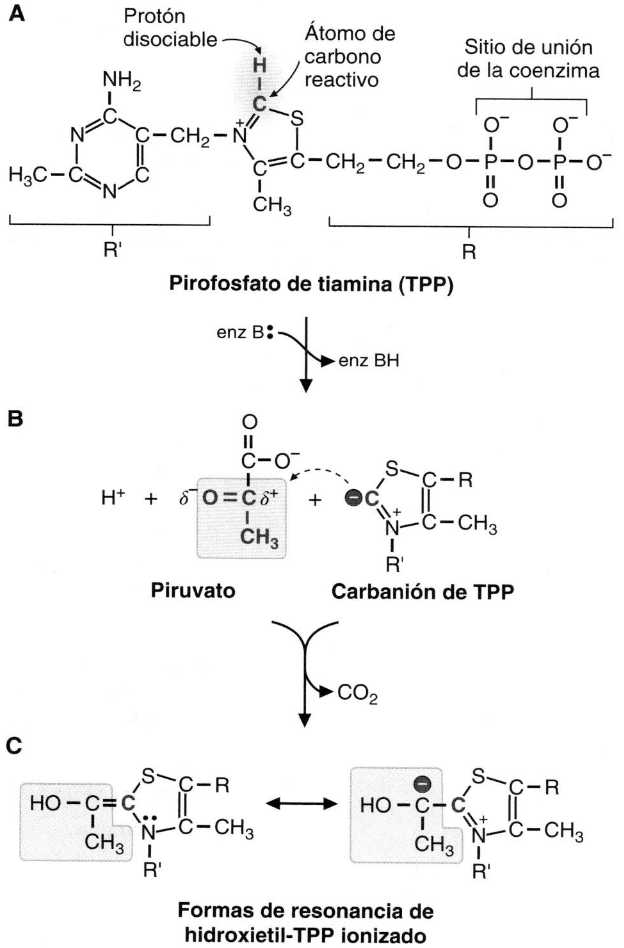

FIGURA 8-8 El papel del grupo funcional de pirofosfato de tiamina (TPP, el carbono reactivo se ilustra en *rojo*) en la formación de un intermediario covalente. **A.** Una base de la enzima (*enz B*) captura un protón de la tiamina, creando un carbanión (catálisis general ácido-base). **B.** El carbanión es un nucleófilo fuerte y ataca al grupo ceto del sustrato con una carga parcialmente positiva. **C.** Se forma un intermediario covalente que, después de la descarboxilación, es estabilizado por resonancia. El intermediario no cargado es un complejo de estado de transición estabilizado.

> Para que un sustrato reaccione con una coenzima, debe chocar con una coenzima con exactitud en el ángulo correcto. La probabilidad de que el sustrato y coenzima, en solución libre, choquen exactamente en el sitio correcto en exactamente el ángulo correcto, es muy pequeña. Además de proporcionar esta proximidad y orientación, las enzimas contribuyen de otras maneras, tales como: la activación de la coenzima mediante la extracción de un protón (p. ej., el pirofosfato de tiamina y la coenzima A) o la polarización del sustrato para que sea más susceptible al ataque nucleófilo.

partir de la vitamina tiamina por la adición de un pirofosfato. Este pirofosfato proporciona átomos de oxígeno cargados negativamente que quelan al Mg^{2+}, el cual se une fuertemente a la enzima. El grupo funcional que se extiende dentro del sitio activo es el átomo de carbono reactivo con un protón disociable (fig. 8-8). En todas las enzimas que utilizan el pirofosfato de tiamina, este carbono reactivo de la tiamina forma un enlace covalente con un grupo ceto del sustrato, mientras rompe el enlace adyacente carbono-carbono. Sin embargo, cada enzima que contiene tiamina cataliza la ruptura de un sustrato diferente (o grupo de sustratos con estructuras muy estrechamente relacionadas).

Las coenzimas tienen muy poca actividad en la ausencia de la enzima y muy poca especificidad. La enzima provee especificidad, proximidad y orientación en el sitio de reconocimiento del sustrato, como también otros grupos funcionales para estabilizar el estado de transición, la catálisis ácido-base y otros aspectos. Por ejemplo, la tiamina se convierte en un mejor grupo de ataque nucleófilo, por un residuo de aminoácido básico en la enzima que remueve al protón disociable (Enz B en fig. 8-8), generando un anión de carbono de la tiamina, cargado negativamente. Posteriormente en la reacción, la enzima regresa el protón.

La coenzima A (CoA), la biotina y el fosfato de piridoxal también son coenzimas activadoras de la transferencia que se sintetizan a partir de vitaminas. La CoA (CoASH), que es sintetizada a partir de la vitamina pantotenato, contiene un difosfato de $3',5'$ adenosina que se une reversiblemente, pero de manera fuerte, a un sitio de una enzima (fig. 8-9A). Su grupo funcional, un grupo sulfhidrilo al otro extremo de la molécula, es un nucleófilo que siempre ataca a los grupos carbonilo y forma tioésteres de acilo (de hecho, la "A" en CoA indica al grupo acilo al que está unido). La mayoría de las coenzimas, como los grupos funcionales de los aminoácidos de la enzima, son regeneradas durante el curso de la reacción. Sin embargo, la CoASH y algunas pocas coenzimas de óxido-reducción son transformadas durante la reacción en productos que se disocian de la enzima al final de la reacción (p. ej., la CoASH se convierte en el derivado acil-CoA y el dinucleótido de nicotinamida y adenina [NAD^+] es reducido a NADH). Estas coenzimas disociables son, sin embargo, clasificadas más como coenzimas que como sustratos porque son comunes a muchas reacciones, la forma original es regenerada por una reacción subsecuente en la ruta metabólica, son sintetizadas a partir de vitaminas y la cantidad de coenzimas en la célula es casi constante.

La biotina, que no contiene un grupo fosfato, está unida covalentemente a la lisina en las enzimas llamadas **carboxilasas** (fig. 8-9B). Su grupo funcional es un átomo de nitrógeno que se une covalentemente al grupo CO_2 en una reacción que requiere energía. Este grupo de CO_2 unido es activado por la adición a otra molécula. En la especie humana, la biotina funciona únicamente en las reacciones de carboxilación.

El fosfato de piridoxal es sintetizado a partir de la vitamina piridoxina, que también se llama vitamina B_6 (fig. 8-9C). El grupo aldehído reactivo usualmente funciona en las reacciones catalizadas por enzima, al formar un enlace covalente con los grupos amino de los aminoácidos. El anillo de nitrógeno cargado positivamente retira electrones de un enlace en el aminoácido unido, que resulta en la ruptura de ese enlace. La enzima participa al remover los protones del sustrato y manteniendo al aminoácido y al grupo piridoxal en un plano simple para facilitar el intercambio de electrones.

Estas coenzimas ilustran tres características que todas las coenzimas activadoras de la transferencia tienen en común: (1) un grupo químico específico involucrado en la unión a la enzima; (2) un grupo reactivo o funcional diferente que participa directamente en la catálisis de un tipo de reacción al formar un enlace covalente con el sustrato, y (3) la dependencia de la enzima para la especificidad adicional del sustrato y un poder catalítico adicional.

2. Coenzimas de óxido-reducción

Las coenzimas de oxidación-reducción están involucradas en reacciones de óxido-reducción catalizadas por enzimas categorizadas como **oxidorreductasas**. Cuando un compuesto se oxida pierde electrones. Como resultado, el carbono oxidado tiene menos átomos de H o gana un átomo de O. La reducción de un compuesto es la ganancia de electrones, que se muestra en su estructura como la ganancia de H o la pérdida de O. Algunas coenzimas, como el NAD^+ y el dinucleótido de flavina y adenina (FAD), pueden transferir electrones conjuntamente con el hidrógeno y tienen un papel único en la generación de ATP a partir de la oxidación de combustibles. Otras coenzimas de óxido-reducción trabajan con metales para transferir los electrones simples al oxígeno. La vitamina

Muchas personas con alcoholismo, como **Al M.**, desarrollan deficiencia de tiamina porque el alcohol inhibe el transporte de esta a través de las células de la mucosa intestinal. En el cuerpo, la tiamina se convierte en pirofosfato de tiamina (TPP). El TPP actúa como una coenzima en la descarboxilación de α-cetoácidos tales como piruvato y α-cetoglutarato (fig. 8-9) y en la utilización de fosfato pentosas en la vía de las pentosas fosfato. Como resultado de la deficiencia de tiamina, la oxidación de α-cetoácidos se deteriora. Presenta la disfunción en el sistema nervioso central y periférico, el sistema cardiovascular y otros órganos que requieren una gran cantidad de energía.

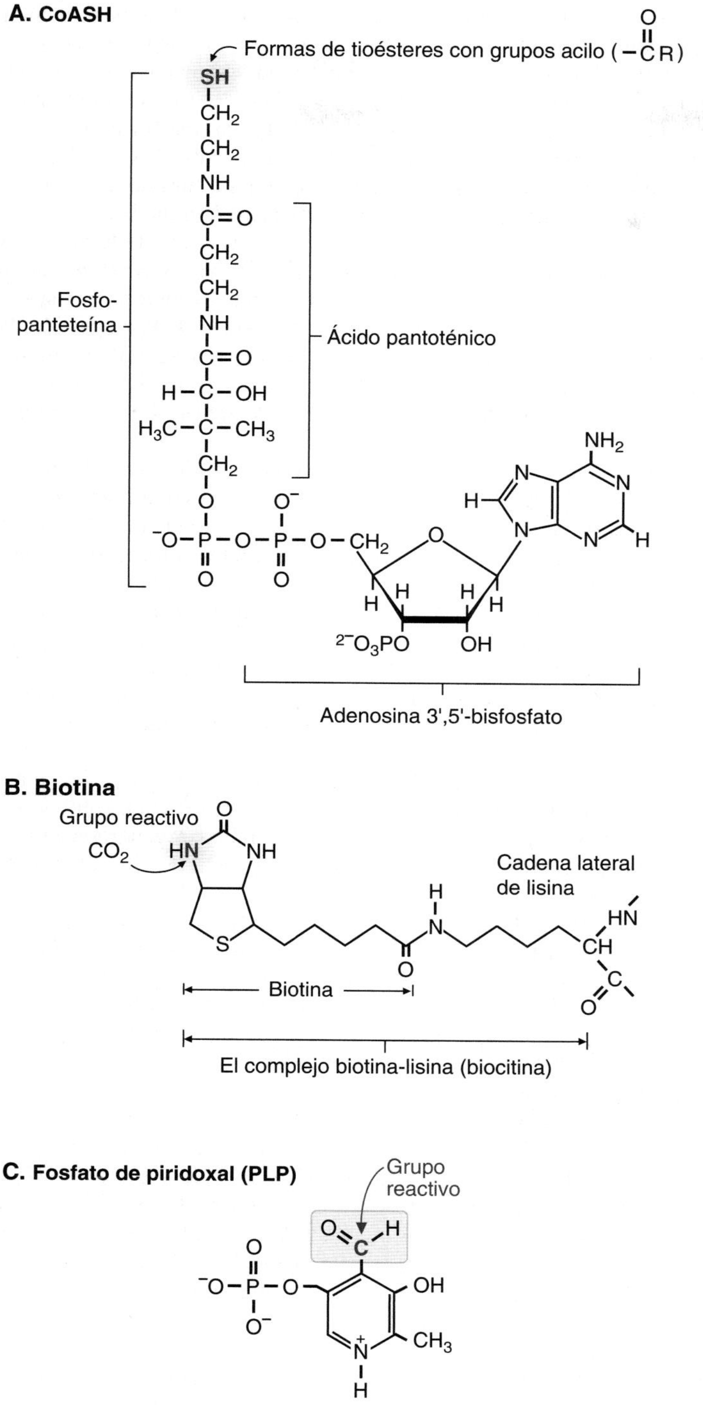

A. CoASH

Adenosina 3',5'-bisfosfato

B. Biotina

El complejo biotina-lisina (biocitina)

C. Fosfato de piridoxal (PLP)

FIGURA 8-9 Coenzimas de activación de transferencia. **A.** La coenzima A (CoA o CoASH) y la fosfopanteína son sintetizadas a partir de la vitamina pantotenato (ácido pantoténico). El grupo sulfhidrilo activo, mostrado en *rojo*, se une a los grupos acilo (p. ej., acetilo, succinilo o acilo graso) para formar tioésteres. **B.** La biotina activa y transfiere CO_2 a compuestos durante las reacciones de carboxilación. El *N* reactivo se muestra en *rojo*. La biotina se une covalentemente a un residuo de lisina en la enzima carboxilasa. **C.** Sitios reactivos del fosfato de piridoxal (PLP). El grupo funcional del fosfato de piridoxal es un aldehído reactivo (mostrado en la *caja amarilla*) que forma un intermediario covalente con grupos amino de los aminoácidos (una base de Schiff). El anillo piridínico cargado positivamente es un grupo que fuertemente retira electrones y que puede enviarlos a su interior (catálisis electrofílica).

E y la vitamina C (ácido ascórbico) son coenzimas de óxido-reducción que pueden actuar como antioxidantes y proteger contra el daño por radicales libres de oxígeno. Las diferentes funciones de las coenzimas de óxido-reducción en las vías metabólicas se explican en los capítulos 20 a 24. Una subclase de oxidorreductasas se denomina **deshidrogenasas** porque ellas transfieren hidrógeno (átomos de hidrógeno o iones hidruro) del sustrato a una coenzima que acepta electrones, como el NAD$^+$.

Las coenzimas de óxido-reducción siguen los mismos principios de las coenzimas activadoras de transferencia, excepto que ellas no forman enlaces covalentes con el sustrato. Cada coenzima tiene un grupo funcional único que acepta y dona electrones y es específico para la forma de electrones que transfiere (p. ej., iones hidruro, átomos de hidrógeno u oxígeno). Una porción diferente de la coenzima se une a la enzima. De la misma manera que las coenzimas activadoras de transferencia, las coenzimas de oxido-reducción no son buenas catalizadoras sin la participación de las cadenas laterales de aminoácidos de la enzima.

La enzima lactato deshidrogenasa, que cataliza la transferencia de electrones del lactato al NAD$^+$, ilustra estos principios (fig. 8-10). En la oxidación de lactato hasta piruvato, el lactato pierde dos electrones como un ion hidruro, y se libera un protón (H$^+$). El NAD$^+$, que acepta el ion hídrido, es reducido hasta NADH. El átomo de carbono con

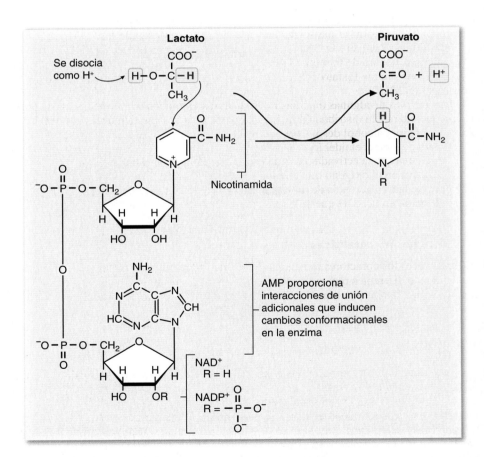

FIGURA 8-10 La coenzima dinucleótido de nicotinamida adenina NAD$^+$ aceptando un ion hidruro, mostrado en *rojo*, del lactato. Las deshidrogenasas dependientes de NAD$^+$ catalizan la transferencia del ion hidruro (H$^-$) de un carbono al NAD$^+$ en las reacciones de oxidación como en la oxidación de los alcoholes a cetonas o aldehídos hacia ácidos. El nitrógeno del anillo piridínico cargado positivamente del NAD$^+$ incrementa el potencial electrofílico del carbono opuesto en el anillo Este carbono entonces está listo para aceptar al ion hidruro cargado negativamente. El protón del grupo del alcohol es liberado al agua. El NADP$^+$ funciona al utilizar el mismo mecanismo, pero está involucrado de manera usual en las vías de síntesis reductora.

el grupo ceto en el piruvato no se encuentra en un estado de mayor oxidación que en el lactato porque ambos electrones en los enlaces entre el carbono y el oxígeno se cuentan como pertenecientes al oxígeno, en tanto que los dos electrones en el enlace de carbono-hidrógeno se comparten por igual entre el carbono y el hidrógeno.

La coenzima NAD$^+$ se sintetiza a partir de la vitamina ácido nicotínico (que forma el anillo de nicotinamida) y de ATP (que contribuye con el adenosín monofosfato [AMP]). La porción adenosín difosfato (ADP) de la molécula se une fuertemente a la enzima y genera cambios conformacionales en la misma. El grupo funcional del NAD$^+$ es el carbono del anillo de nicotinamida opuesto al nitrógeno cargado positivamente. Este átomo de carbono acepta al ion hidruro (un átomo de hidrógeno que tiene dos electrones) y lo transfiere de un átomo de carbono específico en el sustrato. El H$^+$ del sustrato alcohol (–OH) es disociado y se forma un grupo ceto (C=O). Uno de los papeles de la enzima es contribuir a que un nitrógeno de la histidina pueda unir el protón disociable del lactato, facilitando que el NAD$^+$ retire el otro hidrógeno con ambos electrones. Por último se disocia el NADH de la enzima.

C. Iones metálicos en la catálisis (*véase* también la sección II. C)

Los iones metálicos, que tienen una carga positiva, contribuyen al proceso catalítico al actuar como **electrófilos** (grupos que atraen electrones). Facilitan la unión del sustrato o estabilizan el desarrollo de aniones durante la reacción. También pueden aceptar y donar electrones en las reacciones de óxido-reducción.

La capacidad de ciertos metales para unirse a múltiples ligandos en sus esferas de coordinación, les permite participar en la unión de sustratos o de las coenzimas a las enzimas. Por ejemplo, el Mg^{2+} participa en la unión de grupos fosfato cargados negativamente del pirofosfato de tiamina (TPP) a aminoácidos aniónicos o básicos en la enzima (fig. 8-8). Los grupos fosfato del ATP están usualmente unidos a la enzima mediante la quelación del Mg^{2+}.

Los metales de algunas enzimas unen sustratos aniónicos o intermediarios de la reacción que alteran su distribución de carga, contribuyendo de esta manera al poder catalítico. La enzima alcohol deshidrogenasa (ADH), que transfiere electrones del etanol al NAD$^+$ para generar acetaldehído y NADH, ilustra este papel (fig. 8-11). En el sitio activo de la ADH, una serina activada retira un protón del etanol del grupo –OH, generando una carga negativa en el oxígeno que es estabilizada por el zinc. Esta configuración electrónica permite la transferencia de un ion hidruro al NAD$^+$. El zinc realiza esencialmente la misma función en la ADH que la histidina en la lactato deshidrogenasa.

D. Funciones no catalíticas de los cofactores

Algunas veces los cofactores tienen una función estructural no catalítica en ciertas enzimas, uniendo diferentes regiones de la enzima de manera conjunta para formar la estructura terciaria. También pueden servir como sustratos que son rotos durante la reacción.

IV. pH y temperatura óptimas

Si la actividad de la mayoría de las enzimas se grafica como una función del pH de la reacción, usualmente se observa un incremento en la velocidad de la reacción a medida que el pH va desde un nivel muy ácido a un intervalo fisiológico; también se presenta una disminución de la velocidad de la reacción a medida que el pH va desde el intervalo del pH fisiológico a un nivel muy básico (fig. 8-12). La razón de una mayor actividad conforme se eleva el pH hasta valores fisiológicos por lo general refleja la ionización de los grupos funcionales específicos en el sitio activo (o en el sustrato) por el incremento del pH, y una formación más general de puentes de hidrógeno, importantes para la conformación general de la enzima. La pérdida de la actividad en la porción básica usualmente refleja una ionización inapropiada de los residuos de aminoácidos en la enzima.

La mayoría de las enzimas humanas funciona óptimamente a una temperatura aproximada a los 37 °C. Un incremento en la temperatura de 0 a 37 °C aumenta la velocidad de la reacción al incrementar la energía de vibración de los sustratos. La actividad máxima para la mayoría de las enzimas humanas ocurre cerca de los 37 °C, debido a que la

 En humanos, la mayoría del etanol ingerido es oxicado a acetaldehído en el hígado por a alcohol-deshidrogenasa (ADH):

Etanol + NAD$^+$ ↔ aceta dehído + NADH + H$^+$

La forma activa de la ADH es un dímero, con un sitio activo que contiene zinc presente en cada subunidad. El ser humano tiene al menos siete genes que codifican isoenzimas de ADH, cada una con un intervalc levemente diferente de especificidad para el alcohol que oxida.

El acetaldehído producido a partir del etanol es altamente reactivo, tóxico e inmunogénico. En **AI M.** y en otros pacientes con alcoholismo crónico, el acetaldehído es responsable del daño hepático asociado con esta adicción.

En el laboratorio clínico, el etanol (en suero) es usualmente analizado para acoplar su oxidación a la formación de NADH, usando a la erzima alcohol-deshidrogenasa. El NAD$^+$ tiene un coeficiente de extinción bajo a 340 nm; el NADH tiene uno mucho más alto. Así, el incremento en la absorbancia a 340 nm que ocurre durante la reacción indica qué tanto NADH se ha producido, lo cual es directamente proporcional a la concentración de etanol en el suero. Estas reacciones han sido completamente automatizadas para el laboratorio clínico.

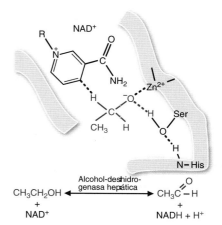

FIGURA 8-11 La alcohol-deshidrogenasa hepática (ADH) cataliza la oxidación del etanol (mostrado en *rojo*) hacia acetaldehído. El sitio activo de la ADH hepática contiene un átomo de zinc unido, una cadena lateral de –OH de una serina y un nitrógeno de una histidina que participan en la reacción. La histidina extrae un H$^+$ de la serina en el sitio activo, el cual a su vez atrae el H$^+$ del grupo –OH del sustrato, dejando al oxígeno con una carga negativa que es estabilizada por el zinc.

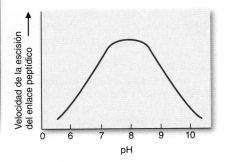

FIGURA 8-12 Perfil de pH de una enzima. La velocidad de la reacción se incrementa a medida que el pH aumenta de 6 a 7.4. La forma exacta de la curva depende del estado de protonación de los residuos de aminoácidos en el sitio activo o en el puente de hidrógeno requerido para el mantenimiento de la estructura tridimensional de la enzima. Para la enzima mostrada en la figura, el incremento en la velocidad de la reacción corresponde a la desprotonación de la histidina en el sitio activo. A un pH > 8.5, la desprotonación del $-NH_3^+$ de un amino terminal altera la conformación del sitio activo y disminuye la actividad. Otras enzimas pueden tener un pH máximo bajo, un pico más ancho o retener su actividad en el lado básico de la curva.

desnaturalización (pérdida de las estructuras secundaria y terciaria) ocurre a temperaturas mayores.

V. Inhibidores basados en mecanismo

Los inhibidores son compuestos que reducen la velocidad de la reacción enzimática. Los inhibidores basados en mecanismo simulan o participan en un paso intermediario de las reacciones catalíticas. El término incluye a los análogos del estado de transición (secc. I. C) y los compuestos que pueden reaccionar irreversiblemente con los grupos funcionales en el sitio activo.

A. Inhibidores covalentes

Los **inhibidores covalentes** forman enlaces covalentes o extremadamente fuertes con los grupos funcionales en el sitio catalítico activo. Estos grupos funcionales son activados por sus interacciones con otros residuos de aminoácidos y, por lo tanto, pueden ser mejores blancos potenciales para medicamentos y toxinas que los residuos de aminoácidos que están fuera del sitio activo.

El compuesto letal diisopropilfosfofluoridato (diisopropilfluorofosfato [DFP]) es un compuesto organofosforado que sirvió como prototipo para el desarrollo del gas nervioso sarín y otras toxinas organofosforadas tales como los insecticidas malatión y paratión (fig. 8-13). El DFP ejerce su efecto tóxico mediante la formación de un intermediario covalente en el sitio activo de la acetilcolinesterasa, impidiendo que la enzima degrade al neurotransmisor acetilcolina. Una vez que se ha formado un enlace covalente, la inhibición por el DFP es esencialmente irreversible y la actividad enzimática solo puede ser recuperada cuando se sintetiza nueva enzima. El DFP también inhibe a muchas otras enzimas que utilizan la serina para un rompimiento hidrolítico (como las serina proteasas), pero su inhibición no es tan letal.

El ácido acetilsalicílico proporciona un ejemplo de un medicamento farmacológico que ejerce su efecto a través de la acetilación covalente de una serina del sitio activo en la enzima prostaglandina endoperóxido sintasa (ciclooxigenasa). La aspirina semeja una porción del precursor de la prostaglandina que es el sustrato fisiológico de la enzima.

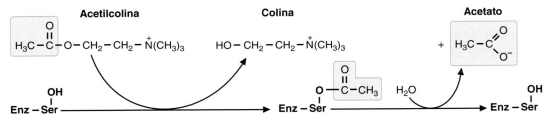

FIGURA 8-13 A. La acetilcolinesterasa normalmente cataliza la inactivación del neurotransmisor acetilcolina en una reacción de hidrólisis. La serina del sitio activo forma un intermediario covalente con una porción del sustrato durante el curso de la reacción. **B.** El diisopropilfosfofluoridato (DFP), el ancestro de los gases nerviosos organofosforados y pesticidas, inactiva la acetilcolinesterasa al formar un complejo covalente con la serina del sitio activo que no puede ser hidrolizado por agua. El resultado es que la enzima (*Enz*) no puede realizar su reacción normal y se acumula acetilcolina.

B. Análogos del estado de transición y compuestos que semejan etapas intermediarias de la reacción

Los **análogos del estado de transición** son inhibidores extremadamente potentes y específicos de las enzimas porque se unen con más fuerza a la enzima que como lo hacen sus sustratos o productos. No se pueden diseñar medicamentos que imiten de manera precisa al estado de transición debido a su estructura altamente inestable. Sin embargo, los sustratos sufren cambios progresivos en su estructura electrostática general durante la formación de un complejo de estado de transición y los medicamentos eficaces con frecuencia asemejan un estado intermediario de la reacción de manera más cercana que lo que ellos se parecen al sustrato. La literatura médica por lo general se refiere a estos compuestos como análogos de sustrato, aunque estos se unen con más fuerza a la enzima que los propios sustratos.

1. Penicilina

El antibiótico penicilina es un análogo del estado de transición que se une muy fuertemente a la glucopeptidil-transferasa, una enzima requerida por las bacterias para la síntesis de su membrana celular (fig. 8-14). La glucopeptidil-transferasa cataliza una reacción parcial con la penicilina que une covalentemente a la penicilina con una serina de su propio sitio activo. La reacción es favorecida por una fuerte semejanza entre el enlace peptídico y el anillo β-lactámico de la penicilina y el complejo del estado de transición de la reacción de transpeptidación natural. Los inhibidores del sitio activo tales como la penicilina que sufren una reacción parcial para formar un inhibidor irreversible en el sitio activo son algunas veces denominados "inhibidores suicidas".

Los síntomas experimentados por **Dennis V.** resultan de la inhibición de la acetilcolinesterasa. Esta rompe al neurotransmisor acetilcolina en acetato y colina en las terminaciones postsinápticas, terminando de esta manera la transmisión de la señal nerviosa (fig. 8-13). El malatión es metabolizado en el hígado a un derivado tóxico (malaoxón) que se une a la serina del sitio activo de la acetilcolinesterasa y de otras enzimas, una acción similar a la del DFP. Como resultado, se acumula acetilcolina y se sobreestimula el sistema nervioso autónomo (el sistema nervioso involuntario, que incluye al corazón, los vasos sanguíneos y las glándulas), lo cual explica el vómito, los cólicos abdominales, la salivación y la sudoración de **Dennis V.** La acetilcolina es además un neurotransmisor del sistema nervioso motor somático, donde su acumulación resulta en los movimientos musculares involuntarios de Dennis (fasciculaciones musculares).

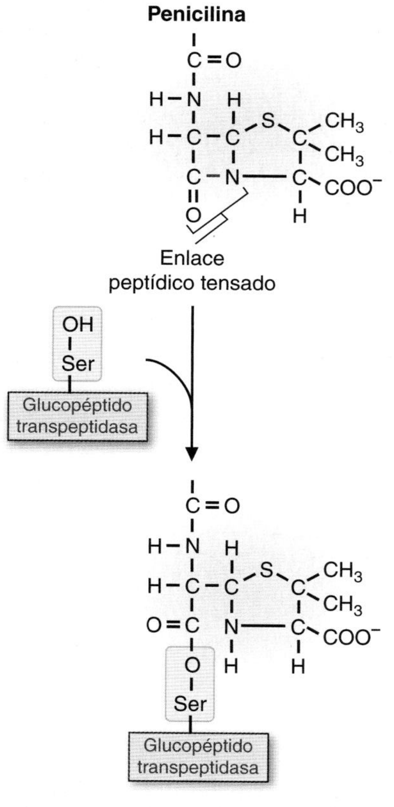

FIGURA 8-14 El antibiótico penicilina inhibe a la enzima bacteriana glucopéptido transpeptidasa. La transpeptidasa es una serina proteasa involucrada en la formación de los enlaces cruzados de los componentes de la pared bacteriana y es esencial para el crecimiento y la supervivencia de las bacterias. Esta normalmente rompe los enlaces peptídicos entre dos residuos de D-alanina en un polipéptido. La penicilina contiene un puente peptídico tensado con el anillo β-lactámico, que recuerda el estado de transición de la reacción normal de rompimiento y, por lo tanto, la penicilina se une muy fácilmente al sitio activo de la enzima. Cuando la enzima bacteriana intenta romper este enlace peptídico de la penicilina, esta comienza a unirse de manera covalente e irreversible con la serina del sitio activo de la enzima, inactivando de esta manera a la enzima.

Lotta T. está siendo tratada con alopurinol para la gota, la cual es causada por la acumulación de cristales de urato de sodio en las articulaciones y el fluido articular, en particular en el tobillo y el dedo gordo (o primer dedo) del pie. El alopurinol es un inhibidor suicida de la enzima xantina-oxidasa, que está involucrada en la degradación de los nucleótidos purínicos adenosín monofosfato (AMP) y monofosfato de guanosina (GMP) a ácido úrico (urato). Aunque los niveles de hipoxantina y xantina aumentan en la presencia de alopurinol, ningún compuesto forma cristales ni precipitados en esta concentración. Se excretan por la orina.

2. Alopurinol

El alopurinol, un medicamento utilizado para el tratamiento de la gota, disminuye la producción de urato, al inhibir a la xantina-oxidasa. Esta inhibición proporciona un ejemplo de una enzima que comete suicidio cuando convierte al medicamento en un análogo del estado de transición. La función fisiológica normal de la xantina-oxidasa es la oxidación de la hipoxantina a xantina y de la xantina a ácido úrico (urato) en la vía de la degradación de las purinas (fig. 8-15). La enzima contiene un complejo de molibdeno-sulfuro (Mo-S) que une los sustratos y transfiere los electrones que se requieren para las reacciones de oxidación. La xantina-oxidasa oxida al medicamento alopurinol a oxipurinol, un compuesto que se une fuertemente al complejo molibdeno-sulfuro en el sitio activo. Como resultado, la enzima comete suicidio y es incapaz de realizar su función normal, es decir, la generación de ácido úrico (urato).

C. Metales pesados

La toxicidad de los metales pesados es causada por la unión fuerte de un metal como el mercurio (Hg), el plomo (Pb), el aluminio (Al) o el hierro (Fe) a un grupo funcional en una enzima. Los metales pesados son relativamente inespecíficos para las enzimas que inhiben, de manera particular si el metal está asociado con una toxicidad por alta dosis. El mercurio, por ejemplo, se une a muchas enzimas, con frecuencia a grupos reactivos

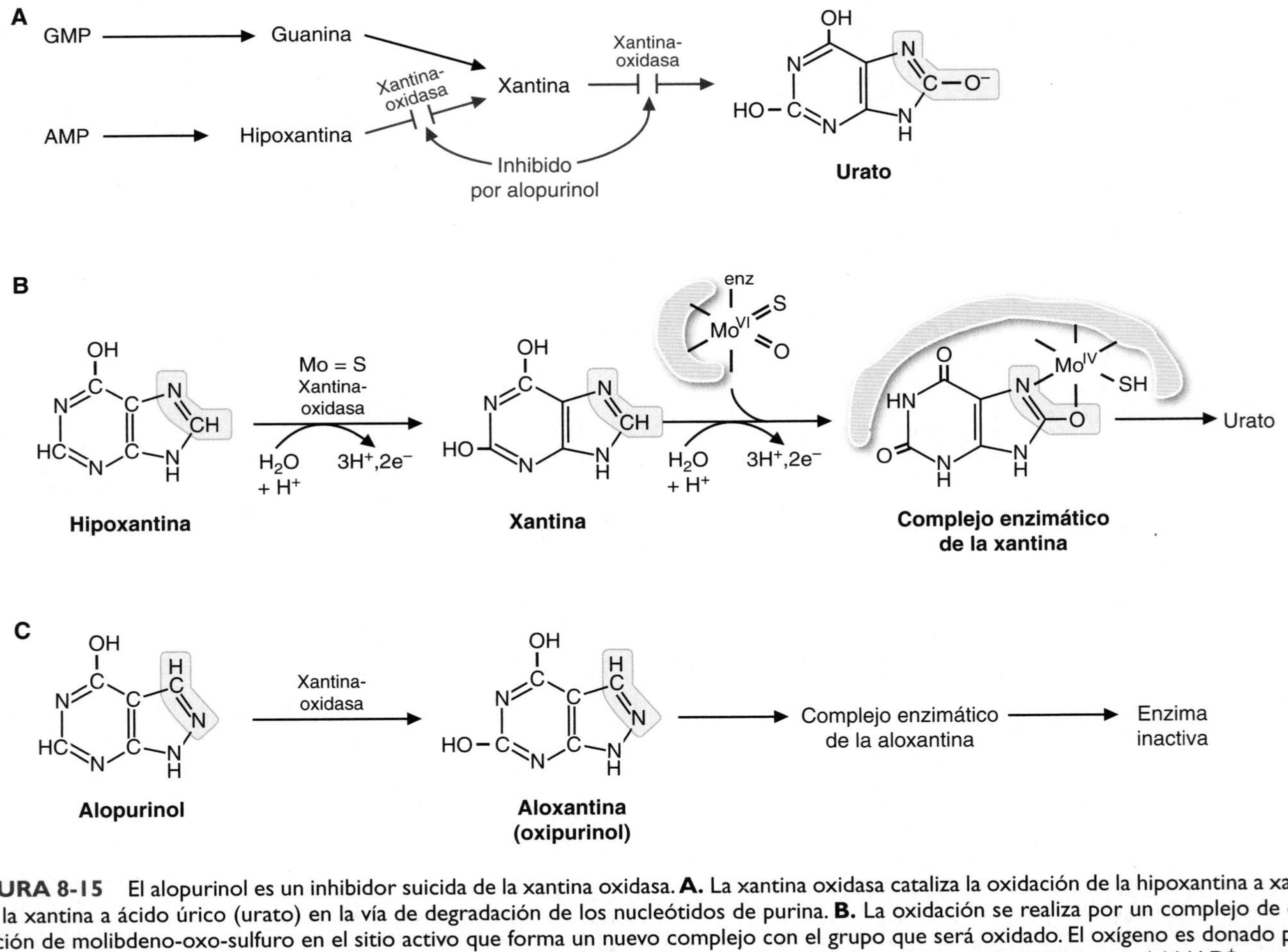

FIGURA 8-15 El alopurinol es un inhibidor suicida de la xantina oxidasa. **A.** La xantina oxidasa cataliza la oxidación de la hipoxantina a xantina y de la xantina a ácido úrico (urato) en la vía de degradación de los nucleótidos de purina. **B.** La oxidación se realiza por un complejo de coordinación de molibdeno-oxo-sulfuro en el sitio activo que forma un nuevo complejo con el grupo que será oxidado. El oxígeno es donado por el agua. La enzima puede trabajar como una oxidasa (el O_2 acepta los $2e^-$ y es reducido a H_2O_2) o como una deshidrogenasa (el NAD^+ acepta los $2e^-$ y es reducido a NADH). La figura únicamente indica que $2e^-$ se genera durante el curso de la reacción. **C.** La xantina-oxidasa es capaz de realizar el primer paso de oxidación y convertir al alopurinol en aloxantina (oxipurinol). Como resultado, la enzima ha cometido suicidio; el oxipurinol permanece unido a la esfera de coordinación del molibdeno, impidiendo el siguiente paso de la reacción. La porción del anillo de purina en verde indica la mayor diferencia estructural entre hipoxantina, xantina y alopurinol.

sulfhidrilo en el sitio activo, lo que hace difícil determinar cuál de las enzimas inhibidas es responsable por la toxicidad del mercurio. El plomo proporciona un ejemplo de un metal que inhibe mediante el remplazo del metal funcional normal en una enzima, como el calcio, el hierro o el zinc. Este desarrolla una toxicidad neurológica que puede ser causada por su capacidad de remplazar al Ca^{2+} en dos proteínas reguladoras que son importantes en el sistema nervioso central y otros tejidos: Ca^{2+}-calmodulina y proteína cinasa C.

COMENTARIOS CLÍNICOS

Dennis V. sobrevivió a la intoxicación por malatión porque ingirió solo una pequeña cantidad del químico, vomitó poco tiempo después de la ingestión del agente y fue tratado con rapidez en la sala de urgencias. Se estima que en la especie humana, la dosis letal de malatión por vía oral es de 1 g/kg del peso corporal, aunque la correlación entre la dosis y severidad de la toxicidad es deficiente. Una vez que ha sido ingerido, el hígado convierte al malatión en el compuesto reactivo tóxico, malaoxón, por remplazo del azufre por un oxígeno (fig. 8-16). El malaoxón resultante se une al sitio activo de la acetilcolinesterasa y reacciona para formar un intermediario covalente. A diferencia del complejo formado entre el diisopropilfluorofosfato (DFP) y la acetilcolinesterasa, este intermediario de acil-enzima inicial es reversible. Sin embargo, con el tiempo, el complejo inhibidor-enzima "envejece" (desalquilación del inhibidor y modificación de la enzima) para formar un complejo irreversible.

Los médicos de la sala de urgencias utilizaron atropina intravenosa, un fármaco anticolinérgico (antimuscarínico), para antagonizar la acción de las cantidades excesivas de acetilcolina acumuladas en los receptores colinérgicos de su cuerpo. También usaron el medicamento pralidoxima (una oxima) para reactivar la acetilcolinesterasa en **Dennis V.** antes de que se formara el complejo envejecido. Aunque este tratamiento no ha demostrado eficacia consistente en estudios clínicos, todavía se usa.

Después de varios días de terapia intravenosa, los signos y síntomas del exceso de acetilcolina fueron abatidos y la terapia se retiró lentamente. **Dennis V.** se recuperó sin problemas.

Lotta T. Después de varios días de haber iniciado la terapia con alopurinol, sus concentraciones séricas de ácido úrico comenzaron a disminuir. Varias semanas después, los valores en su sangre eran normales. Para evitar un ataque agudo de artritis gotosa, se trató con una dosis diaria de colchicina cuando se le inició el alopurinol (*véase* cap. 10).

Al M. fue admitido en el hospital y se inició tiamina intravenosa a una dosis de 100 mg/día (en comparación con el consumo diario recomendado [CDR] de 1.4 mg/día), aunque a veces se utilizan dosis más altas y son seguras. Se pensaba que su insuficiencia cardiaca congestiva era el resultado, en parte, de una cardiomiopatía (disfunción del músculo cardiaco) debido a una deficiencia aguda de tiamina conocida como el beriberi cardiaco. La disfunción cardiaca y de nervios periféricos resultado de esta deficiencia nutricional por lo general responde a la reposición

A bajas concentraciones de etanol, la alcohol deshidrogenasa hepática es la vía principal de la oxidación del etanol a acetaldehído, un químico altamente tóxico. El acetaldehído no solo daña al hígado, también puede entrar a la sangre y dañar potencialmente al corazón y a otros tejidos. En los consumos bajos de etanol, la mayoría del acetaldehído producido es oxidado a acetato en el hígado de manera segura por las acetaldehído deshidrogenasas.

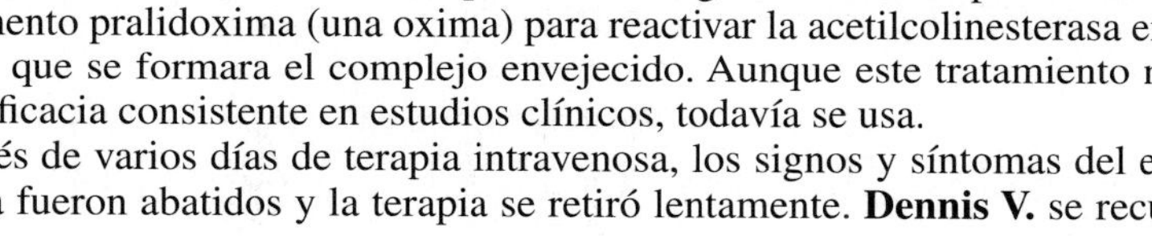

FIGURA 8-16 El hígado convierte el malatión en malaoxón al sustituir un azufre por un oxígeno. El malaoxón interactúa con la acetilcolinesterasa, inhibiendo la enzima. La inhibición inicial es reversible con pralidoxima, pero si no se trata con el tiempo, el complejo enzima-inhibidor se vuelve resistente al tratamiento con oxima.

de tiamina. Sin embargo, una cardiomiopatía alcohólica también puede presentarse en pacientes bien alimentados con niveles adecuados de tiamina. No se comprende a manera exacta cómo el etanol, o su metabolito tóxico, el acetaldehído, causa la cardiomiopatía alcohólica en ausencia de deficiencia de tiamina.

COMENTARIOS BIOQUÍMICOS

Reacciones básicas y clases de enzimas. En los siguientes capítulos, los estudiantes serán introducidos a una gran variedad de vías de reacción y nombres de enzimas. Aunque podría parecer que el número de reacciones es infinito, muchas de estas reacciones son similares y ocurren frecuentemente en diferentes vías. El reconocimiento de los tipos de reacciones puede facilitar el aprendizaje de las vías y los nombres de las enzimas, reduciendo la cantidad de memorización requerida. Tal vez usted quiera usar esta sección como referencia a medida que vaya avanzando por sus primeras vías bioquímicas.

La Enzyme Commission (EC) ha dividido los tipos de reacciones básicas y las enzimas que las catalizan dentro de seis clases: (1) oxidorreductasas, (2) transferasas, (3) hidrolasas, (4) liasas, (5) isomerasas y (6) ligasas. Cada una de estas clases amplias de enzimas incluye subgrupos de enzimas con un nombre sistemático y un nombre común (p. ej., deshidrogenasas y cinasas). Por ejemplo, la glucocinasa (nombre común) tiene el nombre sistemático ATP: D-hexosa 6-fosfotransferasa y su número EC es EC 2.7.1.2. El primer "2" se refiere a la clase general de enzima (transferasa), seguida por un punto. El "7" se refiere al número específico de subclases dentro de la familia de enzimas transferasas (en este caso, la clase que transfiere un fosfato). El "1" denota la transferencia a un grupo receptor alcohol y el "2" final otorga un número específico de enzima para la glucocinasa.

Oxidorreductasas. Las reacciones de óxido-reducción son muy comunes en las vías bioquímicas y son catalizadas por una clase amplia de enzimas denominadas oxidorreductasas. Siempre que ocurra una reacción de óxido-reducción, al menos uno de los sustratos gana electrones y es reducido, y el otro sustrato pierde electrones y es oxidado. Un subgrupo de reacciones es catalizado por las deshidrogenasas, que aceptan y donan electrones en la forma de iones hidruro (H^-) o átomos de hidrógeno. Usualmente, una coenzima que transfiera electrones, como la NAD$^+$/NADH, actúa como un donador o receptor de electrones (p. ej., figs. 8-10 y 8-11).

En otro subgrupo de reacciones, el O_2 dona uno o dos de sus átomos de oxígeno a un aceptor (p. ej., xantina-oxidasa, fig. 8-15). Cuando esto ocurre, el O_2 se reduce y un donador de electrones es oxidado. Las enzimas que participan en reacciones con O_2 se denominan hidroxilasas y oxidasas cuando un átomo de oxígeno es incorporado en un sustrato y el otro átomo de oxígeno es unido a una molécula de agua o ambos átomos son incorporados en una molécula de agua. Son denominadas oxigenasas cuando ambos átomos de oxígeno se incorporan en el receptor. La mayoría de hidroxilasas y oxidasas requieren iones metálicos, como el Fe^{2+}, para la transferencia de electrones.

Transferasas. Las transferasas catalizan las reacciones de transferencia de un grupo: la transferencia de un grupo funcional de una molécula a otra. Si el grupo transferido es un fosfato de alta energía (como se ilustra en la fig. 8-3), la enzima es una cinasa; si el grupo transferido es un residuo de carbohidrato, la enzima es una glucosiltransferasa, y si es un grupo de acilo graso, la enzima es una aciltransferasa. Una característica común de estas reacciones es que el grupo que es transferido existe como un grupo de fácil salida en la molécula donadora.

Otro subgrupo de reacciones de transferencia de grupos son las transaminaciones (fig. 8-17A). En este tipo de reacciones, el grupo nitrógeno de un aminoácido es donado a un α-cetoácido, formando un aminoácido nuevo y el α-cetoácido correspondiente al aminoácido donador. Las enzimas que catalizan este último tipo de reacciones se denominan transaminasas o aminotransferasas. Se requiere la coenzima piridoxal fosfato para todas las transaminasas (fig. 8-9C).

Cuando un aspecto fisiológico importante de la reacción es el compuesto sintetizado, la transferasa puede ser llamada sintasa. Por ejemplo, la enzima comúnmente llamada glucógeno sintasa transfiere residuos de glucosilo del difosfato de uridina (UDP)-glu-

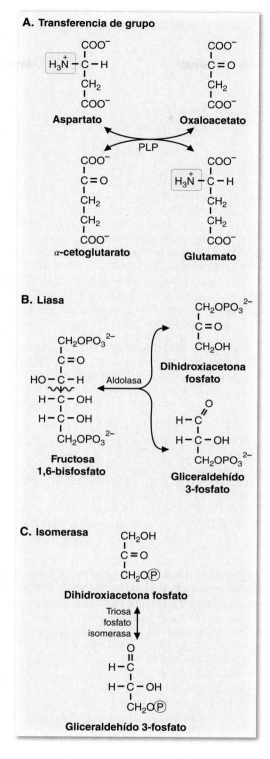

FIGURA 8-17   A. Un ejemplo de una reacción de transferencia de grupo: una transaminación. El fosfato de piridoxal (PLP) de la aspartato aminotransferasa transfiere un grupo amino del aspartato a un α-cetoácido (α-cetoglutarato) para formar un nuevo aminoácido (glutamato). Anteriormente la enzima se llamaba glutamato-oxaloacetato transaminasa. **B.** Un ejemplo de una liasa. La aldolasa cataliza la ruptura de un enlace carbono–carbono en las reacciones que usualmente son reversibles. En la glucólisis, la enzima fructosa 1,6-bisfosfato aldolasa rompe un enlace carbono–carbono en la fructosa 1,6-bisfosfato. Las aldolasas tienen un grupo ε-amino de la lisina en el sitio activo que participa en la reacción. **C.** Un ejemplo de una isomerasa. Las isomerasas reorganizan átomos dentro de una molécula. En la vía de la glucólisis, la triosa fosfato isomerasa convierte a la dihidroxiacetona fosfato en gliceraldehído 3-fosfato por una reorganización de los átomos de hidrógeno. No existen otros productos o sustratos para esta reacción.

cosa al extremo de una molécula de glucógeno. Su nombre sistemático es UDP-glucosa-glucógeno glucosiltransferasa.

Hidrolasas. En las reacciones de hidrólisis, los enlaces C–O, C–N o C–S son rotos por la adición de H_2O en la forma de OH^- y H^+ a los átomos que forman el enlace. Los nombres de las clases de enzimas especifican el grupo que es escindido (p. ej., la enzima comúnmente denominada quimotripsina es una proteasa, una hidrolasa que rompe enlaces peptídicos en las proteínas).

Liasas. La clase de enzimas liasa consiste de un diverso grupo de enzimas que rompen los enlaces C–C, C–O y C–N por medios diferentes a la hidrólisis o la oxidación. Algunas de las enzimas que catalizan la ruptura de un enlace C–C se denominan aldolasas, descarboxilasas (cuando se libera dióxido de carbono del sustrato) y tiolasas (cuando el azufre nucleófilo presente en la cisteína o en la CoASH es usado para romper un enlace carbono-carbono) (fig. 8-17B). Las estructuras accesibles para la ruptura de un enlace carbono–carbono usualmente requieren un carbono carbonilo que puede actuar como un sifón de electrones para estabilizar el carbanión formado transitoriamente cuando se rompe el enlace carbono-carbono.

Esta amplia clase de enzimas también incluye a las deshidratasas y muchas sintasas. Las deshidratasas remueven los elementos del agua de dos enlaces de carbono–carbono adyacentes para formar un enlace doble. Ciertas enzimas en este grupo, al igual que algunas transferasas de ciertos grupos, son comúnmente llamadas sintasas cuando la dirección fisiológica importante de la reacción favorece la formación de un enlace carbono-carbono (p. ej., la citrato sintasa).

Isomerasas. Muchas reacciones bioquímicas simplemente reorganizan los átomos existentes en una molécula, es decir, crean isómeros a partir del material original (fig. 8-17C). Las enzimas que reorganizan la estructura de enlaces de un compuesto se denominan isomerasas, mientras que las enzimas que catalizan el movimiento de un fosfato de un átomo a otro se denominan mutasas.

Ligasas. Las ligasas sintetizan enlaces C–C, C–S, C–O y C–N en reacciones acopladas a la rotura de un fosfato de alta energía del ATP o de otro nucleótido. Por ejemplo, las carboxilasas añaden CO_2 a otro compuesto en una reacción que requiere la ruptura del ATP para proporcionar la energía (fig. 8-9B). La mayoría de las carboxilasas requiere biotina. Otras ligasas son denominadas sintetasas (p. ej., la acil-CoA sintetasa, también llamada acil graso CoA sintetasa). Las sintetasas difieren de las sintasas mencionadas dentro de la clase de las "liasas" y las "grupo transferasas", en que las sintetasas derivan su energía para la formación de enlaces nuevos a partir de la ruptura de enlaces de fosfato de alta energía, mientras que las sintasas utilizan diferentes fuentes de energía.

CONCEPTOS CLAVE

- ◆ Las enzimas son proteínas que actúan como catalizadores: moléculas que aceleran la velocidad de una reacción.
- ◆ Las enzimas son específicas para varios sustratos debido a la naturaleza selectiva del sitio de unión en la enzima.
- ◆ El sitio catalítico (activo) es la porción de la molécula de la enzima en la que ocurre la reacción.
- ◆ Las enzimas aceleran las velocidades de las reacciones disminuyendo la cantidad de energía que se requiere para alcanzar un estado intermedio de alta energía, conocido como complejo de estado de transición. Se conoce también como disminución de la energía de activación.
- ◆ Las enzimas utilizan grupos funcionales en el sitio activo, proporcionados por coenzimas, metales o residuos de aminoácidos para realizar la catálisis.
- ◆ Las enzimas usan la catálisis general ácido-base, la formación de intermediarios covalentes, iones metálicos, catálisis por cofactor y la estabilización de los estados de transición como varios mecanismos para acelerar las velocidades de reacción. Muchos medicamentos y toxinas actúan como inhibidores de enzimas.
- ◆ Las enzimas pueden ser reguladas para controlar la velocidad de reacción a través de varios mecanismos.
- ◆ Las enfermedades revisadas en este capítulo se resumen en la tabla 8-2.

TABLA 8-2	Enfermedades revisadas en el capítulo 8	
ENFERMEDAD O TRASTORNO	**GENÉTICA O AMBIENTAL**	**COMENTARIOS**
Envenenamiento con malatión	Ambiental	Inhibición de la acetilcolinesterasa en las uniones neuromusculares, que conlleva a una acumulación de acetilcolina en la unión y a una sobreestimulación del sistema nervioso autónomo
Gota	Ambas	Acumulación de ácido úrico en la sangre, que provoca su precipitación en las articulaciones, dolor severo y malestar
Deficiencia de tiamina (beriberi cardiaco)	Ambiental	Conduce a un déficit de la producción de energía debido a una reducción de la actividad de enzimas clave y puede provocar enfermedad del sistema nervioso (encefalopatía de Wernicke/síndrome de Wernicke-Korsakoff) y del sistema cardiovascular (cardiopatía por beriberi). A menudo se debe a alcoholismo, como manifestación de una dieta deficiente, y por inhibición por etanol del transporte de tiamina a través de la mucosa intestinal

PREGUNTAS DE REVISIÓN: CAPÍTULO 8

Las siguientes preguntas cubren el material de los caps. 6, 7 y 8 (incluyendo los Comentarios bioquímicos)

1. Un paciente nació con una mutación congénita de una enzima que afecta gravemente su capacidad para unir una coenzima activadora de transferencia. Como consecuencia, ¿cuál de las siguientes afirmaciones es la que podría ocurrir?
   A. La enzima será incapaz de unir el sustrato de la reacción.
   B. La enzima será incapaz de formar el complejo del estado de transición.
   C. La enzima normalmente utilizaría una coenzima diferente para la activación de la transferencia.
   D. La enzima normalmente sustituiría al grupo funcional de un residuo de aminoácido del sitio activo por la coenzima.
   E. La reacción podría ser realizada por la coenzima libre, suministrando una dieta que aporte cantidades adecuadas de su vitamina precursora.

2. Un sujeto tiene una mutación congénita en la glucocinasa en la que una prolina fue sustituida por una leucina en una hélice superficial lejos del sitio activo, pero dentro de la región de bisagra del pliegue de actina. ¿Cuál sería el efecto esperado de esta mutación?
   A. No tendría efecto en la velocidad de la reacción porque no afecta al sitio activo.
   B. No tendría efecto en la velocidad de la reacción porque tanto la prolina como la leucina son aminoácidos no polares.
   C. No tendría efecto en el número de moléculas de sustrato que alcanzarían el estado de transición.
   D. Probablemente afectaría la unión del ATP o un paso siguiente en la secuencia de reacciones.
   E. Probablemente causaría que la reacción proceda por un mecanismo alternativo.

3. La lisozima es un componente importante en el sistema inmunológico innato del ser humano. La lisozima es una enzima que rompe los enlaces glucosídicos en la pared bacteriana. El pH óptimo para la enzima purificada es 5.2. Hay dos residuos ácidos en el sitio activo de la lisozima (E35 y D52) que son requeridos para la actividad enzimática. El pK_a de E35 es 5.9, mientras que el pK_a de D52 es 4.5. ¿Cuáles serán los estados de ionización primaria de estos residuos al pH óptimo de la enzima?
   A. E35 está protonado y D52 está ionizado.
   B. E35 está protonado y D52 está protonado.
   C. E35 está ionizado y D52 está protonado.
   D. E35 está ionizado y D52 está ionizado.
   E. Esto no puede ser determinado con la información proporcionada.

Las preguntas 4 y 5 se refieren a la siguiente reacción:

La UDP-glucosa es un intermediario clave en el metabolismo de los carbohidratos y funciona como precursor de la síntesis de glucógeno y la glucosilación de lípidos y proteínas.

4. ¿A qué clasificación pertenece el tipo de reacción ilustrada?
   A. Transferencia de grupo
   B. Isomerización
   C. Rotura de enlace carbono-carbono
   D. Formación de enlace carbono-carbono
   E. Óxido-reducción

5. ¿Cuál es el tipo de enzima que cataliza esta reacción?
   A. Cinasa
   B. Deshidrogenasa
   C. Glucosiltransferasa
   D. Transaminasa
   E. Isomerasa

6. Un paciente ingirió accidentalmente el insecticida malatión, lo que provocó síntomas de sobreestimulación del sistema nervioso autónomo. ¿Cuál de las siguientes opciones describe mejor al malatión en este contexto?
   A. Enzima
   B. Coenzima
   C. Inhibidor
   D. Cofactor
   E. Coactivador

7. La penicilina es un antibiótico que se usa para tratar ciertas infecciones. Es un análogo del estado de transición e inhibidor suicida. El uso de la penicilina afecta a uno de los siguientes en objetivos susceptibles:
   A. Pared celular viral
   B. Pared celular bacteriana
   C. Núcleo viral
   D. Núcleo bacteriano
   E. Núcleo de protozoarios

8. Las vitaminas pueden actuar como coenzimas que participan en la catálisis aportando grupos funcionales. Por lo tanto, las deficiencias vitamínicas reflejan la pérdida de actividades enzimáticas específicas que dependen de estas coenzimas. ¿Cuál de los siguientes describe mejor a las coenzimas?
   A. En seres humanos, siempre son sintetizadas por vitaminas
   B. Son proteínas
   C. Participan en solo una reacción, como enzimas
   D. Son moléculas orgánicas complejas, no proteínicas
   E. Todas son carbohidratos

Las preguntas 9 y 10 están relacionadas.

9. Muchas personas con trastorno crónico por abuso de alcohol desarrollan deficiencia de tiamina por una dieta inadecuada y la incapacidad de absorber tiamina del intestino en presencia de etanol. ¿Cuál de los siguientes cofactores, sintetizados de una vitamina, o una vitamina en sí, presenta un mecanismo de acción similar al de la tiamina?
   A. NAD^+
   B. FAD
   C. Ácido ascórbico
   D. γ-Tocoferol
   E. CoA

10. ¿Cuál de las siguientes vitaminas es el precursor de la respuesta correcta de la pregunta anterior?
    A. Pantotenato
    B. Niacina
    C. Piridoxina (vitamina B_6)
    D. Folato
    E. Biotina

11. A un paciente con glaucoma se le ha recetado acetazolamida, un inhibidor de la anhidrasa carbónica. ¿Cuál de las siguientes opciones también provocaría una pérdida de la actividad de la anhidrasa carbónica?
    A. Reducir la unión del ATP a la enzima
    B. Reducir la unión de NAD^+ a la enzima
    C. Eliminar el magnesio de la enzima
    D. Retirar el zinc de la enzima
    E. Aumentar la concentración de dióxido de carbono

12. Se requiere un residuo de histidina en el sitio activo de las serina proteasas para que la enzima sea activa. El papel de la histidina es el de catalizador de la base general. Si el pK_a de este residuo de histidina es de 6.2, ¿a qué pH presentaría la enzima una actividad máxima, suponiendo que el paso limitante de la enzima se deba al papel de la histidina como catalizador de base general?
    A. 5.2
    B. 5.7
    C. 6.2
    D. 6.7
    E. 7.2

13. La enfermedad de la orina con olor a jarabe de arce se debe a una mutación en la enzima α-cetoácido deshidrogenasa de cadena ramificada, una enzima que requiere TPP junto con otros cofactores. Algunos pacientes con la enfermedad de la orina con olor a jarabe de arce responden a dosis farmacológicas de tiamina. El fundamento de este tratamiento es que la mutación dentro de la enzima ¿a cuál de las siguientes causas dio lugar?
    A. Aumento de la hidrofobicidad del sitio activo
    B. Aumentó la afinidad de la enzima por los aminoácidos sustratos
    C. Disminuyó la afinidad de la enzima por los aminoácidos sustratos
    D. Aumentó la afinidad de la enzima por la tiamina
    E. Disminuyó la afinidad de la enzima por la tiamina

14. Un paciente con una deficiencia de piruvato carboxilasa, una enzima que se une covalentemente a la biotina para catalizar su reacción, no mejora cuando se le administran dosis farmacológicas de biotina. ¿Cuál de las siguientes razones es la más probable que sea un tratamiento ineficaz?
    A. La biotina dietética no puede modificarse a la forma activa de la biotina.
    B. El exceso de biotina bloquea la unión del sustrato a la enzima.
    C. El sitio de unión de la biotina en la enzima está alterado y ya no puede unir la biotina.
    D. La piruvato carboxilasa mutada se une a la biotina con demasiada fuerza y no puede reaccionar con el sustrato.
    E. El dióxido de carbono, el sustrato de la carboxilación, reacciona con el exceso de biotina antes de que esta pueda unirse a la enzima.

15. Muchos fármacos actúan dirigiéndose a enzimas específicas para su inhibición. ¿Cuál es la principal diferencia entre un inhibidor enzimático suicida y un inhibidor enzimático covalente?
    A. Un inhibidor suicida forma un enlace covalente con la enzima, mientras que un inhibidor covalente forma un enlace con el sustrato.
    B. Un inhibidor suicida es también un sustrato para la enzima, mientras que un inhibidor covalente no lo es.
    C. Un inhibidor covalente es un sustrato para la enzima, mientras que un inhibidor suicida no lo es.

D. Un inhibidor suicida se une a un sitio fuera del sitio activo, mientras que un inhibidor covalente se une al sitio activo.

E. Un inhibidor covalente se une a un sitio fuera del sitio activo, mientras que un inhibidor suicida se une al sitio activo.

RESPUESTAS A LAS PREGUNTAS DE REVISIÓN

1. **La respuesta es B.** En la mayoría de las reacciones, el sustrato se une a la enzima antes de que ocurra su reacción con la coenzima. Por lo tanto, el sustrato puede unirse pero no reacciona con la coenzima para formar el complejo del estado de transición. Cada coenzima realiza un solo tipo de reacción, de modo que no puede ser sustituida por ningún otro tipo (por lo que C es incorrecta). La geometría tridimensional de la reacción es tan específica que no pueden sustituirse los grupos funcionales de las cadenas laterales de aminoácidos (en consecuencia, D es incorrecta). Las coenzimas libres no son muy reactivas porque las cadenas laterales de aminoácidos en el sitio activo son necesarias para activar la coenzima o los reactivos (así que E es incorrecta). Sin embargo, a veces es útil incrementar el suministro de vitaminas para elevar la cantidad de coenzima unida a la enzima.

2. **La respuesta es D.** Al paciente se le diagnosticó diabetes juvenil de inicio en la madurez, causada por esta mutación. En la glucocinasa, la unión de la glucosa suele inducir un enorme cambio conformacional en el pliegue de actina que crea el sitio de unión para ATP. Aunque prolina y leucina son ambas aminoácidos no polares, B es incorrecta: la prolina crea acodamientos en las hélices y por lo tanto se esperaría que afectara el gran cambio conformacional necesario (*véase* cap. 7). En general, la unión del primer sustrato a una enzima crea cambios conformacionales que incrementan la unión del segundo sustrato o coloca grupos funcionales en posición para pasos ulteriores en la reacción. Por lo tanto, no es necesario que una mutación ocurra en el sitio activo para afectar la reacción, por lo que A es incorrecta. Tal vez se requeriría más energía para plegar la enzima a la forma necesaria para el complejo del estado de transición y menos moléculas adquirirían la energía requerida (de modo que C es incorrecta). El sitio activo carece de los grupos funcionales necesarios para un mecanismo alterno (y en consecuencia E es incorrecta).

3. **La respuesta es A.** Cuando el pK_a de un grupo ionizable es menor que el pH, el grupo será desprotonado. Cuando el pK_a de un grupo ionizable es mayor que el pH, el grupo será protonado. Así, a pH 5.2, el glutamato 35 (con pK_a de 5.9, que es mayor que 5.2) permanecerá protonado y el aspartato 52 (con pK_a de 4.5, que es menor que 5.2) se ionizará (porque la cadena lateral tiene una carga negativa cuando se desprotona). Por lo tanto, E35 se protona y D52 se ioniza. Se proporciona suficiente información para responder esta pregunta.

4. **La respuesta es A.** El residuo glucosa de UDP-glucosa se transfiere al grupo alcohol de otro compuesto. En las reacciones de isomerización, se transfieren grupos en la misma molécula (por lo que B es incorrecta). No ocurre escisión o síntesis de enlaces carbono-carbono (de modo que C y D son incorrectas). No ha ocurrido oxidorreducción, porque no se extrajeron o agregaron hidrógenos o átomos de oxígeno en la conversión de sustrato en producto.

5. **La respuesta es C.** La transferencia de un residuo carbohidrato de una molécula a otra es una reacción de glucosilotransferasa. Las cinasas transfieren grupos fosfato, las deshidrogenasas transfieren electrones como átomos de hidrógeno o iones hidruro, las transaminasas transfieren grupos amino y las isomerasas transfieren átomos en la misma molécula.

6. **La respuesta es C.** El malatión es un inhibidor covalente y forma un enlace extremadamente fuerte con el sitio activo de la acetilcolinesterasa (la enzima) evitando su función. No ayuda a la enzima como lo haría una coenzima y no ayuda en la catálisis como lo haría un cofactor.

7. **La respuesta es B.** La penicilina se une en forma irreversible a la glucopeptidil transferasa, una enzima requerida por las bacterias para la síntesis de la pared celular. Ni las bacterias ni los virus tienen núcleo. Los virus no tienen pared celular. Los protozoarios tienen un núcleo pero no pared celular. La enzima inhibida es para la síntesis de pared celular y está solo en las bacterias. Este es el motivo por el cual la penicilina no es útil en el tratamiento de la infección por virus o protozoarios.

8. **La respuesta es D.** La mayoría, pero no todas de las coenzimas en los seres humanos son sintetizadas por las vitaminas. No son proteínas ni carbohidratos sino moléculas orgánicas complejas. Ayudan en la catálisis de un tipo de reacción, no solo una reacción (las coenzimas se pueden asociar con muchas enzimas distintas).

9. **La respuesta es E.** La tiamina actúa por medio de un mecanismo de activación-transferencia, como lo hace la CoA. Todas las otras coenzimas de la lista son del grupo de oxidación-reducción (el tocoferol es vitamina E, la niacina es parte de NAD^+, la riboflavina es parte de FAD, y el ácido ascórbico es la vitamina C).

10. **La respuesta es A.** La CoA, una coenzima de activación-transferencia, es sintetizada a partir de la vitamina pantotenato. El NAD^+ es sintetizado de la niacina y el piridoxal fosfato de la vitamina B_6. El folato y la biotina son en sí vitaminas.

11. **La respuesta es D.** La anhidrasa carbónica forma un complejo con el zinc en el sitio activo. La función del zinc es orientar el agua de manera que pueda ser desprotonada por una histidina del sitio activo, y el ion hidroxilo generado ataca entonces al dióxido de carbono para generar bicarbonato. La enzima no requiere ATP o NAD^+ para su actividad, ni tampoco se une al magnesio. El aumento de la concentración de dióxido de carbono permitirá que la reacción sea más rápida y no supondrá una pérdida de actividad.

12. **La respuesta es E.** Para que la histidina actúe como base general, debe estar desprotonada para poder aceptar un

protón de la serina del sitio activo. Con un pK_a de 6.2, a valores de pH inferiores a 6.2, la histidina estará > 50% protonada, mientras que a un pH de > 6.2, la histidina estará > 50% desprotonada. La desprotonación máxima se producirá a un pH de 7.2, lo que permitiría a la enzima trabajar a un ritmo más rápido que a un pH de 6.7.

13. **La respuesta es E.** Lo más probable es que la mutación se encuentre en el sitio de unión de la tiamina y haya reducido la afinidad de la enzima por la tiamina. Esto podría superarse aumentando considerablemente los niveles de tiamina disponibles para unirse a la enzima. La tiamina es una molécula hidrofílica, por lo que el sitio activo no se volvería más hidrofóbico para permitir que la tiamina superara la mutación. La afinidad de los sustratos no se ve alterada por la unión de la tiamina a la enzima.

14. **La respuesta es C.** La enzima está mutada en el sitio de unión de la biotina y la enzima no puede unir covalentemente la biotina debido a la reducción de la unión de la biotina a la enzima. La falta del cofactor conduce a una actividad reducida de la enzima. La biotina libre no reaccionará con el dióxido de carbono, y una enzima con mayor afinidad por la biotina seguiría siendo capaz de catalizar la reacción de carboxilación. La biotina se une a un sitio de la enzima que es distinto del sitio de unión al sustrato y no estaría actuando como un inhibidor competitivo de la actividad enzimática.

15. **La respuesta es B.** Un inhibidor suicida es un análogo del sustrato sobre el que actúa la enzima para crear una molécula que inhibe fuertemente la actividad enzimática. Un inhibidor covalente es un compuesto que forma un enlace covalente con el sitio activo de la enzima sin que esta altere la estructura del inhibidor. Ningún tipo de inhibidor formará un enlace con el sustrato.

Regulación de las enzimas

9

En el cuerpo humano, miles de enzimas diversas están reguladas para que cumplan sus funciones individuales sin pérdida de los componentes de la dieta. De esta manera, con los cambios en nuestro estado fisiológico, en los tiempos de alimentación, en el ambiente, en la dieta o en la edad, las velocidades de algunas enzimas pueden incrementarse mientras que las de otras disminuyen. En este capítulo se describen los mecanismos que regulan la actividad de las enzimas y las estrategias empleadas para regular las vías metabólicas en las que ellas participan.

La regulación armoniza con la función. Los cambios en la velocidad de una vía metabólica tienen lugar porque al menos una enzima de la vía, la enzima reguladora, ha sido activada o inhibida, o porque la cantidad de la enzima está incrementada o disminuida. Las enzimas reguladoras generalmente catalizan una reacción limitante, o lenta, de la vía metabólica, de tal manera que un incremento o una disminución de su velocidad cambia la rapidez de toda la vía (fig. 9-1). Los mecanismos usados para regular la enzima limitante de la velocidad en una vía reflejan la función de la vía.

Concentración de sustrato. La velocidad de todas las enzimas depende de la concentración de sustrato. Las enzimas exhiben una **cinética de saturación**; sus velocidades aumentan con el incremento en la concentración de sustrato $[S]$, pero alcanzan una velocidad máxima ($V_{máx}$) cuando la enzima se satura con el sustrato. Para muchas enzimas, la **ecuación de Michaelis-Menten** describe la relación entre v_i (la velocidad inicial de una reacción), $[S]$, $V_{máx}$ y la K_m (la concentración de sustrato a la que $v = \frac{1}{2} V_{máx}$).

Inhibición reversible. Las enzimas son inhibidas reversiblemente por **análogos estructurales** y **productos**. Estos inhibidores se clasifican como **competitivos**, **no competitivos**, o **anticompetitivos**, según su efecto en la formación del **complejo enzima-sustrato**.

Enzimas alostéricas. Los **activadores o inhibidores alostéricos** son compuestos que se unen a sitios diferentes al sitio de actividad catalítica y regulan la enzima a través de **cambios conformacionales** que afectan al sitio catalítico.

Modificación covalente. La actividad enzimática también puede ser regulada por una modificación covalente, como la **fosforilación** de un residuo de serina, treonina o tirosina por una **proteína cinasa**.

Interacciones proteína-proteína. La actividad enzimática puede ser modulada por la unión reversible de una **proteína moduladora**, como la **calmodulina Ca^{2+}**. Las **proteínas G monoméricas** (proteínas unidoras de trifosfato de guanosina [GTP]) activan proteínas blanco mediante una unión reversible.

Rompimiento de zimógenos. Algunas enzimas son sintetizadas como precursores inactivos, denominadas **zimógenos**, que son activadas por **proteólisis** (p. ej., la enzima digestiva quimotripsina).

Cambios en la concentración enzimática. La concentración de una enzima puede ser regulada por cambios en la velocidad de la síntesis de la enzima (p. ej., inducción de la transcripción génica) o en la velocidad de degradación.

Regulación de las vías metabólicas. Los mecanismos reguladores para la enzima limitante de la velocidad de una vía metabólica siempre reflejan la **función de la vía en un tejido particular**. En la **regulación por retroalimentación**, el producto final de la vía controla directa o indirectamente su propia velocidad de síntesis; en la **regulación**

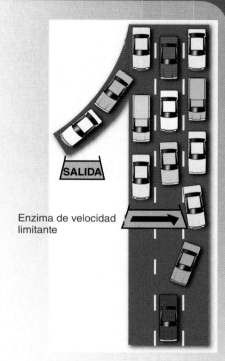

SALIDA

Enzima de velocidad limitante

FIGURA 9-1 El flujo de sustratos a lo largo de una vía metabólica es análogo a los carros que circulan a lo largo de una autopista. La enzima limitante de la vía es la porción de la autopista en donde la circulación se ha angostado a una sola línea por una barrera de circulación. Esta porción única de la autopista limita la velocidad a la que los carros pueden arribar a su destino final unos kilómetros más adelante. Los carros se amontonarán antes de la barrera (de manera semejante al incremento en la concentración de un precursor cuando una enzima limitante es inhibida). Algunos carros pueden salir y tomar una vía alternativa (de manera similar a los precursores que entran en otra vía metabólica). El mover la barrera un poco para abrir una línea de circulación adicional es como activar una enzima limitante: permite incrementar el flujo a través de toda la vía.

Cuando la policía detuvo a **Al M.**, fue requerido para tomar una prueba de aliento. Los niveles de etanol se analizan con la prueba de aliento del aire espirado (suponiendo una proporción de una parte de etanol en el aire espirado por 2 100 partes de etanol en la sangre). Una vez que la muestra entra al analizador de aliento, esta reacciona con ácido sulfúrico, nitrato de plata y dicromato de potasio. Si hay presencia de etanol, este reaccionará con el dicromato de potasio para formar sulfato de potasio, sulfato de cromo, ácido acético y agua. El dicromato de potasio produce un color café rojizo, mientras que el sulfato de cromo es verde claro. En el aparato para la prueba de aliento, la muestra analizada se compara con una muestra no reactiva y las diferencias en la absorción de luz (debido a las diferencias en color) se convierten en corriente eléctrica. La cantidad de corriente eléctrica generada puede llevar a una determinación de los niveles de alcohol en la sangre (p. ej., si no hay etanol en la muestra no se generará corriente eléctrica). Otros métodos para la determinación de etanol gaseoso utilizan espectroscopia infrarroja o una célula de combustión.

por prealimentación, el sustrato controla la velocidad de la vía. Las vías **biosintéticas** y de **degradación** son controladas a través de **regulaciones complementarias** diferentes. Las vías también son controladas mediante la **compartimentación** de enzimas exclusivas para vías específicas.

 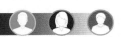

Al M., un hombre de 44 años de edad, ha sido alcohólico durante los pasados 5 años. Él fue recientemente admitido en el hospital por una insuficiencia cardiaca congestiva (cap. 8). Después de haber salido del hospital, continuó bebiendo. Una noche estuvo en la casa de un amigo entre las 7:00 p.m. y las 11:00 p.m. Alberto se tomó cuatro cervezas y cinco martinis (para un consumo total de etanol de 269 mg/dL). Sus amigos le pidieron que se quedara 1 hora más y se bebiera una taza de café para recuperar la sobriedad. A pesar de esto, se salió del camino en su regreso a casa, fue llevado a la sala de urgencias del hospital local y arrestado por conducir bajo los efectos del alcohol. La concentración de alcohol en su sangre al momento del arresto fue de 240 mg/dL, en comparación con el límite legal de etanol para conducir que es de 80 mg/dL (0.08% de alcohol en la sangre).

Ann R., una mujer de 23 años de edad y 1.74 m de altura, está en tratamiento por anorexia nerviosa (caps. 1 a 3). Ella está subiendo de peso y ahora llega a los 44.9 kg, cuando solo pesaba 38.6 kg. Sus cifras de glucosa se encuentran en los límites bajos dentro del rango normal (glucosa en ayuno de 72 mg/dL, en comparación con un intervalo de normalidad entre 70 a 100 mg/dL). Ella se queja con su doctor de sentir cansancio cuando trota y se preocupa de que el "peso extra" que ha recuperado la esté debilitando. Es muy importante la regulación de varias vías metabólicas conforme Ann recupera peso y lucha por restablecer niveles de actividad normales.

Al M. no fue capaz de eliminar el alcohol de su sangre de manera rápida para estar dentro de los límites legales de alcohol al conducir. El etanol es eliminado de la sangre a razón de cerca de 15 mg/dL/h. El metabolismo hepático se encarga de más de 90% de la eliminación del etanol en la sangre. La principal vía para el metabolismo del etanol en el hígado es la enzima alcohol deshidrogenasa hepática (ADH), que oxida el etanol a acetaldehído con la consecuente generación de NADH.

Etanol + NAD^+ → acetaldehído + NADH + H^+

El complejo multienzimático sistema microsomal de oxidación del etanol (MEOS, *microsomal ethanol-oxidizing system*), que también se denomina **citocromo P450-2E1**, provee una vía adicional para la oxidación del etanol a acetaldehído en el hígado y se usa cuando los niveles de etanol son elevados.

I. Panorama general

Aunque la regulación de las vías metabólicas es un tema excesivamente complejo, que se revisará en la mayoría de los siguientes capítulos de este texto, es un tópico que involucra varios temas comunes. La regulación fisiológica de una vía metabólica depende de la capacidad de alterar el flujo a través de la vía al activar a la enzima que cataliza su reacción limitante (fig. 9-1). El tipo de regulación empleada siempre refleja la función de la vía y la necesidad de una vía determinada en un tejido o célula particular. Las vías que generan un producto necesario son usualmente reguladas por retroalimentación a través de un mecanismo que involucra la concentración del producto (p. ej., la inhibición alostérica o la inducción/represión de la síntesis de enzimas), directa o indirectamente. La concentración del producto indica cuándo se han sintetizado cantidades suficientes de este. Las vías de almacenamiento y destoxificación son usualmente reguladas directa o indirectamente por mecanismos de prealimentación que reflejan la disponibilidad del precursor. Las enzimas reguladoras son frecuentemente isoenzimas tejido-específicas cuyas propiedades reflejan las diferentes funciones de una vía en un tejido particular. Las vías también son reguladas mediante la compartimentación, es decir, la colección de enzimas con una función común dentro de un organúlo particular o dentro de un sitio específico en la célula.

Los mecanismos utilizados para regular las enzimas se han organizado dentro de tres categorías generales: regulación por compuestos que se unen reversiblemente al sitio activo (incluyendo la dependencia de velocidad en la concentración de sustrato y niveles de producto); la regulación por cambios en la conformación del sitio activo (incluyendo los reguladores alostéricos, la modificación covalente, las interacciones proteína-proteína y la rotura de zimógenos), y la regulación por cambios en la concentración de enzima (síntesis y degradación de enzima). Generalmente se utilizarán las vías de oxidación de combustibles para ilustrar el papel de varios mecanismos de regulación enzimática en las vías metabólicas (caps. 1 a 3 para una descripción general de estas vías).

II. Regulación por concentración de sustrato y de producto

A. Velocidad y concentración del sustrato

La velocidad (índice de formación de producto por unidad de tiempo) de todas las enzimas depende de la concentración del sustrato. Esta dependencia se refleja en condiciones como la inanición, en la cual varias vías son carentes de sustrato. En contraste, las vías de almacenamiento (p. ej., la conversión de glucosa a glucógeno en el hígado) y en las vías de destoxificación (p. ej., el ciclo de la urea, que previene la toxicidad del ion NH_3 convirtiéndolo a urea) son normalmente aceleradas cuando se aumenta la disponibilidad de sustrato. En las siguientes secciones se usará la **ecuación de Michaelis-Menten** para describir la respuesta de una enzima a cambios en la concentración de sustrato y se usará la glucocinasa para ilustrar el papel de la disponibilidad de sustrato para regular la actividad enzimática.

1. La ecuación de Michaelis-Menten

Las ecuaciones de la cinética enzimática proveen una forma cuantitativa para describir la dependencia de la velocidad enzimática de la concentración de sustrato. La ecuación más simple, la de Michaelis-Menten, relaciona la velocidad inicial (v_i) a la concentración de sustrato [S] (los corchetes denotan concentración) y los dos parámetros adicionales: K_m y $V_{máx}$ (ecuación 9.1). La $V_{máx}$ de la enzima es la velocidad máxima que puede lograrse en una concentración infinita de sustrato y la K_m de la enzima para un sustrato es la concentración de sustrato requerida para alcanzar $\frac{1}{2}V_{máx}$. El modelo de Michaelis-Menten para la cinética enzimática se aplica a una reacción simple en la cual la enzima y el sustrato forman un complejo enzima-sustrato (ES) que puede volver a disociarse hacia la enzima libre y el sustrato. La velocidad inicial de la formación de producto, v_i, es proporcional a la concentración de complejos de ES [ES]. Cuando la concentración de sustrato se incrementa, la concentración de ES aumenta y la velocidad de la reacción se incrementa proporcionalmente. La cantidad total de enzima presente se representa por E_t.

Ecuación 9.1. La ecuación de Michaelis-Menten:
Para la reacción:

$$E + S \underset{k_2}{\overset{k_1}{\rightleftharpoons}} ES \overset{k_3}{\longrightarrow} E + P$$

La ecuación de Michaelis-Menten está dada por:

$$v = \frac{V_{máx}[S]}{K_m + [S]}$$

donde $K_m = (k_2 + k_3)/k_1$
y $V_{máx} = k_3 [E_t]$.

La gráfica de la ecuación de Michaelis-Menten (v_i en función de la concentración de sustrato) es una hipérbola rectangular que se aproxima a un límite finito, $V_{máx}$, a medida que se incrementa la fracción de enzima total presente en forma de ES (fig. 9-2). A una concentración hipotética infinitamente alta de sustrato, todas las moléculas de la enzima estarán unidas a sustrato y la velocidad de la reacción estará a la $V_{máx}$. La aproximación al límite finito de la $V_{máx}$ se llama **cinética de saturación** porque la velocidad no puede incrementarse más, una vez que la enzima ha sido saturada con sustrato. La cinética de saturación es una propiedad característica de todos los procesos de velocidad que dependen de la unión de un compuesto a una proteína.

La K_m de la enzima para un sustrato se define como la concentración de sustrato en la que v es igual a $\frac{1}{2}V_{máx}$. La velocidad de una enzima es más sensible a cambios en la concentración de sustrato dentro de un intervalo de concentración por debajo de su K_m (fig. 9-2). Por ejemplo, a concentraciones de sustrato menores de un décimo de la K_m, una duplicación de la concentración de sustrato casi dobla la velocidad de la reacción; en concentraciones de sustrato 10 veces superiores a la K_m, duplicar la concentración de sustrato tiene un efecto pequeño en la velocidad.

Uno de los combustibles utilizados por los músculos esqueléticos de **Ann R.** para trotar es la glucosa, que es convertida a glucosa 6-fosfato (glucosa 6-P) por las enzimas hexocinasa (HK) y glucocinasa (GK). La glucosa 6-P es metabolizada en la vía de la glucólisis para generar adenosín trifosfato (ATP). Esta vía está regulada por retroalimentación, de tal manera que a medida que sus músculos utilizan ATP, la velocidad de la glucólisis se incrementa para generar más ATP.

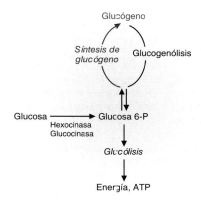

Cuando ella está descansando, sus músculos y su hígado convertirán la glucosa 6-P en glucógeno (una vía de almacenamiento de combustible, mostrada en *rojo*). La síntesis de glucógeno está regulada por prealimentación mediada por el suministro de glucosa e insulina y otras hormonas que indican disponibilidad de glucosa. La glucogenólisis (degradación de glucógeno) es activada durante el ejercicio para proporcionar glucosa 6-P adicional para la glucólisis. A menos que **Ann R.** consuma suficientes calorías, sus almacenes de glucógeno no estarán llenos antes del ejercicio y se cansará fácilmente.

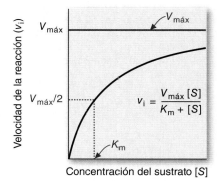

FIGURA 9-2 Una gráfica de la ecuación de Michaelis-Menten. $V_{máx}$ (*línea continua roja*) es la velocidad inicial extrapolada a la concentración de sustrato [S] infinita. K_m (*línea discontinua roja*) es la concentración de S a la que $v = V_{máx}/2$.

Los pacientes con diabetes del adulto de inicio juvenil (MODY, *maturity-onset diabetes of the young*) tienen una forma genética rara de diabetes mellitus en la que la cantidad de insulina secretada por el páncreas es muy baja, resultando en hiperglucemia. Existen muchas variantes de la enfermedad, todas producto de una mutación en un solo gen, lo que lleva a la disfunción de varias proteínas. Una de las mutaciones en el gen de la glucocinasa pancreática (una enzima estrechamente relacionada con la glucocinasa hepática) afecta sus propiedades cinéticas (K_m o $V_{máx}$). La glucocinasa es parte del mecanismo que controla la liberación de insulina por el páncreas. Una actividad disminuida de la glucocinasa resulta en una secreción de insulina más baja para un determinado nivel de glucosa sanguínea.

A medida que **Ann R.** ingiere una comida alta en carbohidratos, sus niveles de glucosa sanguínea alcanzarán aproximadamente una concentración de 20 mM en la vena porta y una gran cantidad de la glucosa de este alimento entrará al hígado. ¿Cómo cambiará la actividad de la glucocinasa hepática si la glucosa se incrementa de 4 mM a 20 mM? (Pista: calcule v_i como una fracción de la $V_{máx}$ para ambas condiciones, usando una K_m para la glucosa de 5 mM y la ecuación de Michaelis-Menten).

La K_m de una enzima para un sustrato se relaciona con la constante de disociación, K_d, que es la velocidad de sustrato liberado dividido entre la velocidad de unión de sustrato (k_2/k_1). Por ejemplo, una mutación genética que disminuye la velocidad de unión de sustrato a una enzima disminuye la afinidad de la enzima por el sustrato e incrementa la K_d y la K_m de la enzima por ese sustrato. A mayor K_m, mayor es la concentración de sustrato requerida para alcanzar $\frac{1}{2}V_{máx}$.

2. La transformación de Lineweaver-Burk

La K_m y la $V_{máx}$ para una enzima pueden ser visualmente determinadas por una gráfica de $1/v_i$ *versus* $1/S$, una gráfica denominada **Lineweaver-Burk** o gráfica **doble recíproca**. Los recíprocos de ambos lados de la ecuación de Michaelis-Menten generan una ecuación que tiene la forma de una línea recta, $y = mx + b$ (fig. 9-3). La K_m y la $V_{máx}$ son iguales a los valores recíprocos de las intersecciones en las abscisas y las ordenadas, respectivamente. Aunque las gráficas doble recíprocas se usan con frecuencia para ilustrar ciertas características de una reacción enzimática, no lo son para las determinaciones directas de los valores de K_m y $V_{máx}$ por los investigadores.

3. Las isoenzimas hexocinasas tienen diferentes valores de K_m para la glucosa

Una comparación entre las isoenzimas de hexocinasa (HK) encontradas en los eritrocitos de la sangre y en el hígado ilustra el significado de la K_m de una enzima por su sustrato. La HK cataliza el primer paso en el metabolismo de la glucosa en la mayoría de las células; la transferencia de un fosfato del adenosín trifosfato (ATP) a la glucosa para formar glucosa 6-fosfato. Posteriormente, la glucosa 6-fosfato podrá ser metabolizada en la glucólisis, que genera energía en la forma de ATP, o puede ser convertida en glucógeno, un polímero de almacenamiento de la glucosa. La hexocinasa I, la isoenzima de los eritrocitos (glóbulos rojos), tiene una K_m para la glucosa de alrededor de 0.05 mM (fig. 9-4). La isoenzima de HK, llamada **glucocinasa** (GK), que se encuentra en el hígado y el páncreas, tiene una K_m mucho mayor, de aproximadamente 5 a 6 mM. El glóbulo rojo de la sangre es totalmente dependiente del metabolismo de la glucosa para cubrir sus necesidades de ATP. Con la baja K_m de la HK eritrocitaria, la glucosa sanguínea puede caer drásticamente por debajo de su cifra normal al ayuno, de cerca de 5 mM, y aun así el glóbulo rojo puede fosforilar glucosa a velocidades cercanas a la $V_{máx}$. El hígado, sin embargo, almacena grandes cantidades de "exceso" de glucosa como glucógeno o las convierte en grasas. Debido a que la GK tiene una K_m de aproximadamente 5 mM, la velocidad de fosforilación de la glucosa en el hígado puede tender a incrementarse a medida que la glucosa sanguínea aumenta después de una comida alta en carbohidratos y disminuye a medida que caen las concentraciones de glucosa sanguínea. La K_m alta de la GK hepática promueve así el almacenamiento de la glucosa como glucógeno hepático, o como grasas, pero únicamente cuando hay exceso de la disponibilidad de glucosa.

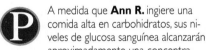

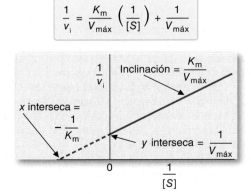

FIGURA 9-3   La transformación de Lineweaver-Burk (mostrada en la *caja verde*) para la ecuación de Michaelis-Menten convierte a esta ecuación en una ecuación para una línea recta de la forma $y = mx + b$. Cuando [S] es infinita, $1/[S] = 0$ y la línea cruza a las ordenadas (eje y) en $1/v = 1/V_{máx}$. La inclinación de la línea es $K_m/V_{máx}$. Cuando la línea interseca la abscisa (eje x), entonces $1/[S] = -1/K_m$.

4. Velocidad y concentración enzimática

La velocidad de una reacción es directamente proporcional a la concentración de la enzima; si se duplica la cantidad de enzima, se duplicará la cantidad de producto generado por minuto, sin importar que esté baja o en concentraciones saturadas de sustrato. Esta importante relación entre velocidad y concentración enzimática no es inmediatamente aparente en la ecuación de Michaelis-Menten porque la concentración de la enzima total presente (E_t) ha sido incorporada dentro del término $V_{máx}$ (es decir, $V_{máx}$ es igual a la constante de velocidad $k_3 \times E_t$). Sin embargo, la $V_{máx}$ es más frecuentemente expresada como el producto generado por minuto por miligramo de enzima y pretende reflejar una propiedad de la enzima que no es dependiente de su concentración.

5. Reacciones multisustrato

La mayoría de enzimas tiene más de un sustrato y los sitios de unión al sustrato se sobreponen en el sitio catalítico (activo). Cuando una enzima tiene más de un sustrato, la secuencia de unión de sustrato y la liberación de producto afectan la velocidad de la ecuación. Como consecuencia, un valor aparente de K_m ($K_{m,app}$) depende de la concentración del cosustrato o del producto presente.

6. Velocidad de las reacciones catalizadas por enzimas en la célula

Las ecuaciones para la velocidad inicial de una reacción catalizada por una enzima tal como la ecuación de Michaelis-Menten pueden proveer de parámetros útiles para describir o comparar enzimas. Sin embargo, muchas enzimas multisustrato, como la GK, tienen patrones cinéticos que no se ajustan al modelo de Michaelis-Menten (o lo hacen bajo condiciones no fisiológicas). El modelo de Michaelis-Menten tampoco puede ser aplicado para enzimas que se encuentran en concentraciones mayores que sus sustratos. Aun así, el término K_m es utilizado todavía en estas enzimas para describir la concentración aproximada de sustrato al que la velocidad iguala a $\frac{1}{2}V_{máx}$.

B. Inhibición reversible dentro del sitio activo

Una de las formas de alterar la actividad enzimática es a través de la unión de compuestos en el sitio activo. Si estos compuestos no son parte de la reacción normal, inhiben a la enzima. Un **inhibidor** de una enzima se define como un compuesto que disminuye la velocidad de la reacción al unirse a la enzima. Es un **inhibidor reversible**, si no se une de manera covalente a la enzima y puede disociarse a una velocidad significativa. Los inhibidores reversibles por lo general son clasificados como competitivos, no competitivos o anticompetitivos, respecto a su relación con el sustrato de la enzima. En la mayoría de las reacciones, los productos de la reacción son inhibidores reversibles de la enzima que los produce.

1. Inhibición competitiva

Un **inhibidor competitivo** "compite" con un sustrato por unirse al sitio de reconocimiento de sustrato de la enzima y usualmente es un análogo estructural cercano del sustrato (fig. 9-5A). Un incremento en la concentración de sustrato puede superar la inhibición competitiva; cuando la concentración de sustrato se incrementa a niveles suficientemente altos, los sitios de unión a sustrato son ocupados por el sustrato y las moléculas del inhibidor no se pueden unir. De esta manera, los inhibidores competitivos incrementan la K_m aparente de la enzima ($K_{m,app}$) porque aumentan la concentración de sustrato necesaria para saturar la enzima. Ellos no tienen efecto en la $V_{máx}$.

2. Inhibición no competitiva y anticompetitiva

Si un inhibidor no compite con un sustrato por su sitio de unión, el inhibidor puede ser **no competitivo** o **anticompetitivo** respecto a ese sustrato particular (fig. 9-5B). La inhibición anticompetitiva casi nunca se encuentra en la medicina y, por lo tanto, no se discutirá más. Para ilustrar la inhibición no competitiva, considere una reacción multisustrato en la que los sustratos A y B reaccionan en presencia de una enzima para formar un producto. Un inhibidor (IN), que es un análogo estructural del sustrato B, puede acoplarse al sitio

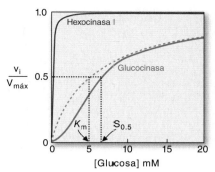

FIGURA 9-4 Comparación entre la hexocinasa I y glucocinasa. Se grafica la velocidad inicial (v_i) como fracción de la $V_{máx}$ en función de la concentración de glucosa. La línea para la glucocinasa (*línea azul oscuro*) es poco sigmoidal (en forma de S), posiblemente porque la velocidad del paso intermedio en la reacción es tan lenta que la enzima no sigue la cinética de Michaelis-Menten. La *línea azul punteada* ha sido derivada de la ecuación de Michaelis-Menten y ajustada para los datos de concentraciones de glucosa > 5 mM. Para las curvas con forma de S, la concentración requerida de sustrato (S) para alcanzar la mitad de $V_{máx}$, o la mitad de la saturación, se llama a veces como $S_{0.5}$ o $K_{0.5}$ en lugar de K_m. A una $v_i/V_{máx} = 0.5$, para la glucocinasa, la K_m es 5 mM y las $S_{0.5}$ es 6.7 mM.

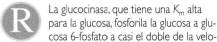

La alcohol deshidrogenasa hepática, que es más activa en la oxidación del etanol, tiene una K_m muy baja para el etanol, de casi 0.04 mM, y está a más de 99% de su $V_{máx}$ en la concentración límite de alcohol para manejar (80 mg/dL o ~17 mM). En contraste, la isoenzima del sistema microsomal de oxidación del etanol (MEOS), que es más activa por el etanol, tiene una K_m de cerca de 11 mM. Por esta razón, el MEOS contribuye más a la oxidación y al aclaramiento del etanol de la sangre cuando este está a niveles altos que cuando está a niveles bajos. Los daños hepáticos, como la cirrosis, están en parte creados por productos colaterales de la oxidación del etanol generados por el MEOS. **Al M.**, quien tiene niveles de alcohol en sangre de 240 mg/dL (~ 52 mM), está bebiendo lo suficiente como para provocarse daño hepático, así como su accidente de auto y arresto por manejar en estado de ebriedad. Las variadas isoenzimas y los polimorfismos de la alcohol deshidrogenasa y del MEOS serán analizados en el capítulo 33.

La glucocinasa, que tiene una K_m alta para la glucosa, fosforila la glucosa a glucosa 6-fosfato a casi el doble de la velocidad con que lo hace durante el ayuno. Sustituya los valores para S y K_m en la ecuación de Michaelis-Menten. La velocidad inicial será $0.44 \times V_{máx}$ cuando la glucosa sanguínea esté a 4 mM y cerca de $0.80 \times V_{máx}$ cuando esté a 20 mM. En el hígado, la glucosa 6-fosfato es un precursor de la síntesis de glucógeno y de grasas. Así, estas vías de almacenamiento están parcialmente reguladas a través de un efecto directo de la disponibilidad de sustrato. Estas están en parte reguladas por aumento de insulina y una disminución del glucagón, dos hormonas que indican la disponibilidad de combustible de la dieta.

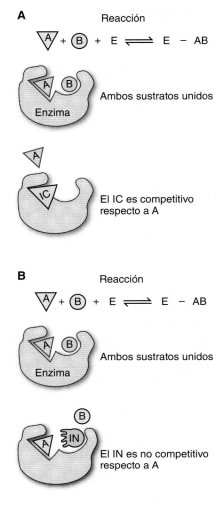

FIGURA 9-5 A. Inhibición competitiva respecto al sustrato A. A y B son sustratos para la reacción que forma el complejo enzima-sustrato (E-AB). La enzima tiene sitios separados para la unión de cada sustrato que se sobreponen en el sitio activo. El inhibidor competitivo (IC) compite por el sitio de unión a A, el sustrato al que más se asemeja. **B.** IN es un inhibidor no competitivo respecto al sustrato A. A puede todavía unirse a su sitio de unión en presencia del IN. Sin embargo, IN es competitivo con respecto al sustrato B porque se une al sitio de unión de B. En contraste, un inhibidor que es no competitivo con respecto a A puede asemejarse a B, pero solo puede unirse al sitio para el sustrato B después de que se ha unido A.

de unión para el sustrato B, pero el inhibidor puede resultar un inhibidor no competitivo respecto al otro sustrato, el sustrato A. Un incremento de A no impedirá al inhibidor unirse al sitio de unión para el sustrato B. El inhibidor, en efecto, disminuirá la concentración de la enzima activa y, por lo tanto, cambiará la $V_{máx}$ de la enzima. Si el inhibidor no tiene algún efecto absoluto en la unión del sustrato A, no cambiará la K_m para el sustrato A (un inhibidor no competitivo puro).

Las gráficas de Lineweaver-Burk proveen una muy buena ilustración de las inhibiciones competitivas y no competitivas puras (fig. 9-6). En la inhibición competitiva, las gráficas de $1/v_i$ frente a $1/[S]$ a una serie de concentraciones del inhibidor intersecan en el eje y (ordenada). De esta manera, a concentraciones infinitas de sustrato, o $1/[S] = 0$, no hay efecto del inhibidor. En la inhibición no competitiva pura, el inhibidor disminuye la velocidad, aun cuando $[S]$ se extrapola a una concentración al infinito. Sin embargo, si el inhibidor no tiene efecto en la unión del sustrato, la K_m es la misma para cada concentración del inhibidor y la línea interseca en el eje x o abscisa.

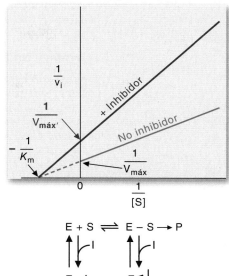

A. Inhibición competitiva

B. Inhibición no competitiva pura

$$E + S \rightleftharpoons E - S + P$$

$$E + S \rightleftharpoons E - S \rightarrow P$$

FIGURA 9-6 Gráficas de Lineweaver-Burk de inhibición competitiva y no competitiva pura. **A.** La gráfica $1/v_i$ en función de $1/[S]$ en presencia de un inhibidor competitivo. El inhibidor competitivo altera la intersección en el eje x (de las abscisas). La nueva intersección es $1/K_{m,app}$ (también llamado $1/K_m'$). Un inhibidor competitivo no afecta la $V_{máx}$. **B.** Gráfica de $1/v_i$ en función de $1/[S]$ en presencia de un inhibidor no competitivo puro. El inhibidor no competitivo altera la intersección en el eje y (de la ordenada), $1/V_{máx,app}$ o $1/V_{máx}'$, pero no afecta la $1/K_m$. Un inhibidor no competitivo puro se une a E y ES con la misma afinidad. Si el inhibidor tiene diferentes afinidades por E y ES, las líneas se cruzan por encima o por debajo de y (la abscisa), y el inhibidor no competitivo cambiará tanto la K_m' como la $V_{máx}'$. E, enzima; I, inhibidor; P, producto; S, sustrato; v_i, velocidad inicial; $V_{máx}$, velocidad máxima.

Algunos inhibidores, como los metales, pueden no unirse a los sitios de reconocimiento para ambos sustratos. En este caso, el inhibidor puede ser no competitivo para ambos sustratos.

3. Inhibición de producto simple (inmediato) en las vías metabólicas

Todos los productos son inhibidores reversibles de las enzimas que los producen y pueden ser competitivos o no competitivos respecto a un sustrato particular. La **inhibición por producto simple**, una disminución en la velocidad de una enzima causada por la acumulación de su propio producto, desempeña un papel importante en las vías metabólicas: previene que una enzima en una secuencia de reacciones genere un producto más rápidamente que lo que puede ser usado por la siguiente enzima de la secuencia. Como ejemplo, la inhibición por producto de la HK por la glucosa 6-fosfato conserva los niveles de glucosa sanguínea para los tejidos que la necesitan. Los tejidos toman glucosa de la sangre y la fosforilan a glucosa 6-fosfato, que puede entrar en diferentes vías (incluyendo la glucólisis y la síntesis de glucógeno). A medida que estas vías comienzan a ser más activas, la concentración de glucosa 6-fosfato disminuye y se incrementa la velocidad de la HK. Cuando estas vías son menos activas, la concentración de glucosa 6-fosfato se incrementa, la HK es inhibida y la glucosa permanece en la sangre disponible para otros tejidos.

III. Regulación mediante cambios conformacionales

En la respuesta a sustrato y la inhibición por producto, la velocidad de la enzima es modulada principalmente por la unión de un sustrato o un producto en el sitio catalítico. La mayoría de enzimas limitantes de la velocidad también están controladas por mecanismos reguladores que cambian la conformación de la enzima de una manera que afecta al sitio catalítico. Estos mecanismos reguladores incluyen: 1) activación e inhibición alostérica; 2) fosforilación u otras modificaciones covalentes; 3) interacciones proteína-proteína entre subunidades reguladoras y catalíticas o entre dos proteínas, y 4) escisión proteolítica. Estos tipos de regulación pueden cambiar rápidamente una enzima de su estado inactivo a su conformación completamente activa.

Algunos de los problemas de **AI M.** surgen de la inhibición por producto de la alcohol deshidrogenasa hepática por el NADH. A medida que el etanol es oxidado en los hepatocitos, el NAD^+ es reducido a NADH y el índice $NADH/NAD^+$ se incrementa. El NADH es un inhibidor de la alcohol deshidrogenasa, competitivo respecto al NAD^+, de tal manera que un incremento del índice $NADH/NAD^+$ disminuye la oxidación del etanol y su aclaramiento en la sangre.

El NADH también es un producto inhibidor de las enzimas en la vía que oxida a los ácidos grasos. Como consecuencia, esta acumulación de ácidos grasos en el hígado contribuye finalmente a la degeneración grasa del hígado por alcohol.

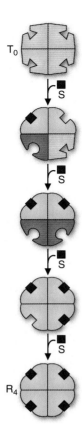

FIGURA 9-7 Modelo secuencial de una enzima alostérica. El modelo secuencial es realmente la vía preferida desde la conformación de baja afinidad T_0 (conformación tensa, con 0 sustrato, S, unido) a la conformación R_4 (conformación relajada, con cuatro moléculas de sustrato unidas), tomando un arreglo de todas las conformaciones posibles equilibradas que difieren de la conformación de solamente una subunidad. El resultado final es una vía escalonada en la que existen las conformaciones intermedias y en la que las subunidades pueden cambiar su conformación independientemente, dependiendo de las relaciones geométricas de las subunidades que han unido sustrato.

En las siguientes secciones se describen las características generales de estos mecanismos reguladores y se ilustrarán los tres primeros con la glucógeno fosforilasa, la glucógeno fosforilasa cinasa y la proteína cinasa A.

A. Cambios conformacionales en las enzimas alostéricas

Los **activadores** e **inhibidores alostéricos (efectores alostéricos)** son compuestos que se unen al **sitio alostérico** (un sitio separado del sitio catalítico) y causan un cambio conformacional que afecta la afinidad de la enzima por el sustrato. Usualmente, una enzima alostérica tiene múltiples subunidades interactivas que pueden existir en conformaciones activadas e inactivadas y el efector alostérico promueve o impide la conversión de un estado de conformación a otro.

1. Cooperatividad en la unión de sustrato a las enzimas alostéricas

Las enzimas alostéricas usualmente contienen dos o más subunidades y exhiben cooperación positiva; la unión de un sustrato a una subunidad facilita la unión del sustrato a otra subunidad (fig. 9-7). La primera molécula de sustrato tiene dificultad para unirse a la enzima porque todas las subunidades están en una conformación con poca afinidad por el sustrato (la conformación "T" tensa) (*véase* la "Unión de O_2 en la hemoglobina" en el cap. 7, sec. VII.B). La primera molécula de sustrato que se une cambia su propia subunidad y permite que al menos una subunidad vecina tenga una conformación de mayor afinidad (la forma relajada "R"). En el ejemplo del tetrámero de hemoglobina, discutido en el capítulo 7, el cambio de una subunidad facilita los cambios en las cuatro subunidades, y generalmente la molécula cambia a la nueva conformación de una manera concertada. Sin embargo, la mayoría de las enzimas alostéricas siguen una progresión más escalonada (secuencial) a través de estados intermediarios (fig. 9-7).

2. Activadores e inhibidores alostéricos

Las enzimas alostéricas unen activadores en el sitio alostérico, un sitio que está físicamente separado del sitio catalítico. La unión de un activador alostérico cambia la conformación del sitio catalítico de tal manera que se incrementa la afinidad de la enzima por el sustrato.

En general, los activadores de las enzimas alostéricas se unen más fuertemente a la enzima en estado de alta afinidad R que a la enzima en estado T (esto es, el sitio alostérico solo está abierto en la enzima R) (fig. 9-8). De esta manera, los activadores incrementan la cantidad de enzima en estado activo, facilitando de este modo la unión de sustrato a la propia subunidad y a las otras subunidades. En contraste, los inhibidores alostéricos se unen más fuertemente a la enzima en estado T, de tal manera que las concentraciones de sustrato o activador deben incrementarse para sobreponerse a los efectos del inhibidor alostérico.

En la ausencia de un activador, la gráfica de la velocidad *vs.* la concentración de sustrato para una enzima alostérica resulta usualmente en una curva sigmoidal o con forma de S (más que la hipérbola rectangular para las enzimas de Michaelis-Menten), a medida que la unión de las moléculas de sustrato activa unidades adicionales (fig. 9-8). En las gráficas de velocidad frente a la concentración de sustrato, el efecto de un activador alostérico generalmente hace que la curva sigmoidal con forma de S se parezca a la hipérbola rectangular, con una disminución sustancial de $S_{0.5}$ (K_m) de la enzima, debido a que el activador cambia todas las unidades al estado de alta afinidad. Estos efectores alostéricos cambian la K_m pero no varían la $V_{máx}$ de la enzima. Un inhibidor alostérico hace más difícil que las subunidades sean convertidas a la conformación más activa por los sustratos o por los activadores y, por esta razón, los inhibidores generalmente desplazan la curva hacia la derecha, incrementando la $S_{0.5}$ únicamente o incrementando este valor junto con una disminución de la $V_{máx}$.

Algunas enzimas limitantes de velocidad en las vías de oxidación de combustibles (p. ej., la glucógeno fosforilasa muscular en la glucogenólisis, la fosfofructocinasa-1 en la glucólisis y la isocitrato deshidrogenasa en el ciclo del ácido tricarboxílico [ATC]) son enzimas alostéricas reguladas por cambios en la concentración del adenosín difosfato (ADP) o el adenosín monofosfato (AMP), que son activadores alostéricos. La función de las vías de oxidación de combustibles es la generación de ATP. Cuando la concentración de ATP en un músculo comienza a disminuir, se incrementan las concentraciones de

Modelo de enzima alostérica

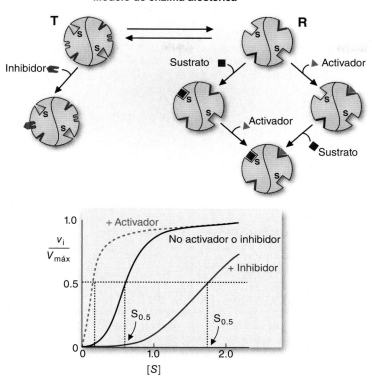

FIGURA 9-8 Activadores e inhibidores de una enzima alostérica (modelo simplificado). Esta enzima tiene dos subunidades idénticas, cada una con tres sitios de unión: uno para sustrato (S), uno para el activador alostérico (*triángulo verde*) y uno para el inhibidor alostérico (*pinza roja*). La enzima tiene dos conformaciones: una conformación activa relajada (R) y una conformación inactiva (T). El activador solo se une a su sitio activador cuando la enzima está en su configuración R. El sitio de unión para el inhibidor está abierto únicamente cuando la enzima está en el estado T. Una gráfica de la $v_i/V_{máx}$ vs. la concentración de sustrato revela que la unión del sustrato a su sitio de unión estabiliza la conformación activa, de tal manera que el segundo sustrato se une más fácilmente, lo que resulta en una curva en forma de S (sigmoidal). La gráfica de $v_i/V_{máx}$ se vuelve hiperbólica en presencia de un activador (que estabiliza la forma de alta afinidad R), y se hace más sigmoidal cuando se incrementa el $S_{0.5}$ en presencia de un inhibidor (que estabiliza la forma de baja afinidad).

ADP y AMP; el ADP activa a la isocitrato deshidrogenasa, en tanto que el AMP activa a la glucógeno fosforilasa (en músculo) y a la fosfofructocinasa-1. La respuesta es muy rápida y pequeños cambios en la concentración del activador pueden causar grandes cambios en la velocidad de la reacción.

3. Enzimas alostéricas en las vías metabólicas

La regulación de las enzimas por efectores alostéricos brinda varias ventajas sobre los otros métodos de regulación. Los inhibidores alostéricos usualmente tienen un efecto mucho mayor que los inhibidores competitivos y los no competitivos en el sitio catalítico activo. Debido a que los efectores alostéricos no ocupan el sitio catalítico, pueden funcionar como activadores. De esta manera, las enzimas alostéricas no están limitadas a la regulación a través de la inhibición. Además, el efector alostérico requiere no tener ninguna semejanza con el sustrato o el producto de la enzima. Finalmente, el efecto del efector alostérico es rápido y ocurre tan pronto como cambian sus concentraciones en la célula. Esta característica de las enzimas alostéricas es frecuentemente esencial para la regulación por retroalimentación de vías metabólicas por productos finales de la vía o por moléculas señalizadoras que coordinan múltiples vías.

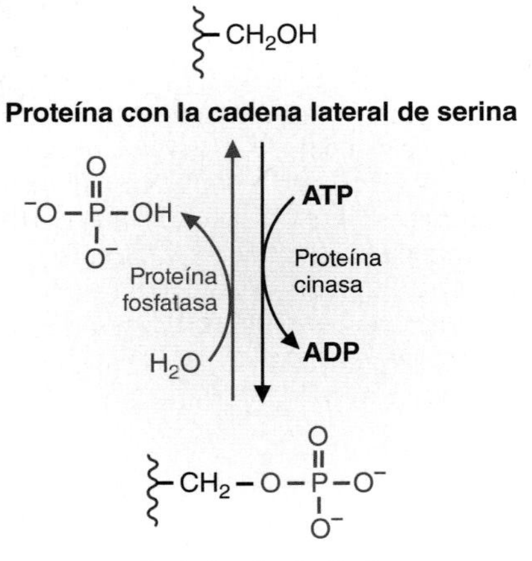

$$\xi-CH_2OH$$

Proteína con la cadena lateral de serina

FIGURA 9-9   Proteína cinasa y proteína fosfatasa. ADP, adenosín difosfato; ATP, adenosín trifosfato.

B. Cambios conformacionales por modificación covalente

1. Fosforilación

La actividad de muchas enzimas está regulada a través de la **fosforilación** por una **proteína cinasa** o mediante **desfosforilación** por una **proteína fosfatasa** (fig. 9-9). Las proteína cinasas de serina/treonina transfieren grupos fosfato del ATP al grupo hidroxilo de una serina específica (o finalmente a una treonina) de una enzima blanco; las tirosina cinasas transfieren un grupo fosfato al grupo hidroxilo de un residuo específico de tirosina. El fosfato es un residuo voluminoso y cargado negativamente, que interactúa con otros aminoácidos cercanos de la proteína para generar un cambio conformacional en el sitio catalítico. El cambio conformacional es causado por las alteraciones en las interacciones iónicas o en los patrones de puentes de hidrógeno debido a la presencia del grupo fosfato. Los cambios conformacionales hacen que algunas enzimas sean más activas y otras sean menos activas. El efecto es revertido por una proteína fosfatasa específica que remueve el grupo fosfato por hidrólisis.

2. Glucógeno fosforilasa muscular

La glucógeno fosforilasa muscular, la enzima limitante de la velocidad en la vía de la degradación de glucógeno, transforma el glucógeno en glucosa 1-fosfato. La enzima está regulada por el activador alostérico AMP, que se incrementa en la célula a medida que el ATP es utilizado para la contracción muscular (fig. 9-10). De esta manera, se logra un incremento rápido en la velocidad de la degradación de glucógeno a glucosa 1-fosfato cuando ocurre un incremento de la señal de AMP, que indica que se requiere más combustible para la generación de ATP por la vía glucolítica.

La glucógeno fosforilasa también puede ser activada a través de fosforilación por la glucógeno fosforilasa cinasa. Tanto la fosforilación o la unión de AMP pueden cambiar la enzima al mismo estado conformacional completamente activo. El fosfato es removido por la proteína fosfatasa-1. La glucógeno fosforilasa cinasa liga la activación de la glucógeno fosforilasa muscular a los cambios en los niveles de la hormona adrenalina (epinefrina) en la sangre. Esta es regulada a través de la fosforilación mediada por la proteína cinasa A y por la activación con calmodulina, Ca^{2+} (una proteína moduladora), durante la contracción.

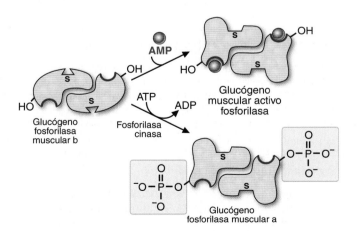

FIGURA 9-10   Activación de la glucógeno fosforilasa muscular por el AMP y por fosforilación. La glucógeno fosforilasa muscular está compuesta de dos subunidades idénticas. Los sitios de unión al sustrato están denotados por S. El AMP se une al sitio alostérico, un sitio separado del sitio de actividad catalítica. La glucógeno fosforilasa cinasa puede transferir un fosfato del ATP a un residuo de serina en cada subunidad. Tanto la fosforilación como la unión de AMP causan cambios en el sitio activo que incrementan la actividad de la enzima. El primer evento en una subunidad facilita los eventos subsecuentes que convierten la enzima en su estado activo completo. ADP, adenosín difosfato; AMP, adenosín monofosfato; ATP, adenosín trifosfato.

3. Proteína cinasa A

Algunas proteínas cinasas, denominadas **proteínas cinasas dedicadas**, están fuertemente unidas a una proteína única y regulan solo la proteína a la que están poderosamente unidas. Sin embargo, otras proteínas cinasas y proteínas fosfatasas regulan de manera simultánea varias enzimas limitantes de la velocidad en una célula para lograr una respuesta coordinada. Por ejemplo, la **proteína cinasa A**, una proteína cinasa de residuos serina/treonina, fosforila varias enzimas que regulan diferentes vías metabólicas. Una de estas enzimas es la glucógeno fosforilasa cinasa (fig. 9-10).

La proteína cinasa A provee un medio para que las hormonas controlen las vías metabólicas. La adrenalina y muchas otras hormonas incrementan la concentración celular del regulador alostérico 3' 5'-AMP cíclico (AMPc), que es conocido como un **segundo mensajero hormonal** (fig. 9-11A). El AMPc se une a las unidades reguladoras de la proteína cinasa A, que se disocian y liberan las subunidades catalíticas activadas (fig. 9-11B). La disociación de las subunidades reguladoras inhibitorias es un tema común en la regulación enzimática. Las subunidades catalíticas activas fosforilan glucógeno fosforilasa cinasa y otras enzimas en los residuos de serina y treonina.

En el ejemplo mostrado en la fig. 9-10, la adrenalina (epinefrina) incrementa indirectamente el AMPc, el cual activa a la proteína cinasa A, que en consecuencia fosforila y activa a la glucógeno fosforilasa cinasa, la cual fosforila y activa a la glucógeno fosforilasa. La secuencia de eventos en los que una cinasa fosforila a otras cinasas se denomina **cascada de fosforilación**. Debido a que cada etapa de la cascada de fosforilación se asocia con una molécula enzimática activando muchas moléculas de enzima, el evento inicial es amplificado enormemente.

4. Otras modificaciones covalentes

Muchas proteínas son modificadas covalentemente por la adición de grupos como el acetilo, la ADP-ribosa o fracciones de lípidos (cap. 6). Estas modificaciones pueden activar o inhibir directamente a la enzima. Sin embargo, ellas también pueden modificar la capacidad de la enzima para interactuar con otras proteínas o para lograr su correcta localización en la célula.

C. Cambios conformacionales regulados por interacciones proteína-proteína

Los cambios en la conformación del sitio activo también pueden ser regulados directamente por interacciones proteína-proteína. Este tipo de regulación es ilustrado por la calmodulina-Ca²⁺ y las proteínas G pequeñas (monoméricas).

1. La familia calmodulina-calcio de proteínas moduladoras

Las proteínas moduladoras se unen a otras proteínas y regulan su actividad mediante cambios conformacionales en el sitio catalítico o mediante el bloqueo de este sitio (impedimento estérico). Estas son proteínas efectoras alostéricas que pueden activar o inhibir la enzima o proteína a la cual se unen.

La calmodulina-Ca²⁺ es un ejemplo de una proteína moduladora disociable que se une a varias proteínas diferentes y regula su función en una forma positiva o negativa. También está presente en el citosol, donde funciona como proteína unidora-Ca²⁺ (fig. 9-12). El centro de la molécula simétrica es una región de bisagra que se pliega cuando la calmodulina-Ca²⁺ se une a la proteína que regula.

Una de las enzimas activadas por la calmodulina-Ca²⁺ es la glucógeno fosforilasa cinasa muscular (fig. 9-10), que también es activada por la proteína cinasa A. Cuando un impulso neural dispara la liberación de Ca²⁺ desde el retículo sarcoplasmático, el Ca²⁺ se une a la subunidad para calmodulina de la glucógeno fosforilasa cinasa muscular, la cual tiene un cambio conformacional. Este cambio conformacional conduce a la activación de la glucógeno fosforilasa cinasa que, a su vez, fosforila a la glucógeno fosforilasa, con el objetivo primordial de incrementar la generación de ATP para cubrir la demanda de energía para la contracción muscular. Simultáneamente, el Ca²⁺ se une a la troponina C, un miembro de la superfamilia de la calmodulina-Ca²⁺ que sirve como un regulador no disociable de la troponina, un regulador de la contracción muscular.

Cuando **Ann R.** comienza el trote, el adenosín monofosfato (AMP) activa su glucógeno fosforilasa muscular, que degrada glucógeno a glucosa 1-fosfato. Este compuesto es convertido a glucosa 6-fosfato, la cual alimenta la vía glucolítica para generar ATP para la contracción muscular. A medida que ella continúa trotando, se incrementan sus niveles de adrenalina (epinefrina), produciendo una señal que activa a la glucógeno fosforilasa cinasa. Esta enzima fosforila a la glucógeno fosforilasa, tornándola más activa que con AMP únicamente (fig. 9-10).

A

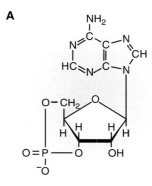

B **Proteína cinasa inactiva A**

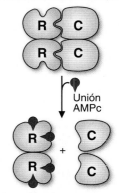

Proteína cinasa activa A

FIGURA 9-11 A. Estructura del AMPc. El grupo fosfato está unido a los grupos hidroxilo del tercer (3') y quinto (5') carbonos de la ribosa, formando una molécula circular. **B.** Proteína cinasa A. Cuando las subunidades reguladoras (R) de la proteína cinasa A se unen al activador alostérico, el AMPc, se disocian de la enzima, liberando de este modo a las subunidades catalíticas (C). AMPc, 3',5-adenosín monofosfato cíclico.

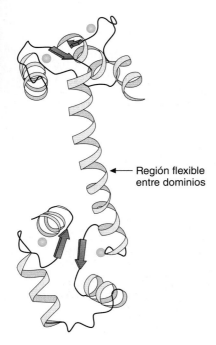

← Región flexible entre dominios

FIGURA 9-12 La calmodulina-calcio tiene cuatro sitios de unión para el calcio (mostrados en *verde*). Cada ion de calcio forma una esfera de coordinación multiligando mediante la unión simultánea de varios residuos de aminoácido de la calmodulina. De esta manera, la calmodulina puede crear extensos cambios conformacionales a las proteínas a las que se pega cuando ha unido calcio. La calmodulina tiene una región flexible en el centro que conecta a sus dos dominios.

La unión del calcio a la troponina prepara al músculo para la contracción. De esta manera, el suministro de energía para la contracción es activada de forma simultánea con la de la maquinaria de la contracción.

2. Las proteínas G

Los modelos en la regulación a través de la asociación reversible de proteínas en la célula son las **proteínas monoméricas G**, pequeñas proteínas de una sola unidad que pueden unir e hidrolizar al trifosfato de guanosina (GTP). El GTP es un nucleótido de purina que, como el ATP, contiene enlaces de fosfoanhidrido de alta energía que liberan energía al ser hidrolizados. Cuando las proteínas G unen GTP, su conformación cambia de tal manera que pueden unirse a una proteína blanco, a la cual activan o inactivan, realizando así su función (fig. 9-13, paso 1).

Se dice que las proteínas G poseen un reloj interno porque son GTPasas que hidrolizan lentamente su GTP unido hasta difosfato de guanosina (GDP) y fosfato. A medida que hidrolizan el GTP, su conformación cambia y el complejo que forman con la proteína blanco se desensambla (fig. 9-13, paso 2). El GDP unido a la proteína G inactiva por último es remplazado por GTP y el proceso puede ocurrir de nuevo (fig. 9-13, paso 3).

La actividad de muchas proteínas G es regulada por proteínas accesorias (PAG [**p**roteínas **a**ctivadoras de **G**TPasas], FIG [**f**actores de **i**ntercambio de nucleótido de **g**uanina] e IDG [**i**nhibidores de la **d**isociación de **G**DP]), las cuales a su vez pueden ser reguladas por efectores alostéricos. Las PAG incrementan la velocidad de la hidrólisis del GTP por la proteína G y, por lo tanto, la tasa de disociación del complejo proteína G-proteína blanco (fig. 9-13, paso 2). Cuando una proteína FIG se une a una proteína G, se incrementa la tasa de intercambio de GTP por el GDP unido y, por lo tanto, la proteína G se activa (fig. 9-13, paso 3). Las proteínas IDG se unen al complejo proteína G-GDP e inhiben la disociación del GDP, manteniendo a la proteína G inactiva.

La superfamilia Ras de pequeñas proteínas G se divide en cinco familias: Ras, Rho, Arf, Rab y Ran. Estas proteínas G monoméricas tienen papeles centrales en la regulación del crecimiento celular, la morfogénesis, la motilidad celular, la guía de axones, la citocinesis y el tránsito a través del aparato de Golgi, el núcleo y los endosomas. Ellas están generalmente unidas a la membrana lipídica a través de un anclaje lipídico como los grupos miristoil o farnesilo y regulan el ensamblaje y la actividad de complejos proteínicos en esas localizaciones. Las funciones de algunas de estas proteínas G se discutirán posteriormente en capítulo 10.

D. Escisión proteolítica

Aunque muchas enzimas pueden sufrir escisiones durante su síntesis, otras pueden entrar a lisosomas, vesículas secretorias o ser sintetizadas como proenzimas, que son proteínas precursoras que deben sufrir una ruptura proteolítica para ser completamente funcionales. A diferencia de las otras formas de regulación, la escisión proteolítica es irreversible.

Las proteínas precursoras de las proteasas (enzimas que rompen uniones peptídicas específicas) se llaman **zimógenos**. Para denotar a la forma inactiva del zimógeno de la forma de una enzima, el nombre se modifica agregándole el sufijo "-ógeno" o el prefijo "pro-". La síntesis de zimógenos como precursores inactivos previene que las proteínas sean partidas prematuramente en sus sitios de síntesis o de secreción. Por ejemplo, el quimotripsinógeno es almacenado dentro de vesículas en las células pancreáticas hasta que es secretado en los conductos que desembocan en el lumen intestinal. En el tracto digestivo, el quimotripsinógeno es convertido a quimotripsina por la enzima proteolítica tripsina, que separa un pequeño péptido de la región *N*-terminal (y dos péptidos internos). Esta ruptura activa a la quimotripsina causando un cambio conformacional en el espaciamiento de residuos de aminoácidos cercanos al sitio de unión para proteínas desnaturalizadas sustrato y alrededor del sitio catalítico.

La mayoría de proteasas involucradas en la coagulación sanguínea son zimógenos, como el fibrinógeno y la protrombina que circulan en la sangre en sus formas inactivas. Ellas son fragmentadas a sus formas activas (fibrina y trombina, en forma respectiva) por otras proteasas que han sido activadas por su unión a un sitio de lesión en la pared de un vaso sanguíneo. De esta manera, los coágulos se forman solo en los sitios de lesión y no en cualquier lugar de la circulación (cap. 43).

IV. Regulación mediante cambios en la cantidad de enzima

Los tejidos ajustan continuamente la velocidad a las proteínas sintetizadas para variar la cantidad presente de diferentes enzimas. La expresión para $V_{máx}$ en la ecuación de Michaelis-Menten incorpora el concepto de que la tasa de reacción es proporcional a la cantidad de enzima presente. De esta manera, la máxima capacidad de un tejido puede cambiar cuando se incrementan la síntesis o la degradación proteínica.

A. Síntesis regulada de enzima

La síntesis de proteínas comienza con el proceso de transcripción del gen, transcribiendo la secuencia codificante para esa proteína contenida en el ADN, en un ARN mensajero. El código del ARN mensajero es posteriormente traducido a una secuencia primaria de aminoácidos de la proteína. Generalmente, la velocidad de síntesis de una enzima es regulada mediante el incremento o disminución de la velocidad de transcripción génica, procesos que generalmente se refieren como **inducción** (incremento) o **represión** (decremento). Sin embargo, la velocidad de síntesis enzimática algunas veces está regulada mediante la estabilización del ARN mensajero (estos procesos son cubiertos en la sec. III de este texto). En comparación con los tipos más inmediatos de regulación descritos al principio, la regulación por medio de la inducción/represión de la síntesis de una enzima es usualmente lenta en el humano, tarda entre horas a días.

B. Degradación regulada de proteínas

El contenido de una enzima en una célula puede ser alterado a través de una degradación regulada selectiva, como también a través de la regulación de su síntesis. Por ejemplo, durante el ayuno o el apremio infeccioso, la degradación de proteínas en el músculo esquelético es activada para incrementar el suministro de aminoácidos en la sangre para la gluconeogénesis, o para la síntesis de anticuerpos y otros componentes de la respuesta inmunológica. Bajo estas condiciones, se incrementa la síntesis de ubiquitina, una proteína que señaliza a las proteínas para su degradación en los proteosomas, por la hormona esteroide cortisol. Aunque todas las proteínas de la célula se pueden degradar con una vida media característica dentro de los lisosomas, la degradación proteínica por medio de dos sistemas especializados, proteosomas y caspasas, es altamente selectiva y regulada. La degradación de proteínas se discute con más detalle en el capítulo 35.

V. Regulación de las vías metabólicas

Las diferentes formas de regular la actividad enzimática que han sido descritas son utilizadas para controlar las vías metabólicas, los eventos celulares y los procesos fisiológicos para conciliar los requerimientos corporales. Aunque muchas vías metabólicas están presentes en el cuerpo, solo unos pocos temas o principios están involucrados en su regulación. El principio fundamental es que la regulación de una vía se adecua a su **función**.

A. Principios de la regulación de la vía

Las vías metabólicas son una serie de reacciones secuenciales en las que el producto de una reacción es el sustrato de la siguiente reacción (fig. 9-14). Cada paso o reacción es usualmente catalizada por una enzima diferente. Las enzimas de una vía tienen una función común: la conversión de sustratos a los productos finales de la vía. Una vía también puede tener punto de ramificación en donde un intermediario se convierte en el precursor de otra vía.

1. Función del paso limitante de la velocidad en la regulación

Las vías están reguladas principalmente por una enzima clave, la enzima reguladora, que cataliza el paso limitante de la velocidad de la vía. Este es el paso más lento de la vía y usualmente no es reversible. De esta manera, los cambios en el paso limitante de la velocidad de la vía pueden influir sobre el flujo a través del resto de la vía (fig. 9-1). El paso limitante de la velocidad de la vía es usualmente el primer paso obligatorio de la vía, o

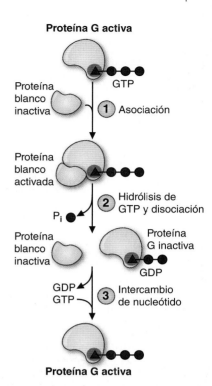

Proteína G activa

FIGURA 9-13 Proteínas G monoméricas. Paso 1: cuando se une el GTP, la conformación de la proteína G le permite unirse a sus proteínas blanco, las cuales son activadas (como se muestra) o inhibidas. Paso 2: la proteína G hidroliza un fosfato del GTP para formar GDP, el cual cambia la conformación de la proteína G y causa que la proteína se disocie de su proteína blanco. Paso 3: el GDP es intercambiado por GTP, el cual reactiva a la proteína G. GDP, difosfato de guanosina; GTP, trifosfato de guanosina.

La capacidad máxima del MEOS (citocromo P450-2E1) se incrementa en el hígado mediante una ingesta continua de etanol por un mecanismo que involucra la inducción de la transcripción génica. De esta manera, **Al M.** tendrá una alta capacidad para oxidar el etanol a acetaldehído, mucho mayor que la de un sujeto que no ha tomado alcohol. A pesar de esto, los niveles persistentemente elevados de alcohol en la sangre saturarán su capacidad para la oxidación del etanol (es decir, la enzima siempre está corriendo a una $V_{máx}$). Una vez que sus enzimas estén operando cerca de la $V_{máx}$, cualquier cantidad adicional de alcohol que consuma no incrementará la velocidad del aclaramiento del etanol de su sangre.

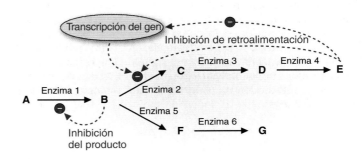

FIGURA 9-14 Un patrón común de la retroalimentación inhibitoria de las vías metabólicas. Las letras representan compuestos producidos por diferentes enzimas en la vía de reacción. El compuesto B es un punto de ramificación metabólica: este puede trasladarse abajo en la vía que conduce a E o hacia la dirección alterna que llega a G. El producto final de la vía, E, puede controlar su propia síntesis de manera alostérica inhibiendo a la enzima 2, el primer paso obligado de la vía, o por inhibir la transcripción del gen para la enzima 2. Como resultado de esta retroalimentación inhibitoria, se acumula B y más B entra a la vía para la producción de G, que puede ser una vía de almacenamiento o de degradación. En esta vía hipotética, B es un producto inhibidor de la enzima 1, competitivo respecto a A. El precursor A puede inducir la síntesis de la enzima 1, lo que facilita que más A se utilice para la producción de G.

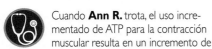 Cuando **Ann R.** trota, el uso incrementado de ATP para la contracción muscular resulta en un incremento de AMP, que activa alostéricamente las enzimas alostéricas fosfofructocinasa 1, la enzima limitante de la velocidad de la glucólisis, y la enzima glucógeno fosforilasa, la enzima limitante de velocidad de la glucogenólisis. Estas vías aportan un medio para aumentar la producción de ATP. Este es un ejemplo de regulación por retroalimentación debido a la relación ATP/AMP. Desafortunadamente, su consumo bajo en calorías no le permite una activación por prealimentación de las enzimas limitantes de la velocidad en sus vías de almacenamiento de combustible, por lo cual **Ann R.** tendrá reservas muy bajas de glucógeno. Consecuentemente, ella tendrá un inadecuado almacenamiento de combustible para suministrar las demandas crecientes de energía para el ejercicio.

una reacción que está relacionada o influida por el primer paso obligatorio de la vía. Pueden existir enzimas reguladas adicionales después del punto de ramificación de una vía metabólica para dirigir el flujo hacia esa ramificación (p. ej., en la fig. 9-14, la inhibición por retroalimentación de la enzima 2 resulta en la acumulación de B, que es utilizada por la enzima 5 para la síntesis del compuesto G). La inhibición de la enzima limitante de la velocidad en una vía usualmente provoca la acumulación del precursor de la misma vía.

2. Regulación por retroalimentación

La **regulación por retroalimentación** se refiere a la situación en la que el producto final de una vía controla su propia velocidad de síntesis (fig. 9-14). La regulación por retroalimentación usualmente involucra la regulación alostérica de la enzima de velocidad limitante por el producto final de una vía (o un compuesto que refleje cambios en la concentración del producto final). El producto final de una vía también puede controlar su propia síntesis mediante la inducción o la represión de la transcripción génica de la enzima limitante de la velocidad de la vía. Este tipo de regulación responde más lentamente a las condiciones cambiantes que la regulación alostérica.

3. Regulación por prealimentación

Algunas vías, como aquellas involucradas en la eliminación de productos tóxicos, están reguladas por prealimentación. La **regulación por prealimentación** puede ocurrir a través de un incremento en la disponibilidad de sustrato para una enzima con una K_m alta, la activación alostérica de una enzima de velocidad limitante para un compuesto relacionado con el sustrato disponible, con una inducción de la transcripción génica relacionada con el sustrato (p. ej., inducción del citocromo P450-2E1 por etanol) o por una concentración incrementada de una hormona que estimula una vía de almacenamiento mediante el control del estado de fosforilación de la enzima.

4. Isoenzimas tisulares de proteínas reguladoras

El cuerpo humano está compuesto por varios tipos diferentes de células que realizan funciones específicas y únicas para un tipo celular y sintetizan únicamente la proteína concerniente a esta función. Debido a que la regulación se adecua a la función, las enzimas reguladoras de una vía generalmente existen como isoenzimas tejido-específicas, con propiedades reguladoras un poco diferentes, únicas para su función en diferentes tipos celulares. Por ejemplo, la HK y la GK son isoenzimas tejidoespecíficas con propiedades cinéticas diferentes. Estas isoenzimas diferentes se originan por duplicación génica. La GK, la enzima de baja afinidad encontrada en el hígado, es una cadena polipeptídica simple con un peso molecular de 55 kDa que contiene un único sitio catalítico activo. Las HK encontradas en eritrocitos, músculo esquelético y otros tejidos son de aproximadamente 110 kDa y son esencialmente dos moléculas de glucocinasa mutadas, sintetizadas como una sola cadena polipeptídica. Sin embargo, solo uno de los sitios catalíticos es funcional. Todas las HK tejidoespecíficas, con excepción de la GK, tienen una K_m por la glucosa que es < 0.2 mM.

5. Contrarregulación de vías opuestas

Una vía para la síntesis de un compuesto usualmente tiene uno o más pasos enzimáticos que difieren de la vía de degradación del mismo compuesto. Una vía biosintética puede, por lo tanto, tener diferentes enzimas reguladoras que las de la vía degradadora opuesta, y una vía puede ser activada mientras la otra es inhibida (p. ej., la síntesis de glucógeno es activada mientras la degradación de glucógeno es inhibida).

6. Canalización de sustrato a través de la compartimentación

En la célula, la compartimentación de enzimas en complejos multienzimáticos u orgánulos provee un medio de regulación, tanto porque el compartimento provee condiciones únicas o porque este limita o canaliza el acceso de las enzimas a los sustratos. Las enzimas o las vías con una función común generalmente están ensambladas dentro de orgánulos. Por ejemplo, las enzimas del ciclo del ácido tricarboxílico (ATC) están todas localizadas dentro de la mitocondria. Las enzimas catalizan reacciones secuenciales y el producto de una reacción es el sustrato para la siguiente reacción. La concentración de intermediarios de la vía permanece mucho más alta dentro de la mitocondria que en el citoplasma celular circundante.

Otro tipo de compartimentación involucra el ensamblaje de enzimas que catalizan reacciones secuenciales dentro de complejos multienzimáticos, de tal manera que los intermediarios de una vía puedan ser transferidos directamente de un sitio activo de una enzima al sitio activo de otra, previniendo de este modo la pérdida de energía y de información. Un ejemplo de esto es el MEOS, que está compuesto por dos subunidades diferentes con distintas actividades enzimáticas. Una subunidad transfiere electrones dinucleótido de nicotinamida y adenina fosfato reducido (NADPH) al grupo hemo-Fe de la segunda subunidad del citocromo, la cual transfiere los electrones al O_2.

7. Niveles de complejidad

El lector habrá notado por ahora, que la regulación de las vías metabólicas en los humanos es excesivamente compleja; esto puede denominarse como el **segundo principio de la regulación metabólica**. A medida que estudie las diferentes vías en los capítulos siguientes, esto puede ayudarlo a desarrollar diagramas como el de la figura 9-14 para tener un seguimiento de la función y de la lógica detrás de las diferentes interacciones reguladoras.

COMENTARIOS CLÍNICOS

Al M. En la sala de urgencias, **Al M.** fue evaluado por lesiones en la cabeza. A partir del examen físico y de los niveles de alcohol en su sangre, se determinó que su estado mental resultó del consumo de alcohol. Aunque su consumo crónico de alcohol ha incrementado sus niveles del sistema microsomal de oxidación del etanol (MEOS) (y por lo tanto, la tasa de oxidación del etanol en su hígado), su consumo excesivo resultó en nivel de alcohol en la sangre superior al límite legal de 80 mg/dL. Él presentó heridas y contusiones pero no tuvo más daños. Quedó en custodia del oficial de policía y su licencia de conducir fue suspendida.

El médico de **Ann R.** le explicó que ella tenía reservas inadecuadas de combustible almacenado para su programa de ejercicio. Para trotar, sus músculos requerían un aumento en la velocidad de oxidación de combustibles para

Las hormonas epinefrina (liberada durante el estrés y las rutinas de ejercicio) y glucagón (liberado durante el ayuno) activan la síntesis de monofosfato cíclico de adenosina (AMPc) en varios tejidos. El AMPc activa a la proteína cinasa A. Debido a que esta es capaz de fosforilar enzimas reguladoras clave en muchas vías; estas vías pueden ser reguladas de manera coordinada. En el músculo, por ejemplo, la degradación de glucógeno es activada mientras la síntesis de glucógeno es inhibida. Al mismo tiempo, la liberación de ácidos grasos a partir del tejido adiposo es activada para proveer más combustible al músculo. La regulación de la glucólisis, el metabolismo del glucógeno y de otras vías del metabolismo es algo mucho más complejo que lo que se ha ilustrado aquí y será discutido en varios capítulos subsecuentes a este texto.

generar adenosín trifosfato (ATP) para la contracción muscular. Los combustibles utilizados por sus músculos para el ejercicio incluían glucosa del glucógeno muscular, ácidos grasos derivados de los triacilgliceroles del tejido adiposo y glucosa sanguínea suministrada por el glucógeno hepático. Estos almacenes de combustible se habían agotado durante su ayuno prolongado voluntario; además, la inanición resultó en pérdida de masa muscular a medida que la proteína muscular era degradada a fin de suplir aminoácidos para otros procesos, incluyendo la gluconeogénesis (la síntesis de glucosa a partir de aminoácidos y de otros precursores distintos a los carbohidratos). Por lo tanto, **Ann R.** necesitará incrementar su consumo calórico para recuperar sus reservas de combustible. Su médico la ayudó a calcular el número adicional de calorías para su programa de trote y discutieron qué tipo de alimentos necesitaba comer para satisfacer sus requerimientos calóricos. El profesionista también la ayudó a visualizar el incremento de peso como un incremento de fuerza.

COMENTARIOS BIOQUÍMICOS

La constante del velocidad catalítica, K_{cat}, y la ocupación fraccional de una enzima también se puede determinar por la cinética enzimática. Por lo general las enzimas, a una velocidad máxima, convierten el sustrato en un producto tan pronto como la reacción pueda avanzar. ¿Pero qué tan rápido sucede? Cada enzima tiene su propio **número de recambio** único, esto es, el número de reacciones que la enzima puede catalizar por unidad de tiempo (es decir, reacciones por segundo). Por ejemplo, el número de recambio de la anhidrasa carbónica es de aproximadamente 4×10^5 reacciones por segundo, en tanto que para la enzima lisozima el número de recambio es de 0.5 reacciones por segundo (se requieren 2 segundos para completar una reacción).

Se puede calcular el número de recambio, o constante catalítica, a partir de la constante de velocidad k_3 en la ecuación 1. Recuérdese que $v = k_3[ES]$; a máxima velocidad, toda la enzima está en la forma ES, de manera que $ES = E_t$, en donde E_t es la concentración total de la enzima. Así, $V_{máx} = k_3E_t$. Si se conoce la concentración de la enzima, y la velocidad máxima a esa concentración de la enzima, entonces se puede calcular k_3 (la constante catalítica). El número de recambio de una enzima depende de su estructura y de la velocidad a la cual se puede unir al sustrato y alcanzar y permitir que se forme el estado de transición de la reacción.

La cinética de Michael-Menten también puede permitir la determinación de la ocupación fraccional de una enzima a una velocidad de reacción dada. La fracción de una enzima, E, con sustrato unido, S, se puede representar como f_{ES}, que es igual a la velocidad en presencia de S dividido entre la velocidad máxima de la reacción:

$$f_{ES} = (v)/(V_{máx}) \qquad \textbf{(ecuación 1)}$$

Recuerde que la velocidad de una reacción es igual a:

$$v = (V_{máx})([S])/([S] + K_m) \qquad \textbf{(ecuación 2)}$$

Si se sustituye el valor de v en la ecuación 2 por v de la ecuación 1, se obtiene:

$$f_{ES} = (V_{máx})([S])/(V_{máx})([S] + K_m) \qquad \textbf{(ecuación 3)}$$

Si se elimina la $V_{máx}$ en el numerador y denominador de la ecuación 3, se obtiene:

$$f_{ES} = [S]/([S] + K_m)$$

De esta manera, cuando $[S] = K_m$, $f_{ES} = ½$. Conociendo la concentración de sustrato y el valor de K_m, se puede determinar qué porcentaje de la enzima se ha unido al sustrato en ese momento.

CONCEPTOS CLAVE

◆ La actividad enzimática es regulada para reflejar el estado fisiológico del organismo.

◆ La velocidad de una reacción catalizada por enzimas depende de la concentración de sustrato y puede ser representada matemáticamente por la ecuación de Michaelis-Menten.

◆ La transformación Lineweaver-Burk de la ecuación de Michaelis-Menten permite una rápida diferenciación entre inhibidores competitivos y no competitivos de la actividad enzimática.

◆ Los activadores o inhibidores alostéricos son compuestos que se unen a sitios distintos del sitio catalítico activo y regulan a la enzima mediante cambios conformacionales que afectan al sitio catalítico.

◆ Están disponibles diferentes mecanismos para regular la actividad enzimática. Estos incluyen los siguientes:

◆ Inhibición por retroalimentación, la cual por lo general ocurre en el primer paso obligado de una vía metabólica.

◆ Modificación covalente de un residuo de un aminoácido (o residuos) dentro de la proteína.

◆ Interacciones con proteínas moduladoras, que cuando se unen a la enzima alteran su conformación y su actividad catalítica.

◆ Alteración de la estructura primaria de la proteína vía proteólisis.

◆ Incremento o decremento de la cantidad de enzima disponible en la célula mediante alteraciones en las tasas de síntesis o deterioro de la enzima.

◆ Las vías metabólicas son frecuentemente reguladas en un paso de la vía, el más lento, o limitante de la velocidad.

◆ Las enfermedades revisadas en este capítulo se resumen en la tabla 9-1.

TABLA 9-1   Enfermedades revisadas en el capítulo 9

ENFERMEDAD O TRASTORNO	GENÉTICA O AMBIENTAL	COMENTARIOS
Enfermedad por consumo de alcohol	Ambas	La ADH y el sistema microsomal de oxidación del etanol son activos durante la destoxificación del etanol. Los niveles altos de NADH pueden inhibir a la ADH, permitiendo la acumulación de metabolitos tóxicos
Anorexia nerviosa	Ambas	Se discutieron los efectos de la desnutrición para la producción de energía
Diabetes del adulto de inicio juvenil (MODY, en inglés)	Genética	Las mutaciones en algunas proteínas pueden conducir a este tipo de diabetes que se manifiesta por hiperglucemia, sin otras complicaciones asociadas con la diabetes tipo 1 o 2. Específicamente, se discutieron mutaciones en la glucocinasa pancreática

ADH, alcohol deshidrogenasa.

PREGUNTAS DE REVISIÓN: CAPÍTULO 9

1. La amilasa salival es una enzima que digiere el almidón de la dieta. Suponiendo que la amilasa salival sigue la cinética de Michaelis-Menten, ¿cuál de los siguientes describe mejor una característica de la amilasa salival?

A. La velocidad de la enzima es la mitad de la velocidad máxima cuando 100% de las moléculas enzimáticas contienen sustrato unido.

B. La velocidad de la enzima es la mitad de la velocidad máxima cuando 50% de las moléculas de la enzima contienen sustrato unido.

C. La velocidad de la enzima está a su máxima velocidad cuando 50% de las moléculas de la enzima contienen sustrato unido.

D. La velocidad de la enzima está a su máxima velocidad cuando todas las moléculas del sustrato en la solución están unidas por la enzima.

E. La velocidad de la reacción depende de la concentración de la enzima.

2. La GK pancreática de un paciente con MODY tiene una mutación que remplaza un residuo de leucina por otro de prolina. El resultado fue que la K_m para la glucosa disminuyó de un valor normal de 6 mM a uno de 2.2 mM y la $V_{máx}$ cambió de 93 U/mg de proteína a 0.2 U/mg de proteína. ¿Cuál de los siguientes incisos describe mejor la GK del paciente, en comparación con la enzima normal?
   A. La enzima del paciente requiere concentraciones más bajas de glucosa para alcanzar $\frac{1}{2}V_{máx}$.
   B. La enzima del paciente es más rápida que la enzima normal a concentraciones de glucosa < 2.2 mM.
   C. La enzima del paciente es más rápida que la enzima normal a concentraciones de glucosa > 2.2 mM.
   D. A concentraciones de glucosa cercanas a la saturación, el paciente necesitará 90 a 100 veces más enzima que lo normal para lograr tasas normales de fosforilación de glucosa.
   E. A medida que se incrementan los niveles de glucosa sanguínea después de una comida, de valores en ayuno de 5 mM a 10 mM, la velocidad de la enzima del paciente se incrementará más que la velocidad de la enzima normal.

3. El metanol (CH_3OH) es convertido por la alcohol deshidrogenasa (ADH) a formaldehído (CH_2O), un compuesto que es altamente tóxico para los humanos. Los pacientes que han ingerido niveles tóxicos de metanol algunas veces se someten a tratamiento con etanol (CH_3CH_2OH) para inhibir la oxidación del metanol por la alcohol deshidrogenasa. ¿Cuál de los siguientes incisos provee un argumento más lógico para este tratamiento?
   A. El etanol es un análogo estructural del metanol y, por lo tanto, puede ser un inhibidor no competitivo eficaz.
   B. El etanol es un análogo estructural del metanol que puede esperarse que compita con el metanol por su sitio de unión en la enzima.
   C. Se puede esperar que el etanol altere la $V_{máx}$ de la alcohol deshidrogenasa para la oxidación del metanol a formaldehído.
   D. El etanol es un inhibidor eficaz de la oxidación del metanol, independientemente de la concentración de metanol.
   E. Se puede esperar que el etanol inhiba a la enzima mediante su unión al sitio de unión del formaldehído en la enzima, a pesar de que no se puede unir al sitio de unión del sustrato para el metanol.

4. Los músculos de un corredor usan glucosa como fuente de energía. El músculo contiene depósitos de glucógeno que son degradados en glucosa 1-fosfato por medio de la glucógeno fosforilasa, que es una enzima alostérica. Suponiendo que una enzima alostérica tiene las siguientes propiedades cinéticas: una $V_{máx}$ de 25 U/mg de enzima y un $K_{m,app}$ de 1.0 mM. Estos parámetros cinéticos son medidos en presencia de un activador alostérico. ¿Cuál de los siguientes incisos describe mejor los hallazgos de este experimento?
   A. Una $V_{máx}$ de 25 U/mg de enzima, y una $K_{m,app}$ de 0.2 mM.
   B. Una $V_{máx}$ de 15 U/mg de enzima, con una $K_{m,app}$ de 2.0 mM.
   C. Una $V_{máx}$ de 25 U/mg de enzima, con una $K_{m,app}$ de 2.0 mM.

   D. Una $V_{máx}$ de 50 U/mg de enzima, con una $K_{m,app}$ de 5.0 mM.
   E. Una $V_{máx}$ de 50 U/mg de enzima, con una $K_{m,app}$ de 10.0 mM.

5. Una enzima limitante de velocidad cataliza el primer paso en la conversión de un metabolito tóxico en un producto de excreción por la orina. ¿Cuál de los siguientes mecanismos de regulación de esta enzima puede proveer más protección al cuerpo?
   A. El producto de la vía debe ser un inhibidor alostérico para la enzima limitante de velocidad.
   B. El producto de la vía debe actuar a través de la transcripción génica para disminuir la síntesis de la enzima.
   C. La toxina debe actuar a través de la transcripción génica para incrementar la síntesis de la enzima.
   D. La enzima debe tener un K_m alto para la toxina.
   E. La toxina activará alostéricamente a la última enzima en la vía.

6. En la producción de hormona tiroidea, la hormona liberadora de tirotropina (TRH) del hipotálamo estimula la liberación de hormona estimulante de la tiroides (TSH) de la hipófisis anterior, la cual estimula a la tiroides para que produzca hormonas tiroideas (triyodotironina [T_3] y tiroxina [T_4]). Las concentraciones normales o elevadas de hormona tiroidea entonces suprimen la liberación de TRH. ¿Por cuál de las siguientes opciones se describe mejor la regulación de esta vía?
   A. Regulación complementaria
   B. Regulación por retroalimentación
   C. Compartimentación
   D. Regulación por prealimentación
   E. Regulación negativa

7. Un paciente con hepatopatía alcohólica tiene cambios profundos del estado mental provocados por acumulación de amoniaco (NH_4^+) y está presentando encefalopatía hepática. La conversión de NH_4^+ en urea es un ejemplo de cuál de los siguientes tipos de vía de regulación:
   A. Complementaria
   B. Retroalimentación
   C. Compartimentación
   D. Prealimentación
   E. Negativa

8. La vía de regulación puede presentarse por medio de la expresión de isoenzimas específicas de tejidos. El metabolismo de la glucosa es diferente en los eritrocitos y el hígado porque los primeros necesitan metabolizar glucosa, en tanto que el hígado prefiere almacenarla. El primer paso del metabolismo de la glucosa requiere GK (hígado) o hexocinasa I (eritrocitos), que son isoenzimas. ¿Cuál de las siguientes opciones describe mejor estas diferentes isoenzimas y su K_m para la glucosa?
   A. La K_m de la hexocinasa I es mayor que la K_m de la GK.
   B. La K_m de la hexocinasa I es menor que la K_m de la GK.
   C. La K_m de la hexocinasa I es igual que la K_m de la GK.
   D. La hexocinasa I se encuentra en el hígado.
   E. La GK se encuentra en los eritrocitos.

   Las preguntas 9 y 10 están relacionadas.

9. Se desarrolla un antibiótico que es un análogo estructural cercano de un sustrato de una enzima que participa en la síntesis de pared celular de la bacteria. Esta unión del antibiótico reduce la actividad enzimática general, pero tal

actividad se puede restablecer si se agrega más sustrato. La unión del antibiótico con la enzima no es mediante un enlace covalente, y la enzima no altera la estructura del antibiótico. ¿Cuál de los siguientes describe mejor a este antibiótico?

A. Es un inhibidor suicida.
B. Es un inhibidor irreversible.
C. Es un inhibidor competitivo.
D. Es un inhibidor no competitivo.
E. Es un inhibidor anticompetitivo.

10. ¿Cuál de los siguientes es verdadero para el inhibidor descrito en la pregunta anterior?

A. Aumenta la K_m aparente de la enzima.
B. Disminuye la K_m aparente de la enzima.
C. No tiene efecto en la K_m aparente de la enzima.
D. Aumenta la $V_{máx}$ de la enzima.
E. Disminuye la $V_{máx}$ de la enzima.

11. Se ha aislado una línea celular hepática que tiene una variante de la pequeña proteína de unión a GTP (proteína G), que carece de actividad GTPasa. El objetivo de esta pequeña proteína G es la enzima fosfolipasa C, que, cuando se activa al unirse a la proteína G, hidroliza el fosfatidil inositol bifosfato en diacilglicerol (DAG) e inositol trisfosfato (IP3). ¿Cuál de las siguientes situaciones se espera que ocurra en la línea celular cuando la variante de la proteína G se une a GTP?

A. Aumento continuo de los niveles celulares de fosfatidil inositol bifosfato
B. Disminución continua de los niveles celulares de DAG
C. Aumento continuo de los niveles de IP3
D. Disminución continua de los niveles de IP3
E. Inactivación continua de la fosfolipasa C

Las preguntas 12 y 13 están relacionadas.

12. Considere una enzima, a una concentración de 1.0 µM, en presencia de sustrato (a una concentración de 1.0 mM). La velocidad de la reacción catalizada por la enzima en estas condiciones es de 5.0 mM de producto formado por minuto. ¿Cuál es la velocidad máxima de la enzima a esta concentración de enzima, si la K_m de la enzima es de 2.0 mM?

A. 1.0 mM de producto formado por minuto
B. 5 mM de producto formado por minuto
C. 10 mM de producto formado por minuto
D. 15 mM de producto formado por minuto
E. 20 mM de producto formado por minuto

13. Considerando la enzima descrita en la pregunta 12, ¿cuál es el número de recambio de la enzima (k_{cat}) en términos de reacciones catalizadas por minuto?

A. 1.5
B. 15

C. 150
D. 1 500
E. 15 000

14. Una enzima metabólica clave está regulada por la fosforilación reversible de una cadena lateral de serina en la proteína. En ausencia de fosforilación, la cadena lateral de serina forma interacciones no covalentes con las cadenas laterales de glutamina y tirosina. Después de la fosforilación, el residuo de fosfoserina de la proteína puede formar una interacción no covalente con ¿cuál de las siguientes cadenas laterales de aminoácidos?

A. Val
B. Phe
C. Asp
D. Arg
E. Leu

15. En una línea celular de hígado se encontró una enzima variante que catalizaba la reacción de A → B. Se hizo una cinética enzimática con las enzimas de tipo salvaje y mutante y se obtuvieron los siguientes resultados. ¿Cuál de las siguientes afirmaciones es correcta en cuanto a las propiedades cinéticas de estas enzimas?

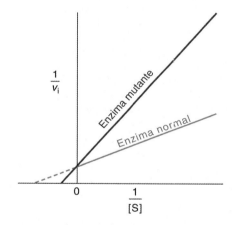

A. La enzima variante tiene una $V_{máx}$ más alta que la enzima normal.
B. La enzima variante tiene una $V_{máx}$ más baja que la enzima normal.
C. La enzima variante tiene una K_m más alta que la enzima normal.
D. La enzima variante tiene una K_m más baja que la enzima normal.
E. La enzima variante tiene las mismas propiedades cinéticas que la enzima normal.

RESPUESTAS A LAS PREGUNTAS DE REVISIÓN

1. **La respuesta es B.** La velocidad de una reacción catalizada por una enzima es directamente proporcional a la proporción de las moléculas de enzima que contienen sustrato unido. De esta forma, es a 50% de su máxima velocidad cuando 50% de las moléculas contienen sustrato unido (por lo que A, C y D son incorrectas). La velocidad de la reacción es directamente proporcional a la cantidad de enzima presente, que se incorpora en el término $V_{máx}$ (en donde $V_{máx} = k$[enzima total]) (por lo que E es incorrecta).

2. **La respuesta es A.** La enzima del paciente tiene menor K_m que la enzima normal y, por lo tanto, requiere una menor concentración de glucosa para alcanzar ½$V_{máx}$. Así, la mutación puede haber incrementado la afinidad de la enzima por la glucosa, pero ha reducido en mayor medida los pasos ulteriores de la reacción que lleva al complejo del estado de transición y, en consecuencia, $V_{máx}$ es mucho menor. La diferencia en $V_{máx}$ es tan grande, que la enzima del paciente es mucho más lenta ya sea que se esté arriba o debajo de su K_m para la glucosa. Puede demostrarse esto sustituyendo 2 mM glucosa y 4 mM glucosa en la ecuación de Michaeli-Menten, $v = V_{máx} S/(K_m + S)$ para la enzima del paciente y para la enzima normal. Los valores son 0.0095 U/mg y 0.0129 U/mg para la enzima del paciente contra 23.2 U/mg y 37.2 U/mg para la enzima normal, respectivamente (de modo que B y C son incorrectas). A concentraciones de glucosa cercanas a la saturación, ambas enzimas estarán cerca de $V_{máx}$, que es igual a k_{cat} por la concentración de la enzima. Así, se requerirá unas 500 veces la enzima del paciente para alcanzar la velocidad normal (93 ÷ 0.2) y por lo tanto C es incorrecta. E es incorrecta porque las velocidades cambian más cuando se reduce la concentración de sustrato por debajo de la K_m. En consecuencia, la enzima con la K_m más alta mostrará los cambios máximos en la velocidad.

3. **La respuesta es B.** El etanol tiene estructura muy similar a la del metanol (es un análogo estructural) y por lo tanto puede esperarse que compita con él en este sitio de unión para sustrato. Esta inhibición es competitiva respecto al metanol y, como resultado, $V_{máx}$ para el metanol no se modificará y la inhibición del etanol puede ser superada por concentraciones elevadas de metanol (de modo que A, C y D son incorrectas). E es ilógica porque el sustrato metanol permanece en el mismo sitio de unión mientras es convertido en su producto, formaldehído.

4. **La respuesta es A.** Los activadores alostéricos desplazarán hacia la izquierda la curva cinética sigmoidea para la enzima, con lo que reducen la $K_{m,app}$ (de modo que se alcanza la mitad de la velocidad máxima a una menor concentración del sustrato), sin afectar la velocidad máxima (aunque en algunos casos también aumenta $V_{máx}$). Los inhibidores alostéricos desplazan la curva a la derecha, con lo que incrementan la $K_{m,app}$ y, a veces, también reducen la $V_{máx}$.

5. **La respuesta es C.** La regulación más eficaz debe ser un tipo de regulación por prealimentación en el cual la toxina activa la vía. Una de las vías más comunes por las

que esto ocurre es a través de la acción de la toxina para aumentar la cantidad de enzima incrementando la transcripción de su gen. A y B describen mecanismos de regulación por retroalimentación, en la cual el producto final de la vía reduce su propia velocidad de síntesis, y son por lo tanto incorrectas. D es incorrecta porque una alta K_m para la toxina podría impedir que la enzima funcionara de manera eficaz a bajas concentraciones de toxina, aunque permitiría a la enzima reaccionar a aumentos en la concentración de toxina. Tendría poco beneficio que la toxina activara de modo alostérico cualquier enzima, salvo una enzima limitante de la velocidad (por lo tanto, E es incorrecta).

6. **La respuesta es B.** En la regulación por retroalimentación, el producto final (hormona tiroidea) controla directamente su propia velocidad de síntesis al suprimir hormonas estimulantes previas. Esto se llama una asa de retroalimentación. Los mecanismos de prealimentación reflejan la disponibilidad de un precursor para activar un paso retrógrado de una vía, como sucede con las vías de eliminación de toxinas (solo se activa cuando una toxina está presente, y la velocidad de eliminación de toxina aumenta conforme se incrementa la concentración de la misma). La compartimentación es una colección de enzimas dentro de un compartimento específico de la célula (p. ej., citoplasma, peroxisoma, lisosoma, mitocondria). Aunque la regulación negativa se refiere a un inhibidor de una enzima, la mejor respuesta a esta pregunta es la regulación por retroalimentación, ya que el producto final de la vía es el efector que está regulando la vía. La regulación complementaria se refiere a varios factores que actúan de manera similar (complementándose unos con otros) en la regulación de una vía, que no es el caso de este ejemplo.

7. **La respuesta es D.** El amoniaco es una toxina y se requiere eliminarla del cuerpo convirtiéndolo en urea. Si no hay amoniaco, la vía no funciona. Cuando hay arginina (un componente del ciclo que genera urea), la vía de eliminación se vuelve funcional, y mientras más alta sea la concentración de arginina, es más rápida la vía, un gran ejemplo de la regulación por prealimentación. La urea no retroalimenta para disminuir la producción de más urea. Las enzimas del ciclo de la urea no están compartimentadas (están en la mitocondria y en el citoplasma).

8. **La respuesta es B.** Los eritrocitos requieren solo de glucosa para sus necesidades de energía y deben tener una isoenzima con una K_m mucho menor (hexocinasa I), de manera que con niveles incluso menores de sustrato (glucosa), la glucosa puede fosforilarse a velocidades cercanas a la $V_{máx}$ para permitir que los eritrocitos sobrevivan. Con una K_m cercana al nivel de ayuno normal de glucosa en sangre, la GK hepática puede convertir las concentraciones elevadas de glucosa en sangre (después de una comida) en glucógeno, una molécula de almacenamiento de glucosa).

9. **La respuesta es C.** Debido a que el antibiótico no se une en forma covalente a la enzima, es un inhibidor reversible. El antibiótico no es un inhibidor suicida porque

la enzima no altera la estructura del antibiótico. Debido a que el hecho de agregar un exceso de sustrato puede sobrepasar los efectos del inhibidor, este está actuando en una forma competitiva, contendiendo con el sustrato por la unión con el sitio activo de la enzima. El exceso de sustrato no puede sobrepasar los efectos de un inhibidor no competitivo. Los inhibidores anticompetitivos se unen al complejo formado entre las enzimas y el sustrato y no son sobrepasados al agregar exceso de sustrato.

10. **La respuesta es A.** Un inhibidor competitivo aumenta la K_m aparente de la enzima porque eleva la concentración de sustrato necesario para saturar la enzima. No tienen efecto en la $V_{máx}$. En el ejemplo del antibiótico, se esperaría que una dosis mayor de este fuera más eficaz (arriba de la saturación máxima de la enzima). Los inhibidores no competitivos cambian la $V_{máx}$ sin efecto en la K_m del sustrato.

11. **La respuesta es C.** La pequeña proteína G se activa mediante la unión de GTP y, cuando se activa, estimula la actividad de la fosfolipasa C de forma que los niveles de DAG e IP_3 aumentan. La proteína G no puede inactivarse si su actividad GTPasa está inactiva, por lo que habrá un aumento continuo de los niveles de DAG e IP_3. El nivel del sustrato, el fosfatidil inositol bifosfato, disminuirá, mientras que la fosfolipasa C permanecerá activa durante largo tiempo.

12. **La respuesta es D.** Se puede determinar la velocidad máxima mediante la ecuación de Michaelis-Menten. La velocidad (v) es igual a la expresión $[(V_{máx})[S]/([S] + K_m)]$. La pregunta indica que $v = 5.0$ mM de producto formado por minuto, $[S] = 1.0$ mM, y la $K_m = 2.0$ mM. Introduciendo los números en la ecuación y resolviendo

para $V_{máx}$, se llega a 15 mM de producto formado por minuto.

13. **La respuesta es E.** La fórmula para calcular el número de recambio (o k_{cat}) es $V_{máx} = k_{cat} E_t$, donde E_t es la concentración total de la enzima. En la pregunta anterior se dice que E_t es 1 µM (10^{-6} M, o 10^{-3} mM), y la $V_{máx}$ es 15 mM de producto formado por minuto. Utilizando estos números en la ecuación, 15 mM de producto formado por minuto $= (k_{cat})(10^{-3}$ mM), y resolviendo para k_{cat} se obtiene un valor de 15 000 reacciones por minuto.

14. **La respuesta es D.** Cuando se fosforila la cadena lateral de la serina en la proteína, la cadena lateral contiene ahora una carga negativa y puede formar una interacción iónica con una cadena lateral cargada positivamente, como la cadena lateral de la arginina. Las cadenas laterales de la valina, la fenilalanina y la leucina son hidrofóbicas y no interactúan con una cadena lateral cargada. La cadena lateral del ácido aspártico está cargada negativamente y repelería la cadena lateral de la fosfoserina cargada negativamente.

15. **La respuesta es C.** La enzima variante tiene una K_m mayor que la enzima normal, ya que la K_m se determina a partir del gráfico de Lineweaver-Burk por la intercepción del eje x. Como la línea de la enzima mutante intercepta el eje x en un valor menor que la enzima normal, la K_m debe ser mayor para la enzima mutante, ya que el eje x es el recíproco del valor. La intersección y representa el $V_{máx}$, y ambas líneas interceptan el eje y en el mismo punto, lo que indica que el $V_{máx}$ es el mismo para ambas enzimas.

10

Estructura celular y señalización mediante mensajeros químicos

La unidad básica de un organismo vivo es la célula. En los seres humanos, cada tejido se integra con diversos tipos de células, que difieren de los tipos celulares de otros tejidos. La diversidad de los tipos de células sirve a la función de tejidos y órganos en el que residen y cada tipo celular tiene características estructurales que reflejan su función. A pesar de su diversidad en la estructura, las células humanas tienen ciertas características estructurales en común, como las de la membrana plasmática, membranas nucleares y organelos y un citoesqueleto (fig. 10-1). En este capítulo se revisan algunas de las características comunes de la estructura celular, las funciones de los orgánulos y los sistemas de transporte para compuestos en el interior de las células y entre orgánulos, y la señalización mediante mensajeros químicos.

La membrana plasmática. La membrana celular consiste en una **bicapa lipídica** que actúa como barrera selectiva, restringiendo la entrada y salida de compuestos. En la membrana plasmática, diferentes **proteínas integrales de membrana** facilitan el **transporte** de compuestos a través de varios procesos: **transporte activo dependiente de energía**, **difusión facilitada** o formación de **poros** o **canales regulados** (**activados**). La membrana plasmática está sostenida por un **esqueleto de membrana** compuesto de proteínas.

Organelos y sistemas de membrana citoplasmáticos. La mayor parte de los organelos en la célula corresponde a compartimentos rodeados por un sistema de membranas que restringe el intercambio de compuestos e información con otros compartimentos (fig. 10-1). En general, cada organelo tiene funciones específicas determinadas por las enzimas y otros compuestos que contiene. Los **lisosomas cuentan**

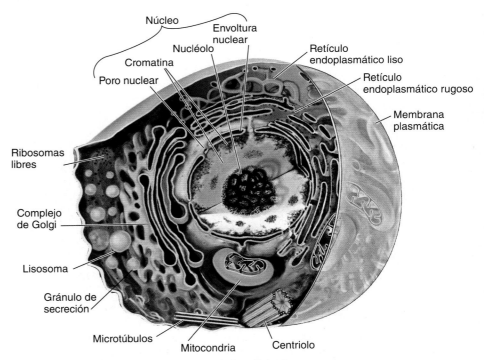

Núcleo
Envoltura nuclear
Nucléolo
Cromatina
Poro nuclear
Retículo endoplasmático liso
Retículo endoplasmático rugoso
Membrana plasmática
Ribosomas libres
Complejo de Golgi
Lisosoma
Gránulo de secreción
Microtúbulos
Mitocondria
Centriolo

FIGURA 10-1 Componentes comunes de las células humanas.

con enzimas hidrolíticas que degradan proteínas y otras moléculas grandes. El **núcleo** contiene el material genético y lleva a cabo la **replicación** (o **duplicación**) y **transcripción** del **ADN**. La transcripción del ADN genera ARNm, que se une a **ribosomas** para iniciar la síntesis de proteínas. Para ciertas proteínas, los ribosomas se unen al sistema complejo de membranas llamado **retículo endoplasmático** (**RE**); para otras proteínas, la síntesis se completa en los ribosomas que permanecen en el citoplasma. El **retículo endoplasmático** también interviene en la síntesis de lípidos y el transporte de moléculas al complejo de Golgi. El **aparato de Golgi** forma vesículas para el transporte de moléculas a la membrana plasmática y otros sistemas de membranas y para la secreción. Las **mitocondrias** son los orgánulos encargados de la **oxidación de combustibles** y la **generación de adenosín trifosfato** (**ATP**). Los **peroxisomas** contienen muchas enzimas que utilizan o producen **peróxido de hidrógeno**. El **citosol** es el compartimento intracelular libre de orgánulos y sistemas membranales.

El citoesqueleto. El **citoesqueleto** es un sistema de soporte de proteínas fibrosas flexible que mantiene la geometría de la célula, fija la posición de los orgánulos y moviliza compuestos dentro de la célula. El citoesqueleto también facilita el movimiento de la propia célula. Se compone sobre todo de **microfilamentos de actina**, **filamentos intermedios** (**FI**), **microtúbulos de tubulina** y sus proteínas unidas.

En un organismo complejo, como el ser humano, los diferentes órganos, tejidos y tipos celulares han desarrollado funciones especializadas. Sin embargo, cada célula debe contribuir en una vía integrada a medida que el cuerpo crece, se diferencia y se adapta a las condiciones cambiantes. Tal integración requiere comunicación, que se lleva a cabo por mensajeros químicos que se propagan de una célula a otra por contacto directo de las células con la matriz extracelular o por contacto directo de una célula con otra. El objetivo final de tales señales es cambiar las acciones efectuadas en las células blanco por proteínas intracelulares (enzimas metabólicas, genes reguladores de proteínas, canales iónicos o proteínas del citoesqueleto).

Mensajeros químicos. Los mensajeros químicos (también llamados moléculas de señalización) transmiten mensajes intercelulares. Se **liberan** desde una célula en **respuesta a estímulos específicos** y **se desplazan a una célula blanco** donde se **unen a un receptor específico, donde producen una respuesta** (fig. 10-2).

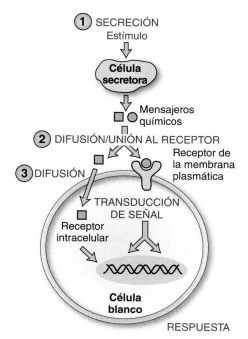

FIGURA 10-2   Características generales de los mensajeros químicos. 1) Secreción del mensaje químico. 2) Unión del mensaje al receptor en la superficie celular. 3) Difusión de un mensaje hidrófobo a través de la membrana plasmática y unión a un receptor intracelular.

En el sistema nervioso, estos mensajeros químicos se denominan **neurotransmisores**; en el **sistema endocrino** se llaman **hormonas**, y en el **sistema inmunológico** se conocen como **citocinas**. Otros mensajeros químicos incluyen **retinoides, eicosanoides** y **factores de crecimiento**. Según sea la distancia entre las células secretoras y las células blanco, los mensajeros químicos pueden clasificarse en **endocrinos** (se desplazan a través de la sangre), **paracrinos** (se transmiten en células contiguas) o **autocrinos** (actúan en la misma célula que produce el mensaje).

Receptores y transducción de señales. Los receptores son proteínas que contienen un sitio de unión específico para un mensajero químico individual y otro sitio de unión que interviene en la transmisión del mensaje (fig. 10-2). El segundo sitio de unión puede interactuar con otra proteína o con el ADN. Pueden ser **receptores de membrana plasmática** (que atraviesan la membrana plasmática y contienen un dominio de unión extracelular para el mensajero) o **proteínas de unión intracelulares** (para mensajeros capaces de difundirse en la célula) (fig. 10-2). La mayoría de los receptores de la membrana plasmática pertenece a las categorías de **receptores acoplados a canales iónicos, receptores de tirosina cinasa, receptores relacionados con la tirosina cinasa, receptores con actividad de cinasa de serina-treonina** o **receptores acoplados a la proteína G (heptahelicoidales)** (proteínas con siete segmentos de α-hélice que cruzan la membrana). Cuando un mensajero químico se une a un receptor, la señal que porta debe convertirse en una respuesta intracelular. Esta conversión se denomina **transducción de señal**.

Transducción de señales para los receptores intracelulares. La mayor parte de los receptores intracelulares corresponde a **factores de transcripción específicos de gen**, proteínas que se unen al ADN y regulan la transcripción de ciertos genes. (La transcripción génica es el proceso de copiar el código genético del ADN al ARN y se discute en el cap. 13).

Transducción de señales para los receptores de la membrana plasmática. Los mecanismos de transducción de señales que siguen a la unión de moléculas señalizadoras a los receptores de la membrana plasmática incluyen la fosforilación de receptores en los residuos de tirosina (**receptor** con actividad de **tirosina cinasa**), cambios conformacionales en las **proteínas de transducción de señales** (p. ej., proteínas con dominios de **SH2**, las **proteínas G monoméricas como Ras** o **proteínas G heterotriméricas**), o mediante la producción de **segundos mensajeros intracelulares**. Los segundos mensajeros son moléculas no proteicas que se generan en las células en respuesta a la interacción entre el ligando y receptor y que continúan con la transmisión del mensaje. Los ejemplos incluyen 3',5' adenosín monofosfato cíclico (**AMPc**), inositol trifosfato (**IP$_3$**) y diacilglicerol (**DAG**).

La señalización requiere casi siempre una respuesta y terminación rápidas del mensaje, lo cual puede alcanzarse por la degradación del receptor mismo, la degradación del mensajero o el segundo mensajero, la conversión del trifosfato de guanosina (GTP) en difosfato de guanosina (GDP) en las moléculas de señalización dependientes de GTP y la desactivación de las cinasas de transducción de señales por las fosfatasas u otros medios.

SALA DE ESPERA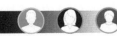

 Al M. había bebido demasiado cuando su auto se salió de la carretera y fue llevado a la sala de urgencias del hospital (caps. 8 y 9). Aunque solo sufrió heridas menores, su licencia de conducir fue suspendida.

 Dos años después de que **Dennis V.** se recuperó de su envenenamiento por malatión, visitó a su abuelo, **Percy V.**, quien llevó a **Dennis V.** a pasear a la playa, donde comieron cangrejos al vapor. Temprano a la mañana siguiente, **Dennis V.** experimentó episodios de vómito y diarrea líquida y **Percy V.** lo llevó a la sala de urgencias del hospital. Las manos y pies de **Dennis V.** estaban fríos; parecía estar gravemente deshidratado al borde de un choque hipovolémico (un descenso grave de la presión arterial). Se diagnosticó cólera, causada por la bacteria *Vibrio cholerae*. **Dennis V.** recibió terapia de rehidratación intravenosa, seguida de terapia de rehidratación oral

 Las epidemias de *Vibrio cholerae* son raras en Estados Unidos. Sin embargo, estas bacterias crecen en condiciones alcalinas encontradas en el agua de mar y se adhieren a la quitina de los crustáceos. En consecuencia, se producen casos esporádicos en el sureste de EUA vinculados con la ingesta de crustáceos contaminados.

con líquidos de alto contenido en glucosa y sodio (Na$^+$) y se le administraron antibióticos. En sus células mucosas intestinales, la subunidad A de la toxina del cólera activó indirectamente el canal regulador de la conductancia transmembranal de la fibrosis quística, lo que dio por resultado la secreción de iones cloruro y sodio hacia el lumen intestinal. La secreción de iones fue seguida por una pérdida de agua y los efectos fueron vómito y diarrea acuosa.

Antes de que **Lotta T.** se tratara con alopurinol para prevenir un ataque de gota (cap. 8), un médico le administró colchicina (ácido acetiltrimetilcolchicínico) para la crisis aguda de gota que afectaba el dedo gordo del pie. Luego de tomar dos dosis de colchicina divididas en 1 hora (1.2 mg para la primera dosis, seguidos por 0.6 mg 1 hora más tarde), el dolor pulsátil en su dedo mejoró de manera significativa. El enrojecimiento e inflamación también habían disminuido en cierta medida.

Mia S. es una mujer de 37 años de edad que se queja de una creciente fatiga muscular que percibe sobre todo al comer: a la mitad de un alimento, tiene problemas para masticar su comida. Si descansa durante 5 o 10 minutos, la fuerza de sus piernas vuelve a la normalidad. También nota que al hablar por teléfono, su capacidad para articular palabras disminuye de manera gradual por fatiga de los músculos del habla. También refiere que en la noche sus párpados caen a tal punto que debe levantarlos para ver con normalidad. Estos síntomas se han tornado muy graves. Cuando se le pide que sostenga la mirada hacia arriba, sus parpados superiores caen de modo involuntario. Cuando se le solicita que sostenga levantados ambos brazos frente a ella durante el tiempo que pueda, los brazos empiezan a caer en poco tiempo. Su médico sospecha que **Mia S.** padece miastenia grave y ordena un estudio para determinar si tiene anticuerpos en su sangre dirigidos hacia los receptores de acetilcolina.

Ann R., quien sufre anorexia nerviosa, ha incrementado su peso de 38.5 kg hasta 46 kg (cap. 9). Según la indicación de su médico, ha estado comiendo más cantidades para prevenir la fatiga durante su régimen diario de ejercicio. Corre 16 km antes del desayuno cada 2 días y se obliga a tomar una bebida energética inmediatamente después del ejercicio.

I. Compartimentación en células

La estructura de una célula eucariota típica se muestra en la figura 10-1. Las células de los humanos y otros animales son **eucariotas** porque el material genético está organizado en un núcleo cubierto por una membrana. En contraste, las bacterias son **procariotas**, no contienen un compartimento núcleo u otros organelos típicamente encontrados en células eucariotas.

Las membranas son estructuras lipídicas que separan los contenidos del compartimento que circundan su ambiente. La membrana plasmática externa separa la célula del ambiente externo. Los organelos (como el núcleo, mitocondria, lisosomas y perixosomas) también están rodeados por sistemas de membranas que separan el compartimento interno del organelo del medio intracelular, conocido como el citosol. La función de estas membranas consiste en permitir al organelo captar o concentrar enzimas y otras moléculas sirviendo a una función común dentro de un compartimento en un ambiente delimitado. Los transportadores y receptores en cada sistema de membrana controlan este ambiente delimitado y facilitan la comunicación de la célula u organelo con el medio circundante.

En las secciones siguientes se describen los varios organelos y sistemas de membranas encontrados en la mayoría de las células humanas y se esquematiza la relación entre sus propiedades y funciones. No todas las células en el cuerpo humano son idénticas. Distintos tipos de células difieren cuantitativamente o en términos cuantitativos en el contenido de sus organelos y estos pueden poseer cantidades muy diferentes de una enzima en particular, **consistente con la función propia de la célula**. Por ejemplo, la mitocondria hepática contiene enzimas clave para la síntesis de cuerpos cetónicos, pero carece de una enzima clave requerida para su uso. Lo contrario sucede en la mitocondria

Las concentraciones de ácido úrico en sangre u orina pueden determinarse de forma enzimática a través del uso de la enzima uricasa, que convierte el ácido úrico (más oxígeno) en alantoína y peróxido de hidrógeno. La uricasa se encuentra en la mayoría de los primates, pero no en humanos. El ácido úrico tiene una gran absorción de luz a 293 nm, mientras que la alantoína carece de ella. Por lo tanto, la medición de la disminución de la absorción a 293 nm, luego de tratar una muestra desconocida con uricasa, puede permitir la determinación de las concentraciones de ácido úrico. Debido a que la presencia de proteínas puede reducir la sensibilidad de este método, una alternativa consiste en cuantificar la cantidad de peróxido de hidrógeno formado durante el curso de esta reacción. En la mayoría de los casos, se utilizan las enzimas peroxidasa o catalasa y los productos enzimáticos se acoplan a un indicador químico de la reacción (un cambio de color). Se puede determinar la cantidad del cambio de color durante la reacción, la cual es proporcional a la concentración de peróxido de hidrógeno, que es la misma que la concentración del ácido úrico en la muestra.

La acetilcolina (ACh) se libera de las neuronas y actúa en los receptores de ACh en las uniones neuromusculares para estimular la contracción muscular. La miastenia grave es una enfermedad autoinmune adquirida, en la cual el paciente desarrolla anticuerpos patogénicos contra esos receptores. La disminución en la capacidad de **Mia S.** para formar palabras y sus otros síntomas de debilidad muscular, son provocados por la incapacidad de la ACh para estimular la contracción muscular repetida cuando las cantidades de receptores efectivos de ACh en la unión neuromuscular son muy reducidos.

Las hormonas endocrinas permiten a **Ann R.** movilizar combustibles del tejido adiposo durante los periodos de ayuno o ejercicio. Mientras ayuna durante la noche, las células α de su páncreas incrementan la secreción de la hormona polipeptídica glucagón. El estrés del ayuno prolongado y el ejercicio crónico estimula la liberación de cortisol, una hormona esteroidea, de la corteza suprarrenal. El ejercicio físico también incrementa la secreción de la hormona adrenalina y noradrenalina de la médula suprarrenal. Cada una de estas hormonas se libera en respuesta a una señal específica y causa una respuesta característica en el tejido blanco, lo que hace posible ejercitarse. Sin embargo, cada una de estas hormonas se une a un tipo diferente de receptor y trabaja de una manera distinta.

Las *bacterias* son células individuales rodeadas por una membrana celular y una membrana celular exterior a la membrana. Son procariotas, es decir, no contienen núcleo u otros organelos (esto es, estructuras subcelulares rodeadas por una membrana) como los encontrados en células eucariotas. Sin embargo, las bacterias llevan a cabo muchas vías metabólicas similares, con las enzimas ubicadas en el compartimento intracelular o en la membrana celular.

V. cholerae es causante del cólera de **Dennis V.**, es una bacteria gramnegativa. Su membrana plasmática está rodeada por una delgada membrana celular compuesta por una estructura de polisacáridos unidos a proteína llamada peptidoglucano y una membrana exterior. En contraste, las bacterias grampositivas poseen una membrana plasmática y una pared celular de peptidoglucano que retiene la tinción Gram. *V. cholerae* se desarrolla mejor no solo en condiciones aeróbicas, sino también en condiciones de escaso oxígeno. Poseen enzimas similares a aquellas de las células humanas para la glucólisis, el ciclo del ácido tricarboxílico (ATC) y la fosforilación oxidativa. Tienen una baja tolerancia al ácido, lo que explica en forma parcial su presencia en el agua de mar con pH básico y en crustáceos.

muscular. En consecuencia, el contenido enzimático de los organelos varía de un tipo celular a otro.

II. Membrana plasmática

A. Estructura de la membrana plasmática

Todas las células de mamíferos están rodeadas por una membrana plasmática compuesta por una **bicapa** (dos capas) **lipídica** que contiene proteínas embebidas (fig. 10-3). La capa de la membrana que queda hacia el interior del organelo o de la célula se conoce como **hoja interna**, la otra capa es la **hoja externa**. Las membranas son continuas y están selladas para que la bicapa lipídica hidrófoba restrinja de forma selectiva el intercambio de compuestos polares entre el medio externo y el compartimento intracelular. Algunas veces se refiere a la membrana como mosaico fluido porque consiste en un mosaico de proteínas y moléculas lipídicas que pueden, la mayor parte de las veces, moverse lateralmente en el plano de la membrana. Las proteínas se clasifican como **proteínas integrales**, las cuales atraviesan la membrana celular, o **proteínas periféricas**; estas últimas se encuentran adheridas a la superficie de la membrana a través de uniones electrostáticas con los lípidos o con proteínas integrales. Muchas de las proteínas y lípidos que se encuentran sobre la capa externa de la membrana plasmática unen cadenas de carbohidratos de manera covalente y son por lo tanto **glucoproteínas** y **glucolípidos**. Esta capa de carbohidratos en la superficie exterior de la célula se denomina *glucocálix*. Los diversos carbohidratos de los glucolípidos en la superficie celular funcionan, en parte, como marcadores de reconocimiento para pequeñas moléculas u otras células.

1. Lípidos en la membrana plasmática

Cada lámina de la bicapa lipídica de la membrana plasmática está formada sobre todo por **fosfolípidos**, que están dispuestos con sus grupos cabeza hidrófila frente al medio acuoso y sus colas de acilo graso forman un centro hidrófobo en la membrana (fig. 10-3). Los principales fosfolípidos de la membrana son los glicerolípidos **fosfatidilcolina** (también nombrada lecitina), **fosfatidiletanolamina** y **fosfatidilserina** y la **esfingomielina** basada en la esfingosina (la estructura de los fosfolípidos puede verse en los caps. 5 y 31). La esfingosina también forma la base para los glucoesfingolípidos, que son lípidos anclados a membranas con carbohidratos adheridos. La composición lipídica varía según los tipos de células; en la mayoría la fosfatidilcolina es el principal fosfolípido de la membrana plasmática y los glucoesfingolípidos los más variables.

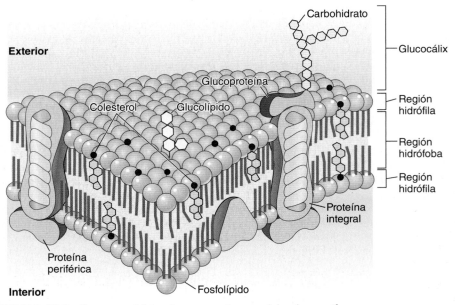

FIGURA 10-3 Estructura básica de una membrana celular de mamífero.

La composición lipídica de la bicapa es asimétrica, con un alto contenido de fosfatidilcolina y esfingomielina en la hoja externa y un alto contenido de fosfatidilserina y fosfatidiletanolamina en la capa interna. El fosfatidilinositol, que puede funcionar en la transferencia de información de las hormonas y neurotransmisores a lo largo de la membrana celular (sec. XII.C.3 del presente capítulo), también se encuentra principalmente en la capa interna. La fosfatidil-serina contiene una carga negativa neta que contribuye al potencial de la membrana y puede ser importante para unir moléculas de carga positiva dentro de la célula.

El **colesterol**, que está intercalado entre los fosfolípidos, mantiene la fluidez de las membranas. La presencia de colesterol y ácidos grasos insaturados *cis* en la membrana impide que las cadenas hidrófobas se empaquen de forma muy estrecha. Como consecuencia, las moléculas lipídicas y proteínas que no están unidas a proteínas estructurales internas o externas pueden rotar y moverse de manera lateral en el plano de la hoja membranal. Este movimiento permite a la membrana plasmática separarse entre las células hijas durante la división celular, así como reorganizar a medida que las células pasan a través de los capilares y también para formar y fusionarse con las membranas vesiculares. El colesterol también puede estabilizar membranas muy fluidas aumentando las interacciones entre los ácidos grasos y los fosfolípidos a través de interacciones hidrofóbicas con la estructura del anillo de colesterol. La fluidez de la membrana está determinada parcialmente por el contenido de ácidos grasos insaturados en los lípidos de la membrana.

2. Proteínas en la membrana plasmática

Las **proteínas integrales** contienen dominios transmembranales con cadenas laterales de aminoácidos hidrófobos que interactúan con las porciones hidrófobas de los lípidos para sellar la membrana (fig. 10-3). Las regiones hidrófilas de las proteínas sobresalen hacia el medio extracelular o el citoplasma. Estas proteínas funcionan, en particular, como canales o transportadores para el movimiento de compuestos a lo largo de la membrana, como receptores para la unión de hormonas y neurotransmisores, o como proteínas estructurales (fig. 10-4).

Las **proteínas periféricas de membrana**, que inicialmente se describieron como aquellas proteínas que podían liberarse de la membrana por acción de solventes iónicos, están unidas a través de interacciones electroestáticas débiles con los grupos cabeza polar de los lípidos o con proteínas integrales. Una de las clases de proteínas periféricas

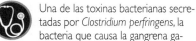 Una de las toxinas bacterianas secretadas por *Clostridium perfringens*, la bacteria que causa la gangrena gaseosa (mionecrosis clostridial), es una lipasa que hidroliza la fosfocolina de la fosfatidilcolina y la esfingomielina. La lisis (rotura) resultante de la membrana celular libera contenidos intracelulares que proveen a la bacteria de nutrientes para un crecimiento rápido. Estas bacterias son anaerobios estrictos u obligados y crecen solo en ausencia de oxígeno. Como sus toxinas lisan las membranas de las células endoteliales, los capilares se destruyen y la bacteria queda protegida del oxígeno transportado por los eritrocitos. También quedan protegidas de los antibióticos y componentes del sistema inmunológico transportados en la sangre.

 Al M. tiene los efectos de corto y largo plazos del etanol en su sistema nervioso central. La información sustenta la teoría de que los efectos a corto plazo del etanol en el cerebro se deben en parte a un incremento de la fluidez de la membrana generado cuando el etanol se intercala entre los lípidos de la membrana. Los cambios en la fluidez de la membrana pueden afectar las proteínas que atraviesan la membrana (proteínas integrales), tales como los canales iónicos y los receptores para neurotransmisores que intervienen en la conducción del impulso nervioso.

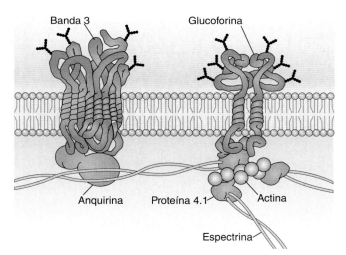

FIGURA 10-4 Proteínas en la membrana del eritrocito. La proteína llamada banda 3 (el transportador de intercambio bicarbonato-cloruro) y la glucoforina (provee una carga negativa externa que repele a otras células), ambas contienen segmentos helicoidales no polares que cruzan la bicapa lipídica. Estas proteínas contienen un número grande de aminoácidos hidrófilos polares y cargados en los dominios intracelular y extracelular. En el lado interno de la membrana estas proteínas se adhieren a las proteínas periféricas que constituyen el esqueleto de la membrana interior. La banda 3 se conecta a los filamentos de espectrina a través de la proteína anquirina. La glucoforina está conectada a filamentos cortos de actina y espectrina a través de la proteína 4.1. La banda 3 permite el transporte de bicarbonato hacia el interior del eritrocito en intercambio por cloruro. Esto permite el transporte de bicarbonato a los pulmones, en donde es espirado como dióxido de carbono.

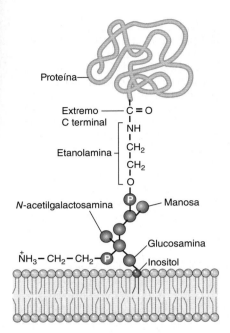

FIGURA 10-5 Ejemplo de un anclaje de glucosilfosfatidilinositol glucano (GPI). El extremo carboxilo terminal de la proteína se une a la fosfatidiletanolamina, que está unida a los oligosacáridos ramificados que se fijan a la porción inositol del fosfatidilinositol. Las cadenas hidrófobas del acilo graso del fosfatidilinositol están unidas en el núcleo hidrófobo de la membrana.

Todas las células contienen un esqueleto interno en la membrana constituida de proteínas tipo espectrina. La espectrina de los eritrocitos fue el primer miembro de esta familia en describirse. La distrofina, presente en las células del músculo esquelético, es un miembro de la familia de la espectrina. Las anomalías genéticas en el gen de la distrofina dan lugar a las distrofias musculares de Duchenne y Becker.

La proteína priónica, presente en las membranas neuronales, provee un ejemplo de una proteína adherida a la membrana a través de un ancla de GPI. Esta es la proteína que desarrolla una conformación patogénica alterada en la enfermedad de las vacas locas (encefalopatía espongiforme bovina) y en la de Creutzfeldt-Jakob (cap. 7, sec. IX.C.3).

mejor caracterizadas es la familia de proteínas de la **espectrina**, que está unida a la superficie intracelular de la membrana y suministra un apoyo mecánico a esta. La espectrina está unida a la actina y juntas forman una estructura que se llama esqueleto de la membrana interna o esqueleto cortical (fig. 10-4).

Una tercera clase de las proteínas de membrana consiste en **proteínas ancladas a lípidos** unidas a la superficie interna o externa de la membrana. El **glucofosfatidilinositol glucano (GPI)** es un lípido unido de forma covalente que ancla las proteínas a la superficie externa de la membrana (fig. 10-5). Diversas proteínas que intervienen en la regulación hormonal están ancladas a la superficie interna de la membrana a través de los grupos acilo graso palmitoílo (C16) o miristoílo (C14) o de los grupos isoprenilo geranilgeranilo (C20) o farnesilo (C15) (fig. 6-12). Sin embargo, muchas proteínas integrales también contienen grupos lipídicos adheridos para incrementar su estabilidad en la membrana.

B. Transporte de moléculas a través de la membrana plasmática

Las membranas forman barreras hidrófobas alrededor de las células para controlar el ambiente interno al restringir la entrada y salida de las moléculas. Como consecuencia, las células requieren **sistemas de transporte** que permiten la entrada de pequeños compuestos polares que necesitan (p. ej., glucosa) para concentrar compuestos dentro de la célula (p. ej., K^+) y expulsar otros compuestos (p. ej., Ca^{2+} y Na^+). Los sistemas de transporte para pequeñas moléculas orgánicas e iones inorgánicos pertenecen a cuatro categorías: la primera es la **difusión simple** a través de la bicapa lipídica (ejemplos son los gases, como el oxígeno y el dióxido de carbono, y las sustancias solubles en lípidos, como las hormonas esteroides); la segunda es la **difusión facilitada** (muchos azúcares se transportan por difusión facilitadora); la tercera son los **canales regulados** (las proteínas transmembrana forman un poro para los iones que se abre o se cierra en respuesta a un estímulo, ya sean cambios de voltaje a través de la membrana, la unión de un compuesto o un cambio regulador en el dominio intracelular), y la cuarta son las **bombas de transporte activo** (la energía, normalmente en forma de hidrólisis de ATP, se utiliza para permitir que los compuestos se muevan en contra de su gradiente de concentración) (fig. 10-6). Estos mecanismos de transporte se clasifican como pasivos, si no se requiere energía, o activos si se requiere energía. El transporte activo primario se produce cuando se establece un gradiente a través de la membrana, utilizando energía. La Na^+, K^+-ATPasa crea gradientes tanto de sodio como de potasio a través de la membrana, transportando tres iones de sodio fuera de la célula a cambio de dos iones de potasio que entran en ella, impulsados por la hidrólisis del adenosín trifosfato (ATP). La creación del gradiente de

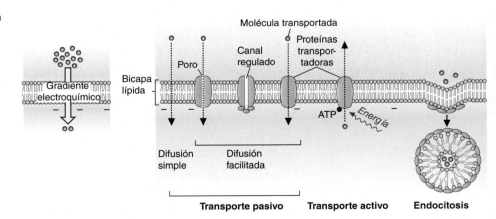

FIGURA 10-6 Tipos comunes de mecanismo de transporte para las células humanas. El gradiente electroquímico consiste en el gradiente de concentración del compuesto y la distribución de cargas en la membrana, que afecta el transporte de iones cargados como el Cl^-. Tanto los residuos de aminoácidos de la proteína como los grupos cabeza polares lipídicos contribuyen a la carga negativa neta en el interior de la membrana. Por lo regular, la difusión de moléculas sin carga (transporte pasivo) es un movimiento neto de una región de alta concentración a una región de baja concentración y el transporte activo (requiere energía) es el movimiento neto de una región de baja concentración a una de alta concentración. ATP, adenosín trifosfato.

sodio (la concentración de sodio en el exterior de la célula es mucho mayor que la concentración de sodio en el interior de la célula) conduce al transporte activo secundario de glucosa y aminoácidos. Los transportadores de estos compuestos unen el sodio y el co-sustrato (ya sea glucosa o un aminoácido), y luego, utilizando el gradiente de sodio como fuerza motriz, transportan tanto el sodio como el co-sustrato al interior de la célula. Así, la glucosa y los aminoácidos se concentran en las células gracias a la creación del gradiente de sodio por parte de la Na$^+$, K$^+$-ATPasa.

Además de estos mecanismos para el transporte de pequeñas moléculas individuales, las células participan en un proceso llamado **endocitosis**. La membrana plasmática se extiende o invagina para rodear a la partícula, una célula externa o el líquido extracelular, que luego encierra dentro de una vesícula que se libera al citoplasma (fig. 10-6). La endocitosis mediada por receptores puede ocurrir de dos maneras. La primera es la formación de vesículas recubiertas por clatrina, que median la internalización de receptores unidos a las membranas en las vesículas recubiertas en el lado intracelular con subunidades de la proteína clatrina. La captación de colesterol, mediada por el receptor de las lipoproteínas de baja densidad (LDL), se produce a través de este mecanismo. El segundo es la endocitosis caveolar, en la que las caveolas (pequeñas invaginaciones de la membrana plasmática) se oligomerizan y forman vesículas endocitóticas que contienen un receptor. La captación de insulina en las células grasas se produce a través de este mecanismo. La pinocitosis es el nombre que recibe la endocitosis que se produce a través de caveolas (pequeñas invaginaciones o "cuevas"), que son regiones de la membrana celular con una composición lipídica y proteínica única (incluida la proteína caveolina 1). El transporte de la vitamina folato se produce a través de la pinocitosis.

III. Lisosomas

Los lisosomas son los organelos intracelulares de la digestión y están delimitados por una sola membrana para prevenir la liberación de las enzimas digestivas del lisosoma en el citosol. Los lisosomas son esenciales para una amplia variedad de funciones corporales que suponen eliminar el material no deseado y reciclar sus componentes, incluida la destrucción de bacterias infecciosas y levaduras, recuperación de lesiones, remodelación de tejidos, involución de tejidos durante el desarrollo y recambio normal de células y organelos. Las enzimas digestivas lisosomales incluyen **nucleasas**, **fosfatasas**, **glucosidasas**, **esterasas** y **proteasas** (fig. 10-7). Estas enzimas son todas hidrolasas, enzimas

Los grupos sanguíneos A, B y O se determinan por la composición de carbohidratos de los glucolípidos en la superficie de los eritrocitos. Los glucolípidos que se encuentran en otras superficies celulares pueden también servir como sitios de unión para los virus y las toxinas bacterianas antes de penetrar en la célula. Por ejemplo, la toxina AB del cólera (que afecta a **Dennis V.**) se une a los gangliósidos GM$_1$ en la superficie de las células epiteliales del intestino. La toxina se endocita a continuación en caveolas (invaginaciones o "cuevas" que se pueden formar en regiones específicas de la membrana). Una vez dentro de la célula, la toxina altera el metabolismo celular normal.

Dennis V. se ha deshidratado porque ha perdido mucha agua a través del vómito y la diarrea (cap. 4). Las toxinas del cólera incrementan el flujo de sodio y iones cloruro de las células de la mucosa intestinal hacia el lumen intestinal. El incremento de agua en sus heces resulta de la transferencia pasiva de agua desde el interior de las células y líquidos corporales, donde se halla en mayor concentración (es decir, las concentraciones intracelulares de Na$^+$ y Cl$^-$ son bajas), al lumen intestinal, donde el agua se encuentra en una concentración menor (relativa a las altas concentraciones de Na$^+$ y Cl$^-$). La diarrea acuosa también tiene alto nivel de iones K$^+$ y bicarbonato. Todos los signos y síntomas del cólera derivan casi siempre de esta pérdida de líquidos.

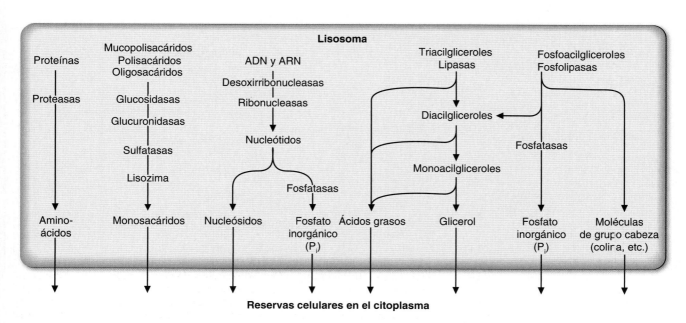

FIGURA 10-7   Reacciones lisosomales. Casi todas las enzimas lisosomales son hidrolasas y cortan cadenas de péptidos, ésteres y enlace glucosídicos tras agregar agua a las moléculas. Estas enzimas están activas al pH ácido del lisosoma e inactivas si se liberan de forma accidental en el citosol.

Todas las células del cuerpo tienen transportadores de glucosa por la membrana plasmática que transportan glucosa bajo un gradiente electroquímico (concentración) que se metaboliza rápido en la célula. En el músculo y tejido adiposo, la insulina aumenta el contenido de los conductores de glucosa en la membrana celular, lo que eleva la capacidad de estos tejidos para captar glucosa. Los pacientes con diabetes mellitus tipo 1, que no producen insulina (p. ej., **Dianne A**, [cap. 7], tienen menor capacidad para transportar glucosa en estos tejidos, lo que contribuye a la hiperglucemia.

El regulador de la conductancia transmembranal de la fibrosis quística (CFTR) llamado así por su función en la fibrosis quística (FQ). Los sujetos homocigotos para las mutaciones de CFTR presentan FQ; se cree que los heterocigotos para el gen mutado tienen protección contra el cólera. Un CFTR inactivo provoca incapacidad de liberar iones de cloro de las células al espacio extracelular, con la concomitante reducción en la difusión del agua al mismo espacio. Por lo tanto, un efecto de la mutación de CFTR es la deshidratación del recubrimiento de la mucosa respiratoria e intestinal, causando taponamiento de la vía aérea y de los conductos pancreáticos con moco espeso. El CFTR también interviene en la deshidratación percibida por pacientes con cólera, como **Dennis V**. Una subunidad promueve indirectamente la fosforilación del dominio regulatorio del CFTR por la proteína cinasa A (PKA). Así, el conducto se mantiene abierto y el Cl⁻ y H₂O fluyen de la célula hacia el lumen intestinal, lo que causa deshidratación.

La deshidratación del cólera suele tratarse primero con una solución de rehidratación intravenosa seguida de solución de rehidratación oral que contiene Na^+, K^+ y glucosa o dieta de arroz (que contiene glucosa y aminoácidos). La glucosa es absorbida desde el lumen intestinal a través de los cotransportadores de glucosa dependientes de Na^+, que cotransportan Na^+ a las células junto con la glucosa. Muchos aminoácidos también se absorben por cotransportadores dependientes de Na^+. Al regresar el Na+ al citoplasma, la liberación de agua de las células hacia el lumen intestinal disminuye.

Los trastornos genéticos en las enzimas lisosomales, o en proteínas como los receptores para manosa 6-fosfato requeridos para dirigir las enzimas al lisosoma, llevan a una acumulación anormal de material no digerido en los lisosomas que pueden convertirse en cuerpos residuales. El cúmulo puede ser tan extenso que se comprometa la función celular normal, en particular en células neuronales. Los trastornos genéticos como la enfermedad de **Tay-Sachs** (acumulación de gangliósidos digeridos en parte en los lisosomas) y la enfermedad de **Pompe** (el cúmulo de partículas de glucógeno en los lisosomas) se deben a la ausencia o deficiencia de enzimas lisosomales específicas. Las enfermedades en las que la función lisosomal se ve afectada, se conocen como **enfermedades de almacenamiento lisosomal**.

que cortan amida, *éster* y otras uniones a través de la adición de agua. Muchos de estos productos de la digestión lisosomal, como los aminoácidos, regresan al citosol. Los lisosomas intervienen entonces en el reciclaje de compuestos. Las proteasas se clasifican como serina, cisteína o aspartil proteasas, según sea el residuo de aminoácido en el sitio activo de la enzima que participa en la reacción hidrolítica. Las cisteína proteasas se conocen como catepsinas. La mayor parte de estas hidrolasas lisosomales tiene su mayor actividad a un pH aproximado de 5.5 (el pH óptimo para la hidrólisis). El pH intralisosomal se mantiene cerca de 5.5, sobre todo por las v-ATPasas (ATPasas vesiculares), que bombean activamente protones hacia el lisosoma a expensas de la hidrólisis de ATP. El citosol y otros compartimentos celulares tienen un pH cercano a 7.2 y se protegen por lo tanto de las hidrolasas lisosomales liberadas.

IV. Mitocondrias

La **mitocondria** contiene la mayor parte de las enzimas para las vías de oxidación de combustible y fosforilación oxidativa y por lo tanto genera casi todo el ATP requerido para las células de los mamíferos. Cada mitocondria está rodeada por dos membranas, una mayoritariamente impermeable **membrana externa** y una **membrana interna** muy impermeable, que separan la **matriz** mitocondrial del espacio intermembrana (fig. 10-8). La membrana interna forma invaginaciones conocidas como **crestas** que contienen cadenas de transporte de electrones y ATP sintasa. La mayor parte de las enzimas para el ciclo de Krebs (o de los ácidos tricarboxílicos, ATC) y otras vías de oxidación están ubicadas en la matriz mitocondrial, el compartimento cerrado por la membrana mitocondrial interna. (El ciclo del ATC y la cadena de transporte de electrones se describen con más detalle en los caps. 23 y 24.)

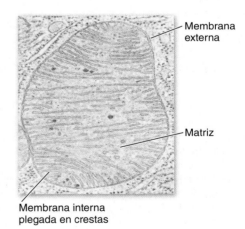

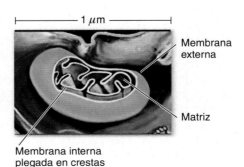

FIGURA 10-8 Mitocondria. Micrografía electrónica (*superior*); esquema tridimensional (*inferior*).

La membrana mitocondrial interna es altamente impermeable y el gradiente de protones que se crea a lo largo de esta membrana durante la fosforilación oxidativa es esencial para la generación de ATP a partir del adenosín difosfato (ADP) y fosfato. El transporte de iones y otras moléculas pequeñas a través de la membrana mitocondrial interna se lleva a cabo sobre todo por medio del transporte activo de tipo secundario, potenciado por el gradiente de protones establecido por la cadena de transporte de electrones. La membrana externa contiene poros formados con proteínas llamadas **porinas** y es permeable a las moléculas con un peso molecular hasta de 1 000 Da.

La mitocondria se puede replicar por división; sin embargo, la mayoría de sus proteínas deben importarse del citosol. La mitocondria contiene una pequeña cantidad de ADN, que codifica solo 13 subunidades diferentes de proteínas que intervienen en la fosforilación oxidativa, así como para los genes que codifican las moléculas de ARNt, necesarias para la síntesis de proteínas. La mayoría de las enzimas y proteínas en la mitocondria se codifican por el ADN nuclear y son sintetizados por los ribosomas citoplasmáticos. Estas son importadas a través de poros membranales por un proceso mediado por receptores, que incluye a miembros de la familia de las proteínas de choque térmico (proteínas cuya síntesis es inducida por una elevación de la temperatura u otros indicadores de estrés). Las mutaciones hereditarias en el ADN mitocondrial causan enfermedades genéticas graves que afectan al músculo esquelético, tejidos neuronales y tejido renal (conocidos como **alteraciones mitocondriales**). La herencia mitocondrial es materna porque el espermatozoide no contribuye con mitocondrias en el huevo fertilizado. Mutaciones espontáneas en el ADN mitocondrial se han implicado en el mecanismo de envejecimiento.

V. Peroxisomas

Los **peroxisomas** son organelos citoplasmáticos, similares en tamaño a los lisosomas, que participan en las **reacciones oxidativas** utilizando **oxígeno molecular**. Estas reacciones producen el químico tóxico **peróxido de hidrógeno** (H_2O_2), que se utiliza después o degrada en el peroxisoma por acción de la catalasa u otras enzimas. Los peroxisomas participan en la oxidación de ácidos grasos de cadena muy larga (que contienen 20 o más carbonos) hasta cadenas más cortas, en la conversión de colesterol en ácidos biliares y en la síntesis de **lípidos éteres** llamados **plasmalógenos**. Están limitados por una sola membrana.

Al igual que la mitocondria, los peroxisomas pueden replicarse por división. Sin embargo, son dependientes de la importación de proteínas para funcionar. No contienen ADN.

VI. Núcleo

El organelo subcelular más grande de las células animales es el **núcleo** (fig. 10-9). La mayor parte del material genético de la célula se halla en los cromosomas del núcleo, que están compuestos por ADN, una cantidad similar de pequeñas proteínas de carga positiva llamadas **histonas** y una cantidad variable de proteínas. Este complejo de nucleoproteínas se denomina **cromatina**. El **nucléolo**, una subestructura del núcleo, es el sitio de transcripción y procesamiento del **ARN ribosomal (ARNr)** y **ensamble de ribosomas**. Se requieren ribosomas para la síntesis de proteínas. La replicación, transcripción, traducción y regulación de estos procesos son el foco principal de la sección de biología molecular de este texto (sec. III).

El núcleo está separado del resto de la célula (el citoplasma) por la envoltura nuclear, que consiste en dos membranas unidas en los **poros nucleares**. La membrana nuclear exterior se continúa con el retículo endoplasmático rugoso (RER). El transporte a través de los poros es bidireccional. Un ejemplo de dicho transporte es la fase inicial de la síntesis de proteínas. Para convertir el código genético del ADN en la secuencia primaria de una proteína, el ADN se transcribe en ARN, que se empalma y se modifica en ARN mensajero (ARNm). El ARNm se desplaza a través de los poros nucleares hacia el citoplasma, donde se traduce en la secuencia primaria de una proteína en los ribosomas. Los ribosomas, que se generan en los nucléolos, deben movilizarse también a lo largo de los poros nucleares hacia el citoplasma. Por el contrario, las proteínas requeridas para la replicación, transcripción y otros procesos entran en el núcleo a través de estos poros. Estas proteínas contienen una secuencia específica de aminoácidos conocida como señal de localización nuclear (NLS) o señal de exportación nuclear (NES) que dictan si una

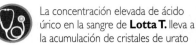

La concentración elevada de ácido úrico en la sangre de **Lotta T.** lleva a la acumulación de cristales de urato monosódico en los espacios articulares (líquido sinovial) de su dedo gordo del pie derecho, con podagra resultante (dolor intenso en el dedo gordo). Los neutrófilos, mediadores de la inflamación aguda que aparecieron a continuación, trataron de fagocitar los cristales de urato. Los cristales de urato fagocitados se depositaron en los endosomas tardíos y lisosomas del neutrófilo. Debido a que los cristales de urato son partículas que no puede degradar ninguna hidrolasa ácida lisosomal, su acumulación causó la lisis de las membranas lisosomales, seguidas de lisis celular y liberación de enzimas lisosomales en los espacios articulares. Los cristales de urato produjeron la liberación de mediadores químicos de la inflamación que atrajeron a otras células hacia el área. Esto amplificó de forma adicional la reacción inflamatoria aguda en el tejido de la cápsula articular (sinovitis) y generó una hinchazón en extremo dolorosa de artritis gotosa aguda.

La transferencia de piruvato a través de la membrana mitocondrial interna depende del gradiente de protones y del transportador de piruvato que transporta tanto piruvato como a un protón al interior de la matriz de la mitocondria. Tales transportes dan lugar a la acumulación de piruvato en el organelo a concentraciones mayores que en el citosol. Este es un ejemplo de ¿qué tipo de transporte?

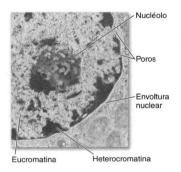

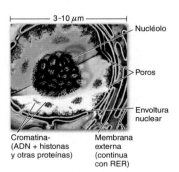

FIGURA 10-9 Núcleo. Micrografía electrónica (*superior*); esquema tridimensional (*inferior*). RER, retículo endoplasmático rugoso.

A

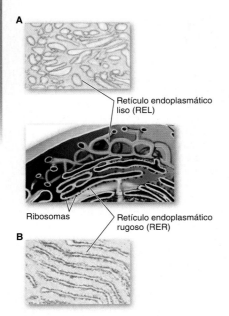

B

FIGURA 10-10 Retículo endoplasmático liso. **B.** Retículo endoplasmático rugoso. **A** y **B** son micrografías electrónicas. Un esquema tridimensional está en el centro.

 Las enfermedades peroxisomales se deben a mutaciones que afectan la síntesis de enzimas peroxisomales funcionales o su unión en los peroxisomas. La **adrenoleucodistrofia** implica una mutación que reduce el contenido de transportadores de ácidos grasos en la membrana peroxisomal. El **síndrome de Zellweger** es efecto de una dificultad de completar la síntesis de peroxisomas.

 El cotransporte de piruvato y un protón, al gradiente electroquímico de este, es un ejemplo de transporte activo secundario. La energía se consumió en la transferencia de electrones, por la cadena de transporte de electrones, para generar el gradiente de protones a través de la membrana mitocondrial interna. La energía del gradiente de protones luego se usa para movilizar protones a favor del gradiente electroquímico (favorable) llevando el piruvato con los protones. Esto posibilita el transporte activo de piruvato secundario a la entrada favorable del protón en la matriz mitocondrial.

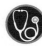 La ingesta crónica de etanol aumenta el contenido de MEOS, el sistema microsomal de oxidación del etanol, en el hígado de **Al M**. MEOS es una enzima del citocromo P450 que cataliza la conversión de etanol, NADPH y O_2 en acetaldehído, $NADP^+$ y $2H_2O$ (cap. 9). El adjetivo *microsomal* se deriva de la biología celular experimental que se usa a veces para el proceso que se da en el RE. Cuando las células son lisadas en el laboratorio, el RE se divide en vesículas llamadas microsomas que pueden aislarse por centrifugación. Los microsomas, no están en realidad presentes en las células.

proteína puede salir o entrar en el núcleo. Por lo tanto, la dirección del transporte a través del poro es específica de la molécula o complejo que se está transportando a través de la membrana.

VII. Retículo endoplasmático

El **retículo endoplasmático** (RE) es una red de túbulos membranosos dentro de la célula que consiste en un **retículo endoplasmático liso** (REL), que no tiene ribosomas y el **retículo endoplasmático rugoso** (RER), que posee ribosomas (fig. 10-10). El REL tiene varias funciones. Contiene enzimas para la síntesis de muchos lípidos, como los triacilgliceroles y fosfolípidos. También contiene las **enzimas oxidativas del citocromo P450** que intervienen en el metabolismo de fármacos y químicos tóxicos como el etanol y la síntesis de moléculas hidrófobas, como las hormonas esteroides. El glucógeno se almacena en regiones de las células hepáticas que son ricas en REL.

El RER participa en la síntesis de proteínas, que se dirigen a la membrana plasmática, para su secreción, o a otro organelo intracelular. Los ribosomas unidos a las membranas del RER le dan su aspecto "rugoso". Las proteínas producidas en estos ribosomas entran en el lumen del RER, viajan a otro sistema membranal (el **complejo de Golgi**) en vesículas y después se secretan de la célula, quedan secuestradas en los orgánulos alojados en las membranas como los lisosomas o integradas en la membrana plasmática. Las **modificaciones postraduccionales** de estas proteínas, como el inicio de la *N*-glucosilación, la adición de lípidos que ayudan a fijar las proteínas y la formación de enlaces disulfuro, se producen en el RER. En contraste, las proteínas codificadas por el núcleo y encontradas en el citoplasma, peroxisomas o mitocondria se sintetizan en los ribosomas libres en el citosol y es raro que se modifiquen por la unión de olisacáridos.

VIII. Complejo de Golgi

El **complejo de Golgi** participa en la modificación de las proteínas producidas en el RER, así como en la **clasificación y distribución** de estas proteínas a los lisosomas, vesículas secretorias o la membrana plasmática. Consiste en un apilamiento curvado de vesículas aplanadas ubicado en el citoplasma, que casi siempre se divide en tres compartimentos: la red de *cis* Golgi, que por lo regular es convexa y cercana al núcleo; la pila de Golgi *medial*, y la red de *trans* Golgi, que suele estar frente a la membrana plasmática. Las vesículas transportan material hacia y desde el aparato de Golgi. Este último participa también en la modificación postraduccional de proteínas, como la adición de oligosacáridos de cadenas ramificadas, sulfatación y fosforilación.

IX. Citoesqueleto

La estructura de la célula, la forma de la superficie celular y la disposición de los organelos subcelulares están organizadas por tres componentes proteínicos principales: **microtúbulos** compuestos de **tubulina**, que mueven y posicionan los organelos y vesículas; **filamentos delgados** compuestos de **actina**, que forman un citoesqueleto; y los **filamentos intermedios** (FI) compuestos de diferentes proteínas fibrosas. La actina y la tubulina, que también participan en el movimiento de las células, son estructuras dinámicas compuestas de subunidades globulares que se asocian y disocian de manera continua. Los FI, que desempeñan una función estructural, están compuestos por proteínas fibrosas estables que se recambian de forma más lenta que los componentes de los microtúbulos y filamentos delgados. Los componentes del citoesqueleto también pueden ser regulados por la actividad de señalización mediada por receptores.

X. Características generales de los mensajeros químicos

Ciertas características generales de los sistemas de mensajeros químicos se ilustran en la figura 10-2. La señalización sigue casi siempre una secuencia: 1) el mensajero químico es secretado de células específicas en respuesta a un estímulo; 2) el mensajero se difunde o se transporta a través de la sangre u otros líquidos extracelulares a las células blanco; 3) una molécula en la célula blanco, llamada receptor (un receptor en la membrana plasmática o un receptor intracelular) se une de forma específica al mensajero; 4) la unión de los mensajeros a los receptores induce una respuesta, y 5) la señal cesa y es terminada. Los mensajeros químicos provocan una respuesta en la célula blanco sin metabolizarse por la célula, aunque los mensajeros pueden ser internalizados y degradados en los lisosomas.

Una característica adicional de los sistemas de mensajeros químicos es que la especificidad de la respuesta depende del tipo de receptor y su ubicación. Por lo regular, cada receptor se une solo a un mensajero químico específico y cada receptor inicia una vía característica de transducción de señal que, al final, activa o inhibe ciertos procesos en la célula. Solo ciertas células, las células blanco, tienen receptores para ese mensajero y son capaces de responder a su mensaje.

Los medios de terminación de la señal son un aspecto sumamente importante de la señalización celular y la falla para terminar esta señal contribuye a diversas enfermedades, como el cáncer y enfermedades cardiacas.

A. Características generales de los mensajeros químicos aplicados al receptor nicotínico de acetilcolina

Los pasos individuales incluidos en la señalización celular mediada por mensajeros químicos los ejemplifica la **acetilcolina** (ACh), un neurotransmisor que actúa en los **receptores nicotínicos de ACh** en la membrana plasmática de ciertas células musculares. El sistema posee las características típicas de la liberación de mensajeros químicos y especificidad de respuesta.

Los **neurotransmisores** se secretan a partir de las neuronas en respuesta a un estímulo eléctrico llamado **potencial de acción**, una diferencia de voltaje a lo largo de la membrana plasmática causada por cambios en los gradientes Na^+ y K^+, que se propaga a lo largo de un nervio. Los neurotransmisores se difunden a lo largo de una sinapsis a otra célula excitable en la que generan una respuesta (fig. 10-11). La ACh es un neurotransmisor en la unión neuromuscular donde transmite una señal de un nervio motor a una fibra muscular que provoca la contracción de la fibra. Antes de que la ACh se libere, se halla retenida en vesículas agrupadas cerca de una zona activa en la **membrana presináptica**. Esta membrana también tiene canales de Ca^{2+} regulados por voltaje que se

 La proteína G monomérica Arf (un miembro de la superfamilia Ras de proteínas reguladoras; sec. III.C.2 en el cap. 9) se denominó así por su contribución a la patogenia del cólera y no por su función normal en el ensamblado de vesículas intracelulares. En el caso del cólera, se requiere para el transporte de la subunidad A de la toxina del *Vibrio cholerae* al interior de la célula. La toxina del cólera se endocita en vesículas caveolares que subsecuentemente se fusionan con los lisosomas (o se transforman en lisosomas), donde el pH ácido contribuye a la activación de la toxina. A medida que la toxina se transporta a través del aparato de Golgi y el RE, se procesa y activa aún más. Arf forma un complejo con la subunidad A que promueve su desplazamiento entre compartimentos. La subunidad A es en realidad una ADP-ribosilasa (una enzima que corta al NAD y adhiere la porción de ADP a una proteína) (cap. 6, fig. 6-12) y, de esta forma, Arf se denominó como factor de ADP-ribosilación. La ADP-ribosilación de proteínas que regulan el canal de cloruro del CFTR llevó a **Dennis V.** a la deshidratación y diarrea.

 A **Lotta T.** se le administró colchicina, un fármaco que suele utilizarse para tratar la gota en sus etapas iniciales. Una de sus acciones es prevenir la actividad fagocítica al unirse a dímeros de las subunidades α y β de la tubulina. Cuando el complejo de tubulina dimerocolchicina se une a los microtúbulos, se inhibe la polimerización adicional de estos, predomina la despolarización y los microtúbulos se dispersan. Los microtúbulos son necesarios para el movimiento vesicular de los cristales de urato durante la fagocitosis y liberación de los mediadores que activan la respuesta inflamatoria. Por consiguiente, la colchicina reduce la reacción inflamatoria, hinchazón y dolor causado por los cristales de urato.

 El ayuno de **Ann R.** se acompaña de altas concentraciones de la hormona endocrina glucagón, que se secreta en respuesta a las cantidades bajas de glucosa. Entra en la sangre y actúa en el hígado para estimular varias vías, entre ellas la liberación de glucosa de los depósitos de glucógeno (glucogenólisis) (cap. 3). La especificidad de esta acción se determina por la ubicación de estos receptores. Aunque las células del parénquima hepático tienen receptores para glucagón, el músculo esquelético y muchos otros tejidos no. Por consiguiente, el glucagón no puede estimular la glucogenólisis en estos tejidos.

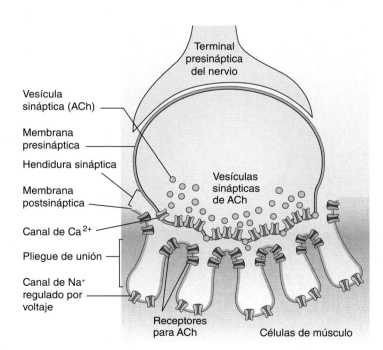

Vesícula sináptica (ACh)

Membrana presináptica

Hendidura sináptica

Membrana postsináptica

Canal de Ca^{2+}

Pliegue de unión

Canal de Na^+ regulado por voltaje

Terminal presináptica del nervio

Vesículas sinápticas de ACh

Receptores para ACh

Células de músculo

FIGURA 10-11 Receptores de acetilcolina (ACh) en la unión neuromuscular. Un nervio motor termina en varias ramificaciones; cada ramificación termina en una estructura en forma de bulbo llamada *botón presináptico*. Cada botón hace sinapsis con una región de la fibra muscular que contiene pliegues de unión. En la cresta de cada pliegue hay una elevada concentración de receptores de ACh, que son canales iónicos regulados por ligandos.

La **miastenia grave** es una enfermedad autoinmune que la mayoría de las veces es causada por la producción de un anticuerpo dirigido contra el receptor de ACh en el músculo esquelético. En esta enfermedad, los linfocitos B y T cooperan para producir varios anticuerpos contra el receptor nicotínico de ACh. Los anticuerpos se unen a continuación en varias ubicaciones en el receptor y se entrecruzan con los receptores, hasta formar un complejo de anticuerpo multirreceptor. El complejo se endocita e incorpora en los lisosomas, donde se degrada. **Mia S.**, por consiguiente, tiene menos receptores funcionales en la membrana celular muscular para que sean activados por la ACh.

La ACh actúa en dos tipos de receptores diferentes: nicotínico y muscarínico. Los receptores nicotínicos (para los cuales la nicotina es un activador) se encuentran en la unión neuromuscular de las células del músculo esquelético, así como en el sistema nervioso parasimpático. Los receptores muscarínicos (para los cuales la muscarina, una toxina micótica, es activadora) se encuentran en la unión neuromuscular de las células cardiacas y del músculo liso, así como en el sistema nervioso simpático. El curare (una toxina paralizante) es un inhibidor de receptores nicotínicos de ACh, mientras que la atropina es un inhibidor de receptores muscarínicos de ACh. La atropina puede utilizarse en condiciones en las que la acetilcolinesterasa se ha inactivado por varios gases nerviosos o químicos, de tal manera que la atropina bloquea los efectos del exceso de ACh presente en la sinapsis.

abren cuando el potencial de acción los alcanza y el resultado es un flujo hacia el interior de Ca^{2+}. El Ca^{2+} induce la fusión de vesículas con la membrana plasmática y la ACh se libera en el espacio sináptico. En consecuencia, el mensajero químico se libera desde una célula específica en respuesta a un estímulo. El mecanismo de fusión vesicular con la membrana plasmática es común a la liberación de muchos mensajeros secundarios.

La ACh se difunde a través del espacio sináptico para unirse al receptor nicotínico de ACh en la membrana plasmática en las células del músculo esquelético (fig. 10-12). Las subunidades del receptor están ensambladas en torno del canal que tiene una abertura en forma de embudo en el centro. A medida que la ACh se une al receptor, un cambio conformacional abre la porción estrecha del canal (la puerta) y permite al Na^+ difundirse hacia dentro y al K^+ hacia fuera. (Una propiedad uniforme de todos los receptores es que la transducción de señales comienza con cambios conformacionales en el receptor). El cambio en las concentraciones de los iones Na^+ y K^+ activa la secuencia de los sucesos que al final activa la respuesta celular: la contracción de la fibra.

Una vez que la secreción de ACh se detiene, el mensaje termina rápidamente por acción de la **acetilcolinesterasa**, una enzima ubicada en la membrana postsináptica que degrada a la ACh. También termina por difusión de ACh lejos de la sinapsis. La terminación rápida de mensajes es característica de sistemas que requieren una respuesta rápida de la célula blanco.

B. Acciones endocrinas, paracrinas, autocrinas y juxtacrina

Por lo general, las acciones de los mensajeros químicos se clasifican como endocrinas, paracrinas, autocrinas o juxtacrina (fig. 10-13). Cada hormona endocrina (p. ej., insulina) se secreta por un tipo celular específico (casi siempre en una glándula endocrina), entra en la sangre y ejerce su acción en células blanco específicas, que pueden estar alejadas. A diferencia de las hormonas endocrinas, las acciones paracrinas son aquellas ejecutadas en células próximas, en la que el ligando es liberado por una célula que está cerca o próxima a la célula que se unirá al ligando y la ubicación de estas células desempeña una función en la especificidad de la respuesta. La transmisión sináptica por ACh y otros neurotransmisores (algunas veces llamada señalización neurocrina) es un ejemplo de señalización paracrina. La ACh activa solo a aquellos receptores de ACh situados a lo largo del espacio sináptico del nervio de señalización, no a todas las células musculares con receptores de ACh. Las acciones paracrinas también son muy importantes en la limitación de la reacción inmunológica a una ubicación específica en el cuerpo, una

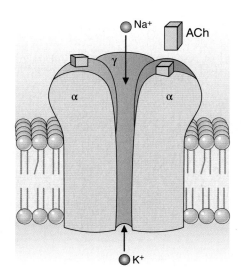

FIGURA 10-12 Receptor nicotínico de acetilcolina (ACh). Cada receptor está compuesto por cinco subunidades y cada subunidad tiene cuatro regiones helicoidales transmembranales. Para efectos de claridad, en esta figura se muestran solo tres subunidades. Las dos subunidades α son idénticas y contienen sitios de unión para ACh. Cuando las dos moléculas de ACh se unen, las subunidades cambian su conformación para que el conducto en el centro del receptor se abra, lo que posibilita que los iones K^+ se propaguen hacia fuera y los iones Na^+ lo hagan hacia dentro.

A. Endocrina

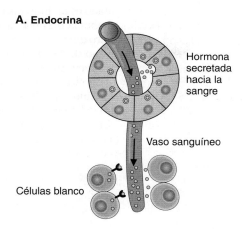

Hormona
secretada
hacia la
sangre

Vaso sanguíneo

Células blanco

B. Paracrina

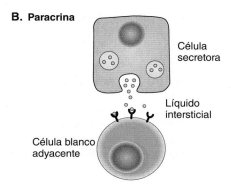

Célula
secretora

Líquido
intersticial

Célula blanco
adyacente

C. Autocrina

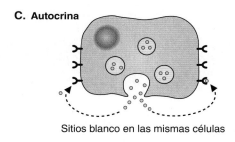

Sitios blanco en las mismas células

Y Receptor   ○ Hormona u otro
mensajero químico

D. Yuxtacrina

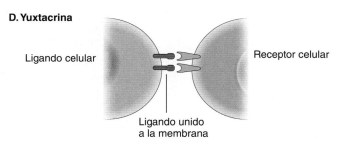

Ligando celular

Receptor celular

Ligando unido
a la membrana

FIGURA 10-13   Acciones endocrinas **(A)**, paracrinas **(B)**, autocrinas **(C)** y yuxtacrina **(D)** de hormonas. En todos los casos, otros mensajeros químicos también pueden pertenecer a una de estas categorías.

Históricamente, los pacientes como **Mia S.** podían ser diagnosticados con miastenia gravis con la administración intravenosa de un inhibidor de la acetilcolinesterasa: cloruro de edrofonio. Después de que este fármaco inactiva a la acetilcolinesterasa, la ACh que se libera de la terminal nerviosa se acumula en el espacio sináptico. Aunque **Mia S.** expresa menos receptores para ACh en sus células musculares (debido a la degradación de receptores inducida por autoanticuerpos), con incremento de la concentración local de ACh, estos receptores tienen una probabilidad más alta de ser ocupados y activados. Por lo tanto, la administración intravenosa aguda de este fármaco de corta acción mejora la debilidad muscular en pacientes con miastenia grave.

característica que ayuda a prevenir el desarrollo de la enfermedad autoinmune. Las acciones autocrinas suponen la intervención de un mensajero que actúa en la célula de la cual se libera o en las células cercanas que son del mismo tipo, como las células secretoras. Un ejemplo de estimulación autocrina es la secreción de células T y la respuesta a la citocina interleucina-2 (IL-2). Las acciones yuxtacrinas requieren el contacto célula-célula, en el que los receptores de una célula se unen a los ligandos de otra. Un ejemplo del modo yuxtacrino de transducción de señales es el sistema Notch de activación celular.

C. Tipos de mensajeros químicos

Los tres sistemas de señalización más importantes en el cuerpo emplean mensajeros químicos: el sistema nervioso, el sistema endocrino y el sistema inmunológico. Las principales propiedades de estos mensajeros se resumen en la tabla 10-1. Es importante tener en cuenta que muchos de los cientos de mensajeros químicos tienen su propio receptor específico, que normalmente no se unirá a ningún otro mensajero (aunque hay ciertas excepciones). También hay algunos compuestos, que de manera habitual se consideran hormonas; estas son más difíciles de categorizar. Por ejemplo, los retinoides, que son derivados de la vitamina A (también llamada retinol) y la vitamina D (que se deriva del colesterol), se clasifican casi siempre como hormonas, aunque no se sintetizan en células endocrinas.

XI. Receptores intracelulares de factores de transcripción

A. Receptores intracelulares *versus* de membrana plasmática

Las propiedades estructurales de un mensajero determinan, en cierta medida, el tipo de receptor al que se une. La mayoría de los receptores pertenece a dos categorías amplias: **receptores intracelulares** o **receptores de membrana plasmática** (fig. 10-14). Los

Receptores de la superficie celular

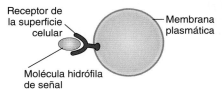

Receptores intracelulares

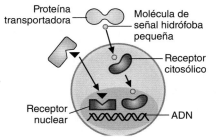

FIGURA 10-14 Receptores intracelulares contra receptores de membrana plasmática. Los receptores de membrana plasmática tienen dominios de unión extracelular. Los receptores intracelulares se unen a hormonas esteroideas u otros mensajeros que pueden difundirse a través de la membrana plasmática. Sus receptores pueden residir en el citoplasma y translocarse al núcleo, residir en el núcleo unido al ADN o residir en el núcleo unido a proteínas.

TABLA 10-1 Tipos de mensajeros químicos		
SISTEMA	**TIPOS DE MENSAJEROS**	**EJEMPLOS DE MENSAJEROS**
Nervioso (los neurotransmisores actúan como mensajeros)	Aminas biógenas	Acetilcolina
	Neuropéptidos	γ-aminobutirato (GABA)
		Endorfinas
		Neuropéptido-Y
Endocrino (molécula segregada por un órgano, pero que actúa sobre otro órgano)	Polipéptido	Insulina
	Catecolaminas	Glucagón
	Hormonas esteroides (lipofílicas)	Epinefrina
	Quimiocinas	Dopamina
		Estrógeno
		Cortisol
		Interleucina-1
Inmune (altera la transcripción de genes en las células objetivo)	Citocinas	Interleucinas
		Factores estimulantes de colonias
		Interferones
Eicosanoides (controlan la función celular en respuesta a las lesiones)	Principalmente lípidos con 20 átomos de carbono	Prostaglandinas
		Leucotrienos
Factores de crecimiento (va en todos los sistemas)	Proteínas	Factor de crecimiento derivado de las plaquetas (PDGF)
		Factor de crecimiento epidérmico (EGF)

mensajeros que utilizan los receptores intracelulares deben ser moléculas hidrófobas que puedan difundirse a través de la membrana plasmática hacia el citoplasma de la célula. En contraste, las moléculas polares como las hormonas peptídicas, citocinas y catecolaminas no pueden cruzar rápidamente la membrana plasmática y deben unirse a un receptor en la membrana.

La mayor parte de los receptores intracelulares para los mensajeros lipófilos son **factores de transcripción específicos de gen**. Un factor de transcripción es una proteína que se une a una secuencia específica en el ADN y regula la tasa de transcripción de un gen (es decir, la síntesis de ARNm, cap. 15). Las moléculas de señalización externas se unen con los factores de transcripción que se unen a una secuencia específica en el ADN y regulan la expresión solo de ciertos genes: se conocen como factores de transcripción específicos de gen o específicos de sitio. Todos los genes que contienen la secuencia de ADN adecuada pueden ser regulados por el mismo factor de transcripción.

 La hormona derivada de las catecolaminas, adrenalina (también llamada epinefrina) es la hormona del temor, pelea y huida. La adrenalina y la hormona estructuralmente similar noradrenalina se liberan de la médula suprarrenal en respuesta a varias condiciones inmediatas, incluidos dolor, hemorragia, ejercicio, hipoglucemia e hipoxia. Por lo tanto, cuando **Ann R.** comienza a hacer ejercicio, se observa una rápida liberación de adrenalina y noradrenalina en la sangre.

B. La superfamilia de receptores de hormonas esteroides/hormonas tiroideas

Las **hormonas lipófilas** que utilizan factores de transcripción intracelulares específicos de gen incluyen hormonas esteroides (como estrógeno y cortisol), hormonas tiroideas, ácido retinoico (la forma activa de la vitamina A) y vitamina D (fig. 10-15). Debido a que estos compuestos son insolubles en agua, se transportan en la sangre unidos a la

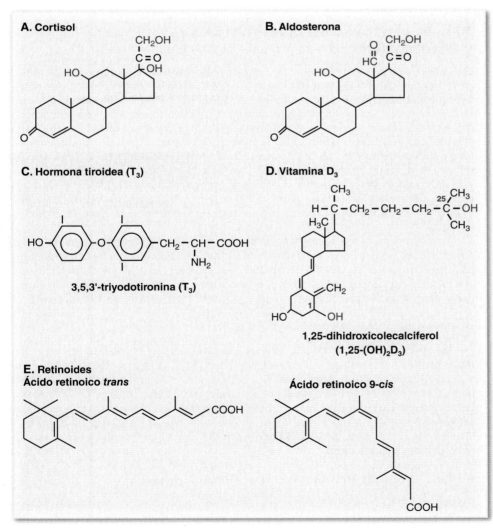

FIGURA 10-15 Superfamilia de hormonas esteroides/tiroideas. **A.** Cortisol (un glucocorticoide). **B.** Aldosterona (un mineralocorticoide). **C.** Hormona tiroidea. **D.** Vitamina D$_3$. **E.** Retinoides.

Lotta T. tuvo crisis de gota muy dolorosa que afectó al dedo gordo del pie (Comentarios clínicos del cap. 8). El dolor extremo es efecto de la liberación de leucotrienos, los que estimularon los receptores del dolor. Los cristales de urato precipitados en el dedo gordo del pie estimularon a las células inflamatorias para liberar leucotrienos.

La hormona esteroide cortisol se sintetiza y libera a partir de la corteza suprarrenal en respuesta a la hormona polipeptídica adrenocorticotrópica (ACTH). En el estrés crónico (p. ej., dolor, hipoglucemia, hemorragia, ejercicio), las señales pasan de la corteza cerebral al hipotálamo y a la hipófisis (o pituitaria) anterior, que libera ACTH. El cortisol actúa en los tejidos para cambiar las cantidades de enzimas y redistribuir los nutrientes en la preparación para el estrés agudo. Por ejemplo, incrementa la transcripción de genes para las enzimas reguladoras en la vía de la gluconeogénesis (llamada activación de la transcripción específica de gen o inducción de la síntesis de proteínas). El resultado neto de esta actividad es un incremento en el contenido enzimático de la célula. La inducción de enzimas gluconeogénicas prepara al hígado para responder con rapidez a la hipoglucemia con una mayor síntesis de glucosa. **Ann R.**, que ha ayunado y se ha ejercitado con frecuencia, ha aumentado su capacidad para la gluconeogénesis hepática.

albúmina sérica, que tiene un saco hidrófobo de unión, o a proteínas transportadoras más específicas, como las globulinas de unión a hormonas esteroides (SHBG, *steroid hormone-binding globulin*) o la globulina de unión a hormona tiroidea (TGB, *thyroid hormone-binding globulin*). Los receptores intracelulares para estas hormonas son estructuralmente similares y se los denomina superfamilia de receptores de hormonas esteroides/hormonas tiroideas.

Los miembros de la superfamilia de receptores de hormonas esteroides/hormonas tiroideas están ubicados principalmente en el núcleo, aunque algunos miembros también se encuentran en el citoplasma. El receptor glucocorticoide, por ejemplo, existe como un complejo multimérico citoplasmático asociado con proteínas de choque térmico. Cuando la hormona cortisol (un glucocorticoide) se une, el receptor experimenta un cambio conformacional y se disocia de las proteínas de choque térmico, lo que expone una señal de translocación nuclear (una señal que especifica su transporte al núcleo). Los receptores se dimerizan y el complejo (incluida la hormona unida) se transloca al núcleo donde se une a una porción del ADN llamada elemento de respuesta a hormona (p. ej., el receptor glucocorticoide se une al elemento de respuesta al glucocorticoide [ERG]). La mayoría de los receptores intracelulares reside sobre todo en el núcleo y algunos de estos están unidos de manera constitutiva, como dímeros, a su elemento de respuesta en el ADN (p. ej., receptor de la hormona tiroidea). La unión de la hormona cambia su actividad y su capacidad para relacionarse o disociarse del ADN. La regulación de la transcripción genética por estos receptores se describe con más detalle en el cap. 15.

XII. Receptores de la membrana plasmática y transducción de señales

Todos los receptores de la membrana plasmática son proteínas con ciertas características en común: un **dominio extracelular** que puede obligar a los mensajeros químicos, uno o más **dominios transmembranales** que son hélices α y un **dominio intracelular** que inicia la transducción de la señal. A medida que el ligando se une al dominio extracelular del receptor, genera un **cambio conformacional** que se comunica con el dominio intracelular a través de una hélice α rígida del dominio transmembranal. El dominio intracelular activado inicia una **vía de transducción de señal** característica que casi siempre implica la unión de proteínas de transducción de señales intracelulares específicas. Las vías de transducción son unidireccionales. En un punto particular de la vía de transducción de señales, los sucesos más cercanos a los receptores se llaman **"corriente arriba"** o **"proximal"**, y los próximos a la respuesta se denominan **"corriente abajo"** o **"distal"**.

Las vías de transducción de señales para los receptores de la membrana plasmática tienen dos importantes tipos de efectos en las células: 1) efectos rápidos e inmediatos en las concentraciones de iones o activación/inhibición de enzimas y/o 2) cambios más lentos en la tasa de expresión de genes para un conjunto específico de proteínas. A menudo, una vía de transducción de señales produce, al final, ambos tipos de efectos.

A. Receptores acoplados a canales iónicos

Los canales iónicos acoplados a receptores son similares en estructura al receptor nicotínico para ACh comentado anteriormente (fig. 10-12). La transducción de señales consiste en el cambio conformacional cuando los ligandos se enlazan al receptor, y los cambios en las concentraciones de iones tanto intracelulares como extracelulares. Los cambios en la concentración de iones alteran el potencial de membrana, lo que afecta a los receptores activados por voltaje y puede propagar o inhibir un potencial de acción. La mayoría de los neurotransmisores de moléculas pequeñas y algunos neuropéptidos utilizan receptores acoplados a canales iónicos.

B. Receptores que son cinasas o que se unen a cinasas

Existen diversos tipos de receptores que son cinasas o que se unen a cinasas y se ilustran en la figura 10-16. Las proteínas cinasas transfieren un grupo fosfato del ATP al grupo hidroxilo de la cadena lateral de un aminoácido específico en la proteína blanco. Su característica común es que el dominio intracelular del receptor con actividad de cinasa (o el dominio cinasa de la proteína asociada) se activa cuando el mensajero se une al

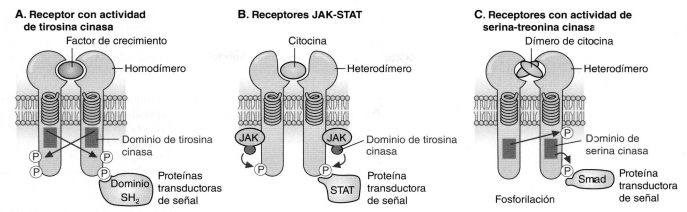

FIGURA 10-16 Receptores que son cinasas o que unen cinasas. Los dominios de cinasa se muestran en *rojo* y los sitios de fosforilación están indicados con *flechas rojas*. **A.** Receptores con actividad de tirosina cinasa. **B.** Receptores transductores de señal de la cinasa activada por Janus (JAK) y activadores de transcripción (STAT). Las proteínas STAT son fosforiladas por la cinasa JAK activada, que está asociada con el receptor de citocina. **C.** Receptores con actividad de cinasa de serina-treonina. Las proteínas Smad son fosforiladas por los receptores activados.

dominio extracelular. La actividad cinasa del receptor fosforila un residuo de aminoácido (serina, treonina, tirosina o, rara vez, histidina) en el propio receptor (autofosforilación) o una proteína asociada. El mensaje se propaga corriente abajo a través de proteínas transductoras de señales que se unen al complejo mensajero-receptor activado. En la tabla 10-2 se describen varios tipos de estos receptores. Examinaremos una de estas vías con más detalle, la vía de la tirosina cinasa de señalización del receptor.

1. Transducción de señales a través de receptores con actividad de tirosina cinasa

Los receptores con actividad de tirosina cinasa se ilustran en la figura 10-16A. Por lo general existen en la membrana como monómeros como una hélice transmembranal individual. O bien una molécula del factor estimulante (o un dímero del factor estimulante) casi siempre se une a dos moléculas del receptor y promueve su dimerización (fig. 10-17). Una vez que el dímero del receptor se forma, los dominios intracelulares del receptor

TABLA 10-2	**Tipos de receptores de cinasa asociados a la membrana plasmática**	
TIPO	**EJEMPLO**	**RESUMEN**
Receptores de tirosina cinasa	EGF receptor	La unión del mensajero al receptor activa la dimerización del receptor y la activación de la cinasa, que fosforila tanto el receptor (en *trans*) como las proteínas diana en residuos de tirosina. Entre los segundos mensajeros se encuentran el ras y las proteínas cinasas activadas por mitógenos (MAP cinasa) y, para algunos receptores, los derivados del fosfatidilinositol. Ras es una molécula crítica para la transducción de señales y se activa mediante la unión de GTP.
Receptores JAK-STAT	Citocinas	La JAK es una cinasa que se une al receptor y se activa cuando el receptor se une a la citocina. La JAK activada fosforila el STAT (transductor de señales y activador de la transcripción), que actúa como factor de transcripción específico de un gen tras ser translocado al núcleo.
Receptores de serina/treonina cinasa	TGF-β	La unión del TGF-β reúne a los receptores de tipos 1 y 2, lo que conduce a la activación de la cinasa del receptor, que da lugar a la fosforilación y activación de las proteínas SMAD, que, al igual que STAT, son factores de transcripción específicos de los genes y se translocan al núcleo para alterar la expresión génica.

1. Unión del factor de crecimiento y dimerización

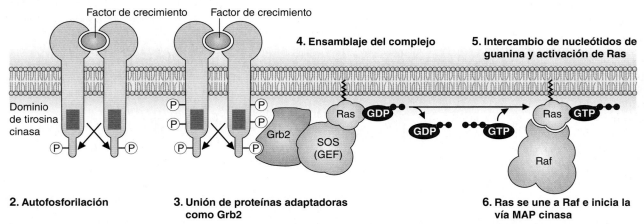

FIGURA 10-17   Transducción de señales por receptores con actividad de tirosina cinasa. 1) Unión y dimerización. 2) Autofosforilación. 3) Unión de Grb2 y SOS. 4) SOS es un GEF (factor de intercambio del nucleótido de guanina) que une la Ras, una proteína G monomérica fijada a la membrana plasmática. 5) El GEF activa el intercambio de trifosfato de guanosina (GTP) para unir al difosfato de guanosina (GDP) a la Ras. 6) La Ras activada, que contiene GTP, se une a la enzima blanco Raf, activando a esta y a una serie de cinasas corriente abajo, conocidas como vía de la proteína cinasa activada por mitógenos (MAP).

con actividad de cinasa de tirosina cinasa fosforilan (cada una) a la otra subunidad en residuos específicos de tirosina (autofosforilación). Los residuos de fosfotirosina forman sitios específicos de unión para las proteínas trasductoras de señales.

2. Vías de las cinasas Ras y MAP

Las vías de las cinasas Ras-MAP (proteína activada por mitógeno) son un buen ejemplo de cómo los receptores con actividad de tirosina cinasa pueden activar la señalización a través de la agrupación de complejos de proteínas, debido a las interacciones proteína-proteína. En esta vía, uno de los dominios del receptor que contiene un residuo de fosfotirosina forma un sitio de unión para las proteínas intracelulares con una estructura tridimensional específica conocida como dominio SH2 (el dominio SH2 homologado, llamado así por la primera proteína en la cual se encontró, la proteína src del virus del sarcoma de Rous). La proteína adaptadora Grb2 es un ejemplo una proteína que contiene un dominio SH2, el cual sirve para enlazar a los residuos de fosfotirosina en los receptores activados para factores de crecimiento. La unión del dominio SH2 al receptor conduce a la unión de la proteína SOS (del inglés *son of sevenless*, un nombre que no se relaciona con la función o estructura de la proteina) a un dominio SH3 en la Grb2. La SOS es un factor de intercambio de nucleótido de guanina (FIG) para la Ras, una proteína G monomérica que está ubicada en la membrana plasmática (cap. 9, sec. III.C.2). La SOS cataliza el intercambio o sustitución de difosfato de guanosina (GDP) por el trifosfato de guanosina (GTP) en la Ras, lo que genera un cambio conformacional en la Ras que promueve la unión de la proteína Raf. Esta es una proteína cinasa de serina que también se llama cinasa de la cinasa de la cinasa de la proteína activada por mitógeno (MAPKKK, *m*itogen-*a*ctivated *p*rotein *k*inase *k*inase *k*inase). La Raf comienza una secuencia de pasos de fosforilación sucesiva llamada cascada de fosforilación. Cuando una de las cinasas de la cascada se fosforila, se une y fosforila la siguiente enzima corriente abajo en la cascada. La cascada de MAP cinasa lleva al final a una alteración de la actividad del factor de transcripción génica, lo que regula de esta forma la transcripción de muchos genes que intervienen en la supervivencia y proliferación de la célula.

Aunque muchas proteínas trasductoras de señales tienen dominios SH2 y muchos receptores tienen residuos de fosfotirosina, una proteína transductora de señales puede ser específica para un tipo de receptor. La especificidad de unión es resultado del hecho de que cada residuo de fosfotirosina tiene una secuencia diferente de aminoácidos alrededor y forma un dominio de unión. De forma similar, el dominio SH2 de la proteína transductora es solo parte de un sitio del dominio. Por el contrario, varias proteínas transductoras se unen a más de un receptor (como la Grb2).

Muchos receptores con actividad de tirosina cinasa (al igual que los receptores heptahelicoidales/acoplada a la proteína G) también tienen vías adicionales de señalización en los que participan intermediarios como los fosfatidilinositol fosfatos.

3. Fosfatidilinositol fosfatos en la transducción de señales

Las moléculas de señalización fosfatidilinositol-enlazada pueden generarse a través de receptores con actividad de tirosina cinasa o receptores heptahelicoidales. El fosfatidilinositol fosfato sirve para dos funciones diferentes en la transducción de señales: 1) el fosfatidilinositol 4′,5′-bisfosfato (PI-4,5-bisP, PIP_2) puede escindirse para generar dos segundos mensajeros intracelulares, DAG e IP_3; y 2) el fosfatidilinositol 3′,4′,5′-trisfosfato (PI-3,4,5-trisP, PIP_3) puede servir como sitio de acoplamiento en la membrana plasmática para proteínas de transducción de señales.

El fosfatidilinositol, que está presente en la hoja interna de la membrana plasmática, se convierte en PI-4,5-bisP (PIP_2), por cinasas que fosforilan el anillo de inositol en las posiciones 4′ y 5′ (fig. 10-18). El PIP_2, que tiene tres grupos fosfato, se fragmenta por una isoenzima de la fosfolipasa C para generar IP_3 y DAG. La isoenzima fosfolipasa Cγ (PLCγ) se activa por receptores para factor de crecimiento con actividad de tirosina cinasa y la fosfolipasa Cβ (PLCβ) se activa por la vía de transducción de señales de la proteína G acoplada al receptor heptahelicoidal.

El PI-4,5-bisP también puede fosforilarse en la posición 3′ del inositol por la enzima fosfatidilinositol 3′-cinasa (PI 3-cinasa) para formar PIP_3 (fig. 10-18). El PIP_3 (y PIP_2) forma sitios de acoplamiento membranal para las proteínas que contienen una cierta secuencia de aminoácidos llamada dominio de "homología de pleckstrina" (PH, *pleckstrin homology*). La PI 3-cinasa contiene un dominio SH2 y se activa por la unión a un sitio de fosfotirosina en un receptor con actividad de tirosina cinasa o proteínas asociadas al receptor. La proteína fosfatasa y homólogo de la tensina (PTEN) cataliza la desfosforilación de PIP_3 en PIP_2, lo cual elimina de esta forma la señal primaria de la vía. Las mutaciones en la PTEN, o la disminución expresión de la PTEN, puede llevar al cáncer (*véase* cap. 17).

El receptor de insulina, un miembro de la familia de los receptores con actividad de tirosina cinasa, es un buen ejemplo de cómo la transducción de señales a través de un solo receptor puede conducir a la activación de múltiples vías descendentes dependiendo de las proteínas a las que se une el receptor activado intracelularmente. A diferencia de otros receptores para factores de crecimiento, el receptor de insulina existe en la membrana como dímero preformado y cada mitad contiene una subunidad α y β (fig. 10-19).

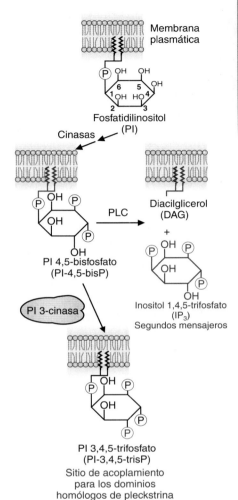

FIGURA 10-18 La vía más importante para la generación de las moléculas de señalización de fosfatidilinositidos, inositol 1,4,5-trifosfato (IP_3) y fosfatidilinositol 3,4,5-trifosfato (PI-3,4,5-trisP). La fosfatidilinositol 3′-cinasa (PI 3-cinasa) fosforila a fosfatidilinositol 4′. 5′-bisfosfato (PI-4,5-bisP) y fosfatidilinositol 4′-fosfato (no se muestra) en la posición 3. Los símbolos primarios se utilizan algunas veces en estos nombres para señalar al anillo de inositol. DAG también es un segundo mensajero. PLC es fosfolipasa C.

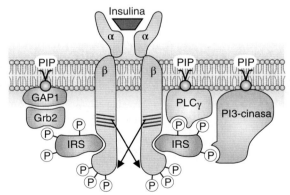

FIGURA 10-19 Señalización del receptor de insulina. El receptor de insulina es un dímero de dos pares α-β transmembranales. Los dominios de tirosina cinasa se muestran en *rojo* y las *flechas* indican la autofosforilación. El receptor activado une las moléculas de IRS (sustratos del receptor de insulina) y fosforila a IRS en diversos sitios, para formar de esta manera sitios de unión para proteínas con dominios SH2; son ejemplos de esto Grb2, fosfolipasa Cγ (PLCγ) y PI 3-cinasa. PLCγ y PI 3-cinasa están relacionados con varios fosfatidilinositol fosfatos (todos designados con PIP) en la membrana plasmática y son una parte importante de la producción de segundo mensajero. Grb2 se asocia con una proteína conocida como *GAP1* (proteína relacionada con Grb2), que tiene un dominio de homología con pleckstrina que se asocia con el fosfatidilinositol fosfato en la membrana.

La insulina es un factor de creci-miento que es esencial para la viabili-dad y crecimiento de la célula. Incrementa la síntesis general de proteínas, que afecta en grado notable la masa muscular a tra-vés de la hipertrofia. Sin embargo, también regula la disponibilidad inmediata y almacenamiento de nutrientes, incluido el transporte de glucosa al músculo esquelético y la síntesis de glucógeno. De esta forma, **Dianne A.** y otros pacientes con diabetes mellitus tipo I que no producen insulina desarrollan hiperglucemia rápidamente una vez que las concentraciones de insulina descienden. También experimentan un "desgaste" muscular. Para mediar las diversas funciones reguladoras de la insulina, la vía de transducción de señales diverge luego de la activación del receptor y la fosforilación del IRS, que tiene múltiples sitios de unión para diferentes proteínas mediadoras de señales.

Las subunidades β se autofosforilan las unas con las otras cuando se une la insulina, lo que activa al receptor. El receptor fosforilado activado une una proteína llamada sustrato del receptor de insulina (IRS, *insulin receptor substrate*). El receptor con actividad de cinasa activado fosforila al IRS en varios sitios y crea múltiples sitios de unión para di-ferentes proteínas con dominios SH2. Uno de los sitios une a la proteína adaptadora Grb2 (una proteína adaptadora no tiene actividad enzimática, pero tiene sitios de unión para diferentes proteínas, y reúne esas proteínas) y produce una activación de la vía Ras y MAP cinasa. En otro sitio de fosfotirosina, la PI 3-cinasa se une y se activa. Esta vía provocará la activación de la proteína cinasa AKT (también llamada proteína cinasa B, PKB). En el tercer sitio, la PLCγ se une y se activa. El receptor de la insulina también puede transmitir señales a través de un acoplamiento directo con otros intermediarios de la transducción de señales.

La vía de señalización iniciada por el complejo del receptor de insulina en el que participa la PI 3-cinasa lleva a la activación de la AKT, una cinasa de serina-treonina que media muchos de los efectos corriente abajo de la insulina (fig. 10-20). La PI 3-ci-nasa se une al IRS y fosforila la PIP_2 en la membrana para formar PIP_3. La AKT y la cinasa dependiente del fosfoinositido 1 (PDK1) son atraídas a la membrana por sus do-minios PH, donde la PDK1 fosforila y activa a la AKT. Una de las vías de transducción de señales para la AKT produce los efectos de la insulina en metabolismo de la glucosa. Otras vías resultan en la fosforilación de otras proteínas que afectan el crecimiento y supervivencia de la célula huésped. La acción de la insulina se describe con más detalle en los capítulos 26, 36 y 43. Es importante advertir que otros receptores con actividad de tirosina cinasa dan lugar a la activación de la vía AKT, a través de la unión directa de la PI 3-cinasa a los receptores activados.

Por consiguiente, la unión de la insulina a su receptor puede dar lugar a la genera-ción de muchas señales diversas, dependiendo de las proteínas secundarias de transducción de señales que se activen en ese momento.

C. Receptores heptahelicoidales

Los **receptores heptahelicoidales** (también llamados **receptores acoplados a la pro-teína G** [GPCR, *G-protein coupled receptors*]) contienen siete α-hélices transmembra-nanales y son el tipo de receptor de membrana plasmática más común (fig. 10-21). Trabajan a través de segundos mensajeros, que son pequeños compuestos no proteínicos, como el AMPc o IP_3, generados dentro de la célula en respuesta a los mensajeros que se unen a los receptores. Continúan la transmisión intracelular del mensaje de la hormona/cito-cina/neurotransmisor, que es el "primer" mensajero. Los segundos mensajeros están

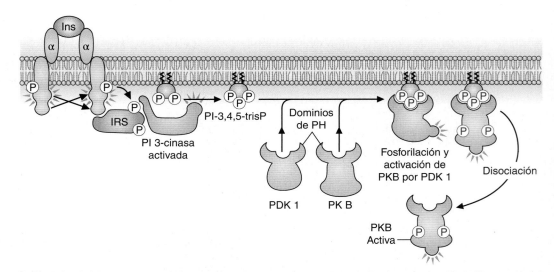

FIGURA 10-20 La vía de señalización del receptor de insulina-AKT (proteína cinasa B). AKT, proteína ci-nasa B; Ins, insulina; IRS, sustrato del receptor de insulina; dominios de PH, dominios homólogos de pleckstrina; PDK1, proteína cinasa dependiente de fosfoinositido 1; PI-3,4,5-trisP, fosfatidilinositol 3′,4′,5′-trifosfato; PI 3-cinasa, fosfatidilinositol 3′-cinasa.

presentes en concentraciones bajas para que la modulación de su cantidad, y de esta forma el mensaje, pueda iniciar y terminar con rapidez.

Los receptores heptahelicoidales se denominan así por sus siete dominios transmembranales, que son α-hélices (fig. 10-21; también fig. 7-9). Aunque cientos de hormonas y neurotransmisores trabajan a través de receptores heptahelicoidales, el dominio de unión extracelular de cada receptor es específico solo para una hormona polipeptídica, quimiocina, catecolamina o neurotransmisor (o un análogo estructural similar, aunque existen excepciones en las que un receptor puede responder a múltiples señales). Los receptores heptahelicoidales no tienen actividad de cinasa intrínseca, pero inician la transducción de señales a través de proteínas G heterotriméricas, compuestas de subunidades α, β y γ. Sin embargo, diferentes tipos de receptores heptahelicoidales se unen a distintas proteínas G y diferentes proteínas G ejercen distintos efectos en sus proteínas blanco. La activación de la proteína G provoca la producción del segundo mensajero dentro de las células (aunque la activación de la familia Rho de proteínas de unión a GTP no requiere un segundo mensajero). Los segundos mensajeros están presentes a bajas concentraciones de manera que la modulación de su nivel y por lo tanto del mensaje se puede iniciar y terminar rápidamente.

I. Proteínas G heterotriméricas

La función de las proteínas G heterotriméricas se ilustra en la figura 10-22 mediante una hormona que activa a la adenilil ciclasa (p. ej., glucagón o adrenalina), como un ejemplo. Aunque la subunidad α contiene GDP unido, se mantiene asociada con las subunidades β y γ, ya sea que estén libres en la membrana o unidas a un receptor desocupado (fig. 10-22, parte 1). Cuando la hormona se une, genera un cambio conformacional en el receptor que promueve la disociación de GDP y la unión de GTP. El intercambio de GTP por GDP unido genera la disociación de la subunidad α del receptor y de las subunidades

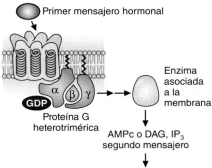

Receptores heptahelicoidales

FIGURA 10-21 Receptores acoplados a proteína G y segundos mensajeros. Los mensajeros químicos secretados (hormona, citocina o neurotransmisor) son el primer mensajero, que se une a un receptor de la membrana plasmática como el receptor heptahelicoidal. El complejo activado hormona-receptor activa a la proteína G heterotrimérica (por medio de un intercambio de trifosfato de guanosina por el GDP unido, *véase* la fig. 10-22) y, a través de la estimulación de enzimas unidas a la membrana, diferentes proteínas G llevan a la generación de uno o más segundos mensajeros intracelulares, como el 3′,5′-adenosín monofosfato cíclico (AMPc), diacilglicerol (DAG) o inositol trifosfato (IP$_3$).

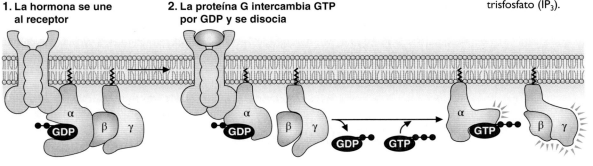

1. La hormona se une al receptor

2. La proteína G intercambia GTP por GDP y se disocia

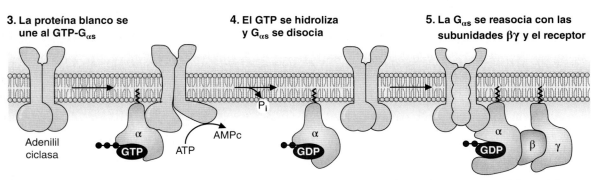

3. La proteína blanco se une al GTP-G$_{αs}$

4. El GTP se hidroliza y G$_{αs}$ se disocia

5. La G$_{αs}$ se reasocia con las subunidades βγ y el receptor

Adenilil ciclasa

FIGURA 10-22 Receptores de serpentina y proteínas G heterotriméricas. 1) Los dominios intracelulares del receptor forman un sitio de unión para una proteína G que contiene difosfato de guanosina (GDP) unido a la subunidad α. 2) La unión de la hormona al receptor promueve el intercambio de trifosfato de guanosina (GTP) por GDP. Como resultado, el complejo se desensambla y libera la subunidad α de la proteína G del complejo β-γ. 3) La subunidad α Gs se une a una enzima blanco (en el ejemplo que se muestra, el blanco es la adenilil ciclasa), lo cual cambia su actividad (para las proteínas G "s", la actividad se estimula). El complejo β-γ puede dirigir en forma simultánea a otra proteína y cambiar su actividad. 4) Con el tiempo, el GTP unido se hidroliza en GDP y produce una disociación de la subunidad α de la proteína blanco, lo que reduce de esta forma la actividad de la proteína. La subunidad α del GDP se reasocia con la subunidad β-γ y el receptor de hormona. AMPc, 3′5′-adenosín monofosfato cíclico; ATP, adenosín trifosfato.

La acetilcolina tiene dos tipos de receptores: receptores nicotínicos con función de canales iónicos, los receptores inhibidos por anticuerpos en la miastenia grave, y receptores muscarínicos, que existen en la forma de varios subtipos. Los receptores muscarínicos M2 activan una proteína G heterotrimérica $G\alpha_{i/o}$ en la que la liberación de subunidades $\beta\gamma$ controla a los conductos K^+ y la actividad de marcapasos del corazón. La adrenalina tiene diversos tipos y subtipos de receptores heptahelicoidales: los receptores adrenérgicos β trabajan a través de $G\alpha_s$ a estimular a la adenilil ciclasa; los receptores adrenérgicos α_2 en otras células trabajan a través de proteínas $G\alpha_i$ e inhiben a la adenilil ciclasa; los receptores adrenérgicos α_1 funcionan a través de subunidades $G\alpha_q$ y activan a la fosfolipasa Cβ. Esta variedad de tipos de receptores permite a un mensajero único (epinefrina) tener diferentes acciones en distintas células.

β y γ (fig. 10-22, parte 2). Las unidades α y γ se adhieren al lado intracelular de la membrana plasmática a través de anclas lipídicas, pero las subunidades todavía se pueden mover a los lados en la superficie de la membrana. La subunidad GTP-α se une a su enzima objetivo en la membrana y ello cambia su actividad. En este ejemplo, la subunidad α se une y activa a la adenilil ciclasa, lo cual incrementa de esta manera la síntesis de AMPc (fig. 10-22, parte 3).

Con el tiempo, la subunidad Gα se inactiva a sí misma hidrolizando el GTP que tiene enlazado, generando GDP y fosfato inorgánico (P$_i$) (una **actividad de GTPasa intrínseca**). Esta acción no se vincula con el número de moléculas de AMPc formadas. Al igual que las proteínas G monoméricas, la subunidad α que ahora contiene GDP se disocia a continuación de su proteínas objetivo, la adenilil ciclasa (fig. 10-22, parte 4). Se reconforma el complejo de proteína G trimérica, que puede volver a unir al receptor hormonal vacío. Debido a este esta "señal de inactivación interna" de la GTPasa, la activación continua de este receptor es necesaria para la transducción de la señal y elevación de AMPc. Las proteínas G en las cuales el reloj interno se ha vuelto defectuoso (ya sea por mutación o modificación por toxinas) pueden activarse de modo permanente y estimular de forma continua su vía de transducción de señales.

Existe un gran número de complejos de proteínas G heterotriméricas que se clasifica casi siempre de acuerdo con la actividad de la subunidad α (tabla 10-3). Las aproximadamente 20 isoformas de Gα pertenecen a cinco grandes categorías: $G\alpha_s$, $G\alpha_{i/0}$, $G\alpha_T$, $G\alpha_{q/11}$ y $G\alpha_{12/13}$. $G\alpha_s$ se refiere a las subunidades Gα que, como la de la figura 10-22, estimula a la adenilil ciclasa (de ahí la "s"). Las subunidades Gα que inhiben a la adenilil ciclasa se conocen como Gα_i. Las subunidades β y γ existen asimismo en diferentes isoformas, que también transmiten mensajes. Las subunidades $G\alpha_q$ activan a la fosfolipasa Cβ lo cual genera segundos mensajeros basados en fosfatidilinositol. Las subunidades $G\alpha_T$ activan a la fosfodiesterasa GMPc. Las subunidades $G\alpha_{12/13}$ activan a GEF, lo cual activa a la proteína pequeña de unión a GTP Rho que está involucrada en alteraciones del citoesqueleto.

2. Adenilil ciclasa y fosfodiesterasa de AMPc

El AMPc se considera un segundo mensajero porque los cambios en su concentración reflejan cambios en la concentración de la hormona (el primer mensajero). Cuando una hormona se une a su receptor y la adenilil ciclasa se activa, sintetiza AMPc a partir del ATP. El AMPc es hidrolizado por la fosfodiesterasa de AMPc, la cual también reside en la membrana plasmática (fig. 10-23). La concentración de AMPc y otros segundos mensajeros se mantiene en niveles muy bajos en la célula a través del equilibrio de la actividad de estas dos enzimas (la ciclasa y la fosfodiesterasa) para que las cantidades de AMPc puedan cambiar rápidamente si se modifican las concentraciones hormonales. Algunas hormonas cambian la concentración de AMPc al dirigir la enzima fosfodiesterasa, más que la adenilil ciclasa. Por ejemplo, la insulina disminuye los niveles de AMPc a través de la activación de la fosfodiesterasa.

TABLA 10-3	**Subunidades de proteínas G heterotriméricas**	
SUBUNIDAD Gα	**ACCIÓN**	**ALGUNOS USOS FISIOLÓGICOS**
α_s; Gα(s)[a]	Estimula a la adenilil ciclasa	El glucagón y la adrenalina para regular las enzimas metabólicas, hormonas polipeptídicas reguladoras para controlar la síntesis de las hormonas esteroideas y hormonas tiroideas y por algunos neurotransmisores (p. ej., dopamina) para controlar canales iónicos
$\alpha_{i/o}$; Gα(i/o) (la señal fluye también a través de las subunidades $\beta\gamma$)	Inhibe a la adenilil ciclasa	Adrenalina; muchos neurotransmisores, incluidos acetilcolina, dopamina, serotonina
α_t; Gα(t)	Estimula a la fosfodiesterasa de GMPc	Tiene una función en la vía de transducción, que media la detección de luz en el ojo
$\alpha_{q/11}$; Gα(q/11)	Activa a la fosfolipasa Cβ	Adrenalina, acetilcolina, histamina, hormona estimuladora de la glándula tiroides (TSH), interleucina 8, somatostatina, angiotensina
$\alpha_{12/13}$; Gα(12/13)	Activa a Rho-GEF (factor de intercambio del nucleótido de guanina)	Tromboxanos A2, el ácido lisofosfatídico actúa como señal para alterar los elementos del citoesquelético

[a]Hay una tendencia creciente a designar a las subunidades de la proteína G heterotrimérica sin usar subíndices para que sean visibles.

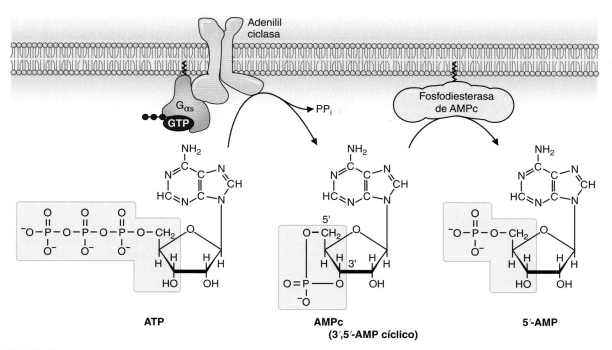

FIGURA 10-23 Formación y escisión de la unión de fosfodiéster cíclico en el 3′,5′-adenosín monofosfato cíclico (AMPc). Cuando es activada por la G$_{\alpha s}$, la adenilil ciclasa convierte al ATP en AMP 3′,5′-cíclico (AMPc) + PP$_i$ (pirofosfato). La fosfodiesterasa de AMPc hidroliza a AMPc en 5′-AMP.

El AMPc ejerce diferentes efectos en la célula. Es un activador alostérico de la proteína cinasa A (PKA) (cap. 9, sec. III.B.3), que es una serina-treonina proteína cinasa que fosforila a un gran número de enzimas metabólicas, con lo cual proporciona de esta forma una rápida respuesta a las hormonas, como el glucagón y la adrenalina. También es la enzima que fosforila al CFTR, activando el canal. El sustrato de la proteína cinasa A también incluye, entre otros, la fosforilasa cinasa (regulación de la degradación de glucógeno) y el fosfolambán (regulación de la contractilidad cardiaca). Las subunidades catalíticas de la proteína cinasa A también penetran el núcleo y fosforilan a factores de transcripción específico de gen llamados proteínas de unión a elemento de respuesta al AMP cíclico (CREB). En consecuencia, el AMPc también activa a una vía de respuesta más lenta, la transcripción génica. En otros tipos de células, el AMPc activa a los canales regulados por ligandos de manera directa.

Algunas vías de señalización cruzan la vía del receptor de tirosina cinasa de la activación de la MAP cinasa a la activación de CREB y las vías de la proteína G heterotrimérica divergen para incluir una ruta a la vía de la MAP cinasa. Estos tipos de interconexiones complejas en las vías de señalización se llaman algunas veces comunicación hormonal cruzada.

3. Señalización de fosfatidilinositol a través de receptores heptahelicoidales

Algunos receptores heptahelicoidales se unen a la isoforma q de la subunidad Gα (Gα$_q$), que activa a la enzima blanco fosfolipasa Cβ (fig. 10-18). Cuando se activa, la fosfolipasa Cβ hidroliza al lípido de la membrana fosfatidilinositol bisfosfato (PI-4,5-bisP) en dos segundos mensajeros, DAG y 1,4,5-inositol trifosfato (IP$_3$). El IP$_3$ tiene un sitio de unión en el retículo sarcoplasmático y en el retículo endoplasmático que estimula la liberación de Ca^{2+}. El Ca^{2+} activa, junto con la fijación de calcio, a las enzimas que contienen la subunidad calcio-calmodulina, incluida la proteína cinasa. El DAG, que se mantiene en la membrana, activa a la proteína cinasa C, que luego propaga la respuesta al fosforilar a las proteínas blanco.

D. Señalización yuxtacrina

El ejemplo clásico de señalización yuxtacrina es la vía de señalización Notch (fig. 10-24). Como se indica en la figura 10-13D la señalización yuxtacrina requiere interacciones célula-célula, en las que una célula expresa el ligando y la célula vecina un receptor para el ligando.

Se hospitalizó a **Dennis V.** por deshidratación generada por la toxina del cólera. La subunidad A de la toxina del cólera se absorbió en las células mucosas intestinales, donde se procesó y formó un complejo con el factor de ADP-ribosilación (Arf), una pequeña proteína G que interviene casi siempre en el transporte vesicular. La toxina A del cólera es una glucohidrolasa de NAD que corta al NAD y transfiere la porción de ADP-ribosa a otras proteínas. Su ADP ribosila a la subunidad Gα$_s$ de las proteínas G heterotriméricas e inhibe de esta forma la actividad GTPasa. Como consecuencia, las proteínas G se unen de modo activo a la adenilil ciclasa y el resultado es una producción incrementada de AMPc. El canal del factor de regulación de la CFTR se activa y el efecto es la secreción del ion cloruro y el ion Na$^+$ hacia el lumen intestinal. La secreción del ion es seguida por una pérdida de agua, que resulta en vómito y diarrea acuosa.

Tras la unión del ligando al receptor, se inicia una serie de acontecimientos que conducen a alteraciones en la transcripción de genes en la célula que expresa el receptor. En los sistemas de vertebrados, los ligandos se denominan Delta (tres formas diferentes) y Jagged (dos formas diferentes), y el receptor se denomina Notch (cuatro formas diferentes) (*véase* la fig. 10-24). Cuando Delta o Jagged se unen al receptor Notch, el evento de unión inicia un evento de escisión con Notch (utilizando una proteasa extracelular de la familia ADAM), que elimina la mayor parte de la proteína Notch extracelular, mientras que la sección restante de Notch en la célula diana es escindida por una segunda proteasa (vía γ, secretasa). Esto permite que el dominio citoplasmático de Notch (Nicd, o dominio intracelular de Notch) se desplace al núcleo, donde conduce a la activación de un factor de transcripción reprimido (CSL) y se inicia una nueva transcripción, lo que permite a la célula responder a la señal Delta, que originó la vía de transducción de señales. La señalización Notch ha sido implicada en la neurogénesis y el desarrollo embrionario.

XIII. Terminación de señales

Algunas señales, como aquellas que modifican las respuestas metabólicas de las células o que transmiten impulsos neuronales, necesitan terminarse con rapidez cuando deja de producirse la hormona. Otras señales, como las que estimulan la proliferación, se terminan en más tiempo. En contraste, las señales que regulan la diferenciación pueden persistir a lo largo de su vida. Muchas enfermedades crónicas son consecuencia de una deficiencia en la terminación de la respuesta en el momento adecuado, como el síndrome de Cushing, la hipertrofia cardiaca y la osteoporosis.

Los tejidos varían en su capacidad para responder a un mensaje a través de cambios en la actividad o número de receptores. Muchos receptores contienen sitios de fosforilación intracelular que alteran su capacidad para transmitir señales. El número de receptores también varía a través de la regulación a la baja. Luego de que una hormona se une a un receptor, el complejo hormona-receptor puede captarse en la célula por el proceso de endocitosis en fosas revestidas de clatrina, como ocurre cuando las LDL se unen al receptor de LDL. Los receptores pueden degradarse o reciclarse de nueva cuenta en la superficie celular. La internalización de los receptores reduce el número disponible en la superficie en condiciones de altas cantidades hormonales cuando más receptores son ocupados por las hormonas, lo que provoca disminución en la síntesis de nuevos receptores. Por ello se denomina regulación a la baja.

Las vías de transducción de señales pueden terminarse por varios medios (fig. 10-25). El primer nivel de terminación es el mensajero químico mismo. Cuando el estímulo ya no se aplica más a la célula secretora, el mensajero deja de secretarse. El mensajero existente se cataboliza posteriormente. Por ejemplo, muchas hormonas polipeptídicas

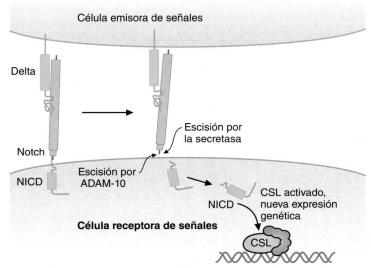

FIGURA 10-24 Señalización Notch. Este es un ejemplo de señalización yuxtacrina, que conduce a la activación del factor de transcripción CSL. Se pueden encontrar más detalles en el texto.

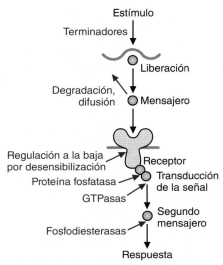

FIGURA 10-25 Sitios de terminación de señal. Los procesos que terminan señales se muestran en *rojo*.

como la insulina son captadas en el hígado y degradadas. La terminación de la señal ACh por la acetilcolinesterasa ya se ha mencionado.

Con cada vía de transducción de señales, la señal puede terminarse en pasos específicos. Por ejemplo, los receptores de serpentina pueden desensibilizarse al mensajero por fosforilación, internalización y degradación. Las proteínas G, ambas monoméricas y heterotriméricas, terminan mensajes de forma automática a medida que hidrolizan GTP a través de su actividad GTPasa. Aunque las proteínas G tienen actividad GTPasa intrínseca, esta actividad es relativamente débil y puede acelerarse a través de la interacción con una clase de proteínas conocidas como proteínas activadoras de GTPasa (GAP). La terminación también puede lograrse a través de la degradación del segundo mensajero (p. ej., escisión de AMPc por la fosfodiesterasa). Cada uno de estos procesos de terminación también es altamente regulado.

Otra vía importante para realizar la reversión del mensaje utilizada de forma típica por las vías de los receptores con actividad de cinasas, es a través de proteína fosfatasas, enzimas que revierten la acción de las cinasas al eliminar grupos fosfato de las proteínas. Estas son fosfatasas específicas de tirosina o serina-treonina (enzimas que eliminan al grupo fosfato de proteínas específicas) para todos los sitios que se fosforilan por cinasas transductoras de señales. Existen incluso receptores que pueden actuar como proteínas fosfatasas. Sin embargo, también hay fosfatasas de receptores, que pueden activar las vías de señalización intracelular.

COMENTARIOS CLÍNICOS

Al M. ha bebido durante un periodo de 5 años y ha empezado a mostrar efectos mentales y sistémicos del consumo crónico de alcohol. En su cerebro, el etanol ha alterado la fluidez de los lípidos neuronales y generado cambios en su respuesta a los neurotransmisores liberados de las vesículas exocitócicas. En su hígado, las cifras incrementadas del sistema microsomal de oxidación del etanol (MEOS, *microsomal ethanol-oxidizing system*, citocromo P450-2E1) ubicado en el REL han aumentado su tasa de oxidación de etanol a acetaldehído, un compuesto que es tóxico para la célula. Su hígado tampoco ha dejado de oxidar etanol hasta acetaldehído a través de una enzima citosólica, la alcohol deshidrogenasa hepática.

Uno de los efectos tóxicos del acetaldehído es la inhibición de la polimerización de la tubulina. Esta última se utiliza en el hígado para la secreción de partículas de lipoproteínas de muy baja densidad (VLDL) que contienen triacilgliceroles recién sintetizados. Como resultado, estos triacilgliceroles se acumulan en el hígado y ha empezado el desarrollo de un hígado graso. El acetaldehído también puede dañar las proteínas de la membrana mitocondrial interna y afectar su capacidad para bombear protones al citosol.

Lotta T. tuvo una respuesta clínica rápida y gratificante posterior a 1 hora de la administración de colchicina. Este fármaco reduce la fagocitosis y la subsecuente liberación de enzimas lisosomales que inician la reacción inflamatoria en el tejido sinovial.

La respuesta inflamatoria que causa los síntomas de una crisis aguda de gota comienza cuando los neutrófilos y macrófagos ingieren cristales de urato. En los neutrófilos, el urato activa la conversión del ácido graso poliinsaturado ácido araquidónico (presente en la membrana de los fosfolípidos) en leucotrieno B_4. La liberación de este mensajero contribuye al dolor. La colchicina, a través de su efecto en la tubulina, inhibe la fagocitosis, la liberación del leucotrieno B_4 y el reclutamiento y división celular de células adicionales que participan en la inflamación. La colchicina también inhibe la liberación de histamina dependiente de tubulina a partir de los mastocitos. Como resultado, se observó una rápida mejoría del dolor y la inflamación del dedo gordo del pie de **Lotta T.**

Luego de que la crisis de gota se atenuara, se sometió a **Lotta T.** a un tratamiento diario de alopurinol, un fármaco que inhibe la producción de urato (cap. 8). Durante los 6 meses siguientes de tratamiento con alopurinol, las cantidades de urato sanguíneo de **Lotta T.** disminuyeron. No experimentó otra crisis de gota durante este tiempo.

A **Dennis V.** se le diagnosticó cólera. Se sometió a tratamiento de rehidratación intravenosa, seguido de una rehidratación oral con líquidos que contenían glucosa y Na^+.

La colchicina, un fármaco utilizado para tratar a **Lotta T.**, tiene un índice terapéutico limitado (es decir, la cantidad de fármaco que produce el efecto terapéutico deseable no es mucho más bajo que la cantidad que produce un efecto adverso). Su efecto terapéutico depende de la inhibición de la síntesis de tubulina en los neutrófilos, pero también puede prevenir la síntesis de tubulinas (y por lo tanto la división celular y otros procesos celulares) en otras células. Por fortuna, los neutrófilos concentran colchicina, de tal forma que se afectan a concentraciones de absorción más bajos que en otras células. Los neutrófilos no tienen la proteína de transporte P-glucoproteína, un miembro de la familia del casete *ABC* (que incluye el canal CFTR). En la mayoría de las otras células, la P-glucoproteína saca de la célula a los químicos como la colchicina y previene así su acumulación.

El regulador de la CFTR es un canal de cloruro que provee un ejemplo de un canal dependiente de un ligando regulado a través de la fosforilación (canales regulados por fosforilación). El CFTR es miembro de la superfamilia de proteínas transportadoras de casete de unión a nucleótido de adenina o casete de unión a ATP (ABC por sus siglas en inglés) y es la proteína mutada en la fibrosis quística. CFTR consta de dos dominios transmembranales que forman un canal cerrado, cada uno conectado a un sitio de unión a ATP y un dominio regulador en frente del conducto. Cuando el dominio regulador se fosforila por una cinasa, su conformación cambia y se aleja de los dominios de unión al ATP. A medida que el ATP se une y se hidroliza, los dominios transmembranales cambian la conformación y abren el conducto y los iones de cloruro se difunden a través de este. A medida que la conformación vuelve a su forma original, el conducto se cierra. Los sujetos homocigotos para las mutaciones de CFTR presentan fibrosis quística; se piensa que los heterocigotos para el gen mutado tienen protección contra el cólera. Un CFTR inactivo provoca la incapacidad de liberar iones de cloro de las células hacia el espacio extracelular, con la concomitante reducción en la difusión de agua hacia el mismo espacio. Por lo tanto, una consecuencia de la mutación de CFTR es la deshidratación del recubrimiento de la mucosa respiratoria e intestinal, lo que provoca el taponamiento de las vías respiratorias y de los conductos pancreáticos con moco espeso.

Una prueba de laboratorio para confirmar la miastenia grave usa el suero del paciente como fuente de anticuerpos dirigidos contra el receptor de acetilcolina (ACh). Las células humanas, desarrolladas en laboratorios y productoras del receptor de ACh, se usan como fuente de receptor soluble (las células son lisadas y se obtiene una fracción de membrana solubilizada, que contiene al receptor). El receptor soluble se incuba con α-bungarotoxina radiactivamente marcada, que se une de forma muy específica y estrecha al receptor de ACh. Una muestra del suero del paciente se incuba con el complejo bungarotoxina-receptor y se determina la extensión a la cual los anticuerpos se unen al complejo receptor. Un resultado positivo indica los anticuerpos del receptor anti-ACh en el suero.

Vibrio cholerae secreta una toxina que consiste en una subunidad A y múltiples subunidades B. Las subunidades B le permiten la unión al epitelio intestinal y la subunidad A se procesa y transporta a la célula, donde se asocia con la proteína G monomérica Arf (factor de ADP-ribosilación). La subunidad A de la toxina del cólera ADP-ribosila la subunidad $G\alpha$ de la proteína heterotrimérica $G\alpha_s$. El resultado neto es la activación de la proteína cinasa A (PKA), que luego fosforila al canal de cloruro del regulador de la conductancia transmembranal de la fibrosis quística (CFTR) para que se mantenga abierto de forma permanente durante un largo periodo. El eflujo subsecuente de cloruro, sodio y agua hacia el lumen intestinal es causante de la diarrea y deshidratación subsecuente de **Dennis V.**

En la sala de urgencias, **Dennis V.** recibió tratamiento de rehidratación intravenosa (solución salina normal [NaCl al 0.9%]) y más tarde, terapia de hidratación oral con una solución que contenía Na^+ y K^+ y glucosa. También se le dio arroz, que contiene glucosa y aminoácidos. La glucosa se absorbe del lumen intestinal por medio de cotransportadores de glucosa que dependen del sodio, que cotransportan Na^+ al interior de la célula junto con la glucosa. Muchos aminoácidos también se absorben por el cotransporte dependiente de Na^+. Con el retorno de Na^+ al citoplasma, disminuye la salida de agua de la célula hacia el lumen intestinal. **Dennis V.** se recuperó rápido de su brote de cólera. La enfermedad se autolimita, quizá porque la bacteria permanece en el lumen intestinal, en donde es eliminada del sistema por la diarrea acuosa difusa. Los antibióticos (tetraciclina, macrólidos, o fluoroquinolonas) también son de utilidad, en particular en casos graves, para disminuir la duración de la diarrea y la excreción de la vibrio. Durante los últimos 3 años, **Percy V.** ha perseverado luego de la muerte de su esposa y las calamidades posteriores de su nieto, **Dennis V.**, incluido el envenenamiento por salicilato, el sospechado envenenamiento por malatión y ahora el cólera. **Percy V.** ha decidido mandar a su nieto de vuelta a casa por el resto del verano.

Mia S. tiene miastenia grave, una enfermedad autoinmune causada por la producción de anticuerpos que afectan la unión neuromuscular. Estos anticuerpos están dirigidos contra el receptor nicotínico de ACh en los músculos esqueléticos en casi 85% de los pacientes. En 10 a 15% de los pacientes, los anticuerpos están dirigidos contra otras proteínas en la unión neuromuscular. El diagnóstico se estableció por antecedentes (síntomas musculares típicos), exploración física (es decir, incapacidad para realizar actividades musculares repetitivas con el tiempo) y la presencia de anticuerpos contra los receptores de ACh. El diagnóstico se puede confirmar por pruebas neurofisiológicas que incluyen un procedimiento diagnóstico que incluye la estimulación nerviosa eléctrica repetitiva y una electromiografía (EMG) que muestra un bloqueo parcial de la entrada de iones a través de las membranas musculares. El pronóstico de esta enfermedad debilitante ha mejorado en gran medida con el advenimiento de nuevas terapias. Prácticamente todos los pacientes con miastenia pueden tener vidas plenas y productivas con el tratamiento adecuado. Estas terapias incluyen agentes anticolinesterasa, medicamentos inmunosupresores, como glucocorticoides, azatioprina o micofenolato; timectomía (extirpación del timo, lo que ofrece un beneficio a largo plazo que puede eliminar la necesidad de terapia médica continua al reducir la inmunorreactividad); inmunoglobulina intravenosa (IVIG, que disminuye el efecto de los autoanticuerpos), y plasmaféresis (que reduce las concentraciones de anticuerpos antirreceptor ACh). La IVIG y la plasmaféresis se reservan como medio de apoyo rápido en el paciente que tiene una exacerbación de miastenia grave con signos y síntomas.

Ann R. En la anorexia nerviosa se presenta con un peso corporal anormalmente bajo y una percepción distorsionada de imagen corporal y por lo general se relaciona con el ejercicio compulsivo. Aunque **Ann R.** ha ganado peso, todavía está relativamente baja en combustibles almacenados necesarios para sustentar los requerimientos metabólicos del ejercicio. Su inanición prolongada ha resultado en la liberación de la hormona esteroide cortisol y la hormona polipeptídica glucagón, mientras que las concentraciones de la hormona polipeptídica insulina han disminuido. El cortisol activa la transcripción de genes para algunas de las enzimas de la gluconeogénesis (la síntesis de glucosa a partir de aminoácidos y otros precursores; cap. 3).

El glucagón se une a los receptores heptahelicoidales en el hígado y el tejido adiposo, al trabajar a través del AMPc y la PKA y activa a muchas enzimas que intervienen en el metabolismo de combustibles en el ayuno. La insulina, que se libera cuando **Ann R.**

toma su complemento energético, trabaja a través del receptor especializado de tirosina cinasa para promover el almacenamiento de combustible. La adrenalina, una catecolamina liberada cuando realiza ejercicio físico, que funciona a través de un receptor heptahelicoidal, promueve la movilización de combustible.

COMENTARIOS BIOQUÍMICOS

Receptores de guanilato ciclasa. Los receptores de guanilato ciclasa unidos a la membrana convierten el GTP en el segundo mensajero GMP 3′,5′-cíclico (GMPc), que es análogo al AMPc. Estos receptores sintetizan al GMPc directamente en respuesta a la unión del ligando apropiado, a diferencia de los G_s-acoplado receptores heptahelicoidales, que requieren la señalización de la proteína G a la adenil ciclasa para producir AMPc. Al igual que el AMPc, el GMPc es degradado por una fosfodiesterasa unida a la membrana. Las concentraciones elevadas de GMPc activan a la proteína cinasa G, que luego fosforila a las proteínas blanco para propagar la respuesta. Hasta ahora se han identificado siete receptores.

Existe una forma de guanilato ciclasa soluble, ubicada en el citoplasma y es un receptor para el óxido nítrico (NO), un neurotrasmisor/neurohormona. El NO es un gas lipofílico que puede difundirse hacia la célula. Por lo tanto, este receptor es una excepción a la regla de que los receptores intracelulares son factores de transcripción génica. Los receptores unidos a la membrana fijan a los péptidos natriuréticos auriculares, péptidos natriuréticos cerebrales y péptidos natriuréticos tipo C, al igual que la guanilina.

Se han utilizado fármacos para elevar el GMPc en seres humanos para tratar varias enfermedades, como la angina de pecho (el trinitrato de glicerol se descompone en NO, que activa a la guanilato ciclasa), insuficiencia cardiaca (mediante nesiritida, que es un péptido natriurético β, un ligando para la activación de un receptor de guanilato ciclasa) y disfunción eréctil (a través de fármacos que inhiben a la fosfodiesterasa de GMPc [PDE5], como el sildenafilo).

CONCEPTOS CLAVE

- La célula es la unidad básica de los organismos vivos.
- Las características únicas de cada tipo celular definen la especificidad tisular y función.
- A pesar de la variedad de los tipos celulares, hay muchas características comunes que todas las células comparten, como la presencia de una membrana plasmática.
  - La membrana plasmática está compuesta sobre todo por lípidos y proteínas (ambos integrales y periféricos).
  - Las proteínas transportadoras específicas se necesitan para permitir a los compuestos cruzar las membranas ya sea por difusión facilitada, canales regulados o transporte activo.
  - Las eucariotas contienen organelos intracelulares, pero no las procariotas.
- En las eucariotas, los organelos intracelulares se componen de lisosomas, núcleo, ribosomas, retículo endoplasmático (RE), aparato de Golgi, mitocondrias, peroxisomas y citoplasma. Cada organelo contribuye con diferentes funciones celulares. Algunas células pueden carecer de uno o más de estos organelos internos.
  - Los lisosomas son los organelos intracelulares de la digestión.
  - El núcleo contiene el material genético de la célula y es el sitio para la síntesis de ARN.
  - Los ribosomas son organelos intracelulares en donde tiene lugar la síntesis de proteínas.
  - El RE contiene enzimas para la síntesis de muchos lípidos, para el metabolismo de fármacos y químicos tóxicos y para modificaciones postraduccionales de proteínas.
  - El complejo de Golgi modifica proteínas producidas en el RE y las clasifica y distribuye hacia otros organelos.
  - La mitocondria son plantas de energía celular y sintetizan adenosín trifosfato (ATP).
  - Los peroxisomas secuestran varias reacciones oxidativas que tienen el potencial para generar especies de radicales peligrosos.

◆ El citoesqueleto ayuda a definir la estructura de la célula, la forma de superficie celular y la disposición de los organelos subcelulares en el citoplasma.

◆ Para integrar la función celular con las necesidades del organismo, las células se comunican entre sí a través de mensajeros químicos. Estos incluyen neurotransmisores (para el sistema nervioso), hormonas (para el sistema endocrino), citocinas (para el sistema inmunológico), retinoides, eicosanoides y factores de crecimiento.

◆ Los mensajeros químicos transmiten sus señales al unirse a los receptores en las células blanco. Cuando un mensajero se une a un receptor, se activa una vía de transducción de señales, que genera un segundo mensajero en la célula. Algunos ejemplos de segundos mensajeros son el AMPc y varios derivados del fosfatidilinositol.

◆ Los receptores pueden hallarse como proteínas en la membrana plasmática o en proteínas de unión intracelular.

◆ Los receptores intracelulares actúan sobre todo como factores de transcripción que regulan la expresión genética en respuesta a una señal liberada.

◆ Los receptores en la membrana plasmática entran en diferentes clases, como los receptores acoplados a canales iónicos, receptores con actividad de de tirosina cinasa, receptores relacionados con la tirosina cinasa, receptores de serina-treonina cinasa, o receptores acoplados a proteínas G (GPCR), también conocidos como receptores de serpentina o heptahelical.

 ◆ Los receptores acoplados a canales iónicos responden a un estímulo al permitir el flujo iónico a través de la membrana.

 ◆ Los receptores con actividad de tirosina cinasa y relacionados con tirosina cinasa responden un estímulo a través de la activación de la actividad de tirosina cinasa, que fosforila a las proteínas blanco para ejercer una respuesta celular.

 ◆ Los receptores de serina-treonina cinasa responden a un estímulo que activa a la serina-treonina cinasa, que luego transmite una señal a través de la activación de las proteínas SMAD (*véase* fig. 10-16), que son factores de transcripción.

 ◆ Las GPCR responden a estímulos al activar a la proteína de unión al nucleótido (proteína G) que, en su estado activado de unión al GTP, activa a la proteína blanco. Las proteínas G contienen actividad GTPasa y limitan de esta forma el tiempo de activación.

◆ La terminación de señal se puede presentar por varios mecanismos como la destrucción del mensajero químico, internalización del receptor, inactivación de segundos mensajeros, como la pérdida de AMPc, o eliminación de enlaces covalentes agregados como resultado del mensaje primario (p. ej., desfosforilación).

◆ Las enfermedades revisadas en este capítulo se resumen en la tabla 10-4.

TABLA 10-4 **Enfermedades revisadas en el capítulo 10**		
ENFERMEDAD O TRASTORNO	**GENÉTICA O AMBIENTAL**	**COMENTARIOS**
Miastenia grave	Ambiental	Los autoanticuerpos para el receptor de acetilcolina (y otros en la unión neuromuscular) producen una disfunción neuromuscular.
Cólera	Ambiental	Diarrea acuosa que provoca deshidratación y choque hipovolémico provocado por la ADP-ribosilación, catalizada por la toxina del cólera, esta modificación altera su función afectando el transporte de agua y sal a través de la mucosa intestinal. El principal tratamiento es con solución electrolítica con glucosa para incrementar la absorción de glucosa-sodio en las células epiteliales intestinales y revertir la pérdida de agua de estas células.
Anorexia nerviosa	Ambas	Efectos de una nutrición inadecuada en la liberación de la hormona y su respuesta. Las cantidades de cortisol, glucagón y adrenalina se elevan en estas condiciones.
Gota	Ambas	Se trata mediante inhibición de la xantina oxidasa, lo que reduce la producción de ácido úrico, utilizando el análogo de alopurinol. Antes del alopurinol, al paciente se trata con colchicina, que bloquea la formación de microtúbulos y la migración de neutrófilos al área afectada.
Gangrena gaseosa	Ambiental	Infección bacteriana que secreta una toxina, una fosfolipasa, que da lugar a la destrucción de la membrana celular. Esto lleva a la destrucción de capilares y altera el flujo de sangre al área afectada.
Trastorno por consumo de alcohol	Ambas	Envenenamiento por etanol causado por una producción incrementada de acetaldehído, debido a la acción combinada de la alcohol deshidrogenasa y la inducción del sistema microsomal de oxidación del etanol (MEOS). Este se induce por concentraciones elevadas de etanol en la dieta del paciente.

PREGUNTAS DE REVISIÓN: CAPÍTULO 10

1. Las bacterias contienen una pared celular y una membrana plasmática. Los antibióticos dirigidos a la pared celular no afectan a las células humanas porque estas no expresan una pared celular. Sin embargo, los antibióticos no se pueden dirigir a las membranas plasmáticas porque tanto las bacterias como los seres humanos expresan estas membranas ¿Cuál de los siguientes incisos refiere una característica de la membrana plasmática eucariótica?
   A. Está compuesta principalmente por triacilgliceroles y colesterol.
   B. Contiene en especial lípidos no polares.
   C. Contiene fosfolípidos con grupos acilo que se extienden al citosol.
   D. Contiene más fosfatidilserina en la hoja interna que en la externa.
   E. Posee oligosacáridos entre las hojas internas y externas.

2. Un corredor de maratón libera epinefrina antes de la carrera, la cual se une al receptor con siete dominios transmembranales. ¿Cuál de las siguientes características describe mejor las proteínas transmembranales?
   A. Pueden casi siempre disociarse de membranas sin interrumpir la bicapa lipídica.
   B. Se clasifican como proteínas periféricas de membranas.
   C. Contienen residuos de aminoácidos hidrófobos en sus extremos carboxilo terminal.
   D. Contienen residuos de aminoácidos hidrófilos que se extienden en la bicapa lipídica.
   E. Contienen regiones que atraviesan la membrana que son hélices α.

3. Un paciente tiene un paro cardiaco repentino causado por un flujo sanguíneo inadecuado a través de los vasos del corazón. Como consecuencia, el suministro de oxígeno es inadecuado para generar ATP en los miocardiocitos. ¿Cuál de los siguientes orgánulos es el compartimento del miocardiocito más afectado en la generación de ATP?
   A. Mitocondria
   B. Peroxisoma
   C. Lisosoma
   D. Núcleo
   E. Aparato de Golgi

4. Una manera en la cual se presenta la diabetes tipo 2 es mediante la reducción en la liberación de insulina del páncreas. La liberación de insulina de las células β del páncreas requiere del influjo de Ca^{2+} por medio de un canal que es activado por un cambio en el potencial de la membrana a través de la membrana plasmática. ¿De cuál de los siguientes enunciados es ejemplo del movimiento de calcio a través de la membrana?
   A. Canal regulado por voltaje
   B. Difusión pasiva
   C. Transporte activo
   D. Canal regulado por ligando
   E. Canal regulado por fosforilación

5. Los lisosomas ayudan a combatir infecciones y a degradar metabolitos indeseables que están dentro de la célula. El ATP se requiere para el funcionamiento apropiado del lisosoma debido a ¿cuál de los siguientes enunciados?
   A. Mantener un ambiente ácido en el lisosoma
   B. Mantener un ambiente básico en el lisosoma
   C. Regulación de la actividad enzimática
   D. Activación de zimógenos lisosomales
   E. Actúa como cofactor de las hidrolasas lisosomales

6. Los eritrocitos maduros son diferentes de la mayor parte de las otras células del cuerpo humano porque no contienen un núcleo y deben usar metabolismo anaeróbico en lugar de aeróbico. ¿Por qué motivo se requiere metabolismo anaerobio para estas células?
   A. El oxígeno no puede entrar a los eritrocitos.
   B. Los eritrocitos carecen de membrana plasmática.
   C. Los eritrocitos carecen de mitocondrias.
   D. Los eritrocitos carecen de las enzimas para el metabolismo de la glucosa.
   E. El oxígeno no se puede unir a ninguna proteína del eritrocito.

7. Las concentraciones normales o fisiológicas de sodio sérico (Na^+) son alrededor de 140 meq/L, en tanto que las de potasio (K^+) son 3.5 a 5.0 meq/L. Las concentraciones intracelulares se invierten con un valor elevado de K^+ y mucho menor de Na^+. Este desequilibrio iónico es logrado por la Na^+, K^+-ATPasa, la cual es una proteína que se puede describir mejor por una de las siguientes opciones:
   A. Cataliza por difusión simple.
   B. Cataliza por transporte activo primario.
   C. Intercambia dos iones de Na^+ por tres de K^+.
   D. Cataliza el transporte de glucosa bajando su gradiente de concentración.
   E. Cataliza la salida de urea de la célula.

   Las preguntas 8 y 9 se basan en el siguiente paciente.

8. Un paciente tiene debilidad grave de un grupo muscular después de contraer en repetidas ocasiones ese grupo de músculos. Después de descansar, el músculo parece funcionar normalmente a menos que se contraiga repetidamente otra vez. El anticuerpo que provoca esta enfermedad afectaría directamente a uno de los siguientes:
   A. El número de vesículas de ACh
   B. Los canales de Ca^{2+} regulados por voltaje
   C. Los gradientes de Na^+ y K^+
   D. Los receptores de ACh en el músculo liso
   E. Los receptores de ACh en el músculo esquelético

9. En el paciente descrito en la pregunta anterior, la ACh y otros neurotransmisores similares usan uno de los siguientes modos de acción para transmitir su señal:
   A. Endocrina
   B. Paracrina
   C. Autocrina
   D. Neuropéptido
   E. Citocina

Utilice la siguiente información para responder las preguntas 10 y 11. Usted no necesita saber nada más acerca de la hormona paratiroidea o el seudohipoparatiroidismo que la información aportada.

El seudohipoparatiroidismo es una disfunción hereditaria causada por órganos blanco que no responden a la hormona paratiroidea (una hormona polipeptídica secretada por la glándula paratiroidea). Una de las mutaciones que causa esta enfermedad ocurre en la codificación del gen $G\alpha_s$ en ciertas células.

10. ¿Cuál de los siguientes incisos es más probable que sea el receptor de la hormona paratiroidea?
    A. Un factor de transcripción intracelular
    B. Una ciclasa de guanilato citoplasmática
    C. Un receptor que debe endocitarse en fosas recubiertas por clatrina para transmitir la señal
    D. Un receptor heptahelicoidal
    E. Un receptor con actividad de cinasa de tirosina

11. ¿Esta mutación es más probable que tenga cuál de las siguientes características?
    A. Es una mutación con ganancia de funciones
    B. Disminuye la actividad de la GTPasa en la subunidad $G\alpha_s$
    C. Reduce la síntesis de AMPc en respuesta a la hormona paratiroidea
    D. Disminuye la generación de IP_3 en respuesta a la hormona paratiroidea
    E. Reduce la síntesis del fosfatidilinositol 3,4,5-trisfosfato en respuesta a la hormona paratiroidea

12. Existen técnicas disponibles para introducir mutaciones en proteínas en un residuo de aminoácido seleccionado (mutagénesis dirigida a un sitio). ¿Qué paso de la vía de transducción de señales se bloquearía si se creara un receptor con actividad de cinasa de tirosina en el que todos los residuos de tirosina, casi siempre fosforilados en el receptor, se convirtieran en residuos de fenilalanina?

A. GRB2 se une al receptor para propagar la respuesta
B. Unión del factor de crecimiento al receptor
C. Inducción de un cambio conformacional en el receptor sobre la unión al factor de crecimiento
D. Activación de la actividad de cinasa de tirosina intrínseca del receptor
E. Dimerización de receptores

13. Un paciente ha sido diagnosticado con glucagonoma, un tumor pancreático que de manera independiente y episódica secreta glucagón. ¿Cuál de las siguientes opciones se esperaría en este paciente?
    A. Glucosa sérica baja
    B. Aumento de glucogenólisis en el hígado
    C. Aumento de la glucogenólisis en el tejido muscular
    D. Aumento de glucogénesis en el hígado
    E. Aumento de glucogénesis en el tejido muscular

14. El curare se ha administrado como agente paralizante en pacientes que se someten a procedimientos quirúrgicos, y su modo de acción se describe mejor por la inhibición de la acción de uno de los siguientes:
    A. Atropina
    B. Receptores muscarínicos
    C. Receptores nicotínicos
    D. Formación de ACh
    E. Degradación de ACh

15. Un paciente con alergias está tomando un medicamento que bloquea las acciones de los leucotrienos. Los leucotrienos se derivan de una de las siguientes moléculas:
    A. Ácido oleico
    B. Ácido linolénico
    C. Ácido esteárico
    D. Ácido araquidónico
    E. Ácido palmítico

RESPUESTAS A LAS PREGUNTAS DE REVISIÓN

1. **La respuesta es D.** La fosfatidilserina, el único lípido con carga neta negativa a pH neutro, se localiza en la hoja interna, donde contribuye a la carga más negativa del lado intracelular de la membrana. Esta consta en mayor medida de fosfolípidos y colesterol (por lo que A es incorrecta). Los fosfolípidos son anfipáticos (contienen extremos polares y no polares, cap. 5), y sus grupos cabeza, polares, se extienden hacia el medio acuoso del interior y el exterior de la célula. Los grupos grasoacilo de las dos capas dan uno hacia el otro en el interior de la bicapa, y los grupos oligosacárido (polares) de glucoproteínas y glucolípidos se extienden en el medio acuoso (de modo que B, C y E son incorrectas).

2. **La respuesta es E.** Las regiones transmembrana son hélices α con cadenas laterales de aminoácidos hidrófobos que se unen a los lípidos de membrana. Las interacciones hidrófobas dificultan su extracción (de modo que A y D son incorrectas). Dado que no se extraen con facilidad, se clasifican como proteínas integrales (por lo cual B es incorrecta). Los extremos carboxilo y amino terminales de las proteínas transmembrana se extienden en el

medio acuoso intracelular y extracelular, y por lo tanto deben contener muchos residuos hidrófilos (así que C es incorrecta).

3. **La respuesta es A.** La mayor parte de la oxidación de combustible y la generación de ATP ocurre en la mitocondria. Aunque algo de ellas puede realizarse también en el citosol, la cantidad es mucho menor en la mayoría de las células.

4. **La respuesta es A.** Los canales que se abren en respuesta a un cambio en la concentración iónica de un lado a otro de la membrana (de lo que resulta un cambio en el potencial de membrana o voltaje de un lado a otro de la membrana) se conocen como canales controlados por voltaje. El influjo de calcio no ocurre por difusión pasiva, ya que se requiere un portador (el canal). No se trata de un proceso de transporte activo, ya que el calcio fluye a favor de su gradiente de concentración y la célula no concentra calcio en su interior. Un canal controlado por ligando se abre cuando un ligando particular se une a él, no cuando el potencial de membrana cambia. No se ha descrito un suceso de fosforilación para la apertura de

este canal de calcio, de modo que no es un ejemplo de canal controlado por fosforilación.

5. **La respuesta es A.** Se requiere ATP para la ATPasa vesicular, que utiliza la energía de la hidrólisis del ATP a fin de concentrar protones dentro del lisosoma, lo que genera el ambiente ácido necesario para la actividad enzimática. Por lo tanto, la respuesta B es incorrecta porque los lisosomas son ácidos comparados con el citoplasma, no básicos. No se requiere ATP para activar o regular ninguna hidrolasa lisosómica, ni como cofactor de estas.

6. **La respuesta es C.** El oxígeno entra a los eritrocitos por difusión a través de su membrana plasmática y se une a la hemoglobina dentro de la célula. El metabolismo aerobio requiere la presencia de mitocondrias, de las cuales carecen los eritrocitos. El eritrocito metaboliza glucosa para energía, de manera que las enzimas para el metabolismo de la glucosa están en el interior de la célula.

7. **La respuesta es B.** Se requiere energía para crear el desequilibrio iónico a través de la membrana, de manera que la proteína no cataliza la difusión simple. La Na^+, K^+-ATPasa cataliza la hidrólisis de ATP para crear el gradiente iónico intercambiando tres iones de sodio (del citoplasma) por dos iones de potasio (del exterior de la célula). Esto da como resultado la exportación de sodio, y la captación de potasio en una forma electrogénica (desequilibrio de cargas a través de la membrana). Este es un ejemplo de transporte activo primario. El gradiente de Na^+ fortalece el transporte de glucosa al interior de la célula contra su gradiente de concentración (un ejemplo de transporte activo secundario). La urea que sale de las células hepáticas no se fortalece por el gradiente de sodio.

8. **La respuesta es E.** Este paciente tiene miastenia grave provocada por la producción de un anticuerpo dirigido contra los receptores de ACh en los músculos esqueléticos (no en el músculo liso), lo que provoca menos receptores funcionales pero no afecta el número de vesículas de ACh, gradientes de Na^+ y K^+, o canales de Ca^{2+} regulados por voltaje.

9. **La respuesta es B.** La acción endocrina se define como la hormona secretada por un tipo celular específico con acción en células blanco específicas por lo general a una distancia lejana. Las acciones paracrinas son hormonas secretadas por una célula que se une a células cercanas. La acción autocrina incluye un mensajero que actúa en la célula de la cual fue secretado. La ACh activa solo aquellos receptores ACh localizados a través del espacio sináptico desde el nervio de señalización y no cada célula que contiene receptores ACh. La ACh es un neurotransmisor de molécula pequeña que contiene nitrógeno o una amina biogénica, no un neuropéptido. Las citocinas son mensajeros del sistema inmunológico.

10. **La respuesta es D.** La hormona paratiroidea es una hormona polipeptídica y por lo tanto debe unirse a un receptor de la membrana plasmática en vez de a un receptor intracelular (de modo que A y B son incorrectas). Las hormonas que se unen a receptores de la membrana plasmática no necesitan entrar en la célula para transmitir sus señales (por lo cual C es incorrecta). Los receptores heptahelicoidales funcionan a través de proteínas G heterotriméricas que tienen una subunidad α, y los receptores de cinasa de tirosina actúan fosforilación de las proteínas objetivo en las cadenas laterales de tirosina (por lo tanto, D es correcta y E es incorrecta).

11. **La respuesta es C.** $G\alpha_s$ normalmente activa la adenilil ciclasa para generar adenosín monofosfato cíclico (AMPc) en respuesta a la hormona paratiroidea. Dado que el paciente carece de respuesta del órgano blanco, debe padecer una deficiencia en la vía de señalización (de modo que A es incorrecta) y AMPc disminuirá. El decremento de la actividad de GTPasa elevará la unión a adenilil ciclasa y la reactividad (de modo que B es incorrecta). Ni el IP_3 ni el fosfatidilinisitol 3,4,5-trisfosfato intervienen en la transducción de señales por la subunidad $G\alpha_s$.

12. **La respuesta es A.** La unión de la GRB2 al receptor requiere de residuos fosfotirosina en el receptor. La GRB2 normalmente se une al receptor a través de sus dominios SH2, que reconocen residuos fosfotirosina en el receptor. En ausencia de estos residuos fosfotirosina, la GRB2 no sería capaz de unirse al receptor. La unión de factor de crecimiento al receptor no requiere residuos fosfotirosina. Es la unión del factor de crecimiento al receptor, a través de un cambio conformacional en el receptor, lo que activa la cinasa de tirosina intrínseca del receptor, lo cual entonces lleva a la autofosforilación del receptor. La falta de residuos tirosina intracelulares en el receptor no alterará los sucesos iniciados por el cambio conformacional del receptor. La dimerización de receptores ocurre con la unión de factor de crecimiento y no depende de la inducción de la actividad de la cinasa de tirosina, ni de la autofosforilación del receptor.

13. **La respuesta es B.** El glucagón aumenta la glucosa sanguínea/sérica al estimular la liberación de glucosa desde los depósitos de glucógeno hepático. Las células del parénquima hepático expresan receptores de glucagón pero las células musculares no, de manera que las células musculares no responden al glucagón. Por lo tanto, este último estimula la glucogenólisis hepática pero no tiene efecto en las células musculares. La glucogénesis es la síntesis de glucógeno y es un efecto de la insulina y no del glucagón.

14. **La respuesta es C.** El curare es un inhibidor de los receptores nicotínicos de la ACh (esqueléticos y parasimpáticos) que provoca parálisis muscular, pero el curare no afecta al corazón o al sistema nervioso simpático (los cuales expresan receptores muscarínicos de ACh). El curare inhibe solo receptores de ACh pero no la producción o la eliminación de ACh. La atropina bloquea los efectos del exceso de ACh y es un medicamento completamente diferente al curare.

15. **La respuesta es D.** Prostaglandinas, tromboxanos y leucotrienos son eicosanoides y todos se derivan del ácido araquidónico, un ácido graso de 20 carbonos derivado del ácido linoleico, un ácido graso esencial. El ácido araquidónico no se puede derivar de ningún otro ácido graso de la lista de posibles respuestas.

11

Estructura de los ácidos nucleicos

Los nucleótidos del ADN (ácido desoxirribonucleico) y ARN (ácido ribonucleico). Los **nucleótidos** son las unidades monoméricas de los ácidos nucleicos, ADN (**á**cido **d**esoxirri**bon**ucleico) y ARN (**á**cido **ribon**ucleico). Cada nucleótido consiste en una **base nitrogenada** heterocíclica, un **azúcar de 5 carbonos** y **fosfato**. El **ADN** contiene las bases de purina, **adenina** (A) y **guanina** (G) y las bases de pirimidina, **citosina** (C) y **timina** (T). El **ARN** incluye A, G y C, pero tiene **uracilo** (U) en lugar de timina. En el ADN, el azúcar es **desoxirribosa**, mientras que en el ARN es **ribosa**.

Los **polinucleótidos** como el ADN y el ARN son secuencias lineales de nucleótidos unidos por **enlaces fosfodiéster 3'·a 5'** entre los azúcares (fig. 11-1). Las bases de los nucleótidos pueden interactuar con otras bases o con proteínas.

La estructura del ADN. La información genética está codificada por la secuencia de diferentes bases de nucleótidos en el ADN. El **ADN** es **bicatenario** (**doble cadena**); contiene **dos cadenas** (**o hebras**) **polinucleótidas antiparalelas**. Las dos cadenas están unidas por puentes de hidrógeno entre sus bases para formar **pares de bases (pb)**. La **adenina** forma par con **timina** y la **guanina** con **citosina**. Las dos cadenas de ADN se mueven en **direcciones opuestas**; una cadena lo hace en dirección 5' a 3' y la otra cadena en dirección 3' a 5'. Las dos cadenas de ADN se enrollan entre sí y forman una **hélice doble**.

La transcripción de un gen genera un **ARN monocatenario (de cadena simple)** que es idéntico en la secuencia de nucleótidos a una de las cadenas del ADN doble (excepto la U en el ARN donde la T está en el ADN). Los tres tipos principales de ARN son **ARN mensajero** (ARNm), **ARN ribosómico** (ARNr) y **ARN de transferencia** (ARNt).

La estructura del ARN. Los **ARNm** contienen la secuencia de nucleótidos que se convierte en la secuencia de aminoácidos de una proteína en el proceso de traducción. El ARNm eucariótico posee una estructura conocida como **capucha o casquete** en el extremo 5'; una secuencia de nucleótidos de adenina (una **cola poli [A]**) en el extremo 3' y una **región codificadora** intermedia que contiene **codones** que determinan la secuencia de aminoácidos en una proteína o transmiten una señal. Cada codón en el código genético es una secuencia diferente de tres nucleótidos.

Los ARNr y ARNt son parte del aparato para la síntesis de proteínas, pero no codifican proteínas. El **ARNr** tiene **amplio apareamiento de bases interno** y forma complejos con las proteínas para crear **partículas de ribonucleoproteínas** denominadas **ribosomas**. Los ribosomas se unen al ARNm y a los ARNt durante la traducción. Cada **ARNt** se une y **activa a un aminoácido específico** para su inserción en la cadena polipeptídica y por lo tanto tiene una secuencia de nucleótidos algo diferente con los otros ARNt. Una secuencia única de trinucleótidos en cada ARNt denominada **anticodón** se une a un codón complementario en el ARNm, lo cual asegura la inserción del aminoácido correcto. A pesar de sus diferencias, todos los ARNt contienen varios nucleótidos inusuales y asumen una estructura de **hoja de trébol** similar.

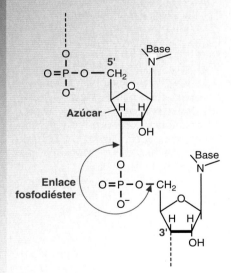

FIGURA 11-1 Estructura de un polinucleótido. En la parte superior se encuentra el carbono 5' del azúcar y en la inferior el carbono 3' del azúcar. Como el azúcar es ribosa, este es un ejemplo de ARN.

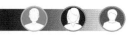

Isabel S. es una mujer de 26 años de edad que tiene un trastorno por consumo de opiáceos y utiliza opiáceos por vía intravenosa. Se presentó en la sala de urgencias con un brazo izquierdo dolorido e hinchado y se descubrió que tenía un absceso en el brazo, en el lugar en el que se inyecta. Refiere que unos meses antes tuvo un cuadro de síndrome semejante a influenza con fiebre, malestar y mialgias durante 3 semanas. Se le realizó una prueba de detección de VIH (virus de la inmunodeficiencia humana), la cual fue positiva, y se inició un esquema de múltiples fármacos.

Clark T. se sometió a un estudio de colonoscopia de detección a la edad de 50 años durante el cual le extrajeron varios pólipos intestinales cuyo examen patológico fue compatible con adenomas. No regresó para su estudio colonoscópico a los 3 años como se le indicó. A la edad de 59 años reapareció, esta vez con queja de heces de color marrón oscuro rojizo, un signo de sangrado intestinal. La fuente de pérdida de sangre era un adenocarcinoma desarrollado a partir de un pólipo de colon del intestino grueso. La tomografía computarizada del abdomen y la pelvis mostró que el tumor probablemente invade la pared intestinal con ganglios linfáticos pericólicos agrandados y varios nódulos pequeños en el hígado, que confirmó cáncer metastásico. Después de la resección quirúrgica del tumor en el colon y en el hígado, el oncólogo comenzó el tratamiento con 5-fluorouracilo (5-FU) combinado con otros agentes quimioterapéuticos.

Paul T. le refiere a su médico un cuadro de 3 días de fiebre y tos que empeoró. La tos produce esputo marrón amarillento y espeso. En la exploración pulmonar se encontraron estertores en la base derecha del pulmón. Se solicita una radiografía de tórax que demuestra un infiltrado en la base derecha compatible con una neumonía, y se administra de forma empírica azitromicina para neumonía adquirida en la comunidad. Su médico pudo obtener una muestra de esputo de **Paul T.**, que fue enviada para su tinción y cultivo. La muestra del esputo revela gran cantidad de diplococos grampositivos. Un cultivo del esputo se inicia para determinar si se ha infectado con *Streptococcus pneumoniae*.

Un adenoma es una masa de células de rápida proliferación, denominada neoplasia (*neo*, nuevo; *plasm*, crecimiento), que se forma a partir del crecimiento de células epiteliales en una estructura de tipo glandular. Las células que revisten todos los órganos internos y externos son células epiteliales y la mayoría de los tumores humanos corresponde a adenocarcinomas. Los pólipos adenomatosos son adenomas que crecen en el lumen del colon o recto. El término maligno aplicado a una neoplasia se refiere al crecimiento invasivo no regulado. **Clark T.** tiene un adenocarcinoma, que es un adenoma maligno que comenzó a crecer a través de la pared del colon hacia los tejidos circundantes. Las células de los adenocarcinomas pueden desprenderse y diseminarse a través de la sangre o la linfa a otras partes del cuerpo, en donde forman "colonias" de tumores. Este proceso se denomina metástasis.

La tinción de Gram es una prueba de laboratorio estándar que puede utilizarse para determinar qué tipo de bacteria está presente en una infección. La prueba se fundamenta en que la membrana celular de la bacteria atrapa un colorante específico (cristal violeta). Las bacterias grampositivas, que retienen el colorante, tienen una membrana celular más gruesa que las bacterias gramnegativas, que no retienen el colorante. Las bacterias grampositivas y las gramnegativas muestran diferencias en la composición de azúcares y proteínas de las membranas celulares externas, así como en los componentes lípidos asociados con las paredes celulares. Debido a estas diferencias en la estructura de la membrana celular, los antibióticos afectan a cada clase de bacteria de forma diferente. Al tipificar a las bacterias mediante la tinción de Gram es posible determinar mejor las opciones terapéuticas para el paciente.

I. Estructura del ADN

A. Localización del ADN

El **ADN** y el **ARN** constituyen el material genético de células procariotas y eucariotas, para virus y para plásmidos, cada uno de los cuales los almacena en una disposición o ubicación diferentes. En las procariotas, el ADN no se separa del resto de los contenidos celulares. Sin embargo, en las eucariotas el ADN se localiza en el núcleo, en donde se separa del resto de la célula por la envoltura nuclear (*véase* fig. 10-9), así como en la mitocondria. El ADN eucariótico nuclear se une a proteínas y forma un complejo denominado **cromatina**. Durante la interfase (cuando las células no se hallan en división), parte de la cromatina es difusa (eucromatina) y parte es densa (heterocromatina), pero no se observan otras estructuras diferentes. Sin embargo, antes de la mitosis (células en división), el ADN se replica y da lugar a dos cromosomas idénticos llamados cromátides hermanas. Durante la metafase (una fase de la mitosis), estas se condensan en cromosomas visibles y diferenciados.

El ADN es una molécula de doble cadena que forma pb, mediante puentes de hidrógeno, entre las cadenas (*véase* sec. I.C). La designación de pb se utiliza con frecuencia para indicar el tamaño de una molécula de ADN. Por ejemplo, en un tramo de ADN de 200 pb de longitud, las dos cadenas están incluidas, con 200 bases en cada cadena, para un total de 400 bases.

Menos de 0.1% del total del ADN en una célula está presente en las mitocondrias. La información genética en una mitocondria está codificada en < 20 000 pb de ADN; la información en un núcleo haploide humano (p. ej., un óvulo o una célula espermática) está codificada en aproximadamente 3×10^9 (tres mil millones) pb. Los sistemas de síntesis de proteínas y ADN en las mitocondrias se parecen más a los sistemas de las bacterias, que no tienen orgánulos encerrados en membrana y menos a los del núcleo eucariótico y citoplasma. Se ha sugerido que las mitocondrias se derivan de invasores bacterianos antiguos de las células eucariotas primordiales.

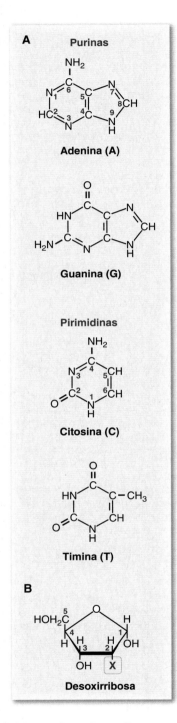

FIGURA 11-2 A. Bases de purina y pirimidina en el ADN. **B.** Desoxirribosa y ribosa, los azúcares del ADN y el ARN, respectivamente. Los átomos de carbono se numeran del 1 al 5. Cuando el azúcar está unido a una base, los átomos de carbono se numeran del 1' al 5' para distinguirlos de los de la base. En la desoxirribosa, X = H; en la ribosa, X = OH.

Los virus son pequeñas partículas infecciosas que consisten en un genoma de ARN o ADN (pero no los dos), proteínas requeridas para la patogenia o replicación y una capa de proteína. No obstante, carecen de sistemas completos de replicación de ADN, producción de ARN (transcripción) y síntesis de proteínas (traducción). En consecuencia, los virus deben invadir a otras células y utilizar sus mecanismos de síntesis de proteínas, ADN y ARN para reproducirse. Los virus pueden infectar tanto a eucariotas como a procariotas. Los virus que infectan a las bacterias se conocen como bacteriófagos (o, de modo más simple, fagos).

Los plásmidos son moléculas de ADN circulares y pequeñas que pueden entrar a las bacterias y replicarse de manera autónoma, es decir, fuera del genoma hospedero. En contraste con los virus, los plásmidos no son infecciosos; no convierten sus células hospederas en fábricas productoras de plásmidos. Sin embargo, los plásmidos son a menudo portadores de genes, algunos de los cuales confieren resistencia contra los antibióticos. Los ingenieros genéticos utilizan plásmidos como herramientas para la transferencia de genes externos a las bacterias porque los segmentos de ADN pueden incorporarse con facilidad a los plásmidos.

B. Determinación de la estructura del ADN

En 1869, Frederick Miescher aisló ADN por primera vez al obtenerlo de pus raspada de vendajes quirúrgicos. De manera inicial, los científicos conjeturaron que el ADN era una forma de almacenamiento celular de fosfato inorgánico, una función importante pero poco interesante que no suscitó gran interés en la determinación de su estructura. En realidad, los detalles de la estructura de ADN no se determinaron por completo sino hasta 1953, casi 90 años después de que se aislara por primera vez, pero solo 9 años después de que se identificara como el material genético.

A principios del siglo xx, las **bases** de ADN se identificaron como las purinas adenina (A) y guanina (G) y las pirimidinas citosina (C) y timina (T) (fig. 11-2). Se encontró que el azúcar era desoxirribosa, un derivado de la ribosa, que carecía de un grupo hidroxilo en el carbono 2 (fig. 11-2).

Se encontró que los **nucleótidos**, compuestos de una base, un azúcar y fosfato, eran las unidades monoméricas de los ácidos nucleicos (tabla 11-1). En los nucleósidos, la base nitrogenada está unida por un enlace *N*-glucosídico al carbono anomérico del azúcar, ya sea ribosa o desoxirribosa. Los átomos en el azúcar se numeran usando el símbolo (') para distinguirlos de la numeración de átomos de la base nitrogenada. Un nucleótido es un nucleósido con un fosfato inorgánico unido a un grupo hidroxilo 5' del azúcar mediante un enlace éster (fig. 11-3). Los nombres y abreviaturas de los nucleótidos especifican la base, el azúcar y el número de fosfatos adjuntos (MP, **m**onofosfato; DP, **di**fosfato; TP, **t**rifosfato). En los desoxinucleótidos, el prefijo "d" precede a la abreviatura. Por ejemplo, GDP es difosfato de guanosina (la base guanina unida a una ribosa que tiene dos grupos fosfatos) y dATP es un trifosfato de desoxiadenosina (la base adenina unida a una desoxirribosa con tres grupos fosfato).

TABLA 11-1 Nombres de las bases y sus correspondientes nucleósidos[a]	
BASE	**NUCLEÓSIDO**
Adenosín (A)	Adenosín
Guanina (G)	Guanosina
Citosina (C)	Citidina
Timina (T)	Timidina
Uracilo (U)	Uridina
Hipoxantina (I)	Inosina[b]

[a]Si el azúcar es desoxirribosa en lugar de ribosa, el nucleósido tiene "desoxi" como prefijo (p. ej., desoxiadenosina). Los nucleósidos reciben el nombre del nucleósido más monofosfato, difosfato o trifosfato (p. ej., adenosín trifosfato, trifosfato de desoxiadenosina).
[b]La base hipoxantina no se encuentra en el ADN, pero se produce durante la degradación de las bases de purina. Se encuentra en ciertas moléculas de ARNt. Su nucleósido, la inosina, se produce durante la síntesis de los nucleótidos de purina (*véase* cap. 41).

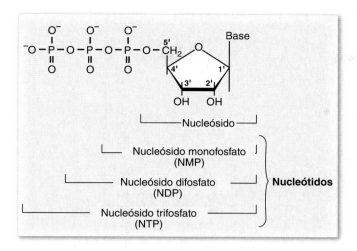

FIGURA 11-3 Estructuras de nucleósidos y nucleótidos. Se muestra con la ribosa como azúcar. Los desoxirribonucleótidos correspondientes están abreviados dNMP, dNDP y dNTP. N = cualquier base (A, G, C, U o T). Se han eliminado los átomos de hidrógeno (H) de la figura para mayor claridad.

En 1944, después de que se publicaran los experimentos de Oswald Avery que establecían que el ADN era el material genético, el interés en la determinación de la estructura del ADN se intensificó. La digestión con enzimas de especificidad conocida comprobó que el fosfato inorgánico se unía a los monómeros nucleótidos, para formar un enlace fosfodiéster entre el carbono 3′ de un azúcar y el carbono 5′ del siguiente azúcar a lo largo de la cadena polinucleótida (fig. 11-4). Otra clave para la estructura del ADN la proporcionó Erwin Chargaff, quien analizó la composición de bases del ADN a partir de varias fuentes y concluyó, sobre una base molar, que la cantidad de adenina era siempre igual a la cantidad de timina y la cantidad de guanina era igual a la cantidad de citosina.

En esta época, James Watson y Francis Crick unieron esfuerzos y, con base en los datos de difracción de rayos X de Maurice Wilkins y Rosalind Franklin, incorporaron la información disponible a un modelo de la estructura del ADN. En 1953 publicaron un breve artículo (unas 900 palabras) en el que describían el ADN como una hélice doble compuesta por dos cadenas de polinucleótidos unidos por apareamiento entre las bases (adenina con timina y guanina con citosina). El modelo de **apareamiento de bases** que propusieron y las implicaciones del modelo para la comprensión de la replicación de ADN sentaron los principios de la biología molecular moderna.

C. Concepto de apareamiento de bases

Según la propuesta de Watson y Crick, cada molécula de ADN está compuesta por dos cadenas polinucleotídicas unidas por puentes de hidrógeno entre las bases. En cada pb, una purina de una cadena forma puentes de hidrógeno con una pirimidina de la otra cadena. En un tipo de pb, la adenina de una cadena se aparea con la timina de la otra cadena (fig. 11-5). Este pb lo estabilizan dos puentes de hidrógeno. El otro pb, formado por guanina y citosina, se estabiliza por tres puentes de hidrógeno. Como consecuencia del apareamiento de bases, las dos cadenas de ADN son complementarias; esto es, la adenina en una cadena corresponde a la timina de la otra cadena y la guanina a la citosina.

El concepto de apareamiento de bases demostró ser esencial para determinar el mecanismo de replicación del ADN (en el cual las copias de ADN que se producen se distribuyen a células hijas) y los mecanismos de transcripción y traducción (en los cuales se produce ARNm a partir de los genes y se utiliza para dirigir el proceso de síntesis de proteínas). Como Watson y Crick sugirieron en su artículo clásico, el apareamiento de

Después de que **Isabel S.** fue diagnosticada con VIH, se sometió a tratamiento con un régimen de varios fármacos. Uno de los primeros medicamentos para tratar el VIH fue zidovudina (ZDV), antes llamada azidotimidina (AZT). Este compuesto es un inhibidor de la transcriptasa inversa análogo de los nucleósidos y es análogo del nucleótido timina que se encuentra en el ADN (el grupo modificado se muestra en el cuadro amarillo). ZDV se fosforila en el cuerpo por las cinasas que normalmente fosforilan a nucleósidos y nucleótidos. A medida que la cadena de ADN viral se sintetiza en una célula humana, se añade ZDV al extremo 3′ en crecimiento por una transcriptasa inversa viral (también conocida como transcriptasa reversa o retrotranscriptasa). Sin embargo, la ZDV carece de un grupo 3′-OH y por lo tanto no se pueden unir nucleótidos adicionales a través de un enlace 5′ → 3′. En consecuencia, la elongación de la cadena de ADN se termina. La transcriptasa inversa tiene mayor afinidad por ZDV que las polimerasas de ADN celular humano normales, lo que posibilita que el fármaco tenga por objetivo la replicación viral de manera más específica que la replicación celular. La lamivudina (3TC®, 2′,3′-didesoxi-3′-tiacitidina) también es un inhibidor de la transcriptasa inversa análogo de los nucleósidos con un análogo de citidina.

ZDV,
un análogo de desoxitimidina

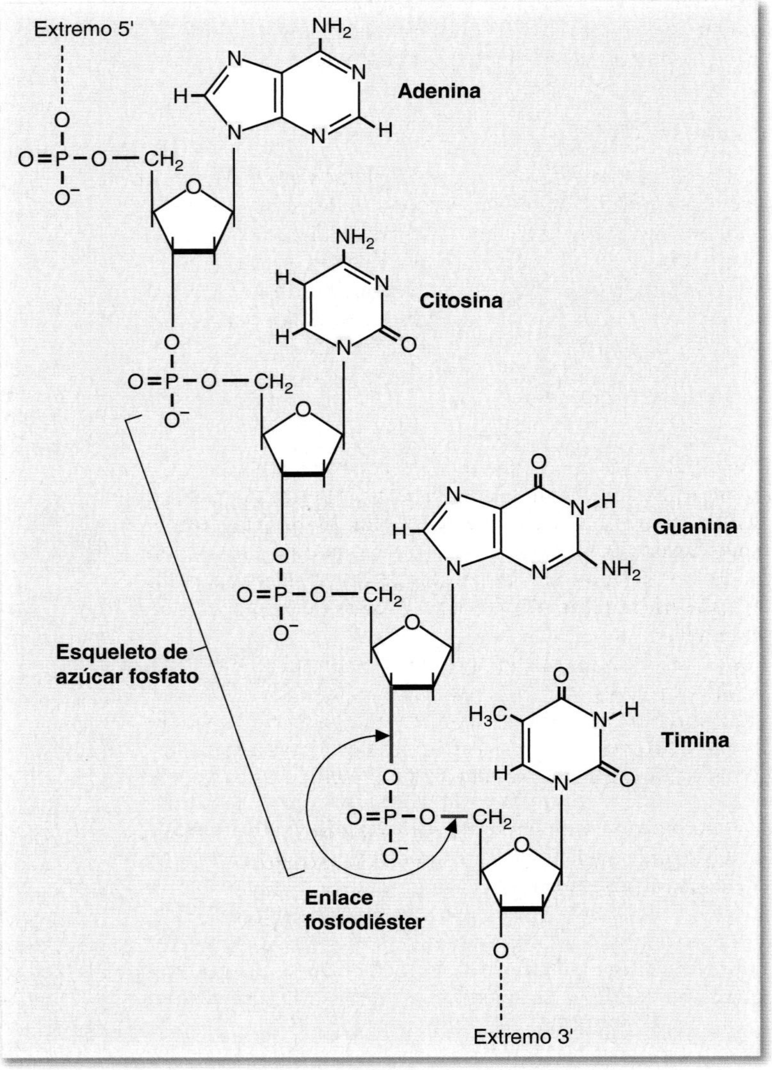

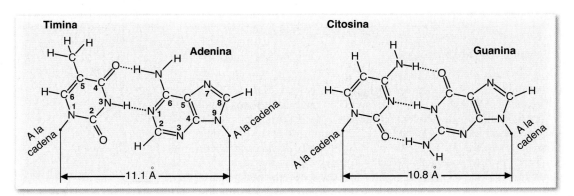

FIGURA 11-4 Un segmento de una cadena de polinucleótidos de ADN. Los guiones en los extremos 5′ y 3′ indican que la molécula contiene más nucleótidos de los que se muestran. Se han omitido los átomos de hidrógeno (H) de las estructuras de los azúcares para mayor claridad de la figura.

FIGURA 11-5 Pares de bases de ADN. Obsérvese que las bases de purina están "volteadas" de las posiciones en las que se las muestra por lo general (fig. 11-4). Las bases deben estar en esta orientación para formar pares de base. Las *líneas punteadas* indican puentes de hidrógeno entre las bases. Aunque los puentes de hidrógeno sostienen las bases y por lo tanto las dos cadenas de ADN juntas son más débiles que los enlaces covalentes y permiten que las cadenas de ADN se separen durante la replicación y transcripción.

bases permite que una cadena de ADN sirva como molde para la síntesis de la otra cadena (fig. 11-6). El apareamiento de bases también hace posible que una cadena de ADN sirva como molde para la síntesis de una cadena complementaria de ARN.

D. Las cadenas de ADN son antiparalelas

Como concluyeron Watson y Crick, las dos cadenas de ADN complementarias discurren en direcciones opuestas (antiparalelas). En una cadena, el carbono 5′ del azúcar se halla encima del carbono 3′ (fig. 11-7). Se dice que esta cadena discurre en dirección 5′ a 3′. En la otra cadena, el carbono 3′ se encuentra encima del carbono 5′; esta cadena discurre en dirección 3′ a 5′. Por lo tanto, las cadenas son antiparalelas (es decir, corren en direcciones opuestas). Este concepto de direccionalidad de las cadenas del ácido nucleico es esencial para comprender los mecanismos de replicación y transcripción.

E. La doble hélice

Debido a que cada pb contiene una purina unida a una pirimidina, las cadenas son equidistantes entre sí en toda su longitud. Si dos cadenas que son equidistantes entre sí, se tuercen en la parte superior y la inferior, forman una doble hélice (fig. 11-8). En la **doble hélice** del ADN, los pb que unen a las dos cadenas están apilados como una escalera en espiral a lo largo del eje central de la molécula. Los electrones de las pb adyacentes interactúan, generando fuerzas de **apilamiento hidrofóbico** que, además de los puentes de hidrógeno de las pb, estabilizan la hélice.

Los grupos fosfato de los esqueletos de azúcar-fosfato se encuentran en el exterior de la hélice (fig. 11-8). Cada fosfato tiene dos átomos de oxígeno que forman los enlaces fosfodiéster que unen los azúcares adyacentes. Sin embargo, el tercer grupo –OH en el fosfato está libre y disocia un ion hidrógeno en un pH fisiológico. Por lo tanto, cada hélice de ADN tiene cargas negativas que recubren su superficie para facilitar el enlace de proteínas específicas.

La hélice contiene surcos (o hendiduras) de tamaño alternante, conocidas como surcos mayor y menor (fig. 11-8). Las bases en estas hendiduras están expuestas, por lo tanto, pueden interactuar con proteínas u otras moléculas.

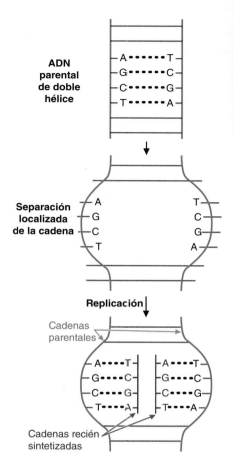

FIGURA 11-6 Las cadenas de ADN sirven de plantillas. Durante la replicación, las cadenas de la hélice se separan en una región localizada. Cada cadena parental sirve como plantilla para la síntesis de una nueva cadena de ADN.

 Los esquemas de múltiples fármacos utilizados para tratar los cánceres (p. ej., linfomas) incluyen algunas veces el compuesto doxorrubicina. Es un producto natural con una estructura compleja de múltiples anillos que se intercala o desliza entre los pares de bases de ADN apilados e inhibe la replicación y transcripción. Inhibe la síntesis de ADN en todas las células pero afecta preferentemente a las células de crecimiento rápido (como las células tumorales en comparación con las células normales).

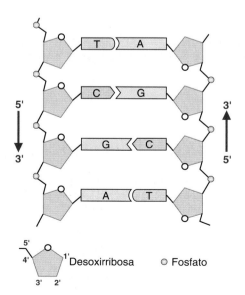

FIGURA 11-7 Cadenas antiparalelas de ADN. Para la cadena de la izquierda, el carbono 5′ de cada azúcar se halla por encima del carbono 3′ y por lo tanto la dirección de 5′ a 3′ es de arriba a abajo. Para la cadena de la derecha, el carbono 5′ de cada azúcar se encuentra por debajo del carbono 3′ y en consecuencia la dirección de 5′ a 3′ es de abajo hacia arriba.

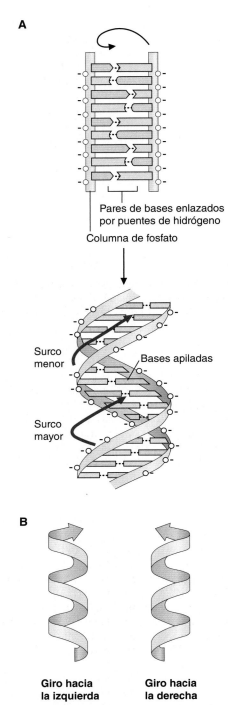

A

Pares de bases enlazados
por puentes de hidrógeno

Columna de fosfato

Surco
menor

Bases apiladas

Surco
mayor

B

Giro hacia
la izquierda

Giro hacia
la derecha

FIGURA 11-8   A. Dos cadenas de ADN se tuercen para formar una doble hélice. La distancia entre las dos columnas fosfodiéster se aproxima a 11 Å. Los pares de bases enlazados con puentes de hidrógeno, representados por *líneas punteadas*, crean fuerzas de apilamiento con pares de bases adyacentes. Cada grupo fosfato contiene un átomo de oxígeno de carga negativa que proporciona la columna fosfodiéster con una carga negativa. Debido a la torsión de la hélice, se forman surcos (o hendiduras) a lo largo de la superficie; el más grande es el surco mayor y el más pequeño el surco menor. **B.** Si se observa hacia arriba a través de la parte inferior de una hélice a lo largo del eje central y las espirales helicoidales se alejan en sentido dextrógiro (hacia la *punta de flecha* en el dibujo), se reconoce una hélice derecha. Si las espirales se alejan en sentido levógiro, se trata de una hélice izquierda.

Watson y Crick describieron la forma B del ADN, una hélice girada hacia la derecha, con 3.4 Å (1 Å = 10^{-8} cm) entre pb y 10.4 pb por giro. Aunque esta forma predomina *in vivo*, otras formas también son posibles (fig. 11-9). La forma A, que predomina en híbridos ADN-ARN, es similar a la forma B pero es más compacta (2.3 Å entre pb y 11 pb por giro). En la forma Z, las bases de las dos cadenas de ADN están posicionadas

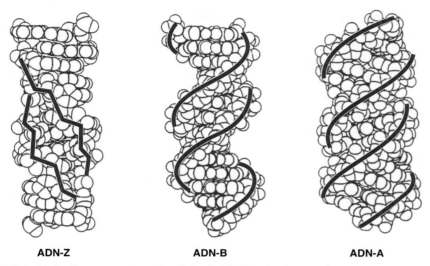

ADN-Z   **ADN-B**   **ADN-A**

FIGURA 11-9 Formas estructurales Z, B y A del ADN. Las *líneas rojas continuas* conectan a un grupo fosfato con el siguiente. (Modificada con permiso a partir de Saenger W. DNA structure. En: Saenger W. ed. *Principles of Nucleic Acid Structure*. Springer-Verlag; 1984:253-282. © 1984. Springer-Verlag New York Inc.).

hacia la periferia de la hélice que gira hacia la izquierda. Existen 3.8 Å entre pb y 12 pb por giro en el ADN-Z. Se denominó "Z" a esta forma de la hélice porque, en cada cadena, una línea que conecta los fosfatos traza un zigzag (fig. 11-9). El ADN-Z se forma de manera transitoria en las células y puede estabilizarse por proteínas de enlace ADN-Z específicas. La formación de ADN-Z se ha relacionado con el inicio transcripcional (el inicio de la síntesis de ARN a partir de una plantilla de ADN); sin embargo, su importancia fisiológica es aún difícil de entender. En el resto de este texto la atención se centra solo en ADN-B.

F. Características del ADN

Tanto los álcalis como el calor hacen que las dos cadenas de la hélice de ADN se separen (desnaturalización). Muchas técnicas empleadas para estudiar y analizar el ADN o producir moléculas de ADN recombinante utilizan esta propiedad. Aunque el álcali hace que las dos cadenas de ADN se separen, no rompe los enlaces fosfodiéster (fig. 11-10). En contraste, los enlaces fosfodiéster de ARN se escinden por efecto del álcali, ya que el grupo hidroxilo en el carbono 2′ pierde su protón y ello permite que el oxígeno de carga negativa reaccione con el enlace fosfodiéster y lo rompa. Por lo tanto, el álcali se utiliza para remover ARN de ADN y separar cadenas de ADN antes o después de la electroforesis (separación por tamaño en un campo eléctrico) en los geles de agarosa o poliacrilamida.

El calor solo convierte el ADN bicatenario en ADN monocatenario. La separación de cadenas se denomina desnaturalización (o fusión, del inglés *melting*) y la temperatura en la cual el 50% de ADN se separa se llama T_m (temperatura de fusión). Si la temperatura disminuye con lentitud, las cadenas individuales complementarias pueden realinearse y formar pares de bases, hasta formar de nueva cuenta una doble hélice que es esencialmente idéntica a la del ADN original. Este proceso se conoce como renaturalización, reasociación o hibridación. El proceso por el cual un ADN monocatenario se relaciona con cadenas de ARN complementario se denomina también **hibridación** (fig. 11-11). La hibridación se utiliza de modo amplio en investigación y pruebas clínicas (*véase* cap. 16).

II. Estructura de los cromosomas

A. Tamaño de las moléculas de ADN

Una célula procariota contiene por lo regular un solo **cromosoma** compuesto de ADN bicatenario que forma un círculo. Estas moléculas de ADN circular son en extremo grandes. Todo el cromosoma de la bacteria *Escherichia coli*, compuesto por una sola

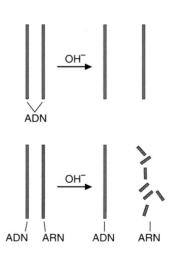

FIGURA 11-10 Efecto del álcali sobre el ADN y el ARN. Las cadenas de ADN permanecen intactas pero separadas. Las cadenas de ARN se degradan hasta nucleótidos.

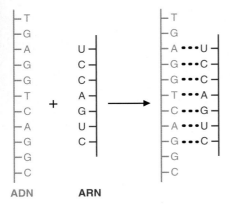

```
─T              ─T
─G              ─G
─A    U─        ─A •••U
─G    C─        ─G •••C
─G    C─        ─G •••C
─T  + A─    →   ─T •••A
─C    G─        ─C •••G
─A    U─        ─A •••U
─G    C─        ─G •••C
─G              ─G
─C              ─C

ADN   ARN
```

FIGURA 11-11 Hibridación del ADN y el ARN complementario.

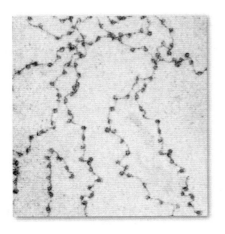

FIGURA 11-12 Cromatina que muestra la estructura de "cuentas en un cordel".

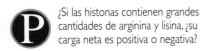

P ¿Si las histonas contienen grandes cantidades de arginina y lisina, ¿su carga neta es positiva o negativa?

molécula de ADN bicatenario circular, contiene $> 4 \times 10^6$ pb. Su peso molecular es de $> 2\,500 \times 10^6$ g/mol (comparado con el peso molecular de una molécula de gluc de 180 g/mol). Si esta molécula fuera lineal, su longitud sería de casi 2 mm. El ADN de células eucariotas es aproximadamente 1 000 veces más grande que el de las células bacterianas. En las eucariotas, cada cromosoma contiene una hélice de ADN lineal y continua. El ADN del cromosoma humano más largo es de > 7 cm de longitud. En realidad, si el ADN de los 46 cromosomas de una célula humana diploide se colocara extremo con extremo, el ADN total abarcaría una distancia de casi 2 m (> 6 pies). El ADN total contiene alrededor de 3.3×10^9 pb.

B. Compactación del ADN

Las moléculas de ADN requieren especial compactación para poder alojarse dentro de las células porque las moléculas son demasiado grandes. En *E. coli*, el ADN circular está superenrollado y unido a una estructura nucleoide compuesta de proteínas y de ARN. Recuérdese que el ADN se compone de una hélice doble, con las dos cadenas de ADN envueltas una alrededor de la otra para formar una estructura helicoidal. Para compactarse, la molécula de ADN se enrolla sobre sí misma para formar una estructura denominada superenrollada. Un cable de teléfono, que conecta el auricular al antiguo teléfono fijo, muestra superenrollamiento cuando el cable en espiral se envuelve sobre sí mismo. Cuando las cadenas de una molécula de ADN se separan y se desenrollan en una región local pequeña (que sucede durante la replicación de ADN), los superenrollamientos se introducen en la porción restante de la molécula e incrementan así la tensión en esta porción de la molécula. Las enzimas conocidas como topoisomerasas disipan este estrés para que el desenrollamiento de las cadenas de ADN tenga lugar. Esto se analiza con mayor detalle en el capítulo 12.

La compactación del ADN eucariota es mucho más compleja que la del ADN procariota porque el ADN eucariota es más grande y debe alojarse dentro del núcleo de la célula. El ADN eucariota se une a un peso igual de **histonas**, que son proteínas básicas pequeñas que contienen grandes cantidades de arginina y lisina. El complejo de ADN y proteínas se llama **cromatina**. La organización de ADN eucariota en cromatina es esencial para controlar la transcripción así como la compactación. Cuando la cromatina es extraída de las células, tiene la apariencia un collar de perlas (fig. 11-12). Las cuentas con ADN que sobresalen de cada extremo se conocen como **nucleosomas** y las estructuras en forma de cuenta con ADN conformadas por las histonas y el ADN enrollado se conocen como nucleosomas (fig. 11-13). Dos moléculas de cada una de las cuatro clases de histonas nucleares (histonas H2A, H2B, H3 y H4) forman el centro del núcleo (núcleo del nucleosoma). Alrededor del cual cerca de 140 pb de ADN bicatenario se enroscan. El ADN envuelto alrededor del nucleosoma es continuo, lo cual permite que los nucleosomas se unan de forma secuencial. El ADN que une los núcleos forma un complejo con el quinto tipo de histonas, la H1. Una mayor compactación de cromatina tiene lugar a medida que las cuerdas de los nucleosomas se enrollan en espirales tubulares helicoidales llamados estructuras **solenoides**.

Aunque los complejos de ADN e histonas forman las subestructuras nucleosomales de cromatina, otros tipos de proteínas están también asociadas con el ADN en el núcleo. A estas proteínas se les dio el poco imaginativo nombre de "proteínas cromosomales no histónicas". Las células de tejidos distintos contienen cantidades y tipos diferentes de estas proteínas, que incluyen enzimas que actúan sobre el ADN y factores que regulan la transcripción.

C. El genoma humano

El **genoma** (o contenido genético total) de una célula **haploide** humana (un espermatozoide o un óvulo) está distribuido en 23 cromosomas. Las células haploides contienen una copia de cada cromosoma. Las células del **óvulo** haploide y espermatozoide haploide se combinan para formar el cigoto **diploide**, que luego se divide para formar las otras células (mitosis), que son también diploides. Así, las células diploides contienen entonces 22 pares de **cromosomas autosómicos**, con cada par compuesto por dos **cromosomas homólogos** que contienen una serie similar de genes (fig. 11-14). Además de los cromosomas autosómicos, cada célula diploide posee dos **cromosomas sexuales**, designados X y Y. Una mujer tiene dos cromosomas X y un hombre tiene un cromosoma X y uno Y. El número total de cromosomas por célula diploide es 46.

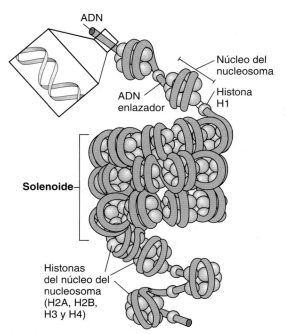

Con pH fisiológico, arginina y lisina tienen cargas positivas en sus cadenas laterales; por lo tanto, las histonas poseen carga neta positiva. Los residuos de arginina y lisina se concentran en regiones de las moléculas de histonas. Estas regiones de las histonas cargadas positivamente interactúan con los grupos fosfatos de ADN cargados negativamente.

FIGURA 11-13   Un polinucleosoma que indica los núcleos de histonas y el ADN enlazador. El ADN se representa en *azul*, mientras que las histonas se trazan como esferas *marrón claro*.

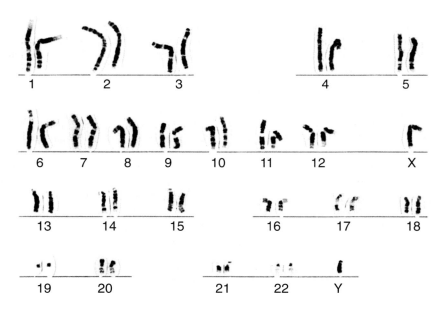

FIGURA 11-14   Cromosomas humanos de una célula diploide masculina. Cada célula diploide contiene 22 pares de autosomas (los cromosomas numerados del 1 al 22) más uno X y uno Y. Cada célula diploide femenina contiene dos cromosomas X. Cada célula haploide posee los cromosomas 1 a 22, más uno X o uno Y. (Tomada con permiso de Gelehrter TD. Collins FS. Ginsburg D. *Principles of Medical Genetics*. 2da ed. Williams & Wilkins; 1998:18).

Los genes están dispuestos de forma lineal a lo largo de cada cromosoma. Un **gen**, en términos genéticos, es la unidad fundamental de la herencia. En términos estructurales, un gen abarca la secuencia de ADN que codifica a los componentes estructurales del producto genético (ya sea una cadena polipeptídica o una molécula de ARN) junto con las secuencias de ADN adyacentes al extremo 5′ del gen que regula su expresión.

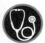

Will S. tiene anemia de células falciformes (*véanse* caps. 6 y 7). Tiene dos alelos para el gen de la β-globina que generan la forma mutada de la hemoglobina, la hemoglobina falciforme (HbS). Su hermana menor, Amanda, portadora del rasgo de células falciformes, tiene un alelo normal (que produce hemoglobina adulta [HbA]) y uno que produce HbS. En teoría, se espera que un portador produzca HbA:HbS en una proporción 50:50. Sin embargo, lo que en general se observa en la electroforesis es una proporción de 60:40 de HbA:HbS. Las desviaciones notables a partir de esta proporción suponen la aparición de una mutación de hemoglobina adicional (p. ej., talasemia).

El pólipo adenomatoso benigno inicial de **Clark T.** se encontraba en el colon ascendente. Debido a que su padre falleció de cáncer de colon, el médico le había advertido que el riesgo de desarrollar cáncer de colon era tres veces mayor que el de la población general. Desafortunadamente, **Clark T.** no se sometió a su examen colonoscópico después de tres años, como se le había recomendado, y desarrolló un adenocarcinoma que emitió metástasis.

Clark T. se halla bajo tratamiento con varios quimioterapéuticos que incluyen 5-fluorouracilo (5-FU), una base de pirimidina similar al uracilo y timina. El 5-FU inhibe la síntesis de los nucleótidos de timina requeridos para la replicación de ADN. La timina se produce casi siempre por una reacción catalizada por timidilato sintasa, una enzima que convierte el monofosfato de desoxiuridina (dUMP) en desoxitimidina monofosfato (dTMP). El 5-FU se convierte en el cuerpo en 5-FdUMP, que se une con solidez a la timidilato sintasa en un complejo de estado de transición e inhibe la reacción (recuérdese que la timina es 5-metiluracilo). Por lo tanto, los nucleótidos de timina no pueden generarse para la síntesis de ADN y la tasa de proliferación de células tumorales se reduce.

5-fluorouracilo (5-FU),
un análogo de uracilo o timina

5-FU → F-dUMP

dUMP ──┼──→ dTMP → dTTP → ADN

Un *locus* **genético** es una posición o ubicación específica en un cromosoma. Cada gen de un cromosoma de una célula diploide tiene correspondencia con una versión alternativa del gen en el mismo *locus* genético del cromosoma homólogo (fig. 11-15). Estas versiones alternativas de un gen se denominan **alelos**. Existen así dos alelos de cada gen, uno de la madre y uno del padre. Si los alelos son idénticos en secuencia de bases, la persona es homocigota para este gen. Si los alelos difieren, el sujeto es heterocigoto para ese gen y puede producir dos versiones de la proteína codificada que difieren un poco en estructura primaria.

Los genomas de células eucariotas y procariotas se diferencian en tamaño. El genoma de la bacteria *E. coli* contiene alrededor de 3 000 genes. Todo este ADN bacterial tiene una función: o bien codifica proteínas, ARNr y ARNt, o bien sirve para regular la síntesis de estos productos genéticos. En contraste, el genoma de la célula haploide humana contiene entre 20 000 y 25 000 genes, siete u ocho veces el número de *E. coli*. La función de la mayor parte de este ADN adicional no se ha determinado (un aspecto que se considera con mayor detalle en el cap. 13).

III. Estructura del ARN

A. Características generales del ARN

El ARN es similar al ADN. Como el ADN, está compuesto de nucleótidos unidos por enlaces fosfodiéster 3′ y 5′, las bases de purina adenina y guanina, y la base de pirimidina citosina. Sin embargo, la otra base de pirimidina es uracilo en lugar de timina. Uracilo y timina son bases idénticas, salvo porque la timina posee un grupo metilo en la posición 5 del anillo (fig. 11-16). En el ARN, el azúcar es ribosa, que contiene un grupo hidroxilo en el carbono 2′ (*véase* fig. 11-2; la prima se refiere a la posición en el anillo de ribosa). Como se indicó con anterioridad, la presencia del hidroxilo 2′ es lo que vuelve al ARN susceptible a la hidrólisis alcalina.

Las cadenas de ARN son por lo general monocatenarias y carecen de la estructura helicoidal continua del ADN bicatenario. Sin embargo, el ARN aún tiene considerables estructuras secundarias y terciarias porque los pares de bases pueden formarse en regiones donde la cadena vuelve sobre sí misma. Como en el ADN, el apareamiento entre las bases es complementario y antiparalelo. Sin embargo, en el ARN la adenina se empareja con uracilo en lugar de timina (fig. 11-16B). El apareamiento de bases en el ARN puede ser extenso y las estructuras enrolladas irregulares que se generan son importantes para la unión de moléculas, como las enzimas, que interactúan con regiones específicas de ARN.

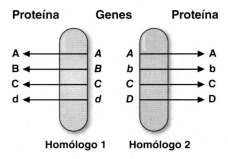

FIGURA 11-15 Cromosomas homólogos y sus productos proteínicos. Se muestra de forma esquemática un grupo de cromosomas homólogos. (Por supuesto, durante la interfase, cuando producen sus productos proteínicos, no pueden visualizarse como entidades discretas). Se muestran cuatro genes como ejemplos de cada homólogo. Los genes de los homólogos son alelos (p. ej., *AA*, *Bb*, *CC*, *dD*). Pueden ser idénticos (p. ej., *AA*, *CC*) o diferir (p. ej., *Bb*, *dD*) en la secuencia del ADN. En consecuencia, los productos proteínicos correspondientes pueden ser idénticos o diferir en la secuencia de aminoácidos.

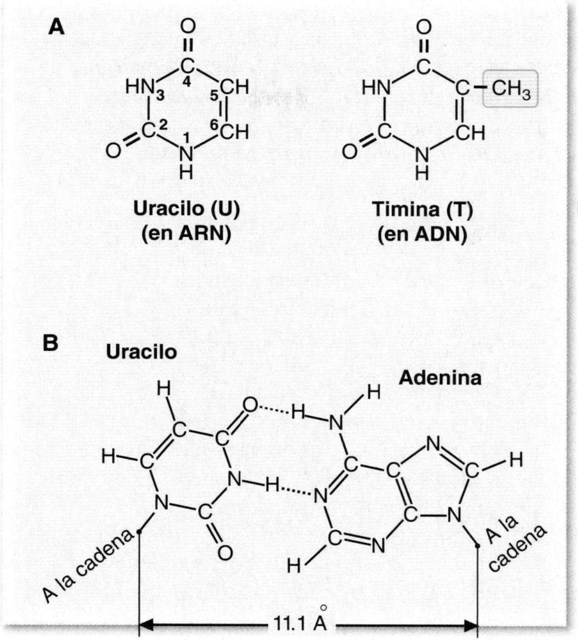

A

Uracilo (U)
(en ARN)

Timina (T)
(en ADN)

B Uracilo

Adenina

A la cadena

A la cadena

11.1 Å

FIGURA 11-16 A. Comparación de las estructuras del uracilo y la timina. Difieren en estructura solo por un grupo metilo, indicado en el *cuadro amarillo*. **B.** Un par de base uracilo-adenina en el ARN.

Los tres tipos principales de ARN (ARNm, ARNr y ARNt) participan de manera directa en el proceso de síntesis de proteínas. Otros ARN menos abundantes intervienen en la replicación o el procesamiento del ARN, es decir, en la conversión de precursores de ARN en sus formas maduras o destrucción de moléculas de ARN existente (*véase* cap. 16). Otras formas de ARN participan en la regulación génica (como los micro-ARN; *véase* cap. 15).

Algunas moléculas de ARN son capaces de catalizar reacciones. Por consiguiente, tanto el ARN como las proteínas pueden tener actividad enzimática. Ciertos precursores de ARNr pueden remover segmentos internos de sí mismos, al empalmar (*splicing*) los fragmentos restantes juntos. Debido a que este ARN es cambiado por la reacción que cataliza, no es en verdad una enzima y por lo tanto se ha denominado **ribozima**. Otros ARN actúan como verdaderos catalizadores y sirven como ribonucleasas que escinden a otras moléculas de ARN, o como peptidil transferasa, la enzima en la síntesis de proteína que cataliza la formación de enlaces peptídicos.

B. Estructura del ARNm

Cada molécula de ARNm contiene una secuencia de nucleótidos que se convierte en la secuencia de aminoácidos de una cadena polipeptídica en el proceso de traducción. En eucariotas, el ARNm se transcribe de genes que codifican a proteínas como un transcrito primario largo que se procesa en el núcleo para formar ARNm. Los diversos intermediarios del procesamiento, que son precursores de ARNm, se denominan pre-ARNm o ARNhn (ARN **h**eterogéneo **n**uclear). El ARNm se desplaza a través de los poros nucleares al citoplasma en donde se une a los ribosomas y a los ARNt y dirige la inserción secuencial de los aminoácidos apropiados en una cadena polipeptídica.

El ARNm eucariota contiene tres partes: una secuencia guía (o líder) en el extremo 5′, una región codificante en la parte intermedia y una secuencia estabilizadora en el extremo 3′ (fig. 11-17). La secuencia guía comienza con una estructura de casquete de guanosina en el extremo 5′. La región codificante comienza con un codón trinucleótido de inicio que señala el comienzo de la traducción, seguido por los codones trinucleótidos para aminoácidos y finaliza en una señal de terminación. La secuencia estabilizadora del

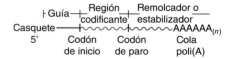

FIGURA 11-17 Las regiones del ARNm eucariótico. La *línea ondulada* indica la cadena de polinucleótidos de ARNm y las A constituyen la cola poli(A). El casquete 5′ consiste en un residuo de guanosina unido en su grupo hidroxilo 5′ a tres fosfatos, que están unidos al grupo hidroxilo 5′ del nucleótido siguiente en la cadena ARN (una unión 5′-5′ trifosfato). Los codones de inicio y finalización representan el punto donde se inicia y termina la síntesis de proteína de este ARNm.

Procariotas

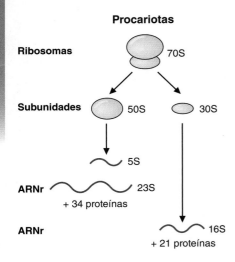

Eucariotas

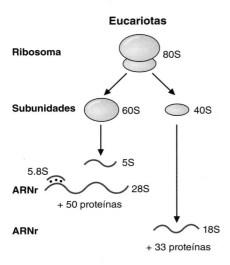

FIGURA 11-18 Comparación de los ribosomas de procariotas y de eucariotas. Se muestran los ribosomas citoplasmáticos de eucariotas. Los ribosomas mitocondriales son similares a los ribosomas procariotas pero más pequeños (55S en lugar de 70S).

La azitromicina, el antibiótico utilizado para tratar a **Paul T.**, inhibe la síntesis de proteínas en ribosomas procariotas pero no en ribosomas eucariotas. Se enlaza a la subunidad ribosomal 50S, que está ausente en las eucariotas. Por lo tanto, impide el crecimiento bacteriano en forma selectiva. Sin embargo, como los ribosomas mitocondriales son similares a los de las bacterias, la síntesis de proteínas mitocondriales también puede inhibirse. Este hecho es importante para comprender algunos de los efectos colaterales de los antibióticos que funcionan al suprimir la síntesis de proteínas bacterianas.

ARNm en el extremo 3′ contiene una cola poli(A) que puede tener hasta 200 nucleótidos de longitud. La mayor parte de la secuencia guía, la totalidad de la región codificante y la mayor parte de la región estabilizadora se sintetizan por transcripción de la secuencia nucleotídica complementaria en el ADN. Sin embargo, la guanosina presente en la estructura de casquete y la cola de poli(A) no están codificadas en el ADN; se añaden posteriormente que la transcripción se completó (modificación postranscripcional).

C. Estructura del ARNr

Los **ribosomas** son complejos de ribonucleoproteínas subcelulares en los cuales tiene lugar la síntesis de proteínas. Se encuentran diferentes tipos de ribosomas en procariotas y en el citoplasma y mitocondrias de las células eucariotas (fig. 11-18). Los ribosomas procariotas contienen tres tipos de moléculas de ARNr con coeficientes de sedimentación de 16S, 23S y 5S. Un coeficiente de sedimentación es una medida de la velocidad de sedimentación de una macromolécula en una centrífuga de alta velocidad (ultracentrífuga). Las unidades de sedimentación se expresan en unidades Svedberg (S). La subunidad ribosomal 30S contiene el ARNr 16S en complejo con proteínas y la subunidad ribosomal 50S contiene el ARNr 23S y 5S en complejo con proteínas. Las subunidades ribosomales 30S y 50S se unen para formar el ribosoma 70S, que participa en la síntesis de proteínas. Aunque las macromoléculas más grandes tienen en general coeficientes de sedimentación mayores que las macromoléculas más pequeñas, los coeficientes de sedimentación no son aditivos. Debido a que fuerzas de fricción que actúan en la superficie de una macromolécula lentifican su migración a través del solvente, la tasa de sedimentación depende no solo de la densidad de la macromolécula, sino también de su forma.

Los ribosomas citoplasmáticos en eucariotas contienen cuatro tipos de moléculas de ARNr de 18S, 28S, 5S y 5.8S. La subunidad ribosomal 40S posee el ARNr 18S en complejo con proteínas y la subunidad ribosomal 60S contiene los ARNr de 28S, 5S y 5.8S en complejo con proteínas. En el citoplasma, las subunidades ribosomales 40S y 60S se combinan para formar ribosomas de 80S que participan en la síntesis de proteínas.

Los ribosomas mitocondriales, con un coeficiente de sedimentación de 55S, son más pequeños que los ribosomas citoplasmáticos. Sus propiedades son similares a las de los ribosomas 70S de las bacterias.

Los ARNr contienen muchas asas y muestran un apareamiento de bases extenso entre las regiones de las asas. Las secuencias de ARNr de las subunidades ribosomales más pequeñas poseen estructuras secundarias que son comunes a muchas especies diferentes.

D. Estructura del ARNt

Durante la síntesis de proteínas, las moléculas de **ARNt** transportan aminoácidos a los ribosomas y se aseguran de que sean incorporados en las posiciones apropiadas de la cadena polipeptídica en crecimiento. Esto se efectúa mediante el apareamiento de bases en una forma antiparalela de tres bases de ARNt (el anticodón) con los codones de tres bases dentro de la región de codificación del ARNm. Por lo tanto, las células contienen al menos 20 moléculas de ARNt distintas que difieren ligeramente en la secuencia nucleotídica, una por cada aminoácido encontrado en las proteínas. Muchos aminoácidos tienen más de un ARNt.

Las moléculas de ARNt contienen no solo los nucleótidos habituales, sino también los derivados de estos nucleótidos que se producen por modificaciones postranscripcionales. En las células eucariotas, 10 a 20% de los nucleótidos de ARNt están modificados. La mayor parte de las moléculas de ARNt posee ribotimidina (rT), en la cual se agrega un grupo metilo a la uridina para formar ribotimidina. También contienen dihidrouridina (D), en la cual se reduce uno de los enlaces dobles de la base y seudouridina (ψ), en la cual el uracilo se une a la ribosa por un enlace carbono-carbono en lugar de un enlace carbono-nitrógeno (*véase* cap. 13). La base en el extremo 5′ del anticodón del ARNt también está modificada con frecuencia.

Las moléculas de ARNt son bastante pequeñas en comparación con ARNm y con las grandes moléculas de ARNr. En promedio, las moléculas de ARNt contienen alrededor de 80 nucleótidos y poseen un coeficiente de sedimentación de 4S. Debido a su tamaño pequeño y alto contenido de nucleótidos modificados, los ARNt fueron los primeros ácidos nucleicos que se secuenciaron. A partir de 1965, cuando Robert Holley infirió la estructura del primer ARNt, se han determinado las secuencias de nucleótidos de muchos ARNt diferentes. Aunque sus secuencias primarias difieren, todas las moléculas de ARNt pueden formar una estructura que se parece a una hoja de trébol (se desarrolla en mayor detalle en el cap. 13).

E. Otros tipos de ARN

Además de los tres tipos principales de ARN descritos con anterioridad, otros ARN están presentes en las células. Estos ARN incluyen a los **oligonucleótidos** que sirven de iniciadores para la replicación de ADN y el ARN en las *ribonucleoproteínas nucleares pequeñas* (snRNP o *snurps*) que participan en el empalme (*splicing*) y reacciones de modificación que suceden durante la maduración de los precursores de ARN (*véase* cap. 13). También se incluyen los **microARN**, que participan en la regulación de la expresión génica (*véanse* caps. 15 y 17).

COMENTARIOS CLÍNICOS

La infección de VIH de **Isabel S.** provino del uso de agujas contaminadas con VIH. Sin tratamiento, el VIH progresará y dará como resultado el desarrollo del sida (síndrome de inmunodeficiencia adquirida). El deterioro inmunológico progresivo que acompaña al final a la enfermedad puede provocar infecciones micóticas oportunistas potencialmente letales (p. ej., *Candida*, *Criptococo*, *Pneumocystis jirovecii* [anteriormente conocido como *Pneumocystis carinii*]), otros virus (p. ej., citomegalovirus, herpes simple) y bacterias (p. ej., *Mycobacterium*, *Salmonella*). La incompetencia inmunológica también resulta con frecuencia en el desarrollo de ciertas neoplasias (p. ej., sarcoma de Kaposi, linfoma no Hodgkin), así como meningitis, neuropatías y trastornos neuropsiquiátricos que producen disfunción cognitiva. Aunque los avances terapéuticos farmacológicos recientes pueden lentificar o detener el curso de la enfermedad, no existe cura disponible todavía.

El pólipo adenomatoso benigno inicial de **Clark T.** se hallaba en el lado derecho del colon, que es menos común que en el lado izquierdo pero está aumentando su incidencia. Como su padre falleció de cáncer de colon, el médico había advertido que el riesgo de desarrollar esta tumoración era tres veces mayor respecto de la población general. Desafortunadamente, **Clark T.** no se realizó el estudio colonoscópico anual, según lo recomendado y desarrolló un adenocarcinoma que produjo metástasis.

La característica más maligna de las neoplasias es su capacidad metastásica, es decir, crear una nueva neoplasia en un sitio distal. El sitio inicial de metástasis de un tumor es casi siempre el primer lecho capilar que las células malignas encuentran una vez que se liberan. Por lo tanto, las células de los tumores del tracto gastrointestinal pasan a menudo a través de la vena porta hacia el hígado, que es el sitio de la metástasis de **Clark T.** Debido a que su adenocarcinoma ha emitido ya metástasis, hay pocas esperanzas de erradicarlo y el tratamiento con 5-fluorouracilo (5-FU) y otros quimioterapéuticos es paliativo (enfocado en la reducción de la gravedad de la enfermedad y alivio de los síntomas sin curar en verdad la enfermedad).

La infección de **Paul T.** se trató con azitromicina, un antibiótico macrólido. Dado que este fármaco puede inhibir la síntesis de proteínas mitocondriales en las células eucariotas, puede alterar la función de la célula hospedera, que conduce a efectos secundarios como malestar epigástrico, diarrea y, con poca frecuencia, ictericia colestásica.

Clark T. Toleró el primer ciclo de quimioterapia con anorexia leve y diarrea y una leucopenia (disminución del recuento de leucocitos; *leuco*, blanco) leve. Dos semanas después recibió su segundo curso.

Debido a que el 5-FU suprime la síntesis de timina, la síntesis de ADN está afectada en todas las células del cuerpo humano que se dividen con rapidez, como las células de la médula ósea que producen leucocitos y las células de la mucosa que recubren los intestinos. La inhibición de la síntesis de ADN en las células que se dividen rápidamente propicia los efectos secundarios del 5-FU y muchos otros fármacos quimioterapéuticos.

Los dermatólogos suelen prescribir cremas que contienen 5-FU para el tratamiento de la piel dañada por el sol, que puede dar lugar a queratosis actínicas y carcinomas de células basales. La aplicación diaria de la crema durante 3 o 4 semanas provoca la descamación y la muerte de las células precancerosas, que son sustituidas por células cutáneas sanas.

COMENTARIOS BIOQUÍMICOS

Retrovirus. El ARN también sirve como el genoma de ciertos tipos virales, incluidos los retrovirus. El virus de inmunodeficiencia humana (VIH) es un ejemplo de retrovirus (fig. 11-19). Los virus deben invadir a células hospederas para reproducirse. No pueden reproducirse de manera independiente. Algunos virus que

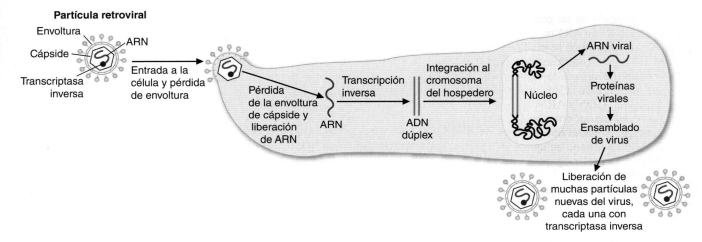

FIGURA 11-19   Ciclo de vida de un retrovirus. El virus contiene dos cadenas de ARN idénticas; por claridad se muestra solo una. Después de penetrar la membrana plasmática, el genoma ARN monocatenario viral se transcribe inversamente a una forma de ADN bicatenario. El ADN viral migra al núcleo y se integra al ADN cromosómico, en donde se transcribe para formar un transcrito de ARN viral. El transcrito viral puede formar el genoma ARN viral para virus de progenie, o puede traducirse para generar proteínas estructurales virales.

son patógenos para los seres humanos contienen ADN como su material genético. Otros poseen ARN como su material genético. El VIH invade las células del sistema inmunológico y evita que el individuo afectado active una respuesta inmunológica adecuada para combatir las infecciones.

De acuerdo con el "dogma central" propuesto por Francis Crick, la información fluye del ADN al ARN a las proteínas. En su mayor parte, este concepto es válido. Sin embargo, los retrovirus no siguen esta regla. Cuando los retrovirus invaden a las células, su genoma de ARN se transcribe para producir una copia de ADN. La enzima que cataliza este proceso está codificada en el ARN viral y se conoce como transcriptasa inversa. Esta copia de ADN se integra en el genoma de la célula infectada y las enzimas de la célula hospedera se utilizan para producir muchas copias de ARN viral, así como proteínas virales, que pueden empacarse en nuevas partículas virales.

CONCEPTOS CLAVE

- El dogma central de la biología molecular establece que el ADN se transcribe al ARN, que se traduce a las proteínas.
- Los nucleótidos, que se componen de una base nitrogenada, un azúcar de cinco carbonos y fosfato, son las unidades monoméricas de los ácidos nucleicos, ADN y ARN (*véase* cap. 5).
- El ARN contiene el azúcar 2′-desoxirribosa; el ARN posee ribosa.
- El ADN y el ARN contienen las bases de purina adenina (A) y guanina (G).
- El ADN contiene las bases de pirimidina citosina (C) y timina (T), mientras que ARN posee C y uracilo (U).
- ADN y ARN son secuencias lineales de nucleótidos unidos por enlaces fosfodiéster entre el azúcar 3′ de un nucleótido y el azúcar 5′ del siguiente nucleótido.
- La información genética está codificada por la secuencia de las bases de nucleótidos en el ADN.
- El ADN es bicatenario; una cadena discurre en la dirección 5′ a 3′, mientras que la otra es antiparalela y discurre en la dirección 3′ a 5′.
- Las dos cadenas de ADN se envuelven una a la otra para formar una doble hélice y se mantienen unidas por puentes de hidrógeno entre las bases de cada cadena y por interacciones hidrófobas entre las bases apiladas en el centro de la molécula.
- La base adenina se une mediante puentes de hidrógeno a la timina, mientras que la citosina lo hace mediante puentes de hidrógeno a la guanina.

◆ La transcripción de un gen genera un ARN monocatenario; los tres tipos principales de ARN son ARNm, ARNr y ARNt.
◆ El ARNm eucariótico se modifica en los extremos 5′ y 3′. En porción central contiene una región codificante para la síntesis de una proteína.
◆ Los codones dentro de la región codificante determinan la secuencia de aminoácidos en una proteína. Cada codón tiene tres nucleótidos de longitud.
◆ Se requieren ARNr y ARNt para la síntesis de proteínas.
  ◆ ARNr forma un complejo con proteínas para crear partículas de ribonucleoproteínas llamadas ribosomas, que se unen a ARNm y ARNt durante la traducción.
  ◆ El ARNt contiene un anticodón que se une a un codón complementario en el ARNm, lo cual asegura la inserción del aminoácido correcto en la proteína que se sintetiza.
◆ Las enfermedades revisadas en este capítulo se resumen en la tabla 11-2.

TABLA 11-2   **Enfermedades revisadas en el capítulo 11**

ENFERMEDAD O TRASTORNO	GENÉTICA O AMBIENTAL	COMENTARIOS
Síndrome de inmunodeficiencia adquirida (sida)	Ambiental	El sida se debe a una infección por el virus de la inmunodeficiencia humana (VIH), un retrovirus que contiene un genoma ARN. Mediante su crecimiento en las células inmunes, la infección activa por el virus provoca un estado de inmunodeficiencia. Los análogos nucleósidos son una clase de fármacos usados para tratar personas con infecciones de VIH.
Adenocarcinoma	Ambas	Utilización de nucleótidos análogos como agentes quimioterapéuticos. En específico, el 5-fluorouracilo se utiliza para inhibir la síntesis del monofosfato de cesoxitimidina (dTMP) por la enzima sintasa de timidilato, que conduce a la muerte de células de rápida proliferación.
Neumonitis	Ambiental	Enfermedad inducida por bacterias, en particular en los pulmones, que causa fiebre y tos. Se trata con antibióticos. Algunos antibióticos impiden la síntesis de proteínas bacterianas, pero pueden también inhibir la síntesis de proteínas mitocondriales.

PREGUNTAS DE REVISIÓN: CAPÍTULO 11

Indicaciones: para cada pregunta que sigue, seleccione la mejor respuesta.

1. Los virus provocan muchas infecciones en los seres humanos como hepatitis, encefalitis, COVID-19, y el "resfriado común". ¿Cuál de los siguientes es un rasgo común de todos estos virus?
    A. Son moléculas de ADN pequeñas, circulares que entran en las bacterias y se replican fuera del genoma del hospedador.
    B. Una vez que infectaron a células eucariotas, se llaman fagos.
    C. Todos los virus del resfriado común contienen tanto genomas ADN como ARN.
    D. Para reproducirse, deben usar el ADN, el ARN y la maquinaria sintetizadora de proteínas de la célula infectada.
    E. Una vez que se vuelven infecciosos, se llaman plásmidos.
2. Muchos medicamentos que se usan para tratar cáncer inhiben la replicación del ADN en tanto que algunos inhiben las vías que se requieren para sintetizar proteínas a partir de ciertos genes. ¿Cuál de las opciones siguientes describe con exactitud el paso que va desde la replicación de ADN hasta la síntesis de una proteína?
    A. La traducción de un gen genera un ARN monocatenario que es complementario a ambas cadenas de ADN.

    B. La transcripción de un gen genera un ARN monocatenario que es complementario a una de las cadenas de ADN.
    C. El ARNt codifica las proteínas durante la traducción.
    D. El ARNm codifica las proteínas durante la transcripción.
    E. El ARNr codifica las proteínas durante la transcripción.
3. La gota es provocada por el depósito de cristales de urato en las articulaciones y el riñón. Las purinas son metabolizadas a ácido úrico en tanto que las pirimidinas, cuando se metabolizan, no generan ácido úrico. ¿Cuál de las siguientes opciones se debe restringir en la dieta de un paciente con gota?
    A. Citosina
    B. Guanina
    C. Timina
    D. Uracilo
    E. Desoxirribosa
4. Un paciente tiene anemia microcítica, hipocrómica. Para determinar la causa de la anemia, se toma la hemoglobina del paciente y se determina que hay mucho más cadena β que cadena α, lo que indica talasemia α. Para determinar

las bases genéticas de la talasemia, se aíslan los ácidos nucleicos de la sangre del paciente. Durante el procedimiento de aislamiento de los ácidos nucleicos, se requiere tratamiento de calor y álcali para una de las opciones siguientes:

A. Los álcalis provocan que las dos cadenas de ADN y ARN se separen.

B. El calor provoca que las dos cadenas de ADN y ARN se separen.

C. Los álcalis escinden los enlaces fosfodiéster del ADN y el ARN degradándolos a nucleótidos.

D. Los álcalis separan las cadenas de ADN y degradan el ARN a nucleótidos.

E. Los álcalis separan las cadenas de ARN y degradan el ADN a nucleótidos.

5. Dirigirse a ciertas características del ARNm eucariota puede provocar la inhibición de la síntesis de proteínas. ¿Cuál de los siguientes describe un aspecto único del ARNm eucariota?

A. Se encuentra una cola de poliguanosina en el extremo 3′.

B. El extremo 5′ comienza con una secuencia principal que contiene un casquete de adenina.

C. El casquete y la cola del ARNm se agregan después de la transcripción.

D. La secuencia principal contiene un casquete de guanosina en el extremo 3′ del ARNm.

E. La cola poli(A) se encuentra en el extremo 3′ del ARNm.

6. Algunos quimioterapéuticos alteran la capacidad de la polimerasa de ADN para replicar de manera confiable. Para la secuencia de ADN, 5′-ATCGATCGATCGATCG-3′, ¿cuál de las siguientes representa la secuencia y polaridad de una cadena complementaria?

A. 5′-ATCTATCGATCGATCG-3′

B. 3′-ATCGATCGATCGATCG-5′

C. 5′-CGAUCGAUCAUCGAU-3′

D. 5′-CGATCGATCGATCGAT-3′

E. 3′-CGATCGATCGATCGAT-5′

7. Ciertos medicamentos inhiben la síntesis de ARN bacteriano. Si la cadena de ADN, 5′-GCTATGCATCGTGATC-GAATTGCGT-3′, sirve como molde para la síntesis de ARN, ¿cuál de las siguientes muestra la secuencia y polaridad del ARN recién sintetizado?

A. 5′-ACGCAATTCGATCACGATGCATAGC-3′

B. 5′-UGCGUUAAGCUAGUGCUACGUAUCG-3′

C. 5′-ACGCAAUUCGAUCACGAUGCAUAGC-3′

D. 5′-CGAUACGUAGCACUAGCUUAACGCA-3′

E. 5′-GCTATGCATCGTGATCGAATTGCGT-3′

8. Al comprender la estructura del ADN y los procesos de replicación, se permite el desarrollo de varios medicamentos que interfieren con la replicación de ADN. Para el ADN ¿cuál de los siguientes describe mejor el enlace entre el azúcar desoxirribosa y el fosfato en el ADN?

A. Un enlace polar

B. Un enlace iónico

C. Un enlace hidrógeno

D. Un enlace covalente

E. Un enlace de van der Waals

9. Ciertos medicamentos se pueden intercalar entre las bases de ADN y alterar el esqueleto del ADN. ¿De cuál de los siguientes está compuesta el esqueleto de una cadena de ADN? Elija la mejor respuesta.

A. Fosfatos y azúcares

B. Bases y fosfatos

C. Nucleótidos y azúcares

D. Fosfatos y nucleósidos

E. Azúcares y bases

10. El análisis de una cadena de una pieza de ADN bicatenario presentó 20 mol % de A, 25 mol % de T, 30 mol % de G y 25 mol % de C. ¿Cuál de los siguientes representa de manera correcta la composición de la cadena complementaria?

A. [A] es 25 mol %, [T] es 20 mol %, [G] es 25 mol % y [C] es 30 mol %.

B. [A] es 25 mol %, [U] es 20 mol %, [G] es 25 mol %, y [C] es 30 mol %.

C. [U] es 25 mol %, [T] es 20 mol %, [G] es 25 mol %, y [C] es 30 mol %.

D. [A] es 25 mol %, [T] es 25 mol %, [G] es 25 mol %, y [C] es 25 mol %.

E. La composición de la cadena complementaria no se puede determinar con los datos aportados.

11. El ADN eucariota es una estructura fuertemente condensada dentro del núcleo, compleja con histonas y proteínas no histónicas asociadas al cromosoma. La estructura global puede modificarse mediante la acetilación de las cadenas laterales de lisina de las histonas. ¿Cuál de las siguientes modificaciones se espera que se produzca?

A. Estabilizar la estructura cromosómica existente mediante interacciones iónicas.

B. Desestabilizar la estructura cromosómica existente a través de una reducción de las interacciones iónicas.

C. Estabilizar la estructura cromosómica existente mediante el aumento de la formación de enlaces de hidrógeno.

D. Desestabilizar la estructura cromosómica existente debido a una reducción de la formación de enlaces de hidrógeno.

E. Estabilizar la estructura cromosómica existente debido a un aumento de las interacciones hidrofóbicas.

F. Desestabilizar la estructura cromosómica existente debido a una disminución de las interacciones hidrofóbicas.

12. Los ribonucleótidos tienen la capacidad de formar tres enlaces fosfodiéster, mientras que los desoxirribonucleótidos sólo pueden formar dos enlaces fosfodiéster. Entre los carbonos que pueden formar enlaces fosfodiéster en un ribonucleótido, ¿cuál de los siguientes son?

A. 1′, 2′ y 3′

B. 2′, 3′ y 4′

C. 3′, 4′ y 5′

D. 2′, 3′ y 5′

E. 1′, 3′ y 5′

13. La formación de una doble hélice de ADN genera ranuras en la estructura del ADN a través de las cuales las proteínas pueden unirse al ADN de una manera específica a la secuencia de bases del ADN. ¿La interacción entre las proteínas y el ADN se produce a través de cuál de las siguientes opciones?

A. El emparejamiento de bases entre las cadenas laterales de aminoácidos y las bases del ADN

B. Interacciones hidrofóbicas entre las cadenas laterales de los aminoácidos y la desoxirribosa

C. Interacciones iónicas entre las cadenas laterales de los aminoácidos y los fosfatos de los enlaces fosfodiésteres

D. Enlaces de hidrógeno entre las cadenas laterales de los aminoácidos y las bases del ADN

E. Enlaces de hidrógeno entre el hidrógeno de la amida y el grupo carbonilo de los enlaces peptídicos de la proteína y las bases del ADN

14. Las modificaciones postranscripcionales del ARN tienen importantes funciones biológicas. ¿Cuál de los siguientes es un ejemplo de tal evento postranscripcional?

A. La formación de enlaces de hidrógeno A:U en la estructura del ARN

B. La formación de enlaces de hidrógeno A:T en la estructura del ARN

C. La inclusión de bases de timina en la estructura del ARN

D. La generación de enlaces fosfodiéster en el ARN

E. La generación de un codón de parada en el ARN mensajero

15. El uso de dideoxinucleótidos como tratamiento de la infección por VIH ha demostrado ser eficaz. ¿Cuál es la razón por la que estos agentes no interfieren en la síntesis de ARN en las células normales?

A. Los dideoxinucleótidos no bloquearían la formación del enlace fosfodiéster en la síntesis del ARN.

B. La falta de un grupo 2′-hidroxilo

C. La falta de un grupo 3′-hidroxilo

D. Sólo la transcriptasa inversa reconoce los dideoxinucleótidos como sustrato.

E. Todos los dideoxirribonucleótidos se basan en la zidovudina, que es un análogo de la timina, y la timina no se encuentra en el ARN.

RESPUESTAS A LAS PREGUNTAS DE REVISIÓN

1. **La respuesta es D.** Los virus constan de un genoma de ADN o de ARN pero no de ambos. Todos los virus que provocan el resfriado común son virus ARN. Cuando los virus infectan bacterias (procariotas) se llaman bacteriófagos o fagos. Los plásmidos no son virus y no son infecciosos. Los plásmidos son moléculas de ADN pequeñas y circulares que se pueden replicar de manera autónoma, en tanto que los virus no pueden y deben usar el ADN, el ARN y la maquinaria de síntesis proteínica de la célula.

2. **La respuesta es B.** El ARNr y el ARNt son parte del aparato de la síntesis de proteína, pero las secuencias de ARNr y de ARNt no codifican proteínas. El ARNm lleva la información genética que se convierte en la secuencia de aminoácidos de una proteína pero que se usa en el proceso de traducción. La transcripción de un gen a partir de ADN genera ARN que es complementario a solo una cadena de ADN.

3. **La respuesta es B.** La adenina y la guanina son purinas, las cuales forman urato durante su metabolismo. La citosina, tiamina y uracilo son pirimidinas que permiten diferentes vías metabólicas y no forman ácido úrico. La desoxirribosa es un componente del ADN; pero es un azúcar y no una base purínica, y no se convierte en ácido úrico.

4. **La respuesta es D.** Tanto los álcalis como el calor provocan que las dos cadenas de ADN se separen. Los álcalis no rompen los enlaces fosfodiéster del ADN pero escinden los enlaces fosfodiéster del ARN, degradando el ARN en nucleótidos. El ARN es monocatenario, no bicatenario. En el análisis de ADN, muchas técnicas requieren su separación del ARN (el tratamiento con álcalis) y su desnaturalización (separación de las cadenas dobles).

5. **La respuesta es E.** La secuencia principal comienza con un casquete de N^7-metilguanosina en el extremo 5′ del ARNm. La región de codificación del ARNm se presenta después. El extremo 3′ del ARNm contiene una cola de poliadenina, la cual ayuda con la estabilidad del ARNm. La cola del ARNm se agrega después de la

transcripción del ARNm, mientras que la tapa puede añadirse antes de que se haya completado la transcripción.

6. **La respuesta es D.** La cadena complementaria debe disponerse en el sentido opuesto, de modo que el extremo 5′ experimente el par de base con la G en el extremo 3′ de la cadena dada. Por lo tanto, el extremo 5′ de la cadena complementaria debe ser C. G haría par de base con C, A con T y T con A. La respuesta B es incorrecta porque las bases no forman un par de base entre sí en las secuencias indicadas, C es incorrecta porque U no se encuentra en el ADN, y E es incorrecta porque tiene la polaridad incorrecta (la T de 5′ de la respuesta E no formaría par de base con la G de 3′ en la secuencia dada).

7. **La respuesta es C.** La cadena de ARN debe ser complementaria a la cadena de ADN y A, en el ADN, hace par de base con U en el ARN, mientras que T en el ADN par de base con A en el ARN, G en el ADN hace par de base con C en el ARN, y C en el ADN haría par de base con G en el ARN. La respuesta A y E son incorrectas porque incluyen T, que se encuentra en el ADN, no en el ARN. La respuesta B es incorrecta porque las reglas del par de bases se violan cuando las cadenas se alinean de modo antiparalelo. D es incorrecta porque la polaridad de la cadena es incorrecta (si se invirtieran los extremos 5′ y 3′, la respuesta sería correcta).

8. **La respuesta es D.** El fosfato está en un enlace **éster** entre dos grupos desoxirribosa, generando el enlace fosfodiéster en el esqueleto de ADN (estos son enlaces covalentes). Ninguna de las otras interacciones es correcta.

9. **La respuesta es A.** El esqueleto de ADN está formado por los fosfatos y la desoxirribosa en los enlaces fosfodiéster. Las bases están dentro del esqueleto, apareadas con bases en la cadena complementaria y formando interacciones de apilamiento dentro de la doble hélice.

10. **La respuesta es A.** Las pares de bases en el ADN bicatenario requieren que [A] = [T] y [C] = [G]. Por lo tanto, si la concentración de A en una cadena es 20 mol %, la concentración de T en la cadena complementaria

debe ser también 20 mol %. Para el ejemplo dado, [A] debe ser 25 mol %, [T] sería 20 mol %, [G] sería 25 mol % y [C] sería 30 mol %.

11. **La respuesta es B.** Las histonas son proteínas con carga positiva que se unen al ADN a través de interacciones iónicas con los grupos fosfato con carga negativa de los enlaces fosfodiéster de la columna vertebral del ADN. La acetilación de la cadena lateral de la lisina elimina la carga positiva de la cadena lateral y debilita las interacciones de la histona con el ADN. Esto permite una relajación localizada de la estructura condensada del ADN en las regiones de acetilación de la histona. La acetilación no conduce a un aumento (o disminución) significativo de la formación de enlaces de hidrógeno, ni hay ningún cambio apreciable en las interacciones hidrofóbicas entre las histonas y el ADN después de la acetilación.

12. **La respuesta es D.** Cuando la ribosa forma su estructura cíclica, hay grupos hidroxilos en los carbonos 1, 2, 3 y 5. El grupo hidroxilo que estaba en el carbono 4 tiene ahora su átomo de oxígeno como parte del anillo de furanosa de la ribosa. Cuando se añade una base a una ribosa para formar un nucleósido, esto ocurre en el carbono 1, por lo que no hay ningún grupo hidroxilo libre en el carbono 1 cuando se forma un nucleósido. Un ribonucleótido tiene un fosfato añadido al carbono 5, junto con grupos hidroxilos libres en los carbonos 2 y 3. Cualquiera de estos tres grupos hidroxilos puede participar en la formación del enlace fosfodiéster. El ADN carece de un grupo hidroxilo en la posición 2 de la ribosa (formando desoxirribosa), por lo que los desoxirribonucleótidos sólo pueden formar dos enlaces fosfodiéster, en las posiciones 3′ y 5′.

13. **La respuesta es D.** Una proteína se une al ADN mediante la formación de enlaces de hidrógeno entre las cadenas laterales de aminoácidos (no componentes del enlace peptídico) de la proteína y las bases del ADN. Las cadenas laterales tienen acceso a las bases a través de uno de los surcos del ADN (normalmente el surco mayor). Las proteínas no contienen bases nitrogenadas, por lo que las proteínas no forman pares de bases con el ADN. No habría especificidad de unión si las cadenas laterales de aminoácidos de la proteína formaran interacciones iónicas con los fosfatos del ADN, porque la columna vertebral del ADN tiene muchos fosfatos que no están presentes de forma específica en la secuencia. La desoxirribosa es hidrofílica y no formaría interacciones hidrofóbicas con las cadenas laterales de aminoácidos.

14. **La respuesta es C.** Durante la síntesis del ARN se coloca uracilo en el ARN y, tras la transcripción, ciertas bases de uracilo se convierten en bases de timina mediante una reacción de metilación. La formación de la estructura secundaria del ARN (bucle que requiere el emparejamiento de bases entre las bases A y U, junto con las bases C y G) no requiere modificaciones postranscripcionales en la estructura del ARN. Los enlaces fosfodiéster se forman cuando se sintetiza el ARN, por lo que no es un evento postranscripcional. El codón de parada se genera durante la transcripción y no se añade una vez finalizada esta.

15. **La respuesta es B.** La ARN polimerasa reconoce los sustratos que contienen un grupo hidroxilo en el carbono 2′ de la ribosa, mientras que la ADN polimerasa reconoce los sustratos que carecen de un grupo hidroxilo en el carbono 2′ de la ribosa. Como los dideoxirribonucleótidos carecen de grupos hidroxilos en el carbono 2′, sólo la ADN polimerasa los reconocerá como sustrato y la ARN polimerasa no los utilizará. Los dideoxirribonucleótidos existen para las cuatro bases (no solo para la timina). Las ADN polimerasas celulares normales reconocerán los dideoxirribonucleótidos como sustratos, aunque con menor afinidad que la transcriptasa inversa.

Expresión génica y síntesis de proteínas

A mediados del siglo xx se identificó al ADN como el material genético y se determinó su estructura. Con base en este conocimiento, los investigadores descubrieron a continuación los mecanismos por los cuales se hereda y expresa la información genética. Durante el último cuarto del siglo xx la comprensión de esta área crítica de la ciencia, conocida como biología molecular, creció a ritmo cada vez más rápido. Ahora están disponibles técnicas para sondear el genoma humano que revolucionarán por completo la forma de practicar la medicina en el siglo xxi.

El genoma de una célula se integra con toda la información genética codificada en el ADN (**á**cido **d**esoxirribo**n**ucleico). En eucariotas, el ADN se encuentra sobre todo en los núcleos, pero también se localizan pequeñas cantidades en las mitocondrias. Los genes nucleares están empacados en cromosomas que contienen ADN y proteínas en estructuras estrechamente enrolladas (cap. 11).

El mecanismo molecular de la herencia implica un proceso conocido como replicación, en el cual las cadenas de ADN parental sirven como moldes para la síntesis de copias de ADN (fig. III-1) (cap. 12). Después de la replicación del ADN, las células se dividen y estas copias de ADN pasan a las células hijas. Las alteraciones en el material genético se producen por recombinación (el intercambio de material genético entre los cromosomas) y por mutación (el resultado de cambios químicos que alteran la secuencia del ADN). Los mecanismos de reparación del ADN corrigen gran parte de este daño; sin embargo, muchas alteraciones genéticas pasan a las células hijas.

La expresión de los genes dentro de las células requiere dos procesos: transcripción y traducción (fig. III-1) (caps. 13 y 14). El ADN se transcribe para producir ácido ribonucleico (ARN). Tres tipos principales de ARN se transcriben a partir del ADN y con posterioridad participan en el proceso de traducción (la síntesis de proteínas). El ARN mensajero (ARNm) transporta la información genética del núcleo al citoplasma, donde tiene lugar la traducción en los ribosomas: estructuras que contienen proteínas que forman complejos con ARN ribosómico (ARNr). El ARN de transferencia (ARNt) lleva aminoácidos individuales a los ribosomas, en donde se unen en enlaces peptídicos para formar proteínas. Durante la traducción, la secuencia de bases de ácidos nucleicos en el ARNm se decodifica en grupos de tres (cada grupo de tres bases constituye un codón). La secuencia de codones en el ARNm determina la secuencia de aminoácidos en la proteína. Las proteínas funcionan en la estructura celular, señalización y catálisis y, por lo tanto, establecen el fenotipo y comportamiento de las células y del organismo como un todo. La regulación de la expresión del gen (cap. 15) determina qué proteínas se sintetizan y la cantidad sintetizada en cada momento, lo cual posibilita que las células pasen por el proceso de desarrollo y diferenciación, y respondan a condiciones ambientales cambiantes.

La investigación en biología molecular ha producido una serie de técnicas, conocidas de modo colectivo como tecnología de ADN recombinante, biotecnología o ingeniería genética, que pueden utilizarse para el diagnóstico y tratamiento de enfermedades (cap. 16). Estas técnicas pueden descubrir varias enfermedades genéticas que antes solo podían diagnosticarse después de la aparición de los síntomas. El diagnóstico de estas anomalías puede establecerse ahora con considerable precisión, incluso antes del nacimiento y los portadores de estas afecciones también pueden identificarse.

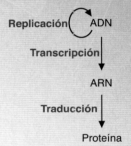

Muchos fármacos utilizados en medicina para tratar infecciones bacterianas tienen como objetivo interferir con la capacidad de las bacterias para sintetizar ARN y proteínas. Por este motivo, los estudiantes de medicina necesitan conocer los fundamentos de la replicación del ADN, síntesis del ARN y síntesis de proteínas para comprender el mecanismo de acción de estos fármacos.

Replicación ⟳ ADN

Transcripción ↓

ARN

Traducción ↓

Proteína

FIGURA III-1 Replicación, transcripción y traducción. Replicación: el ADN sirve de molde para producir copias de ADN. Transcripción: el ADN funciona como molde para la síntesis de ARN. Traducción: el ARN proporciona la información para la síntesis de proteínas.

Los dilemas éticos han acompañado a los avances tecnológicos en biología molecular. Considérese el caso de un paciente con un episodio leve de deficiencia de la transcarbamoilasa de ornitina (mejor conocida como carbamoiltransferasa de ornitina), un defecto del ciclo de la urea que, si no se trata, conduce a cifras elevadas de amoniaco y disfunción del sistema nervioso. El paciente fue tratado en forma eficaz mediante restricción de proteína en la dieta. Sin embargo, en 1999 se sometió al tratamiento con un virus común portador del gen normal de la carbamoiltransferasa de ornitina. El paciente experimentó una reacción inmunológica grave al virus y falleció como resultado del tratamiento. Este caso clínico plantea las cuestiones del consentimiento correspondiente del paciente, los criterios apropiados para ser incluido en este tipo de estudios y los tipos de enfermedades para los que la terapia genética es apropiada. Estos son aspectos que aún son aplicables luego de más de 20 años de este desafortunado incidente y que el estudiante enfrentará al comenzar la práctica de la medicina.

Los tumores pueden ser benignos o malignos. Un tumor es maligno si invade en forma local o si las células que se desprenden del tumor entran al torrente sanguíneo y migran a otras partes del cuerpo en donde producen nuevos crecimientos (un proceso denominado metástasis), lo que da por resultado la destrucción de los tejidos que invaden. Muchos de los fármacos utilizados para tratar tumores malignos se enfocan en la inhibición de la replicación del ADN. Estos compuestos quimioterapéuticos son más tóxicos para las células cancerosas que para las células normales ya que las células cancerosas se dividen con mayor rapidez. Sin embargo, tales fármacos pueden también inhibir a las células normales que se dividen rápidamente, como las células de la médula ósea (lo que produce una disminución del recuento de leucocitos) o las células del folículo del cabello (con pérdida del cabello durante la quimioterapia).

Con los desarrollos recientes en el campo de la terapia genética, enfermedades que durante siglos se han considerado sin cura, ahora pueden ser curables. Gran parte del tratamiento para estas enfermedades es experimental en la actualidad. Sin embargo, durante el siglo XXI, los médicos podrían usar técnicas de ingeniería genética de forma regular, tanto para el diagnóstico como para el tratamiento de sus pacientes.

La replicación y división celular son procesos altamente regulados en los seres humanos. El cáncer es un grupo de enfermedades en el cual una célula en el cuerpo se ha transformado y comienza a crecer y dividirse sin control (cap. 17). Es resultado de múltiples mutaciones y cambios en la estructura del ADN en los genes que activan el crecimiento celular, los llamados protooncogenes, y los que aseguran que la replicación y reparación del ADN sean normales, los denominados genes supresores de crecimiento o supresores de tumores. Las mutaciones que activan los protooncogenes para convertirlos en oncogenes alteran la regulación del ciclo celular y la tasa de proliferación celular. Las mutaciones que modifican a los genes supresores tumorales conducen a un aumento de la incidencia de mutaciones activadoras de estos protooncogenes. Estas mutaciones pueden heredarse y causar una predisposición a un tipo de cáncer. También pueden surgir de la replicación de ADN o de la copia de errores que permanecen sin corregir, producidos por químicos o radiación que daña el ADN, de translocación de partes de cromosomas, de un cromosoma a otro, durante la replicación, o de la incorporación de ADN viral en el genoma.

La transmisión del ADN de padres a hijos se estudia en el campo de la Genética humana (cap. 18). La transmisión de los rasgos heredados genéticamente puede producirse a través de diversos mecanismos mendelianos (autosómico recesivo, autosómico dominante, recesivo ligado al cromosoma X, dominante ligado al cromosoma X) o mecanismos alternativos (herencia mitocondrial, impronta genómica, expansiones de repeticiones de tripletes). Las alteraciones en el número de cromosomas (monosomía o trisomía) o en su estructura (deleciones, translocaciones, inserciones) pueden dar lugar a estados patológicos. La combinación de las modernas técnicas moleculares (descritas en el cap. 17) y el estudio de la transmisión génica (cap. 18) abre la posibilidad de nuevos campos terapéuticos para enfermedades que hasta ahora habían sido resistentes a los tratamientos eficaces.

Síntesis de ADN

12

La síntesis de ADN ocurre por el proceso de **replicación** (también conocido como **duplicación**). Durante este procedimiento, cada una de las dos hebras progenitoras de ADN sirve como un **molde** para la síntesis de una hebra complementaria. Por lo tanto, cada molécula de ADN generada por el proceso de replicación contiene una hebra progenitora intacta y una hebra recién sintetizada (fig. 12-1). En las eucariotas, la **replicación de ADN** ocurre durante la **fase S** del **ciclo celular**, la cual es seguida por la fase G_2. La célula se **divide** durante la siguiente fase (**M, mitosis**), y cada célula hija recibe una copia exacta de ADN de la célula madre.

La horquilla de replicación. Tanto en procariotas como en eucariotas, al lugar en donde ocurre la replicación se le conoce como la **horquilla de replicación**. Conforme ocurre la replicación, las dos hebras progenitoras se separan por delante de la horquilla. Detrás de esta, cada hebra recién sintetizada permanece unida por apareamiento de bases con su hebra molde progenitora complementaria de ADN. Un conjunto de proteínas participan en la replicación. Las **helicasas** y **topoisomerasas** desenrollan las hebras progenitoras y las **proteínas de unión a hebra simple** (SSBP, *single-strand binding proteins*) impiden la reasociación.

La enzima principal involucrada en la replicación es una **ADN polimerasa** que copia cada hebra molde progenitora en dirección 3' a 5' produciendo nuevas hebras en dirección 5' a 3'. Los **desoxirribonucleósidos trifosfato** sirven como precursores. Una cadena de ADN recién sintetizada crece de manera continua, mientras que la otra cadena se sintetiza de manera discontinua, en segmentos cortos conocidos como **fragmentos de Okazaki**. Estos fragmentos se unen con posterioridad por medio de una **ADN ligasa**.

Iniciación. La **ADN polimerasa no puede iniciar** la síntesis de nuevas hebras. Por esta razón, se produce un pequeño **cebador** (o *primer*) que contiene ribonucleótidos (ARN). La ADN polimerasa puede agregar desoxirribonucleótidos en el extremo 3' de este cebador. El ARN *primer* es removido y se remplaza con desoxirribonucleótidos.

Telómeros. Los extremos de los cromosomas lineales se llaman **telómeros**. La enzima **telomerasa**, una ADN polimerasa dependiente de ARN que lleva su propio molde de ARN, se requiere para su replicación.

Errores y reparación. Los **errores** que pueden ocurrir **durante la replicación** pueden propiciar **mutaciones** deletéreas. No obstante, muchos errores se corrigen por las actividades enzimáticas asociadas con el complejo en la horquilla de replicación. La **tasa de error** se mantiene, por tal motivo, en un nivel muy bajo.

El **daño** a las moléculas de ADN también causa mutaciones. Los **mecanismos de reparación** corrigen el daño al ADN, usualmente por medio de la remoción y el remplazo de la región dañada. La hebra intacta y sin daño sirve como molde para la ADN polimerasa, involucrada en el proceso de reparación.

Recombinación. Aunque las células tienen mecanismos para corregir los errores en la replicación y para reparar el daño al ADN, es deseable algún cambio genético, pues produce nuevas proteínas o variaciones de proteínas que incrementan la tasa de supervivencia de las especies. El cambio genético se produce por las mutaciones no reparadas, así como por un mecanismo conocido como **recombinación**, en el que porciones de cromosomas se intercambian. La recombinación también se puede utilizar para reparar las roturas de doble cadena (DSB) en el ADN.

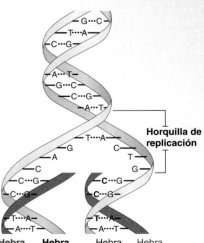

Horquilla de replicación

Hebra **Hebra** Hebra Hebra
nueva progenitora progenitora nueva

FIGURA 12-1 Una hélice de ADN en replicación. Las hebras progenitoras se separan en la horquilla de replicación. Cada hebra progenitora sirve como molde para la síntesis de una hebra nueva.

La recolección de orina de un paciente permite examinar muchas variables, incluyendo las concentraciones de azúcar (glucosa), concentraciones de creatinina (función del riñón), cuerpos cetónicos (oxidación significativa de ácidos grasos), e infiltración de cristales o bacteriana. En el caso de las bacterias, el descubrimiento de cualquier bacteria en la orina es inusual, debido a que la orina normal es estéril. Si grandes cantidades de organismos se ven a través del microscopio o existe un número pequeño acompañado de leucocitos, una infección de las vías urinarias es el diagnóstico más probable. En el caso de **Dianne A.**, las bacterias demostraron ser gramnegativas (*véase* cap. 11), específicamente *E. coli*. La tipificación de la bacteria permitirá administrar el antibiótico apropiado para curar la infección.

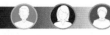

SALA DE ESPERA

Como muchos pacientes, **Isabel S.** tiene dificultad para cumplir con su tratamiento, que incluye la medicación diaria. Con frecuencia ella olvida tomar sus píldoras. Cuando regresa para una revisión, pregunta si es tan importante tomar sus píldoras todos los días para el tratamiento de VIH.

Dianne A. respondió al tratamiento para su diabetes mellitus; sin embargo, posteriormente desarrolló una fiebre leve, incremento en la urgencia y frecuencia urinaria, así como ardor en el orificio de la uretra al orinar (disuria). Un análisis de orina (urianálisis) demostró gran número de leucocitos y muchos bacilos gramnegativos. Un cultivo de orina indicó muchas colonias de *Escherichia coli*, que es sensible a varios antibióticos, incluyendo la quinolona ciprofloxacina.

Calvin A. es un hombre de 46 años de edad quien notó un nódulo superficial, pardusco negro de 5 mm, con bordes irregulares en la piel de su pecho. Se le programó para cirugía ambulatoria y se le realizó una biopsia amplia de manera que se extirpó y se hizo la biopsia a la totalidad de la lesión. El examen del nódulo indicó cambios histológicos característicos de un melanoma maligno, que alcanzó un grosor de solo 0.7 mm (estadio I).

Michael T. es un electricista de 62 años de edad quien ha fumado dos paquetes de cigarrillos al día, a lo largo de 40 años. Recientemente notó que su tos crónica había empeorado. Su doctor le ordenó una radiografía de tórax, misma que mostró un nódulo de 2 cm en el lóbulo superior del pulmón derecho. La tomografía computarizada (TC) se realizó y confirmó un nódulo de 2 cm, muy preocupante por su malignidad. Al paciente se le llevó a cirugía y el nódulo se extirpó. El examen patológico del tumor extirpado indicó adenocarcinoma poco diferenciado del pulmón. Las neoplasias malignas (nuevo crecimiento, un tumor) de origen epitelial (incluyendo el revestimiento intestinal, células de la piel y células que recubren las vías aéreas de los pulmones) se llaman **carcinomas**. Si el cáncer crece en un patrón glandular, este es un **adenocarcinoma**.

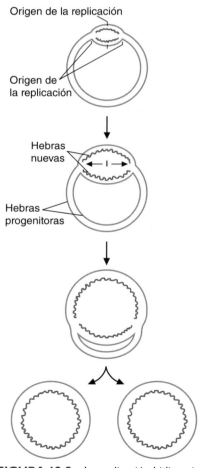

FIGURA 12-2 La replicación bidireccional de un cromosoma circular. La replicación comienza en el punto de origen (*oriC*) y procede en una y otra direcciones al mismo tiempo. Las hebras progenitoras se muestran en *azul*; las hebras recién sintetizadas se muestran en *rojo*.

I. Síntesis de ADN en procariotas

Las características básicas del mecanismo de replicación de ADN se ejemplifican en los procesos que ocurren en la bacteria *E. coli*. Este bacilo crece de manera simbiótica en el colon humano. Se ha estudiado de manera exhaustiva y sirve como un modelo para los procesos más complejos y, en consecuencia, menos entendidos, que ocurren en las células eucarióticas.

A. La replicación es bidireccional

La replicación del ADN de doble cadena circular del cromosoma de *E. coli* comienza con la unión de aproximadamente 30 moléculas de la proteína DnaA, en un único punto de origen (conocido como el origen de replicación), designado *oriC*, donde el ADN envuelve el núcleo de DnaA (fig. 12-2). Con la ayuda de otras proteínas (p. ej., una helicasa, girasa y de proteínas de unión a cadena simple), las dos cadenas matrices se separan dentro de esta región, y ambas se copian de manera simultánea. La síntesis comienza en el origen y ocurre en las dos **horquillas de replicación** que se alejan del origen de manera bidireccional (en ambas direcciones al mismo tiempo). El complejo de proteínas necesario para la replicación del ADN se conoce como **replisoma**. Cada horquilla de replicación contiene su propio replisoma. La replicación termina en el otro lado del cromosoma, en el punto de terminación. Una replicación completa involucra la incorporación de más de 4 millones de nucleótidos en cada cadena nueva de ADN, se completa en 40 minutos aproximadamente. No obstante, una segunda replicación completa puede comenzar en el origen antes que la primera vuelta se termine. Estas múltiples iniciaciones de la replicación permiten que la multiplicación bacteriana pueda ocurrir mucho más rápido que el tiempo que le toma para completar una simple vuelta de replicación.

B. Replicación semiconservadora

Cada cromosoma hija contiene una hebra progenitora de ADN y una hebra recién sintetizada complementaria. Por esta razón, se dice que la replicación es **semiconservadora** (es decir, las hebras progenitoras son conservadas pero no se encuentran juntas). Cada hebra progenitora se une con una hebra recién sintetizada (figs. 12-1 y 12-2).

C. Desenrollamiento del ADN

La replicación requiere de la separación de hebras progenitoras de ADN y el desenrollamiento de la hélice al frente de la horquilla de replicación. Las **helicasas** (un ejemplo de ellas es la proteína DnaB) separan las hebras de ADN y desenrollan el dúplex progenitor. Las proteínas de unión de cadena simple evitan que las hebras se reasocien impidiendo la formación de puentes de hidrógeno y las protegen de enzimas que cortan las cadenas únicas de ADN (fig. 12-3). Las **topoisomerasas**, enzimas que pueden romper enlaces fosfodiéster y formarlos nuevamente, aminoran el superenrollamiento del dúplex progenitor causado por el desenrollamiento. La ADN girasa es la principal topoisomerasa en las células bacterianas.

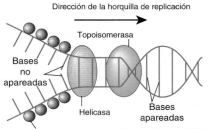

Dirección de la horquilla de replicación

Topoisomerasa

Bases no apareadas

Helicasa

Bases apareadas

Proteínas de unión a hebra simple (SSBP)

FIGURA 12-3 Las proteínas involucradas en la separación y desenrollamiento de las hebras progenitoras de ADN en la horquilla de replicación.

D. Acción de la ADN polimerasa

Las enzimas que catalizan la síntesis del ADN se conocen como **ADN polimerasas**. *E. coli* tiene tres ADN polimerasas: Pol I, Pol II y Pol III. Pol III es la principal enzima replicativa (tabla 12-1). Todas las ADN polimerasas que se han estudiado copian una hebra molde de ADN en su dirección 3′ a 5′, produciendo una nueva hebra en la dirección 5′ a 3′ (fig. 12-4). Los desoxirribonucleósidos trifosfato (dATP, dGTP, dCTP y dTTP) sirven como sustratos para la adición de nucleótidos a la cadena en crecimiento.

El nucleótido entrante forma un apareamiento de base con su nucleótido complementario en la hebra de molde. Luego un enlace éster se forma entre el primer (o α) fosfato del extremo 5′ del nucleótido entrante y el grupo hidroxilo del extremo 3′ libre, al final de la cadena en crecimiento. Se libera un pirofosfato. La liberación del pirofosfato (formado por los fosfatos β y γ del nucleótido) y su subsiguiente rotura por una pirofosfatasa proporciona la energía que impulsa el proceso de polimerización.

Las ADN polimerasas que catalizan la síntesis de nuevas hebras durante la replicación exhiben una característica llamada **procesividad**. Ellas permanecen unidas a la hebra molde o la hebra progenitora mientras continúan "procesando" la cadena nueva, más que disociarse y reasociarse cuando cada nucleótido se agrega. Por consiguiente, la síntesis es mucho más rápida que con una enzima que no es procesiva.

E. Errores de apareamiento de bases

En *E. coli*, la enzima replicativa Pol III realiza además la función de revisión y edición. Esta enzima tiene actividad de exonucleasa de 3′ a 5′ además de su actividad de polimerasa (*véase* tabla 12-1). Si el nucleótido al final de la cadena en crecimiento está

La infección de las vías urinarias de **Dianne A.** se trató con ciprofloxacina, un miembro fluorado de la familia de las quinolonas. Este grupo de fármacos inhiben a la ADN girasa bacteriana, una topoisomerasa que desenrolla la hélice de ADN circular cerrada bacteriana delante de la horquilla de replicación y de este modo inhibe la síntesis de ADN bacteriano. Debido a que las células eucarióticas usan una proteína diferente a la topoisomerasa y no contienen ADN girasa, no se afectan por las quinolonas.

TABLA 12-1 Funciones de las ADN polimerasas bacterianas		
POLIMERASAS	**FUNCIONES**[a]	**ACTIVIDAD DE EXONUCLEASA**[b]
Pol I	Rellenar el hueco formado después de la eliminación de los cebadores (*primers*) de ARN	5′ a 3′ y 3′ a 5′
	Reparación de ADN	
	Eliminación del ARN cebador en conjunción con la RNasa H	
Pol II	Reparación de ADN	3′-a-5′
Pol III	Replicación-síntesis de ADN	3′-a-5′

[a]La síntesis de hebras nuevas de ADN siempre ocurre en la dirección 5′ a 3′.
[b]Las exonucleasas eliminan nucleótidos de los extremos de las hebras de ADN y actúan en el extremo 5′ (rotura 5′ a 3′) o en el extremo 3′ (rotura 3′ a 5′). Las endonucleasas cortan enlaces en las cadenas polinucleotídicas.

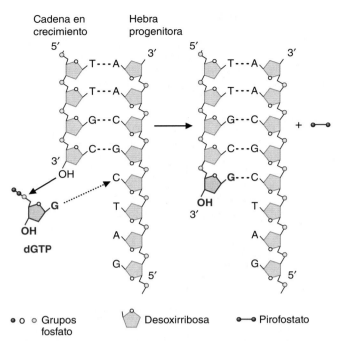

FIGURA 12-4   Acción de la ADN polimerasa. Los desoxirribonucleósidos trifosfato sirven como precursores (sustratos) usados por la ADN polimerasa, para alargar la cadena de ADN. La ADN polimerasa copia la hebra molde de ADN en dirección 3′ a 5′. La hebra nueva crece en dirección 5′ a 3′. dGTP, trifosfato de desoxiguanosina.

Uno de los fármacos utilizados para tratar a **Isabel S.** fue lamivudina, un nucleósido inhibidor de la transcriptasa reversa (INTR). Este es un didesoxinucleósido, un ejemplo se muestra enseguida. Para un INTR de generación anterior, la didanosina, la base del medicamento es la hipoxantina. Para la lamivudina, la base es citosina.

Un didesoxinucleósido

Los didesoxinucleósidos no tienen un grupo hidroxilo ni en el carbono 2′ o 3′. Ellos se convierten en didesoxinucleósidos trifosfato en las células y como la zidovudina (ZDV), termina el crecimiento de la cadena cuando se incorpora al ADN. En el caso de los didesoxinucleósidos, la terminación de la cadena resulta de la ausencia de un grupo hidroxilo en el carbono 3′. El VIH muta muy rápido (con frecuencia, debido a que la transcriptasa reversa carece de actividad de exonucleasa 3′ a 5′, la actividad de revisión) y a menudo desarrolla resistencia a uno o más de estos fármacos. Por esta razón, se recomienda a los pacientes con VIH tomar varios fármacos, incluyendo dos INTR.

incorrectamente apareado con la hebra molde, la Pol III remueve este nucleótido antes de continuar alargando la cadena en crecimiento. Esta actividad de revisión elimina muchos de los errores de apareamiento cuando ocurren. Solo alrededor de un par de bases en un millón está mal apareada en el producto final del ADN, la tasa de error es de alrededor de 10^{-6}. Si esta actividad de revisión se remueve experimentalmente de la enzima, la tasa de error aumenta a casi 10^{-3}.

Después de la replicación, otros mecanismos remplazan las bases mal apareadas que escaparon de la revisión, por esto la fidelidad de la replicación del ADN es muy alta. Los dos procesos de revisión y de reparación posteriores a la replicación resultan en una tasa de error en general de casi 10^{-10}, esto es, menos que un par de bases mal apareada en 10 mil millones.

F. Requerimiento de cebador de ARN

La ADN polimerasa no puede iniciar la síntesis de nuevas hebras, esta requiere de la presencia de un grupo OH-3′ libre para funcionar. Por esta razón, un **cebador** es necesario para suplir el grupo OH-3′ libre. Este cebador es un oligonucleótido de ARN. Este se sintetiza en dirección 5′ a 3′ por una ARN polimerasa (**primasa**), que copia la hebra molde de ADN. La ADN polimerasa al inicio agrega un desoxirribonucleótido al grupo hidroxilo 3′ del cebador y luego continúa uniendo desoxirribonucleótidos al extremo 3′ de la hebra en crecimiento (fig. 12-5).

G. La horquilla de replicación

Las dos hebras progenitoras se copian al mismo tiempo en la dirección de la horquilla de replicación, una observación que es difícil de conciliar con la actividad conocida de la ADN polimerasa, la cual puede producir cadenas solo en una dirección de 5′ a 3′. Porque las hebras progenitoras corren en direcciones opuestas con relación a cada una, la síntesis debería suceder en dirección 5′ a 3′ **hacia** la horquilla en una hebra molde y en dirección 5′ a 3′ **fuera** de la horquilla en la otra hebra molde.

Okazaki resolvió este dilema demostrando que la síntesis en una hebra, llamada la **cadena adelantada**, es continua en la dirección 5′ a 3′ hacia la horquilla. La otra hebra, llamada **cadena retrasada**, se sintetiza con discontinuidad en fragmentos cortos (*véase*

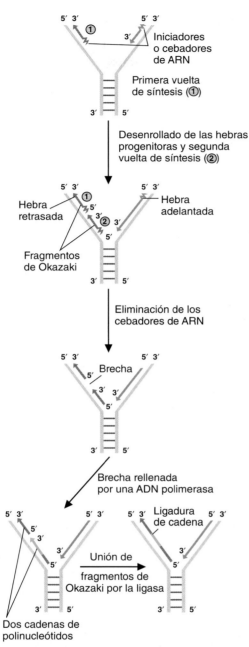

FIGURA 12-5   Síntesis del ADN en la horquilla de replicación (fig. 12-6 para la reacción de ligación).

fig. 12-5). Estos fragmentos, denominados así por Okazaki, se producen en una dirección 5′ a 3′ (fuera de la horquilla), para luego unirse todos, de tal manera que la síntesis procede hacia la horquilla de replicación.

H. ADN ligasa

Cuando la replicación progresa, los cebadores de ARN se eliminan de los fragmentos de Okazaki, probablemente por la acción combinada de la polimerasa I de ADN (Pol I, utilizando su actividad exonucleasa 5′ a 3′) y la RNasa H, una enzima que quita el ARN de los híbridos ADN:ARN. La Pol I llena los vacíos producidos por la eliminación de los cebadores. A causa de que las ADN polimerasas no pueden unir dos cadenas de polinucleótidos próximas, una enzima adicional, **ADN ligasa**, se requiere para realizar esta función. El grupo hidroxilo 3′ al extremo de un fragmento se liga al grupo fosfato en el 5′ extremo del siguiente fragmento (fig. 12-6).

La RNasa H es una ribonucleasa que degrada específicamente ARN de un híbrido ARN-ADN. El VIH (*véase* cap. 11) convierte un genoma de ARN en una copia de doble cadena de ADN, utilizando la enzima transcriptasa inversa. Un intermediario en la conversión del genoma de cadena simple de ARN a una cadena doble de ADN es un híbrido ARN-ADN. Para remover el ARN y, así, una molécula de cadena doble de ADN pueda hacerse, la transcriptasa inversa además contiene actividad de RNasa H. Debido a que la transcriptasa inversa carece de capacidades de revisión de error, el genoma del VIH puede mutar a un ritmo acelerado. **Isabel S.** toma varios fármacos a fin de bloquear la replicación del VIH en múltiples pasos, para "mantenerse adelante" del alto ritmo de mutación del virus. La actividad de RNasa H de la transcriptasa reversa ha probado ser un objetivo difícil para el desarrollo de fármacos para bloquear la replicación del genoma del VIH, aunque las investigaciones en esta área continúan siendo bastante activas.

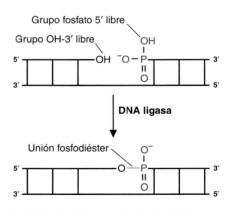

FIGURA 12-6   Acción de la ADN ligasa. Dos cadenas de polinucleótidos, una con el grupo OH-3′ libre y otro con un grupo fosfato 5′ libre, se unen por medio de la ADN ligasa, la cual forma fosfodiéster.

II. Síntesis de ADN en eucariotas

El proceso de replicación en eucariotas es similar al de procariotas. Las diferencias entre los procesos se relacionan principalmente con la vasta cantidad de ADN en células eucariotas ($> 1\,000$ veces la cantidad en *E. coli*) y la asociación del ADN eucariótico con histonas en los nucleosomas. Las enzimas con actividad de ADN polimerasa, primasa, ligasa, helicasa y topoisomerasa, están todas presentes en eucariotas, aunque estas enzimas difieren en algunos aspectos de aquellas en procariotas.

A. Ciclo celular eucariótico

El **ciclo celular** de las eucariotas consiste en cuatro fases (fig. 12-7). Las primeras tres (G_1, S y G_2) constituyen la **interfase**. Las células pasan la mayoría de su tiempo en estas tres fases, llevando a cabo sus actividades metabólicas normales. La cuarta es la **mitosis**, el proceso de la división celular. Esta fase es muy breve.

La primera fase del ciclo celular, G_1 (la primera fase "de crecimiento", del inglés *Growth* o *Gap*), es la más variable en duración. Avanzadas en G_1, las células se preparan para duplicar sus cromosomas (p. ej., por medio de la producción de precursores de nucleótidos). En la segunda o fase S (del inglés *synthesis*), el ADN se replica. Los nucleosomas se desensamblan cuando las horquillas de replicación avanzan. Durante toda la fase S, la síntesis de histonas y otras proteínas asociadas con el ADN se incrementa de forma notoria. Las cantidades de ADN e histonas se duplican, y los cromosomas también. Los complejos de histonas con ADN y los nucleosomas se forman con mucha rapidez por detrás del avance de las horquillas de replicación.

Durante la tercera fase del ciclo celular, G_2 (la segunda fase "de crecimiento"), las células se preparan para dividirse y sintetizan tubulina para la construcción de los microtúbulos del huso mitótico. Por último, la división ocurre en la breve fase mitótica o fase M.

Después de la mitosis, algunas células reingresan a G_1 y repetidamente atraviesan las fases del ciclo celular y se dividen. Otras células abandonan el ciclo después de la mitosis, nunca se dividen de nuevo o entran en una fase G_1 prolongada (a veces denominada **G_0**), en la que permanecen estacionarias pero metabólicamente activas por largos periodos. Con la señal apropiada, las células en G_0 se estimulan para reingresar al ciclo y dividirse.

B. Puntos de origen para la replicación

En contraste con los cromosomas bacterianos (sec. I.A de este capítulo), los cromosomas eucarióticos tienen múltiples puntos de origen cuando la replicación comienza. Las "burbujas" aparecen en estos puntos en los cromosomas. En cada extremo de una burbuja, se forma una horquilla de replicación; de este modo, cada burbuja tiene dos horquillas. La síntesis de ADN ocurre en cada una de estas horquillas, como se ilustra en la figura 12-8. Como las burbujas se amplían, eventualmente, se fusionan y la replicación se completa.

 Aunque Prometeo fue encadenado a una roca como castigo por haber robado el fuego a los dioses y un buitre picoteaba su hígado cada día, logró evitar la muerte. ¿Puede imaginarse por qué?

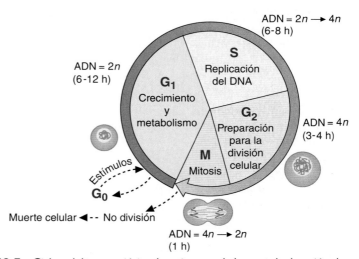

FIGURA 12-7   Ciclo celular eucariótico. Los tiempos dados para la duración de cada fase son para células que crecen en cultivo. El contenido de ADN se expresa como 2N (diploide) y, después de la replicación de ADN, como 4N (tetraploide).

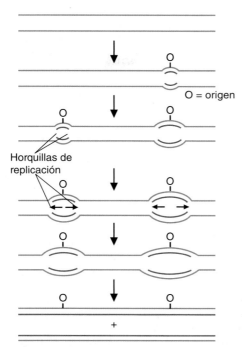

O = origen

Horquillas de
replicación

+

FIGURA 12-8 Replicación de un cromosoma eucariótico. La síntesis es bidireccional desde cada punto del origen (O) y es semiconservadora; cada hélice hija de ADN contiene una hebra progenitora intacta (*línea azul*) y una hebra recién sintetizada (*línea roja*).

Las células del hígado están en G_0. Hasta 90% del hígado humano se puede remover. El resto de las células del hígado se estimulan para reingresar al ciclo celular y dividirse, regenerando una masa equivalente a la masa original del hígado en pocas semanas. El mito de Prometeo indica que la capacidad del hígado para regenerarse se identificó desde la antigüedad.

Debido a que los cromosomas eucarióticos contienen múltiples puntos de origen de la replicación (y, de este modo, múltiples replicones o unidades de replicación), la duplicación de los grandes cromosomas puede acontecer dentro de pocas horas.

C. ADN polimerasas eucarióticas

Dieciséis diferentes ADN polimerasas se han identificado en las células eucariotas. Ejemplos de algunas de estas polimerasas y sus propiedades se muestran en la tabla 12-2.

En el cuerpo humano, muchas células pasan por ciclos con frecuencia (p. ej., los folículos del pelo, células de la piel, células de las criptas duodenales). Otras células, tales como los precursores de los eritrocitos, se dividen varias veces, luego pierden sus núcleos y dejan el ciclo celular para formar eritrocitos maduros. Estas células transportan oxígeno y dióxido de carbono entre los pulmones y otros tejidos por alrededor de 120 días, y luego mueren. Otras células son normalmente quiescentes (en G_0). No obstante, ellas se pueden estimular para dividirse. En muchas instancias, los estímulos son factores de crecimiento u hormonas (p. ej., células alveolares mamarias y células uterinas). En el caso de las células del hígado, el estímulo se produce por la muerte de algunas de las células.

TABLA 12-2	**Funciones de algunas ADN polimerasas eucarióticas**	
POLIMERASA	**FUNCIONES**[a]	**ACTIVIDAD DE EXONUCLEASA**
Pol α	Replicación (en un complejo con la primasa y ayuda en el comienzo del cebador)	Ninguna
	Reparación de ADN	
Pol β	Reparación de ADN con exclusividad	Ninguna
Pol γ	Replicación de ADN en mitocondria	3′ a 5′
Pol δ	Replicación (síntesis de ADN en la hebra rezagada)	3′ a 5′
	Reparación de ADN	
Pol ε	Replicación (síntesis de ADN en la hebra adelantada)[b]	3′ a 5′
	Reparación de ADN	
Pol κ	Reparación de ADN (polimerasa de derivación)[c]	Ninguna
Pol η	Reparación de ADN (polimerasa de derivación)	Ninguna
Pol ξ	Reparación de ADN (polimerasa de derivación)	Ninguna
Pol ι	Reparación de ADN (polimerasa de derivación)	Ninguna

[a]La síntesis de hebras nuevas de ADN siempre ocurre de 5′ a 3′.
[b]Evidencia reciente sugiere que la síntesis de la cadena principal utiliza tanto Pol δ como ε.
[c]Polimerasa de derivación es capaz de "evitar" las áreas dañadas de ADN y continuar la replicación del ADN. Algunas enzimas están libres de error e insertan bases correctas; otras enzimas son propensas al error e insertan bases incorrectas.

Las polimerasas δ (Pol δ) y ε (Pol ε) son las principales enzimas replicativas. La Pol α también se involucra en la replicación. Las polimerasas δ y ε, así como la Pol α, parecen estar involucradas en la reparación del ADN. La Pol γ se localiza en la mitocondria y replica el ADN de este orgánulo. Las polimerasas ξ, κ, η e ι, las cuales carecen de actividad de exonucleasa 5′, se usan cuando el ADN se daña y son conocidas como polimerasas de derivación, porque ellas pueden "derivar" el área dañada de ADN y seguir la replicación.

D. Complejo de replicación eucariótico

Muchas proteínas se unen en o cerca de la horquilla de replicación y participan en el proceso de duplicación del ADN (fig. 12-9 y tabla 12-3). Las polimerasas δ y ε son las

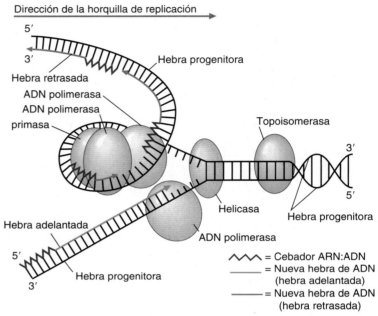

FIGURA 12-9 Complejo de replicación en eucariotas. La cadena retrasada se muestra enrollada alrededor del complejo de replicación, para demostrar que toda la síntesis de ADN es en dirección 5′ a 3′. Las proteínas de unión de una sola hebra (no mostradas) se unen a un ADN de una sola hebra no apareado. Otras proteínas también participan en este complejo (*véase* texto).

TABLA 12-3	**Principales proteínas involucradas en la replicación**
ADN polimerasas	Agregan nucleótidos a una cadena en crecimiento de 5′ a 3′, copiando un molde de ADN de 3′ a 5′
Primasa	Sintetiza cebadores de ARN
Helicasas	Separan hebras de ADN progenitoras (es decir, desenrollan la doble hélice)
Proteínas de unión a hebra simple	Previenen la reasociación de hebras simples de ADN
Topoisomerasas	Alivian la tensión torsional en los dúplex progenitores causado por desenrollamiento
Enzimas que eliminan cebadores	La RNasa H hidroliza el ARN de los híbridos ADN-ARN
	Flap endonucleasa 1 (FEN1) reconoce "flap" (porción de ARN que no se ha templado)
	(Una porción sin templar de ARN) cerca del extremo 5′ del cebador y corta "río abajo" en la región del ADN del cebador; la solapa se crea por la polimerasa δ, desplazando al cebador cuando se sintetiza el fragmento de Okazaki
ADN ligasa	Une, mediante fosfodiéster, dos hebras adyacentes de ADN que se unen en el mismo molde
PCNA	Mejora la procesividad de las polimerasas de ADN; une muchas proteínas presentes en la horquilla de replicación

PCNA, antígeno nuclear de células en proliferación.

principales enzimas replicativas. No obstante, antes que actúen las ADN polimerasas, una primasa asociada con la Pol α produce un cebador de ARN (de ~10 nucleótidos). Luego la Pol α agrega alrededor de 20 desoxirribonucleótidos a este ARN y se separa del molde a causa de la baja procesividad de la Pol α. La Pol α carece además de actividad de revisión (actividad de exonucleasa 3′ a 5′). Sobre la hebra adelantada, la Pol ε agrega los desoxirribonucleótidos a este cebador de ARN-ADN, produciendo de manera continua esta hebra. La Pol ε es una enzima muy procesiva.

La hebra rezagada se produce por una serie de fragmentos de Okazaki (*véase* fig. 12-5). La síntesis de cada fragmento de Okazaki se inicia por la Pol α y su primasa asociada, descrita con anterioridad. Después que la Pol α se separa, la Pol δ agrega desoxirribonucleótidos para el cebador, produciendo un fragmento de Okazaki. La Pol δ para de sintetizar un fragmento cuando este alcanza el comienzo del fragmento de Okazaki previamente sintetizado (*véase* fig. 12-5). El cebador del fragmento de Okazaki previamente sintetizado se remueve por la endonucleasa de solapa 1 (FEN 1) y la RNasa H. El espacio dejado por el cebador lo llena la Pol δ utilizando la hebra de ADN progenitora como su molde, y al fragmento de Okazaki recién sintetizado como su cebador. La ADN ligasa une a los fragmentos de Okazaki (*véase* fig. 12-6). Los fragmentos de Okazaki son mucho más pequeños en eucariotas que en procariotas (alrededor de 200 nucleótidos frente a 1 000 a 2 000 nucleótidos). Debido a que la medida de los fragmentos de Okazaki eucarióticos es equivalente a la medida del ADN encontrado en los nucleosomas, es probable que un nucleosoma pueda, a la vez, liberar su ADN para la replicación.

Como es obvio, la replicación eucariótica requiere de muchas proteínas. La complejidad de la horquilla y el hecho de que no se comprende por completo, limita el detalle que se muestra en la figura 12-9. Una proteína que no se muestra en la figura 12-9 es el antígeno nuclear de células en proliferación (PCNA, *proliferating cell nuclear antigen*), que involucra la organización e instrumentación del proceso de replicación en las cadenas adelantadas y retrasadas. El PCNA se usa a menudo en forma clínica como un marcador diagnóstico para células proliferantes.

Las actividades adicionales que suceden durante la replicación incluyen revisión y reparación del ADN. Las Pol δ y ε, que son parte del complejo de replicación, tienen la actividad exonucleasa 3′ a 5′ requerida para la revisión. Las enzimas que catalizan la reparación de bases mal apareadas también están presentes (*véase* sec. III.B.3). En consecuencia, la replicación eucariótica ocurre con alta fidelidad; aproximadamente ocurre un error por cada 10^9 a 10^{12} nucleótidos incorporados en las cadenas de ADN en crecimiento.

E. Replicación en los extremos de los cromosomas

Los cromosomas eucarióticos son lineales, y los extremos de los cromosomas se llaman telómeros. Cuando la replicación del ADN se aproxima al extremo del cromosoma, se desarrolla un problema en la hebra rezagada (fig. 12-10). O la primasa no puede sintetizar un cebador en el extremo alejado del cromosoma, o después que la replicación del ADN se completa, el ARN en el extremo del cromosoma se degrada. En consecuencia, la hebra recién sintetizada es más corta en el extremo 5′, y hay un 3′ saliente en la hebra de ADN que está replicando. Si el cromosoma se acortara con cada replicación sucesiva, los genes se perderían. ¿Cómo se resuelve este problema?

El saliente 3′ se alarga agregando nucleótidos, de manera que la primasa puede unirse y sintetizar la hebra complementaria. Los telómeros consisten en una secuencia repetida de bases (TTAGGG para humanos), que se pueden repetir miles de veces. La enzima telomerasa contiene proteínas y ARN, además actúa como una ADN polimerasa dependiente de ARN (justo como la transcriptasa inversa). El ARN dentro de la telomerasa contiene la copia complementaria de la serie repetida en los telómeros y puede aparearse con el saliente 3′ existente (fig. 12-11). Posteriormente, la actividad de polimerasa de la telomerasa utiliza al grupo hidroxilo 3′ existente de la saliente como cebador, y su propio ARN como molde, y sintetiza un nuevo ADN que prolonga el extremo 3′ de la hebra de ADN. La telomerasa mueve el ADN hacia un nuevo extremo 3′ y repite el proceso muchas veces. Cuando el saliente 3′ tiene la extensión suficiente, la primasa se une y se inicia la síntesis de la hebra complementaria. Aun después del proceso de prolongación, existe todavía un saliente 3′, que forma una estructura complicada con proteínas de unión al telómero, y protege los extremos de los cromosomas del daño y ataque de nucleasas, una vez que se han prolongado.

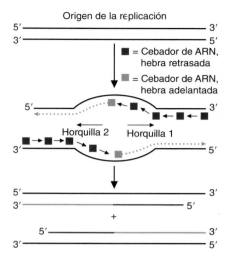

FIGURA 12-10 El problema de la finalización de la replicación en cromosomas lineales. Después de la replicación y eliminación de los ARN cebadores, los telómeros tienen salientes 3′. Cuando estas moléculas se replican, resultará en el acortamiento del cromosoma. La figura representa un cromosoma lineal con un origen de replicación. En el origen, se generan dos horquillas de replicación, moviéndose en direcciones opuestas, etiquetados horquilla 1 y horquilla 2. Cuando la horquilla 1 se mueve hacia la derecha, la hebra de la parte inferior se lee en la dirección 3′ a 5′, lo que significa que este es el molde para la hebra adelantada. El ADN recién sintetizado que complementa a la hebra superior en la horquilla 1 será la hebra retrasada. Ahora considere la horquilla 2. Cuando la horquilla de replicación se mueve a la izquierda, la hebra superior se lee en dirección 3′ a 5′, el ADN recién sintetizado que complementa a esta hebra y será la hebra adelantada. Para esta horquilla, el ADN recién sintetizado que complementa a la hebra inferior será la hebra retrasada. El saliente resultado de la degradación de los cebadores de ARN en los extremos 5′ de la hebra retrasada provocan salientes 3′.

La incapacidad de replicar los telómeros se ha asociado al envejecimiento y muerte celular. Muchas células somáticas no expresan telomerasa; cuando se colocan en cultivo, ellas sobreviven a un número fijo de duplicaciones de la población, entran en senescencia, y luego mueren. Los análisis han demostrado un significativo acortamiento de telómeros en aquellas células. En contraste, las células madres sí expresan telomerasa y parecen tener una vida infinita en cultivo. Continúa la investigación para entender el papel de los telómeros en el envejecimiento, crecimiento y el cáncer.

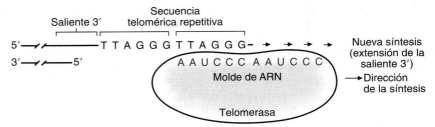

FIGURA 12-11 Acción de la telomerasa. El ARN presente en la telomerasa forma pares de bases con las salientes de los extremos 3′ de los telómeros, se extiende actuando tanto como molde y como transcriptasa inversa. Después de copiar un pequeño número de repeticiones, el complejo se mueve al extremo 3′ de la saliente y repite el proceso.

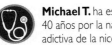

Michael T. ha estado fumando por 40 años por la naturaleza altamente adictiva de la nicotina del tabaco y a pesar de las advertencias en los paquetes de cigarrillos, referentes a que este hábito puede ser peligroso e incluso mortal. Quemar tabaco, y, para el caso, la quema de cualquier material orgánico, produce muchos carcinógenos, tales como benzo[a]pireno. Dichos carcinógenos cubren las vías respiratorias y los pulmones. Ellos pueden cruzar las membranas celulares e interactuar con el ADN, causando daño a las bases que interfiere con el apareamiento normal de bases. Si estas lesiones del ADN no se pueden reparar o si ellas no se reparan con la suficiente rapidez, se puede producir mutación permanente cuando las células se replican. Algunas mutaciones son silenciosas, mientras que otras pueden provocar un crecimiento celular anormal, y producir cáncer.

III. Reparación del ADN

A. Acciones de mutágenos

A pesar de la revisión y la reparación del mal apareamiento (*véase* a continuación) durante la replicación, algunas bases desapareadas todavía persisten. Los problemas adicionales pueden surgir del ADN dañado por **mutágenos**, químicos producidos en células, inhalados o absorbidos del medio ambiente que causan mutaciones. Los mutágenos que causan que las células normales se conviertan en células cancerosas, se conocen como carcinógenos. Por desgracia, el desapareamiento de bases y daño en el ADN producen miles de lesiones mutagénicas en potencia en cada célula, todos los días. Sin mecanismos de reparación, no se podría sobrevivir a estos ataques a los genes.

El daño en el ADN se puede causar por la radiación y por químicos (fig. 12-12). Estos agentes pueden afectar directamente el ADN o pueden actuar en forma indirecta. Por ejemplo, los rayos X, un tipo de radiación ionizante, actúa indirectamente para dañar el ADN por medio de la excitación de agua en la célula y la generación del radical hidroxilo, que reacciona con el ADN, de tal modo que altera la estructura de las bases o segmenta las hebras de ADN.

Aunque la exposición a los rayos X es poco frecuente, es más difícil evitar la exposición al humo del cigarrillo e imposible de evitar la exposición al sol. El humo del cigarrillo contiene carcinógenos tales como el hidrocarburo aromático policíclico benzo[a]pireno (*véase* fig. 12-12). Cuando este compuesto se oxida por enzimas celulares, las

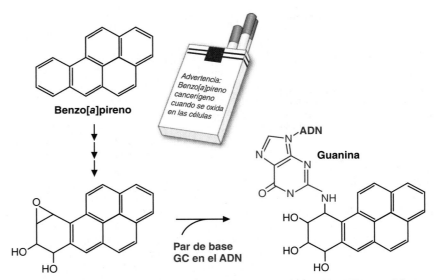

FIGURA 12-12 Oxidación de benzo[a]pireno y unión covalente al ADN. El benzo[a]pireno no es carcinógeno hasta que se oxida en las células. Luego puede unirse covalentemente a los residuos de guanina en el ADN, interrumpiendo el puente de hidrógeno en los pares de base G-C y produciendo distorsiones de la hélice, interfiriendo con la replicación del ADN en este sitio.

cuales actúan con normalidad, para hacer a los compuestos extraños más hidrosolubles y fáciles de excretar, es capaz de formar aductos voluminosos con residuos de guanina en el ADN. Los rayos ultravioleta (UV) del sol, que además producen distorsiones en la hélice del ADN, excitan las bases de pirimidina adyacentes en las hebras de ADN, causándoles que formen dímeros covalentes, por lo común en la forma de dímeros de timina (fig. 12-13).

B. Mecanismos de reparación

Los mecanismos utilizados para la reparación del ADN tienen muchas similitudes (fig. 12-14). Primero, se reconoce una distorsión en la hélice de ADN y se elimina la región que contiene la distorsión,. El espacio en la hebra dañada se remplaza por la acción de una ADN polimerasa que utiliza la hebra intacta e ilesa como molde, y sintetiza ADN en dirección 5′ a 3′. Luego, una ligasa sella la mella en la hebra que ha sufrido la reparación. La única excepción a este esquema sucede en las bacterias. Estas pueden eliminar dímeros de timina por enzimas de fotoactivación que escinden los enlaces entre las bases usando energía de la luz visible. En este proceso no se liberan nucleótidos del ADN dañado.

1. Reparación por escisión de nucleótidos

La reparación por escisión de nucleótidos (NER) involucra distorsiones de la hélice de ADN, tales como bases mal apareadas o aductos voluminosos (p. ej., benzo[a]pireno oxidado) (fig. 12-15; véase además la fig. 12-14). Endonucleasas específicas de reparación cortan la cadena anormal y remueven la región distorsionada. El espacio se llena luego por medio de una ADN polimerasa que agrega dexosirribonucleótidos, uno a la vez, al extremo 3′ del ADN segmentado, usando la hebra de ADN complementaria como molde. El segmento recién sintetizado se une al extremo 5′ del resto de la hebra original de ADN por una ADN ligasa.

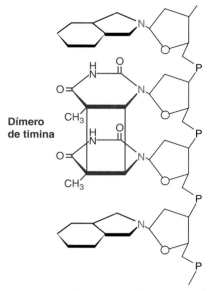

FIGURA 12-13 Un dímero de timina en una hebra de ADN. La luz ultravioleta puede causar que dos pirimidinas adyacentes formen un dímero covalente.

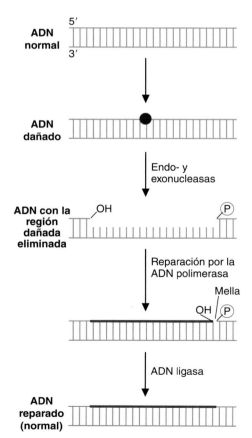

FIGURA 12-14 Pasos comunes en los mecanismos de reparación del ADN.

Los melanomas se desarrollan por la exposición de la piel a los rayos UV del sol. La radiación UV causa la formación de dímeros de pirimidina en el ADN. Podrían resultar mutaciones de la no reparación de los dímeros que producen melanomas, los cuales aparecen como crecimientos marrón oscuro en la piel.

Por fortuna, la lesión maligna en la piel de **Calvin A.** se descubrió en una etapa temprana. Debido a que no hubo evidencia de cáncer en los bordes de la masa resecada, la recuperación fue completa, aunque se indicó una vigilancia permanente a fin de identificar oportunamente un posible retorno del melanoma.

Con frecuencia, los dímeros de pirimidina ocurren en la piel. Por lo común, los mecanismos de reparación corrigen este daño y el cáncer raramente ocurre. No obstante, en individuos con xerodorma pigmentoso, la aparición de cáncer es extremadamente común. Estos individuos tienen defectos en sus sistemas de reparación del ADN. El primero de ellos fue una deficiencia de la endonucleasa involucrada en la eliminación de los dímeros de pirimidina del ADN. A causa de la incapacidad para reparar el ADN, la frecuencia de la mutación aumenta. Un cáncer se desarrolla una vez que los protooncogenes o genes supresores tumorales mutan (véase cap. 17). Al evitar escrupulosamente la luz del sol, estos individuos pueden reducir el número de cánceres de piel que desarrollan.

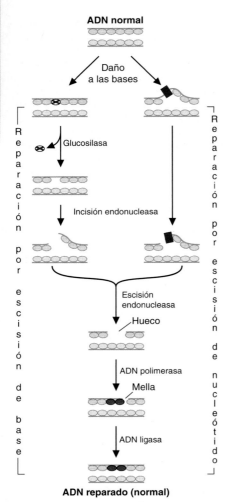

FIGURA 12-15 Tipos de daños y varios mecanismos de reparación. En la reparación por escisión de base, la glucosilasa rompe el enlace glucosídico entre la base alterada (señalada con una X) y la ribosa. En la reparación por escisión de nucleótidos, el nucleótido entero se elimina de inmediato. El vacío formado por las endonucleasas de incisión (corte) y de escisión (eliminación) es usualmente varios nucleótidos más amplio que los mostrados.

 Con frecuencia, la desaminación espontánea ocurre en el ADN humano, y la citosina es una base que a menudo se desamina. ¿Si no se repara la desaminación de la citosina, cómo conduce a una mutación del ADN?

 El cáncer colorrectal hereditario sin poliposis (un cáncer humano que no surge de pólipos intestinales) es causado por mutaciones en genes de proteínas involucradas en la reparación de desapareamientos (los genes más a menudo mutados son MLH1, MSH2, MSH6 y PMS2, con MLH1 y MSH2). La incapacidad de reparar errores de apareamiento aumenta la frecuencia de mutación, resultando en diferentes tipos cáncer por mutaciones en genes reguladores de crecimiento.

2. Reparación por escisión de bases

Las ADN glucosilasas reconocen pequeñas distorsiones en lesiones implicadas en el ADN y causadas por el daño a una sola base. Una glucosilasa corta el enlace *N*-glucosídico que une la base dañada a la desoxirribosa (fig. 12-15). El esqueleto de azúcar-fosfato del ADN ahora carece de una base en este sitio (conocido como un sitio apurínico o apirimidínico, o un sitio AP). Luego una endonucleasa apurínica/apirimidínica (AP) corta la hebra azúcar-fosfato en este sitio. Subsecuentemente, los mismos tipos de enzimas que participan en otros tipos de mecanismos de reparación restablecen esta región a normal.

3. Reparación del desapareamiento

Las bases desapareadas (bases que no forman el apareamiento normal de bases de Watson y Crick) se reconocen por las enzimas del sistema de reparación del desapareamiento. Debido a que ninguna de las bases desapareadas están dañadas, estas enzimas reparadoras deben ser capaces de determinar qué base del par mal apareado se corrige.

El complejo enzimático de reparación del desapareamiento (una función del replisoma) actúa durante la replicación cuando una base incorrecta pero normal (es decir, A, G, C o T) se incorpora en la cadena en crecimiento (fig. 12-16). En bacterias, las hebras progenitoras de ADN contienen grupos metilo en bases de adenina en secuencias específicas. Durante la replicación, las hebras recién sintetizadas no se metilan de inmediato. Antes de que suceda la metilación, las proteínas involucradas en la reparación del desapareamiento pueden distinguir hebras progenitoras de las recién sintetizadas. Una región de la hebra nueva y no metilada, que contiene la base desapareada, se elimina y se remplaza.

Las enzimas humanas además pueden distinguir hebras progenitoras de las recién sintetizadas y reparar desapareamientos. No obstante, el mecanismo para el reconocimiento de la hebra no se ha definido todavía con claridad como aquellos en bacterias. Por lo demás, el proceso en bacterias y eucariotas es muy similar.

4. Reparación acoplada a la transcripción

Los genes que son transcritos de manera activa para producir ARN mensajero (ARNm) son reparados preferentemente. La ARN polimerasa que está transcribiendo un gen (*veáse* cap. 13 para una descripción del proceso) se detiene cuando encuentra una región dañada en el molde de ADN. Las proteínas de reparación por escisión son atraídas a este

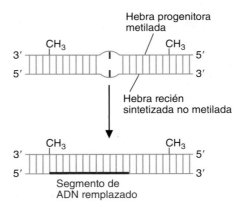

FIGURA 12-16 Reparación del desapareamiento. Las bases normales, no dañadas pero desapareadas, unen proteínas del sistema de reparación de desapareamiento. En bacterias, estas proteínas reconocen a la hebra progenitora más vieja, porque está metilada, y remplazan un segmento del ADN recién sintetizado (y no metilado), que contiene la base desapareada. El mecanismo para distinguir entre hebras progenitoras y recién sintetizadas en humanos no está bien definido.

sitio y corrigen la región dañada, de manera similar al proceso de NER. Por consiguiente, la ARN polimerasa puede reanudar la transcripción.

5. Reparación de roturas de uno o dos hilos

El proceso de reparación de las roturas de una o dos cadenas de ADN, que puede producirse a través de diversos mecanismos, se analiza en la siguiente sección del texto.

IV. Rearreglos genéticos

El cambio de segmentos entre las moléculas de ADN ocurre con bastante frecuencia y es responsable de las alteraciones genéticas que pueden tener consecuencias benéficas o devastadoras para los individuos afectados y, en algunos casos, para su descendencia. Los segmentos de ADN que se cambian pueden ser homólogos (es decir, de secuencia muy similar) o pueden no estar relacionados por completo. El tamaño de estos segmentos puede variar desde unos pocos nucleótidos a decenas de miles de nucleótidos y puede incluir muchos genes diferentes o porciones de genes. Muchas de las enzimas involucradas en estos cambios son las mismas o similares a las utilizadas en la replicación y reparación, e incluyen endonucleasas, exonucleasas, enzimas desenrolladoras, topoisomerasas, ADN polimerasas y ligasas.

Una clase de reordenamiento genético que se ha observado por muchos años es el "entrecruzamiento" entre cromosomas homólogos durante la meiosis. Otra clase ocurre en las células madre cuando se diferencian en linfocitos. Los segmentos de los genes de las células madre se reordenan para que la célula madura sea capaz de producir solo una clase de anticuerpo (*véanse* figs. 15-10 y 7-19). Otro tipo de cambios genéticos involucra elementos transponibles (transposones) que pueden moverse desde un sitio en el genoma a otro o producir copias que se pueden insertar en nuevos sitios. Las translocaciones ocurren cuando los cromosomas se rompen y las porciones al azar se unen a otros cromosomas, produciendo cambios burdos que se pueden observar bajo la luz del microscopio. Los cambios genéticos pueden aun ocurrir entre especies, por ejemplo, cuando un ADN extraño se inserta en el genoma humano como resultado de una infección viral.

A. Recombinación homóloga o general

Varios modelos, con el apoyo de evidencia experimental, han sido propuestos para el mecanismo de recombinación entre secuencias homólogas de ADN. Aunque estos mecanismos son complejos, un esquema simplificado para una clase de recombinación se presenta en la figura 12-17.

Al inicio, dos cromosomas homólogos o segmentos de la doble hélice (dúplex) del ADN que tienen secuencias muy similares, pero no necesariamente idénticas, se alinean (*véase* fig. 12-17). Una hebra de un dúplex se mella por una enzima e invade el otro dúplex de ADN, ocurriendo el apareamiento de bases con una región de la secuencia complementaria. El apareamiento entre las secuencias no tiene que ser perfecto, pero un número significativo de bases deben aparearse y la hebra desplazada de su pareja puede formar un bucle de desplazamiento (D). Este bucle D es mellado, y la hebra desplazada ahora se aparea con las bases de la antigua hebra complementaria de la hebra invasora. Ocurre la ligación y se genera una estructura de Holliday (*véase* fig. 12-17). Las ramificaciones de la estructura de Holliday pueden migrar y podrían mover muchos miles de nucleótidos de su posición original. La estructura de Holliday, denominada así por el científico que la descubrió, se segmenta al final y luego se religa, formando dos cromosomas que han intercambiado segmentos. Además de las enzimas similares a aquellas usadas en la replicación del ADN, se requieren las enzimas para la invasión de hebras, migración de ramificaciones y segmentación de la estructura de Holliday. La recombinación homóloga es además un componente importante en la reparación de roturas en la doble cadena en el ADN.

R Cuando la citosina se desamina, se produce uracilo. El uracilo no se encuentra en el ADN normalmente y es dañino en potencia porque U hace pareja con A, formando pares de base U-A, en vez de las parejas C-G normales. Por esto, si no se repara, después de una vuelta de la replicación del ADN, una de las células hija tendrá un par de bases U-A en esta posición, en vez del par de bases C-G normal. Para prevenir que ocurra este cambio, una uracilo *N*-glucosilasa elimina uracilo, y este se remplaza por una citosina mediante reparación por escisión de base.

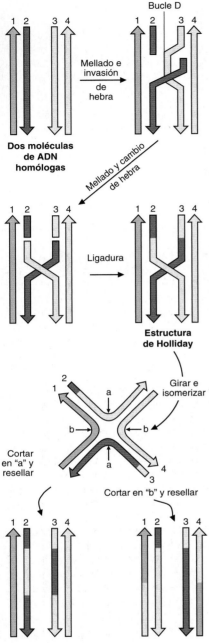

FIGURA 12-17 Pasos clave en la recombinación homóloga. Bucle D, bucle de desplazamiento.

B. Translocaciones

Las roturas en cromosomas, por agentes como los rayos X o carcinógenos químicos, pueden resultar en grandes reordenamientos cromosómicos (fig. 12-18). Si los extremos libres del ADN en el punto de rotura se sellan de nuevo con los extremos libres del cromosoma roto, se produce una translocación. Estos intercambios de grandes porciones de cromosomas pueden tener efectos perjudiciales y con frecuencia se observan en células cancerosas.

C. Reparación de las roturas de cadena simple y doble en el ADN

1. Reparación de la rotura de una hebra

Las roturas de una sola hebra (SSB) se crean en el ADN durante la replicación normal (la acción de la topoisomerasa), la reparación por escisión de bases y los agentes ambientales, como la exposición a los rayos X. Si algo va mal en cualquiera de esos procesos, el ADN puede quedar con una rotura en una de sus hebras. Los SSB deben repararse fielmente para evitar que se produzcan mutaciones.

La reparación de las SSB en el ADN sigue el paradigma de la reparación por escisión de bases. El primer paso es la detección del SSB, el segundo paso es la preparación de los extremos de la rotura para la síntesis de ADN, el tercer paso es el uso de una ADN polimerasa de reparación para rellenar el hueco creado por el segundo paso, utilizando la hebra intacta como plantilla, y el paso final es catalizado por la ADN ligasa, creando el enlace fosfodiéster final entre el ADN recién sintetizado y el ADN existente.

Hay dos proteínas clave que participan en la reparación de los SSB. La poli ADP-ribosa polimerasa 1 (PARP1) y la proteína complementaria cruzada de rayos X 1 (XRCC1). La PARP1 es la principal PARP (hay 16 proteínas diferentes con actividad PARP), y la PARP1 reconoce los SSB en el ADN y se une a esa región del ADN. Al unirse, la actividad enzimática de la PARP se activa y, utilizando NAD^+ como sustrato, transfiere ADP-ribosa a las cadenas laterales de aminoácidos de las proteínas que rodean el daño (principalmente histonas, otras proteínas de reparación del ADN y factores de transcripción). PARP1 creará polímeros de ADP-ribosa, tanto lineales como ramificados, en estas proteínas para que actúen como señal para que otras proteínas encuentren el daño y se unan a esta región para que pueda comenzar la reparación. La PARP1 también se

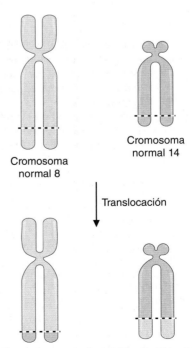

FIGURA 12-18 Una translocación cromosómica. Una porción del brazo largo del cromosoma 8 es intercambiado por una porción del brazo largo del cromosoma 14. Esta translocación cromosómica ocurre en el linfoma de Burkitt.

automodifica y, al hacerlo, debilita su interacción con el ADN y se disocia del complejo. PARP1 no participa en el mecanismo real de reparación del ADN.

Una vez que se sintetizan las cadenas de poli ADP-ribosa, XRCC1 es reclutado al sitio del daño, y una vez que XRCC1 se une, otras enzimas de reparación del ADN son reclutadas por XRCC1 para llevar a cabo la reparación del SSB (fig. 12-19). XRCC1 no tiene actividad enzimática por sí mismo, sino que es un andamio al que las otras enzimas de reparación se pueden unir para reparar el ADN.

2. Reparación de las roturas de doble cadena en el ADN

Los DSB en el ADN pueden producirse a través de la radiación ionizante, las interacciones del ADN con especies reactivas de oxígeno, los errores de replicación del ADN u otros errores cometidos por las enzimas nucleares. El fracaso en la reparación de los DSB es perjudicial para la célula y podría conducir a la apoptosis o a la transformación (en una célula cancerosa).

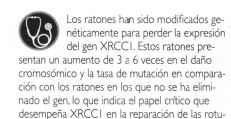
Los ratones han sido modificados genéticamente para perder la expresión del gen XRCC1. Estos ratones presentan un aumento de 3 a 6 veces en el daño cromosómico y la tasa de mutación en comparación con los ratones en los que no se ha eliminado el gen, lo que indica el papel crítico que desempeña XRCC1 en la reparación de las roturas de la cadena simple del ADN.

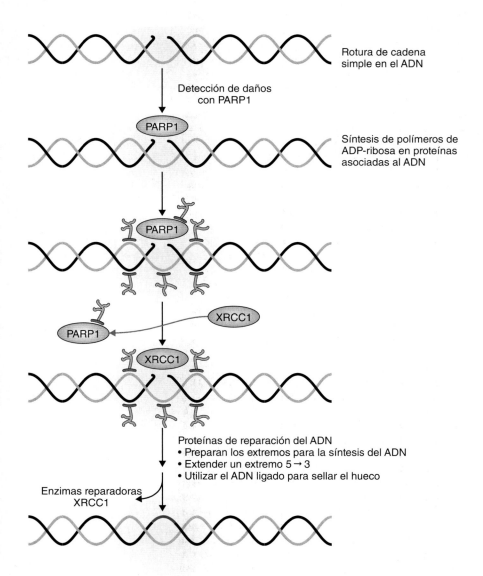

FIGURA 12-19 Reparación de roturas de una sola hebra en el ADN. El daño es detectado por PARP1, que se une a la región dañada y genera polímeros de ADP-ribosa en las histonas y en sí mismo. Los polímeros de poli (ADP-ribosa) son una señal para que XRCC1 se una al ADN, trayendo consigo las proteínas necesarias para reparar la rotura de la cadena simple. La PARP1 ADP-ribosilada abandona el complejo cuando la XRCC1 se une.

La proteína ATM está mutada en el trastorno de la ataxia telangiectasia (A-T), que es un raro trastorno autosómico que afecta al sistema nervioso e inmunológico. Estos individuos también son susceptibles de padecer cáncer, especialmente leucemias y linfomas. La mutación en la ATM reduce la capacidad de estos individuos para reparar las roturas de doble cadena en el ADN, de modo que los individuos con A-T son muy sensibles a la exposición a la radiación, como los rayos X médicos.

Existen dos vías principales para reparar los DSB: la recombinación homóloga (HR) o la unión de extremos no homólogos (NHEJ). La recombinación homóloga está básicamente libre de errores, pero requiere un cromosoma homólogo (normalmente una cromátida hermana) como plantilla para reparar el daño (*véase* la fig. 12-17). La NHEJ no requiere un cromosoma homólogo para la reparación pero tiene la capacidad de introducir mutaciones en la región reparada del ADN y aumentar la inestabilidad genómica.

A continuación se presenta una versión simplificada de la reparación de los DSB. En el caso de la HR, el daño es reconocido por el complejo MRN (formado por las proteínas denominadas MRE11, RAD50 y NBS1), que activa la cinasa de la ataxia telangiectasia mutada (ATM).

La activación de la ATM da lugar a una respuesta completa de reparación del ADN que requiere la participación de numerosas proteínas, entre ellas el *BRCA1* y el *BRCA2* (gen de susceptibilidad al cáncer de mama tipo 1 [o 2]). El complejo de proteínas ahora unido al DSB inicia la HR, siempre que haya una cromátida hermana disponible.

Si no se dispone de una hebra de ADN homóloga, se produce la NHEJ. Este proceso se inicia con la unión de la familia de proteínas Ku a los extremos de la DSB (fig. 12-20), seguida de una proteína quinasa dependiente del ADN (ADN-PKcs), y luego de exo- y endonucleasas para recortar los extremos rotos y ligar los dos extremos. La NHEJ puede dar lugar a mutaciones en la zona reparada debido a la falta de una plantilla que dirija la síntesis de la reparación.

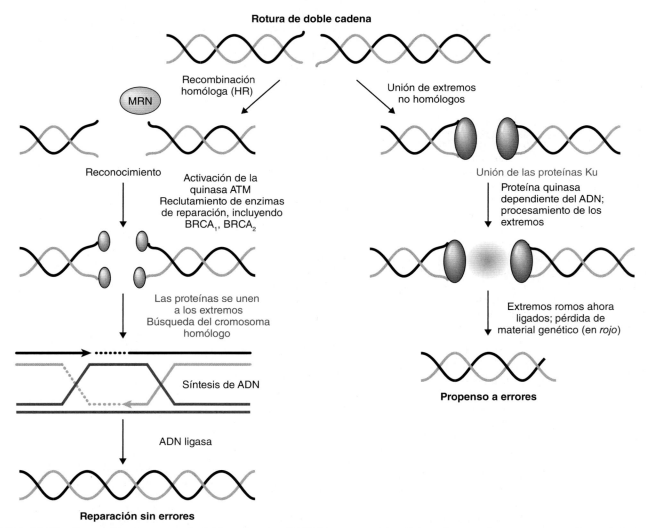

FIGURA 12-20   Reparación de roturas de doble cadena en el ADN. Las roturas de doble cadena pueden repararse mediante el sistema HR sin errores si se dispone de un cromosoma homólogo, o mediante el procedimiento de unión de extremos no homólogos, que es propenso a errores, si no se dispone de un cromosoma homólogo para la recombinación. *BRCA1* y *BRCA2* son necesarios para que se produzca la HR.

D. Elementos transponibles

Los elementos genéticos móviles (o transponibles), "genes saltarines", fueron observados por primera vez por Barbara McClintock, en la década de 1940. Su trabajo, al principio despertó escepticismo, finalmente fue aceptado y ella recibió el Premio Nobel en 1983.

Los transposones son segmentos de ADN que pueden moverse de su posición original en el genoma hacia una nueva ubicación (fig. 12-21). Ellos se encuentran en todos los organismos. Los transposones contienen el gen para una enzima llamada transposasa, que se involucra en la segmentación del transposón desde el genoma y moviéndolo desde una ubicación a otra.

Los retroposones son parecidos a los transposones excepto que ellos involucran una molécula de ARN. La transcriptasa inversa (*véase* más adelante) produce una cadena simple de ADN copia del ARN que se convierte en un ADN bicatenario, el cual es insertado en el genoma en múltiples sitios, formando un elemento repetitivo en el ADN.

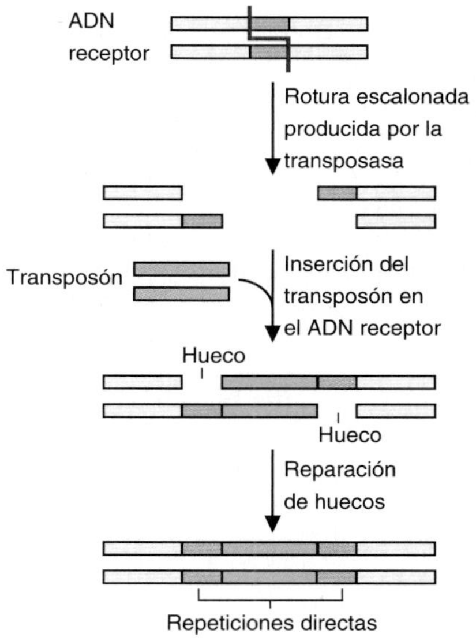

V. Transcriptasa inversa

La **transcriptasa inversa (o reversa)** es una enzima que utiliza un molde de hebra simple de ARN y produce una copia de ADN (fig. 12-22). El ARN molde se puede transcribir desde el ADN por una ARN polimerasa u obtenerlo de otra fuente, tal como un virus de ARN. La copia de ADN del ARN, producida por la transcriptasa inversa, se conoce como ADN complementario (porque es complementario al molde de ARN), o ADNc. Los retrovirus (virus de ARN) contienen transcriptasa inversa, la cual copia el genoma viral de ARN. Una cadena doble de ADNc se produce, y puede ser integrada al genoma humano (*véase* fig. 11-19). Después de la integración, los genes virales podrían estar inactivos o ser transcritos, algunas veces causando enfermedades tales como sida o cáncer (*véase* cap. 17). El acontecimiento de la integración podría además romper un gen celular adyacente, lo cual podría también llevar a una enfermedad (*véase* cap. 17).

FIGURA 12-21 Transposones. Se muestran los pasos de la transposición. Las repeticiones directas (las áreas en *azul*) son regiones de ADN que tienen la misma secuencia de bases en la dirección 5′ a 3′. Se crean después de que el transposón se integre en el cromosoma.

COMENTARIOS CLÍNICOS

Isabel S. contrajo VIH cuando ella usaba agujas contaminadas con VIH para inyectarse drogas por vía intravenosa. En 2018, el 7% de los nuevos casos de VIH diagnosticados fue entre personas que se inyectan drogas (69% fueron entre hombres que tienen sexo con hombres y el 24% entre heterosexuales). El VIH muta con rapidez, y por esta razón, el tratamiento actual involucra una combinación de fármacos que afectan diferentes aspectos de su ciclo de vida (designado *ART* para a*ntirretroviral therapy*, o terapia antirretroviral). Este tratamiento con múltiples fármacos disminuye el título viral (el número de partículas de virus encontradas en un determinado volumen de sangre), algunas veces en concentraciones indetectables. No obstante, si el tratamiento no se sigue con cuidado, el título aumenta con rapidez. Por esta razón, el doctor de **Isabel S.** enfatizó que debe apegarse a su régimen de fármacos y trabajó con ella para asegurarse de que podía tomar sus medicamentos. Esto es más fácil que en el pasado, ya que hay varias píldoras combinadas disponibles.

El deficiente control de la diabetes mellitus de **Dianne A.** la predispuso a una infección de las vías urinarias debido a que la glucosa en la orina sirve como un "medio de cultivo" para el crecimiento bacteriano. La unidad renal glomerulotubular (la nefrona) reabsorbe la glucosa filtrada de modo que, normalmente, la orina es libre de glucosa. No obstante, cuando las concentraciones de glucosa en suero sanguíneo exceden de 175 a 185 mg/dL (el umbral tubular para glucosa), la capacidad de reabsorción se excede. En el caso de **Dianne A.**, las concentraciones de glucosa en sangre con frecuencia exceden este umbral.

Calvin A. La persona promedio tiene 30 lunares en toda la superficie corporal; no obstante, solo 20 de cada 100 000 personas desarrollan un melanoma maligno. La incidencia de melanoma maligno ha ido creciendo, aunque con la mejora del tratamiento la tasa de mortalidad ha disminuido. Sin embargo, casi 10% de los pacientes con melanoma maligno todavía fallece como resultado de este cáncer; la decisión del doctor de realizar una biopsia en el lunar pigmentado con un borde irregular y variación de color con probabilidad salvó la vida de **Calvin A.**

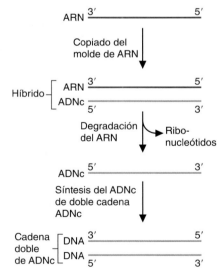

FIGURA 12-22 Acción de la transcriptasa inversa (o reversa). La enzima cataliza la producción de una copia de ADN (ADNc) de un molde de ARN. El ARN del híbrido ADN-ARN se degrada por asociación de actividad RNasa de la transcriptasa inversa (designada como *RNasa H*), y la hebra simple de ADN se utiliza como molde para producir una cadena doble de ADN. Esta figura es una versión simplificada de un proceso más complejo.

Michael T. El cáncer pulmonar representa en la actualidad alrededor de 13% de todos los tipos de cáncer en hombres y mujeres. La tasa total de supervivencia a 5 años es de 20% aproximadamente. Por suerte, en Estados Unidos, el hábito tabáquico ha disminuido. Considerando que 50% de los hombres y 32% de las mujeres fumaba en 1965, estas cifras disminuyeron en 2019 a 15.3 y 12.7%, respectivamente.

COMENTARIOS BIOQUÍMICOS

Reparación del ADN y enfermedad. El ADN tiene un único papel dentro de una célula que es el modelo para la expresión genética durante todo el tiempo de vida de la célula. De cualquier modo, el ADN está presente en copias limitadas dentro de las células (a diferencia del ARN y las proteínas), y varios agentes a menudo comprometen su integridad estructural. El ADN, entonces, se debe vigilar de manera continua por daño, y cuando el daño se encuentra, los mecanismos de reparación se requieren para reconstruir el ADN a su estructura original. Si la integridad del ADN no se puede mantener, las mutaciones deletéreas podrían acumularse en el genoma, impactando al fin de forma negativa a la persona en conjunto. Deficiencias en los mecanismos de reparación del ADN llevarán a la enfermedad, como se indica en los ejemplos a continuación.

El ADN puede sufrir varias clases de daño dentro del ambiente acuoso de las células. El ADN sufre la hidrólisis espontánea de los enlaces *N*-glucosídicos, generando sitios apurínicos o apirimidínicos dentro del ADN. La insuficiencia para reparar estos sitios (por medio de la reparación por escisión de base) conducirá a cambios en la secuencia de nucleótidos del ADN. Cuando el ADN es expuesto a la luz ultravioleta (UV), forma dímeros de timina con rapidez, los cuales interferirán con la replicación del ADN a menos que se reparen. La exposición del ADN a los rayos X o a la radiación ionizante llevará a roturas de hebras simples y dobles en el ADN. La deficiencia para reparar estas roturas llevará a errores replicativos. El ADN está expuesto además a las toxinas ambientales, conduciéndolo a la modificación química de las bases que se necesitan reparar antes que la replicación de ADN ocurra; de otro modo, el riesgo de apareamiento de bases inapropiado durante la replicación se incrementa en gran medida.

Los trastornos en la reparación del ADN, debido a mutaciones en genes únicos, a menudo dan lugar a una célula que acumula mutaciones de modo activo y con el tiempo puede convertirse en una célula cancerosa (*véase* cap. 17). Un tema común en las mutaciones de enzimas de reparación del ADN es la manifestación clínica del cáncer. Es importante notar que las mutaciones mismas no conducen al cáncer en forma directa; por el contrario, generaciones sucesivas de células, cada cual con mutaciones acumuladas debido a defectos en la reparación del ADN, con el tiempo adquirirán una mutación que ofrece ventajas de crecimiento y cáncer. Ejemplos claros de tales enfermedades se describen más adelante.

El primer ejemplo son las mutaciones que dan lugar al xeroderma pigmentoso (XP). El XP es, en primer lugar, un defecto en la reparación por escisión de nucleótidos (NER) (*véase* fig. 12-15). Existen al menos 12 genes responsables del XP y sus variantes, todas se involucran en la NER o reparación acoplada a la transcripción. Esta alteración es considerada en la clínica como hipersensibilidad al sol que provoca anormalidades cutáneas. Provoca un riesgo significativamente mayor de desarrollar cáncer en la piel, en particular a una edad menor que en la población general. Esto resulta de la incapacidad para remover dímeros de timina inducidos por la radiación UV en el ADN, conduciendo a que se creen desajustes durante la replicación del ADN, a través del dímero de timina.

Las mutaciones en proteínas específicas responsables de la reparación acoplada a la transcripción producen el síndrome de Cockayne, que clínicamente se caracteriza por retraso en el crecimiento y en el desarrollo. Las células con estas mutaciones no pueden transcribir genes dañados. Si el ADN no se puede reparar debido al defecto en la reparación acoplada a la transcripción, puede producirse la muerte celular prematura por la reducción de la expresión génica. Además, existen mutaciones específicas dentro del conjunto de genes del XP, que da lugar a un fenotipo que refleja los rasgos del XP y el síndrome de Cockayne, indicando que hay puntos comunes en los síntomas cuando la NER o la reparación acoplada a la transcripción es defectuosa.

El cáncer de colon hereditario sin poliposis (HNPCC) y el cáncer de mama hereditario resultan de mutaciones hereditarias en genes implicados en la reparación del ADN (*véase* capítulo 11).

Se calcula que el HNPCC representa alrededor de 3% de todos los casos de cáncer de colon. Estos síndromes son heterogéneos, debido, muy probablemente, a la constatación de que las mutaciones en cualquiera de los cinco genes pueden conducir al cáncer de colon. Los genes de la enfermedad son *hMSH2*, *hMLH1*, *hPMS1*, *hPMS2* y *hMSH6*. Todos estos genes desempeñan un papel en la reparación de los desajustes del ADN, y todos actúan como supresores de tumores (se requiere una pérdida de función para que el tumor se desarrolle).

Es importante entender que la falta de una enzima reparadora de desajustes del ADN no conduce directamente al cáncer (como lo haría una mutación activadora en myc, por ejemplo). Sin embargo, la falta de un sistema funcional de reparación de desajustes aumenta la frecuencia con la que se introducen nuevas mutaciones en las células somáticas (en especial en las células de rápida proliferación, como el epitelio del colon), de manera que finalmente se producirá una mutación en un gen necesario para el correcto control del crecimiento. Una vez que se produce esa mutación, los tumores pueden empezar a desarrollarse.

Entre 5 y 10% de todos los casos de cáncer de mama se han atribuido a mutaciones heredadas en uno de los dos genes, *BRCA1* y *BRCA2*. El *BRCA1* se encuentra en el cromosoma 17 y actúa como supresor de tumores. La función bioquímica del *BRCA1* es participar en la respuesta al daño del ADN. El *BRCA1* es fosforilado por una serie de quinasas, cada una de las cuales es activada por una forma diferente de daño en el ADN. *BRCA1* participa principalmente en la reparación de los DSB en el ADN y en la reparación acoplada a la transcripción. Una vez que *BRCA1* se fosforila, da la señal de detención del ciclo celular, para permitir que se repare el daño en el ADN.

Las mujeres portadoras de una mutación en el gen *BRCA1* tienen un riesgo de entre 55 y 65% de padecer cáncer de mama y de entre 40 y 45% de padecer cáncer de ovario a los 70 años. Se ha demostrado que los hombres portadores de mutaciones en el gen *BRCA1* presentan un ligero aumento del cáncer de mama y de próstata.

El otro gen implicado en el cáncer de mama hereditario es el *BRCA2*, situado en el cromosoma 13. El *BRCA2* es necesario para la reparación de los DSB del ADN, que suele ser causada por la radiación ionizante. Por ello, la pérdida de actividad del *BRCA2* es necesaria para que se desarrolle el cáncer, lo que clasifica al *BRCA2* como un supresor de tumores. El *BRCA2* también es necesario para la HR entre cromátidas hermanas durante la meiosis y la mitosis. Las mutaciones del *BRCA2* también se han relacionado con una mayor incidencia de cáncer de mama y de ovarios en las mujeres, y de cáncer de mama y de próstata en los hombres. Las mutaciones del *BRCA1* y el *BRCA2* representan entre 20 y 25% de todos los casos de cáncer de mama hereditario.

La comprensión de las funciones de *BRCA1* y *BRCA2* en la reparación de los DSB en el ADN ha llevado al desarrollo de inhibidores de la poli-ADP-ribosa polimerasa (PARP-1) para el tratamiento de los cánceres de mama inducidos por *BRCA1* o *BRCA2*. La reparación de DSB se produce bien por HR (que requiere las actividades de las proteínas *BRCA1* y *BRCA2*) o a través de NHEJ, que es un proceso propenso a errores, debido al recorte de los extremos del ADN antes de la ligadura (*véase* fig. 12-20).

Los SSB en el ADN son más comunes que los DSB. El mecanismo celular para reparar los SSB depende de PARP-1. El PARP-1 produce grandes cadenas ramificadas de poli (ADP-ribosa) (derivadas del NAD^+) en el lugar del daño, que actúa como estación de acoplamiento para las proteínas que participan en la reparación del SSB. La inhibición de PARP-1 conduciría a una acumulación de SSB en el ADN.

Los inhibidores de PARP-1 son eficaces para eliminar las células con mutaciones en *BRCA1* o *BRCA2*, ya que cuando los SSB no se reparan, suelen convertirse en DSB cuando el replisoma intenta replicarse a través de la rotura. En una célula que carece de la actividad de *BRCA1* o *BRCA2*, la única forma de reparar el ADN es mediante NHEJ, que es un proceso propenso a errores. Esto hace que las células acumulen un gran número de mutaciones, lo que finalmente conduce a la muerte celular. Las células con actividad funcional de *BRCA1* o *BRCA2* no sufrirán ese destino. Los fármacos que inhiben la actividad de PARP-1 han recibido recientemente (2018) la aprobación de la FDA para el tratamiento del cáncer de ovario y ciertos tipos de cáncer de mama.

CONCEPTOS CLAVE

◆ La replicación del genoma requiere de la síntesis de ADN.
◆ Durante la replicación, cada una de las dos hebras progenitoras de ADN sirve como molde para la síntesis de una hebra complementaria.
◆ El sitio en donde la replicación está ocurriendo se llama horquilla de replicación.

- Se requieren helicasas y topoisomerasas para desenrollar la hélice de ADN de las hebras progenitoras.
- La ADN polimerasa es la principal enzima involucrada en la replicación.
- La ADN polimerasa copia cada molde de hebra progenitora en la dirección 3′ a 5′, produciendo nuevas hebras en una dirección 5′ a 3′.
- Los precursores para la replicación son desoxirribonucleósidos trifosfato.
- Cuando la síntesis de ADN prosigue en la dirección 5′ a 3′, una hebra progenitora se sintetiza en forma continua, mientras que la otra exhibe síntesis discontinua, creando pequeños fragmentos conocidos como fragmentos de Okazaki que se unen subsecuentemente. Esto es necesario debido a que la ADN polimerasa solo puede sintetizar ADN en la dirección 5′ a 3′.
- La ADN polimerasa requiere de un grupo hidroxilo 3′ libre de un nucleótido cebador a fin de replicar el ADN. El cebador se sintetiza por la enzima primasa, que provee de un ARN cebador.
- La enzima telomerasa sintetiza la replicación de los extremos de los cromosomas lineales (telómeros).
- Los errores durante la replicación pueden provocar mutaciones, así los sistemas de revisión de error y reparación funcionan para mantener la integridad del genoma.
- La tabla 12-4 resume las enfermedades revisadas en este capítulo.

TABLA 12-4 Enfermedades revisadas en el capítulo 12		
ENFERMEDAD O ALTERACIÓN	**GENÉTICA O AMBIENTAL**	**COMENTARIOS**
VIH/sida	Ambiental	Está justificado un régimen múltiple de fármacos para pacientes con sida.
Infección de las vías urinarias	Ambiental	Los antibióticos para tratar tales infecciones pueden apuntar a enzimas específicas procarióticas involucradas en la síntesis de ADN.
Melanoma	Ambas	Los fármacos utilizados para tratar cáncer pueden inhibir la replicación del ADN por diversos mecanismos.
Cáncer pulmonar	Ambas	Los fármacos utilizados para tratar el cáncer pueden inhibir la replicación del ADN.
Cáncer de colon hereditario sin poliposis	Genética	Mutaciones en enzimas requeridas para la reparación de desapareamiento del ADN, las cuales pueden conducir a mutaciones en genes que regulan la proliferación celular.
Síndrome de Cockayne	Genética	Mutaciones en las enzimas requeridas para la reparación acoplada a la transcripción del ADN. Conduce a la muerte celular prematura, fracaso en el desarrollo y un retraso en el desarrollo.
Xeroderma pigmentoso	Genética	Mutaciones involucradas en reparación por escisión de nucleótidos, conduce a un elevado riesgo del desarrollo de cáncer de piel.
Cáncer de mama hereditario	Genética	Mutaciones en los genes *BRCA1* y *BRCA2* que propician defectos en la reparación de roturas de hebra simple y de hebra doble del ADN.
Ataxia telangiectasia	Genética	Las mutaciones en el gen ATM conducen a una mayor susceptibilidad a la leucemia/linfoma debido a una menor eficiencia en la reparación de las roturas de cadena en el ADN.

PREGUNTAS DE REVISIÓN: CAPÍTULO 12

1. Varios fármacos alteran la replicación de ADN en las células eucariotas. ¿Cuál de los siguientes pasos podría ser un sitio de acción para un medicamento? Elija la mejor respuesta.
   A. La familia de enzima de las ADN polimerasas, que desenrollan a las hebras progenitoras.
   B. La familia de enzimas de topoisomerasas, que copian cada hebra progenitora en dirección 3′ a 5′.
   C. La familia de enzimas de helicasas, que copian cada hebra progenitora en dirección 5′ a 3′.

D. El hallazgo de que ambas hebras de ADN recién sintetizado siempre crece continuamente.

E. La enzima ADN ligasa que se une a fragmentos Okazaki.

2. Existe una variedad de ADN polimerasas en células bacterianas y eucariotas. Al dirigirse a una de las siguientes propiedades de las ADN polimerasas se provocaría la inhibición de la síntesis de ADN:

A. La iniciación *de novo* de la síntesis de nuevas hebras de ADN.

B. La formación de enlaces fosfodiéster a través de puentes de hidrógeno.

C. La escisión del pirofosfato liberado que aporta la energía para la reacción de polimerización.

D. La disociación y reasociación de la enzima con el ADN conforme se agrega cada nucleótido a una cadena de ADN existente.

E. El proceso de copiar un molde de hebra en su dirección 3′ a 5′, produciendo una nueva hebra en dirección 5′ a 3′.

3. Un antibiótico que inhibe las ADN polimerasas bacterianas puede dañar a la mitocondria por una de las siguientes ADN polimerasas eucarióticas que es la más similar a la ADN polimerasa procariótica:

A. α

B. β

C. γ

D. δ

E. ε

4. Un medicamento que inhibe la replicación de ADN, pero se inactiva por los cromosomas que contienen telómeros, probaría ser un antibiótico muy útil. Los telómeros se describen de la mejor manera por una de las siguientes opciones:

A. Los telómeros solo están presentes en los cromosomas circulares.

B. Antes de la acción de la telomerasa y después de la replicación de ADN, existe una saliente 3′ en el telómero.

C. Antes de la acción de la telomerasa y después de la replicación de ADN existe una saliente 5′ en el telómero.

D. En el ADN humano, los telómeros constan de secuencias repetidas de TTAGGT.

E. Las células eucariotas somáticas no contienen telómeros.

5. Las enfermedades provocadas por defectos en los sistemas de reparación de ADN colocan al paciente en riesgo de desarrollar cánceres. Los mecanismos de reparación de ADN se pueden describir de la mejor manera por una de las siguientes opciones:

A. La revisión funciona conforme se hacen los pares de bases y se eliminan todos los errores al aparear las bases.

B. Después de la replicación, no es posible hacer más reparaciones.

C. Los genes que producen ARNm tienen un sistema de reparación único.

D. Los genes que producen ARNt tienen un sistema de reparación único.

E. Las ADN glucosilasas reconocen la distorsión de la hélice de ADN debido a aductos grandes que están presentes en una base dentro del ADN.

6. Las translocaciones provocan algunos de los síndromes genéticos más reconocidos en la descendencia de seres humanos. Una translocación se puede describir de la mejor manera por una de las siguientes opciones:

A. Siempre producen cáncer.

B. Siempre producen discapacidad intelectual.

C. Tienen que involucrar el intercambio de un cromosoma completo.

D. Solo suceden en presencia de transcriptasa inversa.

E. Se pueden presentar en células somáticas o células madre.

7. Los retrovirus, incluido el VIH, usan un genoma de ARN. Para generar ADN a partir del ARN genómico se requiere la enzima transcriptasa inversa. La transcriptasa inversa difiere de la ADN Pol δ por ¿cuál de los siguientes?

A. Síntesis de ADN en la dirección 5′ a 3′.

B. Expresión de la actividad de exonucleasa 3′ a 5′.

C. Uso de las reglas de par de bases de Watson-Crick durante la síntesis de ADN.

D. Sintetiza ADN en dirección de 3′ a 5′.

E. Puede introducir inosina en una cadena de ADN en crecimiento.

8. Las moléculas grandes de ADN en los cromosomas humanos tardan más tiempo en replicarse que los cromosomas bacterianos que son más pequeños y circulares. Si un fragmento de ADN de 1 000-kilobases (kb) tiene 10 orígenes de replicación espaciados con uniformidad y simétricos, y la ADN polimerasa se desplaza a 1 kb por segundo, ¿cuántos segundos le tomará producir dos moléculas hijas (dejando de lado los problemas potenciales en los extremos de esta pieza lineal de ADN)? Suponga que los 10 orígenes están uniformemente espaciados de cada uno, pero no desde los extremos del cromosoma.

A. 20

B. 30

C. 40

D. 50

E. 100

9. La replicación de ADN es un proceso diferente a la reparación de ADN. Las mutaciones en las enzimas de reparación de ADN pueden provocar enfermedades, especialmente ciertas formas de cáncer. La primasa no se requiere durante los procesos de reparación de ADN por uno de los siguientes motivos:

A. Toda la primasa se relaciona con los orígenes de la replicación.

B. El ARN podría ser altamente mutagénico en un sitio de reparación.

C. La reparación de ADN polimerasas no requieren un cebador.

D. Las ADN polimerasas replicativas no requieren un cebador.

E. Las ADN polimerasas (tanto de reparación como replicativas) pueden usar solo 3′-OH para elongación.

10. ¿Cuál es la deficiencia mecanicista clave en pacientes con xeroderma pigmentoso?

A. Mutación en el gen de la primasa.

B. Incapacidad para escindir una sección de ADN dañado por radiación UV.

C. Mutación de uno de los componentes de reparación de desapareamiento.

D. Incapacidad para sintetizar ADN a través de la región dañada.

E. Pérdida de la capacidad de revisión.

11. La acción de PARP1 es necesaria para la reparación de ¿cuál de los siguientes tipos de daños en el ADN?

A. Reparación por escisión de bases

B. Reparación por escisión de nucleótidos

C. Reparación de desajustes

D. Reparación de rotura de la cadena simple

E. Reparación de rotura de doble cadena

12. A una mujer de 32 años de edad se le ha diagnosticado recientemente un cáncer de mama. El análisis genético indicó que tenía una mutación en la línea germinal del gen *BRCA2*. El diagnóstico posterior indicó el tratamiento con un inhibidor de PARP. ¿Cuál es la eficacia de los inhibidores de PARP en el tratamiento de este tipo de cánceres?

A. Las células cancerosas son incapaces de realizar la reparación de escisión de bases.

B. Las células cancerosas son incapaces de someterse a la reparación por escisión de nucleótidos.

C. Las células cancerosas han perdido la capacidad de catalizar la reparación de desajustes.

D. Las células cancerosas son incapaces de reparar los SSB en su ADN.

E. Las células cancerosas son incapaces de reparar los DSB en su ADN.

13. Una línea celular eucariota, en la fase G1 del ciclo celular, ha sufrido un DSB debido a la exposición a los rayos X. ¿Cuál de los siguientes es el modo más probable de reparación de este defecto?

A. Reparación por escisión de nucleótidos

B. Reparación por escisión de bases

C. Reparación de desajustes

D. Recombinación homóloga

E. Unión de extremos no homólogos

14. Se descubrió una línea celular bacteriana sensible a la temperatura que crecía normalmente a 25 °C, pero no a 42 °C. El análisis del ADN a la temperatura más alta indicaba muchos fragmentos pequeños, del orden de 1 000 nucleótidos. El tratamiento de las células con luz ultravioleta a 25 °C indicó que los procesos normales de reparación del ADN de la célula estaban operativos, pero a 42 °C se descubrieron múltiples SSB en el ADN tras la exposición a la luz ultravioleta. La enzima que más probablemente ha perdido su actividad a 42 °C es ¿cuál de las siguientes?

A. Polimerasa I

B. Polimerasa II

C. Polimerasa III

D. ADN primasa

E. ADN ligasa

15. ¿Cuál de los siguientes procesos es llevado a cabo por el complejo del replisoma bacteriano? Elija la mejor respuesta.

	Síntesis de la hebra principal	Síntesis de la hebra retrasada	Corrección	Reparación por escisión de bases	Reparación de desajustes
A	Sí	Sí	Sí	No	No
B	Sí	No	No	Sí	Sí
C	Sí	Sí	Sí	No	Sí
D	No	No	No	Sí	No
E	No	Sí	Sí	No	No
F	No	No	No	Sí	Sí

RESPUESTAS A LAS PREGUNTAS DE REVISIÓN

1. **La respuesta es E.** Las helicasas y las topoisomerasas desenrollan las hebras progenitoras. Las ADN polimerasas copian cada molde progenitor en la dirección 3′ a 5′, produciendo nuevas hebras en dirección 5′ a 3′. Una hebra de ADN recién sintetizado crece de manera continua, pero la otra hebra se sintetiza de forma discontinua en segmentos cortos conocidos como los fragmentos de Okazaki. Estos fragmentos se unen después por la ligasa de ADN. Dirigirse a una sola enzima con un medicamento tiene mayores probabilidades de éxito que inhibir toda una familia de enzimas.

2. **La respuesta es E.** Las ADN polimerasas catalizan la síntesis de ADN pero no pueden iniciar la síntesis de nuevas hebras *de novo* porque primero se debe sintetizar un cebador corto por la ADN primasa (una ARN polimerasa dependiente de ADN). Los enlaces fosfodiéster que unen el esqueleto, son enlaces covalentes y no están formados por puentes de hidrógeno. Durante el curso de la agregación de un nucleótido a una cadena de ADN existente se libera pirofosfato y su hidrólisis subsecuente (el pirofosfato contiene un enlace de alta energía) por la enzima pirofosfatasa (no ADN polimerasa) aporta la energía que dirige las reacciones de polimerización. Las ADN polimerasas exhiben procesividad, en la cual la enzima permanece unida al molde progenitor conforme la enzima crea nuevos enlaces fosfodiéster al leer el molde. La enzima no se disocia y se reasocia después de que se agrega cada nucleótido a la hebra de ADN existente. Las ADN polimerasas copian un molde en la dirección 3′ a 5′, produciendo nuevas hebras en una dirección 5′ a 3′.

3. **La respuesta es C.** Las mitocondrias en las células humanas son muy similares a las bacterias y se tiene la teoría de que han surgido de bacterias que desarrollaron una relación simbiótica con la célula del hospedador. La polimerasa γ se localiza en la mitocondria y replica el ADN de este orgánulo. Las polimerasas δ y ε son las principales enzimas de replicación en el núcleo eucariótico. La polimerasa α está implicada en la reparación del ADN. La polimerasa β participa en la reparación de escisión de bases.

4. **La respuesta es B.** Los cromosomas eucarióticos son lineales, y los extremos de los cromosomas se llaman telómeros. Las bacterias tienen ADN circular y por lo tanto no tienen telómeros. Los telómeros en los seres humanos constan de una repetición de secuencia de TTAGGG. La hebra de ADN recién sintetizada, antes de la acción de la telomerasa, es más corta en el extremo 5′ de manera que la hebra que se está replicando tiene una saliente 3′. Las células somáticas tienen telómeros, pero conforme envejecen, su expresión de telomerasa disminuye, por lo tanto las células solo sobreviven para un número fijo de poblaciones dobles.

5. **La respuesta es C.** La revisión, una propiedad inherente a la mayoría de ADN polimerasas debido a su actividad de 3' exonucleasa, elimina errores en las pares de bases conforme se presentan durante la replicación, pero la revisión no elimina todos los errores cometidos por la ADN polimerasa. Los sistemas de replicación de errores posteriores a la replicación sustituyen bases mal apareadas que se escapan de la revisión. Los genes que producen ARNm contienen un sistema de reparación único de transcripción-acoplamiento (la reparación se presenta conforme se transcriben los genes). La reparación de escisión de nucleótido incluye la distorsión local de la hélice de ADN, como en los aductos grandes, en tanto que las glucosilasas de ADN reconocen el daño en una sola base.

6. **La respuesta es E.** Las translocaciones se pueden presentar tanto en células somáticas como en células madre. Las translocaciones se presentan con frecuencia y pueden ser favorables o devastadoras. Algunas translocaciones pueden provocar retraso en el desarrollo y algunas pueden provocar un mayor riesgo de presentar cáncer, pero también pueden ser beneficiosas o carecer de un efecto claro. La translocación consta de una porción de un cromosoma que se intercambia por una porción de otro cromosoma. La transcriptasa inversa se encuentra en los virus ARN y no tiene un papel en la translocación humana.

7. **La respuesta es B.** La actividad de exonucleasa 3' a 5' de ADN es necesaria para la revisión (verificar la base recién insertada y si es incorrecta, eliminarla) y la transcriptasa inversa no tiene esta actividad, mientras que la Pol δ sí la tiene. Tanto la transcriptasa inversa como la Pol δ sintetizan ADN en la dirección 5' a 3' (todas las ADN polimerasas lo hacen) y ambas siguen las reglas de apareamiento de bases de Watson y Crick estándares (A con T o U, G con C). La polimerasa no puede sintetizar ADN en la dirección incorrecta (3' a 5') ni insertar inosina en una cadena de ADN creciente. Por lo tanto, la única diferencia entre las dos polimerasas es la respuesta B. La Pol δ se usa sobre todo para la síntesis de la hebra retrasada durante la replicación de ADN, aunque también tiene funciones de reparación.

8. **La respuesta es D.** En 50 segundos, cada origen de replicación habrá sintetizado 100 kb de ADN (50 en cada sentido). Dado que hay 10 orígenes, 10×100 generará las 1 000 kb necesarias para replicar el ADN. El primer origen estará a 50 kb de un extremo y los nueve orígenes restantes estarán separados por 100 kb entre sí.

9. **La respuesta es E.** El papel del cebador es aportar un grupo 3'-OH para la ADN polimerasa para agregar el siguiente nucleótido y formar un enlace fosfodiéster. Cuando hay reparación de ADN, una de las bases restantes en el ADN tendrá un 3'-OH libre, el cual usará la reparación de ADN polimerasas (como el ADN Pol I en las bacterias) para comenzar la extensión de ADN.

10. **La respuesta es B.** La xerodermia pigmentada es un conjunto de enfermedades todas relacionadas con la incapacidad de reparar dímeros de timina, lo cual ocasiona la incapacidad de escindir ADN dañado por radiación UV. No afecta las polimerasas de desvío, que pueden reparar de un lado a otro de la región dañada, que a veces causan mutaciones en su trayectoria. Ni el gen de la primasa ni la reparación de incompatibilidades intervienen en la escisión de dímeros de timina. La capacidad de revisar las

ADN polimerasas tampoco se ve implicada en este proceso.

11. **La respuesta es D.** La PARP1 se une al daño de la cadena simple del ADN y crea polímeros de ADP-ribosa en el lugar de la lesión. Los polímeros actúan como señal para que más proteínas de reparación se unan al complejo y reparen la rotura de la cadena simple. La PARP1 no interviene en ningún otro proceso de reparación-reparación por escisión de bases, NER, reparación de desajustes o reparación de DSB.

12. **La respuesta es D.** Los inhibidores de la PARP bloquean la acción de la PARP1 de manera que los SSB en el ADN no pueden repararse (debido a la incapacidad de dirigir las proteínas de reparación al lugar del daño). Los SSB, si no se reparan, pueden convertirse en DSB durante la replicación del ADN, y si se reparan mediante la unión de extremos no homólogos pueden introducir mutaciones en el genoma. Una vez que una célula cancerosa acumula un número suficiente de estas mutaciones, el crecimiento de la célula tumoral puede verse comprometido y las células morirán. La inhibición de PARP1 no interferirá con la capacidad de reparar otros tipos de daños en el ADN.

13. **La respuesta es E.** Los DSB en el ADN pueden repararse mediante la recombinación homóloga o la unión de extremos no homólogos. Para que se produzca la HR se necesita una copia del cromosoma normal (una cromátida hermana), que se produce después de la replicación del ADN (por lo tanto, en las fases S o G2 del ciclo celular). En la fase G1 del ciclo celular, no se ha producido la replicación del ADN y no se dispone de cromátidas hermanas, por lo que los DSB se reparan mediante la unión de extremos no homólogos.

14. **La respuesta es E.** La ADN ligasa sella los huecos en las cadenas de ADN que contienen un grupo 3'-hidroxilo y un grupo 5'-fosfato. Esto es necesario para la replicación de la hebra de ADN rezagada (para conectar los fragmentos de Okazaki), y para la reparación por escisión de bases y la NER. A 25 °C la enzima funciona normalmente, pero a 42 °C la enzima es defectuosa. Así, a una temperatura más alta, los fragmentos de Okazaki no podrían ligarse entre sí, dando lugar a los grandes fragmentos de nucleótidos que se encuentran en la célula. Dado que la eliminación de los dímeros de timina (como los creados por la irradiación UV) requiere que la ligasa selle un hueco después de la eliminación del dímero, la falta de actividad de la ligasa daría lugar a un ADN que contiene SSB. Las mutaciones en la ADN primasa no permitirían ninguna síntesis de ADN a la temperatura elevada. Una mutación en la polimerasa I o II no crearía SSB en el ADN después de la irradiación UV, y una mutación en la polimerasa III conduciría a muy poca síntesis de ADN a la temperatura no permisiva.

15. **La respuesta es C.** El replisoma contiene la principal enzima biosintética del ADN, que es responsable de la síntesis de la hebra principal y de la hebra retrasada. Dado que la polimerasa contiene actividad de corrección, dicha corrección de errores también se produce dentro del replisoma. La reparación de los desajustes también es una función del replisoma, mientras que la reparación de la escisión de bases se realiza mediante un sistema separado. El replisoma no contiene las proteínas necesarias para llevar a cabo la reparación por escisión de bases.

Transcripción: síntesis de ARN

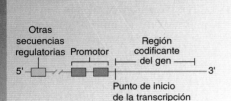

Otras
secuencias
reguladoras | Promotor

Región
codificante
del gen

5' ————— 3'

Punto de inicio
de la transcripción

FIGURA 13-1 Regiones de un gen. Un gen es un segmento de ADN que funciona como una unidad para generar un producto de ARN o a través de los procesos de transcripción y traducción, una cadena de polipéptidos. La región transcrita de un gen contiene el molde para la síntesis de un ARN, que comienza en el punto de inicio. Un gen también incluye regiones de ADN que regulan la elaboración del producto codificado, como una región promotora. En un gen estructural, la región transcrita contiene las secuencias de codificación que determinan la secuencia de aminoácidos de una cadena polipeptídica.

La síntesis del ARN a partir de un **molde de ADN** se llama **transcripción**. Los genes se transcriben por enzimas denominadas **ARN polimerasas** que generan un **ARN monocatenario** idéntico en la secuencia (con excepción de U en lugar de T) a una de las cadenas del ADN de la doble cadena. La cadena de ADN que dirige la secuencia de nucleótidos en el ARN por **apareamiento de bases complementarias** es la cadena del molde. La cadena de ARN que se genera de forma inicial es el **transcrito primario**. El **molde** de ADN **se copia** en **dirección 3' a 5'** y la **transcripción de ARN** se **sintetiza** en **dirección 5' a 3'**. Las ARN polimerasas difieren de las ADN polimerasas en que pueden **iniciar** la **síntesis** de nuevas cadenas en ausencia de un cebador.

Además de catalizar la polimerización de **ribonucleótidos**, las ARN polimerasas deben ser capaces de reconocer el gen apropiado para transcribir la cadena apropiada del ADN de doble cadena a transcribir y el **punto de partida** de la transcripción (fig. 13-1). Las secuencias específicas de ADN, llamadas **promotores**, determinan el lugar de unión de la ARN polimerasa y la frecuencia con que inicia la transcripción. Otras secuencias reguladoras, como los **elementos promotores proximales** y los **potenciadores** (o **intensificadores**), también afectan la frecuencia de la transcripción.

En las **bacterias**, una **sola ARN polimerasa** produce los transcritos primarios precursores para las tres principales clases de ARN: ARN mensajero (ARNm), ARN ribosómico o ribosomal (ARNr) y ARN de transferencia (ARNt). Como las bacterias no contienen núcleos, los ribosomas se unen al ARNm mientras se transcribe y la síntesis de la proteína ocurre al mismo tiempo que la transcripción.

Los **genes eucarióticos** se transcriben en el núcleo por **tres ARN polimerasas diferentes**, cada una de las cuales es la encargada principal de una de las mayores clases de ARN. Los transcritos primarios se **modifican** y se **recortan** para producir los ARN maduros. Los precursores de **ARNm** (llamados **pre-ARNm**) tienen un "casquete" de **guanosina** agregado en el extremo 5' y una **"cola" de poli** (**A**) en el extremo 3'. Los **exones**, que contienen las secuencias codificantes para las proteínas, están separados en el **pre-ARNm** por los **intrones**, regiones que no tienen función codificante. Durante las **reacciones de corte y empalme**, los intrones se remueven y los exones se conectan para formar el ARNm maduro. En las eucariotas, los precursores de ARNt y ARNr también se modifican y se recortan, aunque no de forma tan amplia como los pre-ARNm.

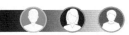

SALA DE ESPERA

Lisa N. es una niña de 4 años de edad, de ascendencia mediterránea, cuya altura y peso corporal están por debajo del percentil 20 para las niñas de su edad. Se cansa con facilidad y se queja de pérdida de apetito y falta de aliento con el esfuerzo. Ha tenido un dolor sordo en el cuadrante superior derecho durante los últimos 3 meses y luce pálida. Los estudios iniciales de laboratorio indican una anemia grave (recuento disminuido de eritrocitos) con una hemoglobina de 7.0 g/dL (límites de referencia de 12 a 16 g/dL). Un conjunto de pruebas hematológicas adicionales muestra que **Lisa N.** tiene talasemia β^+ de tipo intermedio.

Isabel S., una paciente con VIH (caps. 11 y 12), ha desarrollado una tos que produce un esputo grisáceo, ligeramente teñido de sangre. La radiografía de tórax indica infiltrados cavitados en el campo pulmonar superior derecho. La tinción de esputo muestra bacilos acidorresistentes, lo que sugiere un diagnóstico de tuberculosis pulmonar causada por el *Mycobacterium tuberculosis*.

Catherine T. recogió hongos en un área boscosa próxima a su casa. Unas pocas horas después de comer un hongo pequeño, experimentó náusea y diarrea leves. Llevó un hongo consigo a la sala de urgencias del hospital. Un experto en venenos lo identificó como *Amanita phalloides* (el "sombrero de la muerte"). Estos hongos contienen la toxina α amanitina.

Sarah L., una programadora de computadoras de 28 años de edad, advierte fatiga creciente, dolor de pecho pleurítico y tos no productiva. Además, sufre dolor en las articulaciones, en especial en sus manos. Una erupción en ambas mejillas y en el tabique nasal (erupción en alas de mariposa) se ha presentado durante los últimos 6 meses. Los estudios iniciales de laboratorio indican un recuento de leucocitos por debajo de lo normal y una reducción leve de la hemoglobina. Las pruebas dieron como resultado un diagnóstico de lupus eritematoso sistémico (LES) (llamado por lo general lupus).

I. Acción de la ARN polimerasa

La **transcripción**, la síntesis de ARN a partir de un molde de ADN, la llevan a cabo las **ARN polimerasas** (fig. 13-2). Al igual que las ADN polimerasas, las ARN polimerasas forman uniones éster entre los ribonucleótidos que formarán pares de bases con los desoxirribonucleótidos complementarios en el molde de ADN. A diferencia de las ADN polimerasas, las ARN polimerasas pueden iniciar la síntesis de nuevas cadenas en ausencia de cebadores. Además, carecen de la actividad de exonucleasa 3′ a 5′ que se encuentra en las ADN polimerasas, aunque realizan la verificación de error rudimentario mediante un mecanismo diferente. Una cadena de ADN sirve como molde para la síntesis de ARN y se copia en la dirección 3′ a 5′. La síntesis de la nueva molécula de ARN ocurre en la dirección 5′ a 3′. Los ribonucleótidos trifosfatados adenosín trifosfato (ATP), trifosfato de guanosina (GTP), trifosfato de citidina (CTP) y trifosfato de uridina (UTP) sirven como precursores. Cada nucleótido forma pares de bases de manera secuencial con la base del desoxirribonucleótido del molde de ADN (A, G, C y U forman pares con T, C, G y A, en forma respectiva). La polimerasa forma una unión éster entre el fosfato α en el hidroxilo 5′ de la ribosa del nucleótido precursor y el hidroxilo 3′ de la ribosa en el extremo de la cadena de ARN creciente. La escisión de un enlace fosfato de alta energía en el nucleótido trifosfato y la liberación de pirofosfato (de los fosfatos β y γ) proveen la energía para esta reacción de polimerización. La posterior fragmentación del pirofosfato por una pirofosfatasa también ayuda a conducir la reacción de polimerización hacia delante al eliminar un producto. La tasa de error global de la ARN polimerasa es 1 en 100 000 bases.

Las ARN polimerasas deben reconocer el punto de inicio de la transcripción de cada gen y la cadena de ADN apropiada para emplear como molde. También deben ser sensibles a las señales que reflejan la necesidad del producto del gen y el control de la frecuencia de transcripción. Una región de secuencias regulatorias llamada **promotor** (a menudo compuesta por secuencias más pequeñas llamadas **cajas** o **elementos**) casi siempre

Las talasemias son un grupo heterogéneo de anemias hereditarias que constituyen el trastorno genético más común en todo el mundo, con una tasa de portadores de casi 5%. La enfermedad se descubrió primero en los países mediterráneos y su nombre procede de la palabra griega *talaso*, que significa "mar". Sin embargo, también se presenta en áreas que se extienden hasta India y China próximas al ecuador.

Los síndromes de la talasemia son efecto de mutaciones que disminuyen o eliminan la síntesis de las cadenas α o β en el tetrámero de la hemoglobina A del adulto. Los síndromes individuales se nombran de acuerdo con la cadena cuya síntesis está afectada y con la gravedad de la deficiencia. Por lo tanto, en la talasemia β^0, el superíndice 0 indica que la cadena β no está presente; en la talasemia β^+, el símbolo + se refiere a una reducción parcial de la síntesis de la cadena β. Se han identificado más de 170 mutaciones diferentes que causan talasemia β; la mayoría de estas interfiere con la transcripción del ARNm de la globina β o de su procesamiento o traducción.

La medición de las concentraciones de hemoglobina en la sangre es importante para el diagnóstico apropiado de muchas enfermedades, como la anemia. Los laboratorios miden el contenido de hemoglobina al exponer, en primer lugar, la muestra (en general, células sanguíneas lisadas, para liberar la hemoglobina de los eritrocitos) a un agente oxidante, que convierte el hierro ferroso de la hemoglobina en su estado férrico. La cantidad de hierro férrico se determina a continuación con un segundo reactivo (cianuro o un derivado de azida), que reacciona con el hierro férrico y genera un producto teñido, cuya concentración se puede determinar de manera espectrofotométrica.

Los pacientes con sida suelen desarrollar tuberculosis. Después de que el esputo teñido de **Isabel S.** sugirió tuberculosis, se instituyó un esquema de múltiples fármacos antituberculosos, incluido un antibiótico de la familia de la rifamicina (rifampina). Se realizó un cultivo del esputo para confirmar el diagnóstico.

La rifampicina inhibe la ARN polimerasa bacteriana y destruye de forma selectiva a las bacterias que causan la infección. La ARN polimerasa nuclear de las células eucariotas no se afecta. Aunque la rifampicina puede inhibir la síntesis del ARN mitocondrial, la concentración requerida es considerablemente más alta que la usada para el tratamiento de la tuberculosis.

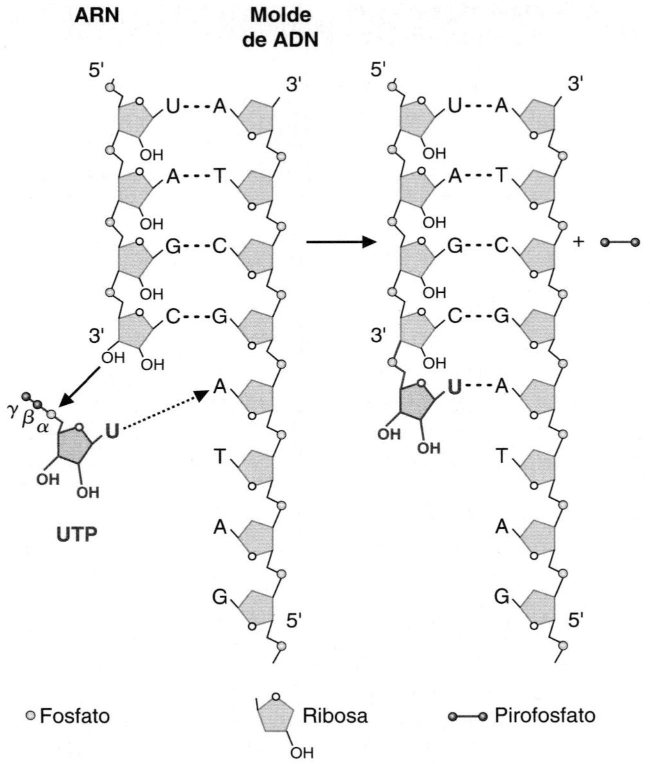

FIGURA 13-2 Síntesis del ARN. El fosfato α del nucleótido agregado conecta los grupos ribosilo.

El hongo recogido por **Catherine T.** contenía α amanitina, un inhibidor de las ARN polimerasas eucarióticas:

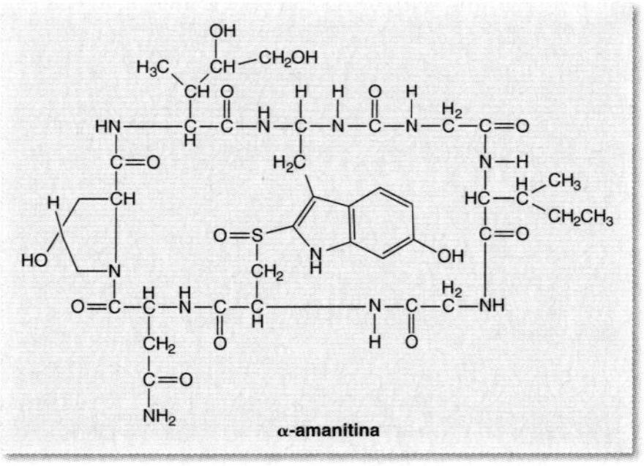

α-amanitina

Es en particular eficaz en el bloqueo de la acción de la ARN polimerasa II. De forma inicial, esta toxina causa enfermedades gastrointestinales, luego desequilibrio electrolítico y fiebre, y al final deficiencias hepática y renal. De 10 a 15% de los individuos que ingieren α-amanitina mueren en el lapso de 10 días.

contigua a la región transcrita, controla la unión de la ARN polimerasa al ADN e identifica el punto de inicio (fig. 13-1). La frecuencia de transcripción se controla por secuencias regulatorias dentro del promotor, en la proximidad del promotor (elementos promotores-proximales) y por otras secuencias regulatorias, como los potenciadores (también llamados elementos promotores-distales), que pueden localizarse a distancias considerables, algunas veces a miles de nucleótidos desde el punto de inicio. Tanto los elementos promotores-proximales como los potenciadores interactúan con las proteínas que estabilizan la unión de la ARN polimerasa al promotor.

II. Tipos de ARN polimerasas

Las células bacterianas tienen una sola RANA polimerasa que transcribe el ADN para generar todos lo diferentes tipos de ARN (ARN mensajero [ARNm], ARN ribosómico o ribosomal [ARNr] y ARN de transferencia [ARNt]). La ARN polimerasa de la *Escherichia coli* contiene cuatro subunidades (α2, β, β′ y ω), que forman el núcleo de la enzima. Otra proteína llamada factor σ (sigma) se une al núcleo de la enzima y dirige la unión de la ARN polimerasa a las regiones promotoras específicas del molde de ADN. El factor σ se disocia poco después del comienzo de la transcripción. *E. coli* tiene varios factores *s* diferentes que reconocen las regiones promotoras de los distintos grupos de genes. El factor σ más importante es el σ^{70}, una designación relacionada con su peso molecular de 70 000 Da.

A diferencia de las procariotas, las células eucariotas tienen tres ARN polimerasas (tabla 13-1). La polimerasa I produce la mayoría de los ARNr, la polimerasa II produce ARNm y microARNm o ARNmi (los microARN regulan la expresión del gen y se analizan con más detalle en el cap. 15) y la polimerasa III produce ARN pequeños, como ARNt y ARNr 5S. Todas estas ARN polimerasas tienen el mismo mecanismo de acción. Sin embargo, reconocen diferentes tipos de promotores. La mitocondria tiene su propia ARN polimerasa para transcribir los genes situados en el genoma mitocondrial.

TABLA 13-1	Productos de las **ARN** polimerasas eucarióticas
POLIMERASA	**PRODUCTO**
ARN polimerasa I	ARNr
ARN polimerasa II	ARNm + microARN (ARNmi)
ARN polimerasa III	ARNt + otros ARN pequeños

A. Secuencias de los genes

El ADN de doble cadena consiste en una **cadena codificante** y una **cadena molde** (fig. 13-3). La cadena molde del ADN es una cadena que, en realidad, utiliza la ARN polimerasa durante el proceso de transcripción. Es complementaria y antiparalela tanto de la cadena codificante (distinta de la cadena molde) de ADN como de los transcritos de ARN producidos a partir del molde. De esta manera, la cadena codificante del ADN es idéntica en la secuencia de bases y en la dirección del transcrito de ARN, con la excepción por supuesto de que en donde esta cadena de ADN contiene una T, el transcrito de ARN contiene una U. Por convención, la secuencia de nucleótidos de un gen se representa por las letras de las bases nitrogenadas de la cadena codificante del ADN dúplex. Se escribe de izquierda a derecha en dirección 5′ a 3′.

Durante la traducción, el ARNm se lee de 5′ a 3′ en grupos de tres bases, llamados **codones** o **tripletes**, que determinan la secuencia de aminoácidos de la proteína (fig. 13-3). Debido a esto, la secuencia de bases de la cadena codificante del ADN se puede usar para determinar la secuencia de aminoácidos de la proteína. Por esta razón, cuando las secuencias de los genes están determinadas, se refieren a la cadena (o hebra) codificante.

Un gen consiste en una región transcrita y en regiones que regulan la transcripción del gen (p. ej., regiones promotoras y potenciadoras) (fig. 13-4). La base en la hebra codificante del gen que sirve de punto de partida para la transcripción se numera +1. Este nucleótido corresponde al primer nucleótido incorporado al ARN en el extremo 5′ del transcrito. Los nucleótidos posteriores dentro de la región transcrita del gen se numeran +2, +3 y así de manera sucesiva hasta el extremo 3′ del gen. Las secuencias no transcritas a la izquierda del punto de inicio, conocida como región **flanqueante 5′** del gen, se numeran −1, −2, −3, etc., primero con el nucleótido (−1) inmediatamente a la izquierda del punto de inicio (+1) y en sentido de derecha a izquierda. Por analogía con un río, las secuencias a la izquierda del punto de inicio se llaman **corriente arriba** (o río arriba) del punto de inicio y aquellas a la derecha **corriente abajo** (o río abajo).

B. Reconocimiento de los genes por la ARN polimerasa

Para que los genes se expresen, la ARN polimerasa debe reconocer el punto apropiado de comienzo de transcripción y la cadena de ADN a transcribir (la cadena molde). La ARN polimerasa también debe reconocer qué genes transcribir, dado que los genes

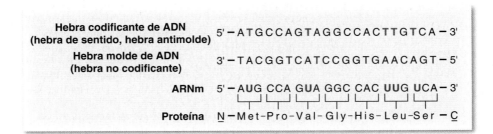

FIGURA 13-3   Relación entre la cadena codificante del ADN (también conocida como hebra con sentido o hebra antimolde), la hebra molde de ADN (también llamada hebra antisentido), el transcrito de ARNm y la proteína producida a partir del gen. Las bases del ARNm se usan en conjuntos de tres (llamados codones) para especificar el orden de los aminoácidos insertados en la cadena creciente de polipéptidos durante el proceso de traducción (cap. 14).

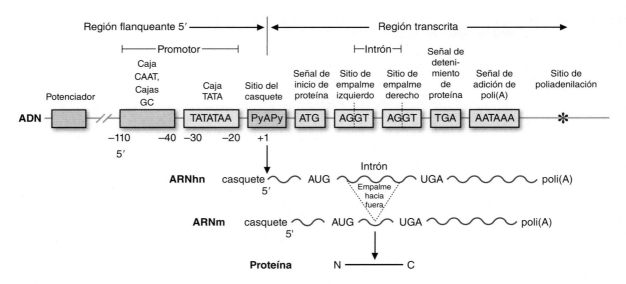

FIGURA 13-4 Esquema de un gen eucariótico y los pasos requeridos para generar un producto de proteína. El gen consiste en regiones promotoras y transcritas. La región transcrita contiene intrones, que no contienen secuencias codificantes de proteínas, y exones, que sí transportan secuencias codificantes de proteínas. La primera forma de ARN producida es el ARN heterogéneo nuclear (ARNhn), que contiene secuencias intrónicas y exónicas. El ARNhn se modifica de tal manera que se agregan un casquete en el extremo 5′ (sitio de casquete) y una cola de poli(A) en el extremo 3′. Los intrones se sustraen (un proceso llamado corte y empalme) para producir el ARNm maduro, que abandona el núcleo para dirigir la síntesis de proteína en el citoplasma. Pi es pirimidina (C o T). Aunque la caja TATA todavía se incluye en esta figura por razones históricas, solo 12.5% de los promotores eucarióticos contienen esta secuencia.

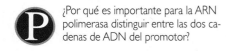

¿Por qué es importante para la ARN polimerasa distinguir entre las dos cadenas de ADN del promotor?

transcritos son solo una pequeña fracción del ADN total. Los genes que se transcriben difieren de un tipo de célula a otro y cambian con las modificaciones de las condiciones fisiológicas. Las señales de ADN que la ARN polimerasa reconoce se llaman **promotores**. Los promotores son secuencias en el ADN (casi siempre están compuestas de secuencias más pequeñas llamadas **cajas** o **elementos**) que determinan el punto de inicio y la frecuencia de la transcripción. Como los promotores se localizan en la misma molécula de ADN y cerca del gen que regulan, se dice que son de acción *cis* (es decir, *cis* se refiere a la acción del mismo lado). Las proteínas que se unen a esta secuencia de ADN y facilitan o previenen la unión de la ARN polimerasa son de acción *trans*.

C. Regiones promotoras de los genes para ARNm

La unión de la ARN polimerasa y el posterior inicio de la transcripción génica implica varias **secuencias consenso** en las regiones promotoras del gen (fig. 13-5). Una secuencia consenso es la encontrada con más frecuencia en una región particular cuando se examinan muchos genes. En las procariotas, una secuencia consenso con alto contenido en adenina y timina en el promotor determina el punto de inicio de la transcripción al unir proteínas que facilitan la unión de la ARN polimerasa. En la procariota *E. coli*, esta secuencia consenso es TATAAT, la denominada secuencia (o caja) TATA o de Pribnow. Se localiza centrada alrededor de –10 y se reconoce por el factor sigma σ^{70}. Una secuencia similar en la región –25, de cerca de 12.5% de genes eucarióticos, tiene una secuencia consenso TATA(A/T) A (la [A/T] en la quinta posición indica que tanto A como T ocurren con la misma frecuencia). Esta secuencia eucariótica también se conoce como caja TATA, pero algunas veces se la denomina caja de Hogness o Hogness-Goldberg por sus descubridores. Otras secuencias consenso referidas en la unión de la ARN polimerasa se encuentran más lejos corriente arriba en la región promotora (fig. 13-5) o corriente abajo después de la señal de inicio transcripcional. Los promotores bacterianos contienen una secuencia TTGACA en la región –35. Las eucariotas suelen tener secuencias dispares, como el elemento de reconocimiento TFIIB (una secuencia rica en GC, que se abrevia BRE), el elemento iniciador, el elemento promotor corriente abajo (DPE, *downstream promotor element*) y el elemento motivo diez (MTE, *motif ten element*). El DPE y el MTE

Promotores procarióticos

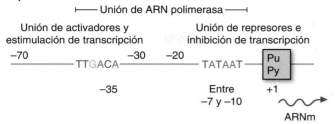

├── Unión de ARN polimerasa ──┤

Unión de activadores y   Unión de represores e
estimulación de transcripción   inhibición de transcripción

−70 ─────── TTGACA ──── −30 −20 ──── TATAAT ──── | Pu / Py |

     −35   Entre   +1

             −7 y −10   ARNm

Promotores eucarióticos

Elementos de corriente arriba

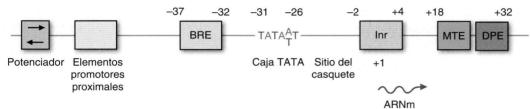

              −37   −32   −31   −26   −2   +4   +18   +32

| Potenciador | Elementos promotores proximales | BRE | TATA$_T^A$T | Inr | MTE | DPE |

Potenciador Elementos   Caja TATA Sitio del   +1
        promotores   casquete
        proximales

                               ARNm

FIGURA 13-5 Promotores procarióticos y eucarióticos. La región promotora-proximal contiene sitios de unión de factores de transcripción que pueden acelerar la tasa a la que se une la ARN polimerasa al promotor. BRE, elemento de reconocimiento de TFIIB; DPE, elemento promotor corriente abajo; Inr, elemento iniciador; MTE, elemento motivo diez; Pu, purina; Py, pirimidina.

se encuentran corriente abajo respecto del sitio de inicio de la transcripción. Los genes eucarióticos también contienen elementos promotores-proximales (en la región de −100 a −200), que son sitios que unen otras proteínas reguladoras de genes. Los genes varían en el número de tales secuencias presentes. Un análisis de cerca de 10 000 secuencias promotoras indicó que el elemento iniciador era el elemento más común en estos promotores (alrededor de 50%), mientras que BRE o DPE estaban presentes en casi 15% de los promotores y TATA era el menos abundante, en 12.5% de los promotores.

En las bacterias, varios genes productores de proteína pueden estar ligados juntos y controlados por un solo promotor. Esta unidad genética se llama **operón** (fig. 13-6). Se produce un ARNm que contiene la información de codificación para todas las proteínas codificadas por el operón. Las proteínas se unen al promotor e inhiben o facilitan la transcripción del operón. Los **represores** son proteínas que se unen a una región en el promotor conocida como operador e inhiben la transcripción evitando la unión de la ARN polimerasa al ADN. Los **activadores** son proteínas que estimulan la transcripción al unirse dentro de la región −35 o corriente arriba a partir de allí, lo cual facilita la unión de la ARN polimerasa. (Los operones se describen con detalle en el cap. 15).

En las eucariotas, las proteínas conocidas como **factores de transcripción general** (o factores basales) se unen a la caja TATA (u otros elementos promotores, en el caso de los promotores TATA menos) y facilitan la unión de la ARN polimerasa II, la polimerasa que transcribe ARNm (fig. 13-7). Este proceso de unión supone al menos seis factores basales de transcripción (marcados como TFIIS, factores de transcripción de la ARN polimerasa II). La proteína de unión a TATA (TBP) que es un componente de TFIID se une de modo inicial a la caja TATA. TFIID consiste en TBP y varios coactivadores transcripcionales. Los componentes de TFIID también reconocen al iniciador y a las cajas DPE en ausencia de la caja TATA. TFIIA y TFIIB interactúan con TBP. La ARN polimerasa II se une al complejo de factores de transcripción y al ADN y se alinea en el punto de comienzo de la transcripción. TFIIE, TFIIF y TFIIH se unen con posterioridad, dividiendo el ATP, y la transcripción del gen se inicia.

Con solo estos factores de transcripción (o basales) y la ARN polimerasa II ligada (complejo de transcripción basal), el gen se transcribe a una tasa baja o basal. TFIIH desempeña varios papeles tanto en la transcripción como en la reparación del ADN. En ambos procesos actúa como una helicasa de ADN dependiente de ATP y desenrolla el ADN

 Lisa N. tiene una talasemia β⁺ clasificada en clínica como talasemia β intermedia. Ella produce una cantidad intermedia de cadenas β funcionales (su hemoglobina es de 7.0 g/dL; la normal es de 12 a 16 g/dL). La talasemia β intermedia suele ser el resultado de dos mutaciones diferentes (una que afecta en grado menor la tasa de síntesis de la globina β y una que afecta gravemente su tasa de síntesis) o, con menor frecuencia, de homocigosidad para una mutación leve en la tasa de síntesis o una combinación compleja de mutaciones. Por ejemplo, las mutaciones dentro de la región promotora del gen de la globina β podrían ocasionar una reducción considerable de la tasa de síntesis de la globina β en un individuo que es homocigoto para el alelo, sin eliminar por completo la síntesis de la proteína.

Dos de las mutaciones puntuales que resultan en un fenotipo β⁺ se hallan dentro de la caja TATA (A → G o A → C en la región −28 a −31) del gen de la globina β. Estas mutaciones reducen la precisión del punto de inicio de la transcripción, de tal manera que solo 20 a 25% de la cantidad normal de globina β se sintetiza. Otras mutaciones que también reducen la frecuencia de la transcripción de la globina β se han observado más lejos corriente arriba en la región promotora (−87 C → G y −88 C → T).

Las dos cadenas de ADN son antiparalelas, con nucleótidos complementarios en cada posición. Como la síntesis de ARN siempre ocurre en la dirección 5′ a 3′, cada cadena produce un ARNm diferente, que resulta en distintos codones de aminoácidos y un producto de proteína diferente. Por lo tanto, es crucial que la ARN polimerasa transcriba la cadena correcta.

¿Qué propiedad de una región rica en AT de una doble hélice de ADN la hace apta para servir como sitio de reconocimiento del punto de inicio de la transcripción?

para que ocurra la transcripción o la reparación. Dos de las formas del xeroderma pigmentoso (XPB y XPD; cap. 12) se originan por las mutaciones dentro de dos subunidades diferentes de la helicasa de TFIIH. Esta también contiene una actividad cinasa y la ARN polimerasa II se fosforila por este factor durante ciertas fases de la transcripción.

La tasa de transcripción puede aumentarse con posterioridad por la unión de otras proteínas reguladoras que unen al ADN en las secuencias reguladoras de genes (como las regiones promotoras-proximales o potenciadoras). Estas proteínas reguladoras que se unen al ADN se llaman **factores de transcripción específicos de gen** (o transactivadores) porque son específicas del gen afectado (cap. 15). Interactúan con los coactivadores en el complejo de transcripción basal. Se representan en la figura 13-7 bajo el término general de *coactivadores*. Estos consisten en factores relacionados con la transcripción que interactúan con los factores de transcripción a través de un dominio de activación en el factor de transcripción (que está unido al ADN). Los factores relacionados con la transcripción interactúan con otros factores (descritos como proteínas mediadoras), que a su vez interactúan con el complejo de la ARN polimerasa. Estas interacciones se describen más adelante en el capítulo 15.

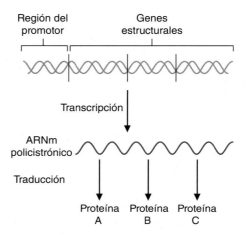

FIGURA 13-6 Operón bacteriano. Un cistrón codifica una sola cadena de polipéptidos. En las bacterias, un solo promotor puede controlar la transcripción de un operón que contiene muchos cistrones. Se transcribe un solo ARN mensajero (ARNm) policistrónico. Su traducción produce varias cadenas polipeptídicas.

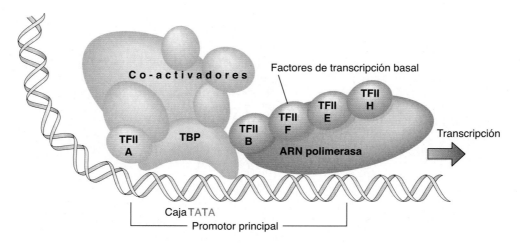

FIGURA 13-7 Aparato de transcripción. La proteína de unión a TATA (TBP), un componente de TFIID, se une a la caja TATA. Los factores de transcripción TFIIA y B se unen a TBP. Se une la ARN polimerasa y luego se unen TFIIE, F y H. Este complejo puede transcribir a un nivel basal. Algunas proteínas coactivadoras se presentan como un componente de TFIID y estas se pueden unir a otras proteínas regulatorias de unión a ADN (llamadas factores específicos de transcripción o activadores transcripcionales). El TFIID también reconoce el elemento iniciador (Inr) y el DPE en el caso de los promotores TATA menos (fig. 13-5).

III. Transcripción de genes bacterianos

En las bacterias, la unión de la ARN polimerasa con un factor *s* a la región promotora de ADN hace que las dos cadenas de ADN se desenrollen y separen dentro de una región de alrededor de 10 a 20 nucleótidos de longitud. Conforme la polimerasa transcribe el ADN, la región no transcrita de la hélice no deja de separarse, mientras que la región transcrita del molde de ADN se reasocia con su par de ADN (fig. 13-8). El factor σ se libera cuando la cadena creciente de ARN tiene alrededor de 10 nucleótidos de longitud. Las reacciones de elongación continúan hasta que la ARN polimerasa encuentra una señal de terminación de la transcripción. Un tipo de señal de terminación incluye la formación de un asa en horquilla en el transcrito, que precede a varios residuos U. El segundo tipo de mecanismo de terminación incluye la unión de una proteína, el factor rho, que produce la liberación del transcrito de ARN desde el molde en un mecanismo que requiere energía. La señal para ambos procesos de terminación está en la secuencia de bases en el ARN recién sintetizado.

Un **cistrón** es una región del ADN que codifica una sola cadena polipeptídica. En las bacterias, el ARNm suele generarse de un operón como un **transcrito policistrónico** (uno que contiene la información para producir varias proteínas diferentes). Debido a que las bacterias no tienen núcleo, el transcrito policistrónico se traduce a medida que se transcribe. Este proceso se conoce como **dupla de traducción-transcripción**. Este transcrito no se modifica ni se recorta y no contiene intrones (regiones dentro de la secuencia codificante de un transcrito que se sustraen antes de que ocurra la traducción). Varias proteínas diferentes se producen durante la traducción del transcrito policistrónico, una desde cada cistrón (fig. 13-6).

En procariotas, el ARNr se produce como un transcrito único y largo que se escinde para producir el ARNr 16S, 23S y 5S. El ARNt también se separa de transcritos más grandes (fig. 13-9). Una de las enzimas de corte, la ARNasa P, es una proteína que contiene una molécula de ARN. Este ARN cataliza en realidad la reacción de escisión.

IV. Transcripción de genes eucarióticos

El proceso de transcripción en las eucariotas es similar al de las procariotas. La ARN polimerasa se une al complejo de factores de transcripción en la región promotora y al ADN, la hélice se desenrolla dentro de una región cerca del punto de comienzo de la transcripción, tiene lugar la separación de la cadena de ADN, se inicia la síntesis del transcrito de ARN y este transcrito se alarga y copia el molde de ADN. Las cadenas de ADN se separan a medida que la polimerasa se aproxima y se reasocian conforme la polimerasa pasa.

Una de las mayores diferencias entre eucariotas y procariotas es que las primeras tienen mecanismos más elaborados para procesar los transcritos, en particular los precursores de ARNm (pre-ARNm). Las eucariotas tienen además tres polimerasas, en lugar de la única presente en las procariotas. Otras diferencias incluyen el hecho de que el ARNm

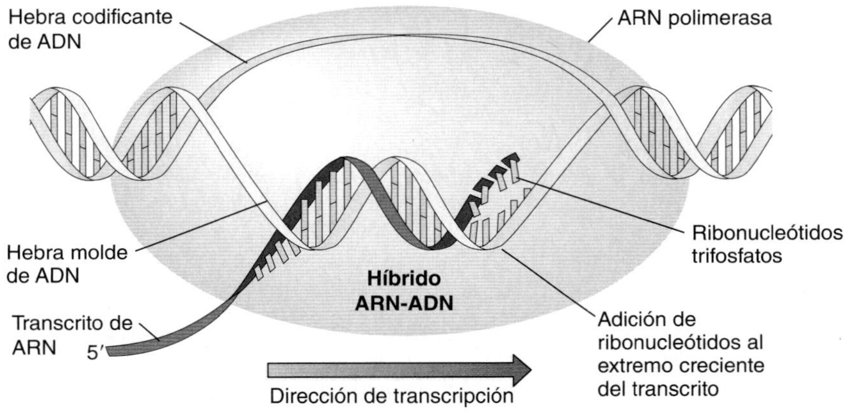

R En las regiones en las que el ADN se halla bajo transcripción, se deben separar las dos cadenas de ADN. Los pares de bases de AT en el ADN se conectan con solo dos uniones de hidrógeno, mientras que los pares GC tienen tres uniones de hidrógenos. Por lo tanto, en las regiones de ADN con alto contenido en AT las dos cadenas pueden separarse con mayor facilidad que en las regiones que contienen pares de bases GC.

FIGURA 13-8 Visión general de la transcripción en el sitio de síntesis del ARN.

eucariótico suele contener la información de codificación para una sola cadena polipeptídica y que el ARN eucariótico se transcribe en el núcleo y migra al citoplasma donde tiene lugar la traducción. De esta forma, la dupla transcripción-traducción no sucede en las eucariotas.

A. Síntesis del ARNm eucariótico

En las eucariotas ocurre un procesamiento exhaustivo del transcrito primario antes de que se forme el ARNm maduro y pueda migrar al citosol, donde se traduce en un producto de proteína. La ARN polimerasa II sintetiza un transcrito primario grande a partir de la cadena del molde, el cual adquiere un casquete en el extremo 5′ a medida que se transcribe (fig. 13-10). El transcrito además adquiere con rapidez una cola de poli(A) en el extremo 3′. De esta manera, los pre-ARNm contienen regiones no traducidas en los extremos 5′ y 3′ (las secuencias guías y finales, de manera respectiva). Estas secuencias

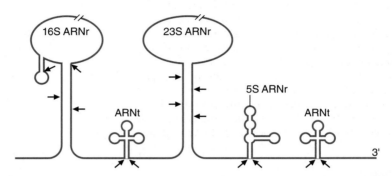

FIGURA 13-9 ARN ribosomal (ARNr) bacteriano y transcritos de ARN de transferencia (ARNt). Un precursor grande se corta (en las *flechas*) para producir ARNr 16S, 23S y 5S y algunos ARNt.

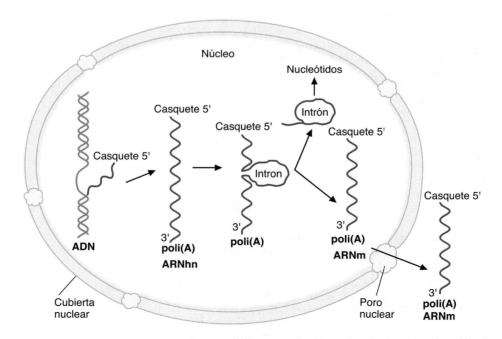

FIGURA 13-10 Vista general de la síntesis de ARNm. La transcripción produce ARN heterogéneo nuclear (ARNhn), también conocido como pre-ARNm) desde el molde de ADN. El procesamiento de ARNhn implica la adición de un casquete 5′ y una cola de poli(A) y el empalme para unir exones y retirar intrones. El producto, ARNm, migra al citoplasma, en el que dirigirá la síntesis de la proteína.

no traducidas se retienen en el ARNm maduro. La región codificante del pre-ARNm, que comienza con el codón de inicio de la síntesis de la proteína y termina con el codón de detenimiento, contiene exones e intrones. Los **exones** consisten en codones nucleótidos que determinan la secuencia aminoácida del producto final de la proteína. Entre los exones, las regiones intercaladas llamadas **intrones** contienen secuencias de nucleótidos que se eliminan por las reacciones de corte y empalme para formar el ARN maduro. En consecuencia, el ARNm maduro contiene una secuencia guía (que incluye el casquete), una región codificante que comprende exones y una secuencia final que incluye la cola de poli(A).

Este ARNm maduro forma complejos con la proteína de unión a poli(A) y otras proteínas y viaja a través de los poros en la cubierta nuclear hacia el citoplasma. Allí se combina con los ribosomas y dirige la incorporación de aminoácidos a las proteínas.

1. Transcripción y casquete del ARNm

El casquete del transcrito primario sintetizado por la ARN polimerasa II ocurre en su extremo 5′ durante su transcripción (fig. 13-11). El extremo 5′, el nucleótido inicial del transcrito, es una pirimidina con tres grupos fosfato ligados al hidroxilo 5′ de la ribosa. Para formar el casquete, el trifosfato terminal pierde un fosfato y forma un difosfato 5′. El fosfato β del difosfato reacciona luego con el fosfato α del GTP, libera pirofosfato y forma un enlace inusual de trifosfato 5′ a 5′. Un grupo metilo se transfiere de la S-adenosilmetionina (SAM), un donador universal de metilos, a la posición 7 del anillo agregado de guanina. La metilación también ocurre en el grupo hidroxilo 2′ de la ribosa en el nucleótido terminal al cual se adhirió el casquete y, algunas veces, en el grupo hidroxilo 2′ de la ribosa del nucleótido adyacente. Este casquete sella al extremo 5′ del transcrito primario y reduce la tasa de degradación. También actúa como sitio de reconocimiento para la unión del ARNm maduro a un ribosoma en el inicio de la síntesis de la proteína.

2. Adición de una cola de poli(A)

Luego de que la ARN polimerasa transcribe el codón de detenimiento para la traducción de la proteína, pasa una secuencia llamada **señal de poliadenilación** (AAUAAA) (fig. 13-12). La polimerasa continúa y pasa la señal de poliadenilación, hasta que alcanza una señal de terminación desconocida y, posiblemente inespecífica, muchos nucleótidos después. Sin embargo, conforme el transcrito primario se libera del complejo de elongación de la ARN polimerasa, un complejo de enzimas se une a la señal de poliadenilación y escinde el transcrito primario en alrededor de 10 a 20 nucleótidos corriente abajo, formando así el extremo 3′. Luego de esta escisión, una cola de poli(A) que puede tener > 200 nucleótidos de longitud se agrega al extremo 3′. Por lo tanto, no hay secuencia poli(dT) en el molde de ADN que se corresponda con esta cola; se agrega después de que termina la transcripción. El ATP sirve como precursor de la adición secuencial a los nucleótidos de adenina. Estos se añaden uno a la vez, con la poli(A) polimerasa como catalizador de cada adición. Esta cola de poli(A) es un sitio de unión a proteína que protege al ARNm de la degradación.

3. Eliminación de intrones

Los pre-ARNm eucarióticos transcritos ARN contienen regiones conocidas como exones e intrones. Los exones aparecen en el ARNm maduro; los intrones son sustraídos del transcrito y no se encuentran en el ARNm maduro (fig. 13-10). Por lo tanto, los intrones no contribuyen a la secuencia de aminoácidos de la proteína. Algunos genes contienen 50 o más intrones. Estos intrones son sustraídos cuidadosamente del pre-ARNm transcrito y los exones se empalman de forma conjunta, de tal manera que la proteína apropiada se produce a partir del gen.

Las secuencias consenso en los límites entre intrón y exón del pre-ARNm son AG:GU (AGGT en el ADN). Las secuencias varían hasta cierto punto en los límites del lado del exón, pero casi todos los intrones comienzan con una secuencia 5′-GU y terminan con una 3′-AG (fig. 13-13). Estas secuencias de los intrones a la izquierda (5′-final) y la derecha (3′-final) del sitio de empalme son, por lo tanto, invariables. Como cada combinación 5′-GU y 3′-AG no siempre resultan en un sitio de empalme funcional, otras características (todavía por determinar) dentro del exón o intrón ayudan a definir los sitios apropiados de empalme.

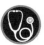

Existen tres tipos diferentes de casquetes de meti o, que se muestran en *rojo*.

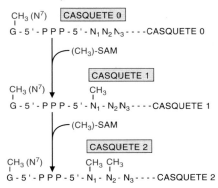

CASQUETE 0 se refiere a la guanosina metilada (en el nitrógeno de la séptima posición, N^7) agregada en la unión 5′ a 5′ al ARNm; CASQUETE 1 se refiere al CASQUETE 0 con la adición de un grupo metilo a un carbono 2′ de ribosa en el nucleótido (N) en el extremo 5′ de la cadena; y CASQUETE 2 se refiere al CASQUETE 1 con la adición de otro grupo metilo 2′ al nucleótido siguiente (N_2). Los grupos metilo son donados por la SAM.

Una vez que SAM dona su grupo metilo, debe regenerarse por reacciones que requieren las vitaminas folato y B_{12}. Por lo tanto, la formación de ARNm es también uno de los procesos afectados por una deficiencia de estas vitaminas.

Después de 4 semanas del inicio del tratamiento para la tuberculosis, los resultados del cultivo del esputo de **Isabel S.** confirmaron el diagnóstico de tuberculosis pulmonar causada por *M. tuberculosis*. Por lo tanto, se continuó el tratamiento multifármaco, que incluía al antibiótico rifampicina. La rifampicina se une a las ARN polimerasas de varias bacterias. El *M. tuberculosis* desarrolla resistencia a la rifampicina con rapidez a través de mutaciones que resultan en una ARN polimerasa que no puede unirse a la estructura compleja. El tratamiento simultáneo con los fármacos que actúan a través de diferentes mecanismos disminuye la ventaja selectiva de la mutación y la tasa a la que se desarrolla la resistencia.

Lisa N. tiene talasemia β^+ (se produce suficiente de la cadena β como para mantener las concentraciones de hemoglobina sanguínea > 6 g/dL). Una mutación que produce la talasemia β^+ es una mutación puntual (AATAAA → AACAAA) que cambia la secuencia en el ARN heterogéneo nuclear (ARNhn) en el sitio de señal de poliadenilación de AAUAAA a AACAAA. Los individuos homocigotos con esta mutación producen solo una décima parte de la cantidad normal del ARNm de la globina β.

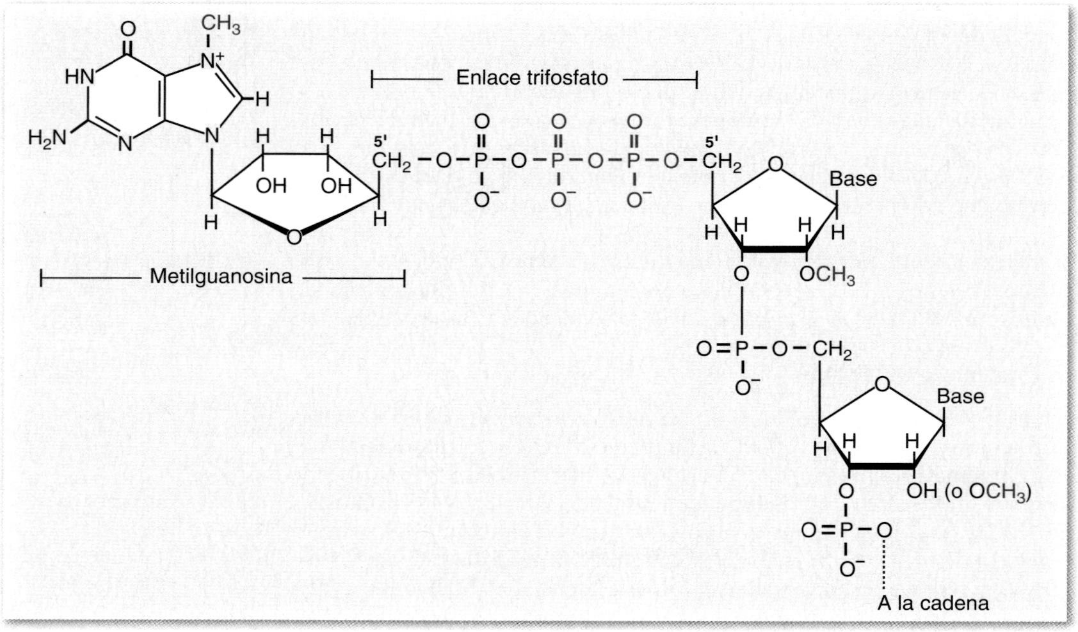

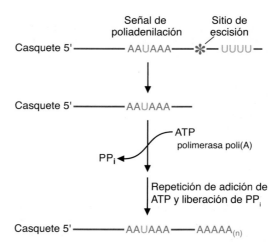

FIGURA 13-11 Estructura del casquete en el ARNm eucariótico. Los fosfatos originados del transcrito de ARN original aparecen en *rojo*; el fosfato en negro proviene de trifosfato de guanosina (GTP). La S-adenosilmetionina (SAM) dona los grupos metilo (se muestran en *rojo*) requeridos para la síntesis del casquete. Se muestra la estructura de un CASQUETE 1.

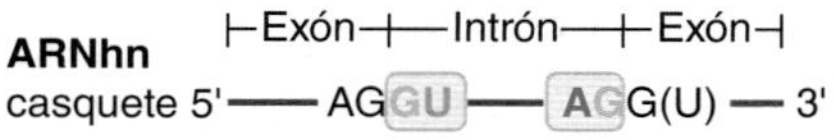

ARNhn
⊢Exón─┼─Intrón─┼─Exón─┤
casquete 5'──── AG**GU**── **AG**G(U) — 3'

FIGURA 13-13 Uniones de empalme en ARN heterogéneo nuclear (ARNhn). Las secuencias del intrón, que se muestran en las cajas, son invariables. Siempre aparecen en esta posición en los intrones. Las secuencias del lado del exón de los sitios de empalme son más variables.

Señal de poliadenilación   Sitio de escisión

Casquete 5'────────── AAUAAA ──✱── UUUU ─

Casquete 5'────────── AAUAAA ──

ATP
polimerasa poli(A)

PP_i

Repetición de adición de ATP y liberación de PP_i

Casquete 5'────────── AAUAAA ──────AAAAA_{(n)}

FIGURA 13-12 Síntesis de la cola de poli(A). Conforme la ARN polimerasa continúa transcribiendo el ADN, las enzimas cortan el transcrito (ARN heterogéneo nuclear [ARNhn]) en un punto 10 a 20 nucleótidos más allá de la secuencia AAUAAA, justo antes de una corrida de U (o G). Luego se agregan alrededor de 250 nucleótidos de adenina al extremo 3′ del ARNhn, uno a la vez, por una poli(A) polimerasa.

Algunos tipos de talasemia β^0 (poco o nada de la cadena β de hemoglobina producida) son efecto de las mutaciones homocigotas en las secuencias de unión-empalme en los límites intrón/exón. En algunos individuos, un AT reemplaza a un GT en el gen en el extremo 5′ del primero o segundo intrón. Las mutaciones también ocurren dentro de las secuencias unión-empalme en los extremos 3′ de los intrones (que en condiciones normales son GT en el sitio donador terminal 5′ y AG en el sitio receptor extremo 3′). Las mutaciones en cualquiera de los dos sitios anulan por completo el empalme normal y producen talasemia β^0.

Una estructura compleja conocida como **empalmosoma** asegura que los exones se empalmen de manera conjunta con gran precisión (fig. 13-14). **Pequeñas ribonucleoproteínas nucleares** (snRNP, *small nuclear ribonucleoproteins*), las denominadas *snurps*, intervienen en la formación del empalmosoma. Debido a que las *snurps* tienen alto contenido en uracilo, se identifican con números precedidos por U.

Los exones suelen codificar dominios funcionales o estructurales separados de las proteínas. Las proteínas con regiones funcionales similares (p. ej., regiones de unión a ATP o dinucleótido de nicotinamida y adenina [NAD]) tienen casi siempre dominios similares, aunque su estructura global y la secuencia de aminoácidos son bastante diferentes. Un proceso conocido como **reacomodo de exones** (*exon shuffling*) se ha desarrollado probablemente a través de la evolución y ha permitido que nuevas proteínas se desarrollen con funciones similares a las de otras proteínas.

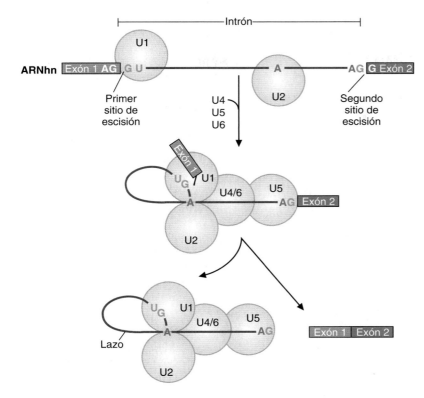

FIGURA 13-14 Proceso simplificado de corte y empalme. Las ribonucleoproteínas nucleares (*snurps* U1 a U6) se unen al intrón y le confieren una forma de asa. El complejo se llama *empalmosoma*. La *snurp* U1 se une cerca de la primera unión exón/intrón y la U2 se une dentro del intrón en una región que contiene un residuo nucleótido de adenina. Otro grupo de *snurps* (U4, U5 y U6) se une al complejo y se forma el asa. El fosfato adherido al residuo G en el extremo 5′ del intrón forma un enlace 2′ a 5′ con el grupo hidroxilo 2′ del residuo nucleótido de adenina. La escisión tiene lugar en el extremo del primer exón, entre los residuos AG en el extremo 3′ del exón y los residuos GU en el extremo 5′ del intrón. El complejo se mantiene en el lugar por el empalmosoma. Una segunda escisión ocurre en el extremo 3′ del intrón después de la secuencia AG. Los exones se juntan. El intrón, con forma de un lazo, se libera y se degrada en nucleótidos.

B. Síntesis del ARNr eucariótico

El ARNr forma los complejos ribonucleoproteínicos en los que se produce la síntesis de la proteína. En las eucariotas, el gen de ARNr existe en varias copias en la región organizadora nucleolar del núcleo (fig. 13-15, círculo 1). Cada gen produce un gran transcrito 45S (sintetizado por la ARN polimerasa I) que se escinde para producir ARNr 18S, 28S y 5.8S. Alrededor de 1 000 copias de este gen se hallan presentes en el genoma humano. Los genes están unidos en tándem, separados por regiones espaciadoras que contienen la señal de terminación de un gen y el promotor para el siguiente. Los promotores de genes de ARNr están ubicados en la región flanqueante 5′ de los genes y se extienden hasta las regiones que rodean al punto de inicio. Los genes de ARNr capturados en el acto de transcripción por micrografía electrónica muestran que muchas moléculas de ARN polimerasa I pueden estar adheridas a un gen en un momento particular, todas en dirección del extremo 3′ a medida que los precursores de ARNr 45S se sintetizan.

Conforme los precursores de ARNr 45S se liberan a partir del ADN, forman complejos con las proteínas y crean partículas de ribonucleoproteínas que generan las regiones granulares de los nucléolos (fig. 13-5, círculo 2). El procesamiento del transcrito tiene lugar en las regiones granulares. El ARNr 5S, producido por la ARN polimerasa III a partir de los genes ubicados afuera de los nucleolos en el nucleoplasma, se traslada al nucleolo y se une a las partículas de ribonucleoproteína.

Entre 1 y 2% de los nucleótidos del precursor de 45S se metila, sobre todo en los grupos hidroxilo 2′ de las ribosas (fig. 13-15, círculo 3). Estos grupos metilo pueden servir como marcadores para la escisión de los precursores de 45S y se conservan en los

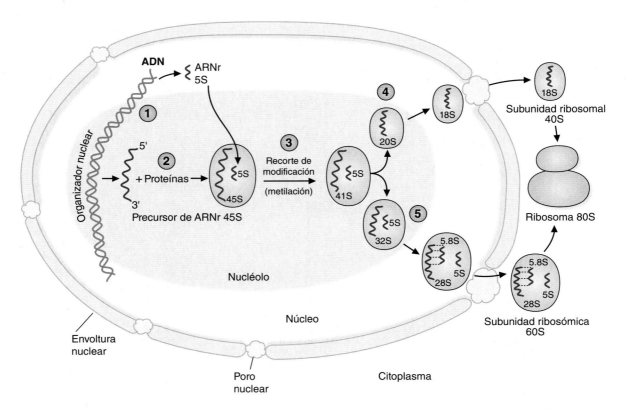

FIGURA 13-15 Síntesis de ARN ribosomal (ARNr) y ribosomas. El ARNr 5S se transcribe en el nucleoplasma y se mueve hacia el nucleolo. Los otros ARNr se transcriben a partir del ADN y maduran en el nucleolo hasta formar las subunidades ribosómicas 40S y 60S, que migran al citoplasma. Véase el texto para una explicación más detallada.

El lupus eritomatoso sistémico (LES) es una enfermedad autoinmológica caracterizada por un espectro particular de autoanticuerpos contra muchos componentes celulares, incluidos cromatina, ribonucleoproteína y fosfolípidos de la membrana celular. En este padecimiento, el cuerpo produce estos anticuerpos contra sus propios componentes. Los snRNP son uno de los objetivos de estos anticuerpos. En realidad, los snRNP se descubrieron debido a los estudios que usan anticuerpos obtenidos de los pacientes con LES.

Se realizaron pruebas en la sangre de **Sarah L.** para detectar concentraciones de anticuerpos, incluidos los anticuerpos de antígenos nucleares (ANA), los anticuerpos de ADN de doble cadena (anti-ADNdc) y los anticuerpos de ribonucleoproteínas (estos se conocieron históricamente como proteínas de Smith por el nombre del paciente en el que se descubrieron). Desde entonces se ha observado que los snRNP corresponden a los antígenos de Smith. Las pruebas fueron sólidamente positivas y, en conjunto con sus síntomas, establecieron el diagnóstico de LES.

ARNr maduros. Una serie de cortes en los transcritos de 45S se produce para generar los ARNr maduros. En la formación de los ribosomas citoplasmáticos en la células humanas, una porción de los precursores de ARNr 45S se convierte en ARNr 18S que, en conjunto con otras proteínas, forma las subunidades ribosómicas pequeñas de 40S (fig. 13-15, círculo 4). Otro segmento del precursor se pliega sobre sí mismo y se corta, para formar el ARNr 28S, unido por puentes de hidrógeno al ARNr 5.8S. El ARNr 5S, transcrito desde los genes no nucleolares y varias proteínas forman complejos con los ARNr 28S y 5.8S para producir las subunidad ribosómica 60S (fig. 13-15, círculo 5). Las subunidades ribosómicas migran a través de los poros nucleares. En el citoplasma, las subunidades ribosómicas 40S y 60S interactúan con el ARNm y forman los ribosomas 80S en los que se lleva a cabo la síntesis de las proteínas.

C. Síntesis del ARNt eucariótico

Un ARNt tiene un sitio de unión para una secuencia específica de tres nucleótidos en el ARNm (el sitio anticodón) y otro sitio de unión para el aminoácido codificado. Los ARNt aseguran, de esta manera, que el código genético sea traducido a la secuencia correcta de aminoácidos. Por lo menos 20 tipos de ARNt ocurren en las células, uno por cada aminoácido que se incorpora a las cadenas crecientes de polipéptidos durante la síntesis de las proteínas. Los ARNt tienen una estructura en hoja de trébol que se pliega en forma de L tridimensional y contiene varias bases que se modifican de manera postranscripcional (fig. 13-16). El asa más cercana al extremo 5′ se conoce como **asa D** porque contiene dihidrouridina (D). La segunda asa, o del **anticodón**, contiene al trinucleótido anticodón que se aparea con las bases en el codón del ARNm. La tercera asa (**asa TΨC**) contiene tanto la ribotimidina (T) como la seudouridina (Ψ). Una cuarta asa, conocida como **asa variable** porque varía en tamaño, suele encontrarse entre las asas anticodón y TΨC. Un apareamiento de bases tiene lugar en las regiones del tallo del

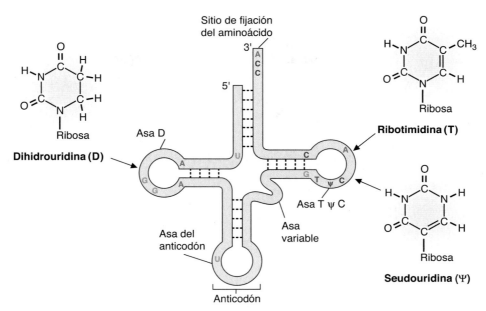

FIGURA 13-16 El ARN de transferencia (ARNt) en hoja de trébol. Las bases que suelen ocurrir en una posición particular se indican con *letras*. El apareamiento de bases en las regiones del tallo se indica con *líneas* entre las hebras. Se indican las ubicaciones de las bases modificadas: dihidrouridina (D), ribotimidina (T) y seudouridina (Ψ).

ARNt y una secuencia de tres nucleótidos (p. ej., CCA) en el extremo 3′ es el sitio de adhesión para el aminoácido específico transportado por cada ARNt. Los diferentes ARNt unen distintos aminoácidos. La estructura tridimensional de ARNt se ha determinado y se muestra en la figura 13-17. El ARNt es producido por la ARN polimerasa III, que reconoce, junto con los elementos promotores-proximales, un promotor dividido dentro de la región transcrita del gen (fig. 13-18). Un segmento del promotor está ubicado entre +8 y +19. Un segundo segmento se halla a 30 a 60 pares de bases hacia la transcripción (en dirección 3′) del primero.

Se generan precursores de ARNt de unos 100 nucleótidos de longitud (fig. 13-19, círculo 1). El pre-ARNt asume la forma de hoja de trébol y se corta con posterioridad en los extremos 5′ y 3′ (fig. 13-19, círculo 2). La enzima que actúa en el extremo 5′ es la ARNasa P, similar a la ARNasa P de las bacterias. Ambas enzimas contienen un pequeño ARN (M1) que ejerce una actividad catalítica y sirve como una endonucleasa. Algunos precursores de ARNt poseen intrones que son eliminados por las endonucleasas. Para cerrar la abertura, un grupo fosfato 2′ o 3′ de un extremo se liga al hidroxilo 5′ en el otro extremo por una ARN ligasa.

Las bases se modifican al mismo tiempo que ocurren las reacciones de corte endonucleolíticas (fig. 13-19, círculo 3). Se producen tres modificaciones en la mayoría de los ARNt: 1) el uracilo se metila por SAM para formar timina; 2) una de las uniones dobles de uracilo se reduce para formar dihidrouracilo, y 3) un residuo de uracilo (adherido a la

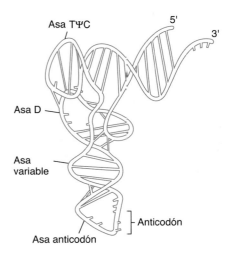

FIGURA 13-17 Pliegue tridimensional del ARNt. (Reimpresa con autorización de Kim SH, Suddath FL, Quigley GJ, et al. Three-dimensional tertiary structure of yeast phenylalanine transfer ARN. *Science.* 1974;185(4149):436-440. Copyright © 1974 American Association for the Advancement of Science; permiso a través de Copyright Clearance Center, Inc.).

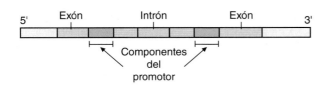

FIGURA 13-18 Promotor para la transcripción del ARN de transferencia (ARNt). Los segmentos de los genes desde los cuales se produce el ARNt maduro se indican con color *violeta*. Las dos regiones del promotor se encuentran dentro de estos segmentos y se indican con color *verde*.

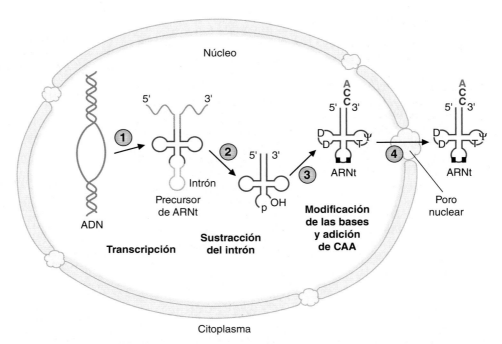

FIGURA 13-19 Vista general de la síntesis del ARN de transferencia (ARNt). D, T, Ψ y ■ indican las bases modificadas. D, dihidrouracilo; T, ribotimidina; Ψ, seudouridina; ■, otras bases modificadas.

ribosa por una unión *N*-glucosídica) gira para formar seudouridina, que contiene uracilo ligado a ribosa por una unión carbono-carbono (fig. 13-16). También se observan otras modificaciones, menos comunes pero más complejas, que implican otras bases además del uracilo. Es de hacer notar la desaminación de la adenina en el nucleósido adenosina para formar la base hipoxantina y el nucleósido inosina.

El paso final en la formación del ARNt maduro es la adición de una secuencia CCA en su extremo 3′ (fig. 13-19, círculo 4). Estos nucleótidos se agregan uno por vez por acción de la nucleotidiltransferasa. El ARNt migra a continuación al citoplasma. La adenosina final en el extremo 3′ es el sitio en el cual el aminoácido específico para cada ARNt se une y se activa para su incorporación a la proteína. Las modificaciones de las bases en el ARNt parecen tener dos funciones principales: estabilizar la estructura tridimensional del ARNt y facilitar las interacciones codón-anticodón.

V. Diferencias de tamaño entre el ADN eucariótico y procariótico

A. Diploides *vs.* haploides

Con excepción de las células germinales, la mayor parte de las células humanas es diploide. Por lo tanto, contienen dos copias de cada cromosoma y cada cromosoma posee genes que son alelos de los genes en el cromosoma homólogo. Como un cromosoma en cada conjunto de cromosomas homólogos se obtiene de cada padre, los alelos pueden ser idénticos y contener la misma secuencia de ADN, o pueden diferir. Una célula diploide humana posee 2000 veces más ADN que el genoma de la bacteria en la célula haploide de *E. coli* (alrededor de 4×10^6 pares de bases).

B. Intrones

Los intrones eucarióticos contribuyen a la diferencia de tamaño del ADN entre las células bacterianas y las humanas. En los genes eucarióticos, los intrones (regiones no codificantes) ocurren dentro de las secuencias que codifican proteínas. En consecuencia, el transcrito primario (ARN heterogéneo nuclear o ARNhn) es en promedio 10 veces más largo que el ARNm maduro producido por la sustracción de los intrones. En contraste, los genes bacterianos no contienen intrones.

Calcule el número de proteínas diferentes, de 300 aminoácidos de longitud, que pueden producirse a partir del genoma de *E. coli* (4×10^6 pares de bases de ADN).

C. Secuencias repetitivas en el ADN eucariótico

Aunque el hecho de ser diploide y de contener intrones representa algunas de las diferencias entre el contenido de ADN de los humanos y las bacterias, queda una gran diferencia que se relaciona con la mayor complejidad del organismo humano. Las células bacterianas tienen una sola copia de cada gen, llamado **ADN único** y contienen muy poco ADN que no genera productos funcionales. Las células eucarióticas tienen cantidades sustanciales de ADN que no codifican productos funcionales (es decir, proteínas o ARNr y ARNt). Además, algunos genes que codifican productos funcionales están presentes en múltiples copias, el denominado **ADN altamente** o **moderadamente repetitivo**. Alrededor de 64% del ADN en el genoma humano es único y consiste en secuencias de ADN presentes en una o muy pocas copias en el genoma. Algunas de las secuencias del ADN único se transcriben para generar ARNm, que se traduce para producir proteínas.

El ADN altamente repetitivo posee secuencias de aproximadamente 6 a 100 pares de bases de longitud que están presentes en miles de millones de copias, agrupadas dentro de pocos lugares en el genoma. Esto ocurre en centrómeros (los cuales unen cromátides hermanas durante la mitosis) y en los telómeros (los extremos de los cromosomas).

Este ADN representa alrededor de 10% del genoma humano. No se transcribe. El ADN moderadamente repetitivo está presente en unas pocas a decenas de miles de copias en el genoma. Esta fracción constituye alrededor de 25% del genoma humano. Contiene ADN que es funcional y se transcribe para producir ARNr, ARNt y también cierta cantidad de ARNm. Los genes de las histonas, presentes en unos pocos cientos de copias en el genoma, pertenecen a esta clase. El ADN moderadamente repetitivo también incluye algunas secuencias de genes que son funcionales pero no se transcriben. Los promotores y potenciadores (que intervienen en la regulación de la expresión genética) son ejemplos de secuencias genéticas de esta categoría. Otros grupos de secuencias de genes moderadamente repetitivas que se han encontrado en seres humanos se llaman **secuencias Alu** (alrededor de 300 pares de bases de longitud). Las secuencias Alu también son ejemplos de elementos intercalados cortos (SINE, *Short INterspersed Elements*). Los elementos intercalados largos (LINE, *Long INterspersed Elements*) tienen 6 000 a 7 000 pares de bases de longitud. Las funciones de las secuencias Alu y LINE no se han dilucidado.

D. Resumen de las diferencias entre ADN y ARN eucarióticos y procarióticos

Varias diferencias entre eucariotas y procariotas afectan los procesos de replicación, transcripción y traducción, además del contenido de sus ADN. El ADN eucariótico forma complejos con histonas y el ADN procariótico no. En las células eucariotas, el proceso de transcripción, que ocurre en el núcleo, está separado por el envoltorio nuclear del proceso de traducción (síntesis de proteínas desde el molde de ARNm), que sucede en el citoplasma. Como las procariotas carecen de núcleo, los procesos de transcripción y traducción ocurren de manera simultánea. La transcripción del ADN bacteriano requiere solo un promotor por operón. En contraste, el ADN humano necesita un promotor para cada gen.

La complejidad puede explicar algunas de las diferencias entre el contenido de ADN de las bacterias y los humanos. Sin embargo, una extensión de esta línea de razonamiento llevaría a la conclusión de que las ranas son más complejas que los humanos porque las ranas tienen 2 m y medio de ADN por núcleo diploide, en comparación con 1.80 m en la célula humana. La lógica, o quizás la vanidad, sugiere que la cantidad de ADN por célula no refleja necesariamente la complejidad del organismo. Una de las características del ADN de la rana que puede explicar su longitud es que las ranas tienen más ADN repetitivo que los humanos. Más de 75% del genoma de la rana pertenece a la categoría de moderado a altamente repetitivo, mientras que solo 35% del genoma humano es repetitivo.

Las principales diferencias entre ADN y ARN procarióticos y eucarióticos se resumen en la tabla 13-2. Los LINE constituyen alrededor de 5% del genoma humano. En algunos pacientes con hemofilia (una enfermedad en la que la sangre no coagula con normalidad), una secuencia LINE se ha insertado en el exón 13 del gen del factor VIII, una proteína del sistema de coagulación de la sangre. La inserción de la secuencia LINE lleva a la producción de proteína no funcional.

Cuatro millones de pares de bases contienen $(4 \times 10^6)/3$ o 1.33 millones de codones. Si cada proteína contenía aproximadamente 300 aminoácidos, *E. coli* pudo producir alrededor de 4 000 proteínas diferentes $[(1.33 \times 10^6)/300]$.

Las secuencias Alu en el ADN se denominaron así por la enzima Alu (obtenida del *Arthrobacter luteus*), que es capaz de cortarlas. Las secuencias Alu representan 6 a 8% del genoma humano. En algunos casos de hipercolesterolemia familiar, se cree que ha ocurrido recombinación homóloga entre dos repeticiones de Alu, que resulta en una gran deleción en el gen del receptor de las lipoproteínas de baja densidad (LDL). El receptor de LDL media la absorción de la partícula de LDL que contiene colesterol en muchos tipos de células y, en ausencia de los receptores funcionales de LDL, las concentraciones de colesterol en la sangre se elevan. Los pacientes que son homocigotos para esta mutación pueden sufrir una muerte temprana por alguna enfermedad cardiaca en la segunda o tercera décadas de la vida.

Las mutaciones que causan talasemias afectan la síntesis de las cadenas α o β de la hemoglobina del adulto y producen anemia. Se clasifican por la cadena afectada (cadenas α o β) y por la cantidad de cadena sintetizada (0 para a ausencia de síntesis y + para la síntesis de algunas cadenas funcionales). También se clasifican como mayores, intermedias o menores, según sea la gravedad del trastorno clínico y más recientemente como si son dependientes o independientes de la transfusión. La talasemia β mayor (también llamada talasemia homocigota β) es una alteración clínicamente grave que requiere frecuentes transfusiones de sangre. Es efecto de la herencia de dos alelos con una mutación grave. En la talasemia β intermedia, el paciente posee un fenotipo clínico menos grave y puede mantener las concentraciones de hemoglobina > 5 a 7 g/dL. Casi siempre es el resultado de dos diferentes mutaciones leves u homocigosidad de una mutación leve. La talasemia β menor (también conocida como rasgo talasémico β) es un padecimiento heterocigoto que implica una sola mutación y suele ser clínicamente asintomático.

Durante la vida embrionaria y fetal, la cadena β se remplaza por las cadenas ε y γ, en forma respectiva. Como resultado, los pacientes con mutaciones graves en la cadena α tienden a morir dentro del útero, mientras que aquellos con mutaciones en las cadenas β sufren síntomas posnatales, ya que la hemoglobina F $(\alpha_2\gamma_2)$ se sustituye por lo regular con la hemoglobina A $(\alpha_2\beta_2)$ del adulto.

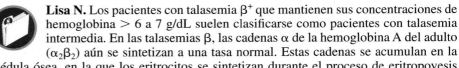

TABLA 13-2	**Algunas diferencias entre eucariotas y procariotas**	
	EUCARIOTAS (HUMANAS)	**PROCARIOTAS (_E. Coli_)**
Núcleo	Sí	No
Cromosomas		
Número	23 por célula haploide	I por célula haploide
ADN	Lineal	Circular
Histonas	Sí	No
Genoma		
Diploide	Células somáticas	No
Haploide	Células germinales	Todas las células
Tamaño	3×10^9 pares de bases por célula haploide	4×10^6 pares de bases
Genes		
Único	64%	100%
Repetitivo		
Moderadamente	25%	Ninguna
Altamente	10%	Ninguna
Operones	No	Sí
ARNm		
Policistrónico	No	Sí
Intrones (ARNhn)	Sí	No
Traducción	Separada de la transcripción	Acoplada a la transcripción

COMENTARIOS CLÍNICOS

Lisa N. Los pacientes con talasemia β^+ que mantienen sus concentraciones de hemoglobina > 6 a 7 g/dL suelen clasificarse como pacientes con talasemia intermedia. En las talasemias β, las cadenas α de la hemoglobina A del adulto ($\alpha_2\beta_2$) aún se sintetizan a una tasa normal. Estas cadenas se acumulan en la médula ósea, en la que los eritrocitos se sintetizan durante el proceso de eritropoyesis (generación de eritrocitos). La acumulación de cadenas α atenúa la eritropoyesis, lo cual provoca anemia. Los individuos que son homocigotos para una mutación grave requieren transfusiones constantes.

Los individuos con talasemia intermedia, como **Lisa N.**, pueden heredar dos alelos defectuosos diferentes, uno de cada padre. Un padre puede ser portador "silencioso", con un alelo normal y un alelo afectado levemente. Este padre produce suficiente globina β funcional y por lo tanto no aparecen síntomas clínicos de talasemia (sin embargo, por lo general tienen alguna disminución de la cantidad de hemoglobina, que resulta en eritrocitos hipocrómicos microcíticos). Cuando este padre contribuye con el alelo levemente defectuoso y el otro padre heterocigoto contribuye con un alelo gravemente defectuoso, la talasemia intermedia aparece en el niño. De este modo, el niño es heterocigoto por dos alelos defectuosos diferentes.

Isabel S. se sometió a un régimen multifármaco para la tuberculosis porque los microbios que causan la enfermedad suelen tornarse resistente a los fármacos individuales. El esquema actual en pacientes con _Mycobacterium tuberculosis_ consiste en iniciar el tratamiento antimicobacteriano con cuatro fármacos porque la micobacteria se vuelve resistente a uno o más de los fármacos antituberculosos individuales. El mismo método se usa para pacientes con VIH, con especial atención a las interacciones medicamentosas. **Isabel S.** comenzó con isoniazida, rifampicina, pirazinamida y etambutol. La isoniazida inhibe la biosíntesis de los ácidos micólicos, que son constituyentes importantes de la membrana celular micobacteriana.

Isoniazida a menudo se prescribe junto con vitamina B_6 (piridoxina) porque puede interferir con la activación de esta vitamina (hasta piridoxal fosfato), lo que provoca una alteración en el metabolismo celular normal y provoca neuropatía clínica.

La rifampicina se une a la ARN polimerasa bacteriana y la inhibe, lo que destruye de forma selectiva a la bacteria que causa la infección. La pirazinamida, un análogo sintético de la nicotinamida, se dirige al gen de la sintasa I de los ácidos grasos micobacterianos que intervienen en la biosíntesis del ácido micólico en *M. tuberculosis*. El etambutol bloquea las arabinosil transferasas que participan en la biosíntesis de la membrana celular.

Así como las bacterias se pueden volver resistentes a los fármacos, lo mismo sucede con el VIH. Por este aspecto, los pacientes con VIH reciben tratamiento con esquemas de múltiples fármacos. Estos esquemas incluyen dos inhibidores nucleósidos de la transcriptasa inversa (INTI), así como un tercer medicamento. El tercero por lo general es un inhibidor no nucleósido de la transcriptasa inversa (INNTI), un ejemplo del cual es efavirenz; un inhibidor de proteasa (IP), un ejemplo del cual es indinavir; o un inhibidor de integrasa. Los IP evitan que la poliproteína del VIH se fraccione a sus productos maduros (*véase* Comentarios bioquímicos). Los medicamentos a menudo se combinan en una tableta para facilitar su administración.

Catherine T. La toxina α amanitina es capaz de causar deficiencia hepatocelular y renal irreversible a través de la inhibición de las ARN polimerasas de los mamíferos. La α amanitina es en particular eficaz para bloquear la acción de la ARN polimerasa II. Por fortuna, la toxicidad de **Catherine T.** demostró ser leve. Ella solo desarrolló síntomas gastrointestinales y cambios ligeros en su función renal y hepática, que volvieron a la normalidad en unas pocas semanas. El tratamiento fue primariamente de apoyo, con reposición electrolítica y de líquidos por la pérdida a través del tracto gastrointestinal. No hay antídoto eficaz disponible para la toxina de *Amanita phalloides*.

Sarah L. El LES es una enfermedad caracterizada por una inflamación relacionada con los autoanticuerpos en la sangre. Estos autoanticuerpos reaccionan con los antígenos que se encuentran por lo regular en el núcleo, citoplasma y membrana plasmática de la célula. Estas interacciones "propias" antígeno-anticuerpo (autoinmunológicos) inician una cascada inflamatoria que produce el amplio perfil de síntomas de disfunciones multiorgánicas encontradas en **Sarah L.**

El tratamiento farmacológico para el LES incluye antiinflamatorios e inmunodepresores. Puede incluir antiinflamatorios no esteroides (AINE), corticoesteroides, antipalúdicos o inmunodepresores. El plaquenil es un antipalúdico que se usa para tratar los síntomas dermatológicos y articulares del LES, aunque no se conoce del todo el mecanismo de acción en estos pacientes. **Sarah L.** recibió este esquema de medicamentos.

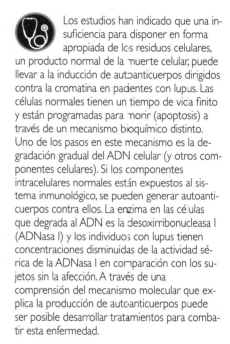

Los estudios han indicado que una insuficiencia para disponer en forma apropiada de los residuos celulares, un producto normal de la muerte celular, puede llevar a la inducción de autoanticuerpos dirigidos contra la cromatina en pacientes con lupus. Las células normales tienen un tiempo de vida finito y están programadas para morir (apoptosis) a través de un mecanismo bioquímico distinto. Uno de los pasos en este mecanismo es la degradación gradual del ADN celular (y otros componentes celulares). Si los componentes intracelulares normales están expuestos al sistema inmunológico, se pueden generar autoanticuerpos contra ellos. La enzima en las células que degrada al ADN es la desoxirribonucleasa I (ADNasa I) y los individuos con lupus tienen concentraciones disminuidas de la actividad sérica de la ADNasa I en comparación con los sujetos sin la afección. A través de una comprensión del mecanismo molecular que explica la producción de autoanticuerpos puede ser posible desarrollar tratamientos para combatir esta enfermedad.

COMENTARIOS BIOQUÍMICOS

Producción del virus causante del sida. El sida se debe al virus de inmunodeficiencia humana (VIH). Se han descubierto dos formas de este virus, el VIH-1 que prevalece en países industrializados y el VIH–2 que lo hace en ciertas regiones de África y pequeños sectores de la India. Pueden transcurrir alrededor de 8 a 10 años o más entre la infección inicial y el desarrollo del síndrome completo.

Las proteínas de la cubierta viral se unen a los receptores de proteína de membrana (llamados CD4) de los linfocitos colaboradores T, una clase de células que interviene en la reacción inmunológica. Con posterioridad sobrevienen cambios conformacionales que permiten a las proteínas de la cubierta viral unirse al correceptor de quimiocinas en la membrana de la célula. El lípido de la cubierta viral se fusiona luego con la membrana celular y el núcleo viral entra en la célula, con liberación de su ARN y enzimas (incluida la transcriptasa inversa) por un proceso llamado *decapsidación*. La transcriptasa inversa usa el ARN viral como molde para producir una copia de ADN de una sola cadena, que luego sirve como un molde para la síntesis de un ADN de doble cadena. Una enzima integrasa, también transportada por el virus, permite que este ADN se integre en el genoma de la célula hospedadora como un provirus (fig. 13-20).

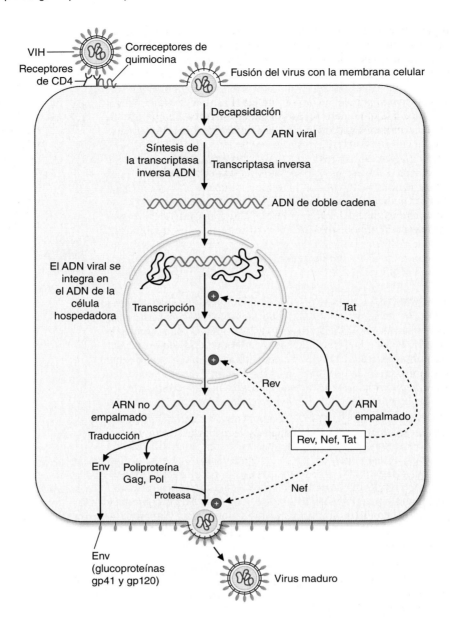

FIGURA 13-20 Infección de una célula hospedadora por VIH. La partícula del virus VIH se une al receptor CD4 y al correceptor de quimiocina en la membrana de la célula hospedadora. El virus entra en la célula y pierde la cubierta, lo que libera su ARN y proteínas. La transcriptasa inversa de la enzima viral produce un ADN de doble cadena que se integra al genoma de la célula hospedadora. El VIH es, en consecuencia, un provirus. Los transcritos del ADN viral se empalman y se traducen para producir las proteínas Tat, Rev y Nef. Tat estimula la transcripción del ADN viral y Rev hace que los transcritos del ARN viral abandonen el núcleo no empalmados. El ARN no empalmado sirve como genoma viral y codifica las proteínas del núcleo y la cubierta viral. Las proteínas de la cubierta (gp41 y gp120, que se derivan de la proteína Env) entran en la membrana celular. Las proteínas del núcleo viral se sintetizan como una poliproteína, que se corta por una proteasa a medida que las partículas virales se forman y surgen de la membrana celular. Las partículas transportan lípidos de membrana como una cubierta que contiene gp41 y gp120. Nef ayuda de manera indirecta en el ensamble de las partículas virales. Pol es la transcriptasa inversa producida desde el ARN viral. ⊕, estimula.

En la etapa inicial de transcripción del provirus, el transcrito se divide y se producen tres proteínas: Nef, Tat y Rev. Tat estimula la transcripción de los genes virales. Puesto que Rev se acumula, permite que el ARN viral no dividido abandone el núcleo y produzca las proteínas de la envoltura y del núcleo viral, incluida la transcriptasa inversa. Dos de las glucoproteínas de la envoltura (gp41 y gp120, que se derivan del producto del gen env) forman un complejo que se integra a la membrana de la célula. Las otras proteínas, que son traducidas como una poliproteína y cortadas por la proteasa viral (uno de los objetivos de los fármacos anti-VIH), se combinan con el ARN viral de longitud completa para formar las partículas virales del núcleo, que surgen de la membrana de la célula. De esta manera, el virus obtiene su cubierta de lípido de la membrana de la célula hospedadora y la cubierta contiene las proteínas virales gp41 y gp120. Estas proteínas de superficie del virus se unen a los receptores CD4 en otros linfocitos colaboradores T y la infección se propaga.

En una persona no infectada, el linfocito colaborador T suele sumar cerca de 1 000/mL. La infección con VIH hace que el número de estas células decrezca, lo que resulta en una deficiencia del sistema inmunológico. Cuando el número de linfocitos T desciende a menos de 200/mL, la enfermedad se halla en una etapa avanzada y sobrevienen las infecciones oportunistas como la tuberculosis. Aunque los macrófagos y las células dendríticas carecen de receptores CD4, también pueden infectarse con VIH y pueden transportar el virus al sistema nervioso central.

El medio más eficaz para combatir la infección por VIH incluye el uso de fármacos que inhiben la transcriptasa inversa viral o la proteasa viral. Sin embargo, estos fármacos solo impiden la progresión de la infección; no representan una cura.

 Los fármacos que se usan en la actualidad para tratar el sida actúan sobre la transcriptasa inversa viral o la proteasa (fig. 13-20). Los fármacos no nucleósidos (p. ej., efavirenz) se unen a la transcriptasa inversa e inhiben su acción. Los análogos de nucleósidos (p. ej., lamivudina) se agregan al extremo 3′ del transcrito de ADN creciente producido por la transcriptasa inversa y previenen la elongación posterior. Los inhibidores de la proteasa (p. ej., indinavir) se unen a la proteasa y le impiden cortar la poliproteína.

CONCEPTOS CLAVE

◆ La transcripción es la síntesis de ARN a partir de un molde de ADN.

◆ La enzima ARN polimerasa transcribe genes a un ARN de una sola cadena.

◆ El ARN producido es complementario de una de las cadenas de ADN, la denominada cadena del molde. La otra cadena de ADN es la codificante o sensible.

◆ Las bacterias contienen una sola ARN polimerasa; las células eucariotas usan tres ARN polimerasas diferentes.

◆ El molde de ADN se copia en la dirección 3′ a 5′ y el transcrito de ARN se sintetiza en dirección 5′ a 3′.

◆ A diferencia de las ADN polimerasas, las ARN polimerasas no requieren un cebador para iniciar la transcripción ni contienen capacidades extensas para revisar errores.

◆ Las regiones promotoras, secuencias específicas en el ADN, determinan el lugar en el molde de ADN donde la ARN polimerasa se une para iniciar la transcripción.

◆ El inicio de la transcripción requiere varios factores proteínicos que permiten que la ARN polimerasa se una al promotor.

◆ Otras secuencias de ADN, tales como los elementos promotores-proximales y potenciadores, afectan la tasa de inicio de transcripción a través de las interacciones de las proteínas de unión a ADN con la ARN polimerasa y otros factores de inicio.

◆ Los genes eucarióticos contienen exones e intrones. Los exones especifican la región codificante de proteínas mientras que los intrones no tienen función codificante.

◆ El transcrito primario de los genes eucarióticos se modifica para sustraer los intrones (empalme) antes de que produzca un ARNm maduro final.

◆ En la tabla 13-3 se resumen las enfermedades revisadas en este capítulo.

TABLA 13-3 **Enfermedades revisadas en el capítulo 13**		
ENFERMEDAD O TRASTORNO	**GENÉTICA O AMBIENTAL**	**COMENTARIOS**
Talasemia β	Genética	Anemia causada por un desequilibrio en la síntesis de las cadenas β y α de la globina. En una talasemia β se sintetiza más la cadena α que la cadena funcional β.
Tuberculosis	Ambiental	El fármaco rifampicina, entre otros, se usa para tratar la tuberculosis a través de la inhibición de la ARN polimerasa bacteriana.
Envenenamiento por hongos (envenenamiento por α amanitina)	Ambiental	Inhibición de la ARN polimerasa II por la α amanitina. No existe antídoto eficaz para este veneno.
Lupus eritematoso sistémico	Ambas	Desarrollo de autoanticuerpos dirigidos contra varias proteínas celulares, incluidas aquellas que intervienen en el procesamiento del ARN (como los complejos incluidos en el empalme de ARN, los *snurps*).

PREGUNTAS DE REVISIÓN: CAPÍTULO 13

1. ¿Cuál de las siguientes secuencias del molde necesitaría contener un gen para generar el transcrito corto AUCC-GUACG? (observe que todas las secuencias se escriben en sentido 5′ a 3′).
   A. ATCCGTACG
   B. CGTACGGAT
   C. AUCCGUACG
   D. TAGGCATGC
   E. GCATGCCTA

2. Dado que la LD_{50} (la dosis a la que 50% de los organismos estudiados muere) de amanitina es de 0.1 mg/kg de peso corporal y que el hongo promedio contiene 7 mg de amanitina, ¿cuántos hongos debió consumir **Catherine T.** (50 kg de peso corporal) para superar la LD_{50}?
   A. 1
   B. 2
   C. 3
   D. 4
   E. 5

3. Las mutaciones en grandes distancias de ADN desde un gen estructural pueden provocar la sobreexpresión o la infraexpresión de tal gen. ¿Cuál de las siguientes secuencias de control de ADN eucarióticas no necesita estar en una ubicación fija y tiene mayor participación en las altas tasas de transcripción de genes particulares?
   A. Promotor
   B. Elemento promotor-proximal
   C. Potenciador
   D. Operador
   E. Sitio donador de empalme

4. ¿Cuál de las siguientes afirmaciones es verdadera en la expresión de genes eucarióticos y procarióticos y que por lo tanto no sería un blanco efectivo para el desarrollo de medicamentos?
   A. Después de la transcripción, una cola poli(A) 3′ y un casquete 5′ se agregan al ARNm.
   B. La traducción de ARNm puede comenzar antes de que se complete la transcripción.
   C. El ARNm se sintetiza en la dirección 3′ a 5′.
   D. La ARN polimerasa se une en la región promotora corriente arriba del gen.
   E. El ARNm maduro siempre está alineado de manera exacta con el gen del cual se transcribió.

5. Una familia tiene dos niños, ambos con una forma de talasemia β. Un niño es casi asintomático mientras que el otro requiere transfusiones de sangre frecuentes por su enfermedad. La relación globina α a globina β en el niño más gravemente afectado es muy probable que sea una de las siguientes:
   A. 5:1
   B. 2:1
   C. 1:1
   D. 1:2
   E. 1:5

6. Ciertos medicamentos se pueden usar como antibióticos porque afectan a las ARN polimerasas bacterianas pero no a las ARN polimerasas eucarióticas. La ARN polimerasa es una enzima clave en el proceso de transcripción, el cual se describe con una de las siguientes oraciones:
   A. El ARN monocatenario producido es complementario a una de las hebras del ADN bicatenario.
   B. El ARN monocatenario producido es idéntico a ambas hebras del ADN bicatenario.
   C. Los genes eucarióticos son transcritos en el citosol por tres diferentes ARN polimerasas.
   D. La ARN polimerasa no puede iniciar síntesis de nuevas hebras y debe tener un cebador.
   E. Los genes eucarióticos son transcritos en el núcleo por tres diferentes ADN polimerasas.

7. Las células eucarióticas contienen múltiples ARN polimerasas, lo cual dificulta el bloqueo de toda la síntesis de ARN con un medicamento dirigido a una polimerasa específica. ¿Cuál de los siguientes describe mejor las propiedades de las ARN polimerasas eucarióticas?
   A. La polimerasa I produce la mayor parte del ARNr.
   B. La polimerasa II produce la mayoría del ARNt.
   C. La polimerasa III produce la mayoría del ARNm.
   D. Las tres ARN polimerasas tienen el mismo mecanismo de acción y se unen a las mismas secuencias de promotor en el ADN.
   E. Los potenciadores identifican el punto de inicio de la transcripción para las tres polimerasas.

8. La producción de ARNm en las células eucarióticas requiere un gran número de pasos, y los medicamentos dirigidos a cualquiera de estos pasos podría bloquear la producción de ARNm. ¿Cuál de los siguientes describe de manera correcta una parte del proceso de producción de ARNm a partir de un gen eucariótico?
   A. La hebra con sentido del ADN es la hebra que se utiliza la ARN polimerasa durante la transcripción.
   B. La hebra sin sentido del ADN es idéntica al transcrito de ARN excepto porque la hebra de ADN contiene timina y la hebra de ARN contiene uracilo.
   C. La primera forma de ARN producida contiene secuencias de intrones y exones.
   D. El ARNm maduro contiene un casquete en el extremo 5′, una cola poli(A) en el extremo 3′, intrones y exones.
   E. Durante el procesamiento en el núcleo de un precursor de ARNm, los intrones y los exones son mezclados en secuencia para producir el ARNm maduro.

9. Las anormalidades genéticas en el ADN son transcritas en ARNm. Este error entonces provoca que el ARNt use un aminoácido codificado de manera incorrecta para producir una proteína, la cual puede tener una función equivocada por la alteración en la estructura primaria de la proteína sintetizada. ¿Con cuál de las siguientes opciones se puede describir de la mejor manera el ARNt usado para la síntesis de proteína?
   A. Un ARNt específico puede codificar múltiples aminoácidos diferentes.
   B. El ARNt contiene un sitio de codón que se une con un anticodón del ARNm.
   C. El ARNt contiene un sitio de unión específico para la secuencia de los tres nucleótidos en el ARNm y el aminoácido codificado.
   D. Una de las asas de ARNt contiene el anticodón.
   E. La asa D contiene el anticodón.

10. Una investigadora quiere desarrollar un antibiótico que se dirija a los histones e intrones de la bacteria, y se ha postulado para una beca. ¿Por qué el médico/bioquímico consejero de la beca estaría en contra del fundamento de esta solicitud?
    A. El antibiótico propuesto no tendría efecto en las bacterias pero podría dañar a las células humanas.
    B. El antibiótico propuesto afectaría en forma negativa tanto a las bacterias como a las células humanas.
    C. El antibiótico propuesto no tendría efecto en las bacterias o en las células humanas.
    D. Las bacterias tienen histones pero no tienen intrones.
    E. Las bacterias tienen intrones pero no tienen histones.

11. Una pareja que estaba de excursión en el bosque recogió unas setas para comerlas con la cena de esa noche. Unas 24 h después de comer las setas, ambos tuvieron náuseas, vómitos y diarrea con sangre. Tras acudir al servicio de urgencias del hospital local, se les diagnosticó una intoxicación por setas. La toxina que ingirieron probablemente afectaba a la transcripción de ¿cuál de los siguientes elementos?
    A. Genes de ARN ribosómico 18S y 28S
    B. Genes de ARN de transferencia
    C. Genes del genoma mitocondrial
    D. ARN mensajero
    E. Genes del ARN ribosómico 5S

12. La cadena sentido de un gen bacteriano tiene una secuencia parcial de - - ATGCCGTTATGGA - - -. La región correspondiente de un ARNm transcrito a partir de este gen sería ¿cuál de las siguientes?
    A. - - ATGCCGTTATGGA - -
    B. - - AUGCCGUUAUGGA- -
    C. - - TCCATAACGGCAT - -
    D. - - UCCAUAACGGCAU - -
    E. - - AGGTATTGCCGTA - -

13. A un joven se le ha diagnosticado una talasemia β⁺ intermedia, con niveles de hemoglobina de 7.1 g/dL (el rango de referencia es de 12.0 a 16.0 g/dL). ¿La reducción de los niveles de hemoglobina funcional podría haberse producido debido a cuál de las mutaciones descritas a continuación? Elija la mejor respuesta.

	Una mutación en el promotor basal del gen de la β-globina	Una mutación sin sentido en el gen de la β-globina	Una mutación del sitio de empalme en el gen de la β-globina	La creación de un codón STOP en el exón I del gen de la β-globina
A	Sí	No	Sí	Sí
B	Sí	Sí	No	No
C	Sí	No	Sí	No
D	No	Sí	No	No
E	No	No	Sí	Sí
F	No	Sí	No	Sí

14. La replicación del genoma del VIH es muy propensa a errores debido a la falta de actividad de corrección de ¿cuál de las siguientes enzimas?
    A. La ADN polimerasa
    B. ARN polimerasa
    C. Transcriptasa inversa
    D. ADN polimerasa y ARN polimerasa
    E. ADN polimerasa y transcriptasa inversa
    F. ARN polimerasa y transcriptasa inversa

15. El ARN de transferencia es un componente clave para la síntesis de proteínas y contiene un número importante de bases que se modifican después de la transcripción. Según el texto, ¿cuál de las siguientes bases es la que se modifica con mayor frecuencia?
    A. A
    B. T
    C. C
    D. G
    E. U

RESPUESTAS A LAS PREGUNTAS DE REVISIÓN

1. **La respuesta es B.** El transcrito que se produce se copia de la cadena molde de ADN, la cual debe tener la orientación opuesta a la del transcrito. Así, el extremo 5′ de la cadena molde debe experimentar apareamiento de bases con el extremo 3′ del transcrito, o sea en G. Así, CGTACGGAT se aparearía con el transcrito y representaría la cadena molde.

2. **La respuesta es A.** La paciente pesa 50 kg y si la LD_{50} es de 0.1 mg/kg de peso corporal, entonces para ella 5 mg de toxina sería la LD_{50}. Dado que un hongo contiene 7 mg de la toxina, ingerir solo un hongo podría ser letal.

3. **La respuesta es C.** Las secuencias potenciadoras pueden estar a miles de bases de distancia del promotor basal y aún así estimular la transcripción del gen. Esto es posible por la formación de asas de ADN, de modo que las proteínas que se unen a la secuencia potenciadora (transactivadoras) también pueden unirse a proteínas unidas al promotor (coactivadoras). Un elemento proximal promotor es una secuencia de ADN cercana al promotor que puede unirse a factores de transcripción, los cuales ayudan a convocar la ARN polimerasa a la región promotora.

4. **La respuesta es D.** Tanto procariotas como eucariotas requieren la unión de la ARN polimerasa a un elemento promotor corriente arriba. La respuesta A solo se aplica a eucariotas; el ARNm de los procariotas no forma un casquete ni contiene una cola poli(A). Los procariotas carecen de núcleo, de modo que el extremo 5′ de un ARNm está disponible de inmediato para la unión al ribosoma y el inicio de la traducción (de modo que B es

incorrecta). La respuesta C es incorrecta en general; la síntesis de ARN, como la de ADN, siempre ocurre en la dirección 5′ a 3′. La respuesta E es incorrecta porque solo los genes eucarióticos tienen intrones.

5. **La respuesta es A.** La talasemia β es un trastorno en el cual la cadena α de la globina se produce en exceso respecto de la cadena β. A mayor relación de la cadena α a β, más grave la enfermedad. Los pacientes suelen ser asintomáticos con una relación 2:1, pero una vez que se excede este valor los síntomas se hacen evidentes. La reducción en la síntesis de globina β puede deberse a mutaciones de empalme, mutaciones de promotor o mutaciones puntuales dentro de las regiones codificadoras del gen de la globina β.

6. **La respuesta es A.** El ARN monocatenario producido por la transcripción es idéntico en secuencia a una (no ambas) de las hebras del ADN excepto porque la hebra de ARN contiene la base uracilo en ubicaciones en donde la hebra de ADN contiene timina. La secuencia del ARNm es complementaria a la cadena molde del ADN. Los genes eucarióticos son transcritos en el núcleo (no en el citosol) por tres diferentes ARN polimerasas (no ADN polimerasas). La ARN polimerasa no requiere un cebador para iniciar la transcripción, a diferencia de la ADN polimerasa, que sí requiere un cebador para iniciar la replicación de ADN.

7. **La respuesta es A.** La región promotora en el ADN identifica el punto de inicio de la transcripción para cada gen. Los potenciadores son elementos promotores distales que estabilizan la unión de la ARN polimerasa con el promotor, pero los potenciadores no identifican el punto de inicio para la transcripción. Todas las ARN polimerasas tienen el mismo mecanismo de acción pero difieren en los promotores que reconocen (la secuencia de promotores difiere para cada polimerasa) debido al uso de diferentes factores accesorios en la formación del complejo de iniciación. La polimerasa I produce ARNr; la polimerasa II, ARNm, y la polimerasa III, ARNt en las células eucarióticas.

8. **La respuesta es C.** La hebra con sentido (o codificante) del ADN es idéntica al ARNm producido, con la excepción del ADN que contiene timina y el ARN que contiene uracilo. La hebra de molde (o sin sentido) del ADN es la hebra que usa la ARN polimerasa para producir una secuencia complementaria de ARN para la hebra de molde (así, la hebra sin sentido es complementaria al ARNm producido y no es idéntica a él). La primera forma de ARN producida por la ARN polimerasa es el ARNhn, que contiene intrones (no codificantes) y exones (secuencias codificantes). El ARNhn es modificado por la adición de un casquete en el extremo 5′ una cola poli(A) agregada al extremo 3′ y todos los intrones eliminados. Durante el procesamiento, las secuencias de intrones son eliminadas del ARNhn para producir el ARNm maduro.

9. **La respuesta es D.** El ARNt contiene una secuencia de tres bases conocidas como anticodón, el cual se une a un codón complementario correspondiente en el ARNm. El aminoácido está unido en forma covalente al ARNt en su extremo 3′, que es distinto del sitio de anticodón. Un ARNt particular solo se une a un aminoácido, no a múltiples aminoácidos. En la estructura de hoja de trébol del ARNt, una de las asas contiene al anticodón que es distinto al asa D, la cual frecuentemente contiene dihidrouridina como una base inusual.

10. **La respuesta es A.** Las bacterias no tienen histones o intrones, pero los seres humanos tienen ambos. El antibiótico propuesto no tendría efecto en las bacterias pero podría tener un efecto dañino en las células humanas.

11. **La respuesta es D.** La pareja fue envenenada con α-amanitina, una toxina que se dirige principalmente a la ARN polimerasa II, que transcribe genes y produce ARNm. La ARN polimerasa I sintetiza los ARN ribosómicos 18S y 28S. La ARN polimerasa III sintetiza el ARNt y el ARN ribosómico 5S. La ARN polimerasa mitocondrial sintetiza los genes del genoma mitocondrial. Estas otras ARN polimerasas no se ven tan afectadas por la α-amanitina como la ARN polimerasa II.

12. **La respuesta es B.** El ARNm tiene la misma secuencia y orientación que la cadena sensitiva del ADN, salvo que la U sustituye a la T en la secuencia del ARN.

13. **La respuesta es A.** El niño está sintetizando más cadenas α que cadenas β, lo que indica una deficiencia en la síntesis de cadenas β. Esto podría ocurrir a través de una mutación en la región promotora de la cadena β, reduciendo la frecuencia de inicio de la transcripción, o una mutación en un sitio de empalme de tal manera que un intrón no se empalme correctamente, dando lugar a una forma mal plegada y probablemente degradada de la cadena β. Una mutación sin sentido en la región codificante del gen probablemente produciría una cadena β no funcional, pero la proporción de cadena α- a β no se alteraría, y no se clasificaría como talasemia. La creación de un codón de parada en el primer exón daría lugar a la síntesis de un fragmento muy corto de la cadena β, que probablemente se degradaría, dando lugar a un desequilibrio entre las cadenas α y β y a una talasemia.

14. **La respuesta es F.** La ADN polimerasa dispone de un sistema de comprobación de errores a través de la lectura de pruebas, pero la ARN polimerasa y la transcriptasa inversa no. La transcriptasa inversa es necesaria para convertir el genoma de ARN monocatenario en una molécula de ADN bicatenario (y podrían introducirse errores durante este paso). A continuación, el ADN de doble cadena se integra en el genoma del huésped, donde la ARN polimerasa transcribe el ADN viral para producir ARN viral (un segundo paso en el que pueden introducirse errores en el genoma debido a la falta de comprobación de errores por parte de la ARN polimerasa).

15. **La respuesta es E.** El uracilo es el que más se modifica, ya que se convierte en pseudouridina, dihidrouracilo y timina de forma postranscripcional.

Traducción: síntesis de proteínas

14

Las proteínas se elaboran mediante el proceso de **traducción**, el cual tiene lugar en los **ribosomas** y es dirigido por el **ARNm**. El mensaje genético codificado en el ADN se transcribe primero en ARNm y la **secuencia de nucleótidos** en la región codificante del ARNm se traduce luego en la **secuencia de aminoácidos** de la proteína.

Traducción del código. La porción del ARNm que especifica la secuencia de aminoácidos de la proteína se lee en los **codones**, que son **conjuntos de tres nucleótidos** que especifican aminoácidos individuales (fig. 14-1). Los codones en el ARNm se leen de forma secuencial en la dirección 5′ a 3′, comenzando con el **5′ AUG** (o codón de "inicio") que especifica a la **metionina** y establece el **marco de lectura** y finalizando con un codón de **terminación 3′** (o "detención") (**UAG**, **UGA** o **UAA**). La proteína se sintetiza de su extremo **N terminal** a su extremo **C terminal**.

Cada aminoácido es llevado al ribosoma por un **aminoacil-ARNt** (es decir, un ARNt con un aminoácido unido mediante enlace covalente). La formación del **apareamiento de bases** entre el **anticodón** del ARNt y el **codón** en el ARNm asegura que cada aminoácido se inserte en el polipéptido creciente en la posición apropiada.

Síntesis de la proteína. El **inicio** se relaciona con la formación de un complejo que contiene el **metionil-ARNt** inicial unido con el codón de "inicio" AUG del **ARNm** y con el sitio "P" del **ribosoma**. Se requiere trifosfato de guanosina (**GTP**) y las proteínas conocidas como **factores de iniciación de eucariotas** (Fie o eIF, *eukaryotic initiation factors*).

La **elongación** del polipéptido involucra **tres pasos**: 1) **unión de un aminoacil-ARNt** con el sitio "A" en el ribosoma en donde forma un apareamiento de bases con el segundo codón en el ARNm; 2) **formación** de un **enlace peptídico** entre los aminoácidos primero y segundo, y 3) **desplazamiento** (**o translocación**), movimiento del ARNm respecto del ribosoma, de tal modo que el tercer codón de ARNm se mueve hacia el sitio "A". Estos tres **pasos de elongación** se **repiten** hasta que un codón de **terminación** se alinea con el sitio en el ribosoma en donde se uniría normalmente el siguiente aminoacil-ARNt. En lugar de ello, se unen los **factores de liberación** y dan lugar a que se libere del ribosoma la proteína completada.

Después de que un ribosoma se une y se mueve a lo largo del ARNm, traduciendo el polipéptido, otro ribosoma puede unirse y comenzar la traducción. El complejo de un solo ARNm con múltiples ribosomas se conoce como **polisoma**.

Plegamiento, modificación y dirección de la proteína. El **plegamiento** del polipéptido en su configuración tridimensional ocurre cuando el polipéptido está siendo traducido. Este proceso involucra las proteínas llamadas **chaperonas**. La **modificación** de residuos de aminoácidos en una proteína tiene lugar durante o después de la traducción. Las proteínas sintetizadas en los **ribosomas citosólicos** se liberan hacia el citosol o se transportan hacia las mitocondrias, peroxisomas y núcleo. Las proteínas sintetizadas en los ribosomas unidos al **retículo endoplásmico rugoso** (RER) se destinan a los lisosomas, membranas celulares o secreción de la célula. Estas proteínas se transfieren al **aparato de Golgi**, en donde se modifican y **dirigen** a sus últimas ubicaciones.

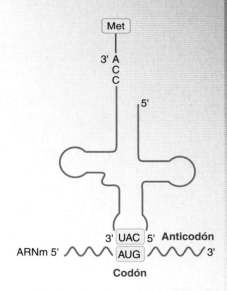

FIGURA 14-1 Unión del ARN de transferencia (ARNt) a un codón en el ARN mensajero (ARNm). El ARNt contiene un aminoácido en su extremo 3′, que corresponde al codón en el ARNm con el que el anticodón del ARNt puede formar un apareamiento de bases. Obsérvese que el apareamiento codón-anticodón es complementario y antiparalelo.

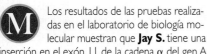

Los resultados de las pruebas realizadas en el laboratorio de biología molecular muestran que **Jay S.** tiene una inserción en el exón 11 de la cadena α del gen A de la hexosaminidasa, la mutación más común hallada en pacientes de origen judío asquenazí con enfermedad de Tay-Sachs. El gen de la hexosaminidasa A codifica la cadena α de la proteína hexosaminidasa A. La hexosaminidasa A, cuya actividad enzimática falta en **Jay S.**, puede valorarse por medio de una muestra sérica y un sustrato que libere un colorante fluorescente al hidrolizarse. Al medir la actividad enzimática es preciso ser cuidadoso para distinguir entre la actividad de hexosaminidasa A y una actividad estrechamente relacionada proveniente de hexosaminidasa B. Esto se realiza mediante inactivación térmica diferencial de la muestra (la exposición de la muestra a 50 °C inactiva la acción de la hexosaminidasa A, pero no la de la hexosaminidasa B). Para la detección prenatal, las técnicas moleculares son el método preferido debido a su sensibilidad y la cantidad de muestra disponible (*véase* cap. 17).

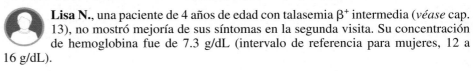

SALA DE ESPERA

Lisa N., una paciente de 4 años de edad con talasemia β⁺ intermedia (*véase* cap. 13), no mostró mejoría de sus síntomas en la segunda visita. Su concentración de hemoglobina fue de 7.3 g/dL (intervalo de referencia para mujeres, 12 a 16 g/dL).

Jay S. es un niño de 9 meses de edad de ascendencia judía asquenazí. Su crecimiento y su desarrollo fueron normales hasta la edad de 5 meses, cuando comenzó a presentar debilidad muscular leve generalizada. A los 7 meses tenía poco control de la cabeza, desarrollo atenuado de capacidades motoras y con notoria indiferencia por su entorno. Sus padres advirtieron asimismo movimientos oculares inusuales y episodios prolongados de mirada fija. En el estudio detallado de la retina, el médico pediatra observó una mancha "rojo cereza" dentro de una mácula pálida. La sospecha del médico fue enfermedad de Tay-Sachs y envió muestras de sangre total al laboratorio de biología molecular-genética.

Paul T. volvió al consultorio de su médico después de 5 días de tratamiento con azitromicina (*véase* cap. 11); se sentía mucho mejor. La muestra de esputo de su visita previa se había sometido a cultivo. Los resultados confirmaron que su infección respiratoria se debía a *Streptococcus pneumoniae* y que el organismo era sensible a penicilina, macrólidos (p. ej., eritromicina, claritromicina), tetraciclina y otros antibióticos.

Edna R., una estudiante de medicina de 25 años de edad, lleva a su hija sana de 4 meses de edad, **Beverly**, al pediatra para su segunda inmunización de difteria, tétanos, pertussis (tos ferina) (DTaP, pertussis acelular), junto con inmunizaciones para neumococo y polio inactivada, bacilo de la influenza y rotavirus. **Edna R.** explica al doctor que su tía bisabuela murió de difteria durante una epidemia muchos años antes.

I. El código genético

La **transcripción**, la transferencia del mensaje genético del ADN al ARN, y la **traducción**, la transferencia del mensaje genético del lenguaje de nucleótidos de los ácidos nucleicos al lenguaje de aminoácidos de las proteínas, dependen del apareamiento de bases. A finales de la década de 1950 e inicios de la década de 1960, los biólogos moleculares intentaban descifrar el proceso de traducción que implicaba dos problemas. El primero se relacionaba con la decodificación de la relación entre el lenguaje de los ácidos nucleicos y el lenguaje de las proteínas, y el segundo con determinar el mecanismo molecular mediante el cual ocurría la traducción entre estos dos lenguajes.

Por lo regular 20 aminoácidos diferentes se incorporan en las proteínas y, por lo tanto, el alfabeto de las proteínas tiene 20 caracteres. Sin embargo, el alfabeto de los ácidos nucleicos tiene solo cuatro caracteres, que corresponden a los cuatro nucleótidos del ARNm (A, G, C y U). Si dos nucleótidos constituyeran el código para un aminoácido, entonces podrían especificarse solo 4^2 o 16 aminoácidos. Por consiguiente, el número de nucleótidos que codifican a un aminoácido tiene que ser por lo menos de tres y proporcionar 4^3 o 64 posibles combinaciones o **codones**, más de lo requerido pero no en exceso.

Los científicos se propusieron determinar los codones específicos para cada aminoácido. En 1961, Marshall Nirenberg realizó la primera decodificación del código genético (la colección de codones que especifica a todos los aminoácidos hallados en las proteínas). Este investigador mostró que poli(U), un polinucleótido en el que todas las bases son uracilo, producían polifenilalanina en un sistema de síntesis de proteínas sin células. En consecuencia, UUU debe ser el codón para la fenilalanina. Como resultado de experimentos con polinucleótidos sintéticos en lugar de ARNm, se identificaron otros codones.

Los primeros biólogos moleculares reconocieron que debido a que los aminoácidos no pueden unirse directamente a los conjuntos de tres nucleótidos que forman sus codones, se requieren adaptadores. Se halló que los adaptadores son moléculas de ARN

(ARNt). Cada molécula de ARNt contiene un **anticodón** y se une mediante enlace covalente a un aminoácido específico en su extremo 3′ (*véanse* caps. 11 y 13). El anticodón
de una molécula de ARNt es un conjunto de tres nucleótidos que pueden interactuar con
un codón en el ARNm (*véase* fig. 14-1). Para interactuar, el codón y el anticodón deben
ser complementarios (es decir, deben formar pares de bases en una orientación antiparalela). Por lo tanto, el anticodón de un ARNt sirve como el vínculo entre un codón de
ARNm y el aminoácido que especifica el codón.

Desde luego, cada codón presente dentro del ARNm debe corresponder a un aminoácido específico. Nirenberg observó que los trinucleótidos de una secuencia de bases
conocida podían unirse a ribosomas e inducir el enlace de moléculas de aminoacil-ARNt
específicas (es decir, moléculas de ARNt con aminoácidos unidos de forma covalente).
Como resultado de estos experimentos y otros anteriores, la relación entre los 64 codones y los aminoácidos que ellos especifican (el código genético completo) se determinó
a mediados de la década de 1960 (tabla 14-1).

Tres de los 64 posibles codones (UGA, UAG y UAA) terminan la síntesis de proteínas y se conocen como codones de **detenimiento o paro** o **no codificantes**. Los 61 codones restantes especifican aminoácidos. Dos aminoácidos tienen solo un codón (AUG
= metionina; UGG = triptófano). Los aminoácidos restantes tienen múltiples codones.

A. El código está degenerado pero es inequívoco

Debido a que muchos aminoácidos se especifican por más de un codón, el código genético se describe como **degenerado**, lo que significa que un aminoácido podría tener más
de un codón. Sin embargo, cada codón especifica solo un aminoácido y el código genético es, por lo tanto, inequívoco.

La revisión de una tabla de codones muestra que en muchos casos se dispone de
codones múltiples para un solo aminoácido, la variación ocurre en la tercera base del
codón (*véase* tabla 14-1). Crick observó que el apareamiento entre la base 3′ del codón
y la base 5′ del anticodón no siempre sigue las reglas estrictas de formación de pares de
bases que él y Watson habían descubierto previamente (es decir, A se aparea con U, y G
con C). Esta observación tuvo como resultado la **hipótesis del bamboleo o balanceo**.

En la tercera base del codón (la posición 3′ del codón y la posición 5′ del anticodón), los pares de bases pueden bambolearse o balancearse; por ejemplo, G puede aparearse con U, y A, C o U pueden hacerlo con la base inusual hipoxantina (I) hallada en el

TABLA 14-1	El código genético				
PRIMERA BASE	**SEGUNDA BASE**				**TERCERA BASE**
(5′)	**U**	**C**	**A**	**G**	**(3′)**
U	Phe	Ser	Tyr	Cys	U
	Phe	Ser	Tyr	Cys	C
	Leu	Ser	Detenimiento	Detenimiento	A
	Leu	Ser	Detenimiento	Trp	G
C	Leu	Pro	His	Arg	U
	Leu	Pro	His	Arg	C
	Leu	Pro	Gln	Arg	A
	Leu	Pro	Gln	Arg	G
A	Ile	Thr	Asn	Ser	U
	Ile	Thr	Asn	Ser	C
	Ile	Thr	Lys	Arg	A
	Met	Thr	Lys	Arg	G
G	Val	Ala	Asp	Gly	U
	Val	Ala	Asp	Gly	C
	Val	Ala	Glu	Gly	A
	Val	Ala	Glu	Gly	G

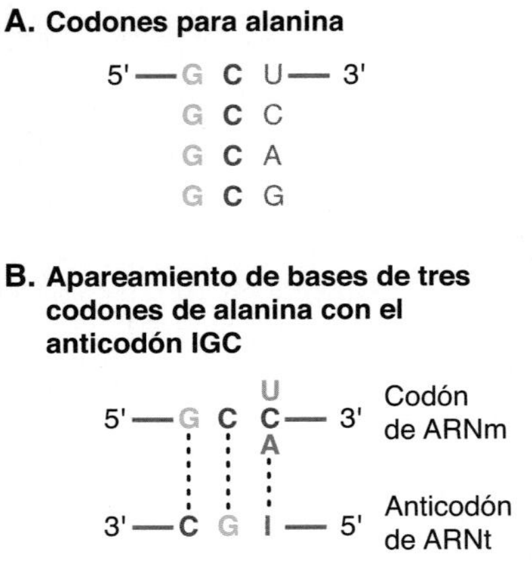

A. Codones para alanina

```
5'——G  C  U——3'
      G  C  C
      G  C  A
      G  C  G
```

B. Apareamiento de bases de tres codones de alanina con el anticodón IGC

```
              U
5'——G  C  C——3'   Codón
    :  :  A        de ARNm
    :  :  :
3'——C  G  I——5'   Anticodón
                   de ARNt
```

FIGURA 14-2 Apareamiento de bases de codones para alanina con 5'-IGC-3'. **A.** La variación es la tercera base. **B.** Los primeros tres de estos codones pueden unirse con un ARN de transferencia (ARNt) que contiene el anticodón 5'-IGC- 3'. La hipoxantina (I) es una base inusual hallada en el ARNt que puede formar apareamiento de bases con U, C o A. Se forma mediante la desaminación de la adenina. La hipoxantina es la base unida a la ribosa en el nucleósido inosina. La abreviatura de una sola letra para hipoxantina es I, que se refiere al nucleósido inosina.

Las mutaciones puntuales silenciosas también pueden provocar enfermedades si crean un nuevo sitio de empalme durante el procesamiento del ARNm. El síndrome de progeria de Hutchinson-Gilford (HGPS), una alteración de envejecimiento prematuro, puede ser resultado de una mutación en el gen A de lámina (gen *LMNA*) en el cual la base en la posición 1 824 en el gen está alterada de una citosina a una timina. Este cambio de nucleótido único no altera la secuencia de aminoácidos (el codón indicó una glicina antes del cambio e indica una glicina después del cambio), pero sí crea un sitio de empalme críptico en el exón 11, lo cual da lugar a una prelamina A que está perdiendo 50 aminoácidos. La pérdida de estos aminoácidos interfiere con el procesamiento postraduccional de la proteína así como la alteración de la membrana nuclear, disfunción del telómero, defectos en el remodelado de cromatina y alteraciones epigenéticas.

ARNt. Por lo tanto, tres de los cuatro codones para alanina (GCU, GCC y GCA) pueden aparearse con un solo ARNt que contiene el anticodón 5'-IGC-3' (fig. 14-2). Si cada uno de los 61 codones para aminoácidos requiriera un ARNt distinto, las células contendrían 61 moléculas de ARNt. Sin embargo, debido al bamboleo o balanceo entre el codón y el anticodón, se necesitan menos de 61 ARNt para traducir el código genético.

Todos los organismos estudiados hasta aquí usan el mismo código genético, con algunas raras excepciones. Una excepción ocurre en el ARNm mitocondrial humano, en el cual UGA codifica al triptófano en vez de servir como un codón de detenimiento. AUA codifica a la metionina en lugar de la isoleucina, y CUA codifica a la treonina en vez de la leucina.

B. El código no es superponible

El ARNm no contiene nucleótidos adicionales, o puntuación, para separar un codón del siguiente, y los codones no se superponen. Cada nucleótido se lee solo una vez. Comenzando con un codón de inicio (AUG) cerca del extremo 5' del ARNm, los codones se leen de forma secuencial, terminando con un codón de detenimiento (UGA, UAG o UAA) cerca del extremo 3' del ARNm.

C. Relación entre el ARNm y el producto proteínico

El codón de inicio (AUG) establece el marco de lectura, el orden en el que la secuencia de bases en el ARNm se clasifica en codones (fig. 14-3). El orden de los codones en el ARNm determina la secuencia en la que se agregan los aminoácidos a la cadena polipeptídica creciente. Por consiguiente, el orden de los codones en el ARNm establece la secuencia lineal de aminoácidos en la proteína.

II. Efectos de las mutaciones

Las mutaciones que resultan del daño a nucleótidos de moléculas de ADN o de errores no reparados durante la replicación (*véase* cap. 12) pueden transcribirse en el ARNm y, por lo tanto, pueden dar como resultado la transcripción de una proteína con una secuencia de aminoácidos anormal. Varios tipos de mutaciones son posibles, lo que tiene diferentes efectos en la proteína codificada (tabla 14-2).

A. Mutaciones puntuales

Las **mutaciones puntuales** ocurren cuando solo se altera una base en el ADN, que produce un cambio en una sola base de un codón de ARNm. Hay tres tipos básicos de mutaciones puntuales: mutaciones silenciosas, mutaciones de sentido erróneo (*missense*) y mutaciones sin sentido (*nonsense*). Se dice que las mutaciones puntuales son "silenciosas" cuando no afectan la secuencia de aminoácidos de la proteína. Por ejemplo, un cambio de codón

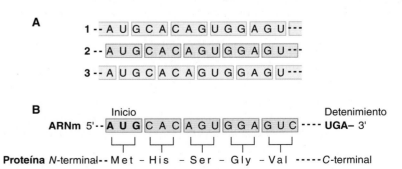

FIGURA 14-3 Marco de lectura del ARN mensajero (ARNm). **A.** Para cualquier secuencia determinada de ARNm, hay tres posibles marcos de lectura (1, 2 y 3). **B.** Un AUG cerca del extremo 5' del ARNm (el codón de inicio) establece el marco de lectura para la traducción de una proteína del ARNm. Los codones son leídos en orden lineal, empezando con este AUG. (Los otros posibles marcos de lectura no se usan, pero el resultado sería proteínas con secuencias de aminoácidos diferentes.)

TABLA 14-2 **Tipos de mutaciones**

TIPO	DESCRIPCIÓN	EJEMPLO
Puntual	Cambio de una sola base	
Silenciosa	Cambio que especifica el mismo aminoácido	CGA → CGG
		Arg → Arg
Mutación de sentido erróneo	Cambio que especifica un aminoácido diferente	CGA → CCA
		Arg → Pro
Mutación sin sentido	Cambio que produce un codón de detenimiento	CGA → UGA
		Arg → Detenimiento
Inserción	Adición de una o más bases	
Deleción	Pérdida de una o más bases	

de **CGA** a **CGG** no afecta a la proteína porque ambos codones especifican a la arginina (*véase* tabla 14-1). En las mutaciones de **sentido erróneo**, un aminoácido de la proteína es remplazado por un aminoácido diferente. Por ejemplo, un cambio de **CGA** a **CCA** da lugar a que la arginina se sustituya por prolina. Una mutación sin sentido provoca la terminación prematura de una cadena polipeptídica. Por ejemplo, un cambio de codón de **CGA** a **UGA** da origen a que un codón de arginina se remplace por un codón de detenimiento, de tal modo que la síntesis de proteínas mutantes termina en ese punto.

B. Inserciones, deleciones y mutaciones con desplazamiento del marco de lectura

Una **inserción** ocurre cuando uno o más nucleótidos se añaden al ADN. Si la inserción no genera un codón de detenimiento, puede producirse una proteína con más aminoácidos de lo normal.

Cuando uno o más nucleótidos se eliminan del ADN, la mutación se conoce como **deleción**. Si la eliminación no afecta a los codones normales de inicio y detenimiento, puede producirse una proteína con menos del número normal de aminoácidos.

Una **mutación con desplazamiento en el marco de lectura** aparece cuando el número de nucleótidos insertados o eliminados no es un múltiplo de tres (fig. 14-4). El marco de lectura se desplaza en el punto en donde comienza la inserción o deleción. Más allá de ese punto, la secuencia de aminoácidos de la proteína traducida desde el ARNm difiere de la proteína normal.

III. Formación de aminoacil-ARNt

Un ARNt que contiene un aminoácido unido por enlace covalente a su extremo 3′ se llama **aminoacil-ARNt** y se dice que está cargado. Los compuestos de aminoacil-ARNt

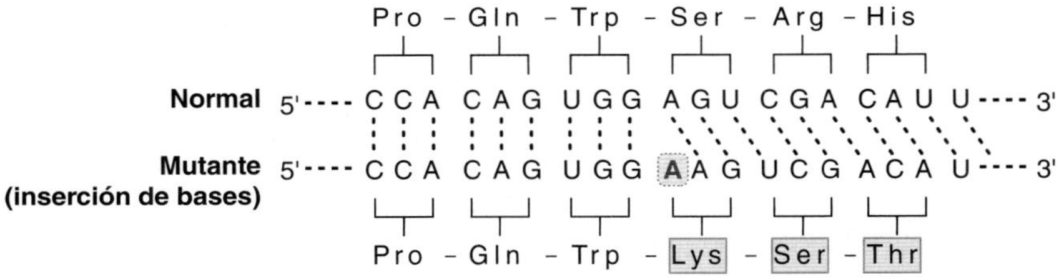

La anemia de células falciformes es efecto de una mutación de sentido erróneo. En cada uno de los alelos para la globina β, el ADN de **Will S.** tiene un cambio de una sola base (*véase* cap. 6). En el gen de las células falciformes, G**T**G remplaza al G**A**G normal. Por lo tanto, en el ARNm, el codón G**U**G remplaza a G**A**G y un residuo de valina sustituye a un residuo de glutamato en la proteína. El cambio de aminoácido está indicado como E6V; el glutamato normal (E) en la posición 6 de la cadena β se ha remplazado por valina (V).

Un tipo de talasemia es consecuencia de una mutación sin sentido. El codón 17 de la cadena de globina β se cambia de UG**G** a **U**GA. Este cambio tiene como resultado la conversión de un codón para un residuo de triptófano a un codón de detenimiento. Otros tipos de talasemia son efecto de deleciones en los genes de la globina. Se ha estudiado a pacientes que tienen grandes deleciones en cualquier región codificante 5′ o 3′ del gen de la globina β, que eliminan casi un tercio de la secuencia del ADN.

¿Es posible que **Lisa N.** tenga una mutación sin sentido en el codón 17 o una gran deleción del gen de la globina β?

FIGURA 14-4 Una mutación de desplazamiento del marco de lectura. La inserción de un solo nucleótido (el A en el *cuadro punteado en rojo*) causa que el marco de lectura se desplace, de tal modo que la secuencia de aminoácidos de la proteína traducida desde el ARNm es diferente después del punto de inserción. Un efecto similar puede resultar de la inserción o deleción de nucleótidos si el número insertado o eliminado no es un múltiplo de tres.

R Una mutación sin sentido en el codón 17 podría provocar la terminación prematura de la traducción. Podría surgir un péptido no funcional que contenga solo 16 aminoácidos, produciendo talasemia β^0 si la mutación fuera en ambos alelos. Una gran deleción en la región codificante del gen también podría producir una proteína truncada. Si **Lisa N.** tiene una mutación sin sentido o una gran deleción, podría ser en un solo alelo. La mutación en el otro alelo debería ser más ligera porque ella produce algo de globina β normal. Su hemoglobina es de 7.3 g/dL, típica de la talasemia intermedia (una talasemia β^+).

se llaman así por el aminoácido y el ARNt que lleva el aminoácido. Por ejemplo, el ARNt para la alanina (ARNt^{Ala}) adquiere la alanina para convertirse en alanil-ARNt^{Ala}. Un ARNt particular reconoce solo el codón de inicio AUG que inicia la síntesis de proteínas y no otros codones AUG que especifican la inserción de metionina dentro de la cadena polipeptídica. Este iniciador metionil-ARNt^{Met} se indica mediante el subíndice "i" en metionil-ARNt$_i^{Met}$.

Los aminoácidos se unen a sus moléculas de ARNt por medio de enzimas altamente específicas denominadas aminoacil-ARNt sintetasas. Existen 20 sintetasas diferentes, una para cada aminoácido. Cada sintetasa reconoce a un aminoácido particular y todas las moléculas de ARNt que lleva ese aminoácido.

La formación del enlace de éster que une al aminoácido con el ARNt mediante una aminoacil-ARNt sintetasa es un proceso que requiere energía que ocurre en dos pasos. El aminoácido se activa en el primer paso cuando el grupo carboxilo reacciona con adenosín trifosfato (ATP) para formar un complejo de enzima/aminoacil-adenosín monofosfato (AMP) y pirofosfato (fig. 14-5). La escisión de un enlace de alta energía de ATP en esta reacción proporciona energía, y la escisión posterior de pirofosfato mediante una pirofosfatasa ayuda a impulsar la reacción al sustraer uno de los productos. En el segundo paso, el aminoácido activado se transfiere al grupo 2′ o 3′ hidroxilo (según sea el tipo de aminoacil-ARNt sintetasa que cataliza la reacción) de la ribosa conectada al residuo 3′ terminal A del ARNt, y el AMP se libera (recuérdese que todas las moléculas de ARNt tienen un CCA añadido a su extremo 3′ de forma postranscripcional). La energía en el éster del aminoacil-ARNt se usa después en la formación de un enlace peptídico durante el proceso de síntesis de la proteína. La aminoacil-ARNt sintetasa proporciona el primer paso de comprobación de error para conservar la fidelidad de la traducción. Las enzimas comprueban su trabajo y, si se ha unido el aminoácido incorrecto a un ARNt particular, la enzima sustrae el aminoácido del ARNt e intenta de nuevo usando el aminoácido correcto.

Algunas aminoacil-ARNt sintetasas emplean el anticodón del ARNt como un sitio de reconocimiento cuando unen el aminoácido al grupo hidroxilo en el extremo 3′ del ARNt (fig. 14-6). Sin embargo, otras sintetasas no utilizan el anticodón sino que reconocen solo bases localizadas en otras posiciones en el ARNt. No obstante, la inserción del aminoácido en una cadena polipeptídica creciente depende solo de las bases del anticodón, a través del apareamiento de bases complementarias con el codón de ARNm.

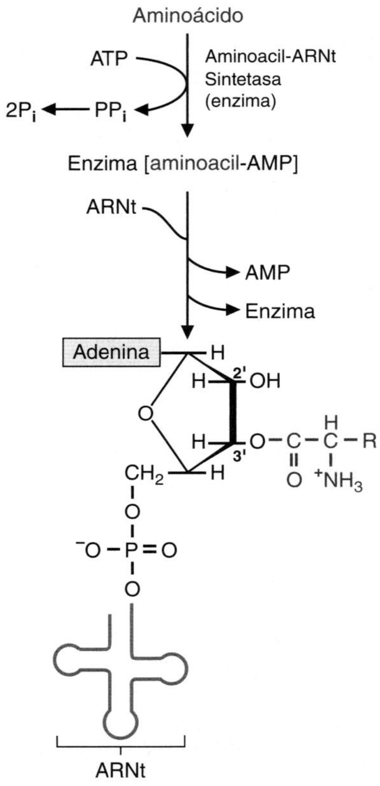

FIGURA 14-5 Formación de aminoacil-ARNt. El aminoácido se activa primero al reaccionar con ATP. Luego, el aminoácido se transfiere desde el aminoacil-AMP hasta ARNt. AMP, adenosín monofosfato; ATP, adenosín trifosfato; P$_i$, fosfato inorgánico; PP$_i$, pirofosfato; ARNt, ARN de transferencia.

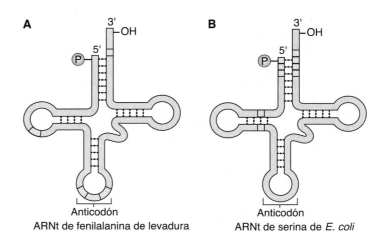

FIGURA 14-6 Algunos sitios de reconocimiento de la aminoacil-ARNt sintetasa en el ARNt. Cada aminoacil-ARNt sintetasa es específica para cierto ARNt, que "reconoce" al enlazar las secuencias de nucleótidos llamadas sitios de reconocimiento, mostrados en color *verde*. En algunos casos, el anticodón es un sitio de reconocimiento, en otros no. Esto es cierto para las moléculas de ARNt humanas, así como para las mostradas aquí. ARNt, ARN de transferencia. *E. coli, Escherichia coli.*

IV. Proceso de traducción

La traducción de una proteína presupone tres pasos: **inicio**, **elongación** y **terminación**. Comienza con la formación del complejo de inicio. Con posterioridad, la síntesis del polipéptido ocurre mediante una serie de pasos de elongación que se repiten a medida que cada aminoácido se añade a la cadena creciente (fig. 14-7). La terminación sucede en donde el ARNm contiene un codón de detenimiento dentro del marco y se libera la cadena polipeptídica completada.

A. Inicio de la traducción

En las eucariotas, el inicio de la traducción se relaciona con la formación de un complejo de **iniciación compuesto** de metionil-ARNt$_i^{Met}$, ARNm y un ribosoma (fig. 14-8). El metionil-ARNt$_i^{Met}$ (conocido también como Met-ARNt$_i^{Met}$) forma al principio un complejo con la proteína del factor de iniciación eucariótico 2 (eIF2), que se une con

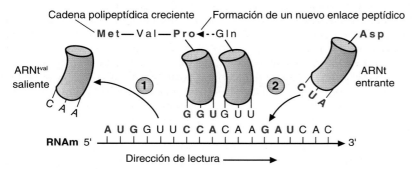

FIGURA 14-7 Perspectiva general del proceso de traducción. 1) Una vez que un ARN de transferencia (ARNt) ha donado su aminoácido a la cadena polipeptídica creciente (que por sí misma todavía está unida a un ARNt), se libera del ARNm. 2) Un nuevo aminoacil-ARNt se une al codón correcto en el ARNm para donar su aminoácido a la cadena polipeptídica creciente.

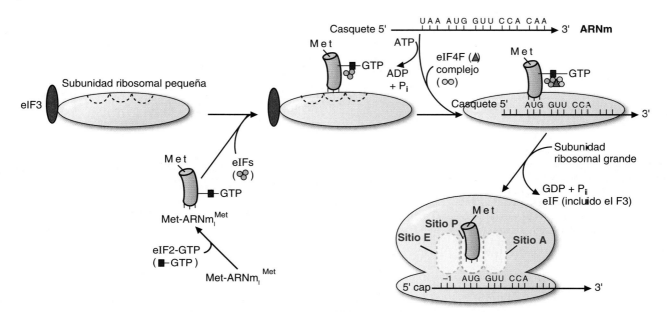

FIGURA 14-8 Iniciación de la síntesis de proteínas. Esta es una versión simplificada de iniciación traduccional porque se requieren muchos más factores y pasos. ADP, adenosín difosfato; ATP, adenosín trifosfato; eIF, factor de iniciación eucariota; GDP, difosfato de guanosina; GTP, trifosfato de guanosina; Met, metionil; Pi, fosfato inorgánico; ARNm, ARN mensajero; sitio A, sitio de aminoacilo en el ribosoma; sitio E, sitio de expulsión del ARNt libre (los sitios A, P y E o porciones de ellos están indicados mediante *líneas discontinuas*); sitio P, sitio de peptidilo en el ribosoma.

trifosfato de guanosina (GTP). Este complejo se une a continuación con la subunidad ribosómica pequeña (40S) con la participación del factor de iniciación eucariótico 3 (eIF3). El eIF3 participa también para evitar la asociación prematura de la subunidad ribosómica 60S con el complejo de preiniciación. El casquete en el extremo 5′ del ARNm se une a los componentes del complejo eIF4, eIF4F, conocido como complejo de unión al casquete o al capuchón. El eIF4F es un complejo que comprende a eIF4E, eIF4A y eIF4G. El ARNm, en asociación con el complejo de unión a casquete, se une después al complejo ribosómico eIF-Met-ARNt$_i^{Met}$–40S. En una reacción que requiere hidrólisis de ATP (debido a la actividad de helicasa de una subunidad eIF), este complejo desenrolla una horquilla en el ARNm y explora el ARNm hasta que localiza el codón de inicio AUG (por lo general el primer AUG en el ARNm). El GTP se hidroliza, los factores de iniciación se liberan y se une la subunidad ribosómica grande (60S). El ribosoma está ahora completo. Este contiene una subunidad pequeña y una grande, y posee tres sitios de unión para ARNt, conocidos como los sitios **P (peptidilo)**, **A (aminoacilo)** y **E (expulsión)**. Durante la iniciación, Met-ARNt$_i^{Met}$ se une al ribosoma en el sitio P, que se localiza de manera inicial en el codón de inicio para la traducción. Las eucariotas contienen también una secuencia de consenso de Kozak, que reconoce el ribosoma como el sitio de inicio de la traducción (la secuencia es A o G – **CCAUGG** en donde la base de purina está tres bases hacia arriba del codón de inicio AUG). La secuencia de Kozak ayuda a definir el codón AUG inicial para la traducción. La pérdida de esta secuencia reduce la eficiencia del inicio de la traducción.

El proceso de iniciación difiere en procariotas y eucariotas (tabla 14-3). En las bacterias, el metionil-ARNr de inicio se une a moléculas de formilo y produce un formil-metionil-ARNt$_f^{Met}$ que participa en la formación del complejo de iniciación (fig. 14-9). Solo tres factores de iniciación se requieren para generar este complejo en procariotas, en comparación con la docena o más que necesitan las eucariotas. Los ribosomas se diferencian también en tamaño. Las procariotas tienen ribosomas 70S, compuestos de subunidades 30S y 50S, y las eucariotas poseen ribosomas 80S, compuestos de subunidades 40S y 60S. A diferencia del ARNm eucariótico, el ARNm bacteriano no lleva casquete. La identificación del triplete AUG de iniciación en procariotas ocurre cuando una secuencia en el ARNm (conocida como secuencia de Shine-Dalgarno) se une a una secuencia complementaria cerca del extremo 3′ del ARN ribosomal (ARNr) 16S de la subunidad ribosómica pequeña.

El inicio de la traducción se regula también en el nivel de los factores de iniciación (IF). Por ejemplo, la insulina, una hormona anabólica, estimula la síntesis general de proteínas al activar el factor de iniciación eIF4E. En condiciones normales, eIF4E se une a una proteína inhibidora, designada como proteína de unión a 4E (4E-BP). Cuando la insulina se une a su receptor de superficie celular, activa una secuencia intracelular de sucesos que tiene como resultado la fosforilación de 4E-BP. La 4E-BP fosforilada ya no se une al eIF4E, y eIF4E está ahora libre para participar en el inicio de la síntesis de proteínas.

De modo similar, eIF2 es un regulador del paso de iniciación en la síntesis de proteínas. Cuando se fosforila, está inactivo, y no puede empezar la síntesis de proteínas.

TABLA 14-3	**Diferencias entre eucariotas y procariotas en la iniciación de la síntesis de proteínas**	
	EUCARIOTAS	**PROCARIOTAS**
Unión del ARNm a la subunidad ribosomal pequeña	El casquete en el extremo 5′ de ARNm se une a factores eIF y la subunidad ribosomal 40S que contiene ARNt$_i^{Met}$; se explora ARNm en busca del codón de inicio AUG dentro de la secuencia consenso de Kozak	La secuencia de Shine-Dalgarno se une corriente arriba del AUG de iniciación a la secuencia complementaria en el ARNr 16S
Primer aminoácido	Metionina	Formil-metionina
Factores de iniciación	eIF (12 o más)	IF (3)
Ribosoma	80S	70S
	(subunidades 40S y 60S)	(subunidades 30S y 50S)

ARNm, ARN mensajero; ARNr, ARN ribosomal; ARNt, ARN de transferencia; eIF, factor de iniciación eucariótico; IF, factor de iniciación.

Condiciones como la inanición, el choque térmico y la infección viral producen fosforilación del eIF2 por una cinasa específica. La regulación de la síntesis de globina por el hemo en reticulocitos ilustra el papel del eIF2 en la regulación de la traducción. Los reticulocitos, que son los precursores de los eritrocitos, sintetizan las moléculas de hemoglobina transportadoras de oxígeno a partir de las cadenas polipeptídicas de globina y el pigmento de enlace a Fe, hemo. En ausencia de hemo, la tasa de inicio de síntesis de globina disminuye. El hemo actúa al inhibir la fosforilación del factor de iniciación eIF2. En consecuencia, eIF2 está activo en presencia de hemo y se inicia la síntesis de globina.

Por último, tanto el eIF2 como el factor de elongación 1 (EF1) son tipos de proteínas G heterotriméricas (*véase* cap. 10). Estas cambian de manera espectacular su conformación y forman complejos cuando se unen con GTP, pero se inactivan y disocian cuando hidrolizan este GTP a difosfato de guanosina (GDP). El GTP puede desplazar a continuación el GDP unido para reactivar el factor de inicio eIF2 o el EF1.

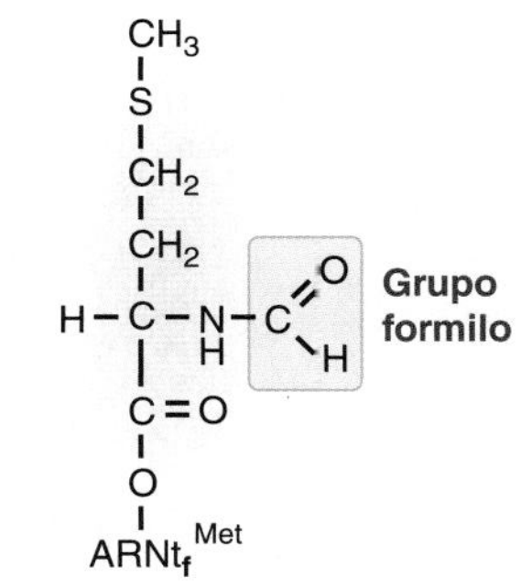

B. Elongación de las cadenas polipeptídicas

Después de que se forma el complejo de iniciación, la adición de cada aminoácido a la cadena polipeptídica creciente requiere unir un aminoacil-ARNt al sitio A en el ribosoma, la formación de un enlace peptídico y la movilización del peptidil-ARNt al sitio P (fig. 14-10). El peptidil-ARNt contiene la cadena polipeptídica creciente.

I. Unión del aminoacil-ARNt al sitio A

Cuando Met-ARNt$_i$ (o un peptidil-ARNt) se une al sitio P, el codón del ARNm en el sitio A determina qué aminoacil-ARNt se une a ese sitio. Un aminoacil-ARNt se une cuando su anticodón es antiparalelo y complementario del codón del ARNm. En eucariotas, el aminoacil-ARNt entrante se combina primero con eEF1A que contiene GTP enlazado antes de unirse al complejo del ARNm-ribosoma. El eEF1A es similar a la subunidad α de una proteína G heterotrimérica en que contiene actividad de GTPasa (*véase* cap. 10). Cuando el complejo del aminoacil-ARNt-eEF1A-GTP se une al sitio A, el GTP se hidroliza a GDP cuando el ribosoma estimula la actividad de GTPasa del eEF1A. Esto suscita la disociación de eEF1A-GDP del complejo aminoacil-ARNt ribosómico y permite así que continúe la síntesis de proteínas. El enlace del aminoacil-ARNt apropiado al sitio A comprende el segundo paso de comprobación de error en la síntesis de proteínas. Si un aminoacil-ARNt inadecuado llega al sitio A, no ocurre la activación ribosómica de la GTPasa de eEF1A, y el complejo sale del sitio de unión, junto con el aminoacil-ARNt. Solo cuando el GTP se hidroliza eEF1A libera al aminoacil-ARNt, y se disocia del complejo.

Una vez liberado, el eEF1A-GDP se une con el eEFB1α, que acelera el remplazo del GDP con GTP (fig. 14-11). Por lo tanto, el eEF1A-GTP está listo para unir otra molécula de aminoacil-ARNt y continuar la síntesis de proteínas.

El proceso de elongación es muy similar en procariotas, excepto porque el factor correspondiente para el eEF1A se llama EF-Tu y los factores de elongación correspondientes se denominan EF-Ts en vez de eEFB1α.

2. Formación de un enlace peptídico

En la primera serie de elongación, el aminoácido en el ARNt en el sitio A forma un enlace peptídico con la metionina del ARNt en el sitio P. En series de elongación posteriores, el aminoácido del ARNt en el sitio A forma un enlace peptídico con el péptido del ARNt en el sitio P (*véase* fig. 14-10). La peptidiltransferasa, que no es una proteína sino el ARNr de la subunidad ribosómica grande, cataliza la formación del enlace peptídico. El ARNt en el sitio A contiene ahora la cadena polipeptídica creciente, y el ARNt en el sitio P carece de carga (es decir, ya no contiene un aminoácido o péptido).

3. Translocación

La translocación en las eucariotas incluye otra proteína G, el factor de elongación eEF2 (EF-G en procariotas) que crea un complejo con GTP y se une al ribosoma, de tal forma que genera un cambio conformacional que mueve el ARNm y sus ARNt emparejados respecto al ribosoma. El ARNt sin carga se mueve del sitio P al sitio E. Se libera del

FIGURA 14-9 ARNt bacteriano que contiene formil-metionina. La metionina inicial no experimenta formilación en la síntesis de proteínas eucarióticas. ARNt, transferencia de ARN.

Muchos antibióticos administrados para combatir infecciones bacterianas en humanos aprovechan las diferencias entre los mecanismos para la síntesis de proteínas en procariotas y eucariotas. Por ejemplo, la estreptomicina se une a la subunidad ribosómica 30S de las procariotas. Interfiere con el inicio de la síntesis de proteínas y produce lectura incorrecta del ARNm. Sin embargo, la estreptomicina no se usó para tratar a **Paul T.** porque puede ocasionar pérdida permanente del oído. Por lo tanto, su uso está limitado sobre todo al tratamiento de la tuberculosis u otras infecciones que no responden de manera adecuada a otros antibióticos. Otro ejemplo es la tetraciclina, que se une a la subunidad 30S ribosomal de las procariotas e inhibe la unión de aminoacil-ARNt al sitio A del ribosoma.

El antibiótico levofloxacina (una quinolona) inhibe dos enzimas bacterianas: la girasa del ADN y la topoisomerasa IV. Se ha observado que la bacteria que causa la infección de **Paul T.** es sensible a la levofloxacina y esta debió usarse en vez de azitromicina.

Los antibióticos macrólidos (p. ej., eritromicina, claritromicina, azitromicina) se unen a la subunidad ribosómica 50S de las bacterias e inhiben la translocación. La azitromicina se usó para tratar a **Paul T.** debido a que ya la había tomado antes sin dificultad. Esta tiene menos efectos secundarios graves que muchos otros antibióticos y puede ser un fármaco optativo en pacientes como **Paul T.**, que son alérgicos a la penicilina. Después de 2 semanas de tratamiento, **Paul T.** se recuperó de la infección.

El cloranfenicol es un antibiótico que interfiere con la actividad de la peptidiltransferasa de la subunidad ribosómica 50S de las bacterias. No se usó para tratar a **Paul T.** debido a que es muy tóxico para los humanos, en parte debido a su efecto sobre la síntesis de proteínas mitocondriales.

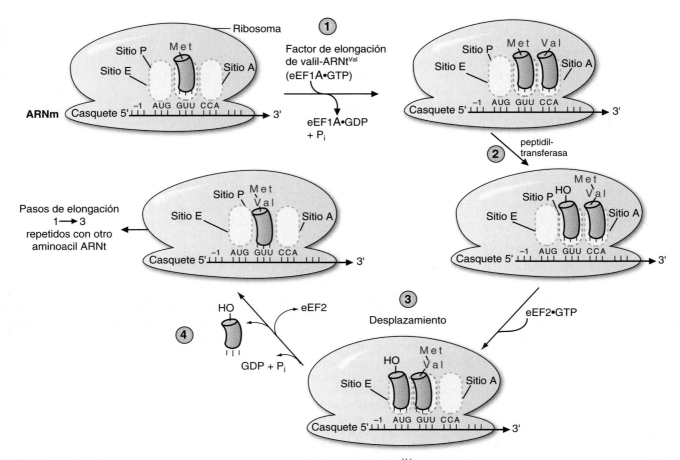

FIGURA 14-10 Elongación de una cadena polipeptídica. 1) Unión de valil-ARNt^{Val} al sitio A. 2) Formación de un enlace peptídico. 3) Desplazamiento. 4) Expulsión del ARNt libre. Después del paso 4, el paso 1 se repite usando el aminoacil-ARNt para el nuevo codón en el sitio A. Siguen los pasos 2, 3 y 4. Estos cuatro pasos se repiten hasta que ocurre la terminación. ARNm, ARN mensajero; ARNt, ARN de transferencia; EF, factor de elongación; GDP, difosfato de guanosina; GTP, trifosfato de guanosina; P_i, fosfato inorgánico; sitio A, sitio aminoacil; sitio E, sitio de expulsión de ARNt libre; sitio P, sitio peptidil.

La difteria es una enfermedad muy contagiosa causada por una toxina secretada por la bacteria *Corynebacterium diphtheriae*. Aunque la toxina es una proteína, no es producida por un gen bacteriano sino por un gen llevado a la célula bacteriana por un bacteriófago infeccioso.

La toxina de la difteria está compuesta por dos subunidades proteicas. La subunidad B se une a un receptor de superficie celular y lo que facilita la entrada de la subunidad A hacia la célula. En esta, la subunidad A cataliza una reacción en la que la porción de adenosín difosfato (ADP)-ribosa (ADPR) del NAD se transfiere al eEF2 (ADP-ribosilación). En esta reacción, el ADPR se une por enlace covalente al residuo de histidina modificado de manera postraduccional, la denominada diftamida. La ADP-ribosilación del eEF2 inhibe la síntesis de proteínas, lo que ocasiona la muerte celular. Los niños, incluida la hija de **Edna R.**, se inmunizan por lo general contra esta enfermedad, con frecuencia letal, a una edad temprana, a menos que esté contraindicada.

ribosoma cuando el siguiente ARNt cargado entra al sitio A. El peptidil-ARNt se mueve al sitio P y el siguiente codón del ARNm ocupa el sitio A. Durante la translocación o desplazamiento, GTP se hidroliza a GDP, que se libera del ribosoma junto con el factor de elongación (fig. 14-10).

C. Terminación de la traducción

Los tres pasos de elongación se repiten hasta que un codón de terminación (detenimiento) se mueve hacia el sitio A en el ribosoma. Debido a que casi nunca existen en las células moléculas de ARNt con anticodones que pueden unirse con codones de terminación, los factores de liberación se unen al ribosoma, lo cual da lugar a que la peptidiltransferasa hidrolice el enlace entre la cadena peptídica y el ARNt. El polipéptido recién sintetizado se libera del ribosoma, que se disocia de sus subunidades individuales, liberando el ARNm.

La síntesis de proteínas requiere una cantidad considerable de energía. La formación de cada aminoacil-ARNt necesita el equivalente de dos enlaces fosfato de alta energía debido a que ATP se convierte en AMP y pirofosfato, que se rompe para formar dos fosfatos inorgánicos. Cuando cada aminoácido se añade a la cadena peptídica creciente, se hidrolizan dos GTP, uno en el paso relacionado con eEF1A y el segundo en el paso de translocación. Por lo tanto, los cuatro enlaces de alta energía se rompen para cada aminoácido del polipéptido. Además, se requiere energía para la iniciación de la síntesis de una cadena polipeptídica y para la síntesis a partir de precursores de trifosfato de nucleósido de ARNm, ARNt y ARNr que intervienen en la traducción.

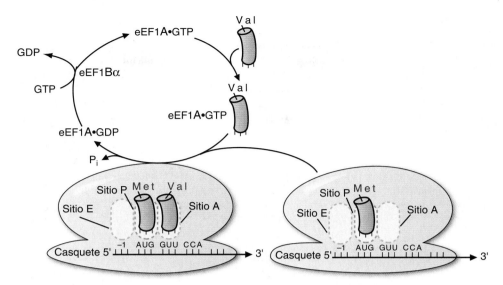

FIGURA 14-11 Reciclado del eEF1A en eucariotas. El eEF1A contiene una actividad de GTPasa, que se activa al unirse al ribosoma. El trifosfato de guanosina (GTP) se hidroliza y el eEF1A se libera del ribosoma y se une al eEF1Bα. El eEF1Bα es un factor de intercambio de nucleótido de guanina y acelera la sustitución de GTP para el difosfato de guanosina (GDP) en el eEF1A. Una vez que esto ocurre, el eEF1A está listo para otra serie de traducción. En las procariotas, el eEF1A corresponde al EF-Tu, y la proteína que corresponde al eEF1Bα es el EF-Ts. EF, factor de elongación; P_i, fosfato inorgánico; sitio A, sitio aminoacil; sitio E, sitio de expulsión de ARNt libre; sitio P, sitio peptidil.

V. Polisomas

Cuando un ribosoma se mueve a lo largo del ARNm, produciendo una cadena polipeptídica, de la misma manera un segundo ribosoma puede unirse al extremo 5′ vacante del ARNm. Muchos ribosomas pueden traducir de modo simultáneo un solo ARNm produciendo un complejo llamado polisoma o polirribosoma (fig. 14-12). Un solo ribosoma cubre aproximadamente 80 nucleótidos de ARNm. Por consiguiente, los ribosomas se hallan en el ARNm a intervalos de alrededor de 100 nucleótidos. Las cadenas polipeptídicas crecientes unidas a los ribosomas se vuelven más largas cuando cada ribosoma se mueve del extremo 5′ al extremo 3′ del ARNm.

VI. Procesamiento de proteínas

Las cadenas polipeptídicas nacientes (es decir, polipéptidos que se encuentran en el proceso de ser sintetizados) se procesan. Cuando se producen, avanzan por un túnel en el ribosoma, que puede contener casi 30 residuos de aminoácidos. A medida que progresa la polimerización de la cadena, los residuos de aminoácido en el extremo N-terminal comienzan a emerger de esta región protegida dentro del ribosoma y a plegarse y volverse a plegar en la conformación tridimensional del polipéptido. Se unen proteínas al polipéptido naciente y estas median el proceso de plegamiento. Estos mediadores se llaman **chaperonas** (son miembros de la familia de proteínas del choque térmico; *véase* cap. 7) debido a que evitan que ocurran interacciones inadecuadas. La formación del enlace disulfuro entre residuos de cisteína se cataliza mediante disulfuro isomerasas y pueden intervenir también en la producción de la estructura tridimensional del polipéptido.

VII. Modificaciones postraduccionales

Después de que las proteínas emergen del ribosoma, pueden experimentar **modificaciones postraduccionales**. Existen proteasas específicas que eliminan a la metionina inicial; la metionina no es el aminoácido N-terminal de todas las proteínas maduras. Con posterioridad, otras escisiones específicas pueden ocurrir y también convierten a las proteínas en formas más activas (p. ej., la conversión de proinsulina en insulina). Además, los residuos de aminoácido dentro de la cadena peptídica pueden modificarse de modo enzimático para alterar la actividad o estabilidad de las proteínas, dirigirlas a un compartimento subcelular o prepararlas para secreción desde las células.

En la actualidad, debido a malas interpretaciones de los efectos secundarios de las vacunas, algunos padres no inmunizan a sus hijos. La disminución de la incidencia de enfermedades infecciosas en Estados Unidos ha dado lugar a cierta complacencia. Cualquier persona que recuerde el temor al verano de la poliomielitis en las décadas de 1940 y 1950 comprende que las inmunizaciones son una bendición y que deben estar disponibles para todos los niños. Esto se ha reforzado por varios brotes, incluido el de sarampión en Disneylandia, California, en diciembre de 2014. Entre el 1 de enero de 2019 y el 1 de octubre de 2019, se registraron 1 249 casos de sarampión en Estados Unidos, en los que 75% de los casos se produjo en el estado y la ciudad de Nueva York; 89% de los que contrajeron sarampión no estaba vacunado.

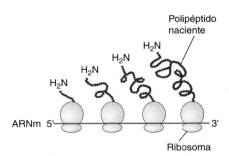

FIGURA 14-12 Un polisoma. Se denomina polisoma al complejo del ARN mensajero (ARNm) y los múltiples ribosomas, cada uno de los cuales produce una cadena polipéptida.

TABLA 14-4 **Modificaciones postraduccionales de proteínas**
Acetilación
ADP-ribosilación
Carboxilación
Acilación grasa
Glucosilación
Hidroxilación
Metilación
Fosforilación
Prenilación

ADP, adenosín difosfato.

Los residuos de aminoácido se modifican enzimáticamente por la adición de varios tipos de grupos funcionales (tabla 14-4). Por ejemplo, el aminoácido *N*-terminal se **acetila** algunas veces y los grupos metilo pueden añadirse a residuos de lisina (**metilación**). Estos cambios modifican la carga en la proteína. Los residuos de prolina y lisina pueden modificarse por **hidroxilación**. En el colágeno, las hidroxilaciones conducen a la estabilización de la proteína. Las **carboxilaciones** son importantes, en particular para la función de proteínas relacionadas con la coagulación sanguínea. La formación de γ-carboxiglutamato hace posible que estas proteínas quelen al Ca^{2+}, un paso en la formación del coágulo. Los ácidos grasos u otros grupos hidrófobos (p. ej., grupos prenilo) anclan la proteína a las membranas (**acilación grasa** y **prenilación**). Un grupo de adenosín difosfato (ADP)-ribosa puede transferirse del NAD^+ a ciertas proteínas (**ADP-ribosilación**). La adición y sustracción de grupos fosfato (que se unen de forma covalente a residuos de serina, treonina o tirosina) sirven para regular la actividad de muchas proteínas (p. ej., las enzimas de la degradación del glucógeno y reguladores de la transcripción de genes; **fosforilación**). La **glucosilación**, la adición de grupos carbohidrato, es una modificación común que ocurre en particular en proteínas que están destinadas a ser secretadas o incorporadas a lisosomas o membranas celulares.

VIII. Direccionamiento de proteínas a sitios subcelulares y extracelulares

Muchas proteínas se sintetizan en polisomas, en el citosol. Después de liberarse desde los ribosomas, permanecen en el citosol en donde realizan sus funciones. Otras proteínas sintetizadas en ribosomas citosólicos entran a los orgánulos, como las mitocondrias o los núcleos. Estas proteínas contienen secuencias de aminoácidos llamadas **secuencias de direccionamiento** o **secuencias señal** que facilitan su transporte hacia un cierto orgánulo. Otro grupo de proteínas se sintetiza en los ribosomas unidos al retículo endoplásmico rugoso (RER). Estas proteínas están destinadas a la secreción o la incorporación en varios orgánulos subcelulares (p. ej., lisosomas, retículo endoplásmico [RE], aparato de Golgi) o membranas celulares, incluida la membrana plasmática. Las proteínas que entran al RER cuando se sintetizan tienen péptidos de señal cerca de sus aminoácidos extremos *N*-terminales que no tienen una secuencia de aminoácido común. Sin embargo, contienen varios residuos hidrófobos y son de 14 a 30 aminoácidos de longitud (fig. 14-13). Una

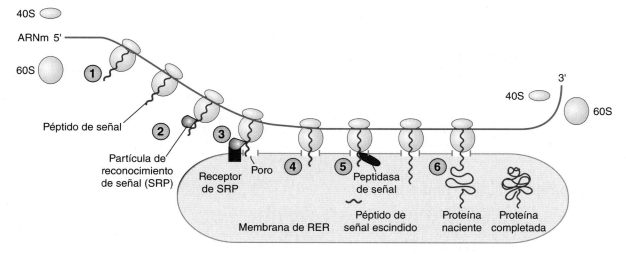

FIGURA 14-13 Síntesis de proteínas en el retículo endoplásmico rugoso (RER). 1) La traducción de la proteína comienza en el citosol. 2) Cuando el péptido de señal emerge del ribosoma, una partícula de reconocimiento de señal (SRP) se une a él y al ribosoma, e inhibe la síntesis de la proteína. 3) La SRP se une al receptor de SRP en la membrana del RER, y el ribosoma se acopla en el RER. 4) La SRP se libera y se reinicia la síntesis de proteína. 5) Cuando el péptido de señal se mueve por un poro hacia el RER, una peptidasa de señal elimina el péptido de señal. 6) La síntesis de la proteína naciente continúa y la proteína completa se libera hacia el lumen del RER.

partícula de reconocimiento de señal (**SRP**, *signal recognition particle*) se une al ribosoma y al péptido de señal a medida que el polipéptido naciente emerge del túnel en el ribosoma, y cesa la traducción. Cuando la SRP se une con posterioridad a un receptor de SRP (proteína de acoplamiento) en el RER, comienza de nueva cuenta la traducción, y el polipéptido empieza a entrar al lumen del RER. El péptido de señal es sustraído o eliminado por la peptidasa de señal, y el resto de la proteína recién sintetizada entra al lumen del RER. Estas proteínas se transfieren en pequeñas vesículas al aparato de Golgi.

El aparato de Golgi sirve para procesar las proteínas que recibe del RER y clasificarlas de tal modo que alcancen sus destinos apropiados (fig. 14-14). El procesamiento, que puede iniciarse en el RE, implica glucosilación (la adición de carbohidrato) y la modificación de las cadenas de carbohidratos existentes. La clasificación de señales permite el suministro de proteínas en sus sitios blanco. Por ejemplo, la glucosilación de enzimas destinadas a convertirse en enzimas lisosomales tiene como resultado la presencia de un

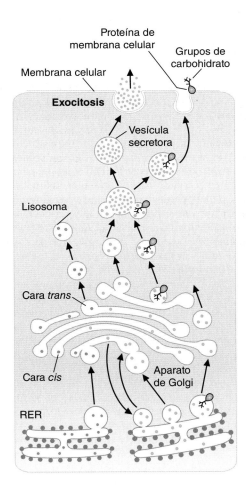

FIGURA 14-14   Destino de las proteínas sintetizadas en el retículo endoplásmico rugoso (RER). Las proteínas sintetizadas en los ribosomas unidos al RE migran en vesículas hacia la cara *cis* del aparato de Golgi. Después que se fusionan las membranas, las proteínas entran al aparato de Golgi. Las características estructurales de las proteínas determinan su destino. Algunas permanecen en el aparato de Golgi y algunas vuelven al RER. Otras surgen de la cara *trans* del aparato de Golgi en vesículas. Estas vesículas pueden volverse lisosomas o vesículas secretoras, según sea su contenido. Las proteínas secretoras se liberan de la célula cuando las vesículas secretoras se fusionan con la membrana celular (exocitosis). Las proteínas con regiones hidrófobas incrustadas en la membrana de vesículas secretoras se convierten en proteínas de la membrana plasmática celular. Vea en el capítulo 10 las descripciones del retículo endoplasmático, aparato de Golgi, lisosomas y la membrana celular, y también una explicación del proceso de exocitosis.

La enfermedad de células I (mucolipidosis II) es un desorden hereditario de direccionamiento de proteínas. Las proteínas lisosomales no se ordenan de manera adecuada desde el aparato de Golgi hasta los lisosomas, y las enzimas lisosomales terminan por secretarse desde la célula. Esto se debe a una mutación en la enzima *N*-acetilglucosamina fosfotransferasa, que es un primer paso requerido para unir la señal de direccionamiento lisosomal, manosa 6-fosfato, a proteínas lisosomales. Por consiguiente, las proteínas lisosomales no pueden dirigirse a los lisosomas, y estos orgánulos se llenan con materiales que no pueden digerirse, lo que impide la función lisosomal global. Esto provoca una enfermedad de almacenamiento lisosomal de graves consecuencias, con muerte antes de la edad de 8 años.

residuo de manosa 6-fosfato en un oligosacárido unido a la enzima. Este residuo es reconocido por la proteína receptora de manosa 6-fosfato, que incorpora la enzima en una vesícula revestida con clatrina. La vesícula se desplaza a los endosomas y al final se incorpora en los lisosomas. Otras proteínas que contienen una secuencia KDEL (lys-asp-glu-leu) en su carboxilo terminal regresan al RE desde el aparato de Golgi. Las proteínas con regiones hidrófobas pueden insertarse en varias membranas. Algunas proteínas, cuyas señales de clasificación no se han determinado, entran a las vesículas secretoras y se desplazan hacia la membrana plasmática celular en donde se secretan por el proceso de exocitosis.

COMENTARIOS CLÍNICOS

Lisa N. tiene una talasemia β^+ clasificada clínicamente como talasemia β intermedia. Esta afección produce una cantidad intermedia de cadenas β de globina funcionales (su hemoglobina es de 7.3 g/dL; los valores normales van de 12 a 16 g/dL). En la talasemia β^0 se produce poco o nada de la cadena β de la hemoglobina. La talasemia β intermedia por lo general es el resultado de dos mutaciones diferentes (una que afecta en menor grado la tasa de síntesis de la globina β y una que afecta gravemente su tasa de síntesis), o bien, con menos frecuencia, homocigosidad para una mutación leve en la tasa de síntesis o una combinación compleja de mutaciones. Las mutaciones que causan las talasemias se han estudiado de forma extensa, algunas se resumen en la tabla e-14-1. *e* Para cada una de estas mutaciones, el alumno debe poder explicar ahora por qué la mutación tiene como resultado una talasemia β^+ o β^0.

Jay S. El resultado del laboratorio de biología genética-molecular acerca de los leucocitos de **Jay S.** indica que tuvo una deficiencia de hexosaminidasa A causada por un defecto en el gen que codifica a la subunidad α de esta enzima (variante B, enfermedad de Tay-Sachs). Las hexosaminidasas son enzimas lisosomales necesarias para la degradación normal de los glucoesfingolípidos, como los gangliósidos. Los gangliósidos se encuentran en altas concentraciones en los ganglios neurales, aunque se producen en muchas áreas del sistema nervioso. Cuando la actividad de estas enzimas degradadoras está ausente o es insuficiente, los gangliósidos degradados parcialmente se acumulan en los lisosomas en varias células del sistema nervioso central, lo que ocasiona una amplia variedad de trastornos neurológicos conocidos en conjunto como gangliosidosis. Cuando la deficiencia enzimática es grave, los síntomas aparecen en los primeros 3 a 5 meses de vida. Al final, los síntomas incluyen déficits de las neuronas motoras superiores e inferiores, dificultades visuales que pueden progresar a ceguera, convulsiones y disfunción cognitiva creciente. En el segundo año de vida, el paciente puede evolucionar a un estado completamente vegetativo y sucumbir con frecuencia a la bronconeumonía causada por aspiración o una incapacidad para toser.

Edna R. Con la disponibilidad del toxoide diftérico como parte de la inmunización casi universal contra difteria, tétanos, tos ferina (DTaP) practicada en Estados Unidos, son raras las muertes debido a la infección por el bacilo grampositivo *Corynebacterium diphtheriae*. La mayoría de los niños, como en el caso de **Beverly R.**, la hija de **Edna R.**, están inmunizados. Sin embargo, en individuos inmunizados, los síntomas son efecto de una exotoxina bacteriana codificada por un fago que infecta las células bacterianas. La toxina entra a las células humanas, inhibe la síntesis de proteínas y, al final, causa la muerte celular. Los síntomas más comunes son dolor de garganta, fiebre y malestar general, pero las complicaciones relacionadas con la afectación del sistema cardiaco y nervioso son las causas principales de morbilidad y mortalidad. Los pacientes con diagnóstico definitivo de difteria se tratan con antitoxina diftérica equina y antibióticos.

Paul T. El uso del antibiótico azitromicina por parte de **Paul T.** erradicó de manera eficaz su neumonía provocada por *Streptococcus pneumoniae*. El médico dio de alta a **Paul T.** sin necesidad de citas de seguimiento adicionales.

COMENTARIOS BIOQUÍMICOS

Antibióticos que inhiben la síntesis de proteínas. Los procesos de traducción en ribosomas bacterianos y citoplasmáticos de células eucarióticas tienen muchas similitudes, pero hay varias diferencias sutiles. Los antibióticos actúan en pasos en los que ocurren estas diferencias, y antibióticos diferentes tienen como blanco cada uno de los principales pasos de la síntesis de proteínas (tabla 14-5). Por lo tanto, estos compuestos se pueden usar de modo selectivo para evitar la síntesis de proteínas bacterianas e inhibir la proliferación bacteriana, al tiempo que ejercen poco o ningún efecto en las células humanas. Sin embargo, es necesario tener precaución en su uso porque algunos de los antibióticos afectan a las mitocondrias humanas, que poseen un sistema de síntesis de proteínas similar al de las bacterias. Otro problema con estos fármacos es que las bacterias pueden volverse resistentes a su acción. Las mutaciones en genes que codifican a las proteínas o ARN de ribosomas bacterianos pueden causar resistencia. La resistencia aparece también cuando las bacterias captan plásmidos que portan genes para la inactivación del antibiótico. Debido al uso extenso, y con frecuencia irrestricto de antibióticos, se han desarrollado con rapidez cepas de bacterias que son resistentes a todos los antibióticos conocidos. A continuación se describen ejemplos de antibióticos.

Estreptomicina. La estreptomicina inhibe la iniciación de la traducción al unirse a tres proteínas y probablemente al ARNr 16S de la subunidad ribosomal 30S de las bacterias. Los complejos de iniciación anormales, conocidos como monosomas de estreptomicina, se acumulan. La estreptomicina puede producir también una lectura errónea del ARNm y el resultado es una terminación prematura de la traducción o incorporación de aminoácidos incorrectos en cadenas polipeptídicas que ya iniciaron. El uso de este antibiótico es limitado porque causa ototoxicidad que puede ocasionar pérdida de la audición.

Tetraciclina. La tetraciclina se une a la subunidad ribosomal 30S de las bacterias y evita que un aminoacil-ARNt se una al sitio A en el ribosoma. Este efecto del fármaco es reversible; en consecuencia, cuando se elimina el fármaco, las bacterias comienzan de nueva cuenta a sintetizar proteínas y a crecer; el efecto es una reactivación de la infección. Además, la tetraciclina no se absorbe desde el intestino y su concentración puede volverse elevada en el contenido intestinal, lo que suscita cambios en la flora intestinal. Además, debido a que se ha usado para tratar infecciones en humanos, y se ha agregado a la alimentación animal para evitar infecciones, los humanos han experimentado una exposición extensa a la tetraciclina. Como resultado, se han desarrollado cepas resistentes de bacterias.

Cloranfenicol. El cloranfenicol se une a la subunidad ribosomal 50S de las bacterias y evita la unión de la porción de aminoácido del aminoacil-ARNt, lo cual inhibe de modo eficaz la acción de la peptidiltransferasa. Este antibiótico se emplea raramente, por lo general solo para ciertas infecciones extremadamente graves, cuando no hay tratamientos alternativos. El cloranfenicol entra con facilidad a las mitocondrias humanas en donde inhibe la síntesis de proteínas. Las células de la médula ósea no se desarrollan con frecuencia en pacientes tratados con cloranfenicol, y el uso de este antibiótico se ha vinculado con discrasias sanguíneas letales, incluida la anemia aplásica.

TABLA 14-5	Inhibidores de la síntesis de proteína en procariotas
ANTIBIÓTICO	**MODO DE ACCIÓN**
Estreptomicina	Se une a la subunidad ribosomal 30S de procariotas y, por lo tanto, evita la formación del complejo de iniciación. También produce lectura errónea de ARNm.
Tetraciclina	Se une a la subunidad ribosomal 30S e inhibe la unión del aminoacil-ARNt al sitio A.
Cloranfenicol	Se une a la subunidad ribosomal 50S e inhibe a la peptidiltransferasa.
Eritromicina	Se une a la subunidad ribosomal 50S y evita el desplazamiento.

ARNm, ARN mensajero; ARNt, ARN de transferencia.

Eritromicina. La eritromicina y otros antibióticos macrólidos se unen a la subunidad ribosomal 50S de las bacterias cerca del sitio de unión para el cloranfenicol. Evitan el paso de desplazamiento, el movimiento del peptidil-ARNt del sitio A al sitio P en el ribosoma. Debido a que los efectos secundarios son menos graves y reversibles con mayor facilidad que los de muchos otros antibióticos, los macrólidos se utilizan a menudo para tratar infecciones en personas alérgicas a la penicilina, un antibiótico que inhibe la síntesis de la pared de las células bacterianas. Sin embargo, la resistencia bacteriana a la eritromicina se ha incrementado. Por lo tanto, se usa con frecuencia su fórmula cercana, la claritromicina.

CONCEPTOS CLAVE

- La traducción es el proceso de transformar la secuencia de nucleótidos en el ARNm a una secuencia de aminoácidos de una proteína.
- La traducción procede del extremo amino terminal al extremo carboxilo terminal, y el ARNm se lee en el sentido 5′ a 3′.
- La síntesis de proteínas ocurre en los ribosomas.
- El ARNm se lee en los codones, conjuntos de tres nucleótidos que especifican a los aminoácidos individuales.
- AUG, que especifica a la metionina, es el codón de inicio para toda la síntesis de proteínas.
- Codones de detenimiento específicos (UAG, UGA y UAA) señalan cuándo termina la traducción del ARNm.
- Los aminoácidos se unen a través de enlaces covalentes al ARNt por la enzima aminoacil-ARNt sintetasa y crean un ARNt cargado.
- Las moléculas de ARNt cargadas forman apareamiento de bases con el codón a través de la región de anticodón del ARNt.
- La síntesis de proteínas se divide en tres etapas: iniciación, elongación y terminación.
- Se requieren factores multiproteínicos para cada etapa de la síntesis de proteína.
- Las proteínas se pliegan a medida que se sintetizan.
- Las cadenas específicas laterales de aminoácidos pueden modificarse después de la traducción mediante un proceso conocido como modificación postraduccional.
- Existen mecanismos dentro de células para dirigir de manera específica las proteínas recién sintetizadas a diferentes compartimentos de la célula.
- En la tabla 14-6 se resumen las enfermedades revisadas en este capítulo.

TABLA 14-6	Enfermedades revisadas en el capítulo 14	
ENFERMEDAD O TRASTORNO	**GENÉTICA O AMBIENTAL**	**COMENTARIOS**
Talasemia β	Genética	**Lisa N.** tiene talasemia β intermedia, que indica que el producto génico globina β, se produce en concentraciones reducidas en comparación con el producto génico globina α. Esto puede suceder por varias mutaciones.
Enfermedad de Tay-Sachs	Genética	Mutación en un gen que codifica una enzima lisosomal, que da lugar a la pérdida de la función lisosomal y muerte a una temprana edad para el paciente.
Neumonía	Ambiental	Si bien la rifampicina se usó para tratar la infección bacteriana con anterioridad (actuando en la ARN polimerasa bacteriana), se analiza también el mecanismo de otros antibióticos cuyo blanco es la síntesis de proteínas procarióticas.
Difteria, tos ferina (*pertussis*)	Ambiental	La toxina de la difteria cataliza la ADP-ribosilación de eEF2, un factor necesario para la síntesis de proteína eucariótica. Esto tiene como resultado muerte celular. La vacunación contra los antígenos de la tos ferina evitará la infección.
Enfermedad de células I	Genética	Mutación en el procesamiento postraduccional que da lugar al direccionamiento erróneo de las enzimas destinadas para los lisosomas. La enfermedad origina disfunción lisosomal y muerte temprana.
Síndrome de progeria de Hutchinson-Gilford	Genética	Un ejemplo de una mutación silenciosa en términos de sustitución de aminoácidos, pero el cambio de nucleótido único crea un sitio alternativo de empalme que provoca la pérdida de 50 aminoácidos de la proteína A lamina precursora. Esto provoca alteración del procesamiento postraduccional y los síntomas de una enfermedad de envejecimiento prematuro.

ADP, adenosín difosfato.

PREGUNTAS DE REVISIÓN: CAPÍTULO 14

1. Los antibióticos se pueden dirigir a las diferencias en el procesamiento del código genético entre las bacterias y los seres humanos. En la lectura del código genético en procariotas, ¿cuál de los siguientes procesos actúa antes que cualquiera de los otros?
   A. Alineación de ARNt$_i$ con ARNm
   B. Terminación de la transcripción
   C. Movimiento del ribosoma de un codón al siguiente
   D. Atracción de factores de terminación al sitio A
   E. Emisión del ARNm desde el núcleo

2. Las mutaciones genéticas se pueden simular en situaciones de laboratorio. El ARNt cargado con cisteína puede tratarse por medios químicos para que el aminoácido cambie su identidad a alanina. Si parte de este ARNt cargado se añade a un extracto sintetizador de proteínas que contiene *todos* los componentes normales requeridos para la traducción, ¿cuál de las siguientes afirmaciones representa el resultado más probable después de añadir un ARNm que tiene codones Cys y Ala en el marco de lectura normal?
   A. Se añadiría cisteína cada vez que se traduce el codón de alanina.
   B. Se añadiría alanina cada vez que se traduce el codón de cisteína.
   C. La proteína tendría una deficiencia de residuos de cisteína.
   D. La proteína tendría una deficiencia de residuos de alanina.
   E. La proteína sería completamente normal.

3. El ADN humano y el bacteriano difieren en la organización de la información genética. A continuación se proporciona una serie de secuencias de genes eucarióticos (secuencias de codificación). Con base en esta porción de la secuencia, ¿qué gen podría producir una proteína que contiene 300 aminoácidos y tiene un residuo de fenilalanina cerca de su *N*-terminal? Los codones de fenilalanina (5′ a 3′) son UUU y UUC.
   A. 5′-CCATGCCATTTGCATCA-3′
   B. 5′-CCATGCCATTTGCATGA-3′
   C. 5′-CCATGCCAATTTGCATC-3′
   D. 5′-CCATCCCATTTGCATGA-3′
   E. 5′-CCATCCCATTTGCATCA-3′

4. Se está diseñando un medicamento que bloquee la traducción eucariótica. ¿Cuál de los siguientes sería un sitio de acción adecuado para el medicamento? Elija la mejor respuesta.

	N-formil-metionina ligada a ARNt	El complejo de ARNm ribosomal nuclear	Enzimas necesarias para empalme	El ARNt iniciador para la metionina	Una enzima involucrada en la formación de casquete 5′
A	Sí	Sí	No	No	Sí
B	Sí	No	Sí	No	No
C	Sí	Sí	Sí	No	Sí
D	No	No	No	Sí	No
E	No	Sí	Sí	Sí	No
F	No	No	No	Sí	Sí

5. Un gen ha sufrido una mutación en la cual cierto codón se ha alterado, por medio de un cambio de nucleótido único a un codón Phe. ¿Para cuál de los siguientes aminoácidos podría codificar el codón original?
   A. Pro
   B. Leu
   C. Gly
   D. Asn
   E. Arg
   F. Trp

6. Una mutación en un gen ha provocado la generación de un codón sin sentido en la proteína correspondiente. Si esto es provocado por un cambio de nucleótido único, el codón original podría haber codificado uno de los siguientes aminoácidos:
   A. Gly
   B. Pro
   C. Phe
   D. Asn
   E. Trp

7. ¿Qué tipo de mutación provoca la anemia drepanocítica? Elija la mejor respuesta.
   A. Silencioso
   B. Sin sentido
   C. Inserción
   D. Deleción
   E. De sentido erróneo

8. La creación de un codón de detenimiento en el ADN a menudo provoca una condición dañina. Si una mutación en el ADN causó que se creara un codón de detenimiento TAG en la hebra de codificación entre la caja TATA y el sitio de iniciación de transcripción, ¿cuál sería el resultado más probable?
   A. Ningún efecto
   B. Pérdida de la transcripción
   C. Pérdida de la traducción
   D. Una proteína más corta
   E. Un error en el empalme

9. Se descubrió una variante de *Escherichia coli* sensible a la temperatura la cual tiene una pérdida completa de la capacidad de síntesis de proteína después de cinco generaciones de crecimiento en la temperatura no permisiva. El análisis de los componentes requeridos para la síntesis de proteína indicó que la síntesis del ARNm (transcripción) sucede todavía en la temperatura no permisiva, y el ARNm producido tenía cinco vidas medias normales. La transcripción de ARNr y ARNt fue también normal así como la estructura del ribosoma. Una proteína potencial en la cual la pérdida de la actividad en la temperatura no permisiva provocaría estos hallazgos sería:
   A. Una proteína espliceosoma (complejo de corte y empalme)
   B. Una enzima modificadora de ARNt
   C. La proteína de casquete
   D. Poli(A) polimerasa
   E. Una proteína de exportación de ARNm nuclear

10. Un nuevo paciente, ingresado recientemente al hospital ha contraído difteria. Los antecedentes familiares indican que el paciente nunca había sido vacunado contra este patógeno. La síntesis de proteínas en las células del paciente es inhibida por una de las situaciones siguientes:
    A. Inhibición de la actividad de la ARN polimerasa II
    B. Inhibición de la actividad de la peptidil transferasa
    C. Inhibición del ensamble del complejo de traducción-iniciación
    D. Inhibición del paso de translocación de la síntesis de proteínas
    E. Inhibición de la terminación de síntesis de proteínas

11. Un niño de 8 meses de edad presentaba rasgos faciales toscos, escoliosis y un cuello inusualmente corto. Presentaba un retraso en las habilidades neuronales y motoras. Se demostró que los fibroblastos cultivados del niño secretaban enzimas que normalmente se encontrarían en el lisosoma. No se encontró que las enzimas destinadas a otros orgánulos fueran secretadas por la célula. ¿Cuál de los siguientes podría ser un posible defecto enzimático en este niño?
    A. Incapacidad de transferir vesículas del retículo endoplásmico al Golgi
    B. Glicosilación inadecuada de las enzimas lisosomales
    C. Pérdida de la actividad de la peptidasa señal en el retículo endoplásmico
    D. Pérdida del receptor de partículas de reconocimiento de señales
    E. Pérdida de la secuencia de señal para las proteínas lisosomales

12. Una célula bacteriana ha obtenido una mutación que se expresa a 42 °C, pero no a 25 °C (una mutación sensible a la temperatura). La mutación se encuentra en la aminoacil-ARNt sintetasa que reconoce la metionina y el ARNt^{met}. La mutación permitía a la enzima cargar el ARNt^{met} con met o con *N*-formil-metionina (f-met). Cuando se estudió la síntesis de proteínas a 42 °C en esta línea celular, ¿cuál de las siguientes cosas se esperaría observar?
    A. Proteínas de longitud completa con una mezcla de metionina y f-met
    B. Proteínas de longitud completa con toda la metionina y sin f-met
    C. Proteínas de longitud completa con toda la f-met y sin metionina
    D. Ningún efecto sobre la traducción
    E. Traducción muy limitada

13. La toxina Shiga es producida por ciertas cepas de *Escherichia coli*, y estas bacterias pueden introducirse en el ser humano a través de alimentos contaminados. Una vez que la subunidad activa de la toxina está dentro de las células, detiene la síntesis de proteínas actuando como una glucosilasa y eliminando una base de adenina específica del ARNr 28S de la subunidad ribosomal grande 60S. ¿Debido a cuál de las siguientes causas se inhibe en la célula la síntesis de proteínas?
    A. Bloqueo del sitio "A" del ribosoma
    B. Bloqueo del sitio "P" del ribosoma
    C. Pérdida de la actividad peptidil transferasa
    D. Pérdida del emparejamiento de bases Shine-Dalgarno
    E. Pérdida del paso de translocación

14. Se aisló una cepa bacteriana que contenía una mutación que creaba un codón de parada en el marco de lectura del gen X. El científico que aisló esta cepa buscó entonces mutaciones secundarias (fuera del gen X) que restauraran la actividad del gen X. ¿Cuál de las siguientes mutaciones podría ser?
    A. Una mutación que convierta el codón de parada normal en uno que codifique un aminoácido
    B. Una mutación en un ARNt que inserte un aminoácido en respuesta a un codón de parada
    C. Una mutación en el ARNr que hace que la traducción comience en un AUG de inicio diferente
    D. Una mutación en el promotor del gen X que aumenta la transcripción del gen X
    E. Una mutación en el promotor del gen X que reduce la transcripción del gen X

15. La progeria de Hutchinson-Gilford (una enfermedad de envejecimiento prematuro) está causada por una mutación en el gen de la lámina A (C1824T, el nucleótido en la posición 1 842 del gen, una citidina, se sustituye por una timidina). El cambio de nucleótido da lugar a una mutación G608G; el ADN ha cambiado, pero el codón alterado sigue codificando glicina. Como tal, debería ser una mutación silenciosa, pero en su lugar, se produce una enfermedad grave. ¿Por qué puede ocurrir esto?
    A. Se crea un nuevo sitio de empalme en el transcrito inicial de ARNm.
    B. Se pierde un sitio de empalme existente en el transcrito inicial de ARNm.
    C. Los niveles de gly-tARN^{gly} son demasiado bajos para apoyar la traducción.
    D. La iniciación de la traducción está disminuida.
    E. La iniciación de la traducción se incrementa.

RESPUESTAS A LAS PREGUNTAS DE REVISIÓN

1. **La respuesta es A.** Es importante observar que la pregunta se refiere a mecanismos procarióticos. En las procariotas no hay un núcleo (por lo cual E no puede ser correcta), y la traducción comienza antes de que termine la transcripción (acoplamiento de traducción y transcripción, de modo que B es incorrecta). Así, antes de que el ribosoma pueda moverse de un codón al siguiente (transposición), o de que la maquinaria de síntesis proteínica termine (vía factores de terminación), el ARNt iniciador debe unirse y alinearse con el ARNm para iniciar la traducción, lo cual indica que la respuesta A es el primer paso que debe ocurrir de las opciones enumeradas.

2. **La respuesta es C.** Dado que el extracto contiene todos los componentes normales, el Cys-ARNt cargado con alanina competirá con el Cys-ARNt cargado con cisteína por la unión a los codones para cisteína. Por lo tanto, la proteína tendrá algunas alaninas en el lugar de la cisteína, lo que ocasiona deficiencia de residuos cisteína. La respuesta A es incorrecta porque el ARNt reconoce el

codón para cisteína, no el codón para alanina. La respuesta B es incorrecta debido a la competencia mencionada antes.

3. **La respuesta es A.** Para responder esta pregunta, primero es necesario encontrar el codón de inicio: AUG en el mARN, ATG en el ADN. Las bases 3′ a 5′ en la secuencia contienen este elemento. A continuación, la secuencia necesita especificar un residuo fenilalanina cerca del término amino, que es UUU o UUC en el ARNm, o bien TTT o TTG en el ADN, pero estas secuencias necesitan estar enmarcadas con el codón para metionina iniciador. El último elemento que debe buscarse es la ausencia de un codón de detención prematura, ya que esta proteína tiene 300 aminoácidos de largo. No hay secuencia de detención en las bases restantes de este fragmento de ADN. Para la respuesta B, las tres últimas bases de esta secuencia son TGA, que en el ARNm serían UGA y esta es una señal de detención enmarcada. Esta secuencia no daría origen a una proteína con 300 aminoácidos. Para la respuesta C, las TTT en esa secuencia (bases 10 a 12) no están en marco con la metionina iniciadora, lo cual indica que no hay fenilalanina cerca del término amino de la proteína codificada por esta secuencia. Para las respuestas D y E, no hay secuencias ATG, lo cual indica que falta la metionina iniciadora y que este tramo de ADN no puede codificar el extremo amino terminal de una proteína.

4. **La respuesta es F.** Se usa *N*-formil-metionina para iniciar la síntesis de proteínas procarióticas pero no la síntesis de proteínas eucarióticas. En eucariotas, el ARNm se procesa dentro del núcleo y después se exporta al citoplasma antes de que los ribosomas se puedan unir a él, de manera que no hay complejo de ARNm nuclear-ribosoma formado. El empalme sucede en el núcleo, pero los errores de este no alteran la traducción. La traducción eucariótica requiere un ARNt iniciador para la metionina, de manera que si no hay ARNt disponible, no habrá traducción eucariótica. El casquete en el ARNm eucariótico es necesario para una unión adecuada de IF para permitir que el ARNt iniciador cargado y los ribosomas se unan al ARNm. En ausencia de formación de casquete, la traducción eucariótica se inhibiría.

5. **La respuesta es B.** Los codones para Phe son UUC y UUU. La leucina tiene seis codones, y el cambio de un solo nucleótido en cuatro de estos codones podría dar como resultado un codón Phe. Esto no sucede con los codones para Pro, Gly, Asn o Arg; para convertir estos codones al codón Phe, se requieren dos cambios de nucleótidos. Para contestar esta pregunta se requiere consultar el código genético.

6. **La respuesta es E.** Un codón sin sentido es la conversión de un codón a un codón de detenimiento. Los codones de detenimiento son UGA, UAG y UAA. El codón para Trp es UGG, que se puede convertir a UGA o UAG con un cambio de un solo nucleótido. Ninguno de los otros codones de aminoácidos con un cambio de un solo nucleótido se puede convertir en un codón de detenimiento.

7. **La respuesta es E.** Una sola mutación de un aminoácido (valina por glutamato) provoca la anemia drepanocítica. Este cambio especifica un diferente aminoácido (sentido erróneo). Una mutación silenciosa especifica el mismo aminoácido y no tiene consecuencia a menos que el empalme del ARN se vea alterado por la mutación. Una mutación sin sentido es un cambio a un codón de detenimiento. Una inserción es una adición de al menos una base dentro del ADN. Una deleción es la pérdida de al menos una base en la secuencia de ADN. La anemia drepanocítica podría también considerarse una mutación puntual debido a que cambia una base única la cual codifica para un aminoácido diferente.

8. **La respuesta es A.** No hay una secuencia de codificación entre la caja TATA (la región promotora en donde se une la ARN polimerasa) y el sitio de inicio de la transcripción, de manera que la presencia de TAG en el ADN no afectará la síntesis de proteínas. De hecho, el ARN correspondiente a esta secuencia (UAG) no será sintetizado porque el sitio de inicio de la transcripción ocurre después de esta secuencia en el ADN. Los intrones y exones no resultan afectados por esta mutación, y el empalme sucederá normalmente. Por lo tanto, el ARNm producido sería de tamaño normal y producirá una proteína de tamaño normal.

La respuesta es B. Todas las moléculas de ARNt tienen los nucleótidos CCA agregados al extremo 3′ del ARNt después de que se ha transcrito. La ribosa en la adenina 3′ terminal es la única que acepta aminoácidos para formar aminoacil-ARNt. La ausencia de este residuo A evitaría la carga de moléculas de ARNt, lo que provocaría el cese de toda la síntesis de proteínas. Se necesitarían muchas generaciones de crecimiento para que cualquier enzima funcional producida se hubiera degradado después de esas tantas generaciones. Los espliceosomas son específicos de las eucariotas porque los genes bacterianos no contienen los intrones que se requieren para ser empalmados desde el transcrito inicial. El ARN procariótico no tiene casquete; ni tiene colas poli(A) unidas a cada ARNm, como las células eucarióticas. Las procariotas no contienen núcleo.

9. **La respuesta es D.** La toxina de la difteria cataliza la ADP-ribosilación de eEF2, con lo que se inhibe la actividad de este factor, lo que se requiere para el paso de translocación de la síntesis de proteínas. La toxina no afecta a la ARN polimerasa II, la actividad de la peptidiltransferasa de la subunidad ribosomal grande, el complejo de iniciación requerido para el ensamble de ribosoma, o los pasos de terminación de la síntesis de proteínas.

10. **La respuesta es B.** Las células carecen de UDP-*N*-acetilglucosamina 1-fosfotransferasa, una enzima necesaria para añadir un residuo de manosa 6-fosfato a las proteínas lisosomales, y que es la señal de orientación que dirige las proteínas con esta etiqueta al lisosoma. Al carecer del marcador de señalización adecuado, las enzimas son secretadas por la célula, en lugar de unirse a la proteína receptora de manosa 6-fosfato y dirigirse a los lisosomas. Una incapacidad para transferir las vesículas desde el retículo endoplásmico al aparato de Golgi bloquearía toda la secreción de proteínas. Una pérdida de la actividad de la peptidasa señal en el retículo

endoplásmico afectaría a todas las proteínas dirigidas, no solo a las lisosomales, y alteraría el plegado de la proteína de forma que serían evidentes múltiples defectos enzimáticos, en todos los compartimentos de la célula. Si el receptor de partículas de reconocimiento de señales fuera defectuoso, o estuviera ausente, no habría síntesis de proteínas dirigidas en las células, afectando a todos los orgánulos, no solo a los lisosomas. Además, se reduciría el nivel de proteínas secretadas. La secuencia de señal para las proteínas lisosomales es una parte del gen para cada proteína lisosomal diferente. Una sola mutación no podría hacer que todas las proteínas lisosomales perdieran su secuencia señal.

11. **La respuesta es E.** Cuando la f-met se incorpora en el centro de la proteína, se detiene la síntesis de la misma, ya que el *N*-terminal está bloqueado por el grupo formilo y no puede participar en la formación de enlaces peptídicos. Por lo tanto, se producirá una traducción limitada, ya que parte del ARNt^met estará cargado de metionina o f-met, y siempre que se incorpore f-met a la proteína se detendrá la traducción. Es poco probable que se sinteticen proteínas completas debido a la incorporación de f-met en la región codificante de la proteína.

12. **La respuesta es C.** El ARNr 28S contiene la actividad peptidil transferasa de los ribosomas eucariotas, y la pérdida de la base A destruye esa actividad. El ARNr 28S no se utiliza para definir los sitios "A" o "P" del ribosoma. Dado que la toxina Shiga afecta a las células eucariotas, no existe una secuencia Shine-Dalgarno en el ARNm eucariótico. El paso de translocación en la traducción eucariótica requiere EFs, pero no los componentes de ARNr de los ribosomas.

13. **La respuesta es B.** Una mutación dentro de una molécula de ARNt de forma que el anticodón se empareje con un codón de parada (llamado ARNt supresor) insertaría el aminoácido cargado a este ARNt en las proteínas siempre que se encuentre un codón de parada. Este tipo de

ARNt podría ser tolerado en la célula, ya que hay factores de liberación que pueden competir por la unión del ARNt a los codones de parada, por lo que, aunque la síntesis general de proteínas puede verse reducida, se sintetizan niveles suficientes de proteínas para permitir el crecimiento de la célula. Alterar la tasa de transcripción del gen (respuestas D y E) no superaría la presencia de un codón de parada dentro del gen. Si la traducción comenzara en un AUG diferente (respuesta C), el marco de lectura de la proteína se alteraría y se produciría una proteína disfuncional. Dado que la pregunta pide una mutación secundaria fuera del gen X, la respuesta A no puede ser correcta, ya que esa mutación se produciría dentro del gen X. Tampoco solucionaría el problema del codón de parada interno, a diferencia del codón de parada normal después del *C*-terminal de la proteína.

14. **La respuesta es A.** Se crea un nuevo sitio de empalme, lo que lleva a la pérdida de aproximadamente un tercio de la proteína, dando lugar a una proteína mal orientada y disfuncional. Recordemos que las regiones invariantes en el ARNm que rodean un sitio de empalme son AGGU en el extremo 5′ y AGG en el extremo 3′. En el ADN serían AGGT y AGG. La mutación altera una región AGGC a AGGT y crea un nuevo sitio de empalme en el transcrito inicial de ARNm que elimina una cantidad significativa de ARN codificante del transcrito, produciendo una molécula de lámina A truncada que ha perdido su función. Como la base C no forma parte de las secuencias de reconocimiento para el empalme, no se pierde un sitio de empalme existente en el transcrito inicial de ARNm (respuesta B). La mutación tampoco altera la velocidad a la que se produce la traducción (unión del ribosoma al ARNm), ya que la mutación se encuentra en el centro de la proteína y no afecta al inicio de la traducción. Los niveles de ARNt cargado no se verían alterados por una mutación en el gen de la lámina A (respuesta C).

Regulación de la expresión génica

La **expresión génica**, la generación de una proteína o producto de ARN de un gen particular, es controlada por mecanismos complejos. Normalmente, en una célula, solo una fracción de los genes es expresada. La expresión de genes está regulada de modo diferente en procariotas y eucariotas.

Regulación de la expresión génica en procariotas. En los **procariotas**, la expresión génica es regulada principalmente al controlar la **iniciación de la transcripción génica**. Los conjuntos de genes que codifican proteínas con funciones relacionadas se ordena en **operones** y cada operón está bajo el control de **un promotor único** (o región reguladora). Las proteínas reguladoras llamadas **represores** se unen al promotor e inhiben la unión de la ARN polimerasa **(control negativo)**, mientras que las **proteínas activadoras** facilitan la unión de la ARN polimerasa (**control positivo**). Los represores son controlados por nutrientes o sus metabolitos, clasificados como **inductores** o correpresores. La regulación podría ocurrir también mediante la **atenuación de la transcripción**.

Eucariotas: regulación de la expresión génica en el nivel del ADN. En los eucariotas, la activación de un gen requiere cambios en el estado de la cromatina (**remodelación de la cromatina**) que se facilita por la **acetilación de histonas y la metilación de bases**. Estos cambios en el ADN determinan cuáles son los genes disponibles para la transcripción.

Regulación de la transcripción génica en eucariotas. La transcripción de genes específicos está regulada por proteínas (llamadas **factores de transcripción específicos** o **transactivadores**), que se unen a **secuencias reguladoras de genes** (llamados **elementos proximales del promotor, elementos de respuesta** o **potenciadores**), que activan o inhiben el ensamblaje del complejo de transcripción basal y la ARN polimerasa en una caja TATA o elemento regulador similar. Estos factores de transcripción específicos, que podrían unirse a secuencias de ADN a cierta distancia del promotor, interactúan con coactivadores o correpresores que se unen a los componentes del complejo de transcripción basal. Se dice que estos factores de proteína trabajan en "***trans***"; y que las secuencias de ADN a las que se unen funcionan en "***cis***".

Otros sitios de regulación de la expresión génica en eucariotas. La regulación ocurre también durante el **procesamiento** del ARN, durante el **transporte** del ARN desde el núcleo al citoplasma y en el nivel de **traducción** en el citoplasma. La regulación puede ocurrir al mismo tiempo en múltiples niveles para un gen específico y muchos factores actúan para estimular o inhibir la expresión de un gen.

Muchos de los fármacos usados por **Charles F.** inhiben la proliferación de células cancerígenas en varias formas. La doxorrubicina (Adriamicina®) es una molécula no polar grande, sintetizada por hongos que se intercala entre las bases del ADN, que inhiben la replicación y transcripción al formar ADN con roturas de hebra simple y doble. La vincristina se une a la tubulina e inhibe la formación del huso mitótico, evitando así la división celular. La ciclofosfamida es un fármaco de alquilación que daña al ADN al unir, por enlace covalente, grupos alquilo a las bases del ADN. El rituximab es un anticuerpo anti-CD20 que se dirige específicamente a células B (incluidas las células tumorales), para destrucción (una forma de inmunoterapia). La prednisona es una hormona esteroide; su efecto en las células cancerosas no está del todo claro, pero se administra para ayudar a controlar los efectos secundarios de los otros agentes.

La medición de hierro en la sangre requiere dar cuenta del hierro asociado con la hemoglobina, hierro libre y hierro enlazado a su proteína transportadora, la transferrina. Cuando un médico indica una determinación de hierro sérico, se refiere al hierro férrico (Fe^{3+}) unido a la transferrina y no al hierro ferroso (Fe^{2+}) enlazado a la hemoglobina circulante (que podría estar presente en el plasma, como resultado de lisis ocasional de eritrocitos). La medición del hierro férrico ha sido adaptada para análisis espectrofotométrico automatizado. En la mayoría de los casos, las muestras se acidifican para remover el ion férrico de la transferrina. El hierro se reduce entonces al estado ferroso mediante un agente reductor (tal como ácido ascórbico) y la concentración de hierro se determina por su enlace a un colorante que cambia de color cuando el ion ferroso se une a él.

La capacidad total de enlace de hierro (CTEH) se determina añadiendo ion férrico a la muestra para saturar todos los sitios de unión de transferrina en la muestra. El hierro en exceso (hierro libre, no enlazado a transferrina) se precipita mediante tratamiento con $MgCO_3$ y el precipitado se remueve por medio de centrifugación. La muestra soluble resultante se analiza entonces para Fe^{3+} como se describió antes. Comparando los niveles de Fe^{3+} unido antes y después de la saturación, se puede determinar el porcentaje de transferrina que contenía hierro unido. Para una mujer entre las edades de 16 y 40 años, la saturación porcentual debe estar en el intervalo de 20 a 50%. La saturación de hierro de **Ann R.** está abajo de este intervalo normal, lo que indica una deficiencia de hierro.

Charles F., un hombre de 68 años de edad, presenta fatiga, pérdida del apetito y fiebre de grado bajo. Una biopsia abierta de un nódulo linfático indica la presencia de linfoma no Hodgkin, tipo folicular. La tomografía computarizada y otros procedimientos no invasivos muestran un proceso difuso con afectación de la médula ósea. Él está recibiendo quimioterapia múltiple con R-CHOP (rituximab, ciclofosfamida, doxorrubicina, vincristina y prednisona).

Mannie W. es un hombre de 56 años de edad que presenta pérdida de peso relacionada con disminución del apetito y fatiga. Él manifiesta malestar en el cuadrante superior izquierdo de su abdomen. En la exploración física se nota pálido y con equimosis (moretones) en sus brazos y piernas. Su bazo está notablemente alargado.

Los estudios iniciales de laboratorio muestran una concentración de hemoglobina de 10.4 g/dL (normal, 13.5 a 17.5 g/dL) y un recuento de leucocitos (glóbulos blancos) de 106 000 células/mm³ (normal, 4 500 a 11 000 células/mm³). La mayor parte de los leucocitos son granulocitos (glóbulos blancos que surgen del linaje mieloide), algunos de los cuales tienen apariencia "inmadura". El porcentaje de linfocitos en la sangre periférica es reducido. Un aspirado y biopsia de médula ósea muestran la presencia de un cromosoma anormal (el cromosoma Filadelfia) en las células medulares en división.

Ann R., quien tiene anorexia nerviosa, ha seguido una dieta casi sin consumir carne (caps. 1, 3, 9 y 10). Ella tiene ahora una apariencia esquelética y pálida. Su hemoglobina es de 9.7 g/dL (normal, 12 a 15 g/dL), su hematocrito (volumen de células rojas concentradas) es de 31% (intervalo de referencia para mujeres, 36 a 46%) y su volumen corpuscular medio (el volumen promedio de una célula roja) es de 70 femtolitros (fL; 1 fL son 10^{-15} L) (intervalo de referencia, 80 a 100 fL). Estos valores indican una anemia que es microcítica (células rojas pequeñas) e hipocrómica (color claro, que indica una cantidad reducida de hemoglobina por célula roja). Su ferritina sérica (el almacenamiento celular de hierro) está también abajo de lo normal. Su nivel plasmático de transferrina (la proteína de transporte de hierro en el plasma) es más alto de lo normal, pero su saturación porcentual con hierro está abajo de lo normal. Este perfil de laboratorio es congruente con los cambios que ocurren en un estado de deficiencia de hierro.

I. La expresión génica es regulada para adaptación y diferenciación

Prácticamente todas las células de un organismo contienen conjuntos idénticos de genes. Sin embargo, en cualquier momento, solo un pequeño número de genes totales en cada célula son expresados (es decir, generan una proteína o producto de ARN). Los genes restantes están inactivos. Los organismos obtienen varias ventajas al regular la actividad de sus genes. Por ejemplo, las células procariotas y eucariotas se adaptan a cambios en su ambiente al activar y desactivar la expresión de genes. Debido a que el proceso de transcripción de ARN y síntesis de proteínas consumen una cantidad considerable de energía, las células conservan combustible elaborando proteínas solo cuando son necesarias.

Además de regular la expresión génica para adaptarse a cambios ambientales, los organismos eucarióticos alteran la expresión de sus genes durante el desarrollo. Cuando un huevo fertilizado se convierte en un organismo multicelular, se sintetizan diferentes clases de proteínas en diversas cantidades. En el humano, cuando el niño llega a la adolescencia y luego hacia la adultez, los cambios físicos y fisiológicos resultan de variaciones en la expresión génica y, por lo tanto, de la síntesis de proteínas. Incluso después de que un organismo ha llegado a la etapa adulta, la regulación de la expresión génica permite que ciertas células experimenten diferenciación para asumir nuevas funciones.

II. Regulación de la expresión génica en procariotas

Los procariotas son organismos unicelulares y, por lo tanto, requieren mecanismos reguladores menos complejos que los eucariotas multicelulares (fig. 15-1). El procariota estudiado más extensamente es la bacteria *Escherichia coli*, un organismo que prospera en el colon humano, manteniendo, por lo general, una relación simbiótica con su huésped. Con base en el tamaño de su genoma (4×10^6 pares de bases), la *E. coli* debe poder elaborar varios miles de proteínas. Sin embargo, en condiciones normales de crecimiento, la *E. coli* sintetiza solo cerca de 600 a 800 proteínas diferentes. Obviamente, muchos genes están inactivos y la *E. coli* solo sintetizará los genes que generan las proteínas requeridas para el desarrollo en ese ambiente particular.

Todas las células de *E. coli* de la misma cepa son morfológicamente similares y contienen un cromosoma circular idéntico (fig. 15-1). Como en otros procariotas, el ADN no forma complejos con histonas, ninguna envoltura nuclear separa a los genes del contenido del citoplasma, y las transcripciones de genes no contienen intrones. De hecho, cuando el ARN mensajero (ARNm) está siendo sintetizado, los ribosomas se unen y comienzan a producir proteínas, de modo que la transcripción y traducción comienza de modo simultáneo (lo que se conoce como dupla transcripción-traducción). Las moléculas de ARNm en *E. coli* tienen vidas medias muy cortas y son degradadas en unos cuantos minutos. Las moléculas de ARNm se deben generar de manera constante a partir de la transcripción para mantener la síntesis de sus proteínas. Por lo tanto, la regulación de la transcripción, sobre todo al nivel de iniciación, es suficiente para regular el nivel de proteínas dentro de la célula.

A. Operones

Los genes que codifican proteínas se llaman **genes estructurales**. En el genoma bacteriano, los genes estructurales para proteínas que intervienen en la realización de una función relacionada (tal como las enzimas de una vía biosintética) son agrupados, con frecuencia, en unidades llamadas **operones** (figs. 15-2 y 13-6). Los genes en un operón son expresados de modo coordinado; es decir, todos ellos son activados o desactivados. Cuando se expresa un operón, se transcriben todos sus genes (cap. 13, sec. III). Se produce un solo ARNm policistrónico, que codifica todas las proteínas del operón. Este ARNm policistrónico contiene múltiples conjuntos de codones de inicio y detenimiento, que permiten que varias proteínas diferentes sean producidas de esta transcripción única a nivel de traducción. La transcripción de los genes en un operón es regulada por el **promotor**, que se localiza en el operón en el extremo 5', corriente arriba de los genes estructurales.

B. Regulación de la unión de la ARN polimerasa por medio de represores

En las bacterias, el medio principal para regular la transcripción génica es a través de represores, los cuales son proteínas reguladoras que evitan el enlace de la ARN polimerasa al promotor y, por lo tanto, actúan en el inicio de la transcripción (fig. 15-3). En

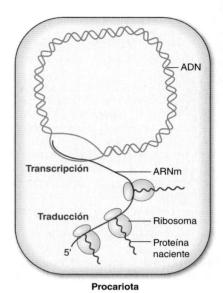

FIGURA 15-1 Célula de *E. coli*. En las procariotas, el ADN no está separado del resto del contenido celular por una envoltura nuclear; por lo tanto, la transcripción y traducción ocurre en forma simultánea en las bacterias. Una vez que se sintetiza una pequeña pieza de ARNm, los ribosomas se unen al ARNm y comienza la traducción. ARNm, ARN mensajero.

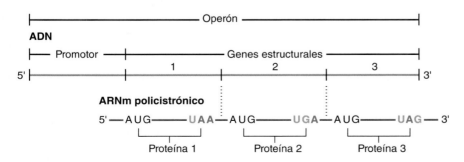

FIGURA 15-2 Un operón. Los genes estructurales de un operón se transcribieron como un ARN mensajero policistrónico largo. Durante la traducción, diferentes codones de inicio (AUG) y de término (UAA, UGA o UAG) dan lugar a varias proteínas distintas que se producen de este solo ARNm. ARNm, ARN mensajero.

Represores

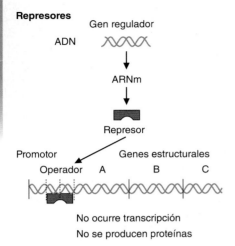

No ocurre transcripción

No se producen proteínas

FIGURA 15-3 Regulación de operones por represores. Cuando la proteína represora se une al operador (una secuencia de de ADN adyacente al promotor o dentro de él) la ARN polimerasa no puede unirse y, por lo tanto, no ocurre la transcripción. ARNm, ARN mensajero.

Inductores

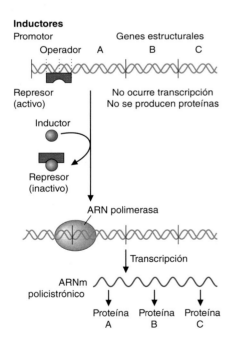

FIGURA 15-4 Un operón inducible. En ausencia de un inductor, el represor se une al operador, evitando la unión de la ARN polimerasa. Cuando el inductor está presente, se une al represor, inactivándolo. El represor inactivo ya no se une al operador. Por lo tanto, la ARN polimerasa puede unirse a la región promotora y transcribir los genes estructurales. ARNm, ARN mensajero.

general, los mecanismos reguladores, tales como represores que funcionan a través de la inhibición de la transcripción de genes, se denominan de **control negativo** y los mecanismos que funcionan mediante la estimulación de la transcripción génica se llaman de **control positivo**.

El represor es codificado por un gen regulador (fig. 15-3). Aunque este gen es considerado parte del operón, no siempre se localiza cerca del resto del operón. Su producto, la **proteína represora**, se difunde hacia el promotor y se une a una región del operón llamada el **operador**. El operador se localiza dentro del promotor o cerca de su extremo 3′, justo corriente arriba del punto inicial de transcripción. Cuando un represor se une al operador, el operón no se transcribe, porque el represor bloquea la unión de la ARN polimerasa al promotor o evita que la ARN polimerasa inicie la transcripción. Dos mecanismos reguladores trabajan para controlar a los represores: inducción (un inductor inactiva al represor) y represión (se requiere un correpresor para activar al represor).

I. Inductores

La **inducción** tiene que ver con una pequeña molécula, conocida como **inductor**, que estimula la expresión del operón al unirse al represor y cambiar su conformación para que ya no pueda unirse al operador (fig. 15-4). El inductor es un nutriente o un metabolito del nutriente. En presencia del inductor, la ARN polimerasa puede, por lo tanto, unirse al promotor y transcribir el operón. La clave de este mecanismo es que en ausencia del inductor, el represor está activo, se reprime la transcripción y no se expresan los genes del operón.

Considere, por ejemplo, la inducción del **operón lac** de E. coli por la lactosa (fig. 15-5). Las enzimas para metabolizar la glucosa mediante la glucólisis se producen de modo constitutivo; es decir, se hacen en forma constante. Si hay lactosa, azúcar de la leche, las células se adaptan y comienzan a producir las tres enzimas adicionales requeridas para el metabolismo de la lactosa, que son codificadas por el operón lac. Un metabolito de la lactosa (alolactosa) que sirve como inductor, uniéndose al represor e inactivándolo. Debido a que el represor inactivo ya no se une al operador, la ARN polimerasa puede unirse al promotor y transcribir los genes estructurales del operón lac, produciendo un ARNm policistrónico que codifica las tres proteínas adicionales. Sin embargo, la presencia de glucosa puede evitar la activación del operón lac (véase la sec. II.C). Es importante entender que el operón lac se expresa en muy bajas concentraciones (niveles basales), incluso en ausencia del represor. Así, aun en ausencia de lactosa, una pequeña cantidad de permeasa está disponible en la membrana celular. Por lo tanto, cuando la lactosa se encuentra disponible en el medio, pocas moléculas de lactosa pueden entrar a la célula y pueden ser metabolizadas a la alolactosa. Las pocas moléculas de alolactosa producidas son suficientes para inducir al operón. A medida que se incrementa la cantidad de permeasa, más lactosa puede ser transportada hacia la célula para usarse como una fuente de energía.

2. Correpresores

En un modelo regulador llamado **represión**, el represor está inactivo hasta que una pequeña molécula llamada **correpresor** (un nutriente o su metabolito) se une al represor, activándolo (fig. 15-6). El complejo represor-correpresor se une después con el operador, evitando el enlace de la ARN polimerasa y la transcripción de genes. Considere, por ejemplo, el operón trp, que codifica las cinco enzimas requeridas para la síntesis del aminoácido triptófano. Cuando el triptófano está disponible, las células de E. coli guardan energía no haciendo más estas enzimas. El triptófano es un correpresor que se une al represor inactivo, causando que este cambie la conformación y se una al operador, inhibiendo así la transcripción del operón. Por consiguiente, en el modelo de represión, el represor está inactivo sin un correpresor; en el modelo de inducción, el represor está activo a menos que esté presente un inductor.

C. Estimulación de la unión de la ARN polimerasa

Además de regular la transcripción por medio de represores que inhiben la unión de la ARN polimerasa a los promotores (control negativo), las bacterias regulan la transcripción por medio de proteínas activadoras que se unen al promotor y estimulan la unión de la ARN polimerasa (control positivo). La transcripción del operón lac, por ejemplo,

El operón *lac*

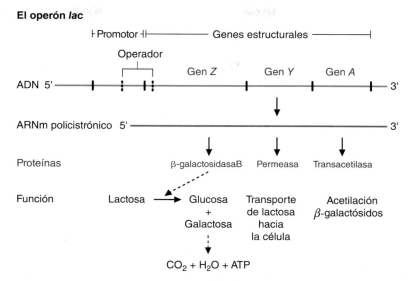

FIGURA 15-5 Los productos proteínicos del operón *lac*. La lactosa es un disacárido que se hidroliza a glucosa y galactosa mediante la β-galactosidasa (el producto del *lac* gen Z). Tanto la glucosa como la galactosa pueden ser oxidadas por la célula para la obtención de energía. La permeasa (el producto del *lac* gen Y) permite que la célula capte lactosa con más facilidad. El gen A produce una transacetilasa que acetila β-galactósidos. La función de esta acetilación no está clara. El promotor se une a la ARN polimerasa y el operador se une a una proteína represora. La lactosa se convierte en alolactosa, un inductor que se une a la proteína represora y evita que se una al operador. La transcripción del operón *lac* requiere también proteínas activadoras que son inactivas cuando los niveles de glucosa son altos. ARNm, ARN mensajero; ATP, adenosín trifosfato.

puede ser inducida por la alolactosa solo si está ausente la glucosa. La presencia o ausencia de glucosa se comunica al promotor mediante una proteína reguladora llamada **proteína receptora de adenosín monofosfato cíclico (AMPc) proteína receptora (CRP)** (fig. 15-7). Esta proteína reguladora se llama también **proteína activadora por catabolito (CAP,** *catabolite activator protein***).** La disminución de las cantidades de glucosa incrementa los niveles del segundo mensajero intracelular, AMPc, mediante un mecanismo que incluye el transporte de glucosa hacia el interior de la bacteria. El AMPc se une a la CRP, y el complejo AMPc-CRP se une a la región reguladora del operón, estimulando la unión de la ARN polimerasa al promotor y la transcripción. Cuando está presente la glucosa, disminuyen los niveles de AMPc, CRP asume una conformación inactiva que no se une al operón, y se reduce el reclutamiento de la ARN polimerasa al promotor, lo que da como resultado la inhibición de la transcripción. Así, las enzimas codificadas por el operón *lac* no se producen si las células tienen una alimentación adecuada de glucosa, incluso si la lactosa está presente en concentraciones muy altas.

Correpresores

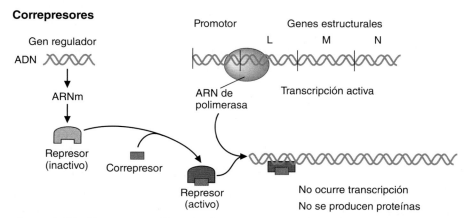

FIGURA 15-6 Un operón reprimible. El represor está inactivo hasta que una pequeña molécula, el correpresor, se une a él. El complejo represor-correpresor se une al operador y evita la transcripción. ARNm, ARN mensajero.

A. En presencia de lactosa y glucosa

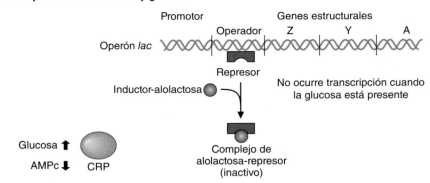

B. En presencia de lactosa y ausencia de glucosa

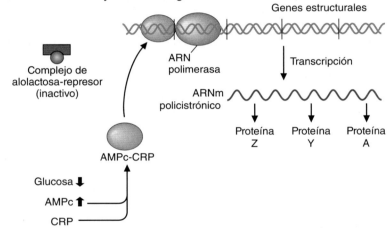

FIGURA 15-7 Represión de proteínas estimuladoras por catabolitos. Se usa como ejemplo el operón *lac*. **A.** La alolactosa inductora (un metabolito de lactosa) inactiva al represor. Sin embargo, debido a la ausencia del coactivador requerido, AMPc-CRP, no ocurre transcripción a menos que esté ausente la glucosa. **B.** En ausencia de glucosa, suben los niveles de AMPc. El AMPc forma un complejo con la CRP. La unión del complejo AMPc-CRP a una región reguladora del operón permite la unión de ARN polimerasa al promotor. Ahora, se transcribe el operón y se producen las proteínas. AMPc, adenosín monofosfato cíclico; ARNm, ARN mensajero; CRP, proteína receptora de AMPc.

D. Regulación de la unión de la ARN polimerasa por factores sigma

La bacteria *E. coli* tiene solo una ARN polimerasa. Los factores sigma se unen a esta ARN polimerasa, estimulando su unión a ciertos conjuntos de promotores; por lo tanto, activan de modo simultáneo la transcripción de varios operones. El factor sigma estándar en *E. coli* es de σ^{70}, una proteína con un peso molecular de 70 000 Da (cap. 13). Existen también otros factores sigma. Por ejemplo, σ^{32} ayuda a la ARN polimerasa a reconocer promotores para los diferentes operones que codifican las proteínas de choque térmico. Así, el incremento en la transcripción de los genes para proteínas de choque térmico, que evita la desnaturalización de proteínas a altas temperaturas, ocurre en respuesta a temperaturas elevadas.

E. Atenuación de la transcripción

Algunos operones son regulados mediante un proceso que interrumpe (atenúa) la transcripción después que esta ha sido iniciada (fig. 15-8). Por ejemplo, altos niveles de triptófano atenúan la transcripción del operón *trp* de *E. coli*, como también reprimen su transcripción. Debido a que el ARNm está siendo transcrito desde el operón *trp*, los ribosomas se unen y rápidamente comienzan a traducir el transcrito. Cerca del extremo 5′ del transcrito están varios codones para triptófano. Inicialmente, altos niveles de triptófano en la célula dan como resultado concentraciones altas de Trp-ARNt^{Trp} y la traducción rápida del transcrito. Sin embargo, la traducción rápida genera una horquilla en el

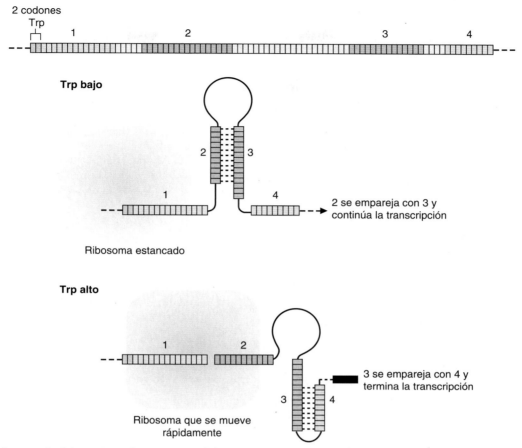

FIGURA 15-8 Atenuación del operón *trp*. Las secuencias 2, 3 y 4 en la transcripción de ARN mensajero (ARNm) pueden formar apareamiento de bases (2 con 3 y 3 con 4) que generan horquillas. Cuando las concentraciones de triptófano son bajas, el ribosoma se detiene en los codones *trp* adyacentes en la secuencia 1, se forma el bucle 2-3 y continúa la transcripción. Cuando las concentraciones de triptófano son altas, la traducción es rápida y el ribosoma bloquea la formación del bucle 2-3. En estas condiciones, se forma el bucle 3-4 y termina la transcripción.

ARNm, que sirve como una señal de terminación para la ARN polimerasa, y termina la transcripción. A la inversa, cuando las concentraciones de triptófano son bajas, los niveles de Trp-ARNt^{Trp} son bajos y los ribosomas se estancan en los codones en espera de triptófano. Se forma una horquilla diferente en el ARNm que no termina la transcripción, y se transcribe el ARNm completo. La atenuación requiere transcripción y traducción acopladas, de modo que este mecanismo no es aplicable a sistemas eucarióticos.

Los operones de triptófano, histidina, leucina, fenilalanina y treonina son regulados, en parte, por atenuación. Los represores y activadores actúan también en los promotores de algunos de estos operones, lo que permite que las concentraciones de estos aminoácidos sean reguladas de manera muy cuidadosa y rápida.

III. Regulación de expresión génica en eucariotas

Los eucariotas multicelulares son mucho más complejos que los procariotas unicelulares. Debido a que el embrión humano se desarrolla en un organismo multicelular, se activan diferentes conjuntos de genes y se producen distintos grupos de proteínas, dando como resultado la diferenciación entre los tipos de células morfológicamente distintas, que son capaces de realizar diferentes funciones. Incluso más allá de la edad reproductiva, ciertas células dentro del organismo continúan diferenciándose, tal como las que producen los anticuerpos en respuesta a una infección, las que renuevan la población de eritrocitos y del remplazo de células digestivas que han sido desechadas en lumen intestinal. Todos estos cambios fisiológicos son determinados por las complejas alteraciones en la expresión génica.

A. Regulación en múltiples niveles

Las diferencias entre células eucariotas y procariotas dan como resultado diferentes mecanismos para regular la expresión génica. El ADN en eucariotas está organizado en los nucleosomas de la cromatina y los genes deben estar en una estructura activa, para ser expresados en una célula. Además, los operones no están presentes en eucariotas y los genes que codifican proteínas que funcionan juntos están localizados, por lo general, en diferentes cromosomas. Por ejemplo, el gen para la globina α está en el cromosoma 15, mientras que el gen para la globina β está en el cromosoma 11. Así, cada gen necesita su propio promotor. Además, los procesos para la transcripción y la traducción están separados en los eucariotas por compartimentación intracelular (núcleo y citosol, o retículo endoplasmático [RE]) y por tiempo (el ARNhn [ARN heterogéneo nuclear eucariótico, también conocido como pre-ARN] debe ser procesado y translocado fuera del núcleo antes que sea traducido). Por consiguiente, la regulación de la expresión génica eucariótica ocurre en múltiples niveles:

- ADN y el cromosoma, que incluye la remodelación del cromosoma y la reconfiguración de genes
- Transcripción, principalmente a través de factores de transcripción que afectan la unión de la ARN polimerasa al promotor
- Procesamiento de los transcritos
- Iniciación de la traducción y estabilidad del ARNm

Una vez que un gen es activado a través de la remodelación de la cromatina, el mecanismo principal regulador de la expresión afecta el inicio de la transcripción en el promotor.

B. Regulación de la disponibilidad de genes para la transcripción

Una vez que un espermatozoide haploide y un óvulo se combinan para formar una célula diploide, el número de genes en las células humanas sigue siendo aproximadamente el mismo. Debido a que las células se diferencian, distintos genes están disponibles para la transcripción. Un núcleo regular contiene cromatina que está condensada (heterocromatina) y cromatina que está difusa (eucromatina) (cap. 11). Los genes en la heterocromatina son inactivos, mientras que los de la eucromatina producen ARNm. Los cambios de largo plazo en la actividad de genes ocurren durante el desarrollo, porque la cromatina va de un estado difuso a un estado condensado, o viceversa.

El genoma celular está empacado junto con histonas en los nucleosomas y el inicio de la transcripción se evita, si la región del promotor es parte de un nucleosoma. Así, la activación de un gen para la transcripción requiere de cambios en el estado de la cromatina, denominada **remodelación de la cromatina**. La disponibilidad de genes para la transcripción puede ser afectada también en ciertas células, o en algunas circunstancias, por **reconfiguraciones de genes**, **amplificación** o **eliminación**. Por ejemplo, durante la maduración de los linfocitos, los genes se reconfiguran para producir una variedad de diferentes anticuerpos. El término **epigenética** se usa para referirse a los cambios en la expresión génica, sin alterar la secuencia del ADN. La remodelación de la cromatina y la metilación del ADN son cambios tales, que pueden ser heredados y que contribuyen a la regulación de la expresión génica.

1. Remodelación de la cromatina

La remodelación de la cromatina se refiere, por lo general, al desplazamiento del nucleosoma de secuencias de ADN específicas, para que pueda iniciarse la transcripción de los genes en esa secuencia. Esto ocurre a través de dos mecanismos. El primero es mediante un complejo de remodelación de la cromatina promovido por el adenosín trifosfato (ATP), que usa energía de la hidrólisis de ATP para desenrollar ciertas secciones de ADN del núcleo del nucleosoma. El segundo mecanismo es mediante la modificación covalente de las colas de histona, a través de la acetilación (fig. 15-9). Las acetiltransferasas de histona (HAT, *histone acetyltransferases*) transfieren un grupo acetilo de la acetil coenzima A (acetil-CoA) a residuos de lisina en las colas de las histonas (los extremos amino terminales de las histonas H2A, H2B, H3 y H4) del octámero de histonas. Esta reacción elimina una carga positiva del grupo ε amino de la lisina y, por lo tanto, se reducen las interacciones electrostáticas entre las histonas y el ADN cargado negativamente, haciendo más fácil que el ADN se desenrolle de las histonas. Los grupos acetilo

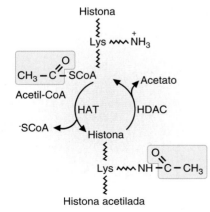

FIGURA 15-9 Acetilación de histona. CoA, coenzima A; HAT, acetiltransferasa de la histona; HDAC, desacetilasa de histona.

pueden eliminarse mediante desacetilasas de histona (HDAC, *histone deacetylases*). Cada histona tiene varios residuos de lisina que podrían ser acetilados y, a través de una mezcla compleja de sitios acetilados y no acetilados, diferentes segmentos de ADN pueden ser liberados del nucleosoma. Varios factores de transcripción y coactivadores contienen actividad HAT (acetilasa de histona), que facilitan el enlace de estos factores con el ADN y también facilitan la activación simultánea del gen, así como el inicio de su transcripción.

2. Metilación de ADN

Los residuos de citosina en el ADN pueden metilarse para producir 5-metilcitosina. Las citosinas metiladas se localizan en secuencias ricas en CG (llamadas islas de CG o CpG), que están con frecuencia cerca o en la región promotora de un gen. En ciertas instancias, los genes que son metilados se transcriben con menos facilidad que los que no son metilados. Por ejemplo, los genes de globina son metilados de modo más extenso en las células no eritroides (células que no son parte del linaje de eritroides, o eritrocitos), que en células en las que se expresan estos genes (tales como eritroblastos y reticulocitos). La metilación es un mecanismo para regular la expresión de genes durante la diferenciación, en particular durante el desarrollo fetal.

3. Reconfiguración de genes

Los segmentos de ADN pueden moverse de un lugar a otro en el genoma, asociándose entre sí en varias formas para que se produzcan diferentes proteínas (fig. 15-10). El ejemplo más estudiado de reconfiguración génica ocurre en las células que producen anticuerpos. Los anticuerpos contienen dos cadenas ligeras y dos cadenas pesadas, cada una de la cuales contiene una región variable y una región constante (cap. 7, sec. VIII, fig. 7-19). Las células llamadas células B elaboran anticuerpos. En los precursores de las células B, cientos de secuencias V_H, alrededor de 20 secuencias de D_H y cerca de 6 secuencias J_H se localizan en grupos dentro de una región larga del cromosoma (fig. 15-10). Durante la producción de las células B inmaduras, ocurre una serie de eventos de recombinación que unen una secuencia V_H, una D_H y una J_H en un solo exón. Este exón ahora codifica la región variable de la cadena pesada del anticuerpo. Dado el gran número de células B inmaduras que son producidas, ocurre casi toda posibilidad de recombinación, de modo que todas las combinaciones VDJ están representadas dentro de esta población de células. Después en el desarrollo, durante la diferenciación de células B maduras, los eventos de recombinación unen una secuencia VDJ con uno de los nueve elementos de la cadena pesada. Cuando el sistema inmunológico encuentra un antígeno, la célula B inmadura que puede unirse a ese antígeno (como resultado de su única manera de formar el exón VDJ) es estimulada para proliferar (expansión clonal) y para producir anticuerpos contra el antígeno.

4. Amplificación génica

La amplificación génica no es el medio fisiológico usual para regular la expresión de genes en células normales, pero esto ocurre en respuesta a ciertos estímulos si la célula puede obtener una ventaja de crecimiento, al producir grandes cantidades de una proteína. En la amplificación génica, ciertas regiones de un cromosoma experimentan ciclos

 La alteración de la expresión génica es un hallazgo común en células cancerígenas. Las alteraciones en la actividad de HAT o HDAC podrían contribuir a la desregulación de la proliferación celular en ciertos tumores. Estas alteraciones en la actividad de HAT o HDAC son, por lo general, causadas por mutaciones en factores de transcripción o coactivadores, los cuales tienen incrementada o disminuida su capacidad para reclutar moléculas de HAT o HDAC en un complejo de preiniciación en el promotor. Se ha demostrado que las moléculas de HDAC son excelentes objetivos terapéuticos para los fármacos que inhiben su actividad. Algunos de estos inhibidores muestran actividad antiproliferativa en una diversidad de líneas de células cancerígenas humanas y en la actualidad son objeto de estudios clínicos.

La metilación ha sido relacionada con la impronta genómica, un proceso que ocurre durante la formación de óvulos o espermas que bloquea la expresión del gen en el óvulo fertilizado. Los hombres metilan un conjunto de genes diferente al de las mujeres. Esta metilación diferencial dependiente del género ha sido estudiada de modo más extenso en el síndrome de Prader-Willi y en el síndrome de Angelman. Ambos, que tienen síntomas muy diferentes, resultan de deleciones de la misma región del cromosoma 15 (una microdeleción de un tamaño menor que 5 megabases). Si la deleción es heredada del padre, se observa en el niño el síndrome de Prader-Willi; si la deleción es heredada de la madre, se observa el síndrome de Angelman. Ocurre una enfermedad cuando se metila en el otro cromosoma un gen que está ausente en la región del cromosoma. La madre metila genes diferentes a los del padre, así que se expresan genes distintos dependiendo de cuál padre transmitió el cromosoma intacto. Por ejemplo, para el síndrome de Prader-Willi, si ocurre deleción en los genes 1, 2 y 3 en el cromosoma paterno y se metila (Me) el gen 2 en el cromosoma materno, solo se expresan los genes 1 y 3. Para el síndrome de Angelman, si ocurre deleción los genes 1, 2 y 3 en el cromosoma materno y se metila el gen 1 en el cromosoma paterno y, por lo tanto, se expresan solo los genes 2 y 3.

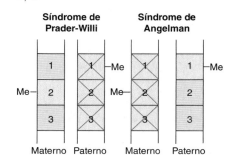

FIGURA 15-10 Reconfiguración de ADN. El gen de cadena pesada del cual los linfocitos producen inmunoglobulinas se genera al combinar segmentos específicos de entre un gran número de posibles secuencias en el ADN de células precursoras. Las regiones variables y constantes de inmunoglobulinas (anticuerpos) se describen en el capítulo 7.

Aunque las reconfiguraciones de secuencias cortas de ADN son difíciles de encontrar, los microscopistas han observado mayores reconfiguraciones durante muchos años. Tales reconfiguraciones mayores conocidas como translocaciones pueden observarse en cromosomas en metafase bajo el microscopio. **Mannie W.** tiene tal translocación conocida como cromosoma Filadelfia debido a que primero se observó en esa ciudad. El cromosoma Filadelfia es producido por un intercambio equilibrado entre los cromosomas 9 y 22. En esta translocación, la mayoría del gen del cromosoma 9, el gen *c-abl*, es transferido al gen *BCR* en el cromosoma 22. Esto crea una fusión del gen *BCR-abl*. El gen *c-abl* es una tirosina cinasa (*véase* cap. 10) y su regulación por parte del promotor BCR da como resultado la estimulación descontrolada del crecimiento en lugar de la diferenciación de las células que contienen esta translocación.

Históricamente, el linfoma no Hodgkin se trató con metotrexato, un fármaco que se utiliza todavía en ciertos casos de linfoma. El metotrexato inhibe la proliferación de células mediante la inhibición de la dihidrofolato reductasa. La dihidrofolato reductasa reduce al dihidrofolato a tetrahidrofolato, un cofactor requerido para la síntesis de timina y de nucleótidos purina. Sin embargo, la resistencia a metotrexato se observó frecuentemente en los pacientes. Algunas veces, las células cancerígenas que se dividen rápidamente, tratadas con metotrexato, amplifican el gen para la dihidrofolato reductasa, produciendo cientos de copias en el genoma. Estas células generan grandes cantidades de dihidrofolato reductasa y las dosis normales de metotrexato ya no son adecuadas. La amplificación de genes es uno de los mecanismos mediante los cuales los pacientes se vuelven resistentes a un fármaco. El metotrexato ya no se usa para el tratamiento del linfoma no Hodgkin y se remplazó por inmunoterapia específica.

repetidos de replicación de ADN. El ADN recién sintetizado experimenta excisión y forma pequeños cromosomas inestables llamados cromosomas **dobles diminutos**. Estos se integran en otros cromosomas en el genoma, amplificando así el gen en el proceso. Normalmente, la amplificación de genes ocurre a través de errores durante la replicación del ADN y la división celular y, si las condiciones ambientales son apropiadas, las células que contienen genes amplificados podrían tener una ventaja de crecimiento sobre aquellas sin amplificación.

5. Deleción de genes

Con pocas excepciones, la deleción de material genético no es el medio normal para controlar la transcripción, aunque tales deleciones pueden resultar en enfermedad. Las deleciones de genes pueden ocurrir a través de errores en la replicación del ADN y la división celular y, por lo general, se observan solo si resulta una enfermedad. Por ejemplo, varios tipos de cánceres son el resultado de la pérdida de una buena copia de un gen supresor de tumor, dejando a la célula con una copia mutada del gen (cap. 17).

C. Regulación al nivel de transcripción

La transcripción de genes activos se regula controlando el ensamblaje del complejo de transcripción basal que contiene ARN polimerasa y su unión a distintos elementos del promotor, tales como la caja TATA o Inr (cap. 13). El complejo de transcripción basal contiene factor de transcripción (TFIID) (que se une a elementos dentro del promotor, tales como la caja TATA o Inr), y otras proteínas llamadas **factores de transcripción general (basal)** (tales como TFIIA) que forman un complejo con la ARN polimerasa II. Los factores de transcripción adicionales que son ubicuos a todos los promotores se unen corriente arriba en varios sitios en la región promotora. Ellos incrementan la frecuencia de transcripción y son requeridos por un promotor para funcionar a un nivel adecuado. Se dice que los genes que son regulados por estos elementos de consenso en la región promotora se expresan de modo constitutivo.

La región de control de un gen contiene también secuencias reguladoras de ADN, que son específicas para ese gen y podrían incrementar su transcripción mil veces o más (fig. 15-11). Los factores de transcripción específicos de gen (llamados también transactivadores o activadores) se unen a estas secuencias reguladoras e interactúan con proteínas mediadoras tales como los coactivadores. Al formar un bucle en el ADN, los coactivadores interactúan con el complejo de transcripción basal y pueden activar su ensamblaje en el sitio de iniciación en el promotor. Estas secuencias reguladoras de ADN podrían estar a cierta distancia del promotor y corriente arriba o abajo del sitio de iniciación.

Dependiendo del sistema, la terminología usada para describir a los componentes de regulación específica de genes, varía un poco. Por ejemplo, en la terminología original, las secuencias reguladoras de ADN, llamadas **potenciadores**, se unen a los transactivadores, los cuales se juntan con los coactivadores. De modo similar, los silenciadores se suman a los correpresores. Las hormonas se unen a receptores de hormonas, que se unen a los elementos de respuesta a hormonas en el ADN. Aunque estos términos aún están en uso, con frecuencia son remplazados por términos más generales tales como las **secuencias reguladoras de ADN** y **factores de transcripción específicos**, en reconocimiento del hecho de que muchos factores de transcripción activan un gen mientras que inhiben a otro, o de que un factor de transcripción específico podría ser cambiado, de un represor a un activador, mediante fosforilación.

1. Proteínas reguladoras específicas de genes

Las proteínas reguladoras que se unen directamente a secuencias de ADN son llamadas con frecuencia **factores de transcripción** o **factores de transcripción de genes específicos** (si es necesario distinguirlos de los factores de transcripción generales del complejo de transcripción basal). También pueden ser llamados **activadores** (o **transactivadores**), **inductores**, **represores** o **receptores nucleares**. Además de su dominio de unión al ADN, estas proteínas tienen, por lo general, un dominio que se une a las proteínas mediadoras (coactivadores, correpresores o factores relacionados con proteínas de enlace de TATA [TAF]). Los coactivadores, correpresores y otras proteínas mediadoras no se unen directamente al ADN, sino se unen por lo común a componentes del complejo de transcripción basal y median su ensamblaje en el promotor. Podrían ser específicos para un

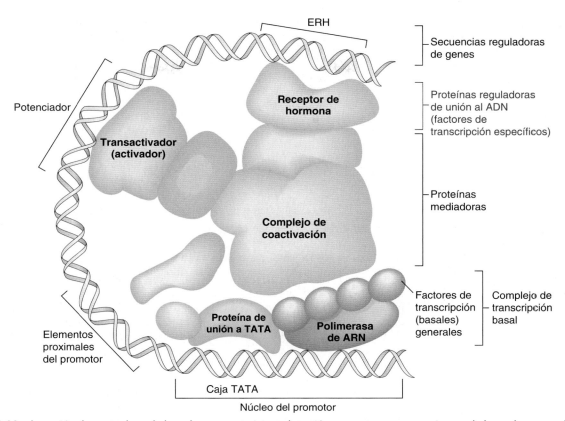

FIGURA 15-11 La región de control reguladora de genes consiste en la región promotora y secuencias reguladoras de genes adicionales, que incluyen potenciadores y ERH. En este caso, se muestra un promotor que contiene una caja TATA. Las proteínas reguladoras de genes que se unen directamente al ADN (proteínas reguladoras de unión al ADN) se denominan por lo general factores de transcripción específicos o trans-activadores; podrían ser activadores o represores de la transcripción de genes específicos. Los factores de transcripción específicos se unen a proteínas mediadoras (coactivadores o represores) que interactúan con los factores de transcripción generales del complejo de transcripción basal. El complejo de transcripción basal contiene ARN polimerasa y factores de transcripción generales (factores TFII) y se une, en este caso, a la caja TATA del promotor, iniciando la transcripción de genes. ERH, elementos de respuesta a hormonas.

determinado factor de transcripción de genes o podrían ser generales y unirse a diferentes factores de transcripción específicos de genes. Ciertos coactivadores tienen actividad de acetilasa de histona y ciertos correpresores tienen actividad de HDAC. Cuando ocurren interacciones apropiadas entre los transactivadores, los coactivadores y el complejo de transcripción basal se incrementa la tasa de transcripción del gen (inducción). La generación de histonas acetiladas en la región del ADN del gen a transcribir atrae a las proteínas que contienen bromodominios. Las proteínas que se unen a los residuos de acetil-lisina también atraen a un complejo de proteínas conocido como motor de remodelación de la cromatina. Este motor utiliza la energía de la hidrólisis del ATP para deslizar el ADN de los nucleosomas y liberar regiones del ADN de forma que las proteínas de unión al ADN puedan unirse, lo que conduce a la potenciación de la transcripción de este gen.

Algunas proteínas reguladoras de unión al ADN inhiben (reprimen) la transcripción y podrían llamarse **represores**. La represión podría ocurrir de varias maneras. Un represor unido a su secuencia de ADN específica podría inhibir la unión de un activador con su secuencia reguladora. De modo alternativo, el represor podría unirse a un correpresor que inhibe la unión de un coactivador al complejo de transcripción basal. El represor podría unirse a un componente del complejo de transcripción basal directamente. Algunos receptores de hormona esteroide que son factores de transcripción se unen a coactivadores y correpresores, dependiendo de si el receptor contiene hormona unida. Además, un factor de transcripción particular podría inducir la transcripción cuando se une a la secuencia reguladora de un gen y podría reprimir la transcripción cuando se enlaza a la secuencia reguladora de otro gen.

En el síndrome del X frágil, un triplete GCC se amplifica en el lado 5′ de un gen (retraso mental del X frágil I [FMR-1, fragile X mental retardation I]) relacionado con la enfermedad. Este gen se localiza en el cromosoma X. La enfermedad se nombra por el hallazgo de que en ausencia de ácido fólico (que impide la producción de nucleótidos y, por lo tanto, la replicación del ADN), el cromosoma X desarrolla fracturas de una sola hebra y doble hebra en su ADN. Estas se denominan sitios frágiles. Se determinó posteriormente que el gen *FMR-1* se localiza en uno de estos sitios frágiles. Una persona normal tiene alrededor de 30 copias del triplete GCC, pero en individuos afectados, miles de copias pueden estar presentes. Este síndrome, que es una alteración hereditaria común del desarrollo intelectual, afecta a aproximadamente 1 de 4 000 varones y 1 de 8 000 mujeres en todo el mundo.

2. Factores de transcripción que son receptores de hormonas esteroides/ hormonas tiroideas

En el humano, las hormonas esteroides y otras hormonas lipofílicas activan o inhiben la transcripción de genes específicos a través de la unión a receptores nucleares que son factores de transcripción específicos de genes (fig. 15-12A). Los receptores nucleares se unen a secuencias reguladoras de ADN llamadas **elementos de respuesta a hormonas** e inducen o reprimen la transcripción de genes blanco. Los receptores contienen un dominio de unión a la hormona (ligando), un dominio de unión al ADN y un dominio de dimerización que permite que se unan entre sí dos moléculas receptoras, formando homodímeros o heterodímeros característicos. Un dominio de transactivación se une a las proteínas coactivadoras que interactúan con el complejo de transcripción basal. Los receptores contienen también un dominio señal de localización nuclear que los dirige al núcleo en varios tiempos después que son sintetizados.

Varios miembros de la familia de receptores de la hormona esteroide/tiroidea funcionan de diferentes maneras. El **receptor de glucocorticoides**, que se une a la hormona esteroide cortisol, reside principalmente en el citosol unido a las proteínas de choque térmico. A medida que el cortisol se une a los receptores, este se disocia de las proteínas de choque térmico, lo que expone la señal de localización nuclear (fig. 15-2B). Los receptores forman homodímeros que son translocados al núcleo, en donde se unen a los elementos de respuesta a hormonas [elementos de respuesta a glucocorticoides (ERG)] en la región de control del ADN de ciertos genes. Los dominios de transactivación de los dímeros receptores se unen a proteínas mediadoras, activando así la transcripción de genes específicos e inhibiendo la transcripción de otros.

Otros miembros de la familia de receptores de la hormona esteroide/hormona tiroidea son también factores de transactivación específicos de genes, pero por lo regular

A. Dominios del receptor de hormona esteroide

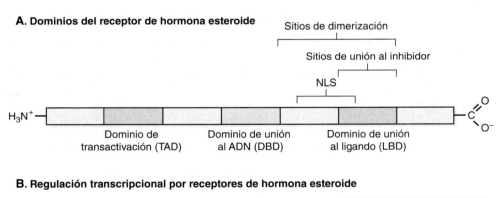

B. Regulación transcripcional por receptores de hormona esteroide

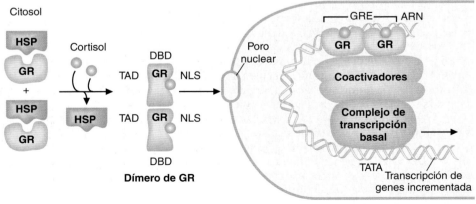

FIGURA 15-12 Receptores de hormonas esteroides. **A.** Dominios del receptor de hormona esteroide. El TAD se une a coactivadores; el DBD se une al elemento de respuesta a hormona en el ADN; el LBD se une a la hormona; NLS es la señal de localización nuclear; los sitios de dimerización son las porciones de la proteína requerida para formar un dímero. El sitio de unión al inhibidor se une a proteínas de choque térmico y enmascara la señal de localización nuclear. **B.** Regulación transcripcional mediante receptores de hormonas esteroides. DBD, dominio de unión al ADN; HSP, proteínas de choque térmico; ERG, elemento de respuesta a glucocorticoide; GR, receptor de glucocorticoide; LBD, dominio de enlace a ligando; TAD, dominio de transactivación.

forman heterodímeros, que se unen constitutivamente a secuencias reguladoras del ADN en ausencia de su ligando de hormona y reprimen la transcripción de genes (fig. 15-13). Por ejemplo, el **receptor de la hormona de la tiroides** forma un heterodímero con el receptor X de retinoide (RXR) que se une a los elementos de respuesta de la hormona tiroidea y a los correpresores (inclusive uno con HDAC), inhibiendo por lo tanto la expresión de ciertos genes. Cuando la hormona tiroidea se une, el dímero receptor cambia la conformación y el dominio de transactivación se une a los coactivadores, iniciando así la transcripción de los genes.

El receptor RXR, que se une al retinoide ácido 9-*cis*-retinoico, puede formar heterodímeros con por lo menos otros ocho receptores nucleares. Cada heterodímero tiene una especificidad de unión a ADN diferente. Esto permite que el RXR participe en la regulación de una amplia variedad de genes y regule la expresión de genes de modo diferente, dependiendo de la disponibilidad de otros receptores activos.

3. Estructura de las proteínas de unión al ADN

Varios pliegues estructurales únicos han sido caracterizados para factores de transcripción específicos. Cada una de estas proteínas tiene un sitio de reconocimiento distinto (dominio de unión al ADN) que se une a las bases de una secuencia específica de nucleótidos en el ADN. Cuatro de los mejores pliegues estructurales caracterizados son dedos de zinc, proteínas de cremallera b (inclusive cierres de leucina), hélice-giro-hélice y hélice-bucle-hélice.

Los **pliegues de dedos de zinc** (hallados comúnmente en el dominio de unión al ADN de receptores de hormonas esteroides) contienen un zinc unido quelado en cuatro posiciones con histidina o cisteína en una secuencia de alrededor de 20 aminoácidos (fig. 15-14). El resultado es un dominio plegado de manera autónoma, estrecho, relativamente pequeño. El zinc se requiere para mantener la estructura terciaria de este dominio. Los factores de transcripción eucarióticos tienen por lo general 2 a 6 pliegues de dedos de zinc que funcionan de forma independiente. Por lo menos uno de los dedos de zinc forma una hélice α que contiene una señal de reconocimiento de nucleótido, una secuencia de aminoácidos que se ajusta específicamente en el surco mayor del ADN (fig. 15-15A).

Como un ejemplo de factores de transcripción de dedos de zinc, dos receptores de estrógeno se combinan para formar un dímero que se une a un palíndromo en la región promotora de ciertos genes (*véanse* figs. 15-11 y 15-12). Un palíndromo es una secuencia de bases que es idéntica en la hebra paralela y en la antiparalela y que podría aparear sus bases. Por ejemplo, la secuencia 5'-ATCGCGAT-3' pares de bases con la secuencia 3'-TAGCGCTA-5', que, cuando se lee en dirección 5' a 3', es ATCGCGAT. Cada receptor de estrógeno tiene alrededor de 73 aminoácidos de largo y contiene dos dedos de zinc. Cada zinc está quelado con dos cisteínas en una hélice α y dos cisteínas en una región de lámina β. La posición de la secuencia de reconocimiento de nucleótidos en una hélice α mantiene la secuencia en una conformación relativamente rígida debido a que ajusta en el surco mayor del ADN. El dedo de zinc que yace más próximo al carboxilo terminal, interviene en la dimerización con el segundo receptor de estrógeno, invirtiendo así la secuencia

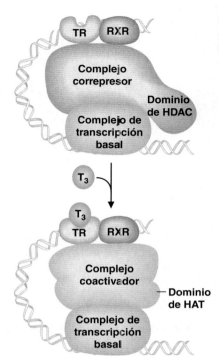

FIGURA 15-13 Actividad de TRRXR en presencia o ausencia de hormona tiroidea (T$_3$). HAT, acetiltransferasa de histona; HDAC, desacetilasa de histona; TR-RXR, dímero receptor de hormona tiroidea-receptor retinoide.

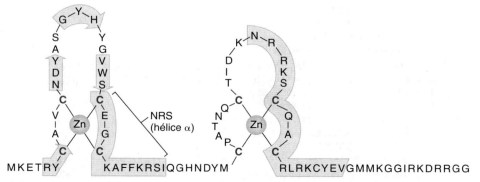

FIGURA 15-14 Dedos de zinc para el receptor de estrógeno. En cada uno de los dos dedos de zinc, un ion zinc se coordina con cuatro residuos de cisteína, mostrada en *rojo*. La región rotulada hélice α con señal de reconocimiento de nucleótido (NRS, *nucleotide recognition signal*) forma una hélice α que contiene una NRS. La señal consta de una secuencia de residuos de aminoácido que se une a una secuencia de bases específica en el surco mayor del ADN. Las regiones encerradas en *flechas rectangulares* participan en hélices rígidas.

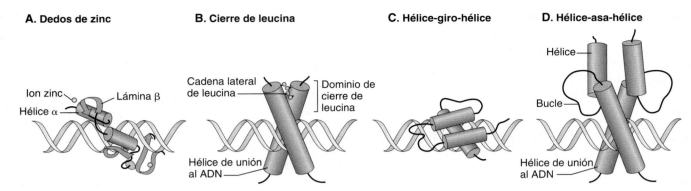

FIGURA 15-15 Interacción de proteínas de unión al ADN con el ADN. **A.** Los pliegues de dedos de zinc consisten en una hélice α y una lámina β en la cual se unen de modo coordinado cuatro residuos de cisteína o histidina, o ambos, con un ion zinc. La señal de reconocimiento del nucleótido (contenida dentro de una hélice α) de por lo menos un dedo de zinc se une a una secuencia específica de bases en el surco mayor del ADN. **B.** Los pliegues de cierre de leucina se forman de dos cadenas polipeptídicas distintas. Cada polipéptido contiene una región helicoidal en la que los residuos de leucina se exponen en un lado. Estas leucinas forman interacciones hidrófobas entre sí, causando dimerización. Las hélices restantes interactúan con el ADN. **C.** Los pliegues de hélice-giro-hélice contienen tres (o algunas veces cuatro) regiones helicoidales, una de las cuales se une al ADN, mientras que las otras yacen en la parte superior y estabilizan la interacción. **D.** Los pliegues de hélice-bucle-hélice contienen regiones helicoidales que se unen al ADN como los cierres de leucina. Sin embargo, sus dominios de dimerización consisten en dos hélices, cada una de las cuales está conectada a su hélice de unión al ADN mediante un bucle.

de reconocimiento de nucleótido para que corresponda con la otra mitad del palíndromo. El requisito dímero-palíndromo mejora enormemente la especificidad del enlace y, en consecuencia, solo son afectados aquellos genes con las secuencias de ADN apropiadas. Una amplia variedad de factores de transcripción contienen al pliegue de dedo de zinc, que incluyen a los receptores de hormonas esteroides, tales como el estrógeno y los receptores de glucocorticoides. Otros factores de transcripción que contienen pliegues de dedo de zinc, son Sp1 y el factor de transcripción III de polimerasa TFIIIA (parte del complejo de transcripción basal), que tiene nueve pliegues de dedo de zinc.

Los **cierres de leucina** funcionan también como dímeros para regular la transcripción de genes (fig. 15-15B). El pliegue de cierre de leucina es una hélice α de 30 a 40 residuos de aminoácidos que contiene una leucina cada siete aminoácidos, ubicados de modo que se alinean en el mismo lado de la hélice. Dos hélices se dimerizan para que las leucinas de una hélice se alineen con la otra hélice a través de interacciones hidrófobas para formar una cola enrollada. Los dímeros pueden ser homodímeros o heterodímeros (p. ej., el factor de transcripción AP1 es un heterodímero cuyas subunidades están codificadas por los genes *fos* y *jun*). Las porciones del dímero adyacente al cierre "prensan" al ADN mediante residuos de aminoácidos básicos (arginina y lisina) que se unen a los grupos fosfato cargados negativamente. Esta porción de enlace al ADN de la molécula contiene también una señal de reconocimiento de nucleótidos.

En el pliegue de **hélice-giro-hélice**, una hélice se ajusta en un surco mayor de ADN, haciendo la mayor parte de los contactos de enlace al ADN (fig. 15-15C). Está unido a un segmento que contiene dos hélices adicionales que yacen en la hélice de enlace de ADN en ángulos rectos. Así, se obtiene una estructura muy estable sin dimerización. Un ejemplo de factores de transcripción de hélice-giro-hélice es el de las proteínas de homeodominio (proteínas que desempeñan funciones cruciales en la regulación de la expresión de genes durante el desarrollo).

Los factores de transcripción de **hélice-bucle-hélice** son un cuarto tipo estructural de proteína de unión al ADN (fig. 15-15D). Funcionan también como dímeros que se ajustan alrededor del ADN y lo sujetan de una manera geométricamente similar a las proteínas de cierre de leucina. La región de dimerización consiste en una porción de la hélice de sujeción al ADN y un bucle a otra hélice. Al igual que los cierres de leucina, los factores de hélice-bucle-hélice pueden funcionar como heterodímeros u homodímeros. Estos factores contienen también regiones de aminoácidos básicos cerca del extremo amino terminal y se llaman también proteínas **básicas de hélice-bucle-hélice** (bHLH). Muchos de los factores de transcripción que contienen el pliegue hélice-bucle-hélice participan en la diferenciación celular (tal como miogenina en el músculo esquelético, neurogenina en neurogénesis y SCL/tal-1 en la hematopoyesis y desarrollo de células sanguíneas).

4. Regulación de los factores de transcripción

La actividad de los factores de transcripción específicos de genes se regula de diferentes maneras. Debido a que los factores de transcripción necesitan interactuar con diversos coactivadores para estimular la transcripción, la disponibilidad de coactivadores u otras proteínas mediadoras, es fundamental para la función de factores de transcripción. Si una célula regula a la alta o regula a la baja su síntesis de coactivadores, la tasa de transcripción puede también ser incrementada o reducida. La actividad de factores de transcripción puede ser modulada por cambios en la cantidad de factor de transcripción sintetizado (*véase* sec. III.C.5), al unir un ligando estimulador o inhibidor (tal como la hormona esteroide que se une a los receptores de la hormona esteroide) y por estimulación de la entrada nuclear (ilustrada por el receptor de glucocorticoide). La presencia de otros factores de transcripción aumenta o antagoniza la capacidad de un factor de transcripción para influir la transcripción de un gen. Por ejemplo, el receptor de la hormona tiroidea depende mucho de la concentración del receptor retinoide para proporcionar un socio dímero. Otro ejemplo se da mediante el gen de la fosfoenolpiruvato (PEP) carboxicinasa, que es inducido o reprimido por diversos factores de transcripción activados por hormonas (*véase* sec. III.C.5). Con frecuencia, la actividad del factor de transcripción se regula a través de fosforilación.

Los factores de crecimiento, citocinas, hormonas polipeptídicas y varias otras moléculas de señalización, regulan la transcripción de genes por medio de fosforilación de factores de transcripción específicos por cinasas receptoras. Algunos ejemplos son las proteínas transductoras de señal y activadoras de la transcripción (STAT), que son factores de transcripción fosforilados por receptores de citocina y proteínas SMAD, los cuales son factores de transcripción fosforilados por receptores con actividad de cinasa de serina/treonina, tal como el receptor β del factor de crecimiento transformante (TGF-β) (cap. 10).

Las cinasas no receptoras, tal como la proteína cinasa A, regulan también factores de transcripción a través de fosforilación. Muchas hormonas generan el segundo mensajero **AMPc**, que activa la **proteína cinasa A**. La proteína cinasa A activada entra al núcleo y fosforila al factor de transcripción CREB (AMPc *response element binding protein*). CREB está ligado constitutivamente al elemento de respuesta del ADN CRE (AMPc **r**esponse **e**lement) y es activado mediante fosforilación. Otras vías de señalización de hormonas, tal como la vía de la proteína cinasa activada por mitógeno (MAP, *mitogen-activated protein*), fosforila también a CREB (así como a muchos otros factores de transcripción).

5. Reguladores múltiples de promotores

El mismo inductor del factor de transcripción puede activar la transcripción de muchos genes diferentes si cada uno de los genes contiene un elemento de respuesta común. Además, un solo inductor puede activar conjuntos de genes de una manera ordenada y programada (fig. 15-16). El inductor activa inicialmente un conjunto de genes. Uno de los productos de proteína de este conjunto de genes puede actuar entonces como un factor de transcripción específico para otro conjunto de genes. Si el proceso se repite, el resultado neto es que un inductor puede establecer una serie de eventos que resulte en la activación de muchos conjuntos diferentes de genes.

Un ejemplo de cascada transcripcional de activación génica se observa durante la diferenciación de los adipocitos (células adiposas). Las células parecidas a fibroblastos pueden ser inducidas para formar adipocitos mediante la adición de dexametasona (una hormona esteroide), agentes que incrementan las concentraciones de AMPc e insulina a las células. Estos factores inducen la expresión transitoria de dos factores de transcripción similares llamados C/EPBβ y C/EPBδ. Los nombres representan a la proteína de unión al potenciador CCAAT y β y δ son dos formas de estos factores que reconocen las secuencias CCAAT en el ADN. Los factores de transcripción C/EPB inducen entonces la síntesis de todavía otro factor de transcripción, llamado el receptor activado por el proliferador de peroxisoma γ (PPARγ), que forma heterodímeros con RXR para regular la expresión de aún otro factor de transcripción, C/EPBα. La combinación de PPARγ y C/EPBα da como resultado la expresión de genes específicos de adipocitos.

Un gen individual contiene muchos elementos de respuesta diferentes y potenciadores, y genes que codifican diversos productos de proteína contienen distintas combinaciones de elementos de respuesta y potenciadores. Así, cada gen no tiene una sola proteína única que regule su transcripción. Más bien, a medida que se estimulan diferentes proteínas para enlazarse a sus elementos de respuesta específicos y potenciadores en un determinado gen, actúan en conjunto para regular la expresión de ese gen (fig. 15-17).

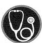

En una condición conocida como feminización testicular, los pacientes producen andrógenos (los esteroides del género masculino), pero las células blanco no responden a estas hormonas esteroides, porque carecen de los receptores apropiados para el factor de transcripción intracelular (receptores de andrógenos). Por lo tanto, la transcripción de los genes responsables de la masculinización no está activada. Un paciente con este trastorno tiene un cariotipo XY (masculino) (conjunto de cromosomas), pero se ve como mujer. No se desarrollan los genitales masculinos externos, pero los testículos están presentes, por lo general en la región inguinal o en el abdomen.

Antes del advenimiento de la terapia con anticuerpos monoclonales dirigidos específicamente, la citocina interferón se usó para tratar tumores de origen de células sanguíneas. Los interferones, citocinas producidas por células que han sido infectadas con un virus, se unen a la familia de receptores de superficie celular para citocinas. Cuando se une un interferón, JAK (una tirosina cinasa asociada a receptor) fosforila a los factores de transcripción STAT enlazados a los receptores (cap. 10). Las proteínas STAT fosforiladas son liberadas del complejo JAK-receptor, se dimerizan, entran al núcleo y se unen a secuencias reguladoras de genes específicos. Diferentes combinaciones de proteínas STAT fosforiladas se unen a distintas secuencias y activan la transcripción de un conjunto diferente de genes. Uno de los genes activado por interferón produce el oligonucleótido 2′-5′-oligo (A), que es un activador de una ribonucleasa. Esta ARNasa degrada al ARN mensajero (ARNm), inhibiendo así la síntesis de proteínas virales requeridas para su replicación. Además de estimular la degradación del ARNm, el interferón da lugar a la fosforilación de eIF2α (un factor necesario para la síntesis de proteínas), que inactiva al complejo eIF2α. Esto posibilita que el interferón evite la síntesis de proteínas virales.

Además de los efectos virales, se demostró que los interferones tienen efectos antitumorales. Aún no se comprende del todo los mecanismos de sus efectos antitumorales, pero están relacionados probablemente con la estimulación de la expresión de genes específicos por proteínas STAT. El interferón α, producido mediante tecnología de ADN recombinante, se usó en el pasado para tratar a pacientes tales como **Charles F.**, quien tiene ciertos tipos de linfomas nodulares y pacientes como **Mannie W.**, quien tiene leucemia mieloide crónica. Cuando estuvo disponible la terapia dirigida para reducir los efectos secundarios del tratamiento, se redujo el alcance de la terapia con interferón.

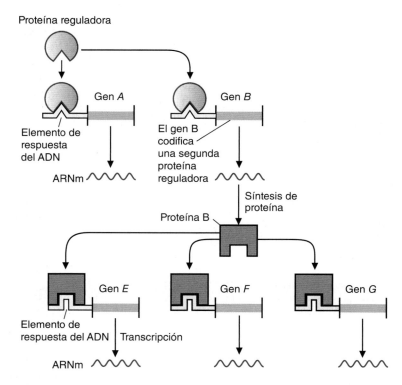

FIGURA 15-16   Activación de conjuntos de genes mediante un solo inductor. Cada gen en un conjunto tiene un elemento regulador de ADN común, de modo que una proteína reguladora puede activar todos los genes del conjunto. En el ejemplo mostrado, la primera proteína reguladora estimula la transcripción de genes A y B, que tienen una secuencia reguladora de ADN común en sus regiones de control. El producto proteínico del gen B es por sí mismo un activador de la transcripción, que a su vez estimula la transcripción de genes E, F y G, que de igual manera contienen elementos de respuesta comunes. ARNm, ARN mensajero.

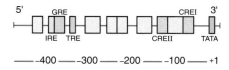

FIGURA 15-17   Una vista simplificada de la región reguladora del gen *PEPCK*. Las cajas representan varios elementos de respuesta en la región de flanco 5′ del gen. No todos los elementos están marcados. Las proteínas reguladoras se unen a estos elementos del ADN y estimulan o inhiben la transcripción del gen. Este gen codifica la enzima PEPCK, que cataliza una reacción de la gluconeogénesis (la vía para la producción de glucosa) en el hígado. La síntesis de la enzima es estimulada por glucagón (por un proceso mediado por AMPc), por glucocorticoides y por la hormona tiroidea. La síntesis de PEPCK es inhibida por insulina. AMPc, adenosín monofosfato cíclico; CRE, elemento de respuesta a AMPc; ERG, elemento de respuesta a glucocorticoide; IRE, elemento de respuesta a insulina; PEPCK, fosfoenolpiruvato carboxicinasa; TRE, elemento de respuesta a hormona tiroidea.

En general, un número relativamente pequeño de elementos de respuesta y potenciadores y un número en comparación bajo de proteínas reguladoras, generan una amplia variedad de respuestas de genes diferentes.

D. Procesamiento postranscripcional de ARN

Después que se transcribe el gen (es decir, postranscripción), la regulación ocurre durante el procesamiento de la transcripción de ARN (ARNhn) hacia el ARNm maduro. El uso de sitios de empalme alternativos o sitios para la adición de una cola poli(A) (sitios de poliadenilación) puede dar como resultado la producción de diferentes moléculas de ARNm a partir de un solo ARNhn y, en consecuencia, la producción de diferentes proteínas de un solo gen.

1. Sitios alternativos de empalme y poliadenilación

El procesamiento del transcrito primario requiere la adición de un casquete en el extremo 5′, remoción de intrones y poliadenilación (la adición de una cola poli[A] al extremo 3′), para producir el ARNm maduro (*véase* cap. 13). En ciertos casos, el uso de sitios de empalme y poliadenilación alternativos, causa que se produzcan diferentes proteínas del mismo gen. Por ejemplo, los genes que codifican anticuerpos son regulados por alteraciones en sitios de empalme y poliadenilación, además de experimentar reconfiguración de genes (fig. 15-18). En una etapa temprana de maduración, los linfocitos pre B producen anticuerpos de inmunoglobulina M (IgM) que están unidos a la membrana celular. Después, se produce una proteína más corta (inmunoglobulina D [IgD]), que ya no se une a la membrana celular sino que se secreta de la célula.

2. Edición del ARN

En algunos casos, el ARN se "edita" después de la transcripción. Aunque la secuencia del gen y la transcripción (ARNhn) son las mismas, se alteran las bases o se añaden o

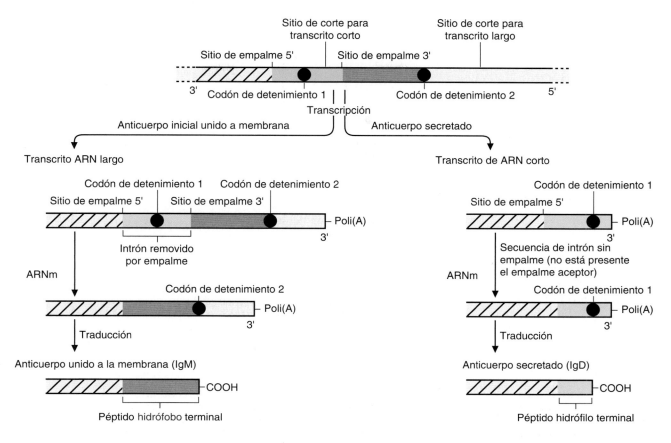

FIGURA 15-18 Producto de un anticuerpo unido a la membrana (IgM) y de un anticuerpo secretado más pequeño (IgD) del mismo gen. Inicialmente, los linfocitos producen un transcrito largo que se rompe y poliadenila después de un segundo codón de detenimiento (terminación). El intrón que contiene el primer codón de detenimiento es removido por empalme entre los sitios de empalme 5′ y 3′. Por lo tanto, la traducción termina en el segundo codón de detenimiento y la proteína contiene un exón hidrófobo en su extremo C terminal que se incrusta en la membrana celular. Después de la estimulación con antígeno, las células producen una transcripción más corta usando un sitio de corte y poliadenilación diferente. Esta transcripción carece del sitio de empalme 3′ para el intrón, así que no se remueve el intrón. En este caso, la traducción termina en el primer codón de detenimiento. El anticuerpo IgD no contiene la región hidrófoba C terminal y, por lo tanto, es secretado de la célula. ARNm, ARN mensajero.

eliminan los nucleótidos, después que se sintetiza el transcrito, de modo que el ARNm maduro difiere en diferentes tejidos (fig. 15-19). Esto produce la síntesis de proteínas con diferentes actividades en estos tejidos.

E. Regulación al nivel de traducción y de la estabilidad del ARNm

Aunque la regulación de la expresión de la mayoría de los genes sucede a nivel del inicio de la transcripción, algunos genes son regulados a nivel del inicio de la traducción, en tanto que otros son regulados alterando la estabilidad del transcrito del ARNm.

1. Iniciación de la traducción

En los eucariotas, la regulación de la expresión de genes al nivel de traducción tiene que ver, por lo general, con el inicio de la síntesis de proteínas por factores de iniciación eucarióticos (eIF), que son regulados por mecanismos que requieren fosforilación (cap. 14, sec. IV). Por ejemplo, el hemo regula la traducción del ARNm de la globina en los reticulocitos controlando la fosforilación de eIF2α (fig. 15-20). En los reticulocitos (precursores de eritrocitos), la globina se produce cuando los niveles de hemo en la célula son altos, pero no cuando son bajos. Debido a que los reticulocitos carecen de núcleos, la síntesis de globina debe ser regulada en el nivel de traducción y no en la transcripción. El hemo actúa evitando que una cinasa específica fosforile a eIF2α (cinasa

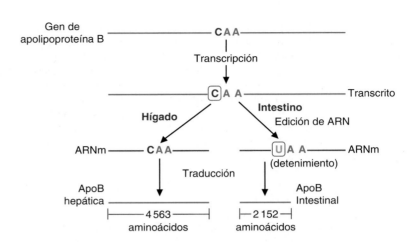

FIGURA 15-19   Edición del ARN. En el hígado, el gen de la *ApoB* produce una proteína que contiene 4 563 aminoácidos. En las células intestinales, el mismo gen produce una proteína que contiene solo 2 152 aminoácidos. La conversión de C a U (por medio de la desaminación) en el transcrito de ARN genera un codón de detenimiento en el ARNm intestinal. De esta manera, la proteína producida en el intestino (llamada apoB-48) tiene solo 48% de la longitud de la proteína producida en el hígado (llamada apoB-100). ApoB, apolipoproteína B; ARNm, ARN mensajero.

inhibidora regulada por hemo) que está inactiva cuando el hemo está enlazado. Así, cuando las concentraciones de hemo son altas, eIF2α no está fosforilado y está activo, lo que conduce a la síntesis de globina. De modo similar, en otras células, condiciones tales como la inanición, choque térmico o infecciones virales, podrían dar como resultado la activación de una cinasa específica que fosforila a eIF2α a una forma inactiva. Otro ejemplo es el de la insulina, que estimula la síntesis general de proteínas induciendo la fosforilación de 4E-BP, una proteína de enlace para eIF4E. Cuando 4E-BP, en su estado no fosforilado, se une a eIF4E hay un secuestro de la proteína de inicio para que no participe en la síntesis de proteínas. Cuando se fosforila 4E-BP, como respuesta a la unión de insulina a sus receptores en la superficie celular, 4E-BP se disocia de eIF4E, dejando a eIF4E en la forma activa y se inicia la síntesis de proteínas.

Un mecanismo diferente para regulación de la traducción se ilustra mediante la regulación de hierro en la síntesis de ferritina (fig. 15-21). La ferritina, la proteína que interviene en el almacenamiento de hierro dentro de las células, se sintetiza cuando aumentan las concentraciones de hierro. El ARNm para ferritina tiene un elemento de respuesta al hierro (IRE), que consta de una horquilla cerca de su extremo 5′, que puede unirse a una proteína reguladora llamada **proteína de unión al elemento de respuesta del hierro (IRE-BP)**. Cuando la IRE-BP no contiene hierro enlazado, se une al IRE y evita la iniciación de la traducción. Cuando aumentan las concentraciones de hierro y se une a la IRE-BP, cambia a una conformación que ya no puede unirse al IRE en el ARNm de ferritina. Por lo tanto, se traduce el ARNm y se produce ferritina.

2. MicroARN

Un microARN (ARNmi) es una pequeña molécula de ARN, que regula la expresión de proteínas en un nivel postranscripcional. Un ARNmi induce la degradación de un ARNm blanco o bloquea la traducción del ARNm blanco. En cualquier caso, el resultado final es la expresión reducida del ARNm blanco.

Las micromoléculas de ARN se descubrieron primero en nemátodos y desde entonces se ha demostrado que están presentes en células de plantas y animales. Se cree que hay aproximadamente 1 000 genes de ARNmi en el genoma humano, algunos de los cuales se localizan dentro de los intrones de los genes que ellos regulan. Otros genes de ARNmi se organizan en operones, de tal modo que se producen ciertas familias de ARNmi al mismo tiempo. Es también evidente que un ARNmi puede regular múltiples blancos de ARNm y que un ARNm particular podría ser regulado por más de un ARNmi.

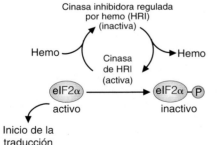

FIGURA 15-20   El hemo evita la inactivación de eIF2α. Cuando eIF2α es fosforilado por la cinasa inhibidora regulada por hemo, esta está inactiva y no puede iniciarse la síntesis de proteínas. Hemo inactiva a la cinasa inhibidora regulada por hemo, así que se evita la fosforilación de eIF2α y se activa la traducción del ARNm de globina. eIF2, eucariota factor de iniciación; HRI, inhibidor hemo-regulado.

La biogénesis del ARNmi se muestra en la figura 15-22. La transcripción de ARNmi se realiza mediante la ARN polimerasa II, se procesa y poliadenila de la misma manera que el ARNm. El producto inicial del ARN se designa como ARNmi primario (pri-ARNmi). El pri-ARNmi es modificado en el núcleo, por una endonucleasa específica de ARN llamada Drosha, conjuntamente con una proteína de unión a ARN de doble hebra llamada DGCR8/Pasha. La acción de Drosha es crear una estructura de ARN de tallo-bucle de cerca de 70 a 80 nucleótidos de longitud, que es el ARNmi precursor (pre-ARNmi). El pre-ARNmi se exporta del núcleo al citoplasma (vía la proteína exportina 5), en donde interactúa con otra endonucleasa de ARN llamada Dicer y el socio de enlace de la proteína de unión al ARN de respuesta de transactivación del Dicer (TRBP, *transactivation response RNA-binding protein*). Dicer corta la micromolécula de ARN precursora para producir una micromolécula madura de ARN (un ARN de doble hebra con una proyección de dos nucleótidos en los extremos). Una de las hebras de ARNmi (conocida como la hebra guía) se incorpora en el complejo de silenciamiento inducido por ARN (RISC, RNA-*induced silencing complex*), mientras que la otra hebra de ARN (la hebra pasajera) se degrada. La proteína principal en RISC se conoce como argonauta. El RISC es el que bloquea la traducción del ARNm blanco.

La hebra guía conduce al RISC hacia el ARNm blanco debido a que la hebra guía forma pares de bases dentro de una sección de la región no traducida 3′ del ARNm. Si hay una alta homología en el apareamiento de bases, entonces el argonauta, una ribonucleasa, degrada al ARNm. Sin embargo, si la homología entre la hebra guía y el ARNm blanco es deficiente (debido a errores de apareamiento), entonces se bloquea la traducción del ARNm.

El resultado neto de la expresión de ARNmi es la pérdida de traducción de ARNm blanco. Debido a que las micromoléculas de ARN tienen dianas múltiples y estos objetivos varían de un tejido a otro, una alteración de la expresión de ARNmi tendrá profundos efectos en la expresión de genes dentro de las células. Como se analiza en el capítulo 17, los tumores pueden resultar de la pérdida, o expresión en exceso, de genes de ARNmi.

F. Transporte y estabilidad del ARNm

La estabilidad de un ARNm desempeña también un papel en la regulación de la expresión génica debido a que las moléculas de ARNm con semividas largas, pueden generar más proteína que las moléculas con vidas medias más cortas. El ARNm de eucariotas es relativamente estable (con vidas medias medidas en horas a días), aunque puede ser

Síntesis de ferritina

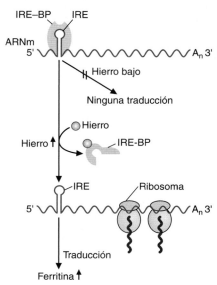

FIGURA 15.21 Regulación traduccional de la síntesis de ferritina. El ARNm para ferritina tiene un IRE. Cuando la IRE-BP no contiene hierro enlazado, se une a IRE, evitando la traducción. Cuando IRE-BP se une al hierro, esta se disocia y se traduce el ARNm. IRE, elemento de respuesta del hierro; IRE-BP, proteína de unión al elemento de respuesta del hierro; ARNm, ARN mensajero.

 La enzima PEP carboxicinasa (PEPCK) se requiere para que el hígado produzca glucosa a partir de aminoácidos y lactato. **Ann R.**, quien tiene un trastorno alimenticio, necesita mantener un cierto nivel de glucosa en sangre para que su cerebro funcione normalmente. Cuando bajan sus concentraciones de glucosa sanguínea, se liberan cortisol (un glucocorticoide) y glucagón (una hormona polipeptídica). En el hígado, el glucagón incrementa las concentraciones de AMPc intracelular, lo que origina la activación de la proteína cinasa A y la fosforilación posterior de CREB. El CREB fosforilado se une a su elemento de respuesta en el ADN, al igual que el receptor de cortisol. Ambos factores de transcripción incrementan la transcripción del gen *PEPCK* (fig. 15-17). La insulina, que se libera cuando aumentan las concentraciones de glucosa sanguínea después de una comida, puede inhibir la expresión de este gen, en parte provocando la desfosforilación de CREB.

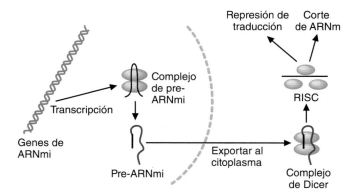

FIGURA 15-22 Síntesis y acción del ARNmi. Los genes de ARNmi se transcriben en el núcleo mediante la ARN polimerasa II, generando el ARNmi primario, se procesa a un precursor-ARNmi (pre-ARNmi) y luego se exporta al citoplasma. En el citoplasma, el pre-ARNmi es procesado aún más por una ribonucleasa (Dicer) y el ARNmi de doble hebra resultante se selecciona por hebra, con la hebra guía (designada en *negro*) que entra al RISC. La hebra guía de RISC dirige el complejo a la región 3′ no traducida del ARNm blanco, lo que da lugar a degradación del ARNm o una inhibición de la traducción. RISC, complejo de silenciamiento inducido por ARN; ARNm, ARN mensajero; ARNmi, microARN.

Síntesis del receptor de transferrina

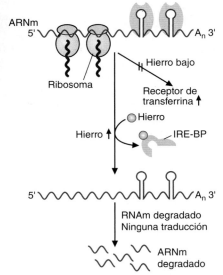

FIGURA 15-23 Regulación de la degradación del ARNm para el Tf R. La degradación del Tf R ARNm se evita mediante la unión de la IRE-BP a los IRE, que son bucles de horquillas localizadas en el extremo 3′ del ARNm del receptor de transferrina. Cuando las concentraciones de hierro son altas, la IRE-BP se une al hierro y no se enlaza al Tf R ARNm. El Tf R ARNm se degrada con rapidez, evitando la síntesis del receptor de transferrina. IRE-BP, proteína de unión al elemento de respuesta del hierro; ARNm, ARN mensajero; Tf R, receptor de transferrina.

 El linfoma folicular es un tipo de linfoma no Hodgkin. La forma más frecuente de este tipo de linfoma es el linfoma difuso de células B grandes. En un estudio reciente se demostró que la expresión de microARN (ARNmi) es distinta entre estos dos diferentes tipos de tumores y de las células B normales. Están siendo desarrolladas "firmas" de ARNmi para diferentes tipos de tumores, en donde el objetivo último es la terapia individualizada con base en el perfil de expresión de ARNmi en un tumor particular. Por ejemplo, en un linfoma folicular (que es el trastorno que presenta **Charles F.**), la mayor parte de micromoléculas de ARN mal expresadas son declaradas en exceso, mientras que en el linfoma difuso de células B grandes, estos genes exhiben expresión reducida. Se están desarrollando tratamientos terapéuticos para regular a la baja la expresión de los ARNmi alterados en el linfoma folicular, los cuales deben alterar la expresión génica global en células tumorales y quizá detener su proliferación incontrolada. Tales enfoques muestran cómo la medicina molecular se convierte en una herramienta importante en el arsenal del médico para tratar la enfermedad.

degradado por nucleasas en el núcleo o el citoplasma antes que sea traducido. Para evitar la degradación durante el transporte del núcleo al citoplasma, el ARNm se enlaza a proteínas que ayudan a evitar su degradación. Las secuencias en el extremo 3′ del ARNm al parecer tienen que ver con la determinación de su vida media y el enlace de proteínas que evitan la degradación. Una de estas es la cola poli(A), que protege al ARNm del ataque de nucleasas. Cuando el ARNm envejece, su cola poli(A) se vuelve más corta.

Un ejemplo del papel de la degradación del ARNm en el control de la traducción, lo da el ARNm del receptor de transferrina (fig. 15-23). El receptor de transferrina es una proteína localizada en las membranas plasmáticas celulares que permite a las células captar transferrina, la proteína que transporta hierro hacia la sangre. La tasa de síntesis del receptor de transferrina se incrementa cuando son bajas las concentraciones de hierro intracelular, lo que permite que las células capten más hierro. La síntesis del receptor de transferrina, al igual que el receptor de ferritina, está regulada por el enlace de la IRE-BP al IRE. Sin embargo, en el caso del ARNm del receptor de transferrina, los IRE son bucles de horquillas localizadas en el extremo 3′ del ARNm y no en el extremo 5′ en donde se inicia la traducción. Cuando la IRE-BP no contiene hierro, tiene una alta afinidad hacia los bucles de horquillas del IRE. En consecuencia, la IRE-BP evita la degradación del ARNm cuando las concentraciones de hierro son bajas, permitiendo así la síntesis de más receptor de transferrina para que la célula pueda captar más hierro. A la inversa, cuando las concentraciones de hierro son altas, la IRE-BP se une al hierro y tiene una baja afinidad hacia los bucles de horquillas del IRE del ARNm. Sin IRE-BP en su extremo 3′, el ARNm se degrada con rapidez y no se sintetiza el receptor de transferrina.

COMENTARIOS CLÍNICOS

 Charles F. Los linfomas foliculares son uno de los subtipos más comunes de linfomas no Hodgkin (aproximadamente 20 a 35% de los casos). Los pacientes con una evolución más agresiva, como se ve en **Charles F.**, mueren dentro de 3 a 5 años después del diagnóstico, si se deja sin tratamiento. En pacientes tratados con quimioterapia multifármacos (en este caso, R-CHOP), se ha informado una tasa de respuesta positiva de > 90%, con cerca de 50% de los pacientes vivos sin progresión después de 7 a 10 años.

 Mannie W. tiene leucemia mieloide crónica (LMC), un desorden hematológico en el que se cree que las células leucémicas proliferativas, se originan de una sola línea de células mieloides primitivas. Aunque se clasifica como uno de los desórdenes mieloproliferativos, la LMC se distingue por la presencia de una alteración citogénica específica de las células medulares en división conocida como cromosoma Filadelfia, hallado en más de 90% de las veces. En la mayoría de los casos, se desconoce la causa de la LMC, pero la enfermedad ocurre con una incidencia de alrededor de 1.5 por cada 100 000 habitantes en sociedades occidentales.

 Las reservas de hierro de **Ann R.** están agotadas. Normalmente, cerca de 16 a 18% del hierro total del cuerpo está contenido en ferritina, que contiene una proteína esférica (apoferritina) que es capaz de almacenar tanto como 4 000 átomos de hierro en su centro. Cuando existe una deficiencia de hierro, descienden las concentraciones de ferritina sérica y tisular. A la inversa, las concentraciones de transferrina (la proteína sanguínea que transporta hierro) y las concentraciones del receptor de transferrina (el receptor de la superficie celular para transferrina) se incrementan.

COMENTARIOS BIOQUÍMICOS

Regulación de la transcripción mediante hierro. La capacidad de una célula para adquirir y almacenar hierro es un proceso controlado cuidadosamente. El hierro obtenido de la dieta (con la ayuda de la vitamina C para el hierro no hemo) se absorbe en el intestino y se libera hacia la circulación, en donde se une a la transferrina, la proteína de transporte de hierro en el plasma. Cuando una célula requiere hierro, el complejo de hierro plasmático-transferrina se une al receptor de transferrina en la membrana celular y se internaliza en la célula. Una vez que el hierro se libera de la transferrina, se une entonces a ferritina, que es la proteína de almacenamiento celular para el hierro. La ferritina tiene la capacidad de almacenar hasta 4 000 moléculas de hierro por molécula de ferritina. Ambos controles, transcripcional y traduccional, trabajan para mantener las concentraciones intracelulares de hierro (figs. 15-21 y 15-23). Cuando las concentraciones de hierro son bajas, la proteína de unión al elemento de respuesta al hierro (IRE-BP) se une a estructuras en horquillas específicas en las moléculas de ARN mensajero del receptor de ferritina-transferrina. Esta unión estabiliza al ARNm del receptor de transferrina para que pueda ser traducido y se incremente el número de receptores de transferrina en la membrana celular. En consecuencia, las células captarán más hierro, aun cuando las concentraciones de transferrina/hierro en el plasma sean bajas. No obstante, el enlace de la IRE-BP al ARNm de ferritina bloquea la traducción del ARNm. Con las bajas concentraciones de hierro intracelular, hay poco hierro para almacenar, y menos necesidad de ferritina intracelular. Así, la IRE-BP puede estabilizar un ARNm y bloquear la traducción de un ARNm diferente.

¿Qué sucede cuando aumentan las concentraciones de hierro? El hierro se une a la IRE-BP, disminuyendo así su afinidad hacia el ARNm. Cuando la IRE-BP se disocia del ARNm del receptor de transferrina, el ARNm se desestabiliza y degrada, lo que da lugar a que se sintetice menos receptor. A la inversa, la disociación de la IRE-BP del ARNm de ferritina permite que el ARNm sea traducido, incrementándose, por lo tanto, las concentraciones intracelulares de ferritina y el aumento de la capacidad de la célula para almacenar hierro.

¿Por qué una anemia resulta por deficiencia de hierro? Cuando un individuo tiene deficiencia de hierro, los reticulocitos no tienen suficiente hierro para producir hemo, el grupo prostético requerido de hemoglobina. Cuando las concentraciones de hemo son bajas, el factor de iniciación eucariota, eIF2α (fig. 15-20) se fosforila e inactiva. Así, el ARNm de globina no puede traducirse debido a la falta de hemo. Esto da como resultado eritrocitos con niveles inadecuados de hemoglobina para entrega de oxígeno y anemia.

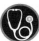

Las células madre totipotenciales en la médula ósea se diferencian y maduran normalmente de un modo muy selectivo y regulado, convirtiéndose en eritrocitos, leucocitos o plaquetas. Las citocinas estimulan la diferenciación de las células madre en los linajes linfoide y mieloide. El linaje linfoide da lugar a linfocitos B y T, que son glóbulos blancos que generan anticuerpos para la respuesta inmunológica. El linaje mieloide da lugar a tres tipos de células progenitoras: eritroides, granulocíticas-monocíticas y megacariocíticas. Las células progenitoras eritroides se diferencian en glóbulos rojos (eritrocitos), y los otros progenitores mieloides dan lugar a glóbulos blancos no linfoides y plaquetas. Varios problemas médicos pueden afectar este proceso. En **Mannie W.**, quien tiene leucemia mieloide crónica (LMC), una sola línea de células mieloides primitivas se somete a un proceso que provoca que se genere el cromosoma Filadelfia. Esto produce células leucémicas que proliferan de modo anormal, causando un gran incremento en el número de leucocitos en la circulación. El cromosoma Filadelfia es una translocación somática que no se encuentra en la línea germinal. En **Lisa N.**, quien tiene deficiencia de eritrocitos causada por su talasemia β⁺ (cap. 14), la diferenciación de células precursoras en eritrocitos maduros se estimula para compensar la anemia.

Ann R. tiene anemia hipocrómica, lo que significa que sus eritrocitos son pálidos debido a que contienen concentraciones bajas de hemoglobina. Como resultado de su deficiencia de hierro, sus reticulocitos no tienen suficiente hierro para producir hemo, el grupo prostético de la hemoglobina requerido. En consecuencia, eIF2α se fosforila en sus reticulocitos y no puede activar la iniciación de la traducción de globina.

CONCEPTOS CLAVE

◆ La expresión de genes procarióticos se regula principalmente en el nivel de iniciación de la transcripción génica. En general, hay una proteína por gen.

  ◆ Conjuntos de genes que codifican proteínas con funciones relacionadas están organizados en operones.

  ◆ Cada operón está bajo el control de un solo promotor.

  ◆ Los represores se unen al promotor para inhibir la unión de la ARN polimerasa.

  ◆ Los activadores facilitan la unión de la ARN polimerasa al represor.

◆ La regulación de genes eucarióticos ocurre en varios niveles.

  ◆ Al nivel estructural del ADN, la cromatina debe ser remodelada para permitir el acceso a la ARN polimerasa, lo que se logra, en parte, por proteínas con actividad de acetiltransferasa de histona.

  ◆ La transcripción es regulada por factores de transcripción que favorecen o restringen el acceso de la ARN polimerasa al promotor.

  ◆ Los factores de transcripción se pueden unir a los elementos promotores-proximales, ciertos elementos de respuesta o regiones favorecedoras que están a una gran distancia del promotor.

  ◆ Los coactivadores (proteínas mediadoras) se unen a los dominios transactivación de los factores de transcripción para favorecer el ensamble del complejo de transcripción basal.

  ◆ El procesamiento de ARN (que incluye el empalme alternativo), el transporte del núcleo al citoplasma y la traducción se regulan también en eucariotas.

  ◆ La expresión de ARNmi altera la traducción de moléculas de ARNm expresadas.

◆ Las enfermedades revisadas en este capítulo se hallan en la tabla 15-1.

TABLA 15-1	Enfermedades revisadas en el capítulo 15	
ENFERMEDAD O TRASTORNO	**GENÉTICA O AMBIENTAL**	**COMENTARIOS**
Linfoma no Hodgkin, tipo folicular	Ambas	Tratamiento con múltiples fármacos, todos dirigidos a inhibir la proliferación de células pero por diferentes mecanismos. La síntesis de ADN es el objetivo, así como también la acción de la tubulina (para bloquear la división celular). Se induce el daño en el ADN y se bloquea también la síntesis de timidina para inhibir más la replicación de ADN.
LMC	Ambas	Más de 90% de los casos de LMC surgen debido a la generación del cromosoma Filadelfia, que se crea mediante un intercambio de material genético entre los cromosomas 9 y 22. Esta traslocación crea una proteína de fusión única (BCR-abl), que facilita la proliferación incontrolada de células que expresan esta proteína de fusión.
Anorexia nerviosa	Ambas	La mala dieta del paciente ha ocasionado una anemia hipocrómica causada por concentraciones de hierro bajas. Esto da lugar a una reducción de la expresión de ferritina sérica y tisular, pero un incremento de la expresión de la proteína transferrina y el receptor de transferrina.
Síndromes de Angelman y Prader-Willi	Genética	El uso de metilación de bases, dentro de las regiones promotoras, para regular la expresión de genes. La metilación de bases clave dentro del promotor da como resultado la no expresión del gen y forma la base para la impronta genómica. Este es un ejemplo de modificación epigenética de la expresión de genes.
Enfermedad del X frágil	Genética	Una cantidad importante de expansiones de repetición de triplete dentro de un gen podría llevar a disfunción del producto proteínico, ocasionando enfermedad. En el X frágil, la alteración de la función cognitiva es el síntoma primario causado por expansiones en el gen *FMR-1* en el cromosoma X.
Insensibilidad de andrógenos	Genética	La falta de receptores de andrógeno, que da como resultado características sexuales femeninas predeterminadas. El paciente produce andrógenos pero no puede responder a ellos. Estos pacientes tienen un genotipo XY, pero características sexuales femeninas.

LMC, leucemia mieloide crónica.

PREGUNTAS DE REVISIÓN: CAPÍTULO 15

1. Las bacterias pueden expresar de manera coordinada varios genes en forma simultánea. ¿Cuál de las siguientes afirmaciones explica por qué pueden sintetizarse varias proteínas diferentes de un ARNm procariota representativo?
   A. Se puede usar cualquiera de los tres marcos de lectura.
   B. Hay redundancia en la elección de las interacciones codón/ARNt.
   C. El gen contiene varias secuencias de operador de las cuales iniciar la traducción.
   D. Se hallan comúnmente eventos de empalme alternativos.
   E. Muchas moléculas de ARN son organizadas en una serie de cistrones traduccionales consecutivos.

2. *Escherichia coli* solo expresa genes para el metabolismo de la lactosa cuando este carbohidrato está presente en el medio de crecimiento. En *E. coli*, en condiciones de alta lactosa, alta glucosa, ¿cuál de las siguientes declaraciones podría llevar a una activación de transcripción máxima del operón *lac*?
   A. Una mutación en el gen *lac I* (que codifica al represor).
   B. Una mutación en el sitio de unión de CRP que da lugar una unión aumentada.
   C. Una mutación en la secuencia de operadores.
   D. Una mutación que da como resultado concentraciones aumentadas de AMPc.
   E. Una mutación que ocasiona menor unión del represor.

3. La expresión del operón de lactosa en *E. coli* puede ser muy compleja. Una mutación en el gen (represor) *lac I* de una cepa "no inducible" de *E. coli* dio como resultado incapacidad para sintetizar cualquiera de las proteínas del operón *lac*. ¿Cuál de las siguientes afirmaciones proporciona una explicación racional?
   A. El represor ha perdido su afinidad hacia el inductor.
   B. El represor ha perdido su afinidad hacia el operador.
   C. Un factor de acción *trans* ya no puede unirse al promotor.
   D. La proteína CRP ya no se está produciendo.
   E. La inhibición de retroalimentación de lactosa se vuelve constitutiva.

4. Muchos factores de transcripción, que actúan como dímeros, se unen a secuencias palindrómicas en su ADN blanco. ¿Cuál de las siguientes secuencias de ADN de doble hebra muestra simetría de diada perfecta (la misma secuencia de bases en ambas hebras)?
   A. GAACTGCTAGTCGC
   B. GGCATCGCGATGCC
   C. TAATCGGAACCAAT
   D. GCAGATTTTAGACG
   E. TGACCGGTGACCGG

5. Los factores de transcripción se pueden activar en varias formas así como ser inhibidos bajo ciertas condiciones. ¿Cuál de las siguientes afirmaciones describe un tema común en la estructura de proteínas de unión al ADN?
   A. La presencia de una hélice específica que yace en el surco mayor o menor del ADN.
   B. La capacidad para reconocer moléculas de ARN con la misma secuencia.
   C. La capacidad para formar puentes de hidrógeno múltiples entre la estructura peptídica de la proteína y la estructura de fosfodiéster del ADN.
   D. La presencia de zinc.
   E. La capacidad para formar dímeros con uniones de disulfuro.

6. El ADN eucariótico alterado puede provocar mutaciones; sin embargo, la alteración en el ADN no necesariamente tiene que estar dentro de un exón. ¿Cuál de las siguientes opciones representa mejor una alteración epigenética en el ADN que podría provocar una alteración en la regulación de genes?
   A. Desaminación de C a U en el ADN.
   B. Desaminación de A a I en el ADN.
   C. Metilación de residuos C en el ADN.
   D. Sustitución de A por G en el ADN.
   E. Una deleción de base única en el ADN.

7. La respuesta alterada a hormonas se puede presentar si el receptor contiene una mutación. Un receptor nuclear tiene una mutación en su dominio de transactivación, de manera que ya no puede unirse a otros factores de transcripción. ¿Cuál de los siguientes es más probable que suceda cuando este receptor se una a su ligando cognado?
   A. Incapacidad para unirse al ADN.
   B. Aumento en la capacidad para unirse al ADN.
   C. Aumento en la transcripción de genes de respuesta a hormonas.
   D. Aumento de la dimerización de receptores de hormonas.
   E. Disminución de la transcripción de genes de respuesta a hormonas.

8. Un paciente se presenta con talasemia β. Este trastorno podría ser resultado de una mutación localizada en ¿cuál de los sitios siguientes? Elija la mejor respuesta.

	Un intrón del gen de la globina β	Un exón del gen de la globina β	Un intrón del gen de la globina α	La región promotora del gen de la globina β	La región promotora del gen de la globina α
A	No	No	Sí	No	Sí
B	Sí	Sí	No	Sí	Sí
C	No	No	Sí	No	Sí
D	Sí	Sí	No	Sí	No
E	No	No	Sí	No	No
F	Sí	Sí	No	Sí	No

9. En respuesta a microorganismos extraños, los seres humanos producen varios anticuerpos que se pueden unir al microorganismo. En la producción de anticuerpos humanos, ¿cuál de los siguientes puede provocar la producción de diferentes proteínas a partir de un gen único?
   A. Procesamiento pretranscripción del ARNhn.
   B. Eliminación de intrones provenientes del ARNhn.
   C. Adición de un casquete al extremo 5′ del ARNhn.
   D. Adición de un casquete al extremo 3′ del ARNhn.
   E. Sitios alternativos para sintetizar la cola poli(A).

10. Una línea celular eucariótica crece normalmente a 30 °C, pero a 42 °C su velocidad de crecimiento se reduce por la toxicidad del hierro. A temperatura elevada, la célula muestra niveles de hierro intracelular libre elevados, junto con niveles altos del receptor de transferrina. Las concentraciones de ferritina en el interior de la célula son muy bajas a una temperatura elevada. Estos resultados se pueden explicar por la mutación de nucleótido único en una de las siguientes proteínas:

A. Transferrina
B. Ferritina
C. Receptor de transferrina
D. IRE-BP
E. ARN polimerasa

11. El operón bacteriano de la arabinosa se consideró un modelo de regulación positiva cuando se descubrió por primera vez (en comparación con el operón de la lactosa, que se consideraba un modelo de regulación negativa). La proteína reguladora de este operón es la proteína araC, mientras que los genes del ARNm policistrónico son los genes ara B, A y D. El operón se expresa en presencia de arabinosa y en ausencia de glucosa. ¿Cuál de las siguientes pruebas indicaría que el operón presenta una regulación positiva?
   A. La adición de arabinosa dio lugar a un complejo arabinosa-araC.
   B. La adición de glucosa permitió que la proteína araC se uniera al promotor del operón ara.
   C. La supresión del gen araC condujo a la expresión constitutiva del operón.
   D. La supresión del gen araC no permitió la expresión del operón.
   E. La eliminación de la glucosa de las células liberó la proteína araC del promotor del operón ara.

12. La regulación de la expresión de los genes eucariotas se lleva a cabo por medio de ¿cuál de los siguientes métodos? Elija la mejor respuesta.

	Transcripción-traducción acoplada	Inhibición de la traducción por los ARNmi	Empalme alternativo	Modulación de las actividades HAT y actividades de la HDAC
A	No	Sí	Sí	Sí
B	Sí	Sí	No	No
C	No	Sí	Sí	No
D	Sí	No	No	Sí
E	No	No	Sí	No
F	Sí	No	No	Sí

13. Se expuso una línea celular eucariota a agentes mutagénicos y se aisló una variante que mostraba propiedades de una célula transformada (cancerosa). ¿Cuál de las siguientes opciones podría ser la más adecuada?
   A. La sobreexpresión de un ARNmi dirigido al ARNm del ras
   B. Sobreexpresión de la IRE-BP
   C. Reducción de la expresión de un ARNmi dirigido al ARNm de ras
   D. Expresión reducida de un factor de transcripción TFII
   E. Expresión reducida del IRE-BP

14. El bucle del ADN eucariota es necesario para permitir la participación de ¿qué región del ADN en la regulación de la expresión génica?
   A. Núcleo promotor
   B. Potenciadores
   C. Sitios de unión de ARNmi
   D. Elementos proximales del promotor
   E. Caja TATA

15. ¿En qué se diferencian los receptores de las hormonas esteroides de los receptores de las citocinas? Elija la mejor respuesta. Un "sí" significa que difieren; un "no" significa que no difieren.

	Actividad intrínseca de la tirosina cinasa	Ubicación celular	Contiene un dominio de transactivación	Contiene un dominio de unión al ligando
A	Sí	No	No	Sí
B	Sí	Sí	No	No
C	Sí	No	No	No
D	No	Sí	Sí	Sí
E	No	No	Sí	Sí
F	No	Sí	Sí	No

RESPUESTAS A LAS PREGUNTAS DE REVISIÓN

1. **La respuesta es E.** Muchos genes procarióticos se organizan en operones, en los cuales un ARNm policistrónico contiene el inicio traduccional y los sitios de detención para varios genes relacionados. Aunque cada gen dentro del ARNm puede leerse desde un marco de lectura diferente, el marco de lectura siempre es consistente dentro de cada gen (de modo que A es incorrecta). La redundancia en las interacciones codón/ARNt no tiene nada que ver con la multiplicidad de cistrones dentro de un ARNm (por lo tanto, B es incorrecta). Las secuencias operadoras están en el ADN e inician la transcripción, no la traducción (así que C es incorrecta). El empalme alterno ocurre solo en eucariotas (que tienen intrones), no en procariotas (por lo cual D es incorrecta).

2. **La respuesta es D.** Para transcribir el operón *lac*, la proteína represora (producto del gen *lac I*) debe unirse a alolactosa y dejar la región del operador y el complejo AMPc-CRP debe unirse al promotor a fin de que la ARN polimerasa se fusione. De las opciones presentadas, solo la de elevar las concentraciones de AMPc podría permitir la transcripción del operón cuando tanto lactosa como glucosa están altas. Elevar AMPc, aunque la glucosa esté presente, permitirá que el complejo AMPc-CRP se una y reclute a la ARN polimerasa. Las respuestas que aluden a mutaciones en el represor (respuestas A y E) no afectarán la unión de AMPc-CRP. Las mutaciones en el ADN (respuestas B y C) no permiten la unión de CRP en ausencia de AMPc. Para que la PCR se una al ADN en ausencia de AMPc sería necesaria una mutación en el gen de la PCR, no en la región del operador *lac*.

3. **La respuesta es A.** El represor se unirá al operador y bloqueará la transcripción de todos los genes en el operón a menos que ello sea impedido por el inductor alolactosa. Si el represor ha perdido su afinidad por el inductor, no puede disociarse del operador y los genes en el operón no se expresarán (por lo que E es incorrecta). Si el represor ha perdido su afinidad por el operador (respuesta B), entonces el operón se expresará de manera constitutiva. Dado que la pregunta establece que existe una mutación en el gen *I* (represor), la respuesta D es incorrecta, y las mutaciones en el gen *I* no afectan la unión de los factores de acción *trans* al promotor, aunque el único factor restante para el operón *lac* es la CRP.

4. **La respuesta es B.** La secuencia, si se lee de 5′ a 3′, es idéntica a la secuencia complementaria leída de 5′ a 3′. Ninguna de las otras secuencias satisface este patrón.

5. **La respuesta es A.** Todas las proteínas de unión a ADN contienen una hélice α que se une al surco mayor o al menor del ADN. Tales proteínas no reconocen moléculas de ARN (por lo que B es incorrecta), ni forman enlaces entre el esqueleto peptídico y el esqueleto de ADN (de modo que C es incorrecta; si fuera correcta, ¿cómo podría haber cualquier especificidad en la unión de proteína a ADN?). Solo los dedos de zinc contienen este elemento, y los dímeros se forman por puentes de hidrógeno, no por enlaces disulfuro.

6. **La respuesta es C.** Los eventos epigenéticos incluyen acetilación de histona y metilación de ADN, alteraciones del ADN que no incluyen la alteración de las características del apareamiento de bases del ADN (o causar inserciones o deleciones en el ADN). La desaminación de residuos de C o A (para U o I, respectivamente) provocarán una alteración en los pares de bases cuando el ADN se replique (la metilación de C no altera las propiedades de apareamiento de bases de C). La sustitución de una base por otra también provoca una alteración en las propiedades de apareamiento de bases.

7. **La respuesta es E.** El dominio de transactivación del receptor se requiere para reclutar otros factores de acción positivos con la región promotora del gen para favorecer la transcripción. La falta de este dominio, y la reducción del reclutamiento de coactivadores, provocaría una disminución de la transcripción. El receptor todavía podría unirse al ADN (p. ej., por medio de un sitio diferente en el receptor, el dominio de unión al ADN), aunque esta afinidad por el ADN no se favorece por la falta del dominio de transactivación. El dominio de transactivación no está relacionado con el dominio de dimerización de los receptores de hormonas.

8. **La respuesta es B.** La talasemia β se refiere a un desorden en el cual el número de cadenas de globina α excede al de los genes de globina β. Esto puede suceder por un codón de paro que se introduce en el exón del gen de la globina β, o por una pérdida del sitio de empalme en el gen de la globina β (lo que sucedería en un intrón o un exón). Un desequilibrio en la síntesis de cadenas también puede presentarse por una mutación en el promotor del gen de la globina β, o en el promotor del gen de globina α que favorece la síntesis de globina α en relación con la síntesis del gen de globina β. Una mutación en un intrón del gen de la globina α no provocaría más proteína de globina α que proteína de globina β.

9. **La respuesta es E.** Después de que se transcribe el gen (posterior a la transcripción), el uso de sitios de empalme alternativos o sitios para la adición de la cola poli(A) da como resultado diferentes ARNm (y por lo tanto, diferentes proteínas) a partir de un ARNhn único. Los intrones son inertes (no codificantes) y no tendrían efecto. El empalme alternativo eliminaría exones, pero todos los intrones son eliminados del ARNhn. El casquete (en el extremo 5′) se requiere para la traducción pero no alteraría el marco de lectura de la proteína.

La respuesta es D. La ferritina es la proteína de almacenamiento celular para el hierro. La transferrina es la proteína de transporte para el hierro en el plasma. El receptor de transferrina se une al complejo hierro-transferrina para el transporte de hierro al interior de la célula. La síntesis del receptor de transferrina y la ferritina son controladas por la IRE-BP. A temperatura baja, la IRE-BP se une al extremo 3′ del receptor de la transferrina, estabilizando el ARNm de manera que se puede traducir para producir proteínas del receptor de transferrina. Cuando las concentraciones de hierro intracelular aumentan, el hierro se une a IRE-BP, desplazando la proteína del ARNm, lo que provoca degradación del ARNm y reducción en la síntesis del receptor de transferrina. De manera similar, la IRE-BP se une al extremo 5′ del ARNm de la ferritina, bloqueando la síntesis de la ferritina. Cuando las concentraciones de hierro intracelular aumentan, la IRE-BP disminuye en el ARNm, y se sintetiza ferritina para unirse al hierro intracelular y evitar toxicidad por hierro libre en la célula. En esta línea celular, la IRE-BP muta de manera que a una temperatura elevada no se puede unir al hierro, lo que significa que la IRE-BP permanece unida al receptor de transferrina y a moléculas de ARNm de ferritina. Esto provoca falta de ferritina y sobreexpresión del receptor de transferrina en la membrana. La célula acumulará hierro pero no tendrá ferritina adecuada para que el hierro se una, lo cual provocará concentraciones elevadas de hierro libre en el interior de la célula.

11. **La respuesta es D.** La regulación positiva indicaría que el gen araC tendría que estar presente, y activo, para que el operón se transcriba. Esto se opone a la regulación negativa, que indicaría que la presencia del producto del gen araC inhibiría la expresión del operón de la arabinosa. Por lo tanto, si se eliminara el gen araC del operón se perdería un efector positivo y no habría expresión del operón (mientras que si se eliminara el gen *lac I*, que es un ejemplo de regulación negativa, habría una expresión constitutiva del operón). Si un experimento determinara que la arabinosa se une a la proteína araC (que lo hace), podría indicar que se está produciendo una regulación negativa o positiva; no podría diferenciar entre las dos. Del mismo modo, una demostración de que la adición de glucosa permitió que la proteína araC se uniera al promotor del operón de la arabinosa o se liberara del promotor de la arabinosa no distinguiría entre regulación positiva y negativa.

12. **La respuesta es A.** La regulación de los genes eucariotas puede producirse a través de la inhibición de la traducción por parte de los miARN (columna 2), el empalme alternativo del ARN primario (columna 3) o la modulación de la actividad de las HAT y HDAC, generando eucromatina o heterocromatina. La transcripción-traducción acoplada (columna 1) solo se produce en las bacterias, ya que carecen de núcleo y el ARNm está inmediatamente disponible para la traducción, incluso mientras el ARNm sigue siendo sintetizado. La presencia de un núcleo impide que la transcripción-traducción acoplada se produzca en las células eucariotas.

13. **La respuesta es C.** La sobreexpresión de ras puede conducir a la transformación (*véase* el cap. 10), y una expresión reducida de un ARNmi dirigido a ras conducirá a la sobreexpresión de ras y a la activación constitutiva de la vía de la MAP cinasa. La sobreexpresión de un ARNmi dirigido a ras reduciría los niveles de ras y no conduciría a la transformación. La sobreexpresión de la IRE-BP afectaría a la homeostasis del hierro pero no conduciría al cáncer (tampoco lo haría la reducción de la expresión de esta proteína). Una expresión reducida de un factor de transcripción TFII reduciría la producción global de ARNm, lo que no conduce al cáncer.

14. **La respuesta es B.** Los potenciadores son segmentos de ADN que pueden estar situados a una distancia considerable de los genes que regulan (ya sea aguas arriba o aguas abajo del sitio de inicio de la transcripción), por lo que para regular el promotor de los genes el ADN necesita hacer un bucle para que la región del potenciador esté físicamente cerca de la región promotora del gen de interés. El promotor central está físicamente adyacente al sitio de inicio de la transcripción, por lo que no se requiere un bucle para esa región del ADN. Del mismo modo, la caja TATA, si está presente, está dentro del promotor central, y los elementos proximales del promotor son adyacentes al promotor central y no requieren un bucle significativo para permitir que se produzca la transcripción. El ARNmi no se une a los elementos promotores; las moléculas de ARNmi se unen a las moléculas de ARNm objetivo en el citoplasma.

15. **La respuesta es F.** Los receptores de hormonas esteroides no contienen actividad tirosina cinasa intrínseca, y tampoco los receptores de citocinas (los receptores de citocinas se asocian con una proteína JAK distinta que contiene la actividad tirosina cinasa). Los receptores de hormonas esteroides se encuentran en el citoplasma o en el núcleo, mientras que los receptores de citocinas se encuentran en la membrana plasmática. Los receptores de hormonas esteroides tienen un dominio de transactivación que les permite interactuar con otras proteínas, mientras que los receptores de citocinas no tienen dicho dominio. Ambos receptores contienen un dominio de unión al ligando.

16

Uso de las técnicas de ADN recombinante en medicina

El rápido desarrollo de técnicas en la biología molecular ha revolucionado la práctica de la medicina. Los posibles usos de estas técnicas para el diagnóstico y tratamiento de la enfermedad son enormes.

Aplicaciones clínicas. Los **polimorfismos**, diferencias heredadas en secuencias de bases de ADN, son abundantes en la población humana y muchas alteraciones en las secuencias del ADN están asociadas con enfermedades. Las pruebas para variaciones de secuencia de ADN son más sensibles que muchas otras técnicas (como los ensayos enzimáticos) y permiten el reconocimiento de enfermedades en etapas tempranas y, por lo tanto, son potencialmente más tratables. Estas pruebas pueden identificar a portadores de anomalías heredadas de tal modo que puedan recibir consejo adecuado. Debido a que las variaciones genéticas son tan distintas, la **huella dactilar del ADN** (análisis de diferencias de secuencia de ADN) se puede usar para determinar relaciones consanguíneas o ayudar a identificar a los perpetradores de un delito.

Las técnicas de biología molecular se emplean en la **prevención** y **tratamiento** de enfermedades. Por ejemplo, las técnicas de ADN recombinante proporcionan insulina humana para el tratamiento de la diabetes, factor VIII para el tratamiento de la hemofilia y vacunas para la prevención de la hepatitis. La terapia de sustitución enzimática ha tenido éxito en varias enfermedades, en parte gracias a la capacidad de producir grandes cantidades de enzimas mediante la tecnología del ADN recombinante. Aunque el tratamiento de la enfermedad mediante terapia génica se encuentra en la fase experimental de desarrollo, las posibilidades están limitadas solo por la imaginación humana y, por supuesto, por consideraciones éticas. La capacidad para analizar con rapidez el genoma y el **proteoma** (todas las proteínas expresadas) de una célula permite reconocer variantes de un determinado padecimiento y tratarlo de modo apropiado.

Técnicas. Para reconocer variaciones genéticas normales o patológicas, el ADN debe aislarse de la fuente apropiada, y deben estar disponibles cantidades adecuadas para el estudio. Las técnicas para **aislar** y **amplificar** genes y estudiar y manipular secuencias de ADN se vinculan con el uso de **enzimas de restricción**, **vectores de clonación**, **reacción en cadena de la polimerasa (PCR)**, **electroforesis en gel**, **transferencia sobre papel de nitrocelulosa** y la preparación de **sondas marcadas que hibridan** a las secuencias apropiadas del ADN diana (objetivo). Las técnicas para analizar todos los genes expresados dentro de una célula requieren ensayos de **genochip**, que pueden dar lugar a un perfil genético de células normales frente a células mórbidas. La **terapia génica** implica aislar genes normales e insertarlos en células afectadas para que se expresen los genes normales, lo cual hace posible que las células mórbidas vuelvan a un estado normal. La ablación de la expresión génica es posible por medio de técnicas basadas en **ARN silenciador** (pequeño ARN de interferencia [ARNsi]) y el sistema de edición de ADN de repeticiones palindrómicas pequeñas agrupadas y regularmente espaciadas (CRISPR)/ asociado a **CRISPR (Cas)**. CRISPR/Cas también puede utilizarse para reparar mutaciones existentes en el genoma humano o para sustituir genes en el genoma humano. Los estudiantes deben tener una comprensión general de las técnicas de ADN recombinante para reconocer su uso actual y la promesa que representan para el futuro. La secuenciación rápida de ADN y el ADN complementario (ADNc, secuencia de siguiente generación) permiten la rápida determinación de mutaciones en el genoma y cambios en la expresión de genes.

Edna R., una estudiante de medicina de tercer año, ha empezado a trabajar en el banco de sangre del hospital dos noches por semana (en el cap. 14 hay una introducción a **Edna R.** y su hija, **Beverly R.**). Debido a que ella manipula productos de sangre humana, debe someterse a una serie de vacunaciones contra la hepatitis B. Tiene reservas acerca de aplicarse estas vacunas y pregunta sobre la eficacia y seguridad de las vacunas de uso actual.

Susan F. es una niña blanca de 3 años de edad con diagnóstico de fibrosis quística (FQ). Su tasa de crecimiento ha estado en el percentil 30 durante el último año. Desde que nació, ha tenido episodios ocasionales de obstrucción menor del intestino delgado resueltos de forma espontánea. Estos episodios se superponen a los síntomas gastrointestinales que sugieren un grado de malabsorción de la grasa de la dieta, como heces voluminosas, brillantes y fétidas 2 o 3 veces al día. Ella ha experimentado brotes recurrentes de bronquitis bacteriana en los últimos 10 meses, siempre por *Pseudomonas aeruginosa*. Una prueba cuantitativa de sudor resultó inequívocamente positiva (se halló sodio y cloruro en exceso en su sudor en dos ocasiones). Con base en estos hallazgos, el pediatra informó a los padres que **Susan F.** tiene con toda probabilidad FQ. Se envió una muestra de sangre a un laboratorio de análisis de ADN para confirmar el diagnóstico y determinar de manera específica cuál de las múltiples mutaciones genéticas conocidas de la FQ está presente en sus células.

Victoria T. era una mujer de 21 años de edad, víctima de una violación y asesinato. Ella había salido de su casa y conducido hasta una tienda local. Al no volver a su casa 1 hora después, su padre condujo hasta la tienda en busca de **Victoria T.** Allí halló el automóvil de su hija estacionado enfrente de la tienda y llamó a la policía. Buscaron en el área alrededor de la tienda y hallaron el cuerpo de **Victoria T.** en un área arbolada detrás del edificio. Ella había sido violada y estrangulada. Los médicos forenses del laboratorio de la policía recolectaron una muestra del semen del líquido vaginal y tomaron muestras de sangre seca de la parte interna de las uñas de la víctima. Los testigos identificaron a tres varones que intercambiaron palabras con **Victoria T.** mientras ella estaba en la tienda. Se obtuvieron muestras de ADN de estos sospechosos para determinar si alguno de ellos era el perpetrador del crimen.

La tos de **Isabel S.** mejoró en cierta medida con un régimen de múltiples fármacos para la tuberculosis pulmonar, pero no ha dejado de tener sudoraciones nocturnas. Ella tolera bien su terapia actual contra el virus de la inmunodeficiencia humana (VIH), pero se queja de debilidad y fatiga. El hombre con quien ha compartido agujas para inyectarse drogas acompaña a **Isabel S.** a la clínica y solicita una prueba de detección de VIH.

La FQ es una enfermedad causada por una deficiencia congénita en la proteína del regulador de conductancia transmembranal de la fibrosis quística (CFTR, *cystic fibrosis transmembrane conductance regulator*), que es un canal de cloruro. En ausencia de secreción de cloruro, el moco espeso bloquea el conducto pancreático y da lugar a una liberación disminuida de enzimas digestivas en el lumen intestinal. La malabsorción resultante de grasas y otros productos alimenticios disminuye el crecimiento y puede ocasionar diversos grados de obstrucción del intestino delgado. Las secreciones del hígado y la vesícula biliar pueden afectarse de forma similar. Al final es posible la atrofia de los órganos secretores o conductos. El moco espeso también bloquea las vías respiratorias, con reducción notoria del intercambio aéreo y predisposición del paciente a la estasis de secreciones, atenuación de las defensas inmunológicas y aumento de las infecciones secundarias. Los defectos en el canal de cloruro de CFTR pueden asimismo alterar la composición del sudor y ello incrementa los contenidos de sodio y cloruro del sudor, lo que representa una herramienta diagnóstica.

I. Técnicas de ADN recombinante

Las técnicas para unir secuencias de ADN en nuevas combinaciones (**ADN recombinante**) se desarrollaron de forma original como herramientas de investigación para explorar y manipular genes y para generar los productos génicos (proteínas). Ahora, también se están usando para identificar genes mutados relacionados con enfermedad y para corregir defectos genéticos. Estas técnicas pronto sustituirán muchos procedimientos de pruebas clínicas actuales. Se requiere por lo menos un conocimiento básico de las técnicas de ADN recombinante para entender las formas en que están determinadas las variaciones genéticas entre individuos y el modo en que se pueden usar estas diferencias para diagnosticar enfermedades. Los primeros pasos para determinar variaciones individuales en genes requieren aislar los genes (o fragmentos de ADN) que contienen secuencias variables y obtener cantidades adecuadas para su estudio. El Proyecto del Genoma Humano ha tenido éxito en la secuenciación de 3 000 millones de bases del genoma humano y ahora se puede usar como molde para descubrir y comprender las bases moleculares de la enfermedad.

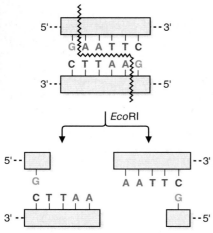

FIGURA 16-1 Acción de las enzimas de restricción. Obsérvese que la secuencia de ADN mostrada es un palíndromo: cada hebra de ADN, cuando se lee en la dirección 5' a 3', tiene la misma secuencia. La separación de esta secuencia por EcoRI produce extremos o colas de una sola hebra (o "cohesivos"). Lo no mostrado es un ejemplo de una enzima que genera extremos romos (tabla e-16-1).

 ¿Cuál de las siguientes secuencias tiene más probabilidades de ser una secuencia de reconocimiento de enzimas de restricción? Todas las secuencias se escriben en notación estándar, con la hebra superior en la dirección de 5' a 3', de izquierda a derecha.

A. GTCCTG
   CAGGAC
B. TACGAT
   ATGCTA
C. CTGAG
   GACTC
D. ATCCTA
   TAGGAT

 En la anemia de células falciformes, la mutación puntual que convierte un residuo de glutamato en un residuo de valina (GAG en GTG) ocurre en un sitio que se rompe mediante la enzima de restricción MstII (secuencia de reconocimiento CCTNAGG, en la cual N puede ser cualquier base) dentro del gen de la globina β normal. La mutación de células falciformes da lugar a que el gen de la globina β pierda este sitio de restricción MstII. Por lo tanto, debido a que **Will S.** es homocigoto para el gen de células falciformes, ninguno de los dos alelos de su gen de globina β se rompe en este sitio.

A. Medidas para obtener fragmentos de ADN y copias de genes

I. Fragmentos de restricción

Las enzimas llamadas **endonucleasas de restricción** permiten a los biólogos moleculares romper segmentos de ADN del genoma de varios tipos de células o fragmentar ADN obtenido de otras fuentes. Una **enzima de restricción** de clase II es una endonucleasa que reconoce de manera específica una secuencia corta de ADN, por lo general de cuatro a seis pares de bases (pb) de longitud y rompe un enlace fosfodiéster en ambas hebras de ADN dentro de esta secuencia (fig. 16-1). Una característica clave de las enzimas de restricción de clase II es su especificidad. Una enzima de restricción rompe siempre en la misma secuencia de ADN y solo en esa secuencia particular. La mayor parte de las secuencias de ADN reconocidas por las enzimas de restricción corresponde a palíndromos; es decir, ambas hebras de ADN tienen la misma secuencia de bases cuando se leen en una dirección 5' a 3'. Los cortes realizados por estas enzimas son por lo general "cohesivos" (esto es, los productos son de una sola hebra en los extremos, con una hebra que sobresale de la otra, de manera que se templan con secuencias complementarias para el sobrante). Sin embargo, algunas veces son romos (los productos son de doble hebra en los extremos, sin salientes). Se han aislado cientos de enzimas de restricción con diferentes especificidades (tabla e-16-1).

Las endonucleasas de restricción se descubrieron en bacterias a finales de las décadas de 1960 y 1970. Estas enzimas recibieron su nombre por el hecho de que las bacterias las usan para "restringir" el crecimiento de virus (bacteriófago) que infectan a las células bacterianas. Las enzimas rompen el ADN de fagos en piezas más pequeñas de tal modo que el fago no puede reproducirse en las células bacterianas. Sin embargo, no rompen el ADN bacteriano porque sus bases se metilan en los sitios de restricción por metilasas de ADN. Las enzimas de restricción restringen también la captación de ADN del medio y limitan el apareamiento con especies no homólogas.

Los fragmentos de restricción del ADN pueden usarse para identificar variaciones en la secuencia de bases en un gen. No obstante, se pueden emplear para sintetizar un **ADN recombinante** (llamado también **ADN quimérico**), que se compone de moléculas de ADN de diferentes fuentes que se han recombinado *in vitro* (fuera del organismo, p. ej., en un tubo de ensayo). Los extremos cohesivos de dos fragmentos de ADN no relacionados pueden unirse entre sí cuando tienen extremos cohesivos que son complementarios. Los extremos complementarios se obtienen al romper moléculas de ADN no relacionadas con la misma enzima de restricción (fig. 16-2). Después que los fragmentos cohesivos forman pares de bases entre sí, los fragmentos pueden unirse mediante enlace covalente por la acción de la ADN ligasa.

2. ADN producido por la transcriptasa inversa

Si el ARN mensajero (ARNm) se transcribe de un gen que está aislado, la enzima transcriptasa inversa puede usar este ARNm como un molde (*véase* Comentarios bioquímicos

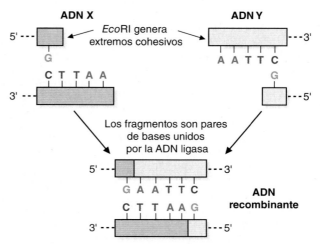

FIGURA 16-2 Producción de moléculas de ADN recombinante con enzimas de restricción y ADN ligasa. Los guiones en los extremos 5' y 3' indican que esta secuencia es parte de una molécula de ADN más larga.

del cap. 11), que produce una copia de ADN (ADNc) del ARN. En contraste con los fragmentos de ADN separados del genoma por enzimas de restricción, el ADN producido por la transcriptasa inversa no contiene intrones porque el ARNm, que carece de intrones, se usa como molde. El ADNc está desprovisto también de regiones reguladoras de un gen, ya que aquellas secuencias (promotor, elementos proximales del promotor y potenciadores) no se transcriben en el ARNm.

3. Síntesis química de ADN

Las máquinas automatizadas pueden sintetizar oligonucleótidos (moléculas cortas de ADN de una sola hebra) hasta de 150 nucleótidos de longitud. Estas máquinas pueden programarse para producir oligonucleótidos con una secuencia de bases específica. Aunque aún no pueden sintetizarse genes completos en una pieza, se pueden hacer piezas de superposición apropiadas y ligarlas después para producir un gen completamente sintético. Además, pueden prepararse oligonucleótidos que forman pares de bases con segmentos de genes. Estos oligonucleótidos pueden usarse en el proceso de identificar, aislar y amplificar genes.

B. Técnicas para identificar secuencias de ADN

1. Sondas

Una sonda es un polinucleótido de ADN o ARN de una sola hebra, que se usa para identificar una secuencia complementaria de una molécula de ADN o ARN de una sola hebra más grande (fig. 16-3). La formación de pares de bases con una hebra complementaria se llama **apareamiento** o **hibridación**. Las sondas pueden componerse de ADNc (producido de ARNm por transcriptasa inversa), fragmentos de ADN genómico (separados del genoma por enzimas de restricción), oligonucleótidos sintetizados químicamente o, de forma ocasional, ARN.

Las condiciones de hibridación pueden manipularse para proporcionar diferentes grados de **rigurosidad**. La rigurosidad se refiere a cuán exacta debe ser la concordancia de la sonda con el ADN al que hibrida para que ocurra una hibridación significativa. Las condiciones de baja rigurosidad permiten que sean toleradas diversas concordancias entre las dos hebras de ácido nucleico (pares de bases no estándares); la alta rigurosidad exige una concordancia exacta de las secuencias complementarias antes que pueda tener lugar la hibridación. La rigurosidad puede manipularse al aumentar o disminuir la temperatura (a mayor temperatura se incrementa la rigurosidad) e incrementar o reducir la concentración de sal en la reacción de hibridación (la alta concentración de sal reduce la rigurosidad debido a que anula el rechazo electrostático entre los fosfatos en la estructura de ADN de dos hebras del ADN que no corresponden). En consecuencia, una hibridación de alta rigurosidad (que busca una concordancia exacta) se realiza a alta temperatura y concentraciones bajas de sal.

Para identificar la secuencia diana, la sonda debe tener una **marca** (*véase* fig.16-3). Si la sonda tiene una marca radiactiva, como ^{32}P, puede detectarse mediante autorradiografía. Un autorradiograma se produce al cubrir el material que contiene la sonda con una lámina de película de rayos X. Los electrones (partículas β) emitidos por la desintegración de los átomos radiactivos exponen la película en la región directo sobre la sonda. Se pueden usar varias técnicas para introducir marcas en estas sondas. No todas las sondas son radiactivas. Algunas son aductos químicos (compuestos que se unen por enlace covalente al ADN) que pueden identificarse, por ejemplo, mediante microscopia de fluorescencia.

La respuesta es C. La opción C muestra la secuencia palindrómica CTNAG, en la cual N puede ser cualquier base. Ninguna de las otras secuencias está tan cercana a este palíndromo. Aunque la mayor parte de las enzimas de restricción reconoce un palíndromo "perfecto", en el cual la secuencia de bases en cada hebra es la misma, otras podrían tener bases intermedias entre las regiones de identidad, como en este ejemplo. Obsérvese también la especificidad de la enzima *MstII* en la tabla e-16-1.

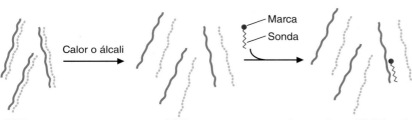

ADN de doble cadena   **ADN** de una sola cadena   **La sonda se hibrida solo con la secuencia complementaria en el ADN**

FIGURA 16-3 Uso de sondas para identificar secuencias de ADN. La sonda puede ser ADN o ARN.

2. Electroforesis en gel

La **electroforesis en gel** es una técnica que usa un campo eléctrico para separar moléculas con base en el tamaño. Debido a que el ADN contiene grupos fosfato cargados negativamente, se desplaza en un campo eléctrico hacia el electrodo positivo (fig. 16-4). Moléculas más cortas se movilizan con más rapidez por los poros de un gel que las moléculas más largas, así que la separación se basa en la longitud. Los geles compuestos de poliacrilamida, que pueden separar moléculas de ADN diferentes en longitud por un solo nucleótido, se usan para determinar la secuencia de bases de ADN. Los geles de agarosa se usan para separar fragmentos de ADN más largos que tienen diferencias de tamaño más grandes.

Las bandas de ADN en el gel pueden verse mediante varias técnicas. La tinción con colorantes como bromuro de etidio permite observar de modo directo bandas de ADN bajo la luz ultravioleta. Secuencias específicas se detectan casi siempre por medio de una sonda marcada.

3. Detección de secuencias específicas de ADN

Para detectar secuencias específicas, el ADN se transfiere por lo general a un soporte sólido, como una lámina de papel de nitrocelulosa. Por ejemplo, si las bacterias crecen en una placa de agar, las células de cada colonia se adhieren a una hoja de nitrocelulosa presionada con el agar, y puede transferirse una réplica exacta de las colonias bacterianas al papel de nitrocelulosa (fig. 16-5). Se usa una técnica similar para transferir bandas de ADN de geles electroforéticos a láminas de nitrocelulosa. Después de que las colonias bacterianas o bandas de ADN se transfieren al papel de nitrocelulosa, el papel se trata con una solución alcalina y luego se calienta. Las soluciones alcalinas desnaturalizan al ADN (es decir, separan las dos hebras de cada hélice doble) y el calentamiento fija el ADN en el papel filtro de modo que no cambia su posición durante el resto del procedimiento de transferencia. El ADN de una sola hebra se hibrida después con una sonda, y se identifican las regiones en la transferencia de nitrocelulosa que contienen ADN que forma pares de bases con la sonda.

E. M. Southern desarrolló la técnica, que lleva su nombre, para identificar secuencias de ADN en geles. Las **transferencias de Southern** se producen cuando el ADN en una transferencia de nitrocelulosa de un gel electroforético se hibrida con una sonda de ADN. Los biólogos moleculares decidieron continuar con este tema geográfico debido a que nombraron otras dos técnicas. Las **transferencias Northern** se producen cuando el ARN en una transferencia de nitrocelulosa se hibrida con una sonda de ADN. Una técnica un poco distinta, pero relacionada, conocida como **transferencia Western** (también llamada **inmunotransferencia**), requiere separar proteínas mediante electroforesis en gel y sondear con anticuerpos marcados para proteínas específicas (fig. 16-6).

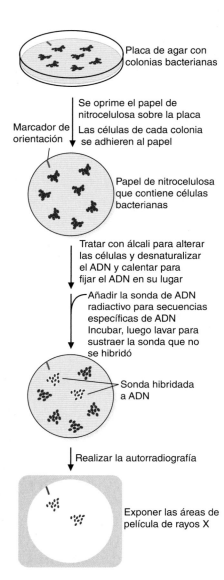

FIGURA 16-5   Identificación de colonias bacterianas que contienen secuencias de ADN específicas. El autorradiograma se puede usar para identificar colonias de bacterias en la placa de agar original que contiene la secuencia de ADN deseada. Observe que se coloca un marcador de orientación en la nitrocelulosa y la placa de agar para que los resultados del autorradiograma se puedan alinear en forma apropiada con la placa original de bacterias.

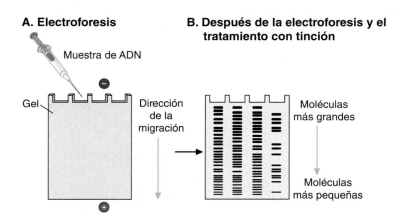

FIGURA 16-4   Electroforesis de ADN en gel. **A.** Las muestras de ADN se colocan en depresiones ("pozos") en un extremo de un gel y se aplica un campo eléctrico. El ADN migra hacia el electrodo positivo a una velocidad que depende del tamaño de las moléculas de ADN. Conforme el gel actúa como un colador, las moléculas más cortas migran con mayor rapidez que las moléculas más grandes. **B.** El gel se extrae del aparato. Las bandas no son visibles hasta que se aplican técnicas para observarlas (*véase* fig. 16-6).

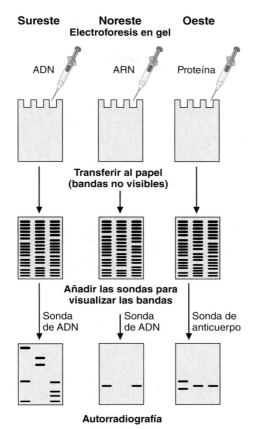

FIGURA 16-6 Transferencias Southern, Northern y Western. Para las transferencias Southern, las moléculas de ADN se separan mediante electroforesis, se desnaturalizan, se transfieren a papel de nitrocelulosa (por "transferencia") y se hibridan con una sonda de ADN. Para las transferencias Northern, el ARN se somete a electroforesis y se trata de manera similar, excepto que no se usa álcali (primero, porque el álcali hidroliza al ARN, y segundo, porque el ARN ya tiene una sola hebra). Para las inmunotransferencias Western, las proteínas se someten a electroforesis, se transfieren a nitrocelulosa y se sondean con un anticuerpo específico.

4. Secuenciación de ADN

El procedimiento más común para determinar la secuencia de nucleótidos en una hebra de ADN la desarrolló Frederick Sanger e implica el uso de didesoxinucleótidos. Los didesoxinucleótidos (*véase* cap. 12) carecen de un grupo hidroxilo 3' (además de no tener el grupo hidroxilo 2' que casi siempre está ausente de los desoxinucleótidos de ADN). Por consiguiente, una vez que se incorporan en una cadena de replicación de ADN, no puede agregarse el siguiente nucleótido y termina la polimerización. En este procedimiento, solo uno de los cuatro didesoxinucleótidos (trifosfato de didesoxiadenosina [ddATP], trifosfato de didesoxitimidina [ddTTP], trifosfato de didesoxiguanosina [ddGTP] o trifosfato de didesoxicitidina [ddCTP]) se añade a un tubo que contiene los cuatro desoxinucleótidos normales, ADN polimerasa, un cebador o *primer* y la hebra de molde para el ADN que se somete a secuenciación (fig. 16-7). Cuando la ADN polimerasa cataliza la adición secuencial de bases complementarias al extremo 3', el didesoxinucleótido compite con su nucleótido normal correspondiente por la inserción. Siempre que el didesoxinucleótido sea incorporado, no puede ocurrir más polimerización de la hebra y se termina la síntesis. Algunas de las cadenas terminan en cada una las ubicaciones de la hebra de molde que es complementaria al didesoxinucleótido. Considérese, por ejemplo, una hebra de polinucleótido creciente en la que la adenina (A) debe añadirse en las posiciones 10, 15 y 16. La competencia entre ddATP y dATP para cada posición tiene como resultado ciertas cadenas que terminan en la posición 10, algunas en 15 y otras en 16. En consecuencia, las hebras de ADN de distintas longitudes se producen a partir de un molde. Las hebras más cortas son las más próximas al extremo 5' de la hebra de ADN creciente debido a que la hebra se sintetiza en una dirección 5' a 3'.

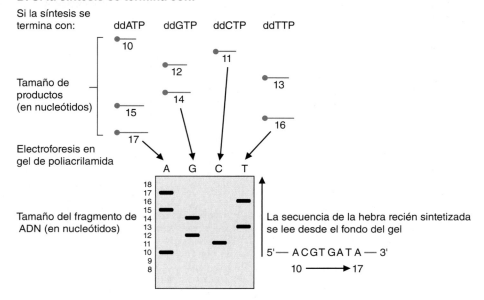

A. Se termina con ddATP

Molde de ADN 3' ———————— T – G – C – A – C – T – A – T - ———5'

5' ● cebador ➤

(Nucleótidos: 5' – – cebador – 10 11 12 13 14 15 16 17 – – – – 3')

ADN de polimerasa + ddATP y
otros nucleótidos normales
dGTP, dCTP, dTTP

Polinucleótidos 5'   10
resultantes ●~~~~~~~ddATP
                                                              15
              ●~~~~~~ – ● – ● – ● – ● – ● ddATP
                                                                              17
              ●~~~~~ – ● – ● – ● – ● – ● – ● – ● ddATP

B. Si la síntesis se termina con:

Si la síntesis se
termina con: ddATP   ddGTP   ddCTP   ddTTP

                  ● 10
                              ● 12   ● 11
Tamaño de   ● 13
productos   ● 14
(en nucleótidos) ● 15
                                                    ● 16
                  ● 17

Electroforesis en
gel de poliacrilamida   A   G   C   T

18
17
16
15
Tamaño del fragmento de   14
ADN (en nucleótidos)   13   La secuencia de la hebra recién sintetizada
12   se lee desde el fondo del gel
11
10   5'— A C G T G A T A — 3'
9
8   10 ———➤ 17

FIGURA 16-7 El método de Sanger de la secuenciación de ADN. **A.** Unas mezclas de reacción contienen uno de los didesoxinucleótidos, como ddATP, y algunos de los nucleótidos normales, dATP, que compiten por ser incorporados en la cadena polipeptídica creciente. Cuando se encuentra una T en la hebra molde (posición 10), algunas de las moléculas se incorporan a ddATP y se termina la cadena. Aquellas que incorporan un dATP normal continúan en crecimiento hasta alcanzar la posición 15, en donde incorporan un ddATP o el dATP normal. Solo los que incorporan un dATP continúan en crecimiento hasta la posición 16. En consecuencia, se producen hebras de diferente longitud desde el extremo 5', que corresponden a la posición de una T en la hebra molde. **B.** Secuenciación de ADN por el método de didesoxinucleótido. Se usan cuatro tubos. Cada uno contiene ADN polimerasa; un molde de ADN se hibrida a un cebador; más dATP, dGTP, dCTP y dTTP. El cebador o los nucleótidos deben tener una marca radiactiva para que puedan verse las bandas en el gel mediante autorradiografía. Solo uno de los cuatro didesoxirribonucleótidos (ddNTP) se añade a cada tubo. La terminación de la síntesis ocurre en donde se incorpora ddNTP en la cadena creciente. El molde es complementario de la secuencia de la hebra recién sintetizada. Los secuenciadores de ADN automatizados usan didesoxirribonucleótidos marcados fluorescentes y una columna para separar los oligonucleótidos por tamaño. Cuando las muestras salen de la columna, se analiza su fluorescencia para determinar cuál base ha terminado la síntesis de ese fragmento. dATP, trifosfato de desoxiadenosina; dTTP, trifosfato de desoxitimidina; dGTP, trifosfato de desoxiguanosina; dCTP, trifosfato de desoxicitidina; ddATP, trifosfato de didesoxiadenosina; ddTTP, trifosfato de didesoxitimidina; ddGTP, trifosfato de didesoxiguanosina; ddCTP, trifosfato de didesoxicitidina.

Se realizan cuatro reacciones separadas, cada una con solo uno de los didesoxinucleótidos presentes (ddATP, ddTTP, ddGTP, ddCTP), más una mezcla completa de nucleótidos normales (*véase* fig. 16-7B). En cada tubo, algunas hebras se terminan siempre que se encuentre la base complementaria para ese didesoxinucleótido. Si estas hebras se someten a electroforesis en gel, la secuencia 5' → 3' de la hebra de ADN complementaria al molde puede determinarse "leyendo" del fondo a la parte superior del gel; es decir, registrando las líneas (A, G, C o T) en las que aparecen las bandas, empezando en el fondo del gel y moviéndose de manera secuencial hacia la parte superior.

5. Secuencia de ADN de siguiente generación

La limitación original en el método de Sanger tradicional de secuenciación de ADN fue acelerada; se requirió un tiempo amplio para generar cantidades significativas de datos de secuencia. Las mejorías en la velocidad de secuenciación han provocado la secuenciación de siguiente generación, lo que permite secuenciar un genoma completo en menos de un día.

Esta técnica incluye el fraccionamiento mecánico del genoma, seguido de la adición de secuencias conocidas de ADN a los extremos del ADN desconocido (fig. 16-8). El ADN fraccionado, con terminales conocidas, se agrega a una laminilla de vidrio que contiene ADN complementario agregado a los extremos adicionados del ADN desconocido. Las muestras de ADN se amplifican (*véase* sección acerca de PCR en este capítulo) y después son secuenciadas usando un cebador que es complementario a la secuencia conocida de ADN en los extremos del ADN desconocido. Muchas miles de piezas de ADN son secuenciadas en forma simultánea en la laminilla. En este caso, secuencias únicas de los fragmentos desconocidos de un nucleótido a la vez. Cada desoxinucleótido en la mezcla de la reacción está ligado a un fluoróforo diferente así como a un agente químico bloqueador en el grupo 3′-hidroxilo en la ribosa. Después de que se ha agregado el primer nucleótido al cebador, una computadora analiza la fluorescencia de todas las secuencias de ADN en la laminilla y almacena los datos. Se agregan entonces los químicos para eliminar los grupos de bloqueo de los grupos 3′-hidroxilo y los fluoróforos de los nucleótidos que ya están incorporados en el ADN. Es entonces cuando comienza la síntesis de ADN para agregar la siguiente base al cebador, y el proceso se repite. Esto continúa hasta más de 100 bases, de manera que se almacenan secuencias de 100 bases de longitud en la computadora para cada pieza de ADN desconocido en la laminilla. La computadora analiza entonces estas secuencias, busca traslapes en la secuencia, y puede generar una secuencia entera del ADN que se está analizando. Se han desarrollado múltiples variaciones de este procedimiento y están revolucionando las pruebas clínicas.

 Uno de los fármacos que se usan para tratar el V H es la didanosina, otro nucleótido inhibidor de la transcriptasa inversa (NRTI). Este fármaco es un nucleósido de purina compuesto de la base hipoxantina unida con la d desoxirribosa. En las células, la didanosina se fosforila para formar un nucleótido que se agrega a las hebras de ADN crecientes. Debido a que los didesoxinucleótidos carecen de ambos grupos hidroxilo 2′ y 3′, se termina la síntesis de ADN. La transcriptasa inversa tiene una afinidad mayor hacia los didesoxinucleótidos que la ADN polimerasa celular y por lo tanto el uso de este fármaco afecta a la transcriptasa inversa en un mayor grado que a la enzima celular. Ya no se utiliza debido a los efectos secundarios.

 Las pruebas prenatales no invasivas se basan en secuenciación de siguiente generación y se usan para determinar, al inicio del embarazo, si existen ciertas anormalidades cromosómicas (trisomías o monosomías) así como el sexo del feto. El ADN fetal se puede encontrar en la sangre de la madre, y mediante análisis del ADN; y por la determinación de relaciones cromosómicas por secuenciación, se puede determinar si en el feto hay múltiples copias de un cromosoma particular. Esto se usa en la actualidad solo como procedimiento de detección, los resultados positivos requieren confirmación mediante una técnica invasiva como la amniocentesis (*véase* cap. 18).

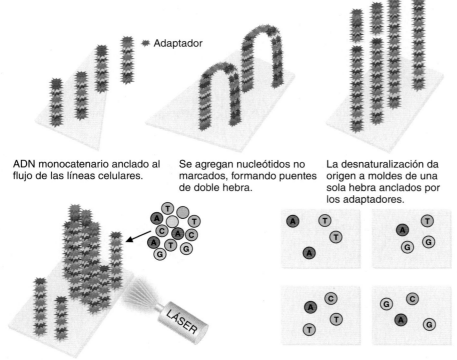

FIGURA 16-8 Representación simplificada de la secuenciación de la siguiente generación. Véase el texto para más detalles.

C. Técnicas para amplificar secuencias de ADN

Para estudiar genes u otras secuencias de ADN, deben obtenerse cantidades adecuadas de material. Con frecuencia es difícil aislar cantidades significativas de ADN de la fuente original. Por ejemplo, un individuo no puede desprenderse casi nunca de tejido suficiente para proporcionar la cantidad de ADN requerida para el examen clínico. Por lo tanto, la cantidad disponible de ADN tiene que amplificarse.

1. Clonación de ADN

La primera técnica desarrollada para amplificar la cantidad de ADN se conoce como **clonación** (fig. 16-9). El ADN que se amplifica (el ADN "extraño") se une a un **vector** (un ADN portador), que se introduce en una célula hospedadora (hospedera) que hace múltiples copias del ADN. El ADN extraño y el ADN vector se rompen por lo regular con la misma enzima de restricción, que produce extremos cohesivos complementarios en ambas moléculas de ADN. El ADN extraño se añade entonces al vector. Se forman pares de bases entre las regiones de una sola hebra complementarias y la ADN ligasa une

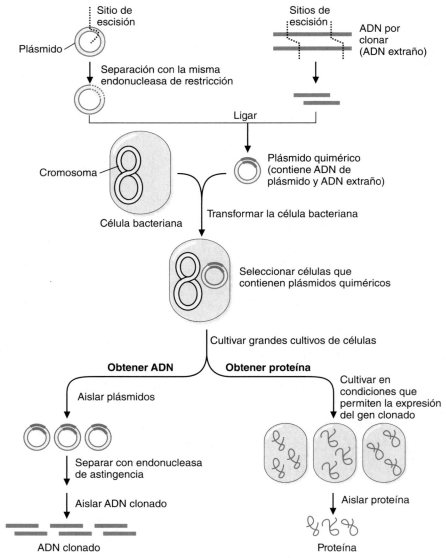

FIGURA 16-9 Esquema simplificado para clonación de ADN en bacterias. Un plásmido es un tipo específico de vector, o portador, que puede contener insertos de ADN extraño hasta de 2.0 pares de kb de tamaño. Para efectos de claridad, no se representan a escala los tamaños de las piezas de ADN (p. ej., el ADN cromosómico bacteriano debe ser mucho más grande que el ADN del plásmido).

a las moléculas para producir una quimera, o ADN recombinante. A medida que se dividen las células hospedadoras, replican su propio ADN y replican también el ADN del vector, que incluye el ADN extraño.

Si las células hospedadoras son bacterias, los vectores usados casi siempre son **bacteriófagos** (virus que infectan bacterias), **plásmidos** (piezas extracromosómicas de ADN circular que toman las bacterias) o **cósmidos** (plásmidos que contienen secuencias de ADN del bacteriófago λ). Cuando las células eucariotas se emplean como hospedador, los vectores son con frecuencia retrovirus, adenovirus, ADN libre o ADN cubierto con una capa lipídica (liposomas). El ADN extraño se integra algunas veces en el genoma de células hospedadoras o existe como episomas (fragmentos extracromosómicos de ADN).

Las células hospedadoras que contienen ADN recombinante se llaman **células transformadas** si son bacterias, o **células transfectadas** (o **transducidas**, si el vector es un virus) si son eucariotas. Los marcadores en el ADN vector se usan para identificar células que se han transformado y las sondas para el ADN extraño se pueden utilizar para determinar que las células hospedadoras contienen en realidad el ADN extraño. Si las células hospedadoras que contienen el ADN extraño se incuban en condiciones en las que se replican con rapidez, grandes cantidades del ADN extraño se aíslan de las células. Con el vector apropiado y las condiciones de crecimiento que permiten la expresión del ADN extraño es posible aislar grandes cantidades de la proteína producida de este ADN.

2. Genotecas

Las colecciones específicas de fragmentos de ADN se conocen como genotecas. Una **genoteca genómica** es un conjunto de células hospedadoras (o fago) que contiene en conjunto todas las secuencias de ADN del genoma de otro organismo. Por lo tanto, una genoteca genómica contiene promotores y secuencias de intrones de cada gen. Una **genoteca de ADNc** es un conjunto de células hospedadoras que contienen de forma colectiva todas las secuencias de ADN producidas por transcripción inversa del ARNm obtenido de las células (o tejido) de un tipo particular. Por lo tanto, una genoteca de ADNc contiene ADN complementario para todos los genes expresados en ese tipo de célula, que corresponde a la etapa particular de diferenciación de la célula cuando el ARNm se aísla. Debido a que las genotecas de ADNc son generadas por transcripción inversa del ARNm, los promotores y secuencias de intrones de genes no están presentes en estas genotecas.

Los fragmentos de ADN que se usan para construir genotecas genómicas son mucho más grandes que los necesarios para construir genotecas de ADNc (para humanos, una genoteca genómica necesitaría representar los 3 000 millones de pb en el genoma haploide; el ARNm promedio es de 2 500 bases en tamaño). Por consiguiente, se emplean vectores diferentes para construir genotecas genómicas en comparación con las genotecas de ADNc. El bacteriófago (que puede manejar hasta 20 pares de kilobases [kb] de ADN extraño), los cromosomas artificiales bacterianos (CAB; que pueden manejar hasta 150 kb de ADN extraño) y los cromosomas artificiales de levadura (CAL; que pueden manejar hasta 1 000 kb de ADN extraño) se utilizan con frecuencia en la construcción de genotecas genómicas. Para genotecas de ADNc, los plásmidos (que pueden aceptar hasta 2 kb de ADN extraño) son casi siempre el vector de elección.

Para clonar un gen, se debe desarrollar una sonda adecuada (derivada de una secuencia de aminoácidos dentro de una proteína o de una secuencia de ADN similar obtenida de otra especie); la genoteca se identifica con la sonda (por medio de las técnicas descritas con anterioridad) para hallar células hospedadoras que alberguen secuencias de ADN complementarias para la sonda. Obtener clones suficientes permite que el ADNc completo, o gen, sea obtenido y secuenciado.

3. Reacción en cadena de la polimerasa

La reacción en cadena de la polimerasa (PCR) es un método *in vitro* que puede usarse para producir con rapidez cantidades muy grandes de segmentos específicos de ADN. Es apropiada en particular para amplificar regiones de ADN para procedimientos de estudio clínico forense debido a que solo se requiere una pequeña muestra de ADN como material de inicio. Las regiones de ADN pueden amplificarse mediante la PCR de una sola hebra de cabello o una sola gota de sangre o semen.

Primero debe aislarse una muestra de ADN que contiene el segmento por amplificar. Grandes cantidades de cebadores, los cuatro trifosfatos de desoxirribonucleósidos y una ADN polimerasa estable al calor se añaden a una solución en la que se calienta el ADN

En los primeros estudios sobre FQ se usó la secuenciación de ADN para determinar el tipo de defecto en los pacientes. Las células bucales se obtuvieron de lavados de las membranas mucosas de la boca, el ADN aislado de estas células se amplificó mediante la reacción en cadena de la polimerasa (PCR) y se realizó la secuenciación de ADN del gen de FQ. En la figura se muestra un gel de secuenciación para la región en la que el gen normal difiere del gen mutante. ¿Cuál es la diferencia entre la secuencia de los genes de FQ normal y mutante mostrada en el gel y qué efecto tendría esta diferencia en la proteína producida a partir de este gen?

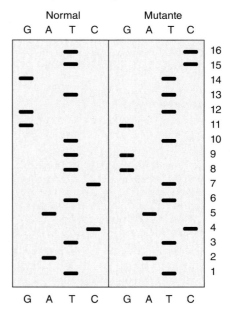

Aunque solo se obtuvieron pequeñas cantidades de semen del cuerpo de **Victoria T.**, la cantidad de ADN en estas muestras puede amplificarse mediante PCR. Esta técnica proporcionó cantidades suficientes de ADN para comparar con muestras de ADN de los tres sospechosos.

En individuos con ascendientes del norte de Europa, 70% de los casos de FQ se debe a una deleción de tres bases en el gen de la FQ. En la región del gen mostrada en los geles, la secuencia de bases (leída del fondo a la parte superior del gel) es la misma para el gen normal y el mutante para las primeras seis posiciones, y las bases en las posiciones 10 a 16 del gen normal son las mismas que las bases en las posiciones 7 a 13 del gen mutante. Por lo tanto, una deleción de tres bases en el gen mutante corresponde a las bases 7 a 9 del gen normal.

Ile   Ile   Phe   Gly
Secuencia normal: **T A T C A T C T T T G G T**
Secuencia de FQ: **T A T C A T - - - T G G T**
Ile   Ile   Gly

La pérdida de 3 pb (indicadas por los guiones) mantiene el mismo marco de lectura, así que solo se pierde el aminoácido fenilalanina (F). La fenilalanina aparecería por lo regular como residuo 508 en la proteína. Por lo tanto, la deleción se denomina ΔF_{508}. El resto de la secuencia de aminoácidos de las proteínas normal y mutante es idéntica.

para separar las hebras (fig. 16-10). Los cebadores son dos oligonucleótidos sintéticos: un oligonucleótido es complementario de una secuencia corta en una hebra del ADN por amplificar y el otro es complementario a una secuencia en la otra hebra de ADN. A medida que se enfría la solución, los oligonucleótidos forman pares de bases con el ADN y sirven como cebadores para la síntesis de hebras de ADN por la ADN polimerasa estable al calor (esta polimerasa se aísla de *Thermus aquaticus*, una bacteria que crece en aguas termales). El proceso de calentar, enfriar y la síntesis de nuevo ADN se repite muchas veces hasta que se obtiene un gran número de copias del ADN. El proceso es automatizado, así que cada ronda de replicación toma solo unos minutos y en 20 ciclos de calentamiento y enfriamiento, el ADN se amplifica más de un millón de veces.

II. Uso de técnicas de ADN recombinante para diagnóstico de enfermedad

A. Polimorfismos de ADN

Los **polimorfismos** son variaciones entre individuos de una especie en secuencias de ADN del genoma. Sirven como base para usar técnicas de ADN recombinante en el diagnóstico de enfermedades. El genoma humano contiene millones de polimorfismos. Algunos polimorfismos se relacionan con **mutaciones puntuales**, la sustitución de una base por otra, y se denominan polimorfismos de un solo nucleótido (SNP). Las **deleciones** e **inserciones** son el origen también de variaciones en las secuencias de ADN. Algunos polimorfismos ocurren dentro de la región de codificación de genes. Otros se encuentran en regiones no codificadoras que están estrechamente relacionadas con genes que intervienen en la etiología de enfermedades hereditarias, en cuyo caso se pueden usar como un marcador para la enfermedad. Debido a que solo cerca de 1.5% del genoma humano codifica genes, la mayor parte de polimorfismos está presente en regiones no codificadoras del genoma.

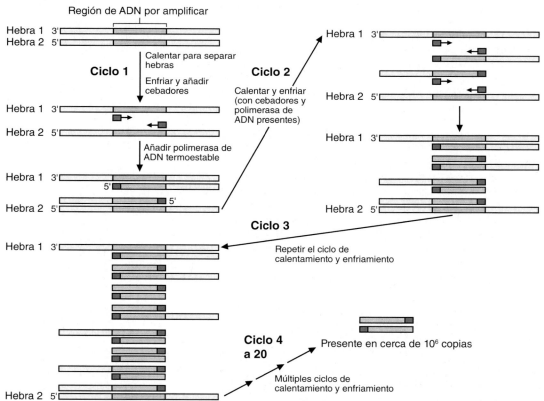

FIGURA 16-10 Reacción en cadena de la polimerasa. Las hebras 1 y 2 son las hebras de ADN originales. Los fragmentos cortos *azul oscuro* son los cebadores. Después de múltiples ciclos de calentamiento y enfriamiento, permanecen las hebras originales, pero la mayor parte del ADN consta de copias amplificadas del segmento (se muestra en *azul más tenue*) sintetizado mediante la ADN polimerasa termoestable.

B. Detección de polimorfismos

1. Polimorfismos de longitud del fragmento de restricción

De forma ocasional, una mutación puntual ocurre en un sitio de reconocimiento para una de las enzimas de restricción. Por lo tanto, la enzima de restricción puede cortar en este sitio de restricción el ADN de la mayoría de individuos, pero no en el ADN de sujetos con esta mutación. En consecuencia, el fragmento de restricción que se une a una sonda para esta región del genoma es más grande para una persona con la mutación que para la mayoría de los miembros de la población. Las mutaciones pueden crear también sitios de restricción que por lo regular no están presentes. En este caso, el fragmento de restricción de esta región del genoma será más pequeño para una persona con la mutación que para la mayoría de individuos. Estas variaciones en la longitud de los fragmentos de restricción se conocen como **polimorfismos de longitud del fragmento de restricción** (PLFR o RFLP, *restriction fragment length polymorphysms*).

En algunos casos, la mutación que provoca una enfermedad afecta un sitio de restricción dentro de la región de codificación de un gen. Sin embargo, en muchos casos, la mutación afecta un sitio de restricción dentro del gen de interés. En algunos casos, se puede descubrir un PLFR cercano al gen (unido estrechamente; es decir, cerca físicamente de la molécula de ADN) con el gen anormal que produce la enfermedad. Este PLFR puede servir aún como un marcador biológico para la enfermedad. Ambos tipos de PLFR se pueden emplear para el estudio genético con el fin de determinar si un individuo tiene la enfermedad.

2. Detección de mutaciones mediante sondas de oligonucleótido específicas de alelo

Se han desarrollado otras técnicas para detectar mutaciones debido a que muchas mutaciones relacionadas con enfermedades genéticas no ocurren dentro de los sitios de reconocimiento de la enzima de restricción o causan diferencias detectables de longitud del fragmento de restricción cuando se digieren con las enzimas de restricción. Por ejemplo, pueden sintetizarse sondas de oligonucleótido (que contienen 15 a 20 nucleótidos) que son complementarias de una secuencia de ADN que incluye una mutación. Se producen sondas diferentes para alelos que contienen mutaciones y para aquellos que poseen una secuencia de ADN normal. La región del genoma que contiene el gen anormal se amplifica mediante PCR y las muestras de ADN se colocan en bandas estrechas de papel de nitrocelulosa ("transferencia en ranura"). A continuación, el papel se trata con la sonda radiactiva para secuencia normal o mutante. La manipulación apropiada de las condiciones de hibridación (p. ej., temperatura alta y baja concentración de sal) permite que las sondas con solo una diferencia de base distingan entre alelos normales y mutantes, lo cual hace de esta prueba una técnica muy sensible. Los autorradiogramas indican si la sonda normal o mutante se ha hibridado de modo preferencial con el ADN; es decir, si los alelos son normales o mutados. Los portadores, por supuesto, tienen dos alelos diferentes, uno que se une a la sonda normal y uno que lo hace a la sonda mutante.

3. Prueba para mutaciones mediante reacción en cadena de la polimerasa

Si un oligonucleótido que es complementario de una secuencia de ADN que contiene una mutación se usa como cebador para la PCR, la muestra de ADN utilizada como molde se amplifica solo si contiene la mutación. Si el ADN es normal (no contiene ninguna mutación), el cebador no hibrida, debido a la diferencia de una base, y no se amplifica el ADN. Este concepto es muy útil para estudio clínico. En realidad, varios oligonucleótidos, cada uno específico para una mutación diferente y cada uno con una marca distinta, se pueden usar como cebadores en una sola reacción en cadena de la polimerasa. Este procedimiento tiene como resultado una prueba rápida y relativamente barata para mutaciones múltiples.

4. Detección de polimorfismos causados por ADN repetitivo

El ADN humano contiene muchas secuencias que se repiten en tándem un número variable de veces en ciertos lugares del genoma. Estas regiones se llaman **regiones altamente variables** porque contienen un **número variable de repeticiones en tándem** (NVRT o **VNTR**, *variable number of tandem repeats*). La digestión con enzimas de restricción que reconocen sitios que flanquean la región VNTR produce fragmentos que contienen estos lugares, los cuales difieren en tamaño de un individuo a otro, según sea la cantidad de repeticiones que están presentes. Las sondas usadas para identificar estos fragmentos de restricción se unen o aproximan a la secuencia que se repite (fig. 16-11).

¿Cómo se determina la secuencia de ADN de un gen que contiene una mutación para desarrollar sondas específicas para esa mutación? Primero debe identificarse el gen que causa la enfermedad. Esto se efectúa mediante un proceso conocido como clonación posicional, que implica relacionar marcadores polimórficos con la enfermedad. Los individuos que expresan la afección tienen una variante específica de estos marcadores polimórficos, mientras que los individuos que no expresan la enfermedad carecen de estos marcadores. Una vez que se identifican estos marcadores polimórficos, es posible identificar el gen de la enfermedad usando estos marcadores, en cualquiera de dos formas. La primera es usar los marcadores polimórficos como sondas para detectar una genoteca genómica humana. Esto permite reconocer piezas de ADN humano que contienen el marcador polimórfico. Estas piezas de ADN pueden utilizarse a continuación como sondas para expandir la región del genoma que rodea a este marcador (rastreo cromosómico). Se identifican los posibles genes dentro de esta región (por medio de datos disponibles de la secuenciación del genoma humano) y la secuencia de bases dentro de cada gen se compara con la secuencia de bases en los genes de individuos que tienen el desorden. El gen único que muestra una secuencia alterada en individuos portadores de enfermedad en comparación con individuos normales es el gen patológico probable. El segundo método para identificar el gen de la enfermedad es detectar el genoma humano ya secuenciado por medio de búsqueda de bases de datos para genes cercanos a los marcadores polimórficos identificados. Una vez identificados, tales genes tendrían que ser secuenciados en individuos normales y afectados para identificar el gen de la enfermedad. A través de la secuenciación de genes de muchas personas afligidas con el padecimiento, los tipos de mutaciones que dan lugar a esta enfermedad pueden caracterizarse y se desarrollan pruebas específicas para determinar si los sujetos expresan estas mutaciones particulares.

P La prueba para FQ por secuenciación de ADN es tardada y costosa. Por lo tanto, se desarrolló otra técnica que utiliza sondas de oligonucleótido específicas de alelos. **Susan F.** y su familia se estudiaron con este método. Se han sintetizado sondas de oligonucleótido, complementarias de la región donde se localiza la eliminación de tres bases. Una sonda se une al gen mutante (ΔF_{508}) y la otra al gen normal.

Se aisló ADN de **Susan F.**, sus padres y dos hermanos y se amplificó mediante PCR. Las muestras de ADN se colocaron como puntos en papel de nitrocelulosa, se trataron con sondas de oligonucleotide y se obtuvieron los siguientes resultados. (Los puntos oscuros indican enlace de la sonda).

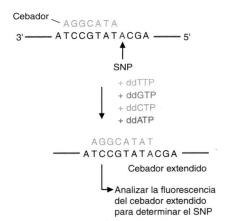

¿Cuáles miembros de la familia de **Susan F.** tienen FQ, cuáles son normales y cuáles son portadores?

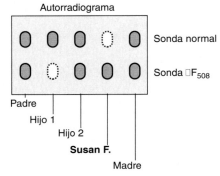

FIGURA 16-12 Extensión del cebador. Los cebadores están diseñados para emparejarse con la plantilla hasta el SNP, que se extiende una base más allá del extremo 3′ del cebador. Se añaden a la reacción cuatro NTP dideoxi, cada uno marcado con un fluoróforo diferente, y el cebador se extiende un nucleótido, que sería el complemento del SNP. La fluorescencia del cebador extendido identifica entonces la base en la ubicación del SNP. ddATP, trifosfato de dideoxadenosina; ddCTP, trifosfato de dideoxicitidina; ddGTP, trifosfato de dideoxiguanosina; ddTTP, trifosfato de dideoxitimidina; NTP, trifosfato de nucleótidos; SNP, polimorfismos de un solo nucleótido.

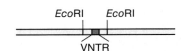

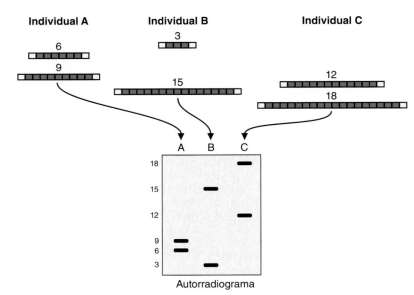

FIGURA 16-11 Fragmentos de restricción producidos de un gen con un VNTR. Cada individuo tiene dos homólogos de cada cromosoma somático y, por lo tanto, cada dos genes contienen esta región con un VNTR. La separación de cada ADN genómico del individuo con una enzima de restricción produce dos fragmentos que contienen esta región. La longitud de los fragmentos depende del número de repeticiones que contengan. La electroforesis separa los fragmentos y una sonda marcada que se une a los fragmentos permite observarlos. Cada bloque azul corto representa una repetición. VNTR, número variable de repeticiones en tándem.

Los patrones de fragmentos de restricción producidos de estos lugares pueden usarse para identificar a individuos de manera tan exacta como la huella digital tradicional. En realidad, esta técnica de fragmentos de restricción se denomina **huella dactilar del ADN** y ha ganado amplia aceptación en el análisis forense. Las relaciones familiares pueden determinarse por este método y puede emplearse para ayudar a absolver o declarar culpables a sospechosos en casos criminales.

Los individuos con una relación genética estrecha tienen patrones de fragmentos de restricción (huellas digitales de ADN) que son más similares que los de quienes están relacionados de forma más distante. Solo los gemelos monocigotos tienen patrones idénticos.

5. Polimorfismos de un solo nucleótido

Los SNP son la forma más común de polimorfismo en el genoma humano. Para que se considere un SNP estable en la población, la alteración en la secuencia de bases debe estar presente en 1% de la población. Hay más de 4 millones de SNP en el genoma humano, que se producen, en promedio, cada 1 000 pb en el genoma. Los SNP son útiles como marcadores del genoma porque la mayoría de los SNP no ocurren dentro de los genes. El patrón de los SNP puede utilizarse para la toma de huellas de ADN y para su uso en análisis forenses para localizar la propiedad de las muestras biológicas encontradas en la escena del crimen. Como la gran mayoría de los SNP no se producen en los genes, su presencia en el genoma no da lugar a enfermedades. Los SNP no fueron realmente apreciados como marcadores genómicos hasta que se secuenció el genoma humano y se pudieron comparar los genomas de los individuos.

La identificación de los SNP se realiza mediante una técnica conocida como extensión de cebadores, como se indica en la figura 16-12. Los productos de la reacción se detectan por fluorescencia o por espectrometría de masas. Pueden realizarse múltiples reacciones simultáneamente (*multiplex*) siempre que los cebadores utilizados para cada

SNP sean de diferentes tamaños. En este caso, los productos de la reacción se separan por tamaño mediante electroforesis capilar, y se determina la fluorescencia asociada a cada producto. Los patrones específicos de SNP se han asociado con varios genes de enfermedades y permiten realizar una prueba genética sencilla para determinar si un individuo es portador de un trastorno o rasgo genético concreto.

El análisis de los SNP es la base de los estudios de asociación de todo el genoma (GWAS), en los que se identifica un gran número de SNP que rastrean una determinada enfermedad. Esta técnica ha identificado genes candidatos para enfermedades complejas, como la diabetes, las enfermedades cardiovasculares, la enfermedad de Parkinson y la enfermedad de Crohn. Estos estudios se están ampliando para identificar genes implicados en la respuesta a los fármacos para tratar mejor a los pacientes con determinados trastornos.

(R) Los individuos para los que ambas sondas hibridan son portadores (debido a que contienen un alelo normal y un alelo mutante). Por consiguiente, el padre y la madre son portadores del alelo defectuoso, al igual que uno de los dos hermanos (hijo 2). **Susan F.** tiene la enfermedad (que expresa solo el alelo mutante) y el otro hermano (hijo 1) no es portador de la enfermedad (que expresa solo el alelo normal).

6. Genochips de ADN (microconfiguraciones o microarreglos)

En los últimos 15 años se desarrolló una técnica que permite detectar muchos genes al mismo tiempo para determinar qué alelos de estos genes están presentes en las muestras obtenidas de pacientes. La superficie de un genochip pequeño se cubre con miles de piezas de ADN de una sola hebra, en donde cada una represente un gen diferente o segmento de gen. El genochip se incuba después con una muestra del ADN de un paciente y se determina el patrón de hibridación mediante análisis por computadora. Los resultados del análisis de hibridación se pueden usar, por ejemplo, para determinar cuál de las múltiples mutaciones conocidas para una determinada enfermedad genética es el defecto específico subyacente del problema de un paciente. Se puede usar un genochip de un individuo para determinar qué alelos de las enzimas que metabolizan el fármaco están presentes y, por lo tanto, la probabilidad de que un sujeto tenga una reacción adversa a un fármaco en particular.

Otro uso del genochip de ADN consiste en determinar qué genes están expresados en las células. Si se emplea el ARNm de una muestra de tejido para producir ADNc mediante transcriptasa inversa, el ADNc se hibrida con solo aquellos genes que se expresan en ese tejido. En el caso de un paciente con cáncer, esta técnica podría utilizarse para determinar la clasificación del cáncer con mucha más rapidez y de modo más exacto en comparación con los métodos tradicionales que usan los patólogos. El tratamiento podría diseñarse de forma más específica para cada paciente. Esta técnica puede usarse también para identificar los genes requeridos para especificidad tisular (p. ej., la diferencia entre una célula muscular y una hepática) y diferenciación (la conversión de células precursoras en los diferentes tipos de células). Experimentos que usan genochips han contribuido a entender la diferenciación y podrían abrir la oportunidad de inducir de modo artificial la diferenciación y la regeneración tisular en el tratamiento de la enfermedad.

El advenimiento de secuenciación de siguiente generación ha dado origen a una técnica conocida como ARN-SEQ, la cual permite que un investigador determine cuál ARNm se está expresando en un tejido en particular y también cuánto ARNm existe en la célula. Como generalidad, se aísla ARNm de la célula y se convierte en ADNc, y las moléculas de ADNc se secuencian usando técnicas de siguiente generación. La intensidad de las señales fluorescentes durante la secuenciación pueden cuantificar la cantidad de ADNc de inicio, y la comparación de secuencias obtenidas con bases de datos genómicas puede identificar los genes que han producido el ARNm bajo análisis. ARN-SEQ evita el uso de genochips y no restringe los resultados al solo uso de genes que están representados en el genochip.

Como otro ejemplo de la gran cantidad de usos de los genochips se desarrolló un genochip para el diagnóstico de enfermedad infecciosa. Este genochip contiene 29 445 oligonucleótidos distintos (60 bases de largo) que corresponde a virus de vertebrados, bacterias, hongos y parásitos. Las muestras de pacientes (aspirados de nariz, orina, sangre o muestra de tejido) se emplearon como una fuente de ARN, la cuales se convirtieron a ADNc. Las regiones específicas del ADNc se amplificaron mediante la PCR (los productos de la PCR son fluorescentes debido a la incorporación de cebadores fluorescentes en el procedimiento). La hibridación de la sonda fluorescente con el genochip permite identificar el agente infeccioso. Las posibilidades para aplicaciones de genochips en el futuro son casi ilimitadas.

La enorme cantidad de información ahora disponible de la secuenciación del genoma humano y los resultados disponibles de experimentos de genochips, ha expandido en gran medida el campo de la bioinformática. La bioinformática puede definirse como

Los genochips se han usado para responder la pregunta de si hay cambios en la expresión génica durante la dieta. Se emplearon genochips que contienen alrededor de 47 000 genes únicos y las sondas fueron ADN complementario (ADNc) preparado a partir de tejido adiposo de control y de mujeres con sobrepeso sometidas a una dieta baja en calorías. Con la restricción calórica, 334 transcripciones fueron de expresión sobrerregulada y 342 de expresión reducida, en comparación con el grupo de control. Como se esperaba, muchos de los genes correspondieron a los que intervienen en el metabolismo y la regulación metabólica. El uso mayor de estas técnicas permitirá en el futuro el desarrollo de agentes farmacéuticos cuyo objetivo específico sea las transcripciones vinculadas con la regulación de peso, con la finalidad de desarrollar y crear fármacos nuevos y mejorados para la pérdida de peso.

Métodos actuales para el análisis forense de muestras de ADN incluyen SNP o aprovechar la presencia de secuencias STR (*short tandem repeats*) en el ADN. El número de repeticiones difiere entre alelos, así que un análisis de 8 a 16 STR es por lo general suficiente para una concordancia válida estadísticamente. El ADN por analizar se amplifica en una reacción PCR con todos los cebadores (para las 8 a 16 regiones STR) en forma simultánea (un proceso conocido como multiplexión). Los cebadores se marcaron con un nucleótido fluorescente y se han designado de tal manera que cada amplificación de STR genera un producto de amplificación de tamaño diferente. Después que se complete la reacción PCR, las muestras de ADN fluorescente se analizan por tamaño mediante electroforesis capilar y un detector fluorescente. Los tamaños de los fragmentos se determinan por medio del tiempo de elusión de la columna (y comparación con estándares de tamaño conocido). Si la PCR *multiplex* analiza ocho regiones STR, es posible que de cada individuo donador de ADN se generen 16 bandas de tamaño distinto (dos alelos para cada SRT). Estos productos se comparan con los obtenidos de la muestra desconocida y pueden determinarse emparejamientos o falta de ellos. En la actualidad estos procedimientos son automatizados y muy precisos.

la recolección, procesamiento, almacenamiento de datos, análisis de datos, extracción de información y visualización de datos biológicos. La bioinformática proporciona también a los científicos la capacidad de organizar vastas cantidades de datos en una forma manejable que permite el fácil acceso y la recuperación. Se requieren poderosas computadoras para realizar estos análisis. Como ejemplo de un experimento que requiere estas herramientas, supóngase que se desea comparar los efectos de dos fármacos inmunosupresores diferentes en la expresión génica en linfocitos. Los linfocitos se tratarían con nada (el control) o con los fármacos de modo individual (muestras experimentales). El ARN se aislaría de las células antes y después del tratamiento con el fármaco y se convertirían en ADNc fluorescente por medio de la enzima transcriptasa inversa y un nucleótido fluorescente análogo. El ADNc producido de tres muestras se usaría como sondas para un genochip que contiene fragmentos de ADN de más de 5 000 genes humanos. Se permitiría que las muestras hibridaran los genochips y se tendrían que interpretar 15 000 resultados (el grado de hibridación de cada muestra de ADNc con cada uno de los 5 000 genes en el genochip). Las computadoras se usan para analizar las manchas fluorescentes en los genochips y comparar los niveles de intensidad fluorescente de un genochip a otro. De este modo, se podría agrupar los genes que mostraran niveles similares de estimulación o inhibición en presencia de los fármacos y comparar los dos fármacos respecto a los genes que tuvieran alterados sus niveles de expresión por el tratamiento farmacológico.

III. Uso de técnicas de ADN recombinante para la prevención y tratamiento de enfermedad

A. Vacunas

Antes del advenimiento de la tecnología del ADN recombinante, las vacunas se hacían de manera exclusiva para agentes infecciosos que se habían inactivado o atenuado (alterados de tal modo que ya no pueden multiplicarse en un individuo inoculado). Ambos tipos de vacunas eran potencialmente peligrosas debido a que podían contaminarse con el agente infeccioso vivo. En realidad, en un pequeño número de casos, la enfermedad había sido efecto de la vacunación. Para que la vacuna funcione previniendo futuras infecciones, el sistema inmunológico humano responde a proteínas antigénicas en la superficie de un agente infeccioso. Es entonces que el sistema inmunológico está preparado si el cuerpo se expone al agente infeccioso en el futuro. Por medio de técnicas de ADN recombinante, estas proteínas antigénicas pueden producirse, libres por completo del agente infeccioso, y usarse en una vacuna. Por lo tanto, se elimina cualquier riesgo de infección. La primera vacuna de ADN recombinante exitosa que se produjo fue para el virus de la hepatitis B (VHB).

En fecha más reciente, las vacunas de ADN se han usado para lograr resultados similares. La teoría que subyace a las vacunas de ADN implica permitir que el ADN entre a las células dentro de un tejido, el cual luego transcribe y traduce el producto proteínico codificado por el gen. Esta proteína es un antígeno del organismo contra el que se desea la producción de anticuerpo. El hospedador genera entonces una respuesta inmunológica al antígeno y genera protección para el hospedador. Aunque este tratamiento ha sido exitoso en ratas, aún no ha evolucionado al punto de ser exitosa en humanos, quizá como resultado de células insuficientes que acepten y expresen la vacuna de ADN. La investigación en curso está dirigida a incrementar el número de células que reciben el ADN, lo que incrementaría la inmunogenicidad.

B. Producción de proteínas terapéuticas

1. Insulina y hormona del crecimiento

Las técnicas de ADN recombinante se usan para producir proteínas que tienen propiedades terapéuticas. Una de las primeras proteínas en producirse fue la **insulina** humana. El ADN recombinante correspondiente a la cadena A de insulina humana se preparó e insertó en plásmidos que se usaron para transformar células de *Escherichia coli*. Las bacterias sintetizaron luego la cadena de insulina, la cual se purificó. Se usó un proceso similar para obtener cadenas B. Las cadenas A y B se mezclaron después y se permitió que se duplicaran y formaran enlaces de disulfuro, que producen moléculas de insulina activa (fig. 16-13). La insulina no se glucosila, así que no representó un problema con las diferencias en la actividad de la glucosiltransferasa entre *E. coli* y tipos de células humanas.

La **hormona del crecimiento humano** se ha producido también en *E. coli* y se emplea para tratar a niños con deficiencias de hormona del crecimiento. Antes de la producción de la hormona del crecimiento recombinante se utilizó la hormona del crecimiento aislada del tejido de hipófisis de cadáver, cuyo suministro era escaso.

2. Proteínas humanas complejas

Las proteínas más complejas se han producido en cultivo de células de mamífero por medio de técnicas de ADN recombinante. El gen para el **factor VIII**, una proteína requerida en la coagulación sanguínea, es defectuoso en individuos con hemofilia. Antes de que existiera el factor VIII producido por medios genéticos, varios pacientes hemofílicos murieron de síndrome de inmunodeficiencia adquirida (sida) o hepatitis que contrajeron por transfusiones de sangre contaminada o de factor VIII aislado de sangre contaminada.

El **activador tisular del plasminógeno** (**TPA**, *tissue plasminogen activator*) es una proteasa en la sangre que convierte el plasminógeno en plasmina. La plasmina es una proteasa que rompe la fibrina (un componente principal de los coágulos de sangre), de tal modo que el TPA administrado disuelve los coágulos de sangre. El TPA recombinante, producido de cultivos de células de mamíferos, se administra con frecuencia inmediatamente después de síntomas de ictus para disolver los trombos que obstruyen las arterias cerebrales y evitan que el oxígeno llegue al cerebro. También se puede usar para tratar otras condiciones importantes provocadas por coágulos sanguíneos, incluido el accidente cerebrovascular y la embolia pulmonar.

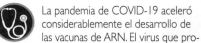 La pandemia de COVID-19 aceleró considerablemente el desarrollo de las vacunas de ARN. El virus que provoca la COVID-19 es el SARS-COV-2 (coronavirus del síndrome respiratorio agudo severo 2). El virus contiene un genoma de ARN, junto con una ARN polimerasa dependiente de ARN que produce cadenas negativas del genoma viral y, utilizando la cadena negativa como plantilla, copias de ARNm para ser traducidas. El fármaco remdesivir inhibe las ARN polimerasas dependientes del ARN y ha sido aprobado en Estados Unidos por la Food and Drug Administration (FDA) para el tratamiento de pacientes con COVID-19. El ARNm que porta y produce el virus codifica una serie de proteínas, una de las cuales es la proteína "pico", una proteína que se encuentra en la superficie del virión intacto. Los programas de investigación acelerada han analizado la estructura de la proteína "spike", y se han producido moléculas de ARN que codifican el dominio de unión al receptor de la proteína "spike" para utilizarlas como vacuna de ARN. El ARN de la vacuna se produce utilizando nucleósidos modificados para reducir la inmunogenicidad del ARN y mejorar la estabilidad del ARN y la traducción del ARNm. El ARN modificado se encapsula en forma de nanopartícula lipídica, y tras la inyección en un receptor de la vacuna, las nanopartículas lipídicas serán encapsuladas por las células, el ARN de la partícula lipídica se traducirá, y el dominio de la proteína de espiga será expresado y secretado por las células. Una vez disponible para el sistema inmunológico, el cuerpo desarrolla anticuerpos contra este dominio de la proteína de la espiga, de manera que si el individuo es infectado por el virus, los anticuerpos en la sangre desactivarán el virus antes de que pueda causar ningún daño. Los resultados preliminares de los ensayos clínicos han indicado que las vacunas que se están desarrollando tienen una eficacia superior a 90% en la protección de los voluntarios del ensayo contra la infección viral.

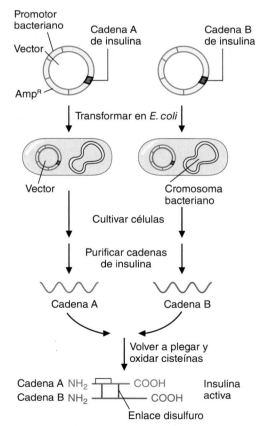

FIGURA 16-13 Producción de insulina humana en *E. coli*. *Amp^R* es el gen para resistencia a la ampicilina. La presencia de *Amp^R* permite a las células bacterianas que contienen el vector crecer en presencia de ampicilina. Las células que carecen del gen *Amp^R* mueren en presencia de ampicilina. Debido a que *E. coli* no puede procesar preproinsulina, se desarrolla un esquema sintético, gracias al cual cada cadena individual de insulina se expresa, produce y purifica, y luego las dos cadenas se unen en un tubo de ensayo. *E. coli, Escherichia coli.*

Las muestras de ADN se obtuvieron de cada uno de los tres sospechosos en el caso de violación y asesinato de **Victoria T.** y estas muestras se compararon con el ADN de la víctima por medio de la huella dactilar del ADN. Debido a que el tamaño de la muestra de **Victoria T.** fue pequeño, se usó la PCR para amplificar las regiones que contienen el VNTR. Los resultados, con uso de una sonda para una de las secuencias repetidas en el ADN humano, se muestran en la siguiente figura con el fin de ilustrar el proceso. Para una identificación más positiva, se utilizaron varias enzimas de restricción y sondas. El ADN del sospechoso 2 produjo el mismo patrón de restricción VNTR que el ADN del semen obtenido de la víctima. Si las otras enzimas de restricción y sondas corroboran este hallazgo, el sospechoso 2 puede ser identificado mediante la huella dactilar del ADN como el violador y asesino.

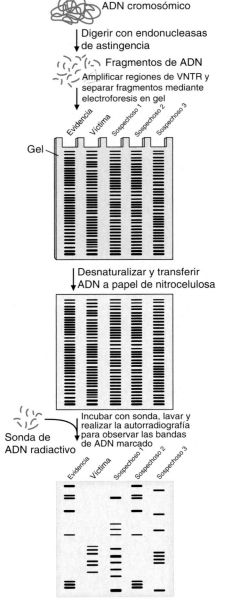

Los **factores de crecimiento hematopoyéticos** se han producido también en cultivos de células de mamífero mediante técnicas de ADN recombinante. La eritropoyetina puede usarse en ciertos tipos de anemias para estimular la producción de eritrocitos. Los factores estimuladores de colonias (FEC) y las interleucinas (IL) se pueden emplear después de trasplantes de médula ósea y luego de quimioterapia para estimular la producción de leucocitos y reducir el riesgo de infección. El interferón β recombinante es el primer fármaco que reduce la frecuencia y gravedad de episodios que resultan de efectos de la desmielinización en pacientes con esclerosis múltiple.

Las **enzimas lisosomales** se han generado mediante la tecnología del ADN recombinante para tratar los trastornos de almacenamiento lisosómico. Algunos ejemplos son la α-galactosidasa, para tratar la enfermedad de Fabry; la α-L-iduronidasa, para tratar la mucopolisacaridosis tipo 1 (síndrome de Hurler); la glucocerebrosidasa, para manejo de la enfermedad de Gaucher, y la α-galactosidasa ácida, para tratar la enfermedad de Pompe. Todos estos trastornos graves pueden tratarse con infusiones regulares de enzimas, aunque el tratamiento es necesario durante toda la vida del individuo.

Un método para producir proteínas humanas que ha demostrado ser exitoso utiliza animales transgénicos. Estos animales (casi siempre cabras u ovejas) se han manipulado genéticamente para producir proteínas humanas en la glándula mamaria y secretarlos en la leche. El gen de interés se modifica para contener un promotor que es activo solo en las glándulas mamarias en condiciones de lactancia. El vector que contiene el gen y el promotor se inserta en el núcleo de un óvulo recién fecundado, que luego se implanta en una madre sustituta. Se prueba la presencia de este transgén en la progenie animal femenina, y se recolecta la leche de animales positivos. Se pueden aislar grandes cantidades de la proteína de interés del número relativamente pequeño de proteínas presentes en la leche.

C. ARN pequeño de interferencia (ARNSi)

En varios desórdenes sería ventajoso reducir la expresión de un gen particular. En el pasado, esto ha resultado muy difícil, pero una serie de reacciones descubiertas en fecha reciente permitirá que esto ocurra; la técnica ya ha demostrado ser promisoria como una herramienta terapéutica. Una manera de reducir la expresión de una proteína particular consiste en reducir el nivel de ARNm dentro de la célula que codifica a la proteína. Esto puede ocurrir al degradar de manera específica este ARNm o al bloquear la traducción a partir del ARNm de interés. Las células eucariotas tienen un sistema integrado para silenciar la expresión génica mediante la reducción de niveles de ARNm, un proceso conocido como silenciamiento génico. El silenciamiento de genes ocurre a través de la transcripción de genes conocidos como microARN (un ARNmi, cap. 15); las moléculas de ARNmi se procesan para formar una pequeña molécula de ARN de doble hebra (21 a 24 pb). El ARN de doble hebra se separa en dos hebras simples y la hebra que es complementaria de un ARNm específico se guía al ARNm, que se degrada o se inhibe para que no participe en la traducción, según sea el ARNmi. Si el apareamiento del ARNmi es exacto con su objetivo, se inicia la degradación del ARNm. Si el apareamiento del ARNmi con el objetivo es inexacto, el resultado es la inhibición de la traducción (fig.15-22).

Desde que se descubrió por primera vez esta vía de ablación de la expresión, se ha demostrado que la introducción de moléculas de ARN de doble hebra sintetizadas químicamente en las células genera ARNsi para inhibir la producción de una proteína celular. Aunque esta técnica ofrece grandes promesas para terapias antivirales y contra el cáncer, se requiere mucho trabajo aún para optimizar la entrega del ARN de doble hebra al tejido blanco y optimizar la estabilidad del agente. Los métodos optativos son la inducción, o inhibición, de ciertos genes de ARNmi.

Esta técnica se ha ampliado de forma que el ADN que codifica los ARN de horquilla pequeña (ARNhc) puede introducirse en las células mediante vectores adecuados. Las secuencias de ADN que codifican el ARNhc se transcriben mediante la ARN polimerasa II o III (dependiendo del promotor utilizado), y los transcritos se procesan como los ARNmi, de manera que el ARNm objetivo del ARNhc deja de traducirse. El uso de ARNhc en la terapéutica se ha dirigido hasta ahora a ciertos tipos de cáncer, pero todavía hay que resolver importantes retos tecnológicos (como la entrega del vector de ARNhc y el control de la expresión del gen de ARNhc) antes de que este tipo de terapia pueda extenderse a otras enfermedades.

D. Asesoramiento genético

Un medio de evitar la enfermedad es impedir el paso de una variante genética patógena a la descendencia. Si se examina a los individuos en busca de enfermedades genéticas, en particular a los miembros de familias que portan una variante genética patógena, los asesores genéticos pueden informar a los individuos de sus riesgos y opciones. Con esta información, las personas pueden decidir por adelantado si tienen hijos.

Las pruebas de detección, con base en las técnicas de ADN recombinante descritas en este capítulo, se han desarrollado para muchas enfermedades hereditarias. Aunque en la actualidad estas pruebas son bastante costosas, en particular si debe estudiarse a familias completas, el costo podría ser muy pequeño si se compara con los problemas de criar niños con discapacidades graves. Desde luego, deben tomarse en cuenta las consideraciones éticas, pero la tecnología del ADN recombinante ha dado a los individuos la capacidad de tomar decisiones.

La detección puede realizarse en futuros padres antes de la concepción. Si deciden concebir, se puede probar en el feto el defecto genético. En algunos casos, si el feto tiene un defecto, el tratamiento puede instituirse en una etapa temprana, incluso dentro del útero. Para determinadas enfermedades, el tratamiento temprano lleva a un resultado más positivo.

E. Terapia génica

La curación para enfermedades genéticas consiste en introducir genes normales en individuos que tienen genes defectuosos. En la actualidad, la terapia génica está bajo investigación en animales, cultivos de células y humanos. Aunque es posible, utilizando el sistema CRISPR/Cas (*véase* más adelante), remplazar el gen en su ubicación normal en el genoma, los trabajos anteriores han demostrado que siempre que el gen se exprese en el momento apropiado y produzca cantidades adecuadas de proteína para devolver a la persona a un estado normal, el gen no tiene que integrarse en el lugar preciso en el genoma. Algunas veces, el gen incluso no tiene que estar en las células que normalmente lo contienen.

Históricamente, los retrovirus fueron los primeros vectores usados para introducir genes en células humanas. En condiciones normales, los retrovirus entran a las células blanco, su genoma ARN se copia por la transcriptasa inversa y el ADNc de doble hebra se integra en el genoma de la célula hospedadora (fig.13-20). Si los genes retrovirales (p. ej., *gap, pol* y *env*) se sustraen primero y se sustituyen con el gen terapéutico, los genes retrovirales integrados en el genoma de la célula hospedadora producen la proteína terapéutica en lugar de la proteína viral (fig. 16-14). Este proceso funciona solo cuando las células humanas hospedadoras se someten a división, de tal forma que tiene aplicabilidad limitada. Otros problemas con esta técnica son que solo puede usarse con genes pequeños (≤ 8 kb) y puede alterar a otros genes porque el punto de inserción es aleatorio, con posible desarrollo de cáncer.

Los adenovirus, que son patógenos humanos naturales, pueden utilizarse también como vectores. Como en la terapia génica retroviral, los genes virales normales requeridos para la síntesis de partículas virales se remplazan con los genes terapéuticos. Las ventajas de usar un adenovirus son que el gen introducido puede ser bastante grande (aproximadamente de 36 kb) y la infección no requiere división de las células hospedadoras. La desventaja es que los genes portados por los adenovirus no se integran de manera estable en el genoma hospedador, lo que tiene como resultado solo expresión transitoria de las proteínas terapéuticas (pero se evita la alteración de genes hospedadores y las complicaciones que pueden surgir de esta). Por consiguiente, el tratamiento debe repetirse de forma periódica. Otro problema con el tratamiento génico adenoviral es que el hospedador puede activar una respuesta inmunológica al adenovirus patógeno y ocasionar complicaciones, incluida la muerte.

Para evitar los problemas relacionados con los vectores virales, los investigadores emplean ahora el tratamiento con ADN solo o ADN recubierto con una capa de lípido (es decir, en liposomas). La adición de un ligando para un receptor localizado en las células diana puede ayudar al suministro de liposomas a las células hospedadoras apropiadas. Muchos problemas afectan todavía el campo de la terapia génica. En múltiples casos, los genes terapéuticos deben dirigirse a las células en las que funcionan con normalidad, una tarea difícil en el momento presente. Las deficiencias en los genes dominantes son más

Cuando **Edna R.** comenzó a trabajar con pacientes, recibió la vacuna de hepatitis B. El VHB infecta el hígado y causa daño grave. El virus contiene un antígeno de superficie (HBsAg) o proteína de recubrimiento para la que se ha aislado el gen. Aún así, ya que la proteína es glucosilada, podría no producirse en *E. coli*. (al carecer las bacterias de orgánulos subcelulares, no pueden producir proteínas glucosiladas). Por lo tanto, se usó un sistema de expresión de levadura (eucariota) que produjo una forma glucosilada de la proteína. La proteína viral, separada de la baja cifra de proteína de levadura contaminante, se usó como vacuna para inmunización contra la infección por VHB.

Dianne A. usa la insulina humana recombinante llamada lispro (Humalog®) (cap. 6, fig. 6-11). Lispro se utilizó genéticamente para que la lisina se halle en la posición 28 y la prolina en la 29 de la cadena B (lo contrario de sus posiciones en la insulina humana normal). **Dianne A.** se inyecta una mezcla de lispro justo antes de cada alimento para ayudar a mantener sus concentraciones de glucosa en sangre controladas. El cambio de posición de los dos aminoácidos da lugar a un homólogo de la insulina de acción más rápida. Lispro se absorbe desde el sitio de inyección con más rapidez que otras formas de insulina y actúa en concentraciones de glucosa sanguínea más bajas en menos tiempo que las otras formas de insulina. También se ha producido una forma de insulina de acción prolongada por tecnología del ADN recombinante.

El novio de **Carrie S.** decidió someterse a una prueba para determinar el gen de células falciformes. Se halló que es portador de los fragmentos de restricción MstII de 1.3 kb y 1.1 kb, que incluyen una porción del gen de la globina β. Por lo tanto, al igual que **Carrie S.**, también él es portador del gen de células falciformes.

Un defecto en el gen de la desaminasa de adenosina (ADA) causa el síndrome de inmunodeficiencia combinada grave (SCID). Cuando ADA es defectuosa, la desoxiadenosina y dATP se reunen en las células que se dividen rápido, como linfocitos, y resultan tóxicas para estas células. Las células del sistema inmunológico no pueden proliferar a una velocidad normal. Cuando está disponible un donador, se puede realizar el trasplante de médula ósea en los primeros 3 meses de vida con un grado razonable de éxito. Sin este manejo, los niños con SCID por lo general mueren a una edad temprana pues no pueden combatir las infecciones. Para sobrevivir, deben estar confinados a una "burbuja" ambiental estéril. En 1990, una niña de 4 años, para quien no había donador, se trató con infusiones de sus linfocitos tratados con un retrovirus que contenía un gen normal de ADA. Aunque no había respondido al tratamiento previo, mejoró en mayor grado luego de este intento de tratamiento génico. Esta enfermedad aún se trata con terapia génica, en combinación con infusión de enzimas de remplazo.

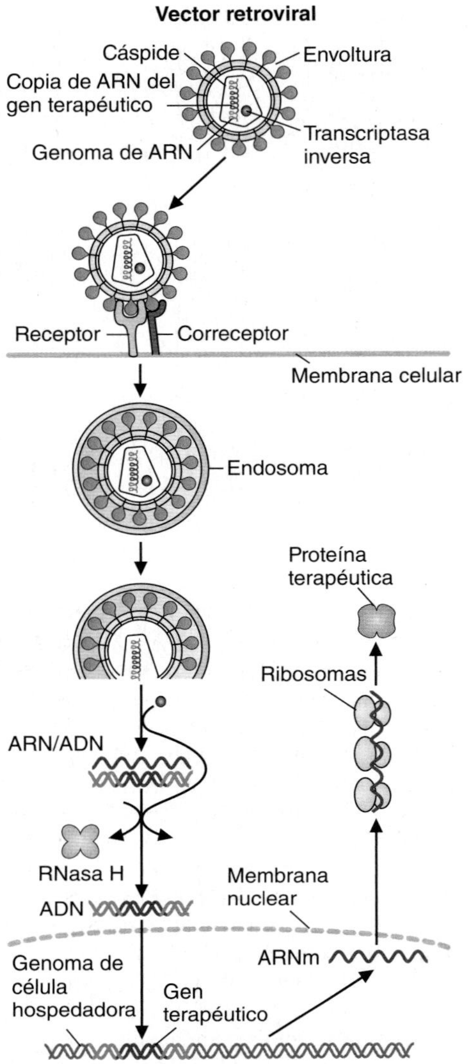

FIGURA 16-14 Uso de retrovirus para terapia génica. Los retrovirus llevan una copia de ARN del gen terapéutico hacia la célula. El endosoma que contiene el virus se disuelve y se liberan el ARN y la transcriptasa inversa viral. Esta enzima copia el ARN y crea un ADN de doble hebra que se integra en el genoma de la célula hospedadora. La transcripción y traducción de este ADN (el gen terapéutico) produce la proteína terapéutica. (El virus no se multiplica porque se sustrajeron y remplazaron sus genes por la copia de ARN terapéutico.)

Otra forma de SCID está ligada al cromosoma X y se conoce como X-SCID. Esta enfermedad resulta de mutaciones en una subunidad proteínica común de múltiples receptores de citocina. El ADNc que corresponde a esta subunidad se suministró a los linfocitos del paciente por medio de un vector retroviral, y la tasa de éxito de reconstituir el sistema inmunológico fue alto para pacientes que recibieron este tratamiento génico. El entusiasmo que suscitó este tratamiento se vio mermado por el desarrollo de leucemia en tres de los pacientes que fueron parte del estudio inicial. Los retrovirus insertan al azar su copia de ADN de su genoma en el cromosoma hospedador. En los pacientes que desarrollaron leucemia se determinó que el vector se insertó cerca del gen *LMO2*, un protooncogén conocido (cap. 17). El suceso de inserción desencadenó la activación (o sobreexpresión) de *LMO2*, lo cual dio lugar a la proliferación celular descontrolada. La investigación actual se dirige ahora a tratar de identificar áreas de inserción para los vectores usados en la terapia génica.

difíciles de tratar que las de genes recesivos, y la expresión de los genes terapéuticos requiere con frecuencia una regulación cuidadosa. Aunque hay adelantos en el área, el avance es lento.

F. El sistema CRISPR/Cas

Se ha descubierto un importante sistema de edición de genes en las arqueas y se ha adaptado para su uso en muchas especies diferentes, con aplicaciones casi ilimitadas. El sistema se diseñó originalmente como un sistema inmunológico rudimentario, de forma que las arqueas pudieran destruir cualquier ADN invasor procedente de virus u otros patógenos. El uso de este sistema de edición del ADN ha permitido a los científicos eliminar o insertar genes específicos en las células. A este sistema inmunológico primitivo se le ha dado el nombre de CRISPR/Cas, por las repeticiones palindrómicas cortas agrupadas y regularmente interespaciadas (CRISPR), y sistema asociado a CRISPR (por Cas, e incluye las nucleasas y helicasas necesarias para ayudar a la introducción de roturas de doble cadena en el ADN objetivo). Dentro de las repeticiones agrupadas de estas regiones del genoma bacteriano se encontraron secuencias de ADN provenientes del bacteriófago. Si un fago similar infectara a la bacteria, la célula hospedadora usaría un mecanismo de defensa que reconocería el ADN invasor y lo degradaría usando la combinación de CRISPR y los genes *Cas* (fig. 16-15).

Los científicos han usado la especificidad de este sistema para alterar de manera exitosa los genes de células cultivadas, ya sea modificándolos genéticamente (destruyendo su capacidad para codificar una proteína funcional) o sustituyendo el gen con uno modificado. Las posibilidades que ofrece la tecnología CRISPR/Cas son ilimitadas, pero su uso está limitado por cuestiones éticas y sociales.

G. Animales transgénicos

La introducción de genes normales en células somáticas con genes defectuosos corrige el defecto solo en los individuos tratados, no en su progenie. Para eliminar el defecto para futuras generaciones, los genes normales deben introducirse en la línea de células germinales (las células que producen el semen en los varones u óvulos en las mujeres). Experimentos con animales indican que la terapia génica en las células germinales es factible. Los genes pueden introducirse en óvulos fecundados a partir de los cuales se desarrollan animales transgénicos, y estos últimos pueden producir descendencia en apariencia normal.

En realidad, si el núcleo aislado de la célula de un animal se inyecta en el óvulo enucleado de otro animal de la misma especie y se implanta en una madre adoptiva, la descendencia resultante es un clon del animal del cual se derivó el núcleo. Se han producido clones de ovejas y cerdos, y podrían usarse técnicas similares para clonar humanos. Desde luego, estos experimentos hacen surgir muchas interrogantes éticas que es difícil responder.

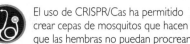

El uso de CRISPR/Cas ha permitido crear cepas de mosquitos que hacen que las hembras no puedan procrear y esto tendría el potencial de eliminar ciertas cepas de mosquitos (p. ej., las que transmiten el parásito del paludismo). Sin embargo, ¿se trata de una preocupación ética al usar la tecnología que destruye una especie de la existencia? Los científicos de China han alterado con éxito el gen de la globina β en embriones humanos inviable como una prueba para tratar la talasemia con tecnología de CRISPR/Cas. Estos experimentos iniciales han probado que aún hay temas técnicos acerca de la integración de genes inespecíficos por investigar, pero el potencial de esta técnica es enorme. Otro científico de China realizó la edición CRISPR/Cas en embriones humanos viables, inactivando el receptor de membrana CCR5 en las células T. El receptor CCR5 es un correceptor para que el VIH entre en las células T. La pérdida de expresión de CCR5 reduciría la posibilidad de infección por VIH. Los embriones se implantaron en una mujer y llegaron a término, dando lugar a gemelas con genomas alterados. Aunque el científico tenía buenas intenciones, fue condenado a 3 años de prisión, que no ha sido aprobado ni ética ni científicamente. Hay aspectos éticos importantes relacionados con alterar el genoma humano antes del nacimiento. Recientemente, CRISPR/Cas se usó en un paciente vivo con el raro trastorno de amaurosis congénita de Leber que causa ceguera debido a una mutación en el gen *CEP290*. Un virus modificado genéticamente, con secuencias CRISPR/Cas para alterar el gen *CEP290*, se inyectó en una cohorte de pacientes para ensayo clínico. Se hará un seguimiento para vigilar si la visión regresa o si el trastorno empeora a causa del tratamiento. Así que las implicaciones de esta técnica son infinitas, es incierto que se puedan resolver los aspectos éticos tan fácil como los de la técnica científica.

Los vectores adenovirales se han usado en aerosol para dar copias normales del gen regulador de la conductancia transmembranal de fibrosis quística (*CFTR*) a células del pulmón. Algunas células captaron este gen y los pacientes notaron mejoría moderada. Sin embargo, no se observó la integración estable del gen en el genoma y no se beneficiaron las células afectadas por la enfermedad, distintas a las del pulmón (p. ej., células pancreáticas). Pero, este enfoque representó un avance en el desarrollo de la terapia génica. Los vectores adenovirales se usaron en un intento por tratar la deficiencia de ornitina carbamoiltransferasa (un desorden del metabolismo del nitrógeno). En este estudio, un voluntario murió por una respuesta inmunológica grave al vector adenoviral. Este resultado dio lugar a una revaloración de la seguridad de los vectores virales para el tratamiento génico y los medios desarrollados para el consentimiento informado de los ensayos clínicos.

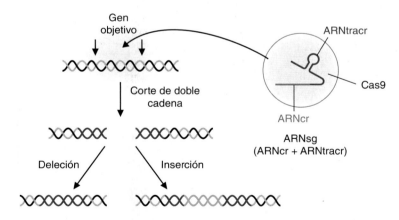

FIGURA 16-15   El sistema CRISPR/Cas. Se representa una versión simplificada de este sistema de edición de genes. Se sintetiza un ARN guía (que guiará a la molécula hasta la secuencia de ADN que debe editarse) acoplado a lo que se denomina un tracrARN, que permite a la molécula de ARN interactuar con la proteína Cas9 (es la proteína Cas9 la que realiza la edición). El ARN guía dirige el complejo a la región adecuada del genoma (que debe ser adyacente a una secuencia PAM, de motivo adyacente al protospacer, que es reconocida por el complejo para que pueda producirse el corte del ADN). Una vez situado, el complejo produce una rotura de doble cadena en el ADN, que puede repararse mediante recombinación homóloga (para remplazar el gen o introducir una mutación específica) o unión de extremos no homólogos (para crear un gen no funcional). *Véase* el capítulo 18 para más detalles sobre la recombinación homóloga y la unión de extremos no homólogos. Cas, asociado a CRISPR; CRISPR, pequeñas repeticiones palindrómicas agrupadas y regularmente espaciadas. ARNsg, ARN guía único; ARNCr, ARN CRISPR; ARNtracr, ARN transactivador.

IV. Proteómica

Las técnicas descritas con anterioridad se han concentrado en la identificación de ácidos nucleicos, pero se han registrado también avances rápidos para analizar todas las proteínas expresadas por una célula en una etapa particular del desarrollo. Las técnicas son lo suficientemente complejas para establecer comparaciones entre dos muestras diferentes, como células normales y células cancerígenas del mismo tejido. Una sinopsis de esta técnica se muestra en la figura 16-16. Las proteínas de los dos tipos de células diferentes (A y B) se aíslan y marcan con distintos colorantes fluorescentes. Las proteínas se separan entonces mediante electroforesis en gel bidimensional (la primera dimensión, o separación, es por carga, y la segunda dimensión es por tamaño), la cual genera un gran número de puntos que pueden verse bajo un dispositivo de imagen fluorescente; cada uno de estos puntos corresponde a una proteína. Una computadora alinea los puntos de las dos muestras y puede determinar, por el nivel de fluorescencia expresado en cada punto de proteína, si una proteína se ha sobrerregulado o desregulado en una muestra en comparación con la otra. Las proteínas cuyos niveles de expresión cambian pueden identificarse mediante técnicas sensibles como la espectrometría de masas de proteínas.

El método proteómico es muy promisorio para determinar de manera molecular la huella dactilar de tumores particulares y en descubrir objetivos novedosos para el desarrollo de fármacos que se expresan solo en el estado canceroso. El conocimiento del médico acerca de los marcadores expresados por un determinado tumor debe permitir el uso de regímenes farmacológicos específicos; un tratamiento ya no será la norma para un tumor particular. Según sea el proteoma del paciente, pueden diseñarse y prescribirse tratamientos para el tumor específico del paciente.

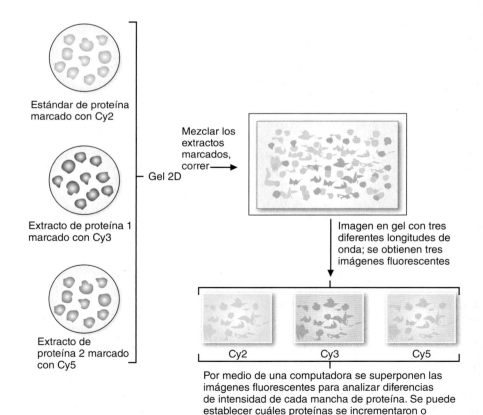

Estándar de proteína marcado con Cy2

Extracto de proteína 1 marcado con Cy3

Extracto de proteína 2 marcado con Cy5

Gel 2D

Mezclar los extractos marcados, correr

Imagen en gel con tres diferentes longitudes de onda; se obtienen tres imágenes fluorescentes

Cy2   Cy3   Cy5

Por medio de una computadora se superponen las imágenes fluorescentes para analizar diferencias de intensidad de cada mancha de proteína. Se puede establecer cuáles proteínas se incrementaron o disminuyeron en la muestra 1 respecto a la 2

FIGURA 16-16 Uso de la proteómica para determinar si una proteína está sobrerregulada o subdesregulada. *Véase* el texto para los detalles.

COMENTARIOS CLÍNICOS

Edna R. Al leer acerca del desarrollo de la vacuna de la hepatitis B, **Edna R.** aprendió que la primera vacuna disponible para el virus de la hepatitis B (VHB), comercializada en 1982, fue una vacuna purificada e "inactivada" cuyo contenido era VHB neutralizado de forma química. El virus se derivó de la sangre de portadores de VHB conocidos. Después se usaron vacunas "atenuadas", en las que el virus permanecía vivo, pero se alteró para que ya no se multiplicara en el hospedador inoculado. Tanto la vacuna inactivada como la atenuada pueden ser peligrosas porque pueden contaminarse con VHB infeccioso vivo.

Las vacunas de "subunidad" modernas, comercializadas primero en 1987, se elaboraron mediante técnicas de ADN recombinante descritas antes en este capítulo. Debido a que esta vacuna consiste solo de la proteína o antígeno de superficie viral a la cual responde el sistema inmunológico, no existe riesgo de infección con VHB.

Susan F. La fibrosis quística (FQ) es una enfermedad autosómica recesiva determinada de forma genética que puede deberse a varias mutaciones dentro del gen de FQ localizado en el cromosoma 7. Se halló que **Susan F.** tiene una deleción de 3 pb en el residuo 508 del gen de la FQ (la mutación presente en cerca de 85% de los pacientes caucásicos con FQ en Estados Unidos). Esta mutación se relaciona por lo general con un curso clínico más grave que el de muchas mutaciones que producen la enfermedad. Sin embargo, otros genes y factores ambientales pueden modificar el curso clínico de la enfermedad, así que en la actualidad no es posible asesorar a los pacientes de modo exacto acerca del pronóstico con base en su genotipo.

La FQ es una alteración genética relativamente común en Estados Unidos, con una tasa de portadores de alrededor de 5% en caucásicos. La enfermedad ocurre en 1 por 3 200 nacimientos de caucásicos en Estados Unidos (1 por 17 000 en afroamericanos y 1 por 31 000 en estadounidenses de origen asiático).

Victoria T. La huella dactilar del ADN representa un avance importante en la medicina forense. Antes del desarrollo de esta técnica, la identificación de criminales era mucho menos científica. El sospechoso en la violación y asesinato de **Victoria T.** fue arrestado y sentenciado con base sobre todo en los resultados del análisis de huella dactilar del ADN.

Esta técnica se ha puesto en duda en algunas cortes a partir de los problemas técnicos en la interpretación estadística de los datos y recolección de la muestra. Es absolutamente necesario que se efectúen todos los controles apropiados, incluidas las muestras del ADN de la víctima, así como el ADN del sospechoso. Otro problema del procedimiento de huella dactilar ha surgido porque la reacción en cadena de la polimerasa (PCR) es una técnica altamente eficaz que puede amplificar cantidades mínimas de ADN contaminante de una fuente no relacionada con el caso.

COMENTARIOS BIOQUÍMICOS

Mapeo del genoma humano. El Proyecto del Genoma Humano comenzó en 1990 y en el verano de 2000 se había obtenido el mapa completo del genoma humano. Esta proeza se realizó en mucho menos tiempo de lo esperado, como resultado de interacciones cooperativas y competitivas de laboratorios en los sectores privado y público.

El genoma humano contiene $> 3 \times 10^9$ (3 000 millones) de pares de bases. Un gran porcentaje de este genoma ($< 95\%$) no codifica las secuencias de aminoácidos de proteínas o ARN funcional (como ARN ribosómico [ARNr] o ARN de transferencia [ARNt]), sino que se compone de secuencias repetitivas, intrones y otros elementos de función desconocida. Se calcula que el genoma humano contiene solo cerca de 20 000 a 25 000 genes; sin embargo, se producen significativamente más proteínas que la cantidad de genes existentes. Esto surge del empalme alternativo y varias modificaciones postraduccionales. El análisis posterior del proteoma podría demostrar ser más informativo que el del genoma.

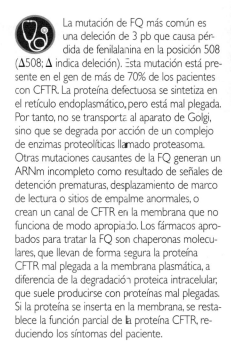

La mutación de FQ más común es una deleción de 3 pb que causa pérdida de fenilalanina en la posición 508 ($\Delta 508$; Δ indica deleción). Esta mutación está presente en el gen de más de 70% de los pacientes con CFTR. La proteína defectuosa se sintetiza en el retículo endoplasmático, pero está mal plegada. Por tanto, no se transporta al aparato de Golgi, sino que se degrada por acción de un complejo de enzimas proteolíticas llamado proteasoma. Otras mutaciones causantes de la FQ generan un ARNm incompleto como resultado de señales de detención prematuras, desplazamiento de marco de lectura o sitios de empalme anormales, o crean un canal de CFTR en la membrana que no funciona de modo apropiado. Los fármacos aprobados para tratar la FQ son chaperonas moleculares, que llevan de forma segura la proteína CFTR mal plegada a la membrana plasmática, a diferencia de la degradación proteica intracelular, que suele producirse con proteínas mal plegadas. Si la proteína se inserta en la membrana, se restablece la función parcial de la proteína CFTR, reduciendo los síntomas del paciente.

¿Cuáles son los aspectos estadísticos relacionados con la huella dactilar del ADN? A través del análisis de muchos individuos de distintas etnicidades, se puede determinar la frecuencia de un polimorfismo de ADN dentro de esa población distinta. Al comparar 8 a 16 polimorfismos (usando PCR *multiplex* para STR polimórfico o la extensión del cebador para los SNP) de ADN en la escena del crimen con ADN de un sospechoso, se puede determinar las probabilidades que esa correspondencia ocurra por casualidad. Por ejemplo suponiendo que se comparó el ADN de un sospechoso con el ADN hallado en la escena del crimen para cuatro polimorfismos únicos dentro del grupo étnico del sospechoso. La frecuencia del polimorfismo A en esa población es 1 en 20; del B, 1 en 30; del C, 1 en 50, y del D, 1 en 100. Las probabilidades de que el ADN del sospechoso coincida con el ADN hallado en la escena del crimen para los cuatro polimorfismos serían el producto de cada una de las probabilidades, o $(1/20) \times (1/30) \times (1/50) \times (1/100)$. El resultado es uno en tres millones de probabilidades de que un individuo tenga los mismos polimorfismos en su ADN que los del hallado en la escena del crimen. Por último, se deja al jurado decidir si la correspondencia de uno en tres millones es suficiente para declarar culpable al sospechoso del crimen. Dado que podría haber 30 millones de individuos en EUA dentro del mismo grupo étnico que el sospechoso, habría entonces 10 personas dentro del país cuyos polimorfismos de ADN corresponderían con el hallado en la escena del crimen. ¿Puede estar segura la corte de que el sospechoso es el individuo correcto? Cierto: el uso de la huella dactilar del ADN es mucho más claro cuando no se obtiene una coincidencia, ya que de inmediato indica que el sospechoso no estuvo en la escena del crimen.

El análisis del genoma ha llevado a la identificación de un gran número de SNP, que se refieren a un solo cambio de nucleótido dentro de una determinada secuencia de ADN cuando se compara entre individuos. Para que tal cambio sea considerado un SNP (en contraposición a una mutación aleatoria), el polimorfismo debe estar presente dentro de 1% de la población. Los SNP son abundantes en el genoma humano y ocurren cada 1 000 pb. Por lo tanto, los SNP son herramientas útiles para mapear genes de enfermedad dentro del cromosoma. Los SNP se han utilizado también en lugar de las secuencias cortas repetidas en tándem (STR) en el análisis forense de ADN.

Cuando se anuncia la identificación de un gen imprevisible en las noticias matutinas, el ciudadano promedio podría esperar que estuviera disponible una cura para una enfermedad genética esa noche. Aunque el conocimiento de la ubicación cromosómica y la secuencia de genes tendrán como resultado el rápido desarrollo de pruebas para determinar si un individuo es portador de un gen defectuoso, el desarrollo de un tratamiento para una enfermedad genética causada por un gen defectuoso no es tan fácil ni rápido. Como se describió en la sección sobre terapia génica, es necesario resolver muchos problemas técnicos antes de que el tratamiento génico se vuelva común. Además de resolver los rompecabezas moleculares relacionados con la terapia génica, es preciso enfrentar muchas dificultades éticas, así como preguntas técnicas.

¿Es apropiado remplazar genes defectuosos en células somáticas para aliviar el sufrimiento humano? Muchas personas podrían estar de acuerdo con ello. Pero se ha formulado una pregunta relacionada: ¿es apropiado remplazar genes defectuosos **en la línea de células germinales** para aliviar el sufrimiento humano? Pocas personas podrían estar de acuerdo con este objetivo. La manipulación genética de células somáticas afecta solo a una generación; estas células mueren con el individuo. No obstante, las células germinales continúan vivas y producen cada generación sucesiva.

Las técnicas desarrolladas para explorar el genoma humano podrían usarse para muchos propósitos. ¿Cuáles son los límites para la aplicación del conocimiento ganado por los avances en biología molecular? ¿Quién debe decidir cuáles son los límites y quién debe servir como el "policía genético"? Si se permiten experimentos que presuponen la manipulación genética de la línea de células germinales humanas, concebidos con nobleza, ¿es posible, en los esfuerzos por "mejorar" a las personas, manipular genéticamente la raza humana hacia la extinción?

CONCEPTOS CLAVE

- ◆ Las técnicas para aislar y amplificar genes, y estudiar y manipular secuencias de ADN se emplean en la actualidad en el diagnóstico, prevención y tratamiento de la enfermedad.
- ◆ Estas técnicas requieren una comprensión de las siguientes herramientas y procesos:
  - ◆ Enzimas de restricción
  - ◆ Vectores de clonación
  - ◆ PCR
  - ◆ Secuenciación de didesoxi de ADN
  - ◆ Electroforesis en gel
  - ◆ Hibridación de ácidos nucleicos
  - ◆ Vectores de expresión
  - ◆ Ampliación de cebadores
  - ◆ El sistema de edición genética CRISPR/Cas
- ◆ Las moléculas de ADN recombinante producidas mediante estas técnicas pueden usarse como sondas diagnósticas, en terapia génica, o para la producción a gran escala de proteínas para el tratamiento de enfermedades.
- ◆ Los polimorfismos genéticos identificados, es decir, las diferencias heredadas en secuencias de bases de ADN entre individuos, se pueden usar para diagnosticar enfermedades y generar una huella digital molecular de un individuo.
- ◆ El tratamiento genético de la enfermedad es posible con tratamiento génico o técnicas de ablación de genes. Las dificultades técnicas restringen en la actualidad el uso extendido de estos tratamientos.
- ◆ La proteómica es el estudio de proteínas expresadas por una célula. Las diferencias en la expresión de proteínas entre células normales y células cancerígenas puede utilizarse para identificar posibles dianas para tratamientos futuros.
- ◆ Las enfermedades revisadas en este capítulo se resumen en la tabla 16-1.

TABLA 16-1	Enfermedades revisadas en el capítulo 16	
ENFERMEDAD O TRASTORNO	**GENÉTICA O AMBIENTAL**	**COMENTARIOS**
Fibrosis quística	Genética	La fibrosis quística se debe a una mutación en la proteína del CFTR, que es un canal de cloruro. La mutación más común en el gen *CFTR* es Δ508, una deleción de triplete, que remueve el codón 508 de la secuencia primaria. La enfermedad da lugar al bloqueo del conducto pancreático, así como a vías respiratorias obstruidas.
Hepatitis B	Ambiental	Desarrollo de la vacuna para la hepatitis B por medio de técnicas genéticas moleculares para producir proteínas del virus recombinante.
Enfermedad de células falciformes	Genética	El desarrollo de pruebas genéticas para la enfermedad de células falciformes, con base en la comprensión del cambio de base en el ADN, que da lugar a la enfermedad, la cual provoca la pérdida de un sitio de endonucleasas de restricción en el genoma.

CFTR, regulador de conductancia transmembranal de la fibrosis quística.

PREGUNTAS DE REVISIÓN: CAPÍTULO 16

1. Muchas técnicas moleculares usan electroforesis de fragmentos de ADN. La electroforesis separa los fragmentos de ADN de doble hebra con base en ¿cuál de los siguientes medios?
   A. Secuencia
   B. Peso molecular
   C. Punto isoeléctrico
   D. Frecuencia de repeticiones CTG
   E. Estructura secundaria

2. Las enzimas de restricción pueden reconocer, en su mayoría, una secuencia de cuatro bases, una secuencia de seis bases o una secuencia de ocho bases. Si una enzima de restricción reconoce una secuencia de seis bases, ¿con qué frecuencia, en promedio, esta enzima corta una gran pieza de ADN?
   A. Una vez cada 16 bases
   B. Una vez cada 64 bases
   C. Una vez cada 256 bases
   D. Una vez cada 1 024 bases
   E. Una vez cada 4 096 bases

3. Un científico forense se está preparando para secuenciar ADN encontrado en la ropa de una víctima. ¿Cuál de los siguientes conjuntos de reactivos se requiere para la síntesis de ADN en la cadena didesoxi en la técnica de Sanger para secuenciación de ADN? (Las listas no incluyen a todos).
   A. Desoxirribonucleótidos, polimerasa de Taq, cebador de ADN
   B. Didesoxirribonucleótidos, desoxirribonucleótidos, ADN de molde
   C. Didesoxirribonucleótidos, cebador de ADN, transcriptasa inversa
   D. Dos cebadores de ADN, ADN de molde, polimerasa Taq
   E. ARNm, didesoxinucleótidos, transcriptasa inversa

4. Ciertas enfermedades, como el síndrome de X frágil, se deben a una expansión de repeticiones de tripletes dentro del gen. ¿Cuál de los siguientes conjuntos de técnicas permitirían una rápida determinación si tal repetición estuviera presente dentro de un gen? Elija la mejor respuesta.
   A. PCR, análisis de RFLP, pero no análisis de SNP
   B. PCR, análisis de RFLP y análisis de SNP
   C. Análisis de RFLP, pero no análisis de PCR o SNP
   D. PCR, pero no análisis de RFLP o análisis de SNP
   E. Análisis de SNP, pero no análisis de PCR o RFLP

5. ¿Cuál de los siguientes es el mejor método para determinar si la albúmina se transcribe en el hígado de un modelo de ratón con hepatocarcinoma?
   A. Detección de genoteca genómica
   B. Transferencia Southern genómica
   C. Transferencia Northern tisular
   D. Inmunotransferencia Western tisular
   E. Análisis de NVRT

6. Los individuos metabolizan medicamentos a velocidades distintas, debido a polimorfismos dentro de los genes metabolizadores de medicamentos. ¿Cuál de los siguientes sería suficiente para probar la presencia de tal polimorfismo?
   A. Transferencias Southern, PCR, determinaciones de SNP, pero no transferencias Northern
   B. Transferencia Southern, PCR, determinaciones de SNP, y transferencias Northern
   C. Transferencia Southern, determinaciones de SNP, transferencia Northern, pero no PCR
   D. Transferencia Southern, transferencia Northern, PCR, pero no determinaciones de SNP
   E. Determinaciones de SNP pero no transferencia Northern, transferencia Southern, ni PCR

7. Una científica ha clonado el ADNc de un gen particular y quiere analizar la expresión tisular del gen por análisis de

transferencia Northern. Se sorprende al ver tres bandas positivas en muestras de hígado pero solo una banda en todos los demás tejidos examinados. Una explicación posible de este hallazgo es una de las siguientes opciones:
A. El hígado contiene tres genes para esta proteína particular
B. Edición de ARN
C. Modificaciones posteriores a la traducción
D. Pérdida de un sitio de reconocimiento de restricción de endonucleasa en el gen del hígado
E. Empalme alternativo

8. Un científico intenta comprender la diferencia en la expresión génica entre una célula de cáncer de próstata y una célula sin cáncer. Un experimento con genochip ha identificado 245 genes potenciales que se han inhibido en la línea de células cancerosas en comparación con la línea sin cáncer. La confirmación de este resultado se puede lograr usando una de las siguientes técnicas:
A. Transferencia Southern
B. Transferencia Northern
C. Análisis SNP
D. Análisis RFLP
E. PCR

9. Cuando un individuo se hace una prueba para determinar si se ha infectado con VIH (el virus que provoca el sida), a menudo se usa una inmunotransferencia Western para confirmar. Para la prueba de inmunotransferencia Western, de las siguientes muestras que se corren en el gel de poliacrilamida, ¿el contenido de cuál será transferido al papel filtro para la técnica de inmunotransferencia?
A. El ADN del paciente fraccionado con enzimas de restricción
B. Una muestra de la sangre del paciente
C. El ARN del paciente preparado a partir del ADN extraído de eritrocitos
D. Anticuerpos contra proteínas del VIH
E. Proteínas purificadas del VIH

10. El aislamiento y uso de endonucleasas de restricción ha permitido la proliferación de técnicas para generar ADN recombinante. ¿Cuál de los siguientes puede describir el ADN recombinante? Elija la mejor respuesta.

	El ADN recombinante siempre se refiere a una molécula de ADN derivada de dos o más especies diferentes	Las técnicas de ADN recombinante se pueden usar para generar proteínas terapéuticas	Los bacteriófagos fueron la fuente de las primeras enzimas de restricción aisladas	El ADN recombinante ha permitido que se produzcan diferentes tipos de insulina, algunas de acción rápida, otras de acción lenta	El uso de terapia génica requiere la producción de moléculas de ADN recombinante
A	Sí	No	Sí	No	Sí
B	Sí	No	No	No	No
C	Sí	No	Sí	Sí	Sí
D	No	Sí	No	Sí	No
E	No	Sí	No	Sí	Sí
F	No	Sí	Sí	No	No

11. Un patrón único de cinco SNP en el genoma humano ha demostrado, a través de GWAS, estar asociado con una enfermedad particular. ¿Cuál de las siguientes técnicas es la más eficaz para analizar a los individuos para ver si contienen este patrón de SNP?
A. CRISPR/Cas
B. Transferencia Northern
C. Extensión de cebadores
D. Transferencia Southern
E. Transferencia Western

12. ¿Cuál de las siguientes técnicas genéticas puede suprimir la expresión de un gen específico? Elija la mejor respuesta.

	CRISPR/Cas	Amplia-ción de la cartilla	Secuenciación de próxima generación	ARN de horquilla pequeña	Manchas del Sur
A	Sí	Sí	No	No	No
B	Sí	No	No	Sí	No
C	Sí	No	No	Sí	Sí
D	No	Sí	Sí	Sí	Sí
E	No	No	Sí	No	No
F	No	Sí	Sí	No	Sí

13. Un científico está estudiando a individuos que expresan una determinada enfermedad. El científico dispone de una sonda de ADN para una región del cromosoma

relacionada al supuesto gen de la enfermedad. El científico puede examinar el ADN de los individuos con la enfermedad mediante transferencia Southern después de digerir el ADN con una enzima de restricción particular y comparar los resultados con los de un individuo de control que se sabe que no expresa la enfermedad. Los resultados se muestran en el siguiente gel. ¿Las diferencias en el tamaño de los fragmentos de ADN observados se deben muy probablemente a cuál de los siguientes factores en esta región del genoma?

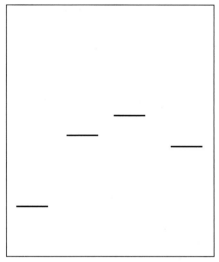

Control   Paciente 1   Paciente 2   Paciente 3

A. Supresión
B. Metilación del ADN
C. Expresión de ARNmi
D. SNP
E. NVRT

14. La lectura de un gel de secuenciación de dideoxinucleótidos de Sanger, desde la parte inferior (polo positivo) hasta la superior (polo negativo) del gel, ¿a cuál de las siguientes corresponde?
    A. El trozo de ADN desconocido clonado en la dirección 5′ a 3′
    B. El fragmento clonado de ADN desconocido en la dirección 3′ a 5′
    C. El complemento de la pieza clonada de ADN en la dirección 5′ a 3′
    D. El complemento del fragmento de ADN clonado en la dirección 3′ a 5′
    E. El ARNm que se sintetizaría a partir del trozo de ADN clonado leído en la dirección 5′ a 3′
    F. El ARNm que se sintetizaría a partir del trozo de ADN clonado leído en la dirección 3′ a 5′

15. ¿Cuáles son las principales diferencias entre una biblioteca de ADNc y una biblioteca genómica? Elija la mejor respuesta.

	Contiene regiones promotoras	Contiene exones	Contiene introns	Contiene regiones potenciadoras
A	ADNc	ADNc	ADNc	ADNc
B	ADNc	Genómico	Genómico	Genómico
C	ADNc	ADNc	ADNc	Genómico
D	Genómico	Genómico	Genómico	ADNc
E	Genómico	ADNc	ADNc	ADNc
F	Genómico	Genómico	Genómico	Genómico

RESPUESTAS A LAS PREGUNTAS DE REVISIÓN

1. **La respuesta es B.** Todos los fragmentos de ADN tienen carga negativa y migrarán hacia la carga positiva. La única diferencia entre los fragmentos es su tamaño y los fragmentos más pequeños se moverán más rápido que los mayores debido a su capacidad de apretujarse a través del gel a mayor velocidad.

2. **La respuesta es E.** La enzima reconoce seis bases y la probabilidad de que la base correcta esté en cada posición es 1 en 4, de modo que la probabilidad global es $(¼)^6$, o 1 en 4 096 bases.

3. **La respuesta es B.** La técnica de Sanger requiere tanto desoxirribonucleótidos como didesoxirribonucleótidos y un molde de ADN. No utiliza Taq polimerasa (que se usa en la PCR), ni necesita transcriptasa inversa (se requiere para producir ADN a partir de ARN).

4. **La respuesta es A.** Mediante experimentos con la PCR, usando cebadores que flanquean la zona de repetición, es posible determinar el número de repeticiones en un gen en comparación con otro gen que tiene pocas o ninguna repeticiones (el producto de la PCR sería mayor para una región que contuviera múltiples repeticiones

comparada con una región con pocas repeticiones). De modo similar, empleando sitios de reconocimiento de endonucleasa de restricción, que flanquean la repetición, se verán polimorfismos de longitud del fragmento de restricción, donde la longitud del fragmento de restricción depende del número de repeticiones en el gen. Sin embargo, en el análisis de SNP, se examinan polimorfismos de un solo nucleótido, no repeticiones de múltiples tripletes y este no sería un método adecuado para determinar una región del genoma que contuviera múltiples repeticiones de nucleótidos tripletes. La mayoría de los individuos tendrán una cantidad determinada de repeticiones, y las técnicas de PCR y RFLP permitirán distinguir con relativa facilidad entre regiones de repeticiones expandidas y regiones de repeticiones pequeñas.

5. **La respuesta es C.** La transferencia Northern permite determinar cuáles genes están transcribiéndose en un tejido en el momento de aislar el ARNm. El ARNm se corre en un gel, se transfiere a papel filtro y luego se analiza con una sonda. Si está transcribiéndose albúmina, entonces una sonda para albúmina debe dar un

resultado positivo en esta prueba. La búsqueda en una genoteca no indicará si está transcribiéndose un gen específico, ni tampoco lo hará una transferencia Southern. Estas técnicas solo permitirán determinar que el gen está presente en el genoma. Una inmunotransferencia Western analiza contenido de proteína, no de ARNm. El análisis de VNTR no proporciona información acerca de si se transcribe un gen.

6. **La respuesta es A.** Un polimorfismo en el ADN puede provocar la alteración de sitios de restricción, los cuales se podrían detectar por transferencias Southern. Si incluye expansión de secuencias repetidas, el polimorfismo se puede detectar por transferencias Southern o PCR a través de la región expandida. Los polimorfismos pueden ser pequeños como una sola diferencia de nucleótido, lo cual sería detectable por análisis SNP. Las transferencias Northern examinan el transcrito proveniente de los genes y sería la técnica menos probable para brindar información acerca del polimorfismo. El polimorfismo no podría estar expresado dentro de los exones de los genes, por lo tanto una transferencia Northern no mostraría ARNm extendido o truncado. SNP tampoco sería evidente en las transferencias Northern.

7. **La respuesta es E.** Ciertos transcritos primarios tienen la capacidad de ser empalmados en forma alternativa, dependiendo de la composición del espliceosoma en los tejidos. En este caso, el hígado puede empalmar en tres formas, creando tres transcritos de diferente tamaño, en tanto que todos los demás tejidos solo empalman de una manera, creando solo un tamaño único del transcrito. Debido a que el genoma es constante para todos los tejidos, si el hígado contenía tres genes para este transcrito, los otros tejidos también lo harían. La edición del ARN alterará una base en un transcrito pero no altera el tamaño general del transcrito. Las modificaciones posteriores a la traducción se presentan en proteínas después de que se han sintetizado pero no en moléculas de ARN (que serían modificaciones posteriores a la transcripción). La pérdida de un sitio de reconocimiento de la endonucleasa de restricción dentro del gen del hígado no alteraría el tamaño general del transcrito porque esto sería una mutación en el ADN. Es posible que este cambio creara un empalme alternativo pero no las tres que se observan por medio de inmunotransferencia Northern.

8. **La respuesta es B.** Si 245 genes son estimulados en las células cancerosas en comparación con las células normales, las concentraciones de ARNm para estos 245 genes estarían aumentadas en las células cancerosas en comparación con las células no tumorales. Por lo tanto se pueden realizar transferencias Northern, usando ADNc correspondiente a los genes como sondas, de ARN proveniente de las células no tumorales y tumorales para determinar si las concentraciones de ARNm en realidad aumentan después de la transformación. La transferencia Southern no mostrará expresión de genes, solo que el gen está presente en las células. El análisis SNP determinará polimorfismos en el ADN pero no puede determinar niveles de expresión de genes. De manera similar, RFLP busca diferencias en la estructura del ADN pero no a niveles de expresión. La PCR analiza también ADN, no expresión de genes (sin embargo,

Reacción en cadena de la polimerasa con transcripción inversa [RT-PCR] en la cual el ARNm se convierte a ADN por la transcriptasa inversa, puede determinar niveles de ARNm entre dos diferentes muestras).

9. **La respuesta es E.** La transferencia Westhern se usa para determinar si la sangre de un paciente contiene anticuerpos contra proteínas del VIH (lo que significaría que el paciente está infectado con el virus del VIH). Para hacer esta determinación, se corren proteínas purificadas de VIH en un gel de poliacrilamida hacia el papel filtro, y a este se le coloca con una muestra de la sangre del paciente. Si la sangre del paciente contiene anticuerpos contra las proteínas del VIH, estos anticuerpos se unirán al filtro y se pueden detectar por segundos anticuerpos que reconocen los anticuerpos humanos y contienen una etiqueta fluorescente para su detección. Esta prueba no usa ADN o ARN en el gel (la inmunotransferencia Westhern es la electroforesis de proteínas en un gel), ni la sangre del paciente corre en un gel o anticuerpos contra las proteínas del VIH.

10. **La respuesta es E.** Las endonucleasas de restricción fueron descubiertas en bacterias, y se usan para proteger las bacterias de la invasión de ADN extraño. El ADN recombinante se refiere a la generación de una pieza de ADN proveniente de otras dos piezas de ADN en un tubo de ensayo, y el ADN puede provenir de la misma especie o de una diferente. Las técnicas de ADN recombinante se han usado para generar proteínas terapéuticas (como el factor VIII, hormona de crecimiento e insulina). El uso de técnicas de ADN recombinante ha permitido también que se sinteticen variantes de proteínas terapéuticas (como variantes de acción prolongada o corta de insulina). La terapia génica requiere el uso de técnicas de ADN recombinante para generar un gen, con regiones promotoras adecuadas, para producir células con la capacidad de producir la proteína codificada por el ADN recombinante.

11. **La respuesta es C.** Los SNP, o polimorfismos de un solo nucleótido, reflejan una diferencia en un solo nucleótido entre los genomas en la misma ubicación del genoma. La forma más fácil de detectarlos es ejecutando simultáneamente múltiples reacciones de extensión de cebadores distintos, en las que los cebadores utilizados son de diferentes longitudes para que puedan ser separados y analizados por electroforesis capilar. Cada cebador estará marcado con un dideoxinucleótido fluorescente, que identifica el SNP. Si se generan los cebadores marcados con fluorescencia adecuados en la prueba, se identificará que el individuo contiene el patrón de SNP asociado a la enfermedad. CRISPR/Cas se utiliza para alterar las secuencias de ADN y no para determinar la composición de SNP de un genoma. El análisis de transferencia Western detecta las proteínas expresadas en una célula, pero como los SNP pueden estar en regiones no codificantes de un genoma, el análisis de proteínas no puede asociarse con la enfermedad que se está estudiando. Las transferencia Northern analizan el ARN separado por tamaño en geles de agarosa, pero como los SNP no suelen estar dentro de los genes, este análisis no puede detectar un patrón de SNP concreto.

Las transferencia Southern analizan el ADN separado por tamaño y pueden detectar potencialmente los SNP, pero es difícil diseñar sondas para detectar una diferencia de un solo nucleótido en las muestras de ADN. La extensión de cebadores es una técnica mucho más potente que la transferencia blot para detectar un SNP.

12. **La respuesta es B.** Tanto las técnicas de ARNhc como las de CRISPR/Cas pueden eliminar la expresión de los genes: CRISPR/Cas a nivel de genes y ARNsh a nivel de transcripción/traducción. La extensión de cebadores detecta los SNP pero no altera la expresión génica. La secuenciación de nueva generación permite la secuenciación rápida del genoma, pero no elimina la expresión génica. La transferencia Southern permite la identificación de fragmentos de ADN pero no altera la expresión génica.

13. **La respuesta es E.** El VNTR, o número variable de repeticiones en tándem, podría ampliar potencialmente un fragmento de endonucleasa de restricción, generando un RFLP en esta región del genoma. El individuo sin la enfermedad (Control en la figura) muestra un pequeño número de repeticiones en tándem (con el fragmento de menor tamaño). Los pacientes con la enfermedad (pacientes 1, 2 y 3) muestran una expansión de esta región, con fragmentos más grandes y de migración más lenta en el gel. Si una deleción condujo a la enfermedad, los fragmentos de ADN de los pacientes serían más pequeños que el ADN de control. Un SNP es un cambio en un solo nucleótido del genoma, y como tal no mostraría

variabilidad en el tamaño de los fragmentos de restricción entre los pacientes con la enfermedad (porque la diferencia entre las muestras de ADN es de un solo nucleótido). Incluso si el alelo mutado condujera a la pérdida, o ganancia, de un sitio de restricción, entonces todos los pacientes mostrarían el mismo polimorfismo y el mismo tamaño de fragmento de restricción. Sin embargo, lo que se observa es un tamaño diferente de los fragmentos de restricción de cada paciente con la enfermedad. Las transferencias Southern no se utilizan para determinar alteraciones en la metilación del ADN o en la expresión de ARNmi.

14. **La respuesta es C.** Un trozo desconocido de ADN monocatenario se coloca en un vector y, al utilizar el cebador adecuado, se sintetiza el ADN mediante la tecnología dideoxi, con el ADN clonado como plantilla. Así, se sintetizará el complemento del ADN clonado y se leerá en el gel que se produzca. El extremo 5′ del ADN recién sintetizado será el trozo más pequeño de ADN producido, por lo que la lectura del gel de abajo a arriba dará la secuencia en la dirección 5′ a 3′. El ARNm no interviene en la secuenciación de ADN por dideoxia de Sanger.

15. **La respuesta es F.** Las bibliotecas de ADNc se generan a partir de ARNm que carecen de regiones promotoras, intrones y regiones potenciadoras (otra región reguladora). Una biblioteca genómica representa todos los aspectos de la estructura del ADN e incluye regiones promotoras y potenciadoras, intrones y exones.

17

Biología molecular del cáncer

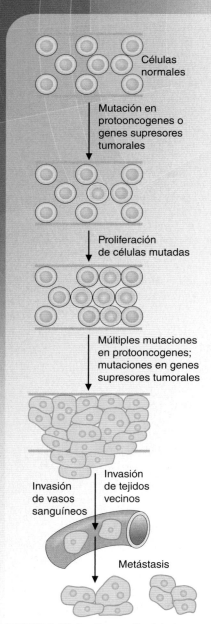

FIGURA 17-1 Desarrollo del cáncer. La acumulación de mutaciones en varios genes tiene como resultado la transformación. Las células malignas cambian morfológicamente, proliferan, invaden otros tejidos y metastatizan.

El término **cáncer** se aplica a un grupo de enfermedades en las que las **células crecen de manera anormal** y forman un **tumor maligno**. Las células malignas son capaces de invadir los tejidos circundantes y **metastatizar** (es decir, viajar a otros lugares del organismo donde establecen zonas secundarias de crecimiento). Este patrón de crecimiento aberrante es resultado de **mutaciones en genes que regulan la proliferación, diferenciación y supervivencia de células** en un organismo multicelular. Debido a estos cambios genéticos, las células malignas ya no responden a las señales que regulan el crecimiento de las células normales (fig. 17-1).

Oncogenes y genes supresores de tumores. Los genes que se relacionan con el desarrollo del cáncer se clasifican en **oncogenes** o **genes supresores de tumores**. Los **oncogenes** son derivados mutados de genes normales (**protooncogenes**) cuya función es promover la proliferación o supervivencia de las células. Estos genes pueden codificar **factores de crecimiento, receptores de factores de crecimiento, proteínas de transducción de señales, cinasas intracelulares y factores de transcripción**. El proceso de transformación a una célula maligna puede iniciar con una mutación con **ganancia de funciones** en una sola copia de un protooncogén. Pueden ocurrir otras mutaciones mientras la célula mutada prolifera. Los **genes supresores de tumores** (genes supresores del crecimiento normal) codifican las proteínas que **inhiben la proliferación, promueven la muerte celular** o **reparan el ADN**; ambos alelos deben inactivarse para la transformación (**una pérdida de función**). A los genes supresores del crecimiento se les ha denominado guardianes de la célula.

Supresión del ciclo celular y apoptosis. El crecimiento celular normal depende de una regulación equilibrada entre la progresión del **ciclo celular** y la **apoptosis** (muerte celular programada) por protooncogenes y genes supresores del crecimiento. En los **puntos de verificación** del **ciclo celular**, los productos de los **genes supresores de tumores** disminuyen el crecimiento en respuesta a señales procedentes del entorno de la célula, incluyendo factores externos que inhiben el crecimiento, o bien a la necesidad de dar tiempo para reparar el ADN dañado, o como respuesta a otras circunstancias adversas en las células. Asimismo, las células con ADN dañado son destinadas a **apoptosis**, para que dejen de proliferar. Muchas vías en las que se estimula el crecimiento, relacionadas con protooncogenes, y los controles de inhibición del crecimiento, relacionados con diversos genes supresores de tumores, convergen para regular la actividad de algunas proteínas cinasas clave, las **cinasas dependientes de ciclina (CDK, *cyclin-dependent kinases*)**. La actividad de estas cinasas consiste en controlar la progresión en puntos específicos del ciclo del crecimiento celular. La apoptosis se inicia por la **activación del receptor de la muerte** o por señales intracelulares que llevan a la liberación de una **proteína mitocondrial**, el **citocromo c**.

Mutaciones. Las mutaciones en el ADN que originan el cáncer pueden ser **hereditarias** o causadas por **carcinógenos químicos**, **radiación**, **virus** y **errores de duplicación** que no se han reparado. Una población celular tiene que acumular **múltiples mutaciones** para que se transforme en maligna.

Tratamiento. El cáncer se ha tratado mediante diversos enfoques, como la cirugía, la quimioterapia y, más recientemente, el análisis molecular de las células cancerosas de un individuo para poder desarrollar un plan de tratamiento personalizado. Las técnicas moleculares (descritas en el capítulo anterior) se utilizan con mayor frecuencia para atacar el cáncer a nivel molecular.

SALA DE ESPERA

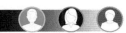

Mannie W. tiene leucemia granulocítica crónica (LGC), una enfermedad en la cual una sola línea de células mieloides de la médula ósea prolifera en forma anormal, lo que ocasiona un gran aumento de la cantidad de leucocitos no linfoides (*véase* cap. 15). Las células mieloides de este paciente contienen el cromosoma anormal Filadelfia, el cual incrementa la proliferación de las células. El paciente recientemente refiere dolor y sensibilidad en varias zonas de su esqueleto, tal vez a raíz de la masa de células mieloides que se expande dentro de la médula ósea. Además, refiere varios signos hemorrágicos, como moretones (equimosis), encías sangrantes y aparición de pequeños puntos rojos (petequias causadas por la liberación de eritrocitos en la piel).

A Michael T. se le diagnosticó adenocarcinoma poco diferenciado de pulmón (*véase* cap. 12) después de la resección de un nódulo observado en la tomografía computarizada (TC) del tórax. Sobrevivió a la intervención quirúrgica y estuvo en recuperación sin contratiempos hasta 6 meses después, momento en el que presentó cefalea temporal derecha cada vez más intensa. Se le realizó una TC de cráneo. Los resultados indicaron que el cáncer, que se había originado en los pulmones, había metastatizado al cerebro.

Clark T. se ha sometido a una resección de adenocarcinoma de colon, y de varios nódulos metastásicos pequeños en el hígado (*véase* cap. 11). Completó su segundo tratamiento de quimioterapia con 5-fluorouracilo (5-FU) y oxaliplatino y no tuvo efectos adversos graves. Le aseguró a su médico, en su visita de revisión más reciente, que esta vez pretendía apegarse a todas las instrucciones que le indicara. Comentó con tristeza que hubiera acudido a los estudios regulares después de su primera colonoscopia.

Calvin A. acudió al médico después de observar un lunar negro pardusco irregular en su antebrazo (*véase* cap. 12). El médico pensó que el lunar lucía sospechosamente como un melanoma maligno y lo refirió con el dermatólogo, quien realizó una biopsia excisional (resección quirúrgica para análisis citológico).

Los pacientes con leucemia pueden presentar varias manifestaciones hemorrágicas (sangrado) causadas por la escasa cantidad de plaquetas. Las plaquetas son pequeñas células que inician la formación del coágulo en el lugar de la lesión del endotelio. Debido a la proliferación descontrolada de leucocitos dentro del espacio limitado de la médula, las células precursoras de las plaquetas normales (los megacariocitos) son aplastadas o atestadas y ya no se desarrollan en plaquetas maduras. Por consiguiente, declina la cantidad de plaquetas maduras (trombocitos) en la circulación y se desarrolla trombocitopenia. Como hay pocas plaquetas para que contribuyan en la formación del coágulo, son comunes las hemorragias.

I. Causas del cáncer

El término **cáncer** se aplica a un grupo de enfermedades en las cuales las células crecen de manera anormal y forman un tumor maligno. Las células malignas pueden invadir tejidos circundantes y metastatizar (es decir, viajan a otros sitios en el cuerpo donde establecen áreas secundarias de crecimiento). Este patrón de crecimiento aberrante es resultado de mutaciones en genes que regulan la proliferación, diferenciación y supervivencia de las células en un organismo multicelular. Debido a estos cambios genéticos, las células malignas ya no responden a las señales que gobiernan el crecimiento de células normales.

Las células normales en el cuerpo responden a señales, como el contacto célula con célula (inhibición por contacto) que les determina que paren de proliferar. Las células malignas no requieren señales que estimulen el crecimiento y son resistentes a las señales que lo inhiben. También son resistentes a la apoptosis, el proceso de muerte celular programada con el cual las células no requeridas o dañadas sin reparación se autodestruyen. Tienen una capacidad proliferativa infinita y no envejecen (es decir, están inmortalizadas). Además, son capaces de desarrollarse de manera independiente del soporte estructural, como la matriz extracelular (pérdida de la dependencia de fijación).

El estudio de las células en cultivo fue y sigue siendo un gran impulso para el estudio del cáncer. El desarrollo de un tumor en animales puede tardar meses y fue difícil realizar experimentos con crecimientos tumorales en animales. No obstante, una vez que se extrajeron células de un animal y se extendieron en una placa de cultivo tisular, el inicio de la transformación (una célula normal que se convierte en una célula cancerosa) se pudo observar en días.

Las neoplasias malignas (crecimiento nuevo, un tumor) originadas de células epiteliales (incluidas las del revestimiento intestinal, las de la piel y las que recubren las vías aéreas de los pulmones) se denominan carcinomas. Si el cáncer crece con un patrón glandular, es un adenocarcinoma. Así que, **Michael T.** y **Clark T.** tienen adenocarcinomas. **Calvin A.** tiene un carcinoma que se origina en los melanocitos, el cual es técnicamente un melanocarcinoma pero se lo conoce como melanoma.

Una vez que estuvieron disponibles las células para estudiarlas fue importante determinar los criterios para distinguir en el cultivo las células transformadas de las células normales. Se establecieron tres criterios. El primero es la necesidad de suero en el medio de cultivo celular para estimular el crecimiento celular. El suero es la fracción líquida de la sangre coagulada y contiene muchos factores que estimulan la proliferación celular. En general, las células transformadas requieren poco suero, alrededor de 10% de lo que necesitan las células normales para crecer. El segundo criterio es la capacidad para crecer sin unirse a una matriz de soporte (dependencia de fijación). Las células normales (como los fibroblastos o las células de músculo liso) requieren adherirse a un sustrato (en este caso, el fondo de la placa de plástico) y no crecen si están suspendidas en una mezcla de agar suave. No obstante, las células transformadas han perdido su dependencia de fijación. El tercer y más riguroso criterio usado para demostrar que las células están en verdad transformadas es la capacidad de las células para formar tumores cuando se inyectan en ratones que carecen de sistema inmunológico. Las células transformadas tienen esa capacidad; las células normales, no.

Los doctores Michael Bishop y Harold Varmus demostraron que el cáncer no lo causan genes raros y nuevos, sino por una mutación dentro de los genes celulares existentes, y que por cada gen que produce cáncer (un **oncogén**) hay un gen celular correspondiente llamado **protooncogén**. Aunque en la actualidad este concepto parece inequívoco, fue un descubrimiento significativo cuando se anunció por primera vez, y en 1989 se les concedió a los doctores Bishop y Varmus el Premio Nobel de Medicina.

Una célula que se divide de manera anormal forma eventualmente una masa que se denomina tumor. Un tumor puede ser benigno y no causar daño; las verrugas comunes son un tumor benigno formado a partir de una masa de células que se expande lentamente. En cambio, una neoplasia maligna (tumor maligno) es una proliferación de células de rápido crecimiento que en forma progresiva infiltra, invade y destruye el tejido circundante. Los tumores desarrollan un potencial angiogénico, es decir, tienen la capacidad de formar nuevos vasos sanguíneos y capilares. Por consiguiente, los tumores generan su propio flujo sanguíneo para conseguir oxígeno y nutrientes. Las células malignas también pueden metastatizar, separándose de la creciente masa del tumor y desplazándose a través de la sangre o la linfa hasta órganos no relacionados en donde establecen nuevos crecimientos de células malignas.

La transformación de una célula normal a una maligna inicia con el daño en el ADN (cambios de bases o ruptura de cadenas) provocado por carcinógenos químicos, luz ultravioleta (UV), virus o errores en la duplicación (*véase* cap. 12). Las mutaciones son el resultado del ADN dañado que no se reparó en forma adecuada o que no se reparó antes de que ocurriera la duplicación. Una mutación que puede ocasionar una transformación también se puede heredar. Cuando prolifera una célula con una mutación, esta expansión clonal (proliferación de células que surgen de una sola célula) da origen a una población considerable de células que contiene esta mutación, a partir de la cual una célula puede adquirir una segunda mutación que pueda controlar el crecimiento o la muerte celular. Con cada expansión clonal se incrementa la probabilidad de otra mutación transformante. Las mutaciones que se acumulan en genes que controlan la proliferación permiten que mutaciones subsecuentes ocurran con más rapidez hasta que las células adquieran múltiples mutaciones (entre cuatro a siete) necesarias para una transformación completa.

Las mutaciones transformantes aparecen en genes que regulan la proliferación y diferenciación celulares (protooncogenes), inhiben el crecimiento (genes supresores de tumores), dirigen a las células dañadas sin reparación a la apoptosis, o a la reparación del ADN dañado. Los genes que regulan el crecimiento celular se conocen como protooncogenes, y sus formas mutadas como oncogenes. El término **oncogén** proviene de la palabra griega "*onkos*", que significa bulto o tumor. Una mutación transformante en un protooncogén aumenta la actividad o la cantidad del producto del gen (una mutación con ganancia de función). Los genes supresores de tumores (genes inhibidores del crecimiento normal) y las enzimas reparadoras protegen contra una proliferación celular descontrolada. Una mutación transformante en estos genes protectores tiene como resultado una pérdida de actividad o una menor cantidad del producto del gen.

En resumen, el cáncer es causado por la acumulación de mutaciones en los genes involucrados en el crecimiento y la diferenciación celular normal. Estas mutaciones originan células malignas que son capaces de una proliferación desregulada, autónoma e infinita. Cuando proliferan estas células, afectan las funciones celulares normales, lo que produce síntomas en individuos con tumores.

Los lunares (también llamados nevos) son tumores de la piel. Están formados por melanocitos que se han transformado de células dendríticas entremezcladas con otras células de la piel para formar células ovaladas que crecen en acumulaciones o "nidos". Los melanocitos producen el pigmento oscuro melanina, que protege contra la luz del sol ya que absorbe la luz ultravioleta (UV). Mutaciones adicionales pueden transformar el lunar en un melanoma maligno.

Los primeros experimentos realizados para demostrar que los oncogenes eran formas mutadas de los protooncogenes en tumores humanos utilizaron células cultivadas de un carcinoma de vejiga humano. La secuencia del ADN del oncogén *ras* clonado de estas células era diferente del protooncogén normal *c-ras*. Con posterioridad se encontraron mutaciones similares en el gen *ras* de tumores de pulmón y colon. El pólipo maligno de **Clark T.** tiene una mutación en el protooncogén *ras*.

II. Daño en el ADN causante de mutaciones

A. Alteraciones físicas y químicas en el ADN

Es requisito indispensable que se presente una alteración en la estructura química del ADN o en la secuencia de bases de un gen para el desarrollo de cáncer. La función del ADN depende de la presencia de varios grupos químicos polares en las bases del ADN, los cuales son capaces de formar puentes de hidrógeno entre las cadenas del ADN u otras reacciones químicas. Los átomos de oxígeno y nitrógeno en las bases del ADN son blanco de varios electrófilos (grupos químicos que atraen electrones). Una secuencia de eventos que conducen a una mutación se observa con la dimetilnitrosamina en la figura 17-2. Los carcinógenos químicos (compuestos que pueden causar mutaciones transformantes) que se encuentran en el ambiente y se ingieren con los alimentos son por lo general compuestos lipofílicos estables que, al igual que la dimetilnitrosamina, tienen que activarse por el metabolismo del organismo para que reaccionen con el ADN (*véase* también benzo[*a*]pireno, Acción de los mutágenos, cap. 12, sec. III.A y fig. 12-12). Varios agentes quimioterapéuticos, diseñados para destruir células proliferantes al interactuar con el ADN, también pueden actuar como carcinógenos y ocasionar nuevas mutaciones y tumores mientras se erradican las anteriores. Las alteraciones estructurales en el ADN pueden presentarse también por efecto de la radiación y la luz UV, dado que dan lugar a la formación de dímeros de pirimidina. Más de 90% de los cánceres de piel se presentan en áreas expuestas al sol. Los rayos UV procedentes del sol inducen una mayor incidencia de todos los cánceres de piel, incluidos el carcinoma epidermoide, carcinoma de células basales y melanoma maligno de la piel. La longitud de onda de la luz UV más relacionada con el cáncer de piel es la UVB (280 a 320 nm), la cual forma dímeros de pirimidina en el ADN. Este tipo de daño al ADN es reparado mediante las vías de reparación por escisión de nucleótidos que requieren productos de al menos 20 genes. Con la excesiva exposición al sol, esta vía está sobrecargada por lo que no se reparan todos los daños.

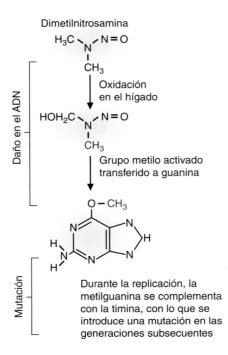

FIGURA 17-2 Mutaciones en el ADN causadas por nitrosaminas. Las nitrosaminas se consumen en muchos productos naturales y se producen en el estómago a partir de nitritos empleados como conservadores y aminas secundarias contenidas en alimentos como el pescado. Se cree que son las causantes de la elevada incidencia de cáncer gástrico en Japón e Islandia, en donde el pescado conservado en sal es uno de los elementos principales de la dieta. Los metabolitos de la nitrosamina metilan a la guanina (el grupo metilo transferido se muestra en *rojo*).

Cada carcinógeno o reactivo químico crean una modificación característica en una base del ADN. El daño del ADN, si no se repara, introduce una mutación en la siguiente generación cuando la célula prolifera.

B. Mutaciones con ganancia de función en protooncogenes

Los protooncogenes se convierten en oncogenes a causa de mutaciones en el ADN que generan una ganancia en la función; es decir, la proteína puede entonces funcionar mejor en ausencia de los fenómenos activadores normales. Se conocen varios mecanismos que provocan la conversión de protooncogenes en oncogenes:

- La radiación y los carcinógenos químicos 1) causan una mutación en la región reguladora de un gen, incrementando la tasa de producción de la proteína del protooncogén; o 2) producen una mutación en la porción codificante del oncogén que resulta en la síntesis de una proteína con una composición de aminoácidos ligeramente diferente que es capaz de transformar la célula (fig. 17-3A).

- El protooncogén completo o una parte de él es transpuesto o translocado, es decir, desplazado de una posición en el genoma a otra (fig. 17-3B). En su nueva localización, el protooncogén puede quedar bajo el control de un promotor que está regulado

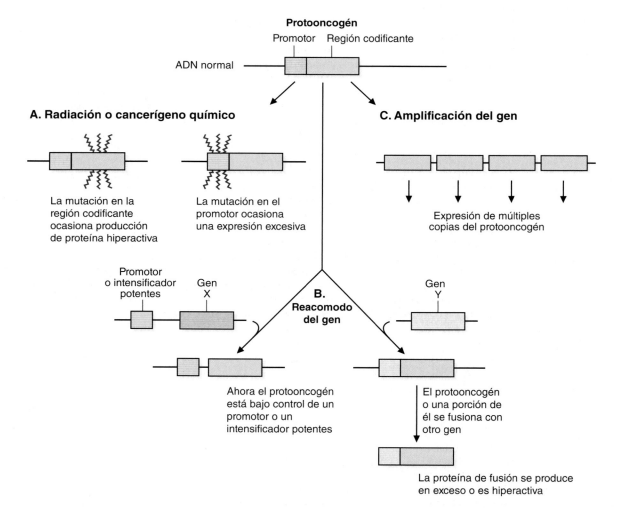

FIGURA 17-3 Mutaciones transformantes en protooncogenes. **A.** Efecto de la radiación o carcinógenos químicos en los protooncogenes o sus promotores. Las mutaciones pueden ser mutaciones puntuales, deleciones o inserciones. **B.** Rearreglos genéticos ocasionados por transposición o translocación de un protooncogén o fragmento de un protooncogén. **C.** La amplificación de un protooncogén permite la producción de más proteína.

de manera distinta a la del promotor que habitualmente regula este gen. Esta situación puede hacer que el gen se exprese en un tejido donde no se expresa normalmente, o a niveles de expresión superiores a los normales. Si solo se transloca una parte del protooncogén, se puede expresar como una proteína trunca con propiedades modificadas, o se puede fusionar con otro gen y producir una proteína de fusión que contiene partes de lo que en condiciones normales son dos proteínas separadas. La proteína trunca o de fusión puede ser hiperactiva y provocar un crecimiento celular inapropiado.

- El protooncogén se puede amplificar (fig. 17-3C), hasta que múltiples copias del gen se produzcan en una sola célula. Si más genes son activos, más proteína del protooncogén se producirá, incrementando la tasa de crecimiento de las células. Como ejemplos, el oncogén N-*myc* (un factor de transcripción de proliferación celular, relacionado con *c-myc*) se amplifica en algunos neuroblastomas, y la amplificación del oncogén *erb*-B2 (un receptor de factor de crecimiento) se relaciona con varios carcinomas de mama.

- Si un virus oncogénico infecta una célula, su oncogén se puede integrar al genoma de la célula huésped, permitiendo la producción de la proteína del oncogén anormal. La célula se puede transformar y mostrar un patrón anormal de crecimiento. Más que insertar un oncogén, un virus puede tan solo insertar un promotor potente en el genoma de la célula huésped. Este promotor puede ocasionar una expresión prematura o incrementada de un protooncogén normal.

Un punto que debe recordarse es que la transformación resulta de las anormalidades en el programa normal que regula el crecimiento, ocasionadas por las mutaciones con ganancia de función en los protooncogenes. Sin embargo, las mutaciones con pérdida de función también se presentan en los genes supresores de tumores, enzimas de reparación, o activadores de apoptosis; además, por lo regular se requiere una combinación de ambos tipos de mutaciones para la transformación completa en una célula maligna.

C. Mutaciones en enzimas de reparación

Las enzimas de reparación son la primera línea de defensa para prevenir la conversión del daño químico en el ADN en una mutación (*véase* cap. 12, sec. III.B). Las enzimas de reparación del ADN son genes supresores de tumores, en el sentido que los errores reparados antes de la duplicación no se vuelven mutagénicos. Hay un daño constante en el ADN por la exposición a la luz del sol, radiaciones ambientales, toxinas y errores en la duplicación. Si las enzimas de reparación del ADN están ausentes, las mutaciones se acumulan con mayor rapidez y una vez que se desarrolla una mutación en un gen regulador del crecimiento, puede surgir un cáncer. Por ejemplo, las mutaciones heredadas en los genes supresores de tumores *BRCA1* y *BRCA2* predisponen a las mujeres a presentar cáncer de mama (*véanse* Comentarios bioquímicos al final de este capítulo). Los productos proteicos de estos genes desempeñan funciones en la reparación y recombinación del ADN y en la regulación de la transcripción. Otro ejemplo es el cáncer colorrectal hereditario sin poliposis (CCRHSP o HNPCC, *hereditary nonpoliposis colorectal cancer*), que se trata en el capítulo 12. El cual resulta de mutaciones heredadas en las enzimas involucradas con el sistema de reparación de malas complementariedades del ADN.

III. Oncogenes

Los protooncogenes controlan el crecimiento y la división normal de la célula. Estos genes codifican proteínas que son factores de crecimiento, receptores de factores de crecimiento, proteínas de transducción de señales, factores de transcripción, reguladores del ciclo celular y reguladores de la apoptosis (tabla 17-1). (El nombre que representa al gen de un oncogén se escribe con minúsculas cursivas [p. ej., *myc*], pero el nombre de la proteína, producto del gen, se escribe con mayúsculas y no se usan las cursivas [p. ej., Myc]). Las mutaciones en los oncogenes que dan lugar a la transformación suelen ser mutaciones de ganancia de función; se produce una proteína más activa o se sintetiza una mayor cantidad de la proteína normal.

El linfoma de Eurkitt es un tumor maligno de células B que resulta de una translocación entre los cromosomas 8 y 14. La translocación del material genético moviliza al factor de transcripción protooncogénico *c-myc* (encontrado normalmente en el cromosoma 8) a otro cromosoma, habitualmente al cromosoma 14. El gen translocado se halla ahora bajo el control de la región promotora del gen de la cadena pesada de inmunoglobulina, lo cual causa una expresión excesiva e inapropiada de *c-myc*. El resultado puede ser una proliferación celular incontrolada y desarrollo de un tumor. Todos los subtipos del linfoma de Burkitt tienen esta translocación. La infección de las células B por el virus de Epstein-Barr (VEB) también se asocia con algunos tipos del linfoma de Burkit.

Las células de la médula ósea de **Mannie W.** tienen el cromosoma Filadelfia, típico de la LGC. El cromosoma Filadelfia resulta de a translocación recíproca entre los brazos largos de los cromosomas 9 y 22. Como consecuencia, se produce una proteína de fusión que contiene la región N-terminal de la proteína Bcr del cromosoma 22 y la región C-terminal de la proteína Abl del cromosoma 9. *Abl* es un protooncogén, y la proteína de fusión resultante (Bcr-Abl) ha perdido su región regulatoria y está constitutivamente activa, resultando en una actividad de tirosina cinasa desregulada. Cuando está inactivo, Abl estimula la vía de transducción de señales de Ras, ocasionando proliferación celular.

TABLA 17-1 Clases de oncogenes, mecanismos de activación y tumores humanos asociados

CLASE	PROTOONCOGÉN	MECANISMO DE ACTIVACIÓN	UBICACIÓN	ENFERMEDAD
Factores de crecimiento				
Factor de crecimiento derivado de plaquetas, cadena β	*sis*	Sobreexpresión	Secretado	Glioma
				Fibrosarcoma
Factores de crecimiento de los fibroblastos	*int-2*	Amplificación	Secretado	Cáncer de mama
				Cáncer de vejiga
				Melanoma
	hst	Sobreexpresión	Secretado	Carcinoma de estómago
Receptores de los factores de crecimiento				
Familia del receptor del factor de crecimiento epidérmico	*erb-B1*	Sobreexpresión	Membrana celular	Carcinoma epidermoide de pulmón
	erb-B2	Amplificación	Membrana celular	Cáncer de mama, ovario, pulmón, estómago
Receptor del factor de crecimiento derivado de plaquetas	*PDGFR*	Translocación	Membrana celular	Leucemia mielomonocítica crónica
Receptor Hedgehog	*SMO*	Mutación puntual	Membrana celular	Carcinoma de células basales
Proteínas de transducción de señales				
Proteínas G	*ras*	Mutación puntual	Citoplasma	Múltiples cánceres, incluyendo pulmón, colon, tiroides, páncreas, varias leucemias
Serina-treonina cinasa	*akt2*	Amplificación	Citoplasma	Carcinoma de ovario
	raf	Sobreexpresión	Citoplasma	Leucemia granulocítica
Tirosina cinasa	*abl*	Translocación	Citoplasma	Leucemia granulocítica crónica
				Leucemia linfoblástica aguda
	src	Sobreexpresión	Citoplasma	Carcinoma de colon
Receptores de hormonas				
Receptor retinoide	*RARα*	Translocación	Núcleo	Leucemia promielocítica aguda
Factores de transcripción				
	Hox11	Translocación	Núcleo	Leucemia de células T aguda
	Myc	Translocación	Núcleo	Linfoma de Burkitt
		Amplificación	Núcleo	Neuroblastoma, carcinoma de células pequeñas del pulmón
	fos, jun	Fosforilación	Núcleo	Osteosarcoma, sarcoma
Reguladores de la apoptosis				
	Bcl-2	Translocación	Mitocondria	Linfoma folicular de células B
Reguladores del ciclo celular				
Ciclinas (ejemplo es Ciclina D)	*CcnD1*	Translocación	Núcleo	Linfoma
		Amplificación	Núcleo	Cánceres de mama, hígado, esófago
Cinasa dependiente de ciclina	*CDK4*	Amplificación	Núcleo	Glioblastoma, sarcoma
		Mutación puntual	Núcleo	Melanoma

Esta tabla no está diseñada para ser totalmente incluyente ya que solo se presentan ejemplos de cada clase de genes.

Los microARN (miARN) también son capaces de comportarse como oncogenes. Si un mi ARN se sobreexpresa (función incrementada), puede actuar como un oncogén si su blanco (el cual muestra una menor expresión en estas circunstancias) es una proteína vinculada con la inhibición o el antagonismo de la proliferación celular.

A. Oncogenes y cascadas de transducción de señales

Todas las proteínas en las cascadas de transducción de señales son codificadas por protooncogenes (fig. 17-4).

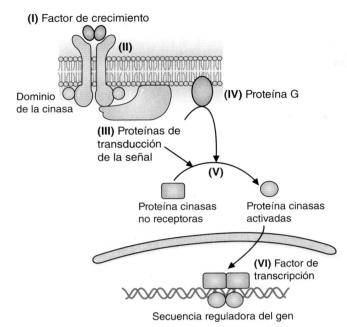

FIGURA 17-4 Sitios de protooncogenes para mutaciones transformantes en vías de señalización de factores de crecimiento. (I) La cantidad del factor de crecimiento. (II) El receptor, el cual debe unirse en condiciones normales con el factor de crecimiento para dimerizarse y activar el dominio de la cinasa. (III) Proteínas de transducción de señales. Algunas, como la cinasa de IP-3, forman segundos mensajeros. (IV) Proteínas G y sus reguladores, los cuales también son proteínas de transducción de señales. (V) Cascadas de proteína cinasa no receptores, que generan la fosforilación de factores de transcripción. (VI) Factores de transcripción nuclear que se activan por lo regular mediante fosforilación o unión de un ligando.

1. Factores de crecimiento y receptores de factores de crecimiento

Los genes tanto de los factores de crecimiento como de los receptores de los factores de crecimiento son protooncogenes.

Por lo general, los factores de crecimiento regulan el crecimiento al fungir como ligandos que se unen a receptores celulares localizados en la membrana plasmática (receptores de la superficie celular) (*véase* cap. 10). La unión de ligandos a estos receptores estimula una vía de transducción de señales en la célula, que activa la transcripción de ciertos genes. Si se produce demasiado factor de crecimiento o receptor de factor de crecimiento, las células blanco pueden responder proliferando de manera inapropiada. Asimismo, los receptores de factores de crecimiento pueden volverse oncogénicos por medio de translocaciones o mutaciones puntuales en dominios que afectan la unión del factor de crecimiento, la dimerización, la actividad de la cinasa o algún otro aspecto de su transmisión de señales. En estos casos, los receptores transmiten una señal de proliferación aun cuando se carezca del factor de crecimiento necesario en condiciones normales para activar al receptor. En otras palabras, el receptor se queda atorado en la posición de "encendido".

2. Proteínas de transducción de señales

Los genes que codifican a las proteínas relacionadas con las cascadas de transducción de señales de los factores de crecimiento también pueden ser protooncogenes. Por ejemplo, considérese a la proteína G monomérica Ras. La unión del factor de crecimiento induce la activación de Ras (*véase* fig. 10-17). Cuando Ras se une al trifosfato de guanosina (GTP) es activo, pero Ras se inactiva a sí mismo lentamente mediante la hidrólisis de su GTP unido para formar difosfato de guanosina (GDP) y fosfato inorgánico (P_i). Esto controla el tiempo en que Ras es activo. Ras se transforma en un aspecto oncogénico mediante mutaciones puntuales que reducen la actividad del dominio de la GTPasa de Ras, por lo que se incrementa el tiempo en que permanece en la forma activa.

Cuando Ras está activo, induce la activación de la treonina-serina cinasa de Raf (una proteína activada por mitógeno [MAP] cinasa cinasa cinasa), que activa a MEK (una MAP cinasa cinasa), la cual activa a la cinasa de MAP (fig. 17-5). Cuando Ras está

El gen del receptor del factor de crecimiento epidérmico humano (*HER2, c-erbB-2*) está sobreexpresado en 20% de los casos de cáncer de mama. Se han desarrollado varios medicamentos para reconocer y bloquear la acción del receptor. El más estudiado, trastuzumab (Herceptin®), ha demostrado beneficios en la supervivencia cuando se usa en combinación con quimioterapia. Sin embargo, algunos tumores que sobreexpresan *HER2* muestran resistencia a Herceptin®. Por consiguiente, puede ser necesario determinar el genotipo completo de las células del cáncer de mama (usando microarreglos o técnicas ARN-SEQ, que se describen en el cap. 16) para desarrollar una terapia eficaz para cada paciente con la enfermedad, lo que daría lugar a un tratamiento individualizado.

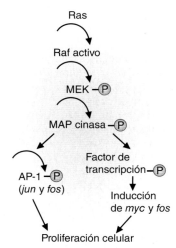

FIGURA 17-5 Cascada de fosforilación que lleva a la activación de factores de transcripción protooncogénicos *myc, fos* y *jun*.

activo, induce la activación de la treonina-serina cinasa de Raf (una proteína activada por mitógeno [MAP] cinasa cinasa cinasa), que activa a MEK (una MAP cinasa cinasa), la cual activa a la cinasa de MAP (fig. 17-5). La activación de la cinasa de MAP da lugar a la fosforilación de proteínas citoplasmáticas y nucleares, seguida de un incremento en la transcripción de los factores de transcripción protooncogénicos *myc* y *fos* (*véase* abajo). Note que las mutaciones en los genes de cualquiera de las proteínas que regulan la actividad de la MAP cinasa, así como las proteínas inducidas por la activación de la MAP cinasa, pueden llevar a una proliferación celular descontrolada.

3. Factores de transcripción

Varios factores de transcripción, como Myc y Fos, son protooncoproteínas (los productos de los protooncogenes). Además de inducir *myc* y *fos*, la MAP cinasa también activa de manera directa al factor de transcripción AP-1 mediante fosforilación (*véase* fig. 17-5). El AP-1 es un heterodímero formado por los productos proteicos de las familias de protooncogenes *fos* y *jun*. Los blancos de la activación de AP-1 son genes relacionados con la proliferación y progresión celulares a través del ciclo celular, ya que son los blancos del factor de transcripción *myc*. La síntesis del factor de transcripción *c-myc* está estrechamente regulada en las células normales y solo se expresa durante la fase S del ciclo celular. En una gran cantidad de tipos de tumores se pierde esta expresión regulada, y *c-myc* se expresa de modo incorrecto o en exceso en todo el ciclo celular, lo que hace que las células proliferen en forma continua.

El resultado neto de las alteraciones en la expresión de los factores de transcripción es el incremento de la producción de las proteínas que llevan a cabo los procesos necesarios para la proliferación.

B. Oncogenes y ciclo celular

Los factores de crecimiento, hormonas y otros mensajeros activan el crecimiento de células humanas, involucrando la duplicación del ADN y la división celular en el ciclo celular. Estos activadores trabajan por medio de ciclinas y CDK que controlan la progresión de una fase del ciclo a otra (fig. 17-6). Para que proliferen las células quiescentes, estas tienen que abandonar la fase G_0 y entrar a la fase G_1 del ciclo celular (*véanse* cap. 12 y la fig. 12-7). Si la secuencia de eventos es la correcta durante G_1, las células pasan a la fase S y están obligadas a la duplicación del ADN y a la división celular. De igual manera, durante G_2, la finalidad de las células es la división mitótica. Las CDK se elaboran de manera constante a lo largo del ciclo celular, pero requieren la unión de una ciclina específica para activarse. Distintas ciclinas elaboradas en diferentes momentos en el ciclo celular controlan cada una de las transiciones (G_1/S, S/G_2, G_2/M).

La actividad del complejo ciclina-CDK se regula posteriormente mediante fosforilación y por medio de proteínas inhibidoras denominadas **inhibidores de la cinasa dependiente de ciclina** (**CKI**) (fig. 17-7). Los CKI lentifican la progresión del ciclo celular

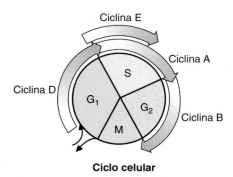

Ciclo celular

FIGURA 17-6 Síntesis de ciclinas durante diferentes fases del ciclo celular.

al unirse e inhibir los complejos ciclina-CDK. Las CDK también se controlan por activación de la fosforilación mediante cinasas activadoras de ciclina (CAK) y cinasas de hiperfosforilación inhibidoras.

Con el fin de ilustrar la función de estas proteínas, considérense algunos de los fenómenos que ocurren en el punto de verificación G_1/S (fig. 17-8). Ya que la célula está obligada a la duplicación del ADN y la división una vez que entra a la fase S, múltiples proteínas reguladoras se encargan de determinar si la célula está lista para pasar este punto de verificación. Entre estas proteínas reguladoras figuran cdk4 y cdk6 (las cuales se producen de forma constitutiva durante todo el ciclo celular), la ciclina D (cuya síntesis se induce solo después de la estimulación del factor de crecimiento de una célula quiescente), el producto del gen retinoblastoma (Rb) y una clase de factores de transcripción conocidos de forma colectiva como factor de transcripción E2 (E2F). En las células quiescentes, Rb forma un complejo con E2F, resultando en la inhibición de estos factores de transcripción. La estimulación del factor de crecimiento induce las ciclinas D (existen tres tipos de ciclina D: D1, D2 y D3). Se unen a cdk4 y cdk6 y las convierten en proteína cinasas activas. Uno de los blancos de la fosforilación de ciclina/CDK es la proteína Rb. La fosforilación de Rb la libera de E2F y entonces E2F está libre para activar la transcripción de genes requeridos para entrar a la fase S. La proteína Rb es un gen supresor de tumores (hay más información abajo).

Entre las proteínas inducidas por E2F se incluye la ciclina E, ciclina A, cdc25A (una fosfatasa de proteína activadora) y las proteínas requeridas para unirse en los orígenes de la duplicación para iniciar la síntesis del ADN. La síntesis de la ciclina E permite que ésta forme un complejo con cdk2, para integrar otro complejo de ciclina activo que conserva actividad en la fase S (*véase* fig. 17-6). Una de las principales funciones del complejo ciclina E1-cdk2 es la hiperfosforilación de la proteína Rb, y por este medio Rb permanece en su estado inactivo. Asimismo, la ciclina A forma un complejo con cdk2, que fosforila e inactiva a la familia de factores de transcripción E2F. Así se garantiza que las señales no están presentes durante amplios periodos. Por consiguiente, cada fase del ciclo celular activa la siguiente mediante la síntesis de ciclina. Las ciclinas son eliminadas por proteólisis regulada.

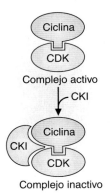

FIGURA 17-7 Inhibición de la actividad de ciclina/cinasa dependiente de ciclina (CDK) por parte del inhibidor de la cinasa dependiente de ciclina (CKI).

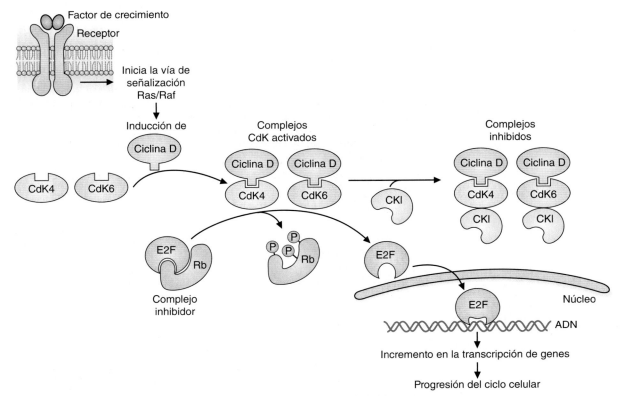

FIGURA 17-8 Control de la transición G_1/S en el ciclo celular. Los genes que codifican a las ciclinas y CDK son oncogenes, y el gen que codifica a la proteína retinoblastoma (Rb) es un gen supresor de tumores. CDK, cinasa dependiente de ciclina; CKI, inhibidor de la cinasa dependiente de ciclina.

Además de la luz solar y de un nevo preexistente, los factores hereditarios también tienen un papel en el desarrollo de un melanoma maligno. Diez por ciento de los melanomas tiende a surgir en familias. Algunos de los genes relacionados con melanoma incluyen el gen supresor de tumores *p16* (un inhibidor de cdk4) y *cdk4*. **Calvin A.** era el único hijo de padres de alrededor de 50 años que habían muerto en un accidente automovilístico y por consiguiente no se podía determinar una tendencia familiar.

La progresión durante el ciclo celular opuesta por los CKI (*véase* fig. 17-8). Los CKI que regulan la expresión de ciclina/CDK en la fase G_1 del ciclo celular se dividen en dos categorías: la familia Cip/Kip y la familia INK4. Los miembros de la familia Cip/Kip (p21, p27 y p57) poseen una amplia especificidad e inhiben a todos los complejos ciclina-CDK. La familia INK4, que consiste en p15, p16, p18 y p19, son específicos para los complejos de la familia de ciclina D-cdk4/6 (inhibidores de la cinasa 4 dependiente de ciclina). La regulación de la síntesis de diferentes CKI es compleja, pero algunos son inducidos por daño en el ADN de la célula y detención de la progresión del ciclo celular mientras no se repare el daño. Por ejemplo, el CKI p21 (una proteína de 21 000 Daltons) es un miembro clave de este grupo que responde a señales específicas para bloquear la proliferación celular. Si no se puede reparar el daño, se selecciona una vía apoptótica y la célula muere.

IV. Genes supresores de tumores

Al igual que los oncogenes, los genes supresores de tumores codifican moléculas que participan en la regulación de la proliferación celular. En la tabla 17-2 se proporcionan varios ejemplos. Por lo general, la función normal de las proteínas supresoras de tumores es inhibir la proliferación como respuesta a ciertas señales como daño en el ADN. La señal se elimina cuando la célula está completamente equipada para proliferar; el efecto de la eliminación de los genes supresores de tumores es quitar los frenos del crecimiento celular. Estos afectan la regulación del ciclo celular, la transducción de señales, la transcripción y la adhesión celular. A menudo, los productos de los genes supresores de tumores modulan vías que son activadas por los productos de los protooncogenes.

Los genes supresores de tumores contribuyen a que se desarrolle un cáncer cuando ambas copias del gen están inactivadas. Esto es diferente respecto del caso de las mutaciones de protooncogenes porque solo un alelo de un protooncogén necesita convertirse en un oncogén para iniciar la transformación. Como sucede con los oncogenes, también se aplica a los miARN. Si se pierde la expresión de un miARN particular, el ARNm regulado se sobreexpresaría, lo cual ocasionaría que se incrementara la proliferación celular. Por consiguiente, los miARN se pueden clasificar como oncogenes (sobreexpresión) o supresores de tumores (pérdida de función), dependiendo de los genes que ellos regulen.

A. Genes supresores tumorales que regulan de forma directa el ciclo celular

Los dos reguladores del ciclo celular que más se conocen y que son también supresores de tumores son los genes retinoblastoma (*RB1*) y *p53*.

TABLA 17-2 Ejemplos de supresores de tumores

CLASE	PROTEÍNA	UBICACIÓN	ENFERMEDADES RELACIONADAS
Receptor de proteína de adhesión	E-cadherina	Membrana celular	Cáncer gástrico
	Patched	Membrana celular	Carcinoma de células basales
	Receptor TGF-β	Membrana celular	Cáncer de colon
Transducción de señales	NF-1	Bajo la membrana celular	Neurofibrosarcoma
		Citoplasma/núcleo	
	SMAD4/DPC		Cánceres pancreático y colorrectal
Factores de transcripción reguladores del ciclo celular	WT-1	Núcleo	Tumor de Wilms
	p16(INK4)	Núcleo	Melanoma, cánceres de pulmón y páncreas
	Retinoblastoma	Núcleo	Retinoblastoma, sarcomas
Ciclo celular/apoptosis	p53	Núcleo	La mayoría de los cánceres
Reparación del ADN	BRCA1	Núcleo	Cáncer de mama

I. El gen retinoblastoma (RB)

Como se ha revisado ya, el producto del gen del retinoblastoma (*RB* o *RB1*), Rb, funciona en la transición de G_1 a la fase S y regula la activación de los miembros de la familia de los factores de transcripción E2F (*véase* fig. 17-8). Si un individuo hereda una copia mutada del alelo *RB1*, hay 100% de probabilidad de que la persona desarrolle el retinoblastoma, debido a la elevada probabilidad de que el segundo alelo de *RB1* obtenga una mutación (fig. 17-9). Esto se considera un retinoblastoma familiar. Se dice que los individuos que no heredan mutaciones en *RB1*, pero que desarrollan retinoblastoma, tienen retinoblastoma esporádico y adquieren dos mutaciones específicas, una en cada alelo *RB1* del retinoblastoma, durante el tiempo que vivan.

2. P53, el guardián del genoma

La proteína p53 es un factor de transcripción que regula el ciclo celular y la apoptosis, la muerte celular programada. En más de 50% de los tumores de humanos se ha determinado la falta de ambos alelos de *p53*. p53 actúa como el "guardián del genoma" porque detiene la duplicación en las células que han sufrido daño en el ADN y dirige las células sin reparación hacia la apoptosis.

Como respuesta a los mutágenos que dañan al ADN, la radiación ionizante o la luz UV, el nivel de p53 aumenta (figura 17-10, *círculo 1*). Cuando p53 actúa como factor de transcripción, estimula la transcripción de *p21* (un miembro de la familia Cip/Kip de los CKI), como se ilustra en la fig. 17-10, *círculo 2*. El producto del gen de p21 inhibe los complejos de ciclina-CDK, lo cual previene la fosforilación de Rb y la liberación de las proteínas E2F. Por consiguiente, la célula no avanza a la fase S. p53 también estimula la transcripción de varias enzimas de reparación del ADN (incluido GADD45 [*growth arrest and DNA damage*], es decir, daño del ADN y detención del crecimiento) (fig. 17-10, *círculo 3*). Si la reparación del ADN es satisfactoria, p53 induce su propio decremento a través de la activación del gen *mdm2*. Pero, si la reparación es insatisfactoria, p53 activa a varios genes que participan en la apoptosis, incluido *bax* (que se analiza en la siguiente sección) y la *proteína de unión 3 al factor de crecimiento parecido a la insulina (IGF-BP3 [insulinlike growth factor-binding protein 3])* (fig. 17-10, *círculo 4*). El producto proteico IGF-BP3 se une al receptor del factor de crecimiento parecido a la

Una mutación heredada en *p53* provoca el síndrome de Li-Fraumeni, el cual se caracteriza por múltiples tipos de tumores. Las mutaciones en *p53* están presentes en más de 50% de los tumores humanos. Estas son mutaciones secundarias dentro de la célula y, si *p53* ha mutado, se incrementa el índice global de mutación celular porque no hay p53 que verifique si hay daño en el ADN, para iniciar la reparación del ADN dañado, o para iniciar la apoptosis si el daño no se ha reparado. Por consiguiente, el ADN dañado se duplica y la frecuencia de mutaciones adicionales dentro de la misma célula aumenta en grado notable.

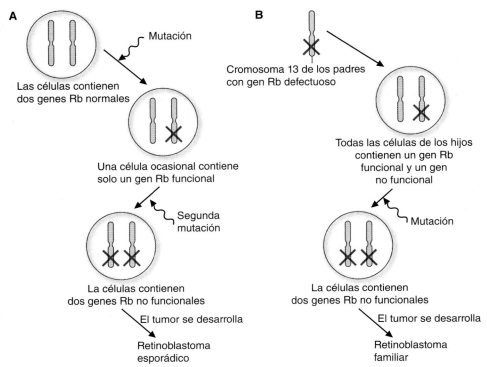

FIGURA 17-9 Mutaciones en el gen retinoblastoma (Rb). **A.** Retinoblastoma esporádico. **B.** Retinoblastoma familiar.

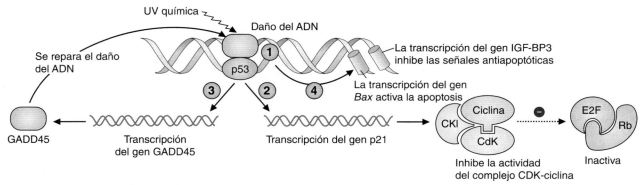

FIGURA 17-10 p53 y la detención del ciclo celular. Los mecanismos que reconocen el daño en el ADN interrumpen la degradación de p53 y modifican la proteína p53 (*círculo 1*). p53 estimula la transcripción de p21 (*círculo 2*) y GADD45 (*círculo 3*). p21 bloquea la fosforilación de Rb por ciclina/CDK, la cual continúa para inhibir la familia de factores de transcripción E2F, con lo cual se bloquea la progresión del ciclo celular. GADD45 permite que el daño del ADN se repare. Si el daño no se repara, se activan los genes apoptóticos (*círculo 4*).

insulina, lo cual induce en apariencia la apoptosis mediante el bloqueo de la señalización antiapoptótica de los factores de crecimiento, por lo que la célula entra en un modo de deprivación de factor de crecimiento.

B. Genes supresores de tumores que afectan a receptores y transducción de señales

Los genes supresores de tumores pueden codificar receptores, componentes de las vías de transducción de señales o factores de transcripción.

1. Reguladores de Ras

La familia de proteínas Ras se relaciona con la transducción de señales de muchas hormonas y factores de crecimiento (*véase* abajo) y, por lo tanto, es oncogénica. La actividad de estas vías es interrumpida por las GAP (proteínas activadoras de GTPasa [*GTPase-activating proteins*]; cap. 9, sec. III.C.2), las cuales varían entre los tipos de células. La neurofibromina, el producto del gen supresor de tumores *NF-1*, es una GAP específica del sistema nervioso que regula la actividad de Ras en los tejidos neuronales. Se transmite la señal de crecimiento siempre y cuando la proteína Ras se una a GTP. La unión de NF-1 a Ras activa el dominio de Ras con actividad de GTPasa, lo cual hidroliza GTP en GDP, inactivando a Ras. Sin una molécula funcional de neurofibromina, Ras está activada de modo perpetuo.

2. Patched y smoothened

Un buen ejemplo de supresores de tumores y oncogenes que funcionan en conjunto lo proporcionan los genes de los correceptores *patched* y *smoothened*, que codifican al receptor para los péptidos de señalización de la clase *hedgehog*. (Los extraños nombres de algunos de los genes supresores de tumores se deben a que se descubrieron primero en *Drosophila* [mosca de la fruta] y los nombres de las mutaciones de *Drosophila* se basan con frecuencia en la apariencia de una mosca que expresa la mutación. Luego de que se encontraron homólogos en los seres humanos, se les dieron los mismos nombres de los genes de *Drosophila*). Por lo regular, la función de estos correceptores es controlar el crecimiento durante la embriogénesis y ponen de manifiesto la importancia de conservar un equilibrio entre oncogenes y genes supresores de tumores. La proteína receptora *Patched* inhibe a *Smoothened*, su proteína correceptora. La unión de un ligando *hedgehog* con *patched* libera la inhibición de *smoothened*, que luego transmite una señal activadora al núcleo, lo que estimula la transcripción de un nuevo gen (fig. 17-11). *Smoothened* es un protooncogén y *patched* es un gen supresor de tumores. Si *patched* pierde su función (definición de un supresor de tumores), entonces *smoothened* es capaz de enviar señales a la célula para que prolifere, incluso en ausencia de una señal *hedgehog*. Por el contrario, si *smoothened* experimenta una mutación con ganancia de función (definición de un oncogén), puede emitir señales en ausencia de una señal de *hedgehog*, incluso en presencia de *patched*. Si se heredan las mutaciones de *smoothened* o *patched* hay un aumento de la incidencia de carcinoma de células basales.

Una mutación heredada en *NF-1* es capaz de causar neurofibromatosis, una enfermedad en la que hay numerosos tumores benignos del sistema nervioso, pero dolorosos. La película *El hombre elefante* se basó en una persona que al parecer tenía esta enfermedad. No obstante, los análisis recientes de los restos de este paciente indican que es más probable que tuviera el raro síndrome de Proteus y no la neurofibromatosis.

A

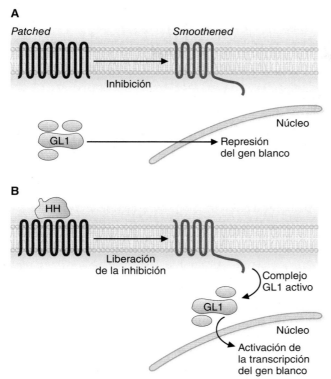

FIGURA 17-11   Sistema de señalización *patched/smoothened*. **A.** Si no hay una señal *hedgehog* (HH), *smoothened* está inactivo debido a que lo inhibe el receptor *patched* de HH y el complejo del factor de transcripción GL1 actúa como un represor de la transcripción. **B.** Cuando un ligando se une al receptor *patched*, se anula la inhibición de *smoothened*, lo cual lleva a la activación del complejo GL1 y a una transcripción activa de los genes específicos.

C. Genes supresores de tumores que afectan la adhesión celular

La familia de glucoproteínas de la cadherina media la adhesión intercelular dependiente del calcio. Las cadherinas forman complejos intercelulares que unen a las células entre sí (fig. 17-12A). Están fijadas de forma intracelular por cateninas, las cuales se unen a los filamentos de actina. Tal vez la pérdida de la expresión de cadherina E (cadherina de células epiteliales) contribuya en la capacidad de las células malignas de separarse y migrar en la metástasis. Las personas que heredan una mutación en la cadherina E (esta mutación se designa como CDH1) tienen una marcada predisposición a desarrollar cáncer gástrico de tipo difuso.

Las proteínas de la catenina cumplen dos funciones: además de fijar las cadherinas al citoesqueleto, actúan como factores de transcripción (*véase* fig. 17-12B). Las cateninas β también se unen a un complejo que contiene a la proteína reguladora APC (*adenomatous polyposis coli* [*poliposis adenomatosa colónica*]), la cual la dirige a su degradación. Cuando la señal adecuada inactiva a APC, aumenta la concentración de catenina β y viaja al núcleo donde activa la transcripción de *myc* y *ciclina D1*, llevando a la proliferación celular. APC es un gen supresor de tumores. Si es inactivado, no puede unirse a la catenina β ni inhibir la proliferación celular. Se detectan mutaciones en APC o en las proteínas que interactúan con ella en la gran mayoría de los cánceres esporádicos de colon humano. Las mutaciones heredadas en APC dan origen a una de las formas más comunes de cáncer de colon hereditario, la poliposis adenomatosa familiar (FAP).

D. Genes supresores de tumores relacionados con la reparación del ADN

Tanto el cáncer colorrectal hereditario sin poliposis (CCRHSP o HNPCC) como el cáncer de mama hereditario son resultado de mutaciones de genes heredados relacionados con la reparación del ADN.

1. Cáncer de colon hereditario sin poliposis

Se calcula que el CCRHSP representa entre 2 y 3% de todos los casos de cáncer de colon. Estos síndromes son heterogéneos, causados con toda probabilidad por el descubrimiento de que mutaciones en cualquiera de cinco genes pueden llevar al desarrollo de

A. Cateninas y cadherinas en la adhesión celular

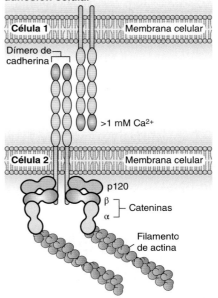

B. Catenina β y APC en la transcripción de genes

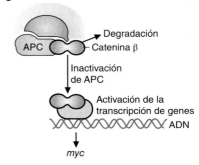

FIGURA 17-12   A. Cateninas y cadherinas. Las moléculas de E-cadherina forman homodímeros intercelulares dependientes de calcio con cadherinas de otras células, lo que tiene como resultado la adhesión intercelular. La porción citoplasmática de la E-cadherina forma complejos con varias cateninas, las cuales fijan la cadherina al citoesqueleto de la actina. **B.** Catenina β y APC en la transcripción. El complejo APC activa a la catenina β para lograr la degradación proteolítica. Si APC está inactiva, aumentan las concentraciones de la catenina β. Actúa como un factor de transcripción que incrementa la síntesis de *myc* y otros genes que regulan la progresión del ciclo celular.

cáncer de colon. Entre los genes de la enfermedad sobresalen hMSH2, hMLH1, hPMS1, hPMS2 y hMSH6. Todos estos genes tienen una función en la reparación de las malas complementariedades del ADN y todos actúan como supresores de tumores (se requiere una pérdida de función para que se desarrolle el tumor).

Es importante entender que, en realidad, la falta de una enzima de reparación de las malas complementariedades del ADN no causa directamente cáncer (como lo haría una mutación activadora en *myc*). No obstante, la falta de un sistema de reparación de malas complementariedades funcional eleva la frecuencia en la cual las nuevas mutaciones se introducen en las células somáticas (con particular rapidez en las células proliferantes como el epitelio del colon), de modo que una mutación resultará en un gen necesario para controlar el crecimiento de manera adecuada. Una vez que ocurre la mutación, los tumores pueden empezar a desarrollarse.

2. Cáncer de mama hereditario

Se han identificado 5 a 10% de todos los casos de cáncer de mama por mutaciones heredadas en algunos de los dos genes: *BRCA1* y *BRCA2*. *BRCA1* se encuentra en el cromosoma 17 y actúa como un supresor de tumores. La función bioquímica de *BRCA1* es participar en la respuesta al daño al ADN. Varias cinasas fosforilan a *BRCA1*; cada una de ellas es activada por una forma distinta de daño al ADN. *BRCA1* interviene principalmente en la reparación de rupturas de ambas cadenas del ADN y la reparación de la transcripción acoplada. Una vez que *BRCA1* se fosforila, emite señales para que se detenga el ciclo celular a fin de permitir que se repare el daño en el ADN.

Las mujeres portadoras de una mutación en *BRCA1* tienen 55 a 65% de probabilidad de presentar cáncer de mama y alrededor de 40% probabilidad de presentar cáncer de ovario a los 70 años. Los varones que portan mutaciones en *BRCA1* parecen tener un ligero aumento en el cáncer de mama y en el de próstata.

El otro gen que se relaciona con el cáncer de mama hereditario es el *BRCA2* que se encuentra en el cromosoma 13. Se requiere *BRCA2* para la reparación de la ruptura de ambas cadenas del ADN, casi siempre causada por la radiación ionizante. Se requiere la pérdida de la actividad de *BRCA2* para que se desarrolle el cáncer, lo que clasifica al *BRCA2* como un supresor de tumores. El *BRCA2* también es necesario para la recombinación homóloga entre cromátides hermanas durante la meiosis y la mitosis. Las mutaciones de *BRCA2* también se han relacionado con el incremento en la incidencia de cáncer de mama y ovario en mujeres y cáncer de mama y próstata en varones. Las mutaciones en *BRCA1* y *BRCA2* representan 20 a 25% de todos los casos de cáncer hereditario de mama.

Comprender las funciones de *BRCA1* y *BRCA2* en la reparación de la ruptura de ambas cadenas del ADN ha permitido el desarrollo de inhibidores de la polimerasa de poli-ADP ribosa 1 (PARP-1, *poly-ADP ribose polymerase*) para el tratamiento de cánceres de mama inducidos por *BRCA1* o *BRCA2*. La reparación de las rupturas de ambas cadenas se consigue mediante la recombinación homóloga (que requiere las actividades de las proteínas *BRCA1* y *BRCA2*), o bien por medio de la unión de extremos no homólogos, lo cual es un proceso proclive al error, causado por el recorte de los extremos del ADN antes de la unión (*véanse* figs. 12-19 y 12-20).

Las rupturas en una sola cadena del ADN son más comunes que las rupturas en las dos cadenas. El mecanismo celular para reparar las rupturas de una sola cadena depende de la PARP-1. Esta produce grandes cadenas ramificadas de poli(ADP-ribosa; derivada de NAD^+), en el sitio del daño, cuya función es actuar como estación de carga para las proteínas vinculadas con la reparación de la ruptura de una cadena. La inhibición de PARP-1 ocasionaría una acumulación de rupturas de una sola cadena en el ADN.

Los inhibidores de PARP-1 son eficaces para destruir células con mutaciones en *BRCA1* y *BRCA2* en las que cuando no se reparan las rupturas de una sola cadena, habitualmente se convierten en rupturas de ambas cadenas cuando el duplicosoma intenta la duplicación a partir de la ruptura. En una célula en la que falte la actividad de *BRCA1* o *BRCA2*, la única manera de reparar el ADN es mediante la unión de extremos no homólogos, un proceso propenso al error. Esto ocasiona que las células acumulen una gran cantidad de mutaciones, que eventualmente llevarán a la muerte celular. Las células con actividad funcional de *BRCA1* o *BRC A2* no tienen este destino. Los fármacos que inhiben la actividad de PARP-1 en cultivos celulares se encuentran en ensayos clínicos con resultados muy promisorios. Un inhibidor de PARP-1 fue aprobado por la FDA en 2018 para el tratamiento de mujeres con mutaciones germinales de *BRCA* que presentaban un subconjunto particular de cáncer de mama. Los inhibidores de PARP también han sido aprobados para el tratamiento de los cánceres de ovario con mutaciones *BRCA*.

V. Cáncer y apoptosis

En el organismo, las células superfluas o indeseables se destruyen mediante una vía llamada **apoptosis** o muerte celular programada. La apoptosis es una secuencia de eventos regulada que depende de energía, por medio de la cual una célula se autodestruye. En este proceso suicida, la célula se encoge, la cromatina se condensa y se fragmenta el núcleo. La membrana celular forma burbujas (ampollas) y la célula se rompe en vesículas apoptóticas que, rodeadas de membrana (cuerpos apoptóticos), contienen diversas cantidades de citoplasma, orgánulos y fragmentos de ADN. La fosfatidilserina, un lípido en la lámina interna de la membrana celular, queda expuesta en la superficie externa de estas vesículas apoptóticas. Es uno de los marcadores fagocíticos que reconocen los macrófagos y otras células fagocíticas que engullen los cuerpos apoptóticos.

La apoptosis es una parte normal de múltiples procesos en organismos complejos: embriogénesis, mantenimiento de la cantidad adecuada de células en los tejidos, eliminación de células infectadas o dañadas, mantenimiento del sistema inmunológico y envejecimiento. Se puede iniciar por daño, radiación, radicales libres u otras toxinas; ausencia de los factores de crecimiento u hormonas; unión de citocinas proapoptóticas; o bien, interacciones con células T citotóxicas en el sistema inmunológico. La apoptosis es capaz de proteger organismos contra los efectos negativos de las mutaciones al destruir células que tienen daño irreparable en el ADN antes de que proliferen. Al igual que un exceso de una señal de crecimiento es capaz de producir un exceso de células indeseables, la falla en la apoptosis para eliminar el exceso de células o células dañadas puede contribuir en el desarrollo de cáncer.

A. Vías normales de la apoptosis

La apoptosis se puede dividir en tres fases generales: una fase de inicio, una fase de integración de señales y una fase de ejecución. La apoptosis puede ser iniciada con señales externas que funcionan a través de receptores de muerte, como el factor de necrosis tumoral (TNF) o la deprivación de hormonas de crecimiento (fig. 17-13). También se puede iniciar por medio de fenómenos intracelulares que afectan la integridad de las mitocondrias (p. ej., deprivación de oxígeno, radiación) y daño irreparable en el ADN. En la fase de integración de señales, estas señales **proapoptóticas** se equilibran con las señales **antiapoptóticas** de supervivencia de la célula por diversas vías, incluidos los miembros de la **familia de proteínas Bcl-2**. La fase de ejecución es llevada a cabo por las enzimas proteolíticas denominadas **caspasas**.

1. Caspasas

Son cisteína proteasas que rompen enlaces peptídicos cercanos a un residuo de aspartato. Se encuentran en la célula como procaspasas, precursoras de enzimas del tipo zimógeno que son activadas por ruptura proteolítica de la porción inhibidora de su cadena polipeptídica. Por lo general, las distintas caspasas se dividen en dos grupos según sea su función: caspasas iniciadoras, las cuales cortan de forma específica a otras procaspasas; y caspasas ejecutoras, las cuales cortan a otras proteínas celulares que se ocupan de conservar la integridad celular (*véase* fig. 17-13). Las caspasas iniciadoras se activan por dos vías principales de señalización: la vía del receptor de muerte y la vía de la integridad mitocondrial. Estas activan a las caspasas ejecutoras, las cuales cortan a las proteína cinasas que se ocupan de la adhesión celular, filamentos que forman el revestimiento interno de la envoltura nuclear, actina y otras proteínas que se requieren en la estructura celular, así como enzimas de reparación del ADN. Además, cortan una proteína inhibidora de la endonucleasa CAD (*caspase-activated DNase*, ADNasa activada por caspasa), por medio de la cual se activa CAD para iniciar la degradación del ADN celular. Con la destrucción de la envoltura nuclear, también se activan otras endonucleasas (dependientes de Ca^{2+} y Mg^{2+}).

2. Vía del receptor de muerte para la apoptosis

Los receptores de muerte son un subconjunto de receptores de TNF-1, entre los cuales figuran Fas/CD95, receptor 1 de TNF (TNF-R1) y el receptor de muerte 3 (DR3, *death receptor 3*). Estos receptores forman un trímero que une TNF-1 u otro ligando de muerte sobre su dominio externo y une proteínas adaptadoras a su dominio intracelular (fig. 17-14). El complejo activado del receptor de TNF forma la estructura para unir dos moléculas de procaspasa 8 (o procaspasa 10), las cuales se cortan una a la otra de forma

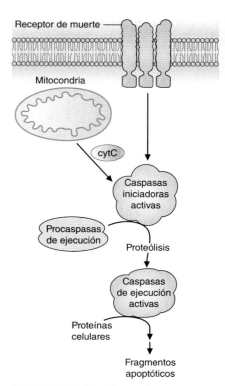

FIGURA 17-13 Principales componentes de la apoptosis. La liberación del citocromo c de las mitocondrias o la activación de los receptores de muerte son capaces de iniciar la apoptosis.

La familia de receptores de la muerte en humanos está formada por el receptor 1 del TNF, el CD95, el receptor de la muerte 3 (DD3), el receptor 1 del ligando inductor de la apoptosis relacionado con el TNF (TRAIL-R1) y el TRAIL-R2. Los ligandos de los receptores de la muerte son el TNF, el ligando CD95, el TLIA (se une al DD3) y el TRAIL. Los ligandos son producidos por las células T asesinas naturales (*natural killer T-cells*) o los macrófagos.

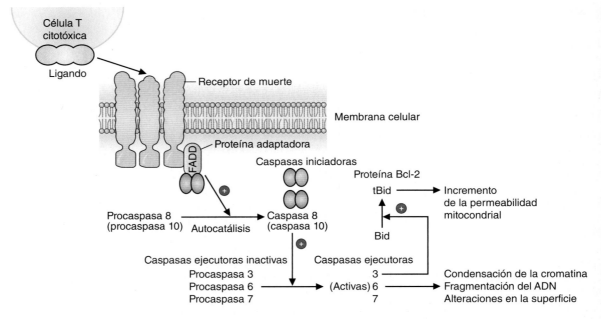

FIGURA 17-14 Vía de los receptores de muerte para la apoptosis. El ligando (un ligando libre o una proteína de otra célula, unida a la superficie celular) se acopla al receptor de muerte, el cual forma una estructura para la activación autocatalítica de caspasa 8 (y en ocasiones 10). La caspasa dimérica 8 activa (y algunas veces 10) corta a las caspasas ejecutoras de la apoptosis. No obstante, la vía también activa el miembro de la familia Bcl-2 Bid, que actúa sobre la integridad de la membrana mitocondrial. tBid, Bid truncado.

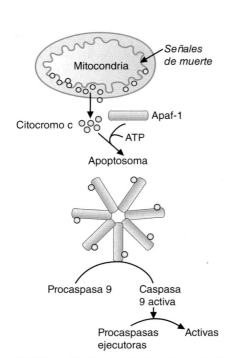

FIGURA 17-15 La vía de la integridad de la mitocondria libera citocromo c, que se une a Apaf y forma un complejo multimérico que se denomina apoptosoma. Este convierte la procaspasa 9 en caspasa 9 activa, una caspasa iniciadora, que se libera por el apoptosoma en el citosol. ATP, adenosín trifosfato.

autocatalítica para formar caspasa 8 (o caspasa 10) activa. Las caspasas 8 y 10 son caspasas iniciadoras que activan a las caspasas ejecutoras 3, 6 y 7. La caspasa 3 también corta a una proteína Bcl-2, Bid, a una forma (tBid) que activa la vía de la integridad mitocondrial para iniciar la apoptosis.

3. Vía de la integridad mitocondrial para apoptosis

La apoptosis también se induce por señales intracelulares que indican que debe ocurrir la muerte de la célula. Entre los ejemplos de estas señales están la deprivación de factores de crecimiento, daño celular, liberación de ciertos esteroides e incapacidad para mantener concentraciones intracelulares bajas de calcio. Todos estos tratamientos o cambios provocan que se libere citocromo c de las mitocondrias (fig. 17-15). El citocromo c es un componente proteico necesario de la cadena de transporte de electrones de la mitocondria que está débilmente unido al exterior de la membrana interna de la mitocondria. Su liberación inicia la apoptosis.

En el citosol, el citocromo c se une a apaf (*proapoptotic protease-activating factor*, factor activador de proteasas proapoptóticas). El complejo apaf/citocromo c se une a la caspasa 9, una caspasa iniciadora, para formar un complejo activo llamado **apoptosoma**. A su vez, el apoptosoma activa a las caspasas ejecutoras (3, 6 y 7) mediante la ruptura de los zimógenos.

4. Integración de señales proapoptóticas y antiapoptóticas mediante la familia de proteínas Bcl-2

Los miembros de la familia Bcl-2 integran señales de promuerte y antimuerte para determinar si la célula debe suicidarse. Existen miembros proapoptóticos y antiapoptóticos de la familia *Bcl-2* (tabla 17-3). Los miembros de la familia Bcl-2 contienen regiones de homología, conocidas como dominios de homología Bcl-2 (BH). De los cuales hay cuatro dominios. Los factores antiapoptóticos (conocidos como guardianes) contienen los cuatro dominios (BH1-BH4). Los factores proapoptóticos formadores de canales (conocido como efector) contienen solo tres dominios (BH1-BH3), en tanto que los miembros de la familia proapoptótica de solo-BH3 (conocidos como iniciadores) contienen únicamente un dominio BH, BH3.

TABLA 17-3   **Ejemplos de miembros de la familia Bcl-2**
Antiapoptóticos (Guardianes)
Bcl-2
Bcl-x
Bcl-w
Proapoptóticos
Formadores de canales (Efectores)
Bax
Bak
Bok
Proapoptóticos
Solo con BH3 (Iniciadores)
Bad
Bid
Bim

Se conocen en la actualidad alrededor de 30 miembros de la familia Bcl-2. Estas proteínas desempeñan funciones específicas en los tejidos, así como funciones de señalización específicas de las vías que regulan la apoptosis. La especificidad de los tejidos está sobrepuesta. Por ejemplo, Bcl-2 se expresa en los folículos pilosos, riñones, intestino delgado, neuronas y sistema linfático, en tanto que Bcl-x se expresa en el sistema nervioso y las células hematopoyéticas. Las proteínas BH-3 únicamente interactuarán tanto con los efectores para iniciar la apoptosis, como con los guardianes, que bloquean la apoptosis.

Las proteínas antiapoptóticas del tipo *Bcl-2* (incluidos Bcl-2, Bcl-xL y Bcl-W) tienen por lo menos dos maneras de antagonizar las señales de muerte. Se insertan en la membrana mitocondrial externa para antagonizar a los factores proapoptóticos formadores de canales, por medio de lo cual disminuye la liberación del citocromo c. También se pueden unir al apaf citoplasmático de manera que este ya no pueda formar el complejo del apoptosoma (fig. 17-16).

A estas proteínas antiapoptóticas Bcl-2 se contraponen los miembros de la familia de proteínas proapoptóticas que se dividen en dos categorías: los efectores (miembros formadores de canales iónicos) y los iniciadores (miembros de solo-BH3). Los miembros promuerte formadores de canales iónicos, como Bax, son muy similares a los antiapoptóticos de la familia, excepto que no contienen el dominio de unión para apaf. No obstante, poseen los otros dominios estructurales y cuando se dimerizan con miembros proapoptóticos de solo-BH3 en la membrana mitocondrial externa, forman un canal iónico que propicia la liberación del citocromo c en lugar de inhibirla (fig. 17-16). Las

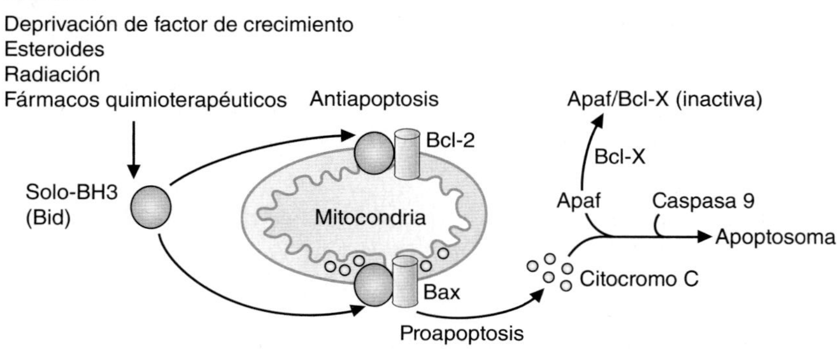

FIGURA 17-16   Funciones de los miembros de la familia Bcl-2 en la regulación de la apoptosis. Bcl-2, que es antiapoptótica, se une a Bid (o Bid truncada [tBid]) e impide la formación de canales que permiten que el citocromo c se libere a partir de las mitocondrias. Las señales de muerte generan la activación de una proteína solo-BH3, como Bid, lo cual da lugar a la formación de un poro mitocondrial, edema mitocondrial y liberación de citocromo c. Bid se une y activa a la proteína proapoptótica del canal iónico de la membrana Bax, activando la liberación del citocromo c, que se une a Apaf y lleva a la formación del apoptosoma.

proteínas promuerte de solo-BH3 (p. ej., Bim y Bid) contienen únicamente el dominio estructural que les permite unirse a otros miembros de la familia Bcl-2 (el dominio BH3) y no los dominios para unirse a la membrana, formar canales iónicos o unirse a apaf. Dichas uniones activan a los miembros de la familia promuerte e inactivan a los miembros antiapoptóticos. Cuando la célula recibe una señal procedente de un agonista promuerte se activa una proteína BH3, como Bid (*véase* fig. 17-16). La proteína de BH3 activa a Bax (un formador de canales iónicos miembro de canales proapoptóticos), el cual estimula la liberación de citocromo c. Por lo regular, Bcl-2 actúa como un antagonista de la muerte cuando se une a apaf y manteniéndolo en un estado inactivo. Sin embargo, al mismo tiempo que Bid activa a Bax, Bid también se une a Bcl-2, por lo que se afecta el complejo Bcl-2/apaf y deja libre a apaf para unirse al citocromo c liberado a fin de formar el apoptosoma.

B. Evasión de la apoptosis por las células cancerosas

La apoptosis puede desencadenarse por varios estímulos, como la privación de factores de crecimiento, aumento de p53 en respuesta al daño del ADN, vigilancia del daño del ADN por enzimas de reparación, o bien liberación de TNF u otros factores inmunes. No obstante, las mutaciones en los oncogenes son capaces de crear células resistentes a la apoptosis.

Una de las maneras en que esto ocurre es a través de la activación de las vías de señalización dependientes de factores de crecimiento que inhiben la apoptosis, como la vía PDGF/Akt/BAD. La BAD que no está fosforilada actúa como Bid en la promoción de la apoptosis (*véase* fig. 17-16). La unión del factor de crecimiento derivado de plaquetas con su receptor activa la IP-3 cinasa, la cual fosforila y activa a la Akt serina-treonina cinasa (proteína cinasa B, cap. 10, sec. III.B.3). La activación de Akt tiene como resultado la fosforilación de la proteína proapoptótica solo-BH3, BAD, lo cual la inactiva. La vía PDGF/Akt/BAD muestra la necesidad que tienen las células normales de ser estimuladas por factores de crecimiento para evitar la muerte celular. Una de las características de la transformación neoplásica es la pérdida de la dependencia a factores de crecimiento para sobrevivir. La vía de la MAP cinasa también se relaciona en la regulación de la apoptosis y envía señales de supervivencia a la célula. La MAP cinasa cinasa fosforila y activa a otra proteína cinasa, conocida como RSK. Al igual que Akt, RSK fosforila a BAD e inhibe su actividad. Por consiguiente, BAD actúa como un punto de convergencia para las vías de la IP-3 cinasa/Akt y la cinasa de MAP en la señalización para la supervivencia celular. Las mutaciones con ganancia de función en los genes que controlan estas vías, como *ras*, producen células resistentes a la apoptosis.

C. MicroARN y apoptosis

Las investigaciones recientes han identificado varios miARN que regulan los factores apoptóticos. Por ejemplo, Bcl-2 está regulado por al menos dos miARN, designados como miR-15 y miR-16. La expresión de estos miARN controla la concentración de Bcl-2 (un factor antiapoptótico) en la célula. Si por alguna razón se altera la expresión de estos miARN, la concentración de Bcl-2 también se modifica, y promueve la apoptosis (si disminuye la concentración de Bcl-2) o proliferación celular (si aumenta la concentración de Bcl-2). La pérdida de estos dos miARN se ha detectado en 68% de células con leucemia linfocítica crónica (LLC), causada la mayoría de las veces por una deleción en el cromosoma 13, banda 14 en el brazo largo (q14). La pérdida de la expresión de miR-15 y miR-16 causaría un aumento de la concentración de Bcl-2, lo que favorecería el incremento de la proliferación celular.

Se han identificado otras especies de miARN, que regulan los factores relacionados con la apoptosis. El miR-21 regula la expresión del gen de muerte celular programada 4 (*PDCD4, programmed cell death 4 gene*). El *PDCD4* aumenta durante la apoptosis y su función es bloquear la traducción. La pérdida de la actividad de miR-21 causaría la muerte de la célula, porque *PDCD4* se sobreexpresaría. Sin embargo, la sobreexpresión de miR-21 sería antiapoptótica porque se eliminaría la expresión de *PDCD4*.

El grupo miR-17 regula la vía de la proteína cinasa B/Akt modulando las concentraciones de PTEN (la enzima que transforma el PIP_3 en PIP_2), así como las concentraciones de la familia de factores de transcripción E2F. Un aumento de miR-17, que funciona como oncogén, reduciría la concentración de PTEN de tal manera que sería favorecida la proliferación celular y no la apoptosis debido a la activación constante de la vía Akt.

Cuando *Bcl-2* se encuentra mutado y es oncogénico, generalmente se encuentra sobreexpresado, por ejemplo, en el linfoma folicular y la LGC. La sobreexpresión de *Bcl-2* altera la regulación normal de factores proapoptóticos y antiapoptóticos, e inclina la balanza hacia el estado antiapoptótico. Esto lleva a la incapacidad de destruir células con ADN dañado, de tal manera que estas mutaciones se acumulan dentro de la célula. Bcl-2 también es una proteína transportadora multidrogorresistente y, si está sobreexpresada, se bloquea la inducción de apoptosis inducida por agentes antitumorales al eliminarlos rápidamente de la célula. Por consiguiente, se han desarrollado medidas para reducir la concentración de Bcl-2 en tumores que se sobreexpresan antes de iniciar el tratamiento farmacológico o con radiación.

VI. El cáncer requiere múltiples mutaciones

Se requiere mucho tiempo para que el cáncer se desarrolle en los humanos porque son necesarias varias alteraciones genéticas para transformar las células normales en células malignas (*véase* fig. 17-1). Un solo cambio en un oncogén o en un gen supresor de tumores en una sola célula no es suficiente para la transformación. Por ejemplo, si las células procedentes de muestras de una biopsia de células normales no están "inmortalizadas" aún, es decir, capaces de crecer de modo indefinido en un cultivo, la adición del oncogén de *ras* a las células es insuficiente para la transformación. Sin embargo, mutaciones adicionales en una combinación de oncogenes, por ejemplo *ras* y *myc*, pueden resultar en transformación (fig. 17-17). Los epidemiólogos calculan que se requieren de cuatro a siete mutaciones para que las células normales se transformen.

Las células acumulan múltiples mutaciones durante la expansión clonal. Cuando hay daño en el ADN en una célula que prolifera con normalidad, se produce una población de células con esa mutación. La expansión de la población mutada incrementa enormemente la probabilidad de una segunda mutación en una célula que contiene la primera mutación. Después de una o más mutaciones en protooncogenes o genes supresores de tumores, una célula puede proliferar con mayor rapidez en presencia de estímulos de crecimiento y con más mutaciones, crecer autónomamente, es decir, independientes de los controles de crecimiento normal. Este aumento en el crecimiento incrementa la probabilidad de más mutaciones. Algunas familias tienen una alta predisposición al cáncer. Los individuos de estas familias han heredado una mutación o una deleción de un alelo de un gen supresor de tumores, y como la descendencia de esa célula prolifera, pueden surgir mutaciones en el segundo alelo, lo que causaría que se perdiera el control de la proliferación celular. Entre estos cánceres familiares se encuentran el retinoblastoma familiar, la poliposis adenomatosa familiar y la neoplasia endocrina múltiple (NEM); una de las cuales se relaciona con tumores de tiroides, paratiroides y médula suprarrenal (NEM tipo II).

Los estudios de pólipos de colon, benignos y malignos, muestran que estos tumores tienen anormalidades genéticas distintas. La incidencia de estas mutaciones aumenta con el grado de malignidad. En las etapas tempranas, las células normales del epitelio intestinal proliferan, desarrollan mutaciones en el gen de *APC* y se forman pólipos (*véase* fig. 17-17). Este cambio es asociado con una mutación en el protooncogén *ras* que lo convierte en un oncogén activo. La progresión a la siguiente etapa se relaciona con una deleción o alteración en un gen supresor de tumores en el cromosoma 5. Con posterioridad, las mutaciones se presentan en el cromosoma 17, con lo que se inactiva el gen que puede estar involucrado en la adhesión celular, y en el cromosoma 17, con lo que se inactiva el gen supresor de tumores *p53*. Las células se vuelven malignas y las posteriores mutaciones tienen como resultado un crecimiento que es más agresivo y metastásico. Esta secuencia de mutaciones no siempre es la misma, pero se encuentra una acumulación de mutaciones de estos genes en un gran porcentaje de carcinomas de colon.

VII. El cáncer es muchas enfermedades diferentes a nivel molecular

Más de 20% de las muertes en Estados Unidos cada año se deben al cáncer, los tumores en pulmón, intestino grueso y mama son los más comunes (fig. 17-18). Por lo general, diferentes tipos de células utilizan distintos mecanismos mediante los cuales pierden la habilidad de controlar su propio crecimiento. Un estudio de los genes involucrados en el desarrollo del cáncer muestra que un tipo particular de cáncer surge de diferentes maneras. Por ejemplo, *Patched* y *Smoothened* son el receptor y el correceptor del péptido de señalización *sonic hedgehog*. La mutación de *smoothened*, un oncogén, o la inactivación de *patched*, un gen supresor de tumores, dan origen al carcinoma de células basales. De manera similar, el factor de crecimiento transformante β y sus proteínas de transducción de señales SMAD4/DPC son parte de la misma vía inhibidora de crecimiento, y cualquiera puede estar ausente en el cáncer de colon. Por consiguiente, los tratamientos que son exitosos en un paciente con cáncer de colon pueden no serlo en otro paciente con cáncer de colon debido a las diferencias en la base molecular de la enfermedad de cada individuo (ahora también parece ser el caso con el cáncer de mama). La práctica médica está adoptando la medicina personalizada, que requiere identificar las lesiones moleculares de una enfermedad particular y crear los tratamientos correspondientes. El uso de

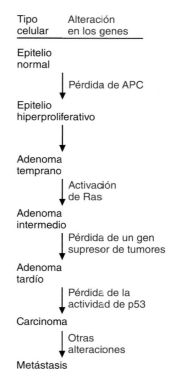

Tipo celular	Alteración en los genes
Epitelio normal	
	Pérdida de APC
Epitelio hiperproliferativo	
Adenoma temprano	
	Activación de Ras
Adenoma intermedio	
	Pérdida de un gen supresor de tumores
Adenoma tardío	
	Pérdida de la actividad de p53
Carcinoma	
	Otras alteraciones
Metástasis	

FIGURA 17-17 Posibles pasos en el desarrollo del cáncer de colon. Los cambios no siempre suceden en este orden, pero la mayor parte de los tumores benignos tiene la frecuencia más baja de mutaciones y la mayor parte de los malignos posee la frecuencia más alta.

 Michael T. había fumado 40 años antes de que presentara cáncer de pulmón. El hecho de que el cáncer haya tardado tanto en desarrollarse ha dificultado demostrar que los carcerígenos del humo del cigarro provocan cáncer de pulmón. Estudios realizados en Inglaterra y Gales muestran que los varones empezaron a aumentar el consumo de cigarrillos a principios de la década de 1900. Luego de un lapso de 20 años, la incidencia de cáncer de pulmón en varones también empezó a aumentar. Las mujeres comenzaron a fumar más tarde, en la década de 1920. De nueva cuenta, la incidencia de cáncer de pulmón empezó a incrementarse después de 20 años.

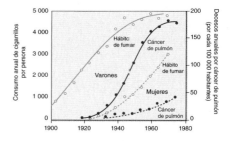

Se ha desarrollado un tratamiento para la LGC basado en un diseño racional de fármacos. La proteína de fusión Bcr-Abl se encuentra solo en células transformadas que expresan el cromosoma Filadelfia y no en células normales. Una vez que se determinó la estructura de Bcr-Abl, se diseñó el fármaco imatinib (Gleevec®) que se une de manera específica e inhibe solo el sitio activo de la proteína de fusión y no la proteína normal. Este compuesto demostró ser útil en bloquear la función de Bcr-Abl, por lo que se detuvo la proliferación de células, y en algunas de ellas indujo la apoptosis de tal modo que las células se destruyeron. Como las células normales no expresan la proteína híbrida, no las afectaba el fármaco. El problema con este tratamiento fue que algunos pacientes sufrieron recaídas y cuando se estudiaron sus proteínas Bcr-Abl se determinó que en algunos pacientes la proteína de fusión tenía una sustitución de un solo aminoácido cerca del sitio activo que evitaba que el imatinib se uniera a la proteína. Otros pacientes tenían una amplificación del producto del gen Bcr-Abl. También se pueden usar otros inhibidores de tirosina cinasa (como dasatinib y nilotinib) para tratar la LGC si hay resistencia al imatinib (Gleevec®).

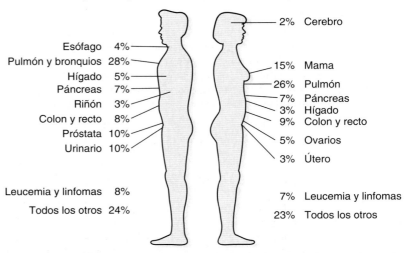

Muertes aproximadas por cáncer en 2014 en Estados Unidos; porcentaje de distribución de sitios por género

Esófago 4%
Pulmón y bronquios 28%
Hígado 5%
Páncreas 7%
Riñón 3%
Colon y recto 8%
Próstata 10%
Urinario 10%
Leucemia y linfomas 8%
Todos los otros 24%

2% Cerebro
15% Mama
26% Pulmón
7% Páncreas
3% Hígado
9% Colon y recto
5% Ovarios
3% Útero
7% Leucemia y linfomas
23% Todos los otros

FIGURA 17-18 Muertes estimadas por cáncer, por sitio y género. (Información de la American Cancer Society, Inc., *Cancer Facts and Figures*, 2019. www.cancer.org/research/cancerfactsstatistics/cancerfactsfigures2019/).

la proteómica, ARN-SEQ y la técnica de *genochips* (*véase* cap. 16) para obtener el genotipo de los tejidos tumorales y entender qué proteínas expresan, ayudará en gran medida a posibilitar tratamientos específicos para cada paciente a desarrollar y aplicar.

VIII. Virus y cáncer en el ser humano

Tres virus de ARN se han asociado con el desarrollo de cáncer en los humanos: virus linfotrópico T humano tipo 1 (HTLV-1), VIH y el de la hepatitis C. También hay virus de ADN asociados con el cáncer, como el de la hepatitis B, el virus de Epstein-Barr (VEB), el virus del papiloma humano (VPH) y el virus del herpes (VHH-8).

El HTLV-1 causa leucemia de células T en los adultos. El genoma del HTLV-1 codifica una proteína Tax, la cual es un coactivador transcripcional. Tax activa a los protooncogenes celulares *c-sis* y *c-fos*, con lo cual altera los controles normales de la proliferación celular y lleva a malignidad. Por consiguiente, *tax* es un oncogén viral sin una contraparte en el genoma de la célula hospedadora.

La infección por VIH, el virus que ocasiona enfermedad de inmunodeficiencia adquirida (sida), desarrolla la enfermedad neoplásica a través de varios mecanismos. La infección por VIH causa inmunosupresión y, como consecuencia, pérdida de la supervivencia tumoral mediada por el sistema inmunológico. Los individuos infectados con VIH están predispuestos a desarrollar linfoma no Hodgkin, que es el resultado de una sobreproducción de linfocitos T. El genoma del VIH codifica una proteína, Tat, un factor de transcripción que activa la transcripción de los genes de la *interleucina 6* (IL-6) e *interleucina 10* (IL-10) en células T infectadas. Las IL-6 e IL-10 son factores de crecimiento que propician la proliferación de las células T y, por consiguiente, el incremento de la producción de estas puede contribuir al desarrollo de linfoma no Hodgkin. Asimismo, Tat se libera de las células infectadas y actúa como un factor de crecimiento angiogénico (formador de vasos sanguíneos). Se supone que esta propiedad contribuye al desarrollo del sarcoma de Kaposi.

Los virus de ADN también provocan cáncer en los humanos, pero a través de mecanismos diferentes. Las infecciones crónicas de hepatitis B causan carcinoma hepatocelular. En la actualidad existe una vacuna para prevenir las infecciones de hepatitis B. El VEB se relaciona con linfomas de células B y T, enfermedad de Hodgkin y otros tumores. El VEB codifica una proteína Bcl-2 que restringe la apoptosis de la célula infectada. El VHH-8 se relaciona con el sarcoma de Kaposi. Se ha demostrado que ciertas cepas del virus del papiloma son la causa principal de cáncer cervicouterino y se ha desarrollado una vacuna contra las cepas específicas de este virus.

COMENTARIOS CLÍNICOS

Mannie W. El tratamiento de un paciente sintomático con leucemia granulocítica crónica (LGC), cuyo recuento de leucocitos es mayor de 50 000 células/mL, inicia con un inhibidor de tirosina cinasa (ITC). Si el paciente no tolera el inhibidor, o si no funciona, se intenta con otro. Además, tanto el interferón γ como el β se habían utilizado para el tratamiento de la LMC, aunque en la actualidad se usa raramente con el desarrollo de varios ITC. El trasplante de células madre hematopoyéticas es otra opción terapéutica en pacientes específicos.

Michael T. La resección quirúrgica del nódulo pulmonar con intento de cura estuvo justificada en **Michael T.**, quien tenía un buen pronóstico con una etapificación preoperatoria T_1, N_0, M_0. Debido a sus antecedentes y a las características del nódulo, existía una alta probabilidad de que fuera maligno y la tomografía por emisión de positrones (PET) preoperatoria no evidenció sitios claros de metástasis.

Desafortunadamente, **Michael T.** desarrolló una lesión metastásica en la corteza cerebral temporal derecha 6 meses después. Como era muy probable que hubiera metástasis en otros órganos, el tumor del cerebro de **Michael T.** no se trató con medios quirúrgicos. A pesar de la radioterapia paliativa al cerebro, **Michael T.** sucumbió a la enfermedad 9 meses después de que se documentó, un curso inusualmente agresivo para este tumor maligno. En el examen *postmortem* se encontró que su cuerpo estaba totalmente invadido con metástasis.

Clark T. requiere colonoscopias regulares para investigar si hay nuevos pólipos en el intestino. Se recomienda que se realice una colonoscopia 1 año después de la cirugía y si no se encuentran pólipos, la siguiente podría ser a los 3 años.

Como el desarrollo de un adenoma metastásico toma varios años (debido a la gran cantidad de mutaciones que deben ocurrir), los estudios frecuentes hacen posible identificar nuevos pólipos y eliminarlos antes de que se desarrollen tumores malignos.

Calvin A. La biopsia del lunar extirpado a **Calvin A.** demostró que no era maligno. El signo clínico más importante de un melanoma maligno son los cambios en el color o variaciones en el color y bordes irregulares. Al contrario de los nevos benignos (que no son displásicos), los melanomas muestran variaciones llamativas en la pigmentación, sombras negras, cafés, rojas, azules oscuras y grises. Otros signos clínicos de advertencia de un melanoma son el crecimiento de un lunar preexistente, comezón o dolor en un lunar preexistente, desarrollo de una nueva lesión pigmentada durante la vida adulta. A **Calvin A.** se le recomendó realizar una autoexploración mensual, además de someterse a una examinación clínica de la piel una o dos veces al año, evitar la luz del sol y usar filtros solares adecuados.

El sistema TNM es un sistema de etapificación del cáncer que estandariza la clasificación de los tumores. La T se refiere al tamaño y extensión del tumor primario (cuanto mayor sea el número, el tumor será más grande y más extenso); la N se emplea para el número de ganglios linfáticos regionales afectados por la neoplasia (de nueva cuenta, cuanto más alto sea el número, peor es el pronóstico), y M señala la presencia de metástasis (0 para ninguna, 1 para la identificación de células metastásicas).

Entre las mutaciones relacionadas con melanomas malignos se encuentran la de *ras* (ganancia de función en un oncogén de transducción de señales del crecimiento), *p53* (pérdida de función del gen supresor de tumores), *p16* (pérdida de función en el gen supresor de tumores inhibidor *cdk*), *cdk4* (ganancia de función en un oncogén de la progresión del ciclo celular) y regulación de cadherina/catenina β (pérdida de la regulación que requiere la adhesión).

COMENTARIOS BIOQUÍMICOS

Una técnica recientemente desarrollada para destruir en específico las células tumorales, y no las normales, utiliza el propio sistema inmunológico del organismo para hacerlo. La técnica se conoce como terapia **CAR-T (células T receptoras de antígenos quiméricos)**, en la que las células T de un individuo se modifican genéticamente en un laboratorio y luego se reinfunden en el individuo. Las células han sido modificadas para que reconozcan un marcador de superficie celular, que se encuentra específicamente en las células tumorales y no en las normales. Las células T se unen a las células tumorales y las destruyen. El tratamiento ha sido aprobado por la FDA para la leucemia linfoblástica aguda (LLA) de células B y el linfoma de células B grandes, así como para el síndrome de liberación de citoquinas inducido por células CAR-T.

Para entender cómo se logra esto, es necesario discutir algo de inmunología básica. Una clase de glóbulos blancos se conoce como células T, y una segunda clase de glóbulos blancos se conoce como células B. Las células B son las células productoras de anticuerpos, y las células T desempeñan un papel en la inmunidad celular y en la activación de las células B. Para que las células T reconozcan sus objetivos, expresan una proteína denominada receptor de células T, que tiene una estructura parecida a la de un anticuerpo de membrana, con regiones variables y constantes en el único sitio de unión al antígeno (fig. 17-19).

El receptor de células T normalmente reconoce fragmentos peptídicos cortos en la superficie de las células, y la unión de la célula T a la célula que presenta el antígeno causará la destrucción de la célula que contiene los fragmentos peptídicos cortos antigénicos.

Con la llegada de la tecnología del ADN recombinante, la producción de anticuerpos monoclonales y la secuenciación de nueva generación, ha sido posible clonar los genes de los anticuerpos que reconocen un antígeno concreto. Si una célula tumoral expresa un antígeno único y se dispone del ADNc del anticuerpo que lo reconoce, se puede generar un receptor quimérico de células T que reconozca el antígeno, en lugar de un fragmento corto de péptido. Para ello, se recogen células T normales del paciente y se infectan con un retrovirus modificado que porta un gen que codifica un receptor de células T modificado, que reconoce el antígeno elegido. Las células se expanden y se infunden en el paciente, donde proliferan y se dirigen a las células a las que se unen las células T quiméricas para su destrucción.

Para que el receptor de células T reconozca algo más que un fragmento corto de péptido, se clona un receptor de células T quimérico, en el que la región variable de un anticuerpo, que reconoce el CD19, se fusiona con la región constante del receptor. El dominio intracelular del receptor quimérico también se modifica para que contenga dominios que activen y potencien la respuesta de las células T una vez que el receptor haya unido el antígeno. El receptor quimérico se produce mediante tecnología de ADN recombinante, en la que el ADNc de la región variable de un anticuerpo anti-CD19 (obtenido de una línea celular monoclonal, que produce anticuerpos contra CD19) se coloca con los otros dominios de un receptor funcional de células T, sustituyendo la región variable del receptor natural. La construcción de ácido nucleico se convierte en ARN y se coloca dentro de un vector retroviral. Tras la introducción del vector retroviral en las células T del paciente, las células T se estimulan para que proliferen (para aumentar el número de células) y luego, después del agotamiento de las células T del paciente, se infunden en él. Las células CAR-T se instalan en la médula ósea y producen células T que reconocen las células cancerosas y las destruyen. Esta terapia ha demostrado ser muy eficaz en muchos pacientes, pero puede tener, y tiene, efectos secundarios potencialmente graves.

La terapia con células CAR-T ha tenido más éxito en las neoplasias de células B (las células inmunes productoras de anticuerpos), ya que esas células expresan el marcador de superficie CD19, mientras que las células madre para la producción de células B no expresan CD19. Así, la terapia con células CAR-T anti-CD19 destruirá las células tumorales que expresan CD19, pero no las células madre, que producen más células B.

El efecto secundario más grave se denomina síndrome de liberación de citocinas (tormenta de citocinas), en el que parte de la respuesta normal de las células T que se

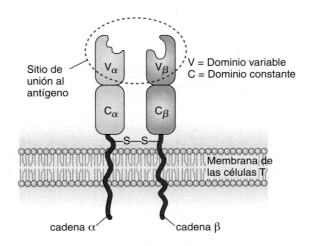

FIGURA 17-19 El receptor de células T contiene un único dominio de unión al antígeno compuesto por los dominios variables de las cadenas α y β. Obsérvese que el receptor no tiene la clásica estructura bivalente de un anticuerpo como se observa en el capítulo 7.

unen a una célula diana (la liberación de citocinas) se amplifica de forma que se segregan cantidades excesivas de citocinas. Esto puede provocar daños en los órganos, en especial en los pulmones, y a veces la muerte. Los individuos que se someten a la terapia CAR-T son cuidadosamente vigilados y tratados si aparecen síntomas del síndrome de liberación de citocinas (en un inicio como fiebre alta unos días después de comenzar la terapia). Todavía no se entiende del todo por qué algunos pacientes presentan este problema y otros no.

Las terapias dirigidas aumentarán en el futuro a medida que se conozca mejor la naturaleza molecular de los tumores y deberían resultar bastante eficaces para atacar en espécifio las células tumorales con pocos efectos secundarios.

CONCEPTOS CLAVE

- ◆ Cáncer es el término que se aplica a un grupo de enfermedades en que las células dejan de responder a las restricciones normales de crecimiento.
- ◆ El cáncer surge debido a mutaciones en el genoma (heredado o formado en células somáticas).
- ◆ Las mutaciones que provocan cáncer se presentan en ciertas clases de genes, incluyendo:
    - ◆ Los que regulan la proliferación y diferenciación celular
    - ◆ Aquellos que inhiben el crecimiento
    - ◆ Los que dirigen a las células hacia la apoptosis
    - ◆ Aquellos que reparan el ADN dañado
- ◆ Las mutaciones que provocan cáncer pueden ser mutaciones con ganancia de función o pérdida de actividad de una proteína.
    - ◆ Las mutaciones con ganancia de función se presentan en protooncogenes y dan origen a oncogenes
    - ◆ Las mutaciones con pérdida de función se presentan en genes supresores de tumores
- ◆ Ejemplos de protooncogenes son los relacionados con la transducción de señales y la progresión del ciclo celular:
    - ◆ Factores de crecimiento y receptores de factores de crecimiento
    - ◆ Ras (una proteína de unión a GTP)
    - ◆ Factores de transcripción
    - ◆ Ciclinas y proteínas que las regulan
    - ◆ MicroARN, que regulan a las proteínas que inhiben el crecimiento
- ◆ Entre los ejemplos de genes supresores de tumores se encuentran los siguientes:
    - ◆ Producto del gen retinoblastoma (Rb), el cual regula el cambio de fase G_1 a S del ciclo celular
    - ◆ p53, que vigila el daño al ADN y detiene la progresión del ciclo celular hasta que el daño se haya reparado
    - ◆ Reguladores de *ras*
    - ◆ MicroARN, los cuales regulan las señales que promueven el crecimiento
- ◆ La apoptosis, muerte celular programada, causa la destrucción de las células dañadas que no se pueden reparar. Consta de tres fases:
    - ◆ Fase de inicio (señales externas o liberación mitocondrial de citocromo c)
    - ◆ Fase de integración de la señal
    - ◆ Fase de ejecución
- ◆ La apoptosis es regulada por un grupo de proteínas de la familia Bcl-2, la cual consta tanto de factores proapoptóticos como antiapoptóticos.
- ◆ Las células cancerosas han desarrollado mecanismos para evadir la apoptosis.
- ◆ Se requieren muchas mutaciones para que se desarrolle un tumor en un paciente, adquiridas a través de varios años.
- ◆ Los virus de ARN y ADN tienen la capacidad de lograr que una célula normal se transforme.
- ◆ La explotación de los mecanismos de reparación del ADN puede proporcionar un nuevo recurso para regular el crecimiento de células tumorales.
- ◆ Las células T de pacientes modificadas genéticamente pueden utilizarse para tratar ciertos tipos de tumores; los primeros resultados son alentadores.
- ◆ Las enfermedades revisadas en este capítulo se resumen en la tabla 17-4.

TABLA 17-4	Enfermedades revisadas en el capítulo 17	
ENFERMEDAD O TRASTORNO	**AMBIENTAL O GENÉTICA**	**COMENTARIOS**
Leucemia granulocítica crónica	Ambiental	La translocación cromosómica origina la producción de una nueva proteína, Bcr-Abl, situación que genera un crecimiento descontrolado de las células. El diseño racional de fármacos ha desarrollado terapias blanco dirigidas al Bcr-Abl, como el imatinib, que posee un alto índice de éxito inicial en el control de la proliferación de células tumorales.
Adenocarcinoma de pulmón	Ambiental	El cáncer de pulmón causado por la inhalación de compuestos mutagénicos a lo largo de varios años. Estudios longitudinales indican un lapso de 20 años entre el comienzo del fumar y el incremento en la incidencia del cáncer en los individuos.
Adenocarcinoma intestinal	Ambas	Los tumores de colon pueden ser resultado de contaminación ambiental, lo que causa mutaciones, o una mutación heredada en un gen supresor de tumores, como APC (poliposis adenomatosa colónica). El CCRHSP (HNPCC, cáncer de colon hereditario sin poliposis) es ocasionado por mutaciones heredadas en proteínas que se ocupan de la reparación de malas complementariedades del ADN.
Melanoma	Ambiental	Tumor del melanocito, que causa crecimiento celular descontrolado. Entre las mutaciones relacionadas con melanomas malignos están ras, p53, p16 (un regulador de cdk4), cdk4 y regulación de cadherina/catenina β.
Linfoma de Burkitt	Ambiental	Alteración provocada por una translocación cromosómica, en este caso los cromosomas 8 y 14, provoca que el factor de transcripción myc sea desplazado del cromosoma 8 al 14. Esto provoca una expresión inadecuada y excesiva de c-myc, lo que causa una proliferación celular descontrolada.
Síndrome de Li-Fraumeni	Genética	Una mutación heredada en la proteína p53, la cual se ocupa de proteger el genoma contra el daño ambiental. La pérdida de la actividad de p53 produce un índice mayor de mutaciones, lo cual provoca eventualmente una mutación en un gen que regula la proliferación celular.
Neurofibromatosis (NF-1)	Genética	Una mutación en una proteína (neurofibromina 1) que regula la actividad de GTPasa de ras, que lleva a numerosos tumores benignos del sistema nervioso.

PREGUNTAS DE REVISIÓN: CAPÍTULO 17

1. El oncogén *ras* en el pólipo maligno de **Clark T.** es diferente del protooncogén *c-ras* solo en la región que codifica la región N-terminal de la proteína. Esta porción de las secuencias normal y mutante es:

```
              10          20          30
Normal  A T G A C G G A A T A T A A G C T G G T G G T G G T G G G C G C C G G C G G T
Mutante A T G A C G G A A T A T A A G C T G G T G G T G G T G G G C G C C G T C G G T
```

Esta mutación es similar a la encontrada en el oncogén *ras* en varios tumores. ¿Qué tipo de mutación transforma el protooncogén *ras* en un oncogén?
   A. Una inserción que altera el marco de lectura de la proteína
   B. Una deleción que modifica el marco de lectura de la proteína
   C. Una mutación sin sentido que cambia un aminoácido en la proteína
   D. Una mutación silenciosa que no genera cambios en la secuencia de aminoácidos de la proteína
   E. Una terminación temprana que origina un codón de terminación en el marco de lectura de la proteína

2. ¿Mediante cuál de los siguientes mecanismos Ras se vuelve una proteína oncogénica?
   A. Ras permanece unida a GAP
   B. Ras ya no se une a AMPc
   C. Ras ha perdido su actividad de GTPasa
   D. Ras ya no se une a GTP
   E. Ras ya no puede fosforilarse por la MAP cinasa

3. La capacidad de una célula normal para convertirse en una célula maligna se puede dar por varios mecanismos. ¿Cuál de los siguientes describe mejor este mecanismo?

A. Los tumores surgen por medio de la adquisición de la capacidad para metabolizar glucosa a una velocidad mayor que las células no malignas.
   B. La expansión clonal permite a una célula con una sola mutación convertirse en una célula maligna.
   C. Las mutaciones en los protooncogenes pueden provocar el crecimiento celular descontrolado.
   D. Prácticamente todos los tumores surgen por eventos de recombinación, lo que provoca la formación de genes inusuales y nuevos.
   E. Los oncogenes celulares normales mutan a protooncogenes, lo que provoca proliferación celular descontrolada.

4. La pérdida de ambos alelos de la proteína p53 se encuentran en > 50% de los tumores humanos. ¿Cuál de las siguientes es una función de la proteína p53?
   A. Detener la duplicación en células que han sufrido daño en el ADN
   B. Dirigir a las células reparadas a apoptosis
   C. Estimular la producción de ciclina
   D. Estimular la producción de CDK
   E. Estimular la fosforilación de Rb

5. ¿Cuál de los siguientes describe mejor a un gen supresor de tumores?
   A. Una mutación con ganancia de función causa una proliferación descontrolada
   B. Una mutación con pérdida de función ocasiona una proliferación descontrolada
   C. Cuando se expresa, el gen inhibe la expresión de genes virales
   D. Cuando se expresa, el gen bloquea de forma específica el punto de verificación G_1/S

E. Cuando se expresa, el gen induce la formación de tumores

6. Por la acumulación de mutaciones la célula tumoral expresa constitutivamente la vía akt. Tales células evitan la apoptosis por uno de los siguientes mecanismos:
   A. Aumento de la expresión del citocromo c
   B. Fosforilación de proteínas que contienen dominios solo-BH3
   C. Fosforilación de Bcl-2
   D. Aumento de la expresión de apaf
   E. Disminución de la expresión de caspasas
   F. Fosforilación de caspasas

7. Heredar una mutación en una enzima necesaria para reparar malas complementariedades en el ADN requiere que se presente uno de los siguientes eventos antes de que la célula pierda su capacidad para regular su propia proliferación:
   A. Una mutación en BRCA1 o 2
   B. Una mutación en el receptor PDGF
   C. Una mutación en un gen p53
   D. Una mutación en el gen ras
   E. Una mutación en el alelo normal correspondiente

8. Se encuentra un tumor en el cual la expresión alterada de un miARN provoca la proliferación celular descontrolada. Si el sitio de acción de este miARN fuera la proteína Myc, ¿cómo se podría caracterizar mejor este miARN?
   A. Como un oncogén
   B. Como un efector dominante negativo
   C. Como un supresor de tumores
   D. Como un factor que estimula su sitio de acción
   E. Como un factor regulador para una enzima importante en la reparación de ADN

9. Un oftalmólogo pediatra revisa a una niña de 3 años de edad por disminución de la visión en el ojo izquierdo. El médico detecta de inmediato una masa que crece dentro del ojo, la cual está bloqueando su visión. El análisis de ADN de las células sanguíneas de la niña indica una mutación en un gen supresor de tumores que, cuando muta, a menudo lleva a la formación de tumores dentro de los ojos. ¿Cuál de las siguientes es una descripción de la manera en la que este gen supresor de tumores regula el ciclo celular?
   A. Codifica una ciclina
   B. Codifica una CDK
   C. Codifica una CKI
   D. Codifica una proteína que regula la transición de la fase G_0 a la G_1 en el ciclo celular
   E. Codifica una proteína que regula la transición de la fase G_1 a la S en el ciclo celular

10. Un individuo ha sido diagnosticado con cáncer gástrico difuso hereditario, en el cual el tumor se localiza en muchas áreas del estómago en lugar de una sola área. La mutación en una de las siguientes proteínas causa este trastorno:
    A. Proteína p53
    B. NF-1
    C. Gen rb
    D. Cadherinas
    E. Caspasas

11. ¿Cuál de las siguientes opciones describe mejor el poder y la promesa de la terapia CAR-T?

A. Aumentar la respuesta inmunológica a los patógenos mientras un individuo se somete a quimioterapia
B. Aumentar la respuesta inmunológica a los agentes patógenos después del tratamiento del cáncer
C. Dirigirse específicamente a las células tumorales para destruirlas sin afectar a las células no tumorales
D. Aumentar la producción de anticuerpos para destruir las células tumorales
E. Reducir la producción de factores de crecimiento por parte de las células tumorales

12. El metotrexato inhibe la enzima dihidrofolato reductasa (DHFR), lo que hace que la célula tenga una deficiencia funcional de folato y que no se produzca la replicación del ADN. El metotrexato fue uno de los primeros fármacos quimioterapéuticos que se desarrollaron, pero las células tumorales adquirían resistencia al fármaco mediante la sobreproducción de DHFR. ¿Cuál de las siguientes vías podría utilizarse para ello?
    A. Aumentar la inhibición de los factores de transcripción, que se unen a la región promotora del gen DHFR
    B. Aumentar la afinidad de la ARN polimerasa por la región promotora del gen DHFR
    C. Reducir el número de copias del gen DHFR en el genoma de la célula tumoral
    D. Aumentar el número de copias del gen DHFR en el genoma de la célula tumoral
    E. Eliminar la región promotora de los genes DHFR

13. La pérdida de expresión de ¿cuál de los siguientes factores se espera que cause mayor crecimiento celular?
    A. Un receptor del factor de crecimiento
    B. La proteína ras
    C. La proteína MEK
    D. Un inhibidor de la ciclina cinasa
    E. La proteína raf

14. Supongamos que se ha desarrollado un fármaco que se unirá al correceptor *patched* e impedirá que el *smoothened* interactúe con el *patched*. ¿Cuál de las siguientes consecuencias tendría este fármaco?
    A. Inhibición de la transcripción inducida por *patched/smoothened*
    B. La estimulación de la transcripción inducida por *patched/smoothened*
    C. Aumento de la unión de *hedgehog* a *patched*
    D. Disminución de la unión de *hedgehog* a *patched*
    E. No habría ninguna otra consecuencia

15. El uso de dideoxinucleótidos como tratamiento de la infección por VIH ha demostrado ser beneficioso. ¿Por qué un tratamiento de este tipo no sería igual de eficaz para inhibir el crecimiento de las células tumorales?
    A. Los dideoxinucleótidos no pueden entrar en las células eucariotas
    B. Los dideoxinucleótidos no inhibirían la replicación del ADN eucariota
    C. Los ADN polimerasas eucariotas tienen una afinidad reducida por los dideoxinucleótidos en comparación con la transcriptasa inversa
    D. Las células eucariotas convierten los dideoxinucleótidos en desoxinucleótidos
    E. Los dideoxinucleótidos no pueden convertirse en desoxinucleótidos en las células eucariotas

RESPUESTAS A LAS PREGUNTAS DE REVISIÓN

1. **La respuesta es C.** El oncogén *ras* tiene una mutación puntual en el codón 12 (posición 35 de la cadena de ADN), en el cual una T sustituye a una G. Esto cambia el codón que codifica glicina a otro que codifica valina. Por lo tanto, ocurre un cambio de un solo aminoácido en el protooncogén (una valina por glicina) que cambia *ras* a un oncogén.

2. **La respuesta es C.** Cuando es oncogénico, Ras pierde su actividad de GTPasa y por lo tanto permanece activo por un tiempo prolongado. La respuesta A es incorrecta porque las proteínas GAP inducen la actividad de GTPasa de Ras y esta mutación haría a Ras menos activa. El AMPc no interactúa directamente con Ras (por lo que B es incorrecta), y si Ras ya no pudiera unirse a GTP, no estaría activa (de aquí que D también es incorrecta). Ras no es fosforilada por la MAP cinasa (de modo que E es incorrecta).

3. **La respuesta es C.** Los cánceres se originan de mutaciones en los genes celulares normales (los protooncogenes) que convierten los genes en oncogenes. Los oncogenes después alteran la proliferación celular porque no están regulados en la misma forma que su protooncogén correspondiente. En tanto que un número pequeño de tumores usan los eventos de recombinación para crear un gen nuevo, este no es el mecanismo usual para el desarrollo de la mayoría de los tumores. Los protooncogenes requieren múltiples mutaciones (4 a 7) para su completa transformación a oncogenes (la expansión clonal de solo una sola mutación por lo general no es suficiente para formar un tumor *in vivo*).

4. **La respuesta es A.** La proteína p53 es un factor de transcripción que regula el ciclo celular y la apoptosis. Se ha nombrado el "guardián del genoma" porque detiene la duplicación del ADN en células en las que se ha dañado este y, si el daño es muy difícil de reparar, dirige a tales células a apoptosis. p53 no dirige a las células reparadas a apoptosis. La proteína p53 estimula la producción de proteínas que inhiben a los complejos ciclina-CDK, lo que evita la fosforilación de Rb y detiene la duplicación del ADN de las células.

5. **La respuesta es B.** Los genes supresores de tumores balancean el crecimiento y la quiescencia celulares. Cuando no se expresan (vía mutaciones con pérdida de función), el equilibrio se desplaza hacia la proliferación celular y la tumorigénesis (de modo que A es incorrecta). La respuesta C es incorrecta porque los genes supresores de tumores no actúan en genes virales, la respuesta D es incorrecta porque dichos genes no se dirigen de manera específica contra un solo aspecto del ciclo celular y la respuesta E es incorrecta porque una pérdida de la expresión de los genes supresores de tumores induce la formación de un tumor, no la expresión de tales genes.

6. **La respuesta es B.** La privación de factores de crecimiento puede provocar apoptosis por la acción de los miembros de la familia de proteínas Bcl-2 que tienen dominio solo-BH3. Las proteínas de dominio solo-BH3 se dimerizan con las proteínas formadoras de canales en la membrana mitocondrial externa, permitiendo que el citocromo c salga de la mitocondria y se una a apaf para formar el apoptosoma con el fin de iniciar la vía apoptótica. Los factores de crecimiento, por medio de la activación de la vía akt/proteína cinasa B, provocan la fosforilación de las proteínas de dominio solo-BH3 y las inactivan, de manera que se bloquea la apoptosis. Debido a que la célula en cuestión siempre está expresando akt activo, la célula estará en un estado antiapoptótico constante. El aumento de la expresión del citocromo c no provocará la apoptosis o crecimiento celular; no afectará la proliferación celular. Bcl-2 es un factor antiapoptosis, pero no es fosforilado por la vía akt. El aumento en la expresión de apaf podría provocar apoptosis si se liberara citocromo c; su aumento de expresión no provocaría proliferación celular descontrolada. La disminución de la expresión de caspasas podría dificultar la apoptosis, pero la vía akt no altera el nivel de expresión de estas proteasas. Las caspasas tampoco son fosforiladas por akt.

7. **La respuesta es E.** Para que se manifieste por completo una mutación en las enzimas de reparación de malas complementariedades del ADN, ambos alelos que codifican esta proteína deben estar mutados; de otra manera, 50% de la proteína formada sería funcional, y a menudo es suficiente para permitir la reparación de ADN normal. La mutación del alelo normal correspondiente podría reducir el nivel de enzima funcional a cero, y la falta de reparación de las malas complementariedades podría provocar, eventualmente, mutaciones en genes involucrados en la regulación del crecimiento, lo que provocaría proliferación celular descontrolada. Las mutaciones en *BRCA1* o *BRCA2* incluyen la reparación de rupturas de doble cadena del ADN, no malas complementariedades. Una mutación en el receptor PDGF podría provocar la transformación a un oncogén dominante, pero esto no afecta la reparación de malas complementariedades. Una mutación en un gen *p53* no tendría efecto porque *p53* también es un supresor de tumores, y se requerirían que ambas copias de *p53* fueran mutadas para el desarrollo de un tumor. Una mutación de *p53* en combinación con una mutación en un gen de reparación de malas complementariedades no provocaría la proliferación descontrolada. Una mutación en el gen *ras*, por sí misma, provocaría una proliferación celular descontrolada porque *ras* es un oncogén dominante, pero el mecanismo no sería la incapacidad para reparar malas complementariedades del ADN.

8. **La respuesta es C.** Si el protooncogén *myc* se sobreexpresa, se presenta aumento de la proliferación celular. Una manera en la que *myc* se puede sobreexpresar es si el miARN que regula su expresión no se expresara. En tal caso, los niveles de miARN de *myc* aumentarían y *myc* se expresaría de forma inadecuada en la célula. Para que esto ocurra, el ARNmi habría perdido su función, que es lo que define a un gen supresor de tumores. El ARNmi está inhibiendo, no estimulando, la expresión de *myc*. El aumento de la función (como la sobreexpresión de miARN) definiría un oncogén. El miARN no está actuando como un efector dominante negativo, que

es cuando una copia mutada de una proteína (o ARN) interfiere con el funcionamiento de una proteína funcional producida por un alelo normal. *Myc* es un factor de transcripción y no una enzima necesaria para la reparación del ADN.

9. **La respuesta es E.** La niña tiene retinoblastoma, que es provocado por una mutación en el gen Rb, un supresor de tumores. La proteína Rb normal se une a la familia de factores de transcripción E2F y cuando esto sucede, se inhibe la transcripción. La fosforilación de la proteína Rb por los complejos de ciclina-cdk en la interfase G_1/S del ciclo celular inactiva a Rb, se disocia de E2F e inicia la transcripción, permitiendo que las células entren en la fase S del ciclo. Debido a que la mutación es en un gen supresor de tumores, la pérdida de la función está provocando el crecimiento del tumor. La pérdida de la función de Rb provoca la actividad constante de E2F, y la célula siempre está estimulada para proliferar (las verificaciones y balances en el límite G_1/S se pierden). La pérdida de la función de una ciclina, o una CDK, detendría el crecimiento celular (las mutaciones en estos genes requerirían ser mutaciones con ganancia de función para que se formara un tumor). Los CKI son inhibidores, y la pérdida de su función podría provocar crecimiento tumoral, pero tales mutaciones no serían específicas del retinoblastoma, ya que son mutaciones en la proteína Rb.

10. **La respuesta es D.** Las cadherinas son glucoproteínas unidas a la membrana que participan en la adhesión intracelular. La pérdida de la función de una cadherina específica (cadherina E) permite la migración celular dentro del estómago, debido a la pérdida de adhesión intracelular. Esto permite que las células tumorales abandonen su sitio de origen y se muevan a otras áreas dentro del estómago (lo que hace surgir el cáncer de tipo difuso encontrado). Las proteínas p53 y la proteína Rb ayudan a regular la culminación del ciclo celular y la reproducción celular, pero estas proteínas no regulan la capacidad de las células tumorales de migrar. La proteína producida por el gen NF-1 (neurofibromina) se une a Ras y estimula su actividad GTPasa, con lo que se reduce la cantidad de tiempo que Ras permanece en su estado activo. Las caspasas son cisteína proteasas que participan en la respuesta de apoptosis.

11. **La respuesta es C.** La terapia CAR-T (células T receptoras de antígenos quiméricos) genera células T recombinantes fuera del cuerpo, que han sido alteradas para producir un receptor de células T que reconoce un antígeno particular, o proteína, en la célula tumoral. Cuando se infunden en los pacientes, estas células T se unen específicamente a las células tumorales e inician su destrucción. Dado que sólo las células tumorales expresan este antígeno concreto, las células no tumorales no se ven afectadas por el tratamiento. La terapia CAR-T no está diseñada para atacar a los patógenos tradicionales, que pueden acumularse durante la quimioterapia. Las células T participan en la respuesta inmunológica celular, mientras que las células B producen anticuerpos solubles (por lo tanto, la D es incorrecta). Las células CAR-T no se dirigen a la producción de factores de crecimiento por parte de las células tumorales, sino a la destrucción de las células tumorales mediante la unión específica a dichas células.

12. **La respuesta es D.** La resistencia al metotrexato se produce por la amplificación del gen DHFR (similar a lo que se muestra en la fig. 17-3). Se producen múltiples copias del gen, cada una de ellas activa desde el punto de vista de la transcripción, de forma que los niveles de metotrexato administrados para tratar el cáncer no pueden inhibir todas las enzimas producidas a partir de los múltiples genes. La resistencia no parece producirse debido a cambios en la transcripción de los múltiples genes DHFR. La supresión de la región promotora de los genes de la DHFR causaría menor expresión de la DHFR y no provocaría una resistencia al metotrexato.

13. **La respuesta es D.** La pérdida de expresión de una proteína, que causa mayor crecimiento celular, es el sello de un gen supresor de tumores. La ganancia de función de una proteína, que provoca mayor crecimiento, es la definición de un oncogén. La pérdida de expresión de un receptor del factor de crecimiento, o de la actividad de ras, o del funcionamiento de la proteína MEK, o de la proteína raf, conduciría a una reducción de la proliferación celular, ya que sus actividades son necesarias para la proliferación celular. La pérdida de la función de un inhibidor de la ciclina cinasa mantendría la actividad de la ciclina cinasa durante periodos más largos de lo previsto, y causa mayor proliferación celular. Los genes inhibidores de cinasas dependientes de ciclinas entran en la clasificación de genes supresores de tumores.

14. **La respuesta es B.** Patched normalmente se une a smoothened e inhibe la actividad de smoothened. Cuando la señal de hedgehog se une a patched, la inhibición de smoothened se libera, y smoothened inicia la señalización que conduce a un aumento de la transcripción de genes. Si se impide que patched se una a smoothened mediante el uso de un fármaco, smoothened podrá iniciar un aumento de la transcripción en ausencia de una señal de hedgehog, lo que lleva a una transcripción genética inadecuada. No hay suficiente información en la pregunta para determinar si la unión de hedgehog se vería afectada por la unión del fármaco a patched.

15. **La respuesta es C.** El uso de dideoxinucleótidos es exitoso si la ADN polimerasa que los utiliza es eficiente para reconocerlos como sustratos. La transcriptasa inversa utiliza los dideoxinucleótidos a un ritmo mayor que las ADN polimerasas eucariotas nucleares, por lo que los nucleótidos modificados interferirán preferentemente en la replicación viral frente a la replicación celular. Dado que las células tumorales utilizan los ADN polimerasas eucariotas nucleares, al igual que las células no tumorales, ambos tipos de células se verán afectadas por el fármaco, y no habrá una destrucción preferente de las células tumorales en comparación con las células normales. Además, el ADN polimerasa mitocondrial utilizará dideoxinucleótidos, y contribuye a la toxicidad que conlleva el tratamiento de los pacientes con análogos de dideoxinucleótidos. Los dideoxinucleótidos entran en las células eucariotas y pueden inhibir la replicación del ADN eucariótico, aunque a una tasa muy baja en el núcleo. Los dideoxinucleótidos no pueden ser reducidos por las células para formar desoxirribonucleótidos normales.

18

Introducción a la genética humana

La genética humana se define como el estudio de la herencia y la variación de las características heredadas, en lo que respecta a los seres humanos. Como se ha comentado en el capítulo 11, el ADN humano está repartido en 46 cromosomas (23 heredados de la madre y 23 heredados del padre). Los cromosomas autosómicos están numerados del 1 al 22, originalmente basados en su tamaño (numerados de mayor a menor, siendo el 1 el más grande y el 22 el más pequeño, aunque datos recientes indican que el 21 es más pequeño que el 22), y luego el X o el Y, que se conocen como cromosomas sexuales. Las células somáticas humanas son diploides, con dos copias de cada cromosoma autosómico (una de cada progenitor) y dos cromosomas sexuales: el XX será femenino y el XY masculino. Las mujeres transmiten su cromosoma X a sus hijos, mientras que el padre transmite un cromosoma X o uno Y.

Los genes son secuencias de ADN en los cromosomas que codifican un producto funcional. Un **alelo** es una forma de un gen presente en un lugar concreto (*locus*) del cromosoma. Dado que las células humanas son diploides, cada *locus* está presente en forma de dos alelos, que pueden o no ser idénticos entre sí.

La mitosis es el proceso por el que una célula se divide en dos células hijas de forma que cada una de ellas contiene el mismo número y tipo de cromosomas que la célula madre. Las células humanas contienen 46 cromosomas; durante las fases de la mitosis, los cromosomas se copian y la célula se divide, enviando 46 cromosomas a cada célula hija.

La meiosis es el proceso por el que una célula produce cuatro células hijas, cada una con un número haploide de cromosomas (la mitad del número que posee la célula madre). La meiosis se utiliza para la producción de células germinales haploides (espermatozoides y óvulos).

Los **patrones de herencia mendeliana** incluyen el **autosómico dominante**, el **autosómico recesivo**, el **dominante ligado al X** y el **recesivo ligado al X**. Una mutación autosómica dominante sólo necesita estar presente en una copia de un gen en el genoma (es dominante respecto al alelo normal en el otro cromosoma) para que los efectos de la mutación sean evidentes. Se hereda en un 50% de los casos del progenitor que tiene la enfermedad. Una mutación autosómica recesiva significa que para que la enfermedad se manifieste, ambos alelos deben contener una mutación, y cada progenitor aporta un alelo mutado al feto. La probabilidad de heredar una enfermedad autosómica recesiva es de 25%, ya que hay una probabilidad de uno entre dos de que cada progenitor transmita el alelo, y deben producirse ambos acontecimientos para que el niño herede dos alelos mutantes (la mitad por la mitad es la cuarta parte). Los trastornos ligados al cromosoma X se deben a mutaciones en los genes que residen en el cromosoma X. Los trastornos recesivos ligados al cromosoma X los heredan los varones de las mujeres portadoras o afectadas, y como los varones solo contienen un cromosoma X, expresan la enfermedad. Los trastornos dominantes ligados al cromosoma X los expresan tanto los hombres como las mujeres.

Si los cromosomas no se ordenan adecuadamente durante la meiosis, pueden producirse eventos de **no disyunción**, que permiten la creación de células germinales con un número anormal de cromosomas individuales (**aneuploidía**), y a menudo conducen al aborto espontáneo o a la enfermedad. Los efectos de la dosis de los genes son importantes, ya que la sobreexpresión de los genes puede ser perjudicial, al igual que la reducción de la expresión de los genes (debido a que hay menos cromosomas que llevan el alelo). Además, durante la meiosis, la estructura cromosómica puede alterarse, dando lugar a **inversiones**, **duplicaciones**, **inserciones**, formación de **isocromosomas**, **deleciones** y **translocaciones**.

La **epigenética** hace referencia a los mecanismos por los que los genes pueden expresarse, o no, de forma hereditaria, sin alterar la secuencia de bases del ADN. Los eventos epigenéticos implican modificaciones en las histonas (acetilación, metilación, fosforilación) y en el ADN (principalmente metilación de bases de citocina). La **impronta** se refiere a la alteración de la expresión de un alelo sin alterar la secuencia de nucleótidos del mismo. La impronta es específica del sexo, ya que los hombres y las mujeres improntan alelos diferentes. La impronta permanece durante toda la vida de la célula y de su progenie. La impronta se restablece cuando se producen los gametos.

El **equilibrio de Hardy-Weinberg permite** determinar las estimaciones de las frecuencias alélicas en una población general, lo que puede generar la frecuencia de heterocigotos en una población, así como la frecuencia de los afectados por una enfermedad. Se aplica mejor a los trastornos autosómicos y recesivos ligados al cromosoma X.

Las **enfermedades multifactoriales** (como la esquizofrenia) implican importantes interacciones entre múltiples genes y **factores ambientales**.

Las anomalías estructurales del ADN también pueden provocar enfermedades. Un ejemplo de esta anomalía es la **expansión de repeticiones de tripletes de nucleótidos** dentro o cerca de ciertos genes. Si la expansión del ADN supera un determinado tamaño, puede producirse una enfermedad; estas enfermedades se heredan de forma autosómica dominante. La **anticipación** se refiere a una aparición más temprana de la enfermedad y a síntomas más graves en miembros de generaciones posteriores, lo que se correlaciona con un aumento del número de repeticiones de tripletes de nucleótidos en generaciones sucesivas.

Los **genes supresores de tumores** (genes cuya función normal es bloquear la proliferación celular incontrolada), si se analizan a través de los estudios genealógicos, suelen mostrar un patrón de herencia autosómico dominante, aunque el mecanismo molecular es recesivo. La pérdida de un alelo funcional se conoce como **pérdida de heterocigosidad** y se produce a través de diversos mecanismos.

LA SALA DE ESPERA

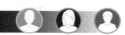

Carrie S., la hermana de 19 años de edad de **Will S.**, está pensando en casarse. Su crecimiento y desarrollo han sido normales y no presenta síntomas de anemia falciforme. Debido a que una hermana menor, Amanda, se sometió a pruebas, encontrando que era portadora del rasgo de células falciformes (es decir, expresaba un gen normal de β-globina y un gen de β-globina falciforme), y debido a las repetidas crisis de células falciformes de **Will S.**, **Carrie S.** quiere saber si ella también es portadora del rasgo patológico (*véanse* los caps. 6 y 7 para conocer los antecedentes de **Will S.**). Se realiza una electroforesis de hemoglobina que muestra que la composición de su hemoglobina es de 58% de HbA, 39% de HbS, 1% de HbF y 2% de HbA$_2$, un patrón consistente con la presencia del rasgo de células falciformes. El hematólogo que la vio en la clínica en su primera visita está estudiando las mutaciones genéticas del rasgo de células falciformes y pide a **Carrie S.** permiso para extraer más sangre para realizar un análisis más sofisticado de la alteración genética que le hace producir HbS. **Carrie S.** informa a su prometido de que tiene el rasgo de células falciformes y de que quiere retrasar su matrimonio hasta que él se haga las pruebas.

Martha W. es una de los cinco hermanos que expresan síntomas de un trastorno mitocondrial muy raro, el MERRF (epilepsia mioclónica con fibras rojas rasgadas). Las enfermedades mitocondriales se producen debido a mutaciones en el genoma mitocondrial y presentan una herencia materna. Debido a la heteroplasmia, los síntomas de la MERRF varían mucho entre los individuos afectados, incluso en la misma familia. **Martha W.** tiene el caso más leve de sus hermanos y experimenta cierta debilidad muscular y espasmos musculares. Por desgracia, sus otros hermanos tienen síntomas más graves y dos de ellos murieron en la adolescencia a causa de la enfermedad. La madre de **Martha W.** también tiene un caso leve de la enfermedad.

Martha W. acaba de casarse y le gustaría tener sus propios hijos, pero sabiendo que como mujer con un trastorno mitocondrial transmitirá la enfermedad a todos sus hijos, le gustaría hacer todo lo posible para evitar que sus hijos hereden su enfermedad. Una búsqueda en Internet la lleva a una clínica extranjera para consultar a un médico que dice poder ayudar a las mujeres con trastornos mitocondriales a tener hijos sin la enfermedad.

I. Patrones de herencia mendeliana

Los humanos son organismos diploides, lo que significa que cada célula somática contiene dos copias de cada cromosoma, una de cada progenitor. Las células contienen 46 cromosomas (dos copias de cada cromosoma autosómico, numeradas del 1 al 22, y dos cromosomas sexuales, que pueden ser XX o XY). Como las mujeres son XX, el óvulo contiene una copia de cada uno de los cromosomas del 1 al 22, y un cromosoma X. Los espermatozoides contienen una copia de cada uno de los cromosomas 1 a 22 y un cromosoma X o un cromosoma Y. La fecundación de un óvulo por un espermatozoide dará lugar a un cigoto con 46 cromosomas, que se convertirá en un feto y luego en un bebé.

La **ploidía** se refiere al número de copias del complemento cromosómico en múltiplos de 23 cromosomas en las células humanas. Una célula monoploide tiene una sola copia de todos los cromosomas, una diploide tiene dos copias y una triploide (69 cromosomas) tiene tres copias de todos los cromosomas. Solo las células diploides son viables. La **aneuploidía** se refiere a un número anormal de cromosomas individuales en lugar de un múltiplo de 23. La pérdida de un cromosoma se considera aneuploide (el síndrome de Turner, que es una monosomía X [45 XO], se considera un trastorno aneuploide), al igual que la ganancia de un cromosoma (el síndrome de Down, trisomía 21 [47, XX, +21; 47, XY, +21], es un trastorno aneuploide).

La división celular implica la replicación del ADN dentro del núcleo de una célula y la transferencia exitosa de una copia intacta del genoma duplicado a las células hijas. Este proceso se conoce como mitosis (*véase* el cap. 10) y consiste en una serie de etapas diferentes durante las cuales los cromosomas se duplican, se condensan y las copias se envían a las células hijas correspondientes (fig. 18-1). La generación de gametos (células germinales) requiere el proceso de meiosis, en el que se duplican los cromosomas (haciendo que la célula sea tetraploide) y luego se produce una primera división meiótica en la que se envían dos cromátidas hermanas a las células hijas (en la mitosis las cromátidas hermanas se dividen y van a diferentes células hijas). La segunda división meiótica divide las cromátidas hermanas de forma que cada célula germinal obtiene un número haploide de cromosomas. Un principio importante es el de la **distribución independiente**, según el cual, durante la meiosis, cada cromosoma de un par se distribuye al azar en una célula hija. No hay enlace entre los cromosomas cuando se segregan durante la meiosis, por lo que hay hasta 2 a la 22.ª potencia en combinaciones de cromosomas en los gametos resultantes (excluyendo los cromosomas sexuales).

Una característica importante de la meiosis 1 es que antes de la metafase 1, pero después de la replicación del ADN, se produce un cruce de información genética entre cromosomas homólogos emparejados. Estos eventos de cruce aumentan la diversidad genética al alterar la combinación de genes en los cromosomas homólogos, que se separarán en dos células diferentes en la segunda división meiótica. Durante la meiosis se producen aproximadamente de 3 a 5 cruces por cromosoma.

Los cromosomas pueden visualizarse mediante el **cariotipo**, una técnica que muestra todos los cromosomas de una célula, obtenidos mediante una extensión en metafase (fig. 18-2). Las alteraciones en el cariotipo (ganancia o pérdida de cromosomas, grandes inserciones o deleciones y translocaciones) pueden observarse fácilmente mediante esta técnica. Las células tumorales suelen presentar inestabilidad genómica y pueden tener cariotipos bastante complicados.

II. Genes

Los genes, la unidad básica de la herencia, residen en lugares específicos, conocidos como *loci* (plural) o *locus* (singular), en un cromosoma concreto. La forma de un gen en un determinado *locus* es un **alelo**. El estado **homocigoto** se refiere a que los dos alelos son idénticos; el estado **heterocigoto** se refiere a que los dos alelos tienen una secuencia de nucleótidos diferente, que puede ser causada por mutaciones. El **fenotipo** se refiere a

El principio de la distribución independiente permite calcular las probabilidades de transmisión de un alelo mutante a través de una familia extensa y es de gran ayuda para los asesores genéticos que trabajan con familias en las que hay una mutación patológica.

M La determinación de las estructuras cromosómicas normales y anormales se realiza mediante el análisis del cariotipo (*véase* la figura siguiente). Los cariotipos se crean deteniendo primero las células en metafase mitótica, una etapa en la que los cromosomas están condensados y son visibles bajo el microscopio de luz. Se aíslan los núcleos, se colocan en un portaobjetos y se tiñen los cromosomas. Se obtienen imágenes microscópicas de los cromosomas y se emparejan los cromosomas homólogos. Mediante este tipo de análisis es posible determinar las translocaciones entre cromosomas, así como las trisomías y monosomías. Como se ve en la figura, este cariotipo indica una translocación entre los cromosomas 9 y 22 (un trozo del cromosoma 22 está ahora unido al cromosoma 9; fíjese en las flechas de la figura). Esto se conoce como cromosoma Filadelfia, y da lugar a la leucemia mieloide crónica (LMC), la enfermedad que tiene **Mannie W.** Actualmente, las translocaciones suelen identificarse usando sondas de hibridación fluorescente *in situ* (FISH) multicolor que marcan cada cromosoma por completo con un color único.

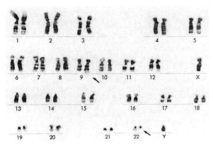

Reproducido con permiso de Gelehrter TD, Collins FS, Ginsburg D. *Principles of Medical Genetics.* 2nd ed. Williams & Wilkins; 1998. Figura 11.2.

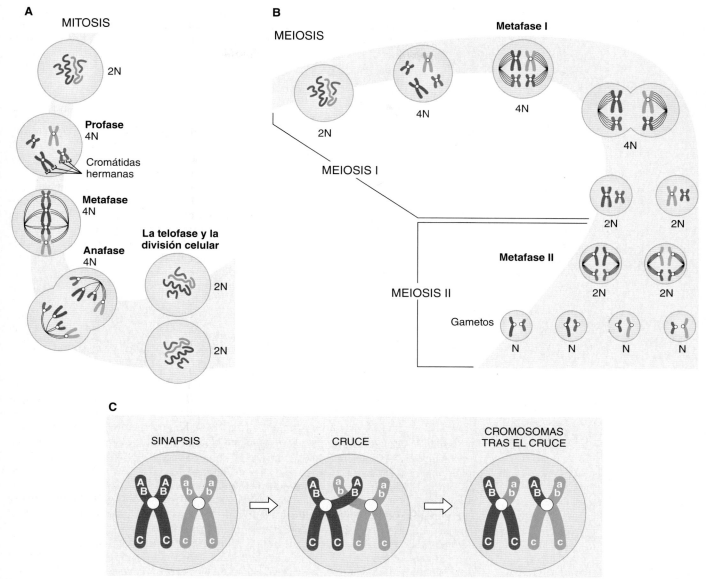

FIGURA 18-1 A. El proceso de mitosis. Para simplificar, sólo se muestran cuatro cromosomas. Obsérvese que cuando los cromosomas se separan para pasar a las células hijas (de la ploidía 4N a la 2N), las cromátidas hermanas se separan durante la división celular para alcanzar el estado diploide. **B.** Las etapas de la meiosis, en las que una célula 2N aumenta su ploidía a 4N, y luego disminuye, mediante dos divisiones meióticas, de nuevo a 2N y finalmente a un contenido N de ADN. Obsérvese que en la meiosis I, el contenido 2N de ADN consiste en cromátidas hermanas (cromosomas básicamente idénticos) que se separan en la segunda división meiótica para formar células con un contenido N de ADN. **C.** Cruce durante la meiosis. Dos pares de cromátidas hermanas pueden intercambiar información genética antes de la primera división meiótica. (Reproducida con permiso de Gelehrter TD, Collins FS, Ginsburg D. *Principles of Medical Genetics*. 2nd ed. Williams & Wilkins; 1998. Figuras 2.11 y 2.12.)

los rasgos observables del individuo, producidos por la interacción de los genes del individuo y el entorno. El **genotipo** se refiere a la composición genética del individuo.

La capacidad de heredar un rasgo de los padres depende de dos variables: un componente genético y un componente ambiental. Juntos definen la **heredabilidad**. Un componente genético de 100% indica que no hay influencia del entorno en la herencia del fenotipo del individuo. Un componente genético de 10% indicaría que el principal determinante del fenotipo es el medio ambiente y no la genética.

Los alelos autosómicos están presentes como pares dentro de las células. Si los alelos son diferentes, ¿qué determina qué alelo se expresa? Esto viene determinado por si un alelo es dominante o recesivo respecto al otro, o si son codominantes y se expresan

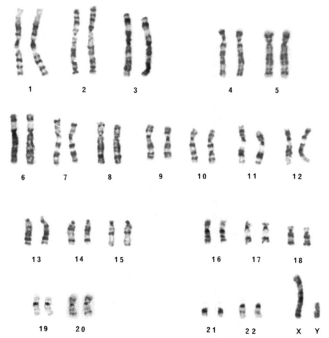

FIGURA 18-2 Un ejemplo de cariotipo masculino (nótese la presencia de un cromosoma X y otro Y). (Reimpresa con permiso de Lieberman MA, Ricer R. *BRS Biochemistry, Molecular Biology & Genetics.* 7th ed. Wolters Kluwer; 2020. Figura 10.1.)

Las mutaciones en los genes *BRCA1* y *BRCA2* están asociadas al cáncer de mama; la herencia de un solo alelo mutado en cualquiera de los dos genes conlleva una probabilidad de 80% de que la mujer desarrolle cáncer de mama durante su vida. La penetración de estos alelos es de 80%, no de 100%; no todas las mujeres que heredan una mutación en el *BRCA1* o el *BRCA2* desarrollarán cáncer de mama. Esto contrasta con la herencia de un alelo mutado del gen *APC*, que conduce al cáncer de colon. La penetración de las mutaciones en el gen *APC* es de 100%. Todo individuo que herede una mutación de este tipo desarrollará un cáncer de colon a lo largo de su vida, normalmente en la tercera o cuarta década de vida. Por el contrario, las mutaciones en el gen *GBA*, que da lugar a la enfermedad de Gaucher (una esfingolipidosis, *véase* el cap. 32), pueden dar lugar a una variedad de fenotipos (expresividad variable) dependiendo, en parte, de la localización de la mutación y de la presencia de alelos modificadores de la actividad de la enzima GBA.

por igual. Un rasgo **dominante** es aquel que se manifiesta incluso cuando un alelo está en estado heterocigoto (un ejemplo de esto es una proteína compuesta por subunidades: tener una mezcla de subunidades normales y alteradas puede hacer que todo el complejo quede inactivo). Los rasgos **codominantes** se dan cuando ambos alelos de un par heterocigoto se expresan (un ejemplo son los antígenos del grupo sanguíneo, de forma que una persona puede expresar tanto un antígeno A como un antígeno B de tipo AB en sangre). Un rasgo **recesivo** es aquel que se manifiesta sólo cuando el gen está en estado homocigótico (un ejemplo es la anemia de células falciformes, donde la enfermedad se expresa cuando ambos alelos contienen la misma mutación, que produce una subunidad β de la hemoglobina alterada). Los **rasgos** recesivos **ligados al cromosoma X** se producen cuando un alelo mutante se localiza en el cromosoma X y se expresará en los varones (ya que los varones solo tienen un cromosoma X), pero normalmente no en las mujeres. Las mujeres con un alelo mutante en un cromosoma X son portadoras del trastorno y no expresan la enfermedad si el alelo no mutado en el otro cromosoma X es dominante al alelo mutado. Los **rasgos ligados al cromosoma X** también pueden ser dominantes; si son dominantes, tanto los hombres como las mujeres que hereden el alelo mutante expresarán el rasgo.

No todos los individuos que heredan un alelo mutante expresarán necesariamente el fenotipo de la enfermedad. El término **penetrancia** se refiere a la probabilidad de que un individuo exprese un fenotipo al heredar un alelo mutante concreto. Una penetrancia de 100% significa que todos los que hereden el alelo mutante expresarán la enfermedad. La penetrancia puede ser < 100% debido, en parte, a la naturaleza de la mutación en el alelo, a las diferencias epigenéticas entre individuos o a las diferencias en los genes modificadores entre individuos. El cáncer de mama, debido a mutaciones en *BRCA1* o *BRCA2*, muestra una penetrancia incompleta. La **expresividad variable** se refiere a la gravedad del fenotipo expresado causado por un alelo mutante. Incluso si la penetración de un alelo mutante concreto es de 100%, el alelo puede dar lugar a fenotipos diferentes (expresividad variable) en los miembros de una misma familia que heredan el alelo. La expresividad variable suele estar causada por influencias ambientales y genes modificadores que afectan al fenotipo. El síndrome de Marfan y la osteogénesis imperfecta son enfermedades que muestran una expresividad variable.

III. Mutaciones

Las alteraciones en la secuencia de ADN de un alelo pueden dar lugar a un producto génico no funcional o no regulado (*véase* el cap. 15). Las mutaciones pueden clasificarse de diversas maneras, como se indica en la tabla 18-1. A todos los recién nacidos se les hacen pruebas para detectar enfermedades genéticas, como la fenilcetonuria (PKU), aunque las enfermedades que se analizan en el cribado neonatal varían según el estado. Muchos trastornos genéticos requieren un tratamiento precoz para evitar consecuencias graves e irreversibles para el bebé. El gobierno federal de EUA tiene una lista recomendada de 35 trastornos que se deben examinar, pero cada estado toma su propia determinación.

IV. Patrones de herencia

Las mutaciones pueden heredarse, de forma mendeliana, mediante mecanismos autosómicos dominantes, autosómicos recesivos y ligados al cromosoma X. La **herencia no mendeliana** incluye los **trastornos mitocondriales**, debidos a mutaciones en el genoma mitocondrial. A continuación se describe cada una de ellas, junto con ejemplos de enfermedades transmitidas por ese mecanismo.

A. Herencia autosómica dominante

En la figura 18-3A se muestra un ejemplo de genealogía de herencia autosómica dominante junto con los símbolos comunes utilizados en los estudios genealógicos (fig. 18-3B). Un individuo afectado suele tener un padre afectado (a menos que el individuo afectado exprese una nueva mutación). Los individuos afectados son heterocigotos, ya que la homocigosidad para estos rasgos es estadísticamente muy improbable, y puede ser letal en el útero. Un padre heterocigoto afectado tiene un 50% de posibilidades de transmitir el alelo afectado a su descendencia. La transmisión del rasgo es independiente del sexo, y ambos sexos pueden expresar la enfermedad.

Un análisis de la cuadrícula de Punnett ayudará a calcular las probabilidades de transmitir el alelo alterado a los hijos (fig. 18-4). En el caso de un patrón de herencia autosómico dominante, 50% de los hijos estarán afectados, mientras que 50% no adquirirán el gen mutado (por lo tanto, hay una probabilidad de uno entre dos de heredar el alelo mutado).

B. Herencia autosómica recesiva

En la figura 18-5A se muestra un ejemplo de genealogía de herencia autosómica recesiva. Los indicadores de la herencia autosómica recesiva incluyen que ambos sexos se ven afectados por igual al heredar los alelos mutantes, que la transmisión del rasgo debe producirse a partir de ambos progenitores y que pueden saltarse generaciones en la

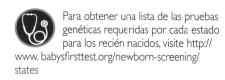

Para obtener una lista de las pruebas genéticas requeridas por cada estado para los recién nacidos, visite http://www.babysfirsttest.org/newborn-screening/states

Algunos ejemplos de trastornos autosómicos dominantes son la **acondroplasia** (enanismo, debido a una mutación en un gen receptor del FGF), la **enfermedad de Huntington, tipo 2** (debido a una expansión de triple repetición en el gen *HTT*), el **síndrome de Marfan** (debido a una mutación en la proteína fibrosa fibrilina) y la **neurofibromatosis, tipo 1** (NF-1), debido a mutaciones en el gen *NF-1* que codifica una proteína activadora de GTPasas.

TABLA 18-1	Tipos de mutaciones	
TIPO DE MUTACIÓN	**DESCRIPCIÓN**	**EJEMPLO**
Mutaciones puntuales	Un cambio en una base del ADN	Enfermedad de células falciformes
Supresiones	Una pérdida de bases en el ADN	Fibrosis quística (△F508); enfermedad de Tay-Sachs infantil
Inserciones	Nueva secuencia de ADN añadida al ADN existente	Una forma de la enfermedad de Menkes (un trastorno del metabolismo del cobre)
Pérdida de un cromosoma	Crea un estado aneuploide	Síndrome de Turner
Copia extra de un cromosoma	La trisomía de un cromosoma autosómico provoca una enfermedad	Síndrome de Down
Repeticiones de trinucleótidos	La expansión de secuencias trinucleotídicas específicas en un gen puede dar lugar a una enfermedad	Enfermedad de Huntington
Epigenética	No hay alteraciones en la secuencia de bases, pero se producen modificaciones químicas en el ADN y las histonas (ganancia o pérdida de patrones de metilación y acetilación, por ejemplo)	Síndromes de Angelman y Prader-Willi

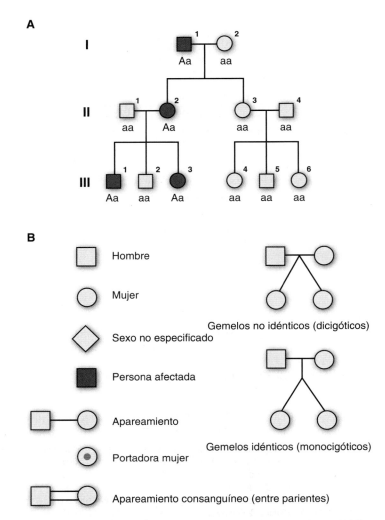

FIGURA 18-3 **A.** Una herencia autosómica dominante. La "A" grande es el alelo mutante dominante, y la "a" pequeña es el alelo de tipo salvaje. Los recuadros oscurecidos indican los individuos con la enfermedad. **B.** Símbolos comunes utilizados en el análisis del estudio genealógico. (Reproducida con permiso de Lieberman MA, Ricer R. *BRS Biochemistry, Molecular Biology & Genetics*. 7th ed. Wolters Kluwer; 2020. Figuras 10.2 y 10.3.)

Algunos ejemplos de trastornos autosómicos recesivos son el **albinismo** (que afecta a 1 de cada 20 000 nacidos vivos y se debe a una pérdida de tirosinasa melanocítica), la **fibrosis quística** (que afecta a 1 de cada 2 500 nacidos vivos de individuos con ascendencia del norte de Europa y se debe a una mutación en la proteína reguladora de la conductancia transmembranal de la fibrosis quística [CFTR]), la **fenilcetonuria** (que afecta a 1 de cada 14 000 nacidos vivos y se debe principalmente a la deficiencia de fenilalanina hidroxilasa) y la **anemia falciforme** (que puede afectar a personas con ancestros de partes del mundo donde la malaria es/era común, y es el resultado de un cambio de aminoácido E6V en la subunidad β de la hemoglobina).

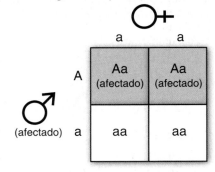

FIGURA 18-4 Análisis de la cuadrícula de Punnett de un trastorno autosómico dominante. El gen de la enfermedad se indica con la "A" en mayúscula. Nótese que 50% de la descendencia heredará la enfermedad, ya que cualquier individuo con al menos una copia del alelo "A" expresará la enfermedad.

expresión de la enfermedad si todos los descendientes son heterocigotos. La figura 18-5B muestra un análisis de la cuadrícula de Punnett de la herencia autosómica recesiva. Obsérvese que uno de cada cuatro niños (25%) estará afectado, y dos de cada cuatro niños (50%) serán portadores de la enfermedad.

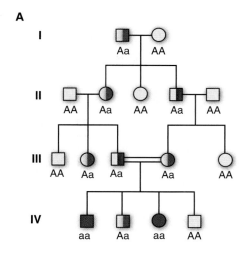

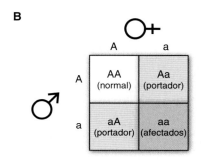

FIGURA 18-5   A. Una genealogía de herencia autosómica recesiva. La "a" minúscula refleja el alelo de la enfermedad; una persona con el genotipo aa expresará la enfermedad, mientras que el genotipo Aa designa a un portador de la enfermedad. **B.** Un análisis de la cuadrícula de Punnett de la herencia autosómica recesiva. Obsérvese que uno de cada cuatro descendientes heredará ambos alelos mutados y expresará la enfermedad. (Reproducida con permiso de Lieberman MA, Ricer R. *BRS Biochemistry, Molecular Biology & Genetics.* 7th ed. Wolters Kluwer; 2020. Figuras 10.5 y 10.6.)

C. Herencia ligada al X

La herencia ligada al cromosoma X se refiere a la herencia de alelos mutantes en el cromosoma X. Los varones son hemizigotos para los genes del cromosoma X, ya que los varones sólo tienen una copia del cromosoma X, mientras que las mujeres tienen dos copias del cromosoma X. En el caso de los trastornos recesivos ligados al cromosoma X, no hay transmisión de hombre a hombre en un árbol genealógico (fig. 18-6A), y las mujeres suelen ser asintomáticas (para una excepción, *véase* la **hipótesis de Lyon**, más adelante). Los hijos y las hijas tienen cada uno 50% de posibilidades de heredar el alelo mutante de sus madres, pero los hijos expresarán la enfermedad mientras que las hijas serán portadoras de la misma. El análisis de la cuadrícula de Punnett de los trastornos recesivos ligados al X se muestra en la figura 18-6B.

1. La dosis de genes y la hipótesis de Lyon

La expresión de genes en una copia cromosómica adicional (trisomía), o la pérdida de expresión de genes en un cromosoma (monosomía, debida a una deleción cromosómica) es perjudicial para el desarrollo humano. Todas las monosomías de un cromosoma autosómico completo (cromosomas 1 a 22) son letales para el embrión, mientras que las trisomías de los cromosomas 13, 18 y 21 se toleran hasta cierto punto, pero las trisomías de otros cromosomas no dan lugar a una descendencia viable. Los cromosomas X monosómicos dan lugar a una descendencia femenina viable, pero presentan un fenotipo.

El cromosoma X es unas cinco veces más grande que el cromosoma Y, y si las mujeres expresaran todos los genes de ambos cromosomas X, expresarían muchos genes mucho más que los hombres. Para compensar esta diferencia en la expresión de los genes de los cromosomas sexuales y mantener la dosis de genes igual entre los sexos, se produce

La mutación que causa la anemia falciforme suprime un sitio de restricción para la enzima *MstII* en el gen de la β-*globina*. La consecuencia de esta mutación es que el fragmento de restricción producido por *MstII* que incluye el extremo 5' del gen de la β-*globina* es mayor (1.3 kb) en los individuos con anemia falciforme que en los individuos normales (1.1 kb). El análisis de los fragmentos de restricción proporciona una prueba directa de la mutación. En el caso de **Will S** (hermano de **Carrie S.**), ambos alelos de la β-globina carecen del sitio *MstII* y producen fragmentos de restricción de 1.3 kb; por lo tanto, solo se ve una banda en una transferencia Southern. Los portadores tienen tanto un alelo normal como uno mutante. Por lo tanto, su ADN producirá tanto los fragmentos de restricción *MstII* más grandes como los más pequeños. Cuando se analizó a la hermana de **Will S.**, **Carrie S.**, se descubrió que tenía tanto los fragmentos de restricción pequeños como los grandes, y se confirmó su condición de portadora de la anemia falciforme, que en un principio se basó en la electroforesis de proteínas.

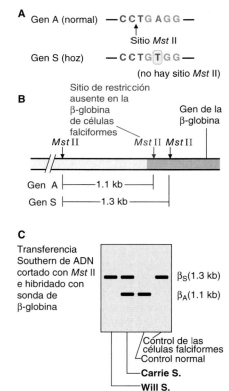

A

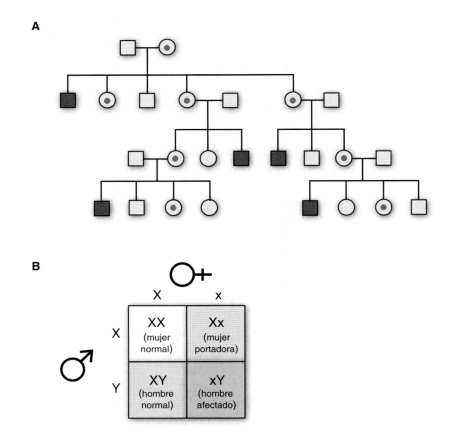

B

FIGURA 18-6   **A.** Una genealogía que demuestra la herencia recesiva ligada al X. Las mujeres con un alelo defectuoso son portadoras de la enfermedad. **B.** Un análisis de la cuadrícula de Punnett de la transmisión de alelos recesivos ligados al cromosoma X. En este caso, la "x" minúscula se refiere al cromosoma X portador del alelo mutante. Los símbolos parcialmente sombreados indican un portador de la mutación, mientras que los símbolos totalmente sombreados indican un individuo que expresa la enfermedad. (Reproducido con permiso de Lieberman MA, Ricer R. *BRS Biochemistry, Molecular Biology & Genetics.* 7th ed. Wolters Kluwer; 2020. Figuras 10.7 y 10.8.)

 Si una mujer tiene el cariotipo 48, XXXX, ¿cuántos corpúsculos de Barr estarían presentes en los núcleos de sus células?

 Algunos ejemplos de trastornos recesivos ligados al cromosoma X son la **hemofilia A** (1 de cada 4 000 a 1 de cada 5 000 nacimientos de varones vivos, debido a una mutación en el gen del *factor VIII*, necesario para la coagulación normal de la sangre), la **distrofia muscular de Duchenne** (1 de cada 3 500 nacimientos de varones vivos, debido principalmente a grandes deleciones en el gen de la *DMD*), el **daltonismo rojo-verde** (1 de cada 12 varones de ascendencia noreuropea, debido a una mutación que compromete la función de los fotorreceptores de los conos) y la **deficiencia de ornitina transcarbamilasa** (1 de cada 100 000 nacidos vivos, el error congénito más común del ciclo de la urea).

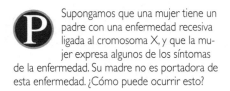 Supongamos que una mujer tiene un padre con una enfermedad recesiva ligada al cromosoma X, y que la mujer expresa algunos de los síntomas de la enfermedad. Su madre no es portadora de esta enfermedad. ¿Cómo puede ocurrir esto?

la inactivación del cromosoma X cuando hay más de un cromosoma X en una célula somática. En el caso de las mujeres con dos cromosomas X, un cromosoma X de cada célula se inactiva y se condensa. La copia cromosómica resultante se conoce como **corpúsculo de Barr**. La inactivación es aleatoria en cuanto al origen (materno o paterno) del cromosoma (fig. 18-7). Mientras el corpúsculo de Barr está altamente condensado, una pequeña región del cromosoma es transcripcionalmente activa, para equilibrar el nivel de transcripción del cromosoma Y masculino.

2. Trastornos dominantes ligados al X

Las mujeres portadoras de un trastorno dominante ligado al cromosoma X expresarán los síntomas de la enfermedad. Los varones afectados transmitirán el alelo mutado a sus hijas 100% de las veces, pero nunca a sus hijos (fig. 18-8). Las mujeres pueden expresar síntomas menos graves que los varones debido a la presencia de un alelo correspondiente no mutado o a la posible inactivación del alelo mutante.

D. Herencia mitocondrial

Las mitocondrias humanas tienen un genoma de 16 569 pb, que codifica una serie de polipéptidos y moléculas de ARNr y ARNt. Las proteínas son necesarias para la fosforilación oxidativa, y los ARNr y ARNt para sintetizar las proteínas codificadas en el genoma mitocondrial dentro de las mitocondrias, aunque todas las proteínas ribosomales y las ARNt sintetasas están codificadas en el ADN nuclear y deben ser importadas a las mitocondrias. Las mutaciones en el genoma mitocondrial pueden provocar defectos en la fosforilación oxidativa y la reducción de la producción de energía por parte de las mitocondrias que contienen un genoma mutado.

Una célula tiene múltiples copias de mitocondrias, y la **heteroplasmia** se refiere al hecho de que algunas mitocondrias contienen genomas normales y otras mitocondrias contienen genomas mutados, dentro de la misma célula. **Homoplasmia** es el término que se utiliza cuando todas las mitocondrias de la célula contienen el mismo genoma normal o mutado.

Las mitocondrias se heredan de la madre (la mayoría de las mitocondrias asociadas al espermatozoide se destruyen cuando entran en el óvulo), por lo que la herencia mitocondrial se considera un ejemplo de herencia materna. En la figura 18-9 se muestra una genealogía de la herencia mitocondrial. Las características clave de un trastorno de herencia mitocondrial son las siguientes:

1. Todos los hijos de una mujer afectada expresarán la enfermedad (penetrancia de 100%), pero habrá una expresividad variable en función del número de mitocondrias mutadas que herede cada hijo y de los sistemas de órganos que contengan la mayoría de mitocondrias mutadas.
2. Lo más probable es que los hijos de un varón afectado no estén afectados.
3. Los síntomas de la enfermedad se manifiestan en los tejidos con un alto requerimiento energético, como el músculo y el sistema nervioso.

Los patrones de herencia descritos se resumen en la tabla 18-2.

V. Citogenética

Las anomalías cromosómicas (alteraciones que por lo regular son lo suficientemente grandes como para verse al microscopio, aunque más en tiempo reciente pueden observarse mediante hibridación genómica comparativa basada en arreglos) son responsables

 Algunos ejemplos de trastornos dominantes ligados al cromosoma X son el **raquitismo hipofosfatémico** (debido a mutaciones en el gen *PHEX*, con una incidencia de 1/20 000 recién nacidos) y la **incontinencia pigmenti tipo I** (esta enfermedad suele ser mortal en los hombres, pero no en las mujeres). La mutación en la incontinencia pigmenti tipo I se encuentra en el gen *IKBKG*, cuyo producto regula una familia de factores de transcripción. La incontinencia pigmenti tipo I es una enfermedad extremadamente rara (unos 1 200 individuos en todo el mundo, entre ellos una docena de varones).

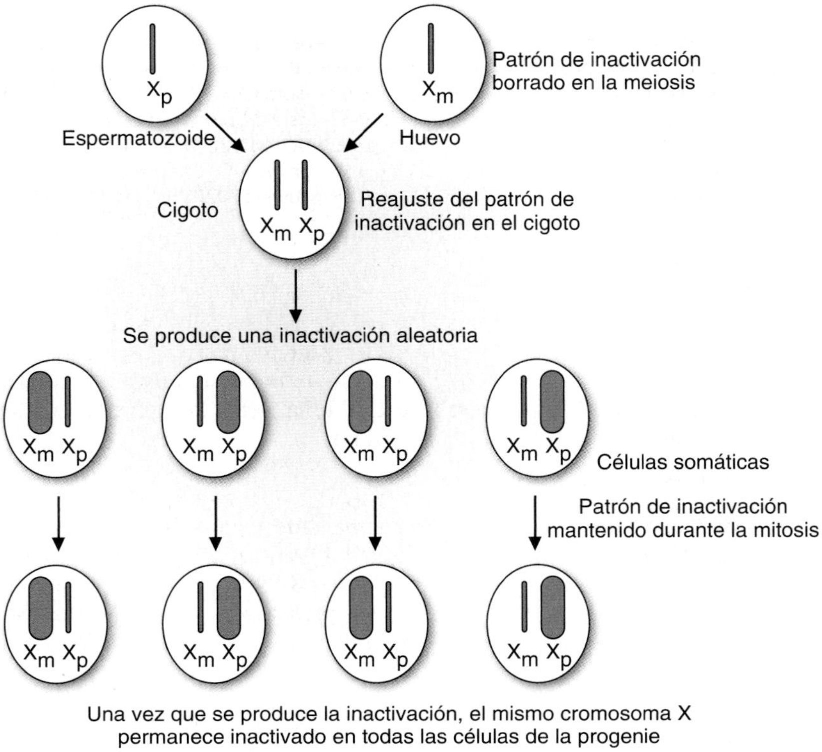

R Cada célula tendría tres corpúsculos de Barr, ya que solo un cromosoma X estaría principalmente activo desde el punto de vista de la transcripción en cada célula.

R La inactivación del cromosoma X es aleatoria en cuanto al origen (materno o paterno) del cromosoma, pero es posible que en esta mujer se inactivaran más cromosomas X de la madre que del padre, con lo que la mayoría de las células expresarían el cromosoma X con el alelo de la enfermedad, y aparecerían los síntomas de la misma.

FIGURA 18-7 La hipótesis de Lyon. La barra oscura representa los cromosomas inactivados. La hipótesis de Lyon explica cómo se mantiene un número igual de genes activos en machos y hembras. La inactivación en el estadio de 16 células es aleatoria. Una vez que un cromosoma X se inactiva en una célula, todas las células hijas posteriores tienen el mismo patrón de inactivación del X. En el cigoto, tanto el cromosoma X materno (X_m) como el paterno (X_p) están activos. (Reproducida con permiso de Lieberman MA, Ricer R. *BRS Biochemistry, Molecular Biology & Genetics.* 7th ed. Wolters Kluwer; 2020. Figura 10-9.)

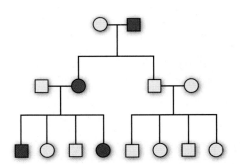

FIGURA 18-8 Un ejemplo de herencia dominante ligada al X. El varón de la generación I tiene una enfermedad dominante ligada al cromosoma X y la transmite a su hija, pero no a su hijo. La hija pasa entonces el alelo defectuoso a uno de sus hijos y a una hija. (Reproducida con permiso de Lieberman MA, Ricer R. *BRS Biochemistry, Molecular Biology & Genetics.* 7th ed. Wolters Kluwer; 2020. Figura 10.10.)

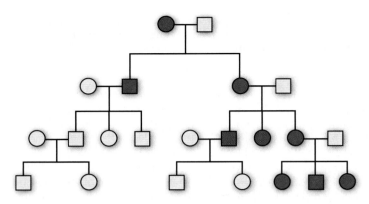

FIGURA 18-9 Un ejemplo de un árbol genealógico que demuestra la herencia mitocondrial. (Reimpresa con permiso de Lieberman MA, Ricer R. *BRS Biochemistry, Molecular Biology & Genetics.* 7th ed. Wolters Kluwer; 2020. Figura 10-11.)

TABLA 18-2 Resumen de los patrones de herencia (estudio genealógico)

	FRECUENCIA DE QUE EL NIÑO HEREDE EL RASGO	GÉNERO DE LAS PERSONAS AFECTADAS	PATRONES HEREDITARIOS EN LAS FAMILIAS	OTROS
Autosómico dominante	50%	Ambos	Vertical, sin salto de generaciones; transmisión por la madre o el padre	La homocigosis es generalmente una letalidad genética; la herencia nuclear
Autosómico recesivo	25%	Ambos	Horizontal, salto de generaciones; la madre y el padre transmiten cada uno un alelo recesivo	Ambos padres son portadores obligados; herencia nuclear; puede haber consanguinidad en algún punto de estudio genealógico
Ligado al sexo: recesivo ligado al X	50% para los hijos de una mujer portadora, y 50% de posibilidades de que una hija sea portadora; 0% para los hijos de un varón afectado, aunque 100% de las hijas son portadoras	Hombres	Horizontal, sí que se saltan las generaciones	Ausencia de transmisión de padre a hijo; las mujeres heterocigotas son clínicamente normales, pero pueden estar ligeramente afectadas dependiendo de la inclinación de la inactivación del cromosoma X; las mujeres homocigotas recesivas están abiertamente afectadas; herencia nuclear
Ligado al género: dominante ligado al X	50% de hijos afectados y 50% de hijas afectadas si la madre está afectada; 0% de hijos y 100% de hijas afectadas si el padre está afectado	Ambos	Vertical, el fenotipo de la enfermedad se observa en una generación tras otra	Ausencia de transmisión padre-hijo, la expresión suele ser menos grave en las mujeres heterocigotas que en los varones afectados; herencia nuclear
Trastornos mitocondriales	100% si la madre tiene la enfermedad, 0% si el padre tiene la enfermedad	Ambos	Vertical, transmitido por vía materna	Ausencia de transmisión de padre a hijo; se observa una gama de fenotipos en las mujeres y los hombres afectados debido a la heteroplasmia; los tejidos con un alto requerimiento de ATP están más gravemente afectados; herencia extranuclear

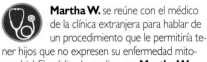 **Martha W.** se reúne con el médico de la clínica extranjera para hablar de un procedimiento que le permitiría tener hijos que no expresen su enfermedad mitocondrial. El médico le explica que **Martha W.** tendría que identificar a una donante de óvulos de una mujer sin enfermedad mitocondrial. El médico extraería óvulos de la donante, así como de **Martha W.** A continuación, se retiraría el núcleo de los óvulos de la donante y se insertaría el núcleo de uno de los óvulos de **Martha W.** en el óvulo enucleado de la donante. Este óvulo "híbrido" contendría el ADN nuclear de **Martha W.**, pero el ADN mitocondrial de la mujer donante, que no presenta ninguna mutación. El óvulo "híbrido" se fecundaría con el espermatozoide de la pareja de **Martha W.** y el óvulo fecundado se implantaría en su útero para el crecimiento embrionario y fetal.

de un importante número de trastornos, que se producen con una frecuencia de 1/150 nacidos vivos. Estas anomalías cromosómicas son una de las principales causas de discapacidad intelectual en los niños, así como una de las principales causas de aborto espontáneo. Las anomalías cromosómicas se observan en 50% de los abortos espontáneos del primer trimestre y en 20% de los del segundo. Para entender cómo pueden producirse estas anomalías es necesario revisar la mitosis y la meiosis.

A. Mitosis y división celular

Como se vio antes en la figura 18-1, la mitosis es el proceso de división celular, en el que se replica el ADN (durante la fase S del ciclo celular) y luego, durante la fase M del ciclo celular, se produce la división celular. Recordemos que las células humanas contienen 46 cromosomas, 22 pares de autosomas (numerados del 1 al 22) y 2 cromosomas sexuales (XX para las mujeres, XY para los hombres). El estado diploide es de 46 cromosomas (un contenido 2N de ADN), mientras que el estado haploide es de 23 cromosomas (con un contenido N de ADN). En la mitosis, cada cromosoma se replica, dando lugar a un estado 4N, y luego la división celular crea dos células hijas con un contenido 2N de ADN. Durante la mitosis, en el estado 4N, las cromátidas hermanas se separan de forma que los dos cromosomas de cada par acaban en células hijas diferentes.

B. Meiosis y formación de gametos

La meiosis es el proceso de conversión del contenido de ADN 2N al contenido de ADN haploide (N), que se produce durante dos divisiones meióticas. La célula replica primero su ADN, creando una célula con un contenido de ADN 4N. En la primera división meiótica, la célula se divide de forma que cada célula hija recibe un contenido de ADN 2N, pero a diferencia de la mitosis, en la fase 2N cada célula contiene duplicados exactos de cada cromosoma (las cromátidas hermanas), excepto en las regiones donde se produjo el cruce entre cromosomas homólogos. En la segunda división meiótica (meiosis 2), la célula vuelve a dividir su contenido de ADN (sin replicación del ADN), separando las cromátidas hermanas de forma que cada célula recibe un número haploide (N) de cromosomas.

C. Estructura y nomenclatura de los cromosomas

Los cromosomas contienen **centrómeros**, segmentos de ADN donde se unen los cromosomas homólogos durante la división celular. El centrómero está situado en el centro de los cromosomas **metacéntricos**; los cromosomas **submetacéntricos** tienen los centrómeros situados entre la mitad del cromosoma y la punta del mismo, y los cromosomas **acrocéntricos** tienen los centrómeros situados en las puntas de los cromosomas.

Los extremos de los cromosomas se conocen como telómeros. El brazo corto de un cromosoma se designa como brazo "p" y el brazo largo como brazo "q". Una tinción adecuada de los cromosomas (tanto de ADN como de proteínas) produce patrones de bandas basados en la estructura de la cromatina que pueden permitir la subdivisión del cromosoma en regiones; por ejemplo, 14q32 se refiere a la segunda banda de la tercera región (32) del brazo largo (q) del cromosoma 14.

La nomenclatura utilizada para los cariotipos se resume en la tabla 18-3.

Los resultados presentados en un reciente artículo científico (https://www.pnas.org/content/115/51/13039), en el que se utiliza una avanzada tecnología de secuenciación, sugieren que el ADN mitocondrial paterno también puede transmitirse al hijo en determinadas condiciones, pero los resultados no son universalmente aceptados. Es necesario seguir investigando para determinar si el resultado inicial se mantiene y en qué condiciones puede producirse esa transferencia mitocondrial del padre al hijo.

Algunos ejemplos de trastornos mitocondriales son la **neuropatía óptica hereditaria de Leber** (LHON), debida a una mutación en un gen codificador de proteínas, la **epilepsia miotónica con fibras rojas rasgadas** (MERRF), que se debe a una mutación en un gen de ARNt mitocondrial, la **encefalomiopatía mitocondrial, acidosis láctica y episodios de apoplejía** (MELAS), también debida a una mutación en otro gen de ARNt mitocondrial, y la **enfermedad de Kearns-Sayre**, caracterizada por debilidad muscular, daños cerebelosos e insuficiencia cardiaca, debida a una deleción de parte del genoma mitocondrial.

El prometido de **Carrie S.** decidió someterse a la prueba del gen de la anemia falciforme. Se descubrió que tenía los fragmentos de restricción MstII de 1.3 kb y 1.1 kb que incluyen una parte del gen de la globina β. Por lo tanto, al igual que **Carrie S.**, también es portador del gen de la drepanocitosis.

TABLA 18-3	Nomenclatura de cromosomas y cariotipos
DESIGNACIÓN	**SIGNIFICADO**
1-22	Números de autosomas
X,Y	Cromosomas sexuales
P	Brazo corto del cromosoma, *petit*
Q	Brazo largo del cromosoma
Del	Supresión de material cromosómico
Der	Derivado, un cromosoma estructuralmente reordenado
Dup	Duplicación de una parte de un cromosoma
Ins	Inserción de ADN en un cromosoma
Inv	Inversión del ADN dentro de un cromosoma
/	Designación que indica mosaicismo; células de diferentes genotipos dentro de un mismo individuo. El primer cariotipo va antes de la /; el segundo cariotipo después de la /.
T	Translocación; las regiones que se translocan se describen después del símbolo t
Ter	Terminal (también visto como pter, o qter, cuando se refiere al extremo terminal de un brazo cromosómico específico)
r	Cromosoma en anillo (los dos extremos se unen para formar una estructura anular)
+ o −	Colocados antes del número del cromosoma, estos símbolos indican adiciones (+) o pérdidas (−) de un cromosoma completo; colocados después del número del cromosoma, estos símbolos indican la ganancia o la pérdida de una parte del cromosoma, por ejemplo, 5p- indica la pérdida de parte del brazo corto del cromosoma 5; sin embargo, del (5p) es la nomenclatura preferida para dicha pérdida

De Mitelman F, ed. *ISCN 1995: An International System for Human Cytogenetic Nomenclature*. S. Karger; 1995.

Una de las preocupaciones que manifiesta **Martha W.** sobre su procedimiento es que es posible que su hijo siga naciendo con un trastorno mitocondrial. ¿En qué paso del procedimiento podrían colocarse mitocondrias mutantes en el óvulo híbrido?

D. Anomalías del número de cromosomas

Euploide se refiere a las células con un múltiplo de 23 cromosomas (23 es haploide, 46 es diploide, 69 es triploide y 92 es tetraploide). La triploidía y la tetraploidía son incompatibles con la vida humana. La aneuploidía se refiere a condiciones en las que el número total de cromosomas no es un múltiplo de 23. La aneuploidía implica principalmente monosomías (una copia de uno de los 23 cromosomas) o trisomías (tres copias de un cromosoma). Las monosomías autosómicas son siempre letales en el útero. Las trisomías autosómicas suelen ser letales, con pocas excepciones (tabla 18-4). Las aneuploidías de los cromosomas sexuales se toleran mejor, pero pueden dar lugar a anomalías.

La aneuploidía puede surgir por el proceso de **no disyunción**. La no disyunción consiste en una ordenación desigual de los cromosomas durante la meiosis I o II, de forma que se distribuye el número incorrecto de cromosomas a las células hijas (uno de más o uno de menos). Estas posibilidades se muestran en la figura 18-10 para el proceso de meiosis. Si se dispone de los marcadores cromosómicos adecuados, se puede determinar si se ha producido un evento de no disyunción en la meiosis I o II.

E. Anomalías de la estructura cromosómica

La estructura de los cromosomas puede alterarse de diversas maneras. Entre ellas se encuentran las siguientes:

- *Inversiones*: dos rupturas en un mismo cromosoma y una inversión del material genético entre las rupturas
- *Duplicaciones*: parte de un cromosoma se duplica y se inserta en el mismo cromosoma
- *Inserciones*: una sección de un cromosoma se inserta en otro cromosoma, y por lo general no conduce a una pérdida de material genético en la célula
- *Isocromosomas*: una división anormal del centrómero de un cromosoma metacéntrico puede dar lugar a cromosomas en los que se pierden brazos enteros y el otro brazo se duplica, de modo que un isocromosoma puede contener dos brazos p o dos brazos q derivados del mismo cromosoma. Los brazos del isocromosoma son genéticamente idénticos.
- *Los síndromes de microdeleción* son síndromes con un fenotipo consistente pero complejo asociado a una deleción cromosómica pequeña (< 5 megabases). La hibridación

TABLA 18-4	**Síndromes de aneuploidía cromosómica mayor compatibles con nacimientos vivos**	
SÍNDROME	**ANOMALÍA CROMOSÓMICA**	**CARACTERÍSTICAS PRINCIPALES**
Síndrome de Patau	Trisomía 13	Labio y paladar hendido, defectos cardiacos, anomalías graves del sistema nervioso central, polidactilia; se produce en 1 de cada 16 000 nacidos vivos, 90% muere en 12 meses
Síndrome de Edward	Trisomía 18	Bajo peso al nacer, defectos cardiacos, cabeza pequeña con forma anormal; se da en 1 de cada 5 000 nacidos vivos, 90% muere antes de los 12 meses
Síndrome de Down	Trisomía 21	Hipotonía, rasgos faciales característicos, retraso en el desarrollo, discapacidad intelectual, anomalías cardiacas, mayor riesgo de leucemia; se da en 1 de cada 800 nacidos vivos
Síndrome de Turner	Monosomía X	Baja estatura, amenorrea, falta de características sexuales secundarias; ocurre en 1 de cada 2 500 nacimientos de mujeres vivas, más común en abortos y mortinatos
Síndrome de Klinefelter	XXY	Testículos pequeños, infertilidad, estatura alta, problemas de aprendizaje; se da en 1 de cada 650 nacimientos masculinos vivos
Triple-X	XXX	Dificultades de aprendizaje, sin anomalías físicas importantes; se da en 1 de cada 1 000 nacimientos de mujeres vivas
XYY	XYY	Problemas de aprendizaje y de comportamiento en algunos individuos, se da en 1 de cada 1 000 nacidos vivos varones

Adaptada con permiso de John Wiley & Sons de Korf BR. *Human Genetics: A Problem-Based Approach*. 2nd ed. Blackwell Science; 2000; permiso transmitido a través de Copyright Clearance Center, Inc.

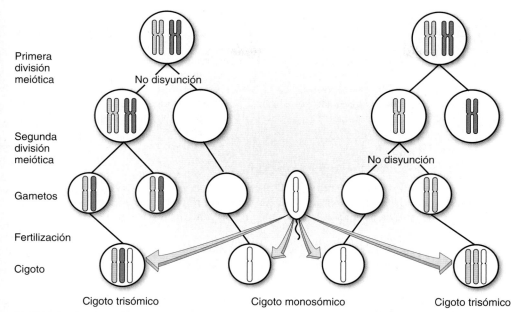

Primera
división
meiótica

No disyunción

Segunda
división
meiótica

Gametos

No disyunción

Fertilización

Cigoto

Cigoto trisómico   Cigoto monosómico   Cigoto trisómico

FIGURA 18-10 Ejemplos de no disyunción en la meiosis I y II. (Adaptada con permiso de Gelehrter TD, Collins FS. *Principles of Medical Genetics.* Williams & Wilkins; 1990:165.)

fluorescente *in situ* (**FISH**) suele ser necesaria para localizar estas microdeleciones. Una técnica genómica más sensible (hibridación genómica comparativa basada en array) puede detectar microdeleciones que el FISH no puede detectar. En la tabla 18-5 se presenta una lista parcial de síndromes de microdeleción.

• Translocaciones: hay dos tipos principales de translocaciones.

Las translocaciones recíprocas o equilibradas (fig. 18-11) se producen cuando hay rupturas en dos cromosomas diferentes y el material entre las rupturas se intercambia mutuamente. En una translocación recíproca equilibrada no se pierde material genético. Los individuos con translocaciones equilibradas suelen ser fenotípicamente normales, pero la formación de gametos puede verse comprometida, lo que provoca múltiples abortos en el momento de la concepción debido a monosomías o trisomías fetales. La descendencia portadora de una translocación desequilibrada debida a un solo cromosoma de translocación en el gameto puede ser viable, pero suele presentar anomalías congénitas.

Las translocaciones robertsonianas (fig. 18-12) se producen entre dos cromosomas acrocéntricos (13, 14, 15, 21, 22) en los que los brazos cortos (satélites) se pierden y los brazos largos se fusionan entre los dos cromosomas. La pérdida de genes de los brazos cortos no causa ningún problema, ya que los genes perdidos son principalmente los del ARNr, que están presentes en múltiples copias en todo el genoma. Los individuos portadores de una translocación robertsoniana tienen 45 cromosomas y son fenotípicamente normales. Al igual que con las translocaciones recíprocas, la formación de gametos puede verse comprometida, dando lugar a monosomías o trisomías fetales o a translocaciones desequilibradas.

F. Citogenética prenatal

La citogenética es una herramienta útil para determinar si un feto es portador de una anomalía cromosómica. Las indicaciones para realizar una citogenética prenatal en una mujer embarazada incluyen la edad materna avanzada (> 35 años), los antecedentes familiares de un niño con un trastorno cromosómico o un estudio cromosómico prenatal anormal de los padres. Existen varios métodos para obtener células fetales de forma que se pueda realizar un análisis de cariotipo prenatal.

1. Amniocentesis

La **amniocentesis** es el método más utilizado para el diagnóstico prenatal. Puede realizarse entre las 15 y 16 semanas de gestación. Las células fetales se recuperan del líquido amniótico obtenido mediante una aguja guiada por ecografía que se introduce en el

R Cuando se extrae cuidadosamente el núcleo del óvulo de **Martha W.**, es posible que también se extraigan algunas mitocondrias de **Martha W.** y se inserten en el óvulo enucleado de la donante. Si las mitocondrias mutantes se segregan juntas durante el desarrollo (un hecho poco probable, pero estadísticamente posible), hay posibilidad de cue el niño tenga un caso leve del trastorno mitocondrial heredado de la madre. Dado que el porcentaje de mitocondrias mutantes es muy bajo en este caso, la probabilidad de que el niño exprese síntomas también es bastante baja; sin embargo, esto aún es una zona gris científica. Se han realizado estudios con células madre que indican que cuando dos poblaciones diferentes de mitocondrias están presentes en la misma célula, una población puede dividirse más rápido que la otra y "superar" a la otra población de mitocondrias, lo que podría provocar una enfermedad. Esto aún no se ha resuelto, ya que se han realizado muy pocos estudios sobre niños nacidos como resultado de este procedimiento.

Las translocaciones cromosómicas pueden provocar enfermedades, sobre todo si un gen translocado se regula de forma inadecuada o si se crea una proteína de fusión en uno de los cromosomas translocados. La **leucemia mieloide crónica (LMC)**, debida a una translocación entre los cromosomas 9 y 22, crea la proteína de fusión bcr-abl, que es una tirosina cinasa no regulada y provoca una proliferación celular incontrolada. Esta es la enfermedad que expresa **Mannie W.** El linfoma de Burkitt, una translocación entre los cromosomas 8 y 14, da lugar a una expresión desregulada de myc, y a una proliferación celular incontrolada.

TABLA 18-5	Listado parcial de síndromes de microdeleción cromosómica	
SÍNDROME	**CARACTERÍSTICAS**	**DELECIÓN**
Síndrome de Langer-Giedion	Cabello escaso, nariz bulbosa, epífisis en forma de cono, exostosis cartilaginosa, discapacidad intelectual	8q24.1
WAGR	Tumor de Wilms, aniridia, anomalías genitales y renales	11p13
Retinoblastoma	Retinoblastoma, discapacidad intelectual, facies dismórficas	13q14.1
Prader-Willi	Hipotonía, trastorno alimentario, obesidad, discapacidad intelectual leve o moderada	15q11.2-13 (paterno)
Angelman	Hipotonía, convulsiones, risa inapropiada y comportamiento alegre, descoordinación; discapacidad intelectual severa	15q11.2-13 (materno)
Miller-Dieker	Lisencefalia (cerebro liso), facies dismórfica; microcefalia; muerte prematura	17p13.3
Smith-Magenis	Facies característica, discapacidad intelectual, retraso en el habla	17p11.2
Alagille	Displasia biliar, estenosis pulmonar, anomalías vertebrales, facies dismórfica	20p11
DiGeorge	Defecto cardiaco congénito, hipoplasia de paratiroides y timo, anomalías faciales; paladar hendido	22q11.2
Síndrome de Wolf-Hirschhorn	Defectos cardiacos congénitos; retraso en el crecimiento; discapacidad intelectual grave; rasgos faciales característicos	4p16.3
Síndrome de Williams	Dismorfismo facial; enfermedad cardiovascular; discapacidad intelectual leve; anomalías endocrinas	7q11.23

Adaptada de Korf BR. *Human Genetics: A Problem-Based Approach.* 2nd ed. Blackwell Science; 2000, Tabla 5-3; y de Dudek, RW. *BRS Genetics.* Lippincott Williams & Wilkins; 2009, Tabla 11-1.

Translocación recíproca

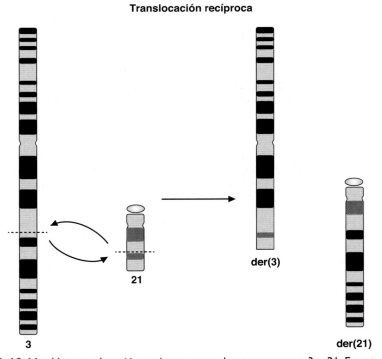

3   21   der(3)   der(21)

FIGURA 18-11 Una translocación recíproca entre los cromosomas 3 y 21. En este caso, un segmento del cromosoma 3 está ahora unido al cromosoma 21, y un segmento del cromosoma 21 está unido al brazo largo del cromosoma 3. (Adaptada con permiso de Gelehrter TD, Collins FS. *Principles of medical genetics.* Williams & Wilkins; 1990:167.)

útero. Las células obtenidas se cultivan y luego se procesan para el análisis del cariotipo. Dado que se trata de un procedimiento invasivo, existe un 0.25% de posibilidades de pérdida del embarazo debido al procedimiento.

2. Muestra de vellosidades coriónicas (CVS)

La ventaja de la **biopsia de vellosidades coriónicas** frente a la amniocentesis es que la biopsia de vellosidades coriónicas puede realizarse antes, entre las 10 y las 12 semanas de gestación. En este procedimiento, se obtiene una pequeña muestra de vellosidades

Translocación robertsoniana

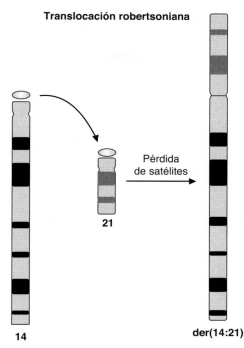

Pérdida
de satélites

21

14

der(14:21)

FIGURA 18-12 Un ejemplo de translocación robertsoniana entre los cromosomas 14 y 21. (Adaptada con permiso de Gelehrter TD, Collins FS. *Principles of Medical Genetics*. Williams & Wilkins; 1990:168.)

coriónicas, que contiene células fetales. Las células se cultivan y se determina el cariotipo. El riesgo de pérdida del embarazo en este procedimiento también es de alrededor de 0.25%.

3. Cordocentesis

La **cordocentesis** es un procedimiento en el que se obtiene la sangre del cordón umbilical después de las 18 semanas de gestación. En la muestra hay células fetales que se cultivan y se analizan para determinar su contenido cromosómico mediante el análisis del cariotipo. Con este procedimiento existe una probabilidad de pérdida del embarazo de entre 1 y 2%. La cordocentesis también se utiliza para la detección de trastornos hematopoyéticos.

4. Técnicas no invasivas

La llegada de la secuenciación del ADN de nueva generación y el descubrimiento del ADN fetal libre de células (cff) en la sangre de una mujer embarazada han llevado al desarrollo de técnicas mínimamente invasivas para la determinación del número de cromosomas en el feto. La secuenciación se realiza en el ADN cff utilizando cebadores específicos para cada cromosoma, y se comparan las proporciones de las lecturas cromosómicas para ver si un cromosoma está sobrerrepresentado (una trisomía) o infrarrepresentado (una monosomía). Actualmente (a partir de 2020), esta técnica se considera un procedimiento de cribado, y no un procedimiento de confirmación. Si se obtiene un resultado que sugiere una monosomía o trisomía mediante la secuenciación del ADN, entonces se realiza una técnica confirmatoria, como la amniocentesis.

Otra prueba mínimamente invasiva que se utiliza para detectar trastornos cromosómicos o del tubo neural es el "test cuádruple". Se obtiene una muestra de sangre de la embarazada entre las semanas 16 y 18 de embarazo y se analizan los niveles de cuatro proteínas: alfafetoproteína (AFP, producida por el feto); gonadotropina coriónica humana (hCG, producida por la placenta); estriol (una forma de estrógeno producida tanto por el feto como por la placenta), e inhibina A (una proteína producida por la placenta y los ovarios). El análisis de los niveles de cada proteína puede indicar un mayor riesgo de que el feto tenga un defecto del tubo neural abierto, o un mayor riesgo de síndrome de Down (trisomía 21). Si se obtienen resultados anormales, se recomienda una prueba de confirmación (ecografía y amniocentesis).

VI. Genética de poblaciones

Se puede analizar la frecuencia de los alelos en poblaciones definidas y, conociendo estas frecuencias, se pueden hacer predicciones sobre la probabilidad de que se produzca la enfermedad en la población general. Estos cálculos de probabilidad son muy valiosos para asesorar a los pacientes sobre el riesgo de transmitir un alelo de la enfermedad a sus hijos. El equilibrio de Hardy-Weinberg, que constituye la base de estos cálculos, se basa en cinco supuestos para una población grande (más de 1 000 individuos). Estos cinco supuestos son el apareamiento aleatorio entre individuos, poblaciones bastante grandes, una tasa de mutación insignificante entre el alelo de tipo salvaje y el alelo de la enfermedad, una migración insignificante dentro y fuera de la población y la ausencia de selección, es decir, que todos los genotipos son viables y fértiles.

El equilibrio de Hardy-Weinberg considera dos alelos en un *locus*, A y a. La combinación aa representa un fenotipo de enfermedad para un trastorno autosómico recesivo. Sea p la frecuencia del alelo A en la población, y sea q la frecuencia del alelo a en la población. Como A y a son los dos únicos alelos posibles en este *locus*, $p + q = 1$. Al elevar al cuadrado esta expresión se obtiene el equilibrio de Hardy-Weinberg, $p^2 + 2pq + q^2 = 1$, donde p^2 representa la frecuencia de homocigotos AA en la población (tipo salvaje), q^2 representa la frecuencia de homocigotos aa en la población (los que expresan la enfermedad autosómica recesiva) y 2pq representa la frecuencia de portadores (heterocigotos) en la población.

La frecuencia de individuos de ascendencia europea del norte con fibrosis quística (FQ) es de 1 entre 2 500. ¿Cuál es la frecuencia de portadores de FQ en esa población?

VII. Enfermedades multifactoriales (rasgos complejos)

Las enfermedades multifactoriales son el resultado de la interacción de alelos en múltiples *loci* (el genotipo) con el entorno; son complejas de estudiar debido a las interacciones génicas necesarias para promover el fenotipo observado (es algo más que un alelo en un *locus*).

Para entender las enfermedades multifactoriales, es importante comprender los conceptos de **riesgo** y **riesgo relativo**. El riesgo es la probabilidad de que un niño nazca con un rasgo determinado. El riesgo relativo es la relación entre el riesgo de tener el rasgo en la persona estudiada y el riesgo de tenerlo en una persona al azar de la población. Cuanto mayor sea el riesgo relativo, mayor será la probabilidad de que una pareja tenga un hijo con un rasgo determinado. Por ejemplo, el riesgo de tener un hijo con estenosis pilórica en la población general es de 0.5%, pero si un hijo de una familia nace con estenosis pilórica, el riesgo de tener otro hijo con estenosis pilórica es de 5%, lo que supone un riesgo relativo dentro de esa familia de 10.

Algunos ejemplos de trastornos de rasgos complejos son **las enfermedades cardiovasculares, el cáncer, el asma, el enfisema, la hipertensión, la diabetes de tipo 2 y los defectos de nacimiento**.

Las cuestiones ambientales son importantes y se observan mejor con gemelos idénticos. En el caso de gemelos idénticos (mismo genotipo), si uno de los niños nace con paladar hendido, la probabilidad de que el otro gemelo tenga paladar hendido no es de 100%, sino de 40%. Como la proporción de paladares hendidos respecto a los no hendidos en la población general es de 0.1%, el riesgo relativo de que un gemelo monocigótico presente un paladar hendido cuando el otro lo tiene es de 400 (40% dividido entre 0.1%). Dado que el genotipo de los gemelos monocigóticos es el mismo, debe haber factores ambientales significativos en juego para que solo 40% de los gemelos monocigóticos presenten ambos un paladar hendido.

De forma simplista, se puede considerar que los defectos de nacimiento, u otros rasgos complejos, requieren la acumulación de un determinado número de alelos variantes para que el individuo afectado exprese el defecto. Así, si una pareja tiene un hijo con paladar hendido, por ejemplo, su riesgo relativo de tener un segundo hijo con paladar hendido es mayor que el de la población general, ya que se sabe que la pareja contiene, entre ambos, suficientes alelos variante para provocar este fenotipo. Otra forma de defecto congénito, la estenosis pilórica, se observa con más frecuencia en los varones que en las mujeres. Esto indica, de forma sencilla, que las hembras necesitan acumular más alelos variantes que los varones para expresar el trastorno de la estenosis pilórica. Así, si una madre ha tenido estenosis pilórica de niña, el riesgo relativo de que transmita el trastorno a su hijo es mayor que si el padre tuvo estenosis pilórica de niño, ya que la madre tiene una mayor acumulación de alelos variantes para haber tenido estenosis pilórica de niña.

VIII. Expansiones de repetición de tripletes de nucleótidos

Una serie de enfermedades son el resultado de la expansión de repeticiones de tripletes de nucleótidos dentro de una región transcrita de un gen. El número de repeticiones heredadas se correlaciona con la gravedad de la enfermedad, lo que da lugar a una expresividad variable de la misma. Las enfermedades no son necesariamente 100% penetrantes; los individuos de un árbol genealógico pueden heredar una repetición de tripletes pero no expresar la enfermedad. Sin embargo, estos individuos pueden transmitir el triplete repetido a sus hijos, que pueden expresar la enfermedad. Dentro de un árbol genealógico, los trastornos de tripletes repetidos presentan un modo de herencia ligado al cromosoma X o autosómico dominante.

En las enfermedades debidas a expansiones de tripletes, se ha observado que la longitud de la expansión aumenta con cada generación, y la gravedad de la enfermedad es peor en las generaciones siguientes (aparición más temprana, con síntomas más graves). Este fenómeno se conoce como **anticipación**. Las repeticiones de nucleótidos tienden a causar errores durante la replicación del ADN, y durante la formación de los gametos pueden añadirse o eliminarse tripletes adicionales de esta región.

Se cree que las expansiones de tripletes durante la replicación surgen a través de un mecanismo conocido como desajuste de la hebra deslizada o deslizamiento de la replicación. En la figura 18-13 se muestra una versión simplificada de este proceso. Cuando la ADN polimerasa entra en una región de repeticiones (ya sean repeticiones de dinucleótidos o de trinucleótidos) durante la replicación, es posible que la ADN polimerasa se deslice fuera del ADN, permitiendo que la hebra de ADN recién replicada forme un bucle de horquilla, lo que provoca un desajuste de bases. La continuación de la replicación conduce a una expansión de las bases en una de las hebras de ADN replicadas. Las enzimas de reparación del ADN también están implicadas, de manera que ambas cadenas de ADN adquieren las bases extra y una expansión de la repetición. Las repeticiones de tripletes se vuelven inestables cuando alcanzan un **umbral**, en el que las longitudes de repetición inferiores al umbral no suelen aumentar de tamaño, mientras que las longitudes de repetición superiores al umbral tienen una tasa de expansión significativamente mayor.

Para determinar el tamaño de las expansiones en los individuos de un árbol genealógico, pueden determinarse las longitudes de las repeticiones del triplete mediante métodos de Southern blot o PCR (utilizando cebadores que rodean las regiones repetidas). Estos análisis han llevado a la conclusión de que cuanto mayor es la repetición, más temprana es la edad de inicio de los síntomas del trastorno.

IX. Impronta genómica

La impronta se refiere a la modificación de la capacidad de un gen para expresarse por medios distintos al cambio de la secuencia de bases del ADN (*véase* el cap. 15), que depende del origen parental del alelo. La impronta de un gen se produce mediante la metilación de las bases de adenina o citosina en el ADN a través de un complejo sistema enzimático, y los machos y las hembras imprimen alelos diferentes. Estos acontecimientos pueden revertirse mediante sistemas de desmetilación en la célula.

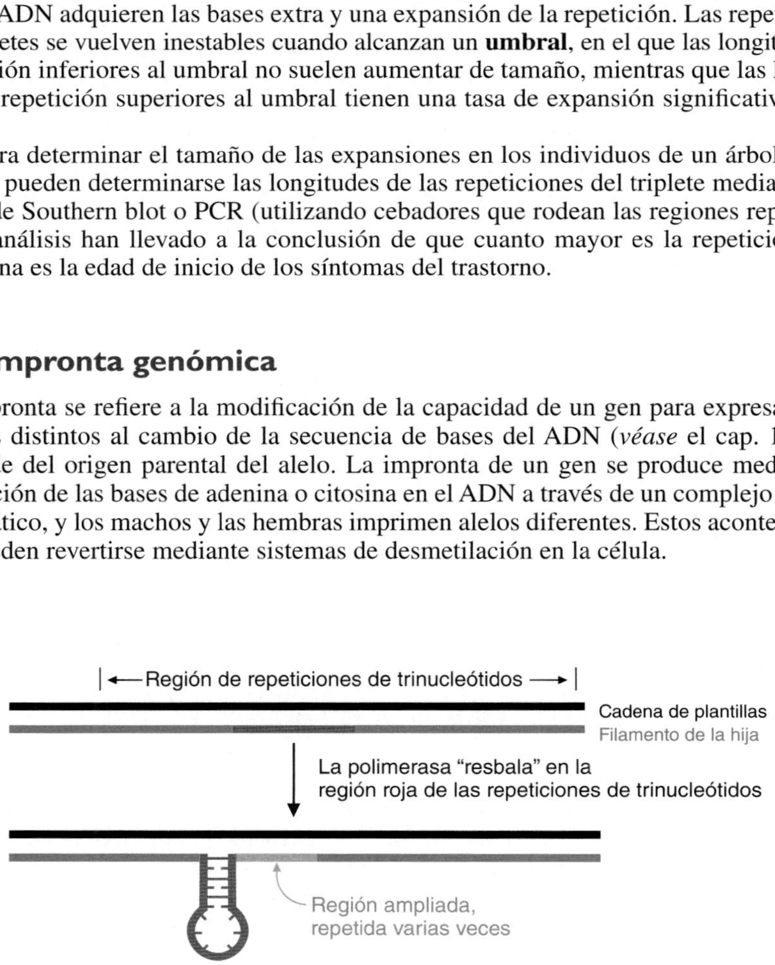

Las enfermedades debidas a expansiones de tripletes incluyen la **distrofia miotónica (DM)**, el **síndrome del cromosoma X frágil**, la **corea de Huntington**, la **ataxia espinocerebelosa** y la **distrofia muscular espino y bulbar**. La DM se debe a una repetición CTG en las tres regiones primarias no traducidas del gen, que codifica una proteína cinasa. Cincuenta o más copias de la repetición dan lugar a una forma leve de DM. Más de 100 copias darán lugar a la DM clásica, y más de 1 000 copias darán lugar a la DM congénita.

En el síndrome del cromosoma X frágil se amplifica un triplete GCC en el lado 5' de un gen (retraso mental del cromosoma X frágil 1, FMR-1) asociado a la enfermedad. Este gen se encuentra en el cromosoma X. El nombre de la enfermedad se debe al descubrimiento de que cuando las células que contienen esta expansión de tripletes se cultivan en ausencia de ácido fólico (que impide la producción de nucleótidos y, por lo tanto, la replicación del ADN), el cromosoma X desarrolla rupturas de una y dos cadenas en su ADN. Estas se denominaron sitios frágiles. Posteriormente se determinó que el gen *FMR-1* estaba situado en uno de estos lugares frágiles. Una persona normal tiene unas 30 copias del triplete GCC, pero en los individuos afectados puede haber miles de copias. Este síndrome, que es una forma común de trastorno hereditario del desarrollo intelectual, afecta aproximadamente a 1 de cada 3 500 varones y a 1 de cada 4 000 a 1 de cada 6 000 mujeres en todo el mundo.

FIGURA 18-13 Deslizamiento de la hebra que conduce a una expansión del número de repeticiones de tripletes, la base bioquímica de la anticipación genética.

La frecuencia de individuos que son homocigotos para el alelo de la enfermedad de FQ es 1/2 500, por lo que $q^2 = 1/2\,500$, o $q = 1/50$ (la frecuencia del alelo de la enfermedad). Como $p + q = 1$, $p = 49/50$, que se aproximará como 1. La frecuencia de portadores (frecuencia de heterocigotos) es $2pq$, o $2 \times 1 \times 1/50$, o 1 de cada 25 individuos dentro de esta población.

El primer indicio de que la expresión de los genes heredados de la madre o del padre no es igual procede de estudios con ratones. Se realizaron experimentos de trasplante nuclear de manera que se generaron cigotos diploides con dos copias de cada cromosoma paterno o dos copias de cada cromosoma materno (embriones uniparentales). La constatación de que ninguno de los dos embriones era capaz de desarrollarse con normalidad condujo a la hipótesis de que era necesario un equilibrio de expresión entre los alelos heredados maternalmente y los heredados paternalmente para que se produjera un desarrollo normal.

Los alelos improntados se transmiten de forma mendeliana, y la impronta es específica del sexo (impronta materna frente a impronta paterna). La impronta materna se refiere a los alelos que las hembras modifican (mediante la metilación principalmente) durante la formación de los gametos, y que pueden no expresarse nunca en sus hijos, mientras que la impronta paterna se refiere a los alelos que los hombres modifican durante la formación de los gametos, y que pueden no expresarse nunca en sus hijos. A efectos de este texto, asumiremos que el evento de impronta ha bloqueado la expresión del alelo, aunque esto no es universalmente cierto para todos los genes improntados. La figura 18-14 muestra ejemplos de impronta materna y paterna en árboles genealógicos (recordemos que la impronta materna se interpreta como la inactivación de alelos por parte de la madre, mientras que la impronta paterna es la inactivación de alelos por parte del padre).

Para interpretar un árbol genealógico que muestre la impronta materna, recuerde que cuando se forman los óvulos se marcan ciertos alelos (mediante la metilación de determinadas bases), lo que hace que esos genes no se expresen cuando el óvulo es fecundado. Los genes maternos marcados permanecen reprimidos en todas las células a medida que el feto se desarrolla (y hasta el nacimiento), y solo se reprograman en las células germinales de la descendencia. El alelo correspondiente del padre no se inactiva durante la impronta materna, por lo que para aquellos genes inactivados maternalmente, el feto es hemicigoto para esos alelos (solo un alelo funcional, el del padre). Si el padre es portador de una mutación inactivadora en un gen de impronta materna, el feto carecerá de la expresión del gen de tipo natural, lo que puede dar lugar a una enfermedad. La probabilidad de transmitir ese alelo mutado a los hijos sería de 50% (el padre tiene un gen normal y un alelo mutado en el *locus* impreso).

Algunos ejemplos de otras enfermedades debidas a la impronta son algunos tipos de cáncer (**tumor de Wilms** con deleciones derivadas de la madre en el cromosoma 11), el **retinoblastoma** (la primera mutación se produce con mayor frecuencia en el cromosoma paterno) y la **corea de Huntington** (entre 5 y 10% de las expansiones de tripletes derivadas de la madre provocan síntomas que no se observan en las expansiones de tripletes derivadas de la madre).

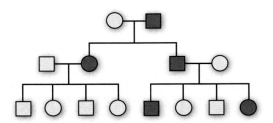

Patrón de impronta materna en el
que el gen paterno tiene una mutación.

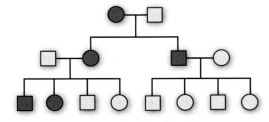

Patrón de impronta paterna en el que
el gen materno tiene una mutación.

FIGURA 18-14 Árboles genealógicos de impronta idealizados, siendo el árbol genealógico (*superior*) un ejemplo de impronta materna, y el árbol genealógico (*inferior*) un ejemplo de impronta paterna. (Reproducida con permiso de Lieberman MA, Ricer R. *BRS Biochemistry, Molecular Biology & Genetics*. 7th ed. Wolters Kluwer; 2020. Figura 10.15.)

Los ejemplos clásicos de impronta dependiente del sexo son el síndrome de Prader-Willi y el síndrome de Angelman. Ambos síndromes, que presentan síntomas muy diferentes, son el resultado de deleciones de la misma región del cromosoma 15q (una microdeleción de tamaño < 5 megabases). Si la deleción es de origen paterno, se produce el síndrome de Prader-Willi; si la deleción es de origen materno, se produce el síndrome de Angelman. Como se muestra en la figura siguiente, los síntomas de las dos enfermedades son muy distintos. Estos hallazgos indican que en esta región del cromosoma 15 hay genes improntados tanto de origen materno como paterno, y que la pérdida de un alelo correspondiente (a través de la deleción) puede dar lugar a una enfermedad, que difiere en función de los genes que faltan o están inactivados (como se representa en la figura siguiente). La enfermedad se produce cuando un gen que se encuentra en la región eliminada de un cromosoma se metila en el otro cromosoma. Las células de la madre metilan genes distintos a los del padre, por lo que se expresan genes diferentes según el progenitor que haya transmitido el cromosoma intacto. Por ejemplo, para el síndrome de Prader-Willi, si los genes 1, 2 y 3 están eliminados en el cromosoma paterno y el gen 2 está metilado en el cromosoma materno, sólo se expresarán los genes 1 y 3. En el caso del síndrome de Angelman, los genes 1, 2 y 3 están eliminados en el cromosoma materno y el gen 1 está metilado en el cromosoma paterno, por lo que solo se expresan los genes 2 y 3.

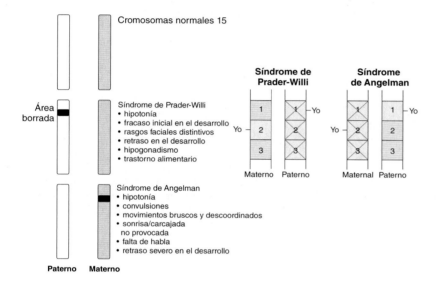

X. Epigenética

Como se indica en los capítulos 11 y 15, las modificaciones químicas de las histonas y de las bases del ADN (*véase* la impronta anterior) pueden alterar la expresión de los genes. Las modificaciones de las histonas pueden ser heredadas, al igual que las modificaciones de las bases. Las histonas pueden presentar diversas modificaciones, como acetilación, metilación, fosforilación, sumoilación y ubiquitinación. Las modificaciones de las histonas en un lugar concreto (como un residuo de lisina específico) se han correlacionado con cambios en la expresión de los genes. Se ha propuesto un código de histonas en el que la secuencia de alteraciones en una histona puede predecir su efecto sobre la transcripción (*véase* el cap. 15). Como se detallará en el capítulo 25, la incapacidad de desmetilar las histonas y el ADN (debido a la sobreproducción de 2-hidroxiglutarato, un antagonista del α-cetoglutarato) conduce a una expresión génica alterada y a una proliferación celular incontrolada.

XI. La genética de los supresores tumorales

Los supresores de tumores son genes cuya pérdida de expresión puede conducir a la formación de tumores (*véase* el cap. 17), aunque el árbol genealógico de tales enfermedades muestra un tipo de transmisión dominante (fig. 18-15). El ejemplo mostrado es el retinoblastoma (Rb), que puede ser hereditario o esporádico. La variedad esporádica representa el 60% de la enfermedad. El *locus* genético es el 13q14. Obsérvese en la figura

Aunque *Rb* fue el ejemplo utilizado para ilustrar los represores tumorales, estos principios de pérdida de heterocigosidad se aplican a todos los genes supresores de tumores (como *p53*, *APC*, *BRCA1*, *BRCA2*, *NF1* [neurofibromas] y *NF2* [da lugar a neuromas acústicos], *WT1* [tumor de Wilms] y *p16* [puede dar lugar a melanomas]).

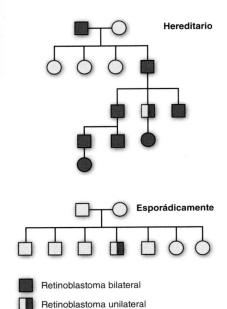

18-15 el patrón de expresión autosómico dominante en la forma hereditaria del Rb, y que predomina el Rb bilateral (también pueden producirse osteosarcomas); por el contrario, la forma esporádica es cáncer en un solo ojo, y no se encuentran tumores en otras localizaciones.

En el Rb hereditario (y en otros tumores debidos a supresores tumorales), uno de los alelos de Rb ya está mutado en todas las células y, con el tiempo, existe una probabilidad cercana a 100% de que el alelo normal correspondiente pierda actividad en la retina, lo que conduce a la formación del tumor. En el Rb esporádico, tanto una mutación inicial como el segundo evento tienen que ocurrir *de novo*, lo que hace que estos tumores sean menos frecuentes y no se vean de forma bilateral (fig. 18-16)

El modelo de dos golpes de Knudson explica estos resultados. Un tumor se desarrolla cuando se producen dos eventos que eliminan conjuntamente ambas copias de un gen en el mismo linaje celular. Para que se produzca un tumor esporádico deben producirse dos acontecimientos poco frecuentes. Sin embargo, una persona que nace con la primera mutación (una mutación heredada) solo necesita adquirir una mutación adicional para desarrollar un tumor.

La pérdida del alelo normal correspondiente se conoce como **pérdida de heterocigosidad**. Esto puede ocurrir de varias maneras, como se indica en la tabla 18-6. El resultado final es la pérdida de la función del gen supresor de tumores, lo que conduce a una proliferación celular incontrolada y al cáncer.

FIGURA 18-15 Un estudio genealógico que indica Rb hereditario (*arriba*) y esporádico (*abajo*). Como se indica en el linaje superior, el Rb hereditario aparece como un rasgo dominante en los árboles genealógicos, pero a nivel molecular, los individuos heredan una copia mutada del gen *Rb* (una probabilidad de 50%) de su progenitor afectado, y luego presentan una pérdida de heterocigosidad en las células de la retina, lo que conduce a la formación de un tumor. Existe una alta probabilidad de que la pérdida de heterocigosidad se produzca durante la vida del individuo. (Reproducida con permiso de Lieberman MA, Ricer R. *BRS Biochemistry, Molecular Biology & Genetics.* 7th ed. Wolters Kluwer; 2020. Figura 10.17.)

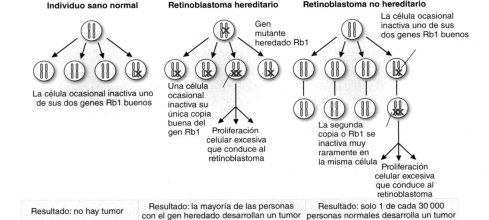

FIGURA 18-16 Una ilustración de la manera en que las mutaciones de *Rb* pueden conducir a la enfermedad. No las diferencias entre la transmisión hereditaria y no hereditaria de *Rb*. (Reimpresa con permiso de Lieberman MA, Ricer R. *BRS Biochemistry, Molecular Biology & Genetics.* 7th ed. Wolters Kluwer; 2020. Figura 10.18.)

TABLA 18-6	Eventos que conducen a la pérdida de heterocigosidad
EVENTO	**DESCRIPCIÓN**
No disyunción	La no disyunción mitótica, de manera que el cromosoma que contiene el alelo normal se pierde durante la división celular
No disyunción seguida de reduplicación del cromosoma existente	Da lugar a dos copias idénticas del mismo cromosoma, cada una de las cuales contiene el alelo mutado
Recombinación mitótica	Recombinación durante la mitosis de forma que una célula contiene ahora dos copias del alelo mutado
Conversión de genes	Evento mitótico en el que la información genética de un cromosoma se transfiere a otro cromosoma, de manera que la célula contiene ahora dos copias del alelo mutado
Supresión	Una deleción del alelo normal de manera que la célula es hemicigótica en este *locus*, y solo expresa el alelo mutado
Mutación puntual	Una mutación dentro del alelo normal de tal manera que pierde la función, dejando a la célula con dos alelos no funcionales en este *locus*

COMENTARIOS CLÍNICOS

Carrie S. Luego de conocer los resultados de sus pruebas del gen de la anemia falciforme, **Carrie S.** y su prometido consultaron a un asesor genético. El asesor les informó de que, al ser ambos portadores del gen falciforme, su probabilidad de tener un hijo con anemia falciforme era bastante alta (alrededor de uno de cada cuatro). Les dijo que se podían realizar pruebas prenatales con el ADN fetal obtenido de las células mediante amniocentesis o muestra de vellosidades coriónicas. Si estas pruebas indicaban que el feto tenía la enfermedad de células falciformes, el aborto era una posibilidad. **Carrie S.**, debido a sus antecedentes religiosos, no estaba segura de que el aborto fuera una opción para ella. Pero al haber sido testigo de las crisis de anemia falciforme de su hermano durante muchos años, tampoco estaba segura de querer arriesgarse a tener un hijo con la enfermedad. Su prometido también pensaba que, a sus 25 años de edad, no estaba preparado para enfrentarse a problemas tan difíciles. Acordaron mutuamente cancelar sus planes de matrimonio.

Martha W. tuvo un embarazo y un parto sin complicaciones, y el niño no parece tener síntomas de un trastorno mitocondrial. Ella y su pareja han decidido que el niño solo se someta a pruebas para detectar trastornos mitocondriales si se desarrollan síntomas, por lo que el niño no se someterá a pruebas para examinar el grado de heteroplasmia en sus células, y si algún tejido tiene una preponderancia de mitocondrias mutadas en comparación con las mitocondrias normales.

COMENTARIOS BIOQUÍMICOS

Con la llegada de técnicas avanzadas para alterar los genomas (como la herramienta de edición de genes CRISPR-Cas descrita en el capítulo anterior), los científicos han podido crear genomas en los que un gen recesivo puede ser "impulsado" para aumentar su frecuencia en la población más allá de lo predicho por la genética mendeliana. Es lo que se conoce como **"gene drive"**. Un ejemplo de cómo se utiliza un impulsor genético para tratar enfermedades es el de la malaria. El ciclo vital del parásito de la malaria requiere una etapa en la que vive en los mosquitos, que luego transmiten el parásito de la malaria al ser humano cuando la hembra del mosquito se alimenta para mantener su embarazo. Se han generado mosquitos que contienen un impulsor genético que hace que los mosquitos hembra no puedan reproducirse. Si la población pierde todas sus hembras, la población de mosquitos disminuirá considerablemente y será más difícil que el parásito de la malaria complete su ciclo vital.

¿Cómo se diseña un impulsor genético? Un impulsor genético aumenta la probabilidad de propagación de un determinado alelo en una población. Con la genética mendeliana normal, un alelo mutado recesivo tendría 50% de posibilidades de pasar a la siguiente generación de un padre portador. Cuando se introduce un impulsor genético, éste puede acercarse a 100%. La premisa básica del impulsor genético es insertar en el cromosoma apropiado un sistema CRISPR-Cas adyacente al alelo mutado de interés. También se insertan secuencias de ADN guía, que dirigirán el sistema CRISPR-Cas al gen normal en el cromosoma homólogo, donde se creará una ruptura de doble cadena en el ADN. La célula utilizará la recombinación dirigida por homología (HDR, *homology-directed recombination*) para reparar la ruptura de la doble cadena, que utilizará el alelo mutado como plantilla para sintetizar el ADN en el cromosoma dañado. Esto hará que la célula contenga ahora dos alelos mutados (homocigotos para la mutación), de modo que toda la progenie heredará al menos un gen mutante. Las células también heredarán el sistema CRISPR-Cas, de modo que el impulso genético continuará en generaciones sucesivas. En el transcurso de unas pocas generaciones, toda la progenie expresará el alelo mutado y la frecuencia de hembras homocigotas, portadoras de ambos alelos mutados, aumentará y la población de mosquitos disminuirá debido a la incapacidad de esos mosquitos para reproducirse. Los ecologistas y los científicos están debatiendo las cuestiones éticas relacionadas con el uso de los impulsores genéticos, que tienen el potencial de eliminar una especie concreta de la existencia.

CONCEPTOS CLAVE

- Las células humanas son diploides; la mitad de los cromosomas proceden de la madre y la otra mitad del padre.
- Los alelos residen en *loci* específicos de los cromosomas.
- Las mutaciones son alteraciones de la secuencia alélica que pueden provocar enfermedades.
- Un cariotipo muestra todos los cromosomas de una célula.
- La herencia mendeliana puede clasificarse como autosómica dominante, autosómica recesiva, dominante ligada al X y recesiva ligada al X.
- La herencia mitocondrial procede siempre de la madre.
- Los eventos de no disyunción en la meiosis pueden conducir a la aneuploidía, que a menudo conduce a la enfermedad.
- La dosificación de los genes es importante, ya que la sobreexpresión, o la infraexpresión de los alelos, debido a la trisomía o la monosomía, puede provocar enfermedades.
- Las anomalías de la estructura cromosómica incluyen inversiones, duplicaciones, inserciones, formación de isocromosomas, deleciones y translocaciones.
- La epigenética se refiere a los mecanismos por los que los genes pueden expresarse, o silenciarse, sin alterar necesariamente la secuencia de bases del ADN, de forma heredable. Los cambios epigenéticos implican modificaciones, generalmente de metilación, de las histonas y de las bases del ADN.
- La ecuación de Hardy-Weinberg permite realizar estimaciones de las frecuencias alélicas, y de las frecuencias de heterocigotos, dentro de una población determinada.
- Las enfermedades multifactoriales implican importantes interacciones entre los genes y los factores ambientales.
- Las expansiones de repeticiones de tripletes en y alrededor de los genes pueden provocar enfermedades una vez que la longitud de la repetición alcanza un umbral. La anticipación se refiere a un aumento del número de repeticiones de tripletes en generaciones sucesivas, que se correlaciona con la gravedad de la enfermedad en generaciones sucesivas.
- La impronta se refiere a la alteración de la expresión de un alelo en función del sexo sin alterar la secuencia de nucleótidos del alelo. Los machos y las hembras imprimen los alelos de forma diferente. La impronta permanece durante toda la vida de la célula y de su progenie. La impronta se restablece cuando se producen las células germinales.
- Los alelos supresores de tumores, analizados a través de los estudios genealógicos, muestran un patrón de herencia dominante, aunque el mecanismo molecular es recesivo. La pérdida de un alelo funcional se conoce como pérdida de heterocigosidad y se produce a través de diversos mecanismos.
- Las enfermedades tratadas en este capítulo se resumen en la tabla 18-7.

TABLA 18-7 Enfermedades tratadas en el capítulo 18

ENFERMEDAD	COMENTARIOS
Acondroplasia, enfermedad de Huntington, tipo 2, hipercolesterolemia, síndrome de Marfan, enfermedad renal poliquística, esclerosis tuberosa, neurofibromatosis, tipo 1	Patrón de herencia autosómica dominante
Albinismo, fibrosis quística, fenilcetonuria, hemocromatosis, drepanocitosis	Patrón de herencia autosómico recesivo
Hemofilia A, distrofia muscular de Duchenne, daltonismo rojo-verde, síndrome de Alport, deficiencia de ornitina transcarbamilasa	Patrón de herencia recesivo ligado al X
Raquitismo hipofosfatémico, incontinencia pigmenti tipo 1	Patrón de herencia dominante ligado al X
Neuropatía óptica hereditaria de Leber, epilepsia mioclónica con fibras rojas rasgadas, encefalomiopatía mitocondrial, acidosis láctica y episodios de apoplejía, enfermedad de Kearns-Sayre	Patrón de herencia mitocondrial
Leucemia mielógena crónica, linfoma de Burkitt	Trastornos debidos a translocaciones
Enfermedades cardiovasculares, cáncer, asma, enfisema, hipertensión, diabetes tipo 2, defectos de nacimiento	Rasgos multifactoriales
Paladar hendido, estenosis pilórica	Rasgos complejos
Distrofia miotónica, síndrome del cromosoma X frágil, corea de Huntington, ataxia espinocerebelosa, distrofia muscular espinal, distrofia muscular bulbar	Síndromes de trastornos de triple repetición
Síndrome de Prader-Willi, síndrome de Angelman, tumor de Wilms, retinoblastoma	Síndromes debidos a la impronta; pueden estar causados por microdeleciones o disomía uniparental para el cromosoma 15 (raro)

PREGUNTAS DE REPASO: CAPÍTULO 18

1. Una mujer que tiene un hermano con fibrosis quística (ambos hijos tienen los mismos padres). Está comprometida con un hombre que es un conocido portador de fibrosis quística. ¿Cuál es la probabilidad de que la mujer y el hombre tengan un hijo con fibrosis quística?
   A. 16.7%
   B. 33%
   C. 50%
   D. 67%
   E. 75%
   F. 100%

2. La prevalencia de un determinado trastorno autosómico recesivo en una población es de 1 entre 360 000. ¿Cuál es la frecuencia de portadores en esta población?
   A. 1 entre 360 000
   B. 1 entre 180 000
   C. 1 de cada 600
   D. 1 de cada 300
   E. 1 de cada 150

3. Al analizar un árbol genealógico para determinar el modo de herencia, ¿cuál de las siguientes características es exclusiva de la herencia recesiva ligada al cromosoma X?
   A. La ausencia de transmisión entre hombres
   B. La ausencia de transmisión de mujer a mujer
   C. Solo transmisión de mujer a mujer
   D. La enfermedad solo se expresa en generaciones alternas
   E. Varios familiares directos no pueden tener la enfermedad

4. La prevalencia de un trastorno recesivo ligado al cromosoma X en la población general es de 1 por cada 5 000 hombres. ¿Qué fracción de mujeres en esta población son portadoras del alelo mutante?
   A. 1 de cada 5 000
   B. 1 de cada 2 500
   C. 1 en 1 250
   D. 1 de cada 625
   E. 1 de cada 312

5. ¿Cuál es la principal diferencia entre la mitosis y la primera división meiótica?
   A. La división mitótica produce una célula con 46 cromosomas, mientras que la primera división meiótica produce células con 23 cromosomas
   B. La división mitótica produce una célula con 23 cromosomas, mientras que la primera división meiótica produce células con 46 cromosomas
   C. La división mitótica envía dos cromátidas hermanas a cada célula hija, mientras que la primera división meiótica separa las dos cromátidas hermanas en células diferentes
   D. La división mitótica separa las dos cromátidas hermanas en dos células hijas diferentes, mientras que la primera división meiótica envía dos cromátidas idénticas a las células hijas
   E. No hay diferencia en la segregación cromosómica entre la primera división meiótica y la división celular en mitosis

6. Supongamos que hay tres formas distintas de un alelo en un *locus* concreto del cromosoma 21, etiquetadas como A, B y C. El padre contiene un alelo A y otro B, mientras que la madre tiene un alelo B y otro C. Los padres tienen un hijo con trisomía 21, y un análisis del cariotipo del niño indica un alelo B y dos alelos C. El evento de no disyunción que dio lugar a la trisomía 21, ¿en cuál de los siguientes casos se produjo?
   A. Meiosis paterna 1
   B. Meiosis paterna 2
   C. Meiosis materna 1
   D. Meiosis materna 2
   E. Mitosis paterna
   F. Mitosis materna

7. Una mujer fenotípicamente normal, con una pareja masculina fenotípicamente normal, ha experimentado tres abortos espontáneos y no ha continuado con éxito un embarazo a término (37 semanas). ¿Cuál de las siguientes sería una posible explicación para esta observación? Elija la mejor respuesta.

8. Los alelos pueden ser dominantes, recesivos o codominantes respecto al alelo correspondiente en el mismo *locus* de otro cromosoma. ¿Cuál de los siguientes es un ejemplo de alelos codominantes?
   A. Anemia falciforme
   B. Síndrome de Prader-Willi
   C. Acondroplasia
   D. Síndrome del cromosoma X frágil
   E. Ceguera al color rojo-verde
   F. Tipo de sangre AB

9. ¿Cuál es la mejor explicación de la genealogía que se muestra a continuación?

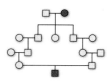

   A. Autosómico recesivo
   B. Autosómica dominante
   C. Recesivo ligado al X
   D. Dominante ligado al X
   E. Mitocondrial

10. Una mujer fenotípicamente normal se ofreció como voluntaria para un estudio en el que se realizaron análisis de cariotipo. Se determinó que su cariotipo era 48, XXXX. Las mujeres con síndrome de Turner (45, X) tienen propiedades fenotípicas significativas asociadas a la pérdida de un cromosoma X. ¿Por qué la mujer de 48, XXXX presenta un fenotipo normal?
    A. Solo se expresan los genes de 2 cromosomas X, como es el caso de las mujeres que tienen 46, XX
    B. Las células de las mujeres contienen un corpúsculo de Barr
    C. Hay muy poca expresión genética de cualquiera de sus cromosomas X
    D. Las células de las mujeres contienen dos corpúsculos de Barr
    E. Hay muy poca expresión genética de tres de los cuatro cromosomas X

	Translocación robertso-niana en un progenitor	Translocación recíproca en un progenitor	Una microdeleción en uno de los padres	Una región ampliada de triplete en un progenitor
A	Sí	Sí	No	Sí
B	Sí	No	Sí	No
C	Sí	Sí	No	No
D	No	No	Sí	No
E	No	Sí	No	Sí
F	No	No	Sí	Sí

11. El cribado citogenético prenatal tiene riesgos de pérdida fetal inducida por el procedimiento. Recientemente se han usado nuevas tecnologías que utilizan el cribado no invasivo mediante la toma de muestras de sangre materna para determinar si es necesario solicitar pruebas citogenéticas definitivas. Estas pruebas no invasivas incluyen el cribado de ¿cuál de las siguientes? Elija la mejor respuesta.

	ADN fetal libre de células	Inhi-bina A	Gonadotropina coriónica humana	Testosterona
A	Sí	Sí	Sí	Sí
B	Sí	No	No	No
C	Sí	Sí	Sí	No
D	No	No	No	Sí
E	No	Sí	Sí	No
F	No	No	No	Sí

12. En la población general, el riesgo de presentar un determinado rasgo multifactorial (rasgo X) es de 0.2%. Dentro de una familia determinada, el riesgo relativo de que un niño presente el rasgo X es de 200, basándose en la constatación de que han tenido previamente un hijo con este rasgo. ¿Cuál es el porcentaje de probabilidad de que el hijo de la familia presente el rasgo?
    A. 10%
    B. 20%
    C. 30%
    D. 40%
    E. 50%

13. A un joven de la familia se le ha diagnosticado distrofia miotónica, enfermedad que también expresa su padre. El padre tuvo los primeros síntomas del trastorno a la edad de 20 años, mientras que el hijo los expresa a los 10 años de edad. El abuelo del paciente expresó los síntomas de la enfermedad a los 50 años de edad, mucho más tarde que su hijo o su nieto. ¿Cuál de las siguientes situaciones se refiere a la aparición temprana de la enfermedad en las sucesivas generaciones de una familia?
    A. Recesivo ligado a X
    B. Anticipación
    C. Microdeleción

D. Autosómico recesivo
E. Expresividad variable
F. Penetrancia

14. Un joven desarrolló un tumor en uno de sus ojos, y un análisis genético del ADN de los fibroblastos obtenidos del paciente indicó la herencia de un alelo *rb* mutado. Los tumores se desarrollan cuando el alelo *rb* normal se pierde dentro de una célula. La pérdida del alelo *rb* normal puede ocurrir por cuál de los siguientes mecanismos? Elija la mejor respuesta.

	No disyunción	Recombina-ción mitótica	Supre-sión	Mutación puntual
A	No	No	No	Sí
B	No	Sí	No	No
C	No	No	No	No
D	Sí	Sí	Sí	Sí
E	Sí	No	Sí	Sí
F	Sí	Sí	Sí	No

15. La impronta genética y el silenciamiento de genes, en los que los genes y la cromatina asociada se modifican químicamente, alteran la capacidad de los genes para expresarse. ¿La impronta y el silenciamiento dependen de cuál de los siguientes factores? Elija la mejor respuesta.

	Sexo del progeni-tor	Reacciones de metilación	Modifica-ciones de las histonas	Modificación de la ARN polimerasa II
A	Sí	Sí	Sí	No
B	No	No	Sí	No
C	Sí	Sí	Sí	Sí
D	No	No	No	Sí
E	Sí	Sí	No	No
F	No	No	No	Sí

RESPUESTAS A LAS PREGUNTAS DE REPASO

1. **La respuesta es B.** La hermana del chico que tiene fibrosis quística tiene una probabilidad de 2/3 de ser portadora (hay cuatro genotipos disponibles para ella, uno es homocigótico de tipo salvaje, otro es homocigótico para el alelo de la enfermedad, y dos son portadores, uno normal y otro con el alelo de la fibrosis quística: como no expresa la enfermedad, hay una probabilidad de 2 sobre 3 de que sea portadora, ya que una de las combinaciones de alelos puede eliminarse). El prometido de la hermana es portador, por lo que tiene una probabilidad de 1 entre 2 de transmitir el alelo a un hijo. La mujer tiene una probabilidad de 2 entre 3 de transmitir el alelo a su hijo. Para que el hijo tenga la enfermedad, ambos progenitores tienen que transmitir el alelo mutado, por lo que la probabilidad es la mitad de 2/3, es decir, 1 de cada 3, lo que supone 33.3%.

2. **La respuesta es D.** Utilizando el equilibrio de Hardy-Weinberg, $p^2 + 2pq + q^2 = 1$, el valor de q^2 representa la frecuencia de individuos con la enfermedad. Así, $q^2 = 1$ entre 360 000, y $q = 1$ entre 600. $2pq$ representa la frecuencia de portadores en la población, y como $p + q = 1$, p es muy cercano a uno, y $2pq = 1$ veces 1/600, o sea 1/300.

3. **La respuesta es A.** En un modo de herencia recesivo ligado al sexo, el alelo de la enfermedad está en el cromosoma X, y como los varones solo tienen un cromosoma X, la enfermedad se expresará ya que el alelo dominante de tipo salvaje no está presente en sus células. Cuando los varones tienen hijos varones, transmiten su cromosoma Y a su hijo, nunca el cromosoma X. Por lo tanto, la característica más destacada de la herencia recesiva ligada al cromosoma X es la falta de transmisión de hombre a hombre. Las mujeres tienen dos cromosomas X y siempre pasan un cromosoma X a sus hijos, tanto hombres como mujeres. Las mujeres que hereden el alelo mutado de su madre serán portadoras del trastorno recesivo ligado a X. El hecho de que la enfermedad se exprese en generaciones alternas encajaría en un modo de herencia autosómico recesivo, mientras que el hecho de que varios miembros de la familia presenten el trastorno encajaría en un modo de herencia autosómico dominante.

4. **La respuesta es B.** Si 1 de cada 5 000 hombres expresa un trastorno recesivo ligado al cromosoma X, la frecuencia de ese alelo es de 1 entre 5 000 (ya que cada hombre tiene un cromosoma X). Las mujeres tienen dos cromosomas X, por lo que la frecuencia de portadoras es de 1 entre 2 500 (2pq, donde q es 1 entre 5 000).

5. **La respuesta es D.** Durante la mitosis, una célula pasa de un contenido diploide de ADN a un contenido 4n de ADN. Después de la síntesis de ADN y la duplicación cromosómica, hay 46 pares de cromátidas hermanas, y cuando la célula se divide las cromátidas hermanas se dividen, y una cromátida va a una célula hija, y la otra cromátida va a la segunda célula hija. En la meiosis 1, un contenido 2N de ADN se duplica para crear un contenido 4n, y en este punto hay 46 pares de cromátidas hermanas. Sin embargo, cuando la célula se divide en la meiosis 1, un par de cromátidas hermanas va a una célula hija, y el otro par de cromátidas hermanas va a la segunda célula hija. Es en la segunda división meiótica cuando las cromátidas hermanas idénticas se dividen y van a parar a células germinales separadas, que tienen un número haploide de cromosomas.

6. **La respuesta es D.** El niño expresa un alelo B y dos alelos C en los tres cromosomas 21. Dado que el padre no es portador de un alelo C, el alelo B debe proceder de papá. Eso significa que dos alelos C idénticos proceden de mamá, lo que supondría un evento de no disyunción en la meiosis 2. Si el evento de no disyunción se produjera en la meiosis 1, entonces el niño habría recibido un alelo B y un alelo C de mamá, y su trisomía sería BBC en lugar de BCC.

7. **La respuesta es C.** Una historia repetida de abortos espontáneos sugiere que es probable que uno de los padres tenga una translocación cromosómica, como una translocación robertsoniana o recíproca. Aunque la persona portadora de la translocación es fenotípicamente normal, la formación de gametos puede verse comprometida, dando lugar a embriones que contienen monosomías o trisomías no viables. Los portadores de microdeleciones o expansiones de tripletes no tienen problemas para formar las células germinales adecuadas, y no es probable que se produzcan abortos espontáneos por parte de un progenitor portador de alguno de esos tipos de mutaciones.

8. **La respuesta es F.** El grupo sanguíneo AB surge debido a la expresión de una enzima codificada por el alelo "A", y a la misma expresión de una enzima con una especificidad distinta por el alelo "B". Ambos alelos se expresan por igual, y la membrana de los eritrocitos expresa cadenas de carbohidratos extendidas por cualquiera de las enzimas expresadas por los alelos A o B. La anemia falciforme es un rasgo autosómico recesivo, mientras que el síndrome de Prader-Willi se debe a una microdeleción heredada del padre. La acondroplasia es un rasgo autosómico dominante, mientras que el síndrome del cromosoma X frágil y el daltonismo rojo-verde son rasgos ligados al cromosoma X (el X frágil es dominante, mientras que el daltonismo es recesivo).

9. **La respuesta es A.** La genealogía muestra un modo de herencia autosómico recesivo. Las claves para reconocer el modo de herencia incluyen la omisión de personas afectadas en ciertas generaciones y la consanguinidad en algún punto del árbol genealógico. Un trastorno recesivo ligado al cromosoma X únicamente mostraría varones con la enfermedad, y un trastorno dominante ligado al cromosoma X mostraría mujeres con la enfermedad en algunas de las generaciones salteadas. Un modo de herencia autosómico dominante tampoco mostraría típicamente una omisión de generaciones. Si se tratara de un trastorno mitocondrial, todos los hijos de una mujer afectada por la enfermedad estarían afectados, lo que no se observa en el estudio genealógico.

10. **La respuesta es E.** Para equilibrar la dosis de genes entre machos y hembras, en un estado diploide, un cromosoma X se inactiva y se condensa en un corpúsculo de Barr, lo que da un cromosoma X totalmente funcional por célula, y otro del que solo se produce una pequeña cantidad de transcripción (a la par que el cromosoma Y

en los machos). Si una mujer tiene más de dos cromosomas X, un cromosoma X permanece intacto y los otros se convierten en corpúsculos de Barr. Por lo tanto, en el caso de la paciente de esta pregunta (48, XXXX), sus células contienen tres corpúsculos de Barr, por lo que hay muy poca expresión genética de esos tres cromosomas X. La monosomía X da lugar a síntomas fenotípicos debido a la pérdida de expresión de una serie de genes del cromosoma X que falta, que sería un corpúsculo de Barr.

11. **La respuesta es C.** Las pruebas prenatales no invasivas examinan una serie de elementos que pueden obtenerse de la sangre de una mujer embarazada. Se puede secuenciar el ADN fetal libre de células e identificar monosomías o trisomías, y se pueden medir los marcadores séricos, como la inhibina A, la gonadotropina coriónica humana y el estriol, para ver si hay riesgo de defecto del tubo neural o de trisomía 21. La medición de los niveles de testosterona no forma parte del panel en las pruebas prenatales no invasivas.

12. **La respuesta es D.** El riesgo relativo es el cociente del riesgo de que un miembro de la familia tenga la enfermedad dividido entre el riesgo de que una persona de la población general la presente. Dado que el riesgo relativo es de 200, y el riesgo de que una persona de la población general tenga la enfermedad es de 0.2%, el riesgo de que una persona de esta familia tenga la enfermedad es de 200 veces 0.2 o 40%.

13. La **respuesta es B.** La distrofia miotónica está causada por una expansión de triple repetición dentro del gen de la *DM*; cuantas más expansiones más temprana es la aparición y más grave es la enfermedad, y las expansiones pueden aumentar de tamaño cuando se produce la replicación del ADN. Esta observación del aumento de la gravedad en las generaciones futuras se conoce como anticipación. La expansión de la región de repetición se debe al deslizamiento de la ADN polimerasa, como se muestra en la figura 18-13. La penetración se refiere al porcentaje de individuos que heredan un gen mutado que expresa la enfermedad, mientras que la expresividad variable se refiere a la variación de los síntomas fenotípicos de las personas que heredan el mismo alelo mutado.

14. **La respuesta es D.** En el retinoblastoma hereditario, los niños han heredado una copia mutada del gen *rb*. Para que desarrollen un tumor, la expresión del gen *Rb* normal (en el otro cromosoma) debe perderse. Esta pérdida de expresión se conoce como pérdida de heterocigosidad (LOH). La LOH puede producirse a través de un evento de no disyunción, de la recombinación mitótica que convierte el gen normal en un gen mutado, de la deleción del gen normal o de una mutación puntual dentro del gen mutado.

15. **La respuesta es A.** La impronta es el resultado de la metilación de bases en el ADN de un gen, lo que lleva a una pérdida de expresión de ese gen. Las modificaciones de las histonas (acetilación, fosforilación, metilación) también pueden alterar la expresión de un gen (positiva o negativamente). La metilación de los genes depende del sexo: las mujeres metilan un conjunto diferente de genes que los hombres. El silenciamiento de los genes no se produce mediante la modificación covalente de la ARN polimerasa II.

Metabolismo de los carbohidratos, oxidación de combustible y la generación de adenosín trifosfato

La glucosa es esencial para todo el metabolismo. Es el combustible universal para las células humanas y la fuente de carbono para la síntesis de la mayoría de otros compuestos. Cada tipo de célula humana usa la glucosa para obtener energía. La liberación de insulina y glucagón por el páncreas ayuda al uso y almacenamiento de la glucosa en el cuerpo. Otros azúcares de la dieta (principalmente fructosa y galactosa) se convierten en glucosa o intermediarios del metabolismo de la glucosa.

La glucosa es el precursor para la síntesis de una gran variedad de otros azúcares que se requieren para la producción de compuestos especializados, tales como lactosa, antígenos de la superficie celular, nucleótidos, o glucosaminoglucanos. La glucosa es también el precursor fundamental de los compuestos no carbohidratos; se puede convertir en lípidos (incluidos ácidos grasos, colesterol y hormonas esteroides), aminoácidos y ácidos nucleicos. Solo aquellos compuestos que se sintetizan a partir de vitaminas, aminoácidos esenciales y ácidos grasos esenciales no pueden ser sintetizados a partir de la glucosa en los seres humanos.

Todos los procesos fisiológicos en las células vivas requieren transformación de energía. Las células convierten la energía de los enlaces químicos de los alimentos en otras formas, tales como un gradiente electroquímico a través de la membrana plasmática, el movimiento de las fibras musculares en un brazo, o la síntesis de moléculas complejas tales como el ADN. Estas transformaciones de energía pueden dividirse en tres fases principales: (1) oxidación de combustibles (grasas, carbohidratos y proteínas), (2) conversión de la energía de oxidación del combustible en los enlaces fosfato de alta energía del adenosín trifosfato (ATP) y (3) uso de la energía del enlace de fosfato del ATP para impulsar los procesos que requieren energía.

Más de 40% de las calorías en una dieta típica en Estados Unidos se obtiene del almidón, sacarosa y lactosa. Los carbohidratos de la dieta se convierten en glucosa, galactosa y fructosa en el tracto digestivo (fig. IV-1). Los monosacáridos se absorben en el intestino, entran en la sangre y viajan a los tejidos donde son metabolizados.

Después de que la glucosa es transportada a las células, es fosforilada por una hexocinasa para formar glucosa 6-fosfato. La glucosa 6-fosfato puede entrar entonces en varias vías metabólicas. Las tres comunes a todos los tipos de células son la glucólisis, la ruta de la pentosa fosfato y la síntesis del glucógeno (fig. IV-2). En los tejidos, la fructosa y la galactosa se convierten en intermediarios del metabolismo de la glucosa. Por lo tanto, estos azúcares tienen el mismo destino que la glucosa (fig. IV-3).

El principal destino de la glucosa 6-fosfato es la oxidación vía la ruta de la glucólisis (cap. 22), que provee una fuente de ATP (el capital de energía más importante para la célula) para todos los tipos de células. Las células que carecen de mitocondria no pueden oxidar otros combustibles. Ellas producen ATP a partir de la glucólisis anaeróbica (la conversión de glucosa en ácido láctico). Las células que contienen mitocondria oxidan la glucosa hasta CO_2 y H_2O vía glucólisis y el ciclo del ácido tricarboxílico (ATC) (fig. IV-4). Algunos tejidos, como el cerebro, dependen de la oxidación de la glucosa a CO_2 y H_2O para obtener energía porque tienen una capacidad limitada para usar otros combustibles. La oxidación de combustibles para generar ATP requiere la transferencia de electrones a través de los componentes de la membrana mitocondrial interna, lo que se conoce como la cadena de transporte de electrones (CTE).

La glucosa produce los intermediarios de la glucólisis y del ciclo del ATC que son usados para la síntesis de aminoácidos y para la del glicerol y la de los ácidos grasos, que son ambas componentes de los triacilgliceroles (fig. IV-5).

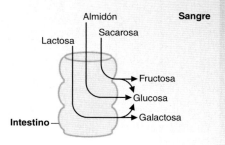

FIGURA IV-I Vista de la digestión de carbohidratos. Los principales carbohidratos de la dieta (almidón, lactosa y sacarosa) se digieren para producir monosacáridos (glucosa, fructosa y galactosa), que entran en la sangre.

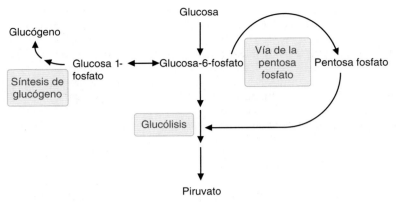

FIGURA IV-2 Principales vías del metabolismo de la glucosa.

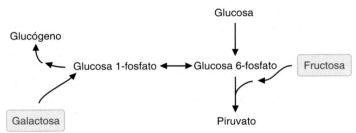

FIGURA IV-3 Vista del metabolismo de la fructosa y la galactosa. La fructosa y la galactosa se convierten en intermediarios del metabolismo de la glucosa.

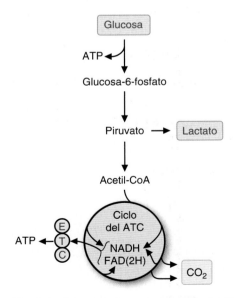

FIGURA IV-4 Conversión de la glucosa en lactato o en CO_2. Acetil-CoA, acetil coenzima A; ATC, ácido tricarboxílico; ATP, adenosín trifosfato; CTE, cadena de transporte de electrones; FAD(2H), dinucleótido de flavina y adenina reducido; NADH, dinucleótido de nicotinamida y adenina reducido.

Otro destino importante de la glucosa 6-fosfato es la oxidación vía de la pentosa fosfato, que genera dinucleótido de nicotinamida y adenina fosfato reducido (NADPH). Los equivalentes reductores de NADPH son usados para reacciones biosintéticas y para prevenir el daño por oxidación en las células (cap. 27). En esta vía, la glucosa experimenta la oxidación y descarboxilación para formar azúcares de cinco carbonos (pentosas), que pueden reentrar a la vía glucolítica. Pueden ser usados también para la síntesis de nucleótidos (fig. IV-6). También se producen reacciones no oxidantes, que pueden convertir azúcares de seis y cinco carbonos.

La glucosa 6-fosfato también se convierte en difosfato de uridina (UDP)-glucosa, la cual tiene muchas funciones en la célula (fig. IV-7). El destino más importante de la UDP-glucosa es la síntesis del glucógeno, el almacenamiento de glucosa en forma de polímero. Aunque la mayoría de las células tienen glucógeno para proveer suministros de emergencia de glucosa, las mayores reservas se encuentran en los músculos y el hígado. El glucógeno de los músculos se usa para generar ATP durante la contracción muscular. El glucógeno del hígado se usa para mantener la glucosa en sangre durante el ayuno y la actividad física o periodos de mayor necesidad. La UDP-glucosa también se usa en la formación de otros azúcares, y la galactosa y la glucosa se interconvierten mientras están enlazadas a la UDP. La UDP-galactosa se usa para la síntesis de la lactosa en la glándula mamaria. En el hígado, la UDP-glucosa se oxida en UDP-glucuronato, que se usa para convertir la bilirrubina y otros compuestos tóxicos en glucurónidos para la excreción (fig. IV-7).

Los nucleótidos de azúcares (azúcares nucleótidos) se usan también para la síntesis de proteoglucanos, glucoproteínas y glucolípidos (fig. IV-7). Los proteoglucanos son importantes componentes de los carbohidratos de la matriz extracelular, cartílagos y fluidos extracelulares (como el líquido sinovial de las articulaciones), y se tratan más detalladamente en el capítulo 47. La mayoría de las proteínas extracelulares son glucoproteínas; es decir, contienen carbohidratos enlazados covalentemente. Tanto para las glucoproteínas como para los glucolípidos de la membrana celular, la porción de carbohidratos se extiende hasta el espacio extracelular.

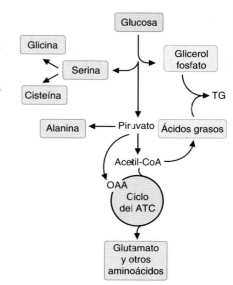

FIGURA IV-5   Conversión de glucosa en aminoácidos y en glicerol y AG, porciones de TG. Acetil-CoA acetil coenzima A; ATC, ácido tricarboxílico; OAA, oxaloacetato; TG, triacilgliceroles.

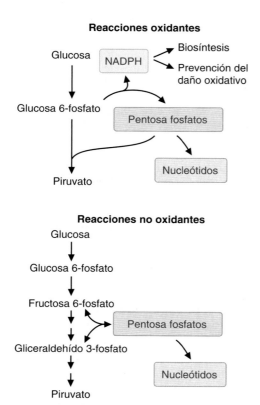

FIGURA IV-6   Vista de la vía pentosa fosfato. Las reacciones oxidantes generan NADPH y pentosa fosfatos. Las reacciones no oxidantes generan solamente pentosa fosfatos. NADPH, dinucleótido de nicotinamida y adenina fosfato.

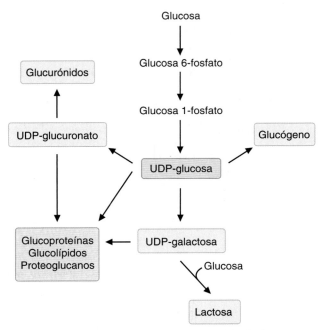

FIGURA IV-7 Productos derivados de la UDP-glucosa. UDP, difosfato de uridina.

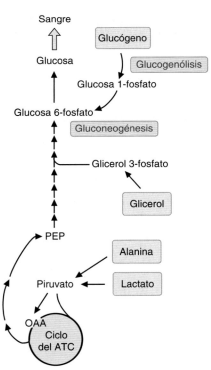

FIGURA IV-8 Producción de la glucosa en sangre a partir de glucógeno (por glucogenólisis) y de la alanina, del lactato y glicerol (por gluconeogénesis). ATC, ácido tricarboxílico; OAA, oxaloacetato; PEP, fosfoenolpiruvato.

Todas las células son continuamente provistas de glucosa en circunstancias normales; el cuerpo mantiene un intervalo relativamente estrecho de concentración de glucosa en sangre (aproximadamente 70 a 100 mg/dL), a pesar de los cambios en el aporte de la dieta y la demanda de los tejidos al dormir y al practicar ejercicio. Este proceso se llama homeostasis de la glucosa. Las bajas concentraciones de glucosa en sangre (hipoglucemia) se previenen mediante la liberación de glucosa de las grandes reservas de glucógeno en el hígado (glucogenólisis); por las síntesis de la glucosa a partir del lactato, glicerol y aminoácidos en el hígado (gluconeogénesis) (fig. IV-8), y hasta un cierto punto por la liberación de ácidos grasos de las reservas de los tejidos adiposos (lipólisis) para proveer un combustible alternativo cuando la glucosa es escasa. Las concentraciones elevadas de glucosa en sangre (hiperglucemia) se previenen por la conversión de glucosa en glucógeno, y por la conversión de glucosa en triacilgliceroles en el hígado y en el tejido adiposo. Así, las vías para el uso de la glucosa como combustible no pueden considerarse completamente separadas de las vías que involucran el metabolismo de los aminoácidos y los ácidos grasos (fig. IV-9).

El equilibrio intertisular en el uso y almacenamiento de la glucosa durante el ayuno y la alimentación se logra principalmente por las acciones de las hormonas de la homeostasis metabólica: insulina y glucagón (fig. IV-10). De todos modos, el cortisol, la epinefrina, la noradrenalina y otras hormonas también actúan en los ajustes intertisulares de oferta y demanda en respuesta a cambios en el estado fisiológico.

La oxidación de los alimentos es un proceso generador de energía. Las primeras dos fases de la transformación de energía son parte de la respiración celular, el proceso global de usar O_2 y energía derivada de oxidar combustibles para generar ATP. Es necesario respirar principalmente porque las células requieren O_2 para generar cantidades adecuadas del ATP a partir de la oxidación de los combustibles hasta CO_2. La respiración celular utiliza > 90% del O_2 que se inhala.

En la fase 1 de la respiración, la energía derivada de la oxidación de los combustibles se conserva mediante enzimas que transfieren electrones de los combustibles a las coenzimas receptoras de electrones de dinucleótido de nicotinamida y adenina (NAD^+) y dinucleótido de flavina y adenina (FAD), que se reducen a NADH y FAD(2H), respectivamente (fig. IV-11). Las vías para la oxidación de la mayor parte de los combustibles (glucosa, ácidos grasos, cuerpos cetónicos y muchos aminoácidos) convergen en la generación del grupo acetilo de dos carbonos activados en la acetil coenzima A (acetil-CoA). La oxidación completa del grupo acetilo a CO_2 ocurre en el ciclo del ácido tricarboxílico (ATC), que recolecta la energía principalmente como NADH y FAD(2H).

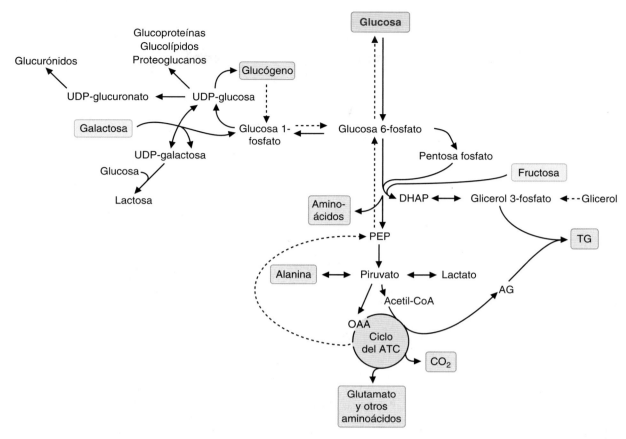

FIGURA IV-9   Vista de las principales vías del metabolismo de la glucosa. Las vías para la producción de glucosa en sangre se muestran con líneas discontinuas. Acetil-CoA, acetil coenzima A; AG, ácidos grasos; ATC, ácido tricarboxílico; DHAP, dihidroxiacetona fosfato; OAA, oxaloacetato; PEP, fosfoenolpiruvato; TG, triacilgliceroles; UDP, difosfato de uridina.

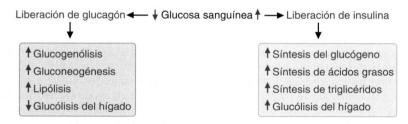

FIGURA IV-10   Vías reguladas por la liberación de glucagón (en respuesta a una disminución de las concentraciones de glucosa en sangre) e insulina (liberada en respuesta a una elevación de las cifras de glucosa en sangre). Diferencias específicas en los tejidos ocurren en respuesta a estas hormonas, como se detalla en los capítulos de esta sección.

En la fase 2 de la respiración celular, la energía derivada de la oxidación de los combustibles se convierte a enlaces fosfato de alta energía del ATP por el proceso de la fosforilación oxidativa (fig. IV-11). Los electrones se transfieren del NADH y FAD(2H) al O_2 mediante la ETC, una serie de proteínas de transferencia de electrones localizada en la membrana mitocondrial interna. La oxidación del NADH y el FAD(2H) por el O_2 genera un potencial electroquímico en la membrana mitocondrial interna en la forma de un gradiente transmembranal de protones (Δp). Este potencial electroquímico impulsa la síntesis del ATP a partir del adenosín difosfato (ADP) y fosfato inorgánico (P_i) por una enzima transmembranal llamada sintasa del ATP (o F_0F_1ATPasa).

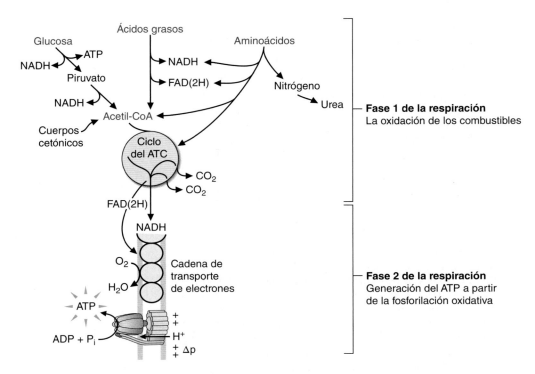

FIGURA IV-11 Respiración celular. Δp, gradiente de protones; Acetil-CoA, acetil coenzima A; ADP, adenosín difosfato; ATC, ácido tricarboxílico; ATP, trifosfato de adenosina; FAD(2H), dinucleótido de flavina y adenina reducido; NADH, dinucleótido de nicotinamida y adenina reducido; Pi, fosfato inorgánico.

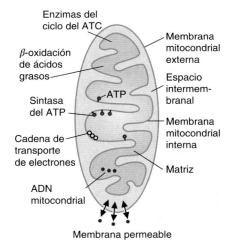

FIGURA IV-12 Metabolismo oxidativo en las mitocondrias. La membrana mitocondrial interna forma invaginaciones, llamadas crestas, que encierran la matriz mitocondrial. La mayoría de las enzimas para el ciclo del ATC, la β-oxidación de los ácidos grasos y la síntesis de ADN mitocondrial se encuentran en la matriz. La sintasa del ATP y los complejos proteínicos de la cadena de transporte de electrones se incrustan en la membrana mitocondrial interna. La membrana mitocondrial externa es permeable a iones pequeños, pero la membrana mitocondrial interna es impermeable. ATC, ácido tricarboxílico; ATP, adenosín trifosfato.

En la fase 3 de la respiración celular, los enlaces fosfato de alta energía del ATP se usan para procesos tales como la contracción muscular (trabajo mecánico), el mantenimiento de concentraciones intracelulares bajas de Na^+ (trabajo de transporte), la síntesis de moléculas más grandes tales como el ADN en vías anabólicas (trabajo biosintético) o para la destoxificación (trabajo bioquímico). Como consecuencia de estos procesos, el ATP se hidroliza de manera directa o indirecta a ADP y P_i o a adenosín monofosfato (AMP) y pirofosfato (PP_i).

La respiración celular se lleva a cabo en la mitocondria (fig. IV-12). La matriz mitocondrial, que es el compartimento encerrado por la membrana mitocondrial interna, contiene casi todas las enzimas para el ciclo del ATC y la oxidación de los ácidos grasos, cuerpos cetónicos y la mayor parte de los aminoácidos. La membrana mitocondrial interna contiene los complejos proteínicos de la ETC y la sintasa del ATP, el complejo enzimático que genera ATP a partir de ADP y P_i. Algunas de las subunidades de estos complejos son codificadas por el ADN mitocondrial, que reside en la matriz. El ATP se genera en la matriz, pero la mayor parte de los procesos que utilizan energía en la célula ocurren fuera de la mitocondria. Como consecuencia, el ATP recién generado debe transportarse continuamente al citosol por transportadores proteínicos en la membrana mitocondrial interna impermeable y por difusión a través de poros en la membrana mitocondrial externa más permeable.

Las velocidades de oxidación de los combustibles y de uso del ATP están coordinadas estrechamente mediante regulación por retroalimentación de la ETC y de las vías para la oxidación de los combustibles. Así, si se requiere menos energía para el trabajo, se almacena más combustible en forma de glucógeno o de grasa en el tejido adiposo. La tasa metabólica basal (TMB), el equilibrio calórico y el ΔG (el cambio en la energía libre de Gibbs, que es la cantidad de energía disponible para hacer trabajo útil) son formas cuantitativas de describir los requerimientos de energía y la energía que puede derivarse de la oxidación de combustible. Los distintos tipos de regulación de las enzimas, descritos en el capítulo 9, se usan para regular la velocidad de oxidación de los diferentes combustibles a fin de satisfacer los requerimientos de energía.

Los ácidos grasos son un combustible principal en el cuerpo. Después de comer, el exceso de ácidos grasos y carbohidratos que no se oxidan se almacenan como grasa (triacilgliceroles) en el tejido adiposo. Entre las comidas, estos ácidos grasos se liberan y circulan en la sangre unidos a albúmina. En el músculo, hígado y otros tejidos, los ácidos grasos se oxidan a acetil-CoA en la vía de β-oxidación. NADH y FAD(2H) generados de la β-oxidación se vuelven a oxidar mediante el O_2 en la ETC, generando así ATP (fig. IV-11). Cantidades pequeñas de ciertos ácidos grasos se oxidan a través de otras vías que los convierten, ya sea en combustibles oxidables o en productos de excreción urinaria (p. ej., β-oxidación peroxisomal).

No todo el acetil-CoA generado de la β-oxidación entra al ciclo del ATC. En el hígado, el acetil-CoA generado de la β-oxidación de los ácidos grasos puede convertirse en los cuerpos cetónicos acetoacetato y β-hidroxibutirato. Los cuerpos cetónicos son captados por el músculo y otros tejidos, que los convierten de nuevo a acetil-CoA para su oxidación en el ciclo del ATC. Se convierten en el combustible principal para el cerebro durante el ayuno prolongado. La exposición de la oxidación de ácidos grasos y la producción de cuerpos cetónicos se encuentra en la sección V de este texto.

Los aminoácidos derivados de la proteína de la dieta o del cuerpo son también combustibles potenciales que pueden ser oxidados a acetil-CoA o convertidos a glucosa y luego oxidados (fig. IV-11). Estas vías de oxidación, al igual que las de los ácidos grasos, generan NADH o FAD(2H). El amoniaco, que puede formarse durante la oxidación de aminoácidos, es tóxico. Por lo tanto, se convierte a urea en el hígado y se excreta en la orina. Hay más de 20 aminoácidos diferentes, cada uno con una vía un poco distinta para la oxidación de los esqueletos de carbono y la conversión de su nitrógeno en urea. Debido a la complejidad del metabolismo de los aminoácidos, su uso como combustible se considera por separado en la sección VI, Metabolismo del nitrógeno.

La glucosa es un combustible universal usado para generar ATP en todo tipo de célula en el cuerpo (fig. IV-13). En la glucólisis, 1 mol de glucosa se convierte en 2 moles de piruvato y 2 moles de NADH mediante enzimas citosólicas. Se generan pequeñas cantidades de ATP cuando los intermediarios de alta energía de la vía transfieren fosfato al ADP en un proceso denominado fosforilación a nivel de sustrato. En la glucólisis aeróbica, el NADH producido de la glucólisis se vuelve a oxidar mediante O_2 en la ETC, y el piruvato entra al ciclo del ATC. En la glucólisis anaeróbica, el NADH se oxida de nuevo por conversión de piruvato a lactato, que entra en la sangre. Aunque la glucólisis anaeróbica tiene un rendimiento bajo de ATP, es importante para los tejidos con un suministro bajo de oxígeno y pocas mitocondrias (p. ej., la médula del riñón) o tejidos que están experimentando flujo sanguíneo reducido (isquemia).

Las células usan continuamente ATP y requieren un suministro constante de combustibles a fin de proporcionar energía para la generación de ATP. En los capítulos 1 a 3 de este texto se describen los patrones básicos del uso de combustible en el humano y se proporciona información acerca de los componentes de la dieta.

Las consecuencias patológicas de los problemas metabólicos en la oxidación de los combustibles pueden agruparse en una de dos categorías: (1) falta de un producto requerido o (2) exceso de un sustrato o intermediario de vía. El producto de la oxidación de los combustibles es el ATP, y ocurre una tasa inadecuada de producción de ATP en una amplia variedad de enfermedades médicas. Las enfermedades extremas que interfieren con la generación de ATP en la fosforilación oxidativa, tal como la falta completa de oxígeno (anoxia) o el envenenamiento con cianuro, son mortales. Un infarto de miocardio es causado por una falta de flujo sanguíneo adecuado a regiones del corazón (isquemia), de modo que se priva de oxígeno y combustible a los cardiomiocitos. El hipertiroidismo se relaciona con la generación excesiva de calor a partir de la oxidación de los combustibles, y en el hipotiroidismo, la generación de ATP puede disminuir hasta ser mortal. Condiciones como la desnutrición, la anorexia nerviosa o el consumo excesivo de alcohol podrían reducir la disponibilidad de tiamina, Fe^{2+} y otras vitaminas y minerales requeridos por las enzimas de oxidación de los combustibles. Las mutaciones en el ADN mitocondrial o ADN nuclear producen generación deficiente de ATP durante el metabolismo oxidativo.

Por el contrario, los problemas que surgen de un exceso de sustrato o combustible se observan en la diabetes mellitus, que podría dar como resultado una cetoacidosis potencialmente mortal. La acidosis láctica se presenta como consecuencia de una reducción del metabolismo oxidativo.

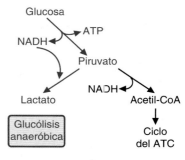

FIGURA IV-13 Glucólisis. En la glucólisis, la glucosa se convierte en piruvato. Si el piruvato se reduce a lactato, la vía no requiere O_2 y se llama glucólisis anaeróbica (en *rojo*). Si este piruvato se convierte a acetil-CoA y se oxida en el ciclo del ATC, la glucólisis requiere O_2 y es aeróbica (en *negro*). Acetil-CoA, acetil coenzima A; ATC, ácido tricarboxílico; ATP, adenosín trifosfato; NADH, dinucleótido de nicotinamida y adenina reducido.

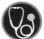 **Definiciones de prefijos y sufijos usados para describir las afecciones clínicas:**

an-	sin
-emia	presente en la sangre
hiper-	excesivo, por encima de lo normal
hipo-	deficiente, por debajo de lo normal
-osis	estado anormal o de enfermedad
-uria	presente en la orina

19

Conceptos básicos en la regulación del metabolismo del combustible por insulina, glucagón y otras hormonas

Todas las células utilizan continuamente adenosín trifosfato (ATP) y requieren un aporte constante de combustible para proveer energía para generar ATP. La **insulina** y el **glucagón** son dos importantes hormonas que regulan la movilización y almacenamiento de combustible. Su función es asegurar que las células tengan una fuente constante de glucosa, ácidos grasos y aminoácidos para generar ATP y para el mantenimiento de las células (fig. 19-1).

Ya que la mayoría de los tejidos son parcial o totalmente dependientes de la glucosa para generar ATP y producir los precursores de otras vías, la insulina y el glucagón **mantienen las concentraciones de glucosa** en sangre entre 70 y 100 mg/dL (90 mg/dL es igual a 5 mM), a pesar del hecho de que la ingestión de carbohidratos varíe considerablemente durante el día. El mantenimiento de cifras constantes de glucosa en sangre (**homeostasis de la glucosa**) requiere de insulina y glucagón para regular el metabolismo de **carbohidratos**, **lípidos** y **aminoácidos** de acuerdo con las necesidades y capacidad de los tejidos individuales. Básicamente, la ingesta alimentaria en exceso de todos los combustibles de necesidad inmediata se almacena y el combustible apropiado se moviliza cuando se produce una demanda. Por ejemplo, cuando la glucosa dietética no está disponible en cantidad suficiente para las células, los ácidos grasos se movilizan y se usan como combustible por los músculos esqueléticos (*véanse* caps. 2 y 30). Bajo estas circunstancias, el hígado también puede convertir los ácidos grasos en cuerpos cetónicos que el cerebro puede utilizar. Los ácidos grasos que se movilizan bajo estas condiciones ahorran glucosa para uso del cerebro y otros tejidos dependientes de la glucosa (como los eritrocitos).

La insulina y el glucagón son importantes para la regulación del almacenamiento y movilización del combustible (fig. 19-2). La insulina, liberada de las células β en el páncreas como respuesta a la ingestión de carbohidratos, promueve el uso de la glucosa como combustible y el almacenamiento de la glucosa como grasa y glucógeno. La **insulina, entonces, es una importante hormona anabólica**. Además de su función de almacenamiento, incrementa la síntesis de proteínas y el crecimiento celular. Las concentraciones de insulina en sangre disminuyen a medida que los tejidos absorben la glucosa y la utilizan. El **glucagón**, la **hormona contrarreguladora** más importante de la insulina, decrece en respuesta a la ingestión de carbohidratos y se eleva durante el ayuno. Su concentración en sangre se incrementa a medida que las cifras circulantes de glucosa disminuyen, una respuesta que promueve la producción de glucosa a través de la glucogenólisis (degradación del glucógeno) y la **gluconeogénesis** (síntesis de la glucosa a partir de aminoácidos y otros precursores no carbohidratos). Los valores aumentados de glucagón circulante respecto de la insulina también estimulan la **movilización de ácidos grasos** del tejido adiposo. La **epinefrina** (hormona de lucha o huida) y el **cortisol** (un glucocorticoide liberado por la corteza suprarrenal en respuesta al ayuno y al estrés crónico) tienen efectos en el metabolismo de los combustibles que son opuestos a los de la insulina. De esta forma, la epinefrina y el cortisol son consideradas hormonas contrarreguladoras de la insulina.

La insulina y el glucagón son hormonas polipeptídicas sintetizadas como **prohormonas** en las células pancreáticas β y α, respectivamente. La **proinsulina** se fragmenta en insulina madura y un péptido de conexión (**péptido C**) en vesículas de almacenamiento y se precipita con Zn^{2+}. La secreción de insulina se regula principalmente por cambios en las concentraciones de glucosa en sangre. El glucagón también se sintetiza como una prohormona y se desdobla en glucagón maduro dentro de las vesículas de almacenamiento.

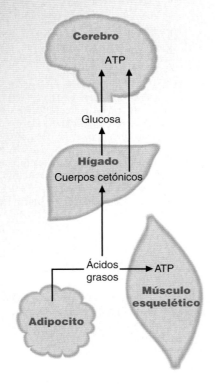

FIGURA 19-1 Mantenimiento de la provisión de combustible a los tejidos. La liberación de glucagón activa las vías que se muestran. ATP, adenosín trifosfato.

Su liberación se regula principalmente a través de los cambios en las cifras de glucosa e insulina que rodean a las células α ubicadas en los islotes pancreáticos de Langerhans.

El glucagón ejerce sus efectos en las células al fijarse a un receptor ubicado en la membrana plasmática de las células blanco para esta hormona. La unión del glucagón a estos receptores específicos estimula la síntesis del segundo mensajero intracelular, el adenosín monofosfato cíclico (**AMPc**) (fig. 19-3). El AMPc activa la **proteína cinasa A** (**PKA**), que fosforila enzimas regulatorias clave, en consecuencia activa unas e inhibe otras. La insulina, por otro lado, promueve la desfosforilación de estas enzimas clave, llevándolas a su activación o desactivación, dependiendo de la enzima. Cambios en las concentraciones de AMPc también inducen o reprimen la síntesis de varias enzimas.

La insulina se une a un receptor en la superficie de la célula de los tejidos sensibles a la insulina e inicia una cascada de eventos intracelulares que difieren de aquellos estimulados por el glucagón. La unión de la insulina activa tanto la autofosforilación del receptor como la fosforilación de otras enzimas a través del dominio de la **tirosina cinasa** del receptor (*véase* cap. 10 sec. XII.B.1). Las vías completas para la **transducción de señales** entre este punto y los efectos finales de la insulina en las enzimas regulatorias del metabolismo de combustibles todavía no han sido establecidas por completo.

SALA DE ESPERA

Deborah S. regresó con su médico para su revisión mensual. Ha estado visitando a su doctor por más de 1 año por presentar obesidad y concentraciones elevadas de glucosa en sangre. Aún pesaba 90 kg a pesar de tratar de apegarse a su dieta. Su valor de glucosa en sangre en la consulta posprandial de 2 horas era de 221 mg/dL (intervalo de referencia, 70 a 140 mg/dL). Ella tiene diabetes tipo 2, una alteración en la respuesta a la insulina. Para comprender esta alteración es muy importante conocer las acciones de la insulina y el glucagón.

Connie C. es una mujer de 46 años de edad que hace 6 meses empezó a notar episodios de fatiga y confusión mientras terminaba su actividad física diaria anterior al desayuno. Estos episodios estaban acompañados ocasionalmente por visión borrosa y un sentimiento urgente e inusual de hambre. La ingestión de alimento aliviaba todos sus síntomas durante 25 a 30 minutos. En el último mes, estos ataques han ocurrido con mayor frecuencia a lo largo del día y ella ha aprendido a reducir su intensidad comiendo entre comidas. Como resultado de este incremento en la ingestión calórica, ha aumentado recientemente 3.6 kg.

Una medición aleatoria (no rápida) de la concentración de glucosa sérica hecha a las 4:30 p.m. durante su primera visita al consultorio fue subnormal de 61 mg/dL. Su médico, al sospechar que tenía episodios de hipoglucemia, ordenó una serie de mediciones de la concentración de glucosa en ayuno, insulina y péptido C. Además, pidió a **Connie C.** que llevara un registro detallado de todos los síntomas que experimentó durante sus ataques más graves.

I. Homeostasis metabólica

Las células vivas requieren una fuente constante de combustibles a partir del cual derivar adenosín trifosfato (ATP) para el mantenimiento de la función y el crecimiento celular normal. De esta manera, se debe lograr un balance entre la ingestión de carbohidratos, grasas y proteínas; sus tasas de oxidación, y sus tasas de almacenamiento cuando se presentan en exceso de necesidad inmediata. Alternativamente, cuando las demandas de estos sustratos aumenta, la tasa de movilización de los sitios de almacenamiento y la tasa de sus síntesis *de novo* también requieren una regulación balanceada. El control del balance entre la necesidad y la disponibilidad de un sustrato es conocido como homeostasis metabólica (fig. 19-4). La integración intertisular requerida para la homeostasis metabólica se logra principalmente de tres formas:

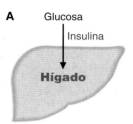

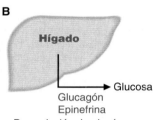

FIGURA 19-2 La insulina y las hormonas contrarreguladoras de la insulina. **A.** La insulina promueve el almacenamiento de glucosa, como TG o glucógeno. **B.** El glucagón y la epinefrina promueven la liberación de glucosa desde el hígado, activando la glucogenólisis y la gluconeogénesis. El cortisol estimulará tanto la síntesis de glucógeno como la gluconeogénesis. TG, triglicéridos.

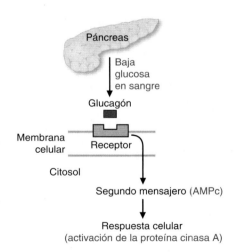

FIGURA 19-3 La respuesta celular al glucagón, que se libera desde el páncreas en respuesta a una disminución en las cifras de glucosa en sangre. AMPc, adenosín monofosfato cíclico.

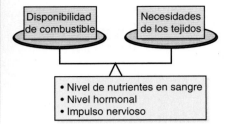

FIGURA 19-4 Homeostasis metabólica. El equilibrio entre la disponibilidad de combustible y las necesidades de los tejidos para diferentes combustibles se logra mediante tres tipos de mensajes: las concentraciones de combustible o nutrientes en la sangre, la concentración de las hormonas de la homeostasis metabólica o los impulsos nerviosos que afectan el metabolismo de los tejidos o la liberación de hormonas.

- La concentración de nutrientes o metabolitos en la sangre afecta la tasa a la cual son utilizados o almacenados en diferentes tejidos.
- Las hormonas llevan mensajes a sus tejidos blanco individuales sobre el estado fisiológico del cuerpo y el actual nivel de oferta y demanda de nutrientes.
- El sistema nervioso central utiliza señales neuronales para controlar el metabolismo de los tejidos ya sea directamente o a través de la liberación de hormonas.

Los ácidos grasos proveen un ejemplo de la influencia que el nivel de un compuesto en la sangre tiene en su propia tasa de metabolismo. La concentración de ácidos grasos en sangre es el factor más importante que determina si los músculos esqueléticos utilizarán como combustible ácidos grasos o glucosa (*véase* cap. 30). En contraste, las hormonas son (por definición) portadoras intravasculares de mensajes entre sus sitios de síntesis y sus tejidos blanco. La epinefrina, por ejemplo, es una hormona de lucha o huida que en momentos de estrés identifica una inmediata necesidad de una elevada disponibilidad de combustible. Su nivel se regula principalmente a través de la activación del sistema nervioso simpático.

La insulina y el glucagón, sin embargo, son dos importantes hormonas que regulan el almacenamiento y la movilización del combustible (*véase* fig. 19-2). La insulina es la hormona anabólica más importante en el cuerpo. Promueve el almacenamiento de combustibles y el uso de estos para el crecimiento. El glucagón es la hormona más importante de movilización del combustible (fig. 19-5). Otras hormonas, como la adrenalina, son liberadas como respuesta del sistema nervioso central ante la hipoglucemia, el ejercicio, u otros tipos de estrés fisiológico. La adrenalina y otras hormonas de estrés también aumentan la disponibilidad de combustibles (*véase* fig. 19-5). Las principales hormonas de la homeostasis de combustibles, insulina y glucagón, fluctúan continuamente en respuesta de nuestro patrón de alimentación diario.

La glucosa tiene un papel especial en la homeostasis metabólica. Muchos tejidos (p. ej., el cerebro, los eritrocitos, la médula renal, los músculos esqueléticos durante el ejercicio) dependen de la glucólisis para su total o parcial necesidad de energía. Como consecuencia, estos tejidos requieren de un ininterrumpido acceso a la glucosa para alcanzar con rapidez su tasa de uso de ATP. En el adulto, se requiere un mínimo de 190 g de glucosa por día, aproximadamente 150 g para el cerebro y 40 g para los otros tejidos. Disminuciones significativas de glucosa en sangre por debajo de 60 mg/dL limitan el metabolismo de la glucosa en el cerebro y pueden provocar síntomas hipoglucémicos (como experimentó **Connie C.**), presumiblemente porque el proceso total del flujo de glucosa a través de la barrera hematoencefálica al líquido intersticial y subsecuentemente a las células neuronales es lento cuando hay bajos niveles de glucosa en sangre debido a los valores de K_m de los transportadores de glucosa requeridos para que esto ocurra (*véase* cap. 21).

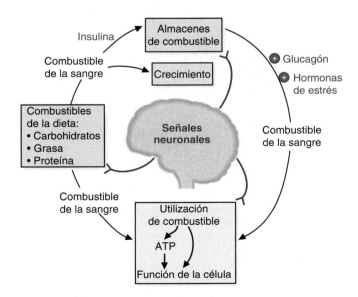

FIGURA 19-5 Señales que regulan la homeostasis metabólica. Las hormonas importantes de estrés son epinefrina y cortisol. ATP, adenosín trifosfato.

El flujo continuo de combustibles desde sus depósitos de almacenamiento durante la actividad física, por ejemplo, es necesario debido a las altas cantidades de combustible requerido para alcanzar la necesidad de ATP en estas condiciones. Ocurrirían resultados desastrosos incluso si la provisión de un día de glucosa, aminoácidos y ácidos grasos no pudieran entrar a las células de manera normal y quedaran entonces circulando en la sangre. La glucosa y los aminoácidos estarían en concentraciones tan altas en la circulación que el efecto hiperosmolar causaría un déficit neurológico grave y progresivo e incluso un coma. La concentración de glucosa y aminoácidos se elevaría por encima del umbral tubular renal para estas sustancias (la máxima concentración en sangre a la cual el riñón puede reabsorber los metabolitos completamente), y algunos de estos compuestos serían desperdiciados ya que se perderían en la orina. La glucosilación (mejor conocida como glicación) no enzimática de proteínas incrementaría a elevadas concentraciones de glucosa en sangre, alterando la función de los tejidos en los cuales estas proteínas residen. Los triacilgliceroles, presentes principalmente en los quilomicrones y las lipoproteínas de muy baja densidad (VLDL), se incrementarían en la sangre, aumentando la probabilidad de una enfermedad vascular ateroesclerótica. Estos potenciales trastornos metabólicos enfatizan la necesidad de mantener un balance normal entre el almacenamiento y el uso del combustible.

II. Hormonas importantes de la homeostasis metabólica

Las hormonas que contribuyen a la homeostasis metabólica responden a cambios en las concentraciones circulantes de combustibles que, en parte, están determinadas por el tiempo y la composición de la dieta. La insulina y el glucagón se consideran las principales hormonas de la homeostasis metabólica porque fluctúan continuamente en respuesta al patrón de alimentación diario. Estas son buenos ejemplos del concepto básico de la regulación hormonal. Se describirán algunas características de la liberación y acción de otras hormonas contrarreguladoras de la insulina, como la adrenalina, la noradrenalina y el cortisol, además se compararán con la insulina y el glucagón.

La insulina es la hormona anabólica más importante que promueve el almacenamiento de nutrientes: el almacenamiento de glucosa como glucógeno en el hígado y el músculo, la conversión de glucosa en triacilgliceroles en el hígado y su almacenamiento en el tejido adiposo y la captación de aminoácidos y síntesis de proteínas en los músculos esqueléticos (fig. 19-6). La insulina también aumenta la síntesis de albúmina y otras proteínas en el hígado. La insulina promueve el uso de glucosa como combustible al facilitar su transporte a los músculos y al tejido adiposo. Al mismo tiempo, la insulina actúa para inhibir la movilización de combustible.

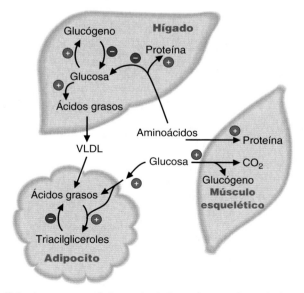

FIGURA 19-6   Sitios importantes de la acción de la insulina en el metabolismo del combustible. VLDL, lipoproteína de muy baja densidad; ⊕, rutas estimuladas por la insulina; ⊖, rutas inhibidas por la insulina.

La hiperglucemia puede causar un conjunto de síntomas como poliuria y subsecuente polidipsia (sed aumentada). La incapacidad de mover glucosa a las células necesita la oxidación de lípidos como combustible alternativo. Como resultado de esto, se usan los almacenamientos adiposos, y un paciente con diabetes mellitus mal controlada pierde peso a pesar de un buen apetito. Concentraciones extremadamente altas de glucosa sérica pueden causar hiperglucemia hiperosmolar en pacientes con diabetes mellitus tipo 2. Estos pacientes por lo general tienen suficiente capacidad de respuesta a la insulina para bloquear la liberación de ácidos grasos y la formación de cuerpos cetónicos, pero son incapaces de estimular de manera significativa la entrada de la glucosa en los tejidos periféricos. Los valores de glucosa en sangre importantemente elevados, comparados con aquellos dentro de la célula provocan un efecto osmótico que causa que el agua abandone las células y entre en y se movilice hacia el torrente sanguíneo. Debido al efecto de diuresis osmótica de la hiperglucemia, el riñón produce más orina, lo que provoca deshidratación y quizá concentraciones todavía más altas de glucosa en la sangre. Si la deshidratación aumenta, se presenta disfunción cerebral y el paciente entrará en estado de coma. La hiperglucemia crónica también produce efectos patológicos a través de glucosilación no enzimática de una variedad de proteínas. La hemoglobina A (HbA), una de las proteínas que se glucosila, forma HbA$_{1c}$ (*véase* cap. 7). Los altos niveles de HbA$_{1c}$ (9.5% del total de HbA, en comparación con el intervalo de referencia de 4.7 a 6.4%) de **Deborah S.** indican que su glucosa sanguínea se ha elevado significativamente en las últimas 12 a 14 semanas, la vida media de la hemoglobina en el torrente sanguíneo.

Todas las membranas y proteínas séricas expuestas a altas concentraciones de glucosa en sangre o fluido intersticial son candidatas a la glucosilación no enzimática. Este proceso distorsiona la estructura proteica y ralentiza la degradación de las proteínas, causando una acumulación de estos productos en varios órganos, afectando adversamente, por lo tanto, la función de los órganos. Estos eventos contribuyen a complicaciones microvasculares y macrovasculares a largo plazo de la diabetes mellitus, que incluye retinopatía diabética, nefropatía y neuropatía (microvascular), además de ateroesclerosis de las arterias coronaria, cerebral y periférica (macrovascular).

Los estudios de **Connie C.** confirmaron que sus cifras de glucosa sérica en estado de ayuno estaban por debajo de lo normal. Ella continuaba experimentando fatiga, confusión y visión borrosa, síntomas que había descrito en su primera visita al consultorio. Estos síntomas son llamados manifestaciones neuroglucopénicas de hipoglucemia grave (síntomas neurológicos que resultan de una inadecuada provisión de glucosa al cerebro para la generación de ATP).

Connie C. también advirtió los síntomas que son parte de la respuesta adrenérgica al estrés hipoglucémico. La estimulación del sistema nervioso simpático (debido a la poca cantidad de glucosa que llega al cerebro) resulta en la liberación de epinefrina, una hormona del estrés, de la médula suprarrenal. Las concentraciones elevadas de epinefrina causan taquicardia (latidos rápidos del corazón), palpitaciones, ansiedad, temblores, palidez y sudoración.

Además de los síntomas descritos por **Connie C.**, los individuos pueden experimentar confusión, sensación de mareo, jaquecas, conducta aberrante, convulsiones, visión borrosa, pérdida de conciencia o ataques. Cuando son graves y prolongados pueden producir la muerte.

El glucagón actúa para mantener la disponibilidad de combustible en ausencia de glucosa dietética al estimular la liberación de glucosa del glucógeno hepático (*véase* cap. 26); al estimular la gluconeogénesis de lactato, glicerol y aminoácidos (*véase* cap. 28); y, en conjunto con la insulina disminuida, movilizando ácidos grasos de los triacilgliceroles del tejido adiposo para proveer una fuente alternativa de combustible (*véanse* cap. 30 y fig. 19-7). Sus sitios de acción son principalmente el hígado y el tejido adiposo; no tiene influencia en el metabolismo del músculo esquelético por la falta de receptores de glucagón en las células musculares. El mensaje llevado por el glucagón es que "la glucosa se acabó"; esto es, que la oferta actual de glucosa es inadecuada para alcanzar los requerimientos inmediatos de combustible del cuerpo.

La liberación de insulina a partir de las células β del páncreas está determinada principalmente por el nivel de glucosa en sangre que irriga las células β en los islotes de Langerhans. Los más altos niveles de insulina ocurren entre 30 y 45 minutos después de una comida alta en carbohidratos (fig. 19-8). Regresan a su nivel basal a medida que la concentración de glucosa en sangre disminuye, alrededor de 2 horas después de la comida. La liberación de glucagón de las células α del páncreas, a la inversa, se controla principalmente a través de una reducción de glucosa o un aumento de la concentración de insulina en sangre que irriga las células α en el páncreas. De esta forma, las concentraciones más bajas de glucagón tienen lugar luego de una comida alta en carbohidratos. Como la insulina se opone a todos los efectos del glucagón, la estimulación simultánea de la liberación de insulina y la supresión de la secreción del glucagón por una comida elevada en carbohidratos provee un control integrado del metabolismo de carbohidratos, grasas y proteínas.

La insulina y el glucagón no son los únicos reguladores del metabolismo del combustible. El balance intertisular entre el uso y el almacenamiento de la glucosa, grasa y proteína también se alcanza a través de concentraciones circulantes de los metabolitos en sangre, de las señales neuronales y de otras hormonas de la homeostasis metabólica (epinefrina, noradrenalina, cortisol, etc.) (tabla 19-1). Estas hormonas se oponen a las acciones de la insulina movilizando combustibles. Al igual que el glucagón, son hormonas contrarreguladoras de la insulina (fig. 19-9). De todas estas hormonas, solo la insulina y el glucagón se sintetizan y se liberan en respuesta directa a cambios en las concentraciones de combustible en sangre. La liberación de cortisol, epinefrina y noradrenalina es mediada por las señales neuronales. El aumento de las concentraciones de las hormonas contrarreguladoras de la insulina en sangre reflejan, mayormente, un incremento actual de la demanda de combustible.

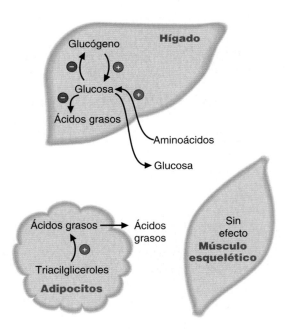

FIGURA 19-6   Sitios importantes de la acción del glucagón en el metabolismo de los combustibles. ⊕, rutas estimuladas por el glucagón; ⊖, rutas inhibidas por el glucagón.

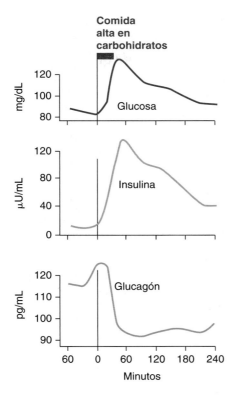

FIGURA 19-8 Concentración de glucosa, insulina y glucagón en sangre después de una comida alta en carbohidratos.

TABLA 19-1 Acciones fisiológicas de la insulina y las hormonas contrarreguladoras de la insulina		
HORMONA	**FUNCIÓN PRINCIPAL**	**RUTAS METABÓLICAS AFECTADAS**
Insulina	• Promueve el almacenamiento de combustibles después de una comida • Promueve el crecimiento	• Estimula el almacenamiento de glucosa como glucógeno (músculo e hígado) • Estimula la síntesis y almacenamiento de ácidos grasos después de una comida alta en carbohidratos • Estimula la captación de aminoácidos y la síntesis de proteínas
Glucagón	• Moviliza combustibles • Mantiene las concentraciones de glucosa en sangre durante el ayuno	• Activa la gluconeogénesis y la glucogenólisis (hígado) durante el ayuno • Activa la liberación de ácidos grasos del tejido adiposo
Epinefrina	• Moviliza combustibles durante estrés agudo	• Estimula la producción de glucosa desde el glucógeno (músculo e hígado) • Estimula la liberación de ácidos grasos y glicerol del tejido adiposo
Cortisol	• Provee los requerimientos para las necesidades cambiantes durante el estrés	• Estimula la movilización de aminoácidos de la proteína muscular al proporcionar precursores para la gluconeogénesis; inhibe la captación y la oxidación de la glucosa en el músculo • Estimula la gluconeogénesis a fin de producir glucosa para la síntesis de glucógeno hepático • Estimula la liberación de ácidos grasos y glicerol del tejido adiposo • Inhibe la secreción de insulina por las células β del páncreas y aumenta la secreción de glucagón por las células α del páncreas

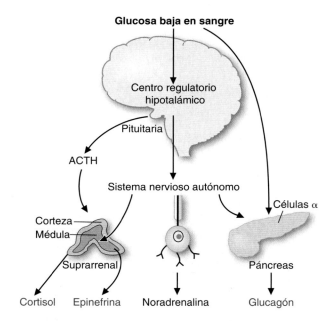

FIGURA 19-9 Principales hormonas contrarreguladoras de la insulina. El estrés de una baja concentración de glucosa en sangre media la liberación de las hormonas mayores contrarreguladoras de la insulina a través de señales neuronales. La hipoglucemia es una de las señales de estrés que estimula la liberación de cortisol, epinefrina y norepinefrina. La ACTH se libera desde la pituitaria y estimula la liberación de cortisol (un glucocorticoide) desde la corteza suprarrenal. Las señales neuronales estimulan la liberación de epinefrina desde la médula suprarrenal y la norepinefrina desde las terminales nerviosas. Las señales neuronales también desempeñan un papel menor en la liberación de glucagón. Aunque la norepinefrina tiene acciones contrarreguladoras, no es una hormona contrarreguladora mayor. ACTH, hormona adrenocorticotrópica.

III. Síntesis y liberación de insulina y glucagón

A. Páncreas endocrino

La insulina y el glucagón se sintetizan en diferentes tipos de células del páncreas endocrino, que consisten en agrupaciones microscópicas de pequeñas glándulas, los islotes de Langerhans, dispersos entre las células del páncreas exocrino. Las células α secretan glucagón y las células β secretan insulina hacia la vena porta hepática a través de las venas pancreáticas.

B. Síntesis y secreción de insulina

La insulina es una hormona polipéptida. La forma activa de la insulina se compone de dos cadenas polipeptídicas (la cadena A y la cadena B), unidas por dos enlaces disulfuro intercadenas. La cadena A tiene un enlace disulfuro intracadena adicional (fig. 19-10).

La insulina, al igual que muchas otras hormonas polipéptidas, se sintetiza como una preprohormona que se convierte en proinsulina en la superficie del retículo endoplasmático rugoso (RER). La secuencia "pre", una secuencia señal corta hidrófoba en el extremo N-terminal, se corta a medida que entra en el lumen del RER. La proinsulina se pliega en su correcta conformación y los enlaces disulfuro se forman entre los residuos de cisteína. Después se transporta en microvesículas al complejo de Golgi. Abandona el complejo de Golgi en vesículas de almacenamiento, donde una proteasa remueve "péptido de conexión" (péptido C), que es biológicamente inactivo y algunos residuos de aminoácidos remanentes, que resulta en la formación de insulina biológicamente activa (*véase* fig. 19-10). Los iones de zinc también se transportan en vesículas de almacenamiento. La segmentación del péptido C disminuye la solubilidad de la insulina resultante, la cual luego se coprecipita con el zinc. La exocitosis de las vesículas de almacenamiento de insulina del citosol de las células β hacia la sangre se estimula al aumentar la concentración de glucosa en la sangre que irriga a las células β.

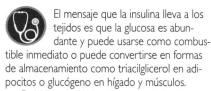

El mensaje que la insulina lleva a los tejidos es que la glucosa es abundante y puede usarse como combustible inmediato o puede convertirse en formas de almacenamiento como triacilglicerol en adipocitos o glucógeno en hígado y músculos.

Debido a que la insulina estimula la absorción de glucosa en los tejidos donde puede ser inmediatamente oxidada o almacenada para una oxidación posterior, esta hormona regulatoria baja los niveles de glucosa en sangre. Por lo tanto, una de las posibles causas de la hipoglucemia de **Connie C.** es un insulinoma, un tumor que produce excesiva insulina.

Cuando una glándula endocrina continúa la liberación de su hormona a pesar de la presencia de señales que normalmente suprimirían su secreción, esta persistente liberación inapropiada es denominada *autónoma*. Las neoplasias secretoras de las glándulas endocrinas generalmente producen su producto hormonal autónomamente de una manera crónica.

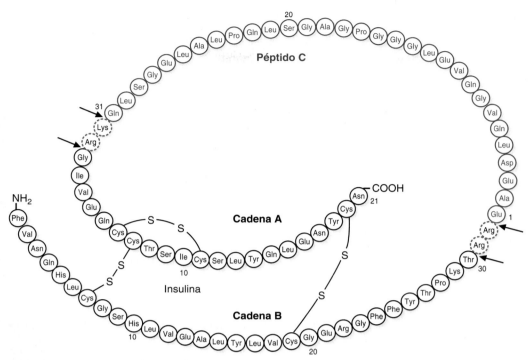

FIGURA 19-10   Escisión de proinsulina a insulina. La proinsulina se convierte en insulina por escisión proteolítica, que remueve el péptido C y unos pocos residuos adicionales de aminoácidos. La escisión tiene lugar en las *flechas*. (Reimpresa con permiso de McGraw Hill LLC de Murray RK, Granner DK, Mayes PA, *et al. Harper's Biochemistry*. 23rd ed. Appleton & Lange; 1993:560; permiso transmitido a través de Copyright Clearance Center, Inc.)

La glucosa entra en las células β vía proteínas específicas transportadoras de glucosa conocidas como GLUT 2 (*véase* cap. 21). La glucosa se fosforila a través de la acción de la glucocinasa para formar glucosa 6-fosfato, la cual se metaboliza a través de la glucólisis, el ciclo del ácido tricarboxílico (ATC) y la fosforilación oxidativa. Estas reacciones aumentan las cifras de ATP dentro de las células β (círculo 1 en la fig. 19-11). A medida que la relación [ATP]/[ADP] de las células β aumenta, se inhibe la actividad de un canal de K$^+$ dependiente de ATP (K^+_{ATP}) y unido a la membrana (es decir, el canal se cierra) (círculo 2 en la fig. 19-11). El cierre de este canal causa la despolarización de la membrana (debido a que la membrana está normalmente hiperpolarizada, círculo 3 en la fig. 19-11), lo que activa un canal Ca^{2+} controlado por valores de voltaje que permite que el Ca^{2+} entre en las células β de manera tal que los de Ca^{2+} intracelulares aumenten significativamente (círculo 4 en la fig. 19-11). El aumento del Ca^{2+} intracelular estimula la fusión de las vesículas de secreción que contienen insulina con la membrana plasmática, que resulta en secreción de insulina (círculo 5 en la fig. 19-11). De esta manera, un aumento en los niveles de glucosa dentro de las células β inicia la liberación de insulina.

Otros metabolitos intracelulares, particularmente el dinucleótido de nicotinamida y adenina fosfato reducido (NADPH), tienen roles importantes en la liberación de la insulina en respuesta a la glucosa. Esto se verá en capítulos posteriores.

C. Estimulación e inhibición de la liberación de insulina

La liberación de insulina ocurre minutos después de que el páncreas se haya expuesto a una elevada concentración de glucosa. El umbral para la liberación de insulina es de aproximadamente 80 mg de glucosa/dL. Por encima de 80 mg/dL, la tasa de liberación de insulina no es una respuesta de todo o nada, sino que es proporcional a la concentración de glucosa hasta aproximadamente 300 mg/dL. A medida que la insulina es secretada, se estimula la síntesis de nuevas moléculas de insulina, de tal manera que la secreción se mantiene hasta que las concentraciones de glucosa en sangre disminuyan. La insulina es rápidamente retirada de la circulación y degradada por el hígado (y, en menor medida, por los riñones y los músculos esqueléticos), de tal manera que los niveles de insulina en sangre decrecen con rapidez una vez que la tasa de secreción disminuye.

 Dianne A. tiene diabetes mellitus tipo I. Este desorden metabólico es por lo general causado por la destrucción de las células β del páncreas mediante anticuerpos (autoinmunológica). La susceptibilidad a la diabetes mellitus tipo I es, en parte, causada por un defecto genético en la región de los antígenos leucocitarios humanos (HLA) de las células β que codifica el complejo mayor de histocompatibilidad II (MHCII). Esta proteína presenta un antígeno intracelular a la superficie de la célula para "autorreconocimiento" de las células involucradas en la respuesta inmunológica. Debido a esta proteína defectuosa, una respuesta inmunológica mediada por células lleva a varios grados de destrucción de células β y finalmente a la dependencia de la administración exógena de insulina para controlar los niveles de glucosa en sangre.

La hipersecreción autónoma de la insulina de un tumor sospechado de células β pancreáticas (insulinoma) puede demostrarse de diversas maneras. El examen más simple es extraer sangre para medir la glucosa y la insulina (y péptido-C) simultáneamente, en el momento en que el paciente está experimentando en forma espontánea los síntomas adrenérgicos o neuroglucopénicos característicos de la hipoglucemia. Durante la prueba, las concentraciones de glucosa de **Connie C.** cayeron a 45 mg/dL (normal, 80 a 100 mg/dL), y su relación de insulina a glucosa era mucho más alta que lo normal. Las concentraciones elevadas de insulina aumentaron marcadamente la captación de glucosa por los tejidos periféricos y resultó en una drástica caída de las cifras de glucosa en sangre. En individuos normales cuando los valores de glucosa en sangre caen, las concentraciones de insulina también disminuyen. Dichas concentraciones fueron determinadas por radioinmunoensayo (véanse los Comentarios bioquímicos en el cap. 41 para la descripción de este método).

 Una forma de diabetes conocida como diabetes del adulto de inicio juvenil (MODY), resulta de las mutaciones en la glucocinasa pancreática o factores específicos de transcripción nuclear. La MODY tipo 2 es causada por una mutación de la glucocinasa con reducida actividad a causa de un elevado K_m para la glucosa o un reducido $V_{máx}$ para la reacción. Debido a que la liberación de insulina depende del metabolismo normal de la glucosa dentro de las células β que genera una relación crítica de [ATP]/[ADP] en las células β, los individuos con esta mutación en la glucocinasa no pueden metabolizar significativamente a la glucosa a menos que las cifras sean más altas que lo normal. De este modo, aunque estos pacientes puedan liberar insulina lo hacen a cifras de glucosa más altos que lo normal, y están, en consecuencia, casi siempre en estado hiperglucémico moderado. Sin embargo, es interesante observar que estos pacientes son algo resistentes a las complicaciones a largo plazo de hiperglucemia crónica. El mecanismo para esta aparente resistencia no está bien comprendido todavía.

La diabetes neonatal es un desorden heredado en el cual los recién nacidos desarrollan diabetes dentro de los primeros 3 meses de vida. La diabetes puede ser permanente, por lo que se requiere tratamiento con insulina durante toda la vida o de forma transitoria. Una de las mutaciones más comunes que lleva a una diabetes neonatal permanente está en el gen *KCNJ11*, el que codifica una subunidad del canal K^+_{ATP} en varios tejidos, incluyendo el páncreas. Esta es una mutación activadora que mantiene abierto el canal K^+_{ATP} y menos susceptible a la inhibición ATP. Si el canal K^+_{ATP} no puede ser cerrado, la activación del canal Ca^{2+} no ocurrirá y la secreción de insulina será defectuosa.

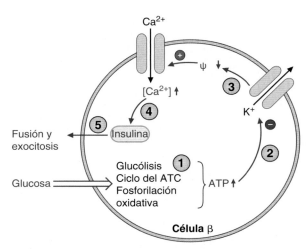

FIGURA 19-11 Liberación de insulina por las células β. Los detalles se dan en el texto. ATP, adenosín trifosfato; ATC, ácido tricarboxílico; ⊕, estimulación; ⊖, inhibición; Δψ, potencial de membrana.

Algunos otros factores además de la concentración de la glucosa en sangre pueden moderar la liberación de insulina (tabla 19-2). Los islotes pancreáticos son inervados por el sistema nervioso autónomo, incluyendo una ramificación del nervio vago. Estas señales neuronales ayudan a coordinar la liberación de insulina con las señales secretorias iniciadas por la ingestión de combustibles. Sin embargo, la secreción de insulina no requiere de las señales del sistema nervioso central. Algunos aminoácidos también pueden estimular la secreción de insulina, aunque la cantidad de insulina liberada durante una comida alta en proteínas es mucho más baja que la liberada por una comida alta en carbohidratos. El polipéptido inhibidor gástrico (GIP) y el péptido similar al glucagón tipo 1 (GLP-1), hormonas del intestino liberadas después de la ingestión de comida, también ayudan en el comienzo de la liberación de insulina. La epinefrina, secretada en respuesta al ayuno, estrés, trauma y ejercicio vigoroso, disminuye la liberación de insulina. La epinefrina libera señales de uso de energía, lo que indica que se necesita secretar menos insulina, ya que esta estimula el almacenamiento de energía.

D. Síntesis y secreción del glucagón

El glucagón, una hormona polipeptídica, se sintetiza en las células α del páncreas a través del corte de un preproglucagón más grande, un péptido de 160 aminoácidos. Al igual que la insulina, el preproglucagón se produce en el RER y se convierte en proglucagón cuando entra en el lumen del retículo endoplasmático. El corte proteolítico en varios lugares produce el glucagón maduro de 29 aminoácidos (peso molecular de 3 500 Da) y fragmentos más grandes que contienen glucagón (llamados GLP-1 y GLP-2). El glucagón es metabolizado con rapidez, principalmente en el hígado y riñones. La vida media en plasma es solo de aproximadamente 3 a 5 minutos.

TABLA 19-2	Reguladores de liberación de insulina	
REGULADOR	**EFECTO**	
Reguladores principales		
Glucosa	+	
Reguladores secundarios		
Aminoácidos	+	
Aporte neural	+	
Hormonas intestinales[a]	+	
Epinefrina (adrenérgico)	−	

+, estimula; −, inhibe.

[a]Las hormonas intestinales que regulan el metabolismo de los combustibles se discuten en el capítulo 41.

La secreción del glucagón es regulada principalmente por las concentraciones circulantes de glucosa e insulina. Los valores crecientes de cada uno inhiben la liberación de glucagón. La glucosa probablemente tiene tanto un efecto supresivo directo en la secreción de glucagón a partir de las células α como un efecto indirecto, este último es mediado por su capacidad para estimular la liberación de insulina. La dirección del flujo sanguíneo en los islotes del páncreas lleva la insulina desde las células β en el centro de los islotes a las células α periféricas, donde suprime la secreción de glucagón.

A la inversa, ciertas hormonas estimulan la secreción de glucagón. Entre estas se encuentran las catecolaminas (incluida la epinefrina) y el cortisol (tabla 19-3).

Muchos aminoácidos también estimulan la liberación de glucagón (fig. 19-12). Así, los elevados valores de glucagón que deberían esperarse durante el estado de ayuno no disminuyen luego de una comida alta en proteínas.

Deborah S. está tomando un compuesto de sulfonilurea conocido como glipizida para tratar su diabetes. Las sulfonilureas actúan en los canales K^+_{ATP} de la superficie de las células β pancreáticas. Los canales K^+_{ATP} contienen subunidades formadoras de poros (codificadas por el gen *KCNJ11*) y subunidades regulatorias (la subunidad a la cual los compuestos de sulfonilurea se unen, codificados por el gen *ABCC8*). La unión del fármaco al receptor de sulfonilurea cierra los canales K^+ (como lo hacen los niveles elevados de ATP), lo que a su vez, aumenta el traslado de Ca^{2+} al interior de la célula β. Esta afluencia de calcio modula la interacción de las vesículas de almacenamiento de insulina con la membrana plasmática de las células β, que resulta en la liberación de insulina en la circulación.

Se han descrito pacientes que tienen una mutación activadora en el gen *ABCC8* (el cual dificultaría el cierre del canal K^+_{ATP}) y esta es otra mutación común que causa diabetes neonatal. Las mutaciones activadoras en el gen *KCNJ11* también tienen el mismo efecto.

TABLA 19-3	Reguladores de liberación de glucagón
REGULADOR	**EFECTO**
Reguladores principales	
Glucosa	–
Insulina	–
Aminoácidos	+
Reguladores secundarios	
Cortisol	+
Neural (estrés)	+
Epinefrina	+

+, estimula; –, inhibe.

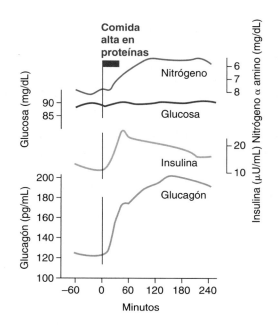

FIGURA 19-12 Liberación de insulina y glucagón en respuesta a una comida alta en proteínas. Esta figura muestra el aumento en la liberación de insulina y glucagón en la sangre luego de un ayuno nocturno seguido por la ingestión de 100 g de proteína (equivalente a una rebanada de *roast beef*). Los valores de insulina no aumentan tanto como con una comida alta en carbohidratos (fig. 19-8). Las concentraciones de glucagón, sin embargo, aumentan significativamente por encima de aquellos presentes en el estado de ayuno.

Las mediciones de proinsulina y el péptido de conexión entre las cadenas de insulina α y β (péptido C) en la sangre de **Connie C.** durante su ayuno hospitalario confirmaron que tenía un insulinoma. La insulina y el péptido C son secretados en proporciones aproximadamente iguales por la célula β, pero el péptido C no se elimina de la sangre tan rápido como la insulina. Por lo tanto, provee una estimación razonablemente precisa de la tasa de secreción de la insulina. Las mediciones del péptido C en el plasma son también potencialmente útiles para diferenciar entre endógena e insulina exógena, porque la insulina exógena carece del péptido C.

Los pacientes con diabetes mellitus tipo 1, como **Dianne A.**, tienen concentraciones casi indetectables de insulina en su sangre. Pacientes con diabetes mellitus tipo 2 como **Deborah S.**, al contrario, tienen cifras normales o aun elevadas de insulina en su sangre; sin embargo, el nivel de insulina en su sangre es inapropiadamente bajo en relación con su elevada concentración de glucosa en sangre. En la diabetes mellitus tipo 2, el músculo esquelético, el hígado y otros tejidos muestran resistencia a las acciones de la insulina. Como resultado de ello, la insulina tiene un efecto menor que lo normal en el metabolismo de la glucosa y de la grasa en tales pacientes. Los valores de insulina en sangre deben ser más altos que lo normal para mantener concentraciones normales de glucosa en sangre. En las etapas tempranas de la diabetes mellitus tipo 2, estos ajustes compensatorios en la liberación de insulina pueden mantener los valores de glucosa en sangre cerca del intervalo normal. Con el tiempo, cuando la capacidad de las células β para secretar elevadas cantidades de insulina declina, los niveles de glucosa en sangre aumentan y la insulina exógena comienza a ser necesaria.

La importancia fisiológica de la acción usual de la insulina de mediar el efecto supresor de la glucosa en la secreción de glucagón es aparente en pacientes con diabetes mellitus tipos 1 y 2. A pesar de la presencia de hiperglucemia, las concentraciones de glucagón en estos pacientes permanecen inicialmente elevadas (cerca de los niveles de ayuno) debido a la ausencia del efecto supresor de la insulina o debido a la resistencia de las células α al efecto supresor de la insulina, aun en niveles adecuados de insulina en pacientes con diabetes mellitus tipo 2. Así, estos pacientes tienen cifras de glucagón inapropiadamente altas, lo que lleva a sugerir que la diabetes mellitus es en realidad un desorden "bihormonal".

De hecho, los niveles de glucagón pueden aumentar, estimulando la gluconeogénesis en ausencia de la glucosa dietética. Las cantidades relativas de insulina y glucagón en sangre después de una comida mixta dependen de la composición de la comida porque la glucosa estimula la liberación de insulina y los aminoácidos la de glucagón. Sin embargo, los aminoácidos también inducen la secreción de insulina, pero no en la medida que lo hace la glucosa. Aunque esto pueda parecer paradójico, en realidad tiene mucho sentido. La liberación de insulina estimula la captación de aminoácidos por los tejidos y aumenta la síntesis de la proteína. Sin embargo, debido a que los valores de glucagón también aumentan en respuesta a una comida proteínica, y el factor crítico es la relación insulina a glucagón, se libera el suficiente glucagón para que la gluconeogénesis aumente (a expensas de la síntesis de la proteína), y los aminoácidos que fueron captados por los tejidos sirvan como sustrato para la gluconeogénesis. La síntesis del glucógeno y triglicéridos también se reduce cuando los valores de glucagón en la sangre se elevan.

En sujetos en estado de ayuno, la cifra promedio del glucagón inmunorreactivo en la sangre es de 75 pg/mL y no varía tanto como la insulina durante el ciclo diario ayuno-alimentación. Sin embargo, solo de 30 a 40% del glucagón inmunorreactivo medido es glucagón pancreático maduro. El resto está compuesto por fragmentos inmunorreactivos más grandes que también son producidos en el páncreas o en las células L intestinales.

IV. Mecanismos de acción hormonal

Para que una hormona afecte el flujo de sustratos a través de una vía metabólica, debe poder cambiar la velocidad a la cual esa vía procede, aumentando o disminuyendo la velocidad de las etapas más lentas. Directa o indirectamente, las hormonas afectan la actividad de enzimas específicas o de las proteínas transportadoras que regulan el flujo a través de una vía. Así, en última instancia, la hormona debe incrementar la cantidad de sustrato para que la enzima aumente (si la provisión de sustrato es un factor velocidad-limitante), cambiar la conformación del sitio activo mediante la fosforilación de la enzima, cambiar la concentración de un efector alostérico de la enzima o cambiar la cantidad de proteína mediante la inducción o represión de su síntesis o su tasa de recambio o ubicación. La insulina, el glucagón y otras hormonas usan todos estos mecanismos regulatorios para determinar la tasa de flujo en las vías metabólicas. Los efectos mediados por la fosforilación o cambios en las propiedades cinéticas de una enzima ocurren rápidamente en minutos. Al contrario, puede llevar horas para que la inducción o represión de la síntesis de enzimas cambie la cantidad de una enzima en la célula.

Los detalles de la acción hormonal se describieron en el capítulo 10, aquí están resumidos.

A. Transducción de señales por hormonas que se unen a los receptores de la membrana plasmática

Las hormonas inician sus acciones en las células blanco uniéndose a receptores específicos o a proteínas de unión. En el caso de las hormonas polipeptídicas (como la insulina y el glucagón) y catecolaminas (epinefrina y norepinefrina), la acción de la hormona es mediada a través de la unión con un receptor específico en la membrana plasmática (*véase* cap. 10, sec. XII). El primer mensaje de la hormona es transmitido a las enzimas intracelulares por el receptor activado y un segundo mensajero intracelular; la hormona no necesita entrar a la célula para ejercer sus efectos. (Al contrario, las hormonas esteroides como el cortisol y la hormona tiroidea triyodotironina [T_3] entran al citosol y finalmente se mueven al núcleo de la célula para ejercer sus efectos.)

El mecanismo con el cual el mensaje es llevado por la hormona que en última instancia afecta la velocidad de la enzima regulatoria en la célula blanco se llama **transducción de señales**. Los tres tipos básicos de transducción de señales por hormonas que unen a receptores en la membrana plasmática son: 1) acoplamiento de un receptor a la adenil ciclasa, que produce adenosín monofosfato cíclico (AMPc); 2) actividad cinasa del receptor, y 3) acoplamiento del receptor a la hidrólisis del fosfatidilinositol bisfosfato (PIP_2). Cada hormona de la homeostasis metabólica usa uno de estos mecanismos para llevar a cabo su efecto fisiológico. Además de esto, algunas hormonas y neurotransmisores actúan a través del acoplamiento del receptor a canales iónicos (descritos en el cap. 10).

I. Transducción de señales a través de la insulina

La insulina inicia su acción uniéndose a un receptor en la membrana plasmática de muchas de las células blanco de la insulina (*véase* fig. 10-19). El receptor de insulina tiene dos tipos de subunidades: las subunidades α a las cuales la insulina se une, y las subunidades β, las que abarcan la membrana y se extienden en el citosol. La porción citosólica de la subunidad β tiene actividad de la tirosina cinasa. En unión con la insulina, la tirosina cinasa fosforila residuos de tirosina en la subunidad β (autofosforilación), así como también en otras diversas enzimas dentro del citosol. El sustrato principal para la fosforilación a través del receptor es el sustrato-1 del receptor de insulina (IRS-1), luego reconoce y se une a varias proteínas de transducción de señales en regiones denominadas dominios SH2. El IRS-1 se involucra en muchas de las respuestas fisiológicas a la insulina a través de mecanismos complejos que son sujeto de investigación intensiva. Las respuestas celulares básicas de tejido específico a la insulina, no obstante, pueden ser agrupadas en cinco grandes categorías: 1) la insulina revierte la fosforilación estimulada por el glucagón, 2) la insulina trabaja a través de una cascada de fosforilación que estimula la fosforilación de varias enzimas, 3) la insulina promueve e inhibe la síntesis de enzimas específicas, 4) la insulina actúa como un factor de crecimiento y tiene un efecto estimulatorio general en la síntesis de las proteínas, y 5) la insulina estimula el transporte de glucosa y aminoácidos hacia las células (*véase* fig. IV.10 en la introducción a la sec. IV).

Se han propuesto varios mecanismos para la acción de la insulina en la inhibición de la fosforilación estimulada por el glucagón de las enzimas del metabolismo de carbohidratos. Desde el punto de vista del estudiante, la capacidad de la insulina para inhibir la fosforilación estimulada por el glucagón ocurre como si estuviera disminuyendo el AMPc y estimulando fosfatasas que podrían quitar aquellos fosfatos agregados por la proteína cinasa A (PKA). En realidad, el mecanismo es más complejo y todavía no se ha entendido por completo.

2. Transducción de señales a través del glucagón

La vía para la transducción de señales por el glucagón es uno muy común para diversas hormonas; el receptor del glucagón se acopla a la adenil ciclasa y producción de AMPc (fig. 10-21). El glucagón, a través de proteínas G, activa la adenil ciclasa unida a la membrana, aumentando la síntesis del segundo mensajero intracelular 3′, 5′-AMP cíclico (AMPc) (fig. 10.23). El AMPc activa la PKA (proteína cinasa dependiente de AMPc), que cambia la actividad de las enzimas al fosforilarlas en residuos específicos serina. La fosforilación activa algunas enzimas e inhibe otras.

Las proteínas G, que acoplan el receptor del glucagón a la adenil ciclasa, son proteínas en la membrana plasmática que unen trifosfato de guanosina (GTP) y tienen subunidades disociables que interactúan con el receptor y la adenil ciclasa. En ausencia de glucagón, el complejo de la proteína G_s estimuladora se une al difosfato de guanosina (GDP), pero no se puede unir al receptor desocupado o a la adenil ciclasa (fig. 10-22). Una vez que el glucagón se une al receptor, el receptor también une el complejo G_s, que luego libera GDP y une el GTP. La subunidad α entonces se disocia de las subunidades β y γ además se une a la adenil ciclasa, activándola de ese modo. A medida que el GTP en la subunidad α se hidroliza a GDP, la subunidad se disocia y se recompone el complejo con las subunidades β y γ. Solo la continua ocupación del receptor del glucagón puede mantener activa la adenil ciclasa.

Aunque el glucagón trabaja activando la adenil ciclasa, pocas hormonas la inhiben. En este caso, el complejo de la proteína G inhibidora se llama *complejo* G_i. El AMPc es el segundo mensajero intracelular para diversas hormonas que regulan el metabolismo del combustible.

Durante el "estrés" de la hipoglucemia, el sistema nervioso autónomo estimula al páncreas para que secrete glucagón, lo que tiende a restablecer la glucosa sérica a valores normales. La actividad aumentada del sistema nervioso adrenérgico (a través de la epinefrina) también alerta al paciente, como **Connie C.**, acerca de la presencia de hipoglucemia grave en aumento. Por fortuna, esto inducirá al paciente a ingerir azúcares simples u otros carbohidratos, lo que a su vez también aumentará las concentraciones de glucosa en la sangre. **Connie C.** aumentó 3.6 kg antes de la resección del adenoma pancreático insulinosecretor a través de este mecanismo.

La especificación de la respuesta fisiológica a cada hormona resulta de la presencia de receptores específicos para esa hormona en tejidos blanco. Por ejemplo, el glucagón activa la producción de glucosa desde el glucógeno en el hígado, pero no en el músculo esquelético porque los receptores del glucagón están presentes en el hígado, pero no en el músculo esquelético. Sin embargo, el músculo esquelético tiene adenil ciclasa, AMPc y PKA, que pueden activarse a través de la unión de epinefrina a los receptores β_2 en las membranas de las células musculares. Las células del hígado también tienen receptores de epinefrina.

El AMPc se degrada con rapidez en AMP por una fosfodiesterasa unida a la membrana. La concentración de AMPc es, de esta manera, muy baja en la célula, por lo que cambios en su concentración pueden tener lugar rápidamente en respuesta a cambios en la velocidad de síntesis. La cantidad presente de AMPc en todo momento es un reflejo directo de la unión de la hormona y la actividad de la adenil ciclasa. No se afecta por los niveles de ATP, ADP (adenosín difosfato) o AMP en las células.

El AMPc transmite la señal hormonal a la célula activando la PKA (proteína cinasa dependiente de AMPc). A medida que el AMPc se une a las subunidades regulatorias de la PKA, estas subunidades se disocian de las subunidades catalíticas, las que, por lo tanto, son activadas (*véanse* cap. 9, fig. 9-11). La PKA activada fosforila residuos serina de enzimas reguladoras clave en las vías del metabolismo de carbohidratos y grasa. Algunas enzimas se activan y otras se inhiben por este cambio en el estado de fosforilación. El mensaje de la hormona llega a su fin por acción de proteína fosfatasas semiespecíficas que eliminan grupos fosfato de las enzimas. La actividad de la proteína fosfatasas también se controla a través de la regulación hormonal.

Cambios en el estado de fosforilación de las proteínas que se unen a los elementos de respuesta al AMPc (CRE) en la región promotora de genes contribuyen a la regulación de transcripción de genes mediante diversas hormonas acopladas al AMPc (*véase* cap. 15). Por ejemplo, la proteína de unión al elemento de respuesta al AMPc (CREB) es directamente fosforilada por PKA, un paso esencial para el inicio de la transcripción. La fosforilación en otros lugares en CREB, por una variedad de cinasas, también puede desempeñar un papel en la regulación de la transcripción.

El mecanismo para la transducción de señal a través del glucagón ilustra algunos de los principios importantes de los mecanismos de señalización hormonal. El primer principio es que la especificación de la acción en los tejidos se confiere a través del receptor en una célula blanco para el glucagón. Por lo general, las principales acciones del glucagón ocurren en el hígado, tejido adiposo y algunas células del riñón que contienen receptores de glucagón. El segundo principio es que la transducción de la señal involucra la amplificación del primer mensaje. El glucagón y otras hormonas están presentes en la sangre en muy bajas concentraciones. Sin embargo, esas diminutas concentraciones hormonales son adecuadas para iniciar una respuesta celular porque la unión de una molécula una de glucagón a un receptor en última instancia activa muchas moléculas de PKA, cada una de las cuales fosforila cientos de enzimas corriente abajo. El tercer principio involucra la integración de respuestas metabólicas. Por ejemplo, la fosforilación de enzimas estimuladas por el glucagón activa simultáneamente la degradación de glucógeno, inhibe las síntesis de glucógeno e inhibe la glucólisis en el hígado (*véase* fig. V.10 en la introducción a la sec. IV). El cuarto principio involucra el aumento y antagonismo de señales. Un ejemplo de aumento involucra las acciones de glucagón y epinefrina (que se libera durante el ejercicio). Aunque estas hormonas se unen a diferentes receptores, cada una puede incrementar el AMPc y estimular la degradación de glucógeno. El quinto principio es la de terminación rápida de la señal. En el caso del glucagón, tanto la terminación de la activación de la proteína G_s como la rápida degradación del AMPc contribuyen a la terminación de la señal.

B. Transducción de señales por el cortisol y otras hormonas que interactúan con receptores intracelulares

La transducción de señales por el glucocorticoide cortisol y otros esteroides que tienen actividad glucocorticoidea y por la hormona tiroidea que incluye la unión de hormona a receptores intracelulares (citosólicos) o la unión a proteínas, después de la cual este complejo proteína de unión hormonal, si no está ya en el núcleo, se traslada a este, donde interactúa con la cromatina.

Esta interacción cambia la tasa de transcripción de genes en las células blanco (*véase* cap. 15). Las respuestas celulares a estas hormonas continúan en la medida en que

La fosfodiesterasa es inhibida por las metilxantinas, un tipo de compuestos que incluye cafeína. ¿Sería el efecto de la metilxantina en el metabolismo de los combustibles similar al ayuno o a una comida alta en carbohidratos?

Ann R. ayuna con frecuencia por periodos prolongados para mantenerse delgada, pero se ejercita todas las mañanas (*véase* cap. 2). La liberación de epinefrina y norepinefrina y el aumento de glucagón y la caída de insulina durante su ejercicio proveen señales coordinadas y aumentadas que estimulan la liberación de combustible por encima de los niveles de ayuno. La movilización de combustible ocurrirá, por supuesto, solo mientras tenga combustible almacenado como triacilgliceroles.

la célula blanco se expone a estas hormonas específicas. De esta manera, los desórdenes que causan un exceso crónico en su secreción resultan en una influencia igualmente persistente en el metabolismo de los combustibles. Por ejemplo, el estrés crónico, tal como el que se ve en estado de sepsis prolongada, puede llevar a variar los grados de intolerancia a la glucosa si persisten los elevados valores de epinefrina y cortisol.

Los efectos del cortisol en la transcripción génica son por lo general sinérgicos con aquellos de otras determinadas hormonas. Por ejemplo, las tasas de transcripción génica para algunas de las enzimas en la vía de la síntesis de glucosa a partir de aminoácidos (gluconeogénesis) son estimuladas tanto por el glucagón como por el cortisol.

C. Transducción de señales a través de epinefrina y norepinefrina

La epinefrina y la norepinefrina son catecolaminas (fig. 19-13). Pueden actuar como neurotransmisores o como hormonas. Un neurotransmisor permite que una señal neuronal se transmita a través de la unión o sinapsis entre la terminal nerviosa de un axón del nervio proximal y el cuerpo de la célula de una neurona distal. Una hormona, contrariamente, se libera en la sangre y viaja en la circulación para interactuar con receptores específicos en la membrana plasmática o en el citosol de las células del órgano blanco. El efecto general de estas catecolaminas es prepararnos para una lucha o huida. Bajo estas circunstancias extremadamente estresantes, estas hormonas de "estrés" aumentan la movilización del combustible, el gasto cardiaco, el flujo sanguíneo, etc., que nos permite afrontar estos tipos de estrés. Las catecolaminas se unen a receptores adrenérgicos (el término **adrenérgico** se refiere a células nerviosas o fibras que son parte del sistema nervioso involuntario o autónomo, un sistema que emplea norepinefrina como neurotransmisor).

Hay nueve tipos de receptores adrenérgicos: α_{1A}, α_{1B}, α_{1D}, α_{2A}, α_{2B}, α_{2C}, β_1, β_2, β_3. Solo los tres receptores β y α_1 se tratan aquí. Los tres receptores β trabajan a través del sistema adenil ciclasa-AMPc, activando una proteína G_s, que a su vez activa la adenil ciclasa y finalmente una PKA. El receptor β_1 es el receptor adrenérgico más importante en el corazón humano y se estimula principalmente por la norepinefrina. En activación, el receptor β_1 aumenta la velocidad de contracción de músculo, en parte por la fosforilación mediada por la PKA de fosfolamban (*véase* cap. 45). El receptor β_2 se encuentra presente en el hígado, el músculo esquelético y otros tejidos, y está involucrado en la movilización de combustibles (como la generación de glucosa a través de la glucogenólisis). También actúa en la contracción vascular, bronquial y el músculo liso uterino. La epinefrina es un agonista mucho más potente para este receptor que la norepinefrina, cuya principal acción es de neurotransmisión. El receptor β_3 se encuentra predominantemente en el tejido adiposo y en una menor medida en el músculo esquelético. La activación de este receptor estimula la oxidación de ácidos grasos y la termogénesis, y los agonistas para este receptor han probado ser fármacos beneficiosos de pérdida de peso. Los receptores α_1, que son receptores postsinápticos, median la contracción vascular y del músculo liso. Ellos trabajan a través del sistema PIP_2 (*véase* cap. 10, sec. XII.C.3), vía activación de una proteína G_q, y fosfolipasa Cβ. Este receptor también media la glucogenólisis en el hígado.

La inhibición de la fosfodiesterasa por la metilxantina aumentaría el AMPc y tendría los mismos efectos en el metabolismo de los combustibles como lo haría un aumento de glucagón y epinefrina, como en el estado de ayuno. La movilización aumentada de combustible tendría lugar mediante la glucogenólisis (la liberación de glucosa desde el glucógeno) y mediante la lipólisis (la liberación de ácidos grasos desde los triacilgliceroles).

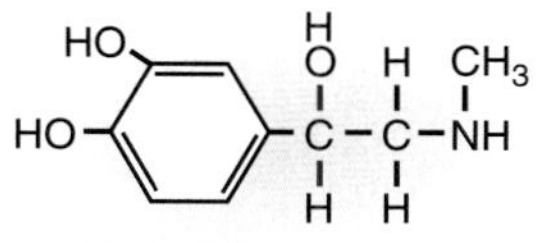

FIGURA 19-13 Estructura de la epinefrina y la norepinefrina. La epinefrina y la norepinefrina se sintetizan a partir de la tirosina y actúan como hormonas y neurotransmisores. Son catecolaminas, el término catecol se refiere a una estructura anular que contiene dos grupos hidroxilos.

Deborah S., una paciente con diabetes mellitus tipo 2 está experimentando resistencia a la insulina. Sus concentraciones de insulina circulante están entre valores normales a altos, si bien inapropiadamente bajos para su elevado valor de glucosa en sangre. Sin embargo, sus células blanco a insulina, tales como músculos y tejido adiposo, no responden como las de quienes no tienen diabetes lo harían con esta concentración de insulina. Para la mayoría de los pacientes tipo 2, el sitio de la resistencia a la insulina es subsecuente a la unión de la insulina con su receptor; esto es, el número de receptores y su afinidad por la insulina están cerca de lo normal. Sin embargo, la unión de la insulina a estos receptores no desencadena la mayoría de los efectos intracelulares normales de la insulina, discutidos antes. En consecuencia, hay una pequeña estimulación del metabolismo y almacenamiento de glucosa después de una comida alta en carbohidratos y una pequeña inhibición de gluconeogénesis hepática.

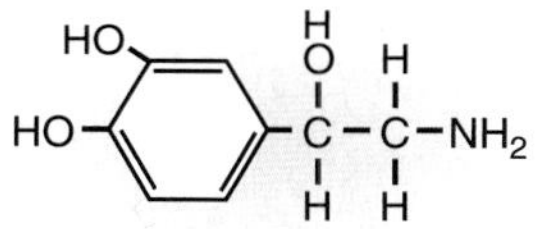

COMENTARIOS CLÍNICOS

Deborah S. tiene diabetes mellitus tipo 2 mientras que **Dianne A.** tiene diabetes mellitus tipo I. Aunque la patogenia difiere para estas formas importantes de diabetes mellitus, ambas causan graduaciones variables de hiperglucemia. En la diabetes mellitus tipo 1, las células pancreáticas β son gradualmente destruidas por los anticuerpos dirigidos a una variedad de proteínas dentro de las células β. Como la capacidad secretoria de insulina de las células β disminuye gradualmente por debajo de un nivel crítico, los síntomas de la hiperglucemia crónica se desarrollan con rapidez. En la diabetes mellitus tipo 2, estos síntomas se desarrollan más sutil y gradualmente a través de los meses o años.

De los pacientes con diabetes tipo 2, 85% o más tiene obesidad y, al igual que **Ivan A.**, tiene una gran circunferencia de cintura y cadera en relación con la disposición del tejido adiposo. Esta distribución anormal de la grasa en los adipocitos viscerales (periintestinal) está asociada con una sensibilidad reducida de las células grasas, células musculares y células del hígado a las acciones de la insulina delineadas previamente. La resistencia a la insulina puede ser disminuida mediante la pérdida de peso, en específico en los depósitos viscerales. El desarrollo de la diabetes tipo 2 asociada con la obesidad y alta presión arterial puede causar síndrome metabólico, una entidad clínica común que se discute a detalle en la sección V del texto.

 Connie C. se sometió a un estudio ultrasonográfico de alta resolución (ecografía) del abdomen superior, que mostró una masa de 2.6 cm en la porción central de su páncreas. Con este hallazgo, su médico decidió que no serían necesarios más estudios no invasivos antes de realizar la operación quirúrgica y extirpación de la tumoración. En el momento de la cirugía, una masa amarillo blancuzca de 2.8 cm que consistía básicamente de células β ricas en insulina fue resecada de su páncreas. No se encontraron cambios citológicos de malignidad en el examen microscópico de la muestra quirúrgica, y no se halló evidencia de conducta maligna del tumor (como metástasis localizada). **Connie C.** tuvo una recuperación posoperatoria normal y no experimentó más los signos y síntomas de hipoglucemia inducida por insulina.

COMENTARIOS BIOQUÍMICOS

Acciones de la insulina. Una de las respuestas celulares importantes a la insulina es la reversión de la fosforilación de enzimas estimulada por glucagón. Entre los mecanismos propuestos para esta acción se incluyen la inhibición de la adenil ciclasa, una reducción de los niveles de AMPc, la estimulación de la fosfodiesterasa, la liberación de un segundo mensajero de un fosfatidilinositol glucosilado y la fosforilación de enzimas en un sitio que antagoniza la fosforilación de la proteína cinasa A. No todas estas acciones fisiológicas de la insulina ocurren en cada uno de los órganos del cuerpo sensibles a la insulina.

La insulina también es capaz de antagonizar las acciones del glucagón a nivel de inducción o represión específicas de las enzimas regulatorias clave del metabolismo de los carbohidratos. Por ejemplo, la velocidad de síntesis del ARN mensajero (ARNm) para la fosfoenolpiruvato carboxicinasa, una enzima clave de la vía gluconeogénica, se aumenta varias veces por el glucagón (vía AMPc) y se disminuye por la insulina. De esta manera, todos los efectos del glucagón, aun la inducción de algunas enzimas, pueden ser revertidos por la insulina. Este antagonismo es efectuado a través de un elemento de respuesta hormonal sensible a insulina (IRE) en la región promotora de genes. La insulina causa represión de la síntesis de las enzimas que son inducidas por el glucagón.

La estimulación general de la síntesis de proteínas por la insulina (su efecto mitogénico o promotor del crecimiento) parece ocurrir mediante un aumento general en las velocidades de traducción del ARNm de un amplio espectro de proteínas estructurales. Estas acciones resultan de una fosforilación en cascada iniciada por la autofosforilación del receptor de insulina y finalizando en la fosforilación de subunidades de proteínas que se asocian e inhiben los factores de iniciación de síntesis de proteínas eucarióticas (eIFs). Una vez fosforiladas, las proteínas inhibitorias son liberadas de los eIFs, permitiendo que la traducción del ARNm sea estimulada. A este respecto, las acciones de la insulina son similares a aquellas de otras hormonas que actúan como factores de crecimiento y también tienen receptores con actividad tirosina cinasa.

Además de la transducción de señales, la activación de los receptores de insulina permite la internalización de las moléculas de insulina unidas al receptor, aumentando su degradación subsecuente. Aunque los receptores libres pueden ser internalizados y finalmente reciclados a la membrana plasmática, el receptor puede ser irreversiblemente degradado después de una prolongada ocupación por insulina. El resultado de este proceso, llamado regulación decreciente del receptor, es una atenuación de la señal de insulina. La importancia fisiológica de la internalización del receptor en la sensibilidad a la insulina es poco conocida, pero puede causar una hiperglucemia crónica.

CONCEPTOS CLAVE

◆ La homeostasis de la glucosa está dirigida al mantenimiento de las concentraciones constantes de glucosa en sangre.
◆ La insulina y el glucagón son dos importantes hormonas que regulan el balance entre la movilización y el almacenamiento de combustible. Mantienen los valores

de glucosa en sangre alrededor de 70 a 100 mg/dL a pesar de variar la cantidad ingerida de carbohidratos durante el día.

◆ Si la ingesta alimentaria de los combustibles es excesiva en cuanto a los requerimientos calóricos inmediatos, esos combustibles son almacenados como glucógeno o como grasa. Al contrario, los combustibles almacenados apropiadamente se movilizan cuando la demanda lo requiere.

◆ La insulina se libera como respuesta a la ingestión de carbohidratos y promueve el uso de la glucosa como combustible y el almacenamiento de esta como grasa y glucógeno. La secreción de insulina se regula principalmente por los niveles de glucosa en sangre.

◆ El glucagón promueve la producción de glucosa vía glucogenólisis (degradación del glucógeno) y la gluconeogénesis (síntesis de la glucosa a partir de aminoácidos y otros precursores no carbohidratos).

◆ La liberación de glucagón se regula principalmente mediante su supresión debida a la elevación de las concentraciones de glucosa y de insulina. Las concentraciones de glucagón disminuyen como respuesta a una comida de carbohidratos y aumentan durante el ayuno. Valores elevados de glucagón en relación con la insulina estimulan la liberación de ácidos grasos de los tejidos adiposos.

◆ El glucagón actúa uniéndose a un receptor en la superficie celular, lo que estimula la síntesis del segundo mensajero intracelular, AMPc.

◆ El AMPc activa la proteína cinasa A, la que fosforila enzimas regulatorias clave, activando algunas e inhibiendo otras.

◆ La insulina actúa vía un receptor con actividad tirosina cinasa y lleva a la desfosforilación de las enzimas clave fosforiladas, en respuesta al glucagón.

◆ Las hormonas que antagonizan la acción de la insulina, llamadas hormonas contrarreguladoras de insulina, incluyen glucagón, epinefrina y cortisol.

◆ Las enfermedades revisadas en este capítulo se resumen en la tabla 19-4.

TABLA 19-4 Enfermedades revisadas en el capítulo 19

ENFERMEDAD O TRASTORNO	AMBIENTAL O GENÉTICA	COMENTARIO
Diabetes tipo 2	Ambas	Surgimiento de la resistencia a la insulina, debido a una amplia variedad de causas; los tejidos no responden a la insulina como normalmente deberían.
Insulinoma	Ambas	Liberación periódica de insulina desde un tumor de las células β pancreáticas, lo que causa síntomas hipoglucémicos, que son acompañados por apetito excesivo y aumento de peso.
Hiperglucemia	Ambas	Cifras de glucosa constantemente elevadas en la circulación debido a una amplia variedad de causas. La hipoglucemia lleva a la glicación de proteínas y a una potencial pérdida de la función proteínica en una variedad de tejidos.
Diabetes tipo 1	Ambas	No producción de insulina por las células β pancreáticas debido a una destrucción autoinmune de las células β. La hiperglucemia y la cetoacidosis pueden resultar de la falta de insulina.
Diabetes del adulto de inicio juvenil (MODY)	Genética	Forma de diabetes causada por mutaciones específicas, como la mutación en la glucocinasa pancreática, que altera el punto de partida para la liberación de insulina desde las células β.
Diabetes neonatal	Genética	Una causa de la diabetes neonatal es una mutación en una subunidad del canal de potasio en varios tejidos. Tal mutación en el páncreas lleva a una apertura permanente del canal de potasio, manteniendo las concentraciones de calcio intracelular bajas y dificultad en la liberación de insulina desde las células β.

PREGUNTAS DE REVISIÓN: CAPÍTULO 19

1. Un paciente con diabetes mellitus tipo 1 recibe una inyección de insulina antes de la cena, pero luego se distrae y no come. Aproximadamente 3 horas más tarde, el paciente se siente tembloroso (trémulo), sudoroso y confundido. ¿Estos síntomas han ocurrido debido a cuál de los siguientes?
   A. Liberación aumentada de glucagón desde el páncreas
   B. Liberación disminuida de glucagón desde el páncreas
   C. Altos valores de glucosa en sangre
   D. Bajas concentraciones de glucosa en sangre
   E. Elevadas cifras de cuerpos cetónicos

2. En relación con el paciente de la pregunta 19-1, si este se hubiera quedado dormido antes de reconocer los síntomas, podría haber perdido la conciencia mientras dormía. Si esto hubiera ocurrido y hubieran llegado paramédicos para ayudarlo, la administración de cuál de los siguientes habría ayudado a revertir este efecto.
   A. Insulina
   B. Solución salina normal
   C. Triglicéridos
   D. Epinefrina
   E. Ácidos grasos de cadena corta

3. La cafeína es un potente inhibidor de la enzima AMPc fosfodiesterasa. ¿Cuál de las siguientes consecuencias se espera que ocurra en el hígado después de beber dos tazas de café expreso fuerte?
   A. Una prolongada respuesta a la insulina
   B. Una prolongada respuesta al glucagón
   C. Una inhibición de la proteína cinasa A
   D. Un mejoramiento de la actividad glucolítica
   E. Una tasa reducida de exportación de glucosa a la circulación

4. Se supone que un aumento en la concentración de glucosa en sangre de 5 a 10 mM resultaría en liberación de insulina por el páncreas. Una mutación en la glucocinasa pancreática puede ocasionar diabetes del adulto de inicio juvenil (MODY), ¿debido a cuál de las siguientes opciones dentro de las células β pancreáticas?
   A. Una capacidad reducida para elevar cifras de AMPc
   B. Una capacidad reducida para elevar niveles de ATP
   C. Una capacidad reducida para estimular la transcripción genética
   D. Una capacidad reducida para activar la degradación de glucógeno
   E. Una capacidad reducida para elevar las concentraciones intracelulares de lactato

5. ¿Cuál de los siguientes órganos tiene la demanda más alta de glucosa como combustible?
   A. Cerebro
   B. Músculo (esquelético)
   C. Corazón
   D. Hígado
   E. Páncreas

6. La liberación de glucagón no altera el metabolismo muscular, ¿debido a cuál de las siguientes?
   A. Falta de adenil ciclasa en las células musculares
   B. Falta de proteína cinasa A en las células musculares
   C. Falta de proteínas G en las células musculares
   D. Falta de trifosfato de guanosina (GTP) en las células musculares
   E. Falta del receptor de glucagón en las células musculares

7. Un paciente masculino con hipoglucemia en ayuno presenta temblores, sudoración y frecuencia cardiaca aumentada. Estos síntomas habrían sido causados por la liberación de una de las siguientes hormonas:
   A. Insulina
   B. Adrenalina
   C. Cortisol
   D. Glucagón
   E. Testosterona

8. Un paciente ha intentado muchas diferentes dietas "de moda" para perder peso. ¿Cuál de los alimentos siguientes provocaría la concentración más baja de glucagón circulante poco después de consumirlo?
   A. Alimento alto en grasa
   B. Alimento bajo en proteína
   C. Alimento bajo en grasa
   D. Alimento bajo en carbohidratos
   E. Alimento alto en carbohidratos

9. Un paciente de 45 años de edad ingresa al hospital en coma provocado por hiperglucemia grave y es tratado con insulina y líquidos. Se le ha aplicado insulina de acción prolongada y de acción corta diariamente para controlar sus concentraciones de glucosa en sangre. ¿Qué prueba podría solicitarse en este punto para determinar si el paciente tiene diabetes tipo 1 o diabetes tipo 2?
   A. Concentración de péptido C
   B. Concentración de insulina
   C. Anticuerpos contra insulina
   D. Concentración de proglucagón
   E. Concentración de glucagón

10. El paciente de la pregunta anterior tuvo concentraciones de glucosa muy altas, y su orina también contenía concentraciones elevadas de glucosa. Las concentraciones de glucosa sanguíneas elevadas pueden provocar disfunción cerebral debido a una de las siguientes circunstancias:
    A. Deshidratación
    B. Reducción de las concentraciones de lípidos en la sangre
    C. Aumento de las concentraciones de lípidos en la sangre
    D. Hiperhidratación
    E. Concentraciones elevadas de amoniaco
    F. Concentraciones disminuidas de amoniaco.

11. ¿Cuál es la principal diferencia entre los efectos del cortisol y del glucagón en el hígado?
    A. La activación de la gluconeogénesis
    B. Inhibición de la glucólisis
    C. Activación de la degradación del glucógeno
    D. Activación de la síntesis de ácidos grasos
    E. Potenciación del transporte de glucosa

12. La hiperglucemia persistente, como puede observarse en un paciente con diabetes de tipo 1 durante muchos años, puede provocar una neuropatía periférica más adelante. La neuropatía periférica está causada, en parte, por ¿cuál de las siguientes causas?
    A. Aumento de la utilización de ácidos grasos por parte de las neuronas
    B. Disminución de la utilización de ácidos grasos por parte de las neuronas
    C. Disminución de la captación de glucosa por parte de las neuronas
    D. Aumento de la síntesis de glucógeno por parte de las neuronas
    E. Glicación no enzimática de las proteínas de la membrana neuronal

13. La llegada de la ingeniería genética ha permitido la producción de insulina recombinante que contiene sustituciones de aminoácidos y, mezclada con zinc, se utiliza para las inyecciones de insulina para los pacientes que la necesitan. Se producen dos tipos de insulina recombinante: "de acción lenta" y "de acción rápida". La insulina "de acción rápida" llega al torrente sanguíneo más rápido desde el lugar de la inyección que la insulina "de acción lenta", que durará más tiempo en la sangre porque se libera más lentamente desde el lugar de la inyección. Una propiedad de la proteína recombinante para crear una insulina de acción rápida podría ser ¿cuál de las siguientes?
    A. Una mayor afinidad por el zinc
    B. Una menor afinidad por el zinc
    C. Una disminución de la afinidad por el receptor de la insulina
    D. Insulina inyectada con el péptido C unido
    E. Insulina producida que carece de los enlaces disulfuro que se encuentran en la insulina nativa

14. Un tumor que se sobreproduce, ¿cuál de las siguientes hormonas provocaría síntomas similares a los de la diabetes de tipo 1?

A. Insulina
B. Epinefrina
C. Norepinefrina
D. Glucagón
E. Cortisol

15. La liberación de glucagón del páncreas se ve afectada por una serie de factores. ¿Cuál de las siguientes opciones caracteriza mejor a los principales efectores de la liberación de glucagón? Elija la mejor respuesta.

	Insulina	Aminoácidos	Glucosa	Epinefrina
A	Aumenta	Disminuye	Aumenta	Aumenta
B	Aumenta	Aumenta	Disminuye	Disminuye
C	Aumenta	Disminuye	Aumenta	Aumenta
D	Disminuye	Aumenta	Disminuye	Aumenta
E	Disminuye	Disminuye	Aumenta	Disminuye
F	Disminuye	Aumenta	Disminuye	Disminuye

RESPUESTAS A LAS PREGUNTAS DE REVISIÓN

1. **La respuesta es D.** Una vez que se inyecta insulina, se favorece el transporte de glucosa hacia los tejidos periféricos. Si el paciente no come, la concentración normal de glucosa en ayuno disminuye aún más debido a la inyección de insulina, lo que incrementa el desplazamiento de glucosa al interior del músculo y las células adiposas. El paciente se torna hipoglucémico y como resultado se libera epinefrina de la médula suprarrenal. Esto a su vez causa los signos y síntomas relacionados con las concentraciones elevadas de epinefrina en la sangre. Las respuestas A y B son incorrectas porque la glucemia disminuye y se libera glucagón desde el páncreas para elevar la concentración sanguínea de glucosa, lo que aliviaría los síntomas. La respuesta E es incorrecta porque la producción de cuerpos cetónicos no causa síntomas de hipoglucemia, ni aumentaría en grado significativo apenas unas pocas horas después del choque insulínico que el paciente está experimentando.

2. **La respuesta es D.** Cuando el paciente recibió la insulina, la hormona estimuló el transporte hacia las células musculares y grasas. El efecto de esto fue reducir las concentraciones de glucosa en sangre, y al no comer, el paciente entró en estado de hipoglucemia grave hasta el punto en el que las concentraciones sanguíneas estuvieron por debajo del K_m para los transportadores de glucosa para el sistema nervioso. La administración de epinefrina estimulará el hígado para que libere glucosa, por medio de la glucogenólisis y la gluconeogénesis, y se elevarán las concentraciones de glucosa sanguínea lo suficiente para vencer la hipoglucemia inducida por la insulina. Agregar triglicéridos no ayuda al sistema nervioso porque los ácidos grasos no pueden cruzar la barrera hematoencefálica. La solución salina normal no agrega nutrientes para el sistema nervioso. Los ácidos grasos de cadena corta tampoco entran al sistema nervioso.

3. **La respuesta es B.** Cuando el glucagón se une a su receptor, la enzima adenil ciclasa termina por activarse (a través de la acción de proteínas G), lo que eleva los valores de AMPc en la célula. La AMPc fosfodiesterasa se opone a este aumento del AMPc, e hidroliza el AMPc a 5′-AMP. Si la fosfodiesterasa es inhibida por cafeína, las concentraciones de AMPc permanecerán elevadas por un largo periodo, fomentando la respuesta del glucagón. La respuesta del glucagón en el hígado es exportar glucosa (de modo que E es incorrecta) e inhibir la glucólisis (por lo cual D es incorrecta). El AMPc activa la proteína cinasa A, lo cual hace que la respuesta C también sea incorrecta. El efecto de la insulina es reducir las concentraciones de AMPc (y en consecuencia A es incorrecta).

4. **La respuesta es B.** La liberación de insulina depende de un incremento en el cociente [ATP]/[ADP] dentro de la célula pancreática β. En la MODY, la mutación de la glucocinasa da por resultado una glucocinasa menos activa a concentraciones de glucosa que normalmente estimulan la liberación de insulina. Así, se requieren concentraciones mayores de glucosa para estimular la glucólisis y el ciclo del ácido tricarboxílico (ATC) a fin de elevar eficazmente el cociente de ATP sobre ADP. La respuesta A es incorrecta porque los valores de AMPc no guardan relación con el mecanismo de liberación de la insulina. La respuesta C es incorrecta porque, inicialmente, la transcripción no está implicada, ya que la liberación de insulina es causada por exocitosis de insulina preformada en vesículas secretorias. La respuesta D es incorrecta porque el páncreas no degradará glucógeno en condiciones de glucemia elevada y la respuesta E es incorrecta porque el lactato no participa en la estimulación de la liberación de insulina.

5. **La respuesta es A.** El encéfalo requiere glucosa porque los ácidos grasos no cruzan la barrera hematoencefálica con facilidad para ingresar en las neuronas. Por lo tanto, la producción de glucosa se mantiene en un nivel adecuado para permitir al encéfalo seguir consumiendo glucosa para sus necesidades energéticas. Los otros órganos enumerados como posibles respuestas pueden cambiar al uso de fuentes alternas de combustible (lactato, ácidos grasos, aminoácidos) y no dependen tanto de la glucosa para satisfacer sus requerimientos de energía como el encéfalo.

6. **La respuesta es E.** El músculo no expresa receptores de glucagón, por lo que es resistente a sus acciones. Sin embargo, el músculo contiene GTP (que se produce en el ciclo del ATC), proteínas G, proteína cinasa A y adenil ciclasa (la estimulación por epinefrina de las células musculares eleva las concentraciones de AMPc y activa la proteína cinasa A).

7. **La respuesta es B.** La insulina no disminuye la concentración de glucosa en la sangre y provoca hipoglucemia, pero esto produciría síntomas de fatiga, confusión y visión borrosa. Cuando hay hipoglucemia, el cuerpo libera glucagón, cortisol, adrenalina y noradrenalina para elevar las concentraciones sanguíneas de glucosa. La adrenalina provoca temblores, sudoración y elevación de la frecuencia cardiaca (respuesta de lucha o huida). La testosterona no está involucrada.

8. **La respuesta es E.** Los carbohidratos se absorben más pronto y tienen la influencia más grande y la más rápida para elevar las concentraciones de glucosa sanguínea, lo que estimula la producción de insulina y reduce la

secreción de glucagón del páncreas. Además, tanto el aumento de la glucosa sanguínea como la elevación de las concentraciones de insulina suprimen la liberación de glucagón. Muchos aminoácidos estimulan la liberación de glucagón, y las dietas bajas en proteínas provocarían secreción de glucagón desde el páncreas en una mayor medida que la dieta elevada en carbohidratos. Las dietas altas y bajas en grasas no estimulan la liberación de insulina y dado que se requiere gluconeogénesis para sintetizar glucosa en estas dietas, todavía habría secreción de glucagón.

9. **La respuesta es A.** La diabetes mellitus tipo 1 es provocada por la falta de insulina (por lo tanto, no se producen tampoco proinsulina ni péptido C), en tanto que la diabetes mellitus tipo 2 es la resistencia celular a la insulina secretada (por lo tanto, se producen insulina endógena y péptido C en pacientes con diabetes tipo 2). La medición de un valor absoluto de insulina no sería de ayuda porque el paciente se inyecta insulina a diario. Sin embargo, si el paciente todavía produce insulina, también estaría produciendo péptido C y se podría clasificar con diabetes tipo 2. Si las concentraciones de péptido C no se detectan, el paciente se clasifica con diabetes tipo 1. Las personas con diabetes tipo 1 pueden tener anticuerpos contra los islotes en la sangre, pero no anticuerpos contra la insulina. La presencia de anticuerpos contra la insulina en la sangre provocaría una reducción en la respuesta a la insulina, o una forma de diabetes tipo 2. La medición de concentraciones de glucagón y proglucagón no diferenciaría a la diabetes tipo 1 de la tipo 2 porque tanto el glucagón como el proglucagón todavía se producen en personas con diabetes. Las concentraciones de glucagón secretadas en ambos tipos de diabetes es similar.

10. **La respuesta es A.** La glucosa elevada en la sangre provoca diuresis osmótica porque el agua sale de las células para entrar en la sangre y en la orina para reducir la concentración de glucosa en esos líquidos. Como el agua sale de los tejidos y entra en la orina, el volumen sanguíneo también disminuye lo que provoca concentraciones de glucosa en sangre todavía más altas. La pérdida de agua provoca deshidratación grave y disminución del flujo sanguíneo al cerebro (por la reducción del volumen sanguíneo), lo cual provocará disfunción cerebral. El cerebro no puede usar lípidos como fuente de energía, de manera que alterar las concentraciones de lípidos en la sangre no afecta la función cerebral. En realidad, la disfunción cerebral se está presentando con concentraciones de glucosa sanguínea más altas de lo normal; es la reducción del volumen sanguíneo lo que provoca la disfunción. Los carbohidratos no contienen un grupo nitrógeno, de manera que no producen amoniaco. Las concentraciones elevadas de amoniaco pueden provocar disfunción cerebral pero no se relacionan con las concentraciones elevadas de glucosa sanguínea.

11. **La respuesta es C.** El cortisol, actuando sobre el hígado, aumenta la gluconeogénesis y causa un mayor almacenamiento de glucógeno (para almacenar glucosa para las tensiones venideras). El glucagón también potencia la gluconeogénesis pero también activa la degradación del glucógeno para que el hígado exporte la glucosa. Ambas conducirán a una inhibición de la glucólisis (porque ambas activan la gluconeogénesis). Ninguna de las dos hormonas activa la síntesis de ácidos grasos (la insulina estimulará la síntesis de ácidos grasos), y ninguna de las dos hormonas aumentará la captación de glucosa en el hígado.

12. **La respuesta es E.** Debido a los niveles crónicamente elevados de glucosa en sangre, puede producirse una glicación no enzimática de las proteínas de la membrana, así como de las proteínas intracelulares (como ejemplifican los elevados niveles de HbA1c en individuos con niveles crónicamente elevados de glucosa en sangre). La glicación interfiere con la función de las proteínas, reduciendo así la capacidad de las neuronas para transmitir señales. Las neuronas no utilizan los ácidos grasos como fuente de energía debido al transporte ineficiente del ácido graso hacia la neurona (las respuestas A y B son incorrectas). La captación de glucosa está regulada por la K_m de los transportadores de glucosa y no disminuiría en condiciones de hiperglucemia crónica. Además, las neuronas sólo contienen una pequeña cantidad de glucógeno, y la síntesis de glucógeno no aumenta a medida que se incrementa la concentración de glucosa en sangre dentro de la neurona.

13. **La respuesta es B.** Al disminuir la afinidad de la molécula de insulina por el zinc, la insulina podrá abandonar el lugar de la inyección en un tiempo más corto que la insulina con mayor afinidad por el zinc. Dado que el complejo con el zinc se precipita (normalmente como un hexámero), la insulina tarda en abandonar el complejo desde el lugar de la inyección para entrar en el torrente sanguíneo. Si una insulina modificada tiene una afinidad reducida por el zinc, será más fácil que abandone el lugar de la inyección para entrar en el torrente sanguíneo. Si la insulina recombinante tuviera una afinidad reducida por el receptor de insulina, necesitaría liberar más insulina para ver una respuesta, por lo que la insulina no se consideraría de acción rápida. La insulina que contiene el péptido C no tiene actividad biológica, como tampoco la tiene una molécula de insulina que carezca de los enlaces disulfuro que mantienen unidos los péptidos A y B.

14. **La respuesta es D.** Un glucagonoma, aunque es poco frecuente, provocaría una liberación excesiva de glucagón, sesgando la relación insulina-glucagón, lo que favorecería la exportación de glucosa desde el hígado, la hiperglucemia, la sed y el hambre excesivos, la poliuria y la pérdida de peso involuntaria, todos estos síntomas de la diabetes tipo 1. La liberación excesiva de insulina causa la hipoglucemia (las células musculares y grasas se verán estimuladas para captar la insulina de la sangre). La liberación excesiva de epinefrina o norepinefrina provocaría taquicardia (latidos rápidos), hipertensión, ansiedad, sudoración excesiva y palpitaciones. Pueden provocar hiperglucemia como resultado de la estimulación de la liberación de glucagón, pero los pacientes con diabetes tipo 1 no presentan los demás síntomas observados con la liberación elevada de epinefrina o norepinefrina. La liberación excesiva de cortisol provocará un aumento de peso y una elevación de la presión arterial, pero no una pérdida de peso.

15. **La respuesta es D.** La liberación de glucagón se ve afectada negativamente tanto por la insulina como por la glucosa (la glucosa tiene tanto un efecto primario como un efecto secundario de inducción de la liberación de insulina), mientras que los aminoácidos y la epinefrina estimulan la liberación de glucagón del páncreas.

Bioenergética celular: adenosín trifosfato y O₂

20

Bioenergética se refiere a las **transformaciones de la energía celular.**

El ciclo adenosín trifosfato-adenosín difosfato (ATP-ADP). En las células, la **energía de los enlaces químicos** de los combustibles se transforma en respuestas fisiológicas que son necesarias para la vida. El papel central de los **enlaces fosfato de alta energía del ATP** en estos procesos se resumen en el **ciclo ATP-ADP** (fig. 20-1). Para generar ATP a través de la respiración celular, los combustibles se degradan mediante reacciones oxidativas que transfieren la mayor parte de su **energía libre disponible** al dinucleótido de nicotinamida y adenina (NAD^+) y al dinucleótido de flavina y adenina (FAD) para generar la forma reducida de estas coenzimas: **NADH** y **FAD(2H)**. Cuando el oxígeno (O_2) oxida a estos compuestos en la cadena de transporte de electrones (CTE), la energía se usa para regenerar ATP en el proceso de la **fosforilación oxidativa**. La energía disponible de la ruptura de los enlaces fosfato de alta energía del ATP puede usarse de manera directa para realizar trabajo mecánico (p. ej., contracción muscular) o para **trabajo de transporte** (p. ej., un gradiente de Na^+ generado por la **Na^+, K^+-ATPasa**). Se puede usar también para realizar **trabajo bioquímico** (reacciones químicas que requieren energía), tal como **vías anabólicas** (biosíntesis de moléculas grandes tales como proteínas) o reacciones de desintoxicación. Las reacciones de **transferencia de fosforilo**, los **cambios conformacionales de las proteínas** y la formación de **intermediarios activados** que contienen **enlaces de alta energía** (p. ej., difosfato de uridina [UDP]-azúcares) facilitan estas transformaciones de energía. La energía liberada de los alimentos que no se usa para trabajo contra el medio se transforma en calor.

Homeostasis del ATP. La oxidación de los combustibles se regula para mantener la **homeostasis del ATP** (*homeo*: mismo; *stasis*: estado). Sin importar si el nivel de utilización del combustible celular es alto (con consumo incrementado de ATP) o bajo (con consumo reducido de ATP), el ATP disponible dentro de la célula se mantiene en un nivel constante mediante incrementos o disminuciones apropiadas en la velocidad de oxidación de los combustibles. Los problemas en la homeostasis del ATP y el equilibrio de la energía se presentan con la obesidad, el hipertiroidismo y el infarto de miocardio (IM).

Energía de oxidación de los combustibles. La oxidación de los combustibles es **exergónica**: libera energía. La cantidad máxima de energía liberada que está disponible para trabajo útil (p. ej., síntesis de ATP) se llama $\Delta G^{0'}$, el **cambio en la energía libre de Gibbs** a pH 7.0 en condiciones estándar. La oxidación de combustible tiene un $\Delta G^{0'}$ **negativo**; es decir, los productos tienen un contenido de energía libre menor que los reactivos, y su formación se favorece energéticamente. La síntesis de ATP a partir de ADP y fosfato inorgánico (P_i) es **endergónica**: requiere energía y tiene un $\Delta G^{0'}$ positivo. Para proceder en nuestras células, todas las vías deben tener un $\Delta G^{0'}$ negativo. ¿Cómo se realiza esto para las vías anabólicas tal como la síntesis de glucógeno? Estas vías metabólicas incorporan reacciones que consumen enlaces de alta energía para compensar las etapas que requieren energía. Debido a que los valores de $\Delta G^{0'}$ para una secuencia de reacciones **son aditivos**, la vía global se vuelve energéticamente favorable.

Los combustibles se oxidan principalmente donando electrones a NAD^+ y FAD, que luego donan electrones al O_2 en la cadena de transporte de electrones. El **valor calórico** de un combustible se relaciona con su $\Delta G^{0'}$ para la transferencia de electrones al O_2 y su **potencial de reducción**, $E^{0'}$ (una medida de su disposición a donar o aceptar electrones). Debido a que los ácidos grasos están químicamente más reducidos que los carbohidratos, tienen un valor calórico más alto. La alta afinidad del oxígeno hacia los electrones (un alto

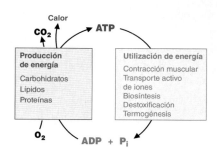

FIGURA 20-1 El ciclo ATP-ADP. ADP, difosfato de adenosina; ATP, adenosín trifosfato; P_i, fosfato inorgánico.

potencial de reducción positivo) impulsa la oxidación del combustible hacia delante, con liberación de energía que puede usarse para la síntesis de ATP en la fosforilación oxidativa. Sin embargo, pueden generarse cantidades más pequeñas de ATP sin el uso de O_2 en la **glucólisis anaerobia**.

La oxidación de combustible también puede generar **NADPH**, que por lo general dona electrones a vías biosintéticas y reacciones de desintoxicación. Por ejemplo, en algunas reacciones catalizadas por **oxigenasas**, el NADPH es el donador de electrones y el O_2 es el que acepta los electrones.

M Para evaluar la función de la tiroides, se debe entender cómo se liberan las hormonas T_3 y T_4 de la misma (*véase* cap. 41). Tanto el hipotálamo como la glándula pituitaria (hipófisis) vigilan la concentración de T_3 libre en la sangre que los irriga. Cuando disminuye la concentración de T_3 libre en la sangre, la pituitaria libera la hormona estimulante de la tiroides (TSH), que estimula a la tiroides para liberar T_3 y T_4. La pituitaria está bajo el control del hipotálamo, que secreta a la hormona liberadora de TSH (TSHRH) en las condiciones apropiadas. Así, si uno nota concentraciones séricas bajas de T_3 o T_4, esto podría representar un problema de la tiroides o la pituitaria. Entender la fisiología permite que se realicen las pruebas apropiadas para determinar en dónde radica el defecto.

La T_3 y la T_4 se miden por medio de técnicas sensibles que tienen que ver con la detección inmunológica de dichas hormonas (radioinmunoensayo; *véase* cap. 41). Los niveles de TSH pueden determinarse de un modo similar, por medio de una técnica de sándwich (que requiere el uso de dos anticuerpos distintos que reconocen a TSH).

A través de la interpretación apropiada de estas pruebas, se puede determinar si está deteriorada la función de la tiroides o la pituitaria, y diseñar el tratamiento de manera acorde.

Cora N. sufrió un ataque cardiaco hace 8 meses y tuvo una pérdida significativa del músculo cardiaco funcional. Ella sufre ocasionalmente de dolor mientras camina. El dolor que ella experimenta se llama angina de pecho y es un dolor aplastante o restrictivo localizado en el centro del tórax, que con frecuencia se irradia hacia el cuello o los brazos (*véase* **Ann J.**, caps. 6 y 7). La causa más común de la angina de pecho es el bloqueo parcial de las arterias coronarias por ateroesclerosis. Las células del músculo cardiaco más allá del bloqueo reciben un flujo inadecuado de sangre y oxígeno, y mueren cuando baja demasiado la producción de ATP.

SALA DE ESPERA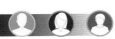

Otto S. es un estudiante de medicina de 26 años de edad que terminó su primer año en la escuela de medicina. Mide 1.78 m de estatura y cuando ingresó a la escuela de medicina pesaba 71 kg, dentro de su intervalo de peso ideal (*véase* cap. 1). Cuando terminó el último examen de su primer año, pesaba 85 kg. Él calculó su tasa metabólica basal (TMB) en aproximadamente 1 680 kcal y su gasto de energía por ejercicio físico igual a 30% de su TMB. Planificó regresar a su peso previo al ingreso a la escuela en 6 semanas durante el verano, consumiendo 576 kcal menos cada día y jugando 7 horas de tenis todos los días. Sin embargo, realizó un internado de verano en vez de jugar tenis. Cuando Otto empezó su segundo año de la escuela de medicina, pesaba 95 kg.

Stanley T. es un varón de 26 años de edad que notó intolerancia al calor, con sudoración excesiva, palpitaciones cardiacas y temblor. En los últimos 4 meses ha perdido peso a pesar de su buen apetito. Él está durmiendo mal y se describe a sí mismo como con una sensación de "nerviosismo interno".

En la exploración física, su frecuencia cardiaca se encontró elevada (116 latidos/minuto) y se le notó intranquilo y nervioso. Su piel se sintió tibia y transpiraba profusamente. Se observó un leve temblor de manos cuando extendió sus brazos frente a su pecho. Su glándula tiroides parece estar agrandada y, en la palpación, se encontró aproximadamente tres veces mayor del tamaño normal. Las pruebas de función tiroidea confirman que su glándula está secretando cantidades excesivas de las hormonas tiroideas tetrayodotironina (T_4) y triyodotironina (T_3), las principales hormonas tiroideas presentes en la sangre.

Cora N. es una mujer de 64 años de edad quien tuvo un infarto de miocardio (IM, conocido frecuentemente como ataque cardiaco) hace 8 meses. Aunque ha hecho lo posible por perder 3 kg desde entonces, aún tiene sobrepeso y no ha reducido el contenido de grasa de su dieta de manera adecuada. El programa de ejercicio aerobio gradual que comenzó 5 semanas después de su infarto ahora es seguido de modo irregular, sin alcanzar por mucho la intensidad de acondicionamiento cardiaco que prescribió su cardiólogo. Ella volvió a ser admitida a la unidad de atención cardiaca del hospital, después de sentir como si le apretaran con unas pinzas en el área media del tórax mientras retiraba el hielo del parabrisas de su automóvil. El electrocardiograma (ECG) mostró evidencia de un nuevo IM de la pared posterior. Además, hay signos y síntomas de insuficiencia ventricular izquierda.

I. Energía disponible para hacer el trabajo

El principio básico del ciclo ATP-ADP es que la oxidación de los combustibles genera trifosfato de adenosina (ATP), y la hidrólisis del ATP a difosfato de adenosina (ADP) proporciona la energía para realizar la mayor parte del trabajo requerido en la célula. Por lo tanto, al ATP se le ha denominado la divisa energética de las células. Para mantener la demanda, se debe reabastecer constantemente el suministro de ATP a través del uso del O_2 para la oxidación de los combustibles.

La cantidad de energía disponible para hacer trabajo útil a partir de la ruptura del ATP está relacionada con la diferencia en los niveles de energía entre los productos y los sustratos de la reacción y se conoce como el cambio en la **energía libre de Gibbs**, ΔG

(Δ, diferencia; G, energía libre de Gibbs). En las células, el ΔG para la producción de energía a partir de la oxidación de los combustibles debe ser mayor que el ΔG de los procesos que requieren energía, tales como la síntesis de proteínas y contracción muscular, para que la vida continúe.

A. Enlaces fosfato de alta energía del ATP

La cantidad de energía liberada o requerida por el rompimiento o la formación de enlace se determina mediante las propiedades químicas de los sustratos y los productos. Los enlaces entre los grupos fosfato en el ATP se llaman enlaces fosfoanhídridos (fig. 20-2). Cuando se hidrolizan estos enlaces, se libera energía debido a que los productos de la reacción (ADP y fosfato) son más estables, con energías de enlace más bajas que los reactivos (ATP y agua [H_2O]). La inestabilidad de los enlaces fosfoanhídrido surge de sus átomos de oxígeno en los grupos fosfato cargados negativamente, que se repelen entre sí y tensan los enlaces entre ellos. Se requiere energía para hacer que los grupos fosfato permanezcan juntos. En contraste, en el ADP hay menos cargas negativas que se repelen entre sí. El grupo fosfato, como un anión libre, es más estable de lo que lo es en el ATP como resultado de un incremento en las estructuras de resonancia (es decir, los electrones del enlace doble del oxígeno son compartidos por todos los átomos de oxígeno). Como consecuencia, la hidrólisis del ATP es energéticamente favorable y procede con liberación de energía en forma de calor.

En la célula, el ATP no se hidroliza de manera directa. La energía liberada como calor a partir de la hidrólisis del ATP no puede transferirse de manera eficaz hacia los procesos que requieren energía, tales como reacciones biosintéticas o mantener un gradiente de iones. En lugar de ello, las enzimas celulares transfieren el grupo fosfato directamente a un intermediario metabólico o proteína que es parte del proceso que requiere energía (una reacción de transferencia de fosforilo).

B. Cambio en la energía libre (ΔG) durante una reacción

¿Cuánta energía puede obtenerse de la hidrólisis del ATP para hacer el trabajo requerido en la célula? La cantidad máxima de energía útil que puede obtenerse de una reacción se llama ΔG, el cambio en la energía libre de Gibbs. El valor de ΔG para una reacción puede verse afectado por la concentración inicial de los sustratos y los productos, la temperatura, el pH y la presión. El **ΔG⁰** para una reacción se refiere al cambio de energía para una reacción que empieza en concentraciones 1 M de sustratos y productos y procede al

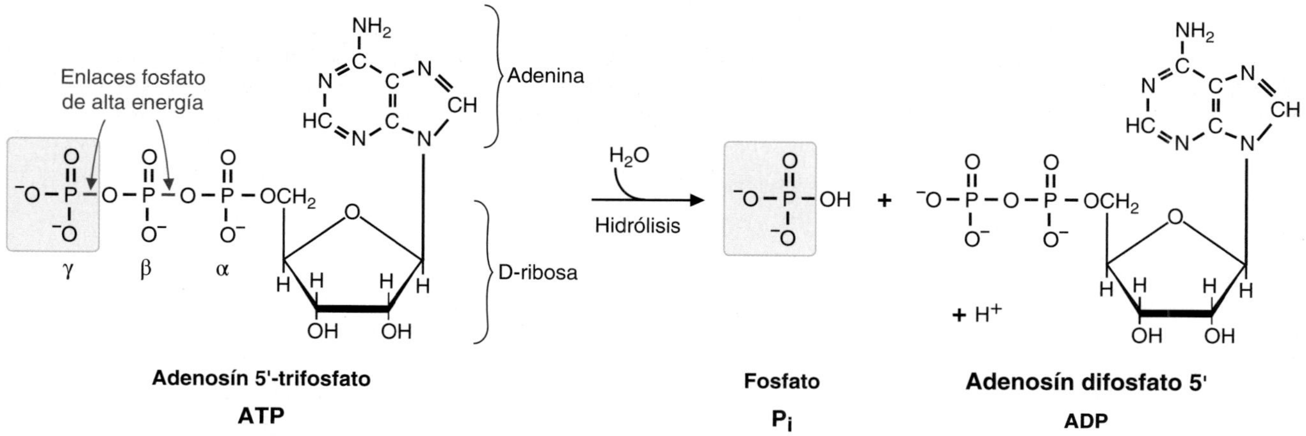

El corazón es un especialista en la transformación de la energía química del ATP en trabajo mecánico. Cada latido usa alrededor de 2% de ATP en el corazón. Si el corazón no fuese capaz de regenerar el ATP, todo su ATP se hidrolizaría en menos de 1 minuto. Debido a que la cantidad de ATP requerida por el corazón es tan alta, debe depender de la vía de la fosforilación oxidativa para la regeneración de este ATP. En el corazón de **Cora N.**, la hipoxia (falta de oxígeno) está afectando su capacidad para generar ATP.

FIGURA 20-2 La hidrólisis del ATP a ADP y fosfato inorgánico (P_i). La separación de los enlaces fosfoanhidrido entre los β- y γ-fosfatos o entre los α- y β-fosfatos libera la misma cantidad de energía, aproximadamente 7.3 kcal/mol. Sin embargo, la hidrólisis del enlace fosfato-adenosina (un enlace fosfoéster) libera menos energía (≈ 3.4 kcal/mol), y en consecuencia, este enlace no se considera un enlace fosfato de alta energía. Durante la hidrólisis del ATP, el cambio en el desorden durante la reacción es pequeño y, por lo tanto, los valores de ΔG a la temperatura fisiológica (37 °C) son similares a aquellos a temperatura estándar (25 °C). El ΔG es afectado por el pH, que altera el estado de ionización de los grupos fosfato del ATP y por la concentración intracelular de iones Mg^{2+}, que se unen a los grupos β- y γ-fosfato del ATP. ADP, adenosín difosfato; ATP, adenosín trifosfato.

equilibrio (por definición, el equilibrio ocurre cuando no hay cambio con el tiempo en las concentraciones de sustratos y productos). $\Delta\mathbf{G}^{0'}$ es el valor para ΔG^0 en condiciones estándar (pH = 7.0, $[H_2O]$ = 55 M y 25 °C), así como concentraciones estándar (tabla 20-1).

El $\Delta G^{0'}$ es equivalente a la energía de los enlaces químicos de los productos menos la de los reactivos, corregida por la energía que se convirtió en entropía (un incremento en la cantidad de desorden molecular). Esta corrección por el cambio de entropía es muy pequeña para la mayoría de las reacciones que ocurren en las células y, de este modo, el $\Delta G^{0'}$ para la hidrólisis de varios enlaces químicos refleja la cantidad de energía disponible a partir de ese enlace.

El valor que se usa por lo general para el $\Delta G^{0'}$ de la hidrólisis del ATP –7.3 kcal/mol (–30.5 kJ/mol) es así la cantidad de energía disponible de la hidrólisis del ATP, en condiciones estándar, que puede gastarse en procesos que requieren energía; define el "valor monetario" de la "divisa de ATP". Aunque la diferencia entre las condiciones celulares (pH 7.3, 37 °C) y las condiciones estándar es muy pequeña, la diferencia entre las concentraciones celulares de ATP, ADP y P_i y las concentraciones estándar 1 M es enorme y afecta en gran medida la disponibilidad de energía en la célula.

C. Reacciones exotérmicas y endotérmicas

El valor de $\Delta G^{0'}$ dice si la reacción requiere o libera energía, la cantidad de energía implicada y la relación de productos a sustratos en el equilibrio. El valor negativo para el

TABLA 20-1	Expresiones termodinámicas, leyes y constantes
DEFINICIONES	
ΔG	Cambio en la energía libre, o energía libre de Gibbs
ΔG^0	Cambio de energía libre estándar, ΔG empezando con concentraciones 1 M de sustratos y productos
$\Delta G^{0'}$	Cambio en la energía libre estándar a 25 °C, pH 7.0
ΔH	Cambio en entalpía, o contenido de calor
ΔS	Cambio en entropía, o incremento de desorden
K'_{eq}	Constante de equilibrio a 25 °C, pH 7.10, que incorpora $[H_2O]$ = 55.5 M y $[H^+]$ = 10^{-7} M en la constante
$\Delta E^{0'}$	Cambio en el potencial de reducción
P	Símbolo bioquímico para un enlace fosfato de alta energía (es decir, un enlace que se hidroliza con la liberación de alrededor de 7 kcal/mol de calor)
LEYES DE LA TERMODINÁMICA	

Primera ley de la termodinámica de la conservación de la energía: en cualquier cambio físico o químico, la energía total de un sistema, incluyendo sus alrededores, permanece constante.

Segunda ley de la termodinámica: el universo tiende hacia el desorden. En todos los procesos naturales, la entropía total de un sistema siempre se incrementa.

Constantes

Las unidades de ΔG y ΔH = cal/mol o J/mol: 1 cal = 4.18 J

T, temperatura absoluta: K, kelvin = 273 + °C (25 °C = 298 °K)

R, constante universal de los gases: 1.98 cal/mol-K u 8.31 J/mol-K

F, constante de Faraday: F = 23 kcal/mol-V o 96 500 J/V-mol

Unidades de $E^{0'}$, V

FÓRMULAS

$\Delta G = \Delta H - T\Delta S$

$\Delta G^{0'} = -RT \ln K_{eq'}$

$\Delta G^{0'} = -n F \Delta E^{0'}$

$\ln = 2.303 \log_{10}$

$\Delta G^{0'}$ de la hidrólisis del ATP indica que, si se empieza con concentraciones equimolares (1 M) de sustratos y productos, la reacción procede en sentido directo con liberación de energía. A partir de las concentraciones iniciales de 1 M, la concentración del ATP disminuye y la del ADP y del P_i aumentan hasta que se alcanza el equilibrio.

Para una reacción en la que un sustrato S se convierte en un producto P, la relación de la concentración del producto a la concentración del sustrato **en el equilibrio** está dada por la ecuación:

$$\Delta G^{0'} = -RT \ln[P]/[S]$$ **Ecuación 20.1**

En la tabla 20-2 se indica una forma más general de esta ecuación; R es la constante de los gases (1.98 cal/mol °K) y T es la temperatura en kelvins.

Así, la diferencia en las energías de los enlaces químicos del sustrato y el producto ($\Delta G^{0'}$) determina la concentración de cada uno en el equilibrio.

Las reacciones tales como la hidrólisis del ATP son **exergónicas** (liberan energía libre) o **exotérmicas** (liberan calor). Tanto las reacciones exergónicas como las exotérmicas tienen un $\Delta G^{0'}$ negativo y liberan energía útil mientras proceden hacia el equilibrio. Las reacciones **endergónicas** o **endotérmicas** tienen un $\Delta G^{0'}$ positivo para el sentido directo (la dirección mostrada), y se favorece la dirección hacia atrás. Por ejemplo, en la vía de la síntesis de glucógeno, la fosfoglucomutasa (PGM) convierte la glucosa 6-fosfato (G6P) en glucosa 1-fosfato (G1P). La G1P tiene una mayor energía del enlace fosfato que la G6P porque el fosfato está en el carbono aldehído (fig. 20-3). Por lo tanto, el $\Delta G^{0'}$ para el sentido directo (G6P → G1P) es positivo. Al comenzar la reacción con concentraciones equimolares de ambos compuestos, hay una conversión neta de G1P de regreso a G6P y, en el equilibrio, la concentración de G6P es mayor que la de G1P. La relación exacta se determina mediante el $\Delta G^{0'}$ para la reacción.

Se dice con frecuencia que una reacción con $\Delta G^{0'}$ negativo procede espontáneamente en el sentido directo, lo que significa que los productos se acumulan a expensas de los reactivos. Sin embargo, el $\Delta G^{0'}$ no es un indicador de la velocidad de la reacción o de la tasa a la cual se alcanza el equilibrio. En la célula, la velocidad de la reacción depende de la eficiencia y la cantidad de enzima disponible para catalizar la reacción (*véase* cap. 9), así que una reacción que procede "espontáneamente" en este contexto puede ser engañosa.

Las ecuaciones para calcular ΔG se basan en la primera ley de la termodinámica (*véase* tabla 20-1). El cambio en la energía que ocurre durante una reacción dada por los enlaces químicos es ΔH: el cambio en la entalpía de la reacción. A temperatura y presión constantes, el ΔH es equivalente a la energía libre disponible de los productos menos la de los reactivos. El ΔG, cantidad máxima de trabajo útil disponible a partir de una reacción, es igual a $\Delta H - T\Delta S$. $T\Delta S$ es una corrección para la cantidad de energía que se transformó en un incremento de la entropía (desorden en la configuración de las moléculas) del sistema. Así, $\Delta G = \Delta H - T\Delta S$, en donde ΔH es el cambio de entalpía, T es la temperatura del sistema en kelvins, y ΔS es el cambio de entropía, o cambio en el desorden del sistema. Con frecuencia ΔS es insignificante en reacciones tales como la

Glucosa 6-fosfato (G6P)

PGM

Glucosa 1-fosfato (G1P)

Para G6P → G1P:
$\Delta G^{0'} = +1.6$ kcal/mol

$$\Delta G^{0'} = -RT \ln \frac{[G1P]}{[G6P]}$$

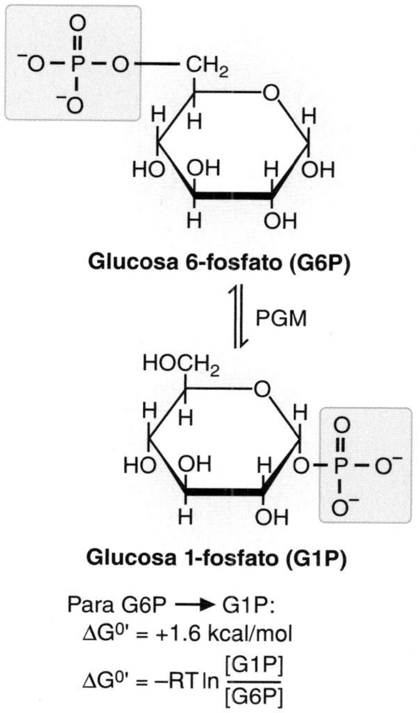

FIGURA 20-3 La reacción de la PGM. El sentido directo (formación de G1P) tiene que ver en la conversión de glucosa a glucógeno, y el sentido inverso en la conversión de glucógeno a G6P. G1P, glucosa 1-fosfato; G6P, glucosa 6-fosfato; PGM, fosfo glucomutasa.

TABLA 20-2	**Una expresión general para ΔG**

Para generalizar la expresión de ΔG, considere una reacción en la que

$$a\text{A} + b\text{B} \rightleftarrows c\text{C} + d\text{D}$$

Las letras minúsculas denotan que *a* moles de A se combinan con *b* moles de B para producir *c* moles de C y *d* moles de D.

$$\Delta G^{0'} = -RT \ln K_{eq} = -RT \ln \frac{[C]_{eq}^c[D]_{eq}^d}{[A]_{eq}^a[B]_{eq}^b}$$

y cuando no están en equilibrio,

$$\Delta G = \Delta G^{0'} + RT \ln \frac{[C]^c[D]^d}{[A]^a[B]^b}$$

La reacción catalizada por la PGM es reversible y funciona en la síntesis de glucógeno a partir de la glucosa, así como en la degradación de glucógeno de regreso a glucosa. Si el $\Delta G^{0'}$ para la conversión de G6P a G1P es + 1.65 kcal/mol, ¿cuál es la $\Delta G^{0'}$ de la reacción inversa?

hidrólisis del ATP, en la que los números de sustratos (H_2O, ATP) y productos (ADP, P_i) son iguales y no se forma ningún gas. Bajo estas condiciones, los valores para ΔG a temperatura fisiológica (37 °C) son similares a los de la temperatura estándar (25 °C).

II. Transformaciones de energía para hacer trabajos mecánico y de transporte

Para hacer trabajo en la célula, debe estar disponible un mecanismo para convertir la energía del enlace químico del ATP en otra forma, tal como un gradiente de Na^+ a través de la membrana. Por lo general, estas transformaciones de energía conllevan pasos intermedios en los que el ATP se enlaza a una proteína, y la separación del ATP unido da como resultado un cambio conformacional de la proteína.

A. Trabajo mecánico

En el **trabajo mecánico**, el enlace fosfato de alta energía del ATP se convierte en movimiento al cambiar la conformación de una proteína. Por ejemplo, en las fibras que contraen el músculo, la hidrólisis del ATP mientras está enlazado a la ATPasa de miosina cambia la conformación de la miosina para que asuma en una posición inclinada, lista para asociarse con el filamento de actina deslizante. Así, las fibras musculares activas tienen una velocidad de utilización de ATP y requerimientos calóricos casi 100 veces mayor, en comparación con las fibras musculares en reposo (*véase* fig. e-20-1 *e*). Las proteínas motoras, tales como las cinesinas que transportan sustancias químicas a lo largo de las fibras, proporcionan otro ejemplo de trabajo mecánico en una célula.

B. Trabajo de transporte

En el **trabajo de transporte**, llamado **transporte activo**, el enlace de fosfato de alta energía de ATP se usa para transportar compuestos contra un gradiente de concentración (*véase* cap. 10, fig. 10-6). En las ATPasas de la membrana plasmática (P-ATPasas) y en las ATPasas vesiculares (V-ATPasas), la energía del enlace químico del ATP se usa para fosforilar de manera reversible la proteína de transporte y cambiar su conformación. Por ejemplo, cuando la Na^+, K^+-ATPasa une y rompe ATP, se fosforila y cambia su conformación para liberar tres iones Na^+ al exterior de la célula, acumulando así una concentración extracelular de Na^+ mayor que la intracelular. El Na^+ vuelve a entrar en la célula en proteínas de cotransporte que impulsan la captación de aminoácidos y muchos otros compuestos hacia la célula. Por lo tanto, el Na^+ debe ser transportado continuamente de regreso hacia fuera. El gasto de ATP para transporte de Na^+ ocurre incluso mientras una persona duerme y se estima que representa entre 10 y 30% de su tasa metabólica basal (TMB).

Un gran número de otros transportadores activos también convierten la energía del enlace químico de ATP en un gradiente de iones (potencial de membrana). Las V-ATPasas bombean protones hacia los lisosomas. Las ATPasas de Ca^{2+} en la membrana plasmática mueven el Ca^{2+} hacia fuera de la célula contra un gradiente de concentración. Las ATPasas de Ca^{2+} similares bombean Ca^{2+} hacia el lumen del retículo endoplasmático y el retículo sarcoplasmático (en el músculo). Así, se gasta una cantidad considerable de energía para mantener un nivel bajo de Ca^{2+} citoplasmático.

III. Trabajo bioquímico

Los enlaces fosfato de alta energía del ATP también son usados para **trabajo bioquímico**. El trabajo bioquímico ocurre en **vías anabólicas**, que son vías que sintetizan moléculas grandes (p. ej., ADN, glucógeno, triglicéridos y proteínas), a partir de compuestos más pequeños. El trabajo bioquímico también ocurre cuando los compuestos tóxicos se convierten en compuestos no tóxicos que pueden excretarse (p. ej., el hígado convierte iones NH_4^+ en urea en el ciclo de la urea). En general, la formación de enlaces químicos entre dos moléculas orgánicas (p. ej., enlaces C–C en la síntesis de ácidos grasos o enlaces C–N en la síntesis de proteínas) requiere energía y, por lo tanto, es trabajo bioquímico. ¿De qué forma nuestras células logran que ocurran estas reacciones necesarias que requieren energía?

Para contestar esta pregunta, las siguientes secciones consideran cómo se utiliza la energía para sintetizar glucógeno a partir de glucosa (fig. 20-4). El glucógeno es un polisacárido de almacenamiento que consta de unidades glucosilo unidas mediante enlaces glucosídicos. Si una vía anabólica, tal como la síntesis de glucógeno, tuviese una $\Delta G^{0'}$ posición global, la célula estaría llena de glucosa e intermediarios de la vía, pero se formaría muy poco glucógeno. Para evitar esto, las células hacen trabajo bioquímico y gastan una cantidad suficiente de su divisa de ATP para dar a las vías anabólicas una $\Delta G^{0'}$ negativa global.

A. Adición de los valores de ΔG^0

Por lo general, las reacciones en las que se forman enlaces químicos entre dos moléculas orgánicas son catalizadas por enzimas que transfieren energía de la ruptura del ATP en una reacción de transferencia de fosforilo, o por enzimas que rompen un enlace de alta energía en un intermediario activado de la vía. Debido a que los valores de $\Delta G^{0'}$ en una secuencia de reacción son aditivos, la vía adquiere un $\Delta G^{0'}$ global negativo, y las reacciones en la vía ocurrirán para moverse hacia un estado de equilibrio en donde la concentración de productos finales es mayor que la de los reactivos iniciales.

1. Reacciones de transferencia de fosforilo

Una de las características de la energía libre de Gibbs es que los valores de ΔG^0 para etapas o reacciones consecutivas, en una secuencia pueden sumarse para obtener un solo valor del proceso global. Así, los enlaces fosfato de alta energía del ATP pueden usarse para impulsar una reacción hacia delante al que de otro modo sería muy desfavorable desde el punto de vista energético. Por ejemplo, considérese la síntesis de G6P a partir de la glucosa, el primer paso en la glucólisis y la síntesis de glucógeno (*véase* fig. 20-4, círculo 2). Si la reacción procediese por adición de fosfato inorgánico a la glucosa, la síntesis de glucosa 6-P tendría un valor positivo de $\Delta G^{0'}$ igual a 3.3 kcal/mol (tabla 20-3). Sin embargo, cuando esta reacción se acopla a la ruptura del enlace de alta energía del ATP a través de una reacción de transferencia de fosforilo, el $\Delta G^{0'}$ para la síntesis de glucosa 6-P adquiere un valor negativo neto de –4.0 kcal/mol, que puede calcularse de la suma de las dos reacciones. La G6P no puede transportarse de regreso fuera de la célula y, por lo tanto, el $\Delta G^{0'}$ negativo neto para la síntesis de G6P ayuda a la célula a atrapar glucosa para sus propias necesidades metabólicas.

El valor neto para la síntesis de glucosa 6-P a partir de glucosa y ATP sería el mismo ya sea que las dos reacciones se catalizan por la misma enzima, se catalizan mediante dos enzimas separadas o ninguna enzima las cataliza en absoluto debido a que el valor neto de la síntesis G6P es dictado por la cantidad de energía en los enlaces químicos que se rompen y se forman.

2. Intermediarios activados en la síntesis de glucógeno

Para sintetizar glucógeno a partir de glucosa, se proporciona energía mediante el rompimiento de tres enlaces fosfato de alta energía en el ATP, el trifosfato de uridina (UTP) y el pirofosfato (PP_i) (fig. 20-4, pasos 2, 5 y 6). La transferencia de energía se facilita por la transferencia del grupo fosforilo y por la formación de un intermediario activado (difosfato de uridina [UDP]-glucosa). El paso 4, la conversión de G6P a G1P, tiene un $\Delta G^{0'}$ positivo. Este paso es impulsado en la dirección deseada por la acumulación de sustrato y la remoción de producto en reacciones que tienen un $\Delta G^{0'}$ negativo debido a la ruptura de enlaces de alta energía. En el paso 5, el enlace fosfato de alta energía del UTP se rompe para formar el azúcar activado, glucosa de UDP (fig. 20-5). Esta reacción se facilita más

La $\Delta G^{0'}$ para la conversión de G6P a G1P es +1.65 kcal/mol. ¿Cuál es la relación de [G1P] a [G6P] en el equilibrio?

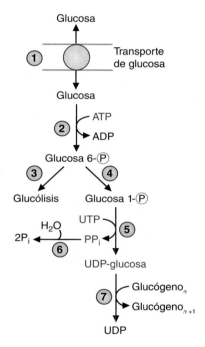

FIGURA 20-4 Energética de la síntesis de glucógeno. Los compuestos que contienen enlaces de alta energía se muestran en *rojo*. (1) La glucosa se transporta hacia la célula. (2) La fosforilación de glucosa usa el enlace fosfato de alta energía ($\sim$ P) del ATP en un paso de transferencia de fosforilo. (4) Conversión de G6P a G1P mediante la fosfoglucomutasa. (5) La pirofosforilasa de UDP-glucosa rompe un enlace $\sim$ P en el UTP, liberando pirofosfato y formando UDP-glucosa, un intermediario activado. (6) El pirofosfato se hidroliza, liberando energía adicional. (7) El enlace fosfoéster de la UDP-glucosa se rompe durante la adición de una unidad glucosilo al extremo de una cadena del polisacárido glucógeno. El UDP actúa como el grupo saliente en esta reacción. La G6P puede metabolizarse también vía glucólisis (3) cuando se requiere energía. ATP, trifosfato de adenosina; G1P, glucosa 1-fosfato; G6P, glucosa 6-fosfato; UDP, difosfato de uridina; UTP, trifosfato de uridina.

TABLA 20-3 $\Delta G^{0'}$ para la transferencia de un fosfato del trifosfato de adenosina a glucosa	
Glucosa + P_i → glucosa 6-P + H_2O	$\Delta G^{0'}$ = +3.3 kcal/mol
ATP + H_2O → ADP + P_i	$\Delta G^{0'}$ = –7.3 kcal/mol
Suma: glucosa + ATP → G6-P + ADP	$\Delta G^{0'}$ = –4.0 kcal/mol

ADP, difosfato de adenosina; ATP, trifosfato de adenosina; G6P, glucosa 6-fosfato; P_i, fosfato inorgánico.

Stanley T. ha incrementado las concentraciones sanguíneas de hormonas tiroideas, que aceleran los procesos metabólicos basales que usan el ATP en nuestros órganos (p. ej., Na^+, K^+-ATPasa), incrementando así la TMB. Se usa una TMB incrementada para un diagnóstico presuntivo de hipertiroidismo antes del desarrollo de las pruebas para medir T_3 y T_4. Debido a que **Stanley T.** no compensó del todo sus requerimientos de ATP aumentados con una mayor ingesta calórica, él estuvo en un equilibrio calórico negativo y perdió peso.

Como se muestra en la tabla 20-2, $\Delta G^{0'} = -RT \ln K_{eq}$. Para esta reacción, $K_{eq} = [G1P]/[G6P]$. La constante R es 1.98×10^{-3} kcal/mol-K, y T es (273 + 25) K, de modo que RT es -0.593 kcal/mol. Al sustituir en la ecuación previa se obtiene entonces $1.65 = -0.593 \ln[G1P]/[G6P]$. Por lo tanto, $\ln[G1P]/[G6P] = -2.78$, y $[G1P]/[G6P] = e^{-2.78}$, o 0.062. Así que la relación de [G1P] a [G6P] en el equilibrio es 0.062.

Cerca de 70% del requerimiento de energía diario de una persona en reposo surge del trabajo realizado por sus órganos más grandes: corazón, cerebro, riñones e hígado. Usando sus tasas de consumo de oxígeno y suponiendo que para cada mol de átomo de oxígeno consumido se sintetizan 2.5 mol de ATP (*véase* cap. 24), se puede estimar que cada uno de estos órganos usa y produce varias veces su propio peso en ATP cada día.

Uso diario estimado del ATP (g de ATP/g de tejido)	
Corazón	16
Cerebro	6
Riñones	24
Hígado	6
Músculo esquelético (reposo)	0.3
Músculo esquelético (corriendo)	23.6

El corazón, que se contrae rítmicamente, está usando este ATP para el trabajo mecánico. En contraste, los músculos esqueléticos en un individuo en reposo usan menos ATP por gramo de tejido. El riñón tiene un consumo de ATP por gramo de tejido similar al del corazón y usa este ATP en gran medida para el trabajo de transporte a fin de recuperar nutrientes utilizables y mantener el pH y el equilibrio electrolítico. El cerebro, también, usa la mayoría de su ATP para trabajo de transporte, manteniendo los gradientes iónicos necesarios para la conducción de los impulsos nerviosos. El hígado, en contraste, tiene una alta tasa de consumo y uso del ATP para realizar trabajo metabólico (biosíntesis y desintoxicación). **Otto S.** entiende que su requerimiento de energía diario en reposo permanece constante, y para que él pierda peso tiene que comer menos, hacer más ejercicio, o ambas cosas.

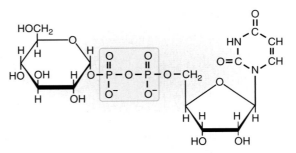

Difosfato de uridina-glucosa (UDP-glucosa)

FIGURA 20-5 La molécula de UDP-glucosa contiene un enlace pirofosfato de alta energía, mostrado en el *cuadro verde*. UDP, difosfato de uridina.

por la escisión del enlace de alta energía en el PP_i (paso 6) que se libera en el paso 5 (alrededor de -7.7 kcal). En el paso 7, la ruptura del enlace entre el UDP y la glucosa en el intermediario activado proporciona la energía para unir la porción de la glucosa al extremo de la molécula de glucógeno (alrededor de -3.3 kcal). En general, la cantidad de la energía del enlace fosfato del ATP usada en una vía anabólica, o en una vía de desintoxicación, debe proporcionar a la vía con un $\Delta G^{0'}$ global negativo, de modo que se favorezca la concentración de productos sobre la de los reactivos.

B. El ΔG depende de las concentraciones de sustratos y productos

$\Delta G^{0'}$ refleja la diferencia de energía entre reactivos y productos en concentraciones específicas (cada una en 1 M) y condiciones estándar (pH 7.0, 25 °C). Sin embargo, estas no son las condiciones que prevalecen en las células, en las cuales las variaciones respecto de las "condiciones estándar" son relevantes para determinar cambios reales de energía libre y, por lo tanto, la dirección en la que probablemente ocurran las reacciones. Un aspecto de los cambios de energía libre que contribuyen a la dirección directa de las vías anabólicas es la dependencia que tiene ΔG, el cambio de energía libre de una reacción, respecto de las concentraciones iniciales de sustratos y productos. Las reacciones con un $\Delta G^{0'}$ positivo pueden proceder en la dirección directa en la célula si se eleva la concentración del sustrato a un nivel suficientemente alto, o si la concentración del producto se reduce a un nivel muy bajo. Por ejemplo, las concentraciones de producto pueden ser muy bajas si el producto se utiliza de modo rápido en una reacción posterior favorable energéticamente, o si el producto se difunde rápidamente o es llevado lejos.

I. La diferencia entre ΔG y $\Delta G^{0'}$

La fuerza impulsora hacia el equilibrio, empezando la reacción en cualquier concentración de sustrato y producto, se expresa mediante ΔG, y no por $\Delta G^{0'}$, que es el cambio de energía libre para alcanzar el equilibrio, comenzando con la concentración 1 M de sustrato y producto. Para una reacción en donde el sustrato S se convierte en el producto P,

$$\Delta G = \Delta G^{0'} + RT \ln[P]/[S] \qquad \textbf{Ecuación 20.2}$$

(*véase* tabla 20-2, para la forma general de esta ecuación).

La expresión para ΔG tiene dos términos: $\Delta G^{0'}$, el cambio de energía para alcanzar el equilibrio empezando en concentraciones iguales y 1 M de sustratos y productos; y el segundo término, el cambio de energía para alcanzar concentraciones iguales de sustrato y producto empezando de cualquier concentración inicial. (Cuando [P] = [S] y [P]/[S] = 1, $\ln$ [P]/[S] = 0 y $\Delta G = \Delta G^{0'}$.) El segundo término será negativo para todas las concentraciones de sustrato mayores que el producto, y mientras mayor sea la concentración de sustrato, más negativo será este término. Por lo tanto, si la concentración de sustrato aumenta lo suficiente de modo repentino o la concentración de producto disminuye lo suficiente, ΔG (la suma de los términos primero y segundo) también será negativa y la conversión de sustrato a producto se vuelve termodinámicamente favorable.

2. Reversibilidad de la reacción de la PGM en la célula

El efecto de la concentración de sustrato y producto en el valor de ΔG y en la dirección de una reacción en la célula puede ilustrarse con la conversión de G6P a G1P, la reacción catalizada por la PGM en la vía de la síntesis de glucógeno (*véase* fig. 20-3). La reacción tiene un $\Delta G^{0'}$ positivo pequeño para la síntesis de G1P (+1.65 kcal/mol), y en el equilibrio, la relación [G1P]/[G6P] es aproximadamente 6/94 (que se calculó usando la ecuación $\Delta G^{0'} = -RT \ln K_{eq}$). Sin embargo, si otra reacción utiliza G1P, tal que esta relación se vuelve de repente 3/94, hay ahora una fuerza impulsora para convertir más G6P a G1P y restaurar la relación de equilibrio. La sustitución en la ecuación 20-2 da ΔG, la fuerza impulsora hacia el equilibrio, como $+1.65 + RT \ln[G1P/G6P] = 1.65 + (-2.06) = -0.41$ kcal/mol, que es un valor negativo. Así, una disminución en la relación de producto a sustrato ha convertido la síntesis de G1P de una reacción termodinámicamente desfavorable, a una reacción termodinámicamente favorable que procede en sentido directo hasta que se alcanza el equilibrio.

C. Intermediarios activados con enlaces de alta energía

Para facilitar el trabajo bioquímico, muchas vías metabólicas forman intermediarios activados que contienen enlaces de alta energía. El término "enlace de alta energía" tiene un origen biológico definido por el $\Delta G^{0'}$ para la hidrólisis del ATP; cualquier enlace que puede hidrolizarse con liberación de aproximadamente tanta, o más, energía que el ATP, se llama enlace de alta energía. Los enlaces de alta energía en intermediarios activados, tales como UDP glucosa en la síntesis de glucógeno, facilitan la transferencia de energía.

Las células usan trifosfato de guanosina (GTP) y trifosfato de citidina (CTP), así como también UTP y ATP, para formar intermediarios activados. Por lo general, diferentes vías anabólicas usan distintos nucleótidos como su fuente directa de enlace fosfato de alta energía: UTP se usa para combinar azúcares, CTP para la síntesis de lípidos y GTP para la síntesis de proteínas.

Desde el punto de vista energético, los enlaces fosfato de alta energía del UTP, GTP y CTP son equivalentes al del ATP y se sintetizan a partir del ATP mediante cinasas de difosfonucleósido y cinasas de monofosfonucleósido. Por ejemplo, el UTP se forma del UDP mediante una cinasa de difosfonucleósido en la reacción:

$$ATP + UDP \leftrightarrow UTP + ADP$$

El ADP se convierte de nuevo a ATP por el proceso de la fosforilación oxidativa, usando la energía suministrada por la oxidación de los combustibles.

Con frecuencia, las reacciones que requieren energía generan el difosfato de nucleósido ADP. La cinasa de adenilato, una enzima importante en el equilibrio de la energía celular, es una cinasa de monofosfato de nucleósido que transfiere un fosfato de un ADP a otro ADP para formar ATP y monofosfato de adenosina (AMP):

$$ADP + ADP \leftrightarrow AMP + ATP$$

Esta enzima puede regenerar ATP en condiciones en las que se requiere el uso del ATP.

Además de los trifosfatos de nucleósido, se forman otros compuestos que contienen enlaces de alta energía para facilitar la transferencia de energía en vías anabólicas y catabólicas (p. ej., 1,3-bisfosfoglicerato en la glucólisis y acetil coenzima A en el ciclo de los ácidos tricarboxílicos) (fig. 20-6). El fosfato de creatina contiene un enlace fosfato de alta energía que permite que sirva como un depósito de energía para la síntesis y el transporte del ATP en células musculares, neuronas y espermatozoides. Todos estos enlaces de alta energía son "inestables", y su hidrólisis produce energía libre sustancial debido a que los productos son mucho más estables, como resultado de la resonancia de los electrones dentro de sus estructuras.

 Dado un $\Delta G^{0'}$ de +1.65 kcal/mol para la conversión de G6P a G1P y un $\Delta G^{0'}$ de –4.0 kcal/mol para la conversión de glucosa + ATP a G6P + ADP, ¿cuál es el valor de $\Delta G^{0'}$ para la conversión de glucosa a G1P?

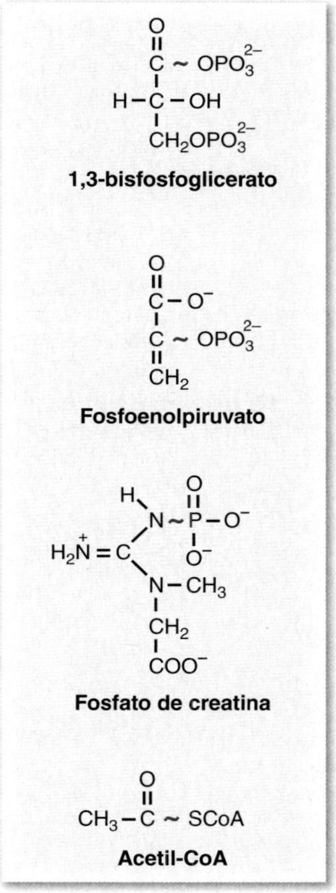

FIGURA 20-6 Algunos compuestos con enlaces de alta energía. 1,3-bisfosfoglicerato y fosfoenolpiruvato son intermediarios de la glucólisis. El fosfato de creatina es un depósito de fosfato de alta energía y viaja en vaivén en el cerebro, músculo y espermatozoides. La acetil-CoA es un precursor del ciclo del ATC. Los enlaces de alta energía se muestran en *rojo*. ATC, ácido tricarboxílico.

IV. Termogénesis

De acuerdo con la primera ley de la termodinámica, la energía no puede destruirse. Por lo tanto, la energía procedente de la oxidación de un combustible (su contenido calórico) debe ser igual a la cantidad de calor liberado, el trabajo realizado contra el medio y el incremento en el orden de las moléculas en los cuerpos de las personas. Parte de la energía de la oxidación de los combustibles se convierte en calor cuando se oxida el combustible, y se genera calor cuando el ATP se usa para hacer trabajo. Si las personas se vuelven menos eficientes para convertir la energía de la oxidación de los combustibles en ATP, o si usan una cantidad adicional de ATP para contracción muscular, se oxida una cantidad adicional de combustible para mantener la homeostasis del ATP (niveles constantes de ATP celular). Con la oxidación del combustible adicional, se libera calor adicional. Así, la producción de calor es una consecuencia natural de "quemar combustible".

La palabra **termogénesis** se refiere a la energía gastada para el propósito de generar calor además del gastado para la producción de ATP. Para mantener el cuerpo en 37 °C a pesar de los cambios en la temperatura ambiental, es necesario regular la oxidación de combustible y su eficiencia (así como la disipación de calor). En la termogénesis del escalofrío, el cuerpo del ser humano responde al frío repentino con contracciones musculares asíncronas (escalofrío), que incrementan la utilización del ATP y, por lo tanto, la oxidación de combustibles y la liberación de energía como calor. En la termogénesis de no escalofrío (termogénesis adaptativa), se reduce la eficiencia al convertir la energía de la oxidación de los combustibles en ATP. Se requiere oxidar más combustibles para mantener constantes los niveles de ATP y, por consiguiente, se genera más calor.

V. Energía a partir de la oxidación de los combustibles

La oxidación de los combustibles proporciona energía para los procesos del cuerpo, principalmente a través de la generación de las coenzimas del dinucleótido de nicotinamida y adenina (NADH) y dinucleótido de flavina y adenina (FAD[2H]) reducidas. Estas son usadas principalmente para generar el ATP en la fosforilación oxidativa. Sin embargo, la oxidación de los combustibles también genera el NADPH, que es la coenzima más utilizada directamente en los procesos que requieren energía. Los carbohidratos también pueden utilizarse para generar el ATP mediante la vía no oxidativa, llamadas glucólisis anaerobia.

A. Transferencia de energía de los combustibles a través de la fosforilación oxidativa

La oxidación de los combustibles es la fuente principal del ATP y el mayor medio de transferir energía de los enlaces químicos de los combustibles a los procesos celulares que requieren energía. La cantidad de energía disponible de un combustible es equivalente a la cantidad de calor que se genera cuando se quema un combustible. Con el fin de conservar esta energía para la generación del ATP, el proceso de respiración celular transforma la energía de los enlaces químicos de los combustibles en el estado de reducción de las coenzimas que aceptan electrones: NAD^+ y FAD (fig. 20-7, círculo 1). Cuando estos compuestos transfieren electrones al O_2 en la CTE, la mayor parte de la energía se transforma en un gradiente electroquímico a través de la membrana mitocondrial interna (fig. 20-7, círculo 2). Mucha de la energía en el gradiente electroquímico se usa para regenerar ATP a partir de ADP en la fosforilación oxidativa (fosforilación que requiere O_2).

I. Reacciones de oxidación y reducción

En las reacciones de **óxido-reducción** interviene siempre un par de sustancias químicas: un donador de electrones, que se oxida en las reacciones; y un aceptador de electrones, que se reduce en la reacción. En el metabolismo del combustible, este dona electrones y se oxida, y el NAD^+ y FAD aceptan electrones y se reducen.

Para recordar esto, utilice la nemotecnia PEO GER (**P**érdida de **E**lectrones = **O**xidación; **G**anancia de **E**lectrones = **R**educción). Los compuestos se oxidan en el cuerpo esencialmente de tres maneras: (1) la transferencia de electrones desde el compuesto como un átomo de hidrógeno o un ion hidruro; (2) la adición directa de oxígeno desde el O_2, y (3) la donación directa de electrones (p. ej., $Fe^{2+} \rightarrow Fe^{3+}$) (*véase* cap. 5). La oxidación de combustibles conlleva la transferencia de electrones como un átomo de hidrógeno

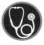

Stanley T. ha aumentado las concentraciones de las hormonas tiroideas que incrementan su tasa de utilización del ATP y oxidación del combustible. Un exceso de hormonas tiroideas podría afectar también la eficiencia de producción del ATP, dando como resultado menos ATP producido para un determinado nivel de consumo de O_2. La tasa incrementada de utilización del ATP y la eficiencia disminuida estimulan el metabolismo oxidativo, que resulta en una tasa mucho mayor de producción de calor. Por lo tanto, el paciente con hipertiroidismo se queja de sentir constantemente calor (intolerancia al calor) y de estar empapado. (La transpiración permite la disipación del exceso de calor a través de la evaporación desde la superficie cutánea).

$\Delta G^{0'}$ para la reacción global es la suma de las reacciones individuales, o -2.35 kcal. Las reacciones individuales son:

Glucosa + ATP → G6P + ADP
$\Delta G^{0'} = -4.0$ kcal/mol
G6P → G1P
$\Delta G^{0'} = +1.65$ kcal/mol

Por lo tanto,

Glucosa + ATP → G1P + ADP
$\Delta G^{0'} = -2.35$ kcal/mol

Así, la ruptura del ATP ha hecho energéticamente favorable la síntesis de G1P a partir de glucosa.

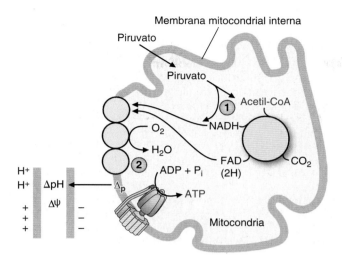

FIGURA 20-7 Perspectiva general de transformaciones de energía en la fosforilación oxidativa. El gradiente de potencial electroquímico a través de la membrana mitocondrial (Δp), se representa por medio de dos componentes: el ΔpH, el gradiente de protones; y $\Delta\psi$, el potencial de membrana. El papel del potencial electroquímico en la fosforilación oxidativa se analiza con más profundidad en el capítulo 24. Acetil-CoA, acetil coenzima A; ADP, difosfato de adenosina; ATP, adenosín trifosfato; FAD(2H), dinucleótido de flavina y adenina reducido; NADH, dinucleótido de nicotinamida y adenina reducido; P_i, fosfato inorgánico.

o un ion hidruro y, por lo tanto, los compuestos reducidos tienen más hidrógeno respecto al oxígeno que los compuestos oxidados. En consecuencia, los aldehídos se reducen más que los ácidos, y los alcoholes se reducen más que los aldehídos.

¿Cuándo se usa el NAD^+, en vez del FAD, en una reacción de oxidación-reducción particular? Esto depende de las propiedades químicas del donador de electrones y de la enzima que cataliza la reacción. En las reacciones de oxidación, el NAD^+ acepta dos electrones como un ion hidruro para formar NADH, y se libera un protón (H^+) hacia el

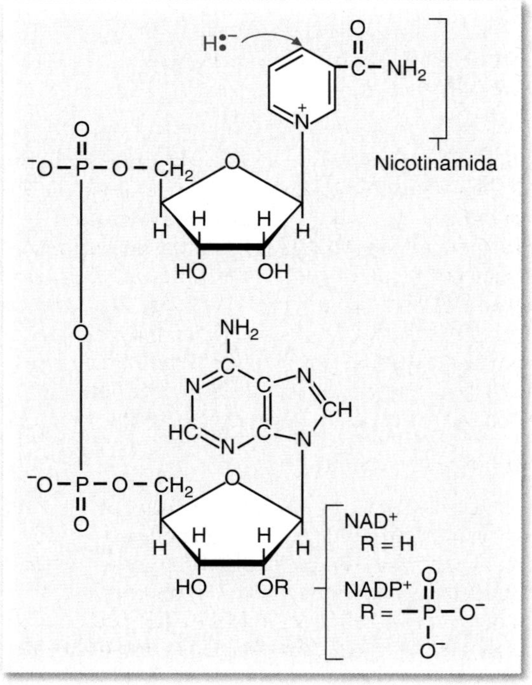

FIGURA 20-8 Reducción de NAD^+ y $NADP^+$. Estas coenzimas relacionadas estructuralmente son reducidas al aceptar dos electrones como H^-, el ion hidruro.

medio (fig. 20-8). Se usa por lo general para reacciones metabólicas que tienen que ver con la oxidación de alcoholes y aldehídos. En contraste, el FAD acepta dos electrones como átomos de hidrógeno, que son donados individualmente de átomos separados (p. ej., la formación de un doble enlace o un disulfuro) (fig. 20-9).

Cuando las coenzimas reducidas donan estos electrones al O_2 a través de la CTE, se reoxidan. La energía derivada de la reoxidación del NADH y del FAD(2H) está disponible para la generación del ATP por la fosforilación oxidativa. En la analogía del ATP como divisa, las coenzimas reducidas son los "pagos de nómina" por oxidar combustibles. Debido a que las células gastan ATP tan rápido, se debe convertir de inmediato los pagos de nómina en ATP efectivo.

2. Potencial de reducción

Cada reacción de óxido-reducción produce o toma una cantidad fija de energía, ($\Delta G^{0'}$), que es directamente proporcional al $\Delta E^{0'}$ (la diferencia en los potenciales del par de oxidación-reducción). El **potencial de reducción** de un compuesto, $E^{0'}$, es una medida en volts del cambio de energía cuando ese compuesto acepta electrones (se reduce); $-\Delta E^{0'}$ es el cambio de energía cuando ese compuesto dona electrones (se oxida). El $E^{0'}$ puede considerarse una expresión de la disposición del compuesto a aceptar electrones. Algunos ejemplos de potenciales de reducción se muestran en la tabla 20-4. El oxígeno, que es el mejor aceptor de electrones, tiene el potencial de reducción positivo más grande (es decir, es el más dispuesto a aceptar electrones y ser reducido). Como consecuencia, la transferencia de electrones de todos los compuestos al O_2 es favorable energéticamente y ocurre con liberación de energía.

Mientras más negativo sea el potencial de reducción de un compuesto, mayor es la energía disponible para la generación del ATP cuando ese compuesto pasa sus electrones al oxígeno. La $\Delta G^{0'}$ para la transferencia de electrones desde el NADH al O_2 es mayor que la transferencia desde el FAD(2H) al O_2 (*véanse* los valores de potenciales de reducción para el NADH y el FAD(2H) en la tabla 20-4). Así, la energía disponible para la síntesis del ATP a partir del NADH es aproximadamente -53 kcal, y alrededor de -41 kcal a partir de las flavoproteínas que contienen FAD en la CTE.

Para calcular el cambio de energía libre de una reacción de oxidación-reducción, el potencial de reducción del donador de electrones (NADH) se añade al del aceptor (O_2). El $\Delta E^{0'}$ para la reacción neta se calcula de la suma de las semirreacciones.

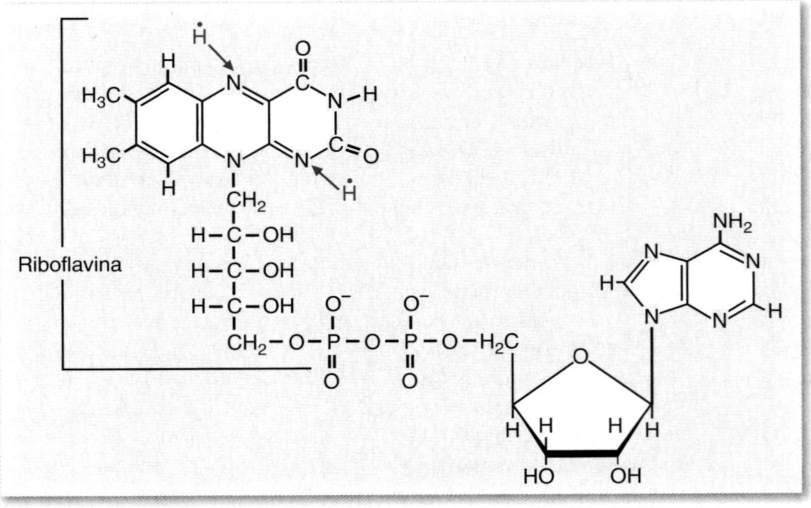

P **Otto S.** decidió perder peso disminuyendo su ingesta de grasas y de alcohol (etanol) e incrementando su ingesta de carbohidratos. Compare la estructura del etanol con la de la glucosa y los ácidos grasos (abajo). Con base en sus estados de oxidación, ¿cuál compuesto proporciona la mayor energía (calorías) por gramo?

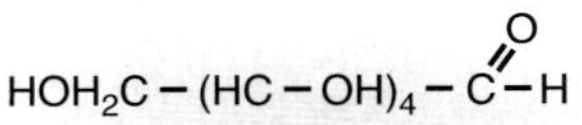

$HOH_2C-(HC-OH)_4-\overset{\displaystyle O}{\overset{\|}{C}}-H$

Glucosa

CH_3CH_2OH

Etanol

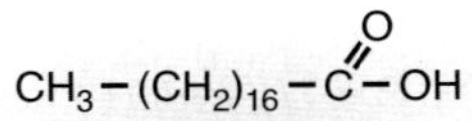

$CH_3-(CH_2)_{16}-\overset{\displaystyle O}{\overset{\|}{C}}-OH$

Un ácido graso

FIGURA 20-9 La reducción de FAD. El FAD acepta dos electrones como dos átomos de hidrógeno y se reduce. La coenzima reducida se denota en este texto como FAD(2H) porque con frecuencia acepta un total de dos electrones uno a la vez, sin pasar nunca a la forma totalmente reducida, $FADH_2$. El FMN consta de riboflavina con un grupo fosfato unido. FAD, dinucleótido de flavina y adenina, FAD(2H), dinucleótido de flavina adenina reducido; FMN, mononucleótido de flavina.

TABLA 20-4 Potenciales de reducción de algunas semirreacciones de óxido-reducción

SEMIRREACCIONES DE REDUCCIÓN	$E^{0'}$ A pH 7.0
$\frac{1}{2}O_2 + 2H^+ + 2e^- \rightarrow H_2O$	0.816
Citocromo a–Fe^{3+} + $1e^- \rightarrow$ citocromo a–Fe^{2+}	0.290
CoQ + $2H^+$ + $2e^- \rightarrow$ CoQ-H_2	0.060
Fumarato + $2H^+$ + $2e^- \rightarrow$ succinato	0.030
Oxaloacetato + $2H^+$ + $2e^- \rightarrow$ malato	-0.102
Acetaldehído + $2H^+$ + $2e^- \rightarrow$ etanol	-0.163
Piruvato + $2H^+$ + $2e^- \rightarrow$ lactato	-0.200
Riboflavina + $2H^+$ + $2e^- \rightarrow$ riboflavina-H_2	-0.200
FAD + $2H^+$ + $2e^- \rightarrow$ FAD(2H)	-0.220^a
NAD^+ + $2H^+$ + $2e^- \rightarrow$ NADH + H^+	-0.320
Acetato + $2H^+$ + $2e^- \rightarrow$ acetaldehído	-0.468

^{a}Este es el valor para el FAD libre; cuando FAD se enlaza a una proteína, su valor puede ser alterado en cualquier dirección. FAD, dinucleótido de flavina y adenina.

R En el palmitato y otros ácidos grasos, la mayor parte de carbonos son más reducidos que los de la glucosa o el etanol (más de los carbonos tienen electrones en enlaces C–H). Por lo tanto, los ácidos grasos tienen el mayor contenido calórico por gramo, 9 kcal. En la glucosa, los carbonos han formado ya enlaces con el oxígeno, y menos electrones en enlaces C–H están disponibles para generar energía. Así, la oxidación completa de glucosa proporciona alrededor de 4 kcal/g. En el etanol, un carbono es un grupo metilo con enlaces C–H, y uno tiene un grupo –OH. Por lo tanto, su estado de oxidación es intermedio entre los de la glucosa y ácidos grasos y, por lo tanto, el etanol tiene 7 kcal/g.

Para la donación de electrones del NADH, es $+0.320$ V, opuesto al que se muestra en la tabla 20-4 (recuerde, la tabla 20-4 muestra el $E^{0'}$ para aceptar electrones), y para la aceptación de O_2 es $+0.816$ V. El número de electrones que se transfieren es 2 (así que $n = 2$). La relación directa entre los cambios de energía en reacciones de óxido-reducción y $\Delta G^{0'}$ se expresa mediante la ecuación de Nernst

$$\Delta G^{0'} = -nF\,\Delta E^{0'}$$ **Ecuación 20-3**

donde n es el número de electrones transferidos y F es la constante de Faraday (23 kcal/mol-V). Así, un valor de aproximadamente –53 kcal/mol se obtiene de energía disponible para la síntesis del ATP al transferir dos electrones del NADH al oxígeno. El $\Delta E^{0'}$ para que FAD(2H) done electrones al O_2 es de 1.016 V, en comparación con una $\Delta E^{0'}$ de 1.136 V para la transferencia de electrones del NADH al O_2.

3. Valores calóricos de combustibles

El valor calórico de un alimento se relaciona de manera directa con su estado de oxidación, que es una medida del $\Delta G^{0'}$ para la transferencia de electrones del combustible al O_2. Los electrones donados por el combustible son de sus enlaces C–H y C–C. Los ácidos grasos tales como el palmitato $[CH_3(CH_2)_{14}COOH]$ tienen un valor calórico de aproximadamente 9 kcal/g. La glucosa ya está parcialmente oxidada y tiene un valor calórico de solo alrededor de 4 kcal/g. Los carbonos, en promedio, contienen menos enlaces C–H de los cuales donar electrones.

El valor calórico de un alimento se aplica en los humanos solo si las células tienen enzimas que pueden oxidar ese combustible al transferir electrones del combustible al NAD^+, $NADP^+$ o FAD. Cuando se quema madera en una chimenea, los electrones se transfieren de la celulosa y otros carbohidratos al O_2, liberando energía como calor. Sin embargo, la madera no tiene contenido calórico para los humanos; no es posible digerirla y convertir la celulosa a una forma que pueda ser oxidada por las enzimas. El colesterol, aunque es un lípido, tampoco tiene valor calórico para los seres humanos porque no es posible oxidar los carbonos en su compleja estructura de anillos en reacciones que generan NADH, FAD(2H) o NADPH.

B. NADPH en reacciones de oxidación-reducción

El $NADP^+$ es similar al NAD^+ y tiene el mismo potencial de reducción. Sin embargo, el $NADP^+$ tiene un grupo fosfato extra en la ribosa, que afecta su enlace enzimático (*véase* fig. 20-8). En consecuencia, la mayor parte de enzimas usan NAD^+ o $NADP^+$, pero pocas veces ambos compuestos.

En ciertas reacciones, los combustibles se oxidan mediante la transferencia de electrones al $NADP^+$ para formar NADPH. Por ejemplo, la G6P deshidrogenasa, en la vía de pentosa fosfato, transfiere electrones de la G6P al $NADP^+$ en lugar del NAD^+. El NADPH normalmente dona los electrones a las reacciones biosintéticas, tales como la síntesis de ácidos grasos, y a las reacciones de desintoxicación que usan oxígeno de modo directo. En consecuencia, la energía en su potencial de reducción se usa por lo común en reacciones que requieren energía sin ser primero convertidas a la divisa ATP.

C. Glucólisis anaerobia

No todo el ATP se genera por la oxidación de combustible. En la **glucólisis anaerobia**, la glucosa se degrada en reacciones que forman intermediarios fosforilados de alta energía de la vía (fig. 20-10). Estos intermediarios activados de alta energía proporcionan la energía para la generación del ATP a partir de ADP sin tener que ver con la transferencia de electrones al O_2. Por lo tanto, esta vía se llama glucólisis anaerobia, y el ATP se genera de la fosforilación a nivel de sustrato y no de la fosforilación oxidativa (*véase* cap. 24). La glucólisis anaerobia es una fuente crucial del ATP para las células que tienen un suministro reducido de O_2, ya sea porque están diseñadas fisiológicamente de esa manera (p. ej., células en la médula del riñón, músculo que trabaja rápidamente, eritrocitos), o porque su suministro de O_2 ha sido reducido patológicamente (p. ej., enfermedad arterial coronaria).

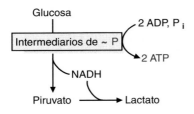

FIGURA 20-10 Glucólisis anaerobia. El fosfato se transfiere de intermediarios de alta energía de la vía al ADP. Debido a que el NADH de la vía se reoxida por la reducción del piruvato a lactato, no se requiere oxígeno. ADP, adenosín difosfato; ATP, adenosín trifosfato; NADH, dinucleótido de nicotinamida y adenina; P_i, fosfato inorgánico.

VI. Oxigenasas y oxidasas que no participan en la generación del ATP

Alrededor de 90 a 95% del O_2 que consume el ser humano es usado por la oxidasa terminal en la CTE para la generación del ATP vía fosforilación oxidativa. El resto del O_2 se usa directamente por oxigenasas y otras oxidasas, enzimas que oxidan un compuesto en el cuerpo mediante transferencia directa de electrones al O_2 (fig. 20-11). El gran potencial de reducción positivo del O_2 hace todas estas reacciones extremadamente favorables desde el punto de vista termodinámico, pero la estructura electrónica del O_2 desacelera la velocidad de transferencia de electrones. Por lo tanto, estas enzimas contienen un ion metálico que facilita la reducción del O_2.

A. Oxidasas

Las **oxidasas** transfieren electrones del sustrato al O_2, que se reduce a agua (H_2O) o a peróxido de hidrógeno (H_2O_2). El complejo proteínico terminal en la CTE, llamada citocromo oxidasa, tiene la capacidad de aceptar electrones donados a la cadena por NADH y FAD(2H) y los utiliza para reducir el O_2 a H_2O. La mayoría de las otras oxidasas en la célula forman H_2O_2 en vez de H_2O y se llaman peroxidasas. Las peroxidasas son confinadas por lo general a los peroxisomas para proteger al ADN y a otros componentes celulares de los radicales libres tóxicos (compuestos que contienen electrones simples en un orbital externo), generados por el peróxido de hidrógeno.

B. Oxigenasas

Las **oxigenasas**, en contraste con las oxidasas, incorporan uno o ambos átomos de oxígeno en el sustrato orgánico (*véase* fig. 20-11). Las monooxigenasas, enzimas que incorporan un átomo de oxígeno en el sustrato y el otro en H_2O, se denominan con frecuencia hidroxilasas (p. ej., hidroxilasa de fenilalanina, que añade un grupo hidroxilo a la fenilalanina para formar tirosina) u oxidasas de función mixta. Las monooxigenasas requieren un sustrato donador de electrones, tal como el NADPH; una coenzima tal como el FAD, que puede transferir electrones simples, y un metal o compuesto similar que puede formar un complejo de oxígeno reactivo. Se encuentran normalmente en el retículo endoplasmático y a veces en las mitocondrias. Las dioxigenasas, enzimas que incorporan ambos átomos de oxígeno en el sustrato, se usan en las vías para convertir araquidonato en prostaglandinas, tromboxanos y leucotrienos.

Oxidasas

$$O_2 + 4e^- , 4H^+ \longrightarrow 2H_2O$$
$$O_2 + SH_2 \longrightarrow S + H_2O_2$$

Monooxigenasas

$$O_2 + S + \text{Donador de electrones–}XH_2 \longrightarrow$$
$$H_2O + \text{Donador de electrones–}X + S-OH$$

Dioxigenasas

$$S + O_2 \longrightarrow SO_2$$

FIGURA 20-11 Oxidasas y oxigenasas. El destino de O_2 se muestra en *rojo*. S representa un sustrato orgánico.

VII. Balance de energía

El gasto total de energía del cuerpo de un ser humano es equivalente a su consumo de O_2 (fig. 20-12). La **tasa metabólica en reposo** (gasto de energía de una persona en reposo, a 25 °C, después de ayunar toda la noche) representa alrededor de 60 a 70% del gasto de energía total y consumo de O_2, y el ejercicio físico representa el resto. De la tasa metabólica de reposo, aproximadamente 90 a 95% del consumo de O_2 es utilizado por la mitocondrial CTE, y solo 5 a 10% se requiere para oxidasas no mitocondriales y oxigenasas, y no se relaciona con la síntesis del ATP. Alrededor de 20 a 30% de la energía de este consumo mitocondrial de O_2 se pierde por fuga de protones de regreso por la membrana mitocondrial, que disipa el gradiente electroquímico sin síntesis del ATP. El resto del consumo de O_2 se usa para las ATPasas que mantienen gradientes de iones y para las vías biosintéticas.

La **homeostasis del ATP** se refiere a la capacidad de las células para mantener niveles constantes del ATP a pesar de las fluctuaciones en la tasa de uso. Así, el uso incrementado del ATP para el ejercicio o reacciones biosintéticas aumenta la tasa de oxidación de combustibles. El mecanismo principal empleado es la regulación por retroalimentación; todas las vías de oxidación de combustibles que dan lugar a la generación del ATP son reguladas por retroalimentación por las concentraciones del ATP, o por compuestos relacionados con la concentración del ATP. En general, mientras menos ATP se use, menos combustible se oxida para generar ATP.

De acuerdo con la primera ley de la termodinámica, la energía (en calorías) en el combustible consumido nunca puede perderse. El combustible consumido se oxida para satisfacer las demandas de energía de la TMB + ejercicio, o se almacena como grasa. Así, una ingesta de calorías en exceso de las gastadas da como resultado ganancia de peso. El enunciado simple, "Si comes demasiado y no haces ejercicio, engordarás", en realidad es un resumen de la bioenergética del ciclo ATP-ADP.

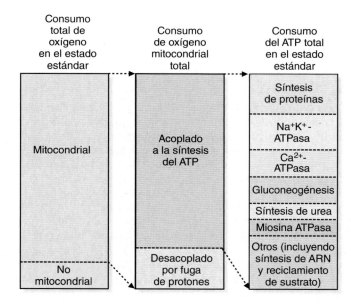

FIGURA 20-12   Contribución estimada de los procesos para el uso de energía en el estado estándar. (Reproducida, con permiso, de Rolfe DFS, Brown GC. Cellular energy utilization and molecular origin of standard metabolic rate in mammals. *Physiol Rev.* 1997;77(3):731-758. © 1997, the American Physiological Society).

COMENTARIOS CLÍNICOS

Otto S. visitó a su médico, quien observó su aumento de peso. El médico recomendó varias modificaciones a la dieta de **Otto S.** que reducirían el contenido calórico de esta y señaló la importancia del ejercicio para la reducción de peso. Recordó a **Otto S.** que la American Heart Association recomienda al menos 150 minutos de actividad aeróbica de moderada intensidad por semana o al menos 75 minutos de actividad aeróbica vigorosa por semana o una combinación de ambas. También le recordó a **Otto S.** que él querría ser un modelo a imitar para sus pacientes. **Otto S.** decidió comenzar un régimen de ejercicio que incluía 30 minutos de carrera y tenis al menos 5 días de la semana.

Stanley T. presentó los signos y síntomas clásicos del hipertiroidismo (aumento en la secreción de las hormonas tiroideas T_3 y T_4; *véase* en la fig. 10-15 la estructura de T_3), incluso bocio (glándula tiroides agrandada). La T_3 es la forma más activa de la hormona. La T_4 se sintetiza y secreta en cantidades aproximadamente 10 veces mayores que T_3. El hígado y otras células contienen una enzima (una desyodinasa) que remueve uno de los yoduros de T_4, convirtiéndolo a T_3. Las pruebas de la función de la tiroides confirmaron este diagnóstico.

Las hormonas tiroideas (principalmente T_3) modulan la producción y utilización de la energía celular a través de su capacidad para incrementar la transcripción de genes (*véase* fig. 15-13) de muchas proteínas que participan en el metabolismo intermedio, incluso las enzimas del ciclo del ácido tricarboxílico (ATC) y la fosforilación oxidativa. Ellas incrementan la tasa del uso del trifosfato de adenosina (ATP) por la Na^+, K^+-ATPasa y otras enzimas. También afectan la eficiencia de las transformaciones de energía, de modo que se debe oxidar más combustible para mantener un determinado nivel del ATP o se debe gastar más ATP para lograr la respuesta fisiológica deseada. La pérdida de peso experimentada por **Stanley T.**, a pesar de un muy buen apetito, refleja sus requerimientos calóricos incrementados y el uso menos eficiente de combustibles. El resultado es la oxidación mejorada de los depósitos de tejido adiposo, así como un efecto catabólico en el músculo y otros tejidos que contienen proteína. A través de mecanismos que no son bien comprendidos, con el aumento en las concentraciones de hormona tiroidea en la sangre se incrementa también la actividad o "tono" del sistema nervioso simpático (adrenérgico). Un sistema nervioso simpático activado da lugar a un latido cardiaco más rápido y vigoroso (taquicardia y palpitaciones), aumento de nerviosismo (ansiedad e insomnio), temblor (una sensación de agitación o nerviosismo) y otros síntomas.

Cora N. estaba en insuficiencia ventricular izquierda (LVF) cuando se presentó al hospital con su segundo ataque al corazón en 8 meses. Los síntomas congruentes con la LVF fueron su rápida frecuencia cardiaca (104 latidos/minuto) y frecuencia respiratoria. Al examinar sus pulmones, su médico escuchó estertores respiratorios, causados por el aire inspirado que burbujea en el líquido que ha llenado sus espacios aéreos pulmonares, secundarios a la LVF. Esta afección se denomina insuficiencia cardiaca sistólica.

La rápida frecuencia cardiaca de **Cora N.** (taquicardia) resultó de una capacidad reducida de su endeble músculo ventricular izquierdo, isquémico, para eyectar una cantidad normal de sangre hacia las arterias que la llevan lejos del corazón con cada contracción. La caída resultante de la presión arterial señaló una respuesta refleja en el sistema nervioso central que, a su vez, causó un incremento de la frecuencia cardiaca en un intento por llevar la cantidad total de sangre que sale del ventrículo izquierdo cada minuto (el gasto cardiaco) de regreso hacia un nivel más apropiado para mantener la presión arterial sistémica.

El tratamiento inicial de la insuficiencia cardiaca congestiva de **Cora N.** incluye esfuerzos por reducir la carga de trabajo del corazón al disminuir el volumen sanguíneo (precarga) con diuréticos y disminuir la presión arterial, además la administración de oxígeno por cánula nasal para aumentar las concentraciones de oxígeno en su sangre.

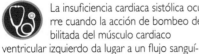

La insuficiencia cardiaca sistólica ocurre cuando la acción de bombeo debilitada del músculo cardiaco ventricular izquierdo da lugar a un flujo sanguíneo reducido desde el corazón al resto del cuerpo. Esto lleva a un aumento del volumen sanguíneo en los vasos que llevan sangre oxigenada de los pulmones hacia el lado izquierdo del corazón. La presión dentro de estos vasos pulmonares finalmente llega a un nivel crítico, mayor que aquel que mueve al agua de la sangre por un "gradiente de presión" desde el lumen capilar hacia los espacios de aire alveolares de los pulmones (transudación). El paciente experimenta dificultad para respirar cuando el líquido en los espacios de aire interfiere con el intercambio de oxígeno del aire inspirado hacia la sangre arterial, causando hipoxia. La hipoxia estimula entonces el centro respiratorio en el sistema nervioso central, lo que da lugar a una frecuencia respiratoria rápida en un esfuerzo por incrementar el contenido de oxígeno de la sangre. Cuando el paciente inhala profundamente, el médico escucha sonidos de gorgoteo/estertores (conocidos como estertores inspiratorios o crujidos) con un estetoscopio colocado sobre las bases pulmonares posteriores. Estos sonidos representan el burbujeo del aire inspirado cuando entra a los espacios de aire alveolares llenos de líquido.

COMENTARIOS BIOQUÍMICOS

Transporte activo y muerte celular. La mayoría de las personas no puede recordar cuándo se enteró por primera vez que moriría si dejaba de respirar. Sin embargo, cómo mueren exactamente las células por falta de oxígeno es una pregunta intrigante. La hipoxia lleva a cambios físicos y transcripcionales. Los patólogos describen por lo general dos tipos histológicamente distintos de muerte celular: necrosis y apoptosis (muerte celular programada). La muerte celular por falta de oxígeno, como la que ocurre durante un IM, puede ser muy rápida, y se considera necrosis. La falta de adenosín trifosfato (ATP) para el transporte activo de Na^+ y Ca^{2+} desencadena algunas de las cascadas de muerte que dan lugar a necrosis (fig. 20-13).

La entrada de Na^+ y la pérdida del gradiente de Na^+ a través de la membrana plasmática es un evento temprano que acompaña al agotamiento del ATP durante la interrupción del suministro de O_2. Una consecuencia de la concentración intracelular incrementada de Na^+ es que se deterioran otros procesos de transporte impulsados por el gradiente de Na^+. Por ejemplo, el intercambiador de Na^+/H^+, que normalmente bombea H^+ generados del metabolismo a cambio del Na^+ extracelular, ya no puede funcionar más, y podría bajar el pH intracelular. El aumento del ion H^+ intracelular podría deteriorar la generación del ATP de la glucólisis anaerobia. Como consecuencia del aumento de las concentraciones iónicas intracelulares, el agua entra a las células y ocurre inflamación hidrópica. La inflamación va acompañada por la liberación de subunidades MB de la cinasa de creatinina, la troponina I y la troponina C hacia la sangre. Estas enzimas se miden en la sangre como indicadores de un infarto de miocardio (*véanse* caps. 6 y 7). La inflamación es un evento temprano y se considera una etapa reversible de lesión celular.

Por lo general, la concentración intracelular de Ca^{2+} se regula cuidadosamente para que fluctúe en los niveles bajos (la concentración intracelular de Ca^{2+} es $< 10^{-7}$ M, comparada con alrededor de 10^{-3} M en el líquido extracelular). Las fluctuaciones de la concentración de Ca^{2+} en estos niveles bajos regulan la contracción miofibrilar, el metabolismo de la energía y otros procesos celulares. Sin embargo, cuando la concentración de Ca^{2+} se incrementa por arriba de su ámbito normal, desencadena la muerte celular (necrosis). Las concentraciones altas de Ca^{2+} activan una fosfolipasa que incrementa la permeabilidad de la membrana, lo que da como resultado más pérdida de gradientes iónicos a través de la membrana celular. También disparan la apertura del poro de transición de permeabilidad mitocondrial, que origina pérdida de función mitocondrial y deteriora aún más la fosforilación oxidativa.

Las concentraciones de Ca^{2+} intracelular podrían aumentar debido a la inflamación celular, la falta del ATP para las bombas de Ca^{2+} dependientes del ATP, o la pérdida del gradiente de Na^+. Normalmente, las Ca^{2+}-ATPasas localizadas en la membrana plasmática bombean Ca^{2+} fuera de la célula. Las Ca^{2+}-ATPasas en el retículo endoplasmático y en el retículo sarcoplasmático del corazón y otros músculos, secuestran Ca^{2+} dentro de las membranas, en donde se une mediante una proteína de enlace de baja afinidad. El Ca^{2+} se libera del retículo sarcoplasmático en respuesta a un impulso nervioso, que señala la contracción, y el aumento de Ca^{2+} estimula la contracción muscular y la oxidación de combustibles. Dentro del corazón, otra proteína transportadora de Ca^{2+}, el transportador de intercambio de Na^+/Ca^{2+}, coordina el eflujo de Ca^{2+} a cambio de Na^+, de modo que el Ca^{2+} es extruido con cada contracción.

La hipoxia induce también la transcripción de genes en un intento por compensar las condiciones hipóxicas. Una familia de factores de transcripción, conocida como factores inducibles por hipoxia (HIF), se activa en condiciones hipóxicas. Estos factores se unen a elementos que responden a la hipoxia (elementos proximales del promotor) en la región reguladora de genes blanco. Los HIF regulan más de 70 genes objetivo, incluso el gen para la eritropoyetina, el cual estimula la mayor producción de eritrocitos. La inducción de estos genes permite que las células se adapten y sobrevivan durante algún tiempo bajo estas condiciones hipóxicas.

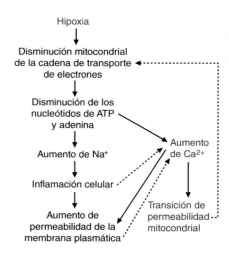

FIGURA 20-13 Hipoxia, Ca^{2+}, Na^+ y muerte celular. Sin suministro adecuado de O_2, disminuye la síntesis de ATP a partir de los resultados de la fosforilación oxidativa en aumento de Na^+ citoplasmático y los iones de Ca^{2+}. El aumento de los niveles de iones puede provocar cascadas de muerte que implican: aumento de la permeabilidad de la membrana plasmática; la pérdida de gradientes iónicos; disminución del pH citosólico; sobrecarga mitocondrial Ca^{2+}, y un cambio en la permeabilidad mitocondrial, llamada la *transición de permeabilidad mitocondrial*. Las *líneas continuas* muestran la primera secuencia de eventos; las *líneas de puntos* muestran cómo estos sucesos retroalimentan la aceleración del deterioro mitocondrial, haciendo imposible la recuperación de la fosforilación oxidativa. ATP, adenosín trifosfato.

CONCEPTOS CLAVE

◆ La bioenergética se refiere a las transformaciones de energía celular.

◆ Los enlaces fosfato de alta energía del ATP son la fuente de energía primaria de una célula.

◆ El ATP se genera a través de la respiración celular; la oxidación de combustibles a dióxido de carbono y agua.

◆ El ATP puede generarse también, en concentraciones reducidas, vía glucólisis anaerobia (en ausencia de O_2).

◆ Los electrones capturados de la oxidación de combustible generan NADH y FAD(2H), que se usan para regenerar ATP vía el proceso de fosforilación oxidativa.

◆ La energía disponible de la hidrólisis del ATP puede usarse para:
  ◆ Trabajo mecánico (contracción muscular)
  ◆ Trabajo de transporte (establecimiento de gradientes iónicos a través de las membranas)
  ◆ Trabajo bioquímico (reacciones químicas que requieren energía, incluso las reacciones de desintoxicación)

◆ La energía liberada de la oxidación de combustibles que no se usa para trabajo se transforma en y se libera como calor.

◆ Muchas vías de oxidación de combustibles se regulan de manera coordinada para mantener la homeostasis del ATP.

◆ El $\Delta G^{0'}$ es el cambio en la energía libre de Gibbs a pH 7.0 en condiciones estándar entre los sustratos y productos de una reacción.

◆ La oxidación de combustibles tiene un $\Delta G^{0'}$ negativo; los productos formados tienen menos energía química que los reactivos (una vía de reacción exergónica).

◆ La síntesis del ATP tiene un $\Delta G^{0'}$ positivo y es endergónica; la reacción requiere energía.

◆ Las vías metabólicas tienen un $\Delta G^{0'}$ negativo global, que se obtiene sumando todos los valores de $\Delta G^{0'}$ para cada reacción en la vía.

◆ Las reacciones de oxidación-reducción pueden relacionarse con cambios en la energía libre, el uso de $E^{0'}$, la afinidad de la sustancia química hacia los electrones. Los compuestos con los valores de $E^{0'}$ más altos tienen una mayor afinidad hacia los electrones que aquellos con valores de $E^{0'}$ más bajos.

◆ Las enfermedades revisadas en este capítulo se resumen en la tabla 20-5.

TABLA 20-5	Enfermedades revisadas en capítulo 20	
ENFERMEDAD O TRASTORNO	**AMBIENTAL O GENETICA**	**COMENTARIOS**
Obesidad	Ambas	Entender las necesidades calóricas diarias permite que uno gane o pierda peso a través de alteraciones en los hábitos de ejercicio y alimentación.
Hipertiroidismo	Ambas	La hormona tiroidea es importante para regular el metabolismo energético; la liberación excesiva de T3 y T4 incrementa el metabolismo, lo que da como resultado pérdida de peso y una mayor tasa de producción de calor.
Ataque cardiaco (IM)	Ambas	El corazón requiere un nivel constante de energía, derivada principalmente de lactato, glucosa y ácidos grasos. Esto es necesario para que la tasa de contracción pueda permanecer constante, o se incremente durante periodos apropiados. La interferencia del flujo de oxígeno a ciertas áreas del corazón reducirá la generación de energía, lo cual da lugar a un IM.

IM, Infarto de miocardio.

PREGUNTAS DE REVISIÓN: CAPÍTULO 20

1. El ATP es la principal forma química de energía de las células, y a menudo se convierte en ADP durante las reacciones, por lo que libera energía para permitir que siga la reacción hacia delante. El enlace fosfato con la energía más alta en ATP se localiza entre cuál de los siguientes grupos:
   A. Adenosina y fosfato
   B. Ribosa y fosfato
   C. Ribosa y adenina
   D. Los dos grupos hidroxilo en el anillo de la ribosa
   E. Dos grupos fosfato

2. Todas las células requieren energía para sobrevivir, y se requiere que los sistemas biológicos sigan las leyes de la termodinámica. ¿Cuál de los siguientes términos bioenergéticos o frases se define correctamente?
   A. La primera ley de la termodinámica establece que el universo tiende hacia un estado de mayor orden.
   B. La segunda ley de la termodinámica afirma que la energía total de un sistema permanece constante.
   C. El cambio de entalpía de una reacción es una medida de la cantidad total de calor que puede liberarse de cambios en los enlaces químicos.
   D. El $\Delta G^{0'}$ de una reacción es el cambio de energía libre estándar medido a 37 °C y un pH de 7.4.
   E. Un enlace de alta energía es aquel que libera más de 3 kcal/mol de calor cuando se hidroliza.

3. Para que una célula lleve a cabo sus funciones biológicas, es necesario que las reacciones intracelulares estén dirigidas a seguir una cierta vía. ¿Cuál enunciado describe mejor la dirección que sigue una reacción química?
   A. Una reacción con energía libre positiva procede en sentido directo si la concentración de sustrato se eleva lo suficiente.
   B. En condiciones estándar, una reacción procede en sentido directo si la energía libre $\Delta G^{0'}$ es positiva.
   C. La dirección de una reacción es independiente de las concentraciones iniciales de sustrato y producto, porque la dirección se determina por el cambio en la energía libre.
   D. La concentración de todos los sustratos debe ser mayor que la de los productos para que la reacción proceda en el sentido directo.
   E. La enzima para la reacción debe estar trabajando a $> 50\%$ de su eficiencia máxima para que la reacción proceda en el sentido directo.

4. El Sr. P. ha sufrido un ataque cardiaco. Como consecuencia, ¿cuál de los siguientes cambios mostrará su corazón?
   A. Aumento en la concentración intracelular de O_2
   B. Incremento en la concentración intracelular de ATP
   C. Aumento en la concentración intracelular de H^+
   D. Disminución de la concentración intracelular de Ca^{2+}
   E. Disminución de la concentración intracelular de Na^+

5. Muchas reacciones biológicas son de oxidación-reducción que usan un transportador de electrones biológico. ¿Cuál de los siguientes enunciados describe correctamente la reducción de uno de los portadores de electrones, NAD^+ o FAD?
   A. NAD^+ acepta dos electrones como átomos de hidrógeno para formar NAD(2H).
   B. NAD^+ acepta dos electrones que son donados cada uno de átomos separados del sustrato.

C. NAD^+ acepta dos electrones como un ion hidruro para formar NADH.
D. FAD libera un protón cuando acepta dos electrones.
E. FAD debe aceptar dos electrones a la vez.

6. El transporte activo es necesario para mover los compuestos hacia el interior de la célula o de la mitocondria. El trabajo de transporte puede suceder cuando el ATP dona su grupo fosfato a una proteína de transporte, con lo que se altera la conformación de esa proteína. ¿Cuál de los siguientes mecanismos permite que se presente este cambio conformacional?
   A. Una ganancia de interacciones iónicas, lo que altera la estructura terciaria o cuaternaria o ambas de la proteína.
   B. La pérdida de interacciones iónicas, con lo que se altera la estructura terciaria o cuaternaria o ambas de las proteínas.
   C. Pérdida de enlaces hidrógeno en la estructura primaria de la proteína.
   D. Ganancia de interacciones hidrófobas, lo que provoca una alteración en la estructura terciaria o cuaternaria o ambas de las proteínas.
   E. Pérdida de las interacciones hidrófobas, lo que provoca una alteración en la estructura terciaria o cuaternaria o ambas de las proteínas.

7. Los valores $\Delta G^{0'}$ están determinados bajo condiciones bioquímicas estándar y reflejan la energía requerida o liberada conforme procede una reacción particular. Con los valores de $\Delta G^{0'}$ a continuación, determine el $\Delta G^{0'}$ general para la siguiente reacción:

   Creatina + ATP da fosfato de creatina + ADP

   Las reacciones intermedias son:

   ATP + H_2O da ADP + fosfato inorgánico
   $\Delta G^{0'} = -7.3$ kcal/mol

   Fosfato de creatina + H_2O da creatina + fosfato inorgánico $\Delta G^{0'} = -10.3$ kcal/mol

   A. -3.0 kcal/mol
   B. -10.3 kcal/mol
   C. -17.6 kcal/mol
   D. $+3.0$ kcal/mol
   E. $+10.3$ kcal/mol
   F. $+17.6$ kcal/mol

8. Cuando los atletas gastan grandes cantidades de energía, se les observa que usan oxígeno complementario. Más de 90% del O_2 que respiran las personas se usa para la generación de uno de los siguientes:
   A. ATP
   B. ADP
   C. NAD^+
   D. FAD
   E. Acetil-CoA

9. El ATP es la principal molécula transportadora de energía de las células, y para que una célula sobreviva debe ser capaz de regenerar ATP cuando los valores del mismo descienden. ¿Cuál de los siguientes enunciados describe correctamente un aspecto del metabolismo del ATP?

A. El ATP es más estable que el ADP.

B. El ATP tiene más grupos fosfato de carga positiva que el ADP.

C. Los grupos fosfato se repelen, lo que en el ATP provoca la formación de enlaces tensos.

D. El calor derivado de la hidrólisis del ATP se usa para dirigir procesos que requieren energía.

E. El ATP es hidrolizado directamente en la célula.

10. Todos los procesos fisiológicos en las células vivientes requieren la transformación de energía. ¿Cuál de los siguientes se consideraría trabajo bioquímico usando los enlaces fosfato de alta energía del ATP?

A. Fibras musculares en contracción

B. Desarrollo de un gradiente de Na^+ a través de la membrana

C. Transporte de compuestos contra un gradiente de concentración

D. Conversión de compuestos tóxicos en compuestos no tóxicos en el hígado

E. Someterse a las vías metabólicas

11. Considere la reacción A→ B. El $\Delta G^{0'}$ para esta reacción es de $+1.8$ kcal/mol. Si la concentración de B es, en el equilibrio, de 1.0 mM, ¿cuál sería la concentración de A en el equilibrio, a 25 °C?

A. 20 mM

B. 2.0 mM

C. 0.20 mM

D. 0.02 mM

E. 0.002 mM

12. Considere la siguiente serie de reacciones, junto con su cambio de energía libre estándar:

A. ↔ B -0.44 kcal/mol

B. ↔ C -0.73 kcal/mol

C. ↔ D $+2.45$ kcal/mol

D. ↔ E -4.21 kcal/mol

¿Cuál sería el cambio de energía libre estándar para la conversión de D → A?

A. $+0.67$ kcal/mol

B. -1.18 kcal/mol

C. -3.54 kcal/mol

D. -4.21 kcal/mol

E. -5.99 kcal/mol

13. Considere la siguiente reacción:

$$RH + O_2 + NADPH + H^+ \rightarrow R\text{-}OH + H_2O + NADP^+$$

La enzima que cataliza esta reacción es la que mejor se clasifica como ¿cuál de las siguientes?

A. Deshidratasa

B. Dioxigenasa

C. Oxidasa

D. Oxigenasa

E. Peroxidasa

14. Dados los potenciales de oxidación-reducción estándar para las dos reacciones siguientes:

$$FAD + 2e^- + 2H^+ \rightarrow FAD(2H) \qquad -0.220 \text{ volts}$$
$$\tfrac{1}{2} O_2 + 2e^- + 2H^+ \rightarrow H_2O \qquad +0.816 \text{ volts}$$

El cambio de energía libre para la siguiente reacción sería ¿cuál de las siguientes?

$$FAD(2H) + \tfrac{1}{2} O_2 \rightarrow FAD + H_2O$$

A. -53.0 kcal/mol

B. -47.7 kcal/mol

C. -4.77 kcal/mol

D. $+4.77$ kcal/mol

E. $+47.7$ kcal/mol

15. Considere la estructura de los siguientes tres ácidos grasos:

1. $CH_3\text{–}(CH_2)_{14}\text{–}COO^-$
2. $CH_3\text{–}(CH_2)_7\text{–}CH{=}CH\text{–}(CH_2)_5\text{–}COO^-$
3. $CH_3\text{–}(CH_2)_2\text{–}CH{=}CH\text{–}(CH_2)_4\text{–}CH{=}CH{=}(CH_2)_4\text{–}COO^-$

¿Cuál es el orden de rendimiento energético (de mayor a menor energía) cuando los tres ácidos grasos anteriores se oxidan completamente a dióxido de carbono y agua?

A. iii > ii > i

B. i > ii > iii

C. ii > i > iii

D. ii > iii > i

E. i > iii > ii

RESPUESTAS A LAS PREGUNTAS DE REVISIÓN

1. **La respuesta es E.** Ambos enlaces fosfato de alta energía del ATP se localizan entre grupos fosfato (tanto los fosfatos α y β como los fosfatos β y γ). El enlace fosfato entre el fosfato α y la ribosa (o adenosina) no es de alta energía (de modo que A y B son incorrectas), y no hay fosfato entre la ribosa y la adenina, o dos grupos hidroxilo en el anillo de la ribosa; por lo tanto, las respuestas C y D son incorrectas.

2. **La respuesta es C.** El cambio de entalpía, ΔH, es la cantidad total de calor que puede liberarse en una reacción. La primera ley de la termodinámica establece que la energía total de un sistema permanece constante y la segunda ley de la termodinámica establece que el universo tiende hacia un estado de desorden (de modo que A y B son incorrectas). La respuesta D es incorrecta porque $\Delta G^{0'}$ es el cambio de energía libre estándar medido a 25 °C y a un pH de 7. La respuesta E es incorrecta porque un enlace de alta energía libera más que alrededor de 7 kcal/mol de calor cuando se hidroliza. La definición de un enlace de alta energía se basa en la hidrólisis de uno de los enlaces de alta energía del ATP.

3. **La respuesta es A.** La concentración de los sustratos y productos influye en el sentido de una reacción. La respuesta B es incorrecta porque las reacciones con energía libre positiva, a concentraciones 1 M de sustratos y productos, procederán en sentido inverso. La respuesta C es incorrecta porque las concentraciones de sustratos y productos influyen en la energía libre de una reacción. La respuesta D es incorrecta porque debe considerarse la energía libre (además de las concentraciones de sustrato y producto) para determinar el sentido de una reacción. La respuesta E es falsa; la eficiencia de una enzima no influye en el sentido de una reacción.

4. **La respuesta es C.** Un ataque cardiaco disminuye el bombeo de sangre y por lo tanto el suministro de O_2 al corazón (por lo cual A es incorrecta). La falta de O_2 conduce a una falta de ATP (de modo que B es incorrecta) debido a la incapacidad de realizar la fosforilación oxidativa. La falta de ATP afecta el funcionamiento de la Na^+, K^+-ATPasa, que bombea sodio hacia fuera de la célula a cambio de potasio. Así, las concentraciones intracelulares de sodio aumentarán a medida que en la célula ingresa Na^+ a través de otros mecanismos de transporte (y en consecuencia E es incorrecta). La elevada concentración intracelular de sodio bloquea entonces el funcionamiento del antiportador de Na^+/H^+ (que envía protones hacia fuera de la célula a cambio de sodio). Dado que la concentración intracelular de sodio es alta, la fuerza impulsora para esta reacción se pierde, lo cual ocasiona aumento del H^+ intracelular o decremento del pH intracelular (por lo cual C es correcta). El pH intracelular también disminuye por glucólisis en ausencia de O_2, que produce ácido láctico. La pérdida del gradiente de sodio, aunada a la falta de ATP, ocasiona aumento del calcio en la célula (así que D es incorrecta) por incapacidad de bombear calcio hacia fuera.

5. **La respuesta es C.** El NAD^+ acepta dos electrones en la forma de iones hidruro para formar NADH (de modo que A y B son incorrectas). Las respuestas D y E son incorrectas porque el FAD puede aceptar dos electrones individuales de átomos separados, junto con protones, o puede aceptar un par de electrones.

6. **La respuesta es A.** Cuando una proteína es fosforilada, los sitios más comunes de fosforilación son los grupos hidroxilo de la serina, treonina o tirosina. Antes de la fosforilación, estos grupos hidroxilo en las cadenas laterales de los aminoácidos pueden solo participar en los enlaces de hidrógeno. Cuando están fosforilados, el oxígeno del grupo hidroxilo está unido en forma covalente al fosfato, que tiene dos cargas negativas. Esto permite que este grupo forme enlaces iónicos, que no estaban disponibles antes de la fosforilación. La formación de enlaces iónicos altera entonces la estructura terciaria y cuaternaria de la proteína. La adición de grupos fosfato reduce la capacidad hidrófoba de esta región de la proteína y la estructura primaria de la proteína es la secuencia lineal de los aminoácidos y no incluye la formación de enlaces de hidrógeno.

7. **La respuesta es D.** Los valores $\Delta G^{0'}$ son aditivos para una serie de reacciones. Para generar la reacción general requerida, la creatina + ATP da ADP + fosfato de creatina, la segunda reacción de la pregunta necesita ser revertida. Una vez revertida la reacción, el signo de la energía libre estándar se revierte, en este caso se convierte en +10.3 para la reacción creatina + fosfato inorgánico da fosfato de creatina + agua. Una vez sumada la primera reacción, y revertida la segunda reacción, se obtiene la reacción general y el $\Delta G^{0'} = 10.3 - 7.3$, o +3.0 kcal/mol.

8. **La respuesta es A.** Más de 90% del O_2 que respira el ser humano se usa para respiración celular, el proceso general de transferir electrones obtenidos de la oxidación de combustibles a oxígeno para generar ATP. Cuando se requiere energía de ATP, se rompe un enlace fosfato de alta energía del ATP, formando ADP. NAD^+ y FAD son coenzimas aceptadoras de electrones que aceptan electrones de los combustibles conforme se oxidan, y los transportadores de electrones son reducidos a NADH y FAD(2H). NADH y FAD(2H) donan sus electrones a la cadena de transferencia de electrones para generar ATP por medio de la fosforilación oxidativa. La generación de acetil-CoA es solo la fase 1 de la respiración celular y no genera por sí sola ATP. En la fase 2, la oxidación de acetil-CoA en el ciclo del ácido tricarboxílico recolecta energía como NADH y FAD(2H) para generar ATP.

9. **La respuesta es C.** La inestabilidad de los enlaces fosfoanhídrido surge de sus grupos fosfato de carga negativa que se repelen y tensan sus enlaces. El ATP tiene más grupos fosfato de carga negativa (4) que el ADP (3), lo que refleja que el ATP contiene dos enlaces de alta energía y el ADP contiene un enlace de alta energía. En la célula el ATP no se hidroliza de manera directa; más bien es hidrolizado en reacciones específicas que requieren energía para que avancen a la formación de producto. El ATP también se usa para formar intermediarios de fosfato que son después sustratos para otras reacciones en una vía metabólica. El calor liberado de la hidrólisis del ATP se usa para termogénesis, pero no se puede usar para dirigir procesos que requieren energía.

10. **La respuesta es D.** El trabajo bioquímico sucede en las vías anabólicas (que sintetiza moléculas grandes) o cuando los compuestos tóxicos se convierten en compuestos no tóxicos que se pueden excretar. La contracción de fibras musculares es trabajo mecánico y la generación de un gradiente de sodio, o el transporte de compuestos contra un gradiente de concentración, son considerados trabajo de transporte. Las vías catabólicas llevan a la generación de ATP.

11. **La respuesta es A.** La ecuación básica para responder a esta pregunta es la ecuación 20-2; $\Delta G^0 = \Delta G^{0'} + RT \ln ([B]/[A])$. En el equilibrio $\Delta G^0 = 0$, por lo que $\Delta G^{0'} = -RT \ln ([B]/[A])$. $\Delta G^{0'}$ se da como + 1.8 kcal/mol, y [B] se da como 1 mM. $R = 1.98 \times 10^{-3}$ kcal/mol-°K, y $T = 298$ °K (25 °C). Entonces se puede resolver para

[A], que es igual a 21.3 mM. Como la reacción es desfavorable (el valor de $\Delta G^{0'}$ es positivo), la [A] debe ser mayor que la [B].

12. **La respuesta es B.** Para responder a esta pregunta, las reacciones tienen que transcurrir "hacia atrás", de forma que D → C, luego C → B y B → A. Los cambios de energía libre estándar para estas reacciones son −2.45, +0.73 y +0.44 kcal/mol, respectivamente (los signos están cambiados debido a que las reacciones van en sentido inverso). La suma de los cambios de energía libre de las tres reacciones da como resultado −1.18 kcal/mol.

13. **La respuesta es D.** La reacción representada es una reacción de hidroxilación en la que un átomo de oxígeno se encuentra en el producto (como parte del grupo hidroxilo) y el otro átomo de oxígeno se encuentra en el agua. Estas reacciones requieren una reducción del oxígeno, y los electrones provienen tanto del sustrato como del NADPH para permitir que la reacción proceda. Mientras el oxígeno se reduce, tanto el sustrato como el NADPH se oxidan. Las oxigenasas catalizan este tipo de reacción. Una deshidratasa cataliza la eliminación de agua de dos átomos de carbono adyacentes, una dioxigenasa hace que ambos átomos de oxígeno molecular se incorporen al producto (en lugar de uno solo), y una oxidasa transfiere electrones directamente al oxígeno para producir agua o peróxido de hidrógeno. Las reacciones catalizadas por la oxidasa no dan lugar a que un átomo de oxígeno se encuentre en el producto de la reacción.

Las peroxidasas utilizan o generan peróxido de hidrógeno y suelen estar localizadas en el peroxisoma. La reacción en la pregunta no está generando o utilizando un peróxido.

14. **La respuesta es B.** Para responder a esta pregunta se requiere la ecuación de Nernst, que es $\Delta G^0 = -nF\Delta E^0$, donde n es el número de electrones transferidos (en este caso dos), F es la constante de Faraday (23 kcal/mol-voltio), y ΔE^0 es el potencial redox de la reacción global. En este caso, las dos ecuaciones a sumar son las siguientes:

$FAD(2H) \rightarrow FAD + 2e^- + 2H^+$ +0.22 volts
(si la ecuación se invierte, también lo hace el signo)

$\frac{1}{2} O_2 + 2e^- + 2H^+ \rightarrow H_2O$ +0.816 volts

Sumando las dos ecuaciones se obtiene un ΔE^0 de +1.036 voltios. Utilizando estos valores en la ecuación de Nernst, se obtiene $\Delta G^0 = -(2)(23)(1.036)$ kcal/mol, o −47.7 kcal/mol.

15. **La respuesta es B.** Un examen de las tres estructuras mostradas indica que la estructura (i) es la más reducida (no hay dobles enlaces en la estructura), mientras que la estructura (ii) tiene un doble enlace, y la estructura (iii) tiene dos dobles enlaces. La estructura (i) proporcionaría más electrones al oxidarse la molécula que la estructura (ii), que proporcionaría más electrones que la estructura (iii). Por lo tanto, el orden es i > ii > iii.

Digestión, absorción y transporte de carbohidratos

Los carbohidratos son la primera fuente de calorías dietéticas para la mayor parte de la población mundial. En Estados Unidos, los principales carbohidratos en la dieta son almidón, lactosa y sacarosa. La **amilosa** y la **amilopectina** son polisacáridos compuestos de cientos a millones de unidades enlazadas de glucosa a través de enlaces glucosídicos α-1,4 y α-1,6 (fig. 21-1). La **lactosa** es un disacárido compuesto de glucosa y galactosa, acoplado a través de un enlace glucosídico β-1,4. La **sacarosa** es un disacárido compuesto de glucosa y fructosa, enlazado a través de un enlace glucosídico α-1,2. Los procesos digestivos convierten a todos estos carbohidratos de la dieta en sus monosacáridos constituyentes al **hidrolizar los enlaces glucosídicos** entre los azúcares.

La digestión del almidón comienza en la boca (fig. 21-2). La glándula **salival** libera α-**amilasa**, que convierte el almidón en polisacáridos más pequeños llamados α-**dextrinas**. La α-amilasa salival se inactiva por la acidez del estómago (HCl, ácido clorhídrico). El páncreas exocrino secreta la α-**amilasa pancreática** y el bicarbonato en el lumen del intestino delgado, donde el bicarbonato neutraliza las secreciones gástricas. La α-amilasa pancreática continúa la digestión de las α-dextrinas, a las que transforma en disacáridos (**maltosa**), trisacáridos (**maltotriosa**) y oligosacáridos llamados **dextrinas límite**. Estas últimas contienen por lo general de cuatro a nueve residuos de glucosa y una ramificación de **isomaltosa** (dos residuos de glucosa unidos a través de un enlace glucosídico α-1,6).

La digestión de los disacáridos lactosa y sacarosa, así como la posterior digestión de maltosa, maltotriosa y dextrinas límite, ocurre a través de las **disacaridasas** que están unidas a la superficie de la membrana del **borde en cepillo** (**microvellosidades**) de las células epiteliales del intestino. La **glucoamilasa** hidroliza las uniones α-1,4 de las dextrinas. El **complejo sacarosa-isomaltasa** hidroliza a la sacarosa, la mayor parte de la maltosa y casi toda la isomaltosa formada por la glucoamilasa a partir de las dextrinas límite. La **lactasa-glucosilceramidasa** (β-glucosidasa) hidroliza las uniones glucosídicas β en la **lactosa** y los **glucolípidos**. Un cuarto complejo disacaridasa, la **trehalasa**, hidroliza el enlace (un enlace glucosídico α-1,1) entre dos unidades glucosilo en el azúcar trehalosa. Los monosacáridos producidos por estas hidrolasas (glucosa, fructosa y galactosa) se transportan a continuación a las células epiteliales del intestino.

La **fibra dietética**, compuesta sobre todo por polisacáridos, no se puede digerir a través de las enzimas humanas en el tracto intestinal. En el colon, la fibra dietética y otros carbohidratos no digeridos pueden convertirse en gases (H_2, CO_2 y metano) y en ácidos grasos de cadena corta (en especial ácido acético, ácido propiónico, ácido butírico) a través de bacterias que se encuentran en el colon.

La **glucosa**, **galactosa** y **fructosa** formadas por las enzimas digestivas se desplazan dentro de las células epiteliales absorbentes del intestino delgado por el transporte activo dependiente de Na^+ **mediado por proteínas** y la **difusión facilitada**. Los monosacáridos se transportan desde estas células a la sangre y circulan al hígado y tejidos periféricos donde son captados por transportadores facilitadores. El transporte facilitador de la glucosa a través de las células epiteliales y otras membranas celulares es mediado por una familia de **proteínas transportadoras tejido-específico de glucosa** (**GLUT I a GLUT V**). El tipo de transportador encontrado en cada célula refleja el papel del metabolismo de la glucosa en esa célula.

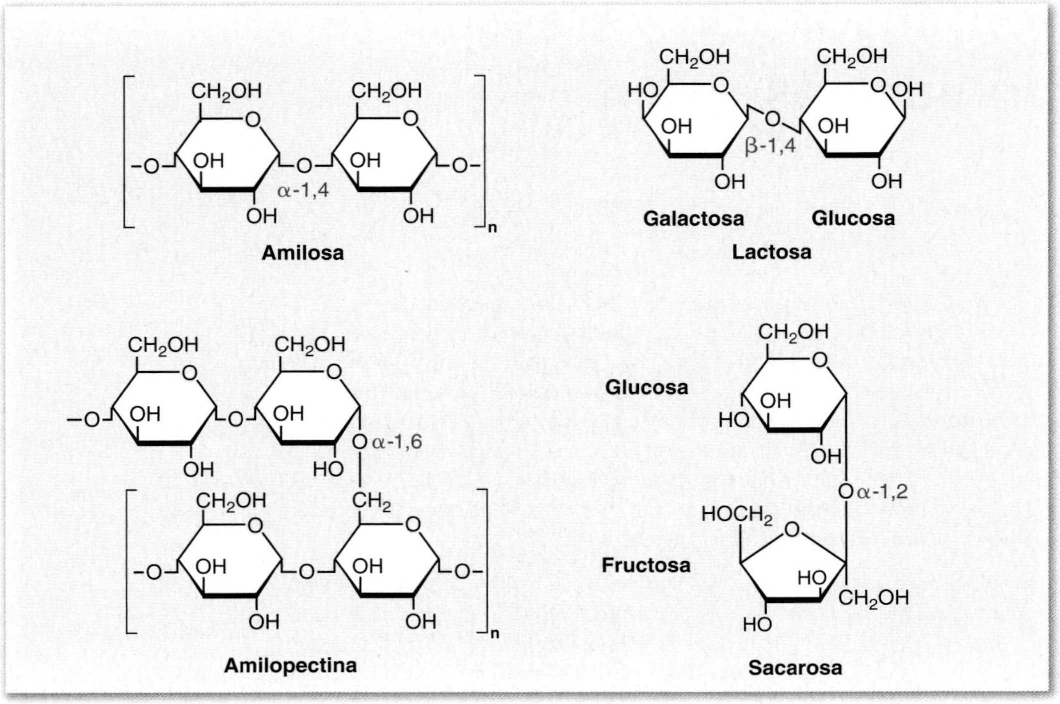

FIGURA 21-1   Estructuras de los carbohidratos comunes de la dieta. Para los disacáridos y carbohidratos principales, los azúcares están enlazados a través de enlaces glucosídicos entre el carbono anomérico de un azúcar y el grupo hidroxilo de otro. El enlace glucosídico puede ser α o β, según sea su posición arriba o abajo del plano del azúcar que contiene el carbono anomérico. (cap. 5, sec. II. A, para revisar los términos usados en la descripción de los azúcares.) La amilosa es un polisacárido de residuos de glucosa enlazados con enlaces glucosídicos α-1,4. La amilopectina es amilosa con la adición de puntos de la ramificación glucosídica α-1,6. Los azúcares de la dieta pueden ser monosacáridos (un residuo de azúcar), disacáridos (dos residuos de azúcar), oligosacáridos (varios residuos de azúcar) o polisacáridos (cientos de residuos de azúcar). Con fines de claridad, los átomos de hidrógeno no se muestran en la figura.

SALA DE ESPERA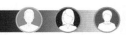

Denise V. es una estudiante de intercambio de Nigeria de 20 años de edad que tiene inflamación intestinal, calambres abdominales y diarrea intermitente desde que llegó a Estados Unidos hace 6 meses. Un historial detallado muestra que estos síntomas ocurren por lo regular 45 minutos a 1 hora después del desayuno, pero pueden presentarse también después de otras comidas. Los productos lácteos, que no formaban parte de la dieta de **Denise V.** en Nigeria, se identificaron como el probable agente causal, dado que los síntomas gastrointestinales desaparecieron una vez que se retiraron de la dieta la leche y sus derivados.

Las concentraciones sanguíneas de glucosa durante el ayuno y después de las comidas de **Deborah S.** superan con frecuencia los límites normales, a pesar del buen cumplimiento de la insulinoterapia. El médico la ha referido a un dietista especializado en el entrenamiento de pacientes diabéticos en la exitosa aplicación de una apropiada dieta de la American Diabetes Association. Como parte del programa, a **Deborah S.** se le pide incorporar alimentos que contengan fibra en su dieta, tales como granos enteros (p. ej., trigo, avena, maíz), legumbres (p. ej., chícharos, frijoles, lentejas), tubérculos (p. ej., papas, cacahuates) y frutas.

Nina M. tiene 13 meses de edad, es el segundo hijo de padres sin parentesco. Su madre tuvo un embarazo a término saludable y el peso de **Nina M.** al nacer fue normal. No respondió bien al amamantamiento materno y su alimentación se cambió por completo a una fórmula basada en leche vacuna a las 6 semanas de edad. Entre las 9 y 18 semanas de edad fue admitida dos veces en el hospital con antecedentes de gritos después de la alimentación, pero se la egresó después de observación sin establecer diagnóstico específico. La eliminación de la leche de vaca de su dieta no alivió los síntomas; la madre de **Nina M.** informó que cuando **Nina M.** cumplió 1 año de edad

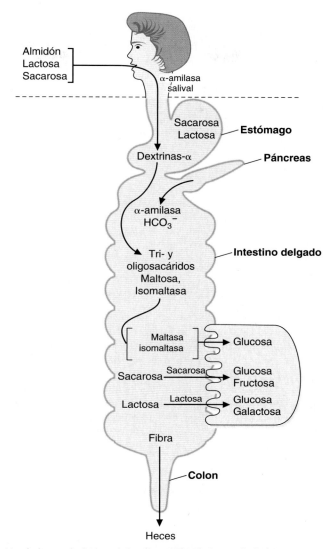

FIGURA 21-2 Sinópsis de la digestión de los carbohidratos. La **digestión** de los carbohidratos ocurre en primer lugar, seguida por la **absorción** de los monosacáridos. Las reacciones metabólicas subsecuentes tienen lugar luego de que los azúcares se absorben.

comenzó a introducir algunos jugos de frutas en su dieta, los gritos empeoraron, en particular después de tomar el jugo. También notó que **Nina M.** tenía con frecuencia gas y distensión en el abdomen. Mostraba un crecimiento normal (peso > 97.° percentil), sin hallazgos irregulares en la exploración física. Se tomó una muestra de materia fecal.

I. Carbohidratos de la dieta

Los carbohidratos son la mayor fuente de calorías en la dieta estadounidense promedio y por lo regular constituyen de 40 a 45% de la ingesta calórica. Los almidones de las plantas **amilopectina** y **amilosa**, que están presentes en los granos, tubérculos y vegetales, representan alrededor de 50 a 60% de las calorías de carbohidratos consumidas. Estos almidones son polisacáridos que contienen 10 000 a 1 millón de unidades de glucosa. En la amilosa, los residuos de glucosilo forman una cadena lineal enlazada mediante enlaces glucosídicos α-1,4; en la amilopectina, las cadenas α-1,4 contienen ramificaciones conectadas a través de los enlaces glusídicos α-1,6 (*véase* fig. 21-1). El otro importante azúcar encontrado en frutas y vegetales es la **sacarosa**, un disacárido de glucosa y fructosa (*véase* fig. 21-1). La sacarosa y pequeñas cantidades de los monosacáridos **glucosa** y **fructosa** son los principales endulzantes naturales hallados en frutas, miel y vegetales. La **fibra dietética**, la parte de la dieta que no pueden digerir las

 El azúcar de la dieta contenido en el jugo de fruta y otros dulces es la sacarosa, un disacárido compuesto de glucosa y fructosa unido a través de carbonos anoméricos. Los síntomas de dolor y distensión abdominal de **Nina M.** son efecto de una incapacidad para digerir la sacarosa o absorber la fructosa, que las bacterias del colon convierten en gases. Se consideró la posibilidad de una malabsorción de carbohidratos y se recomendó un estudio de hidrógeno en el aliento.

Los bloqueadores de almidón se comercializaron hace muchos años como un medio para perder peso, sin la necesidad de hacer ejercicio o reducir la ingesta calórica diaria. Los bloqueadores de almidón se basaban en una proteína encontrada en frijoles, que bloqueaba la acción de la amilasa. En consecuencia, según lo proclamaba la publicidad, era posible consumir grandes cantidades de almidón durante una comida y el almidón pasaba a través del tracto digestivo sin metabolizarse, siempre que se tomara el bloqueador de almidón. Desafortunadamente, esto era demasiado bueno para ser verdad y los bloqueadores de almidón nunca mostraron ser eficaces para ayudar a perder peso. Esto se explica probablemente por una combinación de factores, como la inactivación del inhibidor por el pH bajo en el estómago y un exceso de actividad de la amilasa en comparación con la cantidad de bloqueador de almidón ingerido. En fecha reciente se ha revisado este tema, ya que se ha desarrollado un bloqueador de almidón a partir del trigo que podría realizar la función ya señalada, aunque se requiere mucho más trabajo para determinar si este inhibidor de amilasa es seguro y eficaz en seres humanos. De manera adicional, también se han anunciado nuevas (y mejoradas) preparaciones del extracto de frijol.

La actividad de la amilasa en el intestino es abundante y normalmente no limita la velocidad del proceso de digestión. La pancreatitis inducida por alcohol o la extirpación quirúrgica de una parte del páncreas puede disminuir la secreción pancreática. La secreción exocrina del páncreas hacia el intestino puede estar disminuida por fibrosis quística (como en **Susan F.** en el cap. 16), en la cual el moco bloquea el conducto pancreático, el cual se degenera con el tiempo. Sin embargo, la secreción exocrina del páncreas puede estar disminuida a 10% de lo normal y no resultar todavía afectada la velocidad de digestión del almidón porque las amilasas son secretadas en la saliva y el líquido pancreático en cantidades excesivas. En contraste, la digestión de proteína y grasas resulta más afectada en la fibrosis quística.

La acarbosa es un fármaco aprobado por la Food and Drug Administration (FDA) de Estados Unidos que bloquea las actividades de la α-amilasa pancreática y las α-glucosidasas del borde en cepillo (con especificidad para la glucosa). Este compuesto se produce en un microorganismo y es un tetrasacárido singular. La acarbosa se puede administrar a los pacientes con diabetes mellitus tipo 2. Reduce el índice al cual el carbohidrato digerido llega al torrente sanguíneo después de haber sido ingerido, pero la flatulencia y la diarrea (provocadas por el metabolismo de los azúcares no digeridos por parte de las bacterias del colon) son efectos secundarios de tomar este medicamento, y por lo tanto, no se usa muy seguido.

enzimas humanas en el tracto intestinal, también está compuesta sobre todo por polisacáridos de plantas y un polímero llamado lignina.

La mayor parte de los alimentos derivados de animales, como la carne o el pescado, contiene muy pocos carbohidratos, excepto por pequeñas cantidades de glucógeno (el cual posee una estructura similar a la de la amilopectina) y glucolípidos. El mayor carbohidrato en la dieta de origen animal es la lactosa, un disacárido compuesto de glucosa y galactosa que se encuentra de manera exclusiva en la leche y sus productos (*véase* fig. 21-1). Los edulcorantes, en la forma de sacarosa y jarabe de maíz de alta fructosa (almidón, parcialmente hidrolizado e isomerizado en fructosa), también aparecen en la dieta como aditivos en los alimentos procesados. En promedio, una persona en Estados Unidos consume 29.5 kg (65 lb) de sacarosa agregada y 18.15 kg (40 lb) de sólidos de jarabe de maíz de alta fructosa por año.

Aunque todas las células requieren glucosa para las funciones metabólicas, ni la glucosa ni otros azúcares se necesitan de modo específico en la dieta. La glucosa puede sintetizarse de muchos aminoácidos que se encuentran en la proteína de la dieta. La fructosa, galactosa, xilulosa y todos los otros azúcares necesarios para los procesos metabólicos humanos, pueden sintetizarse a partir de la glucosa.

II. Digestión de carbohidratos de la dieta

En el tracto digestivo, los polisacáridos y disacáridos de la dieta se convierten en monosacáridos a través de las **glucosidasas**, enzimas que hidrolizan los enlaces glucosídicos entre los azúcares. Todas estas enzimas poseen algunas especificidades para el azúcar, el enlace glucosídico (α o β) y el número de unidades de sacáridos en la cadena. Los monosacáridos formados por glucosidasas se transportan a través de las células de la mucosa del intestino hacia el líquido intersticial y después entran a la corriente sanguínea. Los carbohidratos no digeridos pasan al colon, donde pueden ser fermentados por bacterias.

A. α-amilasa salival y pancreática

La digestión del almidón (amilopectina y amilosa) comienza en la boca, donde la masticación mezcla la comida con la saliva. Las glándulas salivales secretan aproximadamente 1 L de líquido por día en la boca, que contiene α-**amilasa salival** y otros componentes. La α-amilasa es una **endoglucosidasa**, lo que significa que hidroliza las uniones internas α-1,4 entre los residuos de glucosilo en intervalos aleatorios en las cadenas de polisacáridos (fig. 21-3). Las cadenas acortadas de polisacáridos que se forman se denominan α-dextrinas. La α-amilasa salival se inactiva de forma amplia por la acidez de los contenidos estomacales, que incluyen HCl secretado por las células parietales.

El jugo ácido gástrico entra en el duodeno, la parte superior del intestino delgado, donde continúa la digestión. Las secreciones del páncreas exocrino (alrededor de 1.5 L/día) descienden al ducto pancreático y también entran en el duodeno. Estas secreciones contienen bicarbonato (HCO_3^-), que neutraliza el pH ácido de los contenidos estomacales y enzimas digestivas, incluida la α-amilasa pancreática.

La α-amilasa pancreática continúa la hidrolización de los almidones y glucógeno y forma el disacárido maltosa, el trisacárido maltotriosa y oligosacáridos. Estos oligosacáridos, llamados dextrinas límite, son casi siempre cuatro a nueve unidades largas de glucosilo y contienen una o más ramificaciones α-1,6. Los dos residuos de glucosilo que posee el enlace glucosídico α-1,6 se convierten al final en el disacárido isomaltosa.

La α-amilasa no tiene actividad sobre los polímeros que contienen azúcar, salvo la glucosa enlazada por uniones α-1,4. La α-amilasa no ejerce actividad en las uniones α-1,6 en los puntos de ramificación y tiene escasa actividad en las uniones α-1,4 en el extremo no reductor de una cadena.

B. Disacaridasas de la membrana intestinal del borde en cepillo

Los disacáridos de la dieta lactosa y sacarosa, así como los productos de la digestión del almidón, se convierten en monosacáridos a través de las glucosidasas adheridas a la membrana en el borde en cepillo de las células absorbentes del intestino delgado. Las diferentes actividades de la glucosidasa se encuentran en cuatro glucoproteínas:

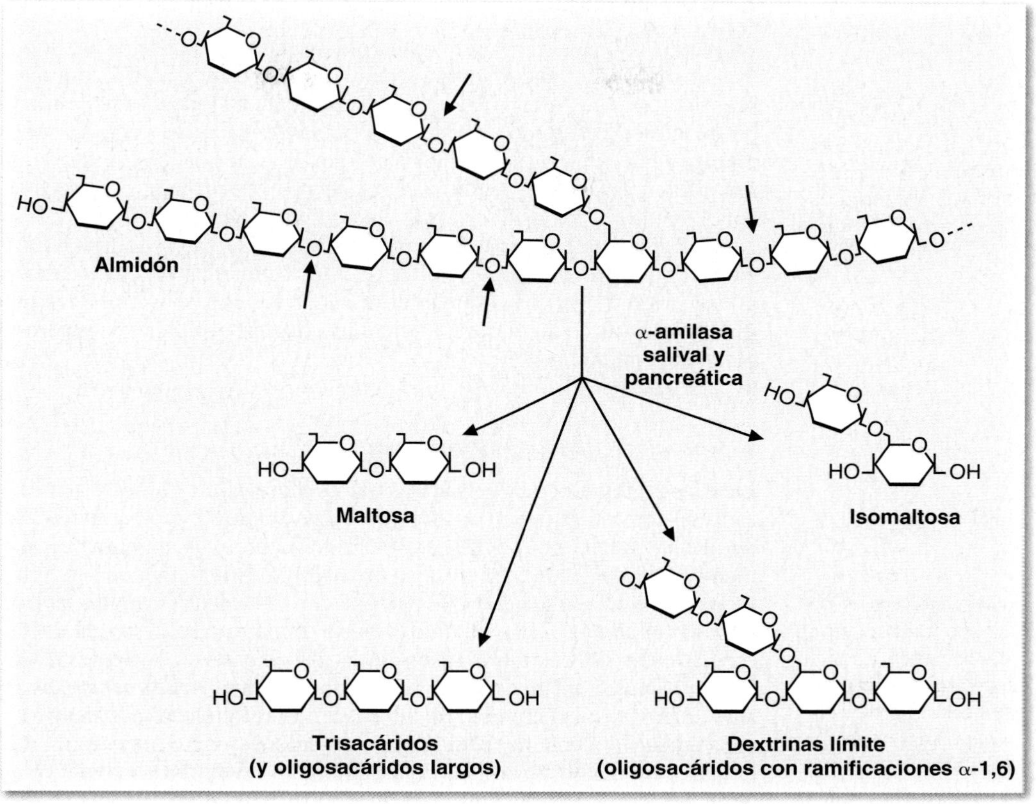

FIGURA 21-3 Acción de las α-amilasas salivales y pancreáticas.

glucoamilasa, el complejo sacarosa-isomaltasa, la más pequeña glucoproteína trehalasa y la lactasa-glucosilceramidasa (tabla 21-1). Las glucosidasas se conocen en conjunto como disacaridasas del intestino delgado; sin embargo, la glucoamilasa es en realidad una oligosacaridasa.

TABLA 21-1	Diferentes formas de las glucosidasas del borde en cepillo	
COMPLEJO	**SITIOS CATALÍTICOS**	**ACTIVIDADES PRINCIPALES**
β-glucoamilasa	α-glucosidasa	Separar los enlaces glucosídicos α-1,4 entre las unidades de glucosilo, empezando de forma secuencial con el residuo al final de la cola (extremo no reductor) de la cadena. Esta es una exoglucosidasa. Los sustratos incluyen amilasa, amilopectina, glucógeno y maltosa
	β-glucosidasa	Igual que el anterior, pero con especificidades y afinidades levemente diferentes para los sustratos
Sacarosa-isomaltasa	Sacarosa-maltasa	Separar sacarosa, maltosa y maltotriosa
	Isomaltasa-maltasa	Separa los enlaces α-1,6 en varias dextrinas límite, así como las uniones α-1,4 en la maltosa y maltotriosa
β-glucosidasa	Glucosilceramidasa	Separa los enlaces glucosídicos β entre la glucosa o galactosa y residuos hidrófobos como los glucolípidos glucosilceramida y galactosilceramida. También conocidos como hidrolasa florocina por su actividad en el sustrato artificial
	Lactasa	Separa la unión β-1,4 entre glucosa y galactosa. En menor medida también separa la unión β-1,4 entre algunos disacáridos de la celulosa
Trehalasa	Trehalasa	Separa la unión en la trehalosa, que tiene dos unidades de glucosilo enlazadas α-1,1 a través de sus carbonos anoméricos

P ¿Pueden los enlaces glucosídicos de la estructura mostrada en la figura hidrolizarse por acción de la amilosa α?

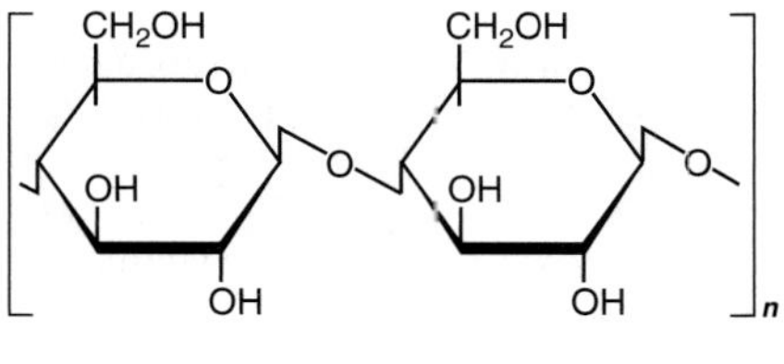

No, este polisacárido es celulosa, que contiene enlaces glucosídicos β-1,4. La α-amilasa pancreática y salival escinde solo uniones α-1,4 entre unidades de glucosilo.

Los individuos con deficiencias genéticas en el complejo sacarosa-isomaltasa muestran síntomas de intolerancia a la sacarosa, pero son capaces de digerir cantidades normales de almidón en una comida. La actividad de maltasa en el complejo glucoamilasa y la actividad residual en el complejo sacarosa-isomaltasa (que está casi siempre presente si las necesidades son excesivas) son, al parecer, suficientes para digerir cantidades normales de almidón en la dieta.

1. Glucoamilasa

La glucoamilasa y el complejo sacarosa-isomaltasa tienen estructuras similares y muestran una gran cantidad de homogeneidad en la secuencia. Un dominio que abarca membrana cerca de la *N*-terminal adhiere la proteína a la membrana luminal. La larga cadena polipeptídica forma dos dominios globulares, cada uno con un sitio catalítico. En la glucoamilasa, los dos sitios catalíticos poseen actividades similares, con tan solo pequeñas diferencias en la especificidad del sustrato. La proteína se glucosila de forma notoria con los oligosacáridos que la protegen de las proteasas digestivas.

La glucoamilasa es una **exoglucosidasa** que es específica para las uniones α-1,4 entre los residuos de glucosilo (fig. 21-6). Comienza en el extremo no reductor de un polisacárido o dextrina límite e hidroliza de forma secuencial a las uniones para liberar monosacáridos de la glucosa. Digiere una dextrina límite en isomaltosa, el disacárido de glucosilo con una ramificación α-1,6 que a continuación se hidroliza principalmente por la actividad de la isomaltasa en el complejo sacarosa-isomaltasa.

2. Complejo sacarosa-isomaltasa

La estructura del complejo sacarosa-isomaltasa es muy similar a la de la glucoamilasa y estas dos proteínas tienen un alto grado de homología de secuencias. Sin embargo, luego de que la cadena polipeptídica simple de sacarosa-isomaltasa se inserta a través de la membrana y la proteína ingresa en el lumen intestinal, una proteasa intestinal la corta en dos subunidades separadas que permanecen enlazadas una con otra formando un heterodímero funcional. Cada subunidad posee un sitio catalítico que difiere de la otra en la especificidad del sustrato a través de interacciones no covalentes. El sitio sacarosa-maltasa es responsable de casi la totalidad de la capacidad del intestino para hidrolizar sacarosa, además de la actividad de la maltasa; el sitio isomaltasa-maltasa ejerce casi toda la capacidad del intestino para hidrolizar uniones α-1,6 (*véase* fig. 21-4B), además de la actividad de la maltasa. En conjunto, estos sitios se encargan de alrededor de 80% de la actividad de la maltasa del intestino delgado. El remanente de la actividad de la maltasa se encuentra en el complejo glucoamilasa.

3. Trehalasa

La trehalasa tiene solo la mitad de la longitud de las otras disacaridasas y posee solo un sitio catalítico. Hidroliza el enlace glucosídico en la trehalosa, un disacárido compuesto de dos unidades de glucosilo enlazadas por un enlace tipo α entre sus carbonos anoméricos (*véase* fig. 21-4C). La trehalosa, que también se encuentra en insectos, algas, setas y otros hongos, no es un componente principal en la dieta común en Estados Unidos. Sin embargo, el consumo involuntario de trehalosa puede causar náusea, vómito y otros síntomas de alteración gastrointestinal grave si la consume un individuo con insuficiencias enzimáticas. La falta de trehalasa se descubrió cuando una mujer enfermó de gravedad

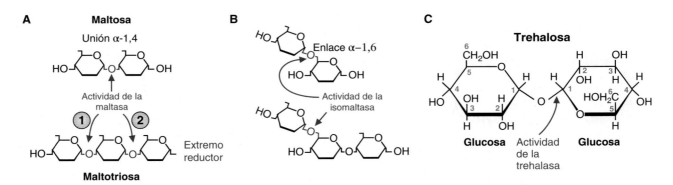

FIGURA 21-4 A. Actividad de la glucoamilasa. La glucoamilasa es una α-1,4-exoglucosidasa que inicia la fragmentación en el extremo no reductor del azúcar. En consecuencia, para la maltotriosa la unión marcada con el número *1* se hidroliza primero, lo que permite a continuación que la unión en la posición 2 sea la próxima en hidrolizarse. **B.** Actividad de la isomaltasa. Las *flechas* indican los enlaces α-1-6 que se escinden. **C.** Trehalosa. Este disacárido contiene dos porciones de glucosa enlazadas por una unión inusual que junta sus carbonos anoméricos. Se escinde por la trehalasa.

después de ingerir hongos y de manera inicial se pensó que tenía intoxicación por ama-nitina α.

4. Complejo de la α-glucosidasa (lactasa-glucosiloceramidasa)

El complejo de la β-glucosidasa es otra amplia glucoproteína encontrada en el borde en cepillo que tiene dos sitios catalíticos que se extienden en el lumen intestinal. Sin embargo, su estructura primaria difiere en gran medida de la de otras enzimas y está adherida a la membrana a través del extremo carboxilo por una estructura de fijación de fosfatidil-glucano (*véase* fig. 10-5). El sitio catalítico de lactasa hidroliza la unión β que conecta la glucosa y la galactosa en la lactosa (una actividad de galactosidasa β; fig. 21-5). La principal actividad del otro sitio catalítico en los seres humanos es la unión β entre la glucosa o galactosa y la ceramida en glucolípidos (este sitio catalítico se denomina algunas veces **floricina hidrolasa**, debido a su capacidad de hidrolizar un sustrato artificial).

5. Ubicación en el intestino

La producción de maltosa, maltotriosa y dextrinas límite por la α-amilasa pancreática ocurre en el duodeno, la porción más proximal del intestino delgado. La actividad de sacarosa-isomaltasa es más alta en el yeyuno, donde las enzimas pueden hidrolizar a la sacarosa y los productos de la digestión del almidón. La actividad de β-glucosidasa es también muy intensa en el yeyuno. La actividad de glucoamilasa aumenta de modo progresivo a lo largo de la longitud del intestino delgado y su actividad es más alta en el íleon. De esta manera, presenta una oportunidad final para la digestión de oligómeros del almidón que escaparon a las actividades de la amilasa y la disacaridasa en las regiones del intestino más proximales.

C. Metabolismo de los azúcares por bacterias del colon

No todo el almidón ingerido como parte de los alimentos se digiere en el intestino delgado (fig. 21-6). Los almidones que que tienen alto contenido en amilosa o no están tan bien hidratados (p. ej., almidón de frijoles secos) son resistentes a la digestión y entran en el colon. La fibra dietética y los azúcares no digeridos también entran en el colon. En este punto, las bacterias del colon metabolizan con rapidez a los sacáridos y forman gases, cadenas cortas de ácidos grasos y lactato. Las principales cadenas cortas de ácidos grasos formadas son ácido acético (dos carbonos), ácido propiónico (tres carbonos) y ácido butírico (cuatro carbonos). Las cadenas cortas de ácidos grasos se absorben en las células mucosas del colon y pueden proveer una sustancial fuente de energía para estas células. Los principales gases formados son hidrógeno (H_2), dióxido de carbono (CO_2) y metano (CH_4). Estos gases se liberan a través del colon y pueden detectarse en la flatulencia o en el aliento. Los productos incompletos de la digestión en los intestinos incrementan la retención de agua en el colon y el resultado es la diarrea.

D. Intolerancia a la lactosa

La intolerancia a la lactosa se refiere a un problema de dolor, náusea y flatulencia después de ingerir alimentos que contienen lactosa, sobre todo productos lácteos. Si bien la intolerancia a la lactosa se debe con frecuencia a las bajas cantidades de lactasa, también puede ser efecto de una lesión intestinal (se revisa más adelante).

I. Lactasa persistente y no persistente

La actividad de la lactasa se incrementa en los seres humanos a partir de las 6 a 8 semanas de gestación y se eleva durante el último periodo de gestación (21 a 32 semanas) hasta el término. Permanece elevada por alrededor de 1 mes después del nacimiento y luego comienza a declinar. Para la mayor parte de la población mundial, la actividad de la lactasa decrece hasta los niveles del adulto a los 5 a 7 años de edad. Las cifras del adulto son menores de 10% respecto de aquellas presentes en los lactantes. Estas poblaciones tienen **hipolactasia del adulto** (llamada con anterioridad deficiencia de lactasa del adulto) y poseen el fenotipo de lactasa no persistente. En los individuos que descienden sobre todo de europeos noroccidentales y de tribus nómadas del Sahara africano dependientes de la leche, las concentraciones de lactasa permanecen en cifras infantiles o un poco inferiores a lo largo de su vida adulta (fenotipo de lactasa persistente).

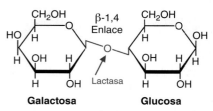

Lactosa

FIGURA 21-5 Actividad de la lactasa. La lactasa es una galactosidasa β que fragmenta al galactósido β de la lactosa, el principal azúcar de la leca y forma galactosa y glucosa.

P ¿Cuáles de los enlaces en la estructura mostrada en la figura siguiente se hidrolizan por acción del complejo sacarosa-isomaltasa? ¿Cuáles por la glucoamilasa?

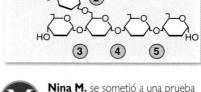

M **Nina M.** se sometió a una prueba de hidrógeno en el aliento, estudio que mide la cantidad de gas hidrógeno liberado luego de consumir una dosis de prueba de azúcar. En esta prueba, el paciente respira en un medidor portátil o una bolsa colectora conectada a un aparato no portátil. Este último cuantifica el hidrógeno en el aliento a través de una cromatografía de gases. El aparato portátil mide el gas hidrógeno producido mediante electrodos específicos de hidrógeno y registra la corriente que se crea cuando el hidrógeno entra en contacto con los electrodos. La relación de los síntomas de **Nina M.** con la ingesta de jugos de fruta sugiere que podría tener un problema secundario a una baja actividad de sacarosa o una incapacidad para absorber fructosa. La capacidad de crecer o el aumento de peso adecuado sugieren que cualquier insuficiencia del complejo sacarosa-isomaltasa debe ser parcial y que no ocasiona una reducción funcional considerable de la actividad de maltasa (la actividad de la maltasa está también presente en el complejo glucoamilasa). Su orina resultó negativa para azúcar, lo cual indica que el problema se halla en la digestión o absorción, puesto que solo los azúcares que se absorben y entran a la sangre pueden encontrarse en la orina. La base del estudio de hidrógeno en el aliento establece que si un azúcar no se absorbe, se metaboliza en el lumen intestinal por bacterias que producen varios gases, incluido el hidrógeno. La prueba se acompaña a menudo de mediciones de la cantidad de azúcar que aparece en la sangre o heces y la acidez de las heces.

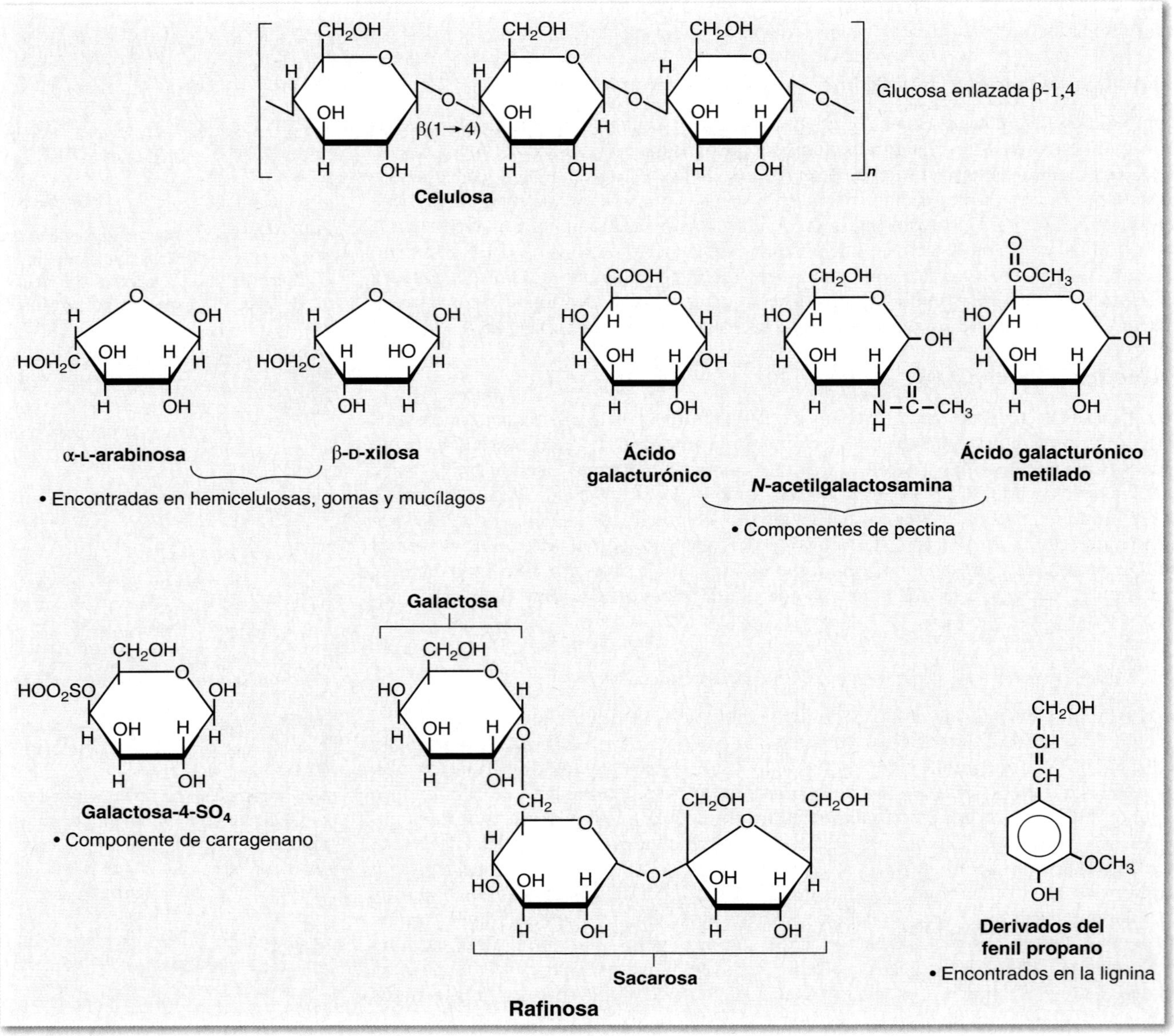

FIGURA 21-6 Algunos carbohidratos indigeribles. Estos compuestos son componentes de la fibra dietética.

De esta manera, la hipolactasia del adulto es la condición normal para la mayor parte de la población mundial (tabla 21-2).

En contraste, la **insuficiencia de lactasa congénita** es una grave enfermedad autosómica recesiva heredada en la cual la actividad de la lactasa está reducida en grado significativo, o del todo ausente. Esta alteración se presenta justo al momento del amamantamiento o cuando se le alimenta con fórmula que contiene lactosa, el resultado es diarrea acuosa, pérdida de peso y deshidratación. El tratamiento consiste en suprimir la lactosa de la dieta, lo que posibilita un crecimiento y desarrollo normales.

2. Lesión intestinal

Las enfermedades intestinales que lesionan a las células absorbentes de las vellosidades del intestino atenúan la actividad de la lactasa a lo largo del intestino y provocan una anomalía conocida como insuficiencia secundaria de lactasa. El kwashiorkor (desnutrición proteínica), colitis, gastroenteritis, esprue tropical y no tropical, y el consumo excesivo de alcohol se incluyen en esta categoría. Estas enfermedades también afectan a otras

R La uniones (1) y (3) se hidrolizarían primero por acción de la glucoamilasa. La unión (2) requiere isomaltasa. Las uniones (4) y (5) pueden entonces hidrolizarse por el complejo sacarosa-isomaltasa o el complejo glucoamilasa, los cuales pueden convertir la maltotriosa y la maltosa en glucosa.

La intolerancia a la lactosa puede ser el resultado de una deficiencia primaria de la producción de lactasa en el intestino delgado (como en el caso de **Denise V.**), o bien puede ser secundaria a una lesión en la mucosa intestinal, donde de manera habitual se produce la lactasa. La lactosa que no se absorbe es convertida por las bacterias del colon en ácido láctico, gas metano (CH_4) y gas H_2 (*véase* figura). El efecto osmótico de la lactosa y el ácido láctico en el lumen intestinal produce la diarrea que a menudo aparece como parte de este síndrome. Síntomas similares pueden ser consecuencia de la sensibilidad a las proteínas de la leche (intolerancia a la leche) o la malabsorción de otros azúcares de la dieta.

En los adultos con sospecha de presentar deficiencia de lactasa, el diagnóstico se establece casi siempre por inferencia, cuando la supresión de productos lácteos resulta en un alivio de los síntomas y la nueva ingesta de estos alimentos reproduce el síndrome característico. Sin embargo, si los resultados de estas mediciones son equívocos, la malabsorción de la lactosa puede determinarse de manera más específica al cuantificar el contenido de H_2 en el aliento del paciente luego de consumir una dosis de prueba de lactosa.

Los síntomas de **Denise V.** no evidenciaban si tomaba tabletas de venta libre que contenían lactasa cuando ingería productos lácteos.

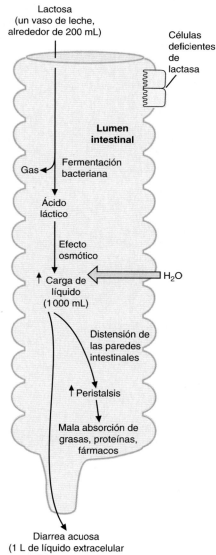

TABLA 21-2	Prevalencia de la insuficiencia de lactasa de inicio tardío
GRUPO	**PREVALENCIA (%)**
Población estadounidense	
Asiáticos	100
Indios americanos (Oklahoma)	95
Americanos negros	81
Mexicoestadounidenses	56
Americanos blancos	24
Otras poblaciones	
Ibo, Yoruba (Nigeria)	89
Italianos	71
Aborígenes (Australia)	67
Griegos	53
Daneses	3
Holandeses	0

Datos de Büller HA, Grand RJ. Lactose intolerance. *Annu Rev Med.* 1990;41:141-148.

disacaridasas, pero las actividades de sacarosa, maltasa, isomaltasa y glucoamilasa están casi siempre presentes en niveles tan excesivos que no hay efectos patológicos. Por lo general, la lactasa es la primera actividad que se pierde y la última que se recupera.

III. Fibra dietética

La fibra dietética es la porción de la dieta que es resistente a la digestión por las enzimas digestivas humanas. Consiste en particular en materiales de las plantas que son derivados de polisacáridos y lignina (*véase* fig. 21-6). Los componentes de la fibra se dividen con frecuencia en las categorías de fibra soluble e insoluble, de acuerdo con su capacidad para disolverse en el agua. La fibra insoluble incluye tres grandes categorías: celulosa, hemicelulosa y ligninas. Las categorías de fibra soluble incluyen pectinas, mucílagos y gomas (tabla 21-3). Aunque las enzimas humanas no pueden digerir la fibra, la flora bacteriana de los intestinos humanos normales puede metabolizar las fibras dietéticas más solubles en gases y ácidos grasos de cadenas cortas, tanto como lo hace con los almidones y azúcares no digeridos. Algunos de estos ácidos grasos pueden absorberse y usarse por las células epiteliales del colon del intestino y algunos pueden trasladarse al hígado a través de la vena porta hepática. Puede obtenerse 10% de las calorías totales de compuestos producidos por la digestión bacteriana de sustancias en el tracto digestivo.

El 2015 Dietary Guideline Advisory Committee publicó lineamientos para la ingesta de fibra, de cualquier fuente de 22 a 34 g/día en adultos, dependiendo de la edad y sexo de la persona. No se hizo distinción entre las fibras solubles y las insolubles. Los hombres adultos con edades de 19 a 30 años requieren 34 g de fibra por día. Los hombres de 31 a 50 años de edad necesitan 30.8 g de fibra al día. Para los hombres mayores de 51 años de edad se recomienda un consumo de 28 g de fibra al día. Las mujeres adultas de 19 a 30 años de edad requieren 28 g/día. Para las mujeres de 31 a 50 años de edad se recomienda un consumo de 25.2 g de fibra al día.

TABLA 21-3	**Tipos de fibra en la dieta**	
NOMENCLATURA COMÚN	**CLASES DE COMPUESTOS**	**FUENTES DIETÉTICAS**
Fibra insoluble		
Celulosa	Polisacáridos compuestos de residuos glucosilo enlazados β-1,4	Harina de trigo entera, salvado sin procesar, verduras
Hemicelulosa	Polímeros de arabinoxilanos o galactomananos	Cereales de salvado, granos enteros
Lignina	No carbohidratos, derivados poliméricos del fenilpropano	Frutas y semillas comestibles, verduras maduras
Fibra soluble en agua (o dispersable)		
Sustancias pécticas	Galactourananos, arabinogalactanos, glucanos β, arabinoxilanos	Manzanas, arándanos, zanahorias, cítricos
Gomas	Galactomananos, arabinogalactanos	Avena, legumbres, granos de racimo, cebada
Mucílagos	Amplio espectro de galactanos ramificados y sustituidos	Semillas de linaza, plantago, semillas de mostaza

Las mujeres mayores de 51 años de edad tienen un consumo recomendado de 22 g de fibra al día. Estas cifras aumentan durante el embarazo y la lactancia. Un efecto favorable de la fibra se observa en la enfermedad diverticular en la cual pueden desarrollarse sacos o bolsas en el colon debido a la debilidad del músculo y las estructuras submucosas. Se cree que la fibra "ablanda" la materia fecal, reduce por lo tanto la presión en la pared del colon y mejora la expulsión de las heces.

Algunos tipos de fibra soluble se han relacionado con la prevención de enfermedades. Por ejemplo, las pectinas pueden reducir las concentraciones de colesterol en sangre al unirse a ácidos biliares. El β-glucano (obtenido de la avena) ha probado, en algunos estudios, disminuir la cantidad de colesterol a través de una reducción de la reabsorción del ácido biliar en el intestino (*véase* cap. 32). Las pectinas también pueden tener un efecto benéfico en la dieta de individuos con diabetes mellitus al atenuar la tasa de absorción de los azúcares simples y prevenir las concentraciones elevadas de glucosa sanguínea luego de las comidas. Sin embargo, cada uno de los efectos benéficos que se han vinculado con la "fibra" es relativamente específico para el tipo de fibra y la forma física del alimento que contiene. Este factor, junto con muchos otros, ha hecho difícil obtener resultados concluyentes de los estudios sobre los efectos de la fibra en la salud humana.

(P) Los frijoles, chícharos, frijol de soya y otras plantas leguminosas contienen oligosacáridos con residuos de galactosa enlazados que no pueden hidrolizarse para la absorción, incluidos los derivados de la sacarosa con uno, dos o tres residuos adheridos de galactosa (*véase* fig. 21-6). ¿Cuál es el destino de estos polisacáridos en el intestino?

IV. Absorción de azúcares

Una vez que los carbohidratos se han separado en monosacáridos, los azúcares se transportan a través de las células epiteliales intestinales y entran en la sangre para distribuirse en todos los tejidos. No todos los carbohidratos complejos se digieren a la misma velocidad dentro del intestino y algunas fuentes de carbohidratos llevan a un aumento casi inmediato de las cifras de glucosa en sangre después de la ingesta, mientras que otras elevan con lentitud las cantidades de glucosa sanguínea por un extenso periodo luego de la ingesta. El **índice glucémico** de un alimento es una indicación de la rapidez del aumento de las concentraciones de glucosa en sangre después del consumo. La glucosa y maltosa tienen los índices glucémicos más altos (definido como de 100). En la tabla 21-4 se registra el índice glucémico para diversos tipos de alimento. Aunque no es necesario memorizar este cuadro, note que las hojuelas de maíz y las papas tienen índices glucémicos altos, mientras que el yogur y la leche descremada poseen en particular índices glucémicos bajos.

La respuesta glucémica a los alimentos ingeridos depende no solo del índice glucémico de los alimentos, sino también del contenido de fibra y grasa del alimento, así como de su método de preparación. Los carbohidratos altamente glucémicos pueden consumirse antes y después del ejercicio porque su metabolismo resulta en una rápida entrada de glucosa en la sangre, donde está por lo tanto disponible de inmediato para su uso por las células musculares. Los carbohidratos de bajo contenido glucémico ingresan a la circulación con lentitud y pueden usarse de manera más ventajosa si se consumen antes del ejercicio, de tal manera que a medida que el ejercicio progresa, la glucosa se absorbe de modo gradual del intestino hacia la circulación en donde se puede emplear para mantener las cantidades de glucosa sanguínea durante el periodo de ejercicio.

TABLA 21-4 Índices glucémicos de alimentos seleccionados, con valores ajustados al índice de glucosa de 100

PANES		LEGUMBRES	
Trigo entero	74	Frijoles de soya	16
Pan integral de grano especial	53	Lentejas	32
Pasta		Garbanzos	28
Espagueti, blanco, hervido	49	Alubias (secas)	24
Granos de cereal		Chícharos	15
Cebada (perlada)	28	**Fruta**	
Arroz blanco (hervido)	73	Plátano	51
Arroz, refinado (hervido)	68	Manzana	36
Maíz dulce	52	Jugo de manzana	41
Cereales de desayuno		Naranja	43
Hojuelas de trigo	69	Sandía	76
Hojuelas de maíz	81	**Azúcares**	
Granola	57	Maltosa	105
Bocadillos		Fructosa	15
Palomitas	65	Glucosa	100
Chocolate	40	Miel	61
Vegetales de raíz		Sacarosa	65
Papas (instantáneas, puré)	87	**Productos lácteos**	
Papa (nueva, blanca, hervida)	78	Helado	51
Papas fritas a la francesa	63	Leche entera	39
Camote hervido	63	Leche descremada	37
		Yogur con fruta	41

Valores tomados de Atkinson FS, Foster-Powell K, Brand-Miller JC. International tables of glycemic index and glycemic load values. *Diabetes Care.* 2008;31:2281-2283.

A. Absorción por el epitelio intestinal

La glucosa se transporta a través de las células absorbentes del intestino por la difusión facilitada y el transporte facilitado dependiente de Na^+ (*véase* cap. 10 para una descripción del mecanismo de transporte). La molécula de glucosa es en extremo polar y no puede difundirse a través de la bicapa fosfolípida hidrófoba de la membrana celular. Cada grupo hidroxilo de la molécula de glucosa forma como mínimo dos puentes de hidrógeno con moléculas de agua y el movimiento aleatorio requiere energía para desprender los grupos hidroxilos polares de los puentes de hidrógeno e interrumpir las fuerzas de van der Waals entre las colas hidrocarbonadas de los ácidos grasos en la membrana fosfolípida. La glucosa entra a continuación en las células absorbentes y se adhiere a las proteínas transportadoras, proteínas que abarcan la membrana y que se unen a la molécula de glucosa en un lado de la membrana y la liberan por el lado opuesto. Dos tipos de proteínas transportadoras de glucosa que están presentes en las células absorbentes del intestino: los transportadores de glucosa dependientes de Na^+ y los transportadores facilitadores de glucosa (fig. 21-7).

1. Transportadores dependientes de Na^+

Los transportadores de glucosa dependientes de Na^+, que se encuentran ubicados en el lado luminal de las células absorbentes, permiten que estas células concentren glucosa desde el lumen intestinal. Una baja concentración intracelular de Na^+ se mantiene por una Na^+,K^+- ATPasa en el lado seroso (sangre) de la célula que usa la energía de la escisión del adenosín trifosfato (ATP) para bombear Na^+ de la célula a la sangre. De esta manera, el transporte de glucosa desde una baja concentración en el lumen hacia una alta concentración en la célula se promueve por el cotransporte de Na^+ desde una alta concentración en el lumen hacia una baja concentración en la célula (transporte activo secundario). Se encuentran transportadores similares en las células epiteliales del riñón, los cuales son capaces de transportar glucosa contra su gradiente de concentración.

R Estos azúcares no se digieren bien en el intestino humano, pero forman buenas fuentes de energía para las bacterias intestinales. Las bacterias convierten los azúcares en H_2, ácido láctico y ácidos grasos de cadena corta. La cantidad de gas liberado después de una comida que contiene frijoles es en particular notoria.

El dietista le explica a **Deborah S.** las razones para las cuales una persona con diabetes debe seguir el plan de la dieta con control de carbohidratos usando herramientas de planificación de alimentos como el recuento de carbohidratos (www.diabetes.org, dar clic en *Healthy Living, and then Recipes and Nutrition*). Es importante para **Deborah S.** agregar una variedad de fibra a su dieta. Las pectinas y gomas formadoras de gel y que retienen agua que se encuentran en alimentos como la avena, las nueces, los frijoles, las lentejas y las manzanas dilatan el vaciamiento gástrico y retardan la tasa de absorción de disacáridos y monosacáridos, de tal manera que se reduce la tasa a la cual las concentraciones sanguíneas de glucosa se elevan. A pesar de que la investigación ha demostrado que la cantidad total de carbohidratos es lo que tiene mayor influencia en las concentraciones de glucosa sanguínea, la calidad de los carbohidratos y el índice glucémico de alimentos, también debe considerarse para el mantenimiento apropiado de la cantidad de glucosa en sangre en un paciente con diabetes. El consumo de una dieta con bajo índice glucémico da lugar a un menor aumento de las cifras de glucosa en sangre después de comer, lo que puede controlarse con mayor facilidad con insulina exógena. Por ejemplo, se le aconseja a **Deborah S.** comer pasta y cebada (índices glucémicos de 49 y 28, respectivamente) en lugar de papas (índice glucémico de 63 a 87, dependiendo el método de preparación) e incorporar cereales compuestos de salvado de trigo, cebada y avena en su rutina matutina. Debido a que la cantidad total y el tipo de carbohidratos tienen influencia en las concentraciones de glucosa sanguínea, se le aconseja a **Deborah S.** consumir alimentos con un menor índice glucémico en porciones adecuadas.

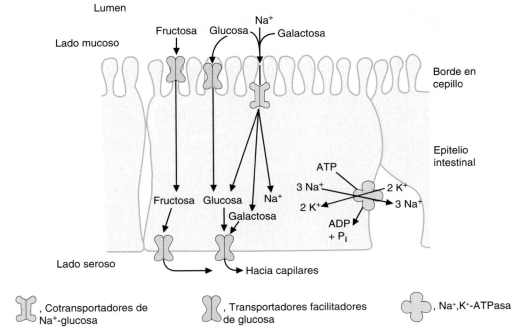

FIGURA 21-7 Transportadores facilitadores y dependientes de Na⁺ en las células epiteliales del intestino. Tanto la glucosa como la fructosa se movilizan en los transportadores facilitadores de glucosa en los lados luminal y seroso de las células absorbentes. La glucosa y la galactosa se desplazan a través de los cotransportadores de Na⁺-glucosa en el lado luminal (mucoso) de las células absorbentes. ADP, adenosín difosfato; ATP, adenosín trifosfato; P$_i$, fosfato inorgánico.

2. Transportadores facilitadores de glucosa

Los transportadores facilitadores de glucosa, que no se enlazan al Na⁺, están ubicados en el lado seroso de las células. La glucosa se mueve a través de los transportadores facilitadores desde una alta concentración dentro de la célula hacia una baja concentración en la sangre sin gasto de energía. Además de los transportadores de glucosa dependientes de Na⁺, los transportadores facilitadores de la glucosa también existen en el lado luminal de las células absorbentes. Los transportadores facilitadores de glucosa mejor caracterizados encontrados en las membranas plasmáticas de las células (llamados GLUT 1 a GLUT 5) se describen en la tabla 21-5. Uno de los aspectos estructurales comunes a estas proteínas es que todas contienen 12 dominios transmembranales. Obsérvese que el transportador de sodio ligado en el lado luminal de las células epiteliales intestinales no pertenece a la familia GLUT.

Las células epiteliales del riñón, que reabsorben la glucosa desde el lumen del túbulo renal de vuelta en la sangre, poseen transportadores de glucosa dependientes de Na⁺ similares a aquellos de las células epiteliales intestinales. De esta manera pueden transportar también la glucosa en contra de su gradiente de concentración. Otros tipos de células usan en particular transportes facilitadores de glucosa que llevan la glucosa en favor de su gradiente de concentración.

3. Absorción de galactosa y fructosa a través de los transportadores de glucosa

La galactosa se absorbe a través de los mismos mecanismos que la glucosa. Entra en las células absorbentes del lado luminal a través de los transportadores de glucosa dependientes de Na⁺ y transportadores facilitadores de glucosa y se moviliza a través del lado seroso en los transportadores facilitadores de glucosa.

La fructosa entra y abandona las células epiteliales absorbentes por difusión facilitada, al parecer a través de las proteínas de transporte que son parte de la familia GLUT. El transportador en el lado luminal se ha identificado como GLUT 5. Aunque este transportador puede trasladar glucosa, posee una mayor selectividad hacia la fructosa (*véase* fig. 21-7). Otras proteínas de transporte de fructosa también pueden estar presentes. Por razones todavía desconocidas, la fructosa se absorbe a una tasa mucho más rápida cuando se ingiere como sacarosa respecto de cuando se ingiere como un monosacárido.

TABLA 21-5 Propiedades de las isoformas GLUT 1 a GLUT 5 de las proteínas de transporte de glucosa

TRANSPORTADOR	DISTRIBUCIÓN EN LOS TEJIDOS	COMENTARIOS
GLUT 1	Eritrocito humano	Expresado en tipos celulares con funciones de barrera; un sistema de transporte de glucosa de alta afinidad
	Barrera hematoencefálica	
	Barrera hematorretiniana	
	Barrera hematoplacentaria	
	Barrera hematotesticular	
GLUT 2	Hígado	Un transportador de baja afinidad y alta capacidad
	Riñón	Se usa como un sensor de glucosa en el páncreas
	Célula pancreática β	
	Superficie serosa de las células de la mucosa intestinal	
GLUT 3	Cerebro (neuronas)	Transportador principal en el sistema nervioso central; un sistema de alta afinidad
GLUT 4	Tejido adiposo	Transportador sensible a la insulina. En presencia de insulina, el número de transportadores GLUT 4 aumenta en la superficie celular; un sistema de alta afinidad
	Músculo esquelético	
	Músculo cardiaco	
GLUT 5	Epitelio intestinal	Este es en realidad un transportador de fructosa
	Espermatozoides	

Las técnicas genéticas han identificado transportadores GLUT adicionales (GLUT 6 a GLUT 12), pero sus funciones aún no se han descrito por completo.

B. Transporte de monosacáridos a los tejidos

Las propiedades de las proteínas de transporte GLUT difieren entre los tejidos, lo cual refleja la función del metabolismo de la glucosa en cada tejido. En la mayor parte de los tipos de célula, la tasa de transporte a través de la membrana celular no es una tasa limitante para el metabolismo de la glucosa. Esto se debe a que la isoforma del transportador presente en estos tipos de célula tiene una K_m relativamente baja para la glucosa (es decir, una baja concentración de glucosa produce la mitad de la velocidad máxima del transporte de glucosa) o está presente en una concentración relativamente alta en la membrana celular de manera tal que la concentración de glucosa intracelular refleja aquella de la sangre. Debido a que la enzima que inicialmente metaboliza a la glucosa (nombrada hexocinasa, *véase* cap. 22) tiene una K_m aún más baja para la glucosa (0.05 a 0.10 mM), las variaciones en las concentraciones de glucosa en sangre no afectan la tasa intracelular de metabolismo de la glucosa. Sin embargo, en varios tejidos la tasa de transporte se convierte en limitante de la velocidad cuando la cantidad de glucosa sérica es baja o cuando las bajas concentraciones de insulina señalan la ausencia de glucosa de la dieta.

El eritrocito (glóbulo rojo) es un ejemplo de un tejido en el que el transporte de glucosa no es limitante de la tasa. Aunque el transportador de glucosa (GLUT 1) tiene un K_m de 1 a 7 mM, está presente en concentraciones extremadamente altas, alrededor de 5% de todas las proteínas de la membrana. En consecuencia, dado que las cantidades de glucosa en sangre descienden desde un nivel posprandial de 140 mg/dL (7.5 mM) al nivel normal de ayuno de 80 mg/dL (4.5 mM), o aun al nivel hipoglucémico de 40 mg/dL (2.2 mM), el aporte de glucosa es todavía adecuado para las velocidades a las cuales operan las vías metabólicas que dependen de la glucosa.

En el hígado, la K_m para el transportador de glucosa (GLUT 2) es relativamente alta en comparación con la de otros tejidos, tal vez 15 mM o más elevada. Esto concuerda con la función del hígado como el órgano que mantiene las concentraciones de glucosa en sangre. De esta forma, el hígado transforma la glucosa en otras moléculas de almacenamiento de energía solo cuando las cifras de glucosa en sangre son elevadas, como en el momento inmediatamente posterior a la ingestión de alimentos. En el músculo y tejido adiposo, el transporte de glucosa es estimulado en grado notable por la insulina. El mecanismo supone la relocalización de transportadores de glucosa (de forma específica GLUT 4) de las vesículas intracelulares a la membrana plasmática (fig. 21-8).

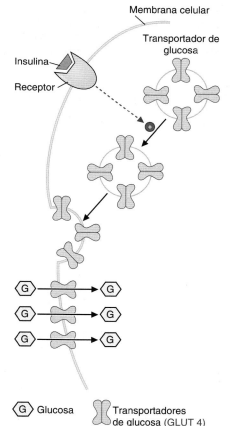

FIGURA 21-8 Estimulación mediante insulina del transporte de glucosa dentro del músculo y células adiposas. La unión de insulina a sus receptores de membrana celular hace que las vesículas que contienen proteínas transportadoras de glucosa se muevan del interior de la célula a la membrana celular.

En el tejido adiposo, la estimulación del transporte de glucosa a través de la membrana plasmática por la insulina aumenta su disponibilidad para la síntesis de ácidos grasos y glicerol a partir de la vía glucolítica. En el músculo esquelético, la estimulación del transporte de glucosa por la insulina aumenta su disponibilidad para la generación de energía (glucólisis) y síntesis de glucógeno.

V. Transporte de glucosa a través de la barrera hematoencefálica y dentro de las neuronas

Una respuesta hipoglucémica es consecuencia de una disminución de la concentración de glucosa en la sangre en algún punto entre 18 y 54 mg/dL (de 1 a 3 mM). Asimismo, la respuesta hipoglucémica es resultado de una provisión reducida de glucosa al cerebro y se manifiesta de forma inicial con mareo y vértigo y puede llegar al coma. La tasa baja de transporte de glucosa a través de la barrera hematoencefálica (desde la sangre hasta el líquido cefalorraquídeo) en bajas concentraciones de glucosa es al parecer la causa de esta respuesta neuroglucopénica. El transporte de glucosa desde el líquido cefalorraquídeo a través de la membrana plasmática de las neuronas es rápido y no es limitante de la tasa para la generación de ATP a partir de la glucólisis.

En el cerebro, las células endoteliales de los capilares tienen uniones muy estrechas y la glucosa debe pasar desde la sangre hasta líquido cefalorraquídeo extracelular por los transportadores GLUT 1 en las membranas de las células endoteliales (fig. 21-9) y luego a través de la membrana basal. Las mediciones de todo el proceso de transporte de glucosa de la sangre al cerebro (con la mediación de GLUT 3 en las células neurales) muestran una $K_{m,app}$ de 7 a 11 mM y una velocidad máxima no mucho mayor que la tasa de utilización de la glucosa por el cerebro. De esta manera, los descensos de la glucosa sanguínea por debajo del nivel de ayuno de 80 a 90 mg/dL (casi 5 mM) son propensos a afectar en grado significativo el índice metabólico de la glucosa en el cerebro debido a la reducción de transporte de glucosa a este órgano.

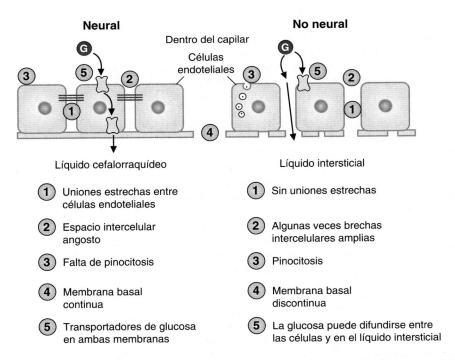

FIGURA 21-9   Transporte de glucosa a través del endotelio capilar en tejidos neurales y no neurales. Las características de transporte en cada tipo de tejido están listadas con números que corresponden a la *numeración* del dibujo. G, glucosa.

COMENTARIOS CLÍNICOS

 Denise V. Uno de cada cinco estadounidenses experimenta alguna forma de malestar gastrointestinal de 30 minutos a 12 horas después de ingerir alimentos ricos en lactosa. La mayor parte se convierte en sintomático cuando se consumen más de 25 g de lactosa en una sola ingesta (p. ej., 1 pint mL de leche o su equivalente). Los síntomas de **Denise V.** se originaron en su "nueva" dieta en este país, que incluía un vaso de leche además de la leche que usaba en su cereal con el desayuno cada mañana.

El control de la intolerancia a la lactosa incluye reducir o evitar alimentos que contengan lactosa, según sea la gravedad de la deficiencia de lactasa intestinal. Los quesos duros (cheddar, suizo, Jarlsberg) son bajos en lactosa y pueden tolerarse por pacientes con insuficiencia de lactosa solo moderada. El yogur con "cultivos vivos y activos" contiene bacterias que producen lactasas libres cuando las bacterias son lisadas por ácidos gástricos y enzimas proteolíticas. Las lactasas libres digieren entonces la lactosa. Los productos lácteos disponibles en el comercio que son previamente hidrolizados con una enzima lactasa proveen 70% de reducción del contenido total de lactosa, que puede ser adecuado para prevenir síntomas digestivos en pacientes medianamente afectados. Las tabletas y las cápsulas que contienen lactasa están disponibles también y deben tomarse 30 minutos antes de cada comida.

Muchos adultos con insuficiencia de lactasa desarrollan la capacidad de ingerir pequeñas cantidades de lactosa en productos lácteos sin experimentar síntomas. Esta adaptación quizá supone un aumento de la población de las bacterias del colon que pueden fragmentar lactosa y no una recuperación o inducción de la síntesis de lactasa humana. Para muchos individuos, los productos lácteos son la mayor fuente de calcio de la dieta y su completa eliminación de la dieta puede causar osteoporosis. Por lo tanto, se deben recomendar otras fuentes alimenticias como los frijoles, almendras, tofu, nabos, col, y jugos/bebidas fortificados con calcio, así como suplementos de calcio. Sin embargo, la lactosa se usa como "relleno" o excipiente en más de 1 000 prescripciones en fármacos de venta libre en ese país. La gente con intolerancia a la lactosa ingiere a menudo lactosa de forma involuntaria con sus medicamentos.

Deborah S. Los pacientes diabéticos mal controlados como **Deborah S.** tienen con frecuencia aumentos de las concentraciones de glucosa sérica (hiperglucemia). Esto se atribuye a menudo a una falta de circulación de la insulina activa que en condiciones normales estimula la captación de glucosa (a través de la atracción de transportadores GLUT 4 del retículo endoplasmático a la membrana plasmática) por los tejidos periféricos (corazón, músculo y tejido adiposo). Sin la captación por estos tejidos, la glucosa tiende a acumularse en la corriente sanguínea y ello produce la hiperglucemia.

Nina M. La gran cantidad de H_2 producido en la ingesta de fructosa sugiere que el problema de **Nina M.** es una deficiencia en el transporte de fructosa hacia las células absorbentes de las vellosidades intestinales. Si la fructosa se absorbe de forma apropiada, no se desplaza a las bacterias del colon, que la metabolizan para generar gas hidrógeno. Si existe preocupación por la presencia de deficiencias del complejo sacarosa-isomaltasa, se debe realizar una biopsia; esto permitirá medir la actividad de la lactasa, sacarosa, maltasa y trehalasa. Ahora está disponible una prueba genética en busca de la presencia de una mutación en el gen que codifica para una de estas proteínas. Si bien **Nina M.** no tenía azúcar en su orina, la malabsorción de sacáridos puede hacer que aparezcan en la orina si el daño a las células mucosa intestinal permite su paso hacia el líquido intersticial. Cuando se sometió a dieta libre de jugos de fruta y otros alimentos que contenían fructosa, reaccionó bien y pudo tolerar pequeñas cantidades de sacarosa pura.

Se calcula que más de 50% de la población adulta es incapaz de absorber fructosa en altas dosis (50 g) y más de 10% no puede absorber por completo 25 g de fructosa. Estos individuos, al igual que aquellos con otros trastornos del metabolismo de la fructosa, deben evitar frutas y otros alimentos que contengan altas concentraciones de fructosa.

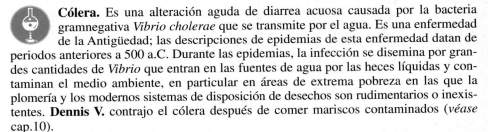

COMENTARIOS BIOQUÍMICOS

Cólera. Es una alteración aguda de diarrea acuosa causada por la bacteria gramnegativa *Vibrio cholerae* que se transmite por el agua. Es una enfermedad de la Antigüedad; las descripciones de epidemias de esta enfermedad datan de periodos anteriores a 500 a.C. Durante las epidemias, la infección se disemina por grandes cantidades de *Vibrio* que entran en las fuentes de agua por las heces líquidas y contaminan el medio ambiente, en particular en áreas de extrema pobreza en las que la plomería y los modernos sistemas de disposición de desechos son rudimentarios o inexistentes. **Dennis V.** contrajo el cólera después de comer mariscos contaminados (*véase* cap.10).

Luego de ingerirse, los microorganismos *V. cholerae* atacan el borde en cepillo del epitelio intestinal y secretan una exotoxina que se adhiere de modo irreversible a un receptor químico específico (gangliósido G_{M1}) en la superficie celular. Esta exotoxina cataliza una reacción de (ADP)-ribosilación que incrementa la actividad de la adenil ciclasa y por lo tanto las cifras del adenosín monofosfato cíclico (AMPc) en el enterocito. Como resultado, la absorción normal de sodio, aniones y agua del lumen intestinal en la célula intestinal se atenúa de manera notoria. La exotoxina también estimula a las células de las criptas para segregar cloruro debido a la fosforilación y activación del regulador de la conductancia transmembrana de la fibrosis quística (CFTR), junto con cationes y agua, desde la corriente sanguínea en el lumen del intestino. En los casos graves, la pérdida resultante de líquido diarreico rico en solutos puede ser mayor de 1 L/h, lo que lleva a una rápida deshidratación e incluso muerte.

Las medidas terapéuticas para el cólera tienen como ventaja el hecho de que los transportadores dependientes de Na^+ para la glucosa y los aminoácidos no se afectan por la exotoxina del cólera. Como resultado, la coadministración oral de glucosa y Na^+ resulta en la captación de glucosa y Na^+, acompañada por cloro y agua, lo cual corrige de manera parcial el déficit de iones y la pérdida de líquidos. Los aminoácidos y pequeños péptidos se absorben también por el cotransporte dependiente de Na^+ que involucra proteínas de transporte diferentes de los transportadores de glucosa dependientes de Na^+. Por consiguiente, la adición de proteína a la solución de reposición glucosa-sodio mejora la efectividad y atenúa en grado notorio la gravedad de la diarrea. Un tratamiento coadyuvante de antibióticos también acorta la fase diarreica del cólera, pero no disminuye la necesidad del tratamiento de reposición oral ya descrito.

CONCEPTOS CLAVE

- Los principales carbohidratos de la dieta en Estados Unidos son almidón, lactosa y sacarosa.
- El almidón es un polisacárido compuesto por muchas unidades de glucosa enlazadas a través de enlaces glucosídicos α-1,4 y α-1,6.
- La lactosa es un disacárido compuesto de glucosa y galactosa.
- La sacarosa es un disacárido integrado por glucosa y fructosa.
- La digestión convierte a todos los carbohidratos de la dieta en sus respectivos monosacáridos.
- La amilasa digiere almidón y se encuentra en la saliva y el páncreas; este último la libera en el lumen del intestino delgado.
- Las células epiteliales intestinales contienen disacaridasas, que fragmentan la lactosa, sacarosa y productos de la digestión del almidón hasta convertirlos en monosacáridos.
- La fibra dietética está compuesta por polisacáridos que no pueden ser digeridos por las enzimas humanas.
- Los monosacáridos se desplazan hacia las células epiteliales intestinales absorbentes a través de sistemas de transporte activo.
- Los monosacáridos liberados en la sangre a través de las células epiteliales intestinales se recuperan en los tejidos que usan transportadores facilitadores.
- Las enfermedades revisadas en este capítulo se resumen en la tabla 21-6.

TABLA 21-6 Enfermedades revisadas en este capítulo

ENFERMEDAD O ALTERACIÓN	AMBIENTAL O GENÉTICA	COMENTARIOS
Intolerancia a la lactosa	Ambas	Las concentraciones reducidas de lactasa en la superficie de las células epiteliales del intestino producen una digestión reducida de lactosa en el lumen intestinal, lo cual crea un sustrato para la flora en el intestino grueso. El metabolismo de la lactosa por estas bacterias lleva a la generación de ácidos orgánicos y gases.
Diabetes tipo 2	Ambas	Las dietas saludables con ingesta controlada de carbohidratos serán de beneficio en el manejo de las concentraciones de glucosa en sangre.
Malabsorción de fructosa	Genética	Incapacidad para absorber fructosa en el intestino delgado que propicia el metabolismo de la fructosa por las bacterias del colon y la generación de ácidos orgánicos y gases.
Cólera	Ambiental	Las concentraciones incrementadas de AMPc en las células epiteliales del intestino llevan a la inhibición del transporte de iones (cloruro, sodio y potasio) y extrusión de agua de las células afectadas; esto provoca diarrea grave.

AMPc, adenosín monofosfato cíclico.

PREGUNTAS DE REVISIÓN: CAPÍTULO 21

1. ¿Cuál de los siguientes es el transportador facilitador que se encarga en su mayor parte del transporte de fructosa de la sangre hacia las células?
   A. GLUT 1
   B. GLUT 2
   C. GLUT 3
   D. GLUT 4
   E. GLUT 5

2. Un paciente con alcoholismo desarrolla pancreatitis que afecta su función pancreática exocrina. Presenta malestar después de comer alimentos ricos en carbohidratos. ¿Cuál de los siguientes elementos es más probable que tenga una capacidad atenuada para digerir?
   A. Almidón
   B. Lactosa
   C. Fibra
   D. Sacarosa
   E. Maltosa

3. Un hombre con diabetes tipo 1 deja de aplicarse sus inyecciones de insulina durante un fin de semana de vacaciones. ¿Las células de qué tejido se afectan en mayor grado por este error?
   A. Cerebro
   B. Hígado
   C. Músculo
   D. Eritrocitos
   E. Páncreas

4. Luego de la digestión de una rebanada de pastel que contiene harina, leche y sacarosa como ingredientes primarios, ¿cuáles de los siguientes son los principales productos de carbohidratos que entran en la sangre?
   A. Glucosa
   B. Fructosa y galactosa
   C. Galactosa y glucosa
   D. Fructosa y glucosa
   E. Glucosa, galactosa y fructosa

5. Un paciente tiene un defecto genético que hace que las células epiteliales del intestino produzcan disacaridosas con actividad mucho más baja de lo normal. En comparación con una persona normal, después de consumir un tazón de leche y avena endulzada con azúcar de mesa, ¿cuáles de los siguientes tendrán cantidades mayores en este paciente?
   A. Maltosa, sacarosa y lactosa en la materia fecal
   B. Almidón en la materia fecal
   C. Galactosa y fructosa en la sangre
   D. Glucógeno en los músculos
   E. Insulina en la sangre

6. La mayoría de las calorías de la dieta estadounidense se deriva de los carbohidratos, los cuales pueden contener varios enlaces glucosídicos. ¿Cuál de los siguientes carbohidratos contiene unidades glucosilo unidas por enlaces α-1-6 glucosídicos?
   A. Amilasa
   B. Amilopectina
   C. Lactosa
   D. Sacarosa
   E. Maltosa

7. Una paciente ha aumentado su ingesta dietética de fibra en un esfuerzo por disminuir el estreñimiento. Recientemente ha notado cólicos abdominales y distensión, así como aumento de la flatulencia. ¿Cuál de los siguientes explica mejor lo que está sucediendo?
   A. Las enzimas humanas en el intestino delgado degradan la fibra y producen H_2, CO_2 y metano como subproductos.
   B. Las bacterias en el intestino delgado pueden convertir la fibra en H_2, CO_2 y metano.
   C. Los virus en las verduras sin lavar convierten la fibra en H_2, CO_2 y metano.
   D. Las bacterias en el colon pueden convertir la fibra en H_2, CO_2 y metano.
   E. Las enzimas humanas en el colon pueden convertir la fibra en H_2, CO_2 y metano.

8. Un paciente recién diagnosticado con diabetes evitó el azúcar de mesa porque sabía que tenía "diabetes sacarina",

pero siguió consumiendo frutas, bebidas frutales, leche, miel y verduras, con el resultante descontrol diabético. ¿Qué tipo de carbohidratos contenía la dieta que el paciente estaba consumiendo? Elija la mejor respuesta.

A. Sacarosa
B. Glucosa
C. Fructosa
D. Lactosa
E. Xilulosa

9. Una paciente de 10 años de edad tuvo 3 días de diarrea intensa después de una gastroenteritis viral. Ahora, siempre que consume leche, presenta náusea, dolor abdominal y flatulencia. Nunca antes había experimentado esto después de tomar leche. ¿Cuál de los siguientes sería el mejor consejo para esta paciente?

A. Nunca debe volver a consumir productos lácteos.
B. Sus hijos tendrán deficiencia de lactosa al nacer.
C. Su capacidad para tomar leche debe regresar en unos cuantos días.
D. Ha desarrollado gastroenteritis viral nuevamente y debe tomar antibióticos.
E. La causa de sus síntomas es un defecto en el colon.

10. Una corredora quería una "carga de carbohidratos" antes de la carrera y quería comer algo que tuviera un índice glucémico alto. ¿Cuál de los siguientes alimentos debe consumir?

A. Helado
B. Esferas de chocolate rellenas de leche
C. Galletas de avena
D. Espagueti
E. Papas fritas

Las preguntas 11 y 12 se refieren al siguiente caso: un recién nacido de padres fenotípicamente normales experimenta una serie de convulsiones a los 3 meses de edad. El neonato muestra a menudo nistagmo (movimientos oculares involuntarios), y a pesar de un diagnóstico de epilepsia, y de un tratamiento para la misma, el niño comienza a desarrollar microcefalia y retraso en el desarrollo. El análisis de los niveles de glucosa en sangre era normal, pero los niveles de glucosa en el líquido cefalorraquídeo eran significativamente inferiores a los normales. El análisis genético indicó una mutación en un gen específico.

11. Con base en la historia del caso, lo más probable es que el niño tenga una mutación inactivadora en cuál de los siguientes genes?

A. GLUT 1
B. GLUT 2
C. GLUT 3
D. GLUT 4
E. GLUT 5

12. Una posible opción de tratamiento para el neonato sería ¿cuál de las siguientes?

A. Inyecciones de insulina
B. Inyecciones de glucagón
C. Una dieta baja en grasas y alta en carbohidratos
D. Una dieta alta en grasas y baja en carbohidratos
E. Una dieta rica en proteínas y en carbohidratos

13. Los individuos con un presunto problema de absorción de carbohidratos pueden realizar una prueba de hidrógeno en el aliento para confirmar el diagnóstico. El aumento del contenido de gas hidrógeno en el aliento durante la prueba depende de cuál de los siguientes factores? Elija la mejor respuesta.

	Carbohidratos en el colon	Carbohidratos en el intestino delgado	Bacterias en el colon	Función del páncreas exocrino
A	Sí	No	Sí	No
B	Sí	Sí	No	No
C	Sí	No	Sí	Sí
D	No	Sí	No	Sí
E	No	No	Sí	No
F	No	Sí	No	Sí

14. Un persona con diabetes tipo 1 se toma por error dos dosis de insulina antes de comer, pero se distrae y se olvida de cenar. El individuo se desmaya 2 horas después. La medición de los niveles de glucosa en sangre cuando llegan los paramédicos indica un valor de 41 mg/dL. La hipoglucemia es inducida, en parte, por un aumento de la actividad de ¿cuál de los siguientes factores, en comparación con antes de las inyecciones de insulina?

A. GLUT 1
B. GLUT 2
C. GLUT 3
D. GLUT 4
E. GLUT 5

15. Cien gramos de piña fresca contienen 11.9 g de azúcares totales. Esto incluye, en parte, 2.9 g de glucosa libre, 2.1 g de fructosa libre y 3.1 g de sacarosa. ¿Cuál de las siguientes es la mejor estimación del nivel de fructosa total por 100 g de piña?

A. 1.6 g
B. 2.1 g
C. 2.9 g
D. 3.7 g
E. 5.2 g

RESPUESTAS A LAS PREGUNTAS DE REVISIÓN

1. **La respuesta es E.** El transportador GLUT 5 tiene una afinidad mucho mayor por la fructosa que la glucosa y es el facilitador de elección para la captación celular de fructosa. Los otros transportadores GLUT no trasladan fructosa en cantidades significativas.

2. **La respuesta es A.** El páncreas produce α-amilasa, que digiere almidón en el lumen intestinal. Si la amilasa pancreática-α no puede entrar al lumen a causa de pancreatitis, no hay digestión significativa del almidón. (La α-amilasa salival comienza el proceso, pero solo durante el tiempo que el alimento permanece en la boca, ya que las condiciones ácidas del estómago destruyen la actividad de la enzima salival). La molestia se origina por las bacterias en el intestino que digieren el almidón, y

producen ácidos y gases. La lactosa, sacarosa y maltosa son disacáridos que deben dividirse mediante las disacaridasas intestinales localizadas en el borde en cepillo de las células epiteliales intestinales (por lo tanto, B, D y E son incorrectas). Es probable que estas actividades se reduzcan un poco, ya que el páncreas también tiene dificultades para excretar bicarbonato al intestino y el pH bajo del contenido gástrico reduciría la actividad de estas enzimas. Sin embargo, existe un exceso de estas enzimas y al final digieren los disacáridos. La fibra no puede digerirse con las enzimas humanas, por lo que la respuesta C es incorrecta.

3. **La respuesta es C.** La insulina es necesaria para estimular el transporte de glucosa a las células adiposas y musculares, pero no al cerebro, hígado, páncreas o eritrocitos. Por lo tanto, el músculo experimentaría los efectos de la privación de glucosa y sería incapaz de reponer sus propios suministros de glucógeno por su incapacidad para extraer la glucosa sanguínea, aunque la glucemia fuera elevada.

4. **La respuesta es E.** La harina contiene almidón, lo que conduce a la producción de glucosa en el intestino. La leche contiene lactosa, un disacárido de glucosa y galactosa, que debe dividirse por acción de la lactasa en el intestino delgado. La sacarosa es un disacárido de glucosa y fructosa, que divide la sacarasa en el intestino delgado. Por lo tanto, la glucosa, galactosa y fructosa quedan disponibles en el lumen del intestino delgado para su transporte a través de las células epiteliales del intestino y hasta la circulación.

5. **La respuesta es A.** La α-amilasa salival y la pancreática digieren en parte el almidón hasta glucosa, pero la maltosa y los disacáridos pasan por el intestino y salen con las heces como resultado de la actividad enzimática limitada en el borde en cepillo. Debido a la función de las enzimas amilasa, solo se encuentran concentraciones normales de almidón en las heces (por lo que B es incorrecta). No toda la glucosa disponible entra a la sangre, por lo que se libera menos insulina del páncreas (por lo que E es incorrecta) y esto causa menor captación de glucosa en los músculos, con menor síntesis de glucógeno (por lo tanto, D es incorrecta). Como ni la lactosa ni la sacarosa pueden digerirse en gran medida en el lumen intestinal en estas condiciones, sería difícil tener concentraciones altas de galactosa o fructosa en la sangre (por lo que C es incorrecta).

6. **La respuesta es B.** El almidón amilopectina es un polisacárido ramificado de unidades glucosilo unidas por enlaces α-1-4 glucosídicos con enlaces α-1-6 glucosídicos como puntos de ramificación. El almidón amilosa de cadena lineal y el disacárido maltosa están unidos por enlaces α-1-4 glucosídicos. El disacárido sacarosa contiene un enlace 1,2 glucosídico entre la glucosa y la fructosa, en tanto que la lactosa contiene un enlace β-1,4 glucosídico entre la galactosa y la glucosa.

7. **La respuesta es D.** Las enzimas humanas no pueden digerir la fibra dietética. Sin embargo, las bacterias del colon pueden convertir la fibra en ácidos grasos de cadena corta, H_2, CO_2 y metano. Estos gases provocan síntomas de distensión, cólicos y exceso de gas (flatulencia). Los virus no metabolizan la fibra.

8. **La respuesta es A.** La sacarosa y pequeñas cantidades de glucosa y fructosa son los principales endulzantes naturales en la fruta, miel y vegetales. La lactosa es el azúcar que se encuentra en la leche y en los lácteos. La xilulosa es un componente de la vía de la pentosa fosfato, y sus concentraciones en las frutas y verduras son bajas.

9. **La respuesta es C.** Cuando ocurre una gastroenteritis viral, las células que cubren el borde en cepillo del intestino delgado pueden desprenderse hacia el lumen intestinal, lo que provoca una intolerancia a la lactosa pasajera debido a la falta de actividad de la lactasa. Sin embargo, una vez que estas células se regeneran, los síntomas desaparecen. La paciente no tiene deficiencia congénita de lactasa, de manera que sus hijos no heredarán un defecto en el metabolismo de la lactosa. Los antibióticos no tienen un efecto en las enfermedades virales y no se deben administrar para tratar la gastroenteritis viral.

10. **La respuesta es B.** La maltosa (glucosa α-1-4 glucosa) tiene el índice glucémico más alto y elevaría más rápido las concentraciones de glucosa en sangre después de su ingestión. Las esferas de chocolate rellenas de leche tienen un contenido elevado de maltosa. Todos los demás alimentos de la lista tienen un índice glucémico que son solo la mitad del índice glucémico de la maltosa, y la glucosa derivada de esos alimentos requiere más tiempo para llegar a la sangre que la glucosa derivada de la maltosa.

11. **La respuesta es A.** El neonato tiene una deficiencia de GLUT 1, de modo que la glucosa no puede ser transportada desde la sangre a través de las células endoteliales que recubren la barrera hematoencefálica hasta el líquido cefalorraquídeo para que las neuronas la tomen con sus transportadores GLUT 3. Si la mutación estuviera en los transportadores GLUT 3, el nivel de glucosa en el líquido cefalorraquídeo sería normal, o elevado, pero no deprimido como ocurre en este paciente. La falta de glucosa para el sistema nervioso es lo que provoca las convulsiones y otros síntomas que presenta el neonato. Los transportadores GLUT 2 y GLUT 4 no son expresados ni por las células del sistema nervioso ni por las células endoteliales de la barrera hematoencefálica, por lo que una pérdida de su actividad no afectaría a la captación de glucosa en el sistema nervioso. El GLUT 5 es un transportador de fructosa, y el sistema nervioso no utiliza la fructosa como combustible.

12. **La respuesta es D.** Dado que el neonato no puede transportar la glucosa de forma eficaz al sistema nervioso, una fuente de energía alternativa para el sistema nervioso son los cuerpos cetónicos, por lo que una dieta alta en grasas y baja en carbohidratos (una dieta cetogénica) sería lo mejor para el neonato. Las inyecciones de insulina reducirían los niveles de glucosa en sangre circulante, mientras que las inyecciones de glucagón aumentarían los niveles de glucosa en sangre circulante, pero dada la mutación del transportador GLUT 1, el aumento de los niveles de glucosa en sangre no aumentaría significativamente el transporte de glucosa al líquido cefalorraquídeo. Una dieta alta en carbohidratos antagonizaría la formación de cuerpos cetónicos debido a la

liberación de insulina resultante de la elevada glucosa de la dieta. Aunque las dietas cetogénicas han sido eficaces para reducir la frecuencia de las convulsiones, no lo han sido para reducir los demás efectos de las mutaciones del GLUT 1.

13. **La respuesta es A.** La prueba de hidrógeno en el aliento depende del metabolismo bacteriano colónico de los azúcares no digeridos que entran en el colon desde el intestino delgado. En condiciones normales, los hidratos de carbono son digeridos en monosacáridos en el intestino delgado y luego son absorbidos (transportados) por las células epiteliales intestinales, desde donde son transportados a la sangre para su distribución por todo el cuerpo. Si un determinado carbohidrato no puede ser absorbido en el intestino delgado, llegará al colon, donde las bacterias lo metabolizan en gas hidrógeno, metano y ácidos orgánicos de cadena corta. El hidrógeno producido se exhala y se mide en una prueba de amplitud de hidrógeno. La función del páncreas exocrino no influye en el metabolismo bacteriano de los carbohidratos en el colon; las funciones del páncreas exocrino son importantes para la digestión y absorción de los carbohidratos en el intestino delgado.

14. **La respuesta es D.** En las células musculares y adiposas, la inyección de insulina estimula la translocación de los transportadores GLUT 4 desde las vesículas intracelulares a la membrana plasmática. Una vez en la membrana plasmática, la tasa de transporte de glucosa desde la sangre hacia las células musculares y adiposas aumenta considerablemente y, en ausencia de glucosa alimentaria, se produce con rapidez una hipoglucemia. La respuesta a la insulina es específica para los transportadores GLUT 4; la transducción de la señal de la insulina no conlleva el aumento de otros transportadores GLUT que se translocan a la membrana plasmática.

15. **La respuesta es D.** La sacarosa es un dímero de la glucosa y la fructosa (proporción 1:1), y como la glucosa y la fructosa son isómeras entre sí, ambas tienen el mismo peso molecular de 180 g por mol. Por lo tanto, los 3.1 g de sacarosa de la fruta son cantidades iguales de glucosa y fructosa, es decir, 1.55 g cada una. Hay 2.1 g de fructosa libre en la fruta, lo que supone un total de 2.1 + 1.55 g de fructosa en 100 g de piña, es decir, 3.7 gramos totales de fructosa.

Generación de adenosín trifosfato a partir de glucosa, fructosa y galactosa: glucólisis

22

La **glucosa** es el combustible universal para las células humanas. Cada tipo celular del ser humano es capaz de generar adenosín trifosfato (ATP) en la glucólisis, la vía en la que se oxida y descompone la glucosa para formar piruvato. La importancia de la glucólisis en nuestra economía del combustible se relaciona con la disponibilidad de glucosa en la sangre y con la capacidad de la glucólisis para generar ATP tanto en presencia como en ausencia de O_2. La glucosa es el principal azúcar en nuestra alimentación y el azúcar que circula en la sangre para asegurar que todas las células tengan un suministro continuo de combustible. El encéfalo utiliza casi de manera exclusiva glucosa como combustible.

La **glucólisis** comienza con la fosforilación de glucosa a glucosa 6-fosfato (**glucosa 6-P**) por la **hexocinasa (HK)**. En pasos ulteriores de la vía, una molécula de glucosa 6-P es oxidada a dos moléculas de **piruvato**, con la generación de dos moléculas de **dinucleótido de nicotinamida y adenina reducido (NADH)** (fig. 22-1). La generación neta de dos moléculas de ATP tiene lugar por la transferencia directa de **fosfatos de alta energía** desde intermediarios de la vía hasta el adenosín difosfato (ADP) (**fosforilación a nivel de sustrato**).

La glucólisis tiene lugar en el **citosol** y genera NADH citosólico. Como el NADH no puede cruzar la membrana mitocondrial interna, sus equivalentes reductores son transferidos a la cadena de transporte de electrones por la **lanzadera de malato-aspartato** o por la **lanzadera de 3-fosfato de glicerol** (fig. 22-1). El piruvato se oxida por completo a CO_2 por la piruvato deshidrogenasa (PDH) y el ciclo del ácido tricarboxílico (cap. 23) La **oxidación aeróbica** completa de glucosa a CO_2 puede generar alrededor de **30 a 32 moles de ATP por mol de glucosa**.

Cuando las células tienen un suministro limitado de oxígeno (p. ej., la médula renal) o pocas o ninguna mitocondria (p. ej., el eritrocito) o un gran aumento en las demandas de ATP (p. ej., músculo esquelético durante actividad física intensa) ellas dependen de la **glucólisis anaeróbica** para la generación de ATP. En la glucólisis anaeróbica, la **lactato deshidrogenasa (LDH)** oxida el NADH generado a partir de la glucólisis por la reducción de piruvato a **lactato** (fig. 22-2).

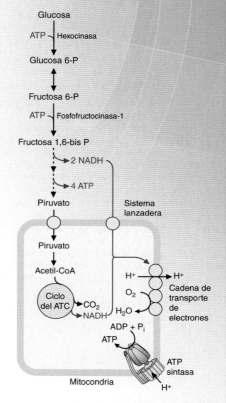

FIGURA 22-1 Generalidades de la glucólisis y del ciclo del ATC. Acetil-CoA, acetil coenzima A; ADP, adenosín difosfato; ATC, ácido tricarboxílico; ATP, trifosfato de adenosina; fructosa 6-P, fructosa 6-fosfato; fructosa 1,6-bis P, fructosa 1,6-bisfosfato; glucosa 6-P, glucosa 6-fosfato; NADH, dinucleótido de nicotinamida y adenina reducido; P_i, fosfato inorgánico.

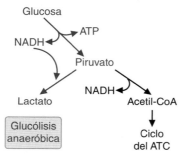

FIGURA 22-2 Glucólisis anaeróbica (en *rojo*). La conversión de glucosa en lactato genera dos moléculas de ATP a partir de la fosforilación a nivel del sustrato. Como no hay generación neta de dinucleótido de nicotinamida y adenina reducido (NADH), no se requiere O_2 y por lo tanto la vía es anaeróbica. Acetil-CoA, acetil coenzima A; ATC, ácido tricarboxílico.

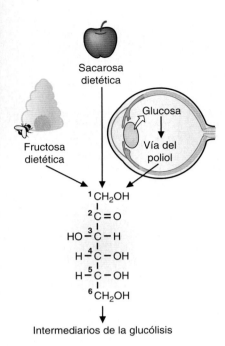

Sacarosa
dietética

Fructosa
dietética

Glucosa

Vía del
poliol

$^1CH_2OH$
$^2C=O$
$HO-^3C-H$
$H-^4C-OH$
$H-^5C-OH$
$^6CH_2OH$

Intermediarios de la glucólisis

FIGURA 22-3 Fructosa. El azúcar de la fructosa se encuentra en la dieta en la forma de azúcar libre en alimentos como la miel o como componente del disacárido sacarosa en frutas y dulces. También se la puede sintetizar a partir de la glucosa a través de la vía del poliol. En el cristalino del ojo, la vía del poliol contribuye a la formación de cataratas. La fructosa se metaboliza mediante la conversión a intermediarios de la glucólisis.

Puesto que no se requiere O_2 para reoxidar el NADH, se dice que la vía es anaeróbica. El rendimiento energético de la glucólisis anaeróbica (2 moles de ATP por mol de glucosa) es mucho menor que el de la oxidación aeróbica. El lactato (ácido láctico) se libera en la sangre. En condiciones patológicas que causan **hipoxia**, los tejidos pueden generar suficiente ácido láctico para causar **lactoacidemia** (**acidosis láctica**).

En cada célula, la glucólisis es regulada para asegurar que se mantenga la **homeostasis del ATP**, sin usar más glucosa de la necesaria. En la mayoría de los tipos celulares, la **hexocinasa**, la primera enzima de la glucólisis, es inhibida por la glucosa 6-P (fig. 22-1). Así, la glucosa no es captada y fosforilada por una célula a menos que ingrese como glucosa 6-P en una vía metabólica como la glucólisis o la síntesis de glucógeno. El control del ingreso de glucosa 6-P en la glucólisis ocurre a nivel de la fosfofructocinasa I (**PFK-1**), la enzima limitante de la velocidad de la vía. La PFK-1 es **inhibida alostéricamente** por **ATP** y **activada alostéricamente** por **adenosín monofosfato** (**AMP**). El AMP aumenta en el citosol conforme el ATP es hidrolizado por reacciones que requieren energía.

La glucólisis tiene otras funciones además de la producción de ATP. Por ejemplo, en hígado y tejido adiposo, esta vía genera piruvato como precursor para la **biosíntesis de ácidos grasos**. La glucólisis también aporta precursores para la síntesis de compuestos como aminoácidos y fosfatos de azúcares de cinco carbonos.

Mientras la glucosa está en el centro del metabolismo de los carbohidratos y es el principal azúcar en la dieta, otros azúcares de la dieta se convierten en intermediarios del metabolismo de la glucosa y su destino es análogo al de la glucosa.

La **fructosa**, el segundo azúcar más común en la dieta adulta, se ingiere sobre todo como monosacárido o como parte de la **sacarosa** (fig. 22-3). Se metaboliza principalmente en el hígado (y en menor medida en el intestino delgado y riñón), por fosforilación en la posición I para formar **fructosa I-fosfato** (fructosa I-P), seguido por su conversión a intermediarios de la vía glucolítica. Los principales productos de su metabolismo en el hígado son, por lo tanto, los mismos de la glucosa (incluidos lactato, glucosa sanguínea y glucógeno). La **fructosuria esencial** (**deficiencia de fructocinasa**) y la **intolerancia hereditaria a la fructosa** (IHF) (una deficiencia en la fragmentación de la fructosa I-P por la **aldolasa B**) son trastornos hereditarios del metabolismo de la fructosa.

La síntesis de la fructosa a partir de la glucosa en la **vía del poliol** tiene lugar en las vesículas seminales y otros tejidos. La **aldosa reductasa** convierte la glucosa en el alcohol sorbitol (un poliol), que luego se oxida hasta fructosa. En el cristalino del ojo, las concentraciones elevadas de **sorbitol** en la diabetes mellitus pueden contribuir a la formación de **cataratas**.

La galactosa se ingiere en particular en la forma de **lactosa**, que se convierte en galactosa y glucosa en el intestino. La **galactosa** se transforma en glucosa sobre todo en el hígado. Se fosforila a galactosa I-fosfato (galactosa I-P) por acción de la **galactocinasa** y se activa hasta difosfato de uridina (UDP)-azúcar por efecto de la **galactosil uridililtransferasa**. La vía metabólica subsecuentemente genera glucosa I-fosfato (glucosa I-P). La **galactosemia clásica**, una falta de galactosil uridililtransferasa, resulta en la acumulación de galactosa I-P en el hígado y la inhibición del metabolismo del glucógeno hepático y otras vías que requieren UDP-azúcares. Las cataratas pueden presentarse por la acumulación de galactosa en la sangre, que se convierte en **galactitol** (el polialcohol de la galactosa) en el cristalino del ojo.

SALA DE ESPERA

Linda F. es una mujer de 68 años de edad que ingresa al departamento de urgencias del hospital con muy baja presión arterial (80/40 mm Hg) por una hemorragia aguda de una úlcera estomacal diagnosticada con anterioridad. La úlcera gástrica sangrante redujo el volumen sanguíneo eficaz lo suficiente para afectar la capacidad para perfundir los tejidos. La paciente sabe que además tiene enfermedad pulmonar obstructiva crónica (EPOC) como resultado de 42 años de fumar dos paquetes de cigarrillos al día. La respiración es rápida y se dificulta, la piel está fría y húmeda y los labios están ligeramente azules (cianóticos). La paciente se ve ansiosa y un tanto confundida.

Mientras se toman las medidas de urgencia apropiadas para estabilizarla y elevar la presión arterial, se envía sangre para tipificación y compatibilidad cruzada, de modo que puedan iniciarse de inmediato las transfusiones. Se ordena una batería de pruebas de laboratorio, como hemoglobina en sangre venosa, hematocrito, lactato y gases en sangre arterial, pH arterial, presiones parciales de oxígeno (pO_2) y dióxido de carbono (pCO_2), bicarbonato y saturación de oxígeno. Los resultados indican que la hemorragia y la EPOC han causado hipoxemia, con decremento del suministro de oxígeno a los tejidos y acidosis respiratoria y metabólica.

 El hematocrito (porcentaje del volumen de sangre ocupado por eritrocitos) y el contenido de hemoglobina (gramos de hemoglobina en 100 mL de sangre) se miden para determinar si la capacidad para transportar oxígeno de la sangre es apropiada. Ambos valores pueden disminuir en condiciones que interfieren en la eritropoyesis (la síntesis de eritrocitos en la médula ósea), como la deficiencia de hierro. También pueden descender durante el sangrado crónico si el volumen sanguíneo perdido se reemplaza por líquido intersticial que diluye los eritrocitos, pero no durante la hemorragia aguda inmediata. pCO_2 y pO_2 son las presiones parciales de dióxido de carbono y oxígeno, respectivamente, en la sangre. La PO_2 y la saturación de oxígeno determinan si los tejidos disponen de oxígeno suficiente. La medición de la pCO_2 y el bicarbonato permite distinguir entre acidosis metabólica y respiratoria (*véase* el cap. 4).

Otto S., estudiante de medicina de 26 años de edad, aumentó de peso durante su primer año sedentario en la universidad. En su segundo año comenzó a cuidar su alimentación, a trotar 1 h cuatro veces a la semana y a jugar tenis dos veces a la semana. Decidió competir en una carrera de 5 km. Como preparación, inició un entrenamiento con *sprints* a fondo y sesiones de carrera y caminata alternadas.

Ivan A. es un contador de 56 años de edad con obesidad mórbida (caps. 1 a 3). Fue a ver a su dentista por un dolor agudo en los dientes al comer helado. Le encantan los dulces y siempre tiene caramelos duros en el bolsillo. El dentista identifica en los antecedentes de **Iván A.** que tuvo muchas caries en la primera dentición. En esta visita, observa caries en dos piezas dentales.

Candice S. es una joven de 18 años de edad que acudió al médico por una exploración física antes de ingresar a la universidad. Mientras realizaba su historia clínica, el clínico advirtió que ella evitaba comer frutas y otros alimentos que contuvieran azúcar de mesa. Dulce comentó que desde una edad temprana había observado que estos alimentos le causaban debilitamiento intenso y síntomas indicativos de bajas concentraciones de azúcar en sangre, como temblores y sudoración. Su historia clínica también indicaba que su madre la había descrito como una recién nacida muy irritable que a menudo lloraba de forma incesante, en particular luego de las comidas y vomitaba con frecuencia. En sus primeros años, su abdomen se inflamaba y se tornaba apática y somnolienta. Su madre había eliminado de manera intuitiva ciertos tipos de comida de la dieta de **Candice S.** y observó que esto reducía la intensidad y la frecuencia de los síntomas.

Erin G. es el tercer hijo de su familia, producto de un embarazo normal y nacida por parto vaginal en casa como sus hermanos mayores. Su madre no pudo llevarla a su visita inicial con el pediatra porque estaba ocupada con todos sus niños, pero notó que **Erin G.** comenzó a vomitar 3 días después de nacer, por lo general 30 min después de alimentarse del seno materno y finalmente la llevó con el pediatra a las 3 semanas, cuando notó que sus ojos estaban amarillos. También informó que su abdomen se distendió y que estaba irritable y lloraba con frecuencia. El médico señaló que **Erin G.** tenía una ligera hiperbilirrubinemia. También se observó un agrandamiento del hígado y anticipó la posibilidad de una formación temprana de cataratas en el cristalino de los ojos de **Erin G.** Solicitó estudios de las funciones hepática y renal y realizó dos pruebas separadas de orina con tira reactiva en su consultorio, una para cuantificar solo la glucosa urinaria y otra para encontrar cualquiera de los azúcares reductores.

I. Glucólisis

La **glucólisis** es una de las principales vías para generar ATP en las células y ocurre en todos los tipos celulares. El cometido central de la glucólisis en el metabolismo del combustible se relaciona con su capacidad para generar ATP en presencia o ausencia de oxígeno. La oxidación de glucosa a piruvato genera ATP a partir de la **fosforilación en el sustrato** (la transferencia de fosfato desde intermediarios de alta energía de la vía al ADP) y NADH.

Después, el piruvato puede oxidarse a CO_2 en el ciclo del ATC y generarse ATP por la transferencia de electrones al oxígeno en la **fosforilación oxidativa** (*véase* el cap. 23). Sin embargo, si el piruvato y el NADH de la glucólisis se convierten en lactato (**glucólisis anaeróbica**), puede generarse ATP en ausencia de oxígeno, vía fosforilación a nivel del sustrato.

La glucosa abunda en los alimentos, en las reservas internas de glucógeno y en la sangre. Los carbohidratos aportan 50% o más de las calorías en la mayoría de los diferentes tipos de alimentación y la glucosa es el principal carbohidrato. Otros azúcares de los alimentos, como fructosa y galactosa, se oxidan por conversión en intermediarios de la glucólisis. La glucosa se almacena en las células como glucógeno, que puede ser una fuente interna de combustible para la glucólisis en situaciones de urgencia (p. ej., disminución del suministro de combustibles y oxígeno en caso de isquemia o flujo sanguíneo bajo). Insulina y otras hormonas mantienen la glucosa sanguínea dentro de un intervalo relativamente constante (homeostasis de la glucosa), con lo que aseguran que siempre se disponga de glucosa para las células que dependen de la glucólisis para la generación de ATP.

Después de una comida con alto contenido en carbohidratos, la glucosa es el principal combustible para casi todos los tejidos. Las excepciones incluyen las células de la mucosa intestinal, que transportan glucosa del intestino a la sangre y las células del túbulo contorneado proximal del riñón, que devuelven glucosa del filtrado renal a la sangre. Durante el ayuno, el encéfalo continúa oxidando glucosa porque tiene capacidad limitada para oxidar ácidos grasos u otros combustibles. Además, las células continúan usando glucosa para la generación de ATP por medio de la glucólisis anaeróbica, debido a un suministro limitado de oxígeno o a una capacidad limitada para efectuar la fosforilación oxidativa (p. ej., el eritrocito).

Además de servir como una fuente anaeróbica y aeróbica de ATP, la glucólisis es una vía anabólica que aporta precursores biosintéticos. Por ejemplo, en hígado y tejido adiposo, esta vía genera piruvato como precursor para la biosíntesis de ácidos grasos. La glucólisis también proporciona precursores para la síntesis de compuestos como aminoácidos y nucleótidos. La integración de la glucólisis con otras vías anabólicas se considera en el capítulo 34.

A. Reacciones de la glucólisis

La vía glucolítica, que escinde 1 mol de glucosa en 2 moles del compuesto de tres carbonos piruvato, consta de una fase preparatoria y una fase generadora de ATP. En la **fase preparatoria** inicial de la glucólisis, la glucosa es fosforilada dos veces por ATP para formar fructosa 1,6-bisfosfato (fructosa 1,6-bisP) (fig. 22-4). El gasto de ATP al principio de la fase preparatoria a veces recibe el nombre de *cebadura de la bomba*, porque este empleo inicial de 2 moles de ATP por mol de glucosa da por resultado la producción de 4 moles de ATP por mol de glucosa en la fase generadora de ATP.

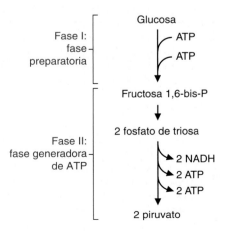

FIGURA 22-4   Fases de la vía glucolítica. ATP, adenosín trifosfato; fructosa 1,6-bis-P, 1,6-bisfosfato de fructosa; NDAH, dinucleótido de nicotinamida y adenina reducido.

En la **fase generadora de ATP**, la 1,6-bisP se separa en dos fosfatos de triosa. El gliceraldehído 3-fosfato (gliceraldehído 3-P, un fosfato de triosa) es oxidado por NAD^+ y fosforilado usando fosfato inorgánico (P_i). El enlace fosfato de alta energía que se genera en este paso se transfiere a ADP para formar ATP. El fosfato restante también se reordena para formar otro enlace fosfato de alta energía que se transfiere a ADP. Dado que se formaron 2 moles de fosfato de triosa, el rendimiento de la fase generadora de ATP es de 4 ATP y 2 NADH. El resultado es un rendimiento neto de 2 moles de ATP, 2 moles de NADH y 2 moles de piruvato por mol de glucosa.

I. Conversión de glucosa en 6-fosfato de glucosa

El metabolismo de la glucosa comienza con la transferencia de un fosfato del ATP a la glucosa para formar glucosa 6-P (fig. 22-5). La fosforilación de glucosa destina ("compromete") esta al metabolismo intracelular porque la glucosa 6-P no puede transportarse de regreso a través de la membrana plasmática. La reacción de fosforilación es irreversible en condiciones fisiológicas porque tiene $\Delta G^{0'}$ muy negativo. Sin embargo, la fosforilación no compromete la glucosa a la glucólisis.

La glucosa 6-P es un punto de ramificación en el metabolismo de los carbohidratos. Es un precursor en casi cualquier vía que use glucosa, incluidas la glucólisis, la vía de las pentosas fosfato (cap. 27) y la síntesis de glucógeno (cap. 26). Desde el punto de vista opuesto, también puede generarse en otras vías del metabolismo de los carbohidratos, como la glucogenólisis (degradación de glucógeno), la vía de las pentosas fosfato y la gluconeogénesis (la síntesis de glucosa a partir de fuentes distintas de los carbohidratos).

Las **hexocinasas**, enzimas que catalizan la fosforilación de la glucosa, son una familia de isoenzimas específicas de tejido que difieren en sus propiedades cinéticas. La isoenzima presente en el hígado y las células β del páncreas tiene mucho mayor K_m que otras HK y se denomina **glucocinasa**. En muchas células, parte de la HK está unida a porinas en la membrana mitocondrial externa (canales aniónicos dependientes de voltaje; cap. 24), lo que da a estas enzimas acceso de primera mano al ATP recién sintetizado al salir de las mitocondrias.

2. Conversión de 6-fosfato de glucosa en fosfatos de triosa

En el resto de la fase preparatoria de la glucólisis, la glucosa 6-P se isomeriza a 6-fosfato de fructosa (fructosa 6-P), se fosforila una vez más y se separa después a dos fragmentos de tres carbonos (fig. 22-6). La isomerización, que coloca un grupo ceto junto al carbono 3, es esencial para la escisión ulterior del enlace entre los carbonos 3 y 4.

El siguiente paso de la glucólisis, la fosforilación de la fructosa 6-P a fructosa 1,6-bisP por la PFK-1, se considera en general el primer paso comprometido en la vía. Esta fosforilación requiere ATP y es irreversible en términos termodinámicos y cinéticos. Por lo tanto, la PFK-1 compromete de manera irrevocable la glucosa en la vía glucolítica. La PFK-1 es una enzima regulada en las células y su regulación controla el ingreso de la glucosa en la glucólisis. Como la HK, existe como isoenzimas específicas de tejido cuyas propiedades reguladoras se ajustan a las variaciones en el metabolismo de la glucólisis en diferentes tejidos.

La fructosa 1,6-bisP es escindida en dos compuestos de tres carbonos fosforilados (fosfatos de triosa) por la aldolasa (fig. 22-6). La dihidroxiacetona fosfato (DHAP) y el gliceraldehído 3-P (G3P) son los productos. La DHAP se isomeriza a G3P por la fosfato de triosa isomerasa. La aldolasa recibe su nombre del mecanismo de la reacción directa, que es una rotura aldólica y del mecanismo de la reacción inversa, que es una condensación aldólica. La enzima existe como isoenzimas específicas de tejido, todas las cuales catalizan la escisión de fructosa 1,6-bisP pero difieren en las especificidades para fructosa 1-P. La enzima utiliza un residuo de lisina en el sitio activo para formar un enlace covalente con el sustrato durante el transcurso de la reacción. La incapacidad para formar este enlace covalente desactiva la enzima.

Así, en este punto de la glucólisis, por cada mol de glucosa que ingresa en la vía se producen 2 moles de gliceraldehído 3-P que continúan en la vía a expensas de dos enlaces de alta energía.

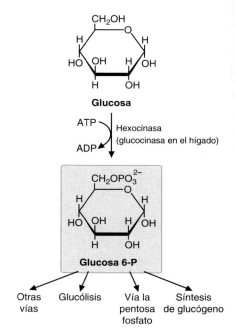

FIGURA 22-5 Metabolismo de la glucosa 6-P. ADP, adenosín difosfato; ATP, adenosín trifosfato; glucosa 6-P, 6-fosfato de glucosa.

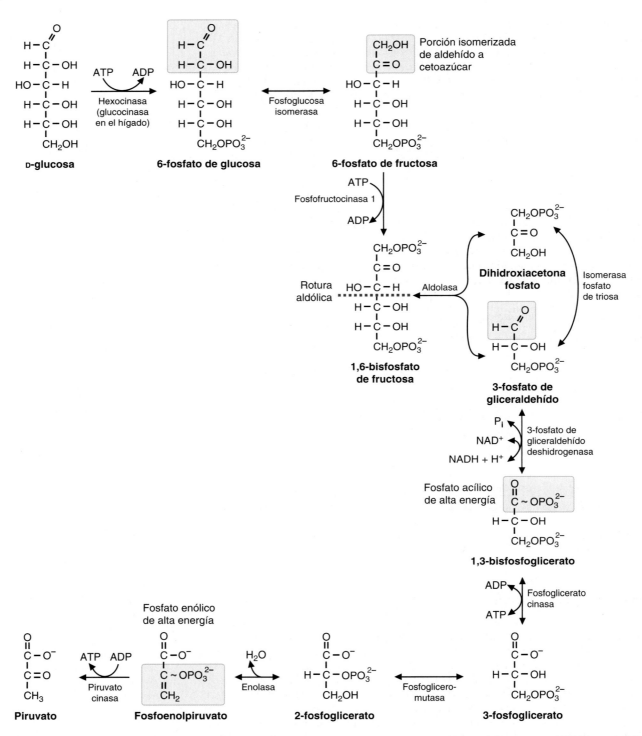

FIGURA 22-6 Reacciones de la glucólisis. Los fosfatos de alta energía se indican mediante los signos ondulantes *rojos*. ADP, adenosín difosfato; ATP, adenosín trifosfato; NAD$^+$, dinucleótido de nicotinamida y adenina; P$_i$, fosfato inorgánico.

3. Oxidación y fosforilación en el sustrato

En la siguiente parte de la vía glucolítica, el gliceraldehído 3-P se oxida y se fosforila, de modo que intermediarios ulteriores de la glucólisis pueden donar fosfato al ADP para generar ATP. La primera reacción en esta secuencia, catalizada por la gliceraldehído 3-P deshidrogenasa, es en realidad la llave de entrada a la vía (fig. 22-6). Esta enzima oxida el grupo aldehído del gliceraldehído 3-P a un grupo carboxilo unido a la enzima y transfiere los electrones a NAD$^+$ para formar NADH.

El paso de oxidación depende de un residuo cisteína en el sitio activo de la enzima, que forma un enlace tioéster de alta energía en el transcurso de la reacción. El intermediario de alta energía acepta de inmediato un fosfato inorgánico para formar un enlace acilfosfato de alta energía en el 1,3-bisfosfoglicerato y libera el producto desde el residuo cisteína en la enzima. Este enlace fosfato de alta energía es el punto de inicio de la **fosforilación en el sustrato** (la formación de un enlace fosfato de alta energía donde antes no existía, sin el uso de oxígeno).

En la siguiente reacción, catalizada por la fosfoglicerato cinasa, el fosfato de esta alta energía de enlace se transfiere a un ADP para ATP. La energía del enlace acilfosfato es lo suficientemente elevada (~ 10 kcal/mol) para que la transferencia al ADP sea un proceso favorable en términos energéticos. Otro producto de esta reacción es 3-fosfoglicerato.

Para transferir al ADP el fosfoéster de baja energía que queda en el 3-fosfoglicerato, es necesario convertirlo en un enlace de alta energía. Esta conversión se realiza moviendo el fosfato al segundo carbono (lo que forma 2-fosfoglicerato) y luego eliminando agua para formar fosfoenolpiruvato (PEP). El enlace fosfoenol es de alta energía (su hidrólisis libera unas 14 kcal/mol de energía), por lo que la transferencia de fosfato al ADP por la piruvato cinasa es energéticamente favorable (fig. 22-6) e irreversible. Esta reacción final convierte PEP en piruvato.

4. Resumen de la vía glucolítica

La reacción neta global en la vía glucolítica es

$$\text{Glucosa} + 2\,\text{NAD}^+ + 2\,\text{P}_i + 2\,\text{ADP} \rightarrow 2\,\text{piruvato} + 2\,\text{NADH} + 4\,\text{H}^+ + 2\,\text{ATP} + 2\,\text{H}_2\text{O}$$

La vía opera con $\Delta G^{0'}$ global negativo de alrededor de -22 kcal/mol. Por lo tanto, no puede revertirse sin gasto de energía.

B. Fructosa

La fructosa se encuentra en la dieta como un componente de la sacarosa en frutas, como azúcar libre en la miel y en el jarabe de maíz de alta fructosa (fig. 22-3). La fructosa entra en las células epiteliales y en otros tipos de células por la difusión facilitada en el transportador GLUT 5. Se metaboliza en intermediarios de la glucólisis. Los problemas de absorción metabolismo de la fructosa son más comunes en comparación con otros azúcares.

1. Metabolismo de la fructosa

La fructosa se metaboliza por su conversión a gliceraldehído 3-fosfato (gliceraldehído 3-P) y DHAP, que son intermediarios de la glucólisis (fig. 22-7). Los pasos son análogos a los de la glucólisis. El primer paso en el metabolismo de la fructosa, al igual que la glucosa, es la fosforilación. La fructocinasa, la más importante cinasa participante, fosforila a la fructosa en la posición 1. La fructocinasa tiene una elevada $V_{\text{máx}}$ y fosforila con rapidez a la fructosa apenas ingresa a la célula. La fructosa 1-fosfato (fructosa 1-P) no es un intermediario de la glucólisis, sino que se divide por acción de la aldolasa B hasta DHAP (un intermediario de la glucólisis) y gliceraldehído. Este último se fosforila a gliceraldehído 3-P por la acción de la triosa cinasa. La DHAP y el gliceraldehído 3-P son intermediarios de la vía glucolítica y pueden continuar a través de ella hasta piruvato, el ciclo del ácido tricarboxílico y la síntesis de ácidos grasos. De forma alternativa, estos intermediarios también se pueden convertir en glucosa a través de la gluconeogénesis. En otras palabras, el destino de la fructosa es análogo al de la glucosa.

El metabolismo de la fructosa ocurre sobre todo en el hígado y en menor medida en la mucosa del intestino delgado y el epitelio proximal del túbulo renal porque ambos tejidos contienen fructocinasa y aldolasa B. La aldolasa existe en varias isoformas: aldolasas A, B, C y fetal. Si bien todas las isoformas de la aldolasa pueden dividir a la fructosa 1,6-bisfosfato, el intermediario de la glucólisis, solo la aldolasa B puede también escindir la fructosa 1-P.

Cuando los individuos con defectos en la aldolasa B ingieren fructosa, las cifras muy altas de fructosa 1-fosfato (fructosa 1-P) que se acumulan en hígado y riñones causan varios efectos adversos. La hipoglucemia es el resultado de la inhibición de la glucogenólisis y gluconeogénesis. La glucógeno fosforilasa (y tal vez la fosfoglucomutasa y otras enzimas del metabolismo de la glucosa) se inhiben por acción de la fructosa 1-fosfato acumulada. La aldolasa B se requiere para la síntesis de la glucosa a partir del gliceraldehído 3-fosfato y la dihidroxiacetona fosfato y su baja actividad en individuos con insuficiencia de aldolasa B disminuye aún más por la fructosa 1-fosfato acumulada. La inhibición de la gluconeogénesis tiene como resultado la acidosis láctica.

La acumulación de fructosa 1-fosfato también reduce en grado sustancial las fuentes intracelulares de fosfato. La reacción de la fructocinasa utiliza adenosín trifosfato (ATP) a un índice rápido tal que la mitocondria debe regenerar el ATP en poco tiempo, lo que lleva a un descenso de las cantidades de fosfato libre. Las concentraciones bajas de fosfato permiten la inhibición de la adenosín monofosfato (AMP) desaminasa, que convierte el AMP en monofosfato de inosina (IMP). La base nitrogenada de IMP (hipoxantina) se degrada hasta ácido úrico. La falta de fosfato y la reducción de los nucleóticos de adenina conducen a una pérdida de ATP, lo cual contribuye aún más a la inhibición de las vías biosintéticas, incluida la gluconeogénesis.

La fructosuria esencial es un desorden genético benigno y raro causado por una insuficiencia de la enzima fructocinasa. ¿Por qué es benigna esta enfermedad, mientras que la falta de aldolasa B (intolerancia hereditaria a la fructuosa [IHF]) puede ser mortal?

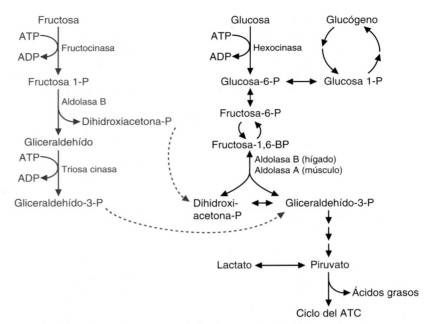

FIGURA 22-7 Metabolismo de la fructosa. La vía de conversión de la fructosa en dihidroxiacetona-P y gliceraldehído 3-P se muestra en *rojo*. Estos dos compuestos son intermediarios de la glucólisis y se convierten sobre todo en el hígado en glucosa, glucógeno o ácidos grasos. En el hígado, la aldolasa B escinde tanto la fructosa 1-P en la vía del metabolismo de la fructosa como la fructosa 1,6-BP en la vía de la glucólisis. ADP, adenosín difosfato; ATP, adenosín trifosfato; fructosa 6-P, fructosa 6-fosfato; glucosa 1-P, glucosa 1-fosfato; glucosa 6-P, glucosa 6-fosfato; ATC, ácido tricarboxílico; dihidroxiacetona-P, dihidroxiacetona fosfato; fructosa 1-P, fructosa 1-fosfato; fructosa 1,6-BP, fructosa 1,6-bisfosfato; gliceraldehído 3-P, gliceraldehído 3-fosfato.

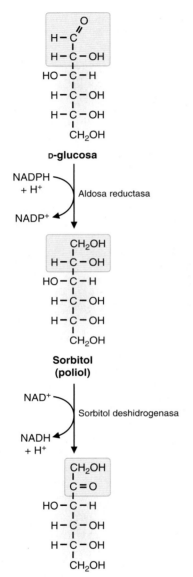

FIGURA 22-8 La vía del poliol convierte la glucosa en fructosa. NAD⁺, dinucleótido de nicotinamida y adenina.

La acumulación de sorbitol en los tejidos muscular y nervioso puede contribuir a la neuropatía periférica característica de pacientes con diabetes mellitus mal controlada. Esta es una de las muchas razones por las cuales es importante para **Dianne A.** (que tiene diabetes mellitus tipo 1) y **Deborah S.** (que tiene diabetes mellitus tipo 2) lograr un buen control glucémico.

La aldolasa A, presente en el músculo y en la mayor parte de otros tejidos; y la aldolasa C, presente en el cerebro, no tienen capacidad de dividir a la fructosa 1-P. La aldolasa fetal, presente en el hígado antes del nacimiento, es similar a la aldolasa C.

La aldolasa B es la enzima limitante de la velocidad del metabolismo de la fructosa, si bien no es una enzima limitante de la velocidad de la glucólisis. Tiene una afinidad mucho menor por la fructosa 1-P respecto de la fructosa 1,6-bisfosfato y es muy lenta en las concentraciones fisiológicas de la fructosa 1-P. Como consecuencia de ello, después de ingerir una alta cantidad de fructosa, los individuos normales acumulan fructosa 1-P en el hígado mientras se convierte lentamente en intermediarios glucolíticos. Los individuos con intolerancia hereditaria a la fructosa (una falta de aldolasa B) acumulan mayores cantidades de fructosa 1-P en su hígado.

Otros tejidos también tienen capacidad de metabolizar la fructosa, pero lo hacen con mucha mayor lentitud. Las isoformas de la HK presentes en el músculo, tejido adiposo y otros tejidos pueden convertir la fructosa en fructosa 6-fosfato (fructosa 6-P), aunque reaccionan de manera más eficiente con la glucosa. Como resultado de ello, la fosforilación de fructosa es muy lenta en presencia de niveles fisiológicos de glucosa intracelular y glucosa 6-fosfato (glucosa 6-P).

2. Síntesis de la fructosa en la vía del poliol

La fructosa puede sintetizarse a partir de la glucosa en la **vía del poliol**. Esta última se denomina así por el primer paso de la vía en el que los azúcares se reducen hasta polialcohol por acción de la enzima aldosa reductasa (fig. 22-8). La glucosa se reduce hasta el polialcohol sorbitol y el sorbitol se oxida a continuación hasta fructosa. Esta vía está presente en las vesículas seminales, que sintetizan fructosa para el líquido seminal. Los espermatozoides usan fructosa como una fuente importante de combustible mientras se hallan en el líquido seminal y luego cambian a glucosa una vez que se encuentran en el tracto reproductor femenino. Se cree que el empleo de la fructosa evita el colapso acrosómico de la membrana plasmática (y su activación consecuente) mientras los espermatozoides permanecen en el líquido seminal.

La vía del poliol está presente en muchos tejidos pero su función en todos los tejidos no se comprende del todo. La aldosa reductasa es relativamente inespecífica y su función principal puede ser el metabolismo de un azúcar aldehído más que de la glucosa. La actividad de esta enzima puede propiciar problemas importantes en el cristalino del ojo donde se encarga de la producción de sorbitol a partir de la glucosa y de galactitol a partir de la galactosa. Cuando la concentración de glucosa o galactosa es elevada en la sangre, sus respectivos polialcoholes se sintetizan en el cristalino con mayor rapidez de la que se eliminan y el resultado es una presión osmótica incrementada dentro del cristalino.

C. Metabolismo de la galactosa: conversión a glucosa 1-fosfato

La galactosa de la dieta se metaboliza sobre todo por fosforilación a galactosa 1-fosfato (galactosa 1-P) y luego por conversión a difosfato de uridina (UDP)-galactosa y a glucosa 1-fosfato (glucosa 1-P) (fig. 22-9). La fosforilación de la galactosa, de nueva cuenta un primer paso importante en la vía, se lleva a cabo por una cinasa específica, la galactocinasa. La formación de UDP-galactosa se consigue por el ataque del fosfato oxígeno de la galactosa 1-P en el fosfato α de UDP-glucosa, con liberación de glucosa 1-P mientras se forma UDP-galactosa. La enzima que cataliza esta reacción es la galactosa 1-P uridililtransferasa. La UDP-galactosa se convierte a continuación en UDP-glucosa por la UDP-glucosa epimerasa reversible (la configuración del grupo hidroxilo en el carbono 4 se revierte en esta reacción). El resultado neto de esta secuencia de reacciones es que la galactosa se convierte en glucosa 1-P a expensas de una unión de alta energía de adenosín trifosfato (ATP). La suma de estas reacciones se indica en las siguientes ecuaciones:

$$(1) \ \text{Galactosa} + \text{ATP} \xrightarrow{\text{Galactocinasa}} \text{galactosa-1-P} + \text{ADP}$$

$$(2) \ \text{Galactosa-1-P} + \text{UDP-glucosa} \xrightarrow[\text{Galactosa 1-P}]{\text{Uridililtransferasa}} \text{UDP-galactosa} + \text{glucosa-1-P}$$

$$(3) \ \text{UDP-galactosa} \xrightarrow{\text{UDP-glucosa epimerasa}} \text{UDP-glucosa}$$

$$\text{Ecuación neta: galactosa} + \text{ATP} \rightarrow \text{glucosa 1-P} + \text{ADP}$$

Las enzimas para la conversión de galactosa en glucosa 1-P están presentes en muchos tejidos, incluidos el eritrocito adulto, los fibroblastos y los tejidos fetales. El hígado tiene una gran actividad de estas enzimas y puede convertir la galactosa de la dieta en glucosa sanguínea y glucógeno.

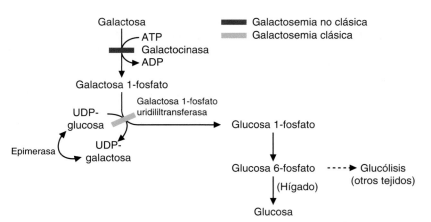

FIGURA 22-9 Metabolismo de la galactosa. La galactosa se fosforila a galactosa 1-P por acción de la galactocinasa. La galactosa 1-P reacciona con UDP-glucosa para liberar glucosa 1-P. Por lo tanto, la galactosa se puede convertir en glucosa sanguínea, entrar en la glucólisis o ingresar en cualquiera de las vías metabólicas de la glucosa. En la galactosemia clásica, una deficiencia de galactosa 1-P uridiltransferasa (mostrada en *verde*) tiene como resultado la acumulación de galactosa 1-P en los tejidos y la aparición de galactosa en la sangre y orina. En la galactosemia no clásica, una deficiencia de galactosa (mostrada en *rojo*) da lugar a la acumulación de galactosa. ADP, adenosín difosfato; ATP, adenosín trifosfato; glucosa 1-P, glucosa 1-fosfato; galactosa 1-P, galactosa 1-fosfato; UDP-glucosa, difosfato de uridina.

La acumulación de azúcares y polialcoholes en el cristalino de los pacientes con hiperglucemia (p. ej., diabetes mellitus) tiene como resultado la formación de cataratas. Los niveles de glucosa son elevados e incrementan la síntesis de sorbitol y fructosa. Como consecuencia, se genera una alta presión osmótica en el cristalino. Las concentraciones elevadas de glucosa y fructosa también producen glucosilación no enzimática de la proteína del cristalino. El resultado de la presión osmótica aumentada y la glicación de la proteína del cristalino es una nubosidad opaca del cristalino conocida como catarata. **Erin G.** parecía tener cataratas tempranas, tal vez secundarias a la acumulación de galactosa y su alcohol galactitol.

En la fructosuria esencial, la fructosa no se puede convertir en fructosa 1-fosfato (fructosa 1-P). Esta alteración es benigna porque no se acumulan metabolitos tóxicos de la fructosa en el hígado y el paciente permanece casi asintomático. Cierta fracción de la fructosa ingerida se fosforila lentamente por acción de la HK en tejidos no hepáticos y se metaboliza por glucólisis y otra proporción aparece en la orina. No hay umbral para la fructosa; la aparición de la fructosa en la orina (fructosuria) no requiere una gran concentración de fructosa en la sangre.

La intolerancia hereditaria a la fructosa (IHF), por el contrario, da lugar a la acumulación de fructosa 1-fosfato y fructosa. Al inhibir la glucogenólisis y la gluconeogénesis, las elevadas concentraciones de fructosa 1-fosfato causaron la hipoglucemia que **Candice S.** experimentó de niña cuando se volvió apática y somnolienta y de adulta cuando experimentó sudoración y temblores.

Uno de los problemas más graves de la galactosemia clásica es la discapacidad intelectual irreversible. Al reconocer este problema, el médico de **Erin G.** quiso dar de inmediato un tratamiento de la dieta. Solicitó un estudio para medir la galactosa actividad de 1-fosfato uridililtransferasa en los eritrocitos. Este análisis es una prueba enzimática que mezcla muestras desconocidas (en este caso un lisado de eritrocitos que contiene la enzima) con galactosa 1-fosfato, UDP-glucosa y NADP⁺ en presencia de exceso de fosfoglucomutasa y glucosa-6-fosfato deshidrogenasa. Como la uridililtransferasa convierte la galactosa 1-fosfato en UDP-galactosa y glucosa 1-fosfato, la glucosa 1-fosfato se transforma con rapidez en glucosa 6-fosfato por la fosfoglucomutasa. La glucosa 6-fosfato se convierte a continuación en 6-fosfogluconato y NADPH por acción de la glucosa 6-fosfato deshidrogenasa. El aumento resultante de la absorción a 340 nm posibilita una determinación de la actividad de la uridililtransferasa inicial. La actividad de la enzima en los eritrocitos de **Erin G.** estuvo virtualmente ausente, lo que confirmó el diagnóstico de galactosemia clásica.

La orina de **Erin G.** resultó negativa para glucosa cuando se cuantificó con la tira reactiva de glucosa oxidasa, pero fue positiva para la presencia de un azúcar reductor. Este último se identificó como galactosa. Los estudios de la función hepática mostraron un incremento de la bilirrubina sérica y de varias enzimas hepáticas. La albúmina estaba presente en orina. Estos hallazgos y la historia clínica acentuaron las sospechas de su médico de que **Erin G.** tenía galactosemia clásica. La galactosemia clásica se debe a una deficiencia de galactosa 1-fosfato uridililtransferasa. En esta enfermedad, la galactosa 1-fosfato se acumula en los tejidos y la galactosa se eleva en la sangre y orina. Esta alteración difiere de la deficiencia más rara de galactocinasa (galactosemia no clásica) en la cual la galactosemia y la galactosuria ocurren, pero no se forma la galactosa 1-fosfato. Ambos defectos enzimáticos resultan en cataratas a partir de la formación de galactitol por la aldosa reductasa en la vía del poliol. La aldosa reductasa tiene una K_m relativamente alta para la galactosa, de 12 a 20 mM, de tal manera que el galactitol se forma solo en pacientes galactosémicos que han ingerido galactosa. El galactitol no se metaboliza más y se difunde hacia fuera del cristalino con suma lentitud. De este modo, la hipergalactosemia es aún más factible de causar cataratas que la hiperglucemia. Si bien **Erin G.** tiene solo 3 semanas de edad, parecía tener cataratas tempranas en formación en el cristalino de sus ojos.

Por lo tanto, el destino de la galactosa en la dieta, al igual que el de la fructosa, es paralelo al de la glucosa. La capacidad de metabolizar la galactosa es todavía mayor en los niños que en los adultos. Los recién nacidos ingieren hasta 1 g de galactosa por kilogramo de alimento (como lactosa). Aun así, el índice de metabolismo es tan alto que el nivel sanguíneo en la circulación sistémica es menor de 3 mg/dL y no se pierde galactosa en la orina.

D. Destinos oxidativos de piruvato y dinucleótido de nicotinamida y adenina

El NADH producido en la glucólisis debe reoxidarse de manera continua a NAD^+ a fin de contar con un aceptor de electrones para la reacción de gliceraldehído 3-P deshidrogenasa y prevenir la inhibición por producto. Sin la oxidación de este NADH, la glucólisis no puede continuar. Existen dos rutas alternas para la oxidación del NADH citosólico (fig. 22-10). Una ruta es aeróbica e implica lanzaderas que transfieren equivalentes reductores de un lado a otro de la membrana mitocondrial (*véase* cap. 23 para detalles de los sistemas de lanzadera) y en última instancia a la cadena de transporte de electrones y el oxígeno (fig. 22-10A). La otra ruta es anaeróbica (sin consumo de oxígeno). En la glucólisis anaeróbica, el NADH es reoxidado en el citosol por la LDH, que reduce el piruvato a lactato (fig. 22-10B).

El destino del piruvato depende de la ruta usada para la oxidación del NADH. Si este se reoxida en un sistema de lanzaderas, el piruvato puede usarse en otras vías, una de ellas la oxidación a acetil coenzima A (acetil-CoA) y el ingreso en el ciclo del ATC para su oxidación completa. De manera alterna, en la glucólisis anaeróbica, el piruvato se reduce a lactato y se excluye de las otras vías potenciales. Así, el uso de los sistemas de lanzaderas permite generar más ATP que en la glucólisis anaeróbica, tanto por oxidación del NADH derivado del citoplasma en la cadena de transporte de electrones como al permitir que el piruvato se oxide por completo a CO_2.

La razón de que se requieran lanzaderas para la oxidación del NADH citosólico por la cadena de transporte de electrones es que la membrana mitocondrial interna es impermeable al NADH y no existe una proteína de transporte que pueda transponer NADH a través de esta membrana de manera directa.

E. Glucólisis anaeróbica

Cuando la capacidad oxidativa de una célula es limitada (p. ej., en el eritrocito, que carece de mitocondrias), el piruvato y el NADH producidos por la glucólisis no pueden oxidarse de manera aeróbica.

A. Glucólisis aeróbica

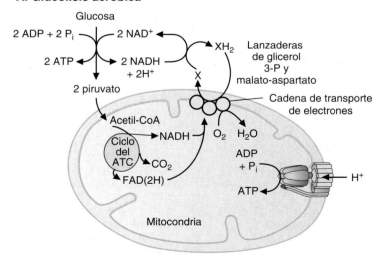

B. Glucólisis anaeróbica

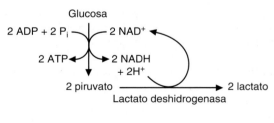

FIGURA 22-10 Destinos alternos del piruvato. **A.** El piruvato producido por la glucólisis ingresa en las mitocondrias y es oxidado a CO_2 y H_2O. Los equivalentes reductores del NADH entran en las mitocondrias vía un sistema de lanzaderas. **B.** El piruvato se reduce a lactato en el citosol, de modo que usa los equivalentes reductores del NADH. Acetil-CoA, acetil coenzima A; ADP, adenosín difosfato; ATC, ácido tricarboxílico; ATP, trifosfato de adenosina; FAD [2H], dinucleótido de flavina y adenina reducido; glicerol 3-P, glicerol 3-fosfato; P_i, fosfato inorgánico; NADH, nicotinamida adenina dinucleótido.

Por lo tanto, el NADH se oxida a NAD$^+$ en el citosol por reducción de piruvato a lactato. Esta reacción es catalizada por LDH (fig. 22-11). La reacción neta para la glucólisis anaeróbica es

$$Glucosa + 2\ ADP + 2\ P_i \rightarrow 2\ lactato + 2\ ATP + 2\ H_2O + 2\ H^+$$

1. Producción de ácido en la glucólisis anaeróbica

La glucólisis anaeróbica da por resultado la producción de ácido en la forma de H$^+$. La glucólisis forma ácido pirúvico, que se reduce a **ácido láctico**. A un pH intracelular de 7.35, el ácido láctico se disocia para formar el anión carboxilato, **lactato** y H$^+$ (el pK_a para el ácido láctico es de 3.85). Lactato y H$^+$ son transportados fuera de la célula hacia el líquido intersticial por un transportador de la membrana plasmática y al final se difunden en la sangre. Si la cantidad de lactato generada excede la capacidad amortiguadora de la sangre, el pH disminuye por abajo del intervalo normal, de lo que resulta lactoacidosis (cap. 4).

2. Tejidos que dependen de la glucólisis anaeróbica

Muchos tejidos, incluidos eritrocitos y leucocitos, la médula renal, los tejidos del ojo y los músculos esqueléticos, dependen de la glucólisis anaeróbica para al menos una parte de sus necesidades de ATP (tabla 22-1). Los tejidos (o células) que dependen en gran medida de la glucólisis anaeróbica suelen tener baja demanda de ATP, altas concentraciones de enzimas glucolíticas y pocos capilares, de modo que el oxígeno debe difundirse una mayor distancia para llegar a las células. La falta de mitocondrias, o una mayor rapidez de glucólisis, a menudo se relaciona con algún aspecto de la función celular. Por ejemplo, el eritrocito maduro no tiene mitocondrias porque el metabolismo oxidativo podría interferir con su funcionamiento en el transporte de oxígeno unido a hemoglobina. Parte del ácido láctico generado por la glucólisis anaeróbica en la piel se secreta en el sudor, donde actúa como un agente antibacteriano. Muchos tumores grandes utilizan la glucólisis anaeróbica para la producción de ATP y carecen de capilares en su centro.

En tejidos con algunas mitocondrias, tanto la glucólisis aeróbica como la anaeróbica ocurren de manera simultánea. La proporción relativa de las dos vías depende de la capacidad oxidativa mitocondrial del tejido y de su suministro de oxígeno, y puede variar entre tipos celulares en el mismo tejido debido a la distancia de la célula a los capilares. Cuando la demanda de energía de una célula excede la capacidad de la cadena de transporte de electrones y de la fosforilación oxidativa para producir ATP, se activa la glucólisis y la mayor relación NADH/NAD$^+$ dirige el exceso de piruvato hacia el lactato. En estas condiciones la PDH, el ciclo del ATC y la cadena de transporte de electrones operan a su máxima velocidad, la glucólisis anaeróbica satisface la necesidad de ATP adicional.

3. Destino del lactato

El lactato liberado de las células que realizan la glucólisis anaeróbica es captado por otros tejidos (sobre todo hígado, corazón y músculo esquelético) y oxidado de nuevo a piruvato. En el hígado, el piruvato se usa para sintetizar glucosa (gluconeogénesis), la cual es devuelta a la sangre. La recirculación de lactato y glucosa entre tejidos periféricos e hígado se denomina **ciclo de Cori** (fig. 22-12).

La confusión de **Linda F.** en el departamento de urgencias es causada por un suministro insuficiente de oxígeno al encéfalo. Las neuronas tienen necesidades muy altas de ATP y la mayor parte de este es aportado por la oxidación aeróbica de glucosa a piruvato en la glucólisis y por la oxidación de piruvato a CO$_2$ en el ciclo del ATC. El encéfalo tiene escasa o nula capacidad para oxidar ácidos grasos, de modo que su consumo de glucosa es alto (de unos 125 a 150 g/día en el adulto). Sus demandas de oxígeno también son elevadas. Si el aporte de oxígeno al encéfalo se interrumpiera por completo, ese órgano solo sobreviviría 10 s. La única razón por la cual la conciencia dura más durante la anoxia o la asfixia es que aún queda algo de oxígeno en los pulmones y la sangre circulante. Un decremento del flujo sanguíneo cercano a la mitad del normal causa pérdida de la conciencia.

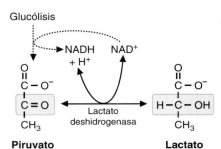

FIGURA 22-11 Reacción de la lactato deshidrogenasa. El piruvato, que puede producirse por glucólisis, se reduce a lactato. La reacción, que ocurre en el citosol, requiere dinucleótido de nicotinamida y adenina reducido (NADH) y es canalizada por el lactato deshidrogenasa. Esta reacción es fácilmente reversible.

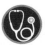
La caries dental de **Ivan A.** se debe sobre todo al bajo pH secundario a la producción de ácido láctico por bacterias bucales. A un pH menor de 5.5, el esmalte y la dentina se descalcifican. Lactobacilos y *Streptococcus mutans* son parte importante de este proceso porque obtienen casi toda su energía de la conversión de glucosa o fructosa en ácido láctico y prosperan al bajo pH generado por este proceso. El dentista explicó a **Ivan A.** que las bacterias presentes en su placa dental podrían convertir todo el azúcar de sus dulces en ácido en menos de 20 minutos. El ácido es amortiguado por bicarbonato y otros amortiguadores de la saliva, pero la producción salival disminuye por las tardes. Así, el ácido podría disolver la hidroxiapatita del esmalte dental por la noche.

TABLA 22-1	Principales sitios tisulares de producción de lactato en un varón en reposo (un varón promedio de 70 kg consume unos 300 g de carbohidratos al día)

PRODUCCIÓN DIARIA DE LACTATO (G/DÍA)	
Producción total de lactato	115
Eritrocitos	29
Piel	20
Encéfalo	17
Músculos esqueléticos	16
Médula renal	15
Mucosa intestinal	8
Otros tejidos	10

En respuesta a la hipoxemia causada por la EPOC de **Linda F.**, hay un aumento de factor 1 inducible por hipoxia (HIF-1) en sus tejidos. El HIF-1 es un factor de transcripción génica presente en tejidos de todo el cuerpo (incluidos encéfalo, corazón, riñones, pulmones, hígado, páncreas, músculos esqueléticos y leucocitos) que tiene una función homeostásica en la coordinación de las respuestas tisulares a la hipoxia. Cada tejido reaccionará con un subgrupo de los siguientes cambios. El HIF-1 aumenta la transcripción de los genes para muchas de las enzimas glucolíticas, incluidas PFK-1, enolasa, fosfoglicerato cinasa y lactato deshidrogenasa. El HIF-1 también incrementa la síntesis de varias proteínas que favorecen el suministro de oxígeno a los tejidos, como eritropoyetina, que aumenta la generación de eritrocitos en la médula ósea; factor de crecimiento del endotelio vascular, que regula la angiogénesis (formación de vasos sanguíneos), y sintasa de óxido nítrico inducible, que sintetiza óxido nítrico, un vasodilatador. En consecuencia, **Linda F.** pudo mantener los valores de hematocrito y hemoglobina en el extremo alto del intervalo normal y sus tejidos tuvieron mayor capacidad para la glucólisis anaeróbica.

Los tejidos del ojo también dependen en parte de la glucólisis anaeróbica.

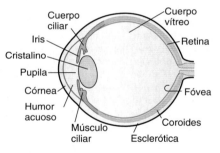

El ojo contiene células que transmiten o concentran la luz y estas células; por lo tanto, no pueden estar llenas de estructuras opacas como mitocondrias o lechos capilares densamente empacados. El epitelio corneal genera la mayor parte de su ATP de manera aeróbica a partir de sus pocas mitocondrias, pero aún así metaboliza parte de su glucosa de forma anaeróbica. El oxígeno se obtiene por difusión desde el aire. El cristalino del ojo está formado por fibras que deben permanecer birrefringentes para transmitir y concentrar la luz, de modo que carece casi del todo de mitocondrias. La pequeña cantidad de ATP necesaria (en particular para el equilibrio iónico) puede generarse con facilidad a partir de la glucólisis anaeróbica, aunque el rendimiento energético es bajo. El cristalino es capaz de captar glucosa y liberar lactato en el cuerpo vítreo y el humor acuoso. No necesita oxígeno ni emplea capilares.

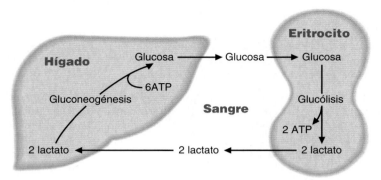

FIGURA 22-12 Ciclo de Cori. La glucosa producida en el hígado por gluconeogénesis, se convierte en lactato mediante glucólisis en músculos, eritrocitos y muchas otras células. El lactato vuelve al hígado y se reconvierte en glucosa por gluconeogénesis. ATP, adenosín trifosfato.

En muchos otros tejidos, el lactato se oxida a piruvato, que luego se oxida a CO_2 en el ciclo del ATC. Aunque el equilibrio de la reacción de la LDH favorece la producción de lactato, el flujo ocurre en el sentido opuesto si el NADH se está oxidando con rapidez en la cadena de transporte de electrones (o se está usando en la gluconeogénesis):

$$\text{Lactato} + NAD^+ \rightarrow \text{piruvato} + NADH + H^+$$

El corazón, con su gran contenido mitocondrial y enorme capacidad oxidativa, puede usar como combustible el lactato liberado de otros tejidos. Durante esfuerzos físicos como el ciclismo, los músculos esqueléticos del brazo en reposo podrían usar el lactato liberado en la sangre desde los músculos esqueléticos de la pierna. En el encéfalo, las células de la glía y los astrocitos producen lactato, que es utilizado por las neuronas o liberado en la sangre.

La LDH es un tetrámero formado por subunidades A (también llamadas subunidades M, en el caso de la forma del músculo esquelético) y subunidades B (también llamadas subunidades H, en el caso de la forma del corazón, *heart* en inglés). Diferentes tejidos producen distintas cantidades de las dos subunidades, que entonces se combinan al azar para formar cinco tetrámeros distintos (M4, M3H1, M2H2, M1H3 y H4). Estas isoenzimas difieren solo un poco en sus propiedades, pero las propiedades cinéticas de la forma M4 facilitan la conversión de piruvato en lactato en el músculo esquelético, mientras que las propiedades cinéticas de la forma H4 facilitan la conversión de lactato en piruvato en el corazón para generar energía.

II. Otras funciones de la glucólisis

La glucólisis, además de proporcionar ATP, genera precursores para vías biosintéticas (fig. 22-13). Los intermediarios de la vía pueden convertirse en 5-fosfato de ribosa, el azúcar que se incorpora en nucleótidos como el ATP. Otros azúcares, como UDP-glucosa, manosa y ácido siálico, también se forman a partir de intermediarios de la glucólisis. La serina se sintetiza a partir de 3-fosfoglicerato y la alanina, a partir de piruvato. El esqueleto de los triacilgliceroles, 3-P-glicerol, proviene del DHAP en la vía glucolítica.

El hígado es el principal sitio de reacciones biosintéticas en el organismo. Además de las vías ya mencionadas, el hígado sintetiza ácidos grasos a partir del piruvato generado por glucólisis. También sintetiza glucosa a partir de lactato, 3-P-glicerol y aminoácidos en la vía de la gluconeogénesis, que es básicamente lo inverso de la glucólisis. En consecuencia, en el hígado muchas de las enzimas glucolíticas existen como isoenzimas con propiedades adecuadas para estas funciones.

La desviación de bisfosfoglicerato es una "reacción colateral" de la vía glucolítica en la cual el 1,3-bisfosfoglicerato se convierte en 2,3-bisfosfoglicerato (2,3-BPG). Los eritrocitos forman 2,3-BPG para que actúe como un inhibidor alostérico de la unión de oxígeno al grupo hemo (cap. 42). El 2,3-BPG reingresa en la vía glucolítica por desfosforilación a 3-fosfoglicerato.

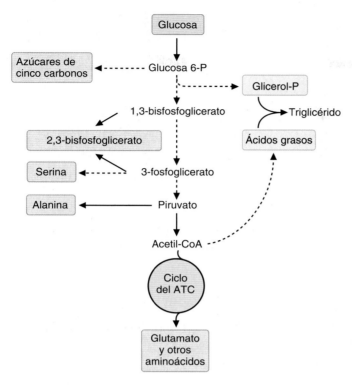

FIGURA 22-13   Funciones biosintéticas de la glucólisis. Los compuestos formados a partir de intermediarios de la glucólisis se muestran en rectángulos. Estas vías se consideran en capítulos posteriores. Las *líneas de trazo discontinuo* indican que se requiere más de un paso para la conversión mostrada en la figura. Acetil-CoA, acetil coenzima A; glucosa 6-P, glucosa 6-fosfato; glicerol-P, glicerol fosfato; ATC, ácido tricarboxílico.

El 2,3-BPG también funciona como coenzima en la conversión de 3-fosfoglicerato en 2-fosfoglicerato por la enzima glucolítica fosfogliceromutasa. Dado que el 2,3-BPG no se agota al participar en este proceso catalítico, la mayoría de las células solo lo requiere en muy pequeñas cantidades.

III. Regulación de la glucólisis por la necesidad de ATP

Los principios de la regulación de las vías se resumen en la tabla 22-2. En las vías que están sujetas a la regulación por retroalimentación, la primera etapa de la vía tiene que ser regulada de tal modo que los precursores fluyan por otras vías si no es necesario el producto. Otra generalización que afecta la regulación de las vías metabólicas es que se presenta en la enzima que cataliza el paso que limita la velocidad (el más lento) en una vía (tabla 22-2).

Una de las principales funciones de la glucólisis es la generación de ATP, de modo que la vía es regulada para mantener la homeostasis de ATP en todas las células. PFK-1 y PDH (*véase* cap. 23), que vinculan la glucólisis y el ciclo del ATC, son sitios reguladores importantes que responden a indicadores por retroalimentación de la velocidad de uso del ATP (fig. 22-14). El suministro de glucosa 6-P para la glucólisis depende del tejido y puede ser regulado en los pasos de transporte de glucosa al interior de las células, glucogenólisis (degradación de glucógeno para formar glucosa) o la rapidez de fosforilación de glucosa por isoenzimas de la HK. Otros mecanismos reguladores integran la función generadora de ATP de la glucólisis con sus funciones anabólicas.

Todas las enzimas reguladoras de la glucólisis existen como isoenzimas específicas de tejido, que modifican la regulación de la vía para ajustarse a las variaciones en las condiciones y necesidades en diferentes tejidos. Por ejemplo, en el hígado, una isoenzima de la piruvato cinasa introduce un sitio regulador adicional en la glucólisis que contribuye a la inhibición de la glucólisis cuando la vía inversa, la gluconeogénesis, se activa.

TABLA 22-2   Generalizaciones acerca de la regulación de las vías metabólicas

1. La regulación corresponde a la función. El tipo de uso de la regulación depende de la función de la vía. Las isoenzimas específicas de los tejidos podrían facilitar las características de las enzimas reguladoras para que sean compatibles, en cierta medida, con las distintas funciones de la vía en tejidos diferentes.

2. La regulación de las vías metabólicas se realiza en pasos limitantes de la velocidad, las etapas más lentas, en la vía. Son reacciones en las cuales un cambio pequeño de la velocidad afecta el flujo en toda la vía.

3. Por lo regular, la regulación se da en la primera etapa comprometida de una vía o en puntos de una ramificación metabólica. En las células de los seres humanos, la mayor parte de las vías están interconectadas con otras vías y tienen enzimas reguladoras en cada punto de la ramificación.

4. A menudo, las enzimas reguladoras catalizan reacciones fisiológicamente irreversibles. Estas son también las etapas que son distintas en las vías biosintéticas y degradadoras.

5. Muchas vías tienen regulación por retroalimentación, es decir, el producto final de la vía controla la velocidad de su propia síntesis. La regulación por retroalimentación podría estar relacionada con la inhibición de una etapa temprana en la ruta (inhibición por retroalimentación) o regulación de la transcripción de genes.

6. Las células de origen humano utilizan la compartimentación para controlar el acceso del sustrato y activadores o inhibidores de diferentes enzimas.

7. La regulación de las hormonas incorpora respuestas en las vías que requieren más de un tejido. Por lo general, las hormonas regulan el metabolismo del combustible mediante:
   a. el cambio del estado de fosforilación de las enzimas,
   b. el cambio de la cantidad de enzima presente al modificar su velocidad de síntesis (con frecuencia inducción o represión de síntesis del ARNm) o degradación,
   c. el cambio de la concentración de un activador o inhibidor.

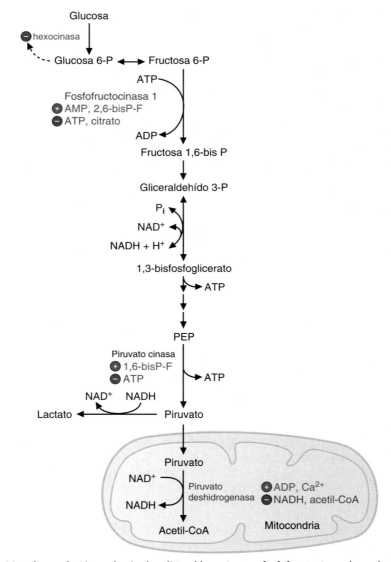

FIGURA 22-14   Principales sitios de regulación en la vía glucolítica. Hexocinasa y fosfofructocinasa 1 son las principales enzimas reguladoras en el músculo esquelético. La actividad de la piruvato deshidrogenasa en la mitocondria determina si el piruvato se convierte en lactato o en acetil-CoA. La regulación mostrada para la piruvato cinasa solo ocurre para la isoenzima hepática (L de *liver*, hígado en inglés). Acetil-CoA, acetil coenzima A; ADP, adenosín difosfato; AMP, adenosín monofosfato; ATC, ácido tricarboxílico; ATP, trifosfato de adenosina; fructosa 6-P, fructosa 6-fosfato; fructosa 1,6-bisP y F-1,6-bisP, fructosa 1,6-bisfosfato; F-2,6-bisP, fructosa 2,6-bisfosfato; glucosa 6-P, glucosa 6 fosfato; gliceraldehído 3-P, gliceraldehído 3-fosfato; NADH, dinucleótido de nicotinamida y adenina reducido; PEP, fosfoenolpiruvato.

A. Relaciones entre las concentraciones de ATP, ADP y AMP

Los valores de AMP en el citosol son un mejor indicador de la rapidez de uso del ATP que la misma concentración de ATP (fig. 22-15). La concentración de AMP en el citosol está determinada por la posición de equilibrio de la reacción de la adenilato cinasa, enzima que cataliza la siguiente reacción:

$$2\,ADP \leftrightarrow AMP + ATP$$

El equilibrio es tal que la hidrólisis de ATP a ADP en las reacciones que requieren energía incrementa tanto el contenido de ADP como el de AMP del citosol. Sin embargo, el ATP se encuentra en cantidades mucho mayores que el AMP o el ADP, de modo que un pequeño decremento de la concentración de ATP en el citosol causa un incremento porcentual mucho mayor en la pequeña reserva de AMP. En los músculos esqueléticos, por ejemplo, los valores de ATP se aproximan a 5 mM y disminuyen no más de 20% durante la actividad física extenuante (fig. 22-15). Al mismo tiempo, los valores de ADP pueden aumentar en 50% y los de AMP, que se encuentran en el intervalo micromolar, pueden elevarse en 300%. El AMP activa varias vías metabólicas, incluidas glucólisis, glucogenólisis y oxidación de ácidos grasos (en particular en tejidos musculares), a fin de asegurar que se mantenga la homeostasis de ATP.

B. Regulación de las hexocinasas

Las HK existen como isoenzimas específicas de tejido cuyas propiedades reguladoras reflejan la función de la glucólisis en diferentes tejidos. En la mayoría de estos, la HK es una enzima de baja K_m con alta afinidad por la glucosa (cap. 9). Es inhibida por concentraciones fisiológicas de su producto, glucosa 6-P (fig. 22-14). Si la glucosa 6-P no entra en la glucólisis ni en otra vía, se acumula y reduce la actividad de la HK. En el hígado, la isoenzima glucocinasa es una enzima de alta K_m que la glucosa 6-P no inhibe con facilidad. Así, la glucólisis puede continuar en el hígado aunque los niveles de energía sean altos, por lo que pueden operar vías anabólicas, como la síntesis de los principales compuestos de almacenamiento de energía, glucógeno y ácidos grasos. Sin embargo, la glucocinasa hepática se une a la proteína reguladora de glucocinasa (GKRP) cuando las concentraciones de glucosa en el hepatocito son bajas. Cuando la GKRP se une a la glucocinasa, el complejo se transloca al núcleo, eliminando a la glucocinasa (y su actividad enzimática) del citoplasma. Conforme las concentraciones de glucosa se elevan eventualmente en el hepatocito, el complejo vuelve a entrar al citoplasma y la glucocinasa es liberada de la GKRP de manera que la glucocinasa puede fosforilar a la glucosa e iniciar la vía glucolítica.

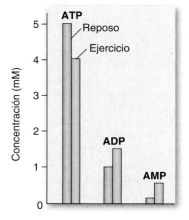

FIGURA 22-15 Cambios en las concentraciones de adenosín trifosfato (ATP), adenosín difosfato (ADP) y adenosín monofosfato (AMP) en los músculos esqueléticos durante el ejercicio. La concentración de ATP solo disminuye alrededor de 20% durante el ejercicio y la de ADP aumenta. La concentración de AMP, producido por la reacción de la adenilato cinasa, aumenta varias veces y sirve como un indicador sensible de decremento de los valores de ATP.

A

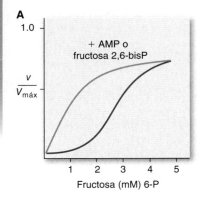

B

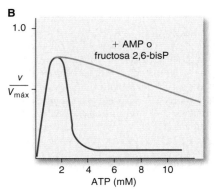

FIGURA 22-16 Regulación de la PFK-1 por AMP, ATP y fructosa 2,6-bisP. **A.** AMP y fructosa 2,6-bisP activan la PFK-1. **B.** El ATP, como sustrato, incrementa la velocidad de la reacción a bajas concentraciones pero inhibe de modo alostérico la enzima a altas concentraciones. AMP, adenosín monofosfato; ATP, adenosín trifosfato; fructosa 2,6-bisP, fructosa 2,6-bisfosfato; fructosa 6-P, fructosa 6-fosfato; PFK-1, fosfofructocinasa-1.

 Otto S. ha comenzado a realizar ejercicio intenso que incrementará la producción de lactato en sus músculos esqueléticos sometidos a esfuerzo. En dichos músculos, la cantidad de glucólisis aeróbica en oposición a anaeróbica que ocurre varía con la intensidad del ejercicio, con la duración de este, con el tipo de fibra de músculo esquelético que participa y con el nivel de ejercitación. Los músculos esqueléticos del ser humano suelen ser combinaciones de fibras tipo I (llamadas fibras glucolíticas rápidas o fibras de músculo blanco) y fibras tipo IIb (llamadas fibras oxidativas lentas o fibras musculares rojas). La designación de "rápidas" o "lentas" se refiere a la rapidez de acortamiento de las fibras, que está determinada por la concentración de la isoenzima de la miosina ATPasa presente. Comparadas con las fibras glucolíticas, las fibras oxidativas tienen mayor contenido de mitocondrias y mioglobina, lo que les da su color rojo. El gastrocnemio, un músculo de la pierna que se usa al correr, tiene un alto contenido de fibras tipo IIb. Sin embargo, estas fibras aún producirán lactato durante los sprints, cuando la demanda de ATP excede su capacidad oxidativa.

C. Regulación de la PFK-1

La PFK-1 es la enzima limitante de la velocidad de la glucólisis y controla el ritmo de entrada de glucosa 6-P en la glucólisis en la mayoría de los tejidos. La PFK-1 es una enzima alostérica con un total de seis sitios de unión: dos son para sustratos (Mg-ATP y fructosa 6-P) y cuatro son sitios reguladores alostéricos (fig. 22-14). Los sitios reguladores alostéricos ocupan un dominio de la enzima que es físicamente distinto del sitio catalítico. Cuando un efector alostérico se une, cambia la conformación en el sitio activo y puede activar o inhibir la enzima (*véase* también el cap. 9). Los sitios alostéricos para la PFK-1 incluyen un sitio inhibidor para MgATP, un sitio inhibidor para citrato y otros aniones, un sitio de activación alostérica para AMP y un sitio de activación alostérica para 2,6-bisfosfato de fructosa (fructosa 2,6-bisP) y otros bisfosfatos. Varias isoformas específicas de tejido distintas de la PFK-1 son afectadas de distintas maneras por la concentración de estos sustratos y efectores alostéricos, pero todas contienen estos sitios alostéricos.

Existen tres tipos distintos de subunidades de las isoenzimas de PFK-1: M (músculo), L (hígado, del inglés *liver*) y C (otros tejidos). Las tres subunidades muestran expresión variable en diferentes tejidos y algunos de estos tienen más de un tipo. Por ejemplo, el músculo humano maduro solo expresa la subunidad M, el hígado expresa sobre todo la subunidad L y los eritrocitos expresan tanto la subunidad M como la L. La subunidad C se encuentra en las mayores concentraciones en plaquetas, placenta, riñones y fibroblastos, pero es relativamente común en la mayoría de los tejidos. Tanto la subunidad M como la L son sensibles a la regulación por AMP y ATP, pero la subunidad C lo es mucho menos. La PFK-1 activa es un tetrámero (es decir, está compuesta por cuatro subunidades). En el músculo predomina la forma M4, pero en tejidos que expresan múltiples isoenzimas de PFK-1 pueden formarse heterotetrámeros con actividad plena.

1. Regulación alostérica de PFK-1 por AMP y ATP

El ATP se une a dos sitios distintos de la enzima: el sitio de unión al sustrato y un sitio inhibidor alostérico. Bajo condiciones fisiológicas en la célula, la concentración de ATP suele ser lo suficientemente alta para saturar el sitio de unión al sustrato e inhibir la enzima por unión al sitio alostérico del ATP. Este efecto del ATP es antagonizado por el AMP, que se une a un sitio activador alostérico distinto (fig. 22-16). Para la mayoría de las isoenzimas de la PFK-1, la unión de AMP incrementa la afinidad de la enzima por fructosa 6-P (p. ej., desplaza la curva cinética a la izquierda). Así, los aumentos en la concentración de AMP pueden incrementar en gran medida la velocidad de la enzima (fig. 22-16), en particular cuando las concentraciones de fructosa 6-P son bajas.

2. Regulación de PFK-1 por 2,6-bisfosfato de fructosa

Fructosa 2,6-bisP es también un activador alostérico de la PFK-1 que antagoniza la inhibición por ATP. Su efecto sobre la velocidad de acción de la PFK-1 es cualitativamente similar al del AMP, pero tiene un sitio de unión separado. Fructosa 2,6-bisP *no* es un intermediario de la glucólisis, sino que es sintetizado por una enzima que fosforila la fructosa 6-P en la posición 2. La enzima se llama por lo tanto fosfofructocinasa 2 (PFK-2); es una enzima bifuncional con dos dominios distintos: un dominio cinasa y un dominio fosfatasa. En el dominio cinasa, fructosa 6-P se fosforila a fructosa 2,6-bisP; y en el dominio fosfatasa, fructosa 2,6-bisP se hidroliza de nuevo a fructosa 6-P. La PFK-2 es regulada a través de cambios en el cociente de actividad de los dos dominios. Por ejemplo, en los músculos esqueléticos, las altas concentraciones de fructosa 6-P activan la cinasa e inhiben la fosfatasa, con lo que incrementan la concentración de fructosa 2,6-bisP y activan la glucólisis.

La PFK-2 también puede ser regulada mediante fosforilación por serina-treonina proteína cinasas. La isoenzima hepática contiene un sitio de fosforilación cerca del amino terminal; dicho sitio reduce la actividad de la cinasa e incrementa la de la fosfatasa. Este sitio es fosforilado por la proteína cinasa dependiente de adenosín monofosfato cíclico (proteína cinasa A) y es responsable de la disminución de las concentraciones de fructosa 2,6-bisP hepática en condiciones de ayuno (con modulación de los valores de glucagón circulantes, lo que se considera en detalle en los caps. 19 y 28). La isoenzima cardiaca contiene un sitio de fosforilación cerca del carboxilo terminal que puede fosforilarse en respuesta a activadores adrenérgicos de la contracción (como noradrenalina) y por aumento de las concentraciones de AMP.

La fosforilación en este sitio incrementa la actividad de cinasa y las concentraciones de fructosa 2,6-bisP, con lo cual contribuye a la activación de la glucólisis.

3. Inhibición alostérica de PFK-1 en el sitio de citrato

La función del sitio alostérico para el anión citrato es integrar la glucólisis con otras vías. Por ejemplo, la inhibición de la PFK-1 por citrato (un intermediario del ciclo de Krebs, *véase* cap. 23) podría intervenir para reducir el flujo glucolítico en el corazón durante la oxidación de los ácidos grasos.

D. Regulación de la piruvato cinasa

La piruvato cinasa existe en la forma de isoenzimas específicas de tejido, designadas R (eritrocitos, del inglés *red blood cells*), L (hígado, del inglés *liver*) y M1/M2 (músculo y otros tejidos). La forma M1, presente en encéfalo, corazón y músculo, no contiene sitios alostéricos y la piruvato cinasa no contribuye a la regulación de la glucólisis en estos tejidos (los cuales tampoco experimentan gluconeogénesis significativa). No obstante, la isoenzima hepática puede ser inhibida mediante fosforilación por la proteína cinasa dependiente de AMPc y por varios efectores alostéricos que contribuyen a la inhibición de la glucólisis en condiciones de ayuno. Estos efectores alostéricos incluyen activación por fructosa 1,6-bisP, que vincula la velocidad de acción de la piruvato cinasa con la de la PFK-1 e inhibición por ATP, que significa altos niveles de energía.

IV. Lactoacidemia

La producción de lactato es una parte normal del metabolismo. En ausencia de enfermedad, las concentraciones sanguíneas elevadas de lactato se relacionan con glucólisis anaeróbica durante la actividad física. En la lactoacidosis, el ácido láctico se acumula en la sangre en concentraciones que afectan en grado significativo el pH (valores de lactato > 5 mM y decremento del pH sanguíneo por debajo de 7.2). Una exposición adicional de la lactoacidemia se presenta en el capítulo 24, después del tema de la fosforilación oxidativa.

Linda F. ingresó al hospital con hipotensión grave causada por hemorragia aguda. Su concentración plasmática de ácido láctico estaba elevada y su pH arterial era bajo. El mecanismo subyacente del desequilibrio acidobásico de **Linda F.** es una reducción grave de la cantidad de oxígeno suministrada a los tejidos para la respiración celular (hipoxemia). Varios procesos concurrentes contribuyeron a esta falta de oxígeno. El primero fue el decremento grave de la presión arterial a causa de la hemorragia aguda por una úlcera gástrica. La pérdida de sangre causó hipoperfusión y por lo tanto redujo el suministro de oxígeno a los tejidos. Esto provocó aumento de la producción de lactato a partir de la glucólisis anaeróbica y una elevación del lactato sérico casi 10 veces por arriba del valor normal. El notable descenso del número de eritrocitos en la circulación secundario a la pérdida de sangre afectó aún más el suministro de oxígeno. La EPOC preexistente contribuyó a la hipoxemia al reducir la ventilación y por lo tanto la transferencia de oxígeno a la sangre (pO_2 baja). Asimismo, su EPOC provocó la retención de dióxido de carbono (pCO_2), lo que ocasionó una acidosis respiratoria porque el CO_2 retenido interactuó con agua para formar ácido carbónico (H_2CO_3), que se disocia en H^+ y bicarbonato. Por lo tanto, la reducción del pH arterial a 7.18 (valor de referencia = 7.35 a 7.45) fue resultado de una acidosis respiratoria leve (elevación del pCO_2) y una acidosis metabólica más profunda (elevación de las concentraciones séricas de lactato).

Otto S. En los músculos esqueléticos, la producción de lactato ocurre cuando la necesidad de ATP excede la capacidad de las mitocondrias para realizar la fosforilación oxidativa. Así, la mayor producción de lactato se acompaña de un aumento de la velocidad del ciclo del ATC.

En condiciones isquémicas, los valores de AMP dentro del corazón aumentan con rapidez porque no se produce ATP vía fosforilación oxidativa. El incremento de los valores de AMP acciona la proteína cinasa activada por AMP, que fosforila la isoenzima cardiaca de la PFK-2 para inducir su actividad de cinasa. Esto eleva las concentraciones de fructosa 2,6-bisP, que activa la PFK-1 junto con el AMP, de modo que la tasa de glucólisis puede aumentar para compensar la falta de producción de ATP por medios aeróbicos.

Pueden usarse varios métodos para determinar los valores sanguíneos de lactato. Se presentan dos de los métodos enzimáticos más comunes. El primero es la conversión de lactato en piruvato (lo que también convierte NAD^+ en NADH) en presencia de la lactato deshidrogenasa. Ya que el NADH presenta considerable absorción de luz a 340 nm (pero no así el NAD^+), es posible seguir el aumento en la absorbancia a esta longitud de onda conforme la reacción procede y determinar las concentraciones de lactato que al inicio estaban presentes en la muestra. A fin de asegurar que se mide todo el lactato, se agrega hidrazina a la reacción; la hidrazina reacciona con el piruvato hasta eliminar el producto de la reacción de la lactato deshidrogenasa, lo cual fuerza la reacción a completarse. En el segundo procedimiento enzimático de uso frecuente se emplea lactato oxidasa, que en presencia de oxígeno convierte lactato en piruvato y peróxido de hidrógeno. En este caso, una segunda reacción enzimática mide la cantidad de peróxido de hidrógeno que se produce (el cual elimina el producto de la reacción de la lactato oxidasa, asegurando que la reacción sea completa). En esta segunda reacción se utiliza peroxidasa y un cromógeno, que se convierte en un producto colorido cuando el peróxido de hidrógeno se elimina. La cantidad de producto colorido que se genera permite determinar con exactitud la concentración de lactato. Ambos procedimientos se han automatizado para su empleo en el laboratorio clínico.

Durante el infarto de miocardio de **Cora N.** (*véase* cap. 20), la zona isquémica de su corazón tuvo un suministro limitado de oxígeno y combustibles llevados por la sangre. La ausencia de oxígeno para la fosforilación oxidativa reduce las concentraciones de ATP e incrementa las de AMP, un activador de la PFK-1 y la proteína cinasa dependiente de AMP, con el resultante aumento compensatorio de la glucólisis anaeróbica y la producción de lactato. Sin embargo, la obstrucción de un vaso que irriga su corazón reduciría la eliminación del lactato, lo que resultaría en disminución del pH intracelular. En estas condiciones, a niveles muy bajos de pH, la glucólisis está inhibida y es incapaz de compensar la ausencia de fosforilación oxidativa.

La magnitud en que los músculos esqueléticos usan la glucólisis aeróbica o la anaeróbica para aportar ATP varía con la intensidad del ejercicio. Durante la actividad física de baja intensidad, la rapidez de uso de ATP es menor y las fibras pueden generar este ATP mediante la fosforilación oxidativa, con la oxidación completa de glucosa a CO_2. Sin embargo, cuando **Otto S.** realiza *sprints*, un ejercicio de alta intensidad, la demanda de ATP excede la rapidez con que la cadena de transporte de electrones y el ciclo del ATC pueden generar ATP mediante fosforilación oxidativa. El aumento de la concentración de AMP indica la necesidad de más ATP y estimula la PFK-1. La relación $NADH/NAD^+$ dirige el aumento de la producción de piruvato hacia el lactato. La caída del pH causa fatiga muscular y dolor. Cuando **Otto S.** se ejercita, las cantidades de mitocondrias y mioglobina en sus fibras de músculo esquelético aumentan y estas fibras dependen menos de la glucólisis anaeróbica.

Iván A. tiene dos sitios de caries dental: uno en una superficie lisa y otro en una fisura. El descenso del pH debido a la producción de ácido láctico por lactobacilos, que proliferan de manera anaeróbica dentro de la fisura, es una causa importante de caries en este sitio. *Streptococcus mutans* tiene una participación importante en la caries de superficies lisas porque secreta dextrano, un polisacárido insoluble, que forma la base de la placa dentobacteriana. *S. mutans* contiene dextrano sacarasa, una glucosiltransferasa que transfiere unidades glucosilo de la sacarosa de los alimentos (el disacárido de glucosa y fructosa del azúcar de mesa y los dulces) para formar los enlaces $\alpha(1\rightarrow6)$ y $\alpha(1\rightarrow3)$ entre las unidades glucosilo del dextrano (fig. 22-16). La dextrano sacarasa es específica para la sacarosa y no cataliza la polimerización de glucosa libre o glucosa de otros disacáridos o polisacáridos. Así, la sacarosa es responsable del potencial cariogénico de los dulces. El dextrano, hidroinsoluble y pegajoso, media la fijación de *S. mutans* y otras bacterias a la superficie dental. Ello también mantiene los ácidos producidos por estas bacterias cerca de la superficie del esmalte. La fructosa de la sacarosa se convierte en intermediarios de la glucólisis y se metaboliza con rapidez a ácido láctico. Otras bacterias presentes en la placa producen diferentes ácidos por metabolismo anaeróbico, como ácido acético y ácido fórmico. El descenso del pH que resulta inicia la desmineralización de la hidroxiapatita del esmalte dental. La caries de **Iván A.** en su primera dentición pudo ser causada por tomar jugo de fruta en biberón. El azúcar del jugo de fruta también es sacarosa y los bebés que duermen con un biberón de jugo de fruta o leche (la leche también puede disminuir el pH) en la boca pueden desarrollar caries. La desintegración rápida de esta primera dentición puede dañar el desarrollo de los dientes permanentes.

Candice S. La intolerancia hereditaria a la fructosa (IHF) es efecto de un bajo nivel de la actividad de la fructosa 1-fosfato (fructosa 1-P) aldolasa, en particular en la aldolasa B, una isoenzima de fructosa 1,6-bisfosfato aldolasa que es también capaz de dividir a la fructosa 1-P. En personas descendientes de europeos, el defecto más común es una sola mutación de sentido erróneo en el exón 5 ($G \rightarrow C$), lo que produce una sustitución de aminoácido (Ala $\rightarrow$ Pro). Como resultado de esta sustitución, se sintetiza en abundancia una aldolasa B catalíticamente dañada. La prevalencia exacta de la IHF en Estados Unidos no se ha establecido, pero se aproxima a 1 por cada 15 000 a 25 000 personas de la población. La enfermedad se transmite por un patrón hereditario autosómico recesivo.

Cuando un paciente afectado ingiere fructosa, como en el caso de **Candice S.**, la fructosa se convierte en fructosa 1-P. Debido a la falta de aldolasa B, la fructosa 1-P no puede continuar su metabolismo a dihidroxiacetona fosfato y gliceraldehído y se acumula en los tejidos que tienen fructocinasa (hígado, riñón e intestino delgado). La fructosa se encuentra en la orina y puede ser detectada mediante la prueba de azúcar reductor (*véanse* los comentarios de los Métodos en el cap. 5). Una prueba de tamizaje de ADN (basada en la generación de un nuevo sitio de restricción por la mutación) provee ahora un método seguro para confirmar un diagnóstico de IHF.

En lactantes y niños pequeños, los síntomas principales incluyen alimentación deficiente, vómito, malestar intestinal y problemas en el desarrollo. Cuanto mayor sea la ingestión de fructosa dietética, más grave será la reacción clínica. Una ingestión prolongada de fructosa produce cambios ultraestructurales en el hígado y riñones y el efecto es la deficiencia hepática y renal.

La IHF es casi siempre una enfermedad de la infancia, dado que los adultos con intolerancia a la fructosa que han sobrevivido evitan la ingestión de frutas, azúcar de mesa y otros edulcorantes.

Antes de que se reconociera la toxicidad metabólica de la fructosa, se recomendaba con frecuencia la sustitución con fructosa por glucosa en soluciones intravenosas y fructosa en lugar de sacarosa en la alimentación enteral o dietas para diabéticos. (La alimentación enteral se refiere a la colocación de sondas en el intestino; la alimentación parenteral emplea vías instaladas en una vena para el suministro de una alimentación intravenosa). La administración de fructosa intravenosa a pacientes con diabetes mellitus u otras formas de resistencia a la insulina evitaba la hiperglucemia acelerada por la glucosa intravenosa, tal vez porque el metabolismo de la fructosa en el hígado elude el paso regulador por la insulina en la fosfofructocinasa 1 (PFK-1). De esta forma, debido al flujo no regulado de fructosa a través de la glucólisis, la alimentación de fructosa de forma intravenosa tenía como resultado frecuente la acidosis láctica (fig. 22-7). De forma adicional, la reacción de la fructocinasa es muy rápida y los tejidos comienzan a perder adenosín trifosfato (ATP) y fosfato cuando se metabolizan grandes cantidades de fructosa en un lapso breve. Esto llevaba a la muerte celular. La fructosa es menos tóxica en la dieta o en la alimentación enteral debido al índice de absorción de fructosa relativamente bajo.

Erin G. padece galactosemia, que se debe a una deficiencia de galactosa 1-fosfato (galactosa 1-P) uridililtransferasa; es una de las enfermedades genéticas más comunes. La galactosemia es un trastorno recesivo autosómico del metabolismo de la galactosa que ocurre en 1 de cada 60 000 recién nacidos. En todos los estados de Estados Unidos se vigila a los recién nacidos por esta enfermedad ya que la implementación de un tratamiento tardío produce discapacidad intelectual. La falla en el desarrollo es el síntoma clínico inicial más común. La mayoría de los pacientes presenta vómito o diarrea, que por lo común de las veces se inician a los pocos días tras el comienzo de la ingestión de leche. Luego de la primera semana de vida se presentan con frecuencia signos de alteraciones en el funcionamiento del hígado, ictericia o hepatomegalia. La ictericia por enfermedades hepáticas intrínsecas se puede acentuar por la hemólisis grave en algunos pacientes. Se han observado cataratas en los primeros días de vida.

El control de los pacientes exige eliminar la galactosa de la dieta. Si no se suprime este azúcar se induce una deficiencia hepática progresiva y sobreviene la muerte. En los infantes se usa la leche artificial de caseína o soya hidrolizada.

COMENTARIOS BIOQUÍMICOS

Mecanismo de la 3-fosfato de gliceraldehído deshidrogenasa. ¿Cómo se crea el primer enlace de alta energía de la vía glucolítica? Este es el trabajo de la reacción de gliceraldehído 3-P deshidrogenasa, que convierte gliceraldehído 3-P en 1,3-bisfosfoglicerato. Puede considerarse que esta reacción consiste en dos semirreacciones separadas: la primera es la oxidación de gliceraldehído 3-P a 3-fosfoglicerato y la segunda es la adición de fosfato inorgánico al 3-fosfoglicerato para producir 1,3-bisfosfoglicerato. El $\Delta G^{0'}$ para la primera reacción se aproxima a -12 kcal/mol; para la segunda reacción es cercano a $+12$ kcal/mol. Así, aunque la primera semirreacción es en extremo favorable, la segunda es desfavorable y no procede en las condiciones celulares. Entonces, ¿cómo ayuda la enzima a que esta reacción se realice? Ello se logra gracias a que la enzima forma un enlace covalente con el sustrato, usando un residuo de cisteína esencial en el sitio activo para crear un enlace tioéster de alta energía durante el transcurso de la reacción (fig. 22-17). De este modo, la energía que se liberaría como calor en la oxidación del gliceraldehído 3-P a 3-fosfoglicerato se conserva en el enlace tioéster que se genera (de modo que el $\Delta G^{0'}$ de la formación del intermediario tioéster a partir del gliceraldehído 3-P es cercano a cero). Después, el reemplazo del azufre por fosfato inorgánico para formar el producto final, 1,3-bisfosfoglicerato, es relativamente directo ya que el $\Delta G^{0'}$ para esa conversión también es cercano a cero y el enlace acilfosfato retiene la energía procedente de la oxidación del aldehído. Este es un ejemplo del modo en que la catálisis covalente por una enzima puede permitir la conservación de energía entre diferentes tipos de enlaces.

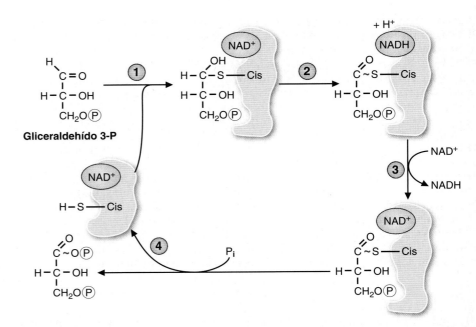

FIGURA 22-17 Mecanismo de la reacción de la 3-fosfato de gliceraldehído deshidrogenasa. (1) La enzima forma un enlace covalente con el sustrato, usando un grupo cisteína en el sitio activo. La enzima también tiene NAD$^+$ unido cerca del sitio activo. (2) El sustrato se oxida, formando un enlace tioéster de alta energía (en *rojo*) y NADH. (3) El NADH tiene baja afinidad por la enzima y es sustituido por una nueva molécula de NAD$^+$. (4) El fosfato inorgánico ataca el enlace tioéster y libera el producto 1,3-bisfosfoglicerato y regenera la enzima activa en una forma lista para iniciar otra reacción. NAD$^+$, nicotinamida adenina dinucleótido.

CONCEPTOS CLAVE

- La glucólisis es la vía en la que la glucosa se oxida y se escinde para formar piruvato.
- Las enzimas de la glucólisis se encuentran en el citosol.
- La glucosa es el principal azúcar de los alimentos; todas las células pueden usar glucosa como fuente de energía.
- La glucólisis genera dos moléculas de ATP mediante fosforilación a nivel del sustrato y dos moléculas de NADH.
- El NADH citosólico generado por glucólisis transfiere sus equivalentes reductores al NAD$^+$ mitocondrial vía sistemas de lanzaderas a través de la membrana mitocondrial interna.
- El piruvato generado durante la glucólisis puede ingresar en las mitocondrias y ser oxidado por completo a CO_2 por la PDH y el ciclo del ATC.
- La glucólisis anaeróbica genera energía en células con un suministro limitado de oxígeno o pocas mitocondrias.
- En condiciones anaeróbicas, el piruvato es reducido a lactato por el NADH, con lo cual se regenera el NAD$^+$ necesario para que la glucólisis continúe.
- La glucólisis es regulada para asegurar que se mantenga la homeostasis del ATP.
- Las enzimas reguladas clave de la glucólisis son HK, fosfofructocinasa 1 y piruvato cinasa.
- La fructosa se ingiere sobre todo como monosacárido o como parte de la sacarosa. El metabolismo de la fructosa genera fructosa 1-fosfato (fructosa 1-P), que luego se convierte en intermediario de la vía glucolítica.
- La galactosa se ingiere en especial en la forma de lactosa, que se convierte en glucosa y galactosa en el intestino. El metabolismo de la galactosa genera, primero, galactosa 1-fosfato (galactosa 1-P) que se convierte en difosfato de uridina (UDP) galactosa. El producto final es glucosa 1-fosfato (glucosa 1-P) que se isomeriza a glucosa 6-fosfato (glucosa 6-P), que a continuación entra a la glucólisis.
- El rendimiento de energía a través de la glucólisis para la fructosa y galactosa es el mismo que para el metabolismo de la glucosa.
- Las enfermedades revisadas en este capítulo se resumen en la tabla 22-3.

TABLA 22-3	Enfermedades revisadas en el capítulo 22	
ENFERMEDAD O TRASTORNO	**AMBIENTAL O GENÉTICA**	**COMENTARIOS**
Enfermedad pulmonar obstructiva crónica	Ambas	Puede hacer que la producción de energía sea ineficiente en los sistemas nerviosos a causa de menor suministro de oxígeno al tejido.
Obesidad	Ambas	La producción de lactato por glucólisis anaeróbica en el músculo ocurre durante la actividad física vigorosa.
Caries dental	Ambiental	Efectos del metabolismo de los carbohidratos en la flora bucal y producción de ácido.
Lactoacidemia	Ambas	Ácido láctico elevado por mutaciones en diversas enzimas implicadas en el metabolismo, carbohidratos y energía.
Intolerancia hereditaria a la fructosa	Genética	Falta de aldolasa B, que produce una acumulación de fructosa 1-fosfato luego de la ingestión de fructosa. Las cantidades aumentadas de fructosa 1-fosfato interfieren con el metabolismo del glucógeno y pueden causar hipoglucemia.
Galactosemia	Genética	Mutaciones en la galactocinasa o galactosa 1-fosfato uridililtransferasa, que genera concentraciones elevadas de galactosa o galactosa 1-fosfato. Esto puede llevar a la formación de cataratas (galactosa elevada) y discapacidad intelectual (cifras altas de galactosa 1-fosfato) si no se trata en fase temprana de la vida.

PREGUNTAS DE REVISIÓN: CAPÍTULO 22

1. La glucosa es el combustible universal del cuerpo, el cual se puede usar en prácticamente todos los tejidos. ¿Cuál de las siguientes es una función importante de la glucólisis?
   A. Sintetizar glucosa
   B. Generar energía
   C. Producir FAD(2H)
   D. Sintetizar glucógeno
   E. Usar ATP para generar calor

2. La glucólisis genera energía de manera que las células tienen una fuente de energía para sobrevivir. Comenzando con 3-fosfato de gliceraldehído para sintetizar una molécula de piruvato, el rendimiento neto de ATP y NADH sería:
   A. 1 ATP, 1 NADH
   B. 1 ATP, 2 NADH
   C. 1 ATP, 4 NADH
   D. 2 ATP, 1 NADH
   E. 2 ATP, 2 NADH
   F. 2 ATP, 4 NADH
   G. 3 ATP, 1 NADH
   H. 3 ATP, 2 NADH
   I. 3 ATP, 4 NADH

3. El glucógeno es la forma de almacenamiento de glucosa del cuerpo. Cuando se degrada glucógeno, se forma 1-fosfato de glucosa. El 1-fosfato de glucosa puede entonces isomerizarse a 6-fosfato de glucosa. Comenzando con 1-fosfato de glucosa y terminando con dos moléculas de piruvato, ¿cuál es el rendimiento neto de la glucólisis en términos de ATP y NADH que se forman?
   A. 1 ATP, 1 NADH
   B. 1 ATP, 2 NADH
   C. 1 ATP, 3 NADH
   D. 2 ATP, 1 NADH
   E. 2 ATP, 2 NADH
   F. 2 ATP, 3 NADH
   G. 3 ATP, 1 NADH
   H. 3 ATP, 2 NADH
   I. 3 ATP, 3 NADH

4. Cada célula humana tiene la capacidad de usar la glucólisis para producción de energía. ¿Cuál de los siguientes enunciados describe correctamente un aspecto de la glucólisis?
   A. Se forma ATP por fosforilación oxidativa.
   B. Se usan dos moléculas de ATP al principio de la vía.
   C. La piruvato cinasa es la enzima limitante de la velocidad.
   D. Se forman una molécula de piruvato y tres moléculas de CO_2 a partir de la oxidación de una molécula de glucosa.
   E. Las reacciones ocurren en la matriz de las mitocondrias.

5. La fructosa es el segundo azúcar más común en la dieta del humano adulto y su metabolismo es semejante al de la glucólisis. ¿Cuál de las siguientes sustancias se encuentra en la vía metabólica de la fructosa y en la vía glucolítica?
   A. Glucosa 1-fosfato
   B. Fructosa 1-fosfato
   C. Fructosa 6-fosfato
   D. Fructosa 1,6-bis fosfato
   E. Gliceraldehído 3-fosfato

6. Un bebé de cuatro semanas de nacido es revisado por el pediatra por vómito frecuente después de comer y dolor abdominal. Con la exploración, el médico encontró hígado crecido y un indicio de formación de catarata en ambos ojos. La prueba de tira reactiva en orina en busca de un azúcar reductor fue positiva. Las concentraciones de glucosa en sangre fueron ligeramente por debajo de lo normal. El compuesto que reacciona con la tira reactiva para la orina fue uno de los siguientes:
   A. Glucosa
   B. Fructosa
   C. Lactosa
   D. Maltosa
   E. Galactosa

7. Considerando al niño de la pregunta previa, ¿la medición de cuál metabolito intracelular único permitiría determinar la deficiencia enzimática?

A. Glucosa 6-fosfato
B. Fructosa 6-fosfato
C. Galactosa 1-fosfato
D. Fructosa 1-fosfato
E. UDP-glucosa

8. La metformina es un medicamento que se usa para tratar la diabetes mellitus tipo 2. Una de sus acciones es disminuir la gluconeogénesis hepática. Una preocupación teórica con este medicamento es la acidosis láctica, la cual no sucede en la práctica en pacientes que toman metformina. ¿Cuál de las siguientes opciones explica por qué no se presenta acidosis láctica con el uso de este medicamento?
   A. El ciclo de Cori compensa la acumulación de lactato en el hígado.
   B. Los eritrocitos usan el lactato como combustible.
   C. Las células de la médula renal usan el lactato como combustible.
   D. El corazón usa lactato como combustible.
   E. El ojo usa lactato como combustible.

9. Debido a que la glucosa tiene varías vías metabólicas que puede tomar una vez que llega al citoplasma, ¿cuál de las siguientes reacciones compormetería a la glucosa para seguir la vía glucolítica?
   A. Glucosa a glucosa 1-fosfato
   B. Glucosa a glucosa 6-fosfato
   C. Fructosa 6-fosfato a fructosa 1,6-bisfosfato
   D. Fructosa 1,6-bisfosfato a dihidroxiacetona fosfato y gliceraldehído 3-fosfato
   E. Glucosa 1-fosfato a glucosa 6-fosfato

10. Los eritrocitos requieren ATP para mantener los gradientes de hierro a través de su membrana. En ausencia de estos gradientes iónicos, los eritrocitos se inflamarán y estallarán, lo que provocaría anemia hemolítica. Los eritrocitos generan su energía por medio de uno de los siguientes procesos:
    A. Fosforilación a nivel de sustrato
    B. Ciclo del ATC
    C. Fosforilación oxidativa
    D. Transferencia de electrones a oxígeno
    E. Oxidación de glucosa a CO_2 y H_2O

11. Supongamos que un individuo ha ingerido 1 mol de lactosa, y que hay una absorción de 100% del material ingerido en los intestinos. Si toda la lactosa ingerida se metaboliza anaeróbicamente en el hígado, ¿cuántos moles de ATP y NADH se generarán en el hígado?
    A. 3 mol de ATP y 2 mol de NADH
    B. 4 mol de ATP y 0 mol de NADH
    C. 4 mol de ATP y 2 mol de NADH

D. 6 mol de ATP y 0 mol de NADH
E. 6 mol de ATP y 2 mol de NADH

12. Supongamos que la PFK-2 hepática es inhibida por un nuevo fármaco en investigación. Los estudios *in vitro* indican que este fármaco se une a la PFK-2 hepática e inhibe completamente su actividad de quinasa, mientras que estimula la actividad de fosfatasa. ¿Cuál es el efecto potencial de este fármaco si se utiliza en humanos?
    A. Un mayor rendimiento de ATP por molécula de glucosa a través de la glucólisis aeróbica
    B. Una disminución de la producción de ATP por molécula de glucosa a través de la glucólisis aeróbica
    C. Un aumento de la tasa de glucólisis
    D. Una disminución de la tasa de glucólisis
    E. Acidemia láctica

13. El músculo que se ejercita con rapidez genera ácido láctico para permitir directamente que una de las siguientes reacciones continúe avanzando:
    A. De glucosa a glucosa 6-fosfato
    B. De fructosa 1,6-bifosfato a gliceraldehído 3-fosfato y dihidroxiacetona fosfato
    C. De gliceraldehído 3-fosfato a 1,3-bifosfoglicerato
    D. De 1,3-bifosfoglicerato a 3-fosfoglicerato
    E. De fosfoenolpiruvato a piruvato

14. Un individuo que ha tenido diabetes tipo 1 durante los últimos 27 años nota una ligera visión borrosa. Al visitar a un oftalmólogo, el paciente se entera de que esto está siendo causado por un tipo particular de reacción dentro del ojo. ¿Cuál es la mejor descripción de esta reacción?
    A. Una oxidación de un azúcar
    B. Una reducción de un azúcar
    C. Una fosforilación de un azúcar
    D. La oxidación de una proteína
    E. Reducción de una proteína

15. La liberación de glucagón conducirá a la fosforilación e inactivación de cuál de las siguientes actividades enzimáticas hepáticas? Elija la mejor respuesta.

	Glucocinasa	Actividad de la fosfatasa PFK-2	Gliceraldehído 3-fosfato deshidrogenasa	Piruvato quinasa
A	Sí	Sí	Sí	No
B	Sí	No	Sí	No
C	Sí	Sí	Sí	Sí
D	No	No	No	Sí
E	No	Sí	No	Sí
F	No	No	No	No

RESPUESTAS A LAS PREGUNTAS DE REVISIÓN

1. **La respuesta es B.** Las principales funciones de la glucólisis son generar energía y producir precursores para otras vías biosintéticas. La gluconeogénesis es la vía que genera glucosa (de modo que A es incorrecta), el FAD(2H) se produce en las mitocondrias en diversas reacciones pero no la glucólisis (por lo que C es incorrecta); la síntesis de glucógeno ocurre en condiciones en que la glucólisis se inhibe (así que D es incorrecta) y la glucólisis no hidroliza ATP para generar calor (es decir, termogénesis sin escalofríos; en consecuencia, E es incorrecta).

2. **La respuesta es D.** Si se parte de 3-fosfato de gliceraldehído, los pasos de la glucólisis que requieren energía se evitan. De este modo, cuando el 3-fosfato de

gliceraldehído se convierte en piruvato, se producen dos moléculas de ATP (en los pasos de fosfoglicerato cinasa y piruvato cinasa) y una molécula de NADH (en el paso de la 3-fosfato de gliceraldehído deshidrogenasa).

3. **La respuesta es H.** El 1-fosfato de glucosa se isomeriza a 6-fosfato de glucosa, que entonces ingresa en la glucólisis. Esto evita el paso de la HK, que utiliza 1 ATP. Así, comenzando con 1-fosfato de glucosa, podría obtenerse el rendimiento normal de 2 ATP y 2 NADH, pero con consumo de un ATP menos, para un rendimiento total de 3 ATP y 2 NADH.

4. **La respuesta es B.** La vía consume 2 ATP al principio y produce 4 ATP al final por cada molécula de glucosa. Por lo tanto, la producción neta de energía es de 2 ATP por cada molécula de glucosa. La glucólisis sintetiza ATP vía fosforilación al nivel del sustrato, no fosforilación oxidativa (por lo tanto, A es incorrecta) y sintetiza dos moléculas de piruvato en el proceso (de modo que D es incorrecta). La vía es citosólica (así que D es incorrecta) y el paso limitante de la velocidad es el catalizado por PFK-1 (y en consecuencia C es incorrecta).

5. **La respuesta es E.** La fructosa 1-P se encuentra solo en el metabolismo de la fructosa. La glucosa 1-P se deriva de la degradación del glucógeno. La fructosa 6-P y la fructosa 1,6-bisP se encuentran en la glucólisis pero no en el metabolismo de la fructosa. Tanto la fructosa como la glucosa se convierten en gliceraldehído 3-P y es en este punto en el que las dos vías se intersecan. Su metabolismo continuo es idéntico a partir de este punto.

6. **La respuesta es E.** El niño tiene una forma de galactosemia en la cual no se puede metabolizar la galactosa, de manera que la galactosa libre entra a la sangre y es excretada por la orina. Las concentraciones de glucosa sanguínea por debajo de lo normal indican que la glucosa no se está excretando por la orina. Las concentraciones elevadas de galactosa provocan que esta entre a los cristalinos del ojo, en donde se convierte en galactitol por medio de la aldosa reductasa, que atrapa el galactitol en los cristalinos. Esto provoca un desequilibrio osmótico en los cristalinos, lo que ocasiona hinchazón y formación de catarata. La lactosa es un disacárido que se divide en glucosa y galactosa en el intestino delgado, de manera que la lactosa no entra a la sangre. La maltosa es otro disacárido (glucosa-glucosa) que no entra a la sangre.

7. **La respuesta es C.** El niño tiene galactosemia clásica (provocada por una deficiencia de galactosa 1-P uridililtransferasa) o galactosemia no clásica (provocada por una deficiencia de galactocinasa). La medición de las concentraciones de galactosa 1-P podría permitir la determinación de deficiencia de galatocinasa (si fuera así, las concentraciones de galactosa 1-P estarían bajas) o si la galactosa 1-P uridililtransferasa fueran defectuosas (en tal caso las concentraciones de galactosa 1-P estarían elevadas). Las mediciones de los otros compuestos de la lista no permiten determinar si hay defecto en la galactocinasa o en la galactosa 1-P uridililtransferasa.

8. **La respuesta es D.** La metformina interrumpe el ciclo de Cori (gluconeogénesis en el hígado usando lactato, derivado del músculo, como fuente de carbonos). El corazón, con su enorme contenido de mitocondrias y su capacidad oxidativa, usa el lactato como combustible y fácilmente metaboliza el exceso de lactato (lo cual es el motivo por el cual la insuficiencia cardiaca es una contraindicación para el uso de metformina; de otra manera podría ocurrir la acidosis láctica). Los eritrocitos, las células de la médula renal y los tejidos del ojo usan la glucólisis anaeróbica para generar energía, produciendo lactato pero sin usar lactato como combustible.

9. **La respuesta es C.** El paso comprometido para la glucólisis es el que es catalizado por la PFK-1, la cual convierte a la fructosa 6-P en fructosa 1,6-bisP. La glucosa no se convierte directamente en glucosa 1-P; la glucosa primero debe ser fosforilada a glucosa 6-P y después isomerarse a glucosa 1-P. La glucosa 6-P tiene otros destinos potenciales (síntesis de glucógeno, desviación de hexosa monofosfato), de manera que la generación de glucosa 6-P a partir de glucosa no compromete el azúcar en la vía glucolítica. La aldolasa divide a la glucosa 1,6-bisP en dos fosfatos de triosa, en una reacción reversible y no se considera regulada paso de la glucólisis, ya que la reacción de la aldolasa también se utiliza en la gluconeogénesis.

10. **La respuesta es A.** Los eritrocitos no contienen mitocondrias y solo pueden generar energía por medio de mecanismos anaeróbicos. Sin mitocondrias, la glucólisis anaeróbica no se puede presentar a través del ciclo del ATC o de la fosforilación oxidativa de la glucosa a CO_2 y H_2O. Solo se puede presentar la glucólisis anaeróbica con producción de lactato y producción de ATP por la fosforilación a nivel de sustrato. La cadena de transporte de electrones se lleva a cabo en la mitocondria.

11. **La respuesta es B.** La lactosa es un disacárido compuesto por glucosa y galactosa. En el intestino, la lactosa se dividiría en 1 mol de glucosa y 1 mol de galactosa, ambas absorbidas por las células epiteliales intestinales y enviadas a la sangre. A continuación, el hígado transportará los azúcares de la sangre a los hepatocitos y los metabolizará en lactato (glucólisis anaeróbica). El rendimiento neto de energía tanto de la glucosa como de la galactosa a dos moléculas de lactato es de 2 ATP, por lo que para ambos el rendimiento energético sería de 4 ATP. No hay acumulación de NADH, ya que el NADH producido se utiliza para convertir el piruvato en lactato, regenerando así el NAD^+ oxidado para permitir que la glucólisis continúe.

12. **La respuesta es D.** El fármaco estimula la PFK-2 hepática para convertir la fructosa 2,6-bisfosfato en fructosa 6-fosfato más fosfato inorgánico y bloquea la producción de más fructosa 2,6-bisfosfato. La reducción de la concentración de fructosa 2,6-bifosfato elimina el activador más potente de la PFK-1 de la célula, lo que reducirá la tasa de glucólisis, ya que la PFK-1 es el paso que limita la tasa en la vía glucolítica. El inhibidor no alterará las reacciones de la glucólisis, por lo que el rendimiento global de ATP no cambiará a medida que la glucosa avance por la vía. Dado que el ritmo de la glucólisis se reducirá, se producirá menos piruvato y también se reducirán los niveles de lactato (ya que el lactato se deriva del piruvato), lo que reducirá las posibilidades de acidemia láctica.

13. **La respuesta es C.** La conversión de piruvato en lactato requiere NADH y genera NAD^+. El NAD^+ es necesario para que se produzca la reacción de la gliceraldehído 3-fosfato deshidrogenasa. En presencia de oxígeno, el NADH donará sus electrones, tras utilizar un sistema de lanzadera para transferir los electrones a la matriz de la mitocondria, al oxígeno, pero en ausencia de oxígeno, el piruvato aceptará los electrones y se reducirá a lactato. Si se bloquea la reacción de la lactato deshidrogenasa en ausencia de oxígeno, los niveles intracelulares de NAD^+ serían demasiado bajos para soportar la reacción de la gliceraldehído 3-fosfato deshidrogenasa, y la glucólisis se detendría.

14. **La respuesta es B.** El paciente ha experimentado un lento aumento de la glucosa libre en el cristalino debido a que los niveles de glucosa en sangre no están controlados de forma óptima, y a la necesidad de inyecciones de insulina para imitar lo que por lo regular hace el páncreas. Una vez en el cristalino, la glucosa es reducida por la aldosa reductasa para producir el alcohol de azúcar sorbitol, que se acumula en el cristalino. A medida que la concentración de sorbitol aumenta dentro del cristalino, se produce un desequilibrio osmótico en la membrana del cristalino, lo que provoca una distorsión y el inicio de la formación de cataratas. La glicación no enzimática de las proteínas del cristalino también contribuye a este efecto. La glicación no conlleva ni la oxidación ni la reducción de las cadenas laterales de aminoácidos de una proteína. La fosforilación de un azúcar dentro del cristalino no conduce a la formación de cataratas.

15. **La respuesta es D.** El glucagón es liberado por el páncreas cuando los niveles de glucosa en la sangre descienden, y le indica al hígado que detenga la glucólisis y promueva la exportación de glucosa desde el hígado. La liberación de glucagón conduce a la inactivación de la piruvato cinasa en el hígado (a través de la fosforilación) y a la reducción de los niveles de fructosa 2,6-bisfato en el hígado (debido a la fosforilación de la PFK-2 y a la activación de su actividad fosfatasa). La reducción de los niveles de fructosa 2,6-bisfosfato reduce la actividad de la PFK-1, lo que ralentiza la glucólisis. La liberación de glucagón no afecta a la actividad de la glucocinasa ni de la gliceraldehído 3-fosfato deshidrogenasa.

Ciclo del ácido tricarboxílico

El **ciclo del ácido tricarboxílico** (ciclo del ATC) representa más de dos tercios del adenosín trifosfato (ATP) generados a partir de la oxidación del combustible. Todas las vías de la oxidación de ácidos grasos, glucosa, aminoácidos, acetato y cuerpos cetónicos generan **acetil coenzima A (acetil-CoA)**, que es el sustrato para el ciclo del ATC. Como el grupo acetilo de dos carbonos activado se oxida para dar dos moléculas de CO_2, la energía se conserva como **dinucleótido de nicotinamida y adenina (NADH) y dinucleótido de flavina y adenina (FAD[2H])** reducidos, más un trifosfato de guanosina (**GTP**) (fig. 23-1). Luego, el NADH y FAD(2H) donan electrones al O_2, vía la cadena de transporte de electrones y se genera ATP a partir de la fosforilación oxidativa. Por consiguiente, el ciclo del ATC es esencial para la generación de energía a partir de la **respiración celular**.

Dentro del ciclo del ATC, la descarboxilación oxidativa del α-cetoglutarato, es catalizada por el complejo de la **α-cetoglutarato deshidrogenasa**, con múltiples subunidades, el cual contiene las coenzimas **pirofosfato de tiamina (TPP), lipoato y dinucleótido de flavina** y adenina (**FAD**). Un complejo similar, el **complejo de la piruvato deshidrogenasa** (**PDC**), cataliza la oxidación del piruvato en acetil-CoA y así de esta manera se conectan la vía de la glucólisis y el ciclo del ATC (*véase* fig. 23-1).

El grupo acetilo de dos carbonos es la fuente fundamental de los electrones que son transferidos al dinucleótido de nicotinamida y adenina (NAD^+) y al FAD, así como también al carbono en las dos moléculas de CO_2 que son producidas. Se usa y se regenera oxaloacetato en cada vuelta del ciclo (*véase* fig. 23-1). No obstante, cuando las células usan intermediarios del ciclo del ATC para reacciones de biosíntesis, los carbonos del oxaloacetato tienen que ser reemplazados mediante reacciones **anapleróticas** (de reabastecimiento) tal como la **reacción de la piruvato carboxilasa**.

El ciclo del ATC se efectúa en la mitocondria, donde el flujo está perfectamente coordinado con la velocidad de la cadena de transporte de electrones y la fosforilación oxidativa, **mediante la regulación de la retroalimentación que refleja la demanda de ATP**. La velocidad del ciclo del ATC aumenta cuando se incrementa el uso del ATP en la célula, a través de la respuesta de varias enzimas a las concentraciones de adenosín difosfato (**ADP**), la **relación NADH/NAD⁺**, la velocidad de oxidación del FAD(2H) o la **concentración** de **Ca²⁺**. Por ejemplo, la **isocitrato deshidrogenasa es activada alostéricamente por ADP**.

Existen dos consecuencias generales ante el funcionamiento deteriorado del ciclo del ATC: 1) la incapacidad para generar ATP a partir de la oxidación del combustible y 2) la acumulación de precursores del ciclo del ATC. Por ejemplo, la inhibición de la oxidación del piruvato en el ciclo del ATC provoca su reducción a lactato, lo que causa **acidosis láctica**. La situación más común que ocasiona una función deficiente del ciclo del ATC es la falta relativa de oxígeno para aceptar electrones en la cadena de transporte de electrones.

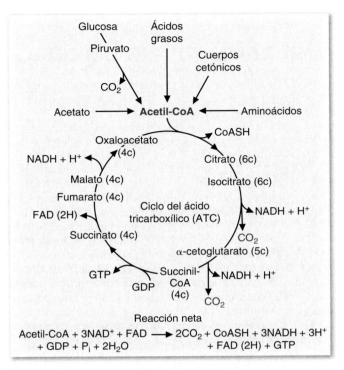

FIGURA 23-1   Resumen del ciclo del ATC. Las principales vías de la oxidación de combustible generan acetil-CoA que es el sustrato para el ciclo del ATC. La cantidad de carbonos en cada intermediario del ciclo está indicada entre paréntesis junto al nombre del compuesto. Acetil-CoA, acetil coenzima A; ATC, ácido tricarboxílico; CoASH, coenzima A; FAD, dinucleótido de flavina y adenina; GDP, difosfato de guanosina; GTP, trifosfato de guanosina; NAD, dinucleótido de nicotinamida y adenina; P_i, fosfato inorgánico.

SALA DE ESPERA

Otto S., un estudiante de medicina de 26 años de edad, ha seguido con cuidado su dieta y su programa de ejercicios aeróbicos: jugar tenis y correr todos los días (*véase* cap. 20). Ha bajado un total de 15 kg y está justo a 10.5 kg del peso que tenía al entrar a la universidad que era de 70 kg. La capacidad para ejercitar se ha mejorado notablemente; es capaz de correr durante más tiempo a una velocidad mayor antes de notar que le falta el aliento o sentir palpitaciones. Incluso han mejorado sus puntajes en los exámenes de las clases de medicina.

Ann R. tiene anorexia nerviosa (*véanse* caps. 1, 3 y 9). Además del bajo peso corporal, masa muscular, glucógeno y depósitos de grasa, tiene anemia con insuficiencia de hierro (*véase* cap. 15). Ha empezado a subir de peso y está realizando un programa de ejercicios diarios. No obstante, se siente constantemente débil y cansada. Al caminar, siente dolor en los músculos de la pantorrilla. En esta visita a su nutriólogo, juntos analizaron el contenido vitamínico de la dieta que ella ingiere y su función en el metabolismo energético.

Al M. ha sido hospitalizado a causa de insuficiencia cardiaca congestiva (véase cap. 8) y lesiones en la cabeza, ocasionadas mientras manejaba un automóvil en estado de ebriedad (caps. 9 y 10). Completó un programa para desintoxicarse del alcohol en un grupo local de Alcohólicos Anónimos (AA) y empezó a tratarse con un psicólogo. Durante este tiempo, sus manifestaciones neurológicas y cardiacas de toxicidad del alcohol e insuficiencia de tiamina, relacionadas con su consumo de alcohol, desaparecieron en forma parcial. No obstante, a pesar del apoyo que estaba recibiendo, empezó de nuevo a ingerir cantidades excesivas de alcohol y a alimentarse en forma inadecuada. Tres semanas después, reingresó al hospital con síntomas de insuficiencia cardiaca de alto gasto, algunas veces conocida como beriberi húmedo o corazón de beriberi cuando se relaciona con deficiencia de tiamina.

M La confirmación de deficiencia de tiamina requiere la medición de la concentración de esta. En la actualidad la prueba que se usa con mayor frecuencia es la cromatografía líquida de alta resolución (HPLC) para cuantificar los niveles de tiamina en forma libre y en su forma activa, pirofosfato de tiamina (TPP), en la sangre. Antes, se usaba una prueba estándar que determinaba si las concentraciones de tiamina eran suficientes para los procesos metabólicos usando la enzima transcetolasa, la cual requiere TPP para su actividad (*véase* cap. 27). La transcetolasa se puede obtener de los eritrocitos, lo que hace que la recolección de muestra sea relativamente directa. La medición de la actividad de la transcetolasa se hace en ausencia y presencia de TPP exógena. Si la diferencia en los niveles de actividad es > 25%, entonces se confirma una deficiencia de tiamina.

I. Generalidades sobre el ciclo del ácido tricarboxílico

Con frecuencia, al ciclo del ATC se le llama ciclo de Krebs, porque fue sir Hans Krebs quien formuló primero sus reacciones como un ciclo. También se le llama ciclo del ácido cítrico, porque el citrato fue uno de los primeros compuestos del que se supo que participaba. El nombre más común de esta vía, ciclo del ácido tricarboxílico o ciclo del ATC, denota el involucramiento de los tricarboxilatos citrato e isocitrato.

A fin de que el organismo produzca grandes cantidades de adenosín trifosfato (ATP), las principales vías de oxidación del combustible generan acetil coenzima A (acetil-CoA), la cual es el sustrato del ciclo del ATC. En el primer paso del ciclo del ATC la porción acetilo de la acetil-CoA se combina con el oxaloacetato, intermediario de cuatro carbonos, para formar citrato (seis carbonos), el que se reacomoda (isomeriza) para formar isocitrato. En las siguientes dos reacciones oxidativas de descarboxilación, los electrones son transferidos al dinucleótido de nicotinamida y adenina (NAD^+) para formar NADH y se liberan dos moléculas de CO_2. Después, se genera un enlace de fosfato de alta energía en el trifosfato de guanosina (GTP) a partir de la fosforilación en el sustrato. En la parte restante del ciclo del ATC, el succinato es oxidado a oxaloacetato con la generación de un FAD(2H) y un NADH. La reacción **neta** del ciclo del ATC, que es la suma de las ecuaciones de cada uno de los pasos, muestra que los dos carbonos del grupo acetilo han entrado en el ciclo, y dos moléculas de CO_2 han producido, con conservación de energía como tres moléculas de NADH, una de FAD(2H) y una de GTP.

El ciclo del ATC requiere una gran cantidad de vitaminas y de minerales para que funcione. Entre ellos están la niacina (en el NAD^+), riboflavina (en el dinucleótido de flavina y adenina [FAD]) y en el mononucleótido de flavina [FMN]), ácido pantoténico (en la coenzima A), tiamina, Mg^{2+}, Ca^{2+}, Fe^{2+} y fosfato.

II. Reacciones del ciclo del ácido tricarboxílico

En el ciclo del ATC, el grupo acetilo de dos carbonos de la acetil-CoA entra en el ciclo, y dos carbonos son producidos como CO_2 (*véase* fig. 23-1). La función del ciclo es conservar la energía procedente de esta oxidación, que se consigue de manera principal mediante la transferencia de electrones desde los intermediarios del ciclo al NAD^+ y FAD. Los ocho electrones donados por el grupo acetilo (cuatro provenientes de cada carbono), al pasar el tiempo, terminan en tres moléculas de NADH y una de FAD(2H) (fig. 23-2). Por consiguiente, el ATP se genera a partir de la fosforilación oxidativa cuando NADH y FAD(2H) donan estos electrones al O_2 mediante la cadena de transporte de electrones.

Al principio, el grupo acetilo se incorpora al **citrato**, un intermediario del ciclo del ATC (fig. 23-3). A medida que el citrato avanza a través del ciclo hacia **oxaloacetato**, es oxidado por cuatro deshidrogenasas (isocitrato deshidrogenasa, α-cetoglutarato deshidrogenasa, succinato deshidrogenasa y malato deshidrogenasa), las cuales eliminan al hidrógeno que contiene electrones o átomos de hidruros de un sustrato y los transfieren a coenzimas que aceptan electrones, como NAD^+ o FAD. La isomerasa aconitasa reacomoda los electrones en el citrato, con lo que se forma isocitrato, para facilitar la transferencia de un electrón al NAD^+. Un cofactor de hierro en la aconitasa facilita la isomerización.

Aunque no se introduce ningún O_2 en el ciclo del ATC, las dos moléculas de CO_2 producidas tienen más oxígeno que el grupo acetilo. Estos átomos de oxígeno derivan fundamentalmente del grupo carbonilo de la acetil-CoA, dos moléculas de agua añadidas por la fumarasa y citrato sintasa y el PO_4^{2-} añadido al difosfato de guanosina (GDP).

El rendimiento total de compuestos que contienen energía procedente del ciclo del ATC es de tres NADH, un FAD(2H) y un GTP. El enlace de alta energía del fosfato de GTP se genera a partir de la fosforilación a nivel de sustrato, catalizada por la succinato tiocinasa (succinil-CoA sintetasa). Como el NADH y FAD(2H) se vuelven a oxidar en la cadena de transporte de electrones, se producen alrededor de 2.5 ATP por cada NADH y 1.5 ATP para el FAD(2H) (*véase* cap. 24). Por consiguiente, la energía neta que se obtiene a partir del ciclo del ATC y la fosforilación oxidativa es de casi 10 enlaces de fosfato de alta energía para cada grupo acetilo oxidado.

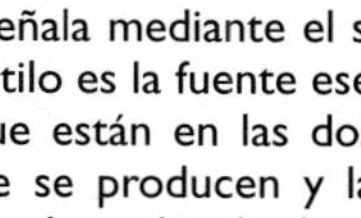

FIGURA 23-2   Grupo acetilo de la acetil-CoA. La acetil-CoA dona ocho electrones al ciclo del ATC, los cuales se muestran en *rojo* y dos carbonos. El enlace de alta energía se señala mediante el símbolo "~". El grupo acetilo es la fuente esencial de los carbonos que están en las dos moléculas de CO_2 que se producen y la fuente de electrones en la molécula de dinucleótido de flavina y adenina (FAD[2H]) y las tres moléculas de dinucleótido de nicotinamida y adenina reducido (NADH), cada una de las cuales ha aceptado dos electrones. No obstante, los mismos átomos de carbono y electrones que entran desde una molécula de acetil-CoA no salen como CO_2, NADH o FAD(2H) dentro de la misma vuelta del ciclo. Acetil-CoA, acetil coenzima A; ATC, ácido tricarboxílico; SCoA, coenzima A.

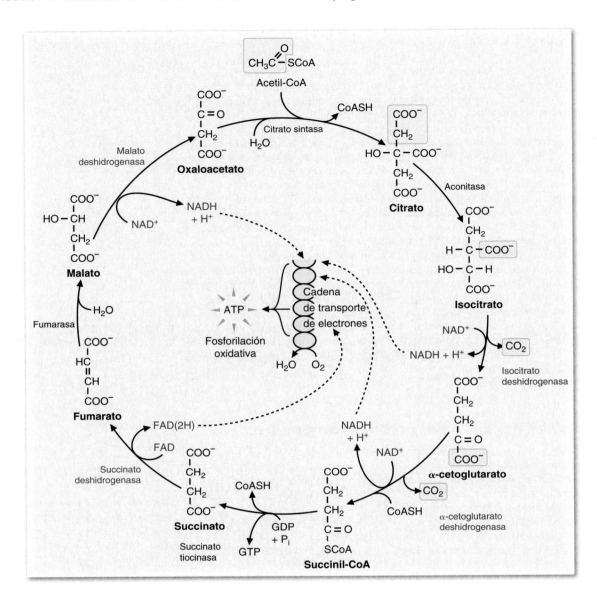

FIGURA 23-3   Reacciones del ciclo del ATC. Las enzimas y coenzimas de oxidación-reducción se muestran en *rojo*. El ingreso de los dos carbonos de acetil-CoA al ciclo del ATC están indicados con un *cuadro verde*. Los carbonos liberados como CO_2 se señalan con *cuadros amarillos*. Acetil-CoA, acetil coenzima A; ATC, ácido tricarboxílico; ATP, adenosín trifosfato; CoASH, coenzima A; FAD, dinucleótido de flavina y adenina; GDP, difosfato de guanosina; GTP, trifosfato de guanosina; NAD, dinucleótido de nicotinamida y adenina; P_i, fosfato inorgánico; SCoA, coenzima A.

El programa de ejercicio de **Otto S.** aumenta su índice de utilización de ATP y su índice de oxidación de combustible en el ciclo del ATC. El ciclo del ATC produce NADH y FAD(2H) y la cadena de transporte de electrones transfiere estos electrones desde el NADH y FAD(2H) al O_2, con lo que se genera el potencial electroquímico que desencadena la síntesis de ATP a partir del ADP. A medida que el ATP se usa en la célula, aumenta la velocidad de la cadena de transporte de electrones. El ciclo del ATC y otras vías que oxidan el combustible responden con el incremento en sus velocidades de producción de NADH y FAD(2H).

A. Formación y oxidación del isocitrato

El ciclo del ATC inicia con la condensación del grupo acetilo activado y el oxaloacetato para formar el citrato, intermediario de seis carbonos, una reacción que es catalizada por la enzima citrato sintasa (*véase* fig. 23-3). Por lo general, las sintasas catalizan la condensación de dos moléculas orgánicas para formar un enlace carbono-carbono en ausencia de energía del enlace de fosfato de alta energía. Una sintetasa cataliza el mismo tipo de reacción, pero requiere enlaces de fosfato de alta energía para completar la reacción. Como el oxaloacetato se regenera con cada vuelta del ciclo, no se le considera realmente como sustrato del ciclo o una fuente de electrones o de carbonos.

En la siguiente etapa del ciclo del ATC, el grupo hidroxilo (alcohol) del citrato se mueve a un carbono adyacente, de tal modo, que puede ser oxidado para formar un grupo ceto. La enzima aconitasa cataliza la isomerización de citrato a isocitrato; esta enzima recibe este nombre por ser un intermediario de la reacción. La enzima isocitrato deshidrogenasa cataliza la oxidación del grupo alcohol y la segmentación posterior del grupo carboxilo para liberar CO_2 (una oxidación seguida por una descarboxilación) que forma α-cetoglutarato.

B. α-cetoglutarato a succinil coenzima A

El siguiente paso del ciclo del ATC es la descarboxilación oxidativa de α-cetoglutarato para obtener la succinil coenzima A (CoA), catalizada por el complejo α-cetogluta-rato deshidrogenasa (*véase* fig. 23-3). El complejo deshidrogenasa contiene las coenzi-mas pirofosfato de tiamina (TPP), ácido lipoico y FAD.

En esta reacción, uno de los grupos carboxilo del α-cetoglutarato se libera como CO_2 y el grupo ceto adyacente es oxidado hasta el nivel de ácido, el cual luego se com-bina con el grupo sulfhidrilo de la coenzima A (CoASH) para formar succinil-CoA (*véase* fig. 23-3). La energía procedente de esta reacción se conserva sobre todo en el estado de reducción de NADH, con una cantidad más pequeña, conservada en el enlace tioéster de alta energía de la succinil CoA.

C. Generación de trifosfato de guanosina

La energía procedente del enlace tioéster de la succinil-CoA se utiliza para generar GTP a partir de difosfato de guanosina (GDP) y fosfato inorgánico (P_i) en la reacción catali-zada por la tiocinasa de succinato (que se conoce también como succinil-CoA sintetasa para la reacción inversa) (*véase* fig. 23-3). Esta reacción es un ejemplo de **fosforilación en el sustrato**. Por definición, fosforilación en el sustrato es la formación de un enlace de fosfato de alta energía, donde ninguno existía antes, sin el uso de O_2 molecular (en otras palabras, fosforilación *no* oxidativa). El enlace de fosfato de alta energía de GTP es equivalente desde el punto de vista energético al del ATP y se puede usar de forma di-recta en las reacciones que requieren energía como los que participan en la síntesis de proteínas.

D. Oxidación de succinato para obtener oxaloacetato

Hasta esta etapa del ciclo del ATC, dos carbonos han perdido sus electrones disponi-bles y se liberan como CO_2. Dos pares de estos electrones han sido transferidos a dos NAD^+ y se ha generado un GTP. No obstante, dos pares adicionales de electrones que derivan de la acetil-CoA, todavía permanecen en el ciclo del ATC, como parte del succi-nato. Las etapas restantes del ciclo del ATC transfieren estos dos pares de electrones al FAD y NAD^+ y adicionan H_2O, con lo que se regenera el oxaloacetato.

La secuencia de reacciones que transforman succinato en oxaloacetato, inician con la oxidación de succinato para obtener fumarato (*véase* fig. 23-3). Los electrones son transferidos desde los dos grupos adyacentes del succinato (–CH_2–metileno) a un FAD unido a succinato deshidrogenasa, debido a ello se forma el enlace doble de fumarato. A partir de FAD reducido enlazado a la enzima, los electrones entran a la cadena de trans-porte de electrones. Un grupo hidroxilo (–OH) y un protón del agua se añaden al doble enlace del fumarato, con lo que se transforma en malato. En la última reacción del ciclo del ATC, el grupo alcohol del malato es oxidado hasta un grupo ceto, mediante la dona-ción de electrones al NAD^+.

Con la regeneración del oxaloacetato, el ciclo del ATC queda completo; la energía del enlace químico, carbono y electrones donados por el grupo acetilo, han sido transfor-mados en CO_2, NADH, FAD(2H), GTP y calor.

La secuencia de reacciones de succinato a oxaloacetato —oxidación a través de la formación de un enlace doble, adición de agua al enlace doble y oxidación del alcohol resultante a cetona— se realizan en muchas vías oxidativas de la célula, como la vía de la oxidación de ácidos grasos y oxidación de los aminoácidos de cadena ramificada.

III. Coenzimas del ciclo del ácido tricarboxílico

Las enzimas del ciclo del ATC se apoyan, en gran medida, en coenzimas para realizar su función catalítica. La isocitrato deshidrogenasa y malato deshidrogenasa utilizan NAD^+ como coenzima y la succinato deshidrogenasa utiliza FAD. La citrato sintasa cata-liza una reacción en la que se utiliza un derivado de CoA, acetil-CoA. El complejo

P Según la fig. 23-3, ¿cuáles enzimas del ciclo del ATC liberan CO_2? ¿Cuántos moles de oxaloacetato se consumen en el ciclo del ATC por cada mol de CO_2 producido?

Ann R. se ha nutrido mal durante al-gún tiempo y presenta deficiencias subclínicas de muchas vitaminas, in-cluso de riboflavina. Las coenzimas FAD (flavina adenina dinucleótido) y FMN (flavina mononu-cleótido) se sintetizan a partir de la vitamina riboflavina. Esta vitamina es transportada activa-mente hacia el interior de las células, en donde la enzima flavocinasa adiciona un fosfato para pro-ducir FMN. Entonces la sintetasa de FAD añade AMP para formar FAD. FAD es la principal coen-zima de los tejidos y, por lo general, está unida fuertemente a proteínas; casi 10% mediante en-laces covalentes. El recambio de FAD es muy lento en el organismo y las personas pueden vi-vir durante mucho tiempo con bajos suministros de ella sin mostrar ningún signo de deficiencia de riboflavina.

R La isocitrato deshidrogenasa libera el primer CO_2 y la α-cetoglutarato deshidrogenasa libera el segundo CO_2. No hay consumo neto de oxaloacetato en el ciclo del ATC: en la primera etapa se utiliza un oxaloacetato y en la última se produce también uno. El uso y regeneración de oxaloacetato es la parte "cíclica" del ciclo del ATC.

P Uno de los compañeros de **Otto S.** con los que juega tenis, le dijo que había escuchado acerca de un alimento saludable, diseñado para atletas, que contenía succinato. El anuncio afirmaba que el succinato proporcionaría una fuente excelente de energía durante el ejercicio, porque podría ser metabolizado directamente sin oxígeno. ¿Hay algo erróneo en esta afirmación?

α-cetoglutarato deshidrogenasa utiliza TPP, lipoato y FAD, como coenzimas de unión y NAD^+ y CoASH como sustratos. Cada una de estas coenzimas posee características estructurales exclusivas que la posibilitan para cumplir con su función en el ciclo del ATC.

A. Dinucleótido de flavina, adenina y NAD^+

Tanto FAD como NAD^+ son coenzimas que aceptan electrones. ¿Por qué se usa FAD en algunas reacciones y NAD^+ en otras? Sus características estructurales exclusivas hacen posible que FAD y NAD^+ actúen como aceptores de electrones en diferentes tipos de reacciones y desempeñen distintas funciones fisiológicas en la célula. El FAD es capaz de aceptar electrones desapareados (H•) y formar un intermediario semirreducido de un electrón desapareado (fig. 23-4). Por consiguiente, interviene en reacciones en las cuales los electrones desapareados son transferidos independientemente de dos átomos distintos, lo que resulta en la formación del enlace doble (p. ej., succinato a fumarato) y en la formación del enlace disulfuro (p. ej., lipoato a disulfuro de lipoato en la reacción de la α-cetoglutarato deshidrogenasa). En cambio, el NAD^+ acepta un par de electrones del ion hidruro (H^-), el cual es atraído al carbono opuesto del anillo de piridina cargado positivamente (fig. 23-5). Por ejemplo, esto ocurre cuando la malato deshidrogenasa y la isocitrato deshidrogenasa, oxidan los alcoholes para obtener cetonas. El anillo de nicotinamida acepta un ion hidruro procedente del enlace C–H y además el hidrógeno del grupo funcional alcohol es liberado al medio como un protón con carga positiva, H^+.

Las formas de electrón desapareado de FAD como radical libre son muy reactivas y el FADH tiene la capacidad de perder sus electrones mediante la exposición al agua o al inicio de las reacciones en cadena. Por consiguiente, el FAD tiene que permanecer muy

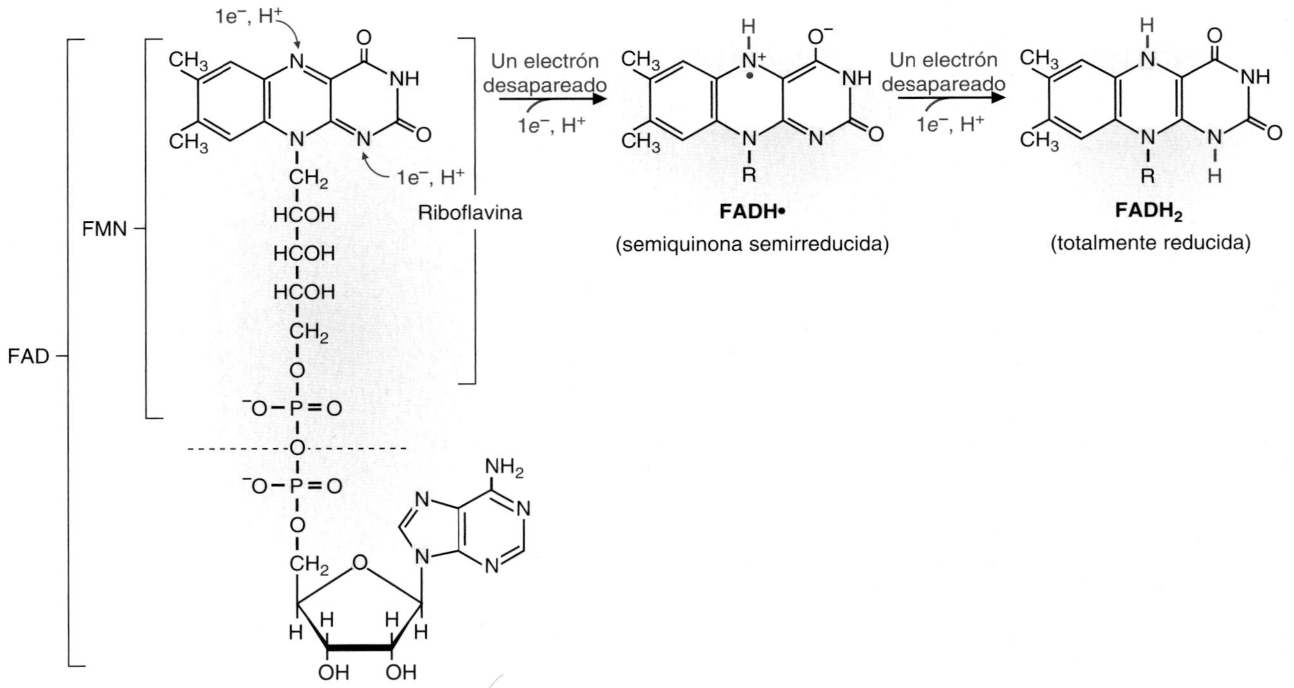

FIGURA 23-4 Ciclo de etapas de un electrón en la reducción del FAD. Cuando el FAD y el FMN aceptan electrones desapareados, son transformados en semiquinona semirreducida, una forma de radical libre semiestable. También pueden aceptar dos electrones para producir la forma completamente reducida, $FADH_2$. Sin embargo, en la mayor parte de las deshidrogenasas, el $FADH_2$ nunca se forma. En lugar de ello, el primer electrón es compartido con un grupo que está sobre la proteína cuando el siguiente electrón es transferido. Por lo tanto, en este texto, cuando el FAD acepta completamente los dos electrones ha sido denotado por la abreviatura más general, FAD(2H). FAD, dinucleótido de flavina y adenina; FMN, mononucleótido de flavina.

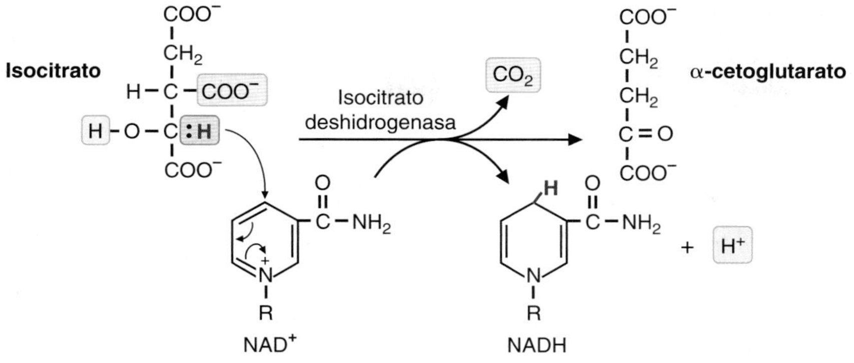

FIGURA 23-5 Oxidación y descarboxilación del isocitrato. El grupo alcohol (C–OH) es oxidado a una cetona, en donde los electrones del C–H son donados al dinucleótido de NAD^+ como ion hidruro. Los movimientos posteriores de los dos electrones en el anillo de piridina eliminan la carga positiva. El H del grupo –OH se disocia en el agua como un protón, H^+. Así el NAD^+, como aceptor de electrones, se reduce. NAD^+, dinucleótido de nicotinamida y adenina

La afirmación de que la oxidación del succinato puede producir energía sin oxígeno es falsa. Se basa quizá en el hecho de que el succinato es oxidado a fumarato por la donación de electrones al FAD. No obstante, el ATP se puede generar a partir de este proceso, solo cuando estos electrones son donados al oxígeno en la cadena transportadora de electrones. La energía generada por esta cadena se utiliza en la síntesis de ATP, durante el proceso de fosforilación oxidativa. Después de que el FAD(2H) unido covalentemente es oxidado a FAD por la cadena transportadora de electrones, la succinato deshidrogenasa es capaz de oxidar otra molécula de succinato. Si no hay oxígeno, el FAD(2H) permanecería reducido y la enzima ya no podría convertir succinato a fumarato.

fuertemente unido, a veces mediante enlaces covalentes a su enzima, mientras acepta y transfiere electrones a otro grupo unido en la enzima. Como el FAD interactúa con muchos grupos funcionales que están en las cadenas laterales de aminoácidos en el sitio activo, el $E^{0'}$ del FAD unido a una enzima varía de forma considerable y puede ser mayor o mucho menor que el del NAD^+. En cambio, las formas de NAD^+ y NADH se comportan más como sustrato y producto que como coenzimas.

El NADH desempeña una función reguladora en el equilibrio del metabolismo energético, que no puede hacer el FAD(2H), porque este permanece unido a su enzima. El NAD^+ libre se une a una deshidrogenasa y se reduce a NADH, que luego es liberado al medio donde se puede unir e inhibir a una deshidrogenasa diferente. Por consiguiente, las enzimas oxidativas están controladas por la relación $NADH/NAD^+$ y no generan NADH más rápido de lo que este puede ser reoxidado en la cadena de transporte de electrones. La regulación del ciclo del ATC y otras vías de oxidación de combustible por parte de la razón $NADH/NAD^+$ es parte del mecanismo para coordinar la velocidad de oxidación de combustible con la velocidad del uso del ATP.

B. Función de la coenzima A en el ciclo del ácido tricarboxílico

La CoASH, la coenzima de acilación, interviene en reacciones por medio de la formación de un enlace tioéster entre el azufre (S) de la CoASH y un grupo acilo (p. ej., acetil-CoA, succinil-CoA) (fig. 23-6). La estructura completa de CoASH y su precursor vitamínico, pantotenato, se ilustra en la fig. 8-9A. Un enlace tioéster es distinto del enlace característico del éster con oxígeno porque el S, al contrario que el O, no comparte sus electrones y no participa en las formaciones de resonancia. Una de las consecuencias de esta característica química del azufre es que el carbono del carbonilo, el α-carbono y el β-carbono del grupo acilo en un tioéster de CoA pueden ser activados para participar en diferentes tipos de reacciones (p. ej., en la reacción de la citrato sintasa, el grupo metilo del α-carbono es activado para que se dé la condensación con el oxaloacetato; *véanse* figs. 23-3 y 23-6A). Otra consecuencia es que el enlace del tioéster es un enlace de alta energía que posee un $\Delta G^{0'}$ negativo grande de hidrólisis (~−13 kcal/ mol).

La energía procedente del rompimiento de los enlaces tioéster de alta energía de succinil-CoA y acetil-CoA se utiliza en dos diferentes maneras en el ciclo del ATC. Cuando la tiocinasa de succinato rompe el enlace tioéster de la succinil-CoA, la energía se usa directamente para activar un fosfato unido a una enzima que es transferido a GDP (*véase* fig. 23-6B). En cambio, cuando el enlace tioéster de la acetil-CoA es roto en la reacción de la citrato sintasa, la energía es liberada y la reacción proporciona un $\Delta G^{0'}$ negativo grande de −7.7 kcal/ mol. El $\Delta G^{0'}$ negativo grande de la formación del citrato ayuda a que el ciclo del ATC continúe.

Se sintetiza CoASH a partir de la vitamina pantotenato, en una secuencia de reacciones que fosforila a este, adiciona la porción sulfhidrilo de la CoA de la cisteína y luego añade AMP y un grupo fosfato adicional del ATP (*véase* fig. 8-12A). El pantotenato está distribuido de manera amplia en los alimentos (pantos significa dondequiera), así que es improbable que **Ann R.** presente insuficiencia de esta vitamina. Si bien se requiere CoA en alrededor de 100 distintas reacciones de las células de los mamíferos, no se ha establecido el consumo diario recomendado (CDR) de pantotenato, en parte, porque no se han determinado todavía los indicadores que reflejen específica y sensiblemente falta de esta vitamina en los seres humanos. Los síntomas de carencia de pantotenato que se han dado a conocer (fatiga, náusea y pérdida del apetito) son característicos de la deficiencia vitamínica en general.

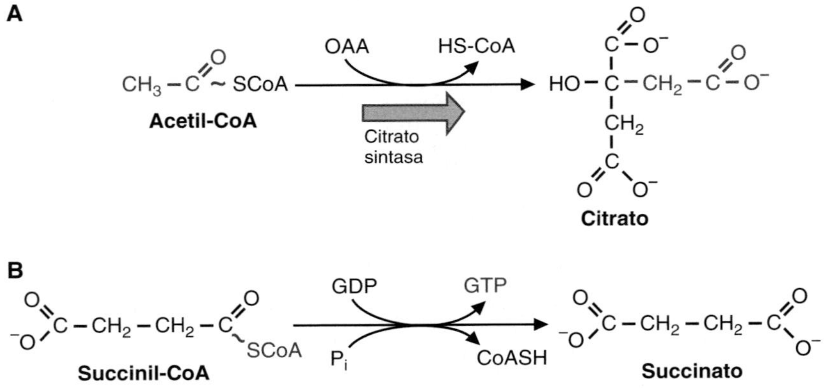

A

B

FIGURA 23-6 Utilización del enlace de tioéster de alta energía de las acil-CoA. Las transformaciones de energía se presentan en *rojo*. **A.** La energía liberada por hidrólisis del enlace de tioéster de la acetil-CoA en la reacción de la citrato sintasa contribuye a un $\Delta G^{0'}$ negativo grande en la dirección hacia adelante del ciclo del ATC. **B.** La energía del enlace de tioéster de la succinil-CoA se utiliza para la síntesis del enlace fosfato de alta energía del GTP. Acetil-CoA, acetil coenzima A; ATC, ácido tricarboxílico; CoASH, coenzima A; GDP, difosfato de guanosina; GTP, trifosfato de guanosina; OAA, oxaloacetato; P_i, fosfato inorgánico, SCoA, coenzima A.

C. Complejos de la α-cetoácido deshidrogenasa

El **complejo de la α-cetoglutarato deshidrogenasa** es uno de una familia de tres miembros de **complejos similares de α-cetoácido deshidrogenasa**. Los otros miembros de esta familia son el **complejo de la piruvato deshidrogenasa (PDC)** y el **complejo de la α-cetoácido deshidrogenasa de aminoácidos de cadena ramificada**. Cada uno de estos complejos es específico para una estructura de α-cetoácido distinto. En la secuencia de reacciones catalizadas por los complejos, el α-cetoácido se descarboxila (es decir, libera el grupo carboxilo como CO_2) (fig. 23-7). El grupo ceto se oxida hasta el nivel de ácido carboxílico y luego se combina con CoASH para formar un tioéster de acil-CoA (p. ej., succinil-CoA).

Todos los complejos de α-cetoácido deshidrogenasa son enormes complejos enzimáticos compuestos por múltiples subunidades de tres enzimas distintas, designadas como E_1, E_2 y E_3. E_1 es una α-cetoácido descarboxilasa que contiene TPP; separa al grupo carboxilo del α-cetoácido. E_2 es una transacilasa que contiene lipoato; transfiere la porción acilo del α-cetoácido desde la tiamina al CoASH. E_3 es una dihidrolipoilo deshidrogenasa, que contiene FAD; transfiere electrones desde el lipoato reducido a FAD, que luego transfiere los electrones a NAD^+. La recolección de las actividades de las enzimas en un enorme complejo, hace posible que el producto de una enzima sea transferido a la enzima siguiente, sin que se pierda energía. Asimismo, la formación de complejos aumenta la velocidad de catálisis porque los sustratos de E_2 y E_3 permanecen unidos al complejo enzimático. El mecanismo de una descarboxilación oxidativa se representa en las figuras en línea e-23-1 y e-23-2 *e*.

1. Pirofosfato de tiamina en el complejo α-cetoglutarato deshidrogenasa

El TPP se sintetiza a partir de la vitamina tiamina añadiendo pirofosfato (*véase* fig. 8-8). El grupo pirofosfato se une al magnesio, el cual se une a las cadenas laterales de aminoácidos en la enzima. Este enlace es relativamente débil para una coenzima, de modo que la tiamina se metaboliza con rapidez en el organismo, por lo que puede surgir una deficiencia rápida en las personas que siguen una dieta sin tiamina o con un bajo contenido de ella.

La función general de TPP es romper un enlace carbono-carbono próximo a un grupo ceto. En los complejos α-cetoglutarato deshidrogenasa, piruvato y α-cetoácido de cadena ramificada, el carbono funcional en el anillo del tiazol forma un enlace covalente con el carbono de α-ceto, por lo que se rompe el enlace entre el carbono α-ceto y el grupo adyacente del ácido carboxílico (*véase* fig. 8-8). El TPP también es una coenzima de la transcetolasa en la vía de las pentosa fosfato, en donde rompe de igual manera en

P El $E^{0'}$ para el FAD que acepta electrones es −0.219 (*véase* tabla 20-4). El $E^{0'}$ para el NAD^+ que acepta electrones es −0.32. Por consiguiente, la transferencia de electrones desde FAD(2H) a NAD^+ es desfavorable desde el punto de vista energético. ¿Cómo hacen posible esta transferencia los complejos de la α-cetoácido deshidrogenasa?

En la insuficiencia cardiaca de **Al M.**, causada por dieta deficiente de la vitamina tiamina, los complejos deshidrogenasa de piruvato, α-cetoglutarato deshidrogenasa y α-cetoácido deshidrogenasa de cadena ramificada son menos funcionales de lo normal. Puesto que el músculo cardiaco, el músculo esquelético y el tejido nervioso tienen alta producción de ATP a partir del NADH producido por la oxidación del piruvato a acetil-CoA y de acetil-CoA a CO_2 en el ciclo del ATC, estos tejidos presentan los signos más evidentes de la carencia de tiamina.

En las sociedades occidentales, la falta de tiamina más notable está relacionada con frecuencia al alcoholismo. El alcohol inhibe firme y directamente el mecanismo de absorción activa de la tiamina. La deficiencia subclínica de tiamina por desnutrición o anorexia podría ser común en la población general y, por lo regular, se asocia con falta de múltiples vitaminas.

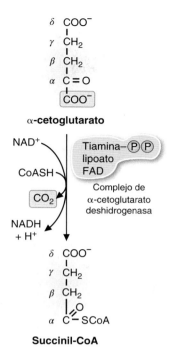

FIGURA 23-7 Descarboxilación oxidativa de α-cetoglutarato. El complejo α-cetoglutarato deshidrogenasa oxida el α-cetoglutarato a succinil coenzima A (succinil-CoA). El grupo carboxilo es liberado como CO_2. El grupo ceto en el carbono α es oxidado y luego forma el tioéster de acil-CoA, succinil-CoA. Las letras α, β, γ y δ en la succinil-CoA se refieren a la secuencia de átomos en el α-cetoglutarato. CoASH, coenzima A; FAD, dinucleótido de flavina y adenina; NAD, dinucleótido de nicotinamida y adenina; SCoA, coenzima A.

enlace carbono-carbono próximo a un grupo ceto. Cuando hay carencia de tiamina, α-cetoglutarato, piruvato y otros α-cetoácidos se acumulan en la sangre.

2. Lipoato

El lipoato es una coenzima que se encuentra solo en los complejos de α-cetoácido deshidrogenasa. Se sintetiza en el organismo humano a partir de carbohidratos y aminoácidos y no requiere un precursor de vitamina. El lipoato está adherido a la enzima de transacilasa mediante su grupo carboxilo, que está unido mediante enlaces covalentes al $-NH_2$ terminal de una lisina en la proteína (fig. e-23-2 en línea). En su extremo funcional, el lipoato contiene un grupo disulfuro que acepta electrones cuando enlaza el fragmento acilo del α-cetoglutarato. Entonces puede actuar como una ramificación larga y flexible de de la enzima, que se estira sobre la descarboxilasa, para atrapar el fragmento acilo de la tiamina y transferirlo al sitio activo que contiene unido al CoASH. Luego, oscila sobre la dihidrolipoil deshidrogenasa, para transferir electrones al FAD desde los grupos sulfhidrilo de lipoilo.

3. Dinucleótido de flavina y adenina y dihidrolipoilo deshidrogenasa

El FAD en la dihidrolipoilo deshidrogenasa, acepta electrones procedentes de los grupos sulfhidrilo del lipoilo y los transfiere al NAD^+ unido. El FAD acepta y transfiere electrones sin abandonar su sitio de unión en la enzima. La dirección de la reacción es propiciada por las interacciones del FAD con los grupos de la enzima, lo que modifica su potencial de reducción, así como por la liberación total de energía procedente de la segmentación y oxidación del α-cetoglutarato.

IV. Aspectos energéticos del ácido tricarboxílico

Como todas las vías metabólicas, el ciclo del ATC funciona con un $\Delta G^{0\prime}$ negativo neto total (fig. 23-8). Por lo tanto, la transformación de los sustratos en productos es favorable desde el punto de vista energético. No obstante, algunas de las reacciones, como la reacción de la malato deshidrogenasa, tienen un valor positivo.

El envenenamiento con arsénico es causado por la presencia de gran cantidad de diferentes compuestos arseniosos que son inhibidores metabólicos eficaces. En el envenenamiento agudo accidental o el envenenamiento intencional con arsénico, se requieren altas dosis de arsenato (AsO_4^{2-}) y arsenito (AsO_3^{2-}). El arsenito, que es 10 veces más tóxico que el arsenato, se une a los grupos sulfhidrilo vecinos, como los del dihidrolipoato y en los pares cercanos de cisteína (vecinos) que hay en los complejos de la α-cetoácido deshidrogenasa y en la deshidrogenasa succínica. El arsenato inhibe poco las reacciones enzimáticas que se relacionan con el fosfato, incluida la enzima deshidrogenasa de gliceraldehído 3-P en la glucólisis (véase cap. 22). Por consiguiente, se puede inhibir tanto la producción de ATP aeróbica como anaeróbica. Las dosis bajas de compuestos de arsénico que se encuentran en las fuentes de agua son una gran preocupación de salud pública, pero se relacionan con mayor riesgo de cáncer que de intoxicación directa.

Los valores de $E^{0\prime}$ fueron calculados en un tubo de ensayo en condiciones estándar. Cuando el FAD está unido a una enzima, como sucede en los complejos de la α-cetoácido deshidrogenasa, las cadenas laterales de aminoácidos son capaces de alterar su valor de $E^{0\prime}$. Por consiguiente, la transferencia de electrones al NAD^+ en la dihidrolipoilo deshidrogenasa desde el FAD(2H) que está unido es realmente favorable desde el punto de vista energético.

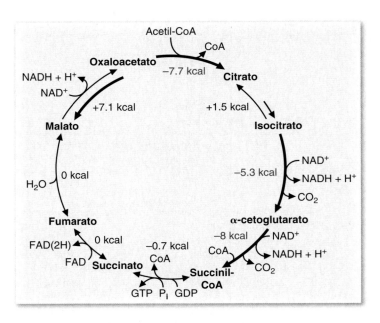

FIGURA 23-8 Valores aproximados de $\Delta G^{0'}$ para las reacciones del ciclo del ATC, dados por la dirección hacia adelante. Las reacciones con valores negativos grandes de $\Delta G^{0'}$ se muestran en *rojo*. El cambio estándar libre de energía ($\Delta G^{0'}$) se refiere al cambio libre de energía para la conversión de 1 mol de sustrato a 1 mol del producto a un pH de 7.0 bajo condiciones estándar. Acetil-CoA, acetil coenzima A; FAD, dinucleótido de flavina y adenina; GDP, difosfato de guanosina; GTP, trifosfato de guanosina; NAD, dinucleótido de nicotinamida y adenina; P_i, fosfato inorgánico; Succinil-CoA, succinil coenzima A.

El cambio neto de energía libre estándar en el caso del ciclo del ATC, el $\Delta G^{0'}$, se calcula sumando los valores de $\Delta G^{0'}$ de las reacciones individuales. El $\Delta G^{0'}$, −13 kcal, es la cantidad de energía perdida en forma de calor. Se puede considerar la cantidad de energía gastada para garantizar que se completará la oxidación del grupo acetilo a CO_2. Este valor es sorprendentemente pequeño. Sin embargo, la oxidación de NADH y FAD(2H) en la cadena de transporte de electrones, ayuda a que la oxidación del acetilo sea más favorable energéticamente y hace que el ciclo del ATC siga adelante.

A. Eficiencia total del ciclo del ácido tricarboxílico

Las reacciones del ciclo del ATC son extremadamente eficientes en cuanto a la transformación de la energía existente en los enlaces químicos del grupo acetilo a otras formas. La cantidad total de energía disponible procedente del grupo acetilo es de alrededor de 228 kcal/mol (la cantidad de energía que se podría liberar con la combustión completa a CO_2 de 1 mol de los grupos acetilo en una cámara experimental). Los productos del ciclo del ATC (NADH, FAD[2H] y GTP) contienen casi 207 kcal (tabla 23-1). Por consiguiente, las reacciones del ciclo del ATC son capaces de conservar alrededor de 90% de la energía disponible procedente de la oxidación de acetil-CoA.

B. Reacciones termodinámica y cinéticamente reversibles e irreversibles

Tres reacciones del ciclo del ATC tienen grandes valores negativos de $\Delta G^{0'}$, que propician la dirección hacia adelante: las reacciones catalizadas por la citrato sintasa, la isocitrato deshidrogenasa y la α-cetoglutarato deshidrogenasa (*véase* fig. 23-8). Dentro del ciclo del ATC, estas reacciones son irreversibles desde el punto de vista de la fisiología por dos razones: los productos no se originan a concentraciones suficientemente altas en condiciones fisiológicas para superar los grandes valores negativos de $\Delta G^{0'}$ y las enzimas correspondientes catalizan la reacción inversa con mucha lentitud. Estas reacciones hacen la principal contribución al $\Delta G^{0'}$ negativo total del ciclo del ATC y mantienen a este, avanzando en la dirección correcta.

TABLA 23-I	Rendimiento energético en el ciclo del ácido tricarboxílico	
KCAL/MOL		
3 NADH: 3 × 53	=	159
I FAD(2H)	=	41
I GTP	=	7
Suma	=	207

FAD, dinucleótido de flavina y adenina; GTP, trifosfato de guanosina; NAD, dinucleótido de nicotinamida y adenina. Los valores dados para la energía obtenida de NADH y FAD(2H) se basan en la ecuación $\Delta G = -n \, F \, \Delta E^{0'}$ explicados en el capítulo 20.

En contraste con estas reacciones irreversibles, las reacciones que catalizan la aconitasa y la malato deshidrogenasa, tienen un $\Delta G^{0'}$ positivo para seguir la dirección hacia adelante y son reversibles termodinámica y cinéticamente. Puesto que la aconitasa es rápida en ambas direcciones, se conservan los valores de equilibrio del índice de concentración de productos a sustratos y la concentración de citrato es de alrededor de 20 veces la del isocitrato. La acumulación de citrato en lugar de isocitrato, facilita el transporte del exceso de citrato al citosol, en donde es capaz de proporcionar una fuente de acetil-CoA para las vías de síntesis de ácidos grasos y colesterol. También permite que el citrato funcione como inhibidor de la citrato sintasa cuando disminuye el flujo a través de la isocitrato deshidrogenasa. De igual modo, la constante de equilibrio de la reacción de la malato deshidrogenasa propicia la acumulación de malato y no de oxaloacetato, lo que da como resultado una concentración baja de oxaloacetato, en la que ha influido la relación NADH/NAD$^+$. Por consiguiente, hay un flujo neto de oxaloacetato hacia malato en el hígado durante el ayuno (como resultado de la oxidación de ácidos grasos, lo que incrementa la relación NADH/NAD$^+$) y el malato es transportado fuera de las mitocondrias para tener un sustrato durante la gluconeogénesis.

V. Regulación del ciclo del ácido tricarboxílico

La oxidación de acetil-CoA en el ciclo del ATC y la conservación de la energía como NADH y FAD(2H) son esenciales para la generación de ATP en casi todos los tejidos del organismo. A pesar de los cambios en el suministro de combustibles, el tipo de combustibles en la sangre o la rapidez de utilización del ATP, las células conservan la homeostasis de ATP (una concentración constante de ATP). La velocidad del ciclo del ATC, como la de todas las vías de oxidación de combustible, está regulada sobre todo para que corresponda con la velocidad de la cadena de transporte de electrones, a la que controlan la relación ATP/ADP y la velocidad de utilización de ATP (*véase* cap. 24). Los principales sitios de regulación se ilustran en la figura 23-9.

Dos mensajeros principales retroalimentan información sobre la velocidad de la utilización de ATP al ciclo del ATC, a saber: (1) el estado de fosforilación de ATP como se refleja en los niveles de ATP y ADP; y (2) el estado de reducción de NAD$^+$ como se refleja en la relación NADH/NAD$^+$. Dentro de la célula, incluso dentro de la mitocondria, el fondo total de nucleótido de adenina (AMP, ADP, más ATP) y el fondo total de NAD (NAD$^+$ más NADH) son relativamente constantes. Por consiguiente, una velocidad mayor en la utilización de ATP origina un decremento en la concentración de ATP y un incremento de ADP pequeños. De manera similar, al aumentar la oxidación de NADH a NAD$^+$ efectuada por la cadena de transporte de electrones se incrementa la velocidad de las vías que producen NADH. En condiciones fisiológicas normales, el ciclo del ATC y otras vías oxidativas responden con rapidez a la mayor demanda de ATP que la concentración de ATP no cambia de manera considerable.

A. Regulación de la citrato sintasa

La citrato sintasa, que es la primera enzima del ciclo del ATC, es una enzima sencilla que carece de reguladores alostéricos. Principalmente la concentración de oxaloacetato, su sustrato y la concentración de citrato, un producto inhibidor que compite con el oxaloacetato (*véase* fig. 23-9), controlan su velocidad. El equilibrio malato-oxaloacetato favorece al malato, de modo que la concentración del oxaloacetato es muy baja dentro de la mitocondria y está por abajo de la K_m aparente (*véase* cap. 9, sec. II.A.5) de la citrato

Otto S. tenía dificultad para bajar de peso porque la utilización del combustible humano es demasiado eficiente. Los ácidos grasos del tejido adiposo de **Otto S.** se están transformando en acetil-CoA, la cual se oxida en el ciclo del ATC, debido a lo cual se genera NADH y FAD(2H). La energía en estos compuestos se utiliza en la síntesis de ATP a partir de la fosforilación oxidativa. Si la utilización del combustible de **Otto S.** fuera menos eficiente y su rendimiento de ATP fuera más bajo él tendría que oxidar mayores cantidades de grasa para obtener el ATP que necesita para el ejercicio.

Cuando **Otto S.** hace ejercicio, su ATPasa de miosina hidroliza al ATP para suministrar la energía para el movimiento de las miofibrillas. El decremento de ATP y el aumento de ADP, impulsan a la cadena de transporte de electrones para que oxide más NADH y FAD(2H). El ciclo del ATC es estimulado a proporcionar más NADH y FAD(2H) a la cadena de transporte de electrones. La activación del ciclo del ATC se realiza mediante la disminución de la relación NADH/NAD$^+$, el aumento en la concentración de ADP y el incremento de Ca^{2+}. Si bien la regulación de la transcripción de genes para las enzimas del ciclo del ATC es demasiado lenta para responder a los cambios en la demanda de ATP durante el ejercicio, la cantidad y dimensiones de las mitocondrias aumentan durante el ejercicio. Por lo tanto, **Otto S.** está incrementando su capacidad de oxidación de combustible cuando hace ejercicio.

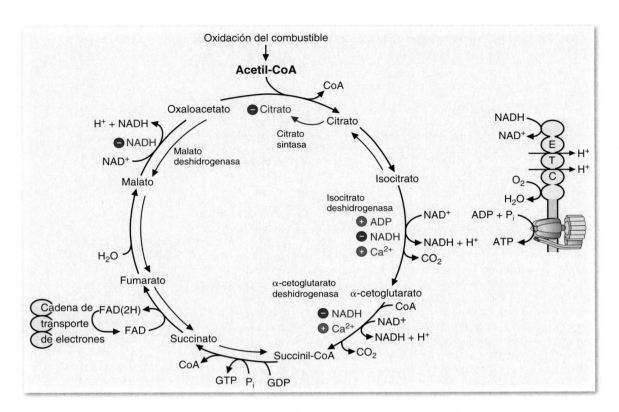

FIGURA 23-9 Principales interacciones reguladoras en el ciclo del ácido tricarboxílico (ATC). La velocidad de la hidrólisis del ATP controla la velocidad de la síntesis del ATP, que controla la velocidad de oxidación de dinucleótido de nicotinamida y adenina reducido (NADH) en la cadena de transporte de electrones (ETC). Todo el NADH y el dinucleótido de flavina y adenina reducido (FAD[2H]) producidos en el ciclo, donan electrones a esta cadena (mostrada a la *derecha*). Por consiguiente, la oxidación de acetil coenzima A (acetil-CoA) en el ciclo del ATC solo puede ir tan rápido como los electrones procedentes del NADH ingresen a la cadena de transporte, la cual está controlada por el contenido de ATP y ADP de las células. Las concentraciones de ADP y NADH retroalimentan información sobre la velocidad de la fosforilación oxidativa al ciclo del ATC. La isocitrato deshidrogenasa (DH), DH de α-cetoglutarato y DH de malato, son inhibidas por la concentración incrementada de NADH. La relación NADH/ NAD$^+$ cambia la concentración de oxaloacetato. El citrato es un producto inhibidor de la citrato sintasa. El ADP es un activador alostérico de la DH de isocitrato. Durante la contracción muscular, las concentraciones incrementadas de Ca^{2+} activan la DH de isocitrato y la DH de α-cetoglutarato (así como la DH de piruvato). Acetil-CoA, acetil coenzima A; GDP, difosfato de guanosina; GTP, trifosfato de guanosina; P$_i$, fosfato inorgánico; Succinil-CoA, succinil coenzima A.

sintasa. Cuando la relación NADH/ NAD$^+$ disminuye, aumenta la relación de oxaloacetato a malato. Cuando se activa la isocitrato deshidrogenasa, disminuye la concentración de citrato, lo que mitiga la inhibición del producto de la citrato sintasa. Por consiguiente, tanto el aumento de concentración de oxaloacetato como la disminución de la concentración de citrato, regulan la respuesta de la citrato sintasa según las condiciones establecidas por la cadena de transporte de electrones y la fosforilación oxidativa. En el hígado, la relación NADH/NAD$^+$ ayuda a determinar si la acetil-CoA ingresa al ciclo del ATC o se va por otra vía para la síntesis de los cuerpos cetónicos.

B. Regulación alostérica de la isocitrato deshidrogenasa

Se considera que la isocitrato deshidrogenasa, que consta de ocho subunidades, es una de las etapas que limitan la velocidad del ciclo del ATC y es activada alostéricamente por ADP e inhibida por NADH (fig. 23-10). En ausencia de ADP, la enzima manifiesta cooperatividad positiva; cuando el isocitrato se une a una subunidad, otras subunidades se transforman en una conformación activa (*véase* cap. 9, sec. III.A, acerca de enzimas alostéricas). En presencia de ADP, todas las subunidades están en su conformación activa y el isocitrato está listo para unirse. Por lo tanto, la K_m aparente (la $S_{0.5}$) se mueve a un valor mucho más bajo. Por consiguiente, a la concentración a la que está el isocitrato en la matriz de la mitocondria, un cambio pequeño en la concentración de ADP es capaz de producir un gran cambio en la velocidad de la reacción de la isocitrato deshidrogenasa.

Los pequeños cambios en la concentración del producto, de NADH y del cosustrato, NAD^+, también afectan la velocidad de la enzima más de lo que lo haría una enzima que no es alostérica.

C. Regulación de la α-cetoglutarato deshidrogenasa

El complejo de α-cetoglutarato deshidrogenasa, aunque no es una enzima alostérica, es inhibida por producto por el NADH y la succinil-CoA y que también lo podría inhibir el GTP (*véase* fig. 23-9). Por consiguiente, tanto la α-cetoglutarato deshidrogenasa como la isocitrato deshidrogenasa son sensibles a cambios en los niveles relativos de ADP y, por lo tanto, a la velocidad en la que el transporte de electrones oxida al NADH. El Ca^{2+} también activa a ambas enzimas. En la contracción del músculo cardiaco y posiblemente de otros tejidos musculares, la liberación de Ca^{2+} del retículo sarcoplasmático podría activar aún más estas enzimas durante la contracción muscular cuando el ATP es hidrolizado con rapidez.

D. Regulación de los intermediarios del ciclo del ácido tricarboxílico

La regulación del ciclo del ATC tiene dos funciones: garantiza que el NADH sea generado lo suficientemente rápido para conservar la homeostasis del ATP y regula la concentración de los intermediarios del ciclo del ATC. Por ejemplo, en el hígado, una menor velocidad de la isocitrato deshidrogenasa aumenta la concentración de citrato, que estimula el flujo de salida de citrato al citosol. En el citosol, el citrato puede actuar como un inhibidor de PFK-1 así como activador de la síntesis de ácidos grasos y aporta un sustrato para la síntesis de ácidos grasos (*véase* cap. 31). La salida de citrato de la mitocondria envía el mensaje de que los niveles de energía son altos dentro de esta. Tienen lugar varias interacciones reguladoras en el ciclo del ATC, además de las ya mencionadas, que controlan los niveles de los intermediarios del ATC y su flujo hacia las vías que se unen al ciclo del ATC.

VI. Precursores de la acetil coenzima A

Los compuestos entran al ciclo del ATC como acetil-CoA o como un intermediario que se puede transformar en malato u oxaloacetato. Los compuestos que ingresan como acetil-CoA son oxidados a CO_2. Los compuestos que entran como intermediarios del ciclo del ATC suplen a los intermediarios que han sido utilizados en las vías biosintéticas, como la gluconeogénesis o la síntesis del hemo, pero no pueden ser oxidados completamente hasta CO_2.

A. Fuentes de acetil coenzima A

Esta coenzima funciona como un punto común de convergencia de las rutas principales de oxidación del combustible. Proviene directamente de la β-oxidación de los ácidos grasos y de la degradación de los cuerpos cetónicos β-hidroxibutirato y acetoacetato (*véase* fig. 23-11). También se forma a partir del acetato, que podría provenir de la dieta o de la oxidación del etanol. La glucosa y otros carbohidratos ingresan a la glucólisis, una vía común de todas las células y se oxidan para dar piruvato. Los aminoácidos alanina y serina también son transformados a piruvato. El PDC oxida el piruvato a acetil-CoA. Varios aminoácidos, como leucina e isoleucina, también son oxidados a acetil-CoA. Por consiguiente, la oxidación final de acetil-CoA a CO_2 en el ciclo del ATC es la última etapa de todas las principales vías de la oxidación de combustible.

B. Complejo de la piruvato deshidrogenasa

El PDC oxida el piruvato a acetil-CoA y como resultado de ello se enlazan la glucólisis y el ciclo del ATC. En el cerebro, que depende de la oxidación de la glucosa a CO_2 para satisfacer sus necesidades de ATP, la regulación del PDC es cuestión de vida o muerte.

I. Estructura del complejo de la piruvato deshidrogenasa

El PDC pertenece a la familia de complejos de α-cetoácidos deshidrogenasa, por lo que comparte características estructurales y catalíticas con el complejo α-cetoglutarato deshidrogenasa y el complejo de α-cetoácido deshidrogenasa de cadena ramificada (fig.

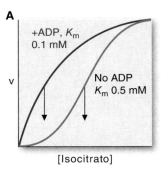

A

+ADP, K_m 0.1 mM

No ADP K_m 0.5 mM

v

[Isocitrato]

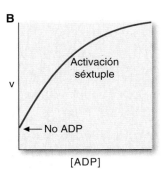

B

Activación séxtuple

v

← No ADP

[ADP]

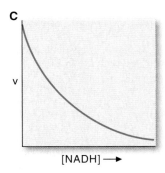

C

v

[NADH] ⟶

FIGURA 23-10 La regulación alostérica de la isocitrato deshidrogenasa (ICDH). El isocitrato, NAD^+ y NADH se unen en el sitio activo; el ADP y Ca^{2+} son activadores y se unen a sitios alostéricos separados. **A.** En una gráfica de velocidad comparada con la concentración de isocitrato, se muestra cooperatividad positiva (curva sigmoide) en la ausencia de ADP. El activador alostérico ADP cambia la curva a una cercana a una hipérbola rectangular y disminuye la K_m ($S_{0.5}$) del isocitrato. **B.** La activación alostérica por ADP no es una respuesta de todo o nada. El grado de activación por ADP depende de su concentración. **C.** Los incrementos en la concentración de producto, NADH, disminuyen la velocidad de la enzima a través de efectos sobre la activación alostérica.

La deficiencia del complejo piruvato deshidrogenasa (PDC), aunque rara, está entre las enfermedades hereditarias más comunes que causan acidosis láctica y, de manera similar a la carencia de piruvato carboxilasa, están agrupadas en la categoría de la enfermedad de Leigh (encefalopatía necrosante subaguda). Cuando el PDC es defectuoso, se acumula piruvato y disminuye la producción de ATP. La baja de ATP estimula que la glucólisis (*véase* cap. 22) proceda en una forma anaeróbica y al hacerlo el piruvato se reduce a lactato. En su forma grave, la falta del PDC se manifiesta con acidosis láctica excesiva en el nacimiento, con muerte en el periodo neonatal. En una segunda forma de presentación, la acidosis láctica es moderada, pero existe gran retraso psicomotor al avanzar la edad. En muchos casos, el daño concomitante en el tronco del encéfalo y en los ganglios basales, causa la muerte en la infancia. Los síntomas neurológicos se manifiestan porque el cerebro tiene capacidad muy limitada para utilizar los ácidos grasos como combustible y, por lo tanto, depende del metabolismo de la glucosa para abastecerse de energía.

Los defectos genéticos más comunes relacionados con el PDC están en el gen de la subunidad alfa de E_1. El gen alfa de E_1 está ligado al X. Debido a su importancia en el metabolismo del sistema nervioso central, la insuficiencia de la piruvato deshidrogenasa es un problema tanto en varones como en mujeres, incluso si la mujer es portadora. Por esta razón, se clasifica como un trastorno dominante ligado al X.

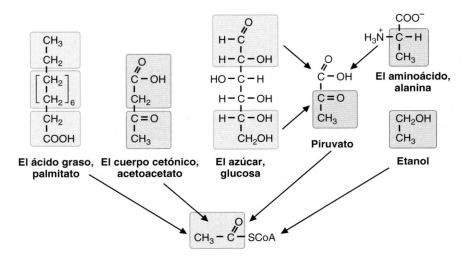

FIGURA 23-11 Origen del grupo acetilo procedente de varios combustibles. La acetil-CoA deriva de la oxidación de combustibles. Las porciones de ácidos grasos, cuerpos cetónicos, glucosa, piruvato, el aminoácido alanina y el etanol que son transformados en el grupo acetilo de la acetil coenzima A (acetil-CoA) se muestran en cuadros. SCoA, coenzima A.

23-12). Contiene los mismos tres tipos básicos de subunidades catalíticas: (1) subunidades de piruvato descarboxilasa que se unen al TPP (E_1), (2) subunidades de transacetilasa que se unen al lipoato (E_2) y (3) subunidades de dihidrolipoilo deshidrogenasa, que se unen a FAD (E_3). Aunque en el PDC las enzimas E_1 y E_2 son relativamente específicas para el piruvato, la misma dihidrolipoilo deshidrogenasa interviene en todos los complejos de α-cetoácido deshidrogenasa. Además de estos tres tipos de subunidades, el complejo del PDC contiene una subunidad adicional, una proteína de unión E_3 (E_3-BP). Cada componente funcional del complejo de PDC está presente en múltiples copias (p. ej., el PDC de corazón de bovino tiene 30 subunidades de E_1, 60 subunidades de E_2 y seis subunidades de E_3 y seis subunidades de E_3-BP). La enzima de E_1 es un tetrámero de dos diferentes tipos de subunidades, α y β.

2. Regulación del complejo de la piruvato deshidrogenasa

La actividad de PDC está controlada sobre todo por la fosforilación, mediada por la cinasa de piruvato deshidrogenasa, que inhibe a la enzima, y la desfosforilación por medio de la fosfatasa de la piruvato deshidrogenasa, la cual la activa (fig. 23-13). La cinasa de piruvato deshidrogenasa y la fosfatasa de piruvato deshidrogenasa son subunidades reguladoras dentro del complejo del PDC y actúan solo en el complejo. La cinasa de PDC transfiere un fosfato desde el ATP a los grupos hidroxilo de serina específicos (Ser-OH) sobre la piruvato descarboxilasa (E_1). La fosfatasa de PDC elimina estos grupos fosfato por hidrólisis. La fosforilación de justamente una serina sobre la subunidad alfa de E_1 de la PDC, disminuye su actividad en $> 99\%$. La cinasa de PDC está presente en complejos como isoenzimas específicas de tejidos, que varían en sus propiedades reguladoras.

A la misma cinasa de PDC la inhiben el ADP y el piruvato. Por consiguiente, cuando el consumo rápido de ATP da como resultado un incremento de ADP o cuando la activación de la glucólisis aumenta las concentraciones de piruvato, la cinasa de PDC es inhibida y el PDC sigue siendo una forma activa sin fosforilar. La fosfatasa de PDC requiere Ca^{2+} para tener una actividad completa. En el corazón, el aumento de Ca^{2+} intramitocondrial durante la contracción rápida activa a la fosfatasa, debido a lo cual aumenta la cantidad de PDC activo sin fosforilar.

Asimismo, al PDC lo regulan mediante inhibición sus productos, acetil-CoA y NADH. Dicha inhibición es más fuerte que la inhibición regular por producto, porque la unión con PDC estimula su fosforilación para llegar a la forma inactiva. Los sustratos de

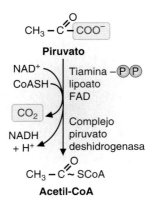

FIGURA 23-12 El complejo piruvato deshidrogenasa (PDC) cataliza la oxidación del piruvato α-cetoácido a acetil-CoA. Acetil-CoA, acetil coenzima A; CoASH, coenzima A; FAD, dinucleótido de flavina y adenina; NAD, dinucleótido de nicotinamida y adenina; SCoA, coenzima A.

la enzima, CoASH y NAD⁺, antagonizan esta inhibición por producto. Entonces, cuando ya está disponible una gran cantidad de acetil-CoA para el ciclo del ATC procedente de la oxidación de ácidos grasos, aumentan acetil-CoA y NADH y disminuyen en gran medida su propia síntesis por PDC.

El PDC también puede ser activado con rapidez por medio de un mecanismo en el que interviene la insulina, que desempeña una función importante en los adipocitos. Con el paso del tiempo, la insulina podría aumentar lentamente la cantidad de PDC presente en muchos tejidos.

La velocidad de otras vías de oxidación de combustible que alimentan el ciclo del ATC, también aumenta cuando se incrementa el consumo de ATP. La insulina, otras hormonas y la dieta controlan la disponibilidad de combustibles para estas vías oxidativas.

3. Regulación del complejo piruvato deshidrogenasa y glucólisis

El PDC también es regulado principalmente por la velocidad de uso de ATP por medio de una fosforilación rápida a una forma inactiva (fig. 23-13). De esta forma, en una célula que respira con normalidad, con un aporte adecuado de oxígeno, la glucólisis y el ciclo del ATC se activan juntos y la glucosa se puede oxidar por completo a dióxido de carbono. Sin embargo, cuando los tejidos no tienen un aporte adecuado de oxígeno para cubrir sus demandas de ATP, la relación NADH/NAD⁺ inhibe a la piruvato deshidrogenasa, pero el AMP activa la glucólisis. Una porción del piruvato es reducida a lactato para permitir que la glucólisis continúe.

VII. Intermediarios del ciclo del ATC y reacciones anapleróticas

A. Los intermediarios del ciclo del ATC son precursores de las vías biosintéticas

Los intermediarios del ciclo del ATC funcionan como precursores de una variedad de diferentes vías existentes, en distintos tipos de células (fig. 23-14). Esto es en particular importante en la función metabólica central del hígado. Con frecuencia, al ciclo del ATC en el hígado se le llama de "ciclo abierto", porque existe gran salida de intermediarios. Después de una comida con alto contenido de carbohidratos, la salida de citrato y la segmentación de acetil-CoA proporcionan unidades acetilo, para que se efectúe la síntesis citosólica de ácidos grasos. Durante el periodo de ayuno, los precursores gluconeogénicos son transformados en malato, que deja a las mitocondrias para la gluconeogénesis citosólica. También el hígado utiliza intermediarios del ciclo del ATC para sintetizar los esqueletos de carbonos de los aminoácidos. Se podría quitar a la succinil-CoA del ciclo del ATC para formar hemo en las células del hígado y de la médula ósea. En el cerebro se transforma α-cetoglutarato en glutamato y luego en ácido γ-aminobutírico (GABA), un neurotransmisor. En el músculo esquelético, el α-cetoglutarato se convierte en glutamina, que es transportada por la sangre a otros tejidos.

El piruvato, citrato, α-cetoglutarato y malato, ADP, ATP y fosfato (así como muchos otros compuestos), poseen transportadores específicos en la membrana interna de la mitocondria que transportan compuestos entre la matriz mitocondrial y el citosol, como intercambio de un compuesto de carga similar. En cambio, el CoASH, la acetil-CoA, otros derivados de CoA, NAD⁺ y NADH y oxaloacetato no son transportados a una velocidad metabólica significativa. Para obtener acetil-CoA citosólico, muchas células transportan citrato al citosol, en donde es segmentado para tener acetil-CoA y oxaloacetato mediante la citrato liasa.

B. Reacciones anapleróticas

Al retirar algunos de los intermediarios del ciclo del ATC, se eliminan los cuatro carbonos que se usan para regenerar el oxaloacetato durante cada vuelta del ciclo. Con el agotamiento del oxaloacetato, es imposible continuar oxidando acetil-CoA. Para que el ciclo del ATC se mantenga trabajando, las células tienen que abastecer suficientes intermediarios de cuatro carbonos procedentes de la degradación de carbohidratos o ciertos

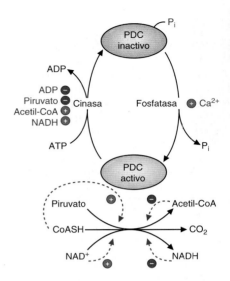

FIGURA 23-13 Regulación del complejo piruvato deshidrogenasa (PDC). La cinasa de PDC, una subunidad de la enzima, fosforila el PDC en un residuo específico de serina, convirtiendo de esta manera al PDC en una forma inactiva. La cinasa es inhibida por adenosín difosfato; (ADP) y piruvato. La fosfatasa del PDC, otra subunidad de la enzima, elimina el fosfato, lo que activa al PDC. La fosfatasa es activada por Ca²⁺. Cuando los sustratos piruvato y CoASH están unidos a PDC, la actividad de la cinasa está inhibida y PDC está activa. Cuando los productos acetil-CoA y NADH se unen a PDC, se estimula la actividad de la cinasa y la enzima es fosforilada a la forma inactiva. La cinasa y E₁ existen como isoenzimas específicas de los tejidos con especificidad tisular que se traslapa y propiedades reguladoras un poco distintas. Acetil-CoA, acetil coenzima A; ATP, adenosín trifosfato; CoASH, coenzima A; NAD, dinucleótido de nicotinamida y adenina; Pᵢ, fosfato inorgánico.

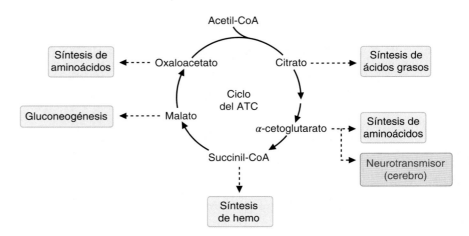

FIGURA 23-14 Flujo de salida del ciclo del ácido tricarboxílico (ATC). En el hígado, los intermediarios del ciclo del ATC son retirados continuamente en las rutas de la síntesis de los ácidos grasos, síntesis de aminoácidos, gluconeogénesis y síntesis de hemo. En el cerebro, el α-cetoglutarato se convierte en glutamato y ácido γ-aminobutírico (GABA), los cuales son neurotransmisores. Acetil-CoA, acetil coenzima A; Succinil-CoA, succinil coenzima A.

La carencia de piruvato carboxilasa es una de las enfermedades genéticas agrupadas en las manifestaciones clínicas de la enfermedad de Leigh. En la forma leve, el paciente manifiesta pronto lento desarrollo y acidosis láctica de leve a moderada (similar a los defectos del PDC, el piruvato se acumula cuando la piruvato descarboxilasa es defectuosa). Los pacientes que sobreviven a un retraso mental grave y existe pérdida de neuronas cerebrales. En el cerebro, hay piruvato carboxilasa en los astrocitos, que utilizan intermediarios del ciclo del ATC para sintetizar glutamina. Esta vía es esencial para la supervivencia de las neuronas. La causa principal de la acidosis láctica es que las células que dependen de la piruvato carboxilasa para contar con un abastecimiento anaplerótico de oxaloacetato no pueden oxidar piruvato en el ciclo del ATC (debido a una baja concentración de oxaloacetato) y el hígado no puede transformar piruvato en glucosa (porque se requiere la reacción de la carboxilasa de piruvato para que ocurra esta vía), así que el exceso de piruvato se transforma en lactato.

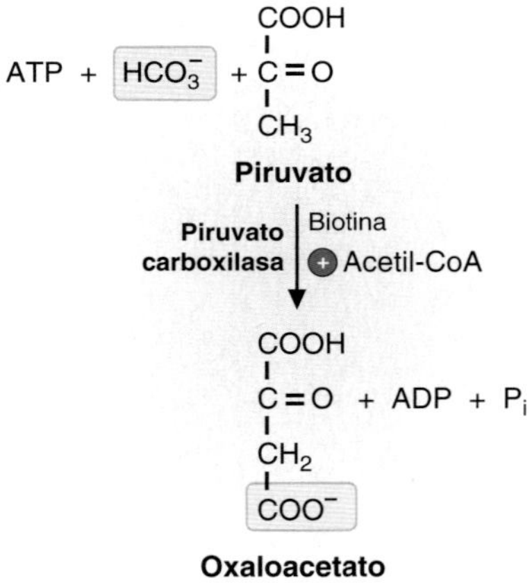

$$ATP + \boxed{HCO_3^-} + \begin{array}{c} COOH \\ | \\ C = O \\ | \\ CH_3 \end{array}$$

Piruvato

Piruvato carboxilasa $\xrightarrow{\text{Biotina}}$ ⊕ Acetil-CoA

$$\begin{array}{c} COOH \\ | \\ C = O \\ | \\ CH_2 \\ | \\ \boxed{COO^-} \end{array} + ADP + P_i$$

Oxaloacetato

FIGURA 23-15 Reacción de la piruvato carboxilasa. Esta carboxilasa añade un grupo carboxilo procedente del bicarbonato (el cual está en equilibrio con CO_2) al piruvato para formar oxaloacetato. Se utiliza biotina para activar y transferir el CO_2. La energía necesaria para formar el complejo covalente biotina–CO_2 la proporciona el enlace de alta energía del fosfato del adenosín trifosfato (ATP), el cual es separado en la reacción. La enzima es activada por la acetil coenzima A (acetil-CoA). Acetil-CoA, acetil coenzima A; ADP, adenosín difosfato; P_i, fosfato inorgánico.

aminoácidos para compensar el retiro. Las vías o reacciones que reabastecen intermediarios del ciclo del ATC se denominan **anapleróticas** ("reabastecimiento").

1. Piruvato carboxilasa

La piruvato carboxilasa es una de las enzimas anapleróticas principales en la célula. Cataliza la adición de CO_2 al piruvato para formar oxaloacetato (fig. 23-15). Al igual que la mayor parte de carboxilasas, la piruvato carboxilasa contiene biotina (una vitamina) que forma un intermediario covalente con CO_2, en una reacción que requiere ATP y Mg^{2+} (fig. 8-9). Luego el CO_2 activado se transfiere al piruvato para formar el grupo carboxilo del oxaloacetato.

La piruvato carboxilasa está presente en muchos tejidos, como hígado, cerebro, adipocitos y fibroblastos, en donde su función es anaplerótica. La concentración es alta en hígado y corteza renal, en donde se eliminan continuamente oxaloacetato y malato del ciclo del ATC para ingresar a la vía gluconeogénica.

A la piruvato carboxilasa la activa la acetil-CoA y la inhiben las concentraciones altas de muchos derivados de acetil-CoA. Cuando la concentración de oxaloacetato se agota debido a la salida de los intermediarios del ciclo del ATC, disminuye la velocidad de la reacción de la citrato sintasa y sube la concentración de acetil-CoA. Luego esta activa a la piruvato carboxilasa para que sintetice más oxaloacetato.

2. Degradación de aminoácidos

La vía de oxidación de muchos aminoácidos convierte los esqueletos de carbonos en intermediarios de cinco o de cuatro carbonos del ciclo del ATC, que son capaces de regenerar al oxaloacetato (fig. 23-16). Los carbonos de la alanina y la serina, ingresan a través de la piruvato carboxilasa (*véase* fig. 23-16, círculo 1). En todos los tejidos con mitocondrias (excepto, de manera sorprendente, el hígado), la oxidación de los dos aminoácidos de cadena ramificada isoleucina y valina a succinil-CoA forma la principal vía anaplerótica (*véase* fig. 23-16, círculo 3). En el hígado, también ingresan al ciclo del ATC como succinil-CoA otros compuestos que forman propionil-CoA (p. ej., metionina, treonina y ácidos grasos de longitud de cadena impar o ramificados). En la mayor parte de los tejidos se toma glutamina de la sangre, se convierte en glutamato y luego se oxida a α-cetoglutarato, lo que constituye otra de las principales vías anapleróticas (*véase* fig. 23-16, círculo 2). No obstante, el ciclo del ATC no puede reabastecerse con intermediarios, por la oxidación de ácidos grasos de longitud de cadena par o por la oxidación de cuerpos cetónicos, lo cual forma solo acetil-CoA. En el ciclo del ATC se pierden dos carbonos del citrato antes de que se forme succinil-CoA, de modo que no hay conversión neta del carbono de acetilo en oxaloacetato.

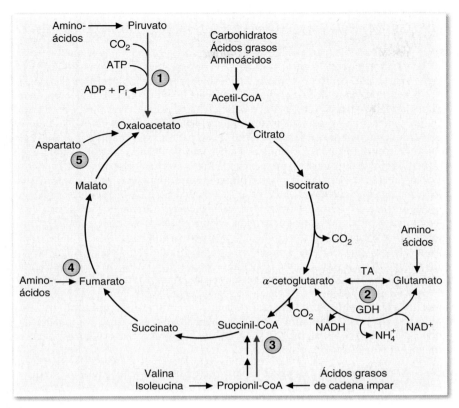

FIGURA 23-16   Principales rutas anapleróticas del ciclo del ácido tricarboxílico (ATC). Las dos rutas anapleróticas principales son (1) y (3) (*flechas rojas*). (1) Piruvato Carboxilasa. (2) El glutamato es transformado reversiblemente en α-cetoglutarato por las transaminasas (TA) y la glutamato deshidrogenasa (GDH) en muchos tejidos. (3) Los esqueletos de carbonos de valina e isoleucina, una unidad de tres carbonos procedente de la oxidación de ácidos grasos de cadena impar y una cantidad de otros compuestos entran al ciclo del ATC en el nivel de la succinil-CoA. Otros aminoácidos también son degradados a fumarato (4) y oxaloacetato (5), sobre todo en el hígado. Acetil-CoA, acetil coenzima A; ADP, adenosín difosfato; ATP, adenosín trifosfato; NAD, dinucleótido de nicotinamida y adenina; P_i, fosfato inorgánico; propionil-CoA, propionil coenzima A; Succinil-CoA, succinil coenzima A.

COMENTARIOS CLÍNICOS

Otto S. está experimentando los beneficios del acondicionamiento físico. Como respuesta al ejercicio escalonado regular, se suscita una variedad de adaptaciones funcionales en el corazón, pulmones, sistema vascular y músculo esquelético. Aumenta la eficiencia de bombeo del corazón, lo que posibilita mayor gasto cardiaco con menos latidos por minuto y una tasa inferior de consumo de oxígeno. Los pulmones extraen un mayor porcentaje de oxígeno del aire inspirado, con lo que hay menos respiraciones por unidad de actividad. Se incrementa la capacidad vasodilatadora de los lechos arteriales en el músculo esquelético, lo que propicia mayor entrega de oxígeno y combustibles al músculo que se ejercita. A la vez, mejora la capacidad del drenaje venoso en el músculo, que garantiza que el ácido láctico no se acumulará en los tejidos que se contraen. Estos cambios adaptativos en las respuestas fisiológicas están acompañados por incrementos en cantidad, dimensiones y actividad de las mitocondrias del músculo esquelético junto con el contenido de enzimas del ciclo del ATC y componentes de la cadena de transporte de electrones. Estos cambios intensifican en forma notable la capacidad oxidativa del músculo que se ejercita.

En el músculo esquelético y otros tejidos, el ATP es generado por la glucólisis anaeróbica, cuando la frecuencia de la respiración aeróbica es insuficiente para cumplir con la velocidad de consumo de ATP. En estas circunstancias, la velocidad de producción de piruvato sobrepasa la capacidad de las células para oxidar NADH en la cadena de transporte de electrones y, por lo tanto, para oxidar piruvato en el ciclo del ATC. El exceso de piruvato se reduce a lactato. Puesto que el lactato es un ácido, la acumulación de este afecta al músculo y causa dolor e inflamación.

Ann R. está experimentando fatiga por varias razones. Tiene anemia ferropénica, que afecta la hemoglobina que contiene hierro en sus eritrocitos, el hierro en la aconitasa y succinato deshidrogenasa, así como el hierro en las hemoproteínas de la cadena de transporte de electrones. También podría estar experimentando las consecuencias de la deficiencia de varias vitaminas, como tiamina, riboflavina y niacina (el precursor vitamínico de NAD^+). Es menos probable, pero posible, que también tenga deficiencias subclínicas de pantotenato (el precursor de la CoA) o de biotina. Como resultado, los músculos de **Ann R.** tienen que utilizar la glucólisis como fuente principal de energía, lo que causa músculos adoloridos.

Por lo general, la carencia de riboflavina se presenta junto con otra falta de vitaminas solubles en agua. Los síntomas característicos de la deficiencia son queilosis (inflamación en las comisuras de la boca), glositis (lengua magenta) y dermatitis seborreica (grasa). También se caracteriza por garganta irritada, edema de las membranas mucosas de la faringe y de la boca y anemia normocrómica y normocítica relacionada. Se desconoce aún si la glositis y la dermatitis son en realidad resultado de múltiples deficiencias vitamínicas.

La riboflavina se encuentra en varios alimentos y hay pequeñas cantidades presentes, como coenzimas, en la mayor parte de tejidos de origen animal y vegetal. En especial son buenas fuentes: los huevos, la carne magra, la leche, el brócoli, el pan y los cereales enriquecidos. Una parte de la cantidad de niacina que requiere el organismo se consigue por síntesis a partir del triptófano. La carne, sobre todo la carne roja, el hígado, las legumbres, la leche, los huevos, la alfalfa, los cereales en grano, las levaduras y el pescado son buenas fuentes de niacina y triptófano.

El cirujano japonés Takaki atribuyó en 1884 el beriberi, del que ahora ya se sabe que es causado por la deficiencia de tiamina, a la carencia de un componente nitrogenado en las comidas. En 1890, el médico holandés Eijkman, quien trabajaba en Java, observó que la polineuritis secundaria a beriberi se podía evitar con la cascarilla del arroz que se le quita durante el refinado. La tiamina está presente en la cascarilla de los granos y es abundante en el cerdo y en las legumbres. En contraste con la mayor parte de las vitaminas, la leche y los productos lácteos, los mariscos, las frutas y verduras no son buenas fuentes de tiamina.

Al M. se presenta, por segunda vez, con una forma de insuficiencia cardiaca de alto gasto relacionada con el alcohol, a la que, algunas veces, se le denomina "beriberi húmedo" o "corazón de beriberi" (*véase* cap. 9). La palabra "húmedo" se refiere a la retención de líquidos que, con el tiempo, podría ocurrir cuando la contractilidad ventricular izquierda esté tan comprometida que el gasto cardiaco, que si bien en el inicio es relativamente "alto", no pueda cumplir con las "demandas" de los lechos vasculares periféricos, que se han dilatado en respuesta a la falta de tiamina.

La miocardiopatía es resultado de gasto persistentemente elevado por la vasculatura periférica dilatada y también está relacionada probablemente con la reducción de la función bioquímica normal de la vitamina tiamina en el músculo cardiaco. La inhibición de los complejos de α-cetoácidos deshidrogenasa ocasiona que se acumulen los α-cetoácidos en el músculo cardiaco (y en la sangre), lo que origina miocardiopatía inducida químicamente. La afectación de otras dos funciones de la tiamina también podría contribuir a la miocardiopatía. El pirofosfato de tiamina (TPP) funciona como coenzima de la transcetolasa en la vía de la pentosa fosfato y las pentosas fosfatos se acumulan en la deficiencia de tiamina. Además, el trifosfato de tiamina (una forma distinta de coenzima) podría funcionar en los canales de conductancia del Na^+.

El tratamiento inmediato con dosis altas (50 a 100 mg) de tiamina intravenosa puede disminuir en gran medida en el gasto cardiaco y aumento en la resistencia vascular periférica en tan solo 30 minutos después de la inyección inicial. Los complementos con tiamina en la dieta no son tan eficaces porque el consumo de etanol interfiere con la absorción de tiamina. Puesto que el etanol también afecta la absorción de la mayor parte de las vitaminas solubles en agua o su conversión a la forma de coenzima, a **Al M.** se le administró también un bolo que contenía un complemento multivitamínico.

COMENTARIOS BIOQUÍMICOS

Compartimentación de las enzimas mitocondriales. La mitocondria forma un compartimento estructural, funcional y regulador dentro de la célula. La membrana interna de la mitocondria es impermeable a aniones y cationes, por lo que los compuestos atraviesan la membrana solo sobre proteínas transportadoras específicas. Por lo tanto, las enzimas del ciclo del ácido tricarboxílico (ATC) tienen acceso más directo a los productos de la reacción previa en la vía de lo que tendrían si estos productos fueran capaces de difundirse en toda la célula. La formación de complejos entre enzimas también restringe el acceso a los intermediarios de la vía. La malato deshidrogenasa y citrato sintasa podrían formar un complejo unido débilmente. Los complejos multienzimáticos de piruvato deshidrogenasa y α-cetoglutarato deshidrogenasa son ejemplos de sustratos dirigidos por enzimas fuertemente unidas; solo la enzima transacilasa tiene acceso al intermediario de la reacción unido a la tiamina y solo la lipoamida deshidrogenasa tiene acceso a ácido lipoico reducido.

La compartimentación desempeña una función importante en la regulación. La relación estrecha entre la velocidad de la cadena de transporte de electrones y la velocidad del ciclo del ATC se conserva por el acceso que tienen al mismo fondo de NADH y NAD$^+$ en la matriz de la mitocondria. El NAD$^+$, NADH, CoASH y derivados de acil-CoA carecen de proteínas transportadoras y no pueden atravesar la membrana de la mitocondria. Por consiguiente, todas las deshidrogenasas compiten por las mismas moléculas de NAD$^+$ y son inhibidas cuando aumenta NADH. De manera similar, los derivados de acil-CoA (p. ej., acetil-CoA) dentro de la matriz de la mitocondria afectan otras reacciones que utilizan CoA, ya sea porque compiten por el sitio activo o porque limitan la disponibilidad de CoASH.

Importación de proteínas codificadas en el núcleo. Todas las proteínas de la matriz mitocondrial, tal como las enzimas del ciclo del ATC, son codificadas por el genoma del núcleo. Son importadas a la matriz mitocondrial como proteínas no plegadas que son empujadas y jaladas por los canales de las membranas externa e internas de la mitocondria (*véase* fig. 23-17). Las proteínas destinadas a la matriz mitocondrial tienen una presecuencia *N*-terminal de direccionamiento de casi 20 aminoácidos que incluyen varios residuos de aminoácidos cargados positivamente o una señal interna de localización mitocondrial. Las proteínas de la matriz mitocondrial se sintetizan sobre ribosomas libres en el citosol y conservan una conformación no plegada mediante la unión de chaperoninas de la proteína hsp70. Esta presecuencia básica se une a un receptor en un complejo de translocasas de la membrana externa (TOM, *translocases of the outer membrane*) (*véase* fig. 23-17, círculo 1). Los complejos TOM constan de proteínas de canal, proteínas ensambladoras y proteínas receptoras con distintas especificidades (p. ej., TOM23 se une a la presecuencia de proteína de la matriz). Los residuos acídicos cargados negativamente sobre los receptores y en el poro del canal ayudan a la translocación de la proteína de la matriz a través del conducto (canal), en donde va primero la presecuencia.

La preproteína de la matriz es translocada a través de la membrana interna por medio de un complejo de translocasas de la membrana interna (TIM, *translocases of the inner membrane*) (fig. 23-17, círculo 2). La inserción de la preproteína dentro del canal de TIM es activada por la diferencia de potencial a través de la membrana, $\Delta\Psi$. La hsp 70 mitocondrial (mthsp 70), la cual está unida al lado de la matriz del complejo TIM, se une a la preproteína entrante y podría hacerla avanzar a través de la membrana. Se requiere adenosín trifosfato (ATP) para unir mthsp 70 al complejo TIM y de nuevo para la disociación posterior de la mthsp 70 y la proteína de la matriz. En la matriz, la preproteína podría necesitar otra proteína de choque térmico, hsp 60, para que haya un plegamiento adecuado. La etapa final en el proceso de importación es la segmentación de la secuencia señal, por medio de una proteasa procesadora de la matriz (*véase* fig. 23-17, círculo 3).

Las proteínas de la membrana interna de la mitocondria son importadas mediante un proceso similar, usando los complejos TOM y TIM que contienen diferentes componentes proteínicos.

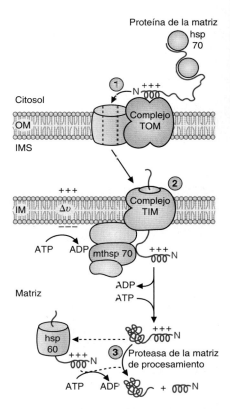

FIGURA 23-17 Modelo simplificado para la importación de proteínas codificadas en el núcleo dentro de la matriz de la mitocondria. La preproteína de la matriz con su presecuencia *N*-terminal con carga positiva se muestra en *rojo*. ADP, adenosín difosfato; ATP, adenosín trifosfato; hsp, proteína de choque térmico; IM, membrana mitocondrial interna; IMS, espacio intermembranal; mthsp 70, proteína 70 de choque térmico mitocondrial; OM, membrana mitocondrial externa; TIM, translocasas de la membrana mitocondrial interna; TOM, translocasas de la membrana mitocondrial externa.

CONCEPTOS CLAVE

- El ciclo del ATC representa más de dos tercios del ATP generado a partir de la oxidación de combustible.
- Todas las enzimas que se requieren en el ciclo del ATC están en la mitocondria.
- La acetil-CoA, generada a partir de la oxidación de combustible, es el sustrato para el ciclo del ATC.
- La acetil-CoA, cuando se oxida mediante el ciclo, genera CO_2, portadores de electrones reducidos y GTP.
- Los portadores de electrones reducidos [NADH, FAD(2H)] donan electrones al O_2 vía la cadena de transporte de electrones, la cual ocasiona la generación de ATP a partir de la fosforilación oxidativa.
- El ciclo requiere varios cofactores para que funcione en forma adecuada, algunos de los cuales provienen de vitaminas. Entre estos están el TTP (derivado de la vitamina B_1), FAD (derivado de la vitamina B_2, riboflavina) y la coenzima A (derivada del ácido pantoténico).

◆ Los intermediarios del ciclo del ATC se usan para muchas reacciones biosintéticas y son remplazados por reacciones anapleróticas (reabastecimiento) dentro de la célula.

◆ El ciclo está regulado de manera cuidadosa dentro de la mitocondria por la energía y los niveles de portadores de electrones reducidos. Cuando disminuyen los niveles de energía, la velocidad del ciclo aumenta.

◆ El funcionamiento afectado del ciclo del ATC ocasiona una incapacidad para generar ATP, a partir de la oxidación de combustible y se acumulan precursores del ciclo del ATC.

◆ Las enfermedades revisadas en este capítulo se resumen en la tabla 23-2.

TABLA 23-2 Enfermedades revisadas en el capítulo 23

ENFERMEDAD O TRASTORNO	AMBIENTAL O GENÉTICA	COMENTARIOS
Obesidad	Ambas	El incremento de la actividad física, sin aumentar la ingesta calórica, ocasiona pérdida de peso y aumento de la capacidad para ejercitarse. Un efecto del aumento del ejercicio aeróbico es el incremento en la cantidad y el tamaño de las mitocondrias en las células musculares.
Anorexia nerviosa	Ambas	Los pacientes que han presentado desnutrición durante algún tiempo podrían mostrar deficiencias subclínicas de muchas vitaminas, como riboflavina y niacina, factores que se requieren para generar energía.
Insuficiencia cardiaca congestiva relacionada con el trastorno por consumo de alcohol	Ambas	La carencia de tiamina adquirida por la ingesta crónica de alcohol ocasiona una producción deficiente de energía por parte del corazón y fallas en el bombeo adecuado de sangre hacia todo el organismo. La falta de vitamina B_1 reduce la actividad de la piruvato deshidrogenasa y del ciclo del ATC, lo que limita gravemente la generación de ATP.
Envenenamiento con arsénico	Ambiental	El arsenito inhibe a las enzimas y cofactores con grupos sulfhidrilos adyacentes libres (el ácido lipoico es un objetivo del arsenito), en tanto que el arsenato actúa como un fosfato análogo e inhibe las reacciones de fosforilación a nivel del sustrato.
Enfermedad de Leigh (encefalopatía necrosante subaguda)	Genética	Las deficiencias de complejo de la piruvato deshidrogenasa (PDC), así como de la piruvato carboxilasa, son patologías heredadas que causan acidemia láctica. En la forma más grave, la deficiencia de PDC se presenta con una acidosis láctica abrumadora en el nacimiento y muerte en el periodo neonatal. Incluso en las formas menos graves, los síntomas neurológicos surgen debido a que el cerebro depende del metabolismo de la glucosa para obtener energía. La deficiencia más común de PDC está ligada al X, en la subunidad α de la subunidad de piruvato descarboxilasa (E_1). La deficiencia de piruvato carboxilasa también es causa de discapacidad intelectual.

PREGUNTAS DE REVISIÓN: CAPÍTULO 23

1. Un paciente presenta acidemia láctica así como reducción de la actividad de la α-cetoglutarato deshidrogenasa. La mutación enzimática única más probable que lleva a estos cambios sería en una de las siguientes proteínas:
   A. La subunidad E_3 de la piruvato deshidrogenasa
   B. La subunidad E_1 de la piruvato deshidrogenasa
   C. La subunidad E_2 de la piruvato deshidrogenasa
   D. Lactato deshidrogenasa
   E. Piruvato carboxilasa

2. Un paciente al que se le ha diagnosticado deficiencia de tiamina, muestra fatiga y calambres en los músculos. A los calambres se les ha relacionado con acumulación de ácidos metabólicos. ¿Cuál de los ácidos metabólicos siguientes es más probable que se relacione con la carencia de tiamina?
   A. Ácido isocítrico
   B. Ácido pirúvico
   C. Ácido succínico
   D. Ácido málico
   E. Ácido oxaloacético

3. La succinato deshidrogenasa se distingue de todas las otras enzimas del ciclo del ATC porque es la única enzima que despliega ¿cuál de las siguientes características?
   A. Está incrustada en la membrana interna de la mitocondria
   B. Es inhibida por NADH

   C. Contiene FAD unido
   D. Contiene centros de Fe-S
   E. Está regulada por cinasa

4. Durante el ejercicio, la estimulación del ciclo del ATC es el principal resultado ¿de cuál de los siguientes procesos?
   A. Activación alostérica de la isocitrato deshidrogenasa, por aumento de NADH
   B. Activación alostérica de fumarasa por aumento de ADP
   C. Rápida disminución en la concentración de intermediarios de cuatro carbonos
   D. Inhibición por producto de la citrato sintasa
   E. Estimulación del flujo por medio de una cantidad de enzimas por una relación disminuida de $NADH/NAD^+$

5. La deficiencia en uno de los siguientes compuestos provocaría incapacidad para producir coenzima A:
   A. Niacina
   B. Riboflavina
   C. Vitamina A
   D. Pantotenato
   E. Vitamina C

6. Una de las principales funciones del ciclo del ATC es generar cofactores reducidos para la producción de ATP a partir de la fosforilación oxidativa. El compuesto que dona los ocho electrones netos a los cofactores es uno de los siguientes:

A. Piruvato
B. Acetil-CoA
C. Lactato
D. Oxaloacetato
E. Fosfoenolpiruvato

7. La ateroesclerosis puede estrechar las arterias coronarias, lo que provoca disminución del flujo sanguíneo e hipoxia en las células cardiacas (miocardiocitos). Esto provoca que el paciente presente angina. ¿Cuál de las siguientes opciones es más probable en los miocardiocitos durante el evento hipóxico?
   A. El ciclo del ATC en el citosol está alterado en gran medida
   B. La oxidación de piruvato está aumentada
   C. El lactato no se puede usar como combustible
   D. Se acumula citrato
   E. Se acumula succinil-CoA

8. Una corredora de distancia está entrenando para su medio maratón y como parte del entrenamiento está permitiendo que sus músculos usen ácidos grasos como fuente de combustible. Los ácidos grasos se convierten en acetil-CoA en la mitocondria, en cuyo punto el acetil-CoA se puede oxidar en el ciclo del ATC para generar cofactores reducidos. ¿Cuál de los siguientes describe de forma correcta la manera en la que el acetil-CoA es metabolizado en la mitocondria?
   A. Una molécula de acetil-CoA produce dos moléculas de CO_2, tres moléculas de NADH, una molécula de FAD(2H) y una molécula de ATP.
   B. Todos los enlaces fosfato de alta energía se derivan de la fosforilación oxidativa.
   C. NAD^+ es el único aceptor de electrones en el ciclo.
   D. La fosforilación a nivel del sustrato genera un enlace de fosfato de alta energía durante el ciclo.
   E. El ciclo del ATC requiere grandes cantidades de vitamina C y D como coenzimas.

9. A un recién nacido masculino a término se le diagnosticó acidosis grave. Se encontró que su condición fue resultado de una mutación dominante ligada a X de la subunidad α de E_1 en el PDC. En comparación con un recién nacido sano en el mismo estado nutricional, ¿cuáles serían las consecuencias de esta mutación?
   A. Un aumento en las concentraciones plasmáticas de lactato y piruvato.
   B. Una relación de ADP/ATP más alta en las células del cerebro.
   C. Una disminución en la velocidad de la glucólisis en las células del cerebro.
   D. Un aumento en la actividad de la cadena de transferencia de electrones en las células cerebrales.
   E. Un aumento en las concentraciones de acetil-CoA plasmática.

10. La deficiencia de piruvato descarboxilasa provocaría acidemia láctica por una de las siguientes circunstancias:
    A. Una acumulación de acetil-CoA en la mitocondria
    B. Activación alostérica de lactato deshidrogenasa
    C. Acumulación de NADH en la matriz mitocondrial
    D. Activación alostérica de PDC
    E. Acumulación de ATP en la matriz

11. Supongamos que la PDC cinasa hepática presenta una actividad reducida debido a una única sustitución de aminoácidos en la estructura primaria. Una posible consecuencia de esta mutación sería ¿cuál de las siguientes?

A. Acidemia láctica
B. Una reducción de la producción de ATP
C. Una reducción de la tasa de metabolismo del acetil CoA a través del ciclo del TCA
D. Un aumento del flujo de acetil CoA a través del ciclo del TCA
E. Una reducción de la actividad de la piruvato carboxilasa

12. Una relación $NADH/NAD^+$ elevada en la mitocondria puede causar la inhibición alostérica de ¿cuál de las siguientes enzimas?
    A. Gliceraldehído 3-fosfato deshidrogenasa
    B. PFK-1
    C. PFK-2
    D. Piruvato cinasa
    E. Succinato deshidrogenasa

13. Un niño tiene un trastorno mitocondrial, debido a una mutación en el genoma mitocondrial. El resultado de esta mutación es un flujo muy reducido de electrones a través de la cadena de transferencia de electrones del NADH en las mitocondrias que albergan este genoma mutado. Esta mutación provocaría la inhibición directa de ¿cuál de las siguientes enzimas?

	Citrato sintasa	α-cetoglutarato deshidrogenasa	Succinato tiocinasa	Malato deshidrogenasa
A	Sí	No	Sí	No
B	Sí	Sí	No	No
C	Sí	No	Sí	Sí
D	No	Sí	No	No
E	No	No	Sí	Sí
F	No	Sí	No	Sí

14. Las reacciones anapleróticas pueden rellenar el ciclo del TCA a través de ¿cuál de los siguientes intermediarios del ciclo del TCA?

	Citrato	Isocitrato	Succinil CoA	Oxaloacetato
A	No	No	Sí	Sí
B	No	Sí	Sí	No
C	No	No	Sí	No
D	Sí	Sí	No	Sí
E	Sí	No	No	No
F	Sí	Sí	No	Sí

15. El arsénico, que contiene arsenito y arsenato, puede provocar una pérdida de la formación de enlaces de fosfato de alta energía, catalizada por ¿cuál de las siguientes enzimas?

	Piruvato cinasa	Gliceraldehído 3-fosfato deshidrogenasa	Tiocinasa succinato	PFK-1
A	No	Sí	Sí	Sí
B	Sí	Sí	No	Sí
C	No	Sí	Sí	No
D	Sí	No	No	No
E	No	No	Sí	Sí
F	Sí	No	No	No

RESPUESTAS A LAS PREGUNTAS DE REVISIÓN

1. **La respuesta es A.** La subunidad E_3 de la piruvato deshidrogenasa, la actividad de la dihidrolipoilo deshidrogenasa (con FAD unido), es compartida entre todas las α-cetoácido deshidrogenasas. Por lo tanto, con esta mutación, tanto la actividad de la piruvato deshidrogenasa como la actividad de la α-cetoglutarato deshidrogenasa estarán defectuosas. Este defecto provocaría la acumulación de piruvato (porque la actividad de la piruvato deshidrogenasa está disminuida) y el piruvato acumulado es convertido a lactato (para regenerar el NAD^+ a fin de permitir que continúe la glucólisis), causando una elevación de lactato en el torrente sanguíneo y disminución del pH sanguíneo (acidemia láctica). Un defecto en la piruvato carboxilasa también es una elevación de las concentraciones de piruvato y acidemia láctica, pero no un defecto en la actividad de la α-cetoglutarato deshidrogenasa con una deficiencia de piruvato carboxilasa. Las subunidades E_1 y E_2 de la piruvato deshidrogenasa son únicas para la piruvato deshidrogenasa y no se comparten por ninguna otra enzima, de manera que los defectos en estas subunidades provocan acidemia láctica, pero no afectan a la α-cetoglutarato deshidrogenasa. Un defecto en la lactato deshidrogenasa provoca incapacidad para producir lactato y la acidemia láctica no es resultado de un defecto en esa enzima.

2. **La respuesta es B.** La tiamina pirofosfato es la coenzima para los complejos de la α-cetoglutarato deshidrogenasa y la piruvato deshidrogenasa. Con estos complejos inactivos, el ácido pirúvico y el ácido α-cetoglutárico se acumulan y disocian para generar el anión y H^+. Dado que el α-cetoglutarato no se incluye en las respuestas, la única respuesta posible es piruvato.

3. **La respuesta es A.** La succinato deshidrogenasa es la única enzima del ciclo del ATC localizada en la membrana mitocondrial interna. Las otras enzimas se encuentran en la matriz mitocondrial. La respuesta B es incorrecta porque la succinato deshidrogenasa no es regulada por NADH. La respuesta C es incorrecta porque la α-cetoglutarato deshidrogenasa también contiene un FAD unido (la diferencia es que el FAD[2H] en la α-cetoglutarato deshidrogenasa dona sus electrones al NAD^+, mientras que el FAD[2H] en la succinato deshidrogenasa dona sus electrones directamente a la cadena de transferencia de electrones). La respuesta D es incorrecta porque tanto la succinato deshidrogenasa como la aconitasa tienen centros Fe–S. La respuesta E es incorrecta porque la succinato deshidrogenasa no es regulada por una cinasa. Las cinasas regulan enzimas por fosforilación (p. ej., la regulación de la piruvato deshidrogenasa ocurre a través de fosforilación reversible).

4. **La respuesta es E.** El NADH disminuye durante el ejercicio a fin de generar energía para la actividad física (si aumentara, inhibiría el ciclo y disminuiría la actividad); por lo tanto, el cociente $NADH/NAD^+$ disminuye y la falta de NADH activa el flujo a través de isocitrato deshidrogenasa, α-cetoglutarato deshidrogenasa y malato deshidrogenasa. La isocitrato deshidrogenasa es inhibida por NADH; de este modo, la respuesta A no es correcta. La fumarasa no es regulada y en consecuencia la

respuesta B es incorrecta. Los intermediarios de cuatro carbonos del ciclo se regeneran durante cada vuelta del ciclo, por lo que sus concentraciones no disminuyen (por lo que C es incorrecta). La inhibición por producto de la citrato sintasa aminoraría el ciclo y no generaría más energía; así que D es incorrecta.

5. **La respuesta es D.** El pantotenato es la vitamina precursora de la coenzima A. La niacina es la vitamina precursora del NAD y la riboflavina es la vitamina precursora de FAD y FMN. Las vitaminas A y C se usan con solo unas pocas modificaciones, si las hubiera, y no están involucradas en cualquiera de las reacciones del ciclo del ATC.

6. **La respuesta es B.** La ecuación neta del ciclo del ATC, en términos de átomos de carbono, es que la acetil-CoA se convierte en dos moléculas de CO_2. Los ocho electrones asociados con los dos átomos de carbono de la acetil-CoA son eliminados y se colocan en tres moléculas de NADH y una molécula de FAD(2H). El ciclo del ATC no genera cofactores reducidos a partir de piruvato, lactato, oxaloacetato o fosfoenolpiruvato. Se necesitaría convertir estos compuestos en acetil-CoA para que el ciclo generara cofactores reducidos.

7. **La respuesta es C.** Con la hipoxia, el ciclo del ATC se haría lento por la acumulación de NADH, el cual no puede donar electrones al oxígeno, provocada por la falta de oxígeno. La elevación de NADH inhibe a la piruvato deshidrogenasa, de manera que el piruvato se acumula y las concentraciones altas de piruvato bloquean la conversión del lactato a piruvato (la reacción de lactato deshidrogenasa), lo que provoca la acumulación de lactato. Debido a que la operación del ciclo del ATC está reducida en gran medida, no se producen citrato y succinil-CoA, de manera que no se acumulan. Las enzimas del ciclo del ATC están localizadas en la mitocondria, no en el citoplasma.

8. **La respuesta es D.** El GTP es generado de la fosforilación a nivel de sustrato durante el ciclo del ATC (no del ATP). El ATP mitocondrial es generado por fosforilación oxidativa, usando los electrones de los transportadores de electrones NADH y FAD(2H). El ciclo del ATC requiere algunas vitaminas pero no las vitaminas C o D. Una molécula de acetil-CoA (dos carbonos) produce 2 CO_2, 3 NADH, 1 FAD(2H) y 1 GTP (no ATP).

9. **La respuesta es A.** La deficiencia de la subunidad E_1 de la piruvato deshidrogenasa disminuiría la conversión de piruvato en acetil-CoA, lo que provoca la acumulación de piruvato. El piruvato se convierte en lactato para permitir que la glucólisis continúe para generar ATP de la fosforilación en el sustrato. La conversión de piruvato a lactato regenera el NAD^+, el cual se requiere para que proceda la glucólisis. Las células del cerebro tienen un alto requerimiento de ATP y son muy dependientes de la glucólisis y de la oxidación de piruvato en el ciclo del ATC para cubrir sus demandas de ATP. Sin la oxidación del piruvato en el ciclo del ATC, la glucólisis intentaría producir ATP lo más pronto posible (debido a un aumento en las concentraciones de AMP, lo que activa a la PFK-1); no obstante, la cantidad de ATP producida por

la glucólisis sola no es suficiente para cubrir las necesidades del cerebro. Por lo tanto, la relación de ATP/ADP en realidad disminuye. Aunque las células cerebrales tienen niveles bajos de ATP, la disminución en la producción de acetil-CoA por el piruvato no aportará suficiente sustrato para aumentar en forma sustancial la actividad de la cadena transportadora de electrones en las células cerebrales. Los ácidos grasos no cruzan la barrera hematoencefálica, de manera que sería necesaria la oxidación de cuerpos cetónicos para aumentar las concentraciones de acetil-CoA dentro de la mitocondria para permitir un rápido funcionamiento del ciclo del ATC. La acetil-CoA no es producida a partir de glucosa cuando la piruvato deshidrogenasa está defectuosa y la acetil-CoA no puede ser exportada hacia la circulación.

10. **La respuesta es A.** Cuando la piruvato carboxilasa es deficiente, el piruvato no se puede convertir en oxaloacetato con lo que se reduce la capacidad para reponer los intermediarios del ciclo del ATC conforme se van usando por otras vías. Conforme disminuyen los valores de oxaloacetato, la acetil-CoA no se puede convertir a citrato y la acetil-CoA se acumula dentro de la mitocondria. La elevación de la acetil-CoA inhibe a la piruvato deshidrogenasa que, junto con la acción disminuida de la piruvato carboxilasa, causa la acumulación de piruvato en el citoplasma. El aumento de piruvato se convierte entonces en ácido láctico lo que provoca acidemia láctica. El piruvato no es un activador alostérico de la lactato deshidrogenasa. Debido a que el ciclo del ATC está más lento por la falta de oxaloacetato, el NADH no se acumula en la matriz mitocondrial, ni tampoco el ATP. El piruvato no es un activador del PDC (el NAD^+ y la coenzima A libre son los activadores principales, junto con el ADP).

11. **La respuesta es D.** La PDC cinasa, cuando está activa, fosforila la subunidad E1 de la piruvato deshidrogenasa, inactivando la subunidad y bloqueando la actividad enzimática. La PDC cinasa es activada por el acetil CoA y el NADH, por lo que cuando los niveles de acetil CoA son elevados, la piruvato deshidrogenasa sería inhibida. Si la cinasa estuviera inactiva, la PDH seguiría activa y los niveles de acetil CoA dentro de la mitocondria aumentarían. El alto nivel de acetil CoA activaría la piruvato carboxilasa, que produciría más oxaloacetato. El aumento de oxaloacetato se condensaría con el acetil CoA, formando citrato y aumentando la tasa del ciclo del TCA. El aumento de la tasa del ciclo TCA aumentaría la producción de ATP y a una menor producción de lactato, ya que el piruvato se convertiría en acetil CoA.

12. **La respuesta es B.** A medida que el NADH se acumula en la mitocondria, el ciclo del TCA se ralentiza, debido a la inhibición de las deshidrogenasas generadoras de NADH: la isocitrato deshidrogenasa, la α-cetoglutarato deshidrogenasa y la malato deshidrogenasa. Esto

causaría acumulación de isocitrato, que se isomeriza en citrato, y el citrato se acumularía en la mitocondria. A medida que los niveles de citrato aumentan, el citrato es transportado al citoplasma, donde puede unirse a un sitio alostérico en la PFK-1 e inhibir su actividad. El citrato indica a la PFK-1 que los niveles de energía son altos en las mitocondrias y que la glucólisis puede ralentizarse. El citrato no es un efector alostérico para ninguna de las otras opciones de respuesta. Mientras que el NADH es un producto de la reacción de la gliceraldehído 3-fosfato deshidrogenasa, el NADH en la mitocondria no puede ser transportado a través de la membrana mitocondrial interna, por lo que un alto NADH mitocondrial no causa un elevado NADH en el citoplasma.

13. **La respuesta es F.** Debido a la mutación en el genoma mitocondrial, el NADH se acumulará en la matriz mitocondrial, ya que no puede donar sus electrones a la cadena de transporte de electrones. Por lo tanto, las deshidrogenasas que producen NADH en las mitocondrias serán inhibidas por el NADH elevado, y estas incluyen la piruvato deshidrogenasa, la isocitrato deshidrogenasa, la α-cetoglutarato deshidrogenasa y la malato deshidrogenasa. La citrato sintasa no está regulada por los niveles de NADH (el citrato inhibe la citrato sintasa), y la succinato tiocinasa convierte succinil CoA + GDP + P_i en succinato y GTP. La succinato tiocinasa no es inhibida por el NADH.

14. **La respuesta es A.** Las reacciones anapleróticas pueden generar succinil CoA (a través de la generación de propionil CoA) así como oxaloacetato (a través de la piruvato carboxilasa o la transaminación del ácido aspártico a oxaloacetato). Otras reacciones anapleróticas pueden dar lugar a α-cetoglutarato (glutamato, glutamina, prolina), así como a fumarato. No hay reacciones anapleróticas que den lugar a citrato o isocitrato.

15. **La respuesta es C.** El arsenito reducirá la actividad de las enzimas que requieren ácido lipoico (compuestos con enlaces disulfuro), y el arseniato actúa como un análogo del fosfato y puede remplazar al fosfato en reacciones que requieren fosfato. Una vez que el arseniato se incorpora a una molécula orgánica en lugar del fosfato, se elimina con facilidad por hidrólisis. Por lo tanto, el arsenito provocará una inhibición de la piruvato deshidrogenasa o de la α-cetoglutarato deshidrogenasa, pero no de ninguna de las enzimas que figuran como posibles respuestas. El arsenato provocará la pérdida de la formación de enlaces fosfato de alta energía de la succinato tiocinasa (que requiere fosfato inorgánico como sustrato) y de la gliceraldehído 3-fosfato deshidrogenasa (que también requiere fosfato inorgánico como sustrato). La piruvato cinasa no utiliza fosfato inorgánico en su reacción (PEP a piruvato) y no es inhibida por el arseniato.

24 Fosforilación oxidativa y función mitocondrial

La energía procedente de la oxidación de combustible se convierte en enlaces fosfato de alta energía del adenosín trifosfato (ATP) mediante el proceso de **fosforilación oxidativa**. La mayor parte de la energía de la oxidación de combustibles, obtenida en el ciclo del ácido tricarboxílico (ATC) y en otras vías metabólicas, se conserva en la forma reducida de las coenzimas aceptoras de electrones, dinucleótido de nicotinamida y adenina (NADH) y dinucleótido de flavina y adenina (FAD[2H]). La **cadena de transporte de electrones** (**CTE**) oxida **NADH** y **FAD(2H)** y dona los electrones al **O$_2$**, que se reduce a H$_2$O (fig. 24-1). La energía procedente de la reducción de O$_2$ se usa para la fosforilación del adenosín difosfato (ADP) en ATP por la **ATP sintasa** (**F$_0$F$_1$-ATPasa**). El rendimiento neto de la fosforilación oxidativa se aproxima a 2.5 mol de ATP por mol de NADH oxidado o 1.5 mol de ATP por mol de FAD(2H) oxidado.

Modelo quimiosmótico de la síntesis de ATP. El **modelo quimiosmótico** explica el modo en que la energía procedente del transporte de electrones al O$_2$ se transforma en el enlace fosfato de alta energía del ATP (fig. 24-1). Básicamente, la cadena de transporte de electrones contiene tres grandes **complejos proteínicos (I, III y IV)** que atraviesan la membrana mitocondrial interna. A medida que los electrones pasan por estos complejos en una serie de reacciones de oxidorreducción, los protones se transfieren de la matriz mitocondrial al lado citosólico de la membrana mitocondrial interna. El bombeo de protones genera un **gradiente electroquímico** (Δp) a través de la membrana, formado por el potencial de membrana y el gradiente de protones. La ATP sintasa tiene un poro para protones que atraviesa la membrana mitocondrial interna y una unidad catalítica (cabeza catalítica) que se proyecta dentro de la matriz. Cuando los protones son impulsados hacia dentro de la matriz por el poro, cambian la conformación de la cabeza, lo que libera ATP de un sitio y cataliza la formación de ATP a partir de ADP y fosfato inorgánico (P$_i$) en otro sitio.

Deficiencias del transporte de electrones. En las células, la generación de **ATP** requiere la transferencia completa de electrones desde el NADH y FAD(2H) a través de la cadena hasta el O$_2$. Un defecto en la transferencia a través de cualquier complejo puede

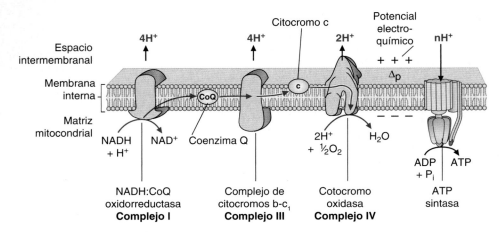

FIGURA 24-1 Fosforilación oxidativa. Las *flechas rojas* muestran la trayectoria del transporte de electrones desde NADH hasta O$_2$. Conforme los electrones recorren la cadena, los protones se bombean desde la matriz mitocondrial hacia el espacio intermembranal, con lo que establecen un gradiente de potencial electroquímico, Δp, de un lado a otro de la membrana mitocondrial interna. Las cargas positivas y negativas en la membrana denotan el potencial de membrana (Δψ). Δp impulsa protones hacia el interior de la matriz a través de un poro en la ATP sintasa, que usa la energía para formar ATP a partir de ADP y P$_i$. ADP, adenosín difosfato; ATP, adenosín trifosfato; CoQ, coenzima Q; NAD, nicotinamida adenina dinucleótido; NADH, nicotinamida adenina dinucleótido; P$_i$, fosfato inorgánico.

tener consecuencias patológicas. Es posible que se presente fatiga en la anemia ferropénica, en la que disminuye el **Fe** para los **centros Fe-S** y los **citocromos**. La **citocromo c₁ oxidasa**, que contiene el sitio de unión al O_2, es inhibida por **cianuro**. El **ADN mitocondrial (ADNmt)**, que se hereda de la madre, codifica algunas de las subunidades de los complejos de la cadena de transporte de electrones y de la ATP sintasa. Las **enfermedades** de la **fosforilación oxidativa** son causadas por **mutaciones** en el **ADN nuclear** o el **ADNmt** que reducen la capacidad mitocondrial para la fosforilación oxidativa.

Regulación de la fosforilación oxidativa. La velocidad de la cadena de transporte de electrones está **acoplada** a la velocidad de la síntesis de ATP por el gradiente electroquímico transmembranal. Conforme se usa ATP para procesos que requieren energía y las concentraciones de ADP aumentan, el influjo de protones por el poro de la ATP sintasa genera más ATP y la cadena de transporte de electrones reacciona para restaurar el Δp. En el **desacoplamiento**, los protones vuelven a la matriz por un mecanismo que evita el poro de la ATP sintasa y la energía se libera como calor. La **fuga de protones, los desacoplantes químicos y las proteínas desacoplantes** reguladas elevan la tasa metabólica y la generación de calor.

Mitocondrias y muerte celular. Aunque la fosforilación oxidativa es un proceso mitocondrial, el grueso del ATP se utiliza fuera de la mitocondria. El ATP sintetizado por la fosforilación oxidativa se transporta de manera activa desde la matriz hacia el espacio intermembranal por la traslocasa de nucleótido de adenina (**ANT**, *adenine nucleotide translocase*). **Las porinas forman canales aniónicos dependientes de voltaje** (**VDAC**, *voltage-dependent anion channels*) a través de la membrana mitocondrial externa para la difusión de H_2O, metabolitos de ATP y otros iones. Bajo ciertos tipos de estrés, ANT, VDAC y otras proteínas forman un canal abierto inespecífico conocido como **poro de transición de permeabilidad mitocondrial**. Este poro se asocia con eventos que desembocan con rapidez en la **muerte celular necrótica**.

SALA DE ESPERA

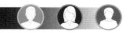

Cora N. se recuperaba sin contratiempos de su ataque cardiaco que presentó un mes antes (*véase* cap. 20) cuando ganó la lotería estatal de Georgia. Al escuchar que anunciaban su número en la televisión, experimentó un dolor precordial opresivo y aumentó la dificultad para respirar. Su familia llamó al número de urgencias y la llevaron pronto al departamento de urgencias del hospital.

En la exploración inicial tenía la presión arterial extremadamente elevada y el ritmo cardiaco irregular. **Cora N.** estaba presentando otro infarto del miocardio. Un electrocardiograma mostró datos inequívocos de falta de oxígeno (isquemia) grave en los músculos de las paredes cardiacas anterior y lateral. Se iniciaron medidas de apoyo vital, incluido oxígeno nasal. Se administró goteo intravenoso de nitroglicerina, un agente vasodilatador, en un esfuerzo por reducir la hipertensión (también ayudaría a disminuir su "precarga" al dilatar los vasos que van hacia el corazón). En ese momento, no mostraba signos de insuficiencia cardiaca sistólica, por lo que se le administró un bloqueador β, que ayudaría a reducir la presión arterial, así como a disminuir el trabajo cardiaco reduciendo la frecuencia cardiaca. Después que se controló la presión arterial y, ya que el hospital no contaba con un laboratorio de cateterismo cardiaco y que no era posible transferir a un hospital con laboratorio de cateterismo, se tomó la decisión de administrar por vía intravenosa el activador tisular del plasminógeno (TPA, *tissue plasminogen activator*) en un intento de disolver cualquier coágulo sanguíneo presente en la arteria coronaria que irrigaba al miocardio isquémico (terapia trombolítica).

Una prueba de captación tiroidea de ¹²³I y gammagrafía realizada en **Stanley T.** confirmó que su hipertiroidismo se debía a la enfermedad de Graves (*véase* cap. 20). La enfermedad de Graves es un trastorno genético autoinmune causado por la generación de inmunoglobulinas estimulantes de la tiroides humana. Estas inmunoglobulinas estimulan el crecimiento de la glándula tiroides (bocio) y la secreción excesiva de las hormonas tiroideas, T_3 y T_4. Puesto que en estas circunstancias la producción de calor aumenta, su intolerancia al calor y sudoración empeoraron con el tiempo.

Cora N. está experimentando un segundo infarto de miocardio. La isquemia (flujo sanguíneo reducido) ha causado hipoxia (bajas concentraciones de oxígeno) en la zona dañada de su músculo cardiaco, con el resultado de generación insuficiente de ATP para mantener bajas las concentraciones intracelulares de Na^+ y Ca^{2+} (*véase* cap. 20). Como consecuencia, las células miocárdicas en ese sitio específico se inflamaron y las proteínas citosólicas creatina cinasa (isoforma MB) y troponina (isoforma cardiaca) escaparon a la sangre (*véanse* **Ann J.**, caps. 6 y 7).

M La electromiografía (EMG) mide el potencial eléctrico de las células musculares tanto en reposo como durante la contracción. Se insertan electrodos en el músculo a través de la piel y se obtienen registros de referencia o basales (sin contracción), seguidos de mediciones de la actividad eléctrica cuando el músculo se contrae. El electrodo se retrae un poco y las mediciones se repiten. Esto ocurre hasta por 10 a 20 mediciones, con lo que se muestrean muchas áreas distintas del músculo. En condiciones normales, los músculos en reposo tendrán actividad eléctrica mínima, la cual aumenta en grado significativo cuando el músculo se contrae. Los EMG que se desvían de la norma sugieren una patología subyacente que interfiere en la polarización-despolarización de la membrana cuando las células nerviosas estimulan a las musculares para que se contraigan.

Charles F., que tiene un linfoma no Hodgkin de tipo folicular, fue tratado con la doxorrubicina derivada de la antraciclina (*véase* cap. 15). Durante el tratamiento desarrolló insuficiencia cardiaca biventricular. Aunque la doxorrubicina es un agente anticanceroso muy eficaz contra una amplia variedad de tumores del ser humano, su uso clínico es limitado por su cardiotoxicidad al acumularse específicamente de manera dependiente de la dosis. El deterioro del funcionamiento mitocondrial podría tener una participación importante en esta toxicidad. La doxorrubicina se une a la cardiolipina, un componente lipídico de la membrana interna de las mitocondrias, donde podría afectar de modo directo algunos componentes de la fosforilación oxidativa. La doxorrubicina inhibe la oxidación de succinato, inactiva a la citocromo oxidasa, interactúa con la coenzima Q (CoQ), afecta las bombas iónicas e inhibe la ATP sintasa, de lo que resulta en la disminución de las concentraciones de ATP y ligera dilatación de las mitocondrias. Esto reduce la capacidad mitocondrial de secuestrar Ca^{2+} e incrementa los radicales libres (formas con un solo electrón altamente reactivas), lo cual daña la membrana mitocondrial (*véase* cap. 25). También podría afectar de manera indirecta el funcionamiento cardiaco por otros mecanismos.

Isabel S., que tiene un trastorno por consumo de opioides y se inyecta opioides por vía intravenosa, parecía estar reaccionando bien a sus regímenes de multifármacos contra tuberculosis y virus de la inmunodeficiencia humana (VIH) (*véanse* caps. 11, 12, 13, y 16). Sin embargo, en las últimas 6 semanas presentó debilidad creciente en las extremidades, hasta el punto de tener dificultad para sostener objetos ligeros o caminar. La exploración física indica debilidad muscular proximal y distal difusa asociada con atrofia muscular. No hay dolor con el movimiento pero hay sensibilidad a la palpación. La concentración sanguínea de las enzimas musculares creatina fosfocinasa (CPK) y aldolasa está elevada. Un electromiograma (EMG) reveló decremento generalizado de los potenciales de acción musculares, que sugiere un proceso miopático primario. La espectroscopia de protones del cerebro y parte superior de la médula espinal no reveló anomalías anatómicas o bioquímicas. La debilidad musculoesquelética difusa y progresiva era desproporcionada respecto a lo esperado a causa del VIH o la tuberculosis. Esta información llevó a los médicos a considerar otras causas.

I. Fosforilación oxidativa

La generación de ATP a partir de la **fosforilación oxidativa** requiere un donador de electrones (NADH o FAD[2H]), un aceptor de electrones (O_2) y una membrana mitocondrial interna intacta, que es impermeable a los protones, todos los componentes de la cadena de transporte de electrones y la ATP sintasa. Están regulados por la velocidad de uso del ATP.

La mayoría de las células depende de la fosforilación oxidativa para la homeostasis del ATP. Durante la privación de oxígeno por isquemia (bajo riego sanguíneo), la incapacidad para generar energía a partir de la cadena de transporte de electrones da por resultado una mayor permeabilidad de esta membrana y dilatación mitocondrial. La dilatación mitocondrial es un componente clave en la patogenia de la lesión irreversible que causa lisis y muerte celular (necrosis).

A. Generalidades de la fosforilación oxidativa

Nuestra comprensión de la fosforilación oxidativa se basa en la **hipótesis quimiosmótica**, la cual propone que la energía para la síntesis de ATP es aportada por un gradiente electroquímico a través de la membrana mitocondrial interna. Este gradiente electroquímico es generado por los componentes de la cadena de transporte de electrones, que bombea protones de un lado a otro de la membrana mitocondrial interna conforme los componentes aceptan y donan electrones secuencialmente (*véase* fig. 24-1). El aceptor final es el O_2, que se reduce a H_2O.

1. Transferencia de electrones del NADH al oxígeno

En la **cadena de transporte de electrones**, los electrones donados por el NADH o FAD(2H) pasan en secuencia por una serie de acarreadores de electrones incrustados en la membrana mitocondrial interna. Cada uno de los componentes de la cadena de transferencia de electrones se reduce al aceptar un electrón y luego se oxida al ceder los electrones al siguiente miembro de la cadena. Desde el NADH, los electrones se transfieren en secuencia a **NADH:CoQ oxidorreductasa** (complejo I, también conocido como **NADH deshidrogenasa**), **coenzima Q** (CoQ), **complejo de los citocromos b-c$_1$** (complejo III), **citocromo c** y, por último, **citocromo c oxidasa** (complejo IV). La NADH:CoQ oxidorreductasa, el complejo de los citocromos b-c$_1$ y la citocromo c oxidasa son cada uno complejos proteínico formados por múltiples subunidades que atraviesan la membrana mitocondrial interna. La CoQ es una quinona liposoluble que no está unida a proteína y tiene libertad para difundirse en la membrana lipídica. Transporta electrones del complejo I al complejo III y es parte intrínseca de la bomba de protones para cada uno de estos complejos. El citocromo c es una proteína pequeña asociada a la membrana interna mitocondrial, orientada hacia el espacio intermembranal, que transfiere electrones del complejo b-c$_1$ a la citocromo oxidasa. El complejo terminal, citocromo c oxidasa, contiene el sitio de unión para el O_2. Cuando este acepta electrones de la cadena, se reduce a H_2O.

2. Gradiente de potencial electroquímico

En cada uno de los tres grandes complejos transmembranales de la cadena, la transferencia de electrones se acompaña de bombeo de protones de un lado a otro de la membrana. Existe un descenso de energía de alrededor de 16 kcal en el potencial de reducción cuando los electrones pasan por cada uno de estos complejos, lo cual aporta la energía necesaria para desplazar protones contra un gradiente de concentración. La membrana es impermeable a los protones, de modo que estos no pueden difundirse a través de la bicapa lipídica de regreso a la matriz. Así, en las mitocondrias que respiran activamente, el espacio intermembranal y el citosol pueden tener una diferencia de pH de alrededor de 0.75 unidades más bajo que la matriz.

El movimiento transmembranal de protones genera un gradiente electroquímico con dos componentes: el potencial de membrana (la cara externa de la membrana tiene carga positiva respecto al lado de la matriz) y el gradiente de protones (el espacio intermembranal tiene mayor concentración de protones y es, por lo tanto, más ácido que la matriz) (fig. 24-2). El gradiente electroquímico también recibe el nombre de **fuerza protón-motriz** porque es la energía que impulsa los protones para que reingresen en la matriz y que se equilibren a ambos lados de la membrana. Los protones son atraídos al lado de la membrana orientada hacia la matriz que tiene carga negativa, donde el pH es más alcalino.

3. ATP sintasa

La **ATP sintasa** ($F_0F_1ATPasa$), la enzima que genera ATP, es una enzima con múltiples subunidades que contiene una porción en la membrana interna (F_0) y un tallo o cuello y una cabeza (F_1) que se proyectan dentro de la matriz (fig. 24-3). Las 12 subunidades c en la membrana forman un rotor unido a un eje asimétrico central compuesto por las subunidades ε y γ. La cabeza consta de tres pares de subunidades $\alpha\beta$. Cada subunidad β contiene un sitio catalítico para la síntesis de ATP. La cabeza se mantiene estacionaria por la unión de la subunidad δ con una larga subunidad **b** conectada a una subunidad **a** en la membrana.

La entrada de protones a través del canal de protones hace girar el rotor. El canal de protones está formado por las subunidades c en un lado y la subunidad **a** en el otro lado. Aunque el canal es continuo, tiene dos porciones distintas: una que se abre directamente al espacio intermembranal y otra que se abre directamente a la matriz. En el modelo

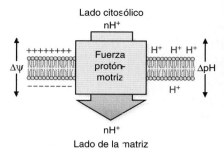

FIGURA 24-2   Fuerza protón-motriz (gradiente electroquímico) a través de la membrana mitocondrial interna. La fuerza protón-motriz consiste de un potencial de membrana, $\Delta\psi$, y un gradiente de protones, que se denota como ΔpH debido a la diferencia de pH de un lado a otro de la membrana. El potencial electroquímico se llama fuerza protón-motriz porque representa la energía potencial que impulsa los protones para volver a la matriz, alcalina, con carga más negativa.

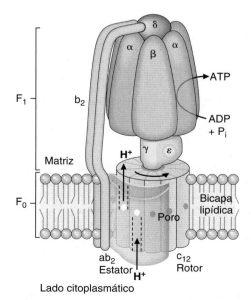

FIGURA 24-3   ATP sintasa ($F_0F_1ATPasa$). Obsérvese que el lado de la matriz de la membrana mitocondrial interna está en la parte *superior* de la figura. ADP, adenosín difosfato; ATP, adenosín trifosfato; P_i, fosfato inorgánico.

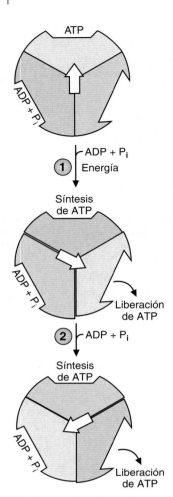

FIGURA 24-4 Mecanismo de cambio de unión para la síntesis de ATP. Los tres pares de subunidades αβ de la cabeza de la ATP sintasa tienen sitios de unión que pueden existir en tres conformaciones distintas, dependiendo de la posición de la subunidad tallo γ. (1) cuando el ADP + P_i se unen a un sitio abierto y el influjo de protones hace girar el eje γ (*flecha blanca*), la conformación de las subunidades cambia y el ATP se libera de un sitio (así, la disociación del ATP es el paso que requiere energía). El ADP y el P_i unidos se combinan para formar ATP en otro sitio. (2) Cuando ADP + P_i se unen al nuevo sitio abierto, y el eje γ gira, las conformaciones de los sitios vuelven a cambiar y se libera ATP. ADP y P_i se combinan para formar otro ATP. ADP, adenosín difosfato; ATP, adenosín trifosfato; P_i, fosfato inorgánico.

Aunque la anemia por deficiencia de hierro (ferropénica) se caracteriza por bajas concentraciones de hemoglobina y otras proteínas sanguíneas que contienen hierro, los citocromos con hierro y los centros Fe–S de la cadena de transporte de electrones en tejidos como el músculo esquelético se afectan con la misma rapidez. En pacientes como **Ann R.** (cap. 15), la fatiga por la anemia ferropénica se debe en parte a la falta del transporte de electrones para la producción de ATP.

aceptado en la actualidad, cada subunidad **c** contiene un grupo carboxilo de un glutámico que se extiende dentro del canal protónico. Ya que este grupo carboxilo acepta un protón del espacio intermembranal, la subunidad **c** gira dentro de la membrana lipídica, hidrofóbica. La rotación expone una subunidad **c** distinta (que lleva un protón) a la porción del canal que está abierta directamente al lado de la matriz. Como la matriz tiene menor concentración de protones, el grupo ácido glutamilcarboxílico libera un protón dentro de la porción de matriz del canal. La rotación se completa por una atracción entre el residuo glutamilo, con carga negativa, y un grupo arginilo, con carga positiva, en la subunidad **a**.

De acuerdo con el mecanismo de cambio por unión, cuando el eje asimétrico gira a una nueva posición, forma diferentes asociaciones de unión con las subunidades αβ (fig. 24-4). La nueva posición del eje altera la conformación de una subunidad β, de modo que libera una molécula de ATP, y otra subunidad cataliza de manera espontánea la síntesis de ATP a partir de fosfato inorgánico, un protón y adenosín difosfato (ADP). Así, la energía del gradiente electroquímico se usa para cambiar la conformación de las subunidades de la ATP sintasa, de modo que el ATP recién sintetizado se libera.

B. Componentes de oxidación-reducción de la cadena de transporte de electrones

El transporte de electrones hasta el O_2 sucede por una serie de pasos de oxidación-reducción (redox) en los que cada componente sucesivo de la cadena se reduce al aceptar electrones y se oxida al transferirlos al siguiente componente de la cadena. Los componentes redox de la cadena son mononucleótido de flavina (FMN), centros hierro-azufre (Fe–S), CoQ y Fe en los citocromos b, c_1, c, a y a_3. El cobre (Cu) también es un componente de citocromo c oxidasa (fig. 24-5). Con excepción de CoQ, todos estos aceptores de electrones están fuertemente unidos a las subunidades proteínicas de los acarreadores. El FMN, como el dinucleótido de flavina y adenina (FAD), se sintetizan a partir de la vitamina riboflavina (*véase* fig. 23-4).

El potencial de reducción de cada complejo de la cadena está a un nivel de energía inferior que el complejo previo, de modo que se libera energía conforme los electrones pasan por cada complejo. Esta energía se usa para desplazar protones contra su gradiente de concentración, por lo que se concentran en el lado citosólico de la membrana interna.

1. NADH:CoQ Oxidorreductasa

La NADH:CoQ oxidorreductasa (también llamada NADH deshidrogenasa) es un enorme complejo de 42 subunidades que contiene un sitio de unión para NADH, varios FMN y centros de hierro-azufre (Fe–S) unidos a proteínas, así como sitios de unión para CoQ (*véase* fig. 24-5). Un FMN acepta dos electrones del NADH y es capaz de transferir electrones individuales a los centros Fe–S. Estos centros, que son capaces de deslocalizar electrones individuales en orbitales grandes, transfieren electrones hacia y desde CoQ. Los centros Fe–S también se encuentran en otros sistemas enzimáticos, como las proteínas del complejo de citocromos b–c_1, que transfieren electrones a la CoQ y en la aconitasa en el ciclo del ATC.

2. Succinato deshidrogenasa y otras flavoproteínas

Además de la NADH:CoQ oxidorreductasa, la **succinato deshidrogenasa** y otras flavoproteínas de la membrana mitocondrial interna también transfieren electrones a la CoQ (*véase* fig. 24-5). La succinato deshidrogenasa es tanto parte del ciclo del ATC como un componente del complejo II de la cadena de transporte de electrones. La ETF-CoQ oxidorreductasa acepta electrones de la flavoproteína de transferencia de electrones (ETF, *electron-transferring flavoprotein*), la cual los adquiere por oxidación de ácidos grasos y otras vías. Ambas flavoproteínas tienen centros Fe–S. La glicerol 3-fosfato deshidrogenasa es una flavoproteína que forma parte de una lanzadera para reoxidar el NADH citosólico (*véase* sec. I.E).

La caída de energía libre en la transferencia de electrones entre NADH y CoQ, de alrededor de −13 a −14 kcal, es capaz de sostener el movimiento de cuatro protones. Sin embargo, el FAD de la succinato deshidrogenasa (así como la ETF:CoQ oxidorreductasa y la glicerol 3-fosfato deshidrogenasa) tienen aproximadamente el mismo potencial redox que la CoQ, y no se libera energía cuando dichas enzimas transfieren electrones a la CoQ. Estas proteínas (complejo II) no atraviesan la membrana y en consecuencia carecen de un mecanismo de bombeo de protones.

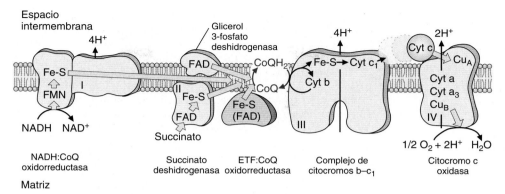

FIGURA 24-5 Componentes de la cadena de transporte de electrones. La NADH:CoQ oxidorreductasa (complejo I) atraviesa la membrana y tiene un mecanismo de bombeo de protones en el que interviene CoQ. Los electrones van de CoQ al complejo de citocromos b–c₁ (complejo III); en la transferencia de electrones **no** participa el complejo II. Succinato deshidrogenasa (complejo II), glicerol 3-fosfato deshidrogenasa y ETF:Q oxidorreductasa transfieren electrones a CoQ, pero no atraviesan la membrana y no tienen mecanismos de bombeo de protones. Cuando CoQ acepta electrones y protones del lado de la matriz, se convierte en $CoQH_2$. Los electrones son transferidos del complejo III al complejo IV (citocromo c oxidasa) por el citocromo c, un pequeño citocromo presente en el espacio intermembranal que tiene sitios de unión reversible en el complejo b–c₁ y la citocromo c oxidasa. CoQ, coenzima Q; ETF, flavoproteína de transferencia de electrones; FMN, mononucleótido de flavina; NAD, nicotinamida adenina dinucleótido.

3. Coenzima Q

La CoQ es el único componente de la cadena de transporte de electrones que no está unido a proteína. La gran cadena lateral hidrofóbica de 10 unidades isoprenoides (50 carbonos) confiere liposolubilidad, y la CoQ es capaz de difundirse a través de los lípidos de la membrana mitocondrial interna (fig. 24-6). Cuando la forma quinona oxidada acepta un solo electrón, forma un radical libre (un compuesto con un electrón desapareado en un orbital). La transferencia de electrones individuales hace de este el principal sitio para la generación de radicales libres de oxígeno, tóxicos en el organismo (*véase* cap. 25).

La semiquinona puede aceptar un segundo electrón y dos protones desde la membrana del lado de la matriz para generar la quinona completamente reducida. La movilidad de la CoQ en la membrana, su habilidad para aceptar uno o dos electrones y su capacidad para aceptar y donar protones le permiten participar en las bombas de protones para ambos complejos I y III como una lanzadera de protones entre ellas (*véase* sec. I.C). La CoQ también se denomina **ubiquinona** (quinona ubicua) porque en todos los vegetales y animales se encuentran quinonas con estructuras similares.

4. Citocromos

Los componentes restantes de la cadena de transporte de electrones son citocromos (*véase* fig. 24-5). Cada citocromo es una proteína que tiene unido un grupo hemo (es decir, un átomo de Fe unido a un núcleo porfirínico similar en estructura al hemo de la hemoglobina) (fig. 24-7).

Debido a diferencias en el componente proteínico de los citocromos y a pequeñas diferencias en la estructura del hemo, cada hemo tiene diferente potencial de reducción.

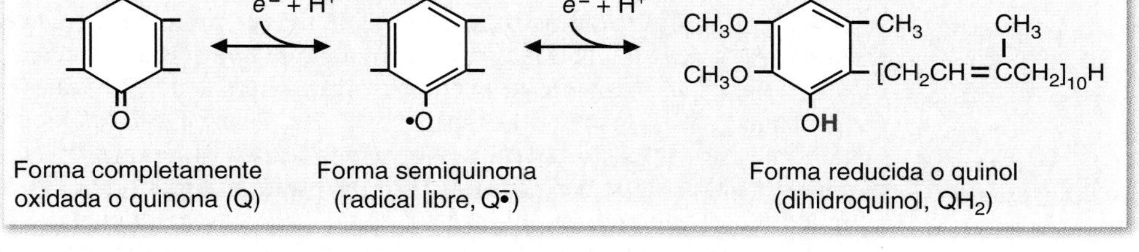

FIGURA 24-6 Estructura de la CoQ. La CoQ contiene una quinona con una larga cadena lateral lipófila que contiene 10 unidades isoprenoides (por lo que a veces se le llama CoQ_{10}). La CoQ puede aceptar un electrón (e^-) para convertirse en la forma semirreducida o dos e^- para reducirse por completo. CoQ, coenzima Q.

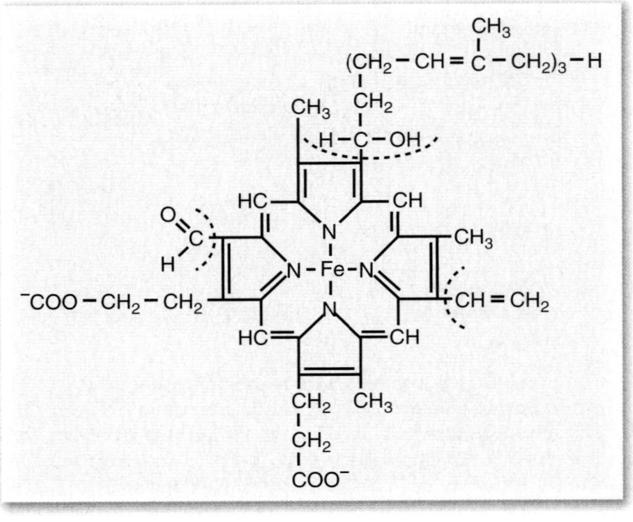

FIGURA 24-7   Grupo hemo A. El hemo A se encuentra en los citocromos a y a_3. Los citocromos son proteínas que contienen un hemo quelado con un átomo de hierro. Los hemos derivan de la protoporfirina IX. Cada citocromo tiene un hemo con diferentes modificaciones de las cadenas laterales (indicadas con *líneas de trazo discontinuo*), de lo que resulta un potencial de reducción ligeramente distinto y, en consecuencia, una posición distinta en la secuencia de transferencia de electrones.

P El hierro del grupo hemo de la hemoglobina, a diferencia del hierro del grupo hemo de los citocromos, nunca cambia su estado de oxidación (Fe^{2+} en la hemoglobina). Si el hierro de la hemoglobina se oxidara (Fe^{3+}), la capacidad de unión al oxígeno de la molécula se perdería. ¿Qué explica esta diferencia en los estados de oxidación del hierro entre la hemoglobina y los citocromos?

citocromos del complejo b–c_1 tienen un nivel de energía más alto que los de la citocromo oxidasa (a y a_3). Así, se libera energía por la transferencia de electrones entre los complejos III y IV. Los átomos de hierro de los citocromos están en el estado Fe^{3+}. Cuando aceptan un electrón, se reducen a Fe^{2+}. Cuando se reoxidan a Fe^{3+}, los electrones pasan al siguiente componente de la cadena de transporte de electrones.

5. Cobre (Cu^+) y la reducción del oxígeno

El último complejo de citocromos es la citocromo oxidasa, que transfiere electrones del citocromo c al O_2 (*véase* fig. 24-5). Contiene los citocromos a y a_3 y el sitio de unión para el oxígeno. Una molécula de oxígeno completa, O_2, debe aceptar cuatro electrones para reducirse a dos moléculas de H_2O. Los iones cobre (Cu^+) unidos en el complejo de la citocromo oxidasa facilitan el acopio de los cuatro electrones y la reducción del O_2.

La citocromo oxidasa tiene K_m mucho menor para el O_2 que la mioglobina (el acarreador de oxígeno intracelular que contiene hemo) o la hemoglobina (el transportador de oxígeno que contiene hemo presente en la sangre). Así, el O_2 es "extraído" del eritrocito hacia la mioglobina y de la mioglobina a la citocromo oxidasa, donde se reduce a H_2O.

C. Bombeo de protones

Una de las premisas de la teoría quimiosmótica es que la energía de las reacciones redox de la cadena de transporte de electrones se usa para transportar protones desde la matriz hacia el espacio intermembranal. Este bombeo de protones se facilita generalmente por la disposición vectorial de los complejos transmembranales. Su estructura les permite tomar electrones y protones de un lado de la membrana y liberar protones del otro lado mientras transfieren un electrón al componente que sigue en la cadena. El vínculo físico directo entre movimiento de protones y transferencia de electrones puede ilustrarse examinando el ciclo Q para el complejo b–c_1 (fig. 24-8). El ciclo Q involucra un ciclo doble de reducción y oxidación de la CoQ. Esta acepta dos protones en el lado de la matriz junto con dos electrones; luego libera los protones en el espacio intermembranal mientras dona un electrón de regreso a otro componente del complejo de citocromos b–c_1 y otro al citocromo c.

El mecanismo para el bombeo de protones en el complejo de la NADH:CoQ oxidorreductasa no se comprende bien, pero implica un ciclo Q en el cual podrían participar

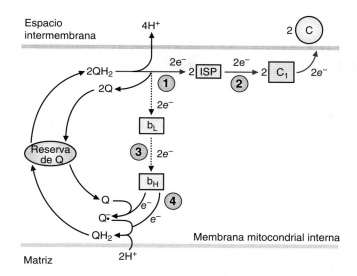

FIGURA 24-8 Ciclo protón-motriz Q para el complejo b–c_1. (1) A partir de 2QH_2, los electrones siguen dos trayectorias distintas: una pasa por una proteína centro Fe–S (ISP) hacia el citocromo c (*flechas rojas*). Otra trayectoria va "de regreso" a uno de los citocromos b (*flechas de trazo discontinuo*). (2) Los electrones se transfieren desde ISP a través del citocromo c_1. El citocromo c, que está en el espacio intermembranal, se une al complejo b–c_1 para aceptar un electrón. (3) Los electrones que retornan pasan por otro citocromo b y son dirigidos hacia la matriz. (4) En el lado de la matriz, los electrones y 2H^+ son aceptados por Q. Q, coenzima Q; $Q^{\cdot-}$, semiquinona CoQ; QH_2, hidroquinona CoQ.

En condiciones normales, las estructuras de las proteínas que se unen al hemo protegen el hierro de la oxidación (como las proteínas globinas) o permiten que ocurra la oxidación (como sucede en los citocromos). Sin embargo, en la hemoglobina M, una variante rara de la hemoglobina encontrada en la población humana, la histidina de la posición F8 de la hemoglobina normal A es sustituida por tirosina. Esta tirosina estabiliza la forma Fe^{3+} del hemo, y estas subunidades no pueden unirse al oxígeno. Se trata de un defecto letal si es homocigótico.

los centros Fe–S y FMN. Sin embargo, el movimiento transmembranal de los protones en la citocromo c oxidasa probablemente involucra el transporte directo del protón a través de la unión de una serie de moléculas de agua o de cadenas laterales de aminoácidos en la proteína, un mecanismo que se ha descrito como una "corriente de protones".

La implicación del vínculo directo entre la transferencia de electrones y el movimiento de protones es que uno no puede ocurrir sin el otro (se dice que el proceso está "acoplado"). Así, cuando no se utilizan protones para la síntesis de ATP, el gradiente de protones y el potencial de membrana se acumulan. Esta "contrapresión protónica" controla el ritmo del bombeo de protones, que a su vez regula el transporte de electrones y el consumo de O_2.

D. Rendimiento energético de la cadena de transporte de electrones

La generación global de energía libre a partir de la oxidación de NADH por O_2 se aproxima a −53 kcal, y a partir de FAD(2H) es de unas −41 kcal. Este ΔG^0 es tan negativo que la cadena nunca es reversible; nunca se sintetiza oxígeno a partir de H_2O. ΔG^0 negativo también impulsa la formación de NADH y FAD(2H) a partir de las vías de oxidación del combustible, como el ciclo del ATC y la glucólisis, hasta su conclusión.

En total, cada NADH dona dos electrones, lo que equivale a la reducción de la mitad de una molécula de O_2. Una estimación aceptada en general (pero no de modo universal) de la estequiometría de la síntesis de ATP es que se bombean cuatro protones en el complejo I, cuatro en el complejo III y dos en el complejo IV. Con tres protones translocados por cada ATP que se sintetiza, y un protón para cada fosfato transportado hacia el interior de la matriz (véase sec. IV.A), se forma un estimado de 2.5 ATP por cada NADH oxidado, y se forman 1.5 ATP por cada una de las otras flavoproteínas con FAD(2H) que donan electrones a la CoQ. (En este cálculo se omite la fuga basal de protones). Así, solo alrededor de 30% de la energía disponible de la oxidación de NADH y FAD(2H) por O_2 se usa para la síntesis de ATP. Parte de la energía restante en el potencial electroquímico se emplea para el transporte de aniones y Ca^{2+} a la mitocondria. El resto de la energía se libera como calor. En consecuencia, la cadena de transporte de electrones es también la principal fuente de calor del organismo.

Cora N. presenta deficiencia de oxígeno en las paredes anterior y lateral del corazón por isquemia grave (falta de flujo sanguíneo), como resultado del bloqueo de las arterias coronarias que suministran sangre a esta área del corazón. Las arterias están bloqueadas por un coágulo en el sitio de rotura de placas ateroescleróticas. La disponibilidad limitada de O_2 que actúe como aceptor de electrones reducirá el bombeo de protones y la generación de un gradiente de potencial electroquímico a través de la membrana mitocondrial interna de las células isquémicas. En consecuencia, la velocidad de generación de ATP en estas zonas específicas del corazón disminuirá, induciendo procesos que desembocan en daño celular irreversible.

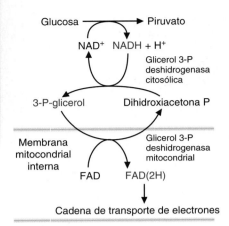

FIGURA 24-9 Lanzadera de glicerol 3-fosfato (glicerol 3-P). Dado que el NAD⁺ y NADH no pueden cruzar la membrana mitocondrial, las lanzaderas transfieren los equivalentes reductores al interior de la mitocondria. La dihidroxiacetona fosfato (DHAP) es reducida a glicerol 3-P por la glicerol 3-P deshidrogenasa citosólica, usando NADH citosólico producido en la glucólisis. El glicerol 3-P reacciona entonces en la membrana mitocondrial interna con la glicerol 3-P deshidrogenasa, la cual transfiere los electrones al FAD y regenera DHAP, que regresa al citosol. La cadena de transporte de electrones transfiere los electrones al O₂, que genera aproximadamente 1.5 ATP para cada FAD(2H) que se oxida. ATP, adenosín trifosfato; FAD, dinucleótido de flavina y adenina; NAD⁺, dinucleótido de nicotinamida y adenina.

E. NADH citoplasmático

No existe un sistema de transporte para el NADH citoplasmático para que cruce la membrana mitocondrial interna, o para que el NADH entre al citoplasma. Sin embargo, hay dos sistemas de derivación para el transporte de electrones de NADH (citoplasmático) a NADH⁺ (mitocondrial). NADH se puede volver a oxidar a NAD⁺ en el citosol por una reacción que transfiere los electrones a dihidroxiacetona fosfato (DHAP) en la lanzadera de glicerol 3-fosfato (glicerol 3-P) o al oxaloacetato en la lanzadera de malato-aspartato. El NAD⁺ que se forma en el citosol regresa a la glucólisis en tanto que el glicerol 3-P o malato llevan los equivalentes reductores que serán transferidos al final a través de la membrana mitocondrial interna. De esta manera, estas lanzaderas transfieren electrones y no NADH *per se*.

1. Lanzadera de glicerol 3-fosfato

La lanzadera de glicerol 3-P es la principal en casi todos los tejidos. En esta lanzadera, el NAD⁺ citosólico es regenerado por la glicerol 3-P deshidrogenasa citoplasmática, la cual transfiere electrones de NADH a DHAP para formar glicerol 3-P (fig. 24-9). El glicerol 3-P se difunde entonces a través de la membrana mitocondrial externa a la interna, en donde se donan electrones a una glicerofosfato deshidrogenasa que contiene FAD y que está unida a la membrana. Esta enzima, al igual que la succinato deshidrogenasa, dona al final electrones para CoQ, lo que da como resultado un total de energía de alrededor de 1.5 ATP provenientes de la fosforilación oxidativa. DHAP regresa al citosol para continuar la lanzadera. La suma de reacciones de este sistema de lanzadera es simple:

$$\text{NADH}_{\text{citosol}} + \text{H}^+ + \text{FAD}_{\text{mitocondria}} \rightarrow \text{NAD}^+_{\text{citosol}} + \text{FAD(2H)}_{\text{mitocondria}}$$

2. Lanzadera de malato-aspartato

Muchos tejidos contienen lanzaderas tanto de glicerol 3-P como de malato-aspartato. En la lanzadera de malato-aspartato (fig. 24-10), el NAD⁺ citosólico es regenerado por la malato deshidrogenasa citosólica, la cual transfiere electrones de NADH al oxaloacetato del citosol para formar malato. El malato es transportado a través de la membrana mitocondrial interna por una translocasa específica, que intercambia malato por α-cetoglutarato. En la matriz, el malato es oxidado nuevamente a oxaloacetato por la malato deshidrogenasa mitocondrial, y se genera NADH. Este NADH puede donar electrones a la cadena de transporte de electrones con la generación de aproximadamente 2.5 mol de ATP por mol de NADH. El oxaloacetato recién formado no puede pasar a través de la membrana mitocondrial interna bajo condiciones fisiológicas, de manera que se usa aspartato para regresar el esqueleto de carbonos del oxaloacetato al citosol. En la matriz, las reacciones de transaminación transfieren un grupo amino al oxaloacetato para formar aspartato, que es transportado hacia fuera del citosol (usando una translocasa de intercambio aspartato-glutamato) y se convierte nuevamente a oxaloacetato por medio de otra reacción de transaminación. La suma de todas las reacciones de este sistema de lanzaderas es simple:

$$\text{NADH}_{\text{citosol}} + \text{NAD}^+_{\text{matriz}} \rightarrow \text{NAD}^+_{\text{citosol}} + \text{NADH}_{\text{matriz}}$$

3. Ganancia energética de la glucólisis aeróbica vs. la glucólisis anaeróbica

Tanto en la glucólisis aeróbica como en la anaeróbica, cada mol de glucosa genera 2 mol de ATP, 2 mol de NADH y 2 mol de piruvato. El rendimiento energético de la glucólisis anaeróbica (1 mol de glucosa para 2 mol de lactato) es de solo 2 mol de ATP por mol de glucosa, de manera que NADH es reciclado a NAD⁺ reduciendo piruvato a lactato. Ni el NADH ni el piruvato producidos se usan para mayor generación de energía. Sin embargo, cuando hay oxígeno disponible y el NADH citosólico se puede oxidar por medio de un sistema de lanzadera, el piruvato también puede entrar a la mitocondria y oxidarse por completo a CO₂ vía piruvato deshidrogenasa (PDH) y el ciclo del ácido tricarboxílico. La oxidación de piruvato por esta ruta genera alrededor de 12.5 mol de ATP por mol de piruvato. Si el NADH del citosol se oxida por la lanzadera del glicerol 3-P, se producen aproximadamente 1.5 mol de ATP por NADH. Si en lugar de ello, el NADH es oxidado por la lanzadera de malato-aspartato, se producen cerca de 2.5 mol. Por lo tanto, estos 2 mol de NADH producidos durante la glucólisis pueden dar como resultado la

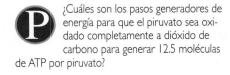

¿Cuáles son los pasos generadores de energía para que el piruvato sea oxidado completamente a dióxido de carbono para generar 12.5 moléculas de ATP por piruvato?

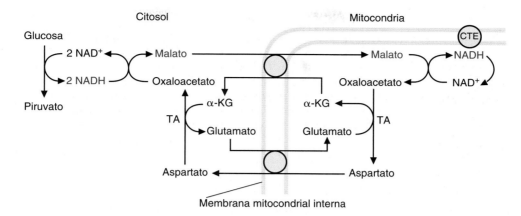

FIGURA 24-10   Lanzadera de malato-aspartato. El NADH producido por la glucólisis reduce el oxaloacetato (OAA) a malato, el cual cruza la membrana mitocondrial y se vuelve a oxidar a OAA. El NADH mitocondrial dona electrones a la CTE con 2.5 ATP generados por cada NADH. Para completar la lanzadera, el OAA debe regresar al citosol, aunque no se puede transportar directamente en una translocasa, en lugar de ello es transaminado a aspartato, que después es transportado hacia fuera al citosol, en donde se vuelve a transaminar a OAA. Los translocadores intercambian compuestos de tal manera que la lanzadera está completamente equilibrada. α-KG, α-cetoglutarato; ATP, adenosín trifosfato; CTE, cadena de transporte de electrones; NAD, nicotinamida adenina dinucleótido; NADH, dinucleótido de nicotinamida y adenina reducido; TA, reacción de transaminación.

producción de 3 a 5 mol de ATP, dependiendo de qué sistema de lanzadera se use para transferir los equivalentes reductores. Dado que cada mol de piruvato producido puede dar lugar a 12.5 mol de ATP, se puede producir un total 30 a 32 mol de ATP de 1 mol de glucosa oxidada a dióxido de carbono.

Para producir la misma cantidad de ATP por unidad de tiempo a partir de la glucólisis anaeróbica así como a partir de la oxidación aeróbica completa de glucosa a CO_2, la glucólisis anaeróbica debe presentarse aproximadamente 15 veces más rápido y usar 15 veces más glucosa. Las células logran este índice alto de glucólisis expresando niveles altos de enzimas glucolíticas. En ciertos músculos esqueléticos y en la mayoría de las células durante crisis de hipoxia, los índices altos de glucólisis están relacionados con la rápida degradación de depósitos internos de glucógeno para suministrar la glucosa 6-fosfato requerida.

F. Inhibición de la cadena respiratoria y la transferencia secuencial

En la célula, el flujo electrónico en la cadena de transporte de electrones debe realizarse en secuencia desde el NADH o una flavoproteína hasta O_2 para generar ATP (*véase* fig. 24-5). En ausencia de O_2 (anoxia), no hay ATP generado a partir de la fosforilación oxidativa porque los electrones se acumulan en la cadena. Ni siquiera el complejo I puede bombear protones para generar el gradiente electroquímico, porque cada molécula de CoQ ya tiene electrones que no puede transferir al siguiente componente en la cadena sin un O_2 que los acepte al final. La acción del **cianuro**, inhibidor de la cadena respiratoria, que se une a la citocromo oxidasa, es similar a la que ejerce la anoxia: impide que los tres complejos bombeen protones. La inhibición completa del complejo b–c_1 impide el bombeo en la citocromo oxidasa porque no hay un donador de electrones; impide el bombeo en el complejo I porque no hay aceptor de electrones. Aunque la inhibición completa de cualquier complejo suprime el bombeo de protones en todos los complejos, la inhibición parcial de dicho bombeo puede suceder cuando solo una fracción de las moléculas de un complejo contiene un inhibidor unido. La inhibición parcial da por resultado un decremento parcial de la velocidad máxima de síntesis de ATP. En la tabla 24-1 se enumeran los inhibidores químicos de la fosforilación oxidativa y se indican los pasos del transporte de electrones o la síntesis de ATP en que actúan.

II. Enfermedades FOSOX

Las enfermedades clínicas que afectan componentes de la fosforilación oxidativa (llamadas **enfermedades FOSOX**) están entre las enfermedades degenerativas más comunes.

R   En la oxidación completa de piruvato a dióxido de carbono, cuatro pasos generan NADH (piruvato deshidrogenasa, isocitrato deshidrogenasa, α-cetoglutarato deshidrogenasa, y malato deshidrogenasa). Un paso genera FAD(2H) (succinato deshidrogenasa) y uno fosforilación a nivel del sustrato (succinato tiocinasa). De esta forma, dado que cada NADH genera 2.5 ATP, la contribución general por NADH es de 10 moléculas de ATP. El FAD(2H) genera 1.5 ATP adicionales, y la fosforilación en el sustrato aporta uno más. Por lo tanto, $10 + 1.5 + 1 = 12.5$ moléculas de ATP.

El nitroprusiato intravenoso es un medicamento intravenoso que puede utilizarse para tratar la hipertensión grave y reduce con rapidez la hipertensión arterial por su acción vasodilatadora directa. Debido a los nuevos medicamentos disponibles para la presión arterial, el nitroprusiato se utiliza con poca frecuencia porque con las infusiones prolongadas de 24 a 48 h o más, el nitroprusiato se convierte en cianuro, un inhibidor del complejo de la citocromo c oxidasa. Dado que el hígado desintoxica cantidades pequeñas de cianuro por conversión en tiocianato, que se excreta en la orina, la conversión de nitroprusiato en cianuro puede verificarse vigilando las concentraciones sanguíneas de tiocianato.

El cianuro se une al Fe^{3+} del hemo de los citocromos a y a_3, componentes de la citocromo c oxidasa e impide el transporte de electrones hacia el O_2. La respiración mitocondrial y la producción de energía cesan, y la muerte celular sobreviene con rapidez. El sistema nervioso central es el principal blanco de los efectos tóxicos del cianuro. La inhalación aguda de altas concentraciones de cianuro (p. ej., inhalación de humo en un incendio) provoca una breve estimulación del sistema nervioso central seguida rápidamente por convulsión, coma y la muerte. La exposición aguda a cantidades menores puede causar mareo, disnea, vértigo, entumecimiento y cefaleas.

El cianuro se encuentra en el aire como cianuro de hidrógeno (HCN), en el suelo y el agua como sales de cianuro (p. ej., cianuro de sodio [NaCN]) y en los alimentos como cianoglucósidos. La mayor parte del cianuro del aire proviene del humo de escape de los automóviles. Algunas poblaciones con exposiciones potencialmente elevadas son los fumadores activos y pasivos, las personas expuestas a incendios domésticos o de otros tipos, residentes de zonas cercanas a sitios de depósito de desechos peligrosos que contienen cianuro o tiocianato y trabajadores de varios procesos de manufactura (p. ej., fotografía y aplicación de plaguicidas). Cianoglucósidos como la amigdalina se encuentran en plantas comestibles como las almendras, las semillas de las plantas rosáceas (p. ej., melocotón, durazno, ciruela, cereza), sorgo, cazabe (tapioca), soya, espinacas, habas, camote, maíz, mijo, caña de azúcar y tallos de bambú.

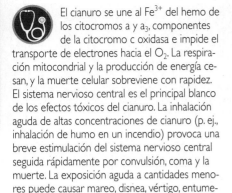

Amigdalina, un cianoglucósido

El HCN es liberado de los cianoglucósidos por β-glucosidasas presentes en la planta o en bacterias intestinales. Las cantidades pequeñas son desactivadas en el hígado principalmente por la rodanasa, que las convierte en tiocianato.

En Estados Unidos, la promoción de las semillas de melocotón molidas como alimento sano o como tratamiento para el cáncer ha llevado a consumir cantidades tóxicas de cianoglucósidos. El fármaco Laetrile® (amigdalina) se usó como agente terapéutico contra el cáncer, pero se prohibió en Estados Unidos porque era ineficaz y con potencial tóxico. Los jugos de fruta comerciales hechos con frutas no deshuesadas podrían contener cantidades tóxicas de cianuro, en especial para lactantes o niños. En países en los que el cazabe es un alimento básico, el procesamiento incorrecto causa la retención de su alto contenido de cianuro en concentraciones potencialmente tóxicas.

TABLA 24-1	Inhibidores de la fosforilación oxidativa
INHIBIDOR	**SITIO DE INHIBICIÓN**
Rotenona, Amital	Transferencia de electrones del complejo I a la coenzima Q
Antimicina C	Transferencia de electrones del complejo III al citocromo c
Monóxido de carbono (CO)	Transferencia de electrones del complejo IV al oxígeno
Cianuro (CN)	Transferencia de electrones del complejo IV al oxígeno
Atractilósido	Inhibe la translocasa de nucleótidos de adenina (ANT)
Oligomicina	Inhibe el flujo de protones por el componente F_0 de la ATP sintasa
Dinitrofenol	Desacoplante; facilita la transferencia de protones a través de la membrana mitocondrial interna
Valinomicina	Ionóforo de potasio; facilita la transferencia de iones potasio a través de la membrana mitocondrial interna

La patología clínica puede ser causada por mutaciones genéticas en el ADN mitocondrial (ADNmt) o en el ADN nuclear (ADNn) que codifica proteínas necesarias para la fosforilación oxidativa normal.

A. ADN mitocondrial y enfermedades FOSOX

El ADNmt es un ADN de doble cadena circular pequeño con 16 569 pares de nucleótidos. Codifica 13 subunidades de los complejos que participan en la fosforilación oxidativa: siete de las 42 subunidades del complejo I (complejo NADH:CoQ oxidorreductasa), una de las 11 subunidades del complejo III (complejo de citocromos b–c_1), tres de las 13 subunidades del complejo IV (citocromo oxidasa) y dos subunidades de la porción F_0 del complejo de la ATP sintasa. Además, el ADNmt codifica los componentes necesarios para la traducción de su ARNm: para las unidades ribosómica (ARNr) grande y pequeña, y 22 ARN de transferencia (ARNt). Se han detectado mutaciones en el ADNmt como deleciones, duplicaciones o mutaciones puntuales. Las enfermedades relacionadas con estas mutaciones se presentan en la tabla 24-2.

La genética de las mutaciones en el ADNmt están definidas por la herencia materna, segregación replicativa, expresión umbral, alta frecuencia de mutaciones del ADNmt y acumulación de mutaciones somáticas con la edad (*véase* cap. 18). El patrón de herencia materna refleja la transmisión exclusiva del ADNmt de la madre a sus hijos. El óvulo contiene unas 300 000 moléculas de ADNmt empacadas en las mitocondrias. Dichas moléculas se retienen durante la fecundación, mientras que las del espermatozoide no ingresan en el óvulo o se pierden. Por lo común, están presentes algunas mitocondrias que tienen el ADNmt mutante y otras con ADN normal (tipo silvestre). Cuando las células se dividen durante la mitosis y la meiosis, las mitocondrias se duplican por fusión, pero cantidades variables de mitocondrias con ADN mutante y tipo silvestre se distribuyen en cada célula hija (segregación replicativa). Así, cualquier célula puede tener una mezcla de mitocondrias, cada una con ADNmt mutante o tipo silvestre (**heteroplasmia**). La segregación mitótica y meiótica de la mutación heteroplasmática del ADNmt produce deficiencias variables en la fosforilación oxidativa entre pacientes con la misma mutación e incluso entre los tejidos del mismo paciente.

La enfermedad suele empeorar con la edad porque una pequeña cantidad de mitocondrias normales podrían conferir funcionamiento y capacidad de esfuerzo físico normales mientras el paciente es joven. A medida que envejece, se acumulan mutaciones somáticas (espontáneas) en el ADNmt por la generación de radicales libres dentro de las mitocondrias (*véase* cap. 25). A menudo estas mutaciones se hacen permanentes, en parte porque el ADNmt no tiene acceso a los mismos mecanismos de reparación disponibles para el ADNn (alta frecuencia de mutaciones). Incluso en individuos normales, las mutaciones somáticas causan decremento de la capacidad para realizar la fosforilación oxidativa con la edad (acumulación de mutaciones somáticas con la edad). En alguna etapa, la capacidad para generar ATP de un tejido desciende por debajo del umbral específico en ese tejido para el funcionamiento normal (expresión umbral). En general, los síntomas de estos defectos aparecen en uno o más de los tejidos con las máximas demandas de ATP: tejido nervioso, corazón, músculo esquelético y riñón.

TABLA 24-2 Ejemplos de enfermedades de la fosforilación oxidativa que resultan de mutaciones en el ADNmt		
SÍNDROME	**SÍNTOMAS CARACTERÍSTICOS**	**MUTACIÓN DEL ADNmt**
I. Rearreglo del ADNmt en los que se eliminan o duplican genes		
Síndrome de Kearns-Sayre	Inicio antes de los 20 años de edad, caracterizado por oftalmoplejía, retinitis pigmentaria atípica, miopatía mitocondrial y uno de los siguientes: defecto de la conducción cardiaca, síndrome cerebeloso o proteínas del LCR elevadas	Deleción de segmentos contiguos de ARNt y polipéptidos de la fosforilación oxidativa, o mutaciones de duplicación consistentes en ADNmt normales dispuestos en tándem y un ADNmt con una mutación por deleción
Síndrome de Pearson	Desorden sistémico de la fosforilación oxidativa que afecta de modo predominante la médula ósea y páncreas	Deleción de segmentos contiguos de ARNt y polipéptidos de la fosforilación oxidativa, o mutaciones de duplicación consistentes en ADNmt normales dispuestos en tándem y un ADNmt con una mutación de deleción
II. Mutaciones puntuales del ADNmt en genes del ARNt o el ARN ribosómico		
MERRF (epilepsia mioclónica con fibras rojas rasgadas)	Epilepsia mioclónica progresiva, una miopatía mitocondrial con fibras rojas rasgadas, y demencia de progresión lenta. Inicio de los síntomas: niñez tardía a edad adulta	$ARNt^{Lys}$
MELAS (miopatía mitocondrial, encefalomielopatía, acidosis láctica y episodios tipo accidente vascular cerebral)	Enfermedad neurodegenerativa progresiva caracterizada por episodios de ictus (similares a accidente vascular cerebral) que comienzan en la infancia y una miopatía mitocondrial	80 a 90% de las mutaciones en $ARNt^{Leu}$
III. Mutaciones interruptoras del ADNmt en polipéptidos de la fosforilación oxidativa		
Enfermedad de Leigh (encefalopatía necrosante subaguda)	Edad media de inicio 1.5 a 5 años; las manifestaciones clínicas incluyen atrofia óptica, oftalmoplejía, nistagmo, enfermedades respiratorias, ataxia, hipotonía, espasticidad y demora o regresión del desarrollo	7 a 20% de los casos tiene mutaciones en las subunidades F_0 de la F_0F_1 ATPasa
LHON (neuropatía óptica hereditaria de Leber)	Inicio tardío, atrofia óptica aguda	90% de los casos europeos y asiáticos es resultado de mutación en la NADH deshidrogenasa (complejo I)

ADNmt, ADN mitocondrial; LCR, líquido cefalorraquídeo; ARNr, ARN ribosómico; ARNt, ARN de transferencia.

B. Otras alteraciones genéticas de la fosforilación oxidativa

También se han reportado mutaciones genéticas de las proteínas mitocondriales codificadas por ADNn. Casi todas las 1 000 proteínas que se estiman necesarias para la fosforilación oxidativa son codificadas por ADNn, mientras que el ADNmt codifica solo 13 subunidades de los complejos de la fosforilación oxidativa (incluida la ATP sintasa). El ADNn codifica otras 70 o más subunidades de los complejos de la fosforilación oxidativa, además de la translocasa de los nucleótido de adenina (ANT) y otros transportadores aniónicos. Regulación coordinada de la expresión de ADNn y ADNmt, importación de proteínas hacia la mitocondria, ensamblaje de los complejos y regulación de la fisión mitocondrial son codificados en el núcleo. Los factores respiratorios nucleares (FRN-1 y FRN-2; *NRF-1 and NRF-2, nuclear respiratory factors*) son factores de transcripción nucleares que se unen y activan regiones promotoras de los genes nucleares que codifican subunidades de los complejos de la cadena respiratoria, incluido el citocromo c. También activan la transcripción del gen nuclear para el factor de transcripción mitocondrial (mTF)-A. La proteína codificada por este gen se transloca a la matriz mitocondrial, donde estimula la transcripción y duplicación del genoma mitocondrial.

Las mutaciones del ADNn difieren de las mutaciones del ADNmt en varios aspectos importantes. No tienen un patrón de herencia materna sino que suelen ser autosómicas recesivas. Se distribuyen de manera uniforme entre las células hijas y por lo tanto se expresan en todos los tejidos que contienen el alelo para una isoforma específica de tejido determinada. Sin embargo, la expresión fenotípica será aún más evidente en tejidos con altos requerimientos de ATP.

C. Acidosis láctica (lactoacidemia)

La acidosis láctica por lo general es resultado de un gran aumento de la relación NADH/NAD$^+$ en los tejidos (fig. 24-11). El aumento de la concentración de NADH impide la oxidación del piruvato en el ciclo del ATC y dirige el piruvato al lactato. Para compensar

La fosforilación oxidativa (FOSOX) es responsable de producir la mayor parte del ATP que las células requieren. Los genes encargados de los polipéptidos que comprenden los complejos de la fosforilación oxidativa en las mitocondrias se localizan en el ADN nuclear (ADNn) o el ADN mitocondrial (ADNmt). Un amplio espectro de trastornos del ser humano (las enfermedades de la FOSOX) pueden deberse a mutaciones genéticas o alteraciones no genéticas (mutaciones espontáneas) en el ADNn o el ADNmt. Cada vez más, estos cambios parecen ser los trastornos de algunos aspectos de los trastornos comunes, como enfermedad de Parkinson, miocardiopatías dilatadas e hipertróficas, diabetes mellitus, enfermedad de Alzheimer, trastornos depresivos y una multitud de otras entidades clínicas menos conocidas.

El decremento de la actividad de la cadena de transporte de electrones puede deberse a inhibidores y a mutaciones en ADNmt y ADNn. ¿Por qué una alteración en la cadena de transporte de electrones causa acidosis láctica?

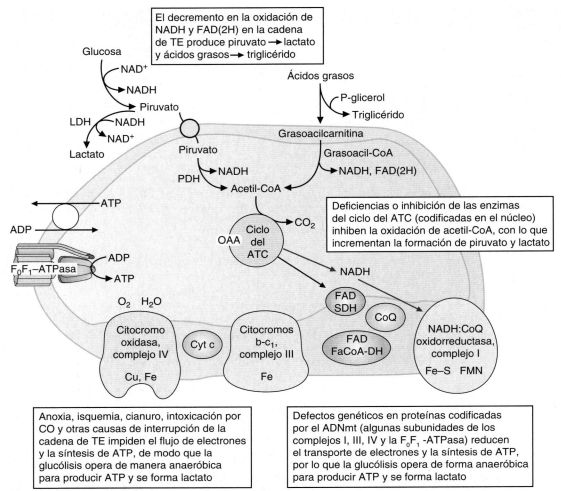

FIGURA 24-11 Vías que conducen a lactoacidemia. Acetil-CoA, acetil coenzima A; ADP, adenosín difosfato; ADNmt, ADN mitocondrial; ATC, ácido tricarboxílico; ATP, adenosín trifosfato; CoQ, coenzima Q; Cyt c, citocromo c; DH, deshidrogenasa; ET, transporte de electrones; FAD, dinucleótido de flavina y adenina; FMN, mononucleótido de flavina; Glicerol-P, glicerol 3-fosfato; LDH, lactato deshidrogenasa; NAD, dinucleótido de nicotinamida y adenina; OAA, oxaloacetato; PDH, piruvato deshidrogenasa; SDH, succinato deshidrogenasa.

El efecto de la inhibición del transporte de electrones es un trastorno de la oxidación de piruvato, ácidos grasos y otros combustibles. En muchos casos, la inhibición del transporte electrónico mitocondrial ocasiona concentraciones anormalmente altas de lactato y piruvato en la sangre, y aumento de la proporción lactato: piruvato. La oxidación del NADH requiere la transferencia completa de electrones del NADH al O_2 y un defecto en cualquier punto a lo largo de la cadena dará por resultado la acumulación de NADH y un decremento del NAD+. El aumento en NADH/NAD$^+$ inhibe la piruvato deshidrogenasa y causa la acumulación de piruvato. También incrementa la conversión de piruvato en lactato, y en la sangre aparecen concentraciones elevadas de lactato. Por lo tanto, un gran número de defectos genéticos de las proteínas presentes en los complejos de la cadena respiratoria se clasifica en conjunto como *acidosis láctica congénita*.

el decremento de la producción de ATP a partir del metabolismo oxidativo, la fosfofructocinasa-1 (PFK-1), y por lo tanto toda la vía glucolítica, se activa. Por ejemplo, el consumo de grandes cantidades de alcohol, que se oxida con rapidez en el hígado y eleva los valores de NADH, puede causar lactoacidosis. La hipoxia en cualquier tejido incrementa la producción de lactato cuando las células tratan de compensar un déficit de O_2 para la fosforilación oxidativa.

Otros varios problemas que interfieren en la cadena de transporte de electrones o la oxidación de piruvato en el ciclo del ATC producen lactoacidemia (*véase* fig. 24-11). Por ejemplo, las enfermedades de la fosforilación oxidativa (deficiencias hereditarias en subunidades de complejos de la cadena de transporte de electrones, como la epilepsia mioclónica con fibras rojas rasgadas [EMFRR]) incrementan la relación NADH/NAD$^+$ e inhiben la PDH (*véase* cap. 23). Se acumula piruvato y se convierte en lactato para permitir que la producción glucolítica de ATP proceda. De modo similar, la actividad defectuosa de la PDH por una deficiencia hereditaria de E_1 (la subunidad descarboxilasa del complejo), o por deficiencia grave de tiamina, incrementa la concentración sanguínea de lactato (*véase* cap. 23). La deficiencia de piruvato carboxilasa también puede causar lactoacidosis (*véase* cap. 23), debido una vez más a la acumulación de piruvato.

La acidosis láctica (lactoacidosis) también puede deberse a inhibición del uso de lactato en la gluconeogénesis (p. ej., intolerancia hereditaria a la fructosa, que es causada por un gen de la aldolasa defectuoso). Si se bloquean otras vías que usan glucosa 6-P, es posible que este se desvíe a la glucólisis y a la producción de lactato (p. ej., deficiencia de glucosa 6-P).

III. Acoplamiento del transporte de electrones y la síntesis de ATP

El gradiente electroquímico acopla la velocidad de la cadena de transporte de electrones con la velocidad de síntesis del ATP. Como para el flujo de electrones se requiere el bombeo de protones, el flujo electrónico no puede suceder más rápido de lo que los protones se usan para la síntesis de ATP (fosforilación oxidativa acoplada) o regresan a la matriz por un mecanismo que produce un cortocircuito al evitar el poro de la ATP sintasa (desacoplamiento).

A. Regulación por acoplamiento

Cuando la energía de los enlaces químicos del ATP se utiliza en reacciones que requieren energía, las concentraciones de ADP y P_i aumentan. Cuanto más ADP haya para unirse a la ATP sintasa, tanto mayor será el flujo de protones a través del poro de la ATP sintasa, desde el espacio intermembranal hacia la matriz. Así, cuando las concentraciones de ADP aumentan, también lo hace el influjo de protones y el gradiente electroquímico disminuye (fig. 24-12). Las bombas de protones de la cadena de transporte de electrones reaccionan intensificando el bombeo de protones y el flujo de electrones para mantener el gradiente electroquímico. El resultado es mayor consumo de O_2. El aumento de la oxidación de NADH en la cadena de transporte de electrones y la concentración más alta de ADP estimulan las vías de oxidación de combustible, como el ciclo del ATC, para aportar más NADH y FAD(2H) a la cadena de transporte de electrones. Por ejemplo, durante el ejercicio se usa más ATP para la contracción muscular, se consume más oxígeno, se oxida más combustible (se queman más calorías) y se genera más calor en la cadena de transporte de electrones. En el reposo, el ritmo de uso de ATP decrece, el flujo de protones disminuye, el gradiente electroquímico aumenta y la "contrapresión protónica" reduce la velocidad de la cadena de transporte de electrones. NADH y FAD(2H) no pueden oxidarse tan rápido en la cadena de transporte de electrones y, en consecuencia, su acumulación inhibe las enzimas que los generan.

El sistema está preparado para mantener concentraciones muy altas de ATP todo el tiempo. En la mayoría de los tejidos, la velocidad de empleo del ATP es casi constante en el tiempo. Sin embargo, en los músculos esqueléticos, las tasas de hidrólisis de ATP cambian de forma dramática cuando los músculos pasan del reposo a la contracción rápida. Incluso en estas circunstancias, la concentración de ATP disminuye en apenas alrededor de 20% porque se regenera con rapidez. En el corazón, la activación por Ca^{2+} de enzimas del ciclo del ATC da un impulso adicional a la generación de NADH, de modo que ni los valores de ATP ni los de NADH disminuyen cuando la demanda de ATP aumenta. La cadena de transporte de electrones tiene muy alta capacidad y puede reaccionar con gran rapidez a cualquier incremento del uso de ATP.

B. Desacoplamiento de la síntesis de ATP y el transporte de electrones

Cuando los protones escapan de regreso a la matriz sin pasar por el poro de la ATP sintasa, disipan el gradiente electroquímico a través de la membrana sin generar ATP. Este fenómeno se llama "desacoplamiento" de la fosforilación oxidativa. Puede ser causada por compuestos químicos, conocidos como "desacoplantes", o suceder en condiciones fisiológicas por acción de proteínas desacoplantes que forman canales de conductancia protónicos a través de la membrana. El desacoplamiento de la fosforilación oxidativa da por resultado un incremento del consumo de oxígeno y producción de calor a medida que el flujo de electrones y el bombeo de protones intentan mantener el gradiente electroquímico.

1. Desacoplantes químicos de la fosforilación oxidativa

Los **desacoplantes químicos**, también llamados **ionóforos protónicos**, son compuestos liposolubles que transportan protones con rapidez desde el lado citosólico hacia el de la matriz de la membrana mitocondrial interna (fig. 24-13). Como la concentración de protones es mayor en el espacio intermembranal que en la matriz, los desacoplantes toman protones del espacio intermembranal. Su liposolubilidad les permite difundirse a través de la membrana mitocondrial interna mientras transportan protones y liberarlos en el lado de la matriz. La rápida entrada de protones disipa el gradiente de potencial electro-

Una paciente tuvo sacudidas musculares espontáneas (mioclono) en su adolescencia y su condición avanzó en los 10 años siguientes para incluir mioclono debilitante, sordera neurosensitiva, demencia, hipoventilación y miocardiopatía leve. El metabolismo energético estaba afectado en el SNC, el corazón y el músculo esquelético, con el resultado de acidosis láctica. Presentaba el antecedente familiar de que su madre, su abuela y dos tías maternas tenían síntomas relacionados con tejido nervioso o muscular (claramente un caso de herencia materna). Sin embargo, ningún otro familiar tenía signos y síntomas idénticos. Los síntomas y los antecedentes de la paciente son los de enfermedad epiléptica mioclónica con fibras rojas rasgadas (EMFRR o MERRF). Los tejidos afectados (SNC y músculo) son dos de los tejidos con la máxima demanda de ATP. La mayoría de los casos de EMFRR es causada por una mutación puntual en el ARN^{tLys} mitocondrial (ARN-mt^{Lys}). Las mitocondrias, obtenidas por biopsia de músculo, son muy grandes y muestran crestas con patrones anormales. El tejido muscular también muestra fibras rojas rasgadas.

¿Cómo generan calor los escalofríos?

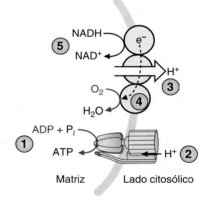

FIGURA 24-12 La concentración de ADP (o el potencial de fosfato [ATP]/ [ADP][P_i]) controla la velocidad de consumo de oxígeno. (1) El ADP es fosforilado a ATP por la ATP sintasa. (2) La liberación de ATP requiere el flujo de protones a través de la ATP sintasa hacia la matriz. (3) El uso de protones desde el espacio intermembranal para la síntesis de ATP reduce el gradiente de protones. (4) Como resultado, la cadena de transporte de electrones bombea más protones y el O se reduce a H_2O. (5) Cuando el NADH dona electrones a la cadena de transporte de electrones, el NAD$^+$ se regenera y reingresa al ciclo del ATC u otras vías productoras de NADH. ADP, adenosín difosfato; ATC, ácido tricarboxílico; ATP, adenosín trifosfato; NAD, nicotinamida adenina dinucleótido; NADH, dinucleótido de nicotinamida y adenina reducido; P_i, fosfato inorgánico.

Históricamente, la biopsia del múscu-lo esquelético realizada en pacientes que se tratan con zidovudina y mio-patía mostraría la proliferación de mitocondrias subsarcolémicas con degeneración de fibras musculares (fibras rojas rasgadas). Un análisis del ADN mitocondrial (ADNmt) mostraría agota-miento cuantitativo del ADNmt.

Isabel S. se había estado tratando el VIH con un esquema multifármacos que incluía un análogo nucleósido inhibidor de la transcriptasa inversa. Uno de los primeros medicamentos de esta clase fue zidovudina (azidotimidina, AZT), que también puede actuar como inhibidor de la ADNmt polimerasa (polimerasa γ). Una revisión de los efectos adversos potenciales del fármaco mostró que, en raras ocasiones, causa grados va-riables de pérdida de ADNmt en diferentes teji-dos, incluido el músculo esquelético. Esa pérdida puede causar una miopatía mitocondrial grave, con acumulación de fibras rojas rasgadas en las células del músculo esquelético relacionada con defectos ultraestructurales de sus mitocondrias. Esto ocurre más raramente en otros medica-mentos de esta clase y no se ha producido en absoluto en aquellos con inhibidores más débiles de la función mitocondrial.

Los escalofríos son resultado de una contracción muscular, la cual incre-menta la tasa de hidrólisis de ATP. Como consecuencia del ingreso de protones para la síntesis de ATP, la cadena de transporte de electrones se estimula. El consumo de oxí-geno aumenta, lo mismo que la cantidad de energía que se pierde como calor en la cadena de transporte de electrones.

El salicilato, que es un producto de la degradación de la aspirina en seres humanos, es liposoluble y tiene un protón disociable. A altas concentraciones, como en la intoxicación por salicilato, es capaz de des-acoplar de modo parcial las mitocondrias. El de-cremento de la concentración de ATP en las células y el resultante aumento del AMP en el ci-tosol estimulan la glucólisis. La estimulación exce-siva de la vía glucolítica (*véase* cap. 22) incrementa las concentraciones sanguíneas de ácido láctico y causa acidosis metabólica. Por for-tuna, **Dennis V.** no presentó esta consecuencia de la intoxicación por aspirina (ácido acetilsalicí-lico) (*véase* cap. 4).

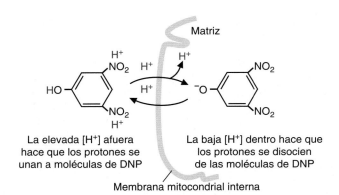

FIGURA 24-13   Acción de los desacoplantes. El dinitrofenol (DNP) es liposoluble y por lo tanto puede difundirse a través de la membrana. Tiene un protón disociable con pK_a cercano a 7.2. Así, en el espacio intermembranal, donde [H$^+$] es alta (pH bajo), el DNP toma un protón y con él atraviesa la membrana. Por la menor concentración de protones de la matriz, el H$^+$ se disocia. En consecuencia, las células no pueden mantener su gradiente electroquímico o sintetizar ATP. En Estados Unidos, el DNP alguna vez se recomendó como medicamento para adelgazar, con base en el principio de que la menor [ATP] y el mayor transporte electrónico estimulan la oxidación de combustible. Sin embargo, su empleo causó varias muertes. ATP, adenosín trifosfato.

químico; por lo tanto, las mitocondrias son incapaces de sintetizar ATP. Con el tiempo, la integridad y el funcionamiento mitocondriales se pierden.

2. Proteínas desacoplantes y termogénesis

Las **proteínas desacoplantes (UCP, *uncoupler proteins*)** forman canales en la mem-brana mitocondrial interna capaces de conducir protones desde el espacio intermembra-nal hacia la matriz, con lo que evitan la ATP sintasa.

La UCP1 (termogenina) se asocia con la producción de calor en el tejido adiposo pardo. La principal función de este tejido es la termogénesis sin escalofríos, mientras que la principal función del tejido adiposo blanco es el almacenamiento de triacilgliceroles en gotitas de lípido blanco. El color pardo se debe al gran número de mitocondrias que participan. Los lactantes humanos, con escaso control voluntario sobre su ambiente y que pueden quitarse las mantas por la noche, tienen depósitos de grasa parda en cuello, tórax, entre los homóplatos y alrededor de los riñones para protegerlos del frío. Sin em-bargo, la mayoría de los adultos tiene poca grasa parda.

En respuesta al frío, las terminaciones nerviosas simpáticas liberan noradrenalina, la cual activa una lipasa en el tejido adiposo pardo que libera ácidos grasos de los triacilgli-ceroles (fig. 24-14). Los ácidos grasos sirven como combustible para el tejido (esto es, se oxidan para generar el gradiente de potencial electroquímico y ATP) y participan de manera directa en el canal de conductancia protónico al activar la UCP1 junto con CoQ reducida. Cuando la UCP1 es activada por ácidos grasos, transporta protones desde el lado citosólico de la membrana mitocondrial interna de regreso a la matriz mitocondrial sin generación de ATP. Así, desacopla parcialmente la fosforilación oxidativa y genera calor adicional.

Las UCP son una familia de proteínas: UCP1 (termogenina) se expresa en tejido adiposo pardo, UCP2 se encuentra en la mayoría de las células, UCP3 reside sobre todo en el músculo esquelético y UCP4 y UCP5 se hallan en el sistema nervioso. Estas son proteínas altamente reguladas que, cuando se activan, incrementan la cantidad de energía de la oxidación de combustible que se libera como calor. Sin embargo, datos recientes indican que esta podría no ser la función principal de UCP2 y UCP3. Se ha propuesto que UCP3 podría actuar como una proteína de transporte para eliminar aniones de ácidos grasos y peróxidos lipídicos de las mitocondrias, y de este modo reducir el riesgo de formación de radicales de oxígeno libres (*véase* cap. 25) y por lo tanto la frecuencia de daño mitocondrial y celular.

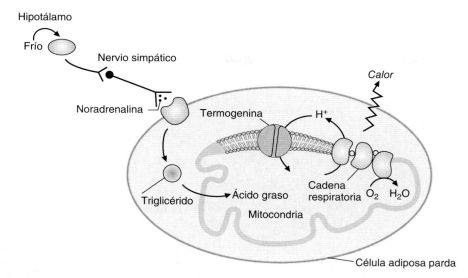

FIGURA 24-14 La grasa parda es un tejido especializado para la termogénesis sin escalofríos. El frío o el consumo excesivo de alimento estimulan la liberación de noradrenalina desde las terminaciones nerviosas simpáticas. Como resultado, se activa una lipasa que libera ácidos grasos para su oxidación. La proteína conductora de protones, termogenina, se activa y se llevan los protones a la matriz. Esto estimula la cadena de transporte de electrones, que incrementa su velocidad de oxidación de NADH y FAD(2H), y produce más calor. FAD, dinucleótido de flavina adenina; NAD, dinucleótido de nicotinamida adenina.

3. Escape de protones y tasa metabólica en reposo

Un bajo nivel de cruce de protones a través de la membrana mitocondrial interna se produce en las mitocondrias todo el tiempo, y por lo tanto dichos orgánulos están parcialmente desacoplados en condiciones normales. Se estima que más de 20% de la tasa metabólica en reposo es la energía que se invierte en mantener el gradiente electroquímico disipado por el paso basal de protones (también llamado fuga protónica global). Parte del escape basal de protones resulta de la permeabilidad de la membrana asociada con las proteínas embebidas en la bicapa lipídica. Una cantidad desconocida podría deberse a proteínas desacoplantes.

IV. Transporte a través de las membranas mitocondriales interna y externa

La mayor parte del ATP recién sintetizado que se libera en la matriz mitocondrial debe transportarse hacia fuera de las mitocondrias, donde se usa en procesos que requieren energía como transporte activo de iones, contracción muscular o reacciones de biosíntesis. De modo similar, ADP, fosfato, piruvato y otros metabolitos deben transportarse hacia la matriz. Esto requiere el transporte de compuestos a través de las membranas mitocondriales interna y externa.

A. Transporte a través de la membrana mitocondrial interna

La membrana mitocondrial interna forma una barrera de permeabilidad hermética para todas las moléculas polares, incluidas las de ATP; ADP; P_i; aniones como piruvato; y cationes como Ca^{2+}, H^+, y K^+. No obstante, el proceso de la fosforilación oxidativa depende de un transporte rápido y continuo de muchas de estas moléculas de un lado a otro de la membrana mitocondrial interna (fig. 24-15). Iones y otras moléculas polares son transportadas a través de la membrana mitocondrial interna por proteínas translocadoras específicas que balancean de manera aproximada las cargas durante el proceso de transporte. La mayor parte del transporte de intercambio es una forma de transporte activo que por lo general consume energía del gradiente de potencial electroquímico, ya sea el potencial de membrana o el gradiente de protones.

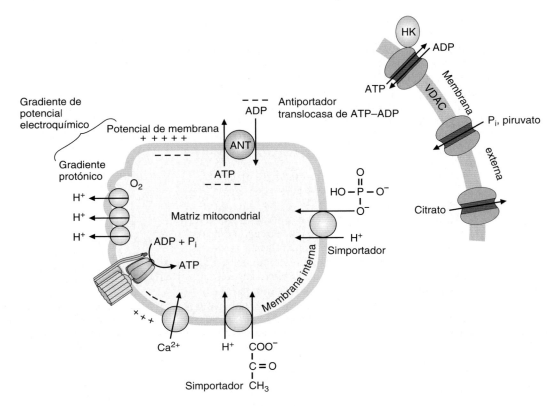

FIGURA 24-15 Transporte de compuestos de un lado a otro de las membranas mitocondriales interna y externa. El gradiente de potencial electroquímico impulsa el transporte de iones a través de la membrana mitocondrial interna por translocasas específicas. Cada translocasa está formada por hélices transmembranales específicas que solo se unen a compuestos específicos (ANT). En contraste, la membrana externa contiene poros inespecíficos relativamente grandes llamados VDAC a través de los cuales se difunde una amplia gama de iones. Estos se unen a proteínas citosólicas como la hexocinasa (HK), lo cual da a la HK acceso a ATP recién exportado. ADP, adenosín difosfato; ANT, nucleótido de adenina translocasa; ATP, adenosín trifosfato; P_i, fosfato inorgánico; VDAC, canales aniónicos dependientes de voltaje.

La ATP–ADP translocasa (también llamada translocador de los nucleótidos de adenina, ANT [*adenine nucleotide translocase*]) transporta el ATP formado en la matriz mitocondrial al espacio intermembranal en un intercambio 1:1 específico por el ADP producido en las reacciones que requieren energía fuera de las mitocondrias (*véase* fig. 24-15). Dado que el ATP contiene cuatro cargas negativas y el ADP solo tres, el intercambio es promovido por el gradiente de potencial electroquímico porque el efecto neto es el transporte de una carga negativa desde la matriz hacia el citosol. Existen antiportadores similares para la mayoría de los aniones metabólicos. En contraste, fosfato inorgánico y piruvato se transportan hacia la matriz mitocondrial en transportadores específicos llamados **simportadores** junto con un protón. Una proteína de transporte específica para la captación de Ca^{2+}, llamada uniportador de Ca^{2+}, es impulsada por el gradiente de potencial electroquímico, que tiene carga negativa en el lado de la matriz de la membrana respecto al lado citosólico. Otros transportadores son el transportador de dicarboxilato (intercambio de fosfato–malato), el transportador de tricarboxilato (intercambio de citrato–malato), el transportador de aspartato–glutamato y el transportador de malato–α-cetoglutarato (los dos últimos como se vieron antes en la lanzadera de malato-aspartato para equivalentes reductores de transferencia a través de la membrana mitocondrial interna).

B. Transporte a través de la membrana mitocondrial externa

Mientras que la membrana mitocondrial interna es muy impermeable, la externa es permeable a compuestos con peso molecular hasta de unos 6 000 Da porque contiene grandes poros inespecíficos llamados **VDAC** formados por porinas mitocondriales (*véase* fig. 24-15). A diferencia de la mayoría de las proteínas de transporte, que son hélices transmembranales con sitios de unión específicos, los VDAC constan de homodímeros de porina que forman un barril β con un poro lleno de agua en el centro y con una inespecificidad relativamente grande. Estos canales están "abiertos" a bajo potencial transmembranal y tienen preferencia por aniones como fosfato, cloruro, piruvato, citrato y nucleótidos de adenina. De este modo, los VDAC facilitan la transposición de estos aniones entre el espacio intermembranal y el citosol. Varias cinasas citosólicas, como la hexocinasa que inicia la glucólisis, se unen al lado citosólico del canal, donde tienen acceso expedito al ATP recién sintetizado.

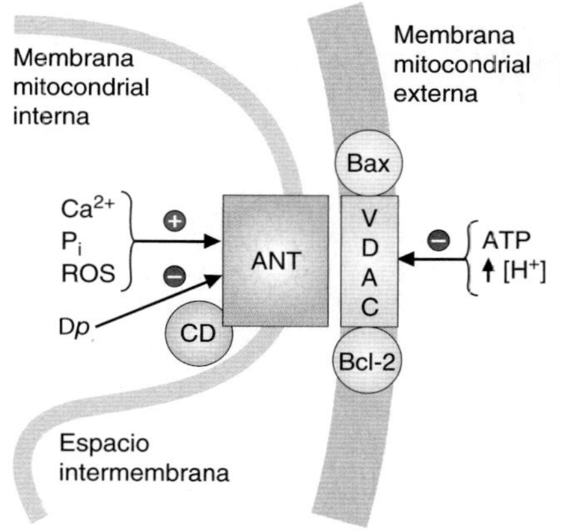

C. Poro de transición de la permeabilidad mitocondrial

La transición de permeabilidad mitocondrial implica la apertura de un gran poro inespecífico (llamado MPTP, *mitocondrial permeability transition pore*) a través de las membranas mitocondriales interna y externa en sitios en que forman un punto de unión (fig. 24-16). En un modelo del MPTP, los componentes básicos del poro son ANT, el VDAC y ciclofilina D (CD) (que es una isomerasa *cis-trans* para el enlace peptídico de prolina). En condiciones normales, ANT es un poro cerrado que funciona de manera específica en un intercambio 1:1 del ATP de la matriz por ADP del espacio intermembranal. Sin embargo, aumento de Ca^{2+} en la matriz mitocondrial, exceso de fosfato o especies reactivas de oxígeno (ERO), que forman oxígeno o radicales oxígeno–nitrógeno, pueden activar la apertura del poro. A la inversa, el ATP en el lado citosólico del poro (y quizá un pH < 7.0) y un potencial de membrana de un lado a otro de la membrana interna protegen contra la apertura del poro. La apertura del MPTP puede ser inducida por isquemia (hipoxia), que da por resultado déficit temporal de O_2 para mantener el gradiente de protones y la síntesis de ATP. Cuando la cadena de transporte de electrones no genera el gradiente de protones, la ATP sintasa opera en sentido inverso e hidroliza ATP en un intento de restablecer el gradiente, de modo que reduce con rapidez las concentraciones celulares de ATP. A medida que el ATP se hidroliza a ADP, este se convierte en adenina y la reserva de nucleótidos ya no es capaz de proteger contra la apertura del poro. Esto puede llevar a una espiral descendente de procesos celulares. La falta de ATP para mantener bajo el Ca^{2+} intracelular puede contribuir a la apertura del poro. Cuando el MPTP se abre, ocurre la entrada masiva de protones y resulta imposible mantener un gradiente protónico. Entran aniones y cationes en la matriz, y la mitocondria se dilata y daña de manera irreversible. El resultado es lisis y muerte celulares (necrosis). Modelos más recientes implican a la CD, la ANT, el transportador de fosfato y la ATP sintasa como componentes del MPTP. En estos modelos, la ATP sintasa desempeña un papel regulador, mientras que el poro está formado por el transportador de fosfato y la ANT, con la presencia y la actividad enzimática de la CD.

FIGURA 24-16 Poro de transición de permeabilidad mitocondrial (MPTP). Se piensa que en este la ANT forma un complejo con el VDAC. La conformación de la ANT es regulada por ciclofilina D (CD) y Ca^{2+}. El cambio a un poro abierto es activado por Ca^{2+}, decremento de nucleótidos de adenina y especies reactivas de oxígeno (ERO) que alteran los grupos SH. Es inhibido por el gradiente de potencial electroquímico (Δp), por ATP citosólico y por un pH citosólico bajo. Los VDAC se unen a varias proteínas, incluidas Bcl-2 y Bax, que regulan la apoptosis. La unión de miembros proapoptósicos de la familia de Bcl-2 al VDAC puede cambiar la permeabilidad de la membrana externa a fin de favorecer o bloquear procesos que conducen a la apoptosis (tal como ocurre en la liberación del citocromo c; *véanse* Comentarios bioquímicos y el cap. 17). ANT, nucleótido de adenina translocasa; ATP, adenosín trifosfato; VDAC, canales aniónicos dependientes de voltaje.

Cora N. La trombólisis estimulada por TPA recombinante intravenoso restableció el suministro de O_2 al músculo cardiaco de **Cora N.** y redujo la magnitud del daño isquémico. El fundamento para el uso de TPA lo antes posible tras la aparición de los síntomas (idealmente en las 4 a 6 h siguientes) se relaciona con el funcionamiento del sistema fibrinolítico intrínseco normal (*véase* cap. 43). Este sistema es responsable de disolver coágulos intravasculares indeseables a través de la acción de la enzima plasmina, una proteasa que digiere la matriz de fibrina del interior del coágulo. El TPA estimula la conversión del plasminógeno en su forma activa, plasmina. El resultado es la lisis del trombo y un mejor flujo sanguíneo por el vaso antes obstruido, lo cual permite que combustibles y oxígeno lleguen a las células cardiacas. La proteína TPA humana administrada a **Cora N.** se produce por tecnología de ADN recombinante (*véase* cap. 17). Este tratamiento restableció con rapidez el suministro de oxígeno a su corazón.

Stanley T. pudo haberse tratado con fármacos antitiroideos, mediante resección subtotal de la glándula tiroides o con yodo radiactivo. El tratamiento exitoso normaliza la secreción de hormona tiroidea y todos los signos, síntomas y alteraciones metabólicas del hipertiroidismo ceden con rapidez.

Diversas enfermedades neurodegenerativas, como la enfermedad de Parkinson, la enfermedad de Alzheimer, la esclerosis lateral amiotrófica y la enfermedad de los priones, están asociadas a una apertura inadecuada del MPTP en las neuronas.

Cuando la infusión de TPA lisó el coágulo que bloqueaba el flujo sanguíneo al corazón de **Cora N.**, volvió a ingresar sangre oxigenada en el corazón isquémico. Aunque el oxígeno puede restablecer con rapidez la capacidad para generar ATP, a menudo incrementa la muerte celular, un fenómeno llamado lesión por isquemia–reperfusión.

Durante la isquemia, varios factores pueden proteger las células cardiacas contra la lesión irreversible y la muerte celular hasta que vuelve a disponerse de oxígeno. La estimulación de la glucólisis anaeróbica en el citosol genera ATP sin oxígeno porque la glucosa se convierte en ácido láctico. Este reduce el pH citosólico. Tanto el ATP citosólico como la reducción del pH protegen contra la apertura del MPTP. Además, para la captación de Ca^{2+} por las mitocondrias se requiere un potencial de membrana y es el Ca^{2+} de la matriz el que activa la apertura del MPTP. Así, según la gravedad del episodio isquémico, es posible que el MPTP no se abra, o que se abra y vuelva a cerrarse, hasta que se disponga de oxígeno. Entonces, de acuerdo con la secuencia de sucesos, el restablecimiento del gradiente de protones, la captación mitocondrial de Ca^{2+} o un aumento del pH por arriba de 7.0 pueden activar el MPTP antes de que la célula se haya recuperado. Además, la reintroducción de O_2 genera radicales libres de oxígeno, en particular a través de las formas de la CoQ en la cadena de transporte de electrones. Estos también pueden abrir el MPTP. La participación de los radicales libres en la lesión por isquemia–reperfusión se considera con mayor detalle en el capítulo 25.

Además de incrementar la transcripción de genes que codifican para las enzimas del ciclo del ATC y para otras enzimas específicas de la oxidación de combustibles, las hormonas tiroideas elevan la concentración de UCP2 y UCP3. En el hipertiroidismo, la eficiencia con que se obtiene energía de la oxidación de esos combustibles es mucho menor de lo normal. Como consecuencia del incremento de la velocidad de la cadena de transporte de electrones, el hipertiroidismo causa una mayor producción de calor. Los pacientes con hipertiroidismo, como **Stanley T.**, informan sentirse acalorados y sudorosos todo el tiempo.

Isabel S. En el caso de **Isabel S.**, había preocupación por un proceso miopático difuso sobreagregado al VIH y la tuberculosis pulmonar, y cualquiera de estos pudo causar la debilidad progresiva. Además, es posible que la paciente presentara una miopatía del ADNmt congénita, que solo se hizo sintomática con la edad. Si se estuviera tratando con zidovudina (AZT), un medicamento antiguo que ya no se usa con frecuencia, su miopatía podría haber sido causada por una alteración de la fosforilación oxidativa inducida por el tratamiento con AZT. Un proceso diagnóstico sistemático al final llevó a que su médico concluyera que tenía miopatía relacionada con virus de inmunodeficiencia humana.

COMENTARIOS BIOQUÍMICOS

Mitocondrias y apoptosis. La pérdida de la integridad mitocondrial es la ruta principal por la que se inicia la apoptosis (*véase* cap. 17, sec. V). El espacio intermembranal contiene las procaspasas 2, 3 y 9, que son enzimas proteolíticas en la forma de zimógenos (es decir, deben escindirse por proteólisis para ser activas). También contiene factor de inicio de la apoptosis (AIF, *apoptosis-initiating factor*) y ADNasa activada por caspasa (CAD, *caspase-activated DNAase*). El AIF tiene una secuencia de direccionamiento nuclear y es transportado al interior del núcleo en las condiciones apropiadas. Una vez que el AIF está dentro del núcleo, inicia la condensación y degradación de la cromatina. El citocromo c, que está laxamente unido a la membrana mitocondrial interna, también puede entrar en el espacio intermembranal cuando el gradiente de potencial electroquímico se pierde. La liberación del citocromo c y las otras proteínas en el citosol inicia la apoptosis (*véase* cap. 17).

¿Cuál es el disparador de la liberación del citocromo c y las otras proteínas desde las mitocondrias? El poro VDAC no es lo suficientemente grande para permitir el paso de proteínas. Se han propuesto varias teorías, cada una apoyada y refutada por datos experimentales. Una es que Bax (un miembro de la familia Bcl-2 de proteínas que forman un canal iónico en la membrana mitocondrial externa) permite la entrada de iones en el espacio intermembranal, causando la dilatación de este espacio y la rotura de la membrana mitocondrial externa. Otra teoría es que Bax y VDAC (que se sabe se une a Bax y otros miembros de la familia Bcl-2) se combinan para formar un poro en extremo grande, mucho mayor que el formado por cada uno de forma separada. Por último, es posible que el MPTP o la ANT participen en la ruptura de la membrana externa, pero que se cierren de un modo que aún aporta la energía para la apoptosis.

CONCEPTOS CLAVE

- Los cofactores reducidos que se generan durante la oxidación de combustible donan sus electrones a la cadena de transporte de electrones mitocondrial.
- La cadena de transporte de electrones transfiere los electrones al O_2, que se reduce a agua.
- Cuando los electrones viajan por la cadena de transporte de electrones, los protones se transfieren desde la matriz mitocondrial hacia el lado citosólico de la membrana mitocondrial interna.
- La distribución asimétrica de los protones a uno y otro lado de la membrana mitocondrial interna genera un gradiente electroquímico a través de la membrana.
- El gradiente electroquímico consiste en un cambio de pH (ΔpH) de un lado a otro de la membrana y también de una diferencia de carga ($\Delta\psi$) de un lado a otro de la membrana.
- El ingreso de protones en la matriz mitocondrial es energéticamente favorable e impulsa la síntesis de ATP a través de la ATP sintasa.
- En condiciones normales, la respiración (consumo de oxígeno) está acoplada con la síntesis de ATP; si un proceso es inhibido, el otro también lo es.
- Los desacopladores permiten que la respiración continúe en ausencia de síntesis de ATP porque la energía inherente al gradiente de protones se libera como calor.
- Las enfermedades de la fosforilación oxidativa (FOSOX) son causadas por mutaciones en el ADN nuclear o mitocondrial que reducen la capacidad de las mitocondrias para sintetizar ATP por fosforilación oxidativa.

◆ Ya que la membrana mitocondrial interna es impermeable a casi todos los compuestos bioquímicos, existen sistemas de transporte para permitir la entrada y salida de los metabolitos pertinentes.

◆ La transferencia de equivalentes de reducción citoplasmáticos hacia el interior de la mitocondria sucede por medio de sistemas de lanzaderas; ya sea la de glicerol 3-fosfato o la de malato-aspartato.

◆ Bajo el estrés apropiado, las mitocondrias generarán un canal inespecífico a través de las membranas interna y externa que se conoce MPTP. La apertura del poro se relaciona con procesos que causan la muerte celular por necrosis.

◆ Las enfermedades revisadas en este capítulo se resumen en la tabla 24-3.

TABLA 24-3   Enfermedades revisadas en el capítulo 24

ENFERMEDAD O TRASTORNO	AMBIENTAL O GENÉTICA	COMENTARIOS
Infarto de miocardio	Ambas	La falta de oxígeno en el corazón es causada por isquemia grave secundaria a coágulos que se forman dentro de determinadas arterias coronarias en el sitio de rotura de placas ateroescleróticas. La disponibilidad limitada de oxígeno para que actúe como aceptor de electrones disminuye la fuerza protón-motriz a través de la membrana mitocondrial interna de las células isquémicas. Esto reduce la generación de ATP e induce procesos que producen daño irreversible a las células.
Hipertiroidismo	Ambas	La enfermedad de Graves es una alteración genética autoinmune causada por la generación de inmunoglobulinas estimulantes de la tiroides humana. Estas estimulan el crecimiento de la glándula tiroides y la secreción excesiva de las hormonas tiroideas T3 y T4.
Complicación del tratamiento para VIH	Ambiental	Uno de los primeros medicamentos utilizados para tratar el VIH fue la zidovudina (ZDV), anteriormente llamada AZT, un análogo nucleósido inhibidor de la transcriptasa inversa. Este tipo de medicamentos puede actuar como inhibidor de la ADN polimerasa mitocondrial. En condiciones poco comunes, reduce el ADN mitocondrial de las células, lo cual ocasiona una miopatía mitocondrial grave.
Anemia ferropénica	Ambiental	Deficiencia de hierro para la síntesis de hemo, que abate el suministro de oxígeno a las células, y presencia de hierro reducido en la cadena de transporte de electrones, que ocasiona debilidad muscular.
Intoxicación por cianuro	Ambiental	El cianuro se une al Fe^{3+} en el hemo de citocromos a y a_3, componentes de la citocromo oxidasa. La respiración mitocondrial y la producción de energía cesan y la muerte celular se presenta con rapidez.
Enfermedades mitocondriales	Genéticas	Muchos tipos de mutaciones del ADN mitocondrial alteran el funcionamiento de las mitocondrias y reducen la producción de energía. *Véase* en la tabla 24-2 una lista completa de estas enfermedades.

ATP, adenosín trifosfato; AZT, azidotimidina; VIH, virus de la inmunodeficiencia humana.

PREGUNTAS DE REVISIÓN: CAPÍTULO 24

1. Considere el siguiente experimento: mitocondrias hepáticas cuidadosamente aisladas se incuban en presencia de una cantidad limitante de malato. Tres minutos después de agregar el sustrato se añade cianuro y se permite que la reacción proceda por otros 7 minutos. En este punto, ¿cuál de los componentes que siguen de la cadena de transferencia de electrones estará en un estado oxidado?
   A. Complejo I
   B. Complejo II
   C. Complejo III
   D. Coenzima Q
   E. Citocromo c

2. Considere el siguiente experimento: mitocondrias hepáticas aisladas con cuidado se colocan en una solución débilmente amortiguada. Se agrega malato como fuente de energía y un aumento en el consumo de oxígeno confirma que la cadena de transporte de electrones está funcionando de modo correcto dentro de esos orgánulos. Entonces se añaden valinomicina y potasio a la suspensión mitocondrial. La valinomicina es un fármaco que permite que los iones potasio crucen con libertad la membrana mitocondrial interna. ¿Cuál es el efecto de la valinomicina en la fuerza protón-motriz que la oxidación del malato había generado?
   A. La fuerza protón-motriz se reducirá a cero.
   B. No habrá cambio en la fuerza protón-motriz.
   C. La fuerza protón-motriz aumentará.

D. La fuerza protón-motriz disminuirá pero a un valor mayor de cero.

E. La fuerza protón-motriz disminuirá a un valor menor de cero.

3. El dinitrofenol, que alguna vez se probó como agente reductor de peso, actúa como un desacoplante de la fosforilación oxidativa por el siguiente mecanismo:

A. Activación de la H$^+$-ATPasa

B. Activación de la coenzima Q

C. Bloqueo del transporte de protones a través de la membrana mitocondrial interna

D. Permite el intercambio de protones a través de la membrana mitocondrial interna

E. Aumenta el transporte de oxígeno a través de la membrana mitocondrial interna

4. Una mujer de 25 años de edad presenta fatiga crónica. Se ordena una serie de pruebas sanguíneas y los resultados sugieren que su recuento de eritrocitos es bajo por anemia ferropénica. Tal deficiencia podría provocar fatiga debido a que:

A. Su decremento de centros Fe–S está impidiendo la transferencia de electrones en la cadena de transporte de electrones.

B. No está produciendo suficiente H$_2$O en la cadena de transporte de electrones, lo que ocasiona deshidratación, la cual causa fatiga.

C. El NADH y el FAD(2H) quelan el hierro, lo cual es necesario para que donen sus electrones a la cadena de transporte de electrones.

D. El hierro actúa como un cofactor para la α-cetoglutarato DH en el ciclo del ATC, una reacción necesaria para el flujo de electrones por la cadena de transporte de electrones.

E. El hierro acompaña a los protones que se bombean de la matriz mitocondrial al lado citosólico de la membrana mitocondrial interna. Sin hierro, no es posible mantener el gradiente protónico para producir suficiente ATP.

5. En un paciente con una enfermedad de la fosforilación oxidativa se esperaría:

A. Una relación ATP:ADP elevada en las mitocondrias

B. Una relación NADH:NAD$^+$ alta en las mitocondrias

C. Una deleción en el cromosoma X

D. Actividad elevada del complejo II de la cadena de transporte de electrones

E. Un defecto en la integridad de la membrana mitocondrial interna

6. Un niño de 5 años de edad estaba comiendo trozos de pintura de la repisa de la ventana en su casa de 125 años de antigüedad, y desarrolló anemia. El estudio de sangre indicó concentraciones elevadas de plomo, que interfiere con la síntesis de hemo. La reducción en la síntesis de hemo tendría poco efecto en la función de una de las siguientes proteínas o complejos:

A. Mioglobina

B. Hemoglobina

C. Complejo I

D. Complejo III

E. Complejo IV

7. Rotenona, un inhibidor de NADH deshidrogenasa, se usó originalmente para pescar, cuando se roció en un lago, los peces lo absorbieron por sus branquias y murieron. Hasta hace poco tiempo, se usó en Estados Unidos como pesticida orgánico y se recomendó para las plantas de jitomate. Se consideraba no tóxico para los mamíferos y las aves ya que ninguna de las dos especies podía absorberlo. ¿Qué efecto tendría rotenona en la producción de ATP de las mitocondrias cardiacas, si se absorbiera?

A. No habría reducción en la producción de ATP.

B. Habría 95% de reducción en la producción de ATP.

C. Habría 10% de reducción en la producción de ATP.

D. Habría 50% de reducción en la producción de ATP.

E. Habría 50% de aumento en la producción de ATP.

8. Para que las células funcionen adecuadamente se requiere energía; para la mayoría de ellas, la energía se deriva principalmente de los enlaces fosfato de alta energía del ATP, que es producido por la fosforilación oxidativa. ¿Cuál de los siguientes es un componente clave de la fosforilación oxidativa?

A. Usar NADH y FAD(2H) para aceptar electrones conforme se oxiden los sustratos.

B. Crear una membrana mitocondrial interna permeable para permitir que el ATP mitocondrial entre al citoplasma conforme se forma.

C. Una ATP sintasa para sintetizar ATP.

D. Una ATP sintetasa para sintetizar ATP.

E. Una fuente de electrones, que por lo general es oxígeno en casi todos los tejidos.

9. Se incubaron mitocondrias intactas cuidadosamente aisladas con una solución elevada en sal, que es capaz de alterar las interacciones no covalentes entre las moléculas en la superficie de la membrana. Después de lavar las mitocondrias, se agregó piruvato y oxígeno para iniciar el flujo de electrones. El consumo de oxígeno fue mínimo bajo estas condiciones por la pérdida de uno de los siguientes componentes de la cadena de transferencia de electrones:

A. Complejo I

B. CoQ

C. Complejo III

D. Citocromo c

E. Complejo IV

10. Las UCP permiten que la oxidación se separe de la fosforilación. Suponiendo que una compañía farmacéutica ha desarrollado un reagente que puede activar muchas UCP con la meta de crear un medicamento para perder peso. Un potencial efecto secundario de este medicamento sería uno de los siguientes:

A. Disminución de la oxidación de la acetil coenzima A

B. Disminución del índice glucolítico

C. Aumento de la temperatura corporal

D. Aumento de la producción de ATP por la ATP sintasa

E. Inhibición de la cadena de transporte de electrones

11. En ausencia de producción de lactato, el NADH citoplasmático se acumularía e inhibiría la glucólisis. Los electrones del NADH pueden ser transferidos a la matriz mitocondrial como un componente de una de las siguientes moléculas. Elija la mejor respuesta.

	NADH	Oxaloacetato	Glicerol 3-fosfato	Malato
A	No	No	No	No
B	No	Sí	No	Sí
C	No	No	No	Sí
D	Sí	Sí	Sí	Sí
E	Sí	No	Sí	No
F	Sí	Sí	Sí	No

12. Varias enfermedades neurodegenerativas presentan una función mitocondrial reducida debido a la apertura del poro de transición de permeabilidad mitocondrial (MPTP). Un componente clave de este poro es una proteína que cataliza ¿cuál de las siguientes reacciones?
    A. De prolina a hidroxiprolina
    B. Un enlace peptídico *cis*-prolico a un enlace peptídico *trans*-prolico
    C. El oxígeno más los electrones generan agua.
    D. NADH + complejo I produce NAD$^+$ y complejo I reducido.
    E. Succinato + FAD produce fumarato y FAD(2H).
13. El fármaco atractyloside inhibe el ANT. Si se incuban mitocondrias recién aisladas en una solución ligeramente tamponada que contiene ADP, atractyloside y piruvato, y luego se añade oxígeno al sistema, ¿qué se esperaría que ocurriera?
    A. Un aumento significativo y constante de la producción de ATP
    B. Un aumento significativo y constante del consumo de oxígeno
    C. Un aumento del transporte de ATP en el espacio de la membrana interna

    D. Un ligero y breve aumento del consumo de oxígeno, seguido de la ausencia de consumo de oxígeno
    E. Una disminución del gradiente de protones a través de la membrana mitocondrial interna
14. Un científico ha desarrollado un fármaco que inhibe la glicerol 3-fosfato deshidrogenasa citoplasmática. El fármaco se está probando en una línea celular que carece de la lanzadera de malato-aspartato para transferir electrones del citoplasma a la mitocondria. En presencia de glucosa y oxígeno, ¿qué se espera que aumente en esta línea celular en presencia del fármaco, en comparación con la ausencia del mismo?
    A. Lactato
    B. Oxaloacetato
    C. Consumo de oxígeno
    D. Acetil CoA
    E. FAD(2H)
15. Se colocaron mitocondrias recién aisladas en una solución ligeramente tamponada en presencia de ADP y fosfato inorgánico, pero en ausencia de oxígeno. A tiempo cero, se añadió una pequeña cantidad de HCl diluido a las mitocondrias. En el tiempo = 1 minuto después de añadir el ácido, ¿qué se esperaría observar?
    A. Un aumento de los niveles de adenosín monofosfato (AMP) extramitocondrial
    B. Un aumento del consumo de oxígeno
    C. Un aumento de los niveles de ATP en la matriz mitocondrial
    D. Inhibición de la cadena de transferencia de electrones
    E. Aumento de los niveles de NADH en la matriz mitocondrial

RESPUESTAS A LAS PREGUNTAS DE REVISIÓN

1. **La respuesta es B.** Para que un componente esté en el estado oxidado, debe haber donado electrones o nunca haberlos recibido. El complejo II metabolizará succinato para producir fumarato (generando FAD[2H]), pero en este experimento no se dispone de succinato. En consecuencia, el complejo II nunca tiene al alcance electrones y siempre está en un estado oxidado. El sustrato malato se oxida a oxaloacetato, generando NADH, el cual dona electrones al complejo I de la cadena de transporte de electrones. Estos electrones se transfieren a la coenzima Q, que dona electrones al complejo III, al citocromo c, y luego al complejo IV. El cianuro bloqueará la transferencia de electrones del complejo IV al oxígeno, de modo que todos los complejos anteriores que contenían electrones se acumularán y los electrones quedarán "atascados" en los complejos, lo cual reduce dichos componentes. Así, las respuestas A y C a E deben ser incorrectas.

2. **La respuesta es D.** La fuerza protón-motriz tiene dos componentes: un ΔpH y un $\Delta \Psi$ (componente eléctrico). La adición de valinomicina y potasio destruirá el componente eléctrico pero no el componente de pH. De este modo, la fuerza protón-motriz disminuirá pero aún será mayor que cero. Así, todas las otras respuestas son incorrectas.

3. **La respuesta es D.** El dinitrofenol equilibra la concentración de protones de un lado a otro de la membrana mitocondrial interna, con lo que destruye la fuerza protón-motriz. En consecuencia, ninguna de las otras respuestas es correcta.

4. **La respuesta es A.** Una deficiencia de centros Fe–S en la cadena de transporte de electrones alteraría la transferencia de electrones por la cadena y reduciría la producción de ATP por fosforilación oxidativa. La respuesta B es incorrecta porque la menor producción de agua a partir de la cadena de transporte de electrones no es de magnitud suficiente para que la persona se deshidrate. La respuesta C es incorrecta porque el hierro no experimenta quelación con NADH y FAD(2H). La respuesta D es incorrecta porque el hierro no es un cofactor para la α-cetoglutarato deshidrogenasa. La respuesta E es incorrecta porque el hierro no acompaña a los protones que forman el gradiente de protones.

5. **La respuesta es B.** El NADH no sería reoxidado de manera tan eficiente por la cadena de transporte de electrones y el cociente NADH/NAD$^+$ aumentaría. La respuesta A es incorrecta porque no se produciría ATP a gran velocidad. Por lo tanto, se acumularía ADP y la relación ATP:ADP sería baja. La respuesta C es incorrecta

porque las enfermedades FOSOX pueden ser causadas por mutaciones en el ADN nuclear o mitocondrial y no todas las proteínas FOSOX son codificadas por el cromosoma X. La respuesta D es incorrecta porque, dependiendo de la naturaleza de la mutación, la actividad del complejo II de la cadena de transporte de electrones podría ser normal o estar disminuida, pero no hay razón para esperar que aumente. La respuesta E es incorrecta porque la integridad de la membrana mitocondrial interna no necesariamente sería afectada. Podría serlo, pero ello no se esperaría en todos los pacientes con enfermedades FOSOX.

6. **La respuesta es C.** Se requiere hemo para la síntesis de citocromos. El complejo I, aunque contiene hierro, lo tiene en los centros de hierro-azufre y no contiene citocromos. Los complejos III y IV contienen citocromos, en tanto que la mioglobina y la hemoglobina contienen hemo como el componente de unión de oxígeno de estas proteínas. Los defectos en la síntesis de hemo tendrían un impacto negativo en la función de complejos III y IV, así como en la hemoglobina y la mioglobina, sin afectar en gran medida el funcionamiento del complejo I.

7. **La respuesta es B.** Dado que rotenona inhibe la oxidación de NADH, bloquearía por completo la generación del gradiente de potencial electroquímico *in vivo* y, por lo tanto, bloquearía la generación de ATP. En presencia de rotenona, se acumularía NADH y las concentraciones de NAD$^+$ disminuirían. Aunque las mitocondrias podrían todavía ser capaces de oxidar compuestos como el succinato, el cual transfiere electrones a FAD, no se produciría succinato *in vivo* si las deshidrogenasas dependientes de NAD$^+$ del ciclo del ácido tricarboxílico se inhibieran. Por lo tanto, poco después de la administración de rotenona, no habría ningún sustrato disponible para la cadena de transferencia de electrones y la NADH deshidrogenasa estaría bloqueada, de manera que la fosforilación oxidativa estaría por completo inhibida. Si los suministros de glucosa fueran elevados, la glucólisis anaeróbica aportaría algo de ATP, pero no lo suficiente para mantener el bombeo cardiaco. La glucólisis anaeróbica produce 2 ATP por molécula de glucosa, en comparación con 32 moléculas de ATP generadas por la fosforilación oxidativa, que es una reducción de cerca de 95%.

8. **La respuesta es C.** NAD y FAD son aceptores de electrones y NADH y FAD(2H) son donadores de electrones. El oxígeno es el aceptor terminal de electrones y no es un donador de electrones. La membrana mitocondrial interna debe ser impermeable a la mayoría de los compuestos, incluidos los protones, de otra manera, no se podría crear o mantener el gradiente de protones que dirige la síntesis de ATP. La enzima ATP sintasa contiene un poro de protones que se extiende en la membrana mitocondrial interna y una pieza catalítica que protruye hacia el interior de la matriz. Los protones se dirigen a través del poro y cambian la conformación de las subunidades en la pieza, con lo que se produce ATP. Si los protones entran en la mitocondria por otras vías que no sean por el poro, no se genera ATP por parte de la ATP sintasa (desacoplante parcial). Una sintetasa es una enzima que usa enlaces fosfato de alta energía (por lo general del ATP) para catalizar su reacción y la ATP sintasa crea enlaces fosfato de alta energía y no los usa.

9. **La respuesta es D.** Los complejos I, III y IV son complejos proteínicos que se extienden por la membrana mitocondrial interna, y su localización dentro de la membrana no se alteraría por una solución con alto contenido en sal. El citocromo c es una proteína pequeña en el espacio intermembranal que se une a la membrana mitocondrial interna por medio de interacciones no covalentes. El contenido elevado en sal desprende el citocromo c de la membrana interna y la mitocondria tendría deficiencia de citocromo c. El flujo de electrones se detendría en ausencia de citocromo c debido a la incapacidad para transferir electrones de los complejos III y IV. La CoQ es una quinona liposoluble que se difunde en la membrana lípida, y no se eliminaría de la membrana por una solución elevada en sal.

10. **La respuesta es C.** Los desacoplantes desacoplan la oxidación de la fosforilación de manera que el consumo de oxígeno se incrementa, hay un aumento en el flujo de electrones por medio de la cadena de transferencia de electrones, pero la síntesis de ATP por la fosforilación oxidativa está disminuida. La producción de ATP está reducida por la disminución en el tamaño del gradiente de protones a través de la membrana mitocondrial interna porque las UCP permiten que los protones entren a la matriz de la mitocondria sin pasar por la ATP sintasa. Dado que la energía de la transferencia de electrones ya no se está usando para generar un gradiente de protones, se libera como calor, y en un sujeto que toma tal medicamento se esperaría que presentara aumento de la temperatura corporal. Debido al desacoplamiento, la oxidación de acetil-CoA aumentaría, así como el índice glucolítico, en un intento por generar ATP para la célula. La ATP sintasa estaría produciendo menos ATP, y la glucólisis estaría produciendo más ATP. La pérdida de peso se presentaría por ineficiencia en la generación de ATP por la oxidación de acetil-CoA, de manera que se estaría metabolizando más ácidos grasos para generar una cierta cantidad de ATP a partir de acetil-CoA derivada de los ácidos grasos.

11. **La respuesta es C.** Los electrones del NADH pueden ser transferidos a la mitocondria a través de la lanzadera de glicerol 3-P o a través de la lanzadera de malato-aspartato. La lanzadera de glicerol 3-P utiliza la glicerol 3-P deshidrogenasa para reducir el DHAP a glicerol 3-P, siendo los electrones donados por el NADH. El glicerol 3-P, sin embargo, no entra en la matriz mitocondrial, ya que una glicerol 3-P deshidrogenasa mitocondrial unida a la membrana interna oxida el glicerol 3-P, siendo los electrones aceptados por el FAD para producir FAD(2H). No hay transportadores para el NADH o el oxaloacetato a través de la membrana mitocondrial interna, mientras que el malato puede entrar en la matriz mitocondrial a través del intercambiador de malato-α-cetoglutarato. El oxaloacetato se reduce a malato en el citoplasma, y el malato llevará los electrones a la matriz mitocondrial.

12. **La respuesta es B.** El MPTP está formado por la proteína ciclofilina, que isomeriza los enlaces peptidil prolíticos (una reacción reversible de *cis* a *trans*). Otras proteínas del MPTP son el ANT, el VDAC (en el modelo clásico), el canal de fosfato (en el nuevo modelo) y la ATP sintasa (nuevo modelo). La prolil hidroxilasa (que cataliza la conversión de prolina en hidroxiprolina), la citocromo oxidasa (el oxígeno se reduce a agua), la NADH deshidrogenasa (la oxidación del NADH) y la succinato deshidrogenasa (succinato a fumarato) no son componentes del MPTP.

13. **La respuesta es D.** Una vez introducido el oxígeno en el sistema, el piruvato entrará en la mitocondria y se convertirá en acetil CoA, generando NADH. El NADH donará electrones a la cadena de transferencia de electrones, consumiendo oxígeno y generando un gradiente de protones. Al establecerse el gradiente de protones, los protones entrarán en la ATP sintasa para sintetizar ATP, pero una vez que los niveles de ADP en las mitocondrias se agotan, no pueden reponerse debido a la inhibición del ANT. Al detenerse la síntesis de ATP, el gradiente de protones será tan grande que no podrá producirse más bombeo de protones, lo que detendrá la transferencia de electrones a través de la cadena, y el oxígeno ya no se consumirá.

14. **La respuesta es A.** En esta línea celular, la inhibición de la glicerol 3-P deshidrogenasa citoplasmática conducirá a una acumulación de NADH en el citoplasma (debido a que la glucosa se metaboliza a través de la glucólisis), y para regenerar NAD^+ para permitir que la glucólisis continúe, el piruvato se reduciría a lactato. Si algo de piruvato entra en la mitocondria, puede ser oxidado por conversión a acetil CoA y luego a dióxido de carbono a través del ciclo TCA, pero esto llevaría a un aumento de los niveles de NADH citoplásmico, a una disminución de los niveles de NAD^+ y a una inhibición de la glucólisis, reduciendo la tasa de formación de piruvato. Los niveles de oxaloacetato no aumentarían ya que la piruvato carboxilasa es activada por el acetil CoA, que no aumenta significativamente ni en presencia ni en ausencia del fármaco. El consumo de oxígeno disminuiría ya que entraría menos piruvato en las mitocondrias en presencia del fármaco (debido a su conversión en lactato). Los niveles de FAD(2H) no aumentarán ya que el metabolismo de la glucosa no eleva significativamente los niveles de FAD(2H).

15. **La respuesta es C.** La adición de ácido a la suspensión mitocondrial crea un gradiente artificial de protones a través de la membrana mitocondrial interna, que impulsará la síntesis de ATP a través de la ATP sintasa. El ATP recién sintetizado puede salir de la matriz a cambio de ADP, y el fosfato inorgánico puede entrar en la matriz debido a la presencia del gradiente de protones, proporcionando así los sustratos para una mayor síntesis de ATP. Como no hay oxígeno presente, no puede haber un aumento del consumo de oxígeno, ni tampoco una inhibición de la cadena de transferencia de electrones. Como no hay sustratos oxidables en la mezcla de reacción, no habría un aumento de los niveles de NADH en la matriz mitocondrial.

25

Toxicidad del oxígeno y lesión por radicales libres

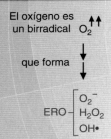

El oxígeno es un birradical $O_2 \uparrow\uparrow$

que forma $\downarrow$ $\downarrow$

$$ERO - \begin{bmatrix} O_2^- \\ H_2O_2 \\ OH\bullet \end{bmatrix}$$

FIGURA 25-1 El O_2 es un birradical. Tiene dos electrones antienlace con espines paralelos (*flechas paralelas*). Tiene tendencia a formar ERO tóxicas, como el superóxido (O_2^-), el no radical peróxido de hidrógeno (H_2O_2) y el radical hidroxilo (OH•).

El **O_2** es tanto esencial para la vida humana, como **tóxico**. Los seres humanos dependen del O_2 para las reacciones de oxidación en las vías de generación del adenosín trifosfato (ATP), de destoxificación y de biosíntesis. Sin embargo, cuando el O_2 acepta electrones desapareados, se transforma en **radicales de oxígeno** altamente reactivos, que dañan los lípidos, proteínas y ADN celulares. El daño por los radicales de oxígeno reactivos contribuye a la muerte y degeneración de las células en una gran variedad de enfermedades (tabla 25-1).

Los **radicales** son compuestos que contienen un solo electrón, casi siempre en un orbital externo. El oxígeno es un **birradical**, una molécula con dos electrones no apareados en orbitales separados (fig. 25-1). Mediante varios procesos enzimáticos y no enzimáticos usuales en las células, el O_2 acepta **electrones sencillos** para formar **especies reactivas de oxígeno** (**ERO**). Las ERO formadas por reducción del O_2 son el radical **superóxido** (O_2^-), el no radical **peróxido de hidrógeno** (H_2O_2) y el **radical hidroxilo** (**OH•**).

Las ERO pueden generarse por vía no enzimática o enzimática como productos intermediarios accidentales o como productos principales de las reacciones. El superóxido se genera por vía no enzimática a partir de la coenzima Q (CoQ) o de enzimas que contienen metales (p. ej., **citocromo P450**, **xantina oxidasa** y dinucleótido de nicotinamida y adenina fosfato reducido [**NADPH**] **oxidasa**). El radical hidroxilo es muy tóxico y se produce por vías no enzimáticas a partir del superóxido en presencia de **Fe^{2+}** o **Cu^+** en la **reacción de Fenton** y a partir del peróxido de hidrógeno en la **reacción de Haber-Weiss**.

Los radicales de oxígeno y sus derivados pueden ser mortales para las células. El radical hidroxilo causa daño oxidativo a las proteínas y al ADN. También forma **peróxidos de lípido** y **malondialdehído**, a partir de los lípidos de la membrana que contienen **ácidos grasos poliinsaturados**. En algunos casos, el daño por radicales libres es la causa directa de alguna enfermedad (p. ej., el daño tisular iniciado por la exposición a radiación ionizante). En las **enfermedades neurodegenerativas**, como la enfermedad de Parkinson o en la lesión por isquemia-reperfusión, las ERO pueden perpetuar el daño celular causado por otro proceso.

Al daño que causan los radicales de oxígeno se une el de los radicales libres de óxido nítrico (NO) y la ERO **ácido hipocloroso** (**HOCl**). El NO se combina con el O_2 o el

TABLA 25-1 **Algunas enfermedades y condiciones relacionadas con lesiones por radicales libres**	
Aterogénesis	*Enfermedades cerebrovasculares*
Enfermedad pulmonar obstructiva crónica (EPOC)	*Lesión por isquemia-reperfusión*
Distrofia muscular de Duchenne	*Enfermedades neurodegenerativas*
Embarazo, preeclampsia	*Esclerosis lateral amiotrófica (enfermedad de Lou Gehrig)*
Fibroplasia retrolenticular	
Cáncer cervicouterino	*Enfermedad de Alzheimer*
Hepatopatía alcohólica	*Síndrome de Down*
Hemodiálisis	*Lesión por isquemia-reperfusión después de enfermedad vascular cerebral*
Diabetes	*Enfermedades FOSOX (enfermedades del ADN mitocondrial)*
Insuficiencia renal aguda	*Esclerosis múltiple*
Envejecimiento	*Enfermedad de Parkinson*

FOSOX, fosforilación oxidativa.

superóxido para formar **especies reactivas de nitrógeno-oxígeno** (**ERNO**), como el no radical peroxinitrito o el radical **dióxido de nitrógeno**. Las ERNO se encuentran en el ambiente (p. ej., humo de cigarrillo) y se generan en las células. Durante la fagocitosis de microorganismos invasores, las células del sistema inmunológico producen O_2^-, HOCl y NO mediante la acción del **NADPH oxidasa**, la **mieloperoxidasa** y la **óxido nítrico sintasa inducible**, respectivamente. Además de destruir a los microorganismos invasores fagocitados, estos metabolitos tóxicos pueden dañar a componentes del tejido circundante.

Las células se **protegen** a sí mismas contra el daño de las ERO y otros radicales mediante **procesos de reparación**, **de compartimentalización** de la síntesis de radicales libres, por **enzimas de defensa** y **antioxidantes endógenos** y **exógenos** (**secuestradores de radicales libres**). La enzima de defensa **superóxido dismutasa** (**SOD**) elimina el radical libre superóxido. La catalasa y la glutatión peroxidasa eliminan el peróxido de hidrógeno y los peróxidos lipídicos. La **vitamina E**, la **vitamina C** y los **flavonoides vegetales** actúan como **antioxidantes**. El **estrés oxidativo** aparece cuando la velocidad de generación de ERO rebasa la capacidad de la célula para eliminarlos (fig. 25-2).

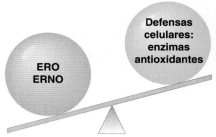

FIGURA 25-2 Estrés oxidativo. El estrés oxidativo se produce cuando la velocidad de producción de ERO y ERNO rebasa el ritmo de su eliminación mediante los mecanismos de defensa celular. Estos mecanismos de defensa incluyen varias enzimas y antioxidantes. Por lo general, los antioxidantes reaccionan en forma no enzimática con las ERO. ERNO, especies reactivas de nitrógeno-oxígeno; ERO, especies reactivas de oxígeno.

SALA DE ESPERA

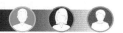

Hace 2 años, **Les G.**, un hombre de 62 años de edad, notó un incremento en el temblor de su mano derecha cuando estaba sentado tranquilamente (temblor de reposo). El temblor desaparecía si movía su mano con algún propósito particular. Conforme este síntoma progresaba, también refirió rigidez en los músculos que enlentecían sus movimientos (bradicinesia). Su esposa notó un cambio en su marcha; había empezado a arrastrar los pies y dar pasos cortos y se inclinaba al frente al caminar (desequilibrio postural). A menudo parecía mirar fijamente al frente con una expresión facial inmóvil. Ella notó que los párpados de su esposo temblaban mientras dormía y, en fecha reciente, también observó temblor en sus piernas cuando estaba en reposo. Debido a estos síntomas progresivos y algunos cambios sutiles en la personalidad (ansiedad y labilidad emocional), convenció a **Les G.** de consultar a su médico familiar.

El médico consideró que era probable el diagnóstico de parkinsonismo primario o idiopático (enfermedad de Parkinson) y refirió a **Les G.** con un neurólogo. En la enfermedad de Parkinson, degeneran las neuronas de la parte compacta (*pars compacta*) de la sustancia negra, que contienen el pigmento melanina y el neurotransmisor dopamina.

Cora N. había evolucionado bien desde la lisis exitosa de coágulos sanguíneos en sus arterias coronarias con la administración intravenosa del activador tisular del plasminógeno recombinante (TPA) (*véanse* caps. 20 y 22). Este tratamiento alivió pronto el dolor precordial compresivo (angina) que experimentó cuando ganó la lotería. En su primera visita al consultorio después de salir del hospital, el cardiólogo de **Cora N.** le dijo que había desarrollado múltiples contracciones prematuras del músculo ventricular de su corazón durante la disolución de los coágulos. Este proceso pudo haber generado una arritmia que pone en peligro la vida, llamada taquicardia ventricular o fibrilación ventricular. Sin embargo, su arritmia respondió con rapidez a la supresión farmacológica y no reapareció durante el resto de su estancia en el hospital.

I. El O_2 y la generación de especies reactivas de oxígeno

La generación de **especies reactivas de oxígeno** (**ERO**) a partir del O_2 en las células es un fenómeno natural y cotidiano. Los electrones que contribuyen a su formación por lo general se derivan de portadores de electrones reducidos de la cadena de transporte de electrones (ETC). Las ERO se forman como productos accidentales de reacciones enzimáticas y no enzimáticas. En ocasiones se sintetizan de manera deliberada en reacciones catalizadas por enzimas. La radiación ultravioleta y los contaminantes del aire aumentan la formación de compuestos tóxicos que contienen oxígeno.

Los ganglios basales son parte de un ciclo de retroalimentación neuronal que modula e integra el flujo de información de la corteza cerebral a las neuronas motoras de la médula espinal. El neoestriado es la principal estructura receptora de la corteza cerebral. La parte compacta de la sustancia negra consiste en neuronas que proporcionan información integradora al neoestriado a través de neuronas pigmentadas que utilizan dopamina como neurotransmisor (la vía nigroestriatal). La información integrada regresa a los ganglios basales y la corteza cerebral para controlar el movimiento voluntario. En la enfermedad de Parkinson, el descenso en la cantidad de dopamina que llega a los ganglios basales causa el trastorno de movimiento.

En la taquicardia ventricular, existen latidos rápidos y prematuros generados en un foco irritativo en el músculo ventricular en episodios de duración variable. La taquicardia ventricular persistente reduce el gasto cardiaco y causa la muerte. Esta arritmia puede ser resultado de isquemia (falta de flujo sanguíneo) grave en el músculo ventricular cardiaco a causa de coágulos formados en el sitio de una placa ateroesclerótica rota. Sin embargo, los latidos cardiacos rápidos de **Cora N.** comenzaron durante la infusión del activador tisular del plasminógeno (TPA) mientras se destruía el coágulo. Por lo tanto, es probable que se produjeran por la reperfusión con sangre oxigenada de una zona isquémica en el corazón. Este fenómeno se conoce como lesión por isquemia-reperfusión y se debe a las ERO citotóxicas provenientes del oxígeno en la sangre que irriga de nuevo a las células que habían experimentado hipoxia. La lesión por isquemia-reperfusión también se produce cuando se interrumpe la oxigenación tisular durante una cirugía o trasplante.

M Las mediciones de catecolaminas (adrenalina, noradrenalina, dopamina), que se ordenaron para **Les G.**, requieren suero o la recolección de orina de 25 h como muestras. Después de la eliminación apropiada de células o partículas, la muestra se coloca en una columna para cromatografía líquida de alta presión de intercambio iónico y el efluente de la columna se analiza mediante detección electroquímica sensible. Los diversos tipos de catecolaminas pueden distinguirse con claridad unas de otras mediante la comparación con los tiempos de retención de las catecolaminas estándar. La detección electroquímica emplea electrodos que se oxidan con las muestras y la amplitud de la corriente generada por la reacción de oxido-reducción permite determinar la concentración de catecolaminas en la muestra.

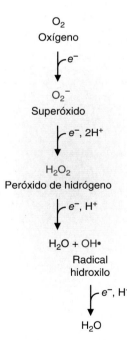

FIGURA 25-3 Reducción del oxígeno en la transferencia de cuatro electrones únicos. La reducción del oxígeno en cuatro pasos de transferencia de un electrón genera de manera progresiva superóxido, peróxido de hidrógeno (H_2O_2), el radical hidroxilo y agua. A veces, el superóxido se indica como O_2^- para ilustrar mejor el electrón no apareado. El H_2O_2, la forma medio-reducida del O_2, ha aceptado dos electrones, y no es, por lo tanto, un radical de oxígeno.

A. La naturaleza radical del O_2

Por definición, un **radical** es una molécula que tiene un electrón desapareado en un orbital. Un **radical libre** es capaz de existir de manera independiente (p. ej., los radicales formados en el sitio activo de una enzima durante una reacción no se consideran radicales libres, a menos que puedan disociarse de la proteína para interactuar con otras moléculas). Los radicales son muy reactivos e inician reacciones en cadena mediante la extracción de un electrón de una molécula vecina para completar sus propios orbitales. Aunque los metales de transición (p. ej., Fe, Cu y Mo) tienen electrones únicos en los orbitales, casi nunca se consideran radicales libres porque son relativamente estables, ya que no inician reacciones en cadena y en las células se encuentran unidos con proteínas.

La molécula de oxígeno es un **birradical**, lo que significa que tiene dos electrones no apareados en distintos orbitales. Estos electrones no pueden estar en el mismo orbital porque tienen giros paralelos (la misma dirección de spin). Aunque desde el punto de vista termodinámico, el oxígeno es muy reactivo, sus electrones no pueden reaccionar con facilidad con los electrones apareados de los enlaces covalentes de las moléculas orgánicas. Como consecuencia, el oxígeno reacciona con lentitud, aceptando electrones únicos en reacciones que requieren un catalizador (como una enzima que contiene un metal).

Como los dos electrones no apareados del oxígeno tienen el mismo spin (paralelo), se les llama electrones antienlace. En contraste, los enlaces carbono-carbono y carbono-hidrógeno contienen dos electrones cada uno, que tienen spin antiparalelo y forman un par termodinámicamente estable. Como consecuencia, el O_2 no puede oxidar un enlace covalente porque uno de sus electrones tendría que cambiar su spin para formar nuevos pares. La dificultad para cambiar el spin se conoce como restricción de spin. Sin esta, no habría sido posible el desarrollo de formas de vida en la atmósfera con oxígeno de la Tierra porque se habrían oxidado con el O_2 en forma espontánea.

El O_2 es capaz de aceptar un total de cuatro electrones, con lo que se reduce a agua (fig. 25-3). Cuando el O_2 acepta un electrón se forma **superóxido**. El superóxido todavía es un radical porque le queda un electrón no apareado. Esta reacción no es favorable, desde el punto de vida termodinámico y requiere un agente reductor de potencia moderada que done electrones únicos (p. ej., la forma radical de la coenzima Q [CoQH•] en la cadena de transporte de electrones). Cuando el superóxido acepta un electrón, se reduce a **peróxido de hidrógeno (H_2O_2)**, que no es un radical. El **radical hidroxilo** se forma en el siguiente paso reductor con un electrón en la secuencia de reducción. Por último, la aceptación del último electrón reduce el radical hidroxilo a H_2O.

B. Características de las especies reactivas de oxígeno

Las ERO son compuestos que contienen oxígeno y que son radicales libres muy reactivos o compuestos que se convierten con facilidad en estos radicales libres de oxígeno en la célula. Los principales metabolitos del oxígeno producidos por la reducción con un electrón del oxígeno (superóxido, peróxido de hidrógeno y el radical hidroxilo) se clasifican como ERO (tabla 25-2).

Los radicales libres reactivos extraen electrones (casi siempre como átomos de hidrógeno) de otros compuestos para completar sus propios orbitales, lo que inicia las reacciones en cadena de los radicales libres. Es probable que el radical hidroxilo sea la ERO más potente. Inicia reacciones en cadena que forman peróxidos de lípidos y radicales orgánicos y se agrega de manera directa a los compuestos. El anión superóxido también es muy reactivo, pero su solubilidad en lípidos es limitada y no puede difundir a gran distancia. Sin embargo, puede generar los radicales hidroxilo e hidroperoxilo, más reactivos, mediante una reacción no enzimática con el peróxido de hidrógeno en la reacción de Haber-Weiss (fig. 25-4).

El peróxido de hidrógeno no es realmente un radical; es un agente oxidante débil que se clasifica como ERO porque puede generar el radical hidroxilo (OH•). Los metales de transición, como Fe^{2+} o Cu^+, catalizan la formación del radical hidroxilo a partir del peróxido de hidrógeno en la reacción no enzimática de Fenton (fig. 25-4). Como el peróxido de hidrógeno es liposoluble, puede difundir a través de las membranas y generar OH• en sitios que contienen Fe^{2+} o Cu^+ localizados, como la cadena de transporte de electrones dentro de las mitocondrias. El peróxido de hidrógeno también es el precursor del ácido hipocloroso (HOCl), un potente agente oxidante que se produce de manera endógena y enzimática en las células fagocíticas.

TABLA 25-2 Especies reactivas de oxígeno (ERO) y especies reactivas de nitrógeno-oxígeno (ERNO)

ESPECIES REACTIVAS	PROPIEDADES
Anión superóxido (O_2^-)	Producido por la cadena de transporte de electrones y en otros sitios. No difunde a mucha distancia desde el sitio de origen. Genera otras ERO.
Peróxido de hidrógeno (H_2O_2)	No es un radical libre, pero puede generarlos al reaccionar con un metal de transición (p. ej., Fe^{2+}). Puede difundir por las membranas celulares.
Radical hidroxilo (OH•)	La especie más reactiva para atacar las moléculas biológicas. Se produce a partir de H_2O_2 en la reacción de Fenton en presencia de Fe^{2+} o Cu^+.
Radicales orgánicos (RO•, R•, R-S)	Radicales libres orgánicos (R indica el resto del compuesto). Se produce a partir de ROH, RH (p. ej., en el carbono de un doble enlace en un ácido graso) o por ataque de RSH OH•.
Radical peroxilo (RCOO•)	Un radical peroxilo orgánico, como el que se produce en la degradación de lípidos (también indicado como LOO•)
Ácido hipocloroso (HOCl)	Se produce en los neutrófilos durante el estallido respiratorio para destruir organismos invasores. La toxicidad se debe a reacciones de halogenación y oxidación. La especie activa es OCl$^-$.
Singulete de oxígeno ($O_2^{\downarrow\uparrow}$)	Oxígeno con spines antiparalelos. Se produce con tensiones altas de oxígeno por la absorción de luz UV. Se degrada con tanta rapidez que quizá no sea causa considerable de toxicidad *in vivo*.
Óxido nítrico (NO)	ERNO. Un radical de origen endógeno producido por la óxido nítrico sintasa. Se une a iones metálicos. Se combina con O_2 u otros radicales con oxígeno para producir ERNO adicionales.
Peroxinitrito ($ONOO^-$)	ERNO. Un agente oxidante potente que no es un radical libre. Puede generar dióxido de nitrógeno (NO_2), que es un radical.

Reacción de Fenton

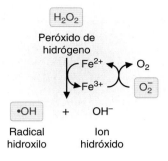

Reacción de Haber-Weiss

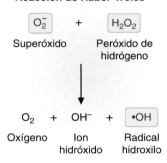

FIGURA 25-4 Generación del radical hidroxilo mediante las reacciones de Haber-Weiss y de Fenton. En las versiones simplificadas de estas reacciones, mostradas aquí, la transferencia de electrones individuales genera el radical hidroxilo. Las ERO se muestran en recuadros. Además del Fe^{2+}, el Cu^+ y muchos otros metales pueden servir como donadores de electrones en la reacción de Fenton. La reacción de Haber-Weiss es la suma de la reacción de Fenton y la regeneración del Fe^{2+} por el superóxido, formando oxígeno a partir del superóxido.

Para disminuir la frecuencia de la reacción de Fenton, se limita mucho la accesibilidad a los metales de transición, como el Fe^{2+} y el Cu^+, en las células, o en el cuerpo en general. Los fenómenos que liberan hierro de los sitios de reserva celular, como una lesión por aplastamiento, se acompañan de mayor lesión por radicales libres.

Los radicales orgánicos se generan cuando el superóxido o el radical hidroxilo extraen de manera indiscriminada electrones de otras moléculas. Los radicales peroxilo orgánicos son intermediarios en las reacciones en cadena, como la peroxidación de lípidos. Otros radicales orgánicos, como el radical etoxilo, son intermediarios de reacciones enzimáticas que escapan a la solución (véase tabla 25-2).

Un grupo más de radicales con oxígeno, llamados especies reactivas de nitrógeno-oxígeno (ERNO), contiene nitrógeno además de oxígeno. Estos radicales provienen, sobre todo, del radical libre óxido nítrico (NO), que se produce de manera endógena por acción de la enzima óxido nítrico sintasa. El NO se combina con O_2 o superóxido para producir ERNO adicionales.

C. Principales fuentes de especies reactivas de oxígeno en la célula

Las ERO se forman todo el tiempo en la célula; cerca de 3 a 5% del oxígeno que consume una persona se convierte en radicales libres de oxígeno. Algunos se generan como productos colaterales accidentales de reacciones enzimáticas normales, que escapan del sitio activo de enzimas con metales durante las reacciones de oxidación. Otros, como el peróxido de hidrógeno, son productos fisiológicos de las oxidasas en los peroxisomas. Durante la respuesta inflamatoria se produce la síntesis deliberada de radicales libres tóxicos. Los fármacos, la radiación natural, los contaminantes del aire y otras sustancias químicas también aumentan la formación de radicales libres en las células.

1. Generación de superóxido

Uno de los principales sitios de generación de superóxido es la coenzima Q (CoQ) en la cadena de transporte de electrones en las mitocondrias (fig. 25-5). La forma reducida con un electrón de la CoQ (CoQH•) está libre dentro de la membrana y puede transferir, de manera accidental, un electrón al O_2 disuelto, con lo que se forma superóxido. En contraste, cuando el O_2 se une a la citocromo oxidasa y acepta electrones, ninguno de los intermediarios radicales O_2 se libera de la enzima y no se generan ERO.

 Debido al oxígeno insuficiente, las mitocondrias del músculo cardiaco isquémico de **Cora N.** no pudieron mantener la concentración celular de ATP, lo que permitió que se elevaran las concentraciones de Na^+ y Ca^{2+}. El estado reducido de los portadores de electrones en ausencia de oxígeno y la pérdida de los gradientes iónicos mitocondriales o de la integridad de la membrana aumentan la producción de superóxido, una vez que se dispone de oxígeno durante la reperfusión. El daño puede autoperpetuarse, sobre todo si el hierro unido a los componentes de la cadena de transporte de electrones queda disponible para la reacción de Fenton o si se activa la transición de permeabilidad mitocondrial.

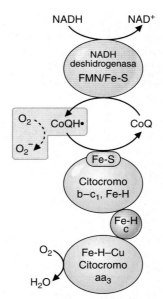

FIGURA 25-5 Produccion de superóxido mediante CoQ en la cadena de transporte de electrones. En el proceso de transportar electrones al O_2, algunos de los electrones escapan cuando la CoQH• interactúa de manera accidental con O_2 para formar Fe-H representa el centro Fehemo de los citocromos. FMN, mononucleótido de flavina; NAD, dinucleótido de nicotinamida y adenina.

2. Oxidasas, oxigenasas y peroxidasas

La mayoría de las oxidasas, peroxidasas y oxigenasas de la célula unen O_2 y le transfieren electrones únicos a través de un metal. Es posible que los radicales libres intermediarios de estas reacciones se liberen de manera accidental antes de que la reducción se complete.

Las enzimas del citocromo P450 son una fuente sustancial de radicales libres "fugados" de las reacciones. Como estas enzimas catalizan reacciones en las que se transfieren electrones únicos al O_2 y a sustrato orgánico, la probabilidad de generar y liberar de forma accidental los radicales libres intermediarios es alta (*véanse* caps. 20 y 24). La inducción de enzimas P450 por alcohol, fármacos o sustancias químicas tóxicas aumenta la lesión celular. Por ejemplo, el tetracloruro de carbono (CCl_4), que se usa como solvente en la industria del lavado en seco, se convierte en un radical libre muy reactivo por acción del citocromo P450 que puede causar necrosis hepatocelular en los trabajadores de ese ramo, lo que ha provocado el desuso del CCl_4. Cuando el CCl_4 unido a la enzima acepta un electrón, se disocia en CCl_3• y Cl. El radical CCl_3• no puede continuar en la secuencia de reacciones de P450, se "escapa" del sitio activo de la enzima e inicia reacciones en cadena en los lípidos poliinsaturados circundantes del retículo endoplasmático. Estas reacciones se extienden a la membrana plasmática y las proteínas, lo que al final causa que las células se hinchen, se acumulen lípidos y haya muerte celular. Cuando no están presentes los sustratos para las enzimas del citocromo P450, su capacidad para causar destrucción disminuye por la represión de la transcripción genética.

El peróxido de hidrógeno y los peróxidos de lípidos se generan por vías enzimáticas como productos principales de la reacción de varias oxidasas presentes en los peroxisomas, las mitocondrias y el retículo endoplasmático. Por ejemplo, la monoaminooxidasa, que degrada oxidativamente el neurotransmisor dopamina, genera H_2O_2 en la membrana mitocondrial de ciertas neuronas. La oxidasa de ácidos grasos peroxisómica genera H_2O_2 en lugar de FAD(2H) durante la oxidación de ácidos grasos de cadena muy larga (*véase* cap. 30). La xantina oxidasa, una enzima en la degradación de purinas que reduce al O_2 a O_2^- o H_2O_2 en el citosol, se considera el principal contribuyente a la lesión por isquemia-reperfusión, sobre todo en la mucosa intestinal y las células endoteliales. Los peróxidos de lípidos también se forman en reacciones enzimáticas como intermediarios en las vías para la síntesis de muchos eicosanoides, incluidos los leucotrienos y las prostaglandinas.

Si **Les G.** hubiera sido diagnosticado en las etapas tempranas de la enfermedad de Parkinson, sin síntomas motores, se podría haber tratado con un inhibidor de la monoaminooxidasa B. La monoaminooxidasa es una enzima que contiene cobre que inactiva la dopamina en las neuronas, lo que produce H_2O_2. Al principio, el fármaco se administró para inhibir la degradación de la dopamina. Sin embargo, la teoría actual sugiere que la eficacia del fármaco también se relaciona con la disminución en la formación de radicales libres dentro de las células de los ganglios basales. Las neuronas dopaminérgicas afectadas son muy susceptibles a los efectos citotóxicos de las ERO y las ERNO que pueden derivar del H_2O_2.

3. Radiación ionizante

Los rayos cósmicos que llegan a la Tierra todo el tiempo, los compuestos radiactivos y los rayos X son formas de **radiación ionizante**. La radiación ionizante tiene energía suficiente para romper el agua en radicales hidroxilo e hidrógeno, lo que causa daño por radiación en la piel, mutaciones, cáncer y muerte celular. También puede generar radicales orgánicos por colisión directa con los componentes celulares orgánicos.

II. Reacciones de radicales de oxígeno con componentes celulares

Los radicales de oxígeno causan disfunción celular porque reaccionan con los lípidos, las proteínas, los carbohidratos y el ADN para extraer electrones (se resume en la fig. 25-6). Se ha descrito evidencia de daño por radicales libres en más de > 100 enfermedades. En algunas de estas enfermedades, el daño por radicales libres es la principal causa de la enfermedad; en otros incrementa las complicaciones de la enfermedad.

A. Ataque a la membrana: formación de radicales de lípidos y de peróxidos de lípidos

Las reacciones en cadena que forman los radicales libres lipídicos y los peróxidos de lípidos en las membranas contribuyen sustancialmente a la lesión inducida por ERO (fig. 25-7). Un iniciador (como un radical hidroxilo generado en la reacción de Fenton local) comienza la reacción en cadena. Extrae un átomo de hidrógeno, de preferencia del enlace doble de un ácido graso poliinsaturado en un lípido de membrana. La reacción en cadena se propaga cuando se agrega O_2 para formar radicales peroxilo de lípido y peróxidos de lípidos. Al final se degradan los lípidos, se forman compuestos como el malondialdehído (de los ácidos grasos con tres o más enlaces dobles) y etano y pentano (de los carbonos ω terminales de los ácidos grasos de tres y seis carbonos, respectivamente). El malondialdehído aparece en la sangre y en la orina, y se utiliza como indicador del daño por radicales libres.

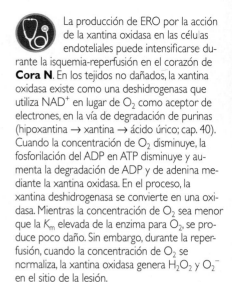

La producción de ERO por la acción de la xantina oxidasa en las células endoteliales puede intensificarse durante la isquemia-reperfusión en el corazón de **Cora N**. En los tejidos no dañados, la xantina oxidasa existe como una deshidrogenasa que utiliza NAD^+ en lugar de O_2 como aceptor de electrones, en la vía de degradación de purinas (hipoxantina → xantina → ácido úrico; cap. 40). Cuando la concentración de O_2 disminuye, la fosforilación del ADP en ATP disminuye y aumenta la degradación de ADP y de adenina mediante la xantina oxidasa. En el proceso, la xantina deshidrogenasa se convierte en una oxidasa. Mientras la concentración de O_2 sea menor que la K_m elevada de la enzima para O_2, se produce poco daño. Sin embargo, durante la reperfusión, cuando la concentración de O_2 se normaliza, la xantina oxidasa genera H_2O_2 y O_2^- en el sitio de la lesión.

La aparición de gránulos de lipofuscina en muchos tejidos aumenta con el envejecimiento. El pigmento lipofuscina (del griego *lipos*, grasa y el latín *fuscus*, oscuro) consiste en una mezcla heterogénea de lípidos polimerizados y proteínas con enlaces cruzados que se forman por reacciones entre residuos de aminoácidos y los productos de la peroxidación de lípidos, como el malondialdehído. Es probable que estos productos con enlaces cruzados provengan de los orgánulos celulares dañados por la peroxidación que fueron autofagocitados por lisosomas, pero que no pudieron digerirse. Cuando estos pigmentos oscuros aparecen en la piel de las manos de personas de edad avanzada se conocen como "manchas hepáticas", una marca distintiva del envejecimiento. En **Les G.** y otros pacientes con enfermedad de Parkinson, la lipofuscina aparece como cuerpos de Lewy en las neuronas que se degeneran.

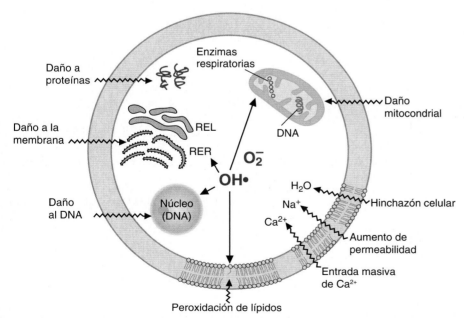

FIGURA 25-6 Lesión celular mediada por radicales libres. El superóxido y el radical hidroxilo inician la peroxidación de los lípidos en las membranas celular, mitocondrial, nuclear y del retículo endoplasmático. El aumento en la permeabilidad celular permite la entrada de Ca^{2+}, que causa daño mitocondrial adicional. Los grupos sulfhidrilo de la cisteína y otros residuos de aminoácidos en las proteínas se oxidan y degradan. El ADN nuclear y mitocondrial puede oxidarse, lo que causa rupturas en las cadenas y otros tipos de daño. Las ERNO (NO, NO_2 y peroxinitrito) tienen efectos similares. REL, retículo endoplasmático liso; RER, retículo endoplasmático rugoso.

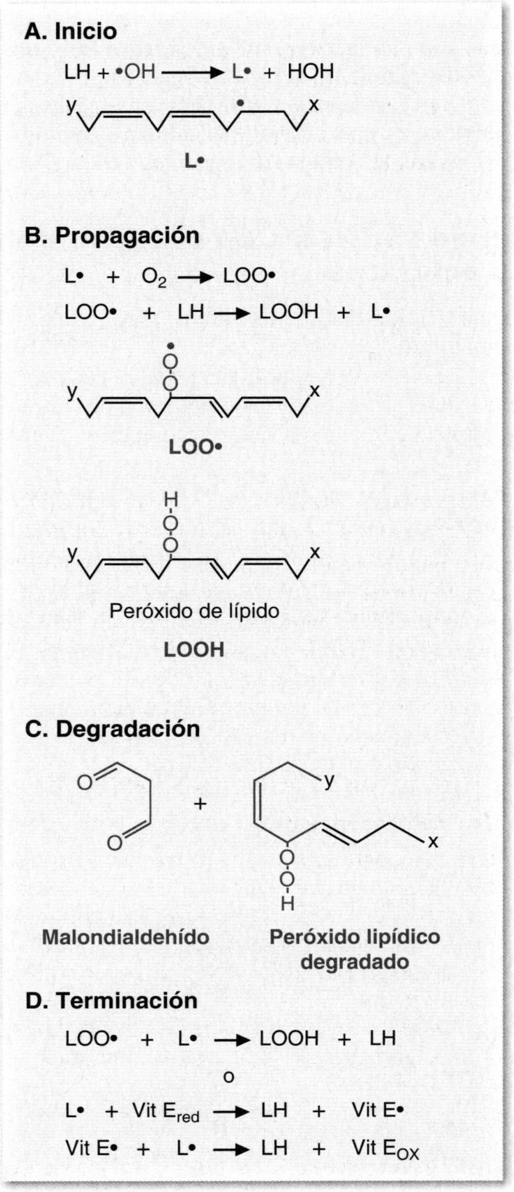

A. Inicio

$$LH + \cdot OH \longrightarrow L\cdot + HOH$$

L•

B. Propagación

$$L\cdot + O_2 \longrightarrow LOO\cdot$$

$$LOO\cdot + LH \longrightarrow LOOH + L\cdot$$

LOO•

Peróxido de lípido

LOOH

C. Degradación

Malondialdehído   Peróxido lipídico
degradado

D. Terminación

$$LOO\cdot + L\cdot \longrightarrow LOOH + LH$$

o

$$L\cdot + Vit\ E_{red} \longrightarrow LH + Vit\ E\cdot$$

$$Vit\ E\cdot + L\cdot \longrightarrow LH + Vit\ E_{OX}$$

FIGURA 25-7 Peroxidación de lípidos: una reacción en cadena por radicales libres. **A.** La peroxidación de los lípidos se inicia por un radical hidroxilo o de otro tipo que extrae un átomo de hidrógeno de un lípido poliinsaturado (LH), con lo que se forma un radical lipídico (L•). **B.** La reacción en cadena de radicales libres se propaga por la reacción con el O_2, lo que forma el radical peroxilo lipídico (LOO•) y peróxido lipídico (LOOH). **C.** Los reacomodos del electrón único causan degradación del lípido. El malondialdehído, uno de los compuestos formados, es soluble y aparece en la sangre. **D.** La reacción en cadena puede terminarse con la vitamina E reducida y otros antioxidantes liposolubles que donen electrones individuales. Con dos pasos de reducción subsiguientes se forma un antioxidante oxidado estable.

La peroxidación de las moléculas de lípidos siempre cambia o daña la estructura molecular de los mismos. Además de la naturaleza autodestructiva de la peroxidación de lípidos de membrana, los aldehídos que se forman pueden establecer enlaces cruzados con proteínas. Cuando los lípidos dañados son los constituyentes de las membranas biológicas, se alteran la disposición cohesiva de la bicapa lipídica y la organización estructural estable (fig. 25-6). La pérdida de la integridad de la membrana mitocondrial puede inducir la producción de más radicales libres.

B. Proteínas y péptidos

En las proteínas, los aminoácidos prolina, histidina, arginina, cisteína y metionina son particularmente susceptibles al ataque de los radicales hidroxilo y al daño oxidativo. Como consecuencia del daño oxidativo, la proteína se fragmenta o se forman enlaces cruzados entre los residuos de aminoácidos. El ataque de los radicales libres sobre los residuos de cisteína en la proteína puede inducir el entrecruzamiento y la formación de agregados que impiden su degradación. Sin embargo, el daño oxidativo aumenta la susceptibilidad de otras proteínas a la digestión proteolítica.

El ataque de los radicales libres y la oxidación de los residuos sulfhidrilo de la cisteína del tripéptido glutatión (γ-glutamilcisteinilglicina, *véase* sec. V.A.3) aumenta el daño oxidativo en toda la célula. El glutatión es el principal elemento de la defensa celular contra la lesión por radicales libres, y su oxidación disminuye los efectos protectores.

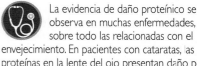

La evidencia de daño proteínico se observa en muchas enfermedades, sobre todo las relacionadas con el envejecimiento. En pacientes con cataratas, las proteínas en la lente del ojo presentan daño por radicales; contienen residuos de sulfóxido de metionina y productos de la degradación del triptófano.

C. ADN

Los radicales libres derivados del oxígeno también son la causa sustancial del daño al ADN. Se han identificado cerca de 20 tipos de moléculas de ADN alteradas por oxidación. La unión inespecífica de Fe^{2+} al ADN facilita la producción localizada del radical hidroxilo, lo que genera alteraciones de bases en el ADN (un ejemplo es la generación de 8-hidroxiguanina a partir de guanina, en presencia del radical hidroxilo). También puede alterar la unión de las desoxirribosas y romper la cadena. La célula puede reparar en cierta medida este daño al ADN (*véase* cap. 12), o los efectos se minimizan mediante la apoptosis de la célula.

III. Óxido nítrico y especies reactivas de nitrógeno-oxígeno

El NO es un radical libre que contiene oxígeno y que, como el O_2, es a la vez, esencial para la vida y tóxico. El NO tiene un solo electrón, por lo que se une con otros compuestos que contienen electrones únicos, como el Fe^{3+}. En concentraciones bajas tiene actividad fisiológica como neurotransmisor y como hormona vasodilatadora. Sin embargo, en concentraciones altas se combina con el O_2 o con el superóxido para formar especies reactivas y tóxicas adicionales que contienen nitrógeno y oxígeno (ERNO). Las ERNO participan en enfermedades neurodegenerativas, como la enfermedad de Parkinson y en enfermedades inflamatorias crónicas, como la artritis reumatoide.

A. Óxido nítrico sintasa

En concentraciones bajas, el NO sirve como neurotransmisor y como hormona. Se sintetiza a partir de la arginina por acción de NO sintasas (fig. 25-8). Como gas, puede difundir por el agua y las membranas lipídicas para ingresar a las células blanco. Ya en la célula blanco ejerce su efecto fisiológico mediante la unión, con alta afinidad, al Fe-hemo de la enzima guanilil ciclasa, lo que activa una cascada de transducción de señales. Sin embargo, el NO se desactiva en poco tiempo porque se une de manera inespecífica con muchas moléculas y, por lo tanto, las células que producen NO deben estar cerca de las células blanco.

El cuerpo tiene tres isoformas distintas de la NO sintasa, específicas de tejido, y cada una está codificada por un gen diferente: la óxido nítrico sintasa neuronal (nNOS, isoforma I), la óxido nítrico sintasa inducible (iNOS, isoforma II) y la óxido nítrico sintasa endotelial (eNOS, isoforma III). Las enzimas nNOS y eNOS se mantienen bajo la regulación estricta de la concentración de Ca^{2+} para producir las pequeñas cantidades de NO necesarias para su actividad como neurotransmisor y hormona. En contraste, la iNOS se encuentra en muchas células del sistema inmunológico y en células de linajes similares, como los macrófagos y la astroglia cerebral. Esta isoenzima de la NO sintasa está regulada sobre todo por la transcripción genética y no por los cambios en la concentración de Ca^{2+}. Genera concentraciones altas y tóxicas de NO para participar en la destrucción de los microorganismos invasores. Estas concentraciones tan altas de NO son las que se relacionan con la generación de ERNO y la toxicidad del óxido nítrico.

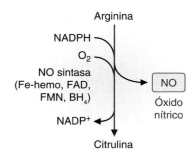

La nitroglicerina, en forma de tableta, se administra a menudo a los pacientes con enfermedad coronaria que experimentan dolor precordial causado por isquemia (angina). La nitroglicerina se descompone en la sangre y forma NO, un vasodilatador potente que disminuye la precarga (sangre que regresa al corazón) mediante la dilatación de las venas y que por lo tanto facilita el trabajo del corazón y aumenta el flujo sanguíneo al corazón por medio de la dilatación de las arterias, que alivia la angina.

FIGURA 25-8 La óxido nítrico sintasa (NOS) sintetiza el radical libre NO. Como las enzimas del citocromo P450, la NOS usa Fe-hemo, dinucleótido de flavina y adenina (FAD) y mononucleótido de flavina (FMN) para transferir electrones sencillos del dinucleótido de nicotinamida y adenina fosfato reducido (NADPH) al O_2. La NOS también requiere el cofactor tetrahidrobiopterina (BH_4).

B. Toxicidad por óxido nítrico

Los efectos tóxicos del NO pueden dividirse en dos categorías: efectos tóxicos directos causados por la unión de proteínas con Fe y los efectos indirectos mediados por compuestos formados cuando el NO se combina con O_2 o con superóxido para formar especies reactivas de nitrógeno-oxígeno.

1. Efectos tóxicos directos del NO

El NO, como radical, tiene efectos tóxicos directos porque se combina con compuestos que contienen Fe, que también tienen electrones únicos. Los principales sitios de destrucción por este mecanismo incluyen los centros Fe–S (p. ej., complejos I a III de la cadena de transporte de electrones, la aconitasa) y las proteínas con Fe-hemo (p. ej., la hemoglobina y los citocromos de la cadena de transporte de electrones). No obstante, casi siempre hay poco daño porque las concentraciones de NO son bajas y existe una cantidad de compuestos Fe-hemo en exceso. Sin embargo, el NO puede causar daño grave por la inhibición directa de la respiración en las células ya comprometidas por alteraciones en la fosforilación oxidativa o por isquemia.

2. Toxicidad por ERNO

Cuando las concentraciones de NO son muy altas (p. ej., durante la inflamación), se combina por medios no enzimáticos con el superóxido para formar peroxinitrito ($ONOO^-$), o con el O_2 para formar trióxido de dinitrógeno (N_2O_3) (fig. 25-9). Aunque el peroxinitrito no es un radical libre, es un potente agente oxidante que es estable y directamente tóxico. Puede difundir por la célula y las membranas lipídicas para interactuar con blancos muy diversos, incluidos la cadena lateral de la metionina en las proteínas y los grupos –SH (p. ej., centros Fe–S en la cadena de transporte de electrones). También se degrada para formar ERNO adicionales, incluidos el radical libre dióxido de nitrógeno (NO_2), que es un iniciador eficaz de la peroxidación de lípidos.

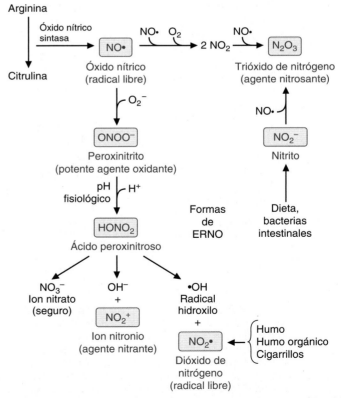

FIGURA 25-9 Formación de especies reactivas de nitrógeno-oxígeno (ERNO) a partir del óxido nítrico. Las ERNO se muestran en *rojo*. El tipo de daño causado por cada ERNO se indica entre paréntesis. De todos los compuestos con nitrógeno-oxígeno mostrados, solo el nitrato es relativamente no tóxico. El dióxido de nitrógeno (NO_2) es uno de los agentes tóxicos presentes en el esmog, el humo de los escapes de automóviles, las estufas de gas, las luces piloto, el humo de cigarrillos y el humo de incendios forestales o edificios en llamas.

Los productos del peroxinitrito también reaccionan (nitración) con anillos aromáticos, lo que genera compuestos como nitrotirosina o nitroguanosina. El N_2O_3, que proviene del NO_2 o del nitrito, produce estrés nitrosativo y causa nitrosilación del sulfhidrilo y grupos reactivos similares en la célula. La nitrosilación casi siempre interfiere con el funcionamiento adecuado de la proteína o el lípido modificados. Por lo tanto, las ERNO pueden causar tanto daño oxidativo y por radicales libres como las ERO que no contienen nitrógeno, además de causar nitración y nitrosilación de compuestos. El resultado es extenso e incluye la inhibición de una gran cantidad de enzimas; la peroxidación de lípidos mitocondriales; la inhibición de la cadena de transporte de electrones y el agotamiento de la energía; la ruptura de una o ambas cadenas del ADN, y la modificación de bases en el ADN.

IV. Formación de radicales libres durante la fagocitosis e inflamación

Como respuesta a los agentes infecciosos y otros estímulos, las células fagocíticas del sistema inmunológico (neutrófilos, eosinófilos y monocitos/macrófagos) aceleran su consumo de O_2; esto se conoce como estallido respiratorio. El estallido respiratorio es la principal fuente de superóxido, H_2O_2, radical hidroxilo, HOCl y ERNO. La generación de radicales libres es parte del sistema de defensa antimicrobiano de los humanos y su finalidad es destruir microorganismos invasores, células tumorales y otras células destinadas a la eliminación.

A. NADPH oxidasa

El estallido respiratorio se debe a la actividad del NADPH oxidasa, que cataliza la transferencia de un electrón del NADPH al O_2 para formar superóxido (fig. 25-10). El NADPH oxidasa se ensambla a partir de proteínas citosólicas y membranales atraídas a la membrana del fagolisosoma cuando rodea al microorganismo invasor.

 En pacientes con enfermedad granulomatosa crónica, los fagocitos tienen defectos genéticos en el NADPH oxidasa. Esta enzima, de la cual existen varias iscenzimas, tiene seis subunidades distintas (dos en la membrana celular, α y β, que juntas forman la flavoproteína b_{558}, y cuatro reclutadas del citosol, que incluyen la pequeña GTP-asa Rac y un complejo de p47^{phox}, p67^{phox} y p40^{phox}) y el defecto genético puede estar en cualquiera de los cuatro genes que codifican estas subunidades. La subunidad membranal catalítica β del NADPH oxidasa es una glucoproteína con actividad de flavocitocromo de 91 kDa. Transfiere electrones del NADPH unido al dinucleótido de flavina y adenina (FAD), que los transfiere a los componentes Fe-hemo. La subunidad membranal α (p22) es necesaria para la estabilización. Se requieren las proteínas citosólicas para ensamblar el complejo. La subunidad β de 91 kDa se altera con mayor frecuencia en la enfermedad granulomatosa crónica ligada al X, mientras que la subunidad α se altera en una forma autosómica recesiva rara. Es más frecuente la anomalía de las subunidades citosólicas p47 y p67 en pacientes con la forma autosómica recesiva de la enfermedad granulomatosa. Además de su mayor susceptibilidad a las infecciones bacterianas y micóticas, estos pacientes presentan una regulación anómala aparente de las respuestas inflamatorias normales.

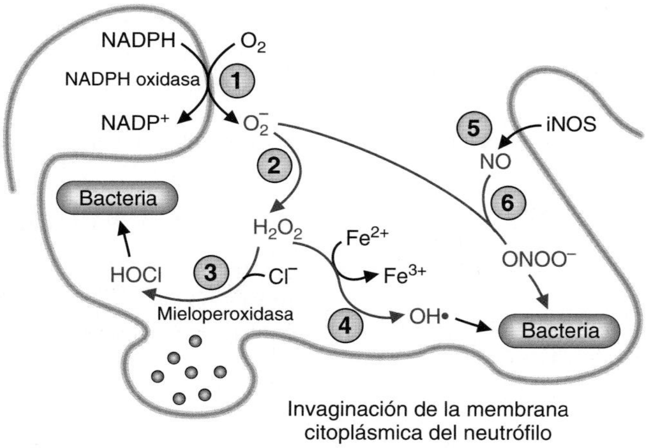

FIGURA 25-10 Producción de ERO en los neutrófilos activados durante el estallido respiratorio fagocítico. 1. La activación del NADPH oxidasa en el lado externo de la membrana plasmática inicia el estallido respiratorio con la generación de superóxido. Durante la fagocitosis, la membrana plasmática se invagina, por lo que se libera superóxido hacia el espacio vacuolar. 2. El superóxido (ya sea en forma espontánea o enzimática mediante la superóxido dismutasa [SOD]) genera H_2O_2. 3. Los gránulos que contienen mieloperoxidasa se secretan hacia el fagosoma, donde la mieloperoxidasa produce HOCl y otros haluros. 4. El H_2O_2 también puede generar el radical hidroxilo en la reacción de Fenton. 5. La óxido nítrico sintasa inducible puede activarse y generar NO. 6. El NO se combina con superóxido para formar peroxinitrito, que puede generar más ERNO. El resultado es un ataque a las membranas y otros componentes de las células fagocitadas, con lisis final. El proceso completo se conoce como estallido respiratorio porque solo dura 30 a 60 minutos y consume O_2.

El superóxido se libera al espacio intramembranal del fagolisosoma, donde casi siempre se convierte en H_2O_2 y otras ERO eficaces contra los patógenos bacterianos y micóticos. El H_2O_2 se forma por la acción de la superóxido dismutasa (SOD), que proviene de la célula fagocítica o del microorganismo invasor.

B. Mieloperoxidasa y ácido hipocloroso

La síntesis del HOCl a partir de H_2O_2 está catalizada por la mieloperoxidasa, una enzima que contiene hemo y solo se encuentra en células fagocíticas del sistema inmunológico (sobre todo neutrófilos). El HOCl se disocia con rapidez y pierde un protón.

$$H_2O_2 + Cl^- + H^+ \xrightarrow{\textit{Mieloperoxidasa}} HOCL + H_2O \xrightarrow{\textit{Disociación}} -OCl + H^+ + H_2O$$

La mieloperoxidasa contiene dos centros Fe similares a hemo, lo que genera el color verde de la pus. El ácido hipocloroso (HOCl) es una toxina potente que destruye bacterias en segundos, mediante reacciones de halogenación y oxidación. Oxida muchos grupos que contienen Fe y S (p. ej., grupos sulfhidrilo, centros Fe–S, ferredoxina, hemoproteínas, metionina); induce la descarboxilación y desaminación oxidativa de las proteínas, y rompe enlaces peptídicos. Las bacterias aeróbicas atacadas pierden pronto su transporte de membrana, quizá por el daño a la ATP sintasa o a los componentes de la cadena de transporte de electrones (que residen en la membrana plasmática de las bacterias).

C. ERNO e inflamación

Cuando los neutrófilos humanos del sistema inmunológico se activan para producir el NO, también se activa el NADPH oxidasa. El NO reacciona pronto con el superóxido para generar peroxinitrito, que forma más ERNO. También es factible que el NO se libere al medio circundante para combinarse con el superóxido en las células blanco.

En varias enfermedades, la liberación de radicales libres de los neutrófilos o macrófagos durante la inflamación contribuye a la lesión en los tejidos circundantes. Durante la enfermedad vascular cerebral o el infarto miocárdico, las células fagocíticas que se desplazan a la zona isquémica para eliminar a las células muertas pueden aumentar la superficie y la magnitud del daño. El mecanismo autoperpetuado de liberación de radicales por los neutrófilos durante la inflamación y la formación de complejos inmunológicos pueden explicar algunas de las manifestaciones de la inflamación crónica en personas con artritis reumatoide. Como resultado de la liberación de radicales libres, las inmunoglobulinas G (IgG) presentes en el líquido sinovial se oxidan en forma parcial, lo que mejora su unión con el anticuerpo reumatoide (también llamado factor reumatoide). A su vez, esta unión estimula a los neutrófilos para liberar más radicales libres.

V. Defensas celulares contra la toxicidad del oxígeno

Las defensas contra la toxicidad por oxígeno se dividen en las categorías de enzimas para la defensa antioxidante, antioxidantes de la dieta y endógenos (recolectores de radicales libres), compartimentalización celular, secuestro de metales y reparación de componentes celulares dañados. Las enzimas de defensa antioxidante reaccionan con las ERO y los productos celulares de las reacciones en cadena de los radicales libres, para convertirlos en productos no tóxicos.

Los antioxidantes de la dieta, como la vitamina E y los flavonoides, y los antioxidantes endógenos, como el urato, pueden terminar las reacciones en cadena de los radicales libres. La defensa mediante la compartimentalización se refiere a la separación de las especies y sitios implicados en la generación de las ERO del resto de la célula (fig. 25-11). Por ejemplo, muchas de las enzimas que producen peróxido de hidrógeno están contenidas en los peroxisomas, junto con un alto contenido de enzimas antioxidantes. Los metales se unen con una gran variedad de proteínas en la sangre y en las células, lo que impide su participación en la reacción de Fenton. Por ejemplo, el hierro está fuertemente unido con su proteína de almacenamiento, la ferritina y no puede reaccionar con el peróxido de hidrógeno. La célula cuenta con mecanismos de reparación del ADN y de eliminación de ácidos grasos oxidados de los lípidos de membrana. Los aminoácidos oxidados de las proteínas se reparan todo el tiempo mediante la degradación y nueva síntesis de las proteínas.

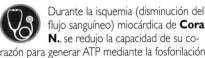

Durante la isquemia (disminución del flujo sanguíneo) miocárdica de **Cora N.**, se redujo la capacidad de su corazón para generar ATP mediante la fosforilación oxidativa. El daño pareció acelerarse cuando el oxígeno es reintroducido al tejido (reperfusión). Durante la isquemia, la coenzima Q (CoQ) y otros componentes con un solo electrón de la cadena de transporte de electrones se saturaron con electrones. Cuando el oxígeno es reintroducido (reperfusión), aumenta la donación de electrones al O_2 para formar superóxido. El aumento del superóxido aumenta la formación de peróxido de hidrógeno y el radical hidroxilo. Los macrófagos del área limpian los detritos celulares de la lesión isquémica y producen óxido nítrico, que puede dañar más las mitocondrias mediante la generación de ERNO que reaccionan con los centros de Fe-S y los citocromos en la cadena de transporte de electrones. Estos radicales, que aumentan en su concentración cuando se introduce oxígeno en el sistema, pueden ampliar el daño hecho por el evento isquémico original y aumentar el tamaño del infarto.

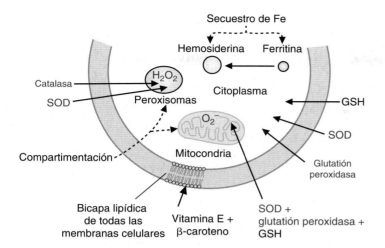

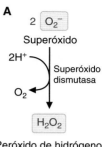

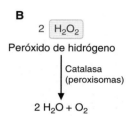

FIGURA 25-11 Compartimentalización de las defensas contra radicales libres. Existen varias defensas contra ERNO en diversos compartimientos subcelulares. La localización de las enzimas para defensa contra radicales libres (mostradas en *rojo*) concuerda con el tipo y cantidad de ERO generadas en cada compartimento subcelular. La actividad más intensa de estas enzimas se encuentra en el hígado, las glándulas suprarrenales y los riñones, donde las mitocondrias y el contenido de los peroxisomas son abundantes y donde el retículo endoplasmático liso tiene alto contenido de enzimas del citocromo P450. Las enzimas SOD y glutatión (GSH) peroxidasa se encuentran como isoenzimas en los distintos compartimentos. Otra forma de compartimentalización es el secuestro de Fe, que se almacena como Fe que puede movilizarse en la ferritina. El exceso de Fe se almacena en depósitos de hemosiderina, que no se movilizan. El glutatión (GSH) es un antioxidante no enzimático.

FIGURA 25-12 A. La superóxido dismutasa convierte el superóxido en peróxido de hidrógeno, que no es tóxico a menos que se convierta en otra especie reactiva de oxígeno (ERO). **B.** La catalasa convierte dos moléculas de peróxido de hidrógeno en dos moléculas de agua y una molécula de oxígeno. (Las ERO se muestran en *recuadros amarillos*.)

A. Enzimas antioxidantes recolectoras

La defensa enzimática contra las ERO incluye a la SOD, la catalasa y la glutatión peroxidasa.

1. Superóxido dismutasa

La conversión del anión superóxido en peróxido de hidrógeno y O_2 (dismutación) por acción de la SOD a menudo se llama defensa primaria contra el estrés oxidativo porque el superóxido es un iniciador potente de reacciones en cadena (fig. 25-12A). La SOD tiene tres isoenzimas: la forma Cu^+-Zn^{2+} presente en el citosol, la forma Mn^{2+} presente en las mitocondrias y la forma Cu^+-Zn^{2+} que se encuentra fuera de las células. La actividad de la SOD Cu^+-Zn^{2+} se intensifica en presencia de compuestos o condiciones (como el oxígeno hiperbárico) que aumentan la síntesis de superóxido.

2. Catalasa

Una vez formado, el peróxido de hidrógeno debe reducirse a agua para impedir que forme el radical hidroxilo en la reacción de Fenton o en la reacción de Haber-Weiss (*véase* fig. 25-4). Una de las enzimas capaces de reducir el peróxido de hidrógeno es la catalasa (*véase* fig. 25-12B). La catalasa se encuentra sobre todo en los peroxisomas y en menor medida, en el citosol y la fracción microsómica de la célula. Las actividades más intensas se encuentran en tejidos con alto contenido de peroxisomas (riñones e hígado). En las células del sistema inmunológico, la catalasa protege a la célula contra su propio estallido respiratorio.

3. Glutatión peroxidasa y glutatión reductasa

El glutatión (γ-glutamilcisteinilglicina) es uno de los principales recursos del cuerpo para protegerse del daño oxidativo (*véase* cap. 27). El glutatión es un tripéptido compuesto por glutamato, cisteína y glicina, con el grupo amino de la cisteína unido en enlace peptídico con el grupo γ-carboxílico del glutamato (fig. 25-13). En reacciones catalizadas por las glutatión peroxidasas, los grupos sulfhidrilo reactivos reducen el peróxido de hidrógeno hasta agua y los peróxidos lipídicos a alcoholes no tóxicos.

 La forma intracelular de la Cu^+-Zn^{2+} superóxido dismutasa está codificada por el gen superóxido dismutasa 1 (SOD1). Hasta ahora se han descubierto 58 mutaciones de este gen en personas afectadas por esclerosis lateral amiotrófica familiar (ELA o enfermedad de Lou Gehrig). Todavía no se comprende cómo una mutación en este gen causa los síntomas de la enfermedad. Es importante señalar que solo de 5 a 10% de los casos de ELA se debe a la forma familiar. La investigación reciente indica que las mutaciones en las enzimas involucradas en el procesamiento del ARN también causan ELA familiar y esporádica.

 ¿Por qué la célula necesita una cantidad elevada de SOD en las mitocondrias?

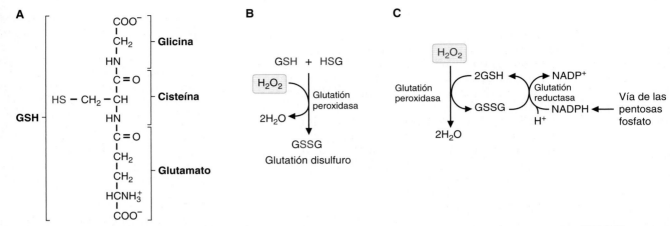

FIGURA 25-13 La glutatión peroxidasa reduce al peróxido de hidrógeno y forma agua. **A.** La estructura del glutatión (GSH). El grupo sulfhidrilo del glutatión, que se oxida hasta disulfuro, se muestra en *rojo*. **B.** La peroxidasa de glutatión transfiere electrones del GSH al peróxido de hidrógeno. **C.** Ciclo de oxido-reducción del glutatión. La glutatión reductasa regenera al glutatión reducido. (Las ERO se muestran en el *recuadro amarillo*.)

R Las mitocondrias son sitios cruciales para la generación de superóxido por la interacción de CoQ y O_2. La superóxido dismutasa Mn^{2+} presente en las mitocondrias no está regulada por inducción y represión de la transcripción genética, quizá porque la velocidad de síntesis de superóxido siempre es alta. Las mitocondrias también tienen un alto contenido de glutatión y glutatión peroxidasa, por lo que pueden convertir el H_2O_2 en H_2O y prevenir la peroxidación de los lípidos.

Los lactantes prematuros con concentraciones bajas de surfactante pulmonar (*véase* cap. 31) requieren oxígeno complementario. La cantidad de oxígeno debe vigilarse con cuidado para prevenir la retinopatía causada por ERO y la ceguera consecuente (retinopatía del prematuro), y para prevenir la displasia bronquial pulmonar. La tendencia al desarrollo de estas complicaciones aumenta por la posibilidad de concentraciones bajas de SOD y vitamina E en el lactante prematuro.

En estas reacciones se oxidan dos moléculas de glutatión para formar una sola molécula, disulfuro de glutatión. Los grupos sulfhidrilo también se oxidan en reacciones no enzimáticas que terminan la cadena con radicales orgánicos.

Las glutatión peroxidasas existen como una familia de selenoenzimas con propiedades y localizaciones diferentes. Dentro de las células, se encuentran sobre todo en el citosol y las mitocondrias, y son la principal manera de eliminar el H_2O_2 producido fuera de los peroxisomas. Contribuyen al requerimiento de la dieta de selenio y explican el efecto protector del selenio en la prevención de la lesión por radicales libres.

Una vez que se forma glutatión oxidado (GSSG), debe reducirse de nuevo a la forma sulfhidrilo por acción de la glutatión reductasa, en un ciclo de óxido-reducción (*véase* fig. 25-13C). La glutatión reductasa contiene dinucleótido de flavina y adenina (FAD) y cataliza la transferencia de electrones de NADPH al enlace disulfuro de GSSG. Por lo tanto, el NADPH es esencial para la protección contra la lesión por radicales libres. La principal fuente de NADPH para esta reacción es la vía de las pentosas fosfato (*véase* cap. 27).

B. Antioxidantes no enzimáticos (recolectores de radicales libres)

Los recolectores de radicales libres los convierten en una forma no radical y no tóxica mediante reacciones no enzimáticas. La mayoría de los recolectores de radicales libres son antioxidantes, compuestos que neutralizan los radicales libres mediante la donación de un átomo de hidrógeno (con su electrón) al radical. Por lo tanto, los antioxidantes reducen los radicales libres y se oxidan en la reacción. Los recolectores de radicales libres de la dieta (p. ej., vitamina E, ácido ascórbico, carotenoides, flavonoides) y los recolectores de radicales libres de origen endógeno (p. ej., urato, melatonina) tienen un rasgo estructural común, un sistema de enlace doble conjugado que puede ser un anillo aromático.

El selenio (Se) se encuentra en las proteínas humanas, sobre todo como selenocisteína (cisteína con sustitución del azufre por Se, se abrevia sec). Este aminoácido participa en la catálisis y se ha encontrado en 11 o más enzimas humanas, incluidas las cuatro enzimas de la familia de la glutatión peroxidasa. El selenio se obtiene de la dieta como selenometionina de alimentos vegetales (metionina con sustitución del azufre por Se), selenocisteína de alimentos de origen animal y como selenio inorgánico. El selenio de todas estas fuentes puede convertirse en selenofosfato. El selenofosfato reacciona con un solo ARNt unido con serina para formar selenocisteína-ARNt, que incorpora la selenocisteína en la proteína apropiada que sintetice en el momento. La homeostasis del selenio en el cuerpo está controlada por la regulación de su secreción como selenio metilado. El requerimiento de la dieta actual es cercano a 77 μg/día para varones adultos y 55 μg/día para las mujeres. Los síntomas por deficiencia reflejan el descenso en las defensas antioxidantes e incluyen síntomas de hipovitaminosis E.

I. Vitamina E

La vitamina E (tocoferol-α), el antioxidante con distribución más amplia en la naturaleza, es una vitamina antioxidante liposoluble que funciona, sobre todo, para proteger contra la peroxidación de lípidos en las membranas (*véase* fig. 25-11). La vitamina E incluye varios tocoferoles que difieren en su patrón de metilación. Entre estos, el tocoferol-α es el antioxidante más potente y es el más abundante en la dieta (fig. 25-14).

La vitamina E es un antioxidante eficiente, un terminador no enzimático de las reacciones en cadena de los radicales libres y tiene poca actividad prooxidante. Cuando la vitamina E dona un electrón a un radical peroxilo lipídico, se convierte en una forma radical libre que se estabiliza por resonancia. Si esta forma radical libre actuara como prooxidante y abstrajera un electrón de un lípido poliinsaturado, oxidaría a ese lípido y en realidad propagaría la reacción en cadena de los radicales libres. La química de la vitamina E es tal que tiene una tendencia mucho mayor a donar un segundo electrón y a convertirse en su forma completamente oxidada.

2. Ácido ascórbico

Aunque el ascorbato (vitamina C) es una coenzima para la oxidación-reducción, que participa en la síntesis de colágena y en otras reacciones, también forma parte de la defensa contra radicales libres. El ascorbato reducido puede regenerar la forma reducida de la vitamina E mediante la donación de electrones en un ciclo de óxido-reducción (fig. 25-15). Es hidrosoluble y circula libre en la sangre y el líquido extracelular, donde tiene acceso a la vitamina E liposoluble, presente en las membranas y las partículas de lipoproteína.

3. Carotenoides

Carotenoides es un término que se aplica al betacaroteno (precursor de la vitamina A) y compuestos similares con sustituyentes que contienen oxígeno funcional en los anillos, como la zeaxantina y la luteína. Estos compuestos pueden ejercer efectos antioxidantes, además de atenuar al singulete de O_2 (el singulete de oxígeno es una especie muy reactiva de oxígeno en la que no hay electrones desapareados en los orbitales externos, pero hay un orbital que está completamente vacío). Los estudios epidemiológicos muestran una relación entre las dietas con abundancia de frutas y verduras y los beneficios para la salud, lo que lleva a la hipótesis de que los carotenoides podrían disminuir la progresión del cáncer, la ateroesclerosis y otras enfermedades degenerativas por su acción como

La vitamina E se encuentra en la dieta en las fracciones lipídicas de algunos aceites vegetales y en el hígado, yema de huevo y cereales. Se absorbe junto con los lípidos y la malabsorción de grasa produce deficiencias sintomáticas. La vitamina E circula en la sangre en las partículas de lipoproteína. Su deficiencia causa síntomas neurológicos, quizá porque los lípidos poliinsaturados de la mielina y de las membranas del sistema nervioso son muy sensibles a la lesión por radicales libres. La evidencia epidemiológica sugiere que las personas con ingestión elevada de alimentos con vitamina E, betacaroteno y vitamina C tienen un riesgo un poco menor de cáncer y ciertas enfermedades relacionadas con las ERO que las personas cuya dieta es deficiente en estas vitaminas. Sin embargo, los estudios en los que poblaciones bien nutridas recibieron suplementos de estas vitaminas antioxidantes no encontraron efectos beneficiosos ni dañinos, en comparación con la ingestión de alimentos con una amplia variedad de antioxidantes. De los suplementos químicos puros evaluados, solo hay evidencia de la eficacia de la vitamina E. En dos ensayos clínicos, el β-caroteno (o β-caroteno + vitamina A) se relacionó con mayor incidencia de cáncer pulmonar entre los fumadores y con tasas de mortalidad más altas. En un estudio, la ingestión de vitamina E se relacionó con mayor incidencia de enfermedad vascular cerebral hemorrágica (tal vez por mimetismo con la vitamina K).

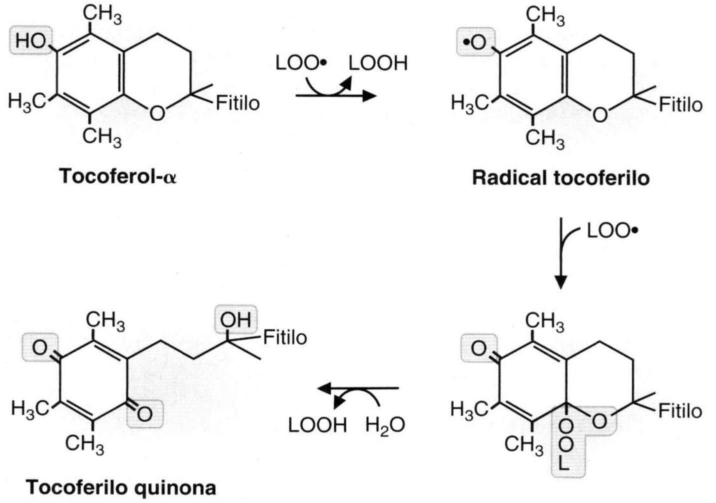

FIGURA 25-14 La vitamina E (tocoferol-α) termina la peroxidación lipídica por radicales libres mediante la donación de electrones sencillos a los radicales peroxilo lipídicos (LOO•) para formar un peróxido lipídico más estable, LOOH. Al hacerlo, el tocoferol-α se convierte en la tocoferilo quinona, totalmente oxidada.

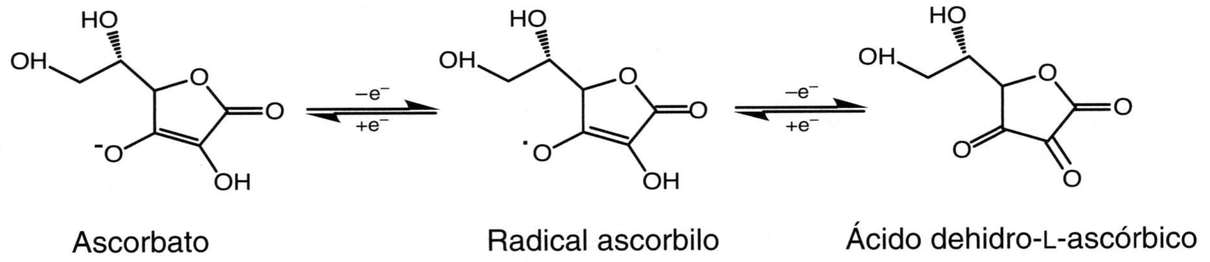

FIGURA 25-15 El L-ascorbato (la forma reducida) dona electrones sencillos a los radicales libres o disulfuros en dos pasos y se oxida hasta el ácido dehidro-L-ascórbico. Su probable papel principal en la defensa contra radicales libres es la regeneración de la vitamina E. Sin embargo, también es factible que reaccione con el superóxido, el peróxido de hidrógeno, el hipoclorito, los radicales hidroxilo y peroxilo, y el NO_2.

La degeneración macular senil (DMS) es la principal causa de ceguera en Estados Unidos entre personas mayores de 50 años de edad y afecta a 9 a 10 millones de personas en Estados Unidos. En esta enfermedad, la pérdida visual se debe al daño oxidativo del epitelio pigmentario de la retina y el epitelio coriocapilar. El complejo fotorreceptor-pigmento retiniano se expone a la luz solar, es irrigado por concentraciones casi arteriales de oxígeno y las membranas celulares tienen altas concentraciones de ácidos grasos poliinsaturados, todo esto favorece el daño oxidativo. Los gránulos de lipofuscina se acumulan en el epitelio pigmentario de la retina a lo largo de la vida y pueden servir como fotosensibilizadores, lo que inicia el daño por absorción de la luz azul y la generación de singulete de oxígeno (una forma de oxígeno en estado energético excitado), que forma otros radicales. Los anteojos oscuros tienen efecto protector. Los estudios epidemiológicos mostraron que la ingestión de luteína y zeaxantina de los vegetales de hoja verde oscura (p. ej., espinaca, col berza) también tiene efecto protector. La luteína y la zeaxantina se acumulan en la mácula y la protegen del daño por radicales, secundaria a la absorción de la luz azul, además de que elimina el singulete de oxígeno (atómico).

antioxidantes que rompen la cadena. Sin embargo, en estudios clínicos los suplementos de betacaroteno no tuvieron efecto o tuvieron uno indeseable. Su falta de eficacia podría deberse a la actividad prooxidante de la forma radical libre.

En contraste, los estudios epidemiológicos que relacionan la ingestión de luteína y zeaxantina con un descenso en la incidencia de degeneración macular senil cuentan con más apoyo cada vez. Estos dos carotenoides se concentran en la mácula (porción central de la retina) y se llaman carotenoides maculares.

4. Otros antioxidantes de la dieta

Los flavonoides son un grupo de compuestos con estructura similar que contienen dos anillos aromáticos separados y se encuentran en el vino tinto, el té verde, el chocolate y otros alimentos de origen vegetal. Se postuló la hipótesis de que los flavonoides contribuyen a las defensas contra los radicales libres de varias maneras. Algunos inhiben enzimas que generan anión superóxido, como la xantina oxidasa. Otros quelan eficientemente al Fe y al Cu, lo que imposibilita a estos metales participar en la reacción de Fenton. También actúan como recolectores de radicales libres mediante la donación de electrones a los radicales superóxido o peroxilo lipídicos, o estabilizan a los radicales libres al formar complejos con ellos.

Es difícil decir cuántos flavonoides de la dieta contribuyen al sistema de defensa contra los radicales libres; tienen intensa actividad prooxidante y se absorben poco. No obstante, por lo general se consumen grandes cantidades de flavonoides (alrededor de 800 mg/día) y hay evidencia de que pueden contribuir al mantenimiento de la vitamina E como antioxidante.

5. Antioxidantes endógenos

Varios compuestos que se sintetizan en el cuerpo para otras funciones o como productos de excreción urinaria también funcionan por una vía no enzimática como antioxidantes de radicales libres. El ácido úrico se forma por la degradación de las purinas y se libera a los líquidos extracelulares, como la sangre, la saliva y el líquido que recubre los pulmones. Junto con los tioles proteicos, representa la principal capacidad plasmática para atrapar radicales libres. Tiene una importancia particular en las vías aéreas superiores, donde existen pocos antioxidantes. Puede eliminar en forma directa radicales hidroxilo, oxidantes oxihemo, formados por la reacción de la hemoglobina con radicales peroxi, y los radicales peroxilo mismos. Una vez que actúa como recolector, el ácido úrico produce varios productos de la oxidación que se excretan.

La melatonina, que es un producto secretado por la glándula pineal, es una neurohormona que participa en la regulación del ritmo circadiano, la transducción de la señal de luz y oscuridad y en la inducción del sueño. Además de estas funciones mediadas por receptores, actúa como recolector no enzimático de radicales libres que dona un electrón (como hidrógeno) para "neutralizar" los radicales libres. También puede reaccionar con ERO y ERNO para formar otros productos, con lo que experimenta transformaciones suicidas. Su eficacia se relaciona con su falta de actividad prooxidante y su naturaleza hidrofílica/hidrofóbica conjunta, que le permite cruzar las membranas y la barrera hematoencefálica.

COMENTARIOS CLÍNICOS

Les G. tiene enfermedad de Parkinson. No se conoce bien la patogenia de esta enfermedad; es posible que sea multifactorial (fig. 25-16). Investigaciones recientes han identificado varios genes que cuando mutan y se desactivan, causan la rara enfermedad de Parkinson familiar y otros genes que afectan el riesgo de presentar enfermedad de Parkinson. Los principales trastornos clínicos de la enfermedad de Parkinson son resultado del agotamiento de la dopamina en el neoestriado, resultado de la degeneración de las neuronas dopaminérgicas, cuyos cuerpos celulares se encuentran en la parte compacta de la sustancia negra. El descenso en la producción de dopamina es resultado de la degeneración grave de estas neuronas nigroestriatales. Aunque se desconoce el agente que inicia la enfermedad, varios estudios apoyan la participación de los radicales libres en la enfermedad de Parkinson (disfunción mitocondrial), junto con alteraciones en la vía de la ubiquitina-proteosoma para la degradación de proteínas. En estas neuronas se intensifica el recambio de dopamina, la concentración de dopamina disminuye, el glutatión se reduce y la lipofuscina (cuerpos de Lewy) aumenta. La concentración de hierro es mayor y la ferritina (forma de almacenamiento del hierro) se reduce. Además, la enfermedad puede simularse con el uso de 1-metil-4-fenilpiridinio (MPP$^+$), un inhibidor de la NADH:CoQ oxidorreductasa que aumenta la síntesis de superóxido en estas neuronas y disminuye la producción de ATP. El análisis de las mitocondrias de pacientes con enfermedad de Parkinson indica una reducción de 30 a 40% en la actividad del complejo I. La menor concentración de ATP puede afectar de manera negativa la vía de la ubiquitina-proteosoma, al reducir la degradación de proteínas y relacionar estas dos vías, lo que puede conducir a la enfermedad de Parkinson. Aún así, no se sabe si el estrés oxidativo es una contribución primaria o secundaria al proceso patogénico.

El tratamiento farmacológico depende de la gravedad de la enfermedad y el impacto de la enfermedad en la calidad de vida del paciente. Existen varias opciones. En las fases tempranas de la patología, si los síntomas son leves, puede usarse un inhibidor de la monoaminooxidasa B que impide la degradación de la dopamina y reduce la formación del peróxido de hidrógeno. En las etapas avanzadas de la enfermedad o etapas más sintomáticas, los pacientes se tratan con levodopa (L-dopa), un precursor de la dopamina, a veces combinado con el inhibidor de la monoaminooxidasa B.

Cora N. presentó angina ocasionada por la isquemia grave en el músculo ventricular del corazón. La isquemia se produjo por los coágulos que se formaron en el sitio de las placas ateroscleróticas en el lumen de las arterias coronarias. Cuando se administró el activador tisular del plasminógeno (TPA) para disolver los coágulos, la región isquémica del corazón se reperfundió con sangre oxigenada, lo que produjo una lesión por isquemia-reperfusión. En su caso, la lesión por reperfusión ocasionó episodios de taquicardia ventricular.

Durante la isquemia, varios fenómenos ocurren al mismo tiempo en los miocitos cardiacos. El descenso en el suministro de O_2 reduce la generación del ATP mediante la fosforilación oxidativa mitocondrial e inhibe la contracción del miocardio. Como consecuencia, la concentración citosólica del adenosín monofosfato (AMP) aumenta, lo que activa la glucólisis anaeróbica con producción del ácido láctico. Si la concentración del ATP es insuficiente para mantener la actividad de la Na$^+$, K$^+$ ATPasa, el Na$^+$ intracelular aumenta, lo que causa que la célula se hinche, un aumento adicional en la concentración de H$^+$ e incremento en la concentración de Ca^{2+}, primero en el citosol y luego en las mitocondrias. El descenso del ATP y el aumento del Ca^{2+} pueden abrir el poro de transición de permeabilidad mitocondrial y eso causa inhibición permanente de la fosforilación oxidativa. El daño a las membranas lipídicas se intensifica aún más por la activación de las fosfolipasas mediante el Ca^{2+}.

La reperfusión con O_2 permite recuperar la fosforilación oxidativa, siempre que la membrana mitocondrial haya conservado cierta integridad y que el poro de transición mitocondrial pueda cerrarse. Sin embargo, también aumenta la generación de radicales libres. Se intensifica la transferencia de electrones de la CoQ• al O_2 para generar superóxido. La síntesis endotelial del superóxido por acción de la xantina oxidasa también puede aumentar. Estos radicales pueden continuar hasta la formación de radical hidroxilo, el cual intensifica el daño a los componentes de la cadena de transporte de electrones y los lípidos mitocondriales, además de activar la transición de permeabilidad mitocondrial.

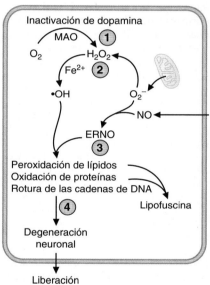

FIGURA 25-16 Un modelo del papel de las ERO y ERNO en la degradación neuronal en la enfermedad de Parkinson. 1. Los niveles de dopamina disminuyen por acción de la monoaminooxidasa (MAO), que genera H_2O_2. 2. El superóxido también puede producirse en las mitocondrias y la superóxido dismutasa (SOD) lo convierte en H_2O_2. Los niveles de hierro aumentan, lo que permite que ocurra la reacción de Fenton, que genera radicales hidroxilo. 3. El NO, producido por la óxido nítrico sintasa inducible, reacciona con el superóxido para formar ERNO. 4. Las ERNO y el radical hidroxilo inducen reacciones en cadena de radicales que causan peroxidación de lípidos, oxidación de proteínas, formación de lipofuscina y degeneración neuronal. El resultado final es la menor producción y liberación de dopamina, que genera los síntomas clínicos de la enfermedad.

Conforme los macrófagos se desplazan a la zona para eliminar los detritos celulares, generan el NO y el superóxido, lo que produce peroxinitrito y otros radicales libres en la zona. Según la vía y el tiempo implicados, los resultados agudos pueden ser la muerte celular por necrosis, con muerte celular más lenta por apoptosis en el tejido circundante.

En la actualidad se lleva a cabo un estudio intenso sobre las lesiones isquémicas en varios órganos animales en un esfuerzo por descubrir formas para prevenir la lesión por reperfusión. Se incluyen métodos diseñados para aumentar la actividad antioxidante endógena, reducir la generación de radicales libres y, por último, desarrollar antioxidantes exógenos que, cuando se administren antes de la reperfusión, prevengan sus efectos adversos. El acondicionamiento previo de los tejidos a la hipoxia también es una opción viable para reducir la lesión por reperfusión. Todas estas alternativas han tenido cierto éxito, pero su aplicación clínica requiere mayor refinamiento. Con el aumento en el número de procedimientos invasivos diseñados para restaurar el flujo sanguíneo arterial a los vasos coronarios parcialmente obstruidos, como la lisis de coágulos, la angioplastia con globo o láser y el injerto para derivación arterial coronaria, el desarrollo de métodos para prevenir la lesión por isquemia y reperfusión se volverá cada vez más urgente.

En el caso de **Cora N.**, el suministro de oxígeno se restauró antes que hubiera daño permanente en la fosforilación oxidativa y que se llegara a la etapa de lesión irreversible.

COMENTARIOS BIOQUÍMICOS

Oxidasas, el ciclo del ATC y cáncer. El advenimiento de la secuencia del genoma completo (cap. 16) ha permitido que se analice un gran número de células tumorales en busca de mutaciones en el genoma. De manera sorprendente, ciertos tipos de tumores contenían mutaciones en enzimas relacionadas con el ciclo del ATC (*véase* cap. 23). Las enzimas identificadas incluyeron la succinato deshidrogenasa, que se encuentra en células de paraganglioma familiar (esta mutación es una pérdida de actividad en la cual se acumula succinato); la deficiencia de fumarasa se encontró en múltiples leiomiomas cutáneos y uterinos, con un patrón autosómico dominante (en esta mutación, se acumula fumarato), y ciertas isoenzimas de la isocitrato deshidrogenasa, en la cual una mutación con ganancia de función permite que la enzima produzca 2-hidroxiglutarato en lugar de α-cetoglutarato, se encuentran en los gliomas y en la leucemia mieloide aguda (LMA). La acumulación de succinato, fumarato o 2-hidroxiglutarato, en la manera descrita en los siguientes párrafos, provoca una alteración en la expresión de genes y en la sensibilidad al oxígeno, lo que, en parte, provoca la formación del tumor.

El α-cetoglutarato, además de ser un intermediario clave en el ciclo del ATC, también se requiere para las reacciones de hidroxilación que dependen de la vitamina C (*véase* cap. 5). Las enzimas que catalizan estas reacciones incluyen la *N*-metil lisina hidroxilasa (el primer paso en la desmetilación de las histonas) y la metilcitosina desmetilasa (el primer paso en la desmetilación de 5-metilcitosina que se encuentra en el promotor de genes que por lo general están inactivados). La reacción catalizada por estas enzimas es oxígeno + α-cetoglutarato + sustrato para ser hidroxilada da succinato + CO_2 + producto hidroxilado.

La isocitrato deshidrogenasa existe como tres diferentes isoenzimas IDH1, IDH2 e IDH3. IDH3 es la versión mitocondrial, requiere NAD^+, y es parte del ciclo del ATC. Las mutaciones en IDH3 no provocan la formación de tumores. IDH1 e IDH2 son isoenzimas que dependen de $NADP^+$, IDH1 está localizada en el citoplasma e IDH2 en la mitocondria. Si IDH1 o IDH2 contienen una mutación que altera un residuo de arginina clave en el sitio activo, la enzima usará el α-cetoglutarato como sustrato (en lugar del isocirato) y genera 2-hidroxiglutarato como el producto.

Como se describió en el capítulo 15, la metilación de las histonas ocurre en los extremos *N*-terminal de las histonas y es un componente de la regulación epigenética de la expresión genética.

Estos eventos de metilación pueden activar o inhibir la expresión de genes, dependiendo del gen. La enzima *N*-metil lisina hidroxilasa es el primer paso en la desmetilación de estos extremos. El grupo metilo se hidroxila y entonces se pierde el carbono en forma de formaldehído, que es captado por el transportador de un carbono, tetrahidrofolato. Si se ha acumulado 2-hidroxiglutarato, se unirá al sitio activo de la *N*-metil lisina hidroxilasa, inhibiendo a la enzima y no permite que haya desmetilación de las histonas.

De manera similar, si se ha acumulado succinato por una mutación en la succinato deshidrogenasa o fumarasa, el succinato inhibirá la reacción de hidroxilación por inhibición del producto (el succinato es un producto de la hidroxilasa). De manera similar, la eliminación de grupos metilo de la citosina en las regiones promotoras de genes requiere una reacción de hidroxilación inicial (la enzima es la metilcitosina dioxigenasa) que es inhibida en forma similar por 2-hidroxiglutarato, succinato o fumarato. Esto provoca un estado constante de hipermetilación del genoma, y se altera la expresión de genes. En casos de LMA, el patrón de metilación del genoma se parece al de las células madre y no al de las células sanguíneas diferenciadas.

Las mutaciones en las enzimas e isoenzimas del ATC también afecta la degradación del factor de transcripción factor inducible por hipoxia (HIF). En condiciones de concentración baja de oxígeno, el HIF se une a elementos reguladores del ADN para inducir genes en respuesta a las condiciones de poco oxígeno, como un aumento en la expresión de enzimas glucolíticas. La actividad del HIF es regulada en parte, por la hidroxilación de prolina (que requiere α-cetoglutarato). Una incapacidad para hidroxilar el residuo de prolina (por acumulación de 2-hidroxiglutarato, succinato o fumarato) provoca que se active HIF durante periodos prolongados, alterando la transcripción de genes y provocando proliferación celular.

Están en progreso experimentos de laboratorio que usan inhibidores de las moléculas alteradas de IDH y se han desarrollado medicamentos que son candidatos para ensayos clínicos. Algunos de los medicamentos desarrollados provocan reversión de la hipermetilación de ADN y de histonas, e inducen diferenciación celular, en células cultivadas que contienen mutaciones IDH-2 inductoras de tumores.

CONCEPTOS CLAVE

- La generación de radicales de oxígeno contribuye a la muerte celular y la degeneración en varias enfermedades.
- El daño por radicales ocurre mediante la extracción de electrones de una molécula biológica, lo que genera una reacción en cadena de propagación de radicales.
- Las especies reactivas de oxígeno (ERO) incluyen el superóxido, el peróxido de hidrógeno y el radical hidroxilo.
- Las ERO pueden producirse por vía enzimática o no enzimática.
- Las ERO causan daño por oxidación del ADN, las proteínas y los lípidos, lo que da lugar a mutaciones y muerte celular.
- Otras especies de radicales incluyen el NO y al HOCl.
- El NO reacciona con el oxígeno o el superóxido para formar una familia de especies reactivas de nitrógeno-oxígeno (ERNO).
- La respuesta inmunológica normal produce especies radicales (superóxido, HOCl, NO) para destruir a los microorganismos invasores. El escape de radicales de las células inmunológicas durante este fenómeno protector puede dañar a los tejidos circundantes.
- Los mecanismos de defensa celular contra el daño por radicales incluyen enzimas de defensa, antioxidantes y compartimentalización de radicales libres.
- Las enzimas de defensa celular incluyen a la superóxido dismutasa, la catalasa y la glutatión peroxidasa.
- Los antioxidantes incluyen a las vitaminas E y C, además de flavonoides vegetales.
- Las enfermedades revisadas en este capítulo se resumen en la tabla 25-3.

TABLA 25-3	**Enfermedades revisadas en el capítulo 25**	
ENFERMEDAD O TRASTORNO	**AMBIENTAL O GENÉTICA**	**COMENTARIOS**
Enfermedad por radicales libres	Ambas	El daño causado a proteínas y lípidos por la generación de radicales libres puede causar disfunción celular.
Enfermedad de Parkinson	Ambas	Incapacidad para convertir la tirosina en DOPA; el tratamiento con DOPA puede revertir temporalmente el temblor y otros síntomas.
Infarto miocárdico	Ambas	La falta de oxígeno en las paredes del corazón es provocada por isquemia grave por la formación de coágulos en el interior de ciertas arterias coronarias en el sitio de ruptura de las placas ateroescleróticas. La disponibilidad limitada de oxígeno para actuar como un aceptor de electrones disminuye la fuerza protón motriz a través de la membrana mitocondrial interna de las células isquémicas. Esto provoca reducción en la generación de ATP, lo que desencadena eventos que provocan lesión celular irreversible. Puede haber daño adicional al miocardio por la generación de radicales libres después de la reintroducción del oxígeno a las células que experimentaron isquemia transitoria, un proceso conocido como lesión por isquemia-reperfusión.
Enfermedad granulomatosa crónica	Genética	Esta enfermedad ocurre por la disminución en la actividad de la NADPH oxidasa, lo que reduce el estallido oxidativo en los neutrófilos, aunado a la respuesta inmunológica anómala frente a bacterias y hongos.
Síndrome deficiencia respiratoria del neonato	Ambas	Mutación o falta de producción del surfactante pulmonar en los neonatos; hay dificultad para que se insuflen y desinflen los pulmones.
ELA	Ambas	La forma familiar de la ELA se debe a mutaciones en la superóxido dismutasa (SOD), lo que dificulta la eliminación de radicales superóxido y conduce al daño celular por el exceso de ERO.
Degeneración macular senil	Ambas	Daño oxidativo en el EPR que al principio causa disminución visual y luego, ceguera.

ATP, adenosín trifosfato; ELA, esclerosis lateral amiotrófica; EPR, epitelio pigmentario de la retina; ERO, especies reactivas de oxígeno; NADPH, dinucleótido de nicotinamida y adenina fosfato reducido; SOD, superóxido dismutasa.

PREGUNTAS DE REVISIÓN: CAPÍTULO 25

1. ¿Cuál de las siguientes vitaminas o enzimas es incapaz de proteger contra el daño por radicales libres?
   A. Betacaroteno
   B. Glutatión peroxidasa
   C. Superóxido dismutasa
   D. Vitamina B_6
   E. Vitamina C
   F. Vitamina E

2. La superóxido dismutasa es uno de los principales mecanismos de defensa del cuerpo contra el estrés oxidativo. ¿Cuál de las siguientes reacciones es catalizada por esta enzima?
   A. $O_2^- + e^- + 2H^+ \rightarrow H_2O_2$
   B. $2O_2^- + 2H^+ \rightarrow H_2O_2 + O_2$
   C. $O_2^- + HO\bullet + H^+ \rightarrow CO_2 + H_2O$
   D. $H_2O_2 + O_2 \rightarrow 4H_2O$
   E. $O_2^- + H_2O_2 + H^+ \rightarrow 2H_2O + O_2$

3. ¿Cuál de las siguientes declaraciones describe mejor el mecanismo de acción de la vitamina E como antioxidante?
   A. La vitamina E se une a los radicales libres y los secuestra del contenido de la célula.
   B. La vitamina E participa en la oxidación de los radicales.
   C. La vitamina E participa en la reducción de los radicales.
   D. La vitamina E forma un enlace covalente con los radicales, lo que estabiliza el estado del radical.
   E. La vitamina E inhibe las enzimas que producen radicales libres.

4. La acumulación de peróxido de hidrógeno en un compartimento celular puede convertirse en formas radicales peligrosas en presencia del siguiente metal:
   A. Selenio
   B. Hierro

C. Manganeso

D. Magnesio

E. Molibdeno

5. El nivel de daño oxidativo al ADN mitocondrial es 10 veces mayor que el del ADN nuclear. ¿Cuál de las siguientes declaraciones explica en parte lo anterior?

A. La superóxido dismutasa está presente en las mitocondrias.

B. El núcleo carece de glutatión.

C. La membrana nuclear representa una barrera contra las especies reactivas de oxígeno.

D. La membrana mitocondrial es permeable a las especies reactivas de oxígeno.

E. El ADN mitocondrial carece de histonas.

6. En su clínica se revisa a un paciente con enfermedad granulomatosa crónica; refiere fiebre, dermatitis y diarrea. La variante genética de esta enfermedad provoca incapacidad para generar, principalmente, uno de los siguientes:

A. Superóxido

B. Peróxido de hidrógeno

C. Glutatión reducido

D. Ácido hipocloroso

E. Óxido nítrico

7. Usted diagnostica a un paciente con esclerosis lateral amiotrófica, y descubre que su padre también tiene la enfermedad. Lo más probable es que el paciente tenga una mutación que provoque la incapacidad de desintoxicar uno de los siguientes:

A. Glutatión oxidado

B. Peróxido de hidrógeno

C. Óxido nítrico

D. Radical hidroxilo

E. Superóxido

8. La nitroglicerina y otros medicamentos que se usan para el tratamiento de la disfunción eréctil funcionan formando NO, un potente vasodilatador (en bajas concentraciones). En altas concentraciones, el NO puede producir especies reactivas de nitrógeno-oxígeno (ERNO) que están involucradas en una de las siguientes enfermedades

A. Cardiopatía isquémica

B. Infertilidad

C. Infecciones virales

D. Infecciones micóticas

E. Artritis reumatoide

9. Una persona que está tomando xenobióticos, como alcohol, medicamentos y otros químicos externos, ¿por cuál de los siguientes mecanismos puede aumentar su riesgo de lesión por radicales libres?

A. Reacción de O_2 con coenzima Q

B. Inducción de oxidasas en los peroxisomas

C. Inducción de enzimas que contienen citocromo P450

D. Producción de radiación ionizante

E. Producción de peróxido de hidrógeno en el proceso de fabricación, de manera que el peróxido de hidrógeno está presente en los materiales ingeridos

10. Una dieta balanceada contiene moléculas antioxidantes que ayudan a proteger las células de la lesión por radicales libres. ¿Cuál de los siguientes alimentos contendría valores altos de un antioxidante?

A. Cítricos

B. Pan enriquecido

C. Lácteos

D. Bebidas energéticas

E. Vegetales de hojas verdes

11. El antioxidante glutatión es utilizado para desintoxicar el peróxido de hidrógeno por una enzima que requiere ¿cuál de las siguientes?

A. CNADPH

B. Magnesio

C. Cobre

D. Selenio

E. Hierro

12. La regeneración de la forma protectora del glutatión utiliza una enzima que requiere ¿cuál de las siguientes?

A. CNADH

B. NADPH

C. FAD(2H)

D. NAD$^+$

E. NADP$^+$

F. FAD

Las preguntas 13 y 14 se refieren a la siguiente historia clínica: Un hombre de 67 años presenta un temblor en reposo, desequilibrio posicional y aumento de ansiedad. Estos síntomas disminuyeron cuando al hombre se le recetó un inhibidor de la monoaminooxidasa junto con L-dopa. Desafortunadamente, al cabo de 1 año el tratamiento se volvió menos eficaz para aliviar los síntomas. El paciente no tomó ningún suplemento nutricional durante su enfermedad, pero sí llevó una dieta saludable.

13. ¿Cuál de los siguientes elementos esperaría ver elevado en el suero del hombre a medida que su enfermedad progresa?

A. Malondialdehído

B. Ácidos grasos

C. Vitamina C

D. Vitamina E

E. Glucosa

14. El paciente fue tratado con un inhibidor de la monoamino oxidasa, ¿cuál de los siguientes resultados tendrá directamente en el paciente?

A. Aumenta la producción de peróxido de hidrógeno

B. Reduce la producción de peróxido de hidrógeno

C. Aumenta la producción de superóxido

D. Reduce la producción de superóxido

E. Aumenta la producción de radicales hidroxilos

F. Disminuye la producción de radicales hidroxilo

15. La generación de especies reactivas de nitrógeno-oxígeno (ERNO) se inicia con la síntesis del radical óxido nítrico (NO). ¿La síntesis de NO requiere cuál de los siguientes elementos? Elija la mejor respuesta.

	Arginina	NADPH	Citrulina	Superóxido
A	Sí	Sí	No	Sí
B	Sí	No	Sí	Sí
C	Sí	Sí	No	No
D	No	No	Sí	No
E	No	Sí	No	No
F	No	No	Sí	Sí

RESPUESTAS A LAS PREGUNTAS DE REVISIÓN

1. **La respuesta es D.** La vitamina B_6 es hidrosoluble y reviste importancia para el metabolismo de aminoácidos y glucógeno, pero no participa en la protección contra el daño por radicales libres. El ascorbato (vitamina C), la vitamina E y el betacaroteno pueden todos reaccionar con radicales libres para terminar la propagación en cadena, mientras que la superóxido dismutasa usa los radicales superóxido como sustrato y los convierte en peróxido de hidrógeno, y la glutatión peroxidasa elimina peróxido de hidrógeno de la célula convirtiéndolo en agua.

2. **La respuesta es B.** La superóxido dismutasa combina dos radicales superóxido para producir peróxido de hidrógeno y oxígeno molecular. Ninguna de las otras reacciones es correcta.

3. **La respuesta es C.** La vitamina E dona un electrón y un protón al radical, de modo que convierte este a una forma estable (LOO• → LOOH). Por lo tanto, la vitamina impide que el radical libre oxide otro compuesto extrayendo un H de ese compuesto y propagando una reacción en cadena de radicales libres. La forma radical de la vitamina E generada es relativamente estable, y en realidad dona otro electrón y otro protón a un segundo radical libre, formando vitamina E oxidada (*véase* fig. 25-14).

4. **La respuesta es B.** La reacción de Fenton es la donación no enzimática de un electrón de Fe^{2+} a H_2O_2 para producir Fe^{3+}, el radical hidroxilo y ion hidróxido. En esta reacción solo pueden usarse Fe^{2+} o Cu^{1+}, por lo tanto, las otras respuestas son incorrectas.

5. **La respuesta es E.** Las histonas recubren el ADN nuclear y lo protegen del daño por radicales. El ADN mitocondrial carece de histonas, de modo que cuando se forman radicales, el ADN puede oxidarse con facilidad. Las respuestas A y B carecen de sentido; la superóxido dismutasa reduce las concentraciones de radicales, de modo que el hecho de que esté presente en las mitocondrias debe ayudar a proteger el ADN del daño, no favorecer este. El glutatión también protege contra el daño por radicales y si el núcleo carece de él, entonces se esperarían mayores niveles de daño del ADN nuclear, no menores. Las especies reactivas de oxígeno pueden difundir a través de las membranas, de modo que las respuestas C y D son incorrectas. Otros factores que incrementan el daño del ADN mitocondrial respecto al ADN nuclear son la proximidad del ADN mitocondrial a la membrana y el hecho de que la mayoría de las especies radicales se forman a partir de coenzima Q, que se encuentra dentro de las mitocondrias.

6. **La respuesta es A.** La variante familiar de la enfermedad granulomatosa crónica es provocada por disminución de la actividad del NADPH oxidasa, que genera superóxido a partir de oxígeno durante el estallido respiratorio en neutrófilos, diseñado para destruir bacterias deglutidas. Una vez que se genera superóxido, se pueden crear otros radicales de oxígeno (como el peróxido de hidrógeno), pero la generación de superóxido es el evento principal. El ácido hipocloroso también se crea durante el estallido respiratorio, pero la enzima requerida es la mieloperoxidasa, que no está defectuosa en la enfermedad granulomatosa crónica. El óxido nítrico es generado por la óxido nítrico sintasa, la cual no está mutada en la enfermedad granulomatosa crónica. El glutatión reducido es la variante protectora del glutatión y se puede generar usando glutatión peroxidasa o glutatión reductasa, ninguna de ellas es defectuosa en la enfermedad granulomatosa crónica.

7. **La respuesta es E.** La variante familiar de la enfermedad de Lou Gehrig (esclerosis lateral amiotrófica) es provocada por una mutación hereditaria en la superóxido dismutasa (SOD). En ausencia de SOD, es posible un mayor daño oxidativo a las neuronas por la acumulación de superóxido, el sustrato de la superóxido dismutasa. La catalasa reduce las concentraciones de peróxido de hidrógeno, en tanto que la glutatión peroxidasa convertirá el glutatión reducido en glutatión oxidado, usando peróxido de hidrógeno como donador de electrones. El óxido nítrico no se acumula en la enfermedad de Lou Gehrig. El radical hidroxilo se puede acumular por la acumulación de superóxido, pero el radical hidroxilo no es la causa directa de la enfermedad.

8. **La respuesta es E.** Las ERNO están involucradas en enfermedades neurodegenerativas como la enfermedad de Parkinson y en enfermedades inflamatorias crónicas como la artritis reumatoide. Mientras las ERNO tienen un papel menor en los neutrófilos (infecciones bacterianas), las ERO están muy involucradas en las infecciones micóticas y virales así como en la cardiopatía isquémica y la infertilidad.

9. **La respuesta es C.** Casi todos los xenobióticos (p. ej., alcohol, medicamentos y otros químicos) inducen a la familia de enzimas del citocromo P450 para metabolizar xenobióticos. Durante las reacciones catalizadas por esta familia de enzimas, algunas veces se generan radicales libres y se liberan del complejo enzimático, lo que puede provocar daño de proteínas y lípidos intracelulares. La ingestión de alcohol, medicamentos y otros químicos no aumenta la frecuencia de reacciones de oxígeno con coenzima Q, ni inducen a las oxidasas en los peroxisomas o producen radiación ionizante. El peróxido de hidrógeno no es producido en la fabricación de alcohol, de la mayoría de los medicamentos o en la mayoría de los químicos.

10. **La respuesta es A.** Las vitaminas C y E y quizá la A actúan como antioxidantes. Los cítricos tienen concentraciones elevadas de vitamina C. El pan enriquecido tiene cantidades elevadas de niacina y folato. Los lácteos fortificados tienen concentraciones altas de vitamina D (aunque la leche sin tratar no) y los vegetales de hojas verdes tienen cantidades elevadas de vitamina K y folato. Las bebidas energéticas por lo general tienen azúcar, cafeína y vitaminas del complejo B.

11. **La respuesta es D.** La enzima glutatión peroxidasa utilizará el glutatión reducido para donar electrones al peróxido de hidrógeno y generar dos moléculas de agua. Durante el curso de la reacción, el glutatión se oxida y el peróxido de hidrógeno se reduce. La glutatión peroxidasa requiere selenio (pero no magnesio, cobre o hierro)

para su actividad. El NADPH no es necesario para esta reacción, pero sí para regenerar la forma reducida del glutatión a partir de la forma oxidada del mismo.

12. **La respuesta es B.** La forma protectora del glutatión es la forma reducida; una vez que el glutatión se oxida (y forma el disulfuro entre dos moléculas de glutatión) debe ser reducido por la enzima glutatión reductasa, utilizando los electrones proporcionados por el NADPH, para volver a convertirse en la forma protectora y reducida del glutatión. La glutatión reductasa no utiliza NADH o FAD(2H) como donantes de electrones en esta reacción. Las formas oxidadas de NAD(P) y FAD no pueden donar electrones, y el $NADP^+$ es un producto de la reacción de la glutatión reductasa.

13. **La respuesta es A.** El paciente presenta los síntomas de la enfermedad de Parkinson, que se deben a la pérdida de la capacidad de sintetizar dopamina, junto con un aumento del nivel de ERO en ciertas áreas del cerebro. El aumento de ERO conduce a la peroxidación de lípidos y a la formación de malondialdehído, que se libera en la circulación. El malondialdehído es un marcador del aumento de las ERO y del estrés oxidativo. No cabría esperar que los niveles de ácidos grasos, glucosa o vitaminas C y E estuvieran elevados en estas condiciones.

14. **La respuesta es B.** La monoamino oxidasa cataliza la reacción de una monoamina (como la dopamina) a un aldehído, más amoniaco y peróxido de hidrógeno. La enzima requiere oxígeno molecular como aceptor de electrones, lo que causa producción de peróxido de hidrógeno, que podría continuar y generar otras ERO. Un inhibidor de la monoamino oxidasa reduciría directamente la producción de peróxido de hidrógeno, y con un nivel reducido de peróxido de hidrógeno, habría niveles reducidos de otras ERO, y un estrés oxidativo general reducido en las células.

15. **La respuesta es C.** La sintasa del ácido nítrico (NOS) es la enzima responsable de la síntesis del NO, y la reacción catalizada por todas las isozimas de la NOS (iNOS, eNOS, nNOS) es arginina + NADPH + O_2 que produce NO, $NADP^+$ y citrulina. La enzima requiere un grupo hierro-hemo, FAD, FMN y tetrahidrobiopterina para ayudar al flujo de electrones durante el curso de la reacción. El superóxido no es necesario para sintetizar el NO, ni es un producto de la reacción de la sintasa del ácido nítrico.

26

Formación y degradación del glucógeno

El glucógeno es la forma de almacenamiento de la glucosa encontrada en la mayor parte de los tipos celulares. Está compuesto por unidades de glucosilo unidas por **enlaces glucosídicos α-1,4**, con **uniones α-1,6** en las ramificaciones que tiene lugar aproximadamente cada ocho a 10 unidades de glucosilo (fig. 26-1). El hígado y el músculo esquelético contienen los mayores depósitos de glucógeno.

La formación de glucógeno a partir de la glucosa es una vía que requiere energía y comienza (como casi todo el metabolismo de la glucosa) con la fosforilación de glucosa en **glucosa 6-fosfato** (**G6P**). La síntesis del glucógeno a partir de la G6P incluye la formación de difosfato de uridina glucosa (**UDP-G**) y la transferencia de unidades de glucosilo desde UDP-G a los extremos de las cadenas de glucógeno por la enzima **glucógeno sintasa**. Una vez que las cadenas alcanzan alrededor de 11 unidades de glucosilo, una **enzima ramificante** traslada de 6 a 8 unidades para formar una ramificación con una unión α-1,6.

La **glucogenólisis**, la vía para la degradación del glucógeno, no es la vía inversa de la biosíntesis. El glucógeno se degrada por la enzima **glucógeno fosforilasa** que separa una por una las unidades de los extremos de las cadenas y las convierte en **glucosa 1-fosfato** sin resintetizar UDP-G o trifosfato de uridina (UTP). Una **enzima desramificante** mueve los residuos de glucosilo en α-1,6 vinculados

El glucógeno del hígado sirve como fuente de **glucosa sanguínea**. Para generar glucosa, la glucosa 1-fosfato producida a partir de la degradación de glucógeno se transforma en G6P. La **glucosa 6-fosfatasa**, una enzima encontrada solo en el hígado y los riñones, convierte G6P en glucosa libre, que a continuación ingresa a la sangre. La síntesis y degradación del glucógeno están reguladas en el hígado por **cambios hormonales** que señalan la

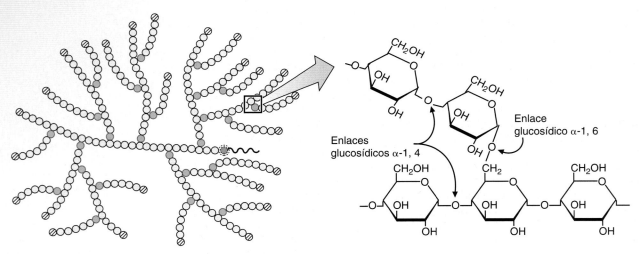

○ Residuo de glucosa con unión α-1, 4   ●〜 Extremo reductor adherido a la glucogenina

● Residuo de glucosa enlazado α-1, 6   ⊘ Extremos no reductores

FIGURA 26-1   Estructura del glucógeno. El glucógeno está compuesto por unidades de glucosilo enlazadas por enlaces glucosídicos α-1,4 y α-1,6. Las ramificaciones se ubican con más frecuencia en el centro de la molécula y con menor frecuencia en la periferia. El carbono anomérico que no está adherido a otro residuo glucosilo (extremo reductor) se adhiere a la proteína glucogenina por un enlace glucosídico. Se han omitido los átomos de hidrógeno de esta figura con fines de claridad.

necesidad de glucosa sanguínea (cap. 19). El cuerpo mantiene concentraciones en ayuno de glucosa en sangre cercanas a 80 mg/dL para asegurar que el cerebro y otros tejidos que son dependientes de la glucosa para la generación de adenosín trifosfato (ATP) tengan un abastecimiento continuo. La falta de glucosa dietética señalada por una disminución en la **relación insulina/glucagón** activa la glucogenólisis del hígado e inhibe la síntesis de glucógeno. La **adrenalina**, que indica un uso incrementado de la glucosa sanguínea y otros combustibles para situaciones de ejercicio o urgencia, también activa la glucogenólisis hepática. Las hormonas que regulan el metabolismo del glucógeno en el hígado trabajan sobre todo a través de cambios en el estado de **fosforilación** de la glucógeno sintasa en la vía biosintética y la glucógeno fosforilasa en la vía de degradación.

En el músculo esquelético, el glucógeno provee G6P para la síntesis de ATP en la vía glucolítica. La glucógeno fosforilasa del músculo se estimula durante el ejercicio por el aumento del **adenosín monofosfato** (**AMP**), un **activador alostérico** de la enzima y también por fosforilación. La fosforilación se estimula por el **calcio** liberado durante la contracción y por la adrenalina (la hormona de "pelea o huida"). La síntesis del glucógeno se activa en los músculos en reposo por la elevación de la insulina luego de una ingesta de carbohidratos.

Los recién nacidos deben adaptarse con rapidez a un abastecimiento intermitente de combustible. Una vez que se pinza el cordón umbilical, la provisión de glucosa de la circulación materna se interrumpe. El efecto combinado de adrenalina y glucagón en los depósitos hepáticos de glucógeno del neonato restaura en poco tiempo las concentraciones normales de glucosa.

SALA DE ESPERA

La niña **Gretchen C.** nació después de una gestación de 38 semanas. Su madre, una mujer de 36 años de edad, desarrolló una infección viral significativa que ocasionó una grave pérdida de apetito y vómito recurrente en el mes anterior al parto, lo que provocó una ingesta mínima de alimentos. Se detectó bradicardia fetal (una frecuencia cardiaca más lenta de lo normal en el corazón fetal) con cada contracción uterina del trabajo de parto, una señal de posible sufrimiento fetal y el nacimiento del producto fue urgente.

Al nacer, **Gretchen C.** estaba cianótica (una decoloración azulada causada por la falta de oxigenación adecuada de los tejidos) y flácida, aunque respondió tras varios minutos de ventilación asistida. La puntuación de Apgar de 3 era baja en el primer minuto después del nacimiento, pero mejoró hasta una puntuación de 7 a los 5 minutos. La calificación de Apgar es un cálculo de la condición general del recién nacido que se determina a los minutos primero y quinto después del nacimiento. Una calificación de 7, 8 o 9 es lo normal. La mejor puntuación de 10 es menos frecuente.

Una exploración física en la sala de atención neonatal a los 10 minutos mostró a una recién nacida delgada y desnutrida. La temperatura de su cuerpo estaba levemente baja, el ritmo cardiaco era rápido y la frecuencia respiratoria de 55 respiraciones por minuto era elevada. El peso de **Gretchen C.** al nacer era de tan solo 2 100 g, en comparación con un valor normal > 2 500 g. Su talla era de 47 cm y su circunferencia craneal era de 33 cm (menor de lo normal). El laboratorio notificó que la concentración de glucosa sérica de **Gretchen C.** cuando estaba sin respuesta fue de 14 mg/dL. Un valor de glucosa menor de 40 mg/dL (2.5 mM) se considera anormal en los recién nacidos.

A las 5 horas de edad se encontraba apneica (sin respirar) y sin reacciones. Se inició reanimación ventilatoria y se colocó una cánula en la vena umbilical. Se tomó una muestra de sangre a través de la cánula para valorar su concentración de glucosa y se inyectaron 5 mL de una solución glucosada al 20%. **Gretchen C.** respondió de manera gradual a este tratamiento.

Jim B., un fisicoculturista de 19 años de edad, fue llevado de urgencia al hospital en estado de coma. Media hora antes su madre había escuchado el ruido de un fuerte golpe en el sótano, donde **Jim B.** levantaba pesas y completaba sus series diarias de ejercicio. Ella encontró a su hijo en el suelo experimentando movimientos bruscos de todos sus músculos (una convulsión gran mal).

El ejercicio de la caminadora de **Jim B.** y la mayoría de otros tipos de ejercicio moderado incluido el movimiento de todo el cuerpo (correr, esquiar, bailar, jugar tenis) aumentan el uso de glucosa sanguínea y otros combustibles por los músculos esqueléticos. La glucosa sanguínea se suministra normalmente mediante la estimulación de la glucogenólisis hepática y la gluconeogénesis.

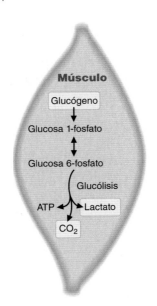

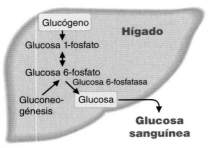

FIGURA 26-2 Glucogenólisis en músculos esqueléticos e hígado. Las reservas de glucógeno realizan diferentes funciones en las células musculares e hígado. En el músculo y en la mayor parte de otros tipos celulares, las reservas de glucógeno sirven como una fuente de combustible para la generación de ATP. En el hígado, las reservas de glucógeno actúan como una fuente de glucosa sanguínea.

En la sala de urgencias, los doctores averiguaron que, a pesar de las objeciones de la familia y los amigos, **Jim B.** utilizaba andrógenos y esteroides anabólicos de forma regular con la finalidad de ganar mayor masa muscular.

En la exploración física inicial se hallaba en estado de coma, con ocasionales convulsiones involuntarias de sus extremidades. De su boca salía una saliva de consistencia espumosa. Se había mordido la lengua y había perdido el control intestinal y vesical durante la convulsión.

El laboratorio informó una concentración sérica de glucosa de 18 mg/dL (en extremo baja). La infusión intravenosa de glucosa al 5% (5 g de glucosa por 100 mL de solución), que se había indicado de forma inicial, se incrementó a 10%. De manera adicional se suministraron 50 g de glucosa intravenosa.

I. Estructura del glucógeno

El **glucógeno**, la forma de almacenar la glucosa, es un polisacárido ramificado de glucosa compuesto por cadenas de unidades de glucosilo enlazadas por enlaces glucosídicos α-1,4 con ramificaciones con una unión α-1,6 cada ocho a 10 residuos (fig. 26-1). En una molécula de esta estructura muy ramificada solo un residuo de glucosilo tiene un carbono anomérico que no está enlazado a otro residuo de glucosa. Este carbono anomérico se une a la proteína glucogenina al inicio de la cadena. Los otros extremos de las cadenas se denominan **extremos no reductores** (cap. 5). La estructura ramificada posibilita una rápida degradación y síntesis del glucógeno porque las enzimas pueden trabajar de forma simultánea sobre diversas cadenas de múltiples extremos no reductores.

El glucógeno está presente en los tejidos en la forma de polímeros de muy alto peso molecular (10^7 a 10^8 Da) asociados en partículas de glucógeno. Las enzimas que intervienen en la síntesis y degradación, y algunas de las enzimas reguladoras, están unidas a la superficie de partículas de glucógeno.

II. Función del glucógeno en el músculo esquelético y el hígado

El glucógeno se encuentra en casi todos los tipos celulares, en los que funciona como reserva de unidades de glucosilo para la generación de ATP a partir de la glucólisis.

El glucógeno se degrada sobre todo en **glucosa 1-fosfato**, que se convierte en **G6P**. En el músculo esquelético y en otros tipos de células, la G6P entra en la vía glucolítica (fig. 26-2). El glucógeno es una fuente de energía sumamente importante para el músculo esquelético cuando las demandas de ATP son muy altas y cuando la G6P se usa con rapidez en la glucólisis anaeróbica. En muchos otros tipos celulares, las pequeñas reservas de glucógeno tienen una función similar; son una fuente de emergencia de combustible que provee glucosa para la generación de ATP en la ausencia de oxígeno o durante un flujo sanguíneo restringido. En general, la glucogenólisis y la glucólisis se activan de forma conjunta en estas células.

El glucógeno realiza funciones diversas en el hígado, más que en el músculo esquelético u otros tejidos (*véase* fig. 26-2). El glucógeno hepático es la primera e inmediata fuente de glucosa para el mantenimiento de las concentraciones sanguíneas de glucosa. En el hígado, la G6P que se genera a partir de la degradación de glucógeno se hidroliza hasta glucosa a través de la **glucosa 6-fosfatasa**, una enzima que está presente solo en el hígado y los riñones. La degradación del glucógeno provee así una fuente de glucosa sanguínea que se desplaza con rapidez conforme la glucosa dietética decrece, o a medida que el ejercicio incrementa el consumo de la glucosa sanguínea por los músculos.

Las vías de la glucogenólisis y la gluconeogénesis en el hígado suministran glucosa a la sangre y, en consecuencia, el glucagón activa a estas dos vías de forma concertada. La gluconeogénesis, la síntesis de la glucosa a partir de aminoácidos y otros precursores gluconeogénicos (revisados en el cap. 28), también forma G6P, de tal manera que la glucosa 6-fosfatasa sirva como "compuerta" a la sangre para ambas vías (fig. 26-2).

La regulación de la síntesis del glucógeno evita un ciclo inútil y el gasto innecesario de ATP. El ciclo inútil se refiere a una situación en la cual un sustrato se convierte en un producto a través de una vía, y este se transforma en el sustrato original a través de otra. Debido a que la vía biosintética depende de energía, el ciclo inútil da lugar al gasto innecesario de uniones de fosfatos de alta energía. De esta manera, la síntesis del glucógeno se activa cuando se inhibe la degradación del glucógeno y viceversa.

III. Síntesis y degradación de glucógeno

La síntesis del glucógeno, como casi todas las vías del metabolismo de la glucosa, comienza con la fosforilación de glucosa hasta G6P por acción de la hexocinasa o, en el hígado por la glucocinasa (fig. 26-3). La G6P es la precursora de la glucólisis, la vía de la pentosa fosfato y las vías para la síntesis de otros azúcares. En la vía para la síntesis de glucógeno, la G6P se convierte en glucosa 1-fosfato por la fosfoglucomutasa (una reacción reversible).

El glucógeno se sintetiza y se degrada a partir de la glucosa 1-fosfato, pero las vías de biosíntesis y degradación están separadas e incluyen a enzimas diferentes (fig. 26-3). La vía biosintética es dependiente de energía; se utiliza fosfato de alta energía a partir de UTP para activar los residuos de glucosilo a difosfato de uridina glucosa (UDP-G) (fig. 26-4). En la vía de la degradación, los enlaces glucosídicos entre los residuos de glucosilo en el glucógeno se escinden por la adición de fosfato para producir glucosa 1-fosfato (o agua para producir glucosa libre) y la UDP-G no se resintetiza.

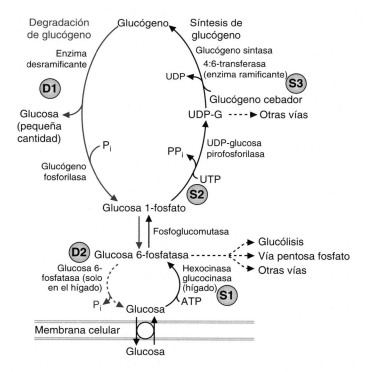

FIGURA 26-3 Esquema de la síntesis y degradación del glucógeno. (S1) Glucosa 6-fosfato se forma a partir de la glucosa mediante la hexocinasa en la mayoría de las células, y la glucocinasa en el hígado. Es un punto en la ramificación metabólica para las vías de la glucólisis, las vías de la pentosa fosfato, y la síntesis del glucógeno. (S2) UDP-glucosa (UDP-G) se sintetiza a partir de la glucosa 1-fosfato. UDP-G es el punto de la ramificación para la síntesis del glucógeno y otras vías que requieren la adición de unidades de carbohidratos. (S3) La síntesis del glucógeno se cataliza por la glucógeno sintasa y la enzima ramificante. (D1) La degradación del glucógeno se cataliza por la glucógeno fosforilasa y una enzima desramificante. (D2) La glucosa 6-fosfatasa en el hígado (y en menor medida en los riñones) genera glucosa libre a partir de la G6P. ATP, adenosín trifosfato;; P$_i$, fosfato inorgánico; PP$_i$, pirofosfato; UTP, trifosfato de uridina.

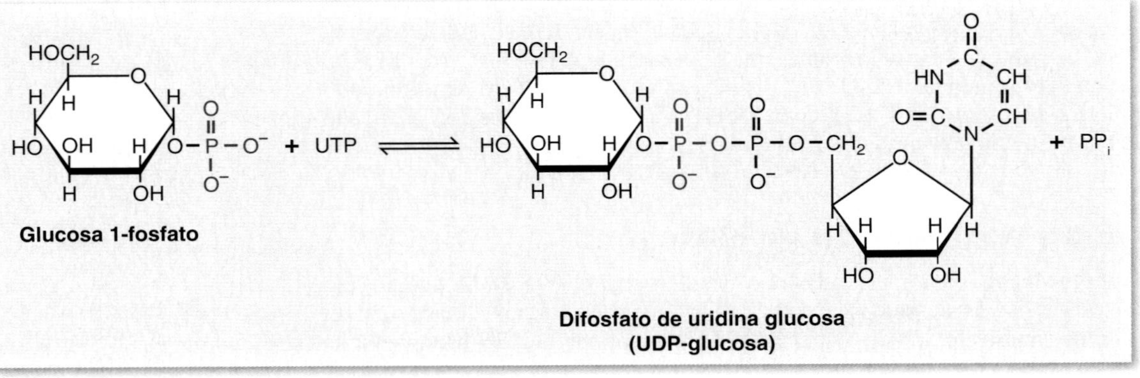

FIGURA 26-4 Formación de UDP-glucosa. La unión fosfato de alta energía de UTP provee la energía para la formación de una unión de alta energía en la UDP-glucosa. El pirofosfato (PP$_i$), liberado por la reacción, se fragmenta en dos fosfatos inorgánicos (P$_i$).

La existencia de vías separadas para la formación y degradación de compuestos importantes es un aspecto común en el metabolismo. Debido a que las vías de síntesis y degradación utilizan distintas enzimas, una se puede activar mientras que la otra se inhibe.

A. Síntesis de glucógeno

La síntesis de glucógeno requiere la formación de los enlaces glucosídicos α-1,4 para enlazar los residuos de glucosilo en cadenas largas y la formación de una ramificación con un enlace α-1,6 cada ocho a 10 residuos (fig. 26-5). La mayor parte de la síntesis del glucógeno tiene lugar a través de la elongación de las cadenas polisacáridas de una molécula de glucógeno preexistente (cebador de glucógeno) en la cual el extremo reductor está unido a la proteína glucogenina. Para elongar las cadenas de glucógeno, la glucógeno sintasa agrega residuos de glucosa a partir de UDP-glucosa a los extremos no reductores de la cadena. El carbono anomérico de cada residuo de glucosilo se adhiere en un enlace glucosídico α-1,4 al hidroxilo del carbono 4 del residuo de glucosilo terminal. Cuando la cadena alcanza alrededor de 11 residuos de largo, se escinde un fragmento de seis a ocho residuos a través de una amilo-4, 6-transferasa (también conocida como enzima ramificante) y se reinserta en una unidad glucosilo a través de una unión α-1,6. Ambas cadenas continúan la elongación hasta que son lo suficientemente largas para producir dos nuevas ramificaciones. Este proceso continúa y genera moléculas altamente ramificadas. La **glucógeno sintasa**, la enzima que conecta los residuos de glucosilo en un enlace glucosídico α-1,4, es el paso regulado en la vía. La ramificación del glucógeno tiene sobre todo dos funciones: aumentar los sitios para la síntesis y degradación, y mejorar la solubilidad de la molécula.

También ocurre la síntesis del nuevo cebador de glucógeno. La glucogenina, la proteína a la cual se adhiere el glucógeno, se glucosila a sí misma (autoglucosilación) y conecta el residuo de glucosilo de UDP-G en el lado hidroxilo de la cadena de un residuo de serina en la proteína. A continuación, la proteína extiende la cadena de carbohidrato (mediante UDP-G usado como sustrato) hasta que la cadena glucosilo adquiere una extensión suficiente para convertirse en un sustrato de la glucógeno sintasa.

B. Degradación del glucógeno

El glucógeno se degrada por acción de dos enzimas: la **glucógeno fosforilasa** y la **enzima desramificante** (fig. 26-6). La degradación del glucógeno es una reacción de fosforólisis (rotura de una unión mediante un ion fosfato como nucleófilo). Las enzimas que catalizan las reacciones de fosforólisis se denominan fosforilasas. Debido a que existe más de un tipo de fosforilasas, casi siempre se incluye el sustrato en el nombre de la enzima, por ejemplo glucógeno fosforilasa o purina-nucleósido fosforilasa.

La enzima glucógeno fosforilasa comienza en el extremo no reductor de una cadena y de manera sucesiva corta residuos glucosilo y añade fosfato al carbono anomérico al enlace glucosídico del extremo, de tal manera que libera por lo tanto glucosa 1-fosfato y produce un grupo 4'-hidroxilo en el residuo glucosa, ahora en el extremo de la cadena de glucógeno.

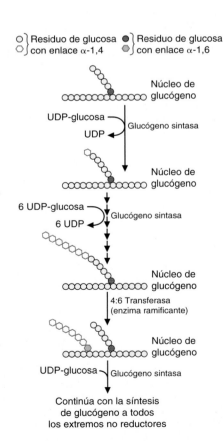

FIGURA 26-5 Síntesis de glucógeno. Véanse los detalles en el texto. UDP, trifosfato de uridina.

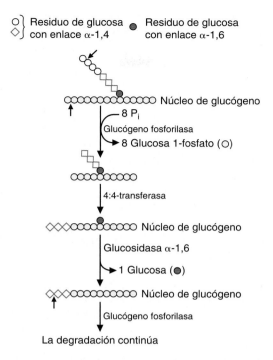

○} Residuo de glucosa
◇} con enlace α-1,4

● Residuo de glucosa
con enlace α-1,6

Núcleo de glucógeno

8 Pᵢ

Glucógeno fosforilasa

8 Glucosa 1-fosfato (○)

4:4-transferasa

Núcleo de glucógeno

Glucosidasa α-1,6

1 Glucosa (●)

Núcleo de glucógeno

Glucógeno fosforilasa

La degradación continúa

FIGURA 26-6 Degradación de glucógeno. *Véanse* los detalles en el texto. Pᵢ, fosfato inorgánico.

Sin embargo, la glucógeno fosforilasa no puede actuar en los enlaces glucosídicos de los cuatro residuos glucosilo más próximos a un punto de ramificación porque la cadena ramificante impide estéricamente la correcta ubicación de la enzima en el sitio catalítico.

La enzima desramificante, que cataliza la remoción de los cuatro residuos más cercanos al punto de ramificación, tiene dos actividades catalíticas: actúa como una transferasa y como una glucosidasa α-1,6. Como transferasa, la desramificante mueve una unidad que contiene tres residuos de glucosa y la agrega al extremo de una cadena larga mediante un enlace glucosídico α-1,4. El residuo glucosilo que queda en la ramificación α-1,6 se hidroliza mediante la actividad amilo-1,6-glucosidasa de la desramificante y el resultado es la liberación de glucosa. De esta forma, una molécula de glucosa y aproximadamente siete a nueve residuos glucosa 1-fosfato se liberan en cada punto de ramificación.

Cierta degradación del glucógeno también tiene lugar dentro de lisosomas cuando las partículas de glucógeno comienzan a rodearse de membranas que luego se fusionan con las membranas lisosomales. Una glucosidasa lisosomal hidroliza este glucógeno hasta glucosa.

IV. Enfermedades del metabolismo de glucógeno

Una serie de errores innatos del metabolismo (enfermedades de almacenamiento del glucógeno) ocurre por insuficiencia en las enzimas de la glucogenólisis (tabla 26-1). Las enfermedades están numeradas del I al XI y O. Algunas enfermedades tienen diferentes subtipos, como se indica en la tabla 26-1. La glucógeno fosforilasa, la enzima reguladora clave de la degradación del glucógeno, es codificada por diferentes genes en el músculo y el hígado (isoenzimas específicas de tejido) y por lo tanto una persona puede tener un defecto en una y no en la otra.

V. Regulación de la síntesis y degradación del glucógeno

La regulación de la síntesis del glucógeno en diferentes tejidos concuerda con la función del glucógeno en cada tejido. El glucógeno hepático se utiliza en particular para mantener la glucosa sanguínea durante el ayuno o durante necesidades extremas (p. ej., en el ejercicio) y las vías de biosíntesis y degradación están reguladas sobre todo por cambios

M Para confirmar un diagnóstico de insuficiencia de fosforilasa (en el músculo o el hígado). Se pueden realizar pruebas de ADN o una biopsia puede obtenerse, seguida por un estudio de sensibilidad de la actividad de fosforilasa en el tejido analizado. Existen varios procedimientos para ello. El primero es incubar glucógeno, fosfato inorgánico y una muestra de tejido extraído en la biopsia. Si la actividad de fosforilasa se debe producir glucosa 1-fosfato. Se puede determinar la cantidad de glucosa 1-fosfato producida al convertirla en glucosa 6-fosfato (G6P), usando la enzima fosfoglucomutasa. Las cantidades de G6P se cuantifican mediante la conversión de G6P en 6-fosfogluconato a través de la enzima G6P deshidrogenasa. Ésta requiere NADP⁺ y genera NADPH durante el curso de la reacción. La formación de NADPH puede seguirse de modo espectrofotométrico, ya que la absorbancia a 340 nm aumenta en la medida en que se produce NADPH y el incremento de las concentraciones de NADPH es directamente proporcional a la cantidad de glucosa 1-fosfato producida por la fosforilasa. Un segundo ensayo para medir la actividad de fosforilasa usa glucógeno radiactivo como sustrato. El glucógeno marcado se incuba con fosfato inorgánico y extractos de la muestra, lo cual genera glucosa 1-fosfato marcada. La glucosa 1-fosfato radiactiva se separa a continuación del glucógeno y se cuantifica. Una variación de este método es usar fosfato inorgánico marcado 32P y medir la glucosa 1-fosfato radiactiva producida. Una tercera prueba para la actividad de fosforilasa consiste en medir la reacción inversa (síntesis de glucógeno). En condiciones apropiadas, la reacción de la fosforilasa puede retroceder al punto de que el residuo glucosa de la glucosa 1-fosfato se agrega a una cadena de glucógeno existente y libera Pᵢ. El fosfato producido con este método se mide después en un espectrómetro sensible.

P ¿Por qué una insuficiencia genética en la glucógeno fosforilasa muscular (enfermedad de McArdle) es un simple malestar, mientras que la falta de glucógeno fosforilasa hepática (enfermedad de Hers) puede ser letal?

 Un defecto genético de la glucosidasa lisosomal, llamado enfermedad de almacenamiento de glucógeno tipo II o enfermedad de Pompe, produce la acumulación de partículas de glucógeno en grandes cuerpos residuales adheridos a la membrana, que interrumpen la función del hígado y las células musculares. La enfermedad se trata con terapia de sustitución enzimática (miozima), que requiere infusiones enzimáticas periódicas durante toda la vida del paciente. En ausencia de tratamiento, la enfermedad es letal.

TABLA 26-1	Enfermedades por almacenamiento de glucógeno		
TIPO	**ENZIMA AFECTADA (GEN)**	**ÓRGANO PRIMA-RIO AFECTADO**	**MANIFESTACIONES[a]**
O	Glucógeno sintasa (GYS2)	Hígado	Hipoglucemia, hipercetonemia, falta de desarrollo, muerte temprana
I[b]	Glucosa 6-fosfatasa (enfermedad de Von Gierke) (G6PC)	Hígado	Hepatomegalia y rinomegalia, insuficiencia del crecimiento, hipoglucemia de ayuno grave, acidosis, lipemia, disfunción del trombocito
II	Glucosidasa α lisosomal (enfermedad de Pompe): pueden verse los síntomas clínicos en la niñez, juventud o etapas de la vida adulta, según sea la naturaleza de la mutación (GAA)	Todos los órganos con lisosomas	Forma infantil: hipotonía muscular progresiva de inicio temprano, deficiencia cardiaca, muerte antes de los 2 años. Forma juvenil: miopatía de inicio tardío con alteración cardiaca variable. Forma adulta: características similares a las de la distrofia muscular de las cinturas de las extremidades. Los depósitos de glucógeno se acumulan en los lisosomas
III	Amilo-1,6-glucosidasa (desramificante): las enzimas hepáticas y musculares son la forma IIIa; la modalidad IIIb es una forma específica del hígado, y la IIIc es una forma específica de músculo (AGL)	Hígado, músculo esquelético, corazón	Hipoglucemia de ayuno; hepatomegalia en la infancia y algunas características miopáticas. Los depósitos de glucógeno tienen ramificaciones exteriores cortas
IV	Amilo-4,6-glucosidasa (enzima ramificante) (enfermedad de Andersen) (GBEl)	Hígado	Hepatoesplenomegalia; los síntomas pueden surgir por una reacción hepática a la presencia de un cuerpo extraño (glucógeno con ramificaciones exteriores largas). Casi siempre es letal
V	Glucógeno fosforilasa muscular (enfermedad de McArdle) (expresada en la forma adulta y la infantil) (PYGM)	Músculo esquelético	Dolor muscular inducido por el ejercicio, calambres y debilidad progresiva, algunas veces con mioglobinuria
VI	Glucógeno fosforilasa hepática (enfermedad de Hers) (PYGL)	Hígado	Hepatomegalia, hipoglucemia menor; buena prognosis
VII	Fosfofructocinasa 1 (síndrome de Tarui) (PFKM)	Músculo, eritrocitos	Como en el tipo V; además, hemólisis enzimopática
IX[c]	Fosforilasa cinasa (PHKA2; PHKB; PHKG2; PHKA1)	Hígado y músculo[c]	Similar al tipo VI para las subunidades específicas del hígado; fatiga muscular para las subunidades específicas del músculo
X[d]	Fosfoglicerato mutasa (PGAM2)	Músculo	Similar al tipo V
XII	Aldolasa A (ALDOA)	Hígado, eritrocitos	Hepatoesplenomegalia, anemia hemolítica

[a]Todas las enfermedades, excepto el tipo O, se caracterizan por depósitos aumentados de glucógeno.
[b]La glucosa 6-fosfatasa se compone de varias subunidades que también transportan glucosa, glucosa 6-fosfato, fosfato y PP_i a través de las membranas del retículo endoplasmático. Por lo tanto, hay dos grandes subtipos de esta enfermedad de acuerdo con los defectos en las diferentes subunidades. El tipo Ia es una falta de actividad de la glucosa 6-fosfatasa; el tipo Ib es una falta de actividad de la glucosa 6-fosfato translocasa (el gen SLC37A4), que transfiere la glucosa 6-fosfato del citosol al retículo endoplásmico, donde se encuentra la glucosa 6-fosfatasa.
[c]La enfermedad de almacenamiento de glucógeno IX consiste en una variedad de subtipos (IXa es la subunidad β de fosforilasa cinasa hepática; IXb es la subunidad β común para la fosforilasa quinasa hepática y muscular; IXc es la subunidad γ específica del hígado, mientras que IXd es la subunidad α específica del músculo).
[d]La enfermedad por almacenamiento de glucógeno 11 es la subunidad específica del músculo de la deshidrogenasa láctica (LDHA), con síntomas similares a los de la GSD10; la GSD13 es la forma predominante del músculo de la enolasa (ENO3), con síntomas similares a los de la GSD10, y la GSD15 es la forma del músculo de la glucogenina (GYG1), con síntomas de debilidad muscular y acumulación de carbohidratos en el corazón, lo que provoca arritmias.
Datos de Parker PH, Ballew M, Greene HL. Nutritional management of glycogen storage disease. *Annu Rev Nutr.* 1993;13:83–109; Shin YS. Glycogen storage disease: clinical, biochemical, and molecular heterogeneity. *Semin Pediatr Neurol.* 2006;13:115–120; Ozen H. Glycogen storage diseases: new perspectives. *World J Gastroenterol.* 2007;13:2541–2553; La base de datos Genetics Home Reference (ghr.nlm.nih.gov); busque las enfermedades por almacenamiento de glucógeno.

R El glucógeno muscular se usa dentro del músculo para posibilitar el ejercicio. De esta manera, un individuo con la enfermedad de McArdle (enfermedad de almacenamiento de glucógeno tipo V) no experimenta síntomas, excepto fatiga inusual y calambres musculares durante el ejercicio. Estos síntomas pueden acompañarse de mioglobinuria y liberación de creatina cinasa muscular en la sangre.

El glucógeno hepático es el primer reservorio para mantener las concentraciones de glucosa sanguínea y una insuficiencia de la glucógeno fosforilasa o de cualquiera de las otras enzimas de la degradación del glucógeno en el hígado puede ocasionar hipoglucemia de ayuno. Por lo general, la hipoglucemia es menor porque los pacientes todavía pueden sintetizar glucosa a partir de la gluconeogénesis (*véase* tabla 26-1).

en la relación insulina/glucagón y por las concentraciones de glucosa en sangre, que reflejan la disponibilidad de la glucosa dietética (tabla 26-2).

La degradación del glucógeno hepático también se activa por la adrenalina liberada en respuesta al ejercicio, hipoglucemia u otras situaciones estresantes en las cuales hay una demanda inmediata de glucosa sanguínea. En contraste, en el músculo esquelético, el glucógeno es una reserva de unidades de glucosilo para la generación de ATP a partir de la glucólisis y la oxidación de glucosa. Como consecuencia, la glucogenólisis muscular se regula en especial por el adenosín monofosfato (AMP) que indica una falta de ATP y por el Ca^{2+} liberado durante la contracción muscular. La adrenalina que se libera en respuesta al ejercicio y otras situaciones de estrés también activa la glucogenólisis en el músculo esquelético. Los depósitos de glucógeno del músculo en reposo disminuyen muy poco durante el ayuno.

A. Regulación hepática del metabolismo del glucógeno

El glucógeno hepático se sintetiza luego de una comida rica en carbohidratos cuando las cantidades de glucosa se elevan y se degradan cuando disminuyen. Si una persona ingiere una comida rica en carbohidratos, las concentraciones de glucosa sanguínea aumentan de inmediato, las de insulina se incrementan y las de glucagón decrecen (fig. 19-8).

TABLA 26-2 Regulación de las reservas del glucógeno hepático y muscular

ESTADO	REGULADORES	REPUESTA DEL TEJIDO
Hígado		
Ayuno	Sangre: glucagón ↑	Degradación de glucógeno ↑
	Insulina ↓	Síntesis de glucógeno ↓
	Tejido: AMPc ↑	
Comida rica en carbohidratos	Sangre: glucagón ↓	Degradación de glucógeno ↓
	Insulina ↑	Síntesis de glucógeno ↑
	Glucosa ↑	
	Tejido: AMPc ↓	
	Glucosa ↑	
Ejercicio y estrés	Sangre: adrenalina ↑	Degradación de glucógeno ↑
	Tejido: AMPc ↑	Síntesis de glucógeno ↓
	Ca²⁺-calmodulina ↑	
Músculo		
Ayuno (reposo)	Sangre: insulina ↓	Síntesis de glucógeno ↓
		Transporte de glucógeno ↓
Comida rica en carbohidratos (reposo)	Sangre: insulina ↑	Síntesis de glucógeno ↑
		Transporte de glucógeno ↑
Ejercicio	Sangre: adrenalina ↑	Síntesis de glucógeno ↓
	Tejido: AMP ↑	Degradación de glucógeno ↑
	Ca²⁺-calmodulina ↑	Glucólisis ↑
	AMPc ↑	

↑ aumentado en comparación con otros estados fisiológicos; ↓, disminuido respecto de otros estados fisiológicos.

El incremento de la glucosa y la relación insulina/glucagón inhibe la degradación del glucógeno y estimula su síntesis. El aumento inmediato del transporte de glucosa a los tejidos periféricos y el almacenamiento de glucosa sanguínea como glucógeno, ayudan a llevar las cifras de glucosa sanguínea a los límites normales de estado de ayuno de 70 a 100 mg/dL. A medida que transcurre el tiempo después de una ingesta de comida con alto contenido en carbohidratos, las concentraciones de insulina descienden y las de glucagón aumentan. La caída de la relación insulina/ glucagón resulta en la inhibición de la vía biosintética y activación de la vía de la degradación. Como resultado, el glucógeno hepático se degrada con rapidez hasta glucosa, que se libera en la sangre.

Aunque la glucogenólisis y la gluconeogénesis se activan de forma simultánea por los mismos mecanismos reguladores, la glucogenólisis responde en menos tiempo con un mayor flujo de glucosa. Una porción sustancial del glucógeno hepático se degrada en las primeras horas luego de una ingesta de alimentos (30% después de 4 h) (tabla 26-3). El índice de glucogenólisis decrece en grado significativo en el ayuno prolongado a medida que los suministros de glucógeno hepático se reducen. Por lo tanto, los depósitos de glucógeno hepático son una forma rápida de almacenamiento que se crea y destruye con rapidez en respuesta a pequeños y rápidos cambios de las concentraciones de glucosa en sangre.

TABLA 26-3 Efecto del ayuno en el contenido de glucógeno hepático en los seres humanos

DURACIÓN DEL AYUNO (H)	CONTENIDO DE GLUCÓGENO (µmol/g HÍGADO)	RITMO DE GLUCOGENÓLISIS (µmol/kg/MIN)
0	300	—
2	260	4.3
4	216	4.3
24	42	1.7
64	16	0.3

La glucosa sanguínea materna cruza la placenta con rapidez para entrar en la circulación fetal. Durante las últimas nueve o 10 semanas de gestación, el glucógeno formado a partir de la glucosa materna se deposita en el hígado fetal bajo la influencia del entorno hormonal, dominado por la insulina de ese periodo. En el nacimiento cesa el suministro de glucosa materna, lo cual produce una caída fisiológica temporal de las concentraciones sanguíneas de glucosa del recién nacido, incluso en lactantes normales y saludables. Este descenso es una de las señales para liberar glucagón desde el páncreas del recién nacido, que a su vez estimula la glucogenólisis. Como resultado, las cantidades de glucosa del recién nacido vuelven a la normalidad.

Los niños saludables y nacidos a término tienen reservas adecuadas de glucógeno hepático para sobrevivir periodos cortos (12 h) de privación calórica, siempre y cuando otros aspectos del metabolismo de combustibles sean normales. Debido a que la madre de **Gretchen C.** era anoréxica durante el periodo crucial en el cual el hígado del feto sintetiza con normalidad glucógeno de la glucosa provista en la sangre maternal, las reservas de glucógeno hepático de **Gretchen C.** eran más bajas de lo normal. Por consiguiente, dado que el glucógeno del feto es la principal fuente de combustible del recién nacido en las primeras horas de vida, **Gretchen C.** se volvió profundamente hipoglucémica en las 5 horas posteriores a su nacimiento debido a sus bajos niveles de carbohidratos almacenados.

Un niño fue diagnosticado con la enfermedad de almacenamiento de glucógeno tipo III, una insuficiencia de la enzima desramificante (tabla 26-1). El paciente tenía hepatomegalia (hígado agrandado) y experimentaba episodios de hipoglucemia leve. Para diagnosticar la enfermedad se obtuvo glucógeno del hígado por medio de una biopsia después de una noche de ayuno y se comparó con el glucógeno normal. Las muestras de glucógeno se trataron con un preparado comercial de la glucógeno fosforilasa y la enzima desramificante. Con posterioridad se cuantificaron las cantidades de glucosa 1-fosfato y glucosa producidas en el ensayo. La relación de glucosa 1-fosfato con glucosa en la muestra de glucógeno normal fue de 9:1 y la relación del paciente fue de 3:1. ¿Cómo pueden explicarse estos resultados?

R Con una insuficiencia de la enzima desramificante, pero cantidades normales de glucógeno fosforilasa, las cadenas de glucógeno del paciente pueden degradarse in vivo solo dentro de cuatro residuos del punto ramificante. Cuando las muestras de glucógeno se trataron con el preparado comercial que contenía enzimas normales, un residuo de glucosa se liberó por cada ramificación α-1,6-; sin embargo, en la muestra de glucógeno del paciente, con ramificaciones cortas exteriores, se obtuvieron tres glucosa 1-fosfatos y un residuo de glucosa por cada ramificación α-1,6. El glucógeno normal tiene 8 a 10 residuos de glucosilo por ramificación y de esta manera muestra una relación aproximada de 9 mol de glucosa 1-fosfato a 1 mol de glucosa.

1. Nomenclatura relacionada con enzimas que metabolizan glucógeno

La glucógeno fosforilasa y la glucógeno sintasa se modifican de manera covalente al mismo tiempo para regular su actividad. Cuando se activa de modo covalente, la glucógeno fosforilasa se llama **glucógeno fosforilasa a** (la **a** es por activa); cuando se sustrae la modificación covalente y la enzima está inactiva, se denomina **glucógeno fosforilasa b**. La glucógeno sintasa, cuando no está modificada de forma covalente, está activa y puede designarse como **glucógeno sintasa a** o **glucógeno sintasa I** (la **I** significa *independiente* de modificadores para la actividad). Cuando la glucógeno sintasa se modifica de modo covalente, está inactiva en forma de **glucógeno sintasa b** o **glucógeno sintasa D** (*dependiente* de un modificador para la actividad).

2. Regulación del metabolismo del glucógeno hepático por insulina y glucagón

La insulina y el glucagón regulan el metabolismo hepático del glucógeno a través de cambios en el estado de fosforilación de la glucógeno fosforilasa en la vía de la degradación y la glucógeno sintasa de la vía biosintética. Un aumento del glucagón y la disminución de insulina durante el estado de ayuno inician una cascada de fosforilación dependiente del adenosín monofosfato cíclico (AMPc), que resulta en la fosforilación de la glucógeno fosforilasa hasta una enzima activa y la fosforilación de la glucógeno sintasa hasta una enzima inactiva (fig. 26-7). En consecuencia, se estimula la degradación del glucagón y se inhibe la síntesis de glucógeno.

3. Activación de una cascada de fosforilación por el glucagón

El glucagón regula el metabolismo del glucógeno a través de su segundo mensajero intracelular, el AMPc, y la proteína cinasa A (PKA) (cap. 19). El glucagón, unido a la membrana celular de un receptor, transmite una señal a través de la proteína G que activa la adenil ciclasa, lo que produce un aumento de las cantidades de AMPc (fig. 26-7). El AMPc se une a las subunidades reguladoras de la PKA, que se disocian de las subunidades catalíticas. Las subunidades catalíticas de la PKA se activan por la disociación y fosforilan a la enzima fosforilasa cinasa, que se activa. La fosforilasa cinasa es la proteína cinasa que convierte el glucógeno hepático fosforilasa b inactivo en la forma activa glucógeno fosforilasa a por transferencia de un fosfato ATP a un residuo de serina específico en las subunidades de fosforilasa. La adición del fosfato desencadena un cambio conformacional en la enzima con lo que se activa. Como resultado de la activación de la glucógeno fosforilasa, se estimula la glucogenólisis.

4. Inhibición de la glucógeno sintasa por fosforilación dependiente de glucagón

Cuando se activa la degradación de glucógeno por medio de la fosforilación en cascada estimulada por AMPc, la síntesis del glucógeno se inhibe de manera simultánea. La enzima glucógeno sintasa también se fosforila por PKA, pero esta fosforilación resulta en una forma menos activa, la glucógeno sintasa b.

La fosforilación de la glucógeno sintasa es mucho más compleja que la de la glucógeno fosforilasa. La glucógeno sintasa tiene múltiples sitios de fosforilación y se activa por medio de hasta 10 proteínas cinasas diferentes. Por sí misma, la fosforilación por PKA no puede inactivar a la glucógeno sintasa. En lugar de ello, la fosforilación por PKA facilita la subsecuente adición de grupos fosfato por otras cinasas y estos inactivan a la enzima. Un término que se aplica a cambios de actividad que surgen de la fosforilación múltiple es fosforilación "jerárquica" o "sinérgica" (la fosforilación de un sitio hace a otro sitio más reactivo y más fácil de fosforilar por una proteína cinasa diferente).

La mayor parte de las enzimas que son reguladas por fosforilación tiene múltiples sitios de fosforilación. La excepción es la glucógeno fosforilasa, que solo posee una serina por subunidad y puede fosforilarse solo por la fosforilasa cinasa. Para algunas enzimas, los sitios de fosforilación son antagonistas y la fosforilación iniciada por una hormona contrarresta los efectos de otras hormonas. Para otras enzimas, los sitios de fosforilación son sinérgicos y la fosforilación en un sitio estimulada por una hormona puede actuar de modo sinérgico con fosforilación en otro sitio.

5. Regulación por proteína fosfatasas

Al mismo tiempo que la PKA y la fosforilasa cinasa añaden grupos fosfato a las enzimas, se inhiben las proteínas fosfatasas que sustraen este fosfato. Las proteínas fosfatasas

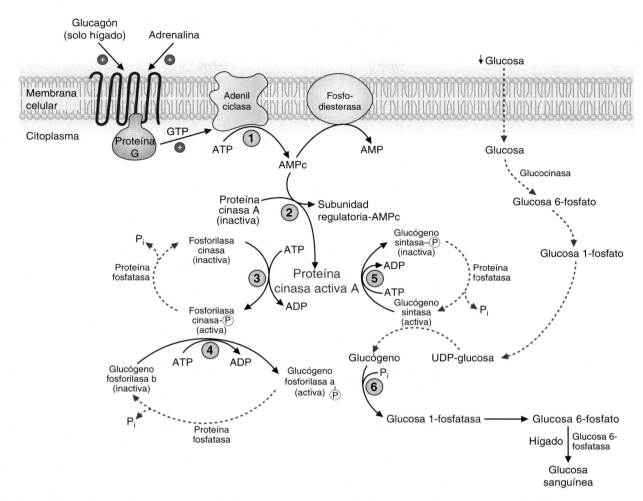

FIGURA 26-7 Regulación de la síntesis y la degradación de glucógeno en el hígado. **1.** La unión del glucagón al receptor de glucagón serpentina o la unión de la adrenalina a un receptor β de serpentina en el hígado activa la adenil ciclasa a través de proteínas G, que sintetiza AMPc a partir de ATP. **2.** AMPc se une a la proteína cinasa A (proteína cinasa dependiente de AMPc) y por lo tanto activa a las subunidades catalíticas. **3.** La proteína cinasa A activa a la fosforilasa cinasa por fosforilación. **4.** La fosforilasa cinasa agrega un fosfato a los residuos de serina específicos en la glucógeno fosforilasa b y la convierte así en glucógeno fosforilasa a activa. **5.** La proteína cinasa A también fosforila a la glucógeno sintasa y de esta manera atenúa su actividad. **6.** Debido a la inhibición de la glucógeno sintasa y la activación de la glucógeno fosforilasa, el glucógeno se degrada en glucosa 1-fosfato. Las *líneas rojas* discontinuas se refieren a reacciones que decrecen en los hígados de individuos en ayuno. ADP, adenosín difosfato; GTP, trifosfato de guanosina; P_i, fosfato inorgánico; UDP, difosfato de uridina.

separan los grupos fosfato, unidos a la serina u otros residuos de enzimas por hidrólisis. La proteína fosfatasa 1 hepática (PP-1), una de las principales proteína fosfatasas que participa en el metabolismo del glucógeno, elimina grupos fosfato de la fosforilasa cinasa, la glucógeno fosforilasa y la glucógeno sintasa. Durante el ayuno, la PP-1 hepática se inactiva por varios mecanismos. Uno es la disociación de la partícula de glucógeno, de manera tal que los sustratos ya no están disponibles para la fosfatasa. El segundo es la unión de proteínas inhibidoras, tales como la proteína denominada **inhibidor 1**; esta, cuando se fosforila por un mecanismo dirigido por glucagón (o adrenalina), se une a la fosfatasa y la inhibe. La insulina activa de forma indirecta a la PP-1 hepática mediante su propia señal de transducción en cascada iniciada en el receptor de insulina tirosina cinasa.

La PP-1 se une a las proteínas que dirigen la fosfatasa hacia las partículas de glucógeno. Existen cuatro de estas proteínas señalizadoras: G_M, G_L, R6 y R5/PTG (proteína señalizadora del glucógeno).

La G_M se encuentra en el corazón y en el músculo esquelético, G_L se localiza sobre todo en el hígado, mientras que R5/PTG y R6 se sitúan en la mayor parte de los tejidos.

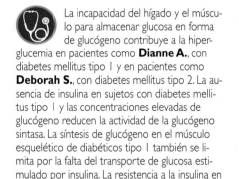

La mayor parte de las enzimas reguladas por fosforilación también puede cambiarse a su conformación activa mediante los efectores alostéricos. La glucógeno sintasa b, la forma menos activa de esta enzima, puede activarse por acumulación de G6P por arriba de la concentración fisiológica. La activación de la glucógeno sintasa mediante la G6P adquiere importancia en personas con deficiencia de glucosa 6-fosfatasa, trastorno conocido como enfermedad por almacenamiento de glucógeno tipo I o de von Gierke (tabla 26-1). Cuando la G6P producida por gluconeogénesis se acumula en el hígado activa a la síntesis de glucógeno incluso en presencia de hipoglucemia y concentraciones bajas de insulina. También se eleva la glucosa 1-fosfato, lo cual inhibe a la glucógeno fosforilasa. Como consecuencia, se acumulan grandes cantidades de glucógeno en ciertos tejidos, incluidos el hígado y hay hepatomegalia.

La incapacidad del hígado y el músculo para almacenar glucosa en forma de glucógeno contribuye a la hiperglucemia en pacientes como **Dianne A.**, con diabetes mellitus tipo I y en pacientes como **Deborah S.**, con diabetes mellitus tipo 2. La ausencia de insulina en sujetos con diabetes mellitus tipo I y las concentraciones elevadas de glucógeno reducen la actividad de la glucógeno sintasa. La síntesis de glucógeno en el músculo esquelético de diabéticos tipo I también se limita por la falta del transporte de glucosa estimulado por insulina. La resistencia a la insulina en los diabéticos tipo 2 tiene el mismo efecto.

Una inyección de insulina suprime la liberación de glucagón y modifica la proporción entre insulina y glucagón. El resultado es la captación rápida de glucosa en el músculo esquelético y la conversión rápida de glucosa en glucógeno en el músculo esquelético y el hígado.

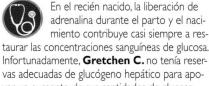

En el recién nacido, la liberación de adrenalina durante el parto y el nacimiento contribuye casi siempre a restaurar las concentraciones sanguíneas de glucosa. Infortunadamente, **Gretchen C.** no tenía reservas adecuadas de glucógeno hepático para apoyar un aumento de sus cantidades de glucosa sanguínea.

Las subunidades señalizadoras se unen al mismo sitio hidrofóbico en PP-1, lo que da lugar a una sola unión de subunidad señalizadora por cada molécula de PP-1. Las subunidades señalizadoras permiten la activación compartimentada de PP-1 en condiciones apropiadas, mientras que otros tejidos o compartimentos celulares pueden aún mostrar una PP-1 inhibida. La regulación de la fosfatasa implica complejas interacciones entre enzimas objetivo, subunidades objetivo, fosfatasa, e inhibidor 1 de proteína, y no se describe de manera adicional.

6. La insulina en el metabolismo del glucógeno hepático

La insulina tiene un efecto que antagoniza al glucagón en la síntesis y degradación del glucógeno. La concentración sanguínea de glucosa es la señal que controla la secreción de insulina y glucagón. La glucosa estimula la liberación de insulina y anula la de glucagón; después de una comida rica en carbohidratos, uno aumenta mientras que el otro decrece. Sin embargo, en los ciclos de ayuno-saciedad, la variación en las concentraciones de insulina en sangre es más marcada en comparación con las de glucagón y, por lo tanto, se considera a la insulina el principal regulador de la síntesis y degradación del glucógeno. El papel de la insulina en el metabolismo del glucógeno se soslaya con frecuencia porque los mecanismos mediante los cuales la insulina revierte todos los efectos del glucagón sobre el metabolismo individual de las enzimas todavía se hallan bajo investigación. Además de la activación de la PP-1 hepática a través de la cascada de fosforilación desencadenada por la actividad de la tirosina cinasa del receptor de insulina, esta hormona puede activar a la fosfodiesterasa que convierte AMPc en AMP y reduce por lo tanto las cantidades de AMPc e inactiva a la PKA. Al margen de los mecanismos que intervienen, la insulina es capaz de revertir todos los efectos del glucagón y es el regulador hormonal más importante de las concentraciones de glucosa en sangre.

7. Concentraciones de glucosa en sangre y síntesis y degradación del glucógeno

Cuando un individuo ingiere una comida con alto contenido en carbohidratos, la degradación del glucógeno se detiene de inmediato. Aunque los cambios en las cifras de insulina y glucagón son relativamente rápidos (10 a 15 mm), el efecto inhibidor del aumento de las concentraciones de glucosa en sangre en la degradación del glucógeno es aún más rápido. La glucosa, con un efecto alostérico, suprime la glucógeno fosforilasa hepática al estimular la desfosforilación de esta enzima. A medida que se incrementan las cantidades de insulina y decrecen las de glucagón, las cifras de AMPc disminuyen y la PKA se vuelve a relacionar con sus subunidades inhibitorias y se torna inactiva. Las proteínas fosfatasas se activan y la glucógeno fosforilasa a y la glucógeno sintasa D se desfosforilan. El resultado general de estos efectos es una rápida inhibición de la degradación del glucógeno y una rápida activación de su síntesis.

8. Adrenalina y calcio en la regulación del glucógeno hepático

La adrenalina, la hormona de pelea o huida, se libera de la médula suprarrenal en respuesta a señales neuronales que reflejan un incremento de la demanda de glucosa. Para escapar de una situación peligrosa, los músculos esqueléticos utilizan cantidades incrementadas de glucosa sanguínea para generar ATP. Como resultado, la glucogenólisis hepática debe estimularse. En el hígado, la adrenalina estimula la glucogenólisis a través de dos tipos diferentes de receptores: los receptores agonistas α y los receptores agonistas β.

a. Acción de la adrenalina en los receptores β

La acción de la adrenalina en los receptores β transmite una señal a través de las proteínas G a la adenil ciclasa, que eleva las cifras de AMPc y activa a la PKA. En consecuencia, la regulación de la degradación y síntesis del glucógeno en el hígado por la adrenalina y glucagón son similares (fig. 26-7).

b. Acción de la adrenalina en los receptores α

La adrenalina también se une a los receptores α en el hepatocito. Estas uniones activan a la glucogenólisis e inhiben la síntesis de glucógeno, en particular al incrementar los niveles de Ca^{2+} en el hígado.

Los efectos de la adrenalina en los receptores agonistas α están mediados por el sistema de transducción de señal del fosfatidilinositol bisfosfato (PIP_2)-Ca^{2+}, uno de los principales sistemas de segundos mensajeros intracelulares empleado por muchas hormonas (fig. 26-8, cap. 10).

En el sistema de transducción de señales PIP_2-Ca^{2+}, la señal se transfiere desde el receptor de adrenalina a la fosfolipasa C unido a la membrana por proteínas G. La fosfolipasa C hidroliza a PIP_2 para formar diacilglicerol (DAG) e inositol trifosfato (IP_3). El IP_3 estimula la liberación de Ca^{2+} del retículo endoplasmático. Ca^{2+} y DAG activan a la proteína cinasa C. La cantidad de calcio adherido a una de las proteínas de unión al calcio (*calmodulina*) también se incrementa.

La calcio/calmodulina se asocia con una subunidad a varias enzimas y modifica sus actividades. La calmodulina es una subunidad de la fosforilasa cinasa inactiva y cuando se une al calcio la enzima se activa en forma parcial (La actividad completa requiere tanto la unión del calcio como la fosforilación por parte de la proteína quinasa A). La fosforilasa cinasa a continuación fosforila a la glucógeno fosforilasa b, de tal modo que activa la degradación del glucógeno. La calcio/calmodulina es también una proteína modificadora que activa a una de las glucógeno sintasas cinasas (calcio/calmodulina sintasa cinasa). La proteína cinasa C, la calcio/calmodulina sintasa cinasa y la fosforilasa cinasa fosforilan a la glucógeno sintasa en diferentes residuos de serina de la enzima e inhiben por lo tanto a la glucógeno sintasa y, de ese modo, la síntesis del glucógeno.

Por consiguiente, el efecto de la adrenalina en el hígado mejora o es sinérgico con los efectos del glucagón. La liberación de adrenalina durante los episodios de hipoglucemia o en el ejercicio puede estimular la glucogenólisis hepática e inhibir la síntesis del glucógeno con suma rapidez.

B. Regulación de la síntesis y degradación del glucógeno en el músculo esquelético

La regulación de la glucogenólisis en el músculo esquelético se relaciona con la disponibilidad de ATP para la contracción muscular. El glucógeno del músculo esquelético produce glucosa 1-fosfato y una pequeña cantidad de glucosa libre. La glucosa 1-fosfato se convierte en G6P, que está comprometido con la vía glucolítica; la ausencia de glucosa 6-fosfatasa en el músculo esquelético evita la conversión de las unidades de glucosilo a partir del glucógeno en la glucosa sanguínea. El glucógeno del músculo esquelético se

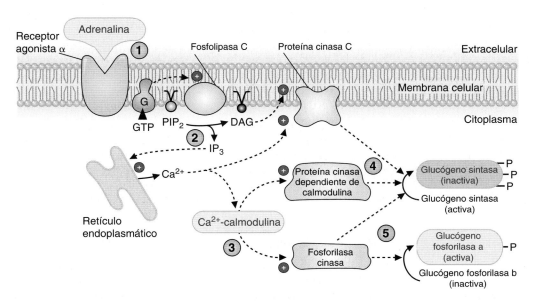

FIGURA 26-8 Regulación de la síntesis y degradación de glucógeno por adrenalina y Ca^{2+}. (1) El efecto de la adrenalina al unirse a receptores agonistas α en el hígado transmite una señal a través de proteínas G a la fosfolipasa C, la cual hidroliza al fosfatidilinositol bisfosfato (PIP_2) a diacilglicerol (DAG) e inositol trifosfato (IP_3). (2) IP_3 estimula la liberación de Ca^{2+} a partir del retículo endoplasmático. (3) Ca^{2+} se une a la proteína modificadora calmodulina, una subunidad de una proteína cinasa dependiente de calmodulina, así como la subunidad de calmodulina de la fosforilasa cinasa, que activa a ambas cinasas. Tanto Ca^{2+} como DAG activan a la proteína cinasa C. (4) Estas tres cinasas fosforilan glucógeno sintasa en diferentes sitios y atenúan su actividad. (5) La fosforilasa cinasa fosforila a la glucógeno fosforilasa b para convertirla a su forma activa. Por lo tanto, esta activa a la glucogenólisis además de inhibir la síntesis del glucógeno. GTP, trifosfato de guanosina.

degrada, por lo tanto, solo cuando la demanda de generación de ATP a partir de la glucólisis es alta.

Las demandas mayores suceden durante la glucólisis anaeróbica, que requiere más moléculas de glucosa por cada ATP producido que cuando la glucosa se oxida hasta CO_2 (cap. 24). La glucólisis anaeróbica tiene lugar en tejidos que poseen menos mitocondria, un contenido más alto de enzimas glucolíticas y cantidades más grandes de glucógeno, o fibras glucolíticas de contracción rápida. Esto ocurre con mayor frecuencia al principio del ejercicio, antes de que sobrevenga la vasodilatación que sustrae combustible de la sangre. En consecuencia, la regulación de la degradación del glucógeno del músculo esquelético debe responder muy rápidamente a la necesidad de ATP, indicada por el aumento de AMP.

La regulación de la síntesis y la degradación del glucógeno en el músculo esquelético difieren de las del hígado en varios aspectos importantes:

1. El glucagón carece de efecto en el músculo y, por consiguiente, las cantidades de glucógeno en el músculo no varían de acuerdo con el estado de ayuno/alimentación.
2. El AMP es un activador alostérico de la isoenzima muscular de la glucógeno fosforilasa, pero no de la glucógeno fosforilasa hepática (fig. 26-9).
3. Los efectos de Ca^{2+} en el músculo resultan sobre todo de la liberación de Ca^{2+} del retículo sarcoplasmático después de la estimulación nerviosa y no de la captación estimulada por adrenalina.
4. La glucosa no es un inhibidor fisiológico de la glucógeno fosforilasa a en el músculo.
5. El glucógeno es un inhibidor por retroalimentación más fuerte para la glucógeno sintasa muscular que para la glucógeno sintasa hepática y el resultado es una menor cantidad de glucógeno almacenado por gramo de peso del tejido muscular.

Sin embargo, los efectos de la fosforilación estimulada por adrenalina por PKA en la degradación y síntesis del glucógeno del músculo esquelético son similares a los observados en el hígado (fig. 26-7).

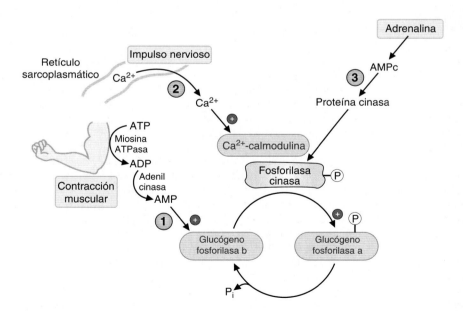

FIGURA 26-9 Activación de la glucógeno fosforilasa muscular durante el ejercicio. La glucogenólisis en el músculo esquelético se inicia por la contracción muscular, impulsos nerviosos y adrenalina. (1) El AMP producido a partir de la degradación de ATP durante la contracción muscular activa de manera alostérica a la glucógeno fosforilasa b. (2) Los impulsos nerviosos que inician la contracción liberan Ca^{2+} a partir del retículo sarcoplasmático. El Ca^{2+} se une a la calmodulina, que es una proteína modificadora que activa a la fosforilasa cinasa. (3) Esta última se activa también a través de la fosforilación por proteína cinasa A (PKA). La formación de AMPc y la activación resultante de PKA se inician por la unión de la adrenalina a los receptores de membrana plasmáticos. ADP, adenosín difosfato; P_i, fosfato inorgánico.

La glucógeno fosforilasa muscular es una isoenzima genéticamente distinta de la glucógeno fosforilasa hepática y contiene una secuencia de aminoácidos que posee un sitio de unión al nucleótido de purina. Cuando AMP se une a este sitio, cambia su conformación en el sitio catalítico a una estructura muy similar a aquella en la enzima fosforilada. De esta manera, la hidrólisis de ATP a ADP y el consiguiente aumento de AMP generado por la adenil cinasa durante la contracción muscular pueden estimular directamente la glucogenólisis para proveer combustible a la vía glucolítica. El AMP también estimula la glucólisis al activar la fosfofructocinasa 1 y por lo tanto este solo efector activa a la glucogenólisis y la glucólisis. La activación de la subunidad calcio/calmodulina de la fosforilasa cinasa por el Ca^{2+} liberado del retículo sarcoplasmático durante la contracción muscular también provee un medio directo y rápido de estimular la degradación del glucógeno.

COMENTARIOS CLÍNICOS

La hipoglucemia de **Gretchen C.** ilustra la importancia de las reservas de glucógeno en el neonato. En el nacimiento, el feto debe realizar dos ajustes principales en la manera en que usa los combustibles: debe adaptarse a emplear una mayor variedad de combustibles que los disponibles en el útero y debe adaptarse a una alimentación intermitente. En el útero, el feto recibe un suministro relativamente constante de glucosa de la circulación materna a través de la placenta y produce un nivel de glucosa en el feto que se aproxima al 75% de las concentraciones de la sangre materna. Respecto al uso de la regulación hormonal de combustible en el útero, los tejidos fetales funcionan en un ambiente dominado por la insulina, lo que promueve el crecimiento. Durante las últimas 10 semanas de gestación, este entorno hormonal lleva a la formación y almacenamiento de glucógeno. En el nacimiento, la dieta de los lactantes cambia a una que contiene mayores cantidades de grasa y lactosa (galactosa y glucosa en igual relación), presentada a intervalos, más que de una manera constante. Al mismo tiempo, la necesidad de glucosa del recién nacido es relativamente mayor que la del adulto porque en el primero la relación cerebro-peso del hígado es más grande. En consecuencia, el lactante tiene una dificultad aún mayor que el adulto para mantener la homeostasia de la glucosa.

En el momento en que el cordón umbilical es pinzado, el neonato normal se enfrenta a un problema metabólico: las altas cantidades de insulina de la anterior existencia fetal deben revertirse con rapidez para prevenir la hipoglucemia. Esta reversión se logra a través de la secreción de hormonas contrarreguladoras: adrenalina y glucagón. El activador de la liberación de glucagón es la declinación normal de las concentraciones sanguíneas de glucosa. La respuesta neuronal que estimula la liberación de glucagón y adrenalina se activa por la anoxia, el pinzamiento del cordón y la estimulación, que son parte de un parto normal. A estas respuestas se las conoce como "función sensorial normal" del recién nacido.

Dentro de las 3 a 4 h posteriores al nacimiento, estas hormonas contrarreguladoras restablecen los niveles normales de glucosa sérica en la sangre del recién nacido a través de sus acciones, glucogenólisis y gluconeogénesis. La falla de la "función sensorial" normal de **Gretchen C.** se debe en parte a la desnutrición materna, la cual resultó en un almacenamiento inadecuado del glucógeno hepático antes del nacimiento de **Gretchen C.** La consecuencia fue un acusado grado de hipoglucemia posnatal.

La capacidad para mantener la homeostasis de glucosa durante los primeros días de vida también depende de la activación de la glucogénesis y la movilización de ácidos grasos. La oxidación de ácidos grasos en el hígado no solo promueve la gluconeogénesis (cap. 28), sino que también genera cuerpos cetónicos. El cerebro neonatal tiene una capacidad aumentada para utilizar cuerpos cetónicos con relación al de los lactantes (cuatro veces) y al de los adultos (40 veces). Esta capacidad es consistente con el contenido graso relativamente alto de la leche materna.

Jim B. intentó incrementar su masa muscular con andrógenos e insulina. Los efectos anabólicos (retención de nitrógeno) en las células del músculo esquelético incrementan la masa muscular y aumentan el flujo de aminoácidos al músculo tras estimular la síntesis de proteína. La insulina exógena tiene el potencial de incrementar la masa muscular por acciones similares y también por incrementar el contenido de glucógeno muscular.

Jim B. recobró de forma gradual la conciencia con continuas infusiones de altas concentraciones de glucosa adicionadas gradualmente para mantener su nivel de glucosa sérica entre 120 y 160 mg/dL. Si bien permaneció somnoliento y moderadamente confuso durante las 12 h siguientes, pudo señalar al final a sus médicos que se había autoinyectado unas 25 unidades (U) de insulina regular (de acción corta) cada 6 h mientras comía una dieta rica en carbohidratos durante los últimos 2 días anteriores a la crisis convulsiva. Los sujetos normales en condiciones basales secretan un promedio de 40 U de insulina cada día. Se inyectó insulina la última vez justo antes de ejercitarse. Un artículo en una revista de fisicoculturismo que había leído en fecha reciente citaba los efectos anabólicos de la insulina en el aumento de la masa muscular. **Jim B.** había comprado la insulina y las jeringas necesarias en la misma fuente clandestina de drogas donde compraba con regularidad los esteroides anabólicos.

En condiciones normales, la glucogenólisis muscular provee la glucosa requerida por los tipos de ejercicio de alta intensidad que requieren glucólisis anaeróbica, tales como levantamiento de pesas. La serie de ejercicios de **Jim B.** también requiere glucosa sanguínea, provista por la glucogenólisis hepática. Las elevadas cantidades de insulina sérica, como resultado de la inyección aplicada antes de su entrenamiento, activaron tanto el transporte de glucosa al músculo esquelético como la síntesis del glucógeno, al tiempo que inhibían la degradación del glucógeno. Su ejercicio, que consumía glucosa sanguínea, podía mantenerse normalmente por la fragmentación del glucógeno hepático. Sin embargo, la síntesis del glucógeno en este hígado fue activada y la degradación del glucógeno inhibida por la inyección de insulina.

El efecto secundario más grave de la administración de insulina exógena es el desarrollo de una hipoglucemia intensa, como la que ocurrió en el caso de **Jim B.** El efecto adverso inmediato se relaciona con un flujo inadecuado de combustible (glucosa) al cerebro. Cuando la hipoglucemia es extrema, el paciente puede presentar una crisis y, si se agrava, es posible un daño irreversible al cerebro. Si se prolonga, el paciente cae en coma y muere.

COMENTARIOS BIOQUÍMICOS

Glucógeno sintasa cinasa 3 (GSK-3). Debe resultar claro que la regulación del metabolismo de glucógeno es bastante complejo. Investigaciones recientes han indicado que ciertas enzimas que intervienen en la regulación de la actividad glucógeno sintasa también tienen efectos de largo alcance en otros aspectos del metabolismo celular, como la estructura celular, motilidad, crecimiento y supervivencia.

El mejor ejemplo de esto es la glucógeno sintasa cinasa 3. Al principio, la enzima se identificó como un inhibidor de la glucógeno sintasa. La GSK-3 se refiere a dos isoenzimas: GSK3α y GSK3β. La GSK-3 se ha reconocido como una cinasa que puede fosforilar > 60 proteínas diferentes, incluido un gran número de factores de transcripción. La actividad de GSK-3 también puede autorregularse a través de la fosforilación.

La actividad de GSK-3 se reduce por la fosforilación de un residuo de serina cercano a su amino terminal. La proteína cinasa A (PKA), la Akt y la proteína cinasa C pueden catalizar este proceso de fosforilación inhibitoria. La GSK-3 es más activa en sustratos de proteínas que ya se han fosforilado por otras cinasas (se dice que los sustratos están preparados para los siguientes efectos de fosforilación). Por ejemplo, la GSK-3 agrega fosfatos a la glucógeno sintasa, pero solo después de que la CKII fosforila a la glucógeno sintasa.

La GSK-3 se une a diversas proteínas que secuestran la GSK-3 en ciertas vías. Esto incluye la vía de señalización Wnt, cuya alteración es un componente significativo del cáncer de colon, la vía de transducción de señal *Patched-Smoothened* (cap. 17) y la fosforilación de las proteínas relacionadas con microtúbulos, que lleva a la alteración de la motilidad celular. La activación de la GSK-3 también se ha vinculado con la apoptosis, aunque esta actividad se requiere asimismo para la supervivencia de las células.

Uno de los efectos de la insulina consiste en fosforilar la GSK-3 a través de la activación de Akt, de tal forma que se inactiva la GSK-3. La pérdida de la actividad de GSK-3 da lugar a la activación de la glucógeno sintasa y las vías de almacenamiento de energía. En modelos animales de diabetes tipo 2 no se pierde el control inhibitorio de la GSK-3, lo cual produce una actividad de GSK-3 mayor de lo normal y ello antagoniza la acción de la insulina (al promover la *resistencia a la insulina*, un rasgo distintivo de la diabetes tipo 2). Estudios en ratas han mostrado que los inhibidores de GSK-3 redujeron las concentraciones de glucosa en sangre y estimularon el transporte de glucosa hacia los músculos de animales resistentes a la insulina. La estimulación inapropiada de GSK-3 también se ha referido en la enfermedad de Alzheimer.

Las investigaciones actuales sobre GSK-3 se han enfocado en comprender todas las funciones de la GSK-3 en el crecimiento y supervivencia de la célula, y dilucidar su acción en la gran cantidad de complejos de multiproteínas con los cuales se vincula. Los inhibidores de GSK-3 se han estudiado como posibles agentes para tratar la diabetes, pero la interpretación de los resultados es difícil debido a la gran cantidad de funciones que la GSK-3 ejerce en las células. Es posible que en un futuro estos fármacos estén disponibles para tratar la diabetes tipo 2.

CONCEPTOS CLAVE

- El glucógeno es la forma de almacenamiento de la glucosa, compuesto por unidades glucosilo enlazadas por enlaces glucosídicos α-1,4 con ramificaciones α-1,6 que aparecen cada ocho a 10 unidades de glucosilo.
- La síntesis de glucógeno requiere energía.
- La glucógeno sintasa transfiere un residuo glucosilo de un intermediario activado UDP-G a los extremos no reductores de las cadenas de glucógenos existentes

durante la síntesis de glucógeno. Las enzimas ramificantes crean enlaces α-1,6 en la cadena de glucógeno.

◆ La glucogenólisis es la degradación del glucógeno. La glucógeno fosforilasa cataliza una reacción de fosforólisis, usando P_i exógeno para romper los enlaces α-1,4 en los extremos de las cadenas de glucógeno y liberando glucosa 1-fosfato. La enzima desramificante hidroliza los enlaces α-1,6 del glucógeno y produce glucosa libre.

◆ El glucógeno hepático provee glucosa sanguínea.

◆ La síntesis y la degradación de glucógeno se regulan en el hígado a través de cambios hormonales que representan una disminución o un exceso de glucosa sanguínea.

◆ La falta de glucosa dietética, indicada por una disminución de la tasa insulina/glucagón, activa la glucogenólisis hepática e inhibe la síntesis de glucógeno. La adrenalina también activa a la glucogenólisis hepática.

◆ La liberación de glucagón y adrenalina lleva a la fosforilación de la glucógeno sintasa (que se inactiva) y la glucógeno fosforilasa (que se activa).

◆ La glucogenólisis en el músculo provee G6P para la síntesis de ATP en la vía glucolítica.

◆ La glucógeno fosforilasa muscular se activa de forma alostérica por el AMP y también por fosforilación.

◆ Los aumentos en el Ca^{2+} sarcoplasmático estimulan la fosforilación de la glucógeno fosforilasa muscular.

◆ Las enfermedades revisadas en este capítulo se resumen en la tabla 26-4.

TABLA 26-4	Enfermedades revisadas en el capítulo 26	
ENFERMEDAD O TRASTORNO	**AMBIENTAL O GENÉTICA**	**COMENTARIOS**
Hipoglucemia del recién nacido	Ambiental	Una nutrición maternal deficiente puede propiciar concentraciones de glucógeno inadecuadas en el recién nacido y causar hipoglucemia durante el periodo temprano de ayuno luego del nacimiento, además de algunos trastornos genéticos que afectan al glucógeno y a la gluconeogénesis.
Sobredosis de insulina	Ambiental	El uso de insulina sin ingesta de carbohidratos genera una hipoglucemia grave debido a la estimulación del consumo de glucosa por los tejidos periféricos; esto provoca una deficiencia de glucosa en la circulación para el adecuado funcionamiento del sistema nervioso.
Enfermedades por almacenamiento de glucógeno	Genética	Estas se resumen en la tabla 26-1. Afectan el almacenamiento y uso de glucógeno con diferentes grados de gravedad, de leves a mortales.

PREGUNTAS DE REVISIÓN: CAPÍTULO 26

1. En condiciones normales, la degradación de glucógeno hepático produce ¿cuál de los siguientes compuestos?
   A. Más glucosa que glucosa 1-fosfato
   B. Más glucosa 1-fosfato que glucosa
   C. Cantidades iguales de glucosa y glucosa 1-fosfato
   D. Ni glucosa ni glucosa 1-fosfato
   E. Solo glucosa 1-fosfato

2. Un paciente tiene grandes depósitos de glucógeno hepático que luego de un ayuno de toda la noche mostraban ramificaciones más cortas de lo normal. Esta anomalía puede ser efecto de formas defectuosas ¿de cuál de las siguientes proteínas o actividades?
   A. Glucógeno fosforilasa

B. Receptor de glucagón
C. Glucogenina
D. Amilo-1,6-glucosidasa
E. Amilo-4,6-transferasa

3. Se explora a una paciente adolescente con una deficiencia de fosforilasa muscular mientras ejercitaba su antebrazo apretando una pelota de goma. En comparación con una persona normal que realiza el mismo ejercicio, ¿cuál de las siguientes condiciones podría presentar esta paciente?
   A. Ejercitarse por un tiempo mayor sin fatiga.
   B. Tener concentraciones de glucosa aumentadas en sangre extraída de su antebrazo.

C. Tener cantidades disminuidas de lactato en sangre extraída de su antebrazo.

D. Tener cifras más bajas de glucógeno en una biopsia del músculo del antebrazo.

E. Hiperglucemia.

4. En una prueba de tolerancia a la glucosa, un individuo en estado metabólico basal ingiere una gran cantidad de glucosa. Si el individuo es normal, ¿cuál de las siguientes deberá ser el resultado de la ingesta de glucosa?

A. Una mejor actividad de la glucógeno sintasa en el hígado

B. Un aumento de la relación entre la glucógeno fosforilasa a y la glucógeno fosforilasa b en el hígado.

C. Un incremento del índice de formación de lactato por los eritrocitos.

D. Una inhibición de la actividad de PP-1 en el hígado.

E. Un aumento de las cantidades de AMPc en el hígado.

5. Al considerar a una persona con diabetes tipo 1 que no ha tomado insulina en las últimas 72 h ni comido demasiado, ¿cuál de las siguientes es una mejor descripción del nivel de actividad de las enzimas hepáticas que intervienen en el metabolismo del glucógeno bajo estas condiciones?

	Glucógeno sintasa	Fosforilasa cinasa	Glucógeno fosforilasa
A	Activa	Activa	Activa
B	Activa	Activa	Inactiva
C	Activa	Inactiva	Inactiva
D	Inactiva	Inactiva	Inactiva
E	Inactiva	Activa	Inactiva
F	Inactiva	Activa	Activa

6. Se supone que una persona tiene una mutación en la PKA muscular de manera que la proteína no responde a las altas concentraciones de AMPc. Se presentaría degradación de glucógeno en el músculo, bajo una de las siguientes condiciones:

A. Concentraciones elevadas de calcio intracelular

B. Concentraciones elevadas de glucosa intracelular

C. Concentraciones elevadas de glucosa 6-fosfato intracelular

D. Concentraciones elevadas de glucosa 1-fosfato intracelular

E. Concentraciones elevadas de magnesio

7. Sin un aporte constante de glucosa en el torrente sanguíneo, un paciente se pondría hipoglucémico y, si las concentraciones de glucosa sanguínea descendieran lo suficiente, presentaría convulsiones o incluso coma. ¿Cuál de los siguientes es necesario para el mantenimiento de la glucosa sanguínea normal?

A. Glucosa 6-fosfatasa muscular

B. Glucosa 6- fosfatasa hepática

C. Glucógeno en el corazón

D. Glucógeno en el cerebro

E. Glucógeno en el músculo

8. El glucógeno es la forma de almacenamiento de glucosa y su síntesis y degradación está cuidadosamente regulada. ¿Cuál de las siguientes afirmaciones describe correctamente la síntesis o degradación del glucógeno?

A. Se produce UDP-glucosa tanto en la síntesis como en la degradación del glucógeno.

B. La síntesis requiere la formación de ramificaciones α-1,4 cada 8 a 10 residuos.

C. La energía en forma de ATP se usa para producir UDP-glucosa.

D. El glucógeno se forma a partir de la glucosa 1-fosfato y se degrada también en glucosa 1-fosfato.

E. La síntesis y degradación del glucógeno usa las mismas enzimas, de manera que son procesos reversibles.

9. Las mutaciones en varias enzimas pueden provocar enfermedades por almacenamiento de glucógeno. ¿Cuál de las siguientes opciones es cierta acerca de estas enfermedades?

A. Todas excepto el tipo O es mortal en la lactancia y la infancia

B. Todas excepto el tipo O afectan al hígado

C. Todas excepto el tipo O producen hepatomegalia

D. Todas excepto el tipo O producen hipoglucemia

E. Todas excepto el tipo O producen aumento en los depósitos de glucógeno

10. Un bebé que pesa 3.4 kg nació a las 40 semanas de gestación por parto vaginal espontáneo normal. En 1 hora, la concentración de glucosa sanguínea del bebé fue de 50 mg/dL y a las 2 h después de su nacimiento fue de 80 mg/dL. Estas cifras de glucosa indican el siguiente proceso:

A. Desnutrición materna

B. Enfermedad por almacenamiento de glucógeno

C. Cambio fisiológico normal

D. Se le administró insulina al bebé

E. Se le administró glucosa al 50% IV al bebé

11. Varias enfermedades de almacenamiento de glucógeno son el resultado de mutaciones en las enzimas glucolíticas (como la fosfoglicerato mutasa y la enolasa). Estas mutaciones conducen a una mayor deposición de glucógeno debido a ¿cuál de las siguientes causas?

A. Una estimulación de la gluconeogénesis

B. Una mayor formación de lactato, que activa la glucógeno sintasa

C. Una elevación de los niveles de glucosa 6-fosfato debido al bloqueo glucolítico

D. Aumento de la captación de glucosa debido al bloqueo glucolítico

E. Inhibición de la glucógeno fosforilasa debido a la unión de los intermediarios glucolíticos

12. Un individuo presenta calambres musculares durante el ejercicio, y el análisis de la sangre indica una baja formación de lactato después del ejercicio vigoroso. Este individuo podría tener una mutación inactivadora en ¿cuál de las siguientes enzimas? Elija la mejor respuesta.

	Músculo PFK-I	Hígado PFK-I	Glucógeno fosforilasa muscular	Fosforilasa de glucógeno de hígado
A	Sí	No	Sí	Sí
B	Sí	Sí	No	No
C	Sí	No	Sí	No
D	No	Sí	No	Sí
E	No	No	Sí	No
F	No	Sí	No	Sí

Las preguntas 13 y 14 se basan en el siguiente caso:
Una persona con diabetes de tipo 1 se inyectó insulina
antes de comer, pero luego se distrajo y se olvidó de ce-
nar. Unas horas más tarde, la persona sudó y se des-
mayó. Se llamó a los paramédicos para que ayudaran a
tratar al paciente.

13. Al llegar, los paramédicos inyectaron al paciente ¿cuál de las siguientes cosas?
    A. Insulina
    B. Cortisol
    C. Dopamina
    D. Glucagón
    E. Hierro

14. El paciente se desmayó debido a ¿cuál de las siguientes causas?
    A. Estimulación de la glucogenólisis en el hígado
    B. Aumento de los transportadores GLUT4 en las membranas del tejido muscular y adiposo

C. Aumento de los transportadores GLUT2 en las membranas del tejido hepático
D. Una estimulación de las proteínas GLUT1 existentes en las neuronas
E. Una reducción del número de proteínas GLUT1 existentes en las neuronas

15. La inactivación alostérica de la glucógeno fosforilasa hepática se produce a través de ¿cuál de las siguientes moléculas? Elija la mejor respuesta.

	Glucosa	Glucosa 6-fosfato	Iones de calcio	AMPc
A	No	Sí	Sí	No
B	No	No	Sí	No
C	No	Sí	Sí	Sí
D	Sí	No	No	Sí
E	Sí	Sí	No	Sí
F	Sí	No	No	No

RESPUESTAS A LAS PREGUNTAS DE REVISIÓN

1. **La respuesta es B.** La fosforilasa de glucógeno produce glucosa 1-fosfato; la enzima desramificante hidroliza los puntos de ramificación y así libera glucosa libre. Noventa por ciento del glucógeno tiene enlaces α-1,4, solo 10% tiene enlaces α-1,6, por lo que se produce más glucosa 1-fosfato que glucosa.

2. **La respuesta es D.** Si después del ayuno las ramificaciones fueran más cortas de lo normal, la fosforilasa de glucógeno debe ser funcional y capaz de activarse mediante glucagón (por lo que A y B son incorrectas). La enzima ramificante (amilo-4,6-transferasa) también es normal porque existen puntos de ramificación en el glucógeno (por lo que E es incorrecta). Como también existe glucógeno, la glucogenina está presente para formar las cadenas de carbohidrato, lo que indica que C es incorrecta. Si la actividad desramificante es anormal (amilo-1,6-glucosidasa), la fosforilasa de glucógeno dividiría al glucógeno hasta llegar a cuatro residuos de los puntos de ramificación y se detendría. Sin actividad desramificante, el glucógeno resultante contiene el número normal de ramificaciones, pero las cadenas ramificadas son más cortas de lo normal.

3. **La respuesta es C.** La paciente tiene enfermedad de McArdle, una enfermedad por almacenamiento de glucógeno causada por deficiencia de fosforilasa del glucógeno muscular. Como la persona no puede degradar el glucógeno a fin de producir energía para la contracción muscular, se fatiga con más facilidad que un sujeto normal (por lo tanto, A es incorrecta), la concentración de glucógeno en su músculo sería mayor de lo normal debido a la incapacidad para degradarlo (por lo que D es incorrecta) y su concentración de lactato sería menor por la falta de glucosa para la glucólisis. Sin embargo, el individuo usaría la glucosa sanguínea para obtener energía, por lo que la concentración de glucosa en la sangre de su antebrazo sería baja (por lo que B es incorrecta) y como el hígado no está afectado, la glucemia podría mantenerse mediante glucogenólisis hepática (por lo tanto E es incorrecta).

4. **La respuesta es A.** Después de ingerir glucosa, la concentración de insulina se eleva, la cantidad de AMPc en la célula se reduce (por lo que E es incorrecta) y la fosfatasa-I de proteína se activa (por lo que D es incorrecta). La fosforilasa a de glucógeno se convierte en fosforilasa b de glucógeno por efecto de la fosfatasa (por lo que B es incorrecta) y la sintasa de glucógeno se activa por la fosfatasa. Los eritrocitos mantienen la utilización de la glucosa a ritmo normal, por lo que la formación de lactato se mantiene constante (por lo que C es incorrecta).

5. **La respuesta es F.** En ausencia de insulina, predominan las actividades estimuladas por el glucagón. Esto conduce a la activación de la cinasa de proteína A; la fosforilación y desactivación de la sintasa de glucógeno; la fosforilación y activación de la cinasa de fosforilasa, y la fosforilación y activación de la fosforilasa de glucógeno.

6. **La respuesta es A.** El calcio activa a la subunidad calmodulina en la fosforilasa cinasa lo que permitirá que la fosforilasa cinasa fosforile, y active a la glucógeno fosforilasa. La glucosa es un inhibidor alostérico de la glucógeno fosforilasa en el hígado pero no tiene efecto en el músculo. La glucosa 1-fosfato no tiene efecto en la fosforilasa muscular, en tanto que la glucosa 6-fosfato es un inhibidor alostérico de la glucógeno fosforilasa muscular a. Las concentraciones de magnesio no tienen efecto en la actividad de la glucógeno fosforilasa muscular. En condiciones normales, el glucagón o la adrenalina activarían a la PKA que depende del AMPc, pero esto no sucede bajo estas condiciones.

7. **La respuesta es B.** El glucógeno en el hígado aporta glucosa a la circulación. El glucógeno en el corazón, cerebro o músculo no puede aportar glucosa a la circulación. En el hígado, la glucosa 6-fosfatasa hidroliza a la glucosa 6-fosfato en glucosa, la cual es liberada al torrente sanguíneo. El hígado genera glucosa 6-fosfato a partir de la degradación de glucógeno o por gluconeogénesis. El músculo no contiene glucosa-6-fosfatasa.

8. **La respuesta es D.** El glucógeno se forma a partir de glucosa 1-P y se degrada también a glucosa 1-fosfato. Se requiere un enlace fosfato de alta energía proveniente de UTP para producir UDP glucosa en la síntesis de glucógeno, pero la UDP-glucosa no se resintetiza cuando se degrada el glucógeno. Las vías de la síntesis y degradación de glucógeno usan diferentes enzimas y son reacciones no reversibles. En esta forma, las vías se pueden regular de manera independiente.

9. **La respuesta es E.** La enfermedad por almacenamiento de glucógeno tipo O es provocada por un nivel reducido de actividad de la glucógeno sintasa, por lo tanto, en esta enfermedad, se forma muy poco glucógeno hepático de manera que no se encontrarían depósitos del mismo en el hígado. No todas son mortales, algunas son leves, y algunas tienen una variante de inicio en el adulto. Algunos trastornos por almacenamiento del glucógeno afectan al hígado, en tanto que otras afectan al músculo. Solo las que afectan al hígado producirán hepatomegalia e hipoglucemia.

10. **La respuesta es C.** Al nacimiento, el aporte de glucosa materno para el bebé cesa, provocando una caída fisiológica temporal en la glucosa incluso en lactantes sanos normales. Esta disminución señala la glucogenólisis en el hígado del recién nacido, regresando la glucosa sanguínea a valores normales. La insulina exógena disminuiría precipitadamente la glucosa sanguínea a valores de hipoglucemia, y un bolo exógeno de glucosa elevaría los valores por arriba de lo normal. Esta disminución fisiológica no necesariamente significa desnutrición materna o evidencia de una enfermedad por depósito de glucógeno.

11. **La respuesta es C.** A medida que la glucólisis avanza en las células con una mutación en una enzima glucolítica, el sustrato para la enzima defectuosa se acumulará. Por ejemplo, si la enzima defectuosa es la fosfoglicerato mutasa (enfermedad de almacenamiento de glucógeno 10) se acumularía el 3-fosfoglicerato, lo que llevaría a la acumulación de gliceraldehído 3-fosfato, dihidroxiacetona fosfato y fructosa 1,6-bisfato. Los altos niveles de fructosa 1,6-bisfosfato bloquearían la actividad de la PFK-1, y los niveles de glucosa 6-fosfato se acumularían. El aumento de los niveles de glucosa 6-fosfato activará alostéricamente la glucógeno sintasa D, lo que conducirá a una síntesis y deposición excesiva de glucógeno en el tejido afectado. Dado que las enzimas glucolíticas defectuosas relacionadas con las enfermedades de almacenamiento de glucógeno también son necesarias para la gluconeogénesis, se produciría una inhibición de la gluconeogénesis, en lugar de una estimulación (la opción de respuesta A es incorrecta). Dado que la glucólisis está alterada, debido a la mutación, la formación de lactato se reduciría, no se potenciaría (la opción de respuesta B es incorrecta). La regulación de los transportadores de glucosa no se ve afectada por la tasa de glucólisis (la opción de respuesta D es incorrecta). La glucógeno fosforilasa no está regulada por los intermediarios glucolíticos, sino por la carga energética en el músculo, o la glucosa en el hígado (la opción de respuesta E es incorrecta).

12. **La respuesta es C.** El paciente tiene un defecto en el metabolismo de la glucosa a lactato en el músculo, por lo que las mutaciones en las enzimas hepáticas no conducirán a una reducción de los niveles de lactato circulante (por lo que ni las mutaciones en la PFK-1 hepática ni en la glucógeno fosforilasa hepática pueden ser correctas). Los defectos en las enzimas musculares citadas, PFK-1 o glucógeno fosforilasa, darían lugar a una reducción de la tasa de glucólisis, y a una reducción de la producción de lactato. Las mutaciones en cualquiera de esas enzimas conducen a una enfermedad de almacenamiento de glucógeno (tipo 5 para la glucógeno fosforilasa muscular, y tipo 7 para la PFK-1 muscular).

13. **La respuesta es D.** El paciente se ha vuelto gravemente hipoglucémico debido a que la insulina estimula la captación de glucosa en las células musculares y adiposas, a pesar de que el paciente no come, y suministra a la sangre glucosa dietética. Dado que el individuo tiene una relación insulina:glucagón elevada tras la inyección, el hígado no está exportando glucosa, sino que está sintetizando glucógeno y degradando glucosa para la biosíntesis de ácidos grasos. Una combinación del aumento de la captación de glucosa por parte de los tejidos, la no exportación de glucosa por parte del hígado y la falta de hidratos de carbono en la dieta, ha dado lugar a la hipoglucemia grave. La inyección de glucagón puede invertir la relación insulina:glucagón, y permitir que el hígado exporte glucosa para estabilizar los niveles de glucosa en sangre. La inyección de insulina empeorará el problema mientras que la inyección de dopamina o cortisol o hierro no estimulará al hígado a exportar glucosa para gestionar la hipoglucemia.

14. **La respuesta es B.** La inyección de insulina ha estimulado el músculo y el tejido adiposo para aumentar la cantidad de transportadores GLUT4 en sus membranas plasmáticas. El aumento de los transportadores GLUT4 en el músculo y el tejido adiposo da lugar a una disminución de los niveles de glucosa en sangre, de manera que el transporte de glucosa hacia las neuronas se reduce considerablemente, debido a que los niveles de glucosa caen por debajo de los valores de K_m de los transportadores GLUT1. La inyección de insulina no altera el número ni la actividad de los transportadores GLUT1 o GLUT2. Un aumento de la glucogenólisis aumentaría los niveles de glucosa en sangre, pero la glucogenólisis es inhibida por la insulina y estimulada por el glucagón.

15. **La respuesta es F.** La glucosa es un inhibidor alostérico de la glucógeno fosforilasa hepática y es el único inhibidor alostérico de esta enzima. No existen activadores alostéricos de la glucógeno fosforilasa hepática. Los iones de calcio activarán la fosforilasa quinasa, que a su vez activará la glucógeno fosforilasa, pero esto es a través de una modificación covalente, no una activación alostérica.

Vía de la pentosa fosfato y la síntesis de glucósidos, lactosa, glucoproteínas y glucolípidos

La glucosa se usa en varias vías distintas a la glucólisis y la síntesis de glucógeno. La **vía de la pentosa fosfato** (también conocida como vía de la divergencia de hexosa monofosfato [vía de desviación hacia HMP]) consiste en componentes **oxidativos** y **no oxidativos** (fig. 27-1). En la vía oxidativa, la glucosa 6-fosfato (glucosa 6-P) se oxida a **ribulosa 5-fosfato** (ribulosa 5-P), CO_2 y **NADPH**. La ribulosa 5-P, una pentosa, puede convertirse en **ribosa 5-fosfato** (ribosa 5-P) por biosíntesis del nucleótido. El NADPH se usa para las vías reductoras, como la **biosíntesis de ácidos grasos**, **desintoxicación** de fármacos por monooxigenasas y el **sistema defensivo del glutatión** contra lesiones por especies reactivas de oxígeno (ERO).

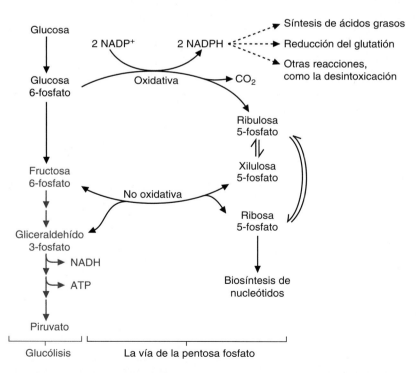

FIGURA 27-1   Sinopsis de la vía de la pentosa fosfato. Esta vía genera dinucleótido de nicotinamida y adenina fosfato reducido (NADPH) para las reacciones que requieren equivalentes reductores (electrones) o ribosa 5-P para la biosíntesis de nucleótidos. La glucosa 6-fosfato es un sustrato para las vías de la pentosa fosfato y la glucólisis. Los azúcares intermediarios de cinco carbonos de la vía de la pentosa fosfato se interconvierten de forma reversible hasta intermediarios de la glucólisis. La parte de la glucólisis que no es parte de la vía de la pentosa fosfato se muestra en *rojo*. ATP, adenosín trifosfato.

En la fase no oxidativa de la vía, la ribulosa 5-P se convierte en ribosa 5-P y en intermediario de la vía glucolítica. Esta parte de la vía es reversible; por lo tanto, la ribosa 5-P puede formarse a partir de intermediarios de la glucólisis. Una de las enzimas que intervienen en estas interconversiones de azúcar, la **transcetolasa**, utiliza **pirofosfato de tiamina** como coenzima.

Los azúcares producidos por la vía de la pentosa fosfato entran en la glucólisis como fructosa 6-fosfato (fructosa 6-P) y gliceraldehído 3-fosfato (gliceraldehído 3-P) y su metabolismo posterior en la vía glucolítica genera NADH, adenosín trifosfato (ATP) y piruvato. La ecuación general para la conversión de la glucosa 6-P en fructosa 6-P y gliceraldehído 3-P a través de las reacciones oxidativas y no oxidativas de la vía de la pentosa fosfato es la siguiente:

$$3 \text{ glucosa 6-P} + 6 \text{ NADP}^+ \rightarrow 3 \text{ CO}_2 + 6 \text{ NADPH} + 6 \text{ H}^+$$
$$+ 2 \text{ fructosa 6-P} + \text{gliceraldehído 3-P}$$

Como se ha señalado antes en la síntesis de glucógeno, varias de las vías de interconversión de los azúcares o la formación de derivados del azúcar utilizan azúcares activados unidos a nucleótidos. Tanto la difosfato de uridina **(UDP)-glucosa** como la **UDP-galactosa** se usan para las reacciones de **glucosiltransferasa** en muchos sistemas. La lactosa, por ejemplo, se sintetiza a partir de la UDP-galactosa y glucosa en la glándula mamaria. La UDP-glucosa también puede oxidarse para formar UDP-glucuronato, que se emplea para formar derivados glucurónidos de bilirrubina y compuestos xenobióticos. Por lo general, los **derivados glucurónidos** se excretan de forma más rápida en la orina o la bilis que el compuesto congénere.

Además de servir como combustible, los carbohidratos se encuentran con frecuencia en las **glucoproteínas** (cadenas de carbohidratos unidas a las proteínas) y **glucolípidos** (cadenas de carbohidratos unidas a los lípidos). Los **azúcares nucleotídicos** contribuyen como donadores de residuos de azúcar para la formación de enlaces glucosídicos tanto en glucoproteínas como en glucolípidos. Estos grupos de carbohidratos tienen muchas funciones diferentes.

Las glucoproteínas contienen cadenas cortas de carbohidratos (oligosacáridos) que se dividen usualmente en ramificaciones. Estos oligosacáridos casi siempre se componen de glucosa, galactosa y sus aminoderivados. De manera adicional, la manosa, la L-fucosa y el ácido N-acetilneuramínico (NANA) están presentes con frecuencia. Las cadenas de carbohidratos crecen por la adición secuencial de azúcares a un remanente de **serina** o **treonina** de la proteína. Los azúcares nucleotídicos son los precursores. Las cadenas de carbohidratos ramificadas pueden también estar unidas al nitrógeno amídico de la **asparagina**. En este caso, las cadenas se sintetizan en **dolicolfosfato** y se transfieren con posterioridad a la proteína. Las glucoproteínas se encuentran en el moco, la sangre, los compartimentos intracelulares (como los lisosomas) y la matriz extracelular, y se alojan en la membrana celular con la porción de carbohidrato extendida hacia el espacio extracelular.

Algunos glucolípidos pertenecen a la clase de **esfingolípidos** y se sintetizan a partir de los azúcares nucleotídicos que agregan monosacáridos de forma secuencial al grupo hidroximetil de la ceramida lipídica (relacionado con la esfingosina). Con frecuencia contienen ramificaciones de NANA producida a partir del monofosfato de citidina (CMP)-NANA. Se encuentran en la membrana celular con la porción de carbohidrato proyectada hacia la superficie celular. Estos carbohidratos, como algunos de los carbohidratos de las glucoproteínas, sirven como **factores de reconocimiento** celular.

M La tipificación del grupo sanguíneo en un laboratorio clínico usa anticuerpos que reconocen a los antígenos A, B o Rh(D). Cada antígeno es distinto, en parte debido a las diferentes cadenas de carbohidratos unidas a la proteína. La muestra de sangre se mezcla con cada anticuerpo de manera individual. Si las células se aglutinan, los eritrocitos expresan el carbohidrato que es reconocido por el anticuerpo (en el cap. 7 se indicó que los anticuerpos son bivalentes; la aglutinación sucede porque un brazo del anticuerpo se une al antígeno sobre una célula, mientras que el otro brazo se une al antígeno sobre la segunda célula, de tal modo que se conectan las células). Si ni el anticuerpo A ni el B producen aglutinación, el tipo sanguíneo es 0, lo cual indica la falta de los antígenos.

SALA DE ESPERA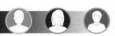

Después de que **Al M.** fue dado de alta del hospital por deficiencia de tiamina, siguió luchando por abstenerse del alcohol, no obstante se lesionó el brazo después de caer en la calle estando intoxicado. Los amigos de **Al M.** lo llevaron al hospital cuando presentó fiebre de 38.6 °C 2 días después de haberse lastimado el brazo. Los médicos advirtieron que una de las laceraciones en el brazo de **Al M.** estaba roja e inflamada y drenaba un poco de pus. Se realizó un cultivo de pus y se documentó una infección de cocos grampositivos identificados como *Staphylococcus aureus*. Debido a que su casera había indicado que era alérgico a la penicilina y en virtud de la preocupación por su resistencia a la meticilina, **Al M.** recibió tratamiento inicial con una combinación de los antibióticos trimetoprim y sulfametoxazol (TMP/sulfa). Hasta donde recordaba su casera, nunca se lo había tratado con sulfas.

En el tercer día de tratamiento con TMP/sulfa para la infección, **Al M.** presentaba leve ictericia. Su concentración de hemoglobina había descendido 3.5 g/dL respecto de su valor al ingreso y su orina tenía una tonalidad rojiza y marrón debido a la presencia de hemoglobina libre. **Al M.** había presentado al parecer hemólisis aguda (lisis o destrucción de sus eritrocitos) inducida por la infección y exposición a las sulfas.

Para poder mantenerse durante los estudios de medicina, **Edna R.** trabaja por las tardes en el banco de sangre de un hospital. Es su responsabilidad asegurarse de que haya sangre donada compatible disponible para los pacientes que necesitan transfusiones sanguíneas. Como parte de su adiestramiento, **Edna R.** ha aprendido que las superficies externas de todas las células sanguíneas contienen grandes números de determinantes antigénicos. Estos determinantes son con frecuencia glucoproteínas o glucolípidos que difieren entre un individuo y otro. Como resultado, todas las transfusiones de sangre exponen a quien las recibe a muchos inmunógenos externos. La mayor parte de estos, por fortuna, no incluye a anticuerpos o induce anticuerpos, con poca o nula respuesta inmunológica. Por lo tanto, para las transfusiones de sangre comunes, solo se efectúan pruebas para la presencia de antígenos que determinan si el tipo de sangre del paciente es A, B, AB u O y Rh(D) positivo o negativo.

El desarrollo psicomotor de **Jay S.** se ha tornado más anormal de manera progresiva (*véase* cap. 14). A los 2 años de edad presenta un retraso mental y ha perdido la vista casi por completo. Su debilidad muscular ha avanzado al punto de no poder incorporarse o gatear. Como resultado de un débil reflejo tusígeno, no logra expectorar sus secreciones respiratorias normales y ha tenido infecciones respiratorias recurrentes.

I. Vía de la pentosa fosfato

La **vía de la pentosa fosfato** es esencialmente una derivación de la primera etapa de la glucólisis que genera NADPH y ribosa 5-P (así como otros azúcares de pentosa). La glucosa 6-P es el precursor común para ambas vías. La primera etapa oxidativa de la vía de la pentosa fosfato genera dos moles de NADPH por mol de glucosa 6-P oxidada. La segunda etapa de la vía de la pentosa fosfato produce ribosa 5-P y convierte los intermediarios no usados en fructosa 6-P y gliceraldehídos 3-P en la vía glucolítica (*véase* fig. 27-1). Todas las células requieren NADPH para la destoxificación reductiva y la mayoría de las células necesita ribosa 5-P para la síntesis de nucleótidos. En consecuencia, la vía está presente en todas las células. Las enzimas residen en el citosol como lo hacen las enzimas de la glucólisis.

A. Fase oxidativa de la vía de la pentosa fosfato

En la oxidativa, primera fase de la vía de la pentosa fosfato, la glucosa 6-P presenta una oxidación y descarboxilación hasta un azúcar pentosa, ribulosa 5-fosfato (ribulosa 5-P) (fig. 27-2). La primera enzima de esta vía, la glucosa-6-fosfato deshidrogenasa, oxida el aldehído en el carbono 1 y reduce NADP$^+$ a NADPH. La gluconolactona que se forma se hidroliza con rapidez a 6-fosfogluconato, un azúcar ácido con un grupo ácido carboxílico en el carbono 1. El siguiente paso de oxidación libera este grupo carboxilo como CO_2 y los electrones se transfieren a NADP$^+$. En términos mecánicos, esta reacción es muy similar a la catalizada por la isocitrato deshidrogenasa en el ciclo del ATC. Por lo tanto, dos moles de NADPH por mol de glucosa 6-P se forman desde esta parte de la vía.

Por lo general, NADPH, más que NADH, se emplea en la célula en vías que requieren el ingreso de electrones para reacciones reductivas porque la relación NADPH/NADP$^+$ es mucho mayor que la relación NADH/NAD$^+$. El NADH generado a partir de

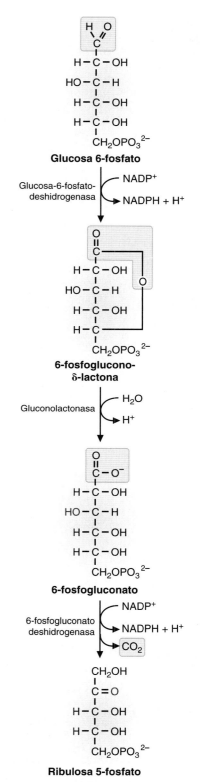

Glucosa 6-fosfato

6-fosfoglucono-δ-lactona

6-fosfogluconato

Ribulosa 5-fosfato

FIGURA 27-2 Porción oxidativa de la vía de la pentosa fosfato. El carbono 1 de la glucosa 6-P se oxida hasta un ácido y luego se libera como CO_2 en una oxidación seguida por una reacción de descarboxilación. Cada uno de los pasos de la oxidación genera un dinucleótido de nicotinamida y adenina fosfato reducido (NADPH).

M La actividad transcetolasa de los eritrocitos se usa para medir el estado nutricional de la tiamina y diagnosticar la deficiencia de tiamina. La actividad de la transcetolasa se cuantifica en presencia y ausencia de pirofosfato de tiamina agregado. Si el consumo de tiamina de un paciente es adecuado, la adición del pirofosfato de tiamina no incrementa la actividad de la transcetolasa porque ya contiene pirofosfato de tiamina adherido. Si el paciente tiene deficiencia de tiamina, la actividad de la transcetolasa será baja y la adición de pirofosfato de tiamina estimulará en gran medida la reacción. **Al M.** recibió el diagnóstico en el capítulo 24 de beriberi, una enfermedad cardiaca resultante de la deficiencia de tiamina, por medición directa de tiamina, que es la prueba que se usa con mayor frecuencia en la actualidad.

P ¿Cuál es el rendimiento de la energía neta del metabolismo de 3 mol de glucosa 6-fosfato (glucosa 6-P) a través de la vía de la pentosa fosfato hasta piruvato comparado con el rendimiento de 3 mol de glucosa 6-P a través de la glucólisis?

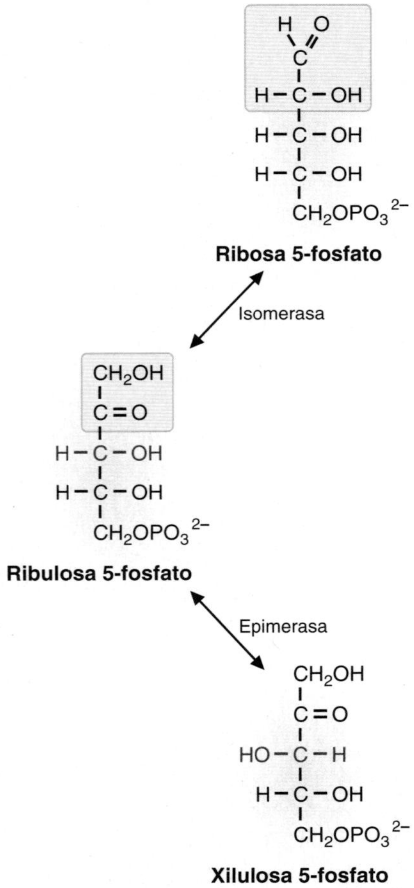

Ribosa 5-fosfato

↕ Isomerasa

Ribulosa 5-fosfato

↕ Epimerasa

Xilulosa 5-fosfato

FIGURA 27-3 La ribulosa 5-fosfato (ribulosa 5-P) se epimeriza (a xilulosa 5-fosfato [xilulosa 5-P], que se muestra en *rojo*) o isomeriza (a ribosa 5-fosfato [ribosa 5-P], que se muestra en el *recuadro amarillo*).

la oxidación de combustibles se oxida con rapidez de nueva cuenta a NAD^+ por acción del NADH deshidrogenasa en la cadena de transporte de electrones, de tal manera que el nivel de NADH en la célula es muy bajo.

El NADPH puede producirse a partir de diversas reacciones en el hígado y otros tejidos, pero no en los eritrocitos. Por ejemplo, en tejidos con mitocondrias, una transhidrogenasa que requiere energía localizada cerca de los complejos de cadena de transporte de electrones puede transferir equivalentes reductores a partir de NADH a $NADP^+$ para generar NADPH.

El NADPH, sin embargo, no puede oxidarse de modo directo por la cadena de transporte de electrones y la relación de NADPH a $NADP^+$ en células es > 1. Por lo tanto, la reducción potencial de NADPH puede contribuir a la energía requerida por los procesos biosintéticos y suministrar una fuente constante de poder reductor para las reacciones de destoxificación.

Para generar ribosa 5-P, la ribulosa 5-P formada por la acción de dos pasos oxidativos se isomeriza para producir ribosa 5-P (una conversión de cetosa en aldosa, similar a la isomerización de fructosa 6-P a glucosa 6-P). La ribosa 5-P puede entonces entrar en la vía para la síntesis de nucleótidos si es necesario o puede convertirse en intermediarios glucolíticos, como se describe en la siguiente sección para la fase no oxidativa de la vía de la pentosa fosfato. La vía a través de la cual se desplaza la ribosa 5-P se determina por las necesidades de la célula en el momento de la síntesis.

B. Fase no oxidativa de la vía de la pentosa fosfato

Las reacciones no oxidativas de esta vía son *reversibles*, y permiten a intermediarios de la glucólisis (de manera específica, gliceraldehído 3-P y fructosa 6-P) que se transformen en pentosas (como ribosa 5-P) y viceversa. Las necesidades de la célula determinan la dirección de esta vía. Si la célula ha producido ribosa 5-P, pero no necesita sintetizar nucleótidos, entonces la ribosa 5-P se convierte en intermediarios glucolíticos. Si la célula aún requiere NADPH, la ribosa 5-P se transforma de nueva cuenta en glucosa 6-P mediante reacciones no oxidativas (*véase* abajo). Y, por último, si la célula ya tiene una alta concentración de NADPH, pero necesita producir nucleótidos, las reacciones oxidativas de la vía de la pentosa fosfato se inhiben y los intermediarios glucolíticos fructosa 6-P y gliceraldehído 3-P se emplean para producir las pentosas utilizando de manera exclusiva la fase no oxidativa de la vía de la pentosa fosfato.

1. Conversión de ribulosa 5-fosfato en intermediarios glucolíticos

La fase no oxidativa de la vía de la pentosa fosfato consiste en una serie de reacciones de reorganización y de transferencias que primero convierten la ribulosa 5-P en ribosa 5-P y xilulosa 5-fosfato (xilulosa 5-P) y luego la ribosa 5-P y la xilulosa 5-P se transforman en intermediarios de la vía glucolítica. Las enzimas participantes son la epimerasa, isomerasa, transcetolasa y transaldolasa.

La epimerasa y la isomerasa convierten la ribulosa 5-P en otros dos azúcares de cinco carbonos (fig. 27-3). La isomerasa transforma la ribulosa 5-P en ribosa 5-P. La epimerasa cambia la posición estereoquímica de un grupo hidroxilo (en el carbono 3) y convierte la ribulosa 5-P en xilulosa 5-P.

La transcetolasa transfiere fragmentos de cetoazúcares de dos carbonos (azúcares con un grupo ceto en el carbono 2) a otros azúcares. La transcetolasa toma un fragmento de dos carbonos de la xilulosa 5-P al separar la unión carbono-carbono entre el grupo ceto y el carbono adyacente, liberando gliceraldehído 3-P (fig. 27-4). El fragmento de dos carbonos está unido de forma covalente a la tiamina pirofosfato, que lo transfiere al carbono aldehído de otro azúcar y forma una nueva cetosa. En este caso, el papel de la tiamina pirofosfato es por lo tanto muy similar a su función en la descarboxilación oxidativa del piruvato y α-cetoglutarato (*véase* cap. 24, sec. I.B). Dos reacciones en la vía de la pentosa fosfato utilizan transcetolasa. En la primera, el fragmento ceto de dos carbonos de la xilulosa 5-P se transfieren a la ribosa 5-P para formar sedoheptulosa 7-fosfato (sedoheptulosa 7-P); y, en la otra, un fragmento ceto de dos carbonos (casi siempre derivado de la xilulosa 5-P) se transfiere a la eritrosa 4-fosfato (eritrosa 4-P) para formar fructosa 6-P.

La transaldolasa transfiere un fragmento ceto de tres carbonos de la sedoheptulosa 7-P al gliceraldehído 3-P para formar eritrosa 4-P y fructosa 6-P (fig. 27-5). El corte de aldol ocurre entre los dos carbonos hidroxilos adyacentes al grupo ceto (en los carbones 3 y 4 del azúcar). Esta reacción es similar a la reacción de aldolasa en la glucólisis y la enzima usa un grupo amino activo de la cadena lateral de la lisina para catalizar la reacción.

El resultado neto del metabolismo de 3 mol de ribulosa 5-P en la vía de la pentosa fosfato es la formación de 2 mol de fructosa 6-P y 1 mol de gliceraldehído 3-P, que luego continúa a través de la vía glucolítica con la producción de NADH, ATP y piruvato. Debido a que la vía de la pentosa fosfato comienza con glucosa 6-P y se retroalimenta en la vía glucolítica, se conoce en ocasiones como vía de la **derivación de la hexosa monofosfato (HMP)** (una vía de desviación o una vía para la glucosa 6-P). La secuencia de reacciones, que comienza a partir de la glucosa 6-P y en la que participan la fase oxidativa y la no oxidativa de la vía, se muestra en la figura 27-6.

(R) El rendimiento de la energía neta de 3 mol de glucosa 6-P metabolizada a través de la vía de la pentosa fosfato y luego la última fase de la vía glucolítica, es de 6 mol de NADPH, 3 mol de CO_2, 5 mol de NADH, 8 mol de ATP y 5 mol de piruvato. En contraste, el metabolismo de 3 mol de glucosa 6-P a través de la glucólisis es de 6 mol de NADH, 9 mol de ATP y 6 mol de piruvato.

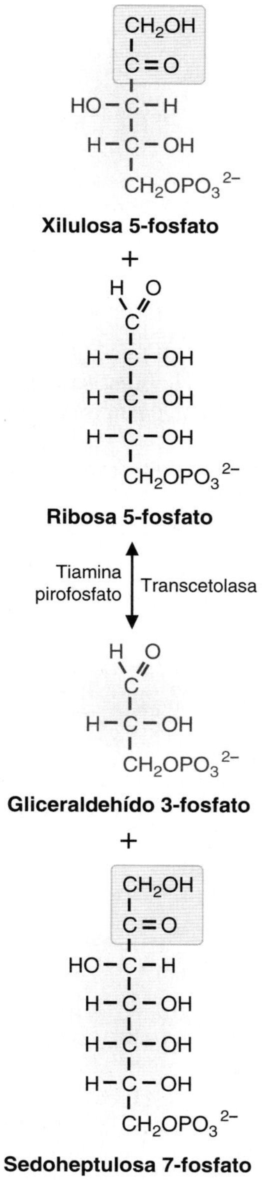

FIGURA 27-4 Unidad de dos carbonos transferida por la transcetolasa. La transcetolasa corta la unión próxima al grupo ceto y transfiere el fragmento ceto de dos carbonos a un aldehído. La tiamina pirofosfato lleva el fragmento de dos carbonos y forma un enlace covalente con el carbono del grupo ceto.

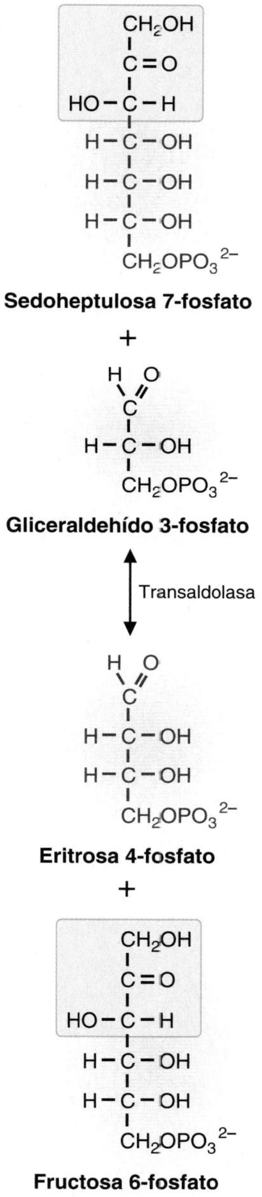

FIGURA 27-5 La transaldolasa transfiere un fragmento de tres carbonos que contiene un grupo alcohol próximo a un grupo ceto.

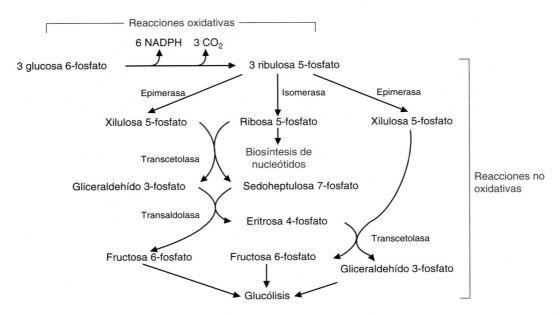

FIGURA 27-6 El balance de reacciones en la vía de la pentosa fosfato. La interconversión de azúcares en la vía de la pentosa fosfato conduce a la conversión de tres moléculas de glucosa 6-P en seis NADPH, tres CO_2, dos fructosa 6-fosfato (fructosa 6-P) y un gliceraldehído 3-P.

2. Generación de ribosa 5-fosfato a partir de intermediarios de la glucólisis

Las reacciones catalizadas por la epimerasa, isomerasa, transcetolasa y transaldolasa son todas reacciones reversibles bajo condiciones fisiológicas. En consecuencia, la ribosa 5-P requerida para la síntesis de purina y pirimidina puede generarse a partir de los compuestos intermediarios de la vía glucolítica, y también de la fase oxidativa de la vía de la pentosa fosfato. La secuencia de reacciones que generan ribosa 5-P a partir de intermediarios de la glucólisis es la siguiente:

$$\text{(1) Fructosa 6-P + gliceraldehído 3-P} \underset{}{\overset{\text{Transcetolasa}}{\rightleftharpoons}} \text{Eritrosa 4-P + xilulosa 5-P}$$

$$\text{(2) Eritrosa 4-P + fructosa 6-P} \underset{}{\overset{\text{Transaldolasa}}{\rightleftharpoons}} \text{Sedoheptulosa 7-P + gliceraldehído 3-P}$$

$$\text{(3) Sedoheptulosa 7-P + gliceraldehído 3-P} \underset{}{\overset{\text{Transcetolasa}}{\rightleftharpoons}} \text{Ribosa 5-P + xilulosa 5-P}$$

$$\text{(4) 2 xilulosa 5-P} \underset{}{\overset{\text{Epimerasa}}{\rightleftharpoons}} \text{2 ribulosa 5-P}$$

$$\text{(5) 2 ribulosa 5-P} \underset{}{\overset{\text{Isomerasa}}{\rightleftharpoons}} \text{2 ribosa 5-P}$$

Ecuación neta: 2 fructosa 6-P + gliceraldehído 3-P $\rightleftharpoons$ 3 ribosa 5-P

C. Función de la vía de la pentosa fosfato en la generación de NADPH

En general, la fase oxidativa de la vía de la pentosa fosfato es la fuente principal de NADPH en la célula. El NADPH proporciona los equivalentes reductores para las reacciones biosintéticas y las reacciones de óxido-reducción implicadas que intervienen en la protección contra la toxicidad de especies reactivas de oxígeno (ERO) (*véase* cap. 25). El glutatión actúa como defensa contra el estrés oxidativo el cual es común en todos los tipos celulares (incluidos los eritrocitos) y los requerimientos de NADPH para mantener las concentraciones de glutatión reducido representan quizá la distribución universal de la vía de la pentosa fosfato entre los diferentes tipos de células. La figura 27-7 ilustra la importancia de esta vía para mantener la integridad de la membrana de los eritrocitos. El NADPH se usa también para las vías anabólicas, como la síntesis de ácidos grasos, la síntesis del colesterol y la elongación de la cadena de ácidos grasos (tabla 27-1). Es

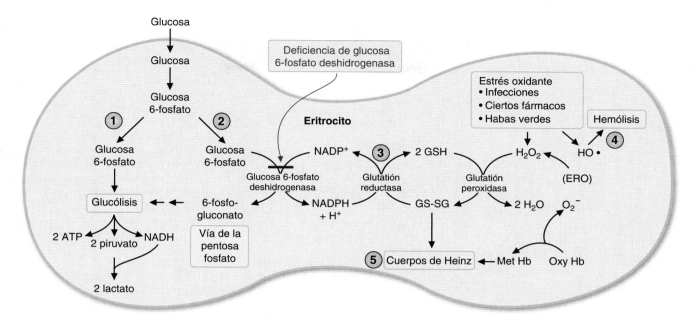

FIGURA 27-7 Hemólisis causada por especies reactivas de oxígeno (ERO). (1) El mantenimiento de la integridad de la membrana del eritrocito depende de su capacidad para generar ATP y NADH a partir de la glucólisis. (2) El NADPH se produce por la vía de la pentosa fosfato. (3) El NADPH se usa para la reducción del glutatión oxidado (GSSG) a glutatión reducido (GSH). El glutatión es necesario para la remoción de H_2O_2 y peróxidos lipídicos generados por las ERO. (4) En los eritrocitos de individuos sanos, la generación continua de iones superóxido por la oxidación no enzimática de la hemoglobina proporciona una fuente de las ERO. El sistema de defensa del glutatión se ve comprometido por la deficiencia de la enzima glucosa 6-fosfato deshidrogenasa, infecciones, ciertos fármacos y los glucósidos de purina de los frijoles del tipo de las habas verdes. (5) Como consecuencia, los cuerpos de Heinz, agregados de hemoglobina por enlaces cruzados, se forman en la membrana de la célula y someten a la célula a estrés mecánico cuando intenta pasar por capilares pequeños. La acción de las ERO en la membrana de la célula, así como el estrés mecánico por la falta de deformación, provocan hemólisis. Met Hb, metahemoglobina; Oxi Hb, oxihemoglobina.

la fuente de equivalentes reductores para la hidroxilación por el citocromo P450 de los compuestos aromáticos, esteroides, alcoholes y fármacos. Las mayores concentraciones de glucosa- 6-fosfato deshidrogenasa se encuentran en las células fagocíticas en las que el NADPH oxidasa usa NADPH para formar superóxido a partir del oxígeno molecular. El superóxido genera a continuación peróxido de hidrógeno, que destruye a los microorganismos captados por las células fagocíticas (*véase* cap. 25).

La entrada de glucosa 6-P en la vía de la pentosa fosfato es controlada por la concentración celular de NADPH. El NADPH es un producto inhibidor potente de la glucosa 6-P deshidrogenasa, la primera enzima de la vía. Como el NADPH es oxidado en otras vías, el producto de la inhibición de glucosa 6-P deshidrogenasa es liberado, y la velocidad de la enzima se acelera para producir más NADPH.

 Los médicos sospecharon que el factor subyacente en la destrucción de los eritrocitos de **Al M.** era un defecto ligado al cromosoma X en el gen que codifica a la glucosa-6-fosfato deshidrogenasa. El glóbulo rojo es dependiente de esta enzima como fuente de NADPH para mantener cantidades reducidas de glutatión, una de sus principales defensas contra el estrés oxidativo (*véase* cap. 25). La deficiencia de glucosa-6-fosfato deshidrogenasa es la más común de las enzimopatías conocidas y afecta a casi 7% de la población mundial y a alrededor de 2% de la población de EUA. La mayoría de los individuos deficientes de la glucosa-6-fosfato deshidrogenasa es asintomática, pero puede desarrollar un episodio de anemia hemolítica si se expone a determinados fármacos, cierto tipo de infecciones o si ingieren habas verdes. Cuando se le preguntó, **Al M.** respondió que no sabía qué eran las habas e ignoraba por completo si era sensible a ellas.

TABLA 27-1 **Vías que requieren NADPH**
Detoxificación
• Reducción del glutatión oxidado
• Citocromo P450 monooxigenasas
Síntesis reductora
• Síntesis de ácidos grasos
• Elongación de la cadena de ácidos grasos
• Síntesis de colesterol
• Síntesis de neurotransmisores
• Síntesis de desoxinucleótidos
• Síntesis de superóxido

TABLA 27-2 Necesidades celulares que determinan la dirección de las reacciones de la vía de la pentosa fosfato	
NECESIDAD CELULAR	**DIRECCIÓN DE LA VÍA**
Solo NADPH	Reacciones oxidativas productoras de NADPH; las reacciones no oxidativas convierten la ribulosa 5-P en glucosa 6-P para producir más NADPH.
NADPH + ribosa 5-P	Las reacciones oxidativas producen NADPH y ribulosa 5-P; la isomerasa convierte ribulosa 5-P en ribosa 5-P.
Solo ribosa 5-P	Solo las reacciones no oxidativas. El NADPH elevado inhibe la glucosa 6-fosfato deshidrogenasa, de tal manera que la transcetolasa y transaldolasa se usan para convertir la fructosa 6-P y el gliceraldehído 3-P en ribosa 5-P.
NADPH y piruvato	Se usan las reacciones oxidativas y no oxidativas. Las reacciones oxidativas generan NADPH y ribulosa 5-P. Las reacciones no oxidativas convierten la ribulosa 5-P en fructosa 6-P y gliceraldehído 3-P y la glucólisis transforma estos intermediarios en piruvato.

En el hígado, la síntesis de ácidos grasos a partir de glucosa es una vía principal de la reoxidación de NADPH. La síntesis de glucosa 6-P deshidrogenasa hepática, como las enzimas clave de la glucólisis y la síntesis de ácidos grasos, es inducida por el aumento en la relación de insulina: glucagón después de una comida con alto contenido en carbohidratos. Un resumen de las posibles vías que sigue la glucosa 6-P usando la vía de la pentosa fosfato se presenta en la tabla 27-2.

II. Interconversiones en las que intervienen azúcares nucleotídicos

Los azúcares activados unidos a nucleótidos se convierten en otros azúcares, se oxidan hasta azúcares ácidos y se enlazan a proteínas, lípidos u otros azúcares a través de **enlaces glucosídicos**.

A. Reacciones de UDP-glucosa

La **difosfato de uridina (UDP)-glucosa** es un nucleótido de azúcar activado, precursor de glucógeno y lactosa, UDP-glucuronato y glucurónidos, y las cadenas de carbohidratos en proteoglucanos, glucoproteínas y glucolípidos (fig. 27-8). Los proteoglucanos y los glucosaminoglucanos se revisan con detalle en el capítulo 47. En la síntesis de muchas de las porciones de los carbohidratos de estos compuestos, un azúcar se transfiere

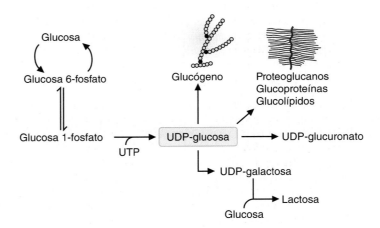

FIGURA 27-8 Resumen general del metabolismo de la difosfato de uridina (UDP)-glucosa. La mitad de la glucosa activada de UDP-glucosa puede unirse mediante un enlace glucosídico a otros azúcares, como en el glucógeno o el azúcar oligosacárido y las cadenas de polisacáridos secundarios de los proteoglucanos, glucoproteínas y glucolípidos. La UDP-glucosa también puede oxidarse a UDP-glucuronato o epimerizarse a UDP-galactosa, un precursor de la lactosa. UTP, trifosfato de uridina.

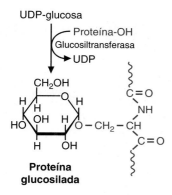

FIGURA 27-9 Glucosiltransferasas. Estas enzimas transfieren azúcares de los azúcares nucleotídicos a residuos de aminoácidos nucleófilos en proteínas, como el grupo hidroxilo de serina o el grupo amida de la asparagina. Otras transferasas pasan azúcares específicos de un azúcar nucleotídico a un grupo hidroxilo de otros azúcares. El enlace formado entre el carbono anomérico del azúcar y el grupo nucleofílico de otro compuesto es un enlace glucosídico. UDP, difosfato de uridina.

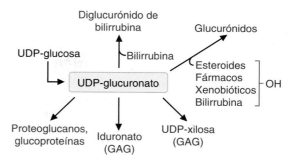

FIGURA 27-10 Vías metabólicas del difosfato de uridina (UDP)-glucuronato. El UDP-glucuronato se forma a partir de UDP-glucosa (mostrado en *negro*). El glucuronato a partir de UDP-glucuronato se incorpora a los glucosaminoglucanos (GAG), a los que algunos de los residuos de glucuronato se convierten en iduronato (cap. 47). El UDP-glucuronato es un precursor de la UDP-xilosa, otro residuo de azúcar incorporado a los glucosaminoglucanos. El glucuronato se transfiere también a los grupos carbóxilos de bilirrubina o a los grupos de alcohol de los esteroides, fármacos y xenobióticos para formar glucurónidos. La desinencia "-ido" en la palabra glucurónido indica que estos compuestos son glucósidos. Los xenobióticos son farmacológica, endocrinológica o toxicológicamente sustancias activas que no se producen de forma endógena y, por lo tanto, extrañas al organismo. Los fármacos son ejemplos de xenobióticos.

de un azúcar de nucleótido a un alcohol u otro grupo nucleófilo para formar un enlace glucosídico (fig. 27-9). El uso de UDP como grupo saliente en esta reacción provee la energía para la formación del nuevo enlace. Las enzimas que forman enlaces glucosídicos son azúcares transferasas (p. ej., la glucógeno sintasa es una glucosiltransferasa). Las transferasas también participan en la formación de los enlaces glucosídicos en los glucurónidos de bilirrubina, proteoglucanos y lactosa.

B. UDP-glucuronato: una fuente de cargas negativas

Una de las vías más importantes del metabolismo de la UDP-glucosa es la formación de **UDP glucuronato**, que sirve como precursor de otros azúcares y glucurónidos (fig. 27-10). El glucuronato se forma por la oxidación del alcohol sobre el carbono 6 de la glucosa a un ácido (a través de dos estados de oxidación) por un NAD^+ dependiente de deshidrogenasa (fig. 27-11). El glucuronato también está presente en la dieta y se puede formar a partir de la degradación del inositol (el alcohol de azúcar que forma inositol trifosfato [IP_3]), un segundo mensajero intracelular para muchas hormonas.

C. Glucurónidos: una fuente de cargas negativas

La función del glucuronato en la excreción de bilirrubina, fármacos, xenobióticos y otros compuestos que contengan un grupo hidroxilo es agregar cargas negativas e incrementar su solubilidad. La bilirrubina es un producto de la degradación del grupo hemo que se forma en el sistema reticuloendotelial y es ligeramente soluble en plasma. Es transportado por la albúmina al hígado junto con la albúmina. En el hígado, los residuos de glucuronato se transfieren desde el UDP-glucuronato hasta grupos de dos carboxilos en la bilirrubina, de manera que se forma en bilirrubina monoglucurónida y bilirrubina diglucurónida, las formas "conjugadas" de la bilirrubina (fig. 27-12). La bilirrubina diglucurónida más soluble (en comparación con la bilirrubina no conjugada) se transporta de forma activa a la bilis para su excreción.

Muchos xenobióticos, fármacos, esteroides y otros compuestos con grupos hidroxilo y baja solubilidad en el agua se convierten en glucurónidos de forma similar por acción de la glucuronil transferasas presentes en el retículo endoplasmático (RE) y el citoplasma del hígado y riñón (tabla 27-3). Esta es una de las mayores vías de conjugación para la excreción de estos compuestos.

¿Cuál es la diferencia estructural entre 6-fosfoglucorato y ácido glucurónico?

Una deficiencia del hígado para transportar, almacenar o conjugar bilirrubina causa acumulación de bilirrubina no conjugada en la sangre. La ictericia, la coloración amarillenta de la piel y la parte blanca de los ojos (escleróticas), experimentada por **Erin G.** (*véase* cap. 22) ocurre cuando el plasma se supersatura con bilirrubina (> 2 a 2.5 mg/dL) y el exceso se difunde en los tejidos. Cuando las concentraciones de bilirrubina se cuantifican en la sangre (*véase* cap. 6), se puede medir tanto la bilirrubina indirecta (la forma no conjugada de bilirrubina unida a la albúmina), la bilirrubina directa (la forma conjugada e hidrosoluble) o la bilirrubina total (la suma de las formas directa e indirecta). Si las cantidades de bilirrubina total son altas, entonces se necesita una determinación de la bilirrubina directa e indirecta para definir de modo apropiado una causa de la elevación de la bilirrubina total.

El 6-fosfogluconato se produce por la primera reacción oxidativa en la vía de la pentosa fosfato, en la cual el carbono 1 de la glucosa se oxida hasta un carboxilato. En contraste, el ácido glucurónico se oxida en el carbono 6 a la forma de carboxilato.

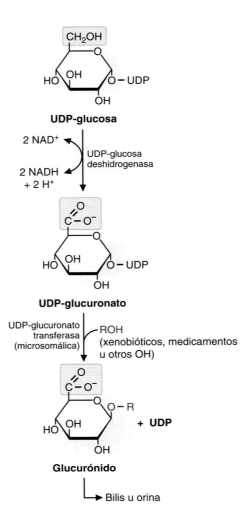

FIGURA 27-11 Formación de glucuronato y glucurónidos. Un enlace glucosídico se forma entre el hidroxilo anomérico de glucuronato (en el carbono 1) y el grupo hidroxilo de un compuesto no polar. El grupo carboxilo del glucuronato cargado negativamente incrementa la solubilidad al agua y permite que otros compuestos de otro modo no polares se eliminen en la orina o la bilis. Los átomos de hidrógeno se han omitido de la figura para entender con mayor claridad. UDP, difosfato de uridina.

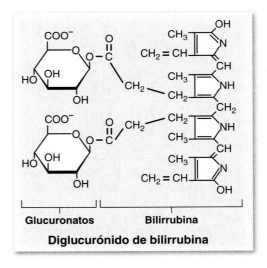

FIGURA 27-12 Formación de diglucurónido de bilirrubina. Un enlace glucosídico se forma entre el hidroxilo anomérico de glucuronato y los grupos carboxilato de bilirrubina. La adición del grupo carbohidrato hidrófilo y el grupo carboxilo cargado negativamente del glucurónido aumenta la hidrosolubilidad de la bilirrubina conjugada y permite que la bilirrubina, de otro modo insoluble, se excrete por la orina o la bilis. Los átomos de hidrógeno en los azúcares se han omitido de la figura con fines de claridad.

TABLA 27-3 Ejemplos de compuestos degradados y excretados como glucurónidos urinarios

Estrógeno (hormona sexual femenina)

Progesterona (hormona esteroidea)

Triyodotironina (hormona tiroidea)

Acetilaminofluoreno (cancerígeno xenobiótico)

Meprobamato (fármaco para dormir)

Morfina (tranquilizante)

 Muchos neonatos a término desarrollan ictericia, la denominada ictericia neonatal. Las más de las veces se debe a una destrucción mas va de eritrocitos después del nacimiento (el feto tiene un número inusualmente elevado de eritrocitos) y un sistema inmaduro de conjugación de bilirrubina en el hígado. Esto provoca cifras altas de bilirrubina no conjugada que se deposita en ambientes hidrofóbicos (grasa). Si las concentraciones de bilirrubina alcanzan un determinado umbral a las 48 h de vida, el neonato es elegible para fototerapia, en la cual se coloca al recién nacido bajo lámparas que emiten luz entre las longitudes de onda de 425 y 475 nm. La bilirrubina absorbe esta luz, experimenta cambios químicos y se torna más hidrosoluble. Por lo general, dentro de una semana del nacimiento, el hígado del neonato ya puede manejar la carga generada del volumen de eritrocitos.

El glucuronato, una vez formado, puede volver a entrar en la vía del metabolismo de la glucosa a través de reacciones que al final lo convierten en D-xilulosa 5-fosfato, un intermediario de la vía de la pentosa fosfato. En la mayor parte de los mamíferos distintos a los humanos, un intermediario de esta vía es el precursor del ácido ascórbico (vitamina C). Sin embargo, los seres humanos tienen esta vía incompleta y no pueden sintetizar la vitamina C.

D. Síntesis de UDP-galactosa y lactosa a partir de la glucosa

La lactosa se sintetiza a partir de la UDP-galactosa y glucosa (fig. 27-13). Sin embargo, la galactosa no se requiere en la dieta para la síntesis de lactosa porque la galactosa se puede sintetizar a partir de la glucosa.

1. Conversión de glucosa en galactosa

La galactosa y glucosa son **epímeros**; solo difieren en la posición estereoquímica de un grupo hidroxilo en el carbono 4. De esta manera, la formación de UDP-galactosa a partir de UDP-glucosa es una **epimerización** (fig. 27-14). La epimerasa, en realidad, no transfiere el grupo hidroxilo sino que lo oxida hasta convertirlo en una cetona y transfiere electrones a NAD⁺ y a continuación dona electrones en sentido inverso para formar otra vez el grupo de alcohol al otro lado del carbono.

P Las elevadas concentraciones de galactosa 1-fosfato inhiben a la fosfoglucomutasa, la enzima que convierte la glucosa 6-fosfato en glucosa 1-fosfato. ¿Cómo puede esta inhibición ser la causa de la hipoglucemia e ictericia que acompaña a la falta de galactosa 1-fosfato uridililtransferasa?

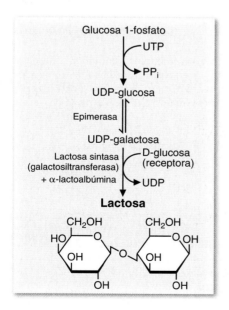

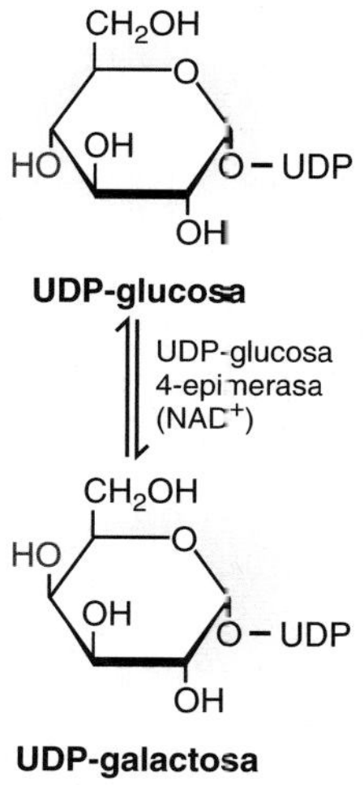

FIGURA 27-13 Síntesis de la lactosa. La lactosa es un disacárido compuesto por galactosa y glucosa. La difosfato de uridina (UDP)-galactosa para la síntesis de lactosa en la glándula mamaria se forma casi siempre por la epimerización de la UDP-glucosa. La lactosa sintetasa cataliza el ataque del grupo alcohólico del C4 de la glucosa en el carbono anomérico de la galactosa, con liberación de UDP y formación de un enlace glucosídico. La lactosa sintetasa se compone de una galactosiltransferasa y una α-lactoalbúmina, que es una subunidad reguladora. PPᵢ, pirofosfato; UTP, trifosfato de uridina.

FIGURA 27-14 Epimerización de la UDP-glucosa a UDP-galactosa. La epimerización de glucosa a galactosa sucede en UDP-azúcares. La epimerasa utiliza NAD⁺ para oxidar el alcohol a una cetona y luego reduce la cetona a alcohol. La reacción es reversible; la glucosa que se convierte en galactosa forma galactosa para la síntesis de lactosa y la galactosa que se convierte en glucosa es parte de la vía del metabolismo de la galactosa dietética. Los átomos de hidrógeno se han omitido por razones de claridad.

(R) La inhibición de fosfoglucomutasa por acción de la galactosa 1-fosfato causa hipoglucemia al interferir con la formación de difosfato de uridina (UDP)-glucosa (el precursor del glucógeno) y la degradación de glucógeno a glucosa 6-fosfato. Noventa por ciento de la degradación de glucógeno causa glucosa 1-fosfato, que solo puede transformarse en glucosa 6-fosfato por acción de la fosfoglucomutasa. Cuando la actividad de la fosfoglucomutasa se inhibe desciende la producción de glucosa 6-fosfato y, por lo tanto, se dispone de menos glucosa para exportarse. En consecuencia, el glucógeno almacenado es eficiente en solo 10% para elevar el grado de glucosa en sangre y el resultado es hipoglucemia. Las cantidades de UDP-glucosa se reducen porque se requiere glucosa 1-fosfato para sintetizar UDP-glucosa y, en ausencia de actividad de la fosfoglucomutasa, la glucosa 6-fosfato (derivada de la reacción de la glucocinasa o la gluconeogénesis) no puede convertirse en glucosa 1-fosfato. Esto impide la formación de UDP-glucuronato, que es necesario para convertir la bilirrubina en la forma de diglucurónido para transporte intrabiliar. La bilirrubina se acumula en los tejidos y les confiere un tono amarillo (ictericia).

(P) Una embarazada con gran intolerancia a la lactosa le preguntó a su médico si podría amamantar a su hijo, aunque no bebiera leche o consumiera productos lácteos. ¿Qué consejo se le debe dar?

2. Síntesis de lactosa

La lactosa es singular en el sentido de que se sintetiza solo en la glándula mamaria de la mujer adulta durante cortos periodo en la lactancia. La lactosa sintasa, una enzima presente en el RE de la glándula mamaria lactante, cataliza el último paso en la biosíntesis de la lactosa: la transferencia de galactosa de UDP-galactosa a glucosa (fig. 27-13). La lactosa sintasa tiene dos subunidades proteicas: una galactosiltransferasa y una α-lactoalbúmina. La α-lactoalbúmina es un modificador de la proteína sintetizada luego del parto (nacimiento) en respuesta a la hormona prolactina. Esta subunidad de enzima reduce el K_m de la galactosiltransferasa para la glucosa de 1 200 a 1 mM, de manera que aumenta así el índice de síntesis de la lactosa. En ausencia de α-lactoalbúmina, la galactosiltransferasa transfiere unidades galactosil a glucoproteínas.

E. Formación de azúcares por síntesis de glucolípidos y glucoproteínas

Las transferasas que producen las cadenas oligosacáridas y polisacáridas secundarias de los glucolípidos y que se fijan a residuos de azúcar a las proteínas son específicas para la porción de azúcar y el nucleótido donante (p. ej., UDP, monofosfato de citidina [CMP] o difosfato de guanosina [GDP]). Algunos de los nucleótidos de azúcar utilizados para las **glucoproteínas**, **proteoglucanos** (*véase* cap. 47) y la formación de **glucolípidos** se listan en la tabla 27-4. Se incluyen los derivados de glucosa y galactosa, ya descritos, y también los azúcares aminoacetilados y los derivados de la manosa. El motivo por el cual una gran variedad de azúcares se une a proteínas y lípidos es que tienen funciones relativamente específicas y diferentes, entre ellas focalizarse en una proteína hacia una membrana; proporcionar sitios de reconocimiento sobre la superficie celular para otras células, hormonas o virus, o actuar como lubricantes o tamices moleculares (*véase* cap. 47).

Las vías para el uso y la formación de muchos de estos azúcares se resumen en la figura 27-15. Obsérvese que muchos de los pasos son reversibles, para que la glucosa y otros azúcares de la dieta entren a un fondo común desde la cual los diversos azúcares se puedan formar.

Todos los aminoazúcares se derivan de la glucosamina 6-fosfato (glucosamina 6-P). Para sintetizar glucosamina 6-fosfato, un grupo amino se transfiere desde la amida de la glutamina a la fructosa 6-fosfato (fig. 27-16). Los aminoazúcares, como la glucosamina, pueden *N*-acetilarse por acción de una acetiltransferasa. Las *N*-acetiltransferasas están presentes en el retículo endoplasmático y citosol y proveen otros medios de modificar químicamente azúcares, metabolitos, fármacos y compuestos xenobióticos. La capacidad para las reacciones de acetilación puede variar en grado significativo entre los individuos.

La manosa se encuentra en la dieta en pequeñas cantidades. Como la galactosa, es un epímero de la glucosa, y manosa y glucosa se interconvierten por reacciones de epimerización en el carbono 2. La interconversión puede suceder a nivel de la fructosa 6-fosfato a manosa 6-fosfato (manosa 6-P) o a nivel de azúcares derivados (*véase* fig. 27-15). La *N*-acetilmanosamina es un precursor del NANA (un ácido siálico) y la GDP-manosa es el precursor de GDP-fucosa (*véase* fig. 27-15). La carga negativa en NANA se obtiene por la adición de una porción carboxilo de tres carbonos del fosfoenolpiruvato.

TABLA 27-4 **Ejemplos de nucleótidos de azúcar precursores de reacciones de transferasa**
UDP-glucosa
UDP-galactosa
UDP-ácido glucurónico
UDP-xilosa
UDP-*N*-acetilglucosamina
UDP-*N*-acetilgalactosamina
CMP-ácido *N*-acetilneuramínico
GDP-fucosa
GDP-manosa

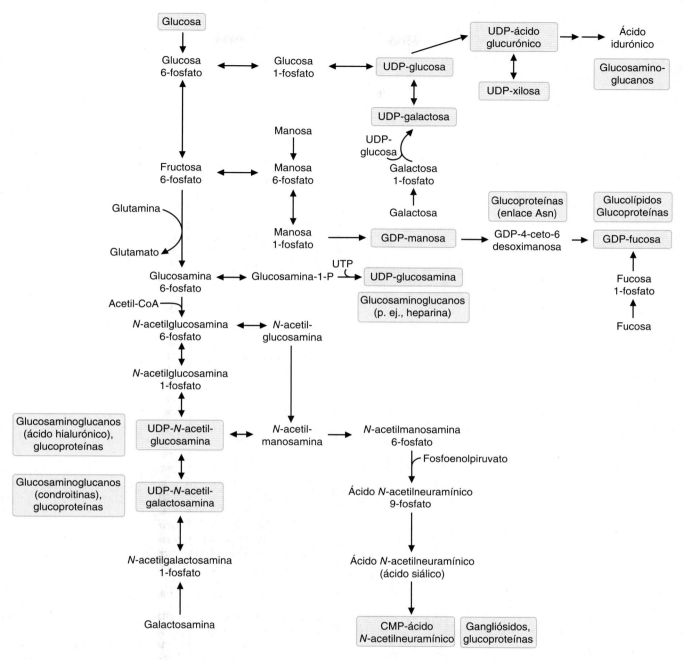

FIGURA 27-15 Vías para la interconversión de azúcares. Todos los azúcares diferentes que se encuentran en los glucosaminoglucanos, gangliósidos y otros compuestos en el cuerpo se pueden sintetizar a partir de la glucosa. La glucosa de la dieta, fructosa, galactosa, manosa y otros azúcares entran en un fondo común a partir del cual se derivan otros azúcares. El azúcar activado se transfiere desde el azúcar nucleotídico, representados en los *recuadros amarillos*, para formar un enlace glucosídico con otro azúcar o residuo de aminoácido. Los *recuadros verdes* al lado de cada azúcar nucleotídico señalan algunos de los compuestos que contienen azúcar. El ácido idurónico, en la esquina superior derecha del diagrama, se forma solo después que el ácido glucurónico se incorpora en un glucosaminoglucano (que se describe con mayor detalle en el cap. 47). Acetil-CoA, acetil coenzima A; CMP, monofosfato de citidina; GDP, difosfato de guanosina; UDP, difosfato de uridina.

Aunque la lactosa de los productos lácteos es una fuente principal de galactosa, no se requiere la ingestión de lactosa para la lactancia. La UDP-galactosa en la glándula mamaria se deriva sobre todo de la epimerización de la glucosa. Sin embargo, los productos lácteos son una importante fuente de Ca^{2+}, razón por la cual quienes amamantan necesitan Ca^{2+} de otras fuentes.

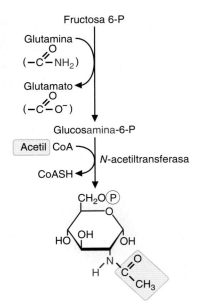

N-acetilglucosamina-6-P

FIGURA 27-16 Formación de *N*-acetil-glucosamina 6-fosfato. El aminoazúcar se forma por acción de una transferencia del grupo amino a partir de la amida de gluta-mina a un carbono del azúcar. El grupo amino se acetila por la transferencia de un grupo acetil a partir de CoA-acetil. Los áto-mos de hidrógeno del azúcar se han omi-tido por razones de claridad. CoASH, coen-zima A; fructosa 6-P, fructosa 6-fosfato; glu-cosamina 6-P, glucosamina 6-fosfato.

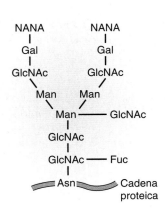

FIGURA 27-17 Un ejemplo de una glu-coproteína ramificada. Fuc, fucosa; Gal, galac-tosa; GlcNAc, *N*-acetilglucosamina; Man, manosa; NANA, ácido N-acetilneuramínico.

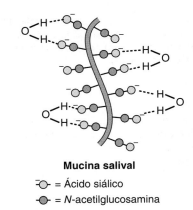

Mucina salival

◦- = Ácido siálico
●- = *N*-acetilglucosamina

FIGURA 27-18 Estructura de mucina salival. Los azúcares forman enlaces de hi-drógeno con agua. El ácido siálico propor-ciona un grupo carboxilato de carga negativa. La proteína es muy grande y los ácidos siá-licos negativamente cargados extienden la cadena de carbohidratos (por carga de re-pulsión) y por ese motivo las moléculas ocupan un espacio mayor. Todas las gluco-proteínas salivales contienen azúcares de unión *O*-. El ácido *N*-acetilneuramínico (NANA) es un ácido siálico.

Al identificar la naturaleza de los de-terminantes antigénicos en la superfi-cie de los eritrocitos de un donante, **Edna R.** puede clasificar la sangre del donante como perteneciente a determinados grupos san-guíneos específicos. Estos determinantes antigé-nicos se ubican en los oligosacáridos de las glucoproteínas y glucolípidos de las membranas celulares. El grupo de sangre más importante en el ser humano es el grupo ABO, que comprende dos antígenos: A y B. Los individuos con el antí-geno A en sus células pertenecen al grupo de sangre A, aquellos con el antígeno B al grupo B y los de antígenos A y B al grupo AB. La ausencia de los antígenos A y B tiene como resultado el tipo de sangre O (*véase* fig. 27-23).

III. Glucoproteínas

A. Estructura y función

Las glucoproteínas contienen cadenas cortas de carbohidratos unidas de manera cova-lente a residuos de serina/treonina o asparagina en la proteína. Estas cadenas de oligosa-cáridos están ramificadas con frecuencia y no contienen disacáridos repetidos (fig. 27-17). La mayor parte de las proteínas en la sangre corresponde a glucoproteínas. Tie-nen función de hormonas, anticuerpos, enzimas (incluidas las de la cascada de la coagu-lación de la sangre), y como componentes estructurales de la matriz extracelular. El colágeno contiene unidades galactosil y disacáridos compuestos de galactosil-glucosa unidos a residuos de hidroxilisina (*véase* cap. 47). Las secreciones de células producto-ras de moco, como la mucina salival, son glucoproteínas (fig. 27-18).

Aunque la mayoría de las glucoproteínas se secretan a partir de células, algunas se liberan en los lisosomas, en donde sirven como enzimas lisosómicas que degradan a varios tipos de materiales celular y extracelular. Otras glucoproteínas se producen como proteínas secretoras, pero las regiones hidrófobas de la proteína permanecen enlazadas a la membrana celular y la porción de carbohidrato se extiende al espacio extracelular (*véase también* cap. 15, sec. I). Estas glucoproteínas funcionan como receptores para compuestos (p. ej., hormonas), proteínas de transporte, y como fijadores celulares y si-tios de reconocimiento intercelular. Las bacterias y virus también se unen a estos sitios.

B. Síntesis

La porción de proteína de las glucoproteínas se sintetiza en los ribosomas unidos al retícu-lo endoplasmático (RE). Las cadenas de carbohidratos se unen a la proteína en el lumen del RE y en el complejo de Golgi. En algunos casos, el azúcar inicial se une a una serina o un residuo de treonina en la proteína, y la cadena de carbohidrato se extiende por la adición secuencial de residuos de azúcar al extremo no reductor. Como se observa en la tabla 27-4, los UDP-azúcares son los precursores de la adición de cuatro de los siete azúcares que por lo regular se encuentran en las glucoproteínas (glucosa, galactosa, *N*-acetilglucosamina y *N*-acetilgalactosamina). Los GDP-azúcares son los precursores de la adición de manosa y L-fucosa y CMP-NANA es el precursor de NANA. El dolicol fosfato (fig. 27-19) (que se sintetiza a partir de unidades de isopreno, revisado en el cap. 32) interviene en la transferencia de cadenas ramificadas de azúcar al nitrógeno de la

FIGURA 27-19 Estructura de dolicol fosfato. En los seres humanos, la unidad de isopreno (en *paréntesis*) se repite alrededor de 17 veces (n = ≈ 17).

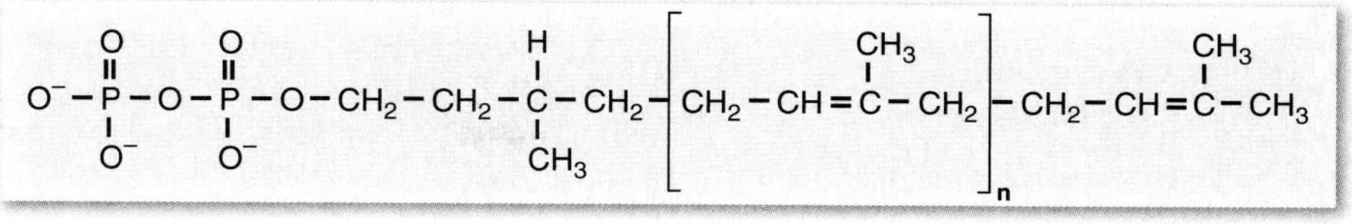

$$O^- - \overset{\overset{O}{\parallel}}{\underset{\underset{O^-}{|}}{P}} - O - \overset{\overset{O}{\parallel}}{\underset{\underset{O^-}{|}}{P}} - O - CH_2 - CH_2 - \overset{\overset{H}{|}}{\underset{\underset{CH_3}{|}}{C}} - CH_2 - \left[CH_2 - CH = \overset{\overset{CH_3}{|}}{C} - CH_2 \right]_n - CH_2 - CH = \overset{\overset{CH_3}{|}}{C} - CH_3$$

amida de residuos de la asparagina. Los azúcares se retiran y se agregan cuando la glucoproteína se mueve del RE a través del complejo de Golgi (fig. 27-20). Como se describió en el capítulo 10, la cadena de carbohidratos se usa como marcador de selección para las enzimas lisosomales.

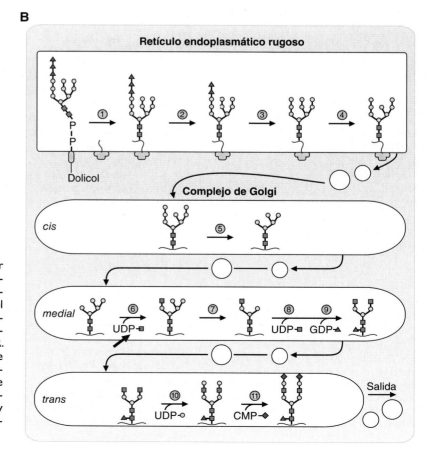

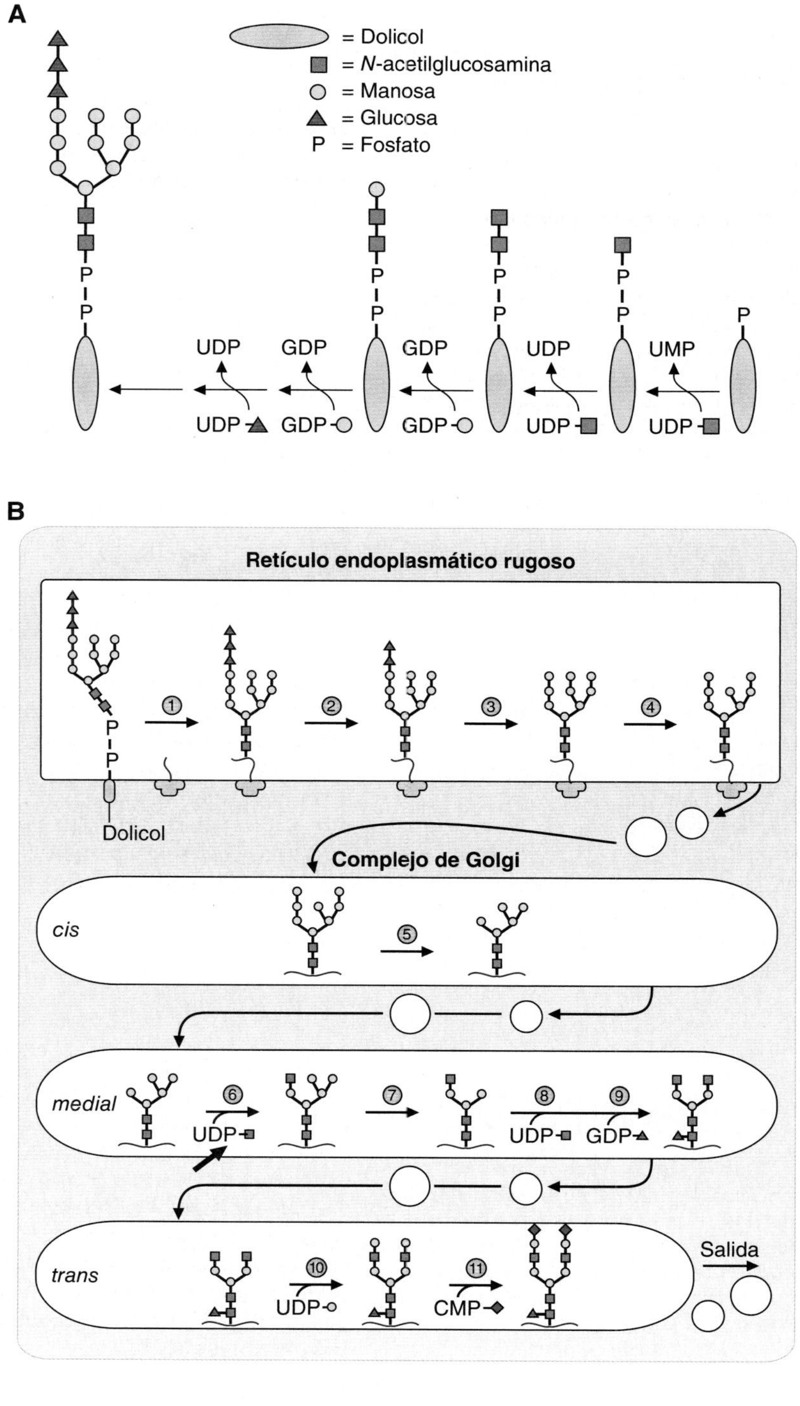

FIGURA 27-20 Acción del dolicol fosfato al sintetizar la forma de alta manosa de oligosacáridos (**A**) y el procesamiento de estos grupos de carbohidratos (**B**). Transferencia de oligosacáridos ramificados a partir de dolicol fosfato a una proteína en el lumen del retículo endoplasmático rugoso (RER) (paso 1) y el procesamiento del oligosacárido (pasos 2-11). Los pasos 1 a 4 suceden en el RER. La glucoproteína se transfiere en vesículas al complejo de Golgi, donde ocurren otras modificaciones de los oligosacáridos (pasos 5-11). (**B** modificada con autorización de Kornfeld R, Kornfeld S. Assembly of asparagine-linked oligosaccharides. *Annu Rev Biochem*. 1985;54;631-664. © 1985 by Annual Reviews, Inc.; permiso solicitado a través de Copyright Clearance Center, Inc.).

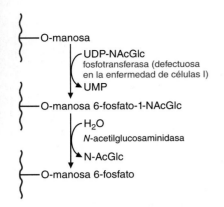

FIGURA 27-21   Síntesis de manosa 6-fosfato en el oligosacárido de las proteínas lisosómicas. La vía para la fosforilación de un residuo de manosa dentro de la proteína fijada al oligosacárido requiere dos pasos. El primero es una transferencia de *N*-acetilglucosamina fosfato al residuo de manosa y el segundo es la liberación de *N*-acetilglucosamina desde el producto intermedio, de tal modo que el fosfato permanece en el residuo de manosa. NAcGlc, *N*-acetilglucosamina; UDP, difosfato de uridina; UMP, monofosfato de uridina.

La enfermedad de las células I (por inclusión de células) es una condición rara en la cual las enzimas lisosomales carecen del marcador fosfato de manosa que las dirige a los lisosomas. La enzima que es deficiente en la enfermedad de inclusión de célula es una fosfotransferasa localizada en el aparato de Golgi (fig. 27-21). La fosfotransferasa tiene la capacidad singular de reconocer proteínas lisosomales debido a sus estructuras tridimensionales, de tal modo que todas puedan marcarse de manera apropiada para el transporte de los lisosomas. En consecuencia, como resultado de la insuficiencia de fosfato de manosa, las enzimas lisosómicas se secretan en las células. Puesto que los lisosomas carecen de su complemento normal de enzimas, moléculas no degradadas se acumulan en las membranas dentro de estas células, hasta formar cuerpos de inclusión.

IV. Glucolípidos

A. Función y estructura

Los glucolípidos son derivados de la esfingosina lipídica. Estos **esfingolípidos** incluyen a los **cerebrósidos** y **gangliósidos** (fig. 27-22; *véase también* cap. 5 y fig. 5-20). Contienen ceramida, con restos de carbohidratos unidos a su grupo hidroximetilo.

Los glucolípidos participan en la comunicación intercelular. Los oligosacáridos de idéntica composición están presentes tanto en los glucolípidos como en las glucoproteínas relacionadas con la membrana celular, donde sirven como factores de reconocimiento celular. Por ejemplo, los residuos de carbohidratos en estos oligosacáridos son los antígenos de las sustancias del grupo sanguíneo ABO (fig. 27-23).

B. Síntesis

Los cerebrósidos se sintetizan a partir de la ceramida y UDP-glucosa o UDP-galactosa. Contienen un solo azúcar (monosacárido). Los gangliósidos contienen oligosacáridos producidos por UDP-azúcares y CMP-NANA, que son los residuos de ácido *N*-acetilneura-

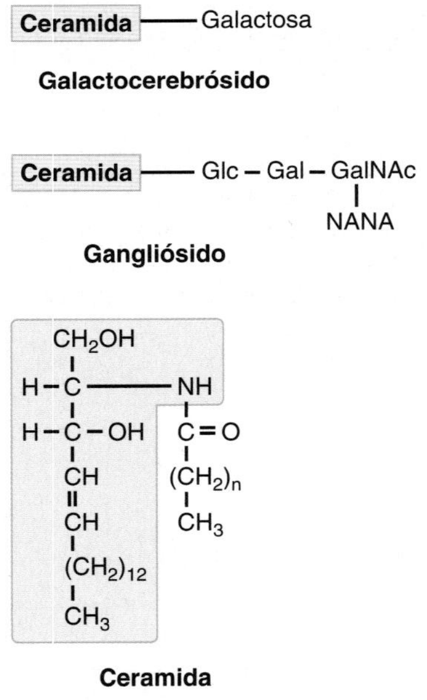

FIGURA 27-22   Estructuras de cerebrósidos y gangliósidos. En estos glucolípidos, los azúcares están unidos a la ceramida (se muestran *debajo* de los glucolípidos). La porción de ceramida *dentro del recuadro* es esfingosina, de donde deriva el nombre "esfingolípidos". GalNAc, *N*-acetilgalactosamina; NANA, ácido *N*-acetilneuramínico.

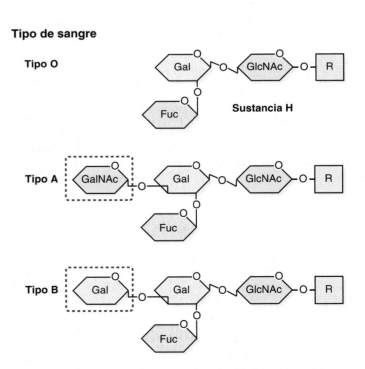

FIGURA 27-23   Estructuras de las sustancias de los grupos sanguíneos. Obsérvese que estas estructuras son las mismas excepto para el tipo A que tiene *N*-acetilgalactosamina (GalNAc) en el extremo no reductor, el tipo B posee galactosa (Gal) y el tipo O no tiene ninguna de ellas. R es una proteína o ceramida lipídica. Cada determinante antigénico se halla en recuadro. Fuc, fucosa; GlcNAc, *N*-acetilglucosamina; Gal, galactosa.

TABLA 27-5 Enzimas defectuosas en la gangliosidosis

ENFERMEDAD	INSUFICIENCIA ENZIMÁTICA	LÍPIDO ACUMULADO[a]
Fucosidosis	α-fucosidasa	Cer–Glc–Gal–GalNAc–Gal:Fuc H-isoantígeno
Gangliosidosis generalizada	GM$_1$-β-galactosidasa	Cer–Glc–Gal(NeuAc)–GalNAc:Gal GM$_1$ gangliósido
Enfermedad de Tay-Sachs	Hexosaminidasa	Cer–Glc–Gal(NeuAc):GalNAc GM$_2$ gangliósido
Variante de Tay-Sachs o enfermedad de Sandhoff	Hexosaminidasa A y B	Cer–Glc–Gal–Gal:GalNAc globósido más GM$_2$ gangliósido
Enfermedad de Fabry	α-galactosidasa	Cer–Glc–Gal:Gal globotriaosilceramida
Lipidosis de ceramida lactosida	Ceramida lactosidasa (β-galactosidasa)	Cer–Glc:Gal ceramida lactosida
Leucodistrofia metacromática	Arilsulfatasa	Cer–Gal:OSO$_3^{3-}$ sulfogalactosilceramida
Enfermedad de Krabbe	β-galactosidasa	Cer:Gal galactosilceramida
Enfermedad de Gaucher	β-glucosidasa	Cer:Glc glucosilceramida
Enfermedad de Niemann-Pick	Esfingomielinasa	Cer:P–colina esfingomielina
Enfermedad de Farber	Ceramidasa	Acyl:esfingosina ceramida

Cer, ceramida; Fuc, fucosa; Gal, galactosa; Glc, glucosa; NeuAc, ácido N-acetilneuramínico.

[a]Los dos puntos indican la unión que no se puede romper debido a la insuficiencia enzimática relacionada con la enfermedad.

mínico que se ramifican desde la cadena lineal. La síntesis de esfingolípidos se describe con mayor detalle en el capítulo 31. Los defectos en la degradación de los esfingolípidos causan esfingolipidosis (también conocida como gangliosidosis), como se indica en la tabla 27-5.

Los esfingolípidos se producen en el complejo de Golgi. Su componente lipídico se convierte en parte de la membrana de la vesícula secretora que emana de la cara *trans* del aparato de Golgi. Después de que la membrana vesicular se fusiona con la membrana celular, el componente lipídico del glucolípido permanece en la capa exterior de la membrana celular y el componente del carbohidrato se extiende al espacio extracelular. Algunas veces, el componente de carbohidrato se emplea como señal de reconocimiento para proteínas extrañas; por ejemplo, la toxina del cólera (que afectó a **Dennis V.**; cap. 10) se une a la porción de carbohidrato del GM$_1$ gangliósido para permitir que su subunidad catalítica entre en la célula.

Las sustancias de los grupos sanguíneos son componentes oligosacáridos de glucolípidos y glucoproteínas que se encuentran en la mayor parte de las membranas celulares. Las ubicadas en eritrocitos se han estudiado de forma extensa. Un solo locus genético con dos alelos determina el tipo de sangre de un individuo. Estos genes codifican las glucosiltransferasas que intervienen en la síntesis de oligosacáridos de las sustancias del grupo sanguíneo.

La mayoría de los individuos puede sintetizar la sustancia H, un oligosacárido que contiene una fucosa unida a una galactosa en el extremo no reducido de la sustancia del grupo sanguíneo (*véase* fig. 27-23). Los individuos del tipo A producen una N-acetilgalactosamina transferasa (codificada por el gen *A*) que une N-acetilgalactosamina al residuo de galactosa de la sustancia H. Las personas del tipo B producen una galactosiltransferasa (codificada por el gen *B*) que une una galactosa al residuo de galactosa de la sustancia H. Las personas del tipo AB tienen ambos alelos y producen ambas transferasas. Por lo tanto, algunos de los oligosacáridos de la sustancia del grupo sanguíneo contienen N-acetilgalactosamina y otros galactosa. Los individuos de tipo O producen transferasa defectuosa y, por lo tanto, no enlazan ni N-acetilgalactosamina ni galactosa con la sustancia H. En consecuencia, las personas con tipo de sangre O solo poseen la sustancia H.

COMENTARIOS CLÍNICOS

El cultivo de pus de **Al M.** enviado en el segundo día de su admisión por intoxicación alcohólica aguda reveló *Staphylococcus aureus*. Este microorganismo se ha vuelto resistente a diversos antibióticos y por lo tanto se inició un tratamiento con TMP/sulfa. Desafortunadamente, **Al M.** había presentado, al parecer, una hemólisis aguda (lisis o destrucción de algunos de sus eritrocitos), quizá inducida por una exposición a la sulfa y la infección por *S. aureus*. La hemoglobina que escapó de los eritrocitos destruidos se filtró a los riñones y apareció en su orina.

Por mecanismos que no están por completo diluidos, algunos fármacos (como las sulfas y los antipalúdicos), diversos agentes infecciosos y la exposición a las habas verdes pueden precipitar la destrucción de los eritrocitos en individuos con una deficiencia genética de glucosa 6-fosfato deshidrogenasa. Se presupone que estos pacientes no pueden generar suficiente NADPH para protegerse de las especies reactivas de oxígeno (ERO). Aunque los eritrocitos carecen de la mayor parte de otras fuentes enzimáticas de

NADPH para el sistema antioxidante del glutatión, sí tienen los mecanismos de defensa que proveen otros antioxidantes como la catalasa y las vitaminas E y C. De esta forma, los individuos que no presentan una insuficiencia total de glucosa 6-fosfato deshidrogenasa se mantienen asintomáticos, a menos que un estrés oxidativo adicional, como una infección, les genere radicales de oxígeno adicionales.

Algunos fármacos, como la primaquina antipalúdica y la sulfonamida que **Al M.** consume, afectan la capacidad de los eritrocitos para defenderse contra el estrés oxidativo. Las habas verdes, que parecen habichuelas gordas, contienen los glucósidos de la purina vicina e isouramilo. Estos compuestos reaccionan con el glutatión. Se ha sugerido que las concentraciones celulares de glutatión reducido descienden a un punto en que los grupos sulfhidrilos fundamentales en algunas proteínas claves no se pueden mantener en forma reducida.

Las más altas prevalencias para la deficiencia de glucosa 6-fosfato deshidrogenasa se encuentran en África Tropical y Asia, algunas áreas de Medio Oriente y el Mediterráneo y en Papúa Nueva Guinea. La distribución geográfica de esta deficiencia es similar a la de la anemia falciforme y quizá también se relacione con la resistencia relativa que confiere contra el parásito del paludismo.

Debido a que los individuos con esta deficiencia son asintomáticos, a menos que se expongan a un "desafío oxidante", el curso clínico de la anemia hemolítica se autolimita si se anula el agente causante. Sin embargo, los polimorfismos genéticos explican una variabilidad sustancial en la intensidad de la enfermedad. Los pacientes afectados de gravedad pueden tener anemia hemolítica crónica y otras secuelas aun sin exposición conocida a fármacos, infecciones y otros factores causales. En estas personas es también común la ictericia neonatal y puede ser lo suficientemente grave para ocasionar la muerte.

Se cambió el antibiótico de **Al M.** y desaparecieron la infección y los síntomas provocados por la deficiencia de glucosa 6-P deshidrogenasa.

(P) **Edna R.** determinó que el tipo de sangre de un paciente era AB. La nueva residente de cirugía estaba ansiosa por indicar una transfusión sanguínea a este paciente y, dado que la sangre AB es rara y no disponía de una cantidad adecuada en el banco de sangre, solicitó sangre tipo A. ¿Debería **Edna R.** proporcionar sangre tipo A para este paciente?

Edna R. Durante la temporada que pasó en el banco de sangre del hospital, aprendió que la importancia del sistema del grupo sanguíneo ABO en el tratamiento de transfusión se basa en dos principios (tabla 27-6): 1) los anticuerpos de los antígenos A y B ocurren de manera natural en el suero de las personas cuyas superficies de eritrocitos carecen del antígeno correspondiente (es decir, personas con antígenos A en sus eritrocitos poseen anticuerpos B en el suero y viceversa). Estos anticuerpos pueden surgir como consecuencia de exposición previa a antígenos de reacción en bacterias y alimentos o a transfusiones de sangre; 2) los anticuerpos contra A y B están casi siempre presentes y son capaces de activar a todo el sistema del complemento. Como resultado, estos anticuerpos pueden ocasionar destrucción intravascular de un gran número de eritrocitos incompatibles suministrados de modo inadvertido en una transfusión sanguínea. Las personas con sangre tipo AB tienen antígenos A y B y no producen anticuerpos a ninguno. Por lo tanto, son receptores "universales". Pueden recibir eritrocitos de individuos con sangre tipos A, B, AB u O de forma segura. (Sin embargo, no pueden recibir suero de forma segura de estos individuos porque contiene anticuerpos contra los antígenos A o B). Aquellos con sangre tipo O no tienen ninguno de estos antígenos. Son donadores "universales"; esto es, sus eritrocitos pueden infundirse en personas tipos A, B, O o AB. (No obstante, su suero contiene anticuerpos contra los antígenos A y B y no pueden administrarse en forma segura a receptores con estos antígenos).

TABLA 27-6 Características de los grupos sanguíneos ABO				
TIPO DE CÉLULA ROJA	**O**	**A**	**B**	**AB**
Genotipos posibles	OO	AA o AO	BB o BO	AB
Anticuerpos en suero	Anti-A y B	Anti-B	Anti-A	Ninguno
Frecuencia (en raza blanca)	45%	40%	10%	5%
Puede aceptar tipos sanguíneos	O	A, O	B, O	A, B, AB, O

El segundo grupo de eritrocitos en importancia es el grupo Rh. Es esencial porque uno de sus determinantes antigénicos, el antígeno D, es un muy potente inmunógeno que estimula la producción de un gran número de anticuerpos. La composición singular de los carbohidratos de las glucoproteínas que constituye el determinante antigénico en los eritrocitos contribuye en parte a la relativa inmunogenicidad de los grupos de eritrocitos A, B y Rh(D) en la sangre humana.

Jay S. La enfermedad de Tay-Sachs, el problema que afecta a **Jay S.**, es un padecimiento autosómico recesivo que es raro en la población general (1 en 300 000 nacimientos), pero su prevalencia en judíos originarios de Europa del Este (asquenazí) (que conforman 90% de la población judía de EUA) es mucho más elevada (1 en 3 600 nacimientos). Uno de cada 28 judíos asquenazíes porta este gen defectuoso. Su presencia se puede descubrir al cuantificar el nivel de tejido de la actividad enzimática de la hexosaminidasa A o por la técnica del ADN recombinante.

Los portadores de los genes afectados tienen una concentración reducida, pero funcional de esta enzima, que en condiciones normales hidroliza una unión específica entre una N-acetil-D-galactosamina y un residuo D-galactosa en la cabeza polar del gangliósido.

No existe ningún tratamiento eficaz. La sustitución enzimática ha tenido poco éxito debido a las dificultades para obtener la enzima a través de la barrera hematoencefálica.

La enfermedad de Tay-Sachs es una de las gangliosidosis, con modalidad multifacética. La esfingolipidosis, que incluyen a las enfermedades de Fabry y Gaucher, afecta sobre todo al cerebro, la piel y el sistema reticuloendotelial (p. ej., hígado y bazo). En estas enfermedades se acumulan lípidos complejos. Cada uno de estos lípidos contiene una ceramida como parte de su estructura (*véase* tabla 27-5). La velocidad a la cual este lípido se sintetiza es normal. Sin embargo, la enzima lisosómica requerida para degradarlo no es muy activa, sea porque se produce en cantidades insuficientes como resultado de una mutación de un gen que codifica específicamente a la enzima o sea porque falta una proteína fundamental requerida para activar a la enzima. Como el lípido no puede degradarse, se acumula y causa degeneración del tejido afectado, con mal funcionamiento progresivo, como los déficits psicomotores registrados como resultado de la afectación del sistema nervioso central observada en la mayoría de estas enfermedades de almacenamiento.

El paciente puede recibir **células** sanguíneas tipo A de otra persona porque tiene antígenos A y B en sus propias células y no tiene anticuerpos en su suero para células tipos A o B. Sin embargo, no debe suministrarse suero tipo A (o sangre tipo A) porque el suero tipo A contiene anticuerpos para los antígenos tipo B, que están presentes en sus células.

COMENTARIOS BIOQUÍMICOS

La bioquímica de la enfermedad de Tay-Sachs. La hexosaminidasa A, la enzima defectuosa en la enfermedad de Tay-Sachs, se compone en realidad de dos subunidades, una cadena α y una β. La estequiometría actualmente se considera αβ (un dímero). La subunidad α la codifica el gen *HexA*, mientras que la subunidad β la codifica el gen *HexB*. En la enfermedad de Tay-Sachs, la subunidad α es defectuosa y la actividad de la hexosaminidasa A se pierde. Sin embargo, la subunidad β puede formar dímeros activos en ausencia de la subunidad α y esta actividad, llamada hexosaminidasa B, es capaz de escindir el globósido glucolípido y conserva actividad en los niños con enfermedad de Tay-Sachs. En consecuencia, los niños con enfermedad de Tay-Sachs acumulan gangliósido GM$_2$, pero no globósido (fig. 27-24).

La mutación del gen *HexB*, y la producción de una subunidad β defectuosa, implica la desactivación de la actividad de las hexosaminidasas A y B. Tal desactivación conduce a la enfermedad de Sandhoff. Las dos actividades se pierden porque requieren una subunidad β funcional. El curso clínico de esta enfermedad es similar al de la anomalía de Tay-Sachs, pero con un curso acelerado debido a la acumulación inicial de GM$_2$ y globósido en los lisosomas.

Un tercer tipo de mutación también puede causar síntomas de la enfermedad similares a los de la enfermedad de Tay-Sachs. Algunos niños se identifican con los síntomas de Tay-Sachs, pero al medir en tubo de ensayo las actividades de las hexosaminidasas A y B son normales. Esta enfermedad, denominada en fecha reciente enfermedad activadora de Sandhoff, es efecto de una mutación en una proteína necesaria para activar la actividad de la hexosaminidasa A. En ausencia del activador, la actividad de la hexosaminidasa A es mínima y GM$_2$ se acumula de modo inicial en los lisosomas. Esta mutación no tiene efecto en la actividad de la hexosaminidasa B.

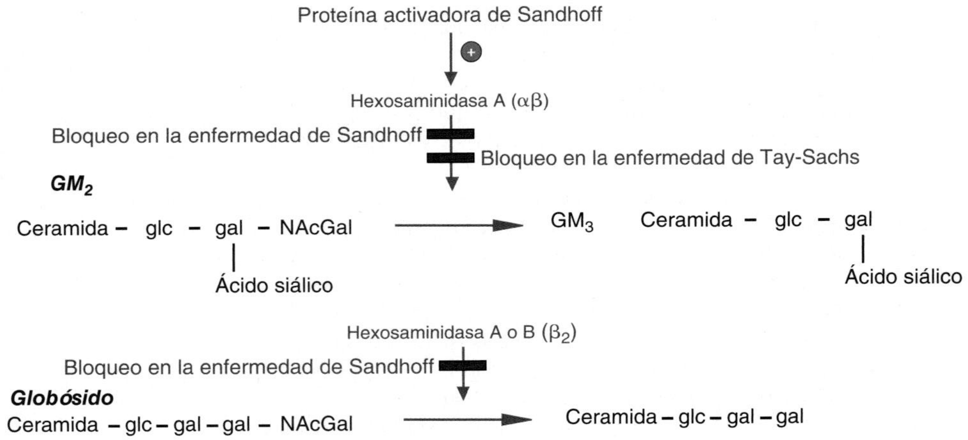

Proteína activadora de Sandhoff

⊕

Hexosaminidasa A (αβ)

Bloqueo en la enfermedad de Sandhoff ▬▬ ▬▬ Bloqueo en la enfermedad de Tay-Sachs
▬▬

GM₂

Ceramida – glc – gal – NAcGal ⟶ GM₃   Ceramida – glc – gal
| |
Ácido siálico   Ácido siálico

Hexosaminidasa A o B (β₂)

Bloqueo en la enfermedad de Sandhoff ▬▬
▬▬

Globósido
Ceramida – glc – gal – gal – NAcGal ⟶ Ceramida – glc – gal – gal

FIGURA 27-24 Especificidades de sustrato de las hexosaminidasas A, B y la función de la proteína activadora. Los defectos en la subunidad β desactivan tanto a las actividades de *HexA* como a las de *HexB*, lo que conduce a GM_2 y la acumulación de globósido. Un defecto en la proteína activadora de Sandhoff también conduce a la acumulación de GM_2, ya que la actividad de *HexA* se reduce. Los defectos en la subunidad α desactivan solo a la actividad de *HexA*, de tal modo que no se afecta la actividad de *HexB* hacia el globósido. Gal, galactosa; Glc, glucosa; NAcGal, *N*-acetilgalactosamina.

Cuando un glucolípido no puede degradarse debido a una mutación enzimática, se acumula en cuerpos residuales (vacuolas que contienen material que las enzimas lisosómicas no pueden digerir). Las células normales contienen un pequeño número de cuerpos residuales, pero en enfermedades de enzimas lisosómicas, grandes cantidades de cuerpos residuales se acumulan dentro de la célula e interfieren al final con la función celular normal.

En 70% de los casos de enfermedad de Tay-Sachs en personas de origen judío asquenazí, el exón 11 del gen de la cadena α de la hexosaminidasa A contiene una mutación. La secuencia normal del gen codifica una proteína con los aminoácidos Arg-Ile-Ser-Tyr-Gly-Pro-Asp en esta región, como se muestra a continuación:

$$
\begin{array}{c}
\overset{\textstyle\cdot10\cdot20}{5'-CGTATATCCTATGGCCCTGAC} \\
Arg-Ile-Ser-Tyr-Gly-Pro-Asp
\end{array}
$$

La secuencia de ADN mutante en esta área es

$$
\begin{array}{c}
\overset{\textstyle\cdot10\cdot20}{5'-CGTATATC\underline{TATC}CTATGGCCCTGAC} \\
Arg-Ile-Ser-Ile-Leu-Trp-Pro-Stop
\end{array}
$$

Una inserción de cuatro bases (subrayada) se produce en el gen mutado, que altera el marco de lectura de la proteína y también introduce un codón de detención prematuro más abajo de la proteína, por lo que una subunidad α no funcional puede producirse.

CONCEPTOS CLAVE

◆ La vía de la pentosa fosfato consiste en reacciones oxidativas y no oxidativas.
◆ Los pasos oxidativos de la vía de la pentosa fosfato generan NADPH y ribulosa 5-P a partir de la glucosa 6-P.
   ◆ La ribulosa 5-P se convierte en ribosa 5-P para la biosíntesis de los nucleótidos.
   ◆ El NADPH se emplea como poder reductor para las vías biosintéticas.
◆ Los pasos no oxidativos de la vía de la pentosa fosfato convierten de manera reversible los azúcares de cinco carbonos en fructosa 6-P y gliceraldehído 3-P.

◆ Las necesidades de la célula dictan si esta usará las reacciones oxidativas de la vía de la pentosa fosfato, las reacciones no oxidativas, o ambos grupos de reacciones.

◆ Las reacciones entre azúcares o la formación de derivados de azúcar utilizan azúcares activados por acoplamiento a los nucleótidos (un azúcar nucleotídico).

◆ La UDP-glucosa y la UDP-galactosa son sustratos para muchas reacciones de glucosiltransferasa.

◆ La lactosa se forma a partir de UDP-galactosa y glucosa.

◆ La UDP-glucosa se oxida hasta UDP-glucuronato, que forma derivados glucurónidos de varios compuestos hidrofóbicos, que pueden excretarse con mayor facilidad en la orina o bilis que en el compuesto original.

◆ Las glucoproteínas y glucolípidos contienen varios tipos de residuos de carbohidratos.

◆ Los carbohidratos en las glucoproteínas pueden ser O-enlazados o N-enlazados y se sintetizan en el RE y el aparato de Golgi.

◆ Para los carbohidratos O-enlazados, los carbohidratos se agregan de manera secuencial (a través de precursores de azúcar nucleotídico), primero con un azúcar unido a un grupo hidroxilo de las cadenas laterales de aminoácido de serina o treonina.

◆ Para los carbohidratos N-enlazados, la cadena de carbohidratos ramificada se sintetiza primero en dolicol fosfato y luego se transfiere al nitrógeno de la amida de un residuo de asparagina de la proteína.

◆ Los glucolípidos pertenecen a la clase de esfingolípidos que agregan grupos de carbohidratos a la ceramida base, uno a la vez, a partir de azúcares nucleotídicos.

◆ Los defectos en la degradación de los glucoesfingolípidos provocan una clase de enfermedad lisosómica conocida como esfingolipidosis.

◆ La tabla 27-7 resume las enfermedades revisadas en este capítulo.

TABLA 27-7 Enfermedades revisadas en el capítulo 27

ENFERMEDAD O TRASTORNO	AMBIENTAL O GENÉTICA	COMENTARIOS
Transfusiones de sangre	Medio ambiente/ genética	La tipificación del grupo sanguíneo depende de los antígenos en la superficie celular, en particular el contenido de carbohidratos del antígeno.
Enfermedad de Tay-Sachs	Genética	Insuficiencia de actividad de hexosaminidasa A que causa acumulación de GM_2 en los lisosomas.
Enfermedad de Sandhoff	Medio ambiente/ genética	Falta de actividad de la hexosaminidasa A y B, lo que lleva a una acumulación de GM_2 y de globoside en los lisosomas
Ictericia	Ambas	Incapacidad para conjugar bilirrubina con ácido glucurónico en el hígado.
Esfingolipidosis	Genética	Defectos en la degradación de gangliósidos y esfingolípidos, como se resumió en la tabla 27-5.
Deficiencia de glucosa 6-fosfato deshidrogenasa	Genética, ligada al cromosoma X	La falta de actividad de glucosa 6-fosfato deshidrogenasa causa anemia hemolítica en presencia de agentes oxidantes fuertes.

PREGUNTAS DE REVISIÓN: CAPÍTULO 27

1. ¿Cuál de los siguientes describe mejor a una madre con galactosemia causada por una insuficiencia de galactosa 1-fosfato uridililtransferasa?
   A. Puede transformar galactosa en UDP-galactosa para la síntesis de lactosa durante la lactancia.
   B. Puede formar galactosa 1-fosfato a partir de galactosa.
   C. Puede usar galactosa como un precursor para la producción de glucosa.
   D. Puede emplear galactosa para producir glucógeno.
   E. Tendrá concentraciones séricas de galactosa por debajo de lo normal después de tomar leche.

2. ¿Cuáles de los siguientes son los precursores inmediatos de carbohidratos para la síntesis de glucolípidos y glucoproteínas?
   A. Azúcares fosfatos
   B. Azúcares ácidos

C. Azúcares de alcohol

D. Azúcares nucleotídicos

E. Acilazúcares

3. Un neonato es diagnosticado con ictericia neonatal. ¿De cuál de los siguientes carbohidratos carece la bilirrubina que produce?

A. Glucosa

B. Gluconato

C. Glucuronato

D. Galactosa

E. Galactitol

4. ¿Cuál de los siguientes es el nitrógeno donador para la formación de aminoazúcares?

A. Amoniaco

B. Asparagina

C. Glutamina

D. Adenina

E. Dolicol

5. ¿Cuál de los siguientes glucolípidos se acumularía en un paciente con enfermedad de Sandhoff?

A. GM_1

B. Lactosilceramida

C. Globósido

D. Glucocerebrósido

E. GM_3

6. Un defecto, ¿en cuál de las siguientes enzimas afectaría de gravedad la capacidad de una persona para metabolizar específicamente galactosa?

A. UDP-glucosa pirofosforilasa

B. Hexocinasa

C. Glucosa 6-fosfato deshidrogenasa

D. Triosa cinasa

E. Piruvato carboxilasa

7. Poco después del nacimiento de su primer hijo, se descubrió que una mujer era incapaz de sintetizar lactosa. El análisis de varias glucoproteínas en su suero indicó que no había un defecto en las cadenas de carbohidratos, ni había alteración en el contenido de carbohidratos de los glucolípidos de superficie celular. Esta mujer podría tener una mutación en una de las siguientes enzimas o clases de enzimas:

A. Una glucosiltransferasa

B. Una galactosiltransferasa

C. Lactasa

D. α-lactoalbúmina

E. Una lactosiltransferasa

8. Un hombre de 27 años de edad de ascendencia mediterránea desarrolló anemia hemolítica después de que le prescribieran un medicamento que es un potente agente oxidante. La anemia es resultado de una de las siguientes opciones:

A. Disminución en la concentración de glutatión oxidado

B. Disminución en la concentración de glutatión reducido

C. Aumento en la producción de NADPH

D. Reducción en las concentraciones de peróxido de hidrógeno

E. Aumento en la producción de glucosa 6-fosfato

9. Se está tipificando la sangre de un paciente exponiéndola a anticuerpos tipo A o tipo B. ¿Cuál resultado se esperaría si el paciente tuviera sangre tipo AB?

A. Sin reacción a anticuerpos A

B. Sin reacción a anticuerpos B

C. Sin reacción a anticuerpos A o B

D. Reacción a anticuerpos A y B

E. Reacción a anticuerpos A, pero no a anticuerpos B

10. Los defectos hereditarios en la vía de desviación de pentosa fosfato podrían provocar una de las siguientes:

A. Fosforilación oxidativa ineficaz provocada por mitocondria disfuncional

B. Incapacidad para llevar a cabo la desintoxicación reductiva

C. Incapacidad de producir fructosa 6-fosfato y gliceraldehído 3-fosfato para biosíntesis de azúcar de cinco carbonos

D. Incapacidad de generar NADH para reacciones biosintéticas

E. Incapacidad para generar NADH a fin de proteger células de las ERO

11. Un consumidor crónico de alcohol (desde hace más de 10 años) fue encontrado inconsciente en la acera después de haber bebido durante 2 semanas en la que las únicas calorías que el individuo ingirió provenían del alcohol. Los niveles de glucosa en sangre eran de 31 mg/dL, y el paciente fue colocado en un goteo de glucosa intravenosa. Al cabo de unas horas, el paciente recuperó la conciencia, pero seguía intoxicado. Después de hablar con el paciente, se determinó que su dieta durante los últimos 10 años consistía principalmente en alcohol y pequeñas cantidades o proteínas, sin suplementos nutricionales. ¿Qué actividades enzimáticas esperaría que se redujeran en este paciente en el momento del tratamiento inicial?

	Piruvato deshidrogenasa	Isocitrato deshidrogenasa	Gliceraldehído 3-fosfato deshidrogenasa	Transcetolasa	Transaldolasa
A	Sí	No	No	Sí	No
B	Sí	Sí	No	No	No
C	Sí	No	No	Sí	Sí
D	No	Sí	Sí	No	Sí
E	No	No	Sí	Sí	Sí
F	No	Sí	Sí	No	No

12. Un individuo de ascendencia mediterránea enferma después de comer habas, por lo que ha aprendido a eliminarlas de su dieta. ¿Qué enzimas serían necesarias en el hígado de este individuo para sintetizar ribosa 5-fosfato a partir de glucosa 6-fosfato? Elija la mejor respuesta.

	Fosfoglu-comu-tasa	Gliceral-dehído 3-fosfato deshidro-genasa	Glucosa 6-fosfato deshidro-genasa	Trans-ceto-lasa	C3-epi-merasa
A	No	No	No	Sí	No
B	No	No	No	Sí	Sí
C	Sí	Sí	No	Sí	No
D	Sí	Sí	Sí	No	Sí
E	No	No	Sí	No	No
F	No	Sí	Sí	No	Sí

13. Un niño de ascendencia judía asquenazí había progresado con normalidad durante sus primeros 6 meses de vida, pero después empezó a presentar retroceso en su desarrollo, perdiendo habilidades motoras, mostrando problemas de visión, debilidad general y una respuesta de sobresalto exagerada. Los análisis genéticos indicaron que cada uno de los padres era heterocigoto para una mutación inactivadora en el gen *HexB*. Sin embargo, el niño tiene la capacidad de degradar ¿cuál de los siguientes glicolípidos? Elija la mejor respuesta.

	Globosida	GM_2	Galactosilceramida	Esfingomielina
A	Sí	Sí	No	No
B	Sí	No	Sí	Sí
C	Sí	Sí	No	No
D	No	No	Sí	No
E	No	Sí	No	Sí
F	No	No	Sí	Sí

14. La azaserina es un potente fármaco, altamente tóxico, que inhibe prácticamente todas las reacciones que utilizan la glutamina como donante de nitrógeno. ¿Cuál de los siguientes sustratos ya no podría aceptar un grupo nitrogenado en presencia de la azaserina?
    A. Glucosa 1-fosfato
    B. Glucosa 6-fosfato
    C. Fructosa 1-fosfato
    D. Fructosa 6-fosfato
    E. Manosa 1-fosfato
    F. Manosa 6-fosfato

15. Un niño de 1 año de edad, al nacer, era pequeño y mostraba hipotonía. La curva de crecimiento del niño estaba por debajo de lo normal, y los hitos normales del desarrollo estaban retrasados, en especial la capacidad de sentarse y ponerse de pie. La movilidad del niño se veía dificultada por las deformidades articulares. Durante el proceso de diagnóstico, se obtuvieron fibroblastos del niño y se cultivaron en el laboratorio. Se descubrió que estos fibroblastos secretaban enzimas lisosomales en lugar de dirigirse a los lisosomas. Los lisosomas de las células eran oscuros y parecían cuerpos de inclusión. ¿La enzima mutada en este niño se clasifica mejor como cuál de las siguientes?
    A. Una hidrolasa
    B. Una deshidrogenasa
    C. Una transamidasa
    D. Una isomerasa
    E. Una fosfotransferasa

RESPUESTAS A LAS PREGUNTAS DE REVISIÓN

1. **La respuesta es B.** El metabolismo de la galactosa requiere la fosforilación de galactosa hasta galactosa 1-fosfato, que luego se convierte en UDP-galactosa (que es el paso defectuoso en el paciente) y luego se epimeriza hasta UDP-glucosa. Aunque la madre no puede convertir galactosa en lactosa a causa de la deficiencia enzimática, puede producir UDP-glucosa a partir de glucosa 6-fosfato y una vez que produce UDP-glucosa, puede epimerizarla hasta UDP-galactosa y sintetizar lactosa (por lo tanto, A es incorrecta). Sin embargo, debido a su deficiencia enzimática, la madre no puede convertir galactosa 1-fosfato en UDP-galactosa o UDP-glucosa, por lo que la galactosa de la dieta no puede usarse en la síntesis de glucógeno ni en la producción de glucosa (por lo que C y D son incorrectas). Después de ingerir leche, la concentración de galactosa sérica se eleva por el bloqueo metabólico en las células (por lo tanto, E es incorrecta).

2. **La respuesta es D.** Los azúcares nucleotídicos, como UDP-glucosa, UDP-galactosa y CMP-ácido siálico, donan azúcares a la cadena creciente de carbohidrato. Los otros azúcares activados listados no contribuyen a la síntesis de glucolípidos o glucoproteínas.

3. **La respuesta es C.** La bilirrubina se conjuga con residuos de ácido glucurónico para aumentar su solubilidad. El ácido glucurónico es glucosa oxidada en la posición 6; el ácido glucónico es glucosa oxidada en la poción 1 y se genera por la vía circuito HMP. La forma activada del ácido glucurónico es UDP-glucuronato.

4. **La respuesta es C.** La glutamina dona el nitrógeno amida a la fructosa 6-fosfato para formar glucosamina 6-fosfato. Ninguno de los otros compuestos que contienen nitrógeno (A, B y D) donan su nitrógeno a los carbohidratos. El dolicol no contiene nitrógenos y es el portador para la síntesis de cadenas de carbohidratos de glucoproteínas con enlaces *N*.

5. **La respuesta es C.** La enfermedad de Sandhoff es una deficiencia en la actividad de la hexosaminidasa A y B, resultado de la pérdida de la actividad de la subunidad β en estas enzimas. El paso de la degradación en el que deben retirarse los azúcares de los glucolípidos es defectuoso, por lo que en esta enfermedad se acumulan el globósido y GM_2. Las otras respuestas son incorrectas; GM_1 no contiene un aminoazúcar, pero se convierte en GM_2 antes del bloqueo en que la enfermedad de Sandhoff sea evidente.

6. **La respuesta es A.** La galactosa es fosforilada por la galactocinasa y la galactosa 1-P formada reacciona con la UDP-glucosa para formar glucosa 1-P y UDP-galactosa. La enzima que cataliza esta reacción es la galactosa 1-P uridililtransferasa. La UDP-glucosa se requiere absolutamente para el metabolismo posterior de la galactosa. UDP-glucosa es formada a partir de UTP y glucosa 1-P por la enzima UDP-glucosa pirofosforilasa, de manera que una deficiencia en esta enzima provocaría reducción del metabolismo de la galactosa, provocada por la falta de UDP-glucosa. La galactosa es fosforilada por la galactocinasa, no por la hexocinasa. La glucosa 6-P deshidrogenasa no se requiere para el metabolismo de la galactosa; convierte la glucosa 6-P en 6-fosfogluconato en el primer paso de la vía de desviación de HMP. La triosa cinasa tampoco se requiere para el metabolismo de la galactosa porque esta enzima convierte el gliceraldehído en gliceraldehído 3-P. La piruvato carboxilasa tampoco se requiere para el metabolismo de la galactosa, porque convierte piruvato a oxaloacetato.

7. **La respuesta es D.** La lactosa sintasa está compuesta de dos subunidades, una galactosiltransferasa y α-lactoalbúmina. En ausencia de α-lactoalbúmina, la galactosiltransferasa es activa en la síntesis de glucoproteína y glucolípidos, pero es relativamente inactiva para la síntesis de lactosa. Al nacimiento, la α-lactoalbúmina es inducida y altera la especificidad de la galactosiltransferasa de manera que la lactosa puede ser sintetizada ya. Dado que la síntesis de glucoproteína y glucolípidos era normal, la mutación no podría ser en la subunidad de galactosiltransferasa. La lactasa es la enzima que digiere la lactosa en el intestino, y una enzima lactosiltransferasa, si tal enzima existe, no respondería a la pregunta, porque se requeriría lactosa como sustrato. No se requiere una glucosiltransferasa para la síntesis de la lactosa (es la lactosa sintasa).

8. **La respuesta es B.** El paciente tiene deficiencia de glucosa 6-P deshidrogenasa y no puede generar NADPH a partir de glucosa 6-P. En los eritrocitos, que carecen de mitocondrias, esta es la única vía por la cual se puede generar NADPH. En ausencia de NADPH, la molécula que protege contra el daño oxidativo (glutatión) es oxidada preferentemente para proteger lípidos y proteínas de membranas. Hay solo poco glutatión en la membrana, de manera que una vez que se oxida, necesita convertirse de nuevo a glutatión reducido (la forma protectora). La enzima que hace esto, la glutatión reductasa, requiere NADPH para suministrar los electrones para reducir el glutatión oxidado. En ausencia de NADPH, el glutatión no puede ser reducido, y la protección ofrecida por el

glutatión reducido se elimina, lo que provoca daño a la membrana y lisis celular. Dado que la vida de los eritrocitos es tan corta (120 días en la circulación), por lo general hay suficiente glutatión para proteger a la célula en ausencia de un agente oxidante exógeno. Sin embargo, una vez que está presente este agente (como un medicamento), los eritrocitos se lisan con facilidad provocando anemia. La anemia hemolítica no es provocada por una reducción en las concentraciones de peróxido de hidrógeno ni por un aumento en la producción de glucosa 6-P.

9. **La respuesta es D.** Una persona con tipo sanguíneo AB portaría los antígenos A y B, de manera que los eritrocitos se unirían a anticuerpos dirigidos contra cualquier tipo de antígeno A o B. El tipo O, que no expresa ningún tipo de antígeno A o B, no reaccionaría a ningún anticuerpo. El tipo sanguíneo A reacciona con anticuerpos contra el antígeno A, pero no al antígeno B. El tipo sanguíneo B reaccionaría a anticuerpos contra el antígeno B, pero no a anticuerpos dirigidos contra el antígeno A.

10. **La respuesta es B.** La vía de la pentosa fosfato opera en el citosol de todas las células porque todas las células requieren NADPH para una desintoxicación reductiva. El NADPH también se usa para la síntesis de ácidos grasos y desintoxicación de medicamentos. El NADPH no dona electrones para el complejo I de la cadena de transferencia de electrones, de manera que la fosforilación oxidativa no se alteraría. La fructosa 6-P y el gliceraldehído 3-P pueden generarse por medio de la glucólisis, la vía de la pentosa fosfato no se requiere para su síntesis. El NADPH se usa para reacciones biosintéticas y para proteger a las células de las ERO, no NADH (que es generado por la glucólisis).

11. **La respuesta es A.** Los individuos con abuso crónico de alcohol corren el riesgo de presentar una deficiencia de tiamina (vitamina B1), debido tanto a la maladieta del individuo como a la inhibición de la absorción de tiamina por parte del etanol en el intestino delgado. En el paciente descrito en la pregunta, la deficiencia de tiamina afectará negativamente a las actividades de la piruvato deshidrogenasa y la transcetolasa. La isocitrato deshidrogenasa, la gliceraldehído 3-fosfato deshidrogenasa y la transaldolasa no requieren tiamina para su actividad.

12. **La respuesta es B.** El individuo tiene una deficiencia de glucosa 6-fosfato deshidrogenasa, y no puede catalizar los pasos oxidativos de la vía de derivación HMP. Debido a este defecto enzimático, el individuo puede sintetizar ribosa 5-fosfato a partir de glucosa 6-fosfato utilizando las reacciones de la porción no oxidativa de la vía de derivación HMP. Esto implica que la glucosa 6-fosfato se convierta en fructosa 6-fosfato (la fosfoglucomutasa no es necesaria), que parte de la fructosa 6-fosfato sea fosforilada por la PFK-1 para generar fructosa 1,6-bisfosfato, y que la aldolasa divida la fructosa 1,6-bisfosfato en gliceraldehído 3-fosfato y dihidroxiacetona fosfato. El fosfato de dihidroxiacetona puede convertirse en gliceraldehído 3-fosfato mediante la triosa fosfato isomerasa. La fructosa 6-fosfato y el gliceraldehído 3-fosfato serán entonces sustratos para la transcetolasa (por lo que la gliceraldehído 3-fosfato deshidrogenasa no es necesaria para esta secuencia de reacción),

que generará eritrosa 4-fosfato y xilulosa 5-fosfato. La xilulosa 5-fosfato se epimeriza (por la C3-epimerasa) a ribulosa 5-fosfato, que se isomeriza a ribosa 5-fosfato.

13. **La respuesta es F.** El niño tiene la enfermedad de Sandhoff y produce una subunidad β de hexosaminidasa disfuncional (el producto del gen *HexB*). Se trata de un trastorno autosómico recesivo y el niño ha heredado la mutación tanto de su madre como de su padre. La subunidad β se utiliza tanto para la actividad de la hexosaminidasa A (que escinde el GM_2, y es un dímero de una subunidad α y otra β), como para la actividad de la hexosaminidasa B (que escinde el globoside, y es un dímero de subunidades β). La falta de actividad hexosaminidasa A o B no interferirá en la degradación de la galactosilceramida o la esfingomielina.

14. **La respuesta es D.** Los aminoazúcares se sintetizan a partir de la fructosa 6-fosfato, que reacciona con la glutamina para formar glucosamina 6-fosfato y glutamato. Los otros azúcares enumerados no reaccionan con la glutamina para formar azúcares amídicos; todos los azúcares amídicos se derivan de la glucosamina 6-fosfato.

15. **La respuesta es E.** El niño tiene la enfermedad de las células I, que se debe a la falta de una enzima en el RE, la *N*-acetilglucosamina fosfotransferasa, que añade un fosfato de *N*-acetilglucosamina a un residuo de manosa en la porción de carbohidrato de las enzimas destinadas a los lisosomas. A continuación, una segunda enzima elimina la *N*-acetilglucosamina de la molécula, dejando el fosfato, de modo que la cadena de carbohidratos tiene ahora manosa 6-fosfato. El receptor de manosa 6-fosfato se une entonces a las glucoproteínas que expresan manosa 6-fosfato y las transfiere a los lisosomas. En ausencia de esta señal, las proteínas son secretadas por la célula. La enzima es una fosfotransferasa, y no se consideraría una hidrolasa (que hidroliza un enlace con el agua), una deshidrogenasa (que cataliza una reacción de oxidación-reducción), una amidasa (no se añade nitrógeno a la manosa) o una isomerasa (no se produce la isomerización del sustrato durante esta reacción).

28

Gluconeogénesis y mantenimiento de los niveles de glucosa en sangre

Durante el ayuno, muchas de las reacciones de la glucólisis son invertidas a medida que el hígado produce glucosa, a fin de mantener las concentraciones de glucosa en sangre. Este proceso de **producción de glucosa** se llama **gluconeogénesis**.

La gluconeogénesis, que ocurre principalmente en hígado, es la vía para la síntesis de glucosa a partir de compuestos distintos a los carbohidratos. En los seres humanos, los más importantes precursores de la glucosa son el **lactato**, el **glicerol** y los **aminoácidos**, en particular la **alanina**. Excepto por tres secuencias claves, las reacciones de la gluconeogénesis son restituciones de los pasos de la glucólisis (fig. 28-1). Las secuencias de la gluconeogénesis que no utilizan enzimas de la glucólisis involucran los pasos irreversibles y regulados de la glucólisis. Estos tres pasos son la conversión de (1) piruvato en fosfoenolpiruvato (PEP), (2) fructosa 1,6-bisfosfato en fructosa 6-fosfato (fructosa 6-P) y (3) glucosa 6-fosfato (glucosa 6-P) en glucosa.

Algunos tejidos del cuerpo como el cerebro y los eritrocitos no pueden sintetizar glucosa por sí mismos, pero dependen de esta para obtener energía. A largo plazo, la mayoría de estos tejidos también necesitan glucosa para otras funciones, como la síntesis de ribosa para los nucleótidos o la porción de carbohidratos de glucoproteínas y glucolípidos. Entonces, para sobrevivir los seres humanos deben tener mecanismos para regular las concentraciones de glucosa en sangre.

Después de una comida con alto contenido en carbohidratos, los valores de glucosa aumentan en la sangre (fig. 28-2). Una parte de la glucosa absorbida de la dieta se almacenará en el hígado como **glucógeno**. Luego de 2 o 3 h de ayuno, este glucógeno empieza a usarse a través de la vía de **glucogenólisis** y la glucosa se libera a la sangre. A medida que las reservas de glucógeno disminuyen, se inicia la disposición de los **triacilgliceroles del tejido adiposo**, proveyendo **ácidos grasos** como una fuente alternativa de combustible y glicerol para la síntesis de glucosa a través de la gluconeogénesis. También se liberan aminoácidos de los músculos que actúan formando precursores gluconeogénicos.

Durante un ayuno de una noche, las concentraciones de glucosa en sangre se mantienen tanto por la glucogenólisis como por la gluconeogénesis. Sin embargo, después de aproximadamente 30 h de ayuno, las reservas de glucógeno hepático quedan prácticamente agotadas. De manera que la vía de la gluconeogénesis se convierte en la única fuente de glucosa sanguínea.

Los cambios que ocurren en el metabolismo de la glucosa entre el periodo de alimentación y el estado de ayuno son regulados por las hormonas **insulina** y **glucagón**. La insulina se eleva durante la alimentación y el glucagón aumenta durante el estado de ayuno. La insulina estimula el **transporte** de glucosa hacia ciertas células como las del músculo y tejido adiposo. La insulina también estimula la actividad de enzimas clave que regulan el metabolismo, favoreciendo el almacenamiento de combustibles. El glucagón contrarresta los efectos de insulina, favoreciendo la liberación de combustibles almacenados y la conversión de lactato, aminoácidos y glicerol en glucosa.

Los niveles de glucosa en sangre se mantienen no solo durante el ayuno, sino también durante el ejercicio, cuando las células utilizan la glucosa de la sangre y la oxidan para obtener energía. Durante el ejercicio, el hígado provee glucosa a la sangre por los procesos de glucogenólisis y gluconeogénesis.

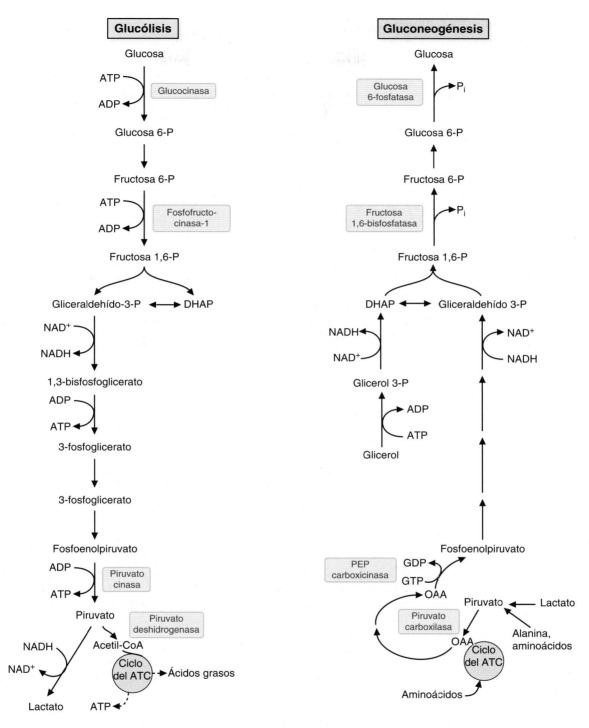

FIGURA 28-1 La glucólisis y la gluconeogénesis en el hígado. La vía gluconeogénica es casi la vía inversa de la glucólisis, excepto por tres reacciones. En estos tres pasos, las reacciones son catalizadas por diferentes enzimas. Los requerimientos de energía de estas reacciones difieren y una vía puede ser activada mientras la otra se inhibe. Los pasos para los cuales se indican los nombres de las enzimas son los pasos irreversibles de esas vías. Todos los otros pasos son reversibles, aunque por claridad esto no se indica en la figura. Acetil-CoA, acetil coenzima A; ADP, adenosín difosfato; ATC, ácido tricarboxílico; ATP, adenosín trifosfato; DHAP, dihidroxiacetona fosfato; fructosa 1,6-P, fructosa 1,6-fosfato; fructosa 6-P, fructosa 6-fosfato; GDP, difosfato de guanosina; glucosa 6-P, glucosa 6-fosfato; gliceraldehído 3-P, gliceraldehído 3-fosfato; glicerol 3-P, glicerol 3-fosfato; GTP, trifosfato de guanosina; NAD, dinucleótido de nicotinamida y adenina; OAA, oxaloacetato; PEP, fosfoenolpiruvato; Pi, fosfato inorgánico.

Alimentado

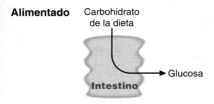

Ayuno

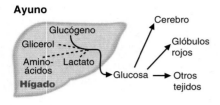

Inanición

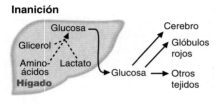

FIGURA 28-2 Fuentes de glucosa sanguínea en los estados de alimentación, ayuno e inanición.

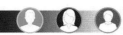

SALA DE ESPERA

Al M., que padece un trastorno por consumo de alcohol, fue llevado a la sala de urgencias por su casera, quien dijo que él había ingerido grandes cantidades de alcohol durante la semana anterior a su ingreso hospitalario. Durante este tiempo, su apetito había disminuido gradualmente y no había ingerido alimentos en los últimos 3 días. Estaba confundido, agresivo, tembloroso y sudaba profusamente. Arrastraba las palabras al hablar. Su ritmo cardiaco estaba acelerado (110 latidos/min). Mientras se determinaba su presión arterial, presentó convulsión tónico-clónica. Su glucosa sanguínea tomada justo antes del comienzo de la convulsión fue de 28 mg/dL o 1.6 mM (intervalo de referencia de glucosa sanguínea para ayuno de toda una noche: 70 a 100 mg/dL o 3.9 a 5.6 mM). Su nivel de etanol en sangre tomado en el mismo momento fue de 295 mg/dL (nivel de intoxicación, es decir, etapa de "confusión": 150 a 300 mg/dL).

Emma W. se presentó en el servicio de urgencias 3 días después de haber sido dada de alta del hospital luego de una estancia de 7 días por exacerbación grave de asma. Durante su último ingreso, fue intubada y requirió dosis altas intravenosas de metilprednisolona (un glucocorticoide antiinflamatorio sintético) para los primeros 4 días de su estancia. Después de 3 días adicionales de administración oral de prednisona, se le dio de alta con una dosis farmacológica de este esteroide y con indicaciones de que regresara en 5 días. Cuando ella regreso presentó poliuria (exceso de orina), polidipsia (exceso de sed) y debilidad muscular. Su glucosa sanguínea era de 275 mg/dL o 15 mM (margen de referencia: 70 a 100 mg/dL o 3.9 a 5.6 mM).

Dianne A. se aplicó su insulina matutina pero después no se sintió bien, por lo que no comió y tomó una siesta. Cuando su amiga llegó más tarde, **Dianne A.** no respondía. Su amiga llamó a la ambulancia y **Dianne A.** fue llevada al departamento de urgencias del hospital en estado de coma. Su pulso y su ritmo cardiaco al momento de la admisión eran normales. Su piel estaba enrojecida y levemente húmeda. Su respiración era ligeramente más lenta.

Ann R. continúa resistiéndose a los esfuerzos de su psiquiatra y amigos para convencerla de aumentar su ingesta de calorías. Su peso corporal varía entre 44 y 45 kg, por debajo del peso deseable para una mujer de 1.74 m de altura. A pesar de su dieta severa, sus cifras de glucosa en sangre fluctúan de 55 a 70 mg/dL. Ella niega tener síntomas de hipoglucemia.

Otto S. ha cumplido con su dieta baja en calorías y su rutina de entrenamiento aeróbico. Ha perdido 3.2 kg y está por alcanzar su meta de 70 kg de peso corporal. Él nota incremento de energía durante el día y se mantiene más atento durante las lecciones, asimismo mejoró significativamente su comprensión lectora que antes de comenzar su programa de pérdida de peso y entrenamiento. Él se ejercita durante 45 min todas las mañanas antes del desayuno.

I. Metabolismo de la glucosa en el hígado

La glucosa es el combustible de la mayoría de los tejidos del cuerpo. Es la fuente de energía principal para algunos tejidos como el cerebro y los eritrocitos. Después de una comida, el alimento es la fuente de glucosa sanguínea. El hígado oxida la glucosa y almacena el exceso como glucógeno. El hígado también utiliza la vía de la glucólisis para convertir la glucosa en piruvato, además de que provee carbonos para la síntesis de ácidos grasos. El glicerol 3-fosfato, producido de los intermediarios glucolíticos, se combina con los ácidos grasos para formar triacilgliceroles, que se secretan hacia la sangre por medio de las lipoproteínas de muy baja densidad (VLDL; se explican más detalladamente en el cap. 31). Durante el ayuno, el hígado libera glucosa en la sangre para que los tejidos que dependen de esta no sufran por la falta de energía. Hay dos mecanismos involucrados en este proceso: glucogenólisis y gluconeogénesis. Las hormonas, en particular insulina y glucagón, determinan si la glucosa debe ir a través de la glucólisis o si las reacciones se invierten y la glucosa se produce vía la gluconeogénesis.

II. Gluconeogénesis

La **gluconeogénesis** es el proceso mediante el cual la glucosa se sintetiza desde otros precursores que no son carbohidratos. Ocurre principalmente en el hígado bajo condiciones de ayuno. Bajo condiciones extremas de hambre, la corteza renal también produce glucosa. En su mayor parte, la glucosa producida por la corteza renal es usada por la médula renal, pero una parte puede ir hacia el torrente sanguíneo.

Empezando con el piruvato, la mayoría de los pasos de la gluconeogénesis son simplemente inversos de la glucólisis (fig. 28-3). De hecho, estas vías difieren solo en tres puntos. Las enzimas involucradas en catalizar estos pasos son reguladas de manera tal que predomine la glucólisis o gluconeogénesis, dependiendo de las condiciones fisiológicas de la persona.

M Las mediciones de cetonas (acetoacetato y β-hidroxibutirato; *véase* cap. 3) en la sangre y orina pueden indicar el nivel de inanición o la presencia de cetoacidosis diabética (CAD). Existen diversos métodos para detectar las cetonas. Uno es el uso de tiras reactivas para la orina (basado en la reacción de nitroprusiato de sodio con acetoacetato), pero este método no detecta la principal cetona sanguínea (β-hidroxibutirato). Se desarrolló un método enzimático cíclico para evitar esto, en el que muestras de sangre o plasma se incuban con acetoacetato descarboxilasa, que remueva todo el acetoacetato de la muestra (convirtiéndolo en acetona y dióxido de carbono). Una vez que se logró esto, la β-hidroxibutirato deshidrogenasa se incuba con la muestra, junto con dinucleótido de tionicotinamida y adenina (Tio-NAD$^+$). El Tio-NAD$^+$ se convierte en Tio-NADH, generando un producto de color y acetoacetato. El Tio-NADH absorbe la luz a 405 nm, en el intervalo visible, comparado con el NADH, que absorbe a 340 nm, en la zona UV. El uso de Tio-NAD$^+$ permite utilizar el equipo de laboratorio clínico. El acetoacetato se recicla a β-hidroxibutirato nuevamente, en el que el NADH se convierte en NAD$^+$. El β-hidroxibutirato producido vuelve cíclicamente a acetoacetato, generando más Tio-NADH. El que sea cíclico mejora la sensibilidad del ensayo. Una vez que se llega al equilibrio, uno puede calcular a partir del cambio en la absorbancia por minuto la concentración de β-hidroxibutirato en la muestra.

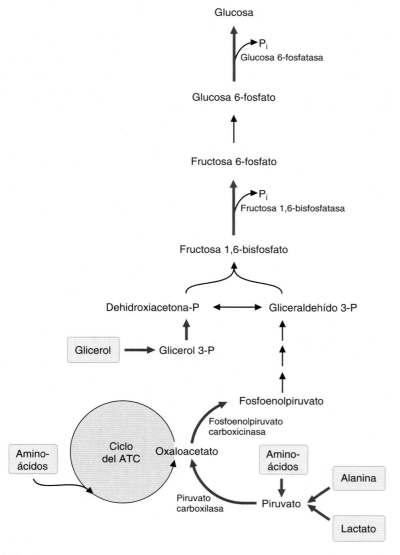

FIGURA 28-3 Reacciones clave de la gluconeogénesis. Los precursores son aminoácidos (particularmente alanina), lactato y glicerol. Las *flechas rojas gruesas* indican los pasos que difieren de aquellos de la glucólisis. Dihidroxiacetona P, dihidroxiacetona fosfato; gliceraldehído 3-P, gliceraldehído 3-fosfato; glicerol 3-P, glicerol 3-fosfato; P$_i$, fosfato inorgánico; ATC, ácido tricarboxílico.

Los pacientes comatosos en cetoacidosis diabética (CAD), emanan olor a acetona (un derivado del cuerpo cetónico acetoacetato) en su respiración. Además, los pacientes con CAD tienen respiraciones profundas, relativamente rápidas, comunes en pacientes acidóticos (respiración de Kussmaul). Estas respiraciones resultan de la estimulación inducida por acidosis en el centro respiratorio del cerebro. Se exhala más CO_2 en un intento por reducir la cantidad de ácido en el cuerpo: $H^+ + HCO_3 \rightarrow H_2CO_3 \rightarrow H_2O + CO_2$ (exhalado). Estos signos no se observan en un coma hipoglucémico.

La hiperglucemia grave de CAD también causa diuresis osmótica (es decir, la glucosa que entra en la orina lleva una cantidad isoosmótica de agua con ella), que, en este caso, induce una contracción del volumen sanguíneo. El agotamiento de volumen puede ser agravado por vómito, que es común en pacientes con CAD. La CAD puede causar deshidratación (piel seca), baja presión arterial y frecuencia cardiaca acelerada. Estas alteraciones respiratorias y hemodinámicas no se ven en pacientes en estado de coma hipoglucémico. La piel rojiza, húmeda, del coma hipoglucémico contrasta con la piel seca observada en CAD.

La mayoría de los pasos de la gluconeogénesis usan las mismas enzimas que catalizan el proceso de glucólisis. El flujo de carbono, por supuesto, es en dirección inversa. Tres secuencias de reacciones de la gluconeogénesis difieren de los pasos correspondientes de la glucólisis. Estos involucran la conversión de piruvato en PEP y las reacciones que eliminan fosfato de la fructosa 1,6-bisfosfato para formar fructosa 6-P y de la glucosa 6-P para formar glucosa (*véase* fig. 28-3). La conversión de piruvato en PEP se cataliza durante la gluconeogénesis por una serie de enzimas en lugar de la única enzima usada para la glucólisis. Las reacciones que eliminan fosfato de la fructosa 1,6-bisfosfato y de la glucosa 6-P usan enzimas individuales que difieren de las enzimas que participan en la glucólisis. Aunque se unen fosfatos durante la glucólisis a través de cinasas, que usan adenosín trifosfato (ATP), estos son removidos durante la gluconeogénesis por fosfatasas que liberan fosfato inorgánico (P_i) vía reacciones de hidrólisis.

A. Precursores de la gluconeogénesis

Las tres fuentes más importantes de carbono para la gluconeogénesis en los seres humanos son lactato, glicerol y aminoácidos, particularmente la alanina. El lactato se produce a través de la glucólisis anaeróbica en tejidos como el músculo durante el ejercicio, o en los eritrocitos, así como en los adipocitos durante la alimentación. El glicerol se libera de las reservas adiposas de triacilglicerol y los aminoácidos provienen principalmente del reservorio de aminoácidos en el músculo, donde se pueden obtener por degradación de la proteína muscular. La alanina, el principal aminoácido gluconeogénico, se produce en el músculo a partir de otros aminoácidos y de glucosa (*véase* cap. 37). Debido a que el metabolismo del etanol solo da lugar a la acetil coenzima A (acetil-CoA), los carbonos del etanol no pueden usarse para la gluconeogénesis.

B. Formación de intermediarios gluconeogénicos a partir de fuentes de carbono

Las fuentes de carbono para la gluconeogénesis forman piruvato, que es un intermediario del ciclo del ácido tricarboxílico (ATC) (también se le conoce como ciclo de los ácidos tricarboxílicos) o intermediario común tanto para la glucólisis como para la gluconeogénesis.

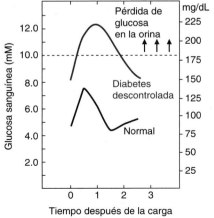

Tiempo después de la carga
oral de glucosa (horas)

Se debería sospechar de diabetes mellitus (DM) si la concentración de glucosa plasmática en sangre venosa tomada independientemente de cuándo fue ingerido el alimento por última vez (una muestra casual o al azar de glucosa sanguínea) es "inequívocamente elevada" (es decir, > 200 mg/dL), particularmente si un paciente manifiesta los signos y síntomas clásicos de hiperglucemia crónica (polidipsia, poliuria, visión borrosa, dolores de cabeza, pérdida repentina de peso, a veces acompañado de náusea y vómito). Para confirmar el diagnóstico, el paciente debería ayunar durante la noche (10 a 16 h) y la medición de glucosa sanguínea debería ser repetida. Valores < 100 mg/dL se consideran normales. Valores mayores o iguales a 126 mg/dL indican DM. El nivel de hemoglobina glicada (HbA$_{1c}$) también puede ser medida para realizar el diagnóstico y si es > 6.5% es diagnóstico para DM. Los niveles de HbA$_{1C}$ también permiten estimar la magnitud de la hiperglucemia de las últimas 8 a 12 semanas y usarse para guiar el tratamiento. Valores de glucosa sanguínea en ayuno entre 100 y 125 mg/dL se designan como glucosa anormal en ayuno (*Impaired glucose fasting*) (o prediabetes) y los siguientes exámenes deberían realizarse para determinar si estos individuos desarrollarán finalmente DM. A los individuos con niveles de glucosa en sangre con este límite se les ha definido como "prediabéticos". La determinación de que los niveles de glucosa en sangre en ayuno > 126 mg/dL o un porcentaje de hemoglobina glicada > 6.5% diagnostican DM se basa en información que indica que, a esos niveles de glucosa o hemoglobina glicada, los pacientes comienzan a desarrollar complicaciones de DM, específicamente retinopatías.

El máximo transporte tubular renal en un sujeto promedio sano es aquel en el cual la glucosa no aparecerá en la orina hasta que el nivel de glucosa en sangre sea > 180 mg/dL. Como resultado, las tiras reactivas (Tes-Tapes o Destrostix) utilizadas para detectar la presencia de glucosa en la orina no son lo suficientemente sensibles para establecer un diagnóstico de DM temprana.

1. Lactato, aminoácidos y glicerol

El piruvato se produce en el hígado a partir de los precursores gluconeogénicos, lactato y alanina. La lactato deshidrogenasa oxida el lactato en piruvato, generando NADH (fig. 28-4A) y la alanina aminotransferasa convierte alanina en piruvato (*véase* fig. 28-4B).

Aunque la alanina es el más importante aminoácido gluconeogénico, otros aminoácidos como la serina actúan como fuentes de carbono para la síntesis de glucosa porque también forman piruvato, el sustrato para el paso inicial en el proceso. Algunos aminoácidos forman intermediarios del ciclo del ATC (*véase* cap. 23), que pueden entrar en la vía gluconeogénica.

Los carbonos del glicerol son gluconeogénicos porque forman dihidroxiacetona fosfato (DHAP), un intermediario glucolítico (*véase* fig. 28-4C).

2. Propionato

Los ácidos grasos con un número impar de átomos de carbono, que se obtienen principalmente en la dieta, producen propionil-CoA a partir de tres carbonos en el extremo ω de la cadena (*véase* cap. 30). Estos carbonos son precursores minoritarios de la glucosa en los seres humanos. El propionil-CoA se convierte en metilmalonil-CoA, que es transformado a succinil-CoA, un intermediario de cuatro carbonos del ciclo del ATC que puede usarse para la gluconeogénesis. Los carbonos remanentes de una cadena impar de ácidos grasos forman acetil-CoA, del cual no se produce síntesis de glucosa neta. En algunas especies, el propionato es una fuente de carbono para la gluconeogénesis. Los rumiantes pueden producir cantidades masivas de glucosa a partir del propionato. En las vacas, la celulosa del césped se convierte en propionato a través de las bacterias en el rumen. Este sustrato se utiliza entonces para generar más de 2.25 kg de glucosa cada día por el proceso de gluconeogénesis. El propionato también puede formarse a partir de la degradación de aminoácidos en los tejidos (*véase* cap. 37).

La β-oxidación de los ácidos grasos produce acetil-CoA (cap. 30). Debido a que la reacción de la piruvato deshidrogenasa es termodinámica y cinéticamente irreversible, el acetil-CoA no forma piruvato para la gluconeogénesis. De esta forma, si el acetil-CoA va a producir glucosa, este debe entrar al ciclo del ATC y ser convertido en malato. Por cada dos carbonos de acetil-CoA que se convierten en malato, dos carbonos son liberados

Los glucocorticoides son hormonas esteroides que se producen naturalmente. En los seres humanos, el glucocorticoide más importante es el cortisol. Los glucocorticoides se producen en la corteza suprarrenal en respuesta a varios tipos de estrés (*véase* cap. 41). Una de sus acciones es estimular la degradación de la proteína muscular. Así, cantidades elevadas de aminoácidos se vuelven disponibles como sustratos para la gluconeogénesis. **Emma W.** notó debilidad muscular, resultado de la acción de degradación muscular del glucocorticoide prednisona, que estaba tomando por sus efectos antiinflamatorios.

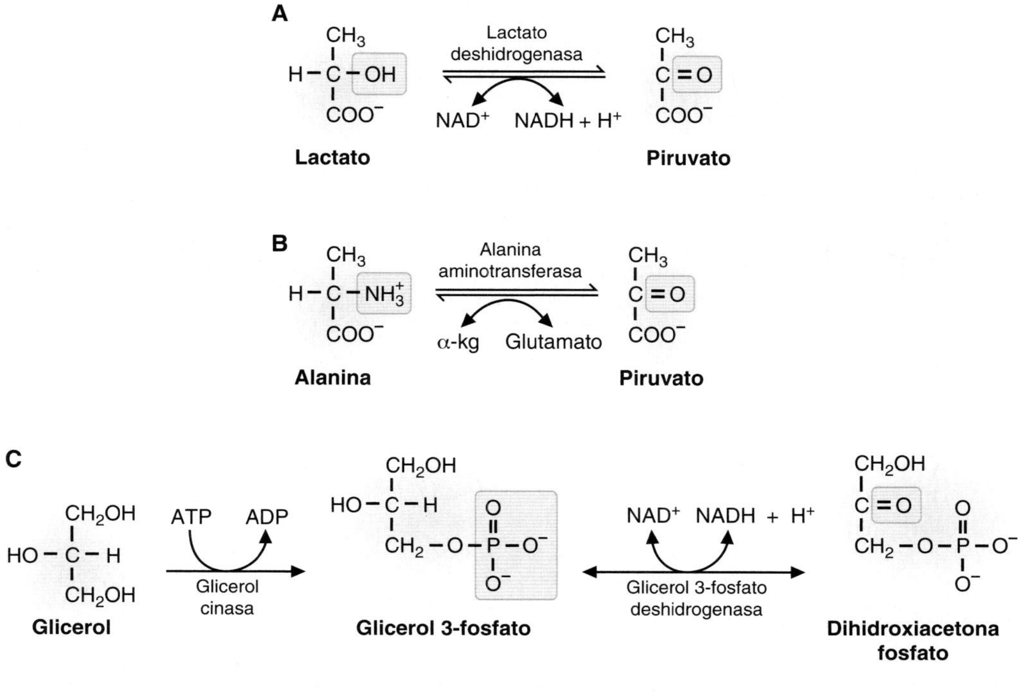

FIGURA 28-4 Metabolismo de los precursores gluconeogénicos. **A.** Conversión de lactato en piruvato. **B.** Conversión de alanina en piruvato. En esta reacción, la alanina aminotransferasa transfiere el grupo amino de la alanina al α-cetoglutarato para formar glutamato. La coenzima para esta reacción, piridoxal fosfato, acepta y dona el grupo amino. **C.** Conversión de glicerol en DHAP. α-kg, α-cetoglutarato; DHAP, dihidroxiacetona fosfato; NAD, dinucleótido de nicotinamida y adenina.

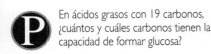

En ácidos grasos con 19 carbonos, ¿cuántos y cuáles carbonos tienen la capacidad de formar glucosa?

como CO_2: uno en la reacción catalizada por la isocitrato deshidrogenasa y el otro en la reacción catalizada por la α-cetoglutarato deshidrogenasa. De esta forma, no hay síntesis **neta** de glucosa a partir del acetil-CoA.

C. La vía de la gluconeogénesis

La gluconeogénesis sucede a través de una vía que invierte algunos, pero no todos, los pasos de la glucólisis.

1. Conversión de piruvato en PEP

En la glucólisis, el PEP se convierte en piruvato por la piruvato cinasa. En la gluconeogénesis, se requiere una serie de pasos para lograr la restitución de esta reacción (fig. 28-5). El piruvato se carboxila a través de la piruvato carboxilasa para formar oxaloacetato (OAA). Esta enzima, que requiere biotina, es el catalizador de una reacción anaplerótica

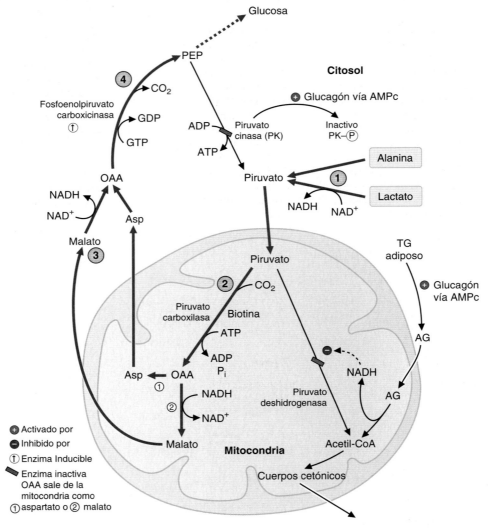

FIGURA 28-5 Conversión de piruvato a PEP en el hígado. Siga los *círculos sombreados y numerados* en el diagrama, empezando con los precursores de alanina y lactato. El primer paso es la conversión de alanina y lactato en piruvato. El piruvato entra entonces en la mitocondria y se convierte en OAA (*círculo 2*) a través de la piruvato carboxilasa. La piruvato dehidrogenasa ha quedado inactiva por el NADH y el acetil-CoA generado por la oxidación de ácidos grasos, que permite la producción de oxaloacetato para la gluconeogénesis. El oxaloacetato formado en la mitocondria se convierte en malato o aspartato para entrar al citoplasma vía la lanzadera malato-aspartato. En el citoplasma, el malato o aspartato se convierte nuevamente en oxaloacetato (*círculo 3*) y la fosfoenolpiruvato carboxicinasa lo convierte en PEP (*círculo 4*). El PEP formado no se convierte en piruvato porque la piruvato cinasa ha quedado inactiva por la fosforilación por la proteína cinasa dependiente de AMPc bajo estas condiciones. Los *círculos numerados en blanco* son rutas alternativas para la salida del carbono de la mitocondria utilizando la lanzadera malato-aspartato. Acetil-CoA, acetil coenzima A; ADP, adenosín diifosfato; AG, ácidos grasos; ATP, trifosfato de adenosina; GDP, trifosfato de guanosina; OAA, oxaloacetato; PEP, fosfoenolpiruvato; P_i, fosfato inorgánico; PK, piruvato cinasa; TG, triacilglicerol.

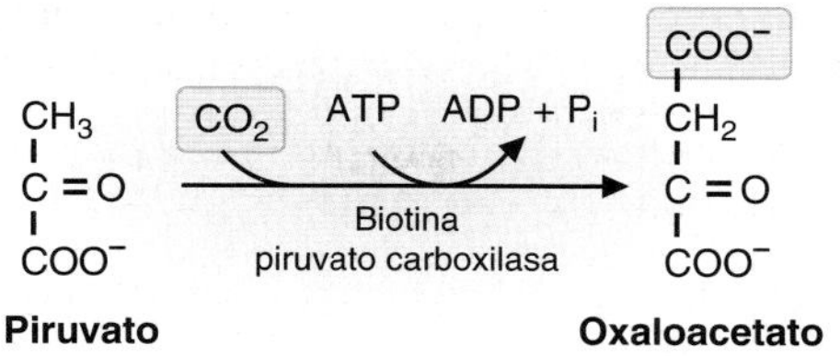

Piruvato **Oxaloacetato**

FIGURA 28-6 Conversión de piruvato en oxaloacetato. ADP, adenosín difosfato; ATP, adenosín trifosfato; P_i, fosfato inorgánico.

del ciclo del ATC (*véase* cap. 23). En la gluconeogénesis, esta reacción reabastece el OAA que se usa para la síntesis de glucosa (fig. 28-6).

El CO_2 que se unió al piruvato para formar OAA se libera en la reacción catalizada por la fosfoenolpiruvato carboxicinasa (PEPCK), que genera PEP (fig. 28-7A). Para esta reacción, el trifosfato de guanosina (GTP) provee una fuente de energía, al igual que el grupo fosfato del PEP. La piruvato carboxilasa se encuentra en la mitocondria. En varias especies, la PEPCK se ubica en el citosol o en la mitocondria, o se distribuye entre estos dos compartimentos. En los seres humanos, la enzima se distribuye en partes prácticamente iguales en cada compartimento.

El OAA, generado del piruvato por la piruvato carboxilasa o de aminoácidos que forman intermediarios del ciclo del ATC, en realidad no cruza fácilmente la membrana mitocondrial. Este es descarboxilado para formar PEP a través de la PEPCK mitocondrial o se convierte en malato o aspartato (*véanse* figs. 28-7B y C). La conversión de OAA a malato requiere NADH. El PEP, malato y aspartato pueden transportarse hacia el citosol.

Luego de que el malato o aspartato atraviesan la membrana mitocondrial (actuando como transportadores de OAA) y entran al citosol, se convierten en OAA por la reversión de reacciones dadas previamente (*véanse* figs. 28-7B y C). La conversión de malato en OAA genera NADH. Que el OAA sea transportado a través de la membrana mitocondrial como malato o aspartato depende de la necesidad de equivalentes reductores en el citosol. El NADH se requiere para reducir el 1,3-bisfosfoglicerato en gliceraldehído 3-fosfato durante la gluconeogénesis.

El oxaloacetato, producido a partir del malato o aspartato en el citosol, se convierte en PEP por la PEPCK citosólica (*véase* fig. 28-7A).

Ⓡ Solo los tres carbonos en el ω-extremo de una cadena impar de ácidos grasos que forman propionil-CoA se convierten en glucosa. Los 16 carbonos restantes del ácido graso forman acetil-CoA, no forman alguna glucosa neta.

El metabolismo excesivo de etanol bloquea la producción de precursores gluconeogénicos. Las células tienen cantidades limitadas de NAD, que existen como NAD^+ o como NADH. A medida que los niveles de NADH aumentan, los de NAD^+ disminuyen, y la relación de las concentraciones de NADH y NAD^+ ($[NADH]/[NAD^+]$) aumenta. En presencia de etanol, que se oxida rápidamente en el hígado, la relación ($[NADH]/[NAD^+]$) es mucho mayor que como lo es en estado de ayuno normal (*véase* cap. 33). Altos niveles de NADH llevan la reacción de lactato deshidrogenasa hacia el lactato. De esta manera, el lactato no puede entrar a la vía gluconeogénica y el piruvato que se formó de alanina ahora se convierte en lactato. Debido a que el glicerol es oxidado por el NAD^+ durante su conversión a DHAP, la conversión de glicerol a glucosa también se inhibe cuando los niveles de NADH son elevados. Consecuentemente, los importantes precursores lactato, alanina y glicerol no se utilizan para la gluconeogénesis en condiciones en las que el metabolismo del alcohol es alto.

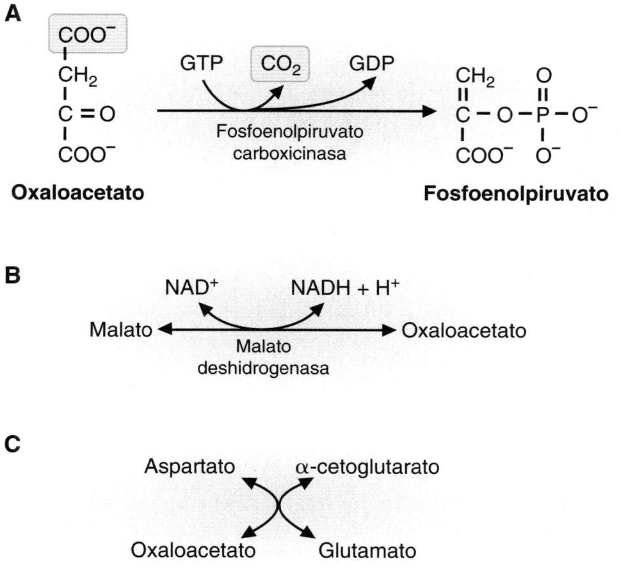

A

Oxaloacetato **Fosfoenolpiruvato**

B

C

FIGURA 28-7 Generación de PEP a partir de precursores gluconeogénicos. **A.** Conversión de OAA en PEP usando la PEPCK. **B.** Interconversión de OAA y malato. **C.** Transaminación de aspartato para formar OAA. Observe que la reacción citosólica es la reversión de la reacción mitocondrial como se muestra en la figura 28-5. GDP, difosfato de guanosina; GTP, trifosfato de guanosina; NAD, dinucleótido de nicotinamida y adenina; OAA, oxaloacetato; PEP, fosfoenolpiruvato; PEPCK, fosfoenolpiruvato carboxicinasa.

2. Conversión de fosfoenolpiruvato en fructosa 1,6-bisfosfato

Los pasos restantes de la gluconeogénesis tienen lugar en el citosol (fig. 28-8). Al comenzar con el PEP como sustrato, los pasos de la glucólisis se revierten para formar gliceraldehído 3-fosfato. Por cada dos moléculas de gliceraldehído 3-fosfato que se forman, una se convierte en DHAP. Estas dos triosas fosfato, DHAP y gliceraldehído 3-fosfato, se condensan para formar fructosa 1,6-bisfosfato a través de la reacción inversa de la aldolasa. Dado que el glicerol forma DHAP, este entra en la vía gluconeogénica en este nivel.

3. Conversión de fructosa 1,6-bisfosfato en fructosa 6-fosfato

La enzima fructosa 1,6-bisfosfatasa (también conocida como fosfatasa de fructosa 1,6-bisfosfato) libera P_i de la fructosa 1,6-bisfosfato para formar fructosa 6-P. Esta no es la reacción inversa de la fosfofructocinasa-1 (PFK-1); no se produce ATP cuando el fosfato se quita de la posición-1 de la fructosa 1,6-bisfosfato porque esta es una unión fosfato de baja energía. Mejor dicho, se libera P_i en esta reacción de hidrólisis. En la

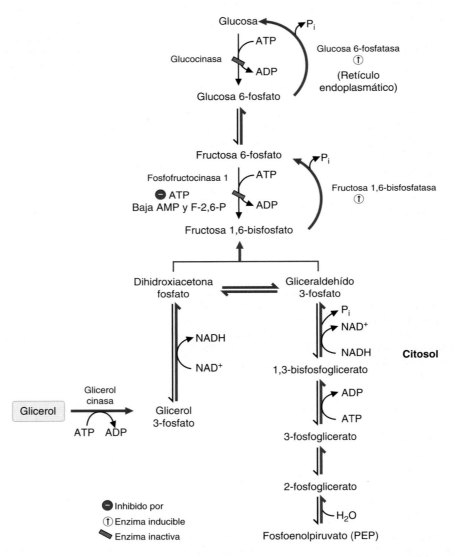

FIGURA 28-8 Conversión de fosfoenolpiruvato y glicerol en glucosa. Las reacciones gluconeogénicas están indicadas por las *flechas rojas*. La glucocinasa está inactiva debido a la baja concentración de glucosa en la célula (por debajo de la K_m para glucocinasa), mientras que la PFK-1 está inactiva debido a la baja concentración de los activadores alostéricos AMP y fructosa 2,6-bisfosfato, asociados con altas concentraciones de ATP, un inhibidor alostérico. ADP, adenosín difosfato; ATP, adenosín trifosfato; AMP, adenosín monofosfato; F-2,6-P, fructosa 2,6-bisfosfato; NAD, dinucleótido de nicotinamida y adenina; PFK-1, fosfofructoquinasa-1; P_i, fosfato inorgánico.

siguiente reacción de la gluconeogénesis, la fructosa 6-P se convierte en glucosa 6-P a través de la isomerasa utilizada en la glucólisis (fosfoglucoisomerasa).

4. Conversión de glucosa 6-P en glucosa

La glucosa 6-fosfatasa hidroliza el P_i a partir de la glucosa 6-P y la glucosa libre se libera en la sangre. Al igual que con la fructosa 1,6-bisfosfato, esta no es una inversión de la reacción de la glucocinasa, porque la unión del fosfato en la glucosa 6-P es una unión de baja energía y el ATP no se genera en este paso.

La glucosa 6-fosfatasa se encuentra en la membrana del retículo endoplasmático. Se usa no solo en la gluconeogénesis sino también para producir glucosa sanguínea a partir de la degradación del glucógeno hepático.

D. Regulación de la gluconeogénesis

Aunque la gluconeogénesis se produce durante el ayuno, también es estimulada durante el ejercicio prolongado por una dieta alta en proteínas y bajo condiciones de estrés. Los factores que promueven el flujo total de carbono, de piruvato a glucosa, incluyen la disponibilidad del sustrato y cambios en la actividad o cantidad de ciertas enzimas clave de la glucólisis y gluconeogénesis.

I. Disponibilidad del sustrato

La gluconeogénesis se estimula a través del flujo de sus sustratos más importantes (glicerol, lactato y aminoácidos) desde los tejidos periféricos hacia el hígado. El glicerol se libera del tejido adiposo siempre que los valores de insulina estén bajos y las concentraciones de glucagón y de las hormonas de estrés, epinefrina y cortisol (un glucocorticoide), estén elevados en la sangre (*véase* cap. 19). El lactato es producido por el músculo durante el ejercicio y por los eritrocitos. Los aminoácidos se liberan del músculo cuando la insulina esté baja o el cortisol esté elevado. Los aminoácidos también están disponibles para la gluconeogénesis cuando la ingesta de proteína es elevada y baja la de carbohidratos.

2. Actividad o cantidad de las enzimas clave

Tres secuencias en la vía de la gluconeogénesis están reguladas:

1. Piruvato $\rightarrow$ PEP
2. Fructosa 1,6-bisfosfato $\rightarrow$ fructosa 6-P
3. Glucosa 6-P $\rightarrow$ glucosa

Estos pasos corresponden a aquellos de la glucólisis que son catalizados por enzimas reguladoras. Las enzimas involucradas en estos pasos de la gluconeogénesis difieren de aquellos que catalizan las reacciones inversas en la glucólisis. El flujo neto de carbono, ya sea desde glucosa hasta piruvato (glucólisis) o desde piruvato a glucosa (gluconeogénesis), depende de la actividad relativa o de la cantidad de estas enzimas glucolíticas o gluconeogénicas (fig. 28-9 y tabla 28-1).

3. Conversión de piruvato en PEP

El piruvato, un sustrato clave para la gluconeogénesis, deriva del lactato y aminoácidos, particularmente de la alanina. El piruvato no se convierte en acetil-CoA en condiciones que favorecen la gluconeogénesis debido a que la piruvato deshidrogenasa es relativamente inactiva. En cambio, el piruvato es convertido en OAA por la piruvato carboxilasa. Subsecuentemente, el OAA se convierte en PEP por el PEPCK. La siguiente es una descripción de los estados de actividad de las enzimas bajo las cuales se usará PEP para formar glucosa en lugar de piruvato.

- **La piruvato deshidrogenasa está inactiva.** En condiciones de ayuno, los valores de insulina son bajos y los de glucagón son elevados. Consecuentemente, los ácidos grasos y el glicerol se liberan del tejido adiposo de triacilgliceroles. Los ácidos grasos viajan al hígado donde experimentan β-oxidación produciendo acetil-CoA, NADH y ATP (*véase* cap. 30). Como consecuencia, la concentración de adenosín difosfato (ADP) disminuye. Estos cambios resultan en la fosforilación de la piruvato

Al M. no había comido por 3 días, entonces no tenía fuentes de la dieta de glucosa y sus reservas de glucógeno hepático estaban prácticamente agotadas. Dependía exclusivamente de la gluconeogénesis para mantener sus niveles de glucosa en sangre. Una de las consecuencias de la ingesta de etanol y del subsecuente aumento de los niveles de NADH es que la principal fuente de carbonos para la gluconeogénesis no puede convertirse en glucosa inmediatamente (la relación de NADH/NAD^+ alta favorece la formación de lactato a partir de piruvato, la formación de malato a partir de OAA y de glicerol 3-P a partir de DHAP). Los intermediarios del ciclo del ácido tricarboxílico (ATC) derivados de aminoácidos se convierten en malato, que entra en el citosol y se convierte en oxaloacetato, el cual procede a formar glucosa a través de la gluconeogénesis. Cuando se ingieren cantidades excesivas de etanol, los niveles elevados de NADH inhiben la conversión de malato en oxaloacetato en el citosol. Como resultado, cuando **Al M.** bebía demasiado alcohol, se volvió hipoglucémico. Su nivel de glucosa en sangre era de 28 mg/dL.

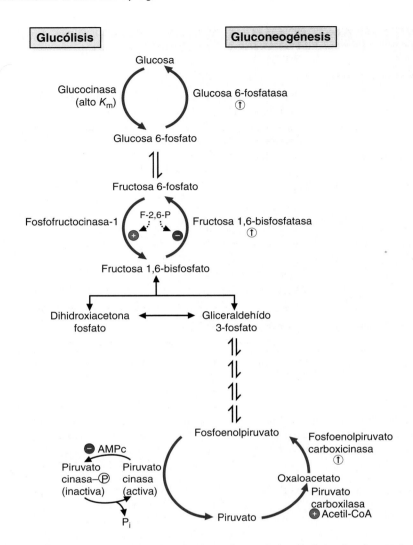

FIGURA 28-9   Enzimas hepáticas involucradas en la regulación de los ciclos de sustrato de la glucólisis y gluconeogénesis. Las *flechas gruesas* indican los tres ciclos de sustratos. Acetil-CoA, acetil coenzima A; AMPc, adenosín monofosfato cíclico; F-2,6-P, fructosa 2,6-bisfosfato; Pi, fosfato inorgánico; ⊕, activado por; ⊖, inhibido por; ↑, enzima inducible.

deshidrogenasa a la forma inactiva. De esta forma, el piruvato no se convierte en acetil-CoA.

- **La piruvato carboxilasa está activa.** El acetil-CoA, que se produce por la oxidación de los ácidos grasos, activa la piruvato carboxilasa. De esta forma, el piruvato, derivado del lactato o alanina, se convierte en OAA. Las concentraciones de acetil-CoA, entonces, recíprocamente regulan la piruvato deshidrogenasa y la piruvato carboxilasa. Altos valores de acetil-CoA inhiben la piruvato deshidrogenasa mientras activan la piruvato carboxilasa.

- **La fosfoenolpiruvato carboxicinasa se induce.** El OAA produce PEP en una reacción catalizada por la PEPCK. La PEPCK citosólica es una enzima inducible, lo que significa que la cantidad de la enzima en la célula aumenta debido al incremento de la transcripción de su gen y al aumento en la traducción de su ARNm. El inductor más importante es el adenosín monofosfato cíclico (AMPc), que se incrementa por hormonas que activan la adenilato ciclasa. La adenilato ciclasa produce AMPc a partir del ATP. El glucagón es la hormona que hace que el AMPc se eleve durante el ayuno, mientras que la epinefrina actúa durante el ejercicio o estrés. El AMPc activa la proteína cinasa A, que fosforila un conjunto de factores de transcripción específicos (proteína que se une a un elemento de respuesta a AMPc, CREB) que

TABLA 28-1	**Regulación de enzimas de la glucólisis y la gluconeogénesis en el hígado**
ENZIMA	**MECANISMO**
A. Enzimas glucolíticas	
Piruvato cinasa	Activada por F-1,6-BP
	Inhibida por ATP, alanina
	Inhibida por fosforilación (glucagón y epinefrina llevan a incremento en los niveles de AMPc, que activan la proteína cinasa A)
Fosfofructocinasa-1	Activada por F-2,6-BP, AMP
	Inhibida por ATP, citrato
Glucocinasa	Alta K_m para la glucosa
	Inducida por insulina
B. Enzimas gluconeogénicas	
Piruvato carboxilasa	Activada por acetil-CoA
Fosfoenolpiruvato carboxicinasa	Inducida (aumento en la transcripción del gen) por glucagón, epinefrina y glucocorticoides
	Reprimida (disminución en la transcripción del gen) por insulina
Glucosa 6-fosfatasa	Inducida (aumento en la transcripción del gen) durante el ayuno
Fructosa 1,6-bisfosfatasa	Inhibida por F-2,6-BP, AMP
	Inducida (aumento en la transcripción del gen) durante el ayuno

Acetil-CoA, acetil coenzima A; AMP, adenosín monofosfato, AMPc, adenosín monofosfato; cíclico; ATP, adenosín trifosfato; F-1,6-BP, fructosa 1,6-bisfosfato; F-2,6-BP, fructosa 2,6-bisfosfato.

Los mecanismos de acción de las hormonas esteroides en la homeostasis de la glucosa difieren de aquellos de glucagón o epinefrina (*véanse* caps. 15 y 19). Los glucocorticoides son hormonas esteroides que estimulan la gluconeogénesis, en parte porque incucen la síntesis de PEPCK. **Emma W.** tenía valores de glucosa en sangre elevados porque estaba siendo tratada con grandes dosis farmacológicas de prednisona, un glucocorticoide sintético muy potente.

estimula la transcripción del gen *PEPCK* (*véanse* cap. 15 y fig. 15-17). La síntesis elevada de ARNm para PEPCK resulta en una síntesis aumentada de la enzima. El cortisol, el más importante glucocorticoide en los seres humanos, también induce la transcripción de PEPCK pero a través de un sitio regulador diferente en el promotor del gen *PEPCK*.

- **La piruvato cinasa está inactiva.** Cuando el glucagón está elevado, la piruvato cinasa hepática se fosforila y se inactiva por mecanismos que involucran los niveles del AMPc y proteína cinasa A. Por lo tanto, el PEP no se convierte en piruvato. Más bien, este continúa a lo largo de la vía de la gluconeogénesis. Si el PEP fuera convertido en piruvato, estos sustratos simplemente harían un ciclo, causando una pérdida neta de energía sin generación neta de productos energéticos útiles. La inactivación de la piruvato cinasa previene que se realice un ciclo inútil y promueve la síntesis neta de glucosa.

4. Conversión de fructosa 1,6-bisfosfato en fructosa 6-P

Los carbonos de PEP invierten los pasos de la glucólisis, formando fructosa 1,6-bisfosfato. La fructosa 1,6-bisfosfatasa actúa en este bisfosfato para liberar P_i y producir fructosa 6-P. En este paso se evita un ciclo de sustrato inútil porque, bajo condiciones que favorecen la gluconeogénesis, la concentración de los compuestos que activan la enzima glucolítica PFK-1 es baja. Los mismos compuestos, fructosa 2,6-bisfosfato (cuyos valores son regulados por la insulina y el glucagón) y el AMP, son inhibidores alostéricos de la fructosa 1,6-bisfosfatasa. Cuando las concentraciones de estos efectores son bajos, la PFK-1 es menos activa, la fructosa 1,6-bisfosfatasa es más activa y el flujo neto de carbono es hacia la fructosa 6-P y, de este modo, hacia la glucosa. La síntesis de fructosa 1,6-bisfosfatasa también es inducida durante el ayuno.

5. Conversión de glucosa 6-P en glucosa

La glucosa 6-fosfatasa cataliza la conversión de glucosa 6-P en glucosa, que se libera en la célula hepática (fig. 28-10). La enzima glucolítica glucocinasa, que cataliza la reacción inversa, es relativamente inactiva durante la gluconeogénesis. La glucocinasa, que tiene un alto valor $S_{0.5}$ (K_m) para la glucosa (*véase* cap. 9, fig. 9-4), no está muy activa durante el ayuno porque la concentración de glucosa en sangre es más baja (aproximadamente 5 mM) que el $S_{0.5}$ de la enzima.

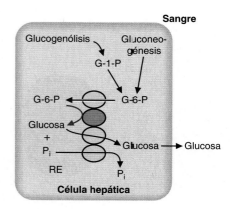

○ Transporte de proteínas
● Glucosa 6-fosfatasa

FIGURA 28-10 Ubicación y función de la glucosa 6-fosfatasa. La glucosa 6-fosfato viaja en un transportador hacia el RE, donde es hidrolizada por la glucosa 6-fosfatasa en glucosa y P_i. Estos productos viajan de vuelta al citosol en los transportadores. G-1-P, glucosa 1-fosfato; G-6-P, glucosa 6-fosfato; P_i, fosfato inorgánico; RE, retículo endoplasmático.

La glucocinasa es también una enzima inducible. La concentración de la enzima aumenta en estado de alimentación, cuando la glucosa sanguínea y las cifras de insulina son elevadas, y disminuyen en estado de ayuno, cuando la glucosa y la insulina están bajas.

E. Se requiere energía para la síntesis de glucosa

Durante las reacciones gluconeogénicas, 6 moles de enlaces fosfato de alta energía se cortan. Se requieren 2 moles de piruvato para la síntesis de 1 mol de glucosa. Mientras que 2 moles de piruvato se carboxilan por la piruvato carboxilasa, 2 moles de ATP se hidrolizan. La PEPCK utiliza 2 moles de GTP (el equivalente de 2 moles de ATP) para convertir 2 moles de oxaloacetato en 2 moles de PEP. Una cantidad adicional de 2 moles de ATP se usan cuando 2 moles de 3-fosfoglicerato se fosforilan, formando 2 moles de 1,3-bisfosfoglicerato. La energía en forma de equivalentes reductores (NADH) también se requiere para la conversión de 1,3-bisfosfoglicerato en gliceraldehído 3-fosfato. En condiciones de ayuno, la energía que se necesita para la gluconeogénesis se obtiene de la β-oxidación de los ácidos grasos. Defectos en la oxidación de ácidos grasos puede llevar a la hipoglucemia debido a la disminución en la producción de energía derivada de los ácidos grasos, en el hígado.

III. Cambios en las concentraciones de glucosa en sangre después de una comida

Después de una comida con alto contenido en carbohidratos, la glucosa sanguínea se eleva de un valor de aproximadamente 70 a 100 mg/dL (~ 5 mM) a una cifra de alrededor de 120 a 140 mg/dL (8 mM) dentro de un periodo de 30 min a 1 h (fig. 28-11). La concentración de glucosa en sangre comienza entonces a disminuir, volviendo a las concentraciones de ayuno en cerca de 2 h después de una comida (*véase también* cap. 19).

Las cifras de glucosa en sangre aumentan a medida que la glucosa de la dieta se digiere y absorbe. Los valores no superan los 140 mg/dL aproximadamente en una persona normal y sana, porque los tejidos toman la glucosa de la sangre, almacenándola para un uso subsecuente y oxidándola para obtener energía. Luego de que una comida se digiere y se absorbe, los niveles de glucosa en sangre disminuyen debido a que las células continúan metabolizando glucosa.

Si los niveles de glucosa en sangre continúan elevándose luego de una comida, la alta concentración de glucosa causaría la salida de agua de los tejidos como resultado de los efectos osmóticos de la glucosa. Los tejidos se deshidratarían y su función se verá afectada. Si la hiperglucemia se tornara grave, un coma hiperosmolar puede ser el resultado de la deshidratación del cerebro.

Por el contrario, si los niveles de glucosa en sangre siguieran bajando luego de una comida, los tejidos que dependen de glucosa sufrirían de falta de energía. Si los niveles de glucosa en sangre cayeran abruptamente, el cerebro no podría producir una cantidad adecuada de ATP. Esto provocaría leves dolores de cabeza y mareos, seguidos de somnolencia y, finalmente, un coma. Los eritrocitos no podrían producir ATP para mantener la integridad celular. La hemólisis de estas células disminuiría el transporte de oxígeno a los tejidos del cuerpo. Finalmente, todos los tejidos que dependen del oxígeno para la producción energética fallarían en el desempeño normal de sus funciones. Si el problema fuera lo suficientemente grave, esto provocaría la muerte.

Las consecuencias devastadoras del exceso o deficiencia de glucosa normalmente se evitan porque el cuerpo puede regular sus concentraciones de glucosa en sangre. A medida que la concentración de glucosa sanguínea se acerca al margen normal de ayuno de 70 a 100 mg/dL aproximadamente 2 h después de una comida, se activa en el hígado el proceso de glucogenólisis. El glucógeno hepático es la fuente primaria de glucosa sanguínea durante las primeras horas del ayuno. Subsecuentemente, la gluconeogénesis empieza a desempeñar un papel como fuente adicional de glucosa sanguínea. El carbono para la gluconeogénesis, un proceso que ocurre en el hígado, es provisto por otros tejidos. El músculo en ejercicio y los eritrocitos proveen lactato a través de la glucólisis; el músculo también provee aminoácidos a través de la degradación de proteínas; el glicerol se libera del tejido adiposo a medida que las reservas de triacilgliceroles se movilizan.

Incluso durante un ayuno prolongado, las cifras de glucosa en sangre no disminuyen drásticamente. Después de 5 a 6 semanas de inanición, los niveles de glucosa en sangre disminuyen a un valor aproximado de 65 mg/dL (tabla 28-2).

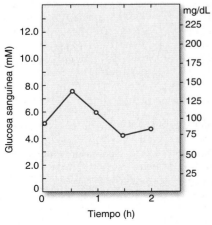

FIGURA 28-11   Concentraciones de glucosa sanguínea en varios momentos luego de una comida.

TABLA 28-2 Concentraciones de glucosa sanguínea en distintos estados de ayuno	
ESTADO DE AYUNO	**GLUCOSA (mg/dL)**
Glucosa, 700 g/d IV	100
Ayuno, 12 h	80
Inanición, 3 d	70
Inanición, 5-6 sem	65

IV, intravenosa.

Fuente: Ruderman NB, Aoki TT, Cahill GF Jr. Gluconeogenesis and its disorders in man. In: Hanson RW, Mehlman MA, eds. *Gluconeogenesis: Its Regulation in Mammalian Species*. John Wiley & Sons; 1976:517.

A. Niveles de glucosa en sangre en el estado de alimentación

Los principales factores involucrados en la regulación de los niveles de glucosa sanguínea son la propia concentración de glucosa sanguínea y las hormonas, principalmente insulina y glucagón.

Como los valores de glucosa sanguínea se elevan después de una comida, la concentración aumentada de glucosa estimula las células β del páncreas para liberar insulina (fig. 28-12). Ciertos aminoácidos, en particular arginina y leucina, también estimulan la liberación de insulina desde el páncreas.

Los niveles sanguíneos de glucagón, que es secretado por las células α del páncreas, pueden aumentar o disminuir dependiendo del contenido de la comida. Las concentraciones de glucagón disminuyen en respuesta a una comida rica en carbohidratos, pero aumentan en respuesta a una comida rica en proteínas. Luego de una típica comida mixta que contiene carbohidratos, proteínas y grasas, los valores de glucagón permanecen relativamente constantes, mientras que los niveles de insulina aumentan.

1. Destino de la glucosa de la dieta en el hígado

Luego de una comida, el hígado oxida la glucosa para satisfacer sus necesidades inmediatas de energía. Cualquier exceso de glucosa se convierte en combustible almacenado. El glucógeno se sintetiza y se almacena en el hígado y la glucosa se convierte en ácidos grasos y, en conjunto con el glicerol, los ácidos grasos reaccionan con este para producir triacilgliceroles. Estos triacilgliceroles son empacados en VLDL (*véase* cap. 29) y transportados al tejido adiposo donde los ácidos grasos son almacenados como triacilgliceroles. Las VLDL pueden también enviar triacilgliceroles (ácidos grasos) al músculo para su inmediata oxidación, si se requiere.

Los mecanismos regulatorios controlan la conversión de glucosa en combustibles almacenados. Cuando la concentración de glucosa aumenta en la vena portal hepática, la concentración de glucosa en el hígado puede aumentar desde los niveles de ayuno de 70 a 100 mg/dL (~ 5 mM) a una concentración de 180 a 360 mg/dL (10 a 20 mM). En consecuencia, la velocidad de la reacción de la glucocinasa aumenta porque esta enzima tiene un alto $S_{0.5}$ (K_m) para la glucosa (*véase* fig. 9-4). La glucocinasa es también inducida por una dieta rica en carbohidratos; la cantidad de la enzima aumenta en respuesta a los niveles elevados de insulina.

La insulina promueve el almacenamiento de glucosa como glucógeno oponiéndose a los efectos de la fosforilación estimulada por glucagón. La respuesta a la insulina activa las fosfatasas que desfosforilan la glucógeno sintasa (que lleva a la activación de la glucógeno sintasa) y la glucógeno fosforilasa (que lleva a la inhibición de la enzima) (fig. 28-13A). La insulina también promueve la síntesis de los triacilgliceroles que son liberados desde el hígado en la sangre como VLDL. Los mecanismos regulatorios para este proceso se describen en el capítulo 31.

2. Destino de la glucosa de la dieta en los tejidos periféricos

Casi todas las células en el cuerpo oxidan glucosa para obtener energía. Ciertos tejidos fundamentales, en particular el cerebro, otros tejidos del sistema nervioso y los eritrocitos dependen especialmente de la glucosa para su suministro de energía. El cerebro requiere de manera aproximada 150 g de glucosa por día. Además, alrededor de 40 g de glucosa por día es requerida por otros tejidos dependientes de glucosa. Más aún, todos los tejidos requieren glucosa para la vía de la pentosa fosfato y muchos tejidos usan glucosa para la síntesis de las glucoproteínas y otros compuestos que contienen carbohidratos.

Cuando **Dianne A.** de manera inadvertida se inyectó una cantidad excesiva de insulina, causó una reducción aguda en sus niveles de glucosa sanguínea, que cayó súbitamente de 1 a 2 h más tarde, mientras dormía. Si hubiera estado despierta, habría experimentado, en primer lugar, síntomas causados por hiperactividad de su sistema nervioso simpático inducida por hipoglucemia (p. ej., sudor, temblores, palpitaciones). Por último, en la medida que su hipoglucemia se profundizara, ella habría experimentado síntomas de "neuroglucopenia" (inadecuado suministro de glucosa al cerebro), tales como confusión, disturbios del habla o balbuceos, inestabilidad emocional, posibles ataques y, finalmente, coma.

Ann R., quien se está recuperando de anorexia nerviosa y cuya ingesta de glucosa y precursores de glucosa ha sido severamente limitada, no ha desarrollado ninguna de estas manifestaciones. Su falta de síntomas hipoglucémicos se puede explicar por la reducción gradual de sus cifras de glucosa sanguínea como consecuencia de una casi inanición y su habilidad para mantener las concentraciones de glucosa sanguínea dentro de un margen de ayuno aceptable a través de gluconeogénesis hepática. Además la lipólisis de los triacilgliceroles del tejido adiposo produce ácidos grasos, que se usan como combustible y se convierten en cuerpos cetónicos por el hígado. La oxidación de ácidos grasos y cuerpos cetónicos por el cerebro y el músculo reducen la necesidad de glucosa sanguínea.

En el caso de **Dianne A.**, la dosis excesiva de insulina inhibió la lipólisis y la síntesis de los cuerpos cetónicos, por lo tanto estos combustibles alternativos no estaban disponibles para ahorrar glucosa sanguínea. La rapidez con que la hipoglucemia fue inducida no pudo ser compensada con suficiente velocidad por la gluconeogénesis hepática, que estaba inhibida por la insulina y se produjo la hipoglucemia.

Una punción inmediata en el dedo reveló que el nivel de glucosa en la sangre capilar de **Dianne A.** era < 20 mg/dL. Se comenzó una infusión intravenosa de una solución de glucosa al 50% y se determinó frecuentemente su nivel de glucosa sanguínea. Cuando **Dianne A.** recobró la conciencia, la solución intravenosa fue cambiada finalmente al 10% de glucosa. Luego de 6 h, sus cifras de glucosa sanguínea se mantuvieron en el nivel superior normal y ella pudo tolerar alimentación oral. En la mañana siguiente, se puco restablecer su régimen previo de tratamiento para la diabetes. Se le explicaron las razones por las que había desarrollado coma hipoglucémico y fue dada de alta al cuidado de su médico familiar.

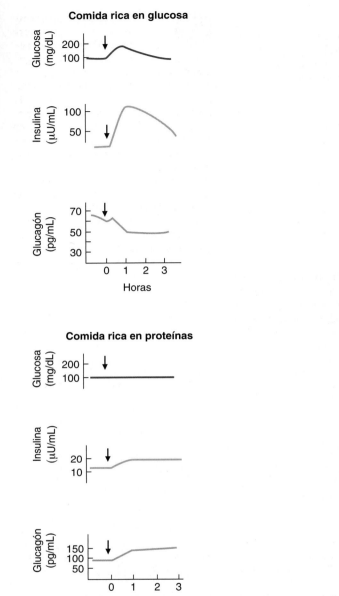

FIGURA 28-12 Concentraciones de glucosa sanguínea, insulina y glucagón después de una comida rica en carbohidratos y después de una comida rica en proteínas. La comida sucedió en los tiempos indicados por las *flechas hacia abajo.*

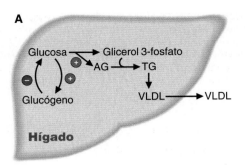

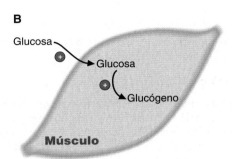

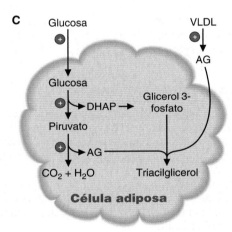

FIGURA 28-13 Metabolismo de la glucosa en varios tejidos. **A.** Efecto de la insulina en la síntesis y degradación de glucógeno y en la síntesis de VLDL en el hígado. **B.** Metabolismo de la glucosa en el músculo en reposo en el estado de alimentación. El transporte de glucosa a las células y la síntesis de glucógeno son estimulados por la insulina. **C.** Metabolismo de la glucosa en tejido adiposo en el estado de alimentación. AG, ácidos grasos; DHAP, dehidroxiacetona fosfato; TG, triacilgliceroles; VLDL, lipoproteínas de muy baja densidad; ⊕, estimulados por insulina; ⊖, inhibidos por insulina.

La insulina estimula el transporte de glucosa a las células musculares y adiposas promoviendo el reclutamiento de los transportadores de glucosa a la membrana celular (fig. 28-13C). Otros tejidos tales como el hígado, cerebro y eritrocitos tienen un tipo diferente de transportador de glucosa que no es afectado significativamente por la insulina.

En el músculo, el glucógeno se sintetiza después de una comida por un mecanismo similar al del hígado (fig. 28-13B). Existen diferencias metabólicas entre estos tejidos (*véase* cap. 26), pero, en esencia, la insulina estimula la síntesis del glucógeno en el músculo en reposo como lo hace en el hígado. Una diferencia clave entre músculo e hígado es que la insulina estimula en gran medida el transporte de glucosa a las células musculares pero apenas estimula su transporte a las células hepáticas.

3. Retorno de la glucosa sanguínea a los valores de ayuno

Luego de que una comida se ha digerido y absorbido, los niveles de glucosa sanguínea alcanzan un pico y luego comienzan a disminuir. La captación de glucosa de la dieta por las células, particularmente aquellas en el hígado, músculo y tejido adiposo, baja el nivel de glucosa sanguínea. Alrededor de 2 h después de una comida, los valores de glucosa sanguínea regresan al nivel normal de ayuno de < 100 mg/dL.

B. Concentraciones de glucosa sanguínea en el estado de ayuno

1. Cambios en las cifras de insulina y glucagón

Durante el ayuno, en la medida en que las concentraciones de glucosa sanguínea descienden, los niveles de insulina bajan y las cifras de glucagón aumentan. Estos cambios hormonales permiten que el hígado degrade glucógeno por el proceso de glucogenólisis y que produzca glucosa por el proceso de gluconeogénesis de manera que las concentraciones de glucosa en sangre se mantengan.

2. Estimulación de la glucogenólisis

Dentro de unas pocas horas posteriores a una comida rica en carbohidratos, los niveles de glucagón comienzan a aumentar. El glucagón se une a los receptores de las superficies de las células y activa la adenilato ciclasa, haciendo que los niveles de AMPc en las células hepáticas se eleven (*véase* fig. 26-7). El AMPc activa la proteína cinasa A, que fosforila e inactiva la glucógeno sintasa. Por lo tanto, la síntesis de glucógeno disminuye.

Al mismo tiempo, la proteína cinasa A estimula la degradación de glucógeno mediante un mecanismo de dos pasos. La proteína cinasa A fosforila y activa la fosforilasa cinasa. Esta enzima, a su vez, fosforila y activa a la glucógeno fosforilasa.

La glucógeno fosforilasa cataliza la unión del fósforo al glucógeno, produciendo glucosa 1-fosfato, que se convierte en glucosa 6-P. La desfosforilación de la glucosa 6-P por la glucosa 6-fosfatasa produce glucosa libre, que entonces entra en la sangre.

3. Estimulación por gluconeogénesis

Alrededor de las 4 h posteriores a una comida, el hígado está suministrando glucosa a la sangre no solo por el proceso de glucogenólisis, sino también por el proceso de gluconeogénesis. Los cambios hormonales hacen que los tejidos periféricos liberen precursores que proveen carbono para la gluconeogénesis, específicamente lactato, aminoácidos y glicerol.

Mecanismos regulatorios promueven la conversión de precursores gluconeogénicos en glucosa (fig. 28-14). Estos mecanismos evitan que ocurran ciclos potencialmente inútiles, los que continuamente convertirían los sustratos en productos que consumen energía sin producir algún resultado útil.

Estos mecanismos regulatorios inactivan durante el ayuno las enzimas glucolíticas piruvato cinasa, PFK-1 y la glucocinasa, pero promueven el flujo de carbono a la glucosa vía gluconeogénesis. Estos mecanismos operan en tres pasos donde la glucólisis y la gluconeogénesis difieren.

1. El piruvato (derivado del lactato y alanina) se convierte por la vía gluconeogénica en PEP. El PEP no se reconvierte en piruvato (un ciclo potencialmente inútil) porque la fosforilación estimulada por glucagón inactiva la piruvato cinasa. Por lo tanto, PEP revierte los pasos de la glucólisis y forma fructosa 1,6-bisfosfato.
2. La fructosa 1,6-bisfosfato se convierte en fructosa 6-P por una bisfosfatasa. Debido a que la enzima glucolítica PFK-1 está relativamente inactiva como resultado de bajos niveles de fructosa 2,6-bisfosfato, la fructosa 6-P no se convierte de nuevo en fructosa 1,6-bisfosfato y se evita un segundo ciclo potencial inútil. Los bajos niveles de fructosa 2,6-bisfosfato se atribuyen en parte a la fosforilación de la PFK-2 por la proteína cinasa A, que ha sido activada en respuesta al glucagón. La fructosa 6-P se convierte en glucosa 6-P.
3. La glucosa 6-P se desfosforila por la glucosa 6-fosfatasa, formando glucosa libre. Debido a que la glucocinasa tiene un alto $S_{0.5}$ (K_m) para glucosa y las concentraciones de glucosa son relativamente bajas en las células hepáticas durante el ayuno, la glucosa es liberada en la sangre. Por lo tanto el tercer ciclo potencialmente inútil no ocurre.

La fisiopatología que lleva a una elevación de la glucosa sanguínea luego de una comida difiere entre los pacientes con DM tipo 1 y aquellos con DM tipo 2. **Dianne A.**, que tiene la enfermedad tipo 1, no puede secretar insulina adecuadamente en respuesta a una comida debido a un defecto en las células-β de su páncreas. **Deborah S.**, sin embargo, tiene la enfermedad tipo 2. En esta forma, la causa de la intolerancia a la glucosa es más compleja, involucrando como mínimo un retraso en la liberación de cantidades relativamente apropiadas de insulina luego de una comida, combinado con un grado de resistencia a las acciones de la insulina en el músculo esquelético y adipocitos. Una gluconeogénesis hepática excesiva ocurre aun cuando los valores de glucosa sanguínea son elevados.

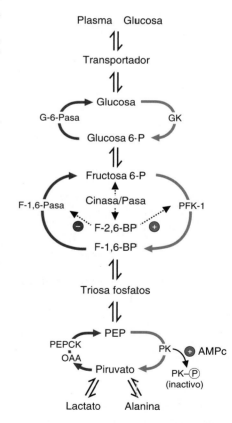

FIGURA 28-14 Regulación de la gluconeogénesis (*flechas rojas*) en el hígado. GK, glucocinasa; G6-Pasa, glucosa 6-fosfatasa; PK, piruvato cinasa; OAA, oxaloacetato; PEPCK, fosfoenolpiruvato carboxicinasa; F-1,6-Pasa, fructosa 1,6-bisfosfatasa; F-2,6-BP, fructosa 2,6-bisfosfato; F-1,6-BP, fructosa 1,6-bisfosfato; PFK-1, fosfofructocinasa-1.

4. Las enzimas que participan en la gluconeogénesis, pero no en la glucólisis, están activas en condiciones de ayuno. La piruvato carboxilasa se activa por acetil-CoA, derivado de la oxidación de ácidos grasos. PEPCK, fructosa 1,6-bisfosfatasa y glucosa 6-fosfatasa se inducen; esto es, la cantidad de enzimas aumenta. La fructosa 1,6-bisfosfatasa está también activa porque las concentraciones de fructosa 2,6-bisfosfato, un inhibidor de la enzima, son bajas.

4. Estimulación de la lipólisis

Los cambios hormonales que ocurren durante el ayuno estimulan el rompimiento de los triacilgliceroles adiposos (*véanse* caps. 3, 31 y 41). En consecuencia, los ácidos grasos y el glicerol se liberan en la sangre (fig. 28-15). El glicerol actúa como una fuente de carbono para la gluconeogénesis. Los ácidos grasos se convierten en el combustible principal del cuerpo y son oxidados a CO_2 y H_2O por varios tejidos, lo que permite que estos tejidos disminuyan su uso de glucosa. Los ácidos grasos también son oxidados a acetil-CoA en el hígado para proveer energía a la gluconeogénesis. En un ayuno prolongado, el acetil-CoA se convierte en cuerpos cetónicos, que entran en la sangre y actúan como una fuente adicional de combustible para el músculo y el cerebro.

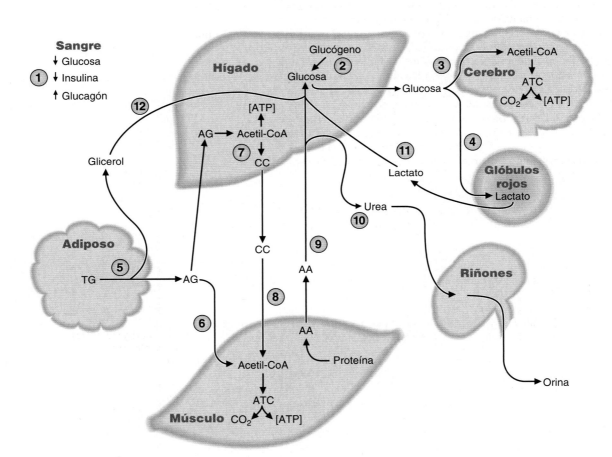

FIGURA 28-15 Interrelaciones de los tejidos durante el ayuno. (1) Los niveles de glucosa en sangre caen, disminuyendo los niveles de insulina y aumentando los de glucagón. (2) La glucogenólisis es inducida en el hígado para elevar los niveles de glucosa en sangre. (3) El cerebro utiliza la glucosa liberada por el hígado, al igual que lo hacen los eritrocitos (4). (5) El tejido adiposo es inducido para liberar los ácidos grasos libres y el glicerol de los triacilgliceroles almacenados. (6) El músculo y el hígado utilizan los ácidos grasos para producir energía. (7) El hígado convierte al acetil-CoA derivado de los ácidos grasos en cuerpos cetónicos para exportar, que los músculos (8) y el cerebro pueden utilizar para producir energía. (9) El recambio de proteína se induce en el músculo, y los aminoácidos salen del músculo y viajan al hígado para usarse como precursores gluconeogénicos. (10) La alta tasa metabólica de aminoácidos en el hígado genera urea, que viaja hacia el riñón para ser excretada. (11) Los eritrocitos producen lactato, que vuelve al hígado como sustrato para la gluconeogénesis. (12) El glicerol liberado del tejido adiposo se usa por el hígado para la gluconeogénesis. AA, aminoácidos; acetil-CoA, acetil coenzima A; ATP, adenosín trifosfato; AG, ácidos grasos; CC; cuerpos cetónicos; ATC, ácido tricarboxílico; TG; triacilgliceroles.

C. Concentraciones de glucosa sanguínea durante el ayuno prolongado (inanición)

Durante el ayuno prolongado ocurren varios cambios en el uso del combustible. Estos cambios hacen que los tejidos usen menos glucosa de la que requieren durante un ayuno corto y usen predominantemente combustible derivado de los triacilgliceroles adiposos (es decir, ácidos grasos y sus derivados, los cuerpos cetónicos). Por lo tanto, las concentraciones de glucosa sanguínea no disminuyen drásticamente. De hecho, aún después de 5 a 6 semanas de inanición, los valores de glucosa sanguínea todavía se encuentran en el nivel de 65 mg/dL (fig. 28-16; tabla 28-2).

El cambio más importante que ocurre en la inanición es una drástica elevación de las cifras de cuerpos cetónicos después de 3 a 5 días de ayuno (*véase* fig. 28-16). En estos niveles, el cerebro y otros tejidos nerviosos comienzan a usar cuerpos cetónicos y, en consecuencia, oxidan menos glucosa, requiriendo alrededor de una tercera parte de glucosa (aproximadamente 40 g/día) en condiciones de la dieta normal. Como resultado del uso reducido de glucosa, la tasa de gluconeogénesis en el hígado disminuye, como lo hace la producción de urea (*véase* fig. 28-16). Debido a que en esta etapa de inanición los aminoácidos que se obtienen de la degradación de proteínas existentes son inicialmente los precursores gluconeogénicos, la reducción de las necesidades de glucosa en los tejidos disminuye la tasa de degradación de proteínas y por lo tanto la tasa de formación de urea. La proteína de los músculos y otros tejidos es, por lo tanto, ahorrada porque hay menos necesidad de aminoácidos para la gluconeogénesis.

La proteína del cuerpo, en particular la proteína muscular, no es en principio una forma de almacenamiento de combustible en el mismo sentido que el glucógeno o el triacilglicerol; las proteínas tienen muchas funciones además del almacenamiento de combustible. Por ejemplo, las proteínas funcionan como enzimas, como proteínas estructurales y en la contracción muscular. Si una proteína tisular es degradada en demasía, la función del cuerpo puede estar severamente comprometida. Si la inanición continúa y no ocurren otros problemas como infecciones, un individuo en estado de inanición generalmente muere debido a la pérdida grave de proteínas que causa mal funcionamiento de los órganos principales, como el corazón. Por lo tanto, el aumento en las concentraciones de cuerpos cetónicos que resulta en el ahorro de proteínas del cuerpo permite a los individuos sobrevivir extensos periodos sin ingerir alimentos.

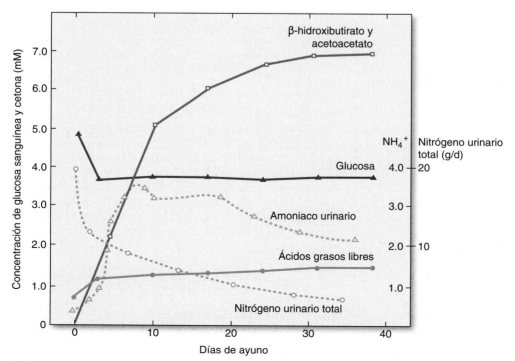

FIGURA 28-16   Cambios en los combustibles sanguíneos durante el ayuno. Las unidades para ácidos grasos, glucosa y cuerpos cetónicos, son milimolar (*en la izquierda*) y para el nitrógeno urinario y amoniaco son gramos por día (*en la derecha*). (Modificada de Linder MC, ed. *Nutritional Biochemistry and Metabolism with Clinical Applications.* 2nd ed. Appleton & Lange; 1991:103. Copyright ©1991 Appleton & Lange).

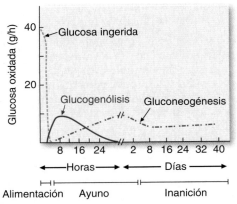

FIGURA 28-17 Fuentes de glucosa sanguínea en estados de alimentación, ayuno e inanición. Observe que la escala cambia de horas a días. (Tomada de Ruderman NB, Aoki TT, Cahill GF Jr. *Gluconeogenesis and its disorders in man.* In: Hanson RW, Mehlman MA, eds. *Gluconeogenesis: Its Regulation in Mammalian Species.* John Wiley & Sons; 1976:518.)

D. Resumen de fuentes de glucosa sanguínea

Inmediatamente después de una comida, los carbohidratos de la dieta actúan como la principal fuente de glucosa sanguínea (fig. 28-17). Conforme los niveles de glucosa sanguínea retornan a los del ayuno dentro de las 2 h después de una comida, la glucogenólisis se estimula y comienza a suministrar glucosa a la sangre. Subsecuentemente, la glucosa también se produce por gluconeogénesis.

Durante un ayuno de 12 h, la glucogenólisis es la principal fuente de glucosa sanguínea. De esta manera, es la principal vía por la que la glucosa se produce en el estado basal (después de un ayuno de 12 horas). Sin embargo, por aproximadamente 16 h de ayuno, la glucogenólisis y la gluconeogénesis contribuyen igualmente al mantenimiento de la glucosa sanguínea.

Alrededor de 30 h después de una comida, las reservas de glucógeno hepático se agotan de manera sustancial. Subsecuentemente, la gluconeogénesis es la fuente primaria de glucosa sanguínea.

Los mecanismos que hacen que las grasas se usen como el combustible principal y que permite que los niveles de glucosa sanguínea se mantengan durante periodos de privación de alimento resultan en la conservación de la proteína del cuerpo y, consecuentemente, permiten la supervivencia durante ayunos prolongados por periodos que con frecuencia exceden 1 mes o más.

E. Niveles de glucosa sanguínea durante el ejercicio

Otto S. puede correr durante 45 min antes del desayuno sin presentar síntomas de hipoglucemia a pesar del uso incrementado de glucosa por el músculo esquelético durante el ejercicio. Él mantiene su concentración de glucosa sanguínea en un intervalo adecuado a través de la glucogenólisis y gluconeogénesis hepáticas.

Durante el ejercicio, operan mecanismos muy similares a aquellos que se usan durante el ayuno y actúan para mantener los niveles de glucosa sanguínea. El hígado mantiene las concentraciones de glucosa sanguínea a través de la glucogenólisis y gluconeogénesis inducidas por glucagón y epinefrina. El uso de combustibles por el músculo durante el ejercicio, incluyendo la captación y uso de la glucosa sanguínea, se discute en el capítulo 45. Recuérdese que el glucógeno muscular no se usa para mantener los niveles de glucosa sanguínea; las células musculares no tienen glucosa 6-fosfatasa, por lo tanto no se puede producir glucosa desde la glucosa 6-P, para fines de transporte.

COMENTARIOS CLÍNICOS

Al M. La ingesta excesiva y crónica de etanol, que coincide con una disminución de consumo de nutrientes, hizo que el valor de glucosa sanguínea de **Al M.** descendiera a 28 mg/dL. Este grado de hipoglucemia causó la liberación de varias hormonas "contrarregulatorias" en la sangre, incluyendo glucagón, hormona del crecimiento, cortisol y epinefrina.

Algunos signos y síntomas del paciente son, en principio, el resultado de un incremento de la actividad adrenérgica del sistema nervioso, luego de una rápida disminución en la glucosa sanguínea. El aumento subsecuente en los niveles de epinefrina en la sangre se manifiesta como temblores, sudor excesivo y ritmo cardiaco acelerado. Otras manifestaciones aparecen cuando el cerebro tiene insuficiente glucosa, de aquí el término "síntomas neuroglucopénicos". **Al M.** estaba confundido, agresivo, arrastraba las palabras al hablar y finalmente tenía convulsiones tónico-clónicas. Si no se hubiera tratado rápidamente por administración de glucosa intravenosa, **Al M.** podría haber caído en estado de coma. Daños neurológicos permanentes y aun la muerte pudieron ocurrir si la hipoglucemia grave no se hubiera corregido dentro de las 6 a 10 h.

Emma W. La elevación de la glucosa sanguínea que ocurrió en el caso de **Emma W.** fue, en principio, una consecuencia de grandes dosis farmacológicas de glucocorticoides que recibió en un intento por reducir la reacción inflamatoria intrabronquial característica de un broncoespasmo asmático. Aunque el desarrollo de la hiperglucemia en este caso podría ser clasificado como una forma "secundaria" de diabetes mellitus (DM; causada por la activación de exportación de la glucosa hepática por el fármaco), la mayoría de los pacientes tratados con glucocorticoides no desarrollan intolerancia a la glucosa. **Emma W.**, por lo tanto, puede tener una predisposición al desarrollo eventual de DM "primaria".

En la hiperglucemia, cantidades mayores de glucosa pasan a la orina, haciendo que se excreten grandes cantidades de agua. Esta "diuresis osmótica" es responsable del volumen aumentado de orina (poliuria) notado por la paciente. Debido a la pérdida de agua en orina aumentada, la circulación efectiva del volumen sanguíneo se reduce. Por lo tanto, menos sangre llega a los receptores sensibles a volumen en el sistema nervioso central, lo que desencadena la sensación de sed, causando una actividad aumentada de la ingesta de líquido (polidipsia).

Una dieta para personas que padecen diabetes y la disminución de la dosis de esteroides por un periodo de varias semanas normalizó de manera gradual los niveles de glucosa sanguínea de **Emma W.**

Dianne A. y Deborah S. Los niveles de glucosa sanguínea crónicamente elevados pueden contribuir al desarrollo de complicaciones microvasculares de la DM, tales como daño a la retina, daño renal y daño en tejido nervioso, así como complicaciones tales como ateroesclerosis de las arterias coronarias, cerebrales y periféricas (macrovasculares). El mecanismo preciso por el que la hiperglucemia a largo plazo induce estos cambios vasculares no se ha establecido completamente.

Un mecanismo postulado propone que la glicación no enzimática de proteínas en el tejido vascular altera la estructura y funciones de estas proteínas. Una proteína que se expone de manera crónica a niveles elevados de glucosa se unirá covalentemente a la glucosa, un proceso llamado **glicación**. Este proceso no se regula por enzimas (*véase* cap. 9). Estas proteínas glicadas no enzimáticamente forman de manera lenta aductos proteínicos reticulados (con frecuencia llamados productos finales de la glicación avanzada) dentro de la microvasculatura y macrovasculatura.

Por medio del entrecruzamiento o reticulación de proteínas de la matriz vascular con las proteínas plasmáticas, la hiperglucemia crónica puede causar estrechamiento del diámetro luminal de los microvasos en la retina (causando retinopatía diabética), en los glomérulos renales (causando nefropatía diabética) y en los microvasos que suministran sangre a las fibras nerviosa periféricas y autónomas (causando neuropatía diabética). El mismo proceso ha sido postulado para acelerar el cambio ateroesclerótico en la macrovasculatura, particularmente en el cerebro (causando enfermedad cerebrovascular, también conocida como ictus), en las arterias coronarias (causando cardiopatía isquémica) y en las arterias periféricas (causando deficiencia arterial periférica y posible gangrena). El metabolismo anormal de los lípidos asociado con la DM mal controlada también puede contribuir a la ateroesclerosis acelerada asociada con este desorden metabólico (*véanse* caps. 31 y 32).

La publicación del *Diabetes Control and Complications Trial*, seguido por el estudio de United Kingdom Prospective Diabetes, fueron los primeros estudios grandes realizados en seres humanos que mostraron que mantener los niveles de glucosa sanguínea controlados a largo plazo, en pacientes con diabetes como **Dianne A.** y **Deborah S.** (que tiene diabetes tipo 2), reduce favorablemente el curso de las complicaciones microvasculares. Estudios más recientes han confirmado esto, y aunque se piensa que el control de la glucosa sanguínea disminuye las complicaciones macrovasculares, esto ha sido más difícil de demostrar en los estudios realizados en seres humanos.

COMENTARIOS BIOQUÍMICOS

Efecto Warburg. A principios de la década de 1920, Otto Warburg analizó los procesos de fermentación (glucólisis anaeróbica) y respiración (metabolismo aeróbico) en las células tumorales. Warburg descubrió sorprendentemente que las células tumorales, incluso en presencia de oxígeno, mostraban una mayor captación de glucosa y producción de lactato en comparación con las células no tumorales. Este resultado indica que, a pesar de la presencia de oxígeno en el sistema, las células tumorales producían lactato a un ritmo mayor, un proceso denominado glucólisis aeróbica. Las células tumorales utilizaban esta vía en lugar de convertir el piruvato en acetil-CoA, y luego oxidar el acetil-CoA a través del ciclo TCA y generar energía mediante la fosforilación oxidativa. La importancia de este hallazgo (denominado efecto Warburg) se sigue estudiando hoy en día, casi 100 años después del descubrimiento inicial.

Ha habido varias explicaciones para el efecto Warburg, y es probable que las ideas presentadas a continuación cambien en los próximos años. Sin embargo, en este momento, el aumento de la glucólisis en las células tumorales, en comparación con las células normales, podría dar lugar a lo siguiente:

1. Generar ATP a la velocidad más rápida para la proliferación celular, a pesar de que la glucólisis aeróbica es significativamente menos eficiente en la generación de ATP que la fosforilación oxidativa. Se ha estimado que partiendo de 1 mol de glucosa, la fosforilación oxidativa puede generar de 30 a 32 mol de ATP, mientras que la glucólisis aeróbica, con un reparto del 85 a 5% entre la glucólisis y la fosforilación oxidativa, puede generar 4 mol de ATP. La clave es que la generación de ATP por glucólisis es significativamente más rápida que por fosforilación oxidativa.
2. Generación de intermedios glucolíticos para las vías anabólicas para potenciar el crecimiento de las células tumorales. La serina, por ejemplo, se genera a partir del 3-fosfoglicerato, y una vez producida la serina, se pueden sintetizar portadores de un carbono para potenciar la biosíntesis de purinas y pirimidinas.
3. Generación de NADPH para las vías biosintéticas utilizando las reacciones de derivación de monofosfato de hexosa (HMP) y convirtiendo la glucosa 6-P en NADPH y ribulosa 5-fosfato. La ribulosa 5-fosfato se utiliza para la biosíntesis de nucleótidos, lo que reduce la cantidad de glucosa disponible para la generación de energía.
4. Generar ácido láctico, que acidifica el microambiente tumoral y promueve la migración celular y la metástasis.
5. Reducir la producción de acetil-CoA, alterando así la regulación epigenética de la expresión génica (reducción de la capacidad de acetilar histonas) y favoreciendo la expresión de isozimas que promueven la proliferación celular.

Los cambios moleculares que se producen para que se produzca el efecto Warburg aún no se han dilucidado. Diversos estudios han implicado cambios en la expresión del factor de transcripción factor inducible por hipoxia-1 (HIF-1), la alteración de la expresión de las dos isozimas clave de la piruvato quinasa y la disfunción mitocondrial debido a que el oxígeno se utiliza para generar especies reactivas de oxígeno (ROS) en lugar de utilizarse como aceptor terminal en la cadena de transferencia de electrones. También se ha postulado que el papel de las tirosina cinasas aberrantes en la fosforilación de las enzimas glucolíticas clave desempeña un papel en la promoción de la glucólisis aeróbica en las células tumorales. Es necesario seguir trabajando antes de disponer de una descripción molecular del efecto Warburg.

CONCEPTOS CLAVE

- El proceso de producción de glucosa se denomina gluconeogénesis. La gluconeogénesis ocurre fundamentalmente en el hígado.
- Los principales precursores para la producción de glucosa son lactato, glicerol y aminoácidos.

◆ La vía gluconeogénica usa las reacciones reversibles de la glucólisis, además de reacciones adicionales, para circundar los pasos irreversibles.
  ◆ La piruvato carboxilasa (piruvato en OAA) y PEPCK (OAA en PEP) circundan el paso piruvato cinasa.
  ◆ La fructosa 1,6-bisfosfatasa (fructosa 1,6-bisfosfato en fructosa 6-P) circunda el paso PFK-1.
  ◆ La glucosa 6-fosfatasa (glucosa 6-P en glucosa) circunda el paso glucocinasa.
◆ La gluconeogénesis y la glucogenólisis son reguladas cuidadosamente de manera que las concentraciones de glucosa sanguínea se puedan mantener a un nivel constante durante el ayuno. La regulación del metabolismo de los triacilgliceroles está también unida a la regulación de los niveles de glucosa sanguínea.
◆ En la tabla 28-3 se resumen las enfermedades revisadas en este capítulo.

TABLA 28-3 Enfermedades revisadas en el capítulo 28

ENFERMEDAD O TRASTORNO	AMBIENTAL O GENÉTICA	COMENTARIOS
Hipoglucemia inducida por etanol	Ambiental	El etanol, combinado con escasa nutrición, lleva a la hipoglucemia causada por el metabolismo del excesivo etanol alterando la relación NADH/ NAD$^+$ en el hígado.
Asma	Ambas	Un tratamiento para reducir la broncoconstricción es la inhalación/administración de glucocorticoides. Los tratamientos sistémicos estimulan la gluconeogénesis y pueden llevar a la hiperglucemia.
Sobredosis de insulina	Ambiental	La hipoglucemia como resultado de una sobredosis de insulina causada por la estimulación de insulina en el transporte de glucosa al músculo y células adiposas.
Anorexia nerviosa	Ambas	El uso de cuerpos cetónicos como una fuente alternativa de energía durante ayuno prolongado preserva la proteína muscular ya que los niveles reducidos de glucosa son ahora requeridos por el sistema nervioso.
Pérdida de peso	Ambiental	El mantenimiento de los niveles de glucosa sanguínea durante la dieta tiene lugar debido a la glucogenólisis y la gluconeogénesis.
Diabetes tipo I/ CAD	Ambiental	La excesiva producción de cuerpos cetónicos en pacientes con diabetes tipo I, cuyos niveles de insulina son demasiado bajos, se asocian con la hiperglucemia; pocas veces es observado en pacientes con diabetes tipo 2.

CAD, cetoacidosis diabética; NAD, dinucleótido de nicotinamida y adenina.

PREGUNTAS DE REVISIÓN: CAPÍTULO 28

1. Un intermediario común en la conversión de glicerol y lactato en glucosa es:
   A. Piruvato
   B. OAA
   C. Malato
   D. Glucosa 6-P
   E. PEP
2. Un paciente se presentó con infección bacteriana que producía una endotoxina que inhibe la fosfoenolpiruvato carboxicinasa (PEPCK). En este paciente, bajo estas condiciones, la producción de glucosa sería inhibida por ¿cuál de los siguientes precursores?
   A. Alanina
   B. Glicerol
   C. Cadena de ácidos grasos de número par
   D. PEP
   E. Galactosa
3. ¿Cuál de las siguientes aseveraciones es más probable que ocurra en un individuo normal, después de ingerir una comida rica en carbohidratos?

A. Solo disminuyen los niveles de insulina
B. Únicamente aumentan los niveles de insulina
C. Solo aumentan los niveles de glucagón
D. Los niveles de insulina y glucagón disminuyen
E. Los niveles de insulina y glucagón aumentan
4. Una paciente llega al hospital en una ambulancia. Ella en la actualidad está en estado de coma. Antes de eso sus síntomas incluyeron vómito, deshidratación, baja presión arterial y frecuencia cardiaca acelerada. Ella también tenía respiraciones relativamente rápidas resultando en mayor exhalación de dióxido de carbono. ¿Con cuál de las siguientes condiciones son congruentes estos síntomas ?
   A. El paciente no tiene páncreas
   B. Cetoalcalosis
   C. Coma hipoglucémico
   D. CAD
   E. Choque insulínico en un paciente con diabetes

5. Suponiendo que una persona tuviera un tumor pancreático secretor de glucagón (glucagonoma). ¿Cuál de los siguientes es el resultado más probable de la hiperglucagonemia?
   A. Pérdida de peso
   B. Hipoglucemia
   C. Aumento de la síntesis de proteína muscular
   D. Disminución de la lipólisis
   E. Aumento del índice glucolítico hepático

6. Un paciente es llevado al departamento de urgencias después de un episodio de desvanecimiento. Las concentraciones de glucosa sanguínea eran extremadamente bajas; las concentraciones de insulina eran normales, pero no había péptido C detectable. ¿Cuál de las siguientes opciones podría ser la causa del episodio de desvanecimiento?
   A. Un tumor productor de insulina
   B. Una sobredosis de insulina
   C. Un tumor productor de glucagón
   D. Una sobredosis de glucagón
   E. Una sobredosis de epinefrina

7. Un corredor de maratón alcanza el último kilómetro de la carrera pero se marea, obnubila y se siente confundido. Estos síntomas surgen por una de las siguientes causas:
   A. Reducción de transportadores GLUT4
   B. Reducción de las concentraciones de glucosa sanguínea para el transporte de GLUT2
   C. Inhibición de los transportadores GLUT5
   D. Reducción de las concentraciones de glucosa sanguínea para el transporte de GLUT1
   E. Falta de inducción de transportadores GLUT4

8. Un paciente llevó un ayuno de "depuración" de 3 días pero siguió consumiendo agua y vitaminas. ¿Cuál es la fuente de combustible de este paciente para mantener las concentraciones de glucosa sanguínea bajo estas condiciones?
   A. Ácidos grasos
   B. Glicerol
   C. Depósitos de glucógeno hepático
   D. Depósitos de glucógeno muscular
   E. Cuerpos cetónicos

9. Un paciente con diabetes tipo 1 que ha olvidado aplicarse la insulina antes de la comida, tendrá dificultad para asimilar la glucosa sanguínea en uno de los siguientes tejidos:
   A. Cerebro
   B. Tejido adiposo
   C. Eritrocitos
   D. Hígado
   E. Intestino

10. Una paciente le dice al médico que una amiga le contó que si comía solo carbohidratos y proteínas y no grasas, ya no acumularía grasas en el tejido adiposo. El médico le dice a la paciente que su amiga está mal informada y después le debe decir una de las siguientes oraciones:
    A. La glucosa de la dieta se convierte en ácidos grasos pero no en glicerol en el hígado.
    B. La glucosa dietética se convierte por el hígado en ácidos grasos y glicerol.
    C. La glucosa dietética se convierte en glicerol pero no en ácidos grasos en el hígado.
    D. La lipoproteína de baja densidad (LDL) transporta los productos dietéticos convertidos del hígado al tejido adiposo.
    E. La LDL transporta los productos dietéticos convertidos al tejido muscular para oxidación.

11. El piruvato que entra en la mitocondria puede sufrir una serie de destinos posibles, ¿de cuál de los siguientes metabolitos depende principalmente?
    A. Acetil-CoA
    B. OAA
    C. Citrato
    D. NADH
    E. α-cetoglutarato

12. Los huevos contienen la proteína avidina, que se une muy fuertemente a la biotina de manera que la avidina puede inhibir las reacciones que requieren biotina. En presencia de la avidina, la gluconeogénesis se vería perjudicada a partir de ¿cuál de los siguientes compuestos?
    A. Glicerol
    B. Galactosa
    C. Fructosa
    D. Lactato
    E. OAA

13. Un individuo ha iniciado un ayuno prolongado de 7 días. La medición de los metabolitos sanguíneos, desde el día 1 del ayuno, en comparación con el día 7 del ayuno, indicaría una disminución significativa de ¿cuál de los siguientes?
    A. Glucosa
    B. Ácidos grasos
    C. Cuerpos cetónicos
    D. Lactato
    E. Urea

14. En ausencia de una regulación enzimática adecuada, ¿en qué paso de la vía gluconeogénica se produciría un ciclo fútil (ciclado de sustrato)?
    A. Lactato deshidrogenasa
    B. Fructosa 1,6-bisfosfatasa
    C. Gliceraldehído 3-fosfato deshidrogenasa
    D. Enolasa
    E. Fosfoglicerato quinasa

15. Una mutación inactivadora en la galactosa 1-fosfato uridiltransferasa conduce a la hipoglucemia en ayunas debido a una reducción en ¿cuál de las siguientes vías?
    A. Gluconeogénesis
    B. La síntesis de glucógeno
    C. Glucogenólisis
    D. Glucólisis
    E. Producción de nucleótidos-azúcar

RESPUESTAS A LAS PREGUNTAS DE REVISIÓN

1. **La respuesta es D.** El glicerol se convierte en glicerol 3-fosfato, que se oxida para formar gliceraldehído 3-fosfato. El gliceraldehído 3-fosfato formado continúa en la vía gluconeogénica hasta glucosa. El lactato se convierte en piruvato, que luego se carboxila para formar OAA. El OAA se descarboxila para formar PEP y luego continúa en la gluconeogénesis hasta glucosa. Como el glicerol entra a la vía gluconeogénica en el paso de gliceraldehído 3-fosfato y el lactato en el paso del PEP, los únicos compuestos en común entre estos dos puntos de inicio son los pasos de glilceraldehído 3-fosfato a glucosa. De las opciones listadas en la pregunta, solo la glucosa 6-P está en esa parte de la vía.

2. **La respuesta es A.** PEPCK convierte el OAA en PEP. Junto con la carboxilasa de piruvato, se utiliza para evitar el paso por la reacción de la cinasa de piruvato. Por lo tanto, los compuestos que entran a la gluconeogénesis entre PEP y OAA (como lactato, alanina o cualquier intermediario del ciclo del ATC) deben usar PEPCK para producir PEP. El glicerol entra a la gluconeogénesis como gliceraldehído 3-fosfato, sin pasar por el paso de la PEPCK. La galactosa se convierte en glucosa 1-fosfato, luego en glucosa 6-P, también sin pasar por PEPCK. Los ácidos grasos de cadena par solo pueden dar origen a acetil-CoA, que no puede usarse para sintetizar glucosa.

3. **La respuesta es B.** La concentración alta de glucosa sanguínea estimula la liberación pancreática de insulina; la concentración de glucagón permanece sin cambios o disminuye un poco.

4. **La respuesta es D.** La hiperglucemia en un diabético no tratado produce diuresis osmótica, lo que significa que se pierde una cantidad excesiva de agua en la orina. Esto puede reducir el volumen sanguíneo, lo que disminuye la presión arterial y aumenta la frecuencia cardiaca. También causa deshidratación. La respiración rápida se debe a la acidosis que estimula el centro respiratorio en el cerebro para reducir la cantidad de ácido en la sangre. Los cuerpos cetónicos se acumulan, lo que causa CAD (por lo tanto, B es incorrecta). Un paciente en coma hipoglucémico (que puede producirse por la administración excesiva de insulina) no presenta deshidratación, hipotensión ni respiración acelerada; en realidad, el paciente suda en forma profusa por la liberación de adrenalina (por lo tanto, C y E son incorrectas). La respuesta A es incorrecta porque la falta de páncreas sería mortal.

5. **La respuesta es A.** Las concentraciones elevadas de glucagón antagonizarán los efectos de la insulina y provocarán hiperglucemia porque el glucagón estimula que la glucosa salga del hígado al estimular la glucogenólisis y la gluconeogénesis. Debido a los efectos dominantes del glucagón, la glucosa sanguínea no puede entrar al músculo y a las células grasas, y se estimula la oxidación de grasas para dar energía a estos tejidos. Esto provoca la pérdida de triglicéridos almacenados, lo que ocasiona la pérdida de peso. Se requiere insulina para estimular la síntesis de proteína en los músculos (el glucagón no tiene este efecto) y el glucagón señala la salida de glucosa del hígado, lo que significa que la velocidad de glucólisis está suprimida en las células hepáticas bajo estas condiciones. El glucagón también estimula la lipólisis en los adipocitos para aportar ácidos grasos como fuente de energía para el músculo y el hígado.

6. **La respuesta es B.** La clave para contestar a esta pregunta correctamente se relaciona con la ausencia de péptido C detectable en la sangre. La sobreproducción de insulina por las células β del páncreas puede provocar hipoglucemia lo suficientemente grave como para causar pérdida de la conciencia, pero debido a que no hay péptido C detectable en la sangre, lo más probable es que la pérdida de la consciencia fuera resultado de la administración de insulina exógena, que carece de péptido C (*véase* cap. 19). Una sobredosis de glucagón (ya sea por inyección o por un tumor productor de glucagón), o epinefrina, promoverían la liberación de glucosa por parte del hígado y no provocarían hipoglucemia. Los niveles de insulina eran normales debido a la rápida renovación de la insulina inyectada, que tiene una vida media de unos 5 minutos.

7. **La respuesta es D.** GLUT1 es el transportador de glucosa a través de la barrera hematoencefálica (así como los eritrocitos). Cuando las concentraciones de glucosa sanguínea disminuyen por debajo del K_m para este transportador, entonces el sistema nervioso no recibe suficiente glucosa para mantener el funcionamiento adecuado, de ahí los signos de hipoglucemia. Los transportadores GLUT2 y GLUT5 no son responsables de la entrada de glucosa al sistema nervioso (el hígado y el páncreas usan GLUT2, en tanto que GLUT5 transporta principalmente fructosa, no glucosa). Los transportadores GLUT4 responden a la insulina y se expresan principalmente en músculo y células grasas. Durante el ejercicio, el músculo regula al alza los transportadores GLUT4 de manera que el músculo puede utilizar la glucosa en sangre como fuente de energía. El aumento de la captación de glucosa por parte del músculo contribuye a la hipoglucemia que se produce, de manera que los niveles de glucosa en sangre están ahora por debajo del valor de K_m para los transportadores GLUT1.

8. **La respuesta es A.** Durante el ayuno, los depósitos de glucógeno hepático se agotan después de 30 h, de manera que la única vía por la cual el hígado puede producir glucosa es la gluconeogénesis. Esta vía requiere energía que es aportada por la oxidación de ácidos grasos. El glicerol es un sustrato para la gluconeogénesis, pero no es oxidado para aportar energía para la gluconeogénesis. Los depósitos de glucógeno muscular pueden aportar glucosa 1-fosfato para uso del músculo, pero la glucosa producida a partir del glucógeno muscular no puede entrar a la sangre para ser usada por ningún otro tejido. El hígado producirá cuerpos cetónicos a partir de la oxidación de ácidos grasos, pero el hígado no expresa la CoA transferasa necesaria para metabolizar cuerpos cetónicos.

9. **La respuesta es B.** La insulina estimula el transporte de glucosa hacia el tejido adiposo y las células musculares promoviendo el reclutamiento de transportadores de glucosa GLUT4 a la membrana celular. El hígado, el

cerebro, el intestino y los eritrocitos tienen diferentes tipos de transportadores de glucosa que no se afectan significativamente por la insulina.

10. **La respuesta es B.** El hígado puede convertir la glucosa dietética en ácidos grasos y glicerol para producir triacilgliceroles, que se empaquetan en las VLDL para su transporte al tejido adiposo (para almacenamiento) o para el músculo para oxidación inmediata si es necesario. Una dieta baja en grasa, si tiene exceso de calorías totales, provocará la formación de triglicéridos y almacenamiento de triglicéridos en el tejido adiposo.

11. **La respuesta es A.** Cuando el piruvato entra en la mitocondria, sus dos destinos principales son convertirse en acetil-CoA a través de la piruvato deshidrogenasa o en OAA, mediante la enzima piruvato carboxilasa. La piruvato deshidrogenasa y la piruvato carboxilasa están reguladas recíprocamente por los niveles de acetil-CoA; el acetil-CoA inhibe la piruvato deshidrogenasa, mientras que activa la piruvato carboxilasa. El NADH es un inhibidor de la piruvato deshidrogenasa, pero no activa la piruvato carboxilasa. El OAA, el citrato y el α-cetoglutarato no son efectores alostéricos ni de la piruvato deshidrogenasa ni de la piruvato carboxilasa.

12. **La respuesta es D.** La avidina bloqueará la reacción de la piruvato carboxilasa, que convierte el piruvato en OAA. La conversión de glicerol, galactosa, fructosa y OAA en glucosa no requiere la participación de la piruvato carboxilasa, pero la conversión de lactato en glucosa sí (lactato en piruvato, que luego se convierte en OAA mediante la piruvato carboxilasa). El glicerol entra en la gluconeogénesis en el paso de la DHAP, evitando la necesidad de convertir el piruvato en OAA. La galactosa se convierte en glucosa 1-fosfato, que se isomeriza en glucosa 6-P, y luego se desfosforila para producir glucosa. La fructosa se convierte en fructosa 1-fosfato, y luego se divide en DHAP y gliceraldehído. El gliceraldehído se fosforila a gliceraldehído 3-fosfato, que se condensa con el DHAP para formar fructosa 1,6-bisfosfato. La fructosa 1,6-bisfosfato sigue entonces la vía gluconeogénica hasta llegar a la glucosa.

13. **La respuesta es E.** A medida que el ayuno del individuo progresa, el hígado comenzará a sintetizar cuerpos cetónicos a partir de la oxidación de ácidos grasos como fuente de energía alternativa para el sistema nervioso. A medida que el sistema nervioso comienza a utilizar los cuerpos cetónicos para obtener energía, la necesidad de glucosa del cuerpo disminuye ligeramente (de 5 mM a 3.5 mM). Como todas las reservas de glucógeno se agotaron a las 30 h de ayuno, toda la glucosa que se exporta a la circulación procede de la gluconeogénesis. Los sustratos para la gluconeogénesis incluyen el lactato, el glicerol y los aminoácidos obtenidos del recambio de proteínas en el músculo. A medida que la necesidad de glucosa del cuerpo disminuye, el uso de aminoácidos como fuente de carbono para la gluconeogénesis también disminuye, ahorrando así proteína muscular durante el ayuno. Como la urea se produce durante el metabolismo de los aminoácidos para proporcionar carbones para la gluconeogénesis, la producción de urea disminuye a medida que aumenta la duración del ayuno. Los niveles de ácidos grasos y cuerpos cetónicos aumentan durante el ayuno, mientras que los niveles de lactato (producidos por los eritrocitos) permanecen relativamente constantes.

14. **La respuesta es B.** Las enzimas lactato deshidrogenasa, gliceraldehído 3-fosfato deshidrogenasa, enolasa y fosfoglicerato quinasa son enzimas reversibles que no están reguladas, ni en la glucólisis ni en la gluconeogénesis. La reacción de la fructosa 1,6-bifosfatasa convierte la fructosa 1,6-bifosfato en fructosa 6-P, evitando así la reacción irreversible de la PFK-1. Si tanto la fructosa 1,6-bisfosfatasa como la PFK-1 estuvieran activas al mismo tiempo, se desarrollaría un ciclo inútil, ya que la fructosa 6-P se reciclaría (ciclo de sustrato) a expensas del ATP, ya que tan pronto como la fructosa 6-P se sintetiza a partir de la fructosa 1,6-bisfosfato, la PFK-1 convertiría la fructosa 6-P en fructosa 1,6-bisfosfato a expensas del ATP. Este ciclo continuaría, tanto la glucólisis como la gluconeogénesis se verían afectadas y los niveles de energía en la célula disminuirían.

15. **La respuesta es C.** La galactosemia clásica es el resultado de una mutación inactivadora en la galactosa 1-fosfato uridiltransferasa. La enzima utiliza galactosa 1-fosfato y UDP-glucosa como sustratos y genera glucosa 1-fosfato y UDP-galactosa como productos. Cuando es defectuosa, la galactosa 1-fosfato se acumula y bloquea la actividad de la glucógeno fosforilasa (debido al agotamiento de los fosfatos) y, en menor medida, de la fosfoglucomutasa (como sustrato análogo a la glucosa 1-fosfato, sustrato/producto de la enzima). La actividad de la fosfoglucomutasa es necesaria para obtener glucosa a partir del glucógeno (glucógeno a glucosa 1-fosfato, a glucosa 6-P, a glucosa), por lo que el proceso de glucogenolisis se inhibe cuando se reduce la actividad de la galactosa 1-fosfato uridiltransferasa. La actividad reducida de la glucógeno fosforilasa también impide el proceso de glucogenolisis. La acumulación de galactosa 1-fosfato no tiene ningún efecto sobre las vías de la glucólisis, la gluconeogénesis y solo ligeramente sobre la síntesis de glucógeno (a medida que la glucosa 6-P se acumula, puede desplazar la galactosa 1-fosfato de la fosfoglucomutasa y permitir la conversión de la glucosa 6-P en glucosa 1-fosfato, para la síntesis de UDP-glucosa).

Metabolismo de los lípidos

L a mayoría de los lípidos encontrados en el cuerpo entra en la categoría de ácidos grasos y triacilgliceroles, glicerofosfolípidos y esfingolípidos, eicosanoides, colesterol, sales biliares y hormonas esteroides, así como vitaminas solubles en grasa. Estos lípidos tienen estructuras químicas y funciones muy diversas. Sin embargo, están relacionados por una propiedad común: su relativa insolubilidad en agua.

Los ácidos grasos son un combustible principal del cuerpo. Después de comer, se acumula el exceso de ácidos grasos y carbohidratos que no son oxidados como grasa (triacilgliceroles) en el tejido adiposo. Entre las comidas, estos ácidos grasos son liberados y circulan en la sangre unidos a la albúmina (fig. V-I). En el músculo, hígado y otros tejidos, los ácidos grasos son oxidados a acetil coenzima A (acetil-CoA) en la vía de la β-oxidación. El NADH y el FAD(2H) generados a partir de la β-oxidación se reoxidan por el O_2 en la cadena de transporte de electrones, con lo que se genera adenosín trifosfato (ATP). Pequeñas cantidades de ciertos ácidos grasos se oxidan por medio de otras vías que los convierten en combustibles oxidables o en productos de excreción urinaria (p. ej., β-oxidación peroximal).

No todo el acetil-CoA generada a partir de la β-oxidación entra al ciclo del ácido tricarboxílico (ATC). En el hígado, el acetil-CoA generado de la β-oxidación de ácidos grasos también se puede convertir en los cuerpos cetónicos acetoacetato y β-hidroxibutirato. Los cuerpos cetónicos son captados por el músculo y otros tejidos, los cuales los convierten de nuevo en acetil-CoA para oxidación en el ciclo del ATC. Se convierten en un combustible principal para el cerebro durante el ayuno prolongado.

Los glicerofosfolípidos y los esfingolípidos, que contienen ácidos grasos esterificados, se encuentran en las membranas y en las lipoproteínas sanguíneas en las interfases entre los componentes lípidos de estas estructuras y el agua circundante. Estos lípidos de membrana forman barreras hidrofóbicas entre los compartimentos subcelulares y entre los constituyentes celulares y el entorno extracelular. Los ácidos grasos poliinsaturados que contienen 20 carbonos forman eicosanoides, que regulan muchos procesos celulares (fig. V-2).

El colesterol agrega estabilidad a la bicapa fosfolipídica de las membranas. Actúa como un precursor de las sales biliares, compuestos tipo detergente que funcionan en el proceso de digestión y absorción de lípidos (fig. V-3). El colesterol también actúa como el precursor de las hormonas esteroides, que tienen muchas acciones, incluyendo la regulación del metabolismo, crecimiento y reproducción.

Las vitaminas solubles en grasa son lípidos que se involucran en funciones diversas tales como visión, crecimiento y diferenciación (vitamina A), coagulación de la sangre (vitamina K), prevención de daño oxidativo a las células (vitamina E) y metabolismo del calcio (vitamina D).

Los triacilgliceroles, principales lípidos de la dieta, se digieren en el lumen intestinal (fig. V-4). Los productos iniciales de la digestión, ácidos grasos libres y 2-monoacilgliceroles, son reconvertidos en triacilgliceroles en las células epiteliales del intestino, empacados en lipoproteínas conocidas como quilomicrones (por lo que pueden entrar de manera segura en la circulación) y secretados a la linfa. Por último, los quilomicrones se incorporan a la sangre, representando una de las principales lipoproteínas de la sangre.

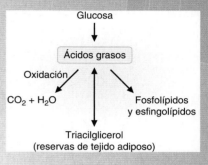

FIGURA V-I Resumen del metabolismo de ácidos grasos.

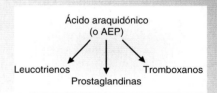

FIGURA V-2 Resumen de la síntesis de eicosanoides. AEP, ácido eicosapentaenoico.

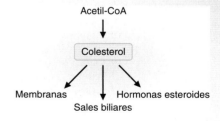

FIGURA V-3 Resumen del metabolismo del colesterol. Acetil CoA, acetil coenzima A.

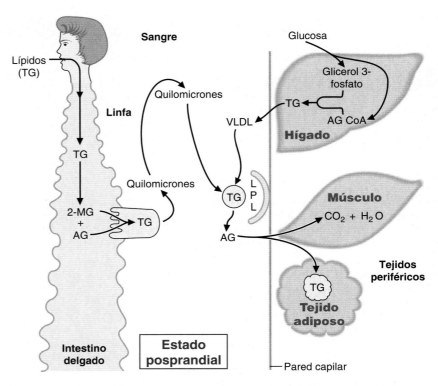

FIGURA V-4 Resumen del metabolismo de los triacilgliceroles en el estado posprandial. 2-MG, 2-monoalcilglicerol; AG, ácido graso; CoA, coenzima A; LPL, lipoproteína lipasa; TG, triacilglicerol; TG dentro del círculo, triacilgliceroles de VLDL y quilomicrones; VLDL, lipoproteína de muy baja densidad.

Las lipoproteínas de muy baja densidad (VLDL) se producen en hígado, principalmente a partir de los carbohidratos de la dieta. La lipogénesis es un proceso estimulado por la insulina a través del cual la glucosa se transforma en ácidos grasos, que son subsecuentemente esterificados con glicerol para formar triacilgliceroles, los cuales se empacan en las VLDL para ser secretados por el hígado. De esta forma, los quilomicrones transportan principalmente lípidos de la dieta, mientras que las VLDL transportan lípidos sintetizados de forma endógena.

Los triacilgliceroles de los quilomicrones y de las VLDL se hidrolizan por la lipoproteína lipasa (LPL), una enzima que se encuentra unida a las células endoteliales de los capilares (fig. V-4). Los ácidos grasos liberados son captados por el músculo y otros muchos tejidos y oxidados a CO_2 y agua para producir energía. Luego de una comida, estos ácidos grasos son captados por el tejido adiposo y almacenados como triacilgliceroles.

La LPL convierte a los quilomicrones en remanentes de quilomicrón y a las VLDL en lipoproteínas de densidad intermedia (IDL). Estos productos, que tienen un contenido de triacilgliceroles relativamente bajo, son captados por el hígado a través del proceso de endocitosis y degradados por acción lisosomal. Las IDL también pueden ser convertidas en lipoproteínas de baja densidad (LDL) por hidrólisis posterior de los triacilgliceroles. La endocitosis de LDL ocurre en los tejidos periféricos, así como en el hígado (tabla V-1) y es el principal medio de transporte y entrega de colesterol a los tejidos periféricos.

La función principal de las lipoproteínas de alta densidad (HDL) es transportar el exceso de colesterol obtenido de los tejidos hacia el hígado e intercambiar proteínas y lípidos con los quilomicrones y las VLDL. El intercambio de proteínas convierte las partículas "nacientes" en partículas "maduras".

Durante el ayuno los ácidos grasos y el glicerol son liberados de las reservas de triacilgliceroles de los adipocitos (fig. V-5). El glicerol viaja al hígado y es usado para la gluconeogénesis. Solo el hígado contiene glicerol cinasa, que se requiere para el metabolismo del glicerol.

TABLA V-1   **Lipoproteínas sanguíneas**
Quilomicrones
• Producidos en las células epiteliales del intestino a partir de la grasa de la dieta
• Transporta TG en la sangre
VLDL
• Producida en el hígado, principalmente a partir de los carbohidratos de la dieta
• Transporta TG en la sangre
IDL
• Producida en la sangre (remanente de VLDL después de la hidrólisis de los TG)
• Endocitada por el hígado o convertida en LDL
LDL
• Producida en la sangre (remanente de IDL después de la hidrólisis de los TG; producto final de VLDL)
• Contiene grandes concentraciones de colesterol y ésteres de colesterol
• Endocitada por el hígado y tejidos periféricos
HDL
• Producida en el hígado e intestino
• Intercambia proteínas y lípidos con otras lipoproteínas
• Participa en el regreso del colesterol desde los tejidos periféricos al hígado

HDL, lipoproteína de alta densidad; IDL, lipoproteína de densidad intermedia; LDL, lipoproteína de baja densidad; TG, triacilgliceroles; VLDL, lipoproteína de muy baja densidad.

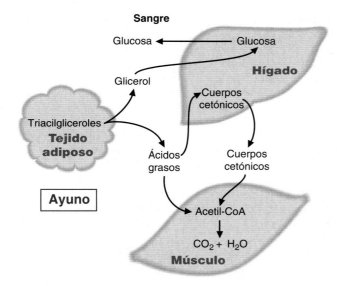

FIGURA V-5   Resumen del metabolismo del triacilglicerol en estado de ayuno. Acetil CoA, acetil coenzima A.

Los ácidos grasos forman complejos con albúmina en la sangre y son captados por el músculo, riñón y otros tejidos donde el ATP se genera por oxidación de estos tejidos a CO_2 y agua. El hígado también convierte algunos de los carbonos en cuerpos cetónicos, que se liberan a la sangre. Los cuerpos cetónicos se oxidan para tener energía en el músculo, riñón y otros tejidos durante el ayuno y en el cerebro durante la inanición prolongada.

29

Digestión y transporte de los lípidos de la dieta

Los **triacilgliceroles** son la grasa principal de la dieta humana, y consiste en tres **ácidos grasos** esterificados con un **glicerol**. Una digestión limitada de estos lípidos ocurre en la boca (**lipasa lingual**) y en el estómago (**lipasa gástrica**), debido a la baja solubilidad del sustrato. Sin embargo, en el intestino las grasas son emulsionadas por **sales biliares** que son liberadas por la vesícula biliar. Esto incrementa el área superficial disponible de los lípidos para que la **lipasa pancreática** y **colipasa** se unan y digieran los triacilgliceroles. Los productos de la degradación son **ácidos grasos libres** y **2-monoacilglicerol**. Cuando el alimento parcialmente digerido entra al intestino, este secreta la hormona **colecistocinina**, que envía a la vesícula biliar la señal de contraerse y liberar ácidos biliares y al páncreas la de liberar enzimas digestivas.

Además de los triacilgliceroles, los fosfolípidos, el colesterol y los ésteres de colesterol (colesterol esterificado con ácidos grasos) están presentes en los alimentos que se ingieren. Los fosfolípidos son hidrolizados en el lumen intestinal por la **fosfolipasa A$_2$** y los ésteres de colesterol son hidrolizados por la **colesterol esterasa**. Ambas enzimas son secretadas por el páncreas.

Los productos de la digestión enzimática (ácidos grasos libres, glicerol, **lisofosfolípidos**, colesterol) forman **micelas** con los ácidos biliares en el lumen intestinal. Las micelas interactúan con la membrana del enterocito permitiendo la difusión de componentes liposolubles a través de ella. Sin embargo, los ácidos biliares no entran al enterocito en ese momento. Se quedan en lumen intestinal, viajan más abajo y entonces son reabsorbidos y enviados de vuelta al hígado a través de la **circulación enterohepática**. Esto permite que las sales biliares sean utilizadas varias veces en la digestión de las grasas.

Las células epiteliales intestinales resintetizan los triacilgliceroles desde los ácidos grasos libres y los 2-monoacilgliceroles y los envuelven con una proteína, **apolipoproteína B-48**, fosfolípidos y ésteres de colesterol en una **partícula lipoproteica** conocida como quilomicrón. Los **quilomicrones** son secretados hacia la **linfa** y finalmente terminan en la circulación donde pueden distribuir los lípidos de la dieta a todos los tejidos del cuerpo.

Una vez en la circulación, los quilomicrones recién liberados ("nacientes"), interactúan con otras partículas lipoproteínicas, las **lipoproteínas de alta densidad (HDL)** y adquieren de estas dos **apolipoproteínas**, la **apolipoproteína CII (apoCII)** y **apolipoproteína E (apoE)**. Esto convierte los quilomicrones nacientes en quilomicrones "maduros". La apoCII en el quilomicrón maduro activa la enzima **lipoproteína lipasa (LPL)**, que está localizada en las células endoteliales de los capilares de los tejidos adiposo y muscular. La LPL digiere los triacilgliceroles del quilomicrón, produciendo ácidos grasos libres y glicerol. Los ácidos grasos penetran los órganos adyacentes, ya sea para la producción de energía (músculo) o para almacenamiento de grasa (adipocito). El glicerol que se libera se metaboliza en el hígado.

A medida que el quilomicrón pierde triacilgliceroles, su densidad se incrementa y se convierte en un **remanente de quilomicrón**, que es captado por el hígado por los receptores que reconocen la apoE. En el hígado, el quilomicrón remanente se degrada en sus componentes, que quedarán a disposición del tejido hepático.

El sistema linfático es una red de vasos que rodea las cavidades intersticiales en el cuerpo. Las células secretan varios compuestos en la linfa y los vasos linfáticos transportan estos fluidos de los espacios intersticiales de los tejidos del cuerpo hacia el torrente sanguíneo. En el caso del sistema linfático intestinal, la linfa entra en el torrente sanguíneo a través del conducto torácico. Estos vasos están diseñados para que, en condiciones normales, los contenidos de la sangre no puedan entrar en el sistema linfático. La composición del fluido linfático es similar al de la sangre, pero no contiene las células sanguíneas.

SALA DE ESPERA

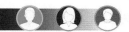

Will S. ha tenido varios episodios de dolores leves en su espalda y extremidades inferiores en el último año, causados quizá por una pequeña crisis de anemia falciforme. Luego desarrolló intenso dolor abdominal en el cuadrante superior derecho. Él refería que ese dolor no era como su dolor habitual. Doce horas después de la aparición de estos síntomas empezó con vómito refractario al tratamiento y fue llevado a la sala de urgencias.

En el examen físico, su temperatura corporal era levemente elevada y su ritmo cardiaco acelerado. Lo blanco de sus ojos (la esclera) estaba ligeramente ictérica (una coloración amarilla causada por la acumulación de pigmentos de bilirrubina). Estaba muy sensible a la presión en la parte superior derecha de su abdomen.

Los médicos de la sala de urgencias sospecharon que **Will S.** no tenía de una crisis de anemia falciforme, sino de colecistitis aguda (inflamación de la vesícula biliar). Su nivel de hemoglobina era bajo, 7.6 mg/dL (intervalo de referencia: 12 a 16 mg/dL) pero no presentó cambios respecto a su estado basal de 3 meses antes. Su cifra total de bilirrubina sérica era de 2.3 mg/dL (intervalo de referencia: 0.2 a 1.0 mg/dL) y su nivel de bilirrubina directa de 0.9 mg/dL (intervalo de referencia: 0 a 0.2 mg/dL).

Se comenzó tratamiento con fluidos intravenosos; no se le permitió ingerir alimentos por vía oral y se inició terapia sintomática para el dolor y la náusea. Se le practicó estudio ultrasonográfico (ecografía) de la parte superior del abdomen.

Al M. continuó abusando del alcohol y comiendo poco. Luego de consumir grandes cantidades de vodka comenzó a sentir un dolor severo constante en la parte media superior de su abdomen, que se irradió al cuadrante superior izquierdo y esporádicamente a la parte media de su espalda. Comenzó a vomitar material sin sangre y fue llevado a la sala de urgencias del hospital con fiebre, ritmo cardiaco acelerado y disminución moderada de la presión arterial. En la exploración física, se le encontró deshidratado y sensible a la presión en la parte superior del abdomen. La presencia de sangre oculta en vómito y materia fecal fue negativa.

Las muestras de sangre fueron enviadas al laboratorio para una serie de exámenes hematológicos y químicos, incluyendo mediciones de lipasa sérica, una de las enzimas digestivas que suelen secretarse desde el páncreas exocrino a través de los conductos pancreáticos al lumen de intestino delgado.

La amilasa se produce solo en las glándulas salivales y en las células de los acinos pancreáticos, en tanto que la lipasa se produce solo en el páncreas. La elevación de la amilasa sérica junto con la lipasa elevada antes servían para diagnosticar pancreatitis, pero en la actualidad solo se usa la lipasa sérica. Los valores de lipasa sérica aumentan a la misma velocidad que las concentraciones de amilasa sérica, pero permanecen elevados por más tiempo y son más específicos para la pancreatitis que los valores de amilasa sérica. Por ejemplo, las lesiones en las glándulas salivales, como las paperas, pueden aumentar también los niveles de amilasa en suero. La prueba para encontrar la lipasa sérica es más difícil que la prueba para la amilasa (y ha sido más difícil de automatizar en el laboratorio clínico), pero ahora se han desarrollado varias pruebas para determinar los valores de lipasa. Dos de ellos se describen a continuación: el primero incluye incubar la muestra de suero con una cantidad conocida de triglicéridos. La lipasa sérica generará dos ácidos grasos libres y un 2-monoacilglicerol para cada triglicérido. Se agrega entonces monoacilglicerol lipasa (para convertir el 2-monoacilglicerol en glicerol libre), así como glicerol cinasa (para convertir el glicerol en glicerol 3-fosfato) y glicerol 3-fosfato oxidasa (que convierte el oxígeno molecular y el glicerol 3-fosfato en dihidroxiacetona fosfato y peróxido de hidrógeno). El H_2O_2 generado se puede determinar colorimétricamente usando un cromógeno y peroxidasa de rábano picante. La cantidad de glicerol producido depende de la actividad de la lipasa. Una segunda prueba para la lipasa es la turbidimétrica (basada en la dispersión de la luz). La muestra de triacilgliceroles no se diluye con facilidad; por lo tanto, cuando inicia la prueba, la solución está turbia. Conforme la lipasa hidroliza los ácidos grasos a partir de los triacilgliceroles, la turbidez disminuye, y esto se puede medir y comparar con una curva estándar generada con cantidades conocidas de lipasa.

I. Digestión de triacilgliceroles

Los **triacilgliceroles** son las grasas más importantes de la dieta de los seres humanos, ya que son el principal almacén de lípidos en plantas y animales que constituyen nuestra fuente de alimentos. Los triacilgliceroles contienen un esqueleto de glicerol al cual se esterifican tres ácidos grasos (fig. 29-1). La vía principal para la digestión de los triacilgliceroles involucra la hidrólisis a ácidos grasos y 2-monoacilgliceroles en el lumen intestinal. Sin embargo, la vía depende en alguna medida de la longitud de la cadena de ácidos grasos. Las **lipasas** linguales y gástricas son producidas por las células en la parte trasera de la lengua y en el estómago, respectivamente. Estas lipasas hidrolizan preferencialmente ácidos grasos de cadena corta y media (que contienen 12 o menos átomos de carbono) de los triacilgliceroles de la dieta. De esta forma, son más activas en bebés y niños pequeños que toman cantidades relativamente grandes de leche de vaca, la cual contiene triacilgliceroles con un alto porcentaje de ácidos grasos de cadena corta y media.

En la actualidad, 38% de las calorías (kcal) en la dieta tradicional estadounidense proviene de las grasas. El contenido de grasa en la dieta aumentó desde el comienzo de la década de 1900 y hasta la década de 1960 y luego disminuyó debido a que se tomó conciencia de los efectos adversos para la salud de una dieta rica en grasas. De acuerdo con recomendaciones actuales, la grasa debe proveer no más de 30% del total de calorías de una dieta saludable.

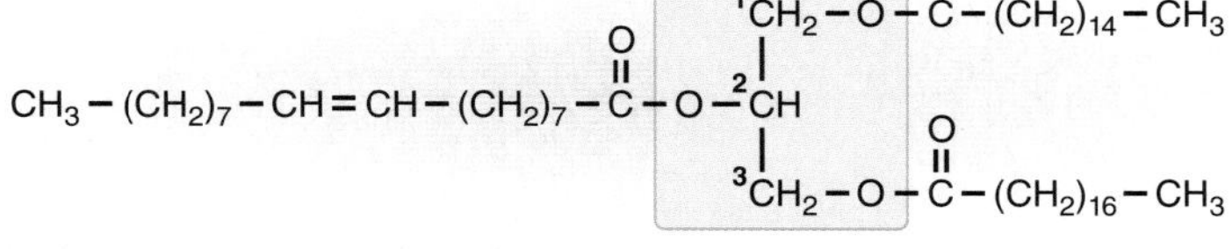

FIGURA 29-1 Estructura de un triacilglicerol. La porción de glicerol está *resaltada* y sus carbonos están *numerados*.

FIGURA 29-2 Estructura de una sal biliar. Las sales biliares son derivados del colesterol y conservan la estructura anular del colesterol. Difieren del colesterol en que los anillos de las sales biliares contienen más grupos hidroxilo, una cadena lateral polar y carecen del doble enlace C5–C6.

La glándula mamaria produce leche, que es la mayor fuente de nutrientes para el lactante. La composición de los ácidos grasos de la leche humana varía, dependiendo de la dieta de la madre. Sin embargo, predominan los ácidos grasos de cadena larga, en especial los ácidos palmítico, oleico y linoleico. Aunque la cantidad de grasa contenida en la leche humana y la de vaca es similar, la de vaca contiene más ácidos grasos de cadena corta y mediana y no contiene los ácidos grasos poliinsaturados de cadena larga que se encuentran en la leche humana y que son importantes para el desarrollo del cerebro.

A pesar de que las concentraciones de lipasa pancreática y sales biliares son bajas en el lumen intestinal de un recién nacido, la grasa de la leche humana es absorbida con facilidad. Esto tiene lugar porque las lipasas lingual y gástrica producidas por el bebé compensan parcialmente los niveles bajos de lipasa pancreática. La glándula mamaria humana también produce lipasas que se incorporan a la leche. Una de estas lipasas, que requiere cantidades de sales biliares más bajas que la lipasa pancreática, no se inactiva por el ácido estomacal y actúa en el intestino durante varias horas.

Los valores en suero de la lipasa pancreática de **Al M.** eran elevados, un hallazgo congruente con el diagnóstico de pancreatitis aguda. Los elevados niveles de estas enzimas en la sangre son el resultado de su escape de las células exocrinas pancreáticas inflamadas hacia las venas circundantes. La causa de este proceso inflamatorio pancreático en este caso estuvo relacionada con el efecto tóxico de una ingesta excesiva de alcohol tanto aguda como crónica.

A. Acción de las sales biliares

Las grasas dietéticas dejan el estómago y entran en el intestino delgado donde son emulsionadas (suspendidas en pequeñas partículas en el ambiente acuoso) por las sales biliares (fig. 29-2). Las sales biliares son compuestos anfipáticos (contienen componentes hidrofóbicos e hidrofílicos), sintetizados en hígado (*véase* cap. 32 para la vía) y secretados por la vesícula biliar al lumen intestinal. La contracción de la vesícula biliar y secreción de las enzimas pancreáticas son estimuladas por la hormona intestinal **colecistocinina**, secretada por las células intestinales cuando el contenido gástrico entra al intestino. Las sales biliares actúan como detergentes, uniéndose a las gotas de grasa dietética a medida que estas se fragmentan por la acción peristáltica del músculo intestinal. Esta grasa emulsionada, que tiene un área superficial aumentada comparada con la grasa no emulsionada, es atacada por las enzimas digestivas del páncreas (fig. 29-3).

B. Acción de la lipasa pancreática

La enzima más importante que digiere los triacilgliceroles es una lipasa producida en el páncreas. La **lipasa pancreática** se secreta junto con otra proteína, **colipasa**, como respuesta a la acción de la colecistocinina del intestino. La hormona peptídica **secretina** también es liberada por el intestino delgado como respuesta a los materiales ácidos (como los materiales parcialmente digeridos del estómago, que contienen HCl) que

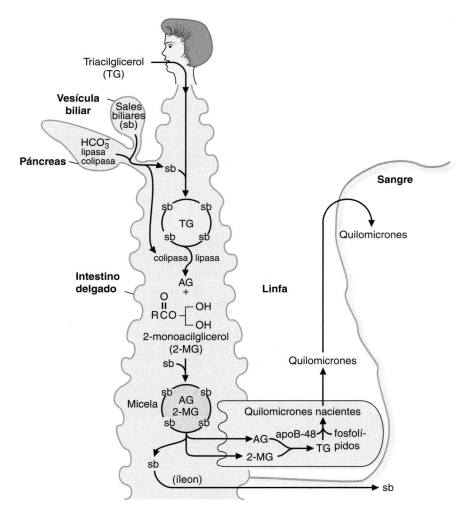

FIGURA 29-3 Digestión de triacilgliceroles en el lumen intestinal. Antes de llegar al intestino, la lipasa lingual (boca) y la lipasa gástrica (estómago) han comenzado la digestión de los triacilgliceroles. 2-MG, 2-monoacilglicerol; AG, ácido graso; sb, sales biliares; TG, triacilglicerol.

entran al duodeno. La secretina se dirige al hígado, páncreas y determinadas células intestinales para secretar bicarbonato. El bicarbonato eleva el pH del lumen intestinal (pH alrededor de 6) que es óptimo para la acción de todas las enzimas digestivas del intestino.

Las sales biliares inhiben la actividad de la lipasa pancreática revistiendo los sustratos sin permitir el acceso a las enzimas. La colipasa se une a la grasa de la dieta y a la lipasa, liberando la inhibición de las sales biliares y permitiendo a los triacilgliceroles penetrar al sitio activo de la lipasa. Por este mecanismo se incrementa la actividad de la lipasa. La lipasa pancreática hidroliza los ácidos grasos de cualquier longitud de cadena, que se sitúen en las posiciones 1 y 3 de la porción glicerol del triacilglicerol, produciendo ácidos grasos libres y 2-monoacilglicerol, esto es, un glicerol con un ácido graso esterificado en la posición 2 (fig. 29-4). El páncreas también produce **esterasas** que remueven los ácidos grasos de otros compuestos (como los ésteres del colesterol) y **fosfolipasa A₂** (que se libera en la forma de zimógeno y es activada por la tripsina) que digieren los fosfolípidos en ácido graso libre y lisofosfolípido (*véanse* figs. 29-4B y C).

II. Absorción de lípidos de la dieta

Los ácidos grasos y los 2-monoacilgliceroles producidos por la digestión son empaquetados en **micelas**, pequeñas microgotas que son emulsionadas por las sales biliares (*véase* fig. 29-3). Para que se formen las micelas de sales biliares, la concentración de estas sales en el lumen intestinal debe alcanzar de 5 a 15 mM (concentración micelar crítica, CMC). Por debajo de esta concentración, las sales biliares son solubles; por

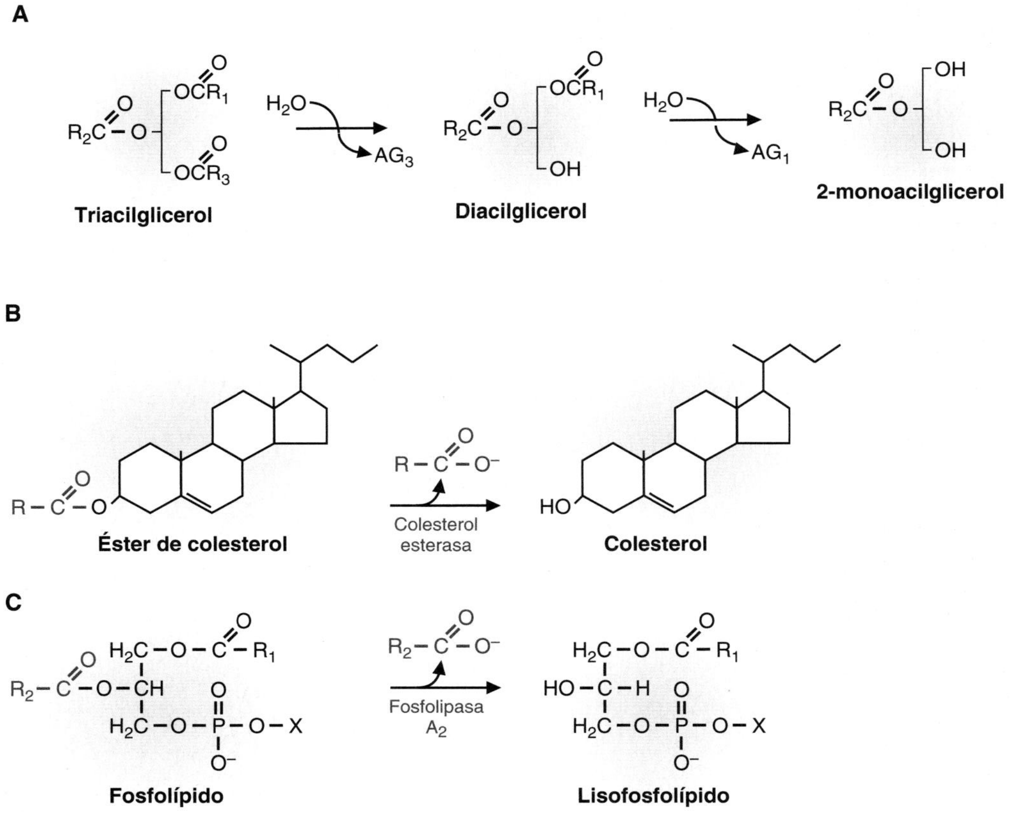

FIGURA 29-4 Acción de las enzimas pancreáticas en la digestión de ácidos grasos. **A.** Acción de la lipasa pancreática. Los AG de las posiciones 1 y 3 del triacilglicerol se escinden y se produce un monoacilglicerol con un ácido graso en la posición 2. **B.** Acción de la colesterol esterasa pancreática. **C.** Acción de la fosfolipasa A₂. AG, ácidos grasos.

En pacientes como **Will S.** con episodios graves y recurrentes de destrucción aumentada de eritrocitos (anemia hemolítica), el hígado y el bazo deben procesar cantidades mayores a lo normal de grupo hemo de los eritrocitos. En estos órganos, el grupo hemo (derivado de la hemoglobina) se degrada en bilirrubina, que es excretada en la bilis por el hígado.

Si el hígado recibe grandes cantidades de bilirrubina como consecuencia de una hemólisis aguda, la capacidad del hígado para conjugarla, esto es, convertirla en diglucurónido de bilirrubina que es soluble en agua, puede ser superada. Como resultado, un mayor porcentaje de la bilirrubina que entra en los conductos biliares de pacientes con hemólisis corresponde a las formas menos solubles en agua. En la vesícula biliar, estas moléculas relativamente insolubles tienden a precipitarse como cálculos biliares que son ricos en bilirrubinato de calcio. En algunos pacientes, uno o más cálculos pueden salir de la vesícula a través del conducto cístico y pasar al conducto biliar común. La mayoría de los cálculos llegan al intestino delgado sin causar daño y son eliminados en las heces. Sin embargo, los cálculos más grandes pueden quedar atascados en el lumen del conducto biliar común, donde causan varios grados de obstrucción del flujo biliar (colestasis) con espasmos del conducto asociados, lo que produce dolor. Si no entran en el lumen intestinal las cantidades adecuadas de sales biliares, las grasas de la dieta no pueden ser emulsionadas y digeridas con facilidad.

encima de esta concentración, se formarán micelas. Otros lípidos de la dieta, como el colesterol, lisofosfolípidos y vitaminas liposolubles, también son empaquetados en estas micelas. Las micelas viajan a través de una capa de agua (la capa de agua no agitada) hacia las microvellosidades en la superficie de las células epiteliales intestinales, donde los ácidos grasos, 2-monoacilgliceroles y otros lípidos de la dieta son absorbidos, mientras que las sales biliares se quedan en el lumen intestinal.

Las sales biliares se reabsorben en su mayoría cuando llegan al íleon. De esta manera, más de 95% de las sales biliares regresa al hígado a través de la circulación enterohepática; el hígado a su vez las secreta hacia la bilis para ser almacenadas en la vesícula biliar y ser descargadas en el lumen intestinal durante otro ciclo digestivo (fig. 29-5).

Los ácidos grasos de cadenas cortas y medias (C4 a C12) no requieren sales biliares para su absorción, se absorben directamente en las células epiteliales intestinales. Debido a que no necesitan ser empaquetadas para incrementar su solubilidad, estos ácidos grasos entran a la circulación portal (en vez de la linfa) y son transportadas al hígado unidas a la albúmina sérica.

III. Síntesis de los quilomicrones

Dentro de las células epiteliales intestinales, los ácidos grasos y los 2-monoacilgliceroles son condensados por reacciones enzimáticas en el retículo endoplasmático para formar triacilgliceroles. Los ácidos grasos se activan a acil graso-coenzima A (acil graso-CoA) por el mismo proceso usado para la activación de ácidos grasos antes de la β-oxidación (*véase* cap. 30). Un acil graso-CoA entonces reacciona con un 2-monoacilglicerol para formar diacilglicerol, que reacciona con otro acil graso-CoA para formar un triacilglicerol (fig. 29-6). Las reacciones para la síntesis de triacilgliceroles en las células intestinales difieren de las que ocurren en el hígado y en las células adiposas en el hecho de que el 2-monoacilglicerol es un intermediario en la síntesis del triacilglicerol en las células intestinales, mientras que el ácido fosfatídico es un intermediario necesario en otros tejidos.

Debido a que son insolubles al agua, los triacilgliceroles son transportados en partículas lipoproteínicas. Si los triacilgliceroles entraran directamente en la sangre, se fusionarían, impidiendo el flujo sanguíneo. Las células intestinales empaquetan los triacilgliceroles con proteínas y fosfolípidos en **quilomicrones**, que son partículas lipoproteínicas que no se fusionan con facilidad en soluciones acuosas (fig. 29-7). Los quilomicrones también

Cuando finalmente pudo tolerar una dieta completa, las heces de **Al M.** comenzaron a ser voluminosas, brillantes, marrón-amarillentas y con olor fétido. Flotaban en la superficie del agua del excusado. ¿Qué causó este problema?

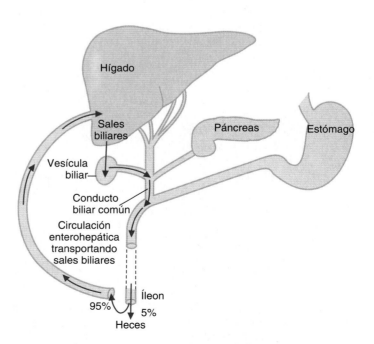

FIGURA 29-5   Reciclado de sales biliares. Las sales biliares se sintetizan en el hígado, se almacenan en la vesícula biliar, se secretan en el intestino delgado, se reabsorben en el íleon y regresan al hígado a través de la circulación enterohepática. En circunstancias normales, 5% o menos de los ácidos biliares luminales son excretados en las heces.

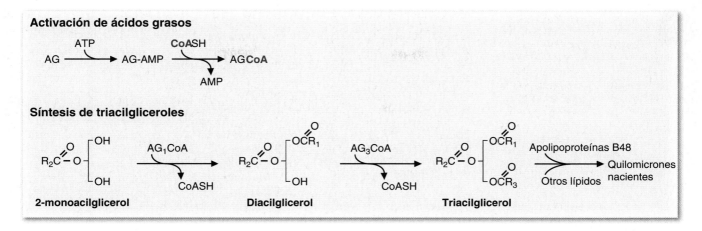

Activación de ácidos grasos

Síntesis de triacilgliceroles

FIGURA 29-6 Resíntesis de triacilgliceroles en las células epiteliales intestinales. Los AG producidos por la digestión son activados en las células epiteliales intestinales y posteriormente esterificados con el 2-monoacilglicerol producido por la digestión. Los triacilgliceroles se empaquetan en quilomicrones nacientes y son secretados a la linfa. AG, ácidos grasos; AMP, adenosín monofosfato; ATP, adenosín trifosfato; CoA, coenzima A.

contienen colesterol y vitaminas liposolubles, pero su mayor componente son los triacilgliceroles derivados de la dieta (fig. 29-8). Las proteínas constituyentes de las lipoproteínas se conocen como apolipoproteínas.

La apolipoproteína más importante asociada con los quilomicrones a medida que salen de las células intestinales es la B-48. La apolipoproteína B-48 está estructural y genéticamente relacionada con la apolipoproteína B-100, que es sintetizada en el hígado y actúa como la proteína más importante de otros transportadores de lípidos, las **lipoproteínas de muy baja densidad** (VLDL). Estas dos apolipoproteínas están codificadas por el mismo gen. En el intestino, el transcrito primario de este gen experimenta la edición de ARN (*véase* fig. 15-19). Por esta razón se genera un codón de terminación, que provoca que la proteína producida en el intestino sea 48% del tamaño en comparación con la proteína producida en el hígado, por eso, las designaciones B-48 y B-100.

El componente proteínico de las lipoproteínas se sintetiza en el retículo endoplasmático rugoso (RER). Los lípidos, que son sintetizados en el retículo endoplasmático liso, se complementan con las proteínas para formar los quilomicrones.

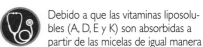 Debido a que las vitaminas liposolubles (A, D, E y K) son absorbidas a partir de las micelas de igual manera que los ácidos grasos de cadena larga y los 2-monoacilgliceroles, una obstrucción prolongada del conducto que lleva las secreciones exocrinas del páncreas y de la vesícula biliar al intestino (a través del conducto común) puede causar deficiencia de estas sustancias metabólicamente importantes.

Los cambios en las heces de **Al M.** son característicos de la esteatorrea (heces con elevada cantidad de grasa causada por la malabsorción de las grasas de la dieta), en este caso causada por una deficiencia de secreciones pancreáticas, en particular lipasa pancreática, que normalmente digiere la grasa dietética. La esteatorrea también puede ser causada por producción o secreción insuficiente de sales biliares. Por lo tanto, **Will S.** también podría presentar esta condición.

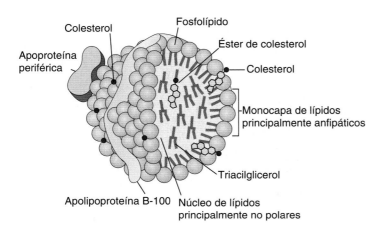

FIGURA 29-7 Ejemplo de la estructura de una lipoproteína sanguínea. Se describen las VLDL. Las lipoproteínas contienen fosfolípidos y proteínas en la superficie, con sus regiones hidrofílicas interactuando con agua. Las moléculas hidrofóbicas están en el interior de la lipoproteína. El grupo hidroxilo del colesterol está cerca de la superficie. En los ésteres de colesterol, el grupo hidroxilo está esterificado con un ácido graso. Los ésteres de colesterol se encuentran en el interior de las lipoproteínas y se sintetizan por la reacción del colesterol con un ácido graso activado (*véase* cap. 32). VLDL, lipoproteínas de muy baja densidad.

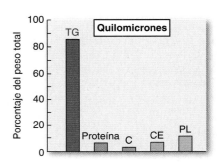

FIGURA 29-8 Composición de un quilomicrón típico. Aunque la composición varía en alguna medida, el componente principal es TG. C, colesterol; CE, éster de colesterol; PL, fosfolípido; TG, triacilglicerol.

Olestra es un sustituto artificial de grasa diseñado para permitir que los individuos obtengan el sabor y la consistencia de la grasa en los alimentos sin las calorías de la grasa. La estructura de olestra se muestra a continuación y consiste en una molécula de sacarosa en la cual los grupos hidroxilo están esterificados con ácidos grasos.

Olestra = octa-acil sacarosa
R = grupo acilo de ácido graso

Los ácidos grasos unidos a la sacarosa son resistentes a la hidrólisis por la lipasa pancreática, por lo tanto, olestra atraviesa el intestino sin ser modificada y es eliminada en las heces. Como resultado, no se obtienen calorías útiles del metabolismo de olestra, a pesar de que en la boca el residuo de sacarosa da un sabor dulce. Además, debido a que olestra puede atravesar el sistema digestivo sin impedimento, también puede acarrear vitaminas liposolubles esenciales. Por lo tanto, los alimentos preparados con olestra son suplementados con estas vitaminas. Desafortunadamente, los efectos secundarios de cólicos y diarrea, disminuyeron la popularidad de olestra como aditivo alimentario. La Food and Drug Administration (FDA) de Estados Unidos aprobó el uso de Olestra como aditivo alimentario en 1996 y sigue estando aprobado en la actualidad, aunque otros países (p. ej., Canadá y la Unión Europea) han prohibido su uso debido a sus efectos secundarios.

Debido a su alto contenido de triacilgliceroles, los quilomicrones son las lipoproteínas sanguíneas menos densas. Cuando la sangre es extraída de pacientes con determinados tipos de hiperlipoproteinemias (altas concentraciones de lipoproteínas en la sangre), caracterizadas por niveles elevados de quilomicrones, y la sangre queda almacenada en el refrigerador toda la noche, los quilomicrones flotan y se agregan en la superficie del líquido formando una capa cremosa.

IV. Transporte de lípidos de la dieta en la sangre

A través del proceso de exocitosis, los quilomicrones nacientes son secretados por las células epiteliales intestinales hacia el quilo del sistema linfático y entra en la sangre a través del conducto torácico. Los quilomicrones nacientes comienzan a entrar en la sangre dentro de 1 a 2 h después de empezar una comida; mientras la comida se digiere y absorbe, continúan entrando en la sangre por varias horas. Al inicio, a las partículas se les denomina quilomicrones nacientes (recién nacidos). A medida que aceptan proteínas de las **proteínas de alta densidad** (HDL) dentro de la linfa y la sangre, se convierten en quilomicrones maduros. La HDL es la partícula de lipoproteína con la mayor concentración de proteínas, y la menor concentración de triacilglicerol (*véase* cap. 32 para una mayor explicación de las HDL y otras partículas de lipoproteína que se encuentran en el cuerpo).

Las HDL transfieren proteínas a los quilomicrones nacientes, en particular apoE y apoCII (fig. 29-9). La apoE es reconocida por los receptores de la membrana, en específico aquellos ubicados en la superficie de las células hepáticas, que permiten que las lipoproteínas que portan apoE ingresen en las células por endocitosis para su posterior digestión en los lisosomas. La apoCII actúa como un activador de la LPL, enzima de las células endoteliales capilares, principalmente del músculo y tejido adiposo, que hidroliza los triacilgliceroles de los quilomicrones y VLDL en la sangre.

V. Destino de los quilomicrones

Los triacilgliceroles de los quilomicrones se hidrolizan por la LPL unida a los proteoglucanos de las membranas basales de las células endoteliales que integran las paredes de los capilares (fig. 29-10). La LPL es sintetizada por las células adiposas, células musculares (particularmente músculo cardiaco) y células de la glándula mamaria durante la lactancia. La isoenzima sintetizada en las células adiposas tiene una K_m mayor respecto a la isoenzima producida en las células musculares. Por lo tanto, la LPL de adipocito es más activa después de una comida, cuando las concentraciones de quilomicrones son elevadas en la sangre. La insulina estimula la síntesis y secreción de LPL del adipocito de modo que luego de una comida, cuando los niveles de triacilgliceroles aumentan en la circulación, la LPL ha sido regulada positivamente (a través de la liberación de insulina) para facilitar la hidrólisis de los ácidos grasos de los triacilgliceroles.

Los ácidos grasos liberados a partir de los triacilgliceroles por la LPL no son muy solubles en agua. Comienzan a ser solubles en sangre cuando forman complejos con la albúmina. El destino principal de los ácidos grasos es su almacenamiento como triacilgliceroles en el tejido adiposo. Sin embargo, estos ácidos grasos también pueden ser

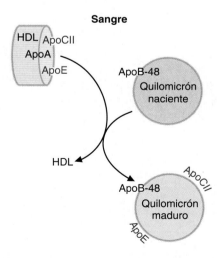

FIGURA 29-9 Transferencia de proteínas de la HDL a los quilomicrones. Los quilomicrones recién sintetizados (quilomicrones nacientes) maduran en la medida que reciben apoCII y apoE provenientes de las HDL. Las HDL participan en la transferencia de estas apolipoproteínas y también en la transferencia de colesterol desde los tejidos periféricos al hígado (*véase* tabla V-1 en la introducción de la sec. V). ApoCII, apolipoproteínas CII; apoE, apolipoproteínas E; HDL, lipoproteína de alta densidad.

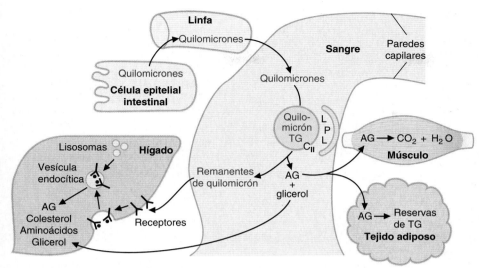

FIGURA 29-10 Destino de los quilomicrones. Los quilomicrones nacientes se sintetizan en las células epiteliales intestinales, se secretan en la linfa, pasan a la sangre y se transforman en quilomicrones maduros (*véase* fig. 29-9). En las paredes de los capilares del tejido adiposo y músculo, la LPL activada por apoCII hidroliza los TG de los quilomicrones generando AG y glicerol. Los AG se oxidan en el músculo o se almacenan en las células adiposas en forma de triacilgliceroles. Los remanentes de quilomicrón son captados por el hígado por endocitosis mediada por receptor (a través del reconocimiento de apoE en el remanente). Las enzimas lisosomales dentro del hepatocito digieren los remanentes, liberando los productos en el citosol. AG, ácidos grasos; apoCII, apolipoproteína CII; apoE, apolipoproteína E; LPL, lipoproteína lipasa; TG, triacilglicerol.

 Una manera en que los individuos pueden perder peso es inhibiendo la actividad de la lipasa pancreática. Esto da como resultado una reducción de la digestión y absorción de grasas y un rendimiento calórico bajo de la dieta. El orlistat es un fármaco sintetizado químicamente derivado de la lipostatina, un inhibidor natural de la lipasa encontrado en algunas bacterias. El fármaco tiene su acción en el lumen intestinal y forma una unión covalente con los residuos de serina del sitio activo de la lipasa gástrica y pancreática, inhibiendo, por lo tanto, sus actividades. Los triacilgliceroles no digeridos no son absorbidos por el intestino y se eliminan en las heces. Con el uso normal de este fármaco se inhibe alrededor de 30% de la absorción de la grasa dietética. Debido a que un exceso de grasa no digerida en los intestinos puede acarrear dolores gastrointestinales relacionados con la excesiva formación de gas en el intestino, los individuos que lo toman necesitan seguir una dieta diaria con un contenido bajo en grasas, distribuido equitativamente en las comidas del día.

oxidados para generar energía en el músculo y otros tejidos (*véase* fig. 29-10). La LPL en los capilares de las células musculares tiene un K_m menor que la LPL de tejido adiposo. De esta manera, las células musculares pueden obtener ácidos grasos a partir de las lipoproteínas sanguíneas, en cualquier momento que lo requieran para generar energía, aun si la concentración de las lipoproteínas es baja.

El glicerol que se genera por acción de la LPL sobre los triacilgliceroles contenidos en los quilomicrones, puede ser usado para la síntesis de triacilgliceroles en el hígado durante el estado posprandial.

La porción de un quilomicrón que permanece en la sangre después de la acción de la LPL se conoce como **remanente de quilomicrón**. Este remanente ha perdido muchas de las moléculas de apoCII unidas al quilomicrón maduro, hecho que favorece la exposición de la apoE. El remanente se une a los receptores en los hepatocitos (las principales células del hígado), que reconocen a la apoE y es captado por el proceso de endocitosis. Los lisosomas se fusionan con las vesículas endocíticas y los quilomicrones remanentes se degradan por las enzimas lisosomales. Los productos de la digestión lisosomal (p. ej., ácidos grasos, aminoácidos, glicerol, colesterol, fosfato) pueden ser reutilizados por la célula.

La heparina es un polisacárido complejo (glucosaminoglucano), que es un componente de los proteoglucanos (*véase* cap. 47). La heparina aislada se usa con frecuencia como anticoagulante porque se une a la antitrombina III (ATIII); la ATIII activada se une a ciertos factores necesarios para la coagulación y la heparina inhibe su función. Como la LPL está unida al endotelio de los capilares a través de proteoglucanos, la heparina también puede unirse a la LPL y removerla de las paredes de los capilares. Esto genera la pérdida de la actividad de la LPL y aumenta el contenido de triacilgliceroles en la sangre.

COMENTARIOS CLÍNICOS

Will S. El estudio ecográfico del abdomen superior mostró un gran cálculo biliar alojado en el conducto cístico de **Will S.** con dilatación de dicho conducto en las proximidades del cálculo. Se continuaron los líquidos intravenosos (IV), se prohibió la vía oral, se iniciaron antibióticos y se programó para una colecistectomía.

Los cálculos biliares también pueden obstruir el conducto biliar común, lo que puede provocar reflujo de bilirrubina a la sangre venosa que drena al hígado. Como consecuencia de esto, las concentraciones de bilirrubina sérica, en particular la fracción directa (conjugada), aumenta. Los tejidos tales como la esclera del ojo toman este pigmento, provocando que se torne amarilla (ictérica). También se puede observar inflamación por la obstrucción del conducto cístico y colecistitis provocando obstrucción del conducto biliar común y elevación leve de la bilirrubina.

Al M. El exceso de alcohol puede producir tapones proteínicos en los conductos pancreáticos pequeños, causando daño por presión retrógrada y autodigestión de los acinos pancreáticos, normalmente drenados por estos canales obstruidos. Este proceso causa una forma de pancreatitis aguda. **Al M.** tuvo un episodio de pancreatitis alcohólica aguda, superpuesta a un proceso inflamatorio crónico en el páncreas inducido por el alcohol: en otras palabras, pancreatitis crónica. Como resultado de una secreción disminuida de lipasa pancreática a través de los conductos pancreáticos hacia el lumen del intestino delgado, la grasa dietética no se absorbió a una tasa normal y dio origen a la esteatorrea (heces con grasa). Si la abstinencia de alcohol no permite una recuperación adecuada de la función secretora de enzimas del páncreas, **Al M.** deberá tomar una preparación comercial de enzimas pancreáticas con las comidas que contengan aunque sea mínimas cantidades de grasa.

COMENTARIOS BIOQUÍMICOS

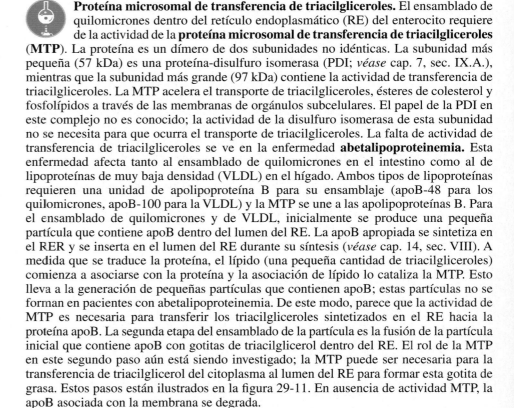

Proteína microsomal de transferencia de triacilgliceroles. El ensamblado de quilomicrones dentro del retículo endoplasmático (RE) del enterocito requiere de la actividad de la **proteína microsomal de transferencia de triacilgliceroles** (**MTP**). La proteína es un dímero de dos subunidades no idénticas. La subunidad más pequeña (57 kDa) es una proteína-disulfuro isomerasa (PDI; *véase* cap. 7, sec. IX.A.), mientras que la subunidad más grande (97 kDa) contiene la actividad de transferencia de triacilgliceroles. La MTP acelera el transporte de triacilgliceroles, ésteres de colesterol y fosfolípidos a través de las membranas de orgánulos subcelulares. El papel de la PDI en este complejo no es conocido; la actividad de la disulfuro isomerasa de esta subunidad no se necesita para que ocurra el transporte de triacilgliceroles. La falta de actividad de transferencia de triacilgliceroles se ve en la enfermedad **abetalipoproteinemia.** Esta enfermedad afecta tanto al ensamblado de quilomicrones en el intestino como al de lipoproteínas de muy baja densidad (VLDL) en el hígado. Ambos tipos de lipoproteínas requieren una unidad de apolipoproteína B para su ensamblaje (apoB-48 para los quilomicrones, apoB-100 para la VLDL) y la MTP se une a las apolipoproteínas B. Para el ensamblado de quilomicrones y de VLDL, inicialmente se produce una pequeña partícula que contiene apoB dentro del lumen del RE. La apoB apropiada se sintetiza en el RER y se inserta en el lumen del RE durante su síntesis (*véase* cap. 14, sec. VIII). A medida que se traduce la proteína, el lípido (una pequeña cantidad de triacilgliceroles) comienza a asociarse con la proteína y la asociación de lípido lo cataliza la MTP. Esto lleva a la generación de pequeñas partículas que contienen apoB; estas partículas no se forman en pacientes con abetalipoproteinemia. De este modo, parece que la actividad de MTP es necesaria para transferir los triacilgliceroles sintetizados en el RE hacia la proteína apoB. La segunda etapa del ensamblado de la partícula es la fusión de la partícula inicial que contiene apoB con gotitas de triacilglicerol dentro del RE. El rol de la MTP en este segundo paso aún está siendo investigado; la MTP puede ser necesaria para la transferencia de triacilglicerol del citoplasma al lumen del RE para formar esta gotita de grasa. Estos pasos están ilustrados en la figura 29-11. En ausencia de actividad MTP, la apoB asociada con la membrana se degrada.

Los síntomas de abetalipoproteinemia incluyen la malabsorción de lípidos (y síntomas acompañantes como la esteatorrea y vómito), que pueden causar deficiencias calóricas y pérdida de peso. Debido a que la distribución de vitaminas liposolubles se lleva a cabo a través de los quilomicrones, los pacientes con abetalipoproteinemia pueden presentar los síntomas de deficiencias en vitaminas liposolubles. La falta de vitamina E en estos pacientes puede provocar complicaciones neurológicas.

Los inhibidores de MTP han sido investigados y estudiados por sus efectos en los lípidos circulantes y en los niveles de colesterol. Aunque los inhibidores descubiertos hasta la fecha son eficaces para disminuir las concentraciones de lípidos circulantes, estos fármacos producen una esteatosis hepática grave (hígado graso), una complicación grave que podría llevar a una insuficiencia hepática. La esteatosis se da por la acumulación de triacilgliceroles en el hígado debido a la falta de capacidad para formar VLDL y exportar los triacilgliceroles fuera del hígado. La acumulación de triacilgliceroles dentro

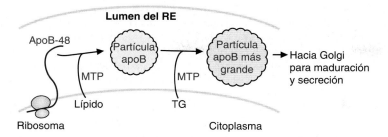

FIGURA 29-11 Modelo de la acción de la MTP. La MTP se requiere para transferir lípidos a la apoB-48 mientras se sintetiza y para transferir lípido desde el citoplasma al lumen del RE. MTP, proteína microsomal de transferencia de triacilgliceroles; RE, retículo endoplasmático; TG, triglicerido.

de los hepatocitos potencialmente afecta la función y estructura hepática. La investigación actual sobre los inhibidores MTP está orientada hacia la reducción del daño producido por la acumulación de grasa en el hígado (es decir, específicamente tomando como objetivo la MTP intestinal sin afectar la MTP hepática).

CONCEPTOS CLAVE

- Los triacilgliceroles son la fuente más importante de grasa en la dieta de los humanos.
- Las lipasas (lipasa lingual en la saliva y lipasa gástrica en el estómago) llevan a cabo una digestión limitada de los triacilgliceroles antes de que el alimento entre al intestino.
- A medida que el alimento entra al intestino, se libera colecistocinina, que en la vesícula biliar libera ácidos biliares y en el páncreas exocrino libera enzimas digestivas.
- Dentro del intestino, las sales biliares emulsionan grasas, que favorecen su disponibilidad para la lipasa y colipasa pancreáticas.
- Los triacilgliceroles se degradan para formar ácidos grasos y 2-monoacilglicerol a través de la lipasa y colipasa pancreáticas.
- Los fosfolípidos de la dieta son hidrolizados por la fosfolipasa A_2 pancreática en el intestino.
- Los ésteres de colesterol de la dieta (colesterol esterificado con un ácido graso) son hidrolizados por la colesterol esterasa pancreática en el intestino.
- Las micelas, que consisten de ácidos biliares y productos de la digestión de la grasa, se forman dentro del lumen intestinal e interactúan con la membrana del enterocito. Los componentes liposolubles difunden desde la micela hacia la célula intestinal.
- Las sales biliares son reabsorbidas posteriormente en el tracto intestinal y devueltas al hígado a través de la circulación enterohepática.
- Las células epiteliales intestinales resintetizan el triacilglicerol y lo empaquetan en los quilomicrones nacientes para liberarlos en la circulación.
- Una vez en la circulación, los quilomicrones nacientes interactúan con las partículas de HDL y adquieren dos componentes proteínicos adicionales: apoCII y apoE.
- La apoCII activa la lipoproteína lipasa en el endotelio capilar del músculo y tejido adiposo, la cual hidroliza los triacilgliceroles en los quilomicrones. Los ácidos grasos liberados de los quilomicrones entran al músculo para la producción de energía o al adipocito para almacén de energía. El glicerol liberado solamente se metaboliza en el hígado.
- A medida que el quilomicrón pierde triacilgliceroles, su densidad aumenta y se convierte en un remanente de quilomicrón. Los remanentes de quilomicrones son removidos de la circulación por el hígado a través de una unión específica del remanente a los receptores apoE en la membrana hepática.
- Una vez en el hígado, el remanente se degrada y los lípidos son reciclados.
- En la tabla 29-1 se resumen las enfermedades revisadas en este capítulo.

TABLA 29-1	Enfermedades revisadas en el capítulo 29	
ENFERMEDAD O TRASTORNO	**AMBIENTAL O GENÉTICA**	**COMENTARIOS**
Anemia falciforme	Genética	La colecistitis puede ocurrir como consecuencia de anemia falciforme debido a una destrucción aumentada de eritrocitos en el bazo y a una incapacidad del hígado para conjugar toda la bilirrubina que resulta de la degradación del grupo hemo. Esto puede provocar la formación de cálculos y la obstrucción del conducto cístico.
Alcoholismo	Ambas	La pancreatitis puede ser el resultado del abuso crónico de alcohol que resulta en problemas de malabsorción dentro del intestino.
Abetalipoproteinemia	Genética	Pérdida de la actividad de la MTP, lo que produce incapacidad para generar quilomicrones y VLDL. Es posible que se presente esteatorrea y deficiencia de vitaminas liposolubles, así como deficiencia en ácidos grasos que se requieren en la dieta.

MTP, proteína microsomal de transferencia de triglicéridos; VLDL, lipoproteínas de muy baja densidad.

PREGUNTAS DE REVISIÓN: CAPÍTULO 29

1. La mayor parte de las grasas de la dieta se incorpora en los quilomicrones en el intestino. ¿Cuál de los siguientes es el componente más abundante en los quilomicrones?
   A. ApoB-48
   B. Triacilgliceroles
   C. Fosfolípidos
   D. Colesterol
   E. Ésteres de colesterol

2. Para que los tejidos del cuerpo usen los lípidos de los quilomicrones, los quilomicrones nacientes se tienen que convertir en quilomicrones maduros. ¿Qué requiere esta conversión?
   A. Sales biliares
   B. 2-monoacilglicerol
   C. Lipoproteína lipasa
   D. Lipoproteína de alta densidad
   E. Sistema linfático

3. Los quilomicrones y las VLDL contienen apolipoproteínas similares y diferentes. ¿Cuál es la similitud entre las apolipoproteínas B-48 y B-100?
   A. Son sintetizadas a partir del mismo gen
   B. Son derivadas por corte y empalme alternativo del mismo ARN heterogéneo nuclear (hnARN)
   C. La apoB-48 es un producto proteolítico de la apoB-100
   D. Ambas se encuentran en los quilomicrones maduros
   E. Ambas se encuentran en las lipoproteínas de muy baja densidad

4. Las sales biliares deben alcanzar una concentración particular dentro del lumen intestinal antes de ser agentes eficaces para la digestión de lípidos. ¿A qué se debe esto?
   A. La concentración de la sal biliar debe ser igual a la concentración del triacilglicerol.
   B. La solubilidad de la sal biliar en el lumen es un factor crucial.
   C. La capacidad de la sal biliar para unirse a la lipasa depende de la concentración.

   D. Las sales biliares no pueden ser reabsorbidas en el íleon hasta que alcanzan una determinada concentración.
   E. Las sales biliares no activan la lipasa hasta que alcanzan una determinada concentración.

5. La hiperlipidemia tipo III es causada por una deficiencia de apoE. ¿Cuál de las siguientes características exhibirán los análisis de suero de los pacientes con este padecimiento?
   A. Una ausencia de quilomicrones después de comer
   B. Valores de VLDL más altos que los normales después de comer
   C. Cifras normales de triacilgliceroles
   D. Valores elevados de triacilgliceroles
   E. Concentraciones de triacilgliceroles más bajas que las normales

6. La pancreatitis puede provocar obstrucción del conducto pancreático, lo que provoca esteatorrea. La esteatorrea es provocada con más frecuencia por la ausencia de uno de los siguientes:
   A. Tripsina
   B. Colipasa
   C. Pepsina
   D. Esterasa de colesterol
   E. Amilasa

7. Un paciente ha estado tomando un medicamento experimental para perder peso. El medicamento provoca una importante esteatorrea y ceguera nocturna. ¿Cuál de los siguientes es un sitio de acción potencial de este medicamento?
   A. Actividad de LPL
   B. Síntesis de albúmina
   C. Liberación de glucagón
   D. Liberación de insulina
   E. Liberación de colecistocinina

8. Un paciente está tratando de perder peso y está tomando un "bloqueador de grasa" de venta sin receta, el cual supuestamente bloquea la absorción de grasa en el tracto

gastrointestinal (GI). Si este suplemento realmente bloqueara la absorción de grasa, ¿de cuál de las siguientes vitaminas desarrollaría una deficiencia?
A. K
B. B_1
C. B_3
D. B_6
E. C

9. ¿La ausencia de cuál de las siguientes hormonas provocaría incapacidad para elevar el pH de la comida parcialmente digerida del estómago, provocando incapacidad para digerir lípidos en el intestino?
A. Lipasa pancreática
B. Colecistocinina intestinal
C. Colecistocinina pancreática
D. Secretina intestinal
E. Secretina pancreática

10. Los ácidos grasos de cadena corta y media en la dieta siguen una de las siguientes secuencias digestivas:
A. Son emulsificados por los ácidos biliares
B. Son empacados en micelas
C. Entran en la sangre portal después de la absorción intestinal
D. Entran a la linfa después de la absorción intestinal
E. Son formados por los quilomicrones

11. A un niño se le diagnosticó abetalipoproteinemia y presentaba niveles bajos de lipoproteínas circulantes que contenían apoB-48 o apoB-100. Como parte del plan de tratamiento del niño, se complementó la dieta con ¿cuál de los siguientes elementos? Elija la mejor respuesta.
A. Ácido fólico y vitamina C
B. Vitamina K y vitamina C
C. Vitamina E y ácido fólico
D. Vitamina D y vitamina E
E. Ácido fólico y vitamina D

Las preguntas 12 y 13 se basan en el siguiente caso: *Un individuo es homocigoto para una mutación en la apoCII de tal manera que la proteína es incapaz de llevar a cabo su función normal.*

12. Una consecuencia de esta mutación sería ¿cuál de las siguientes?
A. Disminución de la captación de vitaminas hidrosolubles de la dieta
B. Disminución de la absorción de vitaminas liposolubles de la dieta
C. Incapacidad de producir quilomicrones
D. Niveles elevados de triglicéridos en suero
E. Disminución de los niveles de triglicéridos en suero

13. Los síntomas y los hallazgos de laboratorio exhibidos por el paciente serían más similares a los de un individuo con una deficiencia de ¿cuál de los siguientes?
A. MTP
B. Lipasa pancreática
C. LPL
D. Fosfolipasa
E. Lipasa gástrica

14. Los niños con fibrosis quística suelen desarrollar esteatorrea, con heces que flotan en el inodoro. Para tratar este síntoma de la enfermedad, los niños ingieren cápsulas, compuestas por pequeñas perlas recubiertas que rodean las enzimas pancreáticas, que pueden ayudar a digerir una comida. ¿La enzima necesaria para tratar la esteatorrea sería cuál de las siguientes?
A. Fosfolipasa
B. Colesterol esterasa
C. Lipasa
D. Proteasa
E. Amilasa

15. La característica clave de las sales biliares que les permite llevar a cabo su función es ¿cuál de las siguientes?
A. Su capacidad para unirse a la apoB-48
B. Sus propiedades hidrofóbicas
C. Sus propiedades anfipáticas
D. Su capacidad para activar la lipasa pancreática
E. Su capacidad para estimular la secreción de enzimas pancreáticas

RESPUESTAS A LAS PREGUNTAS DE REVISIÓN

1. **La respuesta es B.** Los quilomicrones transportan lípidos de la dieta y > 80% del quilomicrón es triacilglicerol. Todos los demás componentes se encuentran en < 10%, de ahí que todas las demás respuestas son incorrectas.

2. **La respuesta es D.** Las lipoproteínas de alta densidad transfieren apoCII y apoE a los quilomicrones nacientes para convertirlos en quilomicrones maduros. Las sales biliares son necesarias para emulsificar el lípido de la dieta, el 2-monoacilglicerol es un producto de la lipasa pancreática, la lipoproteína lipasa digiere triacilgliceroles para formar quilomicrones maduros y el sistema linfático transporta los quilomicrones nacientes al torrente sanguíneo.

3. **La respuesta es A.** Tanto apoB-48 como apoB-100 provienen del mismo gen y del mismo ARN mensajero (ARNm; no hay diferencia en el corte y pegado entre los dos, por lo que B es incorrecta). Sin embargo, la edición del ARN introduce un codón de terminación en el mensaje, por lo que B-48 detiene la síntesis de proteína al llegar a casi 48% del mensaje. Por lo tanto, la ruptura proteolítica no es correcta. B-48 solo se encuentra en los quilomicrones y B-100 solo se halla en las partículas VLDL.

4. **La respuesta es B.** Las sales biliares deben encontrarse por arriba de su concentración de micela crítica para formar micelas con los componentes de la digestión por la lipasa: los ácidos grasos y 2-monoacilglicerol. Cuando no se forman micelas, no se puede absorber el lípido. La concentración crítica de micelas es independiente de la concentración de triglicéridos (por lo tanto, A es incorrecta). Las sales biliares no se unen ni activan la

lipasa (por lo tanto, C y E son incorrectas). La absorción de sales biliares en el íleon no se relaciona con la digestión (por lo tanto, D es incorrecta).

5. **La respuesta es D.** Los quilomicrones nacientes se sintetizarían y solo pueden adquirir apoCII a partir de las HDL (por lo tanto, A es incorrecta). Los quilomicrones se degradarían en parte por la lipoproteína lipasa, lo que causa formación de remanentes de quilomicrones. Sin embargo, los remanentes de quilomicrones permanecerían en la circulación por la falta de apoE (por lo tanto, B es incorrecta). Como estas partículas remanentes aún contienen una cantidad regular de triacilgliceroles, la concentración sérica de triacilgliceroles se eleva (por lo tanto, C y E son incorrectas).

6. **La respuesta es B.** La lipasa y la colipasa juntas se requieren para digerir los triacilgliceroles de la dieta. Ambas son secretadas por el páncreas exocrino a través del conducto pancreático hacia el conducto común y después hacia el intestino. Si la colipasa no puede llegar al intestino, la lipasa es relativamente inactiva y no habrá digestión de triacilgliceroles. Por lo tanto, los triacilgliceroles son eliminados a través de las heces, lo que provoca esteatorrea. La reducción simultánea en otras secreciones pancreáticas exocrinas que provocan incapacidad para digerir proteínas (falta de tripsina; la pepsina se encuentra en el estómago) o ésteres de colesterol (colesterol esterasa) o almidón (amilasa) no provoca esteatorrea porque los triglicéridos representan la mayor parte de la grasa de la dieta.

7. **La respuesta es E.** Cuando el paciente toma el medicamento, no está digiriendo la grasa ni está absorbiendo vitaminas liposolubles (la ceguera nocturna es provocada por falta de vitamina A). Esto se puede presentar por mutaciones en la lipasa o en la colipasa, o por incapacidad para liberar colecistocinina. En ausencia de colecistocinina, las enzimas digestivas del páncreas (incluidas lipasa y colipasa) no serán secretadas al intestino, ni se secretarán ácidos biliares de la vesícula al intestino. Esto provocaría una digestión ineficaz de los triacilgliceroles y pérdida de estos y de vitaminas liposolubles por las heces. La pérdida de la actividad de la LPL provocaría elevación de los niveles de triacilgliceroles en la sangre, pero no en las heces. La pérdida de la síntesis de albúmina provocaría problemas en el volumen sanguíneo, pero no provocaría esteatorrea. Las alteraciones en la liberación de glucagón y de insulina no afectarían la digestión de triacilgliceroles en el intestino.

8. **La respuesta es A.** De las opciones, solo la vitamina K es liposoluble, y estas vitaminas se absorben con los lípidos en el intestino. Las otras vitaminas liposolubles son la D, E y A. La vitamina B_1 es la tiamina, la B_3 es la niacina y la B_6 es la piridoxamina. Todas las vitaminas B y la vitamina C son hidrosolubles, de manera que su absorción en las células epiteliales del intestino no estarían bloqueadas por este medicamento.

9. **La respuesta es D.** La colecistocinina intestinal estimula la liberación de lipasa pancreática para digerir triacilgliceroles, junto con otras enzimas para digerir carbohidratos y proteínas. La secretina intestinal se dirige al hígado, páncreas y algunas células intestinales para que secreten bicarbonato. El páncreas no produce colecistocinina o secretina.

10. **La respuesta es C.** Los ácidos grasos de cadena corta y media no requieren sales biliares para su absorción y por lo tanto no viajan en las micelas o en la linfa. Son absorbidos directamente en las células epiteliales y entran en la sangre portal, en donde se unen a la albúmina sérica.

11. **La respuesta es D.** La abetalipoproteinemia está causada por una mutación en la MTP, de manera que no se pueden sintetizar los quilomicrones y las VLDL. En ausencia de la síntesis de quilomicrones, la distribución de las vitaminas liposolubles en todo el cuerpo se ve afectada, en particular las vitaminas D y E. Los quilomicrones transportan las vitaminas liposolubles absorbidas desde el intestino al resto del cuerpo a través de la linfa y luego la sangre. Tanto el ácido fólico como la vitamina C son vitaminas hidrosolubles cuya absorción no depende de la síntesis de quilomicrones. La vitamina K es una vitamina liposoluble, pero se emparejó con una vitamina hidrosoluble, por lo que la respuesta es incorrecta.

12. **La respuesta es D.** La apoCII activa la LPL de forma que el triglicérido de los quilomicrones puede degradarse en glicerol y tres ácidos grasos libres. En ausencia de apoCII, los quilomicrones (y las VLDL) no tendrán sus triglicéridos hidrolizados, y los niveles de triglicéridos séricos serán constantemente elevados. La falta de hidrólisis de los triglicéridos no interferirá en el suministro de vitaminas liposolubles a través de los quilomicrones. La apoCII no participa en el ensamblaje de los quilomicrones en las células epiteliales intestinales, sino que su acción se produce en la superficie de las células endoteliales de los vasos sanguíneos.

13. **La respuesta es C.** Como la apoCII activa la LPL, una deficiencia de LPL también presentará síntomas similares a una deficiencia de apoCII, es decir, triglicéridos séricos elevados. La apoCII no interactúa con las otras lipasas presentadas como opciones de respuesta (lipasa pancreática, lipasa gástrica o fosfolipasa). La falta de actividad de la MTP reduce los niveles de triglicéridos en suero, ya que no se pueden sintetizar ni liberar en la sangre los quilomicrones ni las VLDL.

14. **La respuesta es C.** Debido al regulador de la conductancia transmembrana de la fibrosis quística (CFTR) defectuoso, los niños con fibrosis quística acumulan una sustancia similar al moco dentro de sus conductos debido a la incapacidad de secretar cloruro a través de la membrana. Esto incluye el conducto pancreático, lo que provoca dificultades para que el páncreas segregue enzimas digestivas hacia el lumen intestinal en respuesta a la colecistoquinina. La enzima pancreática que degrada los triglicéridos es la lipasa (en asociación con la colipasa). La acumulación de triglicéridos en las heces es lo que causa la esteatorrea, debido a una densidad muy baja para las heces. La amilasa digiere el almidón, las proteasas degradan las proteínas, la colesterol esterasa convierte los ésteres de colesterol en colesterol y en un ácido graso libre, y las fosfolipasas eliminan un ácido graso de un fosfolípido, generando un lisofosfolípido.

15. **La respuesta es C.** Las sales biliares funcionan bien en la emulsión de lípidos debido a la presencia de una porción hidrofóbica y una porción hidrofílica de la molécula; en otras palabras, son anfipáticas. La porción hidrofóbica del ácido biliar puede unirse al triglicérido hidrofóbico, mientras que la porción hidrofílica es soluble en agua y puede presentar el triglicérido a la lipasa para su digestión. Las moléculas sin propiedades anfipáticas no podrían emulsionar de manera adecuada los lípidos de la dieta para su digestión. Los ácidos biliares inhiben de hecho la lipoproteína lipasa (la colipasa es necesaria para aliviar esta inhibición), y los ácidos biliares no desempeñan un papel en la estimulación de la secreción de enzimas pancreáticas (ese es el trabajo de la colecistoquinina).

30

Oxidación de ácidos grasos y cuerpos cetónicos

Los ácidos grasos son un combustible importante para los seres humanos, cubren las necesidades energéticas entre las comidas y durante periodos de mayor demanda, como en el ejercicio. En el transcurso del ayuno nocturno, los ácidos grasos se convierten en el sustrato energético principal para el músculo cardiaco, músculo esquelético e hígado. Este último convierte los ácidos grasos en cuerpos cetónicos (acetoacetato y β-hidroxibutirato), que también sirven como unos de los sustratos energéticos principales para los tejidos (p. ej., intestino). El cerebro, que no tiene una capacidad considerable para oxidar ácidos grasos, puede usar cuerpos cetónicos como fuente de energía durante el ayuno prolongado.

La vía metabólica de un ácido graso depende un poco de la longitud de su cadena. En general, los ácidos grasos se clasifican como **ácidos grasos de cadena muy larga** (> C20), **ácidos grasos de cadena larga** (C12 a C20), **ácidos grasos de cadena mediana** (C6 a C12) y **ácidos grasos de cadena corta** (C4).

El adenosín trifosfato (ATP) se genera a partir de la oxidación de los ácidos grasos mediante la β-oxidación. Entre las comidas y durante el ayuno nocturno se liberan **ácidos grasos de cadena larga** de los triacilgliceroles del tejido adiposo. Circulan en la sangre unidos a la **albúmina** (fig. 30-1). En las células se convierten en derivados **acil graso coenzima A (acil graso-CoA)** por acción de las **sintetasas de acil-CoA**. El grupo acilo activado se transporta a la matriz mitocondrial unido a la **carnitina**, y ahí se regenera el derivado acil graso-CoA. En la vía de la **β-oxidación** se produce la oxidación secuencial del grupo acilo para producir FAD(2H), NADH y acetil-CoA. La oxidación subsiguiente de NADH y FAD(2H) en la cadena de transporte de electrones y la oxidación del acetil-CoA hasta CO_2 en el ciclo del ácido tricarboxílico (ATC), generan ATP mediante la fosforilación oxidativa.

Muchos ácidos grasos tienen estructuras que requieren variaciones de este patrón básico. Los ácidos grasos de cadena larga que son **ácidos grasos insaturados** casi siempre requieren isomerización adicional y reacciones de oxidación-reducción para reacomodar sus dobles enlaces durante la β-oxidación. El metabolismo de los **ácidos grasos de cadena mediana** que son hidrosolubles no requiere carnitina y solo se lleva a cabo en el hígado. Los **ácidos grasos de cadena con número impar** de átomos de carbonos se someten a la β-oxidación hasta llegar al **propionil-CoA** terminal de tres carbonos, que entra al ciclo del ATC como succinil-CoA.

Los ácidos grasos que no se someten con facilidad a la β-oxidación mitocondrial se oxidan primero por vías alternas que los convierten en sustratos más adecuados o en productos para excreción urinaria. Los **ácidos grasos en exceso** pueden someterse a la ω-**oxidación** microsomal que los convierte en **ácidos dicarboxílicos** que aparecen en la orina. Los **ácidos grasos de cadena muy larga** (los de cadena recta y los **ácidos grasos ramificados,** como el ácido fitánico) se reducen de tamaño en los peroxisomas. **La** α- **y** β-**oxidación peroxisómica** genera peróxido de hidrógeno (H_2O_2), NADH, acetil-CoA o propionil-CoA y un acil-CoA de cadena corta a mediana. Los productos acil-CoA se trasladan a las mitocondrias para completar su metabolismo.

En el hígado, gran parte del acetil-CoA generado en la oxidación de los ácidos grasos se convierte en los cuerpos cetónicos **acetoacetato y β-hidroxibutirato**, que entran a la corriente sanguínea (*véase* fig. 30-1). En otros tejidos, estos cuerpos cetónicos se convierten en acetil-CoA, que se oxida en el CAT. El hígado sintetiza cuerpos cetónicos, pero no puede usarlos como sustrato energético.

La **tasa de oxidación de los ácidos grasos** se relaciona con el tasa de la oxidación de NADH, FAD(2H) y acetil-CoA y, por lo tanto, con la de la fosforilación oxidativa y el **uso del ATP**. Existe una regulación adicional a través del **malonil-CoA**, que inhibe la entrada de los derivados de carnitina de los ácidos grasos a la mitocondria. Los ácidos grasos y los cuerpos cetónicos se usan como sustrato energético cuando su concentración aumenta en la sangre, la cual depende de la regulación hormonal de la **lipólisis** en el tejido adiposo.

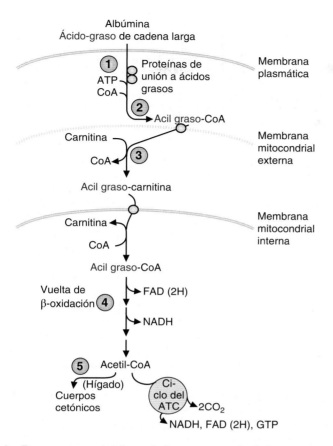

FIGURA 30-1   Esquema general del metabolismo mitocondrial de ácidos grasos de cadena larga. (1) Las proteínas de unión a ácidos grasos (FaBP) transportan los ácidos grasos a través de la membrana plasmática y se unen con ellos en el citosol. (2) La sintetasa de acil-CoA activa los ácidos grasos a acil- CoA. (3) La carnitina transporta el grupo acilo graso activado a las mitocondrias. (4) La β-oxidación genera NADH, FAD(2H) y acetil-CoA. (5) En el hígado, el acetil-CoA se convierte en cuerpos cetónicos. Acetil-CoA, acetil-coenzima A; ATC, ácido tricarboxílico; ATP, adenosín trifosfato; FAD(2H), dinucleótido de flavina adenina reducido; GTP, trifosfato de guanosina; NADH, nicotinamida adenina dinucleótido.

SALA DE ESPERA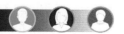

Otto S. quedó decepcionado por su participación en una carrera de 5 km y decidió que quizá las carreras de distancias cortas no fueran lo adecuado para él. Después de considerarlo con cuidado, decide entrenar para el maratón con sesiones de 19 km tres veces por semana. Ahora pesa 5.9 kg más que su peso corporal ideal y planea perder ese peso mientras estudia para su examen final de farmacología. Considera el uso de varios suplementos de la dieta para aumentar su resistencia y elige uno que contiene carnitina, coenzima Q (CoQ), pantotenato, riboflavina y creatina.

Lola B. es una niña de 16 años de edad. Desde los 14 meses de edad experimenta episodios recurrentes de fatiga profunda acompañada de vómito y aumento de la transpiración que ameritaron hospitalización. Estos episodios solo se presentaban si ayunaba más de 8 horas. Como su madre la alimentaba tarde por la noche y la despertaba temprano en la mañana para darle el desayuno, el desarrollo físico y mental de **Lola B.** ha sido normal.

El día de la hospitalización por el presente episodio, **Lola B.** había omitido el desayuno y para el mediodía sentía una fatiga extrema, con náusea y debilidad. No toleraba el alimento y se le llevó rápidamente al hospital, donde se inició una infusión intravenosa con glucosa. Los síntomas mejoraron de manera drástica con el tratamiento.

M Las transaminasas hepáticas que se miden en la sangre son la aspartato aminotransferasa (AST), que antes se llamaba transaminasa glutámico-oxaloacética sérica (SGOT), y la alanina aminotransferasa (ALT), antes llamada transaminasa glutámico-pirúvica sérica (SGPT). La elevación de estas enzimas en el suero refleja daño a la membrana plasmática de las células hepáticas. Las transaminasas catalizan la transferencia del grupo nitrógeno de un aminoácido a un aceptor α-cetoácido. En el caso de la AST, el aspartato dona el nitrógeno a un α-cetoglutarato, con lo que se forma oxaloacetato (el α-cetoácido correspondiente al aspartato) y glutamato. Con la ALT, la alanina dona el nitrógeno al α-cetoglutarato, con lo que se forma piruvato y glutamato. La actividad de transaminasas se determina a través de una reacción acoplada: tanto el oxaloacetato como el piruvato pueden reducirse por efecto de NADH para formar malato y lactato, respectivamente, en presencia de la enzima secundaria apropiada (malato deshidrogenasa y lactato deshidrogenasa). Por lo tanto, pueden usarse los procedimientos automáticos que determinan a la desaparición de NADH en la mezcla de reacción (mediante la medición del descenso en la absorbancia a 340 nm) para medir la actividad de AST y ALT en muestras de suero.

Durante la carrera de distancia de Otto S. (ejercicio de intensidad moderada), el descenso en la insulina y el aumento de las hormonas contrarreguladoras de la insulina, como la adrenalina y la noradrenalina, aumentan la lipólisis en el tejido adiposo. Por lo tanto, sus músculos reciben un suministro de ácidos grasos en la sangre que pueden usar como fuentes de energía.

Lola B. desarrolló síntomas durante el ayuno cuando se intensificó la lipólisis en el tejido adiposo. En estas circunstancias, el tejido muscular, hígado y muchos otros tejidos oxidan ácidos grasos como sustrato energético. Después del ayuno nocturno, cerca de 60 a 70% del suministro energético proviene de la oxidación de los ácidos grasos.

Su concentración sérica de glucosa era baja, 38 mg/dL (intervalo de referencia para glucosa sérica en ayuno: 70 a 100 mg/dL). La concentración de nitrógeno ureico en sangre (NUS; BUN, *blood urea nitrogen*) era un poco alta (26 mg/dL, intervalo de referencia: 8 a 25 mg/dL) a causa del vómito que causó cierta deshidratación. Sus concentraciones sanguíneas de transaminasas (o aminotransferasas) hepáticas eran ligeramente altas, aunque no había crecimiento aparente del hígado. A pesar de sus concentraciones elevadas de ácidos grasos (4.3 mM) en la sangre, las cifras de cuerpos cetónicos eran menores de lo normal.

Dianne A., una mujer de 27 años de edad con diabetes mellitus tipo 1, ingresó al hospital en coma cetoacidótico hace 1 año (*véase* cap. 4). Se había sentido somnolienta y había vomitado durante las 24 h previas a dicha hospitalización. Al momento del ingreso, tenía manifestaciones clínicas de deshidratación, su presión sanguínea era baja y su respiración era profunda y rápida (respiración de Kussmaul). Su pulso era rápido y su aliento tenía olor de acetona. El pH en sangre arterial era de 7.08 (intervalo de referencia: 7.36 a 7.44) y la concentración sanguínea de cuerpos cetónicos era de 15 mM (la cifra normal es cercana a 0.2 mM para una persona con una dieta normal).

I. Ácidos grasos como sustrato energético

Los **ácidos grasos** que se oxidan como fuente de energía son sobre todo los de **cadena larga** que se liberan de las reservas de triacilgliceroles del tejido adiposo entre las comidas, durante el ayuno nocturno y en periodos con aumento de la demanda energética (p. ej., durante el ejercicio). Los triacilgliceroles del tejido adiposo provienen de dos fuentes: lípidos de la dieta y triacilgliceroles sintetizados en el hígado. El palmitato, oleato y estearato son los principales ácidos grasos de cadena larga que se oxidan, ya que son los lípidos más abundantes en la dieta y también se sintetizan en el cuerpo humano.

Entre las comidas, el descenso en la concentración de insulina y el aumento de las hormonas contrarreguladoras (p. ej., glucagón) activan la lipólisis y se transportan ácidos grasos libres hacia los tejidos unidos a la albúmina sérica. En los tejidos se obtiene energía mediante la oxidación de los ácidos grasos en acetil-CoA mediante la vía de la β-**oxidación**. La mayoría de las enzimas participantes en la oxidación de ácidos grasos se encuentran en forma de dos o tres isoenzimas con especificidades distintas, pero que se superponen, en función de la longitud de la cadena del ácido graso. El metabolismo de los **ácidos grasos insaturados**, los **ácidos grasos con número non de carbonos en la cadena** y los **ácidos grasos de cadena mediana** requiere variaciones de este patrón básico. La mayor parte del **acetil-CoA** producido mediante la oxidación de los ácidos grasos se oxida en el ciclo del ATC o se transforma en cuerpos cetónicos en el hígado.

A. Características de los ácidos grasos usados como sustrato energético

La grasa constituye cerca de 38% de las calorías en la dieta estadounidense promedio. Más de 95% de esta se encuentra en forma de triacilgliceroles (tres ácidos grasos esterificados con un esqueleto de glicerol). Durante la digestión y la absorción, los triacilgliceroles se degradan hasta sus constituyentes y luego se ensamblan de nuevo en quilomicrones para su transporte al tejido adiposo (*véase* cap. 29). Por lo tanto, la composición de ácidos grasos de los triacilgliceroles del tejido adiposo varía según el tipo de alimento que se consuma.

Los ácidos grasos más frecuentes en la dieta son los ácidos grasos saturados de cadena larga palmitato (C16) y estearato (C18), el ácido graso monoinsaturado oleato (C18:1) y el ácido graso esencial poliinsaturado linoleato (C18:2) (para revisar la nomenclatura de los ácidos grasos, consúltese el cap. 5). La grasa animal contiene sobre todo ácidos grasos de cadena larga saturados y monoinsaturados, mientras que los aceites vegetales contienen linoleato y algunos ácidos grasos de cadena más larga y poliinsaturados. También contienen cantidades menores de ácidos grasos de cadena ramificada y de cadena con número impar de carbonos. Los ácidos grasos de cadena mediana se encuentran sobre todo en la grasa de los lácteos (p. ej., leche, mantequilla), leche materna y aceites vegetales.

Los triacilgliceroles del tejido adiposo también contienen ácidos grasos sintetizados en el hígado, sobre todo a partir del exceso de calorías ingeridas en forma de glucosa. La vía de la síntesis de ácidos grasos genera palmitato, el cual puede alargarse para formar estearato o puede modificarse a uno insaturado para obtener oleato. Estos ácidos grasos se ensamblan en triacilgliceroles y se transportan al tejido adiposo en las lipoproteínas de muy baja densidad (VLDL).

B. Transporte y activación de ácidos grasos de cadena larga

Los ácidos grasos de cadena larga son hidrófobos y, por lo tanto, insolubles en agua. Además, son tóxicos para las células porque pueden alterar las interacciones hidrófobas entre los aminoácidos de las cadenas laterales de las proteínas. Por consiguiente, se transportan en la sangre y en las células unidos a proteínas.

1. Captación celular de ácidos grasos de cadena larga

Durante el ayuno y en otras condiciones de necesidad metabólica, los ácidos grasos de cadena larga se liberan de los triacilgliceroles del tejido adiposo por acción de las lipasas. Viajan en la sangre unidos dentro de las cavidades hidrófobas de la albúmina, la principal proteína sérica (*véase* fig. 30-1).

Los ácidos grasos entran a las células mediante un proceso de transporte saturable y por difusión a través de la membrana plasmática lipídica. Una proteína de unión a ácidos grasos de la membrana plasmática facilita el transporte. Otra proteína de unión a ácidos grasos adicional se asocia al ácido graso dentro de la célula y facilita su traslado a la mitocondria. Por lo tanto, la concentración de ácidos grasos libres en las células es extremadamente baja.

2. Activación de ácidos grasos de cadena larga

Los ácidos grasos deben activarse como derivados de acil-CoA para poder participar en la β-oxidación y otras vías metabólicas (fig. 30-2). El proceso de activación requiere la acción de la acil-CoA sintetasa (también llamada tiocinasa), que emplea la energía del ATP para formar el enlace tioéster del derivado acil-CoA del ácido graso. En esta reacción, el enlace β del ATP se escinde para formar un intermediario acil graso adenosín monofosfato (AMP) y pirofosfato (PP$_i$). La hidrólisis subsiguiente de PP$_i$ ayuda a impulsar la reacción.

La acil-CoA sintetasa que activa los ácidos grasos de cadena larga (12 a 20 carbonos de longitud) se encuentra en tres sitios de la célula: el retículo endoplasmático, en las

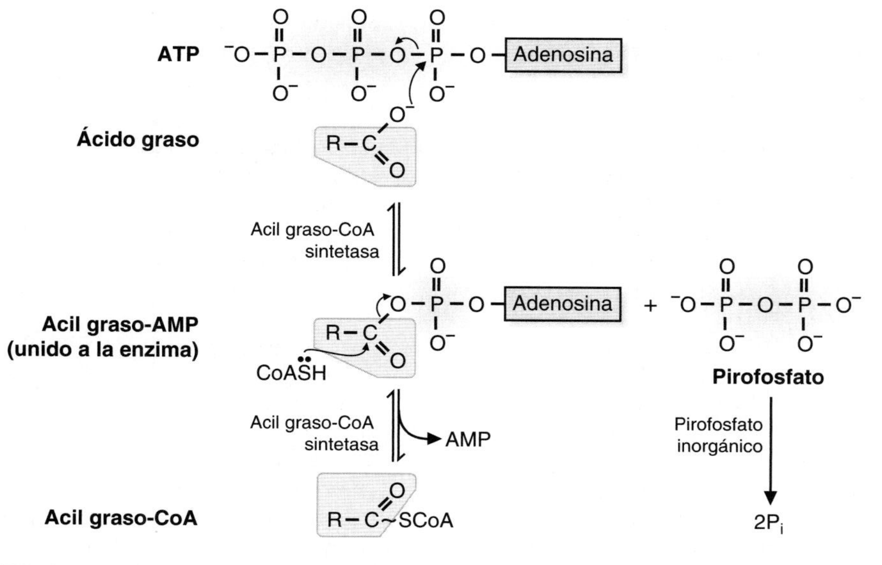

FIGURA 30-2 Activación del ácido graso por acción de la sintetasa de acil-CoA. El ácido graso se activa al reaccionar con ATP para formar un acil-AMP de alta energía y pirofosfato. Luego, el AMP se intercambia por CoA. El pirofosfato se escinde por acción de una pirofosfatasa. P$_i$, fosfato inorgánico.

TABLA 30-1 **Especificidad de la activación de ácidos grasos y las enzimas oxidativas según la longitud de la cadena**

ENZIMA	LONGITUD DE LA CADENA	COMENTARIOS
Acil-CoA sintetasas		
De cadena muy larga	14-26	Solo se encuentra en los peroxisomas
De cadena larga	12-20	Enzima presente en las membranas del retículo endoplasmático, mitocondrias y peroxisomas para facilitar las distintas vías metabólicas de los acil-CoA.
De cadena mediana	6-12	Existe como muchas variantes, solo presentes en la matriz mitocondrial de riñones e hígado. También participa en el metabolismo de xenobióticos.
De acetilo	2-4	Presente en el citoplasma y quizá en la matriz mitocondrial.
Aciltransferasas		
CPTI	12-16	Aunque su actividad máxima es con ácidos grasos de 12 a 16 carbonos, también actúa sobre muchos derivados de acil-CoA más pequeños.
De cadena mediana (carnitina octanoiltransferasa)	6-12	Los sustratos son los derivados acil-CoA de cadena mediana generados durante la oxidación en el peroxisoma.
Carnitina acetiltransferasa	2	Concentración alta en el músculo esquelético y corazón para facilitar el uso de acetato como fuente de energía.
Acil-CoA deshidrogenasas		
VLCAD	14-20	Presente en la membrana mitocondrial.
LCAD	12-18	Miembros de la misma familia enzimática, que también incluye a la acil-CoA deshidrogenasa del esqueleto de carbono de los aminoácidos de cadena ramificada. Baja expresión de LCAD en seres humanos; VLCAD es la acil-CoA deshidrogenasa predominante para los ácidos grasos de cadena larga.
MCAD	4-12	
SCAD	4-6	
Otras enzimas		
Enoíl-CoA hidratasa, cadena corta	> 4	También llamada crotonasa. La actividad disminuye conforme aumenta la longitud de la cadena.
L-3-hidroxiacil-CoA deshidrogenasa, cadena corta	4-16	La actividad disminuye conforme aumenta la longitud de la cadena.
Acetoacetil-CoA tiolasa	4	Específica para acetoacetil-CoA.
Proteína trifuncional mitocondrial	12-16	Complejo de enoil hidratasa de cadena larga, L-3-hidroxiacil-CoA deshidrogenasa y tiolasa con amplia especificidad; la más activa con cadenas largas.

CcA, coenzima A; CPTI, carnitina palmitoiltransferasa I; LCAD, acil-CoA deshidrogenasa de cadena larga; MCAD, acil-CoA deshidrogenasa de cadena mediana; SCAD, acil-CoA deshidrogenasa de cadena corta; VLCAD, acil-CoA deshidrogenasa de cadena muy larga.

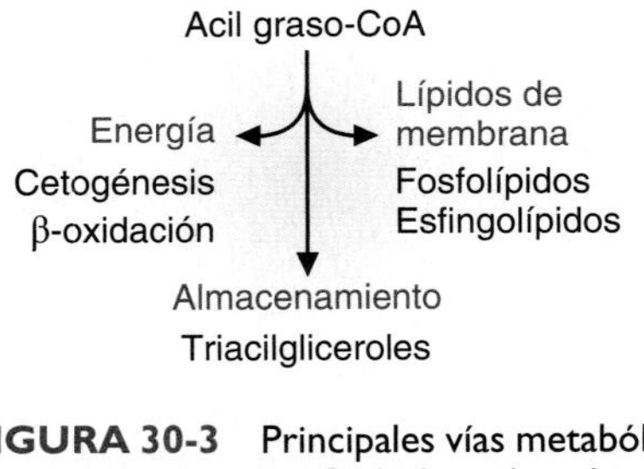

Acil graso-CoA

Energía ← → Lípidos de membrana
Cetogénesis Fosfolípidos
β-oxidación Esfingolípidos
↓
Almacenamiento
Triacilgliceroles

FIGURA 30-3 Principales vías metabólicas de los acil graso-CoA de cadena larga. Los ácidos grasos se activan como compuestos acil-CoA para su degradación en la β-oxidación mitocondrial o su incorporación en triacilgliceroles o lípidos de membrana. Cuando la β-oxidación se bloquea por una deficiencia enzimática hereditaria o por regulación metabólica, el exceso de ácidos grasos se desvía hacia la síntesis de triacilglicerol.

membranas mitocondriales externas y en las membranas peroxisómicas (tabla 30-1). Esta enzima carece de actividad sobre los ácidos grasos C22 o mayores y tiene poca actividad con los menores de C12. En contraste, la sintetasa para la activación de los ácidos grasos de cadena muy larga se encuentra en los peroxisomas y la enzima que activa los ácidos grasos de cadena mediana solo existe en la matriz mitocondrial de las células hepáticas y renales.

3. Destinos de los acil-CoA

Igual que la fosforilación de la glucosa, la formación de acil-CoA, es un requisito para el metabolismo de los ácidos grasos en la célula (fig. 30-3). Las múltiples localizaciones de la acil graso-CoA de cadena larga refleja la localización de las distintas vías metabólicas para los derivados de acil graso-CoA en la célula (p. ej., la síntesis de triacilgliceroles y fosfolípidos en el retículo endoplasmático, la oxidación y síntesis de plasmalógeno en el peroxisoma, la β-oxidación en la mitocondria). En el hígado y algunos otros tejidos, los ácidos grasos que no se usan para generar energía se reincorporan (reesterifican) en triacilgliceroles.

4. Transporte de los ácidos grasos de cadena larga a las mitocondrias

La carnitina sirve como transportador que lleva los grupos acilo graso de cadena larga a través de la membrana mitocondrial interna (fig. 30-4). Las carnitina aciltransferasas pueden transferir de manera reversible un grupo acilo graso activado de la CoA hacia el grupo hidroxilo de la carnitina para formar un éster de acilcarnitina. La reacción es reversible, por lo que puede regenerarse el derivado de acil-CoA a partir del éster de carnitina.

La carnitina palmitoiltransferasa I (CPTI, también llamada carnitina aciltransferasa I, CATI), la enzima que transfiere los grupos acilo de cadena larga de la CoA a la carnitina, se localiza en la membrana mitocondrial externa (fig. 30-5). La acilcarnitina cruza la membrana mitocondrial interna con la ayuda de una translocasa. El grupo acilo graso se transfiere de nuevo a la CoA mediante una segunda enzima, la carnitina palmitoiltransferasa II (CPTII o CATII). La carnitina liberada en esta reacción regresa al lado citosólico de la membrana mitocondrial por efecto de la misma translocasa que llevó la acilcarnitina al interior de la matriz. El acil graso-CoA de cadena larga, ahora situado dentro de la matriz mitocondrial, es un sustrato para la β-oxidación.

La carnitina se obtiene de la dieta o se sintetiza a partir de la cadena lateral de la lisina en una vía que comienza en el músculo esquelético y se completa en el hígado. Las reacciones utilizan S-adenosilmetionina como donador de los grupos metilo y también se requiere vitamina C (ácido ascórbico) para estas reacciones. Los músculos esqueléticos

 Se han descrito varias enfermedades hereditarias del metabolismo de la carnitina o las acilcarnitinas. Incluyen defectos en las siguientes enzimas o sistemas: transportador para la captación muscular de carnitina, CPTI, translocasa de carnitina:acilcarnitina y CPTII. La deficiencia típica de CPTII, la más frecuente de estas enfermedades (pero aun así es rara), se caracteriza por episodios recurrentes de mioglobinuria aguda, con dolor muscular y debilidad, que inician en la adolescencia o la edad adulta y se desencadenan por el ejercicio o ayuno prolongados. Durante estos episodios, el paciente se encuentra débil, con cierta hipoglucemia y disminución de cuerpos cetónicos (hipocetosis), pero la descompensación metabólica no es grave. Los depósitos de lípidos se encuentran en los músculos esqueléticos. Se elevan las concentraciones sanguíneas de creatina fosfocinasa (CPK) y acilcarnitinas de cadena larga. La concentración de CPTII en los fibroblastos es casi 25% de lo normal. Es probable que la actividad remanente de CPTII explique el efecto limitado en el metabolismo hepático. En contraste, cuando la deficiencia de CPTII se presenta en los lactantes, la concentración de la enzima es < 10% de lo normal, la hipoglucemia e hipocetosis son graves, hay hepatomegalia por depósitos de triacilgliceroles y también hay presencia de miocardiopatía.

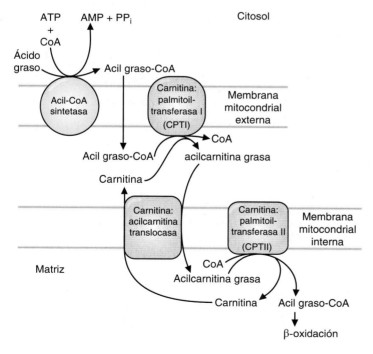

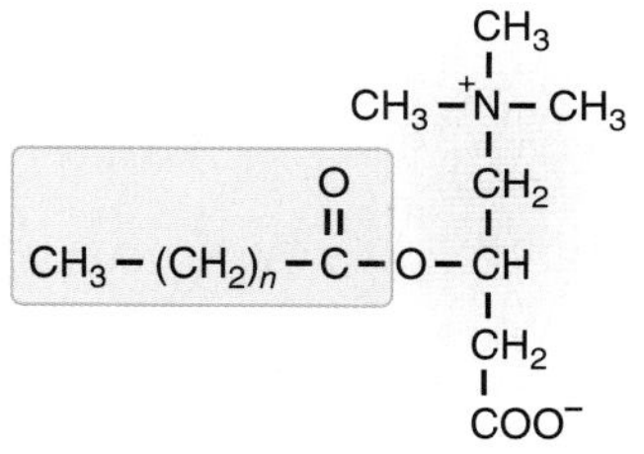

Acilcarnitina

FIGURA 30-4 Estructura de la acilcarnitina. Las carnitina palmitoiltransferasas catalizan la transferencia reversible de un grupo acilo graso de cadena larga del acil graso-CoA al grupo hidroxilo de la carnitina. Los átomos en el *recuadro verde* provienen del acil graso-CoA.

FIGURA 30-5 Transporte de ácidos grasos de cadena larga a las mitocondrias. El acil graso-CoA cruza la membrana mitocondrial externa. La carnitina palmitoiltransferasa I (CPTI) de la membrana mitocondrial externa transfiere el grupo acilo graso a la carnitina y libera CoASH. La acilcarnitina se traslada al interior de la matriz mitocondrial mientras la carnitina se moviliza hacia el exterior. La carnitina palmitoiltransferasa II de la membrana mitocondrial interna transfiere el grupo acilo graso de nuevo a CoASH para formar acil-CoA en la matriz. AMP, adenosín monofosfato; ATP, adenosín trifosfato; CoA, coenzima A; PP$_i$, pirofosfato.

El suplemento energético de **Otto S.** contiene carnitina. Sin embargo, su cuerpo puede sintetizar suficiente carnitina para cubrir sus necesidades y su dieta la contiene también. La deficiencia de carnitina solo se ha encontrado en lactantes alimentados con una fórmula de soya sin carnitina complementaria. También es probable que sus otros suplementos carezcan de utilidad, pero están diseñados para facilitar la oxidación de ácidos grasos durante el ejercicio. La riboflavina es el precursor de FAD, necesario para las acil-CoA deshidrogenasas y las flavoproteínas que participan en la transferencia de electrones (ETF). La coenzima (CoQ) se sintetiza en el cuerpo, pero en la cadena de transporte de electrones es el receptor de los electrones provenientes de los complejos I y II, y de las ETF. Algunos informes sugieren que el consumo de suplementos con pantotenato (precursor de CoA) mejora el desempeño.

tienen un sistema de captación de alta afinidad para la carnitina y, por lo tanto, la mayor parte de la carnitina del cuerpo está almacenada en el músculo esquelético.

C. β-oxidación de ácidos grasos de cadena larga

La oxidación de los ácidos grasos hasta acetil-CoA en las vueltas de la β-oxidación conserva la energía en forma de FAD(2H) y NADH. El FAD(2H) y NADH se oxidan en la cadena de transporte de electrones, lo que genera ATP por fosforilación oxidativa. El acetil-CoA se oxida en el ciclo del ATC o se convierte en cuerpos cetónicos.

I. La vuelta de la β-oxidación

La vía de la β-oxidación de ácidos grasos escinde en forma secuencial el grupo acilo graso en unidades de acetil-CoA con dos carbonos, comenzando con el extremo carboxílico unido con CoA (fig. 30-6). Antes de la división, el carbono-β se oxida hasta un grupo ceto en dos reacciones que generan NADH y FAD(2H); por lo tanto, la vía se llama β-oxidación. Cuando se separa cada grupo acetilo, el ciclo de la β-oxidación y escisión comienza de nuevo, pero cada vez el grupo acilo graso es dos carbonos menor.

La vía de la β-oxidación consta de cuatro pasos o reacciones separadas (fig. 30-7).

1. En el primer paso se forma un doble enlace entre los carbonos β y α por acción de una acil-CoA deshidrogenasa que transfiere los electrones al FAD. El doble enlace está en conformación *trans* (un doble enlace Δ^2-*trans*).

FIGURA 30-6 Esquema general de la β-oxidación. La oxidación del carbono β va seguida de la escisión del enlace entre los carbonos α-β, con lo que se libera acetil-CoA y un acil graso-CoA dos carbonos más corto que el original. Los carbonos separados para formar acetil-CoA se muestran en rojo. Las vueltas sucesivas de la β-oxidación dividen por completo una cadena par de acil-CoA en acetil-CoA.

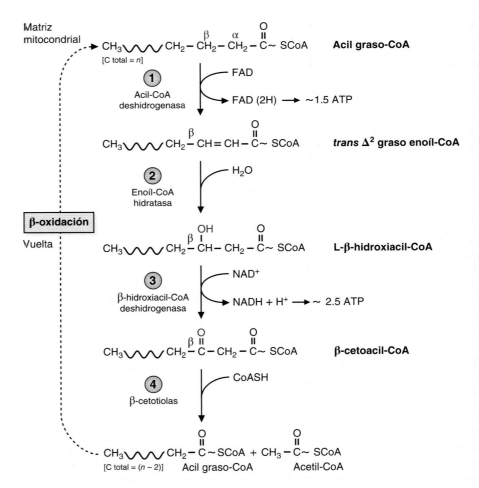

FIGURA 30-7 Pasos de la β-oxidación. Los cuatro pasos se repiten hasta que un ácido graso de cadena par se convierte por completo en acetil-CoA. El FAD(2H) y NADH se oxidan de nuevo en la cadena de transporte de electrones, lo que genera ATP.

2. En el siguiente paso se agrega un –OH del agua al carbono β y se agrega un –H del agua al carbono α. La enzima se llama **enoíl CoA hidratasa** (las hidratasas agregan elementos del agua y el prefijo "en-" indica un doble enlace).

3. En el tercer paso de la β-oxidación, el grupo hidroxilo del carbono β se oxida a la cetona correspondiente por acción de la **hidroxiacil-CoA deshidrogenasa**. En esta reacción, como en la conversión de la mayoría de los alcoholes a cetonas, los electrones se transfieren al NAD$^+$ para formar NADH.

4. En la última reacción de la secuencia, el enlace entre los carbonos β y α se separa por una reacción que une la coenzima A (CoASH) al carbono β y se libera acetil-CoA. Esta es una reacción tiolítica (*lisis* se refiere a la rotura de un enlace, *tio* se refiere al azufre) catalizada por enzimas llamadas β-**cetotiolasas**. La liberación de dos carbonos del extremo carboxílico del acil-CoA original produce acetil-CoA y un acil-CoA grasa dos carbonos más cortos que el original. Es interesante señalar que la vuelta de la β-oxidación utiliza los mismos tipos de reacción que el ciclo del ATC para la conversión de succinato a oxaloacetato.

5. Las actividades enzimáticas que catalizan los tres últimos pasos de la β-oxidación forman parte de un complejo proteico, conocido como **proteína trifuncional mitocondrial** (PTF). El complejo consta de ocho proteínas, cuatro de una subunidad α (codificadas por el gen *HADHA*) y cuatro de una subunidad β (codificadas por el gen *HADHB*). El complejo MTP está asociado a la membrana mitocondrial interna.

El acil-CoA graso acortado repite estos cuatro pasos hasta que todos sus carbonos se convierten en acetil-CoA. Por lo tanto, la β-oxidación es una vuelta, más que un ciclo. En la última vuelta, la división del acil-CoA de cuatro carbonos (butiril-CoA) produce dos moléculas de acetil-CoA. Por lo tanto, un ácido graso de cadena par, como el palmitoíl-CoA, que tiene 16 carbonos, se divide siete veces, produciendo siete moléculas de FAD(2H), siete de NADH y ocho de acetil-CoA.

2. Rendimiento energético de la β-oxidación

Como el FAD de todas las flavoproteínas, el FAD(2H) unido a las acil-CoA deshidrogenasas se oxida de nuevo a FAD sin separarse de la proteína (fig. 30-8). Las flavoproteínas de transferencia de electrones (por sus siglas en inglés, ETF) de la matriz mitocondrial aceptan electrones del FAD(2H) que está asociado a la enzima y los transfieren a la flavoproteína de transferencia de electrones-CoQ oxidorreductasa (ETF-QO) en la membrana interna de la mitocondria. ETF-QO, que también es una flavoproteína, transfiere los electrones a CoQ en la cadena de transporte de electrones. De esta manera, la fosforilación oxidativa genera aproximadamente 1.5 moléculas de ATP por cada FAD(2H) producido en la vuelta de la β-oxidación.

El rendimiento energético total de la oxidación de 1 mol de palmitoíl-CoA hasta 8 mol de acetil-CoA es, por lo tanto, de 28 mol de ATP: 1.5 por cada uno de los 7 FAD(2H) y 2.5 por cada uno de los 7 NADH. Para calcular el rendimiento energético de la oxidación de 1 mol de palmitato, es necesario restar 2 de ATP del total porque se escinden dos enlaces de fosfato de alta energía cuando el palmitato se activa y convierte en palmitoíl-CoA.

3. Especificidad de la longitud de la cadena en la β-oxidación

Las cuatro reacciones de la β-oxidación están catalizadas por grupos de enzimas con especificidades distintas en función de la longitud de las cadenas de los ácidos grasos (*véase* tabla 30-1). Las acil-CoA deshidrogenasas, que catalizan el primer paso de la vía, son parte de una familia de enzimas que, en mamíferos, tiene tres rangos distintos de especificidad. Los pasos subsiguientes de la vuelta utilizan enzimas específicas para enoíl-CoA de cadena larga o corta. Aunque estas enzimas tienen estructuras distintas, su especificidad se superpone en cierta medida. Conforme se acortan las cadenas de acil graso por la separación consecutiva de dos unidades de carbono en el acetil, se transfieren de las enzimas que actúan sobre cadenas más largas a las enzimas que actúan sobre cadenas más cortas. El acil graso-CoA de cadena mediana o corta que puede formarse a partir de los ácidos grasos de la dieta o que se transfieren desde los peroxisomas ingresa a la vuelta a través de la enzima que sea más activa para la longitud de cadena que posea.

Las mutaciones específicas en el gen *HADHA* pueden dar lugar a deficiencia de 3-hidroxiacil CoA deshidrogenasa de cadena larga, que da lugar a la acumulación de ácidos grasos de 3-hidroxiacil de cadena larga. La mayoría de las mutaciones en los genes *HADHA* o *HADHB* conducen a pérdida de tres actividades enzimáticas asociadas a la proteína trifuncional. Las mutaciones en la proteína trifuncional conducen a la acumulación de ácidos grasos hidroxilados, a la reducción de la producción de energía a partir de la oxidación de ácidos grasos y a episodios de hipoglucemia durante el ayuno u otras situaciones que requieren mucha energía, como el estrés o la fiebre. Hay tres fenotipos clínicos de la deficiencia de TFP. El primero es la forma grave de inicio neonatal, que provoca la muerte. El segundo es de inicio infantil, la forma intermedia, y afecta al hígado. La tercera es de aparición tardía en la adolescencia, la forma más leve, y se manifiesta como síntomas neuromiopáticos.

Los síntomas iniciales de la enfermedad pueden incluir mala alimentación, vómitos, letargo, hipotonía, hepatomegalia y cardiomiopatía. Las pruebas de laboratorio indican elevación de las enzimas hepáticas en la sangre, elevación de la creatina cinasa en la sangre (daño muscular), acidosis metabólica (normalmente causada por ácido láctico) e hipoglucemia en ayunas.

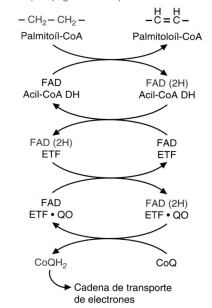

FIGURA 30-8 Transferencia de electrones desde la acil-CoA deshidrogenasa a la cadena de transporte de electrones. Una molécula FAD se encuentra fuertemente asociada a cada proteína en estas tres reacciones de transferencia de electrones. ETF, flavoproteína de transferencia de electrones; ETF-QO, flavoproteína de transferencia de electrones-coenzima Q oxidorreductasa.

 ¿Cuál es el rendimiento total de ATP en la oxidación de 1 mol de ácido palmítico hasta dióxido de carbono y agua?

El ácido palmítico tiene una longitud de 16 carbonos sin dobles enlaces, por lo que requiere siete vueltas de oxidación para convertirse por completo en acetil-CoA. Después de siete vueltas se generan 7 FAD(2H), 7 NADH y 8 acetil-CoA. Cada NADH genera 2.5 ATP, cada FAD(2H) produce 1.5 ATP y cada acetil-CoA origina 10 ATP cuando se procesa en el ciclo del ATC. La producción es de 17.5 + 10.5 + 80 = 108 ATP. Sin embargo, la activación del ácido palmítico en palmitoíl-CoA requiere dos enlaces de alta energía, por lo que el rendimiento neto es de 108 − 2 = 106 moles de ATP.

Después de revisar los expedientes hospitalarios previos de **Lola B.**, un especialista sospecha que sus problemas médicos se deben a un trastorno en el metabolismo de los ácidos grasos. Un conjunto de pruebas mostró que la sangre de **Lola B.** contenía concentraciones altas de varios ácidos grasos de cadena mediana oxidados en forma parcial, como ácido octanoico (8:0) y ácido 4-decanoico (10:1, Δ^4). En una muestra urinaria se encontró aumento de metabolitos de ácidos orgánicos de ácidos grasos de cadena mediana con 6 a 10 carbonos, incluyendo derivados de acilcarnitina de cadena mediana. El perfil de las especies de acilcarnitina en la orina era característico de una deficiencia de acil-CoA deshidrogenasa de cadena mediana (MCAD) de origen genético. En esta enfermedad, los ácidos grasos de cadena larga se metabolizan por β-oxidación hasta acil-CoA de cadena mediana, como el octanoíl-CoA. Como en la deficiencia de MCAD está bloqueada la oxidación ulterior de este compuesto, el grupo acilo de cadena mediana se transfiere de nuevo a la carnitina. Estas acilcarnitinas son hidrosolubles y aparecen en la sangre y la orina. La deficiencia enzimática específica se demostró en cultivos de fibroblastos de la piel de **Lola B.**, así como en sus monocitos circulantes.

En la deficiencia de LCAD se acumulan acilcarnitinas de ácidos grasos en la sangre. Predominan las que contienen 14 carbonos. Sin embargo, no aparecen en la orina.

4. Oxidación de ácidos grasos insaturados

Casi la mitad de los ácidos grasos de la dieta humana son insaturados con dobles enlaces *cis*; los más abundantes son el oleato (C18:1, Δ^9) y linoleato (18:2, $\Delta^{9,12}$). En la β-oxidación de los ácidos grasos saturados se crea un doble enlace *trans* entre el segundo y el tercer carbonos (α y β). En el caso de los ácidos grasos insaturados que ingresan a la vuelta de la β-oxidación, sus dobles enlaces *cis* deben isomerizarse a dobles enlaces *trans* que quedarán entre el segundo y tercer carbonos durante la β-oxidación, o el doble enlace debe reducirse. En la figura 30-9 se ilustra este proceso para la molécula del ácido

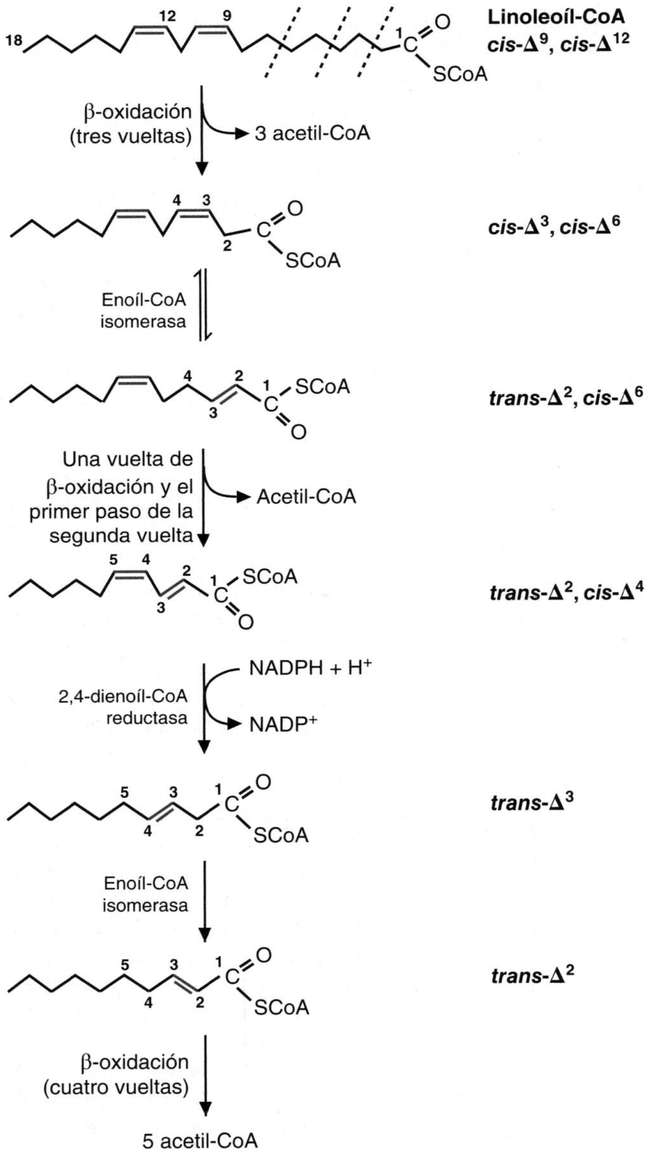

FIGURA 30-9   Oxidación de linoleato. Después de tres vueltas de β-oxidación (*líneas punteadas*), se presenta un doble enlace 3,4-*cis* y un doble enlace 6,7-*cis*. El doble enlace 3,4-*cis* se isomeriza a un doble enlace 2,3-*trans* que está en la configuración apropiada para que actúen las enzimas normales. Ocurre una vuelta más de β-oxidación y el primer paso de la segunda vuelta. Una reductasa que utiliza NADPH convierte estos dos dobles enlaces (entre los carbonos 2 y 3, y entre los carbonos 4 y 5) en un doble enlace entre los carbonos 3 y 4 en configuración *trans*. La isomerasa (que puede actuar sobre los dobles enlaces en configuración *cis* o *trans*) mueve este doble enlace a la posición 2,3-*trans* y se reanuda la β-oxidación. CoA, coenzima A.

graso poliinsaturado linoleato. El linoleato se obtiene de la dieta, el cuerpo humano no puede sintetizarlo, por lo que se considera un ácido graso esencial. Por lo tanto, solo se oxida la porción de linoleato que no se requiere para otros procesos. El linoleato se somete a β-oxidación hasta que haya un doble enlace entre los carbonos 3 y 4 cercanos al extremo carboxílico de la cadena de acilo graso y el otro esté entre los carbonos 6 y 7. Una isomerasa mueve el doble enlace de la posición 3,4 de manera que adquiera la configuración *trans* y se ubique en la posición 2,3. De esta manera, la β-oxidación puede continuar. Cuando se forma un par de dobles enlaces conjugados (dos enlaces dobles separados por un enlace sencillo) en las posiciones 2 y 4, una reductasa dependiente de NADPH reduce ambos a un solo doble enlace *trans* en la posición 3. Luego se reanuda la isomerización y la β-oxidación.

En el oleato (C18:1, Δ^9) solo hay un enlace doble entre los carbonos 9 y 10. Se maneja mediante una reacción de isomerización similar a la que se muestra para el enlace doble en la posición 9 del linoleato.

5. Ácidos grasos con longitud de cadena impar

Los ácidos grasos que contienen un número impar de carbonos se someten a la β-oxidación produciendo acetil-CoA, hasta la última vuelta, en la que quedan cinco carbonos en el acil-CoA. En este caso, la división por efecto de la tiolasa produce acetil-CoA y un acil-CoA de tres carbonos, el propionil-CoA (fig. 30-10). La carboxilación del propionil-CoA produce metilmalonil-CoA, que al final se convierte en succinil-CoA en una reacción dependiente de vitamina B$_{12}$ (fig. 30-11). El propionil-CoA también se obtiene de la oxidación de ácidos grasos de cadena ramificada.

La vía de propionil-CoA hasta succinil-CoA es una vía anaplerótica principal para el ciclo del ATC y se usa en la degradación de valina, isleucina y varios compuestos más. En el hígado, esta vía aporta precursores de oxaloacetato que se convierten en glucosa. Por lo tanto, esta pequeña proporción de la cadena con número non de carbonos del ácido graso puede convertirse en glucosa. En contraste, el acetil-CoA resultado de la β-oxidación de ácidos grasos con cadena par en el hígado entra al ciclo del ATC, donde se oxida hasta CO$_2$ o se convierte en cuerpos cetónicos.

D. Oxidación de los ácidos grasos de cadena mediana

Los ácidos grasos de cadena mediana de la dieta son más solubles en agua que los ácidos grasos de cadena larga y no se almacenan como triacilgliceroles en el tejido adiposo. Después de una comida, entran a la sangre y llegan por la vena porta hasta el hígado. En el hígado, ingresan a la matriz mitocondrial por efecto del transportador de monocarboxilato y ahí se activan como derivados acil-CoA (*véase* fig. 30-1). Los acil-CoA de cadena mediana, como los acil-CoA de cadena larga, se oxidan hasta acetil-CoA en la vuelta de la β-oxidación. Los acil-CoA de cadena mediana también pueden provenir de la vía de oxidación peroxisómica.

La acil-CoA sintetasa de cadena mediana tiene una especificidad amplia por compuestos carboxílicos con un tamaño semejante, como algunos fármacos (salicilato, del metabolismo del ácido acetilsalicílico y valproato, usado como anticonvulsivo) o el benzoato, un componente frecuente de las plantas. Una vez que se forma el derivado fármaco-CoA, el grupo carboxílico se conjuga con glicina para formar un producto que se excreta en la orina. En ciertos trastornos de la oxidación de ácidos grasos, aparecen en la orina acilglicinas grasas de cadena mediana y corta, junto con acilcarnitinas o ácidos bicarboxílicos. Por ejemplo, la octanoilglicina aparece en la orina de un paciente con deficiencia de acil-CoA sintetasa de cadena mediana (MCAD, *medium-chain acyl-CoA dehydrogenase*).

E. Regulación de la α-oxidación

Los ácidos grasos se usan como fuente energética sobre todo cuando se liberan de los triacilgliceroles del tejido adiposo como respuesta a hormonas que emiten señales de ayuno o aumento en la demanda. Muchos tejidos, como el músculo y el riñón, oxidan ácidos grasos por completo hasta CO$_2$ y agua. En estos tejidos, el acetil-CoA producido por la β-oxidación entra al ciclo del ATC. El FAD(2H) y el NADH de la β-oxidación y del ciclo del ATC se oxidan de nuevo en la cadena de transporte de electrones y se genera ATP. El proceso de la β-oxidación está regulado por los requerimientos energéticos de

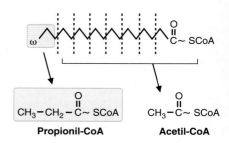

FIGURA 30-10 Formación de propionil-CoA a partir de ácidos grasos de cadena impar. Las vueltas sucesivas de β-oxidación separan cada uno de los enlaces marcados con *líneas discontinuas*, con lo que se produce acetil-CoA, salvo por los tres carbonos del extremo ω que producen propionil-CoA.

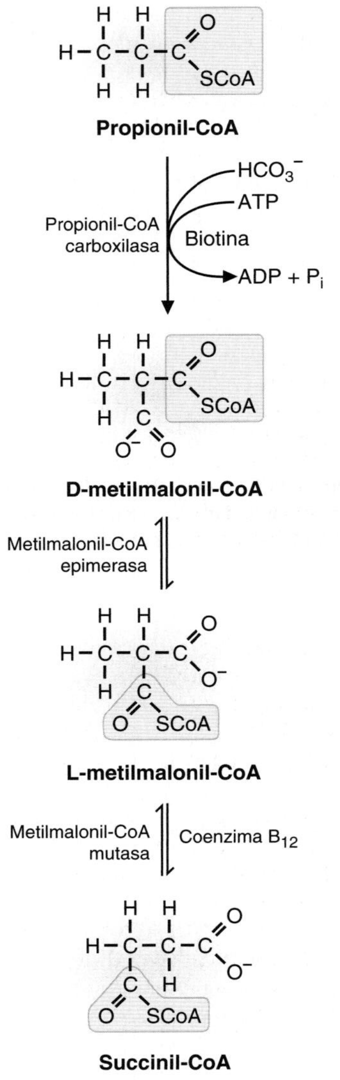

FIGURA 30-11 Conversión de propionil-CoA en succinil-CoA. El succinil-CoA, intermediario del ciclo del ácido tricarboxílico (ATC) puede formar malato, el cual se convierte en glucosa en el hígado mediante la gluconeogénesis. Ciertos aminoácidos también forman glucosa por esta vía (*véase* cap. 37). ADP, adenosín difosfato; ATP, adenosín trifosfato; CoA, coenzima A; P_i, fosfato inorgánico.

las células (por la concentración de ATP y NADH), ya que los ácidos grasos no pueden oxidarse más rápido de lo que el NADH y el FAD(2H) se reoxidan en la cadena de transporte de electrones.

La oxidación de ácidos grasos también se limita por el tamaño de la reserva mitocondrial de CoASH. Las unidades de acetil-CoA deben ingresar al ciclo del ATC u otra vía metabólica para regenerar el CoASH necesario para la formación del derivado acil-CoA a partir de la acil carnitina.

La CPTI representa otra forma de regulación. Esta enzima se inhibe con malonil-CoA, que se sintetiza en el citosol de muchos tejidos mediante la acetil-CoA carboxilasa (fig. 30-12). La acetil-CoA carboxilasa está regulada por varios mecanismos distintos, algunos de los cuales son dependientes del tipo de tejido. En el músculo esquelético y el hígado se inhibe cuando se fosforila por la proteína cinasa activada por AMP (AMPK). Por lo tanto, durante el ejercicio, cuando se eleva la concentración de AMP, se activa la AMPK y fosforila a la acetil-CoA carboxilasa desactivándola. Por consiguiente, la cantidad de malonil-CoA disminuye, la CPTI se activa y la β-oxidación de los ácidos grasos puede restaurar la homeostasis del ATP y disminuir la cantidad de

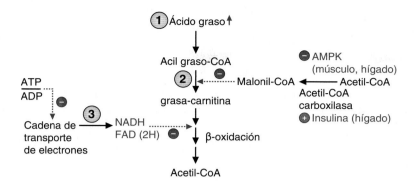

FIGURA 30-12   Regulación de la β-oxidación. (1) Las hormonas controlan el suministro de *ácidos grasos a la sangre*. (2) La carnitina palmitoiltransferasa I se inhibe con malonil-CoA, que se sintetiza por acción de la acetil-CoA carboxilasa (ACC). La AMPK es la proteína cinasa activada por AMP. (3) La tasa de consumo de ATP controla la velocidad de la cadena de transporte de electrones que regula las enzimas oxidativas de la β-oxidación y el ciclo del ácido tricarboxílico (ATC). ADP, adenosín difosfato; AMP, adenosín monofosfato; CoA, coenzima A; FAD(2H), dinucleótido de flavina y adenina reducido; NADH, dinucleótido de nicotinamida y adenina reducido.

AMP. En el hígado, además de la regulación negativa mediante la AMPK, la acetil-CoA carboxilasa se activa por mecanismos dependientes de insulina que incrementan el citrato citoplasmático, un activador alostérico que induce la conversión de malonil-CoA en palmitato en la vía de síntesis de ácidos grasos. Por lo tanto, en el hígado la inhibición de la CPTI mediante la malonil-CoA previene la oxidación de los ácidos grasos recién formados.

La β-oxidación es una vía aeróbica estricta, depende del oxígeno, del suministro sanguíneo adecuado y las cantidades suficientes de mitocondrias. Los tejidos que carecen de mitocondrias, como los eritrocitos, no pueden oxidar ácidos grasos mediante β-oxidación. Los ácidos grasos tampoco sirven como fuente de energía considerable para el cerebro. No se utilizan en los adipocitos, cuya función es almacenar triacilgliceroles para suministrar sustratos energéticos a otros tejidos. Los tejidos que no utilizan ácidos grasos como sustrato energético o que solo los usan de manera limitada son capaces de emplear los cuerpos cetónicos.

II. Vías alternativas de oxidación de los ácidos grasos

Los ácidos grasos que no se oxidan con facilidad mediante las enzimas de la β-oxidación entran a vías oxidativas alternativas, que incluyen la β- y α-oxidación peroxisómica, y la ω-oxidación microsomal. La función de estas vías es convertir la mayor cantidad posible de ácidos grasos inusuales en compuestos que puedan usarse como fuentes de energía o precursores biosintéticos y convertir el resto en compuestos que puedan excretarse por medio de la bilis o la orina. Durante el ayuno prolongado, los ácidos grasos liberados de los triacilgliceroles de tejido adiposo pueden ingresar a la ω-oxidación o a la vía de β-oxidación peroxisómica, aunque su composición sea normal. Estas vías no son exclusivas de ácidos grasos, actúan sobre ácidos carboxílicos xenobióticos (término usado para incluir a todos los compuestos orgánicos ajenos al organismo), que son moléculas hidrófobas grandes parecidas a los ácidos grasos.

A. Oxidación peroxisómica de ácidos grasos

Una pequeña proporción de la dieta consiste en ácidos grasos de cadena muy larga (20 carbonos o más) o ácidos grasos de cadena ramificada derivados de la degradación de la clorofila. El cuerpo sintetiza ácidos grasos de cadena muy larga, sobre todo en células del cerebro y el sistema nervioso que los incorporan en los esfingolípidos de la mielina. Estos ácidos grasos se oxidan en vías de β- y **α-oxidación peroxisómica**, que en esencia son vías para acortar la cadena carbonada.

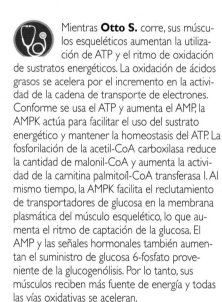

Mientras **Otto S.** corre, sus músculos esqueléticos aumentan la utilización de ATP y el ritmo de oxidación de sustratos energéticos. La oxidación de ácidos grasos se acelera por el incremento en la actividad de la cadena de transporte de electrones. Conforme se usa el ATP y aumenta el AMP, la AMPK actúa para facilitar el uso del sustrato energético y mantener la homeostasis del ATP. La fosforilación de la acetil-CoA carboxilasa reduce la cantidad de malonil-CoA y aumenta la actividad de la carnitina palmitoíl-CoA transferasa I. Al mismo tiempo, la AMPK facilita el reclutamiento de transportadores de glucosa en la membrana plasmática del músculo esquelético, lo que aumenta el ritmo de captación de la glucosa. El AMP y las señales hormonales también aumentan el suministro de glucosa 6-fosfato proveniente de la glucogenólisis. Por lo tanto, sus músculos reciben más fuente de energía y todas las vías oxidativas se aceleran.

Hay varias teorías que explican por qué los ácidos grasos no son un combustible importante para el cerebro. La primera es el transporte restringido (lento) de los ácidos grasos a través de la barrera hematoencefálica. La segunda es una expresión reducida de las enzimas de β-oxidación en las mitocondrias del cerebro en comparación con las mitocondrias de otros tejidos. Una tercera es que la generación de ATP por β-oxidación requiere más oxígeno que la oxidación de la glucosa, lo que podría conducir a una hipoxia localizada, y a una producción reducida de ATP en comparación con la oxidación de la glucosa. La reducción de la tasa de producción de ATP conduciría a un deterioro de la función neuronal.

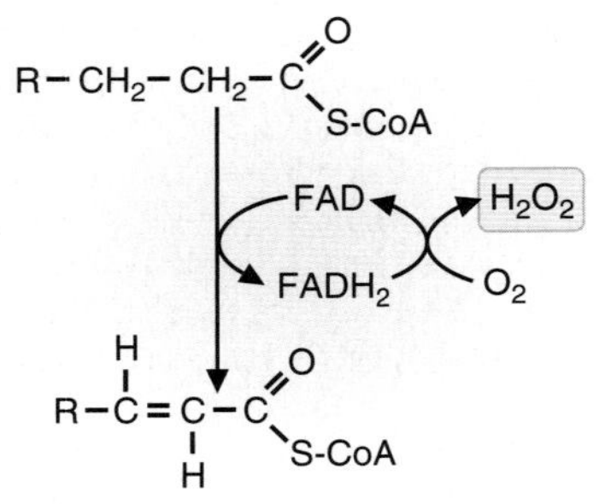

FIGURA 30-13 Oxidación de ácidos grasos en los peroxisomas. El primer paso de la β-oxidación se cataliza mediante una oxidasa dependiente de FAD. Los electrones se transfieren del FAD(2H) al O_2, que se reduce a peróxido de hidrógeno (H_2O_2). CoA, coenzima A.

I. Ácidos grasos de cadena muy larga

Los ácidos grasos de cadena muy larga con 24 a 26 carbonos se oxidan solo en los peroxisomas mediante una secuencia de reacciones similares a la β-oxidación mitocondrial, ya que generan acetil-CoA y NADH. Sin embargo, la oxidación peroxisómica de los ácidos grasos de cadena lineal se detiene cuando la cadena llega a una longitud de cuatro a seis carbonos. Algunos ácidos de cadena larga también se oxidan por esta vía.

La acil-CoA sintetasa de cadena larga se encuentra en la membrana peroxisómica y los derivados acil-CoA entran al peroxisoma mediante un transportador que no requiere carnitina. La primera enzima de la β-oxidación peroxisómica es una oxidasa que dona electrones directamente al oxígeno molecular y produce peróxido de hidrógeno (H_2O_2) (fig. 30-13). (En contraste, la primera enzima de la β-oxidación mitocondrial es una deshidrogenasa que contiene FAD y transfiere electrones a la cadena de transporte de electrones vía ETF). Por lo tanto, la primera enzima de la oxidación peroxisómica no está vinculada con la producción de energía. Los tres pasos restantes de la β-oxidación están catalizados por la enzima bifuncional peroxisomal (que contiene la enoíl-CoA hidratasa y actividades hidroxiacil-CoA deshidrogenasa) y tiolasa, enzimas con actividades similares a las de la β-oxidación mitocondrial, pero codificadas por distintos genes. Por lo tanto, se generan un NADH y un acetil-CoA por cada giro de la vuelta. La vuelta de la β-oxidación peroxisómica continúa la generación de acetil-CoA hasta llegar a un acil-CoA de cadena mediana, que puede ser tan corto como el butiril-CoA (fig. 30-14).

Dentro del peroxisoma, los grupos acetilo pueden transferirse de la CoA a la carnitina por efecto de la acetilcarnitina transferasa, o pueden entrar al citosol. Una reacción similar convierte los acil-CoA de cadena mediana y el butiril-CoA de cadena corta en derivados acilcarnitina. Estas acilcarnitinas difunden del peroxisoma a las mitocondrias, pasan por la membrana mitocondrial externa y se transportan por la membrana mitocondrial interna mediante el sistema de la carnitina translocasa. Se convierten de nuevo en acil-CoA por acción de las carnitina:aciltransferasas apropiadas para la longitud de la

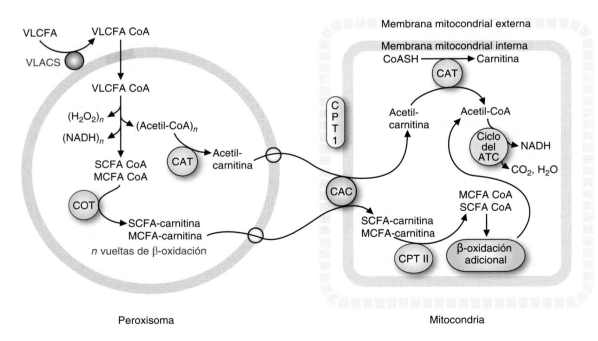

FIGURA 30-14 Acortamiento de la cadena por β-oxidación peroxisómica. Los acil-CoA de cadena muy larga y algunos acil-CoA de cadena larga se oxidan en los peroxisomas mediante n ciclos de β-oxidación hasta llegar a acil-CoA de cadena corta o mediana, los cuales se convierten en derivados de carnitina por acción de COT o CAT en los peroxisomas. En las mitocondrias, la SCFA-carnitina se convierte de nuevo en derivados acil-CoA por la CPTII o CAT. CAC, transportador de carnitina:acilcarnitina; CAT, carnitina acetiltransferasa; COT, carnitina octanoiltransferasa; CPTI, carnitina palmitoiltransferasa I; CPT2, carnitina palmitoiltransferasa II; IMM, membrana mitocondrial interna; MCFA, acil graso de cadena mediana; NADH dinucleótido de nicotinamida y adenina reducido; OMM, membrana mitocondrial externa; SCFA, acil graso de cadena corta; VLACS, acil-CoA sintetasa de cadena muy larga; VLCFA, acil graso de cadena muy larga.

cadena y entran a las vías normales para la β-oxidación y el metabolismo del acetil-CoA. Los electrones de NADH y acetil-CoA también pueden pasar del peroxisoma al citosol. La exportación de NADH con electrones se produce mediante un sistema transportador similar a los descritos para la transferencia de electrones del NADH hacia el interior de las mitocondrias.

Los peroxisomas se encuentran en casi cualquier tipo celular y contienen muchas enzimas de degradación, además de la acil-CoA oxidasa que genera peróxido de hidrógeno. El H_2O_2 puede dar lugar a radicales libres tóxicos. Por lo tanto, estas enzimas se limitan a los peroxisomas, donde el H_2O_2 puede neutralizarse por medio de la catalasa, una enzima de defensa contra los radicales libres. La catalasa convierte el H_2O_2 en agua y O_2 (*véase* cap. 25).

2. Ácidos grasos de cadena larga ramificada

Dos de los ácidos grasos de cadena ramificada más frecuentes en la dieta son el ácido fitánico y el ácido pristánico, que son productos de la degradación de la clorofila y, por lo tanto, se consumen en las verduras verdes. Los animales no sintetizan ácidos grasos de cadena ramificada. Estos dos ácidos grasos multimetilados se oxidan en los peroxisomas hasta el nivel de un ácido graso C8 ramificado, que luego se traslada a las mitocondrias. Por lo tanto, la vía es similar a la de la oxidación de ácidos grasos de cadena lineal muy larga.

El ácido fitánico, un ácido graso C20 multimetilado, primero se oxida hasta ácido pristánico a través de la α-oxidación (fig. 30-15). La ácido fitánico hidroxilasa introduce un grupo hidroxilo en el carbono α, que luego se oxida hasta un grupo carboxilo, con liberación del grupo carboxilo original en forma de CO_2. Con el acortamiento en un carbono del ácido graso, los grupos metilos aparecen en el carbono α en lugar del carbono β durante la vuelta de la β-oxidación y, por lo tanto, ya no puede interferir con la oxidación del carbono β. De esta manera, la β-oxidación peroxisómica puede proceder de manera normal, con liberación alternada de propionil-CoA y acetil-CoA en ciclos consecutivos de la vuelta. Cuando se llega a una cadena mediana de unos ocho carbonos, el ácido graso se transfiere a la mitocondria como derivado de carnitina y se reanuda la β-oxidación.

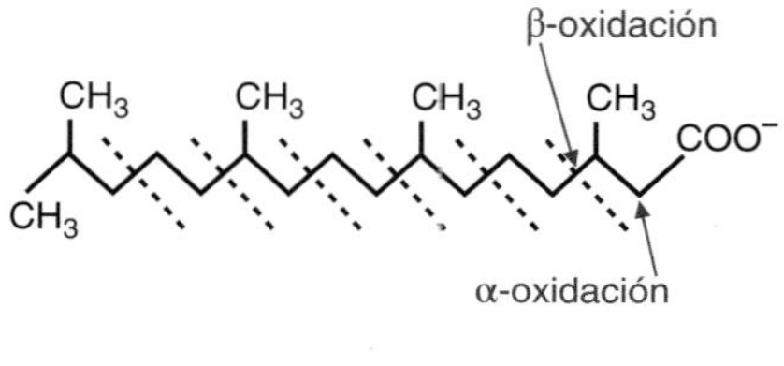

B. La β-oxidación de los ácidos grasos

Los ácidos grasos también pueden oxidarse en el carbono ω de la cadena (el grupo metil terminal) por acción de enzimas del retículo endoplasmático (fig. 30-16). El grupo ω-metil se oxida primero hasta un alcohol mediante una enzima que usa el citocromo P450, oxígeno molecular y NADPH. Las deshidrogenasas convierten el grupo alcohol en un ácido carboxílico. Los ácidos dicarboxílicos producidos en la ω-oxidación pueden someterse a β-oxidación, donde se forman compuestos de seis a 10 carbonos que son hidrosolubles. Estos compuestos pueden entrar luego a la sangre, oxidarse como ácidos grasos de cadena mediana o excretarse en la orina como ácidos dicarboxílicos de cadena mediana.

Las vías de la α- y β-oxidación peroxisómica y la ω-oxidación microsomal no están reguladas por retroalimentación. Estas vías disminuyen la concentración de ácidos grasos insolubles en agua y de compuestos xenobióticos con estructuras semejantes a la de los ácidos grasos que serían tóxicos para las células en concentraciones altas. Por lo tanto, su función está regulada por la disponibilidad del sustrato.

 Se han descrito varias deficiencias hereditarias de enzimas peroxisómicas. El síndrome de Zellweger, el más grave de un grupo de condiciones relacionadas llamadas enfermedad del espectro de Zellweger, es el resultado de una biogénesis peroxisómica defectuosa. Se manifiesta por complejos fenotipos metabólicos y del desarrollo que afectan sobre todo al hígado y al cerebro. Una de las características metabólicas de estas enfermedades es el aumento en la concentración de ácidos grasos C26:0 y C26:1 en el plasma. La enfermedad de Refsum se produce por la deficiencia de una sola enzima peroxisómica, la fitanoíl-CoA hidroxilasa, que cataliza la α-oxidación del ácido fitánico. Los síntomas incluyen retinitis pigmentosa, ataxia cerebelar y polineuropatía crónica. Como el ácido fitánico se obtiene solo de la dieta, la implementación de una dieta baja en ácido fitánico produce una mejoría notoria en los pacientes.

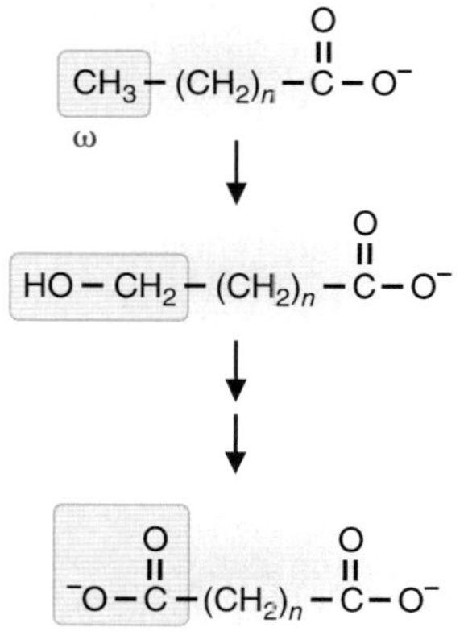

FIGURA 30-15 Oxidación del ácido fitánico. Una α-hidroxilasa peroxisómica oxida un carbono α y su oxidación subsiguiente al carboxilo correspondiente libera el carbono carboxílico en forma de CO_2. Las vueltas subsiguientes de β-oxidación peroxisómica alternan la liberación de propionil y acetil coenzima A (acetil-CoA). Cuando la longitud de la cadena se aproxima a ocho carbonos, el ácido graso ramificado restante se transfiere a las mitocondrias como derivado de carnitina de cadena mediana.

 En condiciones normales, la ω-oxidación es un proceso secundario. Sin embargo, en condiciones que interfieren con la β-oxidación (como la deficiencia de carnitina o la deficiencia de una enzima de la β-oxidación), la ω-oxidación produce mayores cantidades de ácidos dicarboxílicos, los cuales se excretan en la orina.

Lola B. excretaba ácidos dicarboxílicos en la orina, sobre todo ácido adípico (que tiene seis carbonos) y ácido subérico (con ocho carbonos):

$^-OOC–CH_2–CH_2–CH_2–CH_2–COO^-$ Ácido adípico

$^-OOC–CH_2–CH_2–CH_2–CH_2–CH_2–CH_2–COO^-$ Ácido subérico

También se encontró octanoilglicina en la orina.

FIGURA 30-16 La ω-oxidación de ácidos grasos los convierte en ácidos dicarboxílicos.

III. Metabolismo de los cuerpos cetónicos

En general, los ácidos grasos liberados de los triacilgliceroles de los adipocitos sirven como el principal sustrato energético para el cuerpo durante el ayuno. Estos ácidos grasos se oxidan por completo hasta CO_2 y agua en algunos tejidos. En el hígado, gran parte del acetil-CoA generado en la β-oxidación de los ácidos grasos se usa en la síntesis de los cuerpos cetónicos acetoacetato y β-hidroxibutirato, que entran a la sangre. En los músculos esqueléticos y otros tejidos, estos cuerpos cetónicos se convierten de nuevo en acetil-CoA, que se oxida en el ciclo del ATC y produce ATP. Un destino alternativo para el acetoacetato en los tejidos es la formación de acetil-CoA citosólico.

A. Síntesis de cuerpos cetónicos

En el hígado, los cuerpos cetónicos se sintetizan en la matriz mitocondrial a partir del acetil-CoA generado en la oxidación de ácidos grasos (fig. 30-17). La reacción de la

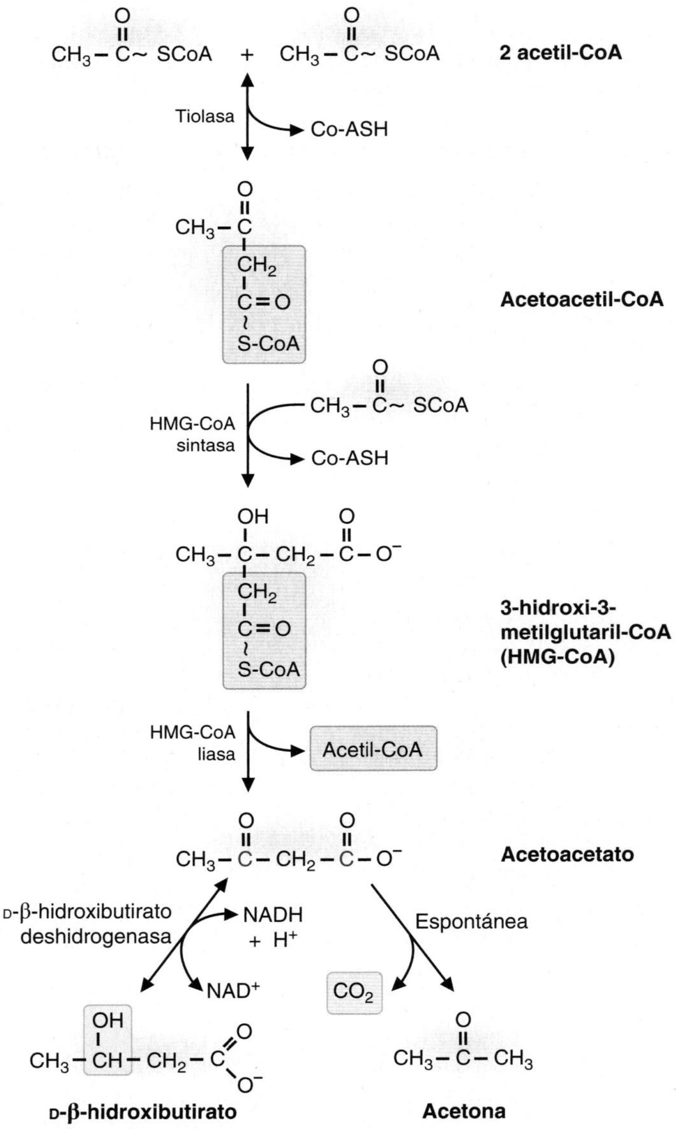

FIGURA 30-17   Síntesis de los cuerpos cetónicos acetoacetato, β-hidroxibutirato y acetona. La porción del HMG-CoA dentro del recuadro de color se libera como acetil-CoA y el resto de la molécula forma acetoacetato. El acetoacetato se reduce a β-hidroxibutirato o se descarboxila a acetona. Obsérvese que la deshidrogenasa que interconvierte el acetoacetato y el β-hidroxibutirato es específica para el isómero D. Por lo tanto, difiere de las deshidrogenasas de la β-oxidación que actúan sobre derivados de 3-hidroxiacil-CoA y es específica para el isómero L. CoA, coenzima A; NAD, dinucleótido de nicotinamida y adenina.

tiolasa en la oxidación de ácidos grasos, que convierte una molécula de acetoacetil-CoA en dos moléculas de acetil-CoA, es reversible, aunque la formación de acetoacetil-CoA no es la dirección más favorable para la reacción.

Por lo tanto, cuando la concentración de acetil-CoA es elevada, puede producir acetoacetil-CoA para la síntesis de cuerpos cetónicos. El acetoacetil- CoA reacciona con acetil-CoA para producir 3-hidroxi-3-metilglutaril-CoA (HMG-CoA). La enzima que cataliza esta reacción es la HMG-CoA sintasa. En la siguiente reacción de la vía, la HMG-CoA liasa cataliza la división de HMG-CoA para formar acetil-CoA y acetoacetato.

El acetoacetato puede ingresar directamente a la sangre o puede reducirse a β-hidroxibutirato por acción de la β-hidroxibutirato deshidrogenasa, el cual entra a la sangre (*véase* fig. 30-17). Esta reacción de la deshidrogenasa es fácilmente reversible para interconvertir estos dos cuerpos cetónicos cuya proporción mantiene un equilibrio determinado por el índice $NADH/NAD^+$ en la matriz mitocondrial. En condiciones normales, la relación de masa entre el β-hidroxibutirato y el acetoacetato en sangre es cercano a 3:1.

Un destino alternativo del acetoacetato es la descarboxilación espontánea, una reacción no enzimática que escinde al acetoacetato en CO_2 y acetona (*véase* fig. 30-17). Como la acetona es volátil, se elimina por vía pulmonar. Una pequeña cantidad de acetona puede ser metabolizada en el organismo.

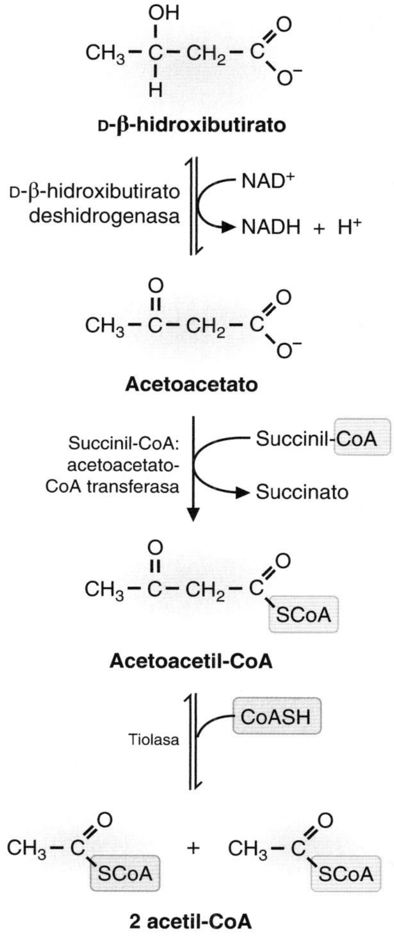

B. Oxidación de los cuerpos cetónicos como sustratos energéticos

El acetoacetato y el β-hidroxibutirato pueden oxidarse como fuentes de energía en la mayoría de los tejidos, incluidos el músculo esquelético, cerebro, ciertas células de los riñones y células de la mucosa intestinal. Las células transportan acetoacetato y β-hidroxibutirato de la sangre circulante al citosol y a la matriz mitocondrial. Ahí se oxida el β-hidroxibutirato de nuevo en acetoacetato por acción de la β-hidroxibutirato deshidrogenasa. Esta reacción produce NADH. Los pasos subsiguientes convierten el acetoacetato en acetil-CoA (fig. 30-18).

En las mitocondrias, el acetoacetato se activa hasta acetoacetil-CoA por efecto de la succinil-CoA:acetoacetato-CoA transferasa. Como su nombre sugiere, la CoA se transfiere del succinil-CoA (un intermediario del ciclo del ATC) al acetoacetato. Aunque el hígado produce cuerpos cetónicos, no los utiliza porque no existe la cantidad suficiente de esta tiotransferasa.

Una molécula de acetoacetil-CoA se divide en dos moléculas de acetil-CoA por acción de la acetoacetil-CoA tiolasa, la misma enzima que participa en la β-oxidación. El principal destino de este acetil-CoA es la oxidación en el ciclo del ácido tricarboxílico.

El rendimiento energético de la oxidación del acetoacetato es equivalente al rendimiento de la oxidación de dos moléculas de acetil-CoA en el ciclo del ATC (20 ATP), menos la energía necesaria para la activación del acetoacetato (1 ATP). La energía de la activación se calcula como un enlace fosfato de alta energía, ya que el succinil-CoA normalmente se convierte en succinato en el ciclo del ATC, con generación de una molécula de trifosfato de guanosina (GTP) (el equivalente energético del ATP). Sin embargo, cuando el enlace tioéster de alta energía de succinil-CoA se transfiere al acetoacetato se produce succinato sin que se genere este GTP. La oxidación del β-hidroxibutirato genera un NADH adicional. Por lo tanto, el rendimiento energético neto de un mol de β-hidroxibutirato es cercano a 21.5 mol de ATP.

C. Vías alternativas del metabolismo de los cuerpos cetónicos

Aunque por lo general la oxidación de los ácidos grasos es la principal fuente de cuerpos cetónicos, también pueden generarse en el catabolismo de ciertos aminoácidos: leucina, isoleucina, lisina, triptófano, fenilalanina y tirosina. Estos aminoácidos se llaman aminoácidos cetogénicos porque su esqueleto de carbonos se cataboliza hasta acetil-CoA o acetoacetil-CoA, el cual ingresa a la vía de síntesis de cuerpos cetónicos en el hígado. Además del hígado, la leucina y la isoleucina también se convierten en acetil-CoA y acetoacetil-CoA en otros tejidos.

El acetoacetato puede activarse en acetoacetil-CoA en el citosol por acción de una enzima similar a las acil-CoA sintetasas. Este acetoacetil-CoA puede usarse de manera directa en la síntesis de colesterol. También puede separarse en dos moléculas de acetil-CoA mediante una tiolasa citosólica. El acetil-CoA citosólico es necesario para procesos como la síntesis de acetilcolina en las neuronas.

FIGURA 30-18 Oxidación de cuerpos cetónicos. El β-hidroxibutirato se oxida hasta acetoacetato, que se activa al aceptar un grupo CoA del succinil-CoA. El acetoacetil-CoA se divide en dos acetil-CoA que entran al ciclo del ATC y se oxidan. CoA, coenzima A; NAD, dinucleótido de nicotinamida y adenina.

Las dietas cetogénicas, que son dietas altas en grasa con una proporción 3:1 entre lípidos y carbohidratos, se usan para reducir la frecuencia de convulsiones epilépticas con crisis refractarias a tratamiento. Se desconoce la razón de la eficacia de este tratamiento en la epilepsia. Las dietas cetogénicas también se usan en el tratamiento de niños con deficiencia de piruvato deshidrogenasa. El cerebro puede usar cuerpos cetónicos como fuentes energéticas en ausencia de piruvato deshidrogenasa. También representan una fuente de acetil-CoA citosólico para la síntesis de acetilcolina. A menudo contienen triacilgliceroles de cadena mediana, que son más eficaces para inducir cetosis que los triacilgliceroles de cadena larga.

Los niños son más proclives a la cetosis que los adultos porque sus cuerpos entran en estado de ayuno en menos tiempo. Su cuerpo utiliza más energía por unidad de masa (porque su proporción entre músculo y tejido adiposo es más alta) y las reservas de glucógeno se agotan con más rapidez (el índice entre su masa cerebral y la hepática es más alto). En los niños, las concentraciones de cuerpos cetónicos en sangre llegan a 2 mM en 24 h; en los adultos tardan más de 3 días en llegar a ese nivel. Las infecciones pediátricas leves que causan anorexia y vómito son la causa más frecuente de cetosis en los niños. Se observa cetosis ligera en los niños después del ejercicio prolongado, quizá atribuible a un descenso súbito del consumo muscular de ácidos grasos liberados durante el ejercicio. En consecuencia, el hígado oxida estos ácidos grasos y produce cuerpos cetónicos.

IV. El papel de los ácidos grasos y cuerpos cetónicos en la homeostasis energética

Los ácidos grasos se usan como fuente energética siempre que su concentración se eleve en la sangre; o sea, durante el ayuno y la inanición; cuando se ingiere una dieta alta en grasa y baja en carbohidratos, o durante el ejercicio prolongado de intensidad baja o intermedia. En estas condiciones, el descenso en la concentración de insulina y el aumento en la de glucagón, epinefrina u otras hormonas estimulan la lipólisis en el tejido adiposo. Los ácidos grasos empiezan a aumentar en la sangre unas 3 o 4 h después de una comida y se elevan cada vez más con el tiempo de ayuno hasta llegar a 2 a 3 días (fig. 30-19). En el hígado, el ritmo en la síntesis de cuerpos cetónicos aumenta conforme se eleva el suministro de ácidos grasos. Sin embargo, la concentración sanguínea de cuerpos cetónicos sigue en aumento, quizá porque disminuye su utilización en el músculo esquelético.

Después de 2 a 3 días de inanición, la concentración sanguínea de cuerpos cetónicos aumenta hasta un nivel que les permite entrar a las células cerebrales, donde se oxidan y disminuyen la cantidad de glucosa que necesita el cerebro. Durante el ayuno prolongado cubren hasta dos tercios de los requerimientos energéticos del cerebro. La disminución en los requerimientos de glucosa ahorra proteína del músculo esquelético, que es la principal fuente de los aminoácidos precursores para la síntesis de glucosa en la gluconeogénesis hepática.

A. Uso preferencial de ácidos grasos

Conforme aumenta la concentración sanguínea de ácidos grasos, el músculo esquelético y otros tejidos los utilizan de manera preferente sobre la glucosa. La oxidación de ácidos grasos genera NADH y FAD(2H) mediante la β-oxidación y el ciclo del ATC, lo que genera cocientes relativamente altos de NADH/NAD⁺, de ATP/ADP o ATP/AMP y concentraciones elevadas de acetil-CoA. En el músculo esquelético, la AMPK (sec. I.E) ajusta la concentración de malonil-CoA de manera que la enzima CPTI y la β-oxidación operen a un ritmo suficiente para sostener la homeostasis del ATP. Cuando hay cantidades adecuadas de ATP derivado de la oxidación de ácidos grasos (o cuerpos cetónicos), el ritmo de la glucólisis disminuye. La actividad de las enzimas reguladoras de la glucólisis y el ciclo del ATC (piruvato deshidrogenasa [PDH] y fosfofructocinasa-1 [PFK-1]) disminuye por los cambios en la concentración de sus reguladores alostéricos (se reduce la concentración de ADP, un activador de PDH; aumenta la concentración de NADH y acetil-CoA, inhibidores de PDH, y se eleva la concentración de ATP y citrato, inhibidores de PFK-1). Como consecuencia, se acumula glucosa 6-fosfato (glucosa 6-P). La glucosa 6-P inhibe la hexocinasa, lo que reduce la utilización de la glucosa sanguínea y

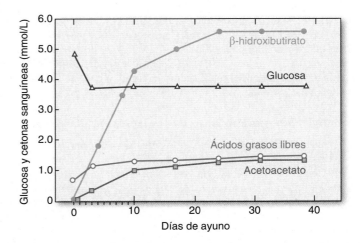

FIGURA 30-19   Concentraciones de cuerpos cetónicos en la sangre en varios momentos durante el ayuno. La concentración de glucosa se mantiene relativamente constante, igual que las concentraciones de ácidos grasos. Sin embargo, la concentración de cuerpos cetónicos aumenta mucho, alcanzando niveles en los que el cerebro y otros tejidos nerviosos pueden usarlos. (Tomada de Cahill GF Jr, Aoki TT. How metabolism affects clinical problems. *Med Times.* 1970;98[10]:106.)

el ritmo de entrada de la glucosa a la vía de la glucólisis. En el músculo esquelético, este patrón de metabolismo energético se facilita por el descenso en la concentración de insulina (*véase* cap. 35). Sin embargo, el uso preferencial de los ácidos grasos no limita la capacidad de la glucólisis para responder a un aumento en la concentración de AMP o ADP, como el que ocurre durante el ejercicio o la limitación de oxígeno.

B. Tejidos que utilizan cuerpos cetónicos

El músculo esquelético, corazón, hígado y muchos otros tejidos utilizan ácidos grasos como su principal fuente energética durante el ayuno y en otras condiciones que aumentan la concentración de ácidos grasos en la sangre. Sin embargo, otros tejidos (o tipos celulares), como el cerebro, utilizan cuerpos cetónicos en mayor medida. Por ejemplo, las células de la mucosa intestinal, que transportan ácidos grasos del intestino a la sangre, utilizan cuerpos cetónicos y aminoácidos en lugar de ácidos grasos durante la inanición. Los adipocitos, que almacenan ácidos grasos en los triacilgliceroles, no usan los ácidos grasos como fuente energética durante el ayuno, pero pueden utilizar los cuerpos cetónicos. Estos cruzan la placenta y el feto puede utilizarlos. Casi todos los tejidos y tipos de células, salvo el hígado y los eritrocitos, pueden usar los cuerpos cetónicos como fuentes de energía.

C. Regulación de la síntesis de cuerpos cetónicos

Además del aumento en el suministro de ácidos grasos desde los triacilgliceroles de los adipocitos, varios fenómenos favorecen la síntesis hepática de cuerpos cetónicos durante el ayuno. El descenso del índice insulina/glucagón inhibe la carboxilasa acetil-CoA carboxilasa y disminuye la concentración de malonil-CoA, lo que activa la CPTI y esto permite que el acil-CoA graso entre a la vía de la β-oxidación (fig. 30-20). Cuando la oxidación del acil-CoA graso a acetil-CoA genera NADH y FAD(2H) suficientes para

La concentración total de cuerpos cetónicos en la sangre de **Dianne A.** rebasa por mucho la concentración normal en ayuno y la cetosis ligera que se produce durante el ejercicio. En una persona con un horario de comida normal, el total de cuerpos cetónicos en la sangre rara vez exceden 0.2 mM. Durante el ayuno prolongado, pueden aumentar a 4 o 5 mM. Las cifras > 7 mM se consideran evidencia de cetoacidosis, ya que el ácido producido debe llegar a esta concentración para rebasar al sistema amortiguador del bicarbonato en la sangre y la respiración compensatoria (respiración de Kussmaul) (*véase* cap. 4).

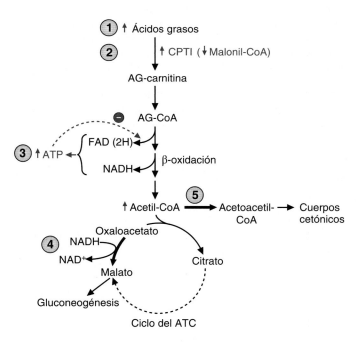

FIGURA 30-20 Regulación de la síntesis de cuerpos cetónicos. (1) El suministro de ácidos grasos está aumentado. (2) La inhibición de CPTI por el malonil-CoA se elimina por la desactivación de la acetil-CoA carboxilasa. (3) La β-oxidación aporta NADH y FAD(2H) reducidas, que se usan en la cadena de transporte de electrones para la fosforilación oxidativa. Conforme aumenta la cantidad de ATP, se oxida menos NADH y aumenta el índice NADH/NAD$^+$. (4) El oxaloacetato se convierte en malato por la concentración elevada de NADH y el malato entra al citoplasma como sustrato para la gluconeogénesis. (5) El acetil-CoA se desvía del ciclo del ATC a la cetogénesis, en parte por las concentraciones bajas de oxaloacetato, que reduce la velocidad de reacción de la citrato sintasa.

¿Por qué los eritrocitos no pueden usar los cuerpos cetónicos como fuente de energía?

cubrir las necesidades de ATP del hígado, el acetil-CoA se desvía del ciclo del ATC hacia la cetogénesis y el oxaloacetato del ciclo del ATC se desvía hacia malato y a la síntesis de glucosa (gluconeogénesis). Este patrón está regulado por el índice NADH/NAD$^+$, que es relativamente alto durante la β-oxidación. Conforme aumenta el tiempo de ayuno, el incremento en la transcripción del gen para la HMG-CoA sintasa permite mantener una síntesis intensiva de cuerpos cetónicos. Aunque al hígado se le ha calificado como "altruista" porque aporta cuerpos cetónicos a otros tejidos, en realidad solo se deshace del sustrato energético que no necesita.

COMENTARIOS CLÍNICOS

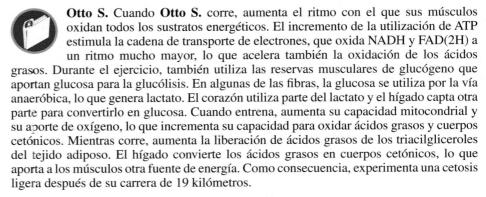

Otto S. Cuando **Otto S.** corre, aumenta el ritmo con el que sus músculos oxidan todos los sustratos energéticos. El incremento de la utilización de ATP estimula la cadena de transporte de electrones, que oxida NADH y FAD(2H) a un ritmo mucho mayor, lo que acelera también la oxidación de los ácidos grasos. Durante el ejercicio, también utiliza las reservas musculares de glucógeno que aportan glucosa para la glucólisis. En algunas de las fibras, la glucosa se utiliza por la vía anaeróbica, lo que genera lactato. El corazón utiliza parte del lactato y el hígado capta otra parte para convertirlo en glucosa. Cuando entrena, aumenta su capacidad mitocondrial y su aporte de oxígeno, lo que incrementa su capacidad para oxidar ácidos grasos y cuerpos cetónicos. Mientras corre, aumenta la liberación de ácidos grasos de los triacilgliceroles del tejido adiposo. El hígado convierte los ácidos grasos en cuerpos cetónicos, lo que aporta a los músculos otra fuente de energía. Como consecuencia, experimenta una cetosis ligera después de su carrera de 19 kilómetros.

Lola B. La deficiencia de MCAD, que causa los problemas de **Lola B.**, se ha reconocido como uno de los defectos congénitos del metabolismo más frecue-ntes, con una frecuencia general de alrededor de 1 en 17 000 personas en Estados Unidos, con una mayor prevalencia en algunas poblaciones incluidas las personas con ascendencia del norte de Europa. Más de 25 enzimas y proteínas de transporte específicas participan en el metabolismo mitocondrial de ácidos grasos. Al menos 15 de estas enzimas se han implicado en las enfermedades hereditarias en seres humanos.

La deficiencia de MCAD es un trastorno autosómico recesivo causado por la sustitución de una T por una A en la posición 985 del gen *MCAD*. Esta mutación hace que un residuo de lisina reemplace uno de glutamato en la proteína, lo que conduce a la producción de una deshidrogenasa inestable.

La manifestación más frecuente de la deficiencia de MCAD es la hipoglucemia hipocetósica durante el ayuno (concentraciones bajas de cuerpos cetónicos y de glucosa en sangre). En condiciones normales, los ácidos grasos se oxidarían hasta CO$_2$ y H$_2$O. Sin embargo, en la deficiencia de MCAD los ácidos grasos se oxidan solo hasta que alcanzan la longitud de una cadena mediana. Como resultado, el cuerpo debe depender más de la oxidación de la glucosa para cubrir sus necesidades energéticas.

No obstante, parece que en la deficiencia de MCAD la gluconeogénesis hepática no es normal. Es posible que la inhibición de la gluconeogénesis derive de la falta de oxidación de ácidos grasos hepáticos que suministren la energía necesaria para la gluconeogénesis, o de la acumulación de metabolitos de ácidos grasos no oxidados que inhiben a las enzimas de la gluconeogénesis. Como consecuencia, las reservas hepáticas de glucógeno se agotan con más rapidez y se produce la hipoglucemia. El descenso en la oxidación de ácidos grasos hepáticos genera menos acetil-CoA para la síntesis de cuerpos cetónicos y, por consiguiente, se desarrolla hipoglucemia hipocetósica.

Se ha sugerido que algunos de los síntomas que antes se adjudicaban a la hipoglucemia en realidad se deben a la acumulación de intermediarios tóxicos de los ácidos grasos, sobre todo en pacientes que solo tienen descensos leves en la glucemia. El incremento ligero de las transaminasas hepáticas sanguíneas de **Lola B.** podría ser reflejo de la infiltración de ácidos grasos de cadena mediana no oxidados en sus células hepáticas.

El tratamiento de los pacientes con deficiencia de MCAD incluye una dieta relativamente alta en carbohidratos y la prevención del ayuno prolongado.

La proteína trifuncional mitocondrial (TFP) está localizada en la membrana mitocondrial interna y cataliza los últimos tres pasos de la oxidación de ácidos grasos de cadena larga (el paso de hidratasa, el paso L-3-hidroxiacil-CoA deshidrogenasa y el paso β-cetotiolasa). Las deficiencias en TFP son muy raras y los síntomas son muy diversos, dependiendo de la naturaleza de la mutación y la actividad enzimática afectada por la mutación. Los defectos de la TFP se relacionan a menudo con mortalidad y morbilidad significativas. Debido a que se altera la oxidación de ácidos grasos de cadena larga, el tratamiento a menudo requiere suplementos dietéticos con triacilgliceroles de cadena mediana, ya que actualmente no se dispone de agentes farmacológicos para tratar este trastorno.

Dianne A., una mujer de 26 años de edad con diabetes mellitus tipo 1, ingresó al hospital con cetoacidosis diabética. En esta complicación de la diabetes mellitus, la deficiencia aguda de insulina aunada al exceso relativo de glucagón produce la movilización rápida de las reservas energéticas del músculo (aminoácidos) y tejido adiposo (ácidos grasos). Algunos de los aminoácidos se convierten en glucosa y los ácidos grasos se transforman en cetonas (acetoacetato, β-hidroxibutirato y acetona). El índice glucagón:insulina elevado favorece la síntesis hepática de cetonas. Como respuesta al "estrés" metabólico, se elevan las concentraciones sanguíneas de hormonas antagónicas a la insulina, como las catecolaminas, glucocorticoides y hormona del crecimiento. La deficiencia de insulina reduce aún más el consumo de glucosa y cetonas por parte de los tejidos periféricos. Debido a estas condiciones metabólicas alteradas, la glucosa plasmática llega a 500 mg/dL (27.8 mmol/L) o más (la concentración normal en ayuno es de 70 a 100 mg/dL, o 3.9 a 5.5 mmol/L) y las cetonas plasmáticas alcanzan niveles de 8 a 15 mmol/L o incluso más (el intervalo normal es de 0.2 a 2 mmol/L, según el estado de ayuno del individuo).

La gran cantidad de glucosa que llega a los glomérulos renales induce diuresis osmótica, lo que agota más el volumen intravascular y reduce la excreción renal de iones hidrógeno y glucosa. Como consecuencia, la acidosis metabólica se agrava y la hiperosmolaridad sanguínea aumenta, a veces llega a más de 330 mOsm/kg (el intervalo normal es de 285 a 295 mOsm/kg). La gravedad del estado hiperosmolar tiene una relación estrecha con el grado de disfunción del sistema nervioso central, que podría conducir al coma e incluso la muerte si no se trata.

Los eritrocitos carecen de mitocondrias, sitio donde se usan los cuerpos cetónicos.

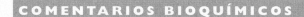

COMENTARIOS BIOQUÍMICOS

Acetilación y regulación de la oxidación de ácidos grasos. En el capítulo 15 ya se describió la acetilación de las histonas como mecanismo para regular la expresión génica. Las acetiltransferasas de histona (HAT) catalizarían la acetilación en residuos de lisina de cadenas laterales de estas proteínas, lo que conduce a la separación de la histona del ADN. Esto permite que factores importantes para la transcripción se unan al ADN. Investigaciones recientes demuestran que la acetilación de la acil-CoA deshidrogenasa de cadena muy larga (VLCAD, *very long-chain acyl-CoA dehydrogenase*) regula la actividad de la enzima y permite una mayor complejidad en la regulación de la oxidación de ácidos grasos. La acetilación de la VLCAD reduce su actividad enzimática, mientras que su desacetilación restaura su actividad.

Una familia de proteínas conocida como sirtuinas son desacetilasas de proteínas dependientes de NAD$^+$. En los humanos existen siete formas, designadas SIRT1 a SIRT7, y todas afectan ciertas áreas del metabolismo. Las sirtuinas catalizan la reacción mostrada en la figura 30-21, en la que el NAD$^+$ se escinde en nicotinamida y 2-O-acetil-ADP-ribosa y se desacetila la proteína blanco (el grupo acetato se transfiere del blanco al grupo 2'-hidroxilo de la ribosa originalmente unida a la nicotinamida del NAD$^+$).

La sirtuina 3 se localiza en la matriz mitocondrial y evidencia reciente indica que es un regulador clave para la oxidación de ácidos grasos dentro de la mitocondria. En un modelo de ratón (que usa LCAD, una enzima presente solo en concentraciones muy bajas en los tejidos humanos) se demostró que la expresión de SIRT3 se incrementa en el hígado durante el ayuno. Uno de los blancos principales de la actividad desacetiladora de SIRT3 es la LACD, que se hiperacetila en la lisina-42. Cuando está hiperacetilada, la actividad de LCAD se reduce. Como la LCAD inicia la oxidación de ácidos grasos, la regulación de su actividad controla totalmente el uso de los ácidos grasos de cadena larga en las mitocondrias hepáticas. El ayuno incrementa las sirtuinas, lo que induce la activación de LCAD y aumenta la oxidación de ácidos grasos en el hígado. Los ratones que carecen de la actividad SIRT3 son deficientes en la oxidación de ácidos grasos durante el ayuno, acumulan intermediarios de cadena larga y triacilgliceroles en el hígado. La VLCAD humana (la forma predominante en los seres humanos, de manera opuesta a LCAD en ratones) también demostró ser acetilada y que la SIRT3 desacetilaría la enzima *in vitro*.

El hallazgo reciente de la acetilación como mecanismo regulador de la oxidación de ácidos grasos proporciona otra vía para la regulación compleja entre los diversos aspectos del metabolismo y presenta un terreno fértil para la investigación adicional en esta área.

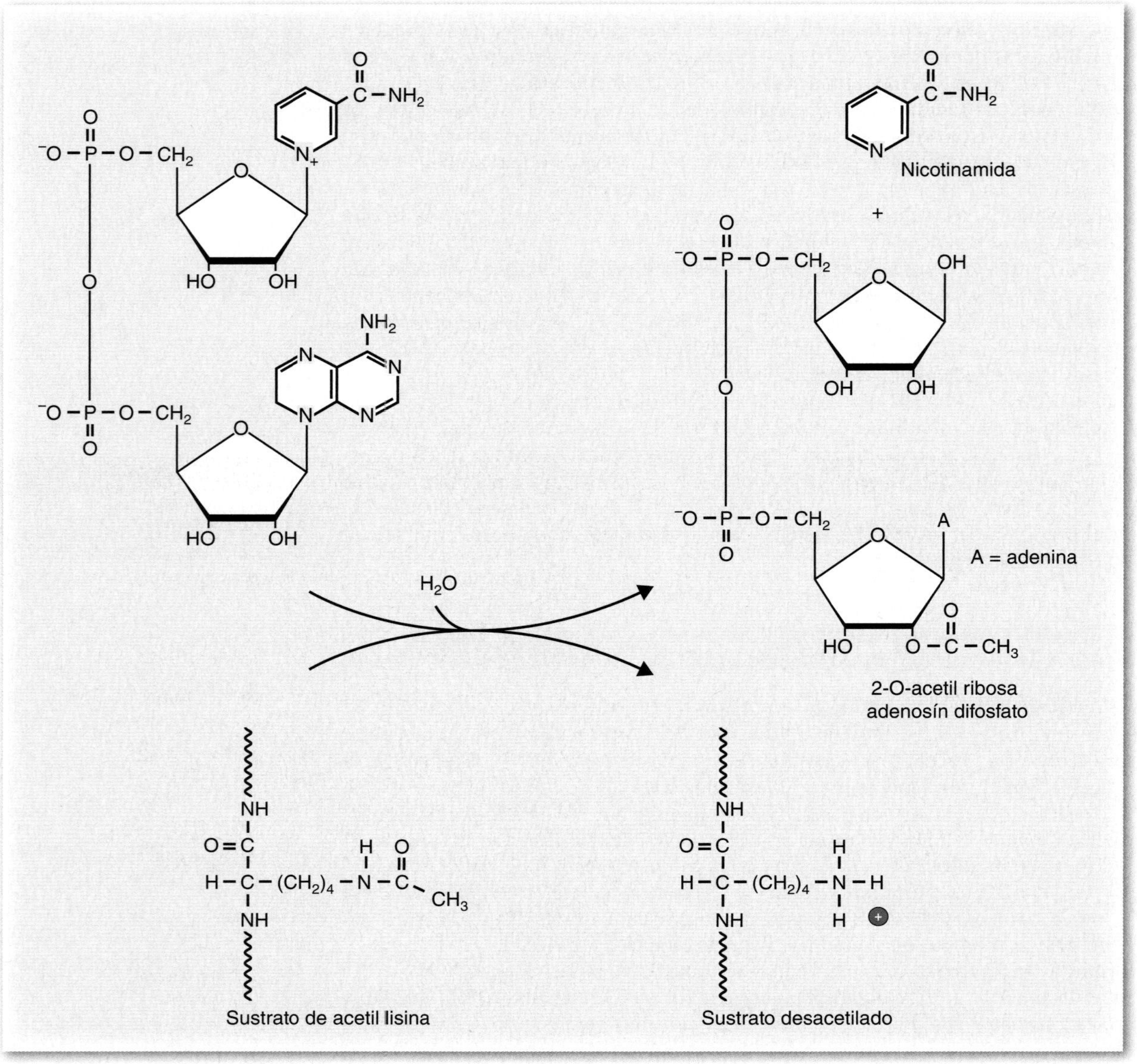

FIGURA 30-21 Reacción general de la sirtuina.

CONCEPTOS CLAVE

- ◆ Los ácidos grasos son una de las principales fuentes de energía para los humanos.
- ◆ Durante el ayuno nocturno, los ácidos grasos representan el principal sustrato energético para el músculo cardiaco, músculo esquelético e hígado.
- ◆ El sistema nervioso tiene una capacidad limitada para usar los ácidos grasos como fuente directa de energía. El hígado convierte los ácidos grasos en cuerpos cetónicos, que el sistema nervioso puede utilizar como sustrato energético durante periodos prolongados de ayuno.
- ◆ Los ácidos grasos se liberan de los triacilgliceroles del tejido adiposo con la estimulación hormonal apropiada.
- ◆ En las células, los ácidos grasos se activan en forma de derivados grasos de acil-CoA por efecto de las acil-CoA sintetasas.
- ◆ Los acil-CoA se transportan a las mitocondrias para su oxidación a través de la carnitina.
- ◆ Se genera ATP a partir de los ácidos grasos por la vía de la β-oxidación.

◆ En la β-oxidación, el grupo acilo graso se oxida de manera secuencial para producir FAD(2H), NADH y acetil-CoA. Aunque las reacciones son similares, la especificidad enzimática depende de la longitud de la cadena acilo del sustrato.

◆ Los ácidos grasos insaturados y con número impar de átomos de carbonos en la cadena requieren reacciones adicionales para su metabolismo.

◆ La β-oxidación está regulada por las concentraciones de FAD(2H), NADH y acetil-CoA.

◆ La entrada de los ácidos grasos a las mitocondrias está regulada por la concentración de malonil-CoA.

◆ Las vías alternativas para la oxidación de los ácidos grasos de cadena muy larga y cadena ramificada se llevan a cabo en los peroxisomas.

◆ Si la β-oxidación está afectada, se usan otras vías de oxidación, como la α- y la ω-oxidación.

◆ En la tabla 30-2 se resumen las enfermedades revisadas en este capítulo.

TABLA 30-2 Enfermedades revisadas en el capítulo 30

ENFERMEDAD O TRASTORNO	AMBIENTAL O GENÉTICA	COMENTARIOS
Obesidad	Ambas	La contribución de los ácidos grasos al metabolismo energético general y almacenamiento de energía.
Deficiencia de MCAD	Genética	Falta de actividad de acil-CoA deshidrogenasa de cadena mediana, que causa hipoglucemia y menor formación de cuerpos cetónicos durante el ayuno.
Diabetes tipo I	Ambas	Cetoacidosis; producción excesiva de cuerpos cetónicos por la falta de insulina y regulación metabólica anormal en el hígado.
Deficiencia de carnitina	Ambas	La deficiencia primaria de carnitina es la carencia de un transportador de membrana para la carnitina; la deficiencia secundaria se debe a otras alteraciones metabólicas.
Síndrome de Zellweger	Genética	Defecto en la biogénesis peroxisómica que causa falta de peroxisomas e incapacidad para sintetizar plasmalógenos u oxidar ácidos grasos de cadena muy larga.
Deficiencia de TFP	Genética	Falta de proteína trifuncional mitocondrial que provoca hipoglucemia, letargo, hipocetonemia y problemas hepáticos.
Intoxicación aguda por fruta de ackee (enfermedad del vómito de Jamaica)	Ambiental	Inhibición de actividad de la acil-CoA deshidrogenasa por hipoglicina; puede causar la muerte por hipoglucemia grave.

PREGUNTAS DE REVISIÓN: CAPÍTULO 30

1. La falta de enzima ETF-QO oxidorreductasa puede causar la muerte. ¿A cuál de las siguientes razones se debe esto?
   A. La producción de energía por la utilización de la glucosa se reduce de forma drástica.
   B. La producción de energía por la utilización del alcohol se reduce de forma drástica.
   C. La producción de energía por la utilización de cuerpos cetónicos se reduce de forma drástica.
   D. La producción de energía por la utilización de ácidos grasos se reduce de forma drástica.
   E. La producción de energía por la utilización del glucógeno se reduce de forma drástica.

2. La producción de ATP por la oxidación completa de 1 mol de un ácido graso $C_{18:0}$ hasta dióxido de carbono y agua es cercana a la cifra siguiente:
   A. 105
   B. 115
   C. 120
   D. 125
   E. 130

3. ¿Cuál de los siguientes grupos de reacciones describe mejor la oxidación de los ácidos grasos?
   A. Oxidación, hidratación, oxidación, rotura de enlaces carbono-carbono.
   B. Oxidación, deshidratación, oxidación, rotura de enlaces carbono-carbono.
   C. Oxidación, hidratación, reducción, rotura de enlaces carbono-carbono.
   D. Oxidación, deshidratación, reducción, oxidación, rotura de enlaces carbono-carbono.
   E. Reducción, hidratación, oxidación, rotura de carbono-carbono.

4. Se pueden encontrar concentraciones elevadas de cuerpos cetónicos en la sangre de personas con diabetes tipo 1 no tratada y sujetos con dietas intensas. Una diferencia principal en los hallazgos de laboratorio de metabolitos en la

sangre de cada tipo de persona (diabetes tipo 1 *vs.* la dieta) sería una de los siguientes:

A. Concentraciones de glucosa
B. Concentraciones de ácidos grasos
C. Concentraciones de lactato
D. Concentraciones de ácido dicarboxílico de seis y ocho carbonos
E. Concentraciones de carnitina

5. ¿En cuál de los siguientes periodos los ácidos grasos serán la principal fuente de energía para los tejidos del cuerpo?

A. Justo después del desayuno
B. Minutos después de un refrigerio
C. Justo después de la cena
D. Mientras se corre el primer kilómetro de un maratón
E. Cuando se corre el último kilómetro de un maratón

6. Si su paciente tiene deficiencia clásica de carnitina palmi-toiltransferasa II, ¿cuál de los siguientes resultados de pruebas de laboratorio esperaría encontrar?

A. Elevación de las concentraciones sanguíneas de acilcarnitina
B. Elevación de cuerpos cetónicos en la sangre
C. Elevación de glucosa sanguínea
D. Concentraciones bajas de creatina fosfocinasa sanguínea
E. Reducción en las concentraciones de ácidos grasos en la sangre

7. Un lactante de 6 meses de edad es traído a su consultorio por episodios frecuentes de llanto, letargo y mala alimentación. Estos síntomas fueron especialmente evidentes después de que el niño tuvo una infección en el oído, tiempo durante el cual el niño no comió bien. Los padres decían que esta situación ya había pasado antes, pero se dieron cuenta de que si alimentaban al niño frecuentemente, los episodios de letargo se reducían. Los resultados de las pruebas sanguíneas indicaron que el niño estaba hipoglucémico e hipocetósico. Se encontraron derivados de acilcarnitina y ácidos dicarboxílicos de cadenas de seis a ocho carbonos en la orina del niño. Con base en su conocimiento del metabolismo de ácidos grasos, ¿cuál enzima esperaría que estuviera defectuosa en este niño?

A. CPTI
B. CPTII
C. LCAD
D. MCAD
E. Carnitina:acilcarnitina translocasa

8. ¿De cuál de los siguientes ácidos grasos la vitamina B_{12} es un requerimiento en la oxidación completa?

A. Cadena corta
B. Cadena mediana
C. Cadena larga
D. Cadena muy larga
E. De cadena impar

9. Un paciente con diabetes con cetoacidosis tiene un olor específico del aliento. ¿Cuál de los siguientes compuestos es responsable de este olor?

A. Acetoacetato
B. β-hidroxibutirato
C. Acetona
D. Acetil-CoA
E. CO_2

10. Se ha determinado que un recién nacido es incapaz de oxidar el ácido fitánico y se le indica una dieta que

contiene cantidades muy bajas de este ácido graso inusual. ¿Cuál es el orgánulo que tiene mayor probabilidad de contener la enzima defectuosa o de estar alterado por este padecimiento?

A. Retículo endoplasmático
B. Aparato de Golgi
C. Lisosoma
D. Mitocondria
E. Peroxisoma

11. Un corredor de maratón estaba tomando suplementos para ayudar a mejorar su capacidad de generar energía mediante la oxidación de ácidos grasos durante sus sesiones de entrenamiento. ¿Cuál de los siguientes suplementos interviene en el proceso de generación de ATP a partir del ácido palmítico o esteárico? Elija la mejor respuesta.

	Ácido pan-toténico	Coen-zima Q	Carnitina	Niacina	Tiamina
A	Sí	Sí	Sí	Sí	Sí
B	Sí	No	Sí	No	No
C	Sí	Sí	Sí	Sí	No
D	No	No	No	No	No
E	No	Sí	No	Sí	Sí
F	No	No	No	No	Sí

Las preguntas 12 y 13 se basan en el siguiente caso: *Un niño de 2 años de edad, tras una corta enfermedad, desarrolló encefalopatía, cardiomiopatía, debilidad muscular e hipoglucemia en ayunas. Las biopsias de tejido muscular y hepático indicaron una acumulación de ácidos grasos libres.*

12. ¿Cuál de los siguientes tratamientos dietéticos podría ayudar a aliviar los síntomas?

A. Carnitina
B. Niacina
C. Ácido palmítico
D. Ácido pantoténico
E. Riboflavina

13. ¿Cuál de las siguientes opciones seguiría siendo una fuente de energía eficaz en el niño a pesar de su deficiencia enzimática?

A. Ácido linolénico
B. Ácido octanoico
C. Ácido palmítico
D. Ácido fitánico
E. Ácido esteárico

14. ¿En cuál de las siguientes enzimas o cofactores la hipoglucemia hipocetósica puede ser el resultado de una deficiencia? Elija la mejor respuesta.

	Carnitina	MCAD	Proteína trifuncional	PFK-1
A	Sí	No	Sí	No
B	No	No	No	No
C	Sí	Sí	Sí	No
D	No	No	No	Sí
E	Sí	Sí	Sí	Sí
F	No	Sí	No	Sí

15. La oxidación del ácido fitánico (un ácido graso C16 con ramas de metilo en los carbonos 3, 7, 11 y 15) requiere un paso de α-oxidación antes de que pueda tener lugar la β-oxidación. En ausencia del paso de α-oxidación, ¿en cuál de los siguientes pasos enzimáticos se bloquearía la β-oxidación?

A. Acyl CoA oxidasa
B. Acyl CoA sintetasa
C. Hidratasa
D. Hidroxiacil-CoA deshidrogenasa
E. Cetotiolasa

RESPUESTAS A LOS EJERCICIOS DE REVISIÓN

1. **La respuesta es D.** La ETF:CoQ oxidorreductasa se requiere para transferir los electrones desde el FAD(2H) de la acil-CoA deshidrogenasa a la coenzima Q. Cuando falta la oxidorreductasa, no pueden transferirse los electrones y la acil-CoA deshidrogenasa no puede continuar oxidando ácidos grasos porque tiene un cofactor reducido en vez de uno oxidado. En tiempos de ayuno, cuando los ácidos grasos son la principal fuente de energía, no se generará más energía, se desactiva la gluconeogénesis y puede sobrevenir la muerte. La ausencia de esta enzima no afecta las otras vías enumeradas en las respuestas.

2. **La respuesta es C.** Un ácido graso saturado de 18 carbonos requeriría ocho vueltas de oxidación de ácido graso, lo que rinde 8 NADH, 8 FAD(2H) y 9 acetil-CoA. Dado que cada NADH da origen a 2.5 ATP y cada FAD(2H) da origen a 1.5 ATP, los cofactores reducidos generarán 32 ATP. Cada acetil-CoA genera 10 ATP, para un total de 90 ATP. Esto genera entonces 122 ATP, pero deben restarse 2 ATP para el paso de activación, en el cual se rompen dos enlaces de alta energía. Así, el rendimiento neto es de 120 ATP por cada molécula de ácido graso que se oxida.

3. **La respuesta es A.** La oxidación del ácido graso es iniciada por la acil-CoA deshidrogenasa (un paso de oxidación), seguida por la hidratación del doble enlace formado en el primer paso, seguida por el paso de la hidroxiacil-CoA deshidrogenasa (otra oxidación) y luego el ataque del carbonilo β por CoA, que rompe un enlace carbono-carbono (el paso de la tiolasa).

4. **La respuesta es A.** Las personas con diabetes tipo 1 presentan concentraciones elevadas de glucosa por la falta de insulina y la incapacidad de los tejidos periféricos para transportar eficazmente la glucosa de la sangre a los tejidos. Las personas que siguen una dieta tendrán valores de glucosa sanguínea bajos porque la mayor parte de la energía se está derivando de la grasa y la producción de cuerpos cetónicos. La concentración de ácidos grasos en la sangre estaría elevada bajo ambas condiciones debido a la elevación en la relación de glucagón:insulina. Las concentraciones de lactato son bajas en ambas condiciones porque la glucólisis no necesita actuar rápido para aportar energía. Los ácidos dicarboxílicos de seis y ocho carbonos en el suero indican un problema con la oxidación de ácidos grasos (deficiencia de MCAD), que no se aplica en estas condiciones. Se esperaría que las concentraciones sanguíneas de carnitina estuvieran disminuidas en estos sujetos porque los tejidos requieren carnitina para la oxidación de ácidos grasos, que es la principal fuente de energía para cada tipo de persona.

5. **La respuesta es E.** Los ácidos grasos son el principal combustible para el organismo durante el ejercicio y el ayuno prolongados. Las respuestas A, B y C son incorrectas porque la glucosa sería el principal combustible después de comer. La respuesta D es incorrecta porque, al comienzo del ejercicio, el glucógeno muscular y la gluconeogénesis se usan como la principal fuente de combustible.

6. **La respuesta es A.** Un defecto en la actividad de CPTII provocaría que los ácidos grasos se agreguen a la carnitina (por la CPTI) pero no se podría eliminar la carnitina. Esto provocaría la acumulación de acilcarnitina en la sangre. Lo anterior provocaría también incapacidad para oxidar los ácidos grasos o sintetizar cuerpos cetónicos. Por la falta de energía para la gluconeogénesis (por la reducción en la oxidación de ácidos grasos), las concentraciones sanguíneas de glucosa serían bajas. La acumulación de acilcarnitina en el músculo lo dañaría y liberaría creatina fosfocinasa a la circulación lo que provoca aumento de sus concentraciones circulantes. La falta de carnitina para aceptar ácidos grasos provoca la acumulación de ácidos grasos en la sangre.

7. **La respuesta es D.** La falta de energía de la oxidación de ácidos grasos provoca la incapacidad de sintetizar suficiente glucosa para la circulación, lo que provoca letargo. Comer con frecuencia mantuvo las concentraciones de glucosa sanguínea de manera que el cerebro pudo funcionar, y los síntomas se aliviaron. Como los ácidos grasos de cadena mediana no se metabolizaron más por la β-oxidación, se recurre a la ω-oxidación y se acumulan ácidos dicarboxílicos. Debido a que se encuentran ácidos grasos dicarboxílicos de cadena corta en la orina, está ocurriendo cierto metabolismo de ácidos grasos, pero no es completo. Incluso si CPTI, CPTII o carnitina:acilcarnitina translocasa fueran parcialmente defectuosas, una vez que el ácido graso fuera transportado a la mitocondria, se podría oxidar por completo, y los ácidos dicarboxílicos de cadena corta no se observarían. Debido a que los ácidos dicarboxílicos observados son de cadena corta, la actividad de LCAD es normal.

8. **La respuesta es E.** Los ácidos grasos que contienen un número impar de carbonos producen propionil-CoA, un acil-CoA graso de tres carbonos en la vuelta final de la β-oxidación. Esta termina por convertirse en succinil-CoA en una reacción que depende de la vitamina B_{12}. La propionil-CoA también surge de la oxidación de aminoácidos de cadena ramificada. No se

requiere-vitamina B_{12} para la completa oxidación de ácidos grasos con número par de carbonos (saturados o insaturados).

9. **La respuesta es C.** El acetoacetato y el β-hidroxibutirato son los cuerpos cetónicos producidos por el hígado. El acetoacetato se puede convertir en acetona y CO_2. Debido a que la acetona es volátil, es espirada por los pulmones. En la cetoacidosis, el aumento en la producción de acetona provoca el olor clásico del aliento.

10. **La respuesta es E.** Lo más probable es que el niño tenga un desorden en la biogénesis peroxisomal, de manera que no se producen peroxisomas funcionales. El primer paso de la oxidación del ácido fitánico se presenta en los peroxisomas y la falta de los peroxisomas o de la actividad del ácido fitánico oxidasa puede provocar acumulación de ácido fitánico en la sangre.

11. **La respuesta es A.** El ácido pantoténico es el precursor de la coenzima A, necesaria para activar un ácido graso antes de que pueda ser oxidado. La coenzima Q es necesaria para el funcionamiento de la cadena de transferencia de electrones y para aceptar electrones de la flavoproteína de transferencia de electrones, que acepta electrones de las acil CoA deshidrogenasas implicadas en la oxidación de los ácidos grasos. La coenzima Q también es necesaria para transferir electrones de los complejos I y II de la cadena de transferencia de electrones al complejo III. La carnitina es necesaria para transferir los acil CoA grasos a través de la membrana mitocondrial interna y hacia la matriz de la mitocondria. La niacina es necesaria para sintetizar NAD^+, que acepta electrones durante la oxidación de los ácidos grasos (el paso de la L-3-hidroxiacil-CoA deshidrogenasa). La tiamina es necesaria para que la α-cetoglutarato deshidrogenasa pueda convertir el α-cetoglutarato en succinil-CoA. En ausencia de tiamina, el ciclo del TCA se detendría, lo que llevaría a una acumulación de NADH, que bloquearía la oxidación de los ácidos grasos.

12. **La respuesta es A.** El niño presenta síntomas de deficiencia primaria de carnitina debido a una mutación en el gen *SLC22A5*, que codifica un transportador de carnitina (OCTN2). La proteína OCTN2 transporta carnitina de la sangre a las células. En ausencia de carnitina, se reduce la oxidación de los ácidos grasos, lo que conduce a una menor producción de energía en las células, lo que contribuye a la debilidad muscular y a la hipoglucemia en ayunas. Los ácidos grasos también pueden acumularse en las células, lo que conduce a la cardiomiopatía y encefalopatía observadas. Al aumentar los niveles de carnitina en sangre, la proteína OCTN2 mutada puede ser capaz de transportar algo de carnitina al interior de las células (particularmente si la proteína mutada tiene una K_m aumentada para la carnitina), y por lo tanto aliviar los síntomas. La riboflavina (precursora del FAD), la niacina (precursora del NAD^+) y el ácido pantoténico (precursor de la coenzima A) no podrían mejorar el transporte de carnitina a las células. El ácido palmítico es un ácido graso y proporcionarlo al paciente agravaría los síntomas.

13. **La respuesta es la B.** El niño presenta los síntomas de la deficiencia primaria de carnitina, y las células no pueden transportar carnitina de la sangre a las células. Esto da lugar a una capacidad reducida para metabolizar los ácidos grasos, que requieren carnitina en su vía de degradación. El ácido octanoico (C8, sin doble enlace) no requiere carnitina para ser transferido a la mitocondria y, una vez en la mitocondria, se activa a octanoil CoA y se oxida. Esto es cierto para casi todos los ácidos grasos de cadenas corta y media. Todas las demás respuestas son ácidos grasos de cadena más larga (el ácido palmítico tiene 16 carbonos, el linolénico 18, al igual que el ácido esteárico) o un ácido graso de cadena ramificada más larga (el ácido fitánico), que se oxida inicialmente en los peroxisomas, pero luego se transfiere a la carnitina para ser encaminada a la mitocondria para completar su oxidación. En ausencia de carnitina, el ácido fitánico no se oxidaría completamente.

14. **La respuesta es C.** La hipoglucemia hipocetósica será el resultado de mutaciones en las enzimas implicadas en la oxidación de los ácidos grasos, de manera que en condiciones en las que se libera glucagón (descenso de los niveles de glucosa en sangre), la oxidación de los ácidos grasos se ve afectada, lo que conduce a una reducción de la síntesis de cuerpos cetónicos y a una disminución de la gluconeogénesis (debido a una menor producción de energía). Por lo tanto, las mutaciones en la MCAD, o en la proteína trifuncional, podrían afectar a la oxidación de los ácidos grasos y provocar una hipoglucemia hipocetósica. Una deficiencia de carnitina (ya sea primaria o secundaria) también provocaría una reducción de la oxidación de los ácidos grasos y una hipoglucemia hipocetósica. Una PFK-1 mutada, sin embargo, afectaría a la glucólisis, pero no a la oxidación de ácidos grasos ni a la gluconeogénesis, y no conduciría a una hipoglucemia hipocetósica.

15. **La respuesta es D.** La α-oxidación conduce a la eliminación del carbono 1 en forma de dióxido de carbono, que luego coloca los grupos metilo en los carbonos 2, 6 y 10. La β-oxidación puede entonces proceder normalmente. Si no se eliminara el carbono 1 del ácido graso antes de la β-oxidación, el grupo metilo del carbono 3 bloquearía el paso de la hidroxiacil-CoA deshidrogenasa. La acil-CoA oxidasa crearía un doble enlace entre los carbonos 2 y 3, y la hidratasa añadiría agua a través del doble enlace, con el grupo hidroxilo añadiéndose al carbono 3, y el protón al carbono 2. Si el carbono 3 tiene tanto un grupo metilo como uno hidroxilo unido a él, la energía requerida para oxidar el grupo hidroxilo a un carbonilo es demasiado alta para permitir que la reacción se lleve a cabo (normalmente se une un protón al carbono 3, y sale como un ion hidruro, para ser aceptado por el NAD^+; si se une un grupo metilo al carbono 3 en lugar de un protón, tendría que salir un grupo $CH3^-$, lo que no puede ocurrir con este sistema enzimático). Al "mover" los grupos metilo a números de carbono pares, se evita este problema.

Síntesis de ácidos grasos, triacilgliceroles y principales lípidos de membrana

Los ácidos grasos se sintetizan en los humanos de manera principal en el hígado, con la glucosa dietética como fuente principal de carbono. La glucosa se convierte en piruvato a través de la glucólisis, que entra en la mitocondria y forma acetil coenzima A (acetil-CoA) y oxaloacetato (fig. 31-1). Estos dos compuestos se condensan y forman citrato. El citrato es transportado al **citosol**, donde es escindido para formar acetil-CoA, la fuente de carbono para las reacciones que ocurren en el **complejo de la ácido graso sintasa**. La enzima limitante del proceso, la **acetil-CoA carboxilasa**, produce **malonil-CoA** a partir de acetil-CoA.

La cadena de ácidos grasos creciente, unida al complejo de la ácido graso sintasa en el citosol, se alarga por la adición secuencial de unidades de dos carbonos provistas por malonil-CoA. El **NADPH**, producido por la **vía de la pentosa fosfato** y la **enzima málica**, proporciona **equivalentes reductores**. Cuando la cadena de ácidos grasos creciente tiene 16 carbonos de longitud, es liberada como **palmitato**. Después de la activación a un derivado CoA, el palmitato se puede elongar y desaturar para producir una serie de ácidos grasos.

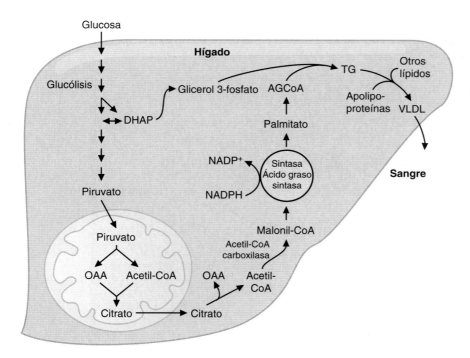

FIGURA 31-1 Lipogénesis, síntesis de triacilgliceroles (TG) a partir de glucosa. En los humanos, la síntesis de ácidos grasos a partir de glucosa sucede principalmente en el hígado. Los ácidos grasos (AG) se convierten en TG, empaquetados en lipoproteínas de muy baja densidad (VLDL) y secretados en la sangre. OAA, oxaloacetato; CoA, coenzima A; DHAP, dihidroxiacetona fosfato; AGCoA, acil coenzima A grasa; glicerol 3-P, glicerol 3-fosfato; NADP, dinucleótido de nicotinamida y adenina fosfato; OAA, oxaloacetato.

Los eicosanoides son derivados de ácidos grasos poliinsaturados que contienen 20 átomos de carbono, los cuales se encuentran en membranas celulares esterificadas a los fosfolípidos de las membranas celulares. El ácido araquidónico, derivado de la dieta o sintetizado del linoleato, es el compuesto del cual la mayoría de los eicosanoides son producidos en el cuerpo. Los compuestos que actúan como señales para la producción de eicosanoides se adhieren a los receptores de la membrana celular y activan las fosfolipasas que cortan los ácidos grasos poliinsaturados de las membranas celulares fosfolipídicas.

Los ácidos grasos, producidos en las células u obtenidos de la dieta, son usados por varios tejidos para la síntesis de **triacilgliceroles** (la principal forma de almacenamiento de combustible) y de **glicerofosfolípidos** y **esfingolípidos** (los principales componentes de las membranas celulares).

En el hígado, los triacilgliceroles se producen de acil-CoA graso y glicerol 3-fosfato. El **ácido fosfatídico** sirve como un intermedio en esta vía. Los triacilgliceroles no se almacenan en el hígado, sino que son empaquetados con las apolipoproteínas y otros lípidos en las **lipoproteínas de muy baja densidad** (**VLDL**) y secretados a la sangre (vécse fig. 31-1).

En los capilares de varios tejidos (en particular tejido adiposo, músculo y glándula mamaria lactante), la **lipoproteína lipasa** (**LPL**) hidroliza los triacilgliceroles de las VLDL, formando **ácidos grasos** y **glicerol** (fig. 31-2). El glicerol viaja al hígado en donde es usado. Algunos de los ácidos grasos son oxidados por el músculo y otros tejidos. Sin embargo, después de una comida la mayoría de los ácidos grasos se convierten en triacilgliceroles en las **células adiposas**, en donde son **almacenados**. Estos ácidos grasos son liberados durante el ayuno y sirven como el principal combustible del cuerpo.

Los **glicerofosfolípidos** se sintetizan también a partir de la acil-CoA graso, que forma ésteres con glicerol 3-fosfato, produciendo ácido fosfatídico. Varios grupos se añaden al carbono 3 de la porción glicerol-3-fosfato del ácido fosfatídico, generando compuestos anfipáticos como **fosfatidilcolina**, **fosfatidilinositol** y **cardiolipina** (fig. 31-3A). En la formación de **plasmalógenos** y del **factor activador de plaquetas** (**PAF**), un alcohol graso de cadena larga forma un enlace **éter** con el carbono 1, remplazando el éster acil graso (fig. 31-3B). La escisión de los fosfolípidos es catalizada por las **fosfolipasas** que se encuentran en las membranas celulares, lisosomas y jugo pancreático. Los **esfingolípidos**,

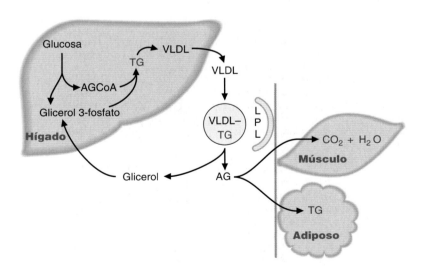

FIGURA 31-2 Destino de los triacilgliceroles (TG) en las VLDL. Los TG de VLDL, producidos en el hígado, son hidrolizados por la lipoproteína lipasa (LPL), presente en las células endoteliales de los capilares en tejido adiposo y músculo esquelético. Los ácidos grasos son liberados y oxidados o almacenados en los tejidos como TG. El glicerol es usado por el hígado porque los hepatocitos contienen glicerol cinasa. AG, ácido graso (o grupo acilo graso); AGCoA, acil coenzima A grasa.

que son frecuentes en las membranas y en la vaina de mielina del sistema nervioso central, se forman de **serina** en lugar de glicerol. En la síntesis de esfingolípidos, la serina y palmitoíl-CoA se condensan, formando un compuesto relacionado con la **esfingosina**. La reducción de este compuesto, seguido de la adición de un segundo ácido graso en unión amida, produce **ceramida**. Los carbohidratos se unen a la ceramida, formando **glucolípidos** como **cerebrósidos**, **globósidos** y **gangliósidos** (*véase* fig. 31-3D). La adición de **fosfocolina** a la ceramida produce la **esfingomielina** (*véase* fig. 31-3C). Estos esfingolípidos son degradados por enzimas lisosomales.

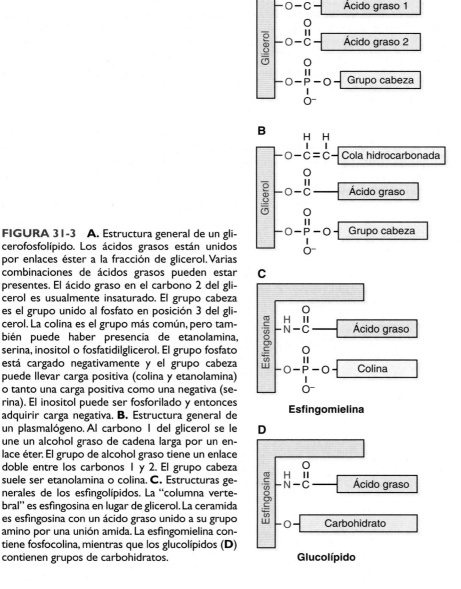

FIGURA 31-3 A. Estructura general de un glicerofosfolípido. Los ácidos grasos están unidos por enlaces éster a la fracción de glicerol. Varias combinaciones de ácidos grasos pueden estar presentes. El ácido graso en el carbono 2 del glicerol es usualmente insaturado. El grupo cabeza es el grupo unido al fosfato en posición 3 del glicerol. La colina es el grupo más común, pero también puede haber presencia de etanolamina, serina, inositol o fosfatidilglicerol. El grupo fosfato está cargado negativamente y el grupo cabeza puede llevar carga positiva (colina y etanolamina) o tanto una carga positiva como una negativa (serina). El inositol puede ser fosforilado y entonces adquirir carga negativa. **B.** Estructura general de un plasmalógeno. Al carbono 1 del glicerol se le une un alcohol graso de cadena larga por un enlace éter. El grupo de alcohol graso tiene un enlace doble entre los carbonos 1 y 2. El grupo cabeza suele ser etanolamina o colina. **C.** Estructuras generales de los esfingolípidos. La "columna vertebral" es esfingosina en lugar de glicerol. La ceramida es esfingosina con un ácido graso unido a su grupo amino por una unión amida. La esfingomielina contiene fosfocolina, mientras que los glucolípidos (**D**) contienen grupos de carbohidratos.

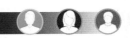

Emma W. ha estado bien respecto a su función respiratoria desde su hospitalización anterior por un ataque agudo de asma (*véase* cap. 28). Se ha mantenido bien con dos cargas de acetónido de triamcinolona (un potente glucocorticoide inhalable) dos veces por día y no ha requerido esteroides sistémicos durante meses. La intolerancia a la glucosa precipitada por una alta dosis intravenosa y oral del glucocorticoide sintético prednisona durante su anterior hospitalización se resolvió luego de que se retiró su administración. Ella ha ido a ver a su doctor porque le preocupa que la fiebre de bajo grado y tos que desarrolló en las últimas 36 h puedan provocar otro ataque agudo de asma.

La depresión de **Percy V.** respondió con lentitud al tratamiento antidepresivo, a las sesiones de terapia con su psiquiatra y a las frecuentes visitas de una compañera de la secundaria cuyo marido había fallecido varios años antes. Mientras estuvo internado por desnutrición, el apetito de **Percy V.** regresó. Para el momento de alta, había recuperado 3.62 kg de los 9.97 kg que había perdido y pesaba 60.32 kg.

Durante los siguientes meses, **Percy V.** adquirió un deseo vehemente por "alimentos dulces" como golosinas que compraba y compartía con su nueva amiga. Luego de 6 meses de este cortejo hipercalórico, **Percy V.** subió otros 9.97 kg y pesaba ahora 70.30 kg, 3.62 kg más de lo que pesaba al inicio de su depresión. Comenzó a preocuparse porque pronto tendría sobrepeso y consultó a un dietista, explicándole que en realidad había seguido su dieta baja en grasas, pero que se "había sobrepasado" con los carbohidratos. Preguntó si era posible engordar sin comer grasa.

La hipertensión y la insuficiencia cardiaca sistólica de **Cora N.** habían sido bien controladas con medicamentos y perdió 4.53 kg desde que tuvo su reciente ataque cardiaco. Su perfil de lípidos séricos en ayuno antes de su alta del hospital indicaba un aumento significativo de colesterol sérico asociado con lipoproteínas de baja densidad (LDL) de 175 mg/dL (la cifra recomendada para un paciente con enfermedad coronaria es de 100 mg/dL o menos), un valor sérico de triacilgliceroles de 280 mg/dL (intervalo de referencia: 60 a 150 mg/dL) y una concentración sérica de colesterol asociado con lipoproteínas de alta densidad (HDL) de 34 mg/dL (intervalo de referencia: > 50 mg/dL para mujeres sanas). Mientras aún estaba en el hospital, se le pidió que consiguiera los perfiles de lípidos séricos de su hermano mayor y su hermana menor, quienes estaban presentando dolor torácico. El perfil de su hermano mostró triacilgliceroles normales, colesterol LDL moderadamente elevado y niveles de colesterol HDL significativamente reducidos. El perfil de su hermana solo mostró hipertrigliceridemia (triglicéridos elevados en sangre).

Christy L. nació 9 semanas prematura. Parecía normal hasta 30 min después del nacimiento, cuando su respiración se aceleró a 64 respiraciones por minuto con ruido respiratorio audible. Los espacios entre sus costillas (espacios intercostales) se contraían hacia adentro con cada inspiración y sus labios y dedos se pusieron cianóticos por la falta de oxígeno en la sangre arterial. Una muestra de sangre arterial indicó una presión parcial de oxígeno baja (Po_2) y una presión parcial de dióxido de carbono (Pco_2) ligeramente elevada. El pH arterial estaba un poco bajo, en parte por la acumulación de ácido láctico secundario a la hipoxemia (un nivel bajo de oxígeno en su sangre). Una radiografía de tórax mostró una delgada granularidad reticular del tejido pulmonar, en especial en el área del lóbulo inferior izquierdo. Con esta información clínica, se diagnosticó síndrome de deficiencia respiratoria (SDR, formalmente conocido como enfermedad de la membrana hialina).

Christy L. fue transferida de inmediato a la unidad de cuidados intensivos neonatales, en donde, con terapia respiratoria intensiva, mejoró con lentitud.

El dietista realizó un análisis cuidadoso de la dieta de **Percy V.**, que resultó en realidad baja en grasas, adecuada en proteínas, pero excesiva en carbohidratos, en especial en azúcares refinados. Su ingesta calórica total promedio al día era de aproximadamente 430 kilocalorías (kcal) más que sus requerimientos isocalóricos. Este exceso de carbohidratos se estaba convirtiendo en grasas, provocando el aumento de peso. Se prescribió una nueva dieta con un contenido calórico total que previniera mayor aumento de peso.

La determinación de colesterol en el suero utiliza una secuencia de reacciones de enzimas acopladas. La esterasa de colesterol se usa para liberar los ácidos grasos esterificados al colesterol circulante, produciendo colesterol libre. La segunda enzima en la secuencia, la colesterol oxidasa, oxida al colesterol y reduce el oxígeno para formar peróxido de hidrógeno. Se usa entonces peroxidasa de rábano picante para catalizar la conversión de un colorante incoloro a un colorante con color a través de una reacción de oxidación-reducción usando los electrones del peróxido de hidrógeno. La intensidad del color obtenido es directamente proporcional al nivel de colesterol en la muestra.

I. Síntesis de ácidos grasos

Los **ácidos grasos** se sintetizan siempre que se ingiere un exceso de calorías. La mayor fuente de carbono para esta síntesis de ácidos grasos es el carbohidrato de la dieta. Un exceso en la proteína de la dieta también puede causar incremento en la síntesis de ácidos grasos.

En este caso, la fuente de carbono son los aminoácidos que se pueden convertir en acetil-CoA o intermediarios del ciclo del ácido tricarboxílico (ATC) (*véase* cap. 38). La síntesis de ácidos grasos tiene lugar principalmente en el hígado en humanos, aunque también puede suceder, en menor grado, en el tejido adiposo.

Cuando se consume un exceso de carbohidratos de la dieta, la glucosa se convierte en acetil-CoA, que provee las dos unidades de carbono que se condensan en una serie de reacciones en el complejo de la ácido graso sintasa, produciendo **palmitato** (*véase* fig. 31-1). El palmitato se convierte luego en otros ácidos grasos. El complejo de la ácido graso sintasa se localiza en el citosol y, por este motivo, utiliza **acetil-CoA citosólica**.

A. Conversión de glucosa en acetil-CoA citosólica

La vía para la síntesis de acetil-CoA citosólica a partir de glucosa comienza con la glucólisis, que convierte la glucosa en piruvato en el citosol (fig. 31-4). El piruvato entra en la mitocondria, donde se convierte en acetil-CoA por la piruvato deshidrogenasa y a oxaloacetato por la piruvato carboxilasa. La vía que sigue el piruvato está determinada por las cantidades de acetil-CoA en la mitocondria. Cuando los valores de acetil-CoA son elevados, la piruvato deshidrogenasa se inhibe y la actividad de la piruvato carboxilasa se estimula. Como las cifras de oxaloacetato aumentan debido a la actividad de la piruvato carboxilasa, el oxaloacetato se condensa con acetil-CoA para formar citrato. Esta condensación reduce las concentraciones de acetil-CoA, que causa la activación de la piruvato deshidrogenasa y la inhibición de la piruvato carboxilasa. A través de esta regulación recíproca, el citrato puede ser continuamente sintetizado y transportado a través de la membrana mitocondrial interna. En el citosol, el citrato es escindido por la citrato liasa para volver a formar acetil-CoA y oxaloacetato. Se requiere este ciclo porque la piruvato deshidrogenasa, la enzima que convierte piruvato en acetil-CoA, solo se encuentra en la mitocondria y porque el acetil-CoA no puede cruzar de manera directa la membrana mitocondrial.

El dinucleótido de nicotinamida y adenina fosfato reducido (NADPH) requerido para la síntesis de ácidos grasos se genera por la vía de las pentosas fosfatos (*véase* cap. 27) y por reciclaje del oxaloacetato producido por la citrato liasa (*véase* fig. 31-4). El oxaloacetato se convierte otra vez en piruvato en dos pasos: la reducción de oxaloacetato a malato por la malato deshidrogenasa dependiente de NAD^+ y la oxidación y descarboxilación de malato a piruvato por la malato deshidrogenasa dependiente de $NADP^+$ (enzima málica) (fig. 31-5). El piruvato formado por la enzima málica es reconvertido en citrato. El NADPH que se genera por la enzima málica, junto con el NADPH generado por la glucosa-6-fosfato y gluconato-6-fosfato deshidrogenasas en la vía de las pentosas, se utiliza para las reacciones de reducción que suceden en el complejo de la ácido graso sintasa.

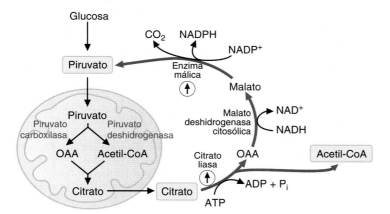

FIGURA 31-4 Conversión de glucosa a acetil-CoA citosólica y destino del citrato en el citosol. La citrato liasa también se llama enzima de escisión de citrato. ADP, adenosín difosfato; ATP, adenosín trifosfato; NAD, dinucleótido de nicotinamida y adenina; P_i, fosfato inorgánico; OAA, oxaloacetato; ↑, enzima inducible.

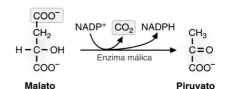

FIGURA 31-5 Reacción catalizada por la enzima málica. Esta enzima también se llama enzima descarboxilante o malato deshidrogenasa dependiente de NADP.

¿Por qué algunas enzimas usan AMP como regulador alostérico indicando bajos niveles de energía en lugar del ADP?

La generación citosólica de acetil-CoA a partir de piruvato es estimulada por la elevación de la relación insulina/glucagón después de una comida con carbohidratos. La insulina activa la piruvato deshidrogenasa estimulando la fosfatasa que desfosforila la enzima a una forma activa (*véase* cap. 23). La síntesis de la enzima málica, glucosa-6-fosfato deshidrogenasa y citrato liasa es inducida por la elevada relación insulina/glucagón. La capacidad del citrato para acumularse y dejar la matriz mitocondrial para la síntesis de ácidos grasos se atribuye a la inhibición alostérica de la isocitrato deshidrogenasa por los altos niveles de energía dentro de la matriz bajo estas condiciones. La regulación concertada de la glucólisis y síntesis de ácido graso se describe en el capítulo 34.

B. Conversión de acetil-CoA a malonil-CoA

El acetil-CoA citosólico se convierte en **malonil-CoA**, que sirve como donador inmediato de las dos unidades de carbono que se agregan a la cadena creciente de ácido graso en el complejo de la ácido graso sintasa. Para sintetizar malonil-CoA, la **acetil-CoA carboxilasa** agrega un grupo carboxilo al acetil-CoA en una reacción que requiere biotina y adenosín trifosfato (ATP) (fig. 31-6).

La acetil-CoA carboxilasa es la enzima limitante de la síntesis de ácidos grasos. Su actividad está regulada por fosforilación, modificación alostérica e inducción/represión de su síntesis (fig. 31-7). El citrato activa alostéricamente a la acetil-CoA carboxilasa produciendo la polimerización de las enzimas individuales (cada una compuesta de cuatro subunidades). El palmitoíl-CoA, producido a partir de palmitato (el producto final de la actividad de la ácido graso sintasa), inhibe a la acetil-CoA carboxilasa. La fosforilación por una proteína cinasa activada por AMP inhibe la enzima en el estado de ayuno cuando los niveles de energía son bajos. La acetil-CoA carboxilasa se activa por desfosforilación en el estado de alimentación, cuando los niveles de energía e insulina son

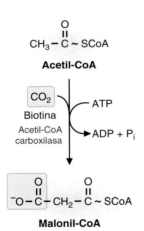

FIGURA 31-6   Reacción catalizada por la acetil-CoA carboxilasa. El CO_2 está unido covalentemente a la biotina, que se une por una unión amida al grupo amino-ε de un residuo de lisina de la enzima. La hidrólisis de ATP se requiere para la unión de CO_2 a biotina. De forma subsecuente, el CO_2 es transferido a acetil-CoA para formar malonil CoA. P_i, fosfato inorgánico.

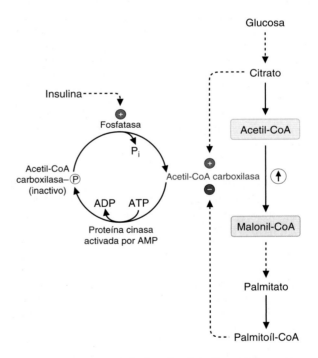

FIGURA 31-7   Regulación de la acetil-CoA carboxilasa. Esta enzima está regulada alostéricamente tanto de forma positiva como negativa, por fosforilación ℗ y desfosforilación y por inducción por dieta (↑). Es activa en el estado desfosforilado cuando el citrato hace que se polimerice. La desfosforilación es catalizada por una fosfatasa estimulada por insulina. Niveles bajos de energía, por medio de la activación de la proteína cinasa activada por AMP, hacen que la enzima se fosforile e inactive. El producto final de la síntesis de ácidos grasos, el palmitato, se convierte en su derivado CoA, palmitatoíl-CoA, que inhibe a la enzima. Una dieta alta en calorías aumenta la velocidad de transcripción del gen de acetil-CoA carboxilasa, mientras que una dieta baja en calorías reduce la transcripción de este gen. ADP, adenosín difosfato; ATP, adenosín trifosfato; P_i, fosfato inorgánico.

R La reacción altamente activa de la adenilato cinasa, $2\ ADP \Leftrightarrow AMP + ATP$ permite al AMP ser un indicador más sensible de los niveles bajos de energía que el ADP. Por lo tanto, conforme aumentan los niveles de ADP, también se incrementan los niveles de AMP. La relación de [AMP]/[ATP] es proporcional al cuadrado de la relación [ADP]/[ATP]. Por lo tanto, si la relación [ADP]/[ATP] aumenta 5 veces, [AMP]/[ATP] puede aumentar 25 veces. Las alteraciones en la concentración de AMP son un indicador más sensible de los niveles bajos de energía en la célula que las alteraciones en la concentración de ADP.

altos. Una relación insulina/glucagón elevada induce la síntesis tanto de acetil-CoA carboxilasa como de la siguiente enzima en la vía: ácido graso sintasa.

C. Complejo de la ácido graso sintasa

Como visión general, la **ácido graso sintasa** agrega secuencialmente unidades de dos carbonos a partir de malonil-CoA a la cadena acilo graso creciente para formar palmitato. Después de la adición de cada unidad de dos carbonos, la cadena creciente tiene dos reacciones de reducción que requieren NADPH.

La ácido graso sintasa es una enzima grande compuesta de dos subunidades idénticas, que tienen cada una siete actividades catalíticas y un segmento de **proteína transportadora de acilos** (PTA o ACP, *acyl carrier protein*) en una cadena polipéptica continua. El segmento PTA contiene un residuo de fosfopanteteína derivado de la escisión de la coenzima A. La característica clave de PTA es que contiene un grupo sulfhidrilo libre (del residuo de fosfopanteteína). Los dos dímeros se asocian en una disposición de cabeza a cola, de modo que el grupo fosfopanteteinil sulfhidrilo en una unidad y un grupo cisteinil sulfhidrilo en otra subunidad estén estrechamente alineados.

En la **fase inicial** de la síntesis de ácidos grasos, una porción acetilo se transfiere de acetil-CoA al grupo PTA fosfopanteteinil sulfhidrilo de una subunidad y luego al grupo cisteinil sulfhidrilo de la otra subunidad. La porción malonil del malonil-CoA se une entonces al grupo fosfopanteteinil sulfhidrilo de la primera subunidad. Las partes acetil y malonil se condensan, con la liberación del grupo carboxilo del malonilo en la forma de CO_2. Una cadena β-cetoacilo de cuatro carbonos se une al grupo PTA fosfopanteteinil sulfhidrilo (fig. 31-8).

Una serie de tres reacciones reduce, en la molécula de cuatro carbonos, primero el grupo ceto a un alcohol, luego remueve agua para formar un doble enlace y por último reduce el doble enlace (fig. 31-9). El NADPH provee los equivalentes reductores para estas reacciones. El resultado neto es que el grupo acetilo original es elongado por dos carbonos.

La cadena acilo graso de cuatro carbonos es luego transferida al grupo cisteinil sulfhidrilo y subsecuentemente se condensa con el grupo malonilo. Esta secuencia de reacciones se repite hasta que la cadena tiene 16 carbonos de largo. En este punto, la hidrólisis ocurre y el palmitato se libera (fig. 31-10).

El palmitato es elongado y desaturado para producir una serie de ácidos grasos. En el hígado, el palmitato y otros ácidos grasos recién sintetizados se convierten en triacilgliceroles que son empaquetados en VLDL para su secreción.

En el hígado, la oxidación de los ácidos grasos recién sintetizados, de nuevo a acetil-CoA por medio de la β-oxidación mitocondrial, se ve impedida por el malonil-CoA. La **carnitina: palmitoiltransferasa I**, la enzima involucrada en el transporte de ácidos grasos de cadena larga en la mitocondria (*véase* cap. 30), es inhibida por malonil-CoA (fig. 31-11). Las cantidades de malonil-CoA aumentan cuando la acetil-CoA carboxilasa se activa y por lo tanto la oxidación de ácidos grasos se inhibe mientras la síntesis de ácidos grasos procede. Esta inhibición previene la aparición de un ciclo inútil.

D. Elongación de ácidos grasos

Después de la síntesis en el complejo de la ácido graso sintasa, el palmitato se activa formando palmitoíl-CoA. El palmitoíl-CoA y otros ácidos grasos de cadena larga se pueden elongar, dos carbonos a la vez, por una serie de reacciones que suceden en el retículo endoplasmático (fig. 31-12). El malonil-CoA es el donador de las dos unidades de carbono y NADPH proporciona los equivalentes reductores.

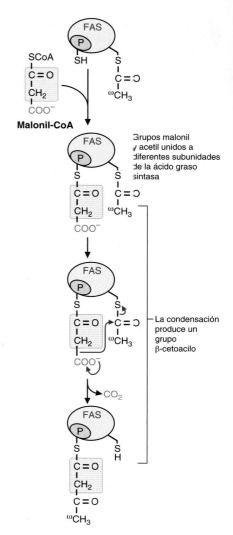

FIGURA 31-8 Adición de una unidad de dos carbonos a un grupo acetilo en los ácidos grasos sintasa. El grupo malonilo se une a un residuo de fosfopanteteinilo (P) del segmento con actividad PTA de los ácidos grasos sintasa. El grupo acetilo, que está unido a un grupo cisteinil sulfhidrilo, se condensa con el grupo malonilo. Se libera CO_2 y se forma un grupo 3-cetoacilo. El carbono que finalmente forma el grupo metil-ω del palmitato se denomina ω (y se origina del acetil-CoA). CoA, coenzima A; Malonil-CoA, malonil coenzima A.

¿En qué parte del palmitato se encuentra el grupo metilo del primer acetil-CoA que se une a la ácido graso sintasa?

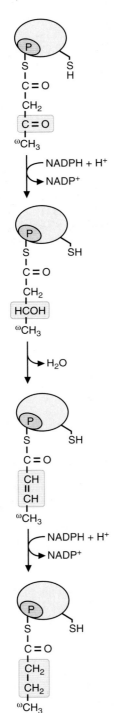

(R) El grupo metilo de acetil-CoA se transforma en el carbono-ω (el grupo metilo final) del palmitato. Cada nueva unidad de dos carbonos se agrega al extremo carboxilo de la creciente cadena acilo graso (fig. 31-8).

FIGURA 31-9 Reducción de un grupo β-cetoacilo en el complejo de la ácido graso sintasa. El NADPH es el agente reductor.

La serie de reacciones de alargamiento se parecen a las de la síntesis de ácidos grasos excepto que la cadena acilo graso se une a la coenzima A en lugar del residuo PTA fosfopanteteinilo. La principal reacción de alargamiento que sucede en el cuerpo involucra la conversión de palmitoíl-CoA (C16) a estearoíl-CoA (C18). Los ácidos grasos de cadena muy larga (C22 a C24) también son producidos, particularmente en el cerebro.

E. Desaturación de ácidos grasos

La **desaturación** de los ácidos grasos involucra un proceso que requiere oxígeno molecular (O_2), NADH y citocromo b_5. La reacción, que sucede en el retículo endoplasmático, resulta en la oxidación tanto del ácido graso como del NADH (fig. 31-13). Las reacciones de desaturación más comunes involucran la colocación de un doble enlace entre los carbonos 9 y 10 en la conversión de ácido palmítico a ácido palmitoleico (16:1, Δ^9) y la conversión de ácido esteárico a ácido oleico (18:1, Δ^9). Otras posiciones que se pueden desaturar en los humanos incluyen a los carbonos 5 y 6.

Los ácidos grasos poliinsaturados con dobles enlaces a tres carbonos del grupo metilo (ácidos grasos ω3) y seis carbonos del extremo metilo (ácidos grasos ω6) se requieren para la síntesis de eicosanoides (*véase* sec. II de este capítulo). Ya que los humanos no pueden sintetizar *de novo* estos ácidos grasos (es decir, a partir de la glucosa vía palmitato), deben estar presentes en la dieta o contener otros ácidos grasos que se puedan convertir en estos. Se obtienen ácidos grasos poliinsaturados ω6 y ω3 principalmente de aceites vegetales de la dieta que contienen al ácido graso ω6, ácido linoleico (18:2, $\Delta^{9,12}$) y al ácido graso ω3, ácido α-linolénico (18:3, $\Delta^{9,12,15}$). Los ácidos linoleico y linolénico se consideran ácidos grasos esenciales para la dieta humana. En el cuerpo, el ácido linoleico se puede convertir por reacciones de elongación y desaturación en ácido araquidónico (20:4, $\Delta^{5,8,11,14}$), que se usa para la síntesis de la clase principal de prostaglandinas humanas y otros eicosanoides (fig. 31-14). El alargamiento y desaturación del ácido α-linolénico produce ácido eicosapentaenoico (EPA; 20:5, $\Delta^{5,8,11,14,17}$), que es el precursor de una clase diferente de eicosanoides (*véase* sec. II).

Las plantas son capaces de introducir dobles enlaces en los ácidos grasos en la región entre C10 y el extremo-ω y, por lo tanto, pueden sintetizar ácidos grasos poliinsaturados ω3 y ω6. Los aceites de pescado también contienen ácidos grasos ω3 y ω6, en especial el EPA (ω3, 20:5, $\Delta^{5,8,11,14,17}$) y el ácido docosahexaenoico (DHA; ω3, 22:6, $\Delta^{4,7,10,13,16,19}$). Los peces obtienen ácidos grasos al comer fitoplancton (plantas que flotan en el agua).

El ácido araquidónico es considerado en algunos libros de texto como un ácido graso esencial. Aunque es un ácido graso ω6, no es esencial en la dieta si el ácido linoleico está presente porque el ácido araquidónico puede sintetizarse a partir del ácido linoleico de la dieta (*véase* fig. 31-14).

El ácido linoleico es requerido en la dieta por al menos tres razones: (1) Sirve como precursor del ácido araquidónico a partir del cual se producen los eicosanoides. (2) Se une covalentemente a otro ácido graso unido a los cerebrósidos en la piel, formando un lípido inusual (acilglucosilceramida) que contribuye a la impermeabilidad de la piel al agua. Esta función del ácido linoleico puede ayudar a explicar la dermatitis escamosa roja y otros problemas de la piel asociados con la deficiencia dietética de ácidos grasos esenciales. (3) Es el precursor de importantes ácidos grasos neuronales.

II. Síntesis de eicosanoides

Los **eicosanoides** ("eicosa" proviene del griego para el número 20) son lípidos biológicamente activos derivados de ácidos grasos de 20 carbonos. Constan principalmente de prostaglandinas, tromboxanos y leucotrienos. Estos lípidos son los reguladores más potentes de la función celular en la naturaleza y son producidos por casi todas las células del cuerpo. Actúan principalmente como hormonas "locales", afectando a las células que las producen o a las células vecinas de tipo distinto.

Los eicosanoides participan en muchos procesos del cuerpo, particularmente en la **respuesta inflamatoria** que ocurre después de una **infección** o **herida**. La respuesta inflamatoria es la suma de esfuerzos del cuerpo para destruir organismos invasores y reparar el daño.

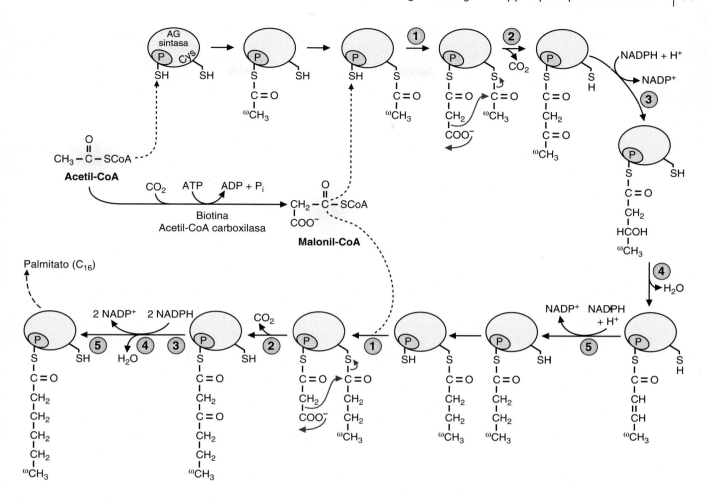

FIGURA 31-10 Síntesis de palmitato en el complejo de la ácido graso (AG) sintasa. Inicialmente, el acetil-CoA se agrega a la sintasa. Proporciona el grupo metil-ω del palmitato. El malonil-CoA proporciona las dos unidades de carbono que se agregan a la cadena creciente de acilo graso. Las etapas de adición y reducción se repiten hasta que se produce palmitato. (1) Traslado del grupo malonilo al residuo de fosfopanteteinilo. (2) Condensación de los grupos acilo graso y malonilo. (3) Reducción del grupo β-cetoacilo. (4) Deshidratación. (5) Reducción del enlace doble. Cys-SH, un residuo cisteinilo en una subunidad diferente de la ácido graso sintasa. ADP, adenosín difosfato; ATP, adenosín trifosfato; NADP, dinucleótido de nicotinamida y adenina fosfato; P, un grupo fosfopanteteinilo unido al complejo de la ácido graso sintasa; P_i, fosfato inorgánico.

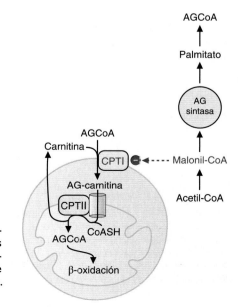

FIGURA 31-11 Inhibición de la carnitina palmitoiltransferasa (CPTI, denominado también carnitina aciltransferasa I) por el malonil-CoA. Durante la síntesis de ácidos grasos (AG), los niveles de malonil-CoA son elevados. Este compuesto inhibe la CPTI, que está involucrada en el transporte de ácidos grasos de cadena larga hacia dentro de la mitocondria para β-oxidación. Este mecanismo previene que los ácidos grasos recién sintetizados se sometan a oxidación inmediata. Acetil-CoA, acetil coenzima A; CoA, coenzima A; CPTII, carnitina palmitoiltransferasa II.

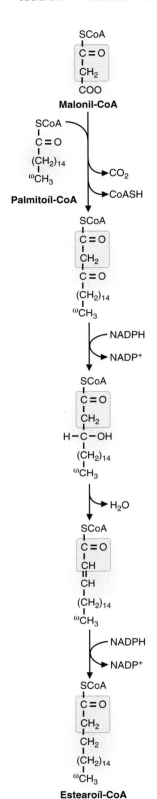

FIGURA 31-12 Elongación de ácidos grasos de cadena larga en el retículo endoplasmático. El ejemplo mostrado es palmitoíl-CoA que se extiende a estearoíl-CoA. CoA, coenzima A; malonil-CoA, malonil coenzima A; NADP, dinucleótido de nicotinamida y adenina fosfato.

Esta incluye el control de la hemorragia, a través de la formación de coágulos sanguíneos. En el proceso por proteger al cuerpo de una variedad de daños, la respuesta inflamatoria puede producir **síntomas** como **dolor**, **tumefacción** y **fiebre**. Una expresión exagerada o inapropiada puede ocurrir en individuos que tienen **alergia** o reacciones de **hipersensibilidad**.

Además de participar en la respuesta inflamatoria, los eicosanoides también regulan la **contracción de músculo liso** (particularmente en el intestino y el útero). Incrementan la **excreción de agua** y **sodio** por los riñones y están involucrados en la **regulación de la presión arterial**. Con frecuencia actúan como moduladores; algunos eicosanoides estimulan y otros inhiben el mismo proceso. Por ejemplo, algunos actúan como constrictores y otros como dilatadores de los vasos sanguíneos. También están involucrados en la regulación de la **broncoconstricción** y **broncodilatación**.

A. Fuente de los eicosanoides

El más abundante, y por ello el precursor más común de los eicosanoides es el ácido araquidónico (C20:4, $\Delta^{5,8,11,14}$), un ácido graso poliinsaturado con 20 carbonos y cuatro dobles enlaces. Debido a que el ácido araquidónico no se puede sintetizar *de novo* en el cuerpo, la dieta debe contener este ácido u otros ácidos grasos para que el ácido araquidónico pueda ser producido (como el ácido linoleico, que se encuentra en aceites vegetales). En la figura 31-15 se presentan las generalidades de la biosíntesis de eucosanoides.

El ácido araquidónico en los fosfolípidos de membranas se libera de la bicapa lipídica como consecuencia de la activación de la fosfolipasa A2 o C unida a la membrana (*véase* fig. 31-15). Esta activación ocurre cuando gran variedad de estímulos (agonistas) como la histamina o las citocinas interactúan con un receptor específico de membrana plasmática en la superficie de la célula blanco. La fosfolipasa A2 es específica para la posición sn-2 de los fosfoacilgliceroles, el lugar de unión del ácido araquidónico a la fracción de glicerol. La fosfolipasa C, por otro lado, hidroliza el inositol fosforilado de los glicerofosfolípidos de inositol, generando diacilglicerol que contiene ácido araquidónico. Este ácido es subsecuentemente liberado por otras lipasas.

B. Vías para la síntesis de eicosanoides

Luego de que el ácido araquidónico es liberado en el citosol, es convertido en eicosanoides por una variedad de enzimas con actividades que difieren entre los tejidos. Esto explica por qué algunas células, como las ubicadas en el endotelio vascular, sintetizan prostaglandinas E_2 e I_2 (PGE_2 y PGI_2), mientras que las células como las plaquetas sintetizan principalmente tromboxano A_2 (TXA_2) y el ácido 12-hidroxieicosatetraenoico (12-HETE).

Tres importantes vías para el metabolismo del ácido araquidónico ocurren en varios tejidos (fig. 31-16). La primera de estas, la vía de la ciclooxigenasa, lleva a la síntesis de prostaglandinas y tromboxanos. La segunda, la vía de la lipooxigenasa, produce los leucotrienos, HETE y lipoxinas. La tercera vía, catalizada por el sistema del citocromo P450, que es responsable de la síntesis de los epóxidos, HETE y diHETE. Solo la **vía de la ciclooxigenasa** se presentará más adelante en este texto. La información acerca de otras vías se puede encontrar en el contenido en inglés en línea del capítulo 31. *e*

C. Vía de la ciclooxigenasa: síntesis de prostaglandinas y tromboxanos

1. Estructura de las prostaglandinas

Las **prostaglandinas** son ácidos grasos que contienen 20 átomos de carbono, incluyendo un anillo interno de 5 carbonos. Además, a este anillo, cada una de las prostaglandinas biológicamente activas tiene un grupo hidroxilo en el carbono 15, un doble enlace entre los carbonos 13 y 14, y varios sustituyentes en el anillo.

La nomenclatura para las prostaglandinas (PG) involucra la asignación de una letra mayúscula (PGE), un subíndice numeral arábigo (PGE_1), y para la familia PGF, una letra griega en subíndice (es decir, $PGF_{2\alpha}$). La letra mayúscula, en este caso la "F", se refiere a los sustituyentes del anillo mostrados en la figura 31-17.

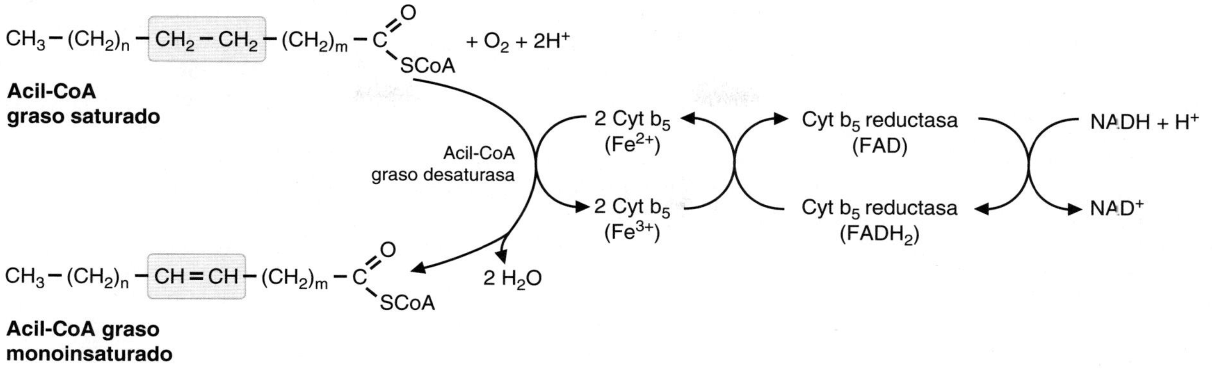

FIGURA 31-13 Desaturación de ácidos grasos. El proceso sucede en el retículo endoplasmático y utiliza oxígeno molecular. Tanto el ácido graso como el NADH son oxidados. Las desaturasas humanas no pueden introducir dobles enlaces entre el carbono 9 y el extremo metilo y están limitadas a las posiciones 5, 6 y 9. Por lo tanto, m es $\leq$ 7. CoA, coenzima A; Cyt, citocromo; FAD, dinucleótido de nicotinamida y flavina; Acil-CoA grasa, acil coenzima A grasa.

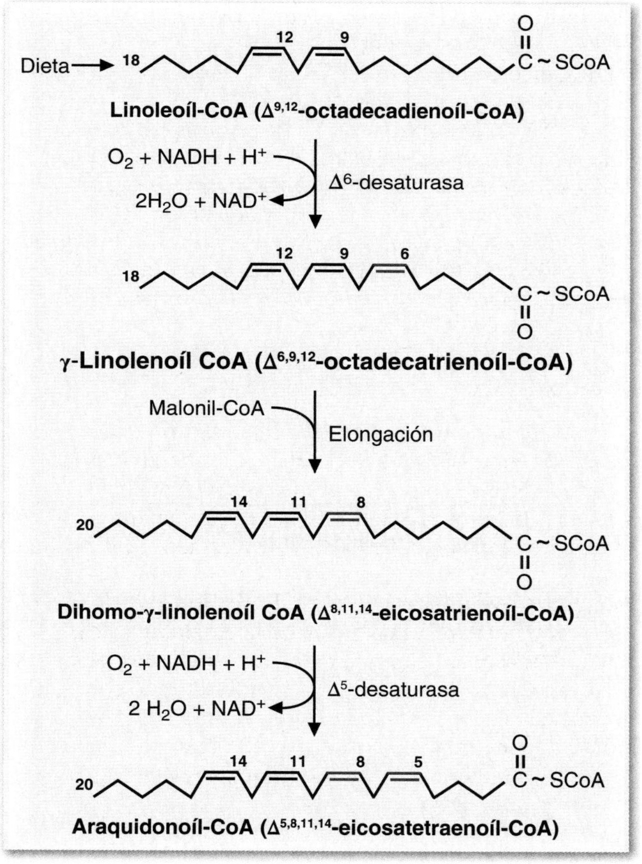

FIGURA 31-14 Conversión de ácido linoleico a ácido araquidónico. El ácido linoleico de la dieta (como linoleoíl-CoA) se desatura en el carbono 6, alargado por dos carbonos y luego desaturado en el carbono 5 para producir araquidonil-CoA. CoA, coenzima A; NAD, dinucleótido de nicotinamida y adenina.

El subíndice que sigue a la letra mayúscula (PGF_1) se refiere a las series de PG 1, 2 o 3, determinadas por el número de enlaces insaturados presentes en la porción linear de la cadena hidrocarbonada. No incluye enlaces dobles en el anillo interno.

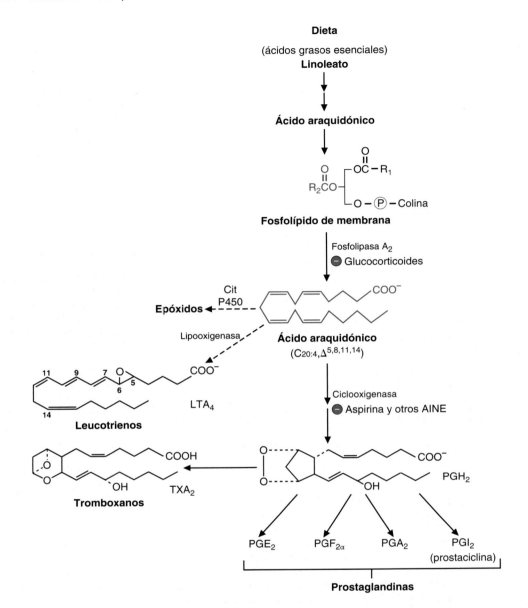

FIGURA 31-15 Generalidades del metabolismo de eicosanoides. Los eicosanoides se producen de ácidos grasos liberados de las membranas fosfolipídicas. En los seres humanos, el ácido araquidónico es el mayor precursor de eicosanoides, que incluyen prostaglandinas, leucotrienos y tromboxanos. ⊖, inhibe; cyt, citocromo; AINE, fármacos antiinflamatorios no esteroides.

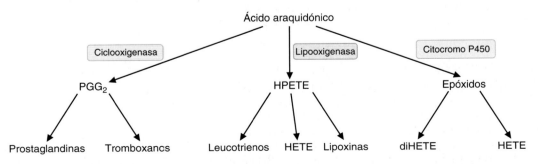

FIGURA 31-16 Vías para el metabolismo del ácido araquidónico. diHETE, ácido dihidroxieicosatetraenoico; HETE, ácido hidroxieicosatetraenoico; HPETE, ácido hidroperoxieicosatetraenoico; PG, prostaglandina.

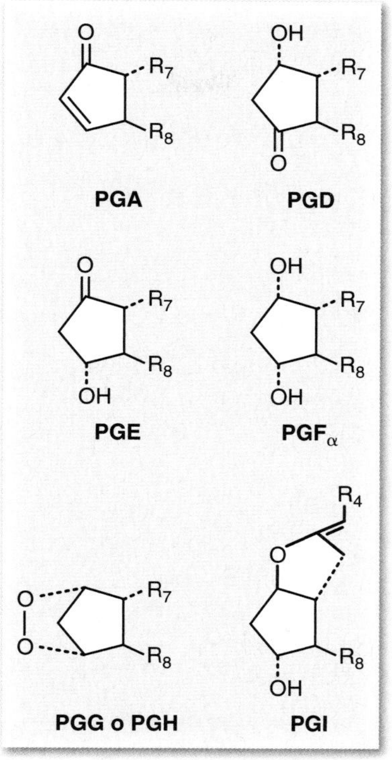

FIGURA 31-17 Anillos de las prostaglandinas (PG) y sus sustituyentes. La letra que sigue PG denota la configuración del anillo y sus sustituyentes. R_4, R_7 y R_8 representan las porciones fuera del anillo de la molécula. R_4 contiene cuatro carbonos (incluyendo el grupo carboxilo). R_7 y R_8 contienen siete y ocho carbonos, respectivamente. Obsérvese que las prostaciclinas (PGI) contienen dos anillos.

La medición de las concentraciones de prostaglandinas, en sangre u orina, se realiza de mejor forma a través de un radioinmunoensayo (*véase* cap. 43, Comentarios bioquímicos). Los anticuerpos específicos para cada forma de prostaglandina o tromboxano están disponibles comercialmente, y a través de la competencia con una cantidad estándar de antígenos, uno puede determinar la concentración del metabolito en el fluido biológico. Recientemente se ha creado una técnica más sensible que puede analizar las concentraciones de prostaglandina hasta un mínimo de 40 pg/mL. Esta técnica se llama inmunoensayo de polarización fluorescente (IPF). Este método se basa en las propiedades de pequeñas moléculas fluorescentes. Dichas moléculas absorben la luz a una longitud de onda en particular y emitirán luz a una longitud de onda menor (fluorescencia). Si uno excita un fluoróforo pequeño con una luz polarizada, la fluorescencia será polarizada si la molécula rota lento; si la molécula gira con rapidez, la luz emitida no será polarizada. Si, luego, el fluoróforo se une a una molécula mucho más grande, como un anticuerpo, su rotación sería fuertemente disminuida y la señal fluorescente emitida sería muy polarizada. Uno puede entonces medir la polarización de la luz emitida como una función de cuánta fluorescencia estándar está unida al anticuerpo. Entonces para estos análisis, una cantidad conocida de prostaglandina se incuba con las muestras; si la muestra contiene prostaglandina no fluorescente, esta competirá para adherirse con la prostaglandina fluorescente, relegando parte de la prostaglandina fluorescente para quedar sin unión. Cuando las luces excitantes llegan a la muestra, la cantidad de polarización disminuirá en proporción a la cantidad de prostaglandina fluorescente desplazada del anticuerpo. A través del uso de curvas estándar, entonces se puede calcular el nivel de prostaglandina en la muestra a niveles muy bajos.

Las prostaglandinas de la serie 1 tienen enlaces dobles (entre los carbonos 13 y 14). Las de serie 2 tienen dos enlaces dobles (entre los carbonos 13 y 14 y entre los carbonos 5 y 6). Las de serie 3 tienen tres enlaces dobles (entre los carbonos 13 y 14, 5 y 6, y 17 y 18). Los enlaces dobles entre los carbonos 13 y 14 son *trans*, los otros son *cis*. El precursor para la serie 1 de las prostaglandinas es *cis* $\Delta^{8,11,14}$, ácido eicosatrienoico; para la serie 2, es el ácido araquidónico; y para la serie 3 es el EPA *cis* $\Delta^{5,8,11,14,17}$.

La letra griega subíndice, encontrada solo en la serie F, se refiere a la posición del grupo hidroxilo en el carbono 9. Este grupo hidroxilo existe principalmente en la posición α, donde yace debajo del plano del anillo, como lo hace el grupo hidroxilo en el carbono 11.

2. Estructura de los tromboxanos

Los **tromboxanos**, derivados del ácido araquidónico a través de la vía de la ciclooxigenasa, se asemejan a la estructura de las prostaglandinas excepto que contienen un anillo de seis carbonos que incluye un átomo de oxígeno (*véase* fig. 31-15). El tromboxano más común, TXA_2, contiene un átomo de oxígeno adicional adherido a los carbonos 9 y 11 del anillo. Los tromboxanos fueron nombrados por su acción en la producción de coágulos de sangre (trombo).

3. Biosíntesis de las prostaglandinas y tromboxanos

Solamente la biosíntesis de las prostaglandinas derivadas del ácido araquidónico (p. ej., las series 2, como la PGE_2, PGI_2, TXA_2) son descritas porque aquellas derivadas del ácido eicosatrienoico (la serie 1) o del ácido eicosapentaenoico (la serie 3) están presentes en cantidades muy pequeñas en los seres humanos que tienen una dieta normal.

Las reacciones bioquímicas que llevan a la síntesis de las prostaglandinas y tromboxanos se ilustran en la figura 31-18. El paso inicial, que es catalizado por una ciclooxigenasa, forma un anillo de cinco carbonos y adiciona cuatro átomos de oxígeno (dos entre los carbonos 9 y 11, y dos en el carbono 15) para formar un endoperóxido

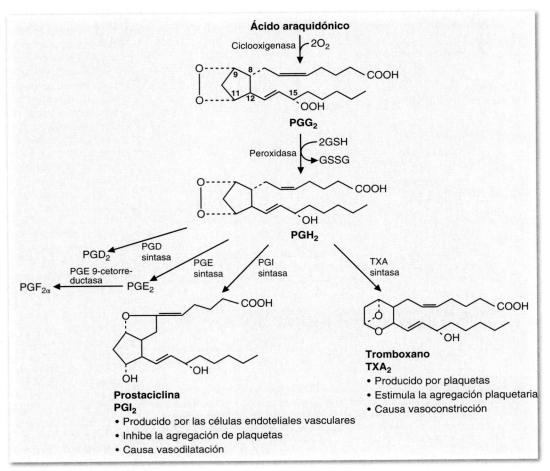

FIGURA 31-18 Formación de prostaglandinas (incluyendo la prostaciclina PGI_2) y el tromboxano TXA_2 a partir del ácido araquidónico. La conversión de ácido araquidónico en PGH_2 es catalizada por una enzima unida a la membrana, la prostaglandina endoperóxido sintasa, que tiene actividades de ciclooxigenasa y de peroxidasa. El agente reductor es el glutatión (GSH), que se oxida para formar un disulfuro entre dos moléculas de glutatión (GSSG).

 El eicosanoide predominante en las plaquetas es el TXA_2, un potente vasoconstrictor y estimulador de agregación de plaquetas. La última acción inicia la formación de trombos en sitios de lesiones vasculares así como en las inmediaciones de la ruptura de una placa ateroesclerótica en el lumen de los vasos como las arterias coronarias. Tal trombo puede causar una oclusión repentina del lumen vascular, causando un daño isquémico agudo a los tejidos distales al bloqueo (es decir, un infarto agudo del miocardio).

La aspirina, por acetilación covalente del sitio activo de la ciclooxigenasa, bloquea la producción de TXA_2 desde su principal precursor, el ácido araquidónico. Debido a este leve defecto hemostático, las bajas dosis de aspirina han probado ser eficaces en la prevención de infarto agudo del miocardio. Con **Iván A.** (quien presenta síntomas de una enfermedad coronaria), la aspirina se usa para prevenir un primer ataque cardiaco (prevención primaria). Con **Anne J.** y **Cora N.** (quienes ya han tenido ataques cardiacos), la aspirina se usa para prevenir un segundo ataque cardiaco (prevención secundaria).

inestable, PGG_2. El grupo hidroperóxido en el carbono 15 se reduce rápido a un grupo hidroxilo por una peroxidasa para formar otro endoperóxido, PGH_2.

El siguiente paso es específico del tejido (*véase* fig. 31-18). Dependiendo del tipo de célula involucrada, el PGH_2 puede ser reducido en PGE_2 o PGD_2 por enzimas específicas (PGE sintasa y PGD sintasa). El PGE_2 luego se reduce por la PGE 9-cetorreductasa para formar $PGF_{2\alpha}$. El $PGF_{2\alpha}$ también puede ser formado directamente desde el PGH_2 por la acción de una endoperóxido reductasa. Algunas de las funciones más importantes de las prostaglandinas están listadas en la tabla 31-1.

El PGH_2 puede convertirse en el tromboxano TXA_2, mediante una reacción catalizada por la TXA sintasa (*véase* fig. 31-18). Esta enzima está presente en altas concentraciones en las plaquetas. En el endotelio vascular, sin embargo, el PGH_2 se convierte en prostaglandina PGI_2 (prostaciclina) por la PGI sintasa (*véase* fig. 31-18). TXA_2 y PGI_2 tienen importantes efectos biológicos antagonistas en el tono vasomotor del músculo liso y en la agregación plaquetaria. Algunas de las funciones conocidas de los tromboxanos están listadas en la tabla 31-2.

En la década de 1990, se encontró que la enzima ciclooxigenasa existe como dos isoformas distintas, designadas COX-1 y COX-2. La COX-1 está considerada como una forma constitutiva de la enzima, presente en casi todos los tejidos, y es la única forma expresada en plaquetas maduras, además está involucrada en la producción de prostaglandinas y tromboxanos para las funciones fisiológicas "normales".

La COX-2 es una forma inducible de la enzima regulada por una variedad de citocinas y factores de crecimiento. El ARNm de la COX-2 y los niveles de proteínas son por lo general bajos en la mayoría de los tejidos sanos, pero están presentes en altos niveles en los tejidos inflamados.

TABLA 31-1	Algunas funciones de las prostaglandinas
PGI$_2$, PGE$_2$, PGD$_2$	**PGF$_2\alpha$**
Aumenta	Aumenta
Vasodilatación	Vasoconstricción
AMPc	Broncoconstricción
Disminuye	Contracción del músculo liso
Agregación de plaquetas	
Agregación de leucocitos	
IL-1^a e IL-2	
Proliferación de células T	
Migración de linfocitos	

AMPc, adenosín monofosfato cíclico; PG, prostaglandina.
^{a}IL, interleucina, una citocina que incrementa la actividad de muchas células en el sistema inmunológico.

TABLA 31-2	Algunas funciones del tromboxano A$_2$
AUMENTA	
Vasoconstricción	
Agregación de plaquetas	
Proliferación de linfocitos	
Broncoconstricción	

Debido a la importancia de las prostaglandinas en la mediación de la respuesta inflamatoria, los fármacos que bloquean la producción de prostaglandinas deberían aliviar el dolor. La enzima ciclooxigenasa es inhibida por todos los fármacos antiinflamatorios no esteroides (AINE) como el ácido acetilsalicílico (aspirina). La aspirina transfiere un grupo acetilo a la enzima, inactivándola en forma irreversible (*véase* fig. 31-19). Otros AINE (p. ej., ibuprofeno, naproxeno) actúan como inhibidores reversibles de la ciclooxigenasa. Ibuprofeno es el principal ingrediente en los AINE populares (*véase* fig. 31-19) como Motrin®, Nuprin y Advil®. Aunque tienen alguna selectividad relativa para inhibir ya sea la COX-1 o la COX-2, los AINE bloquean la actividad de ambas isoformas. Estos descubrimientos han provisto el ímpetu para el desarrollo de inhibidores selectivos de COX-2, los cuales se presentan para actuar como potentes agentes antiinflamatorios a través de la inhibición de la actividad COX-2 pero con menos efectos adversos gastrointestinales y antiplaquetarios comúnmente asociados con el uso de AINE. Se cree que estos efectos adversos de los AINE son causados por la inhibición de la COX-1. Sin embargo, se descubrió que los inhibidores selectivos de la COX-2 presentaban un aumento de los acontecimientos cardiovasculares adversos y varios inhibidores de la COX-2 fueron retirados del mercado. Celecoxib (Celebrex®), un ejemplo de un inhibidor selectivo de COX-2, permanece en el mercado con una advertencia en la caja. Algunas propiedades de COX-1 y COX-2 se indican en la tabla 31-3.

4. Inactivación de prostaglandinas y tromboxanos

Las prostaglandinas y los tromboxanos son inactivados con rapidez. Sus vidas medias ($t_{1/2}$) varían de segundos a minutos. Las prostaglandinas se inactivan por la oxidación del grupo 15-hidroxilo, que es crucial para su actividad, a una cetona. El doble enlace en el carbono 13 se reduce. De forma subsecuente, se produce la β- y ω-oxidación de la porción fuera del anillo, produciendo ácidos dicarboxílicos que son excretados en la orina. El TXA$_2$ activo se metaboliza rápidamente en TXB$_2$ por la ruptura del puente de oxígeno entre los carbonos 9 y 11 para formar dos grupos hidroxilos. El TXB$_2$ no tiene actividad biológica.

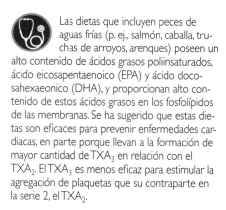

Las dietas que incluyen peces de aguas frías (p. ej., salmón, caballa, truchas de arroyos, arenques) poseen un alto contenido de ácidos grasos poliinsaturados, ácido eicosapentaenoico (EPA) y ácido docosahexaeonico (DHA), y proporcionan alto contenido de estos ácidos grasos en los fosfolípidos de las membranas. Se ha sugerido que estas dietas son eficaces para prevenir enfermedades cardiacas, en parte porque llevan a la formación de mayor cantidad de TXA$_3$ en relación con el TXA$_2$. El TXA$_3$ es menos eficaz para estimular la agregación de plaquetas que su contraparte en la serie 2, el TXA$_2$.

Aunque los inhibidores de COX-2 evitan el desarrollo de úlceras gastrointestinales en pacientes que consumen AINE, otros estudios han indicado que inhibidores específicos de COX-2 pueden tener un efecto negativo en la función cardiovascular. El Vioxx® fue retirado del mercado por su productor, debido a estos estudios en pacientes que revelaron efectos negativos. Se ha propuesto que el uso prolongado de inhibidores de COX-2 altera el equilibrio de prostaciclina (antitrombótico, PGI$_2$) y tromboxano (protrombótico) debido a que las plaquetas, la más importante fuente de tromboxanos, no expresa COX-2 y la síntesis de tromboxanos no se reduce con inhibidores de COX-2 (*véanse* fig. 31-18 y tabla 31-3). Esto sesgará el equilibrio de los eicosanoides sintetizados hacia la vía trombótica. Los inhibidores de COX-2 que quedan en el mercado deben ser usados con precaución y están contraindicados en pacientes con enfermedades cardiacas isquémicas o enfermedad vascular cerebral.

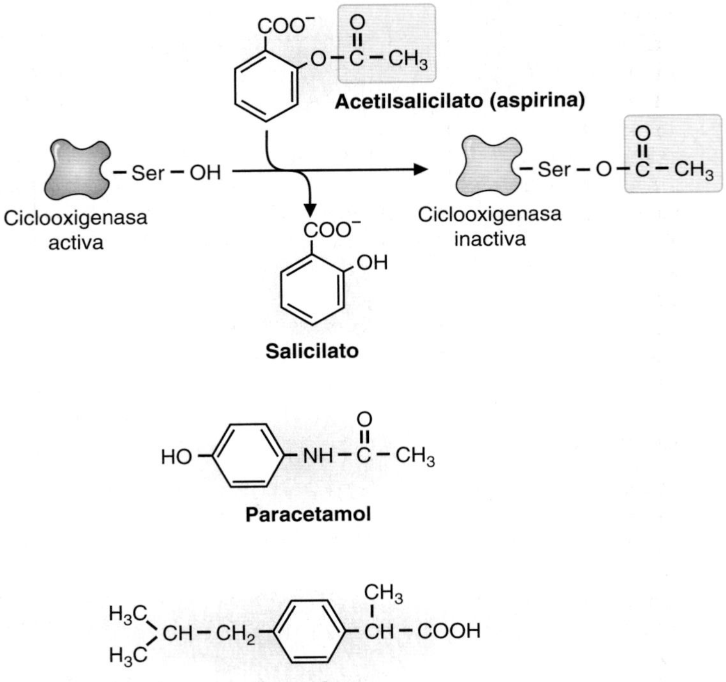

FIGURA 31-19 Acción de la aspirina y otros AINE.

TABLA 31-3 Propiedades de COX-I y COX-2

	COX-I	COX-2
Función primaria	Agregación de plaquetas, citoprotección en el estómago	Inflamación, hiperalgesia
Repuesta a:		
AINE	Actividad disminuida	Actividad disminuida
Esteroides	Sin efecto	Síntesis y actividad disminuida
Inhibidor de COX-2	Sin efecto	Actividad disminuida

AINE, fármacos antiinflamatorios no esteroides.

Datos adaptados de Patrono y Baigent (*véanse* Referencias ℮) indican que bajas dosis de aspirina (50 a 100 mg/día) reducen los niveles de TXA$_2$ en 97%, sin efecto en la PGI$_2$ en todo el cuerpo, llevando de este modo a la protección cardiaca. Altas dosis de aspirina (650 a 1 300 mg/día), además de reducir los niveles de TXA$_2$, también disminuye los niveles de PGI2 entre 60 y 80%. Los inhibidores específicos, en niveles altos, no tienen efecto en los niveles en TXA$_2$, pero reducen los niveles de PGI$_2$ de todo el cuerpo, de 60 a 80%, lo que lleva a un elevado riesgo de infarto del miocardio.

D. Mecanismo de acción de los eicosanoides

Los eicosanoides tienen gran variedad de efectos fisiológicos, que son por lo general iniciados a través de una interacción del eicosanoide con un receptor específico en la membrana plasmática de la célula blanco (tabla 31-4). Esta unión del eicosanoide al receptor activa el sistema de la adenil ciclasa-AMPc-proteína cinasa A (series PGE, PGD y PGI) o causa un incremento en la concentración de calcio en el citosol de las células blanco (PGF$_2\alpha$, TXA$_2$, endoperóxidos y leucotrienos).

En algunos sistemas, los eicosanoides parecen modular el grado de activación de la adenil ciclasa en respuesta a otros estímulos. En estos casos los eicosanoides pueden unirse a la subunidad regulatoria de las proteínas fijadoras de trifosfato de guanosina (proteínas G) dentro de la membrana plasmática de la célula blanco (*véase* cap.10).

TABLA 31-4	**Receptores de prostaglandinas y tromboxanos**			
RECEPTOR	**TIPO DE LIGANDO**	**ACOPLADA A PROTEÍNA G**	**RESPUESTA DEL AMP$_C$**	**RESPUESTA DEL CALCIO**
DP	Serie PGD	Sí	Aumenta	Aumenta
CRTH2	Serie PGD	Sí	Disminuye	Aumenta
EP1	Serie PGE	Sí	Ninguna	Aumenta
EP2	Serie PGE	Sí	Aumenta	Ninguno
EP3	Serie PGE	Sí	Disminuye	Ninguno
EP4	Serie PGE	Sí	Aumenta	Ninguno
FP	Serie PGF	Sí	Ninguna	Aumenta
IP	Serie PGI	Sí	Aumenta o disminuye[a]	Ninguno
TP	Tromboxano A	Sí	Aumenta o disminuye[b]	Aumenta

AMPc, adenosín monofosfato cíclico; PG, prostaglandina.
[a]Depende de la modificación del extremo *C*-terminal del receptor.
[b]Depende del tipo de célula que responde al ligando.

Si el eicosanoide se une a la subunidad estimuladora, el efecto del estímulo se amplifica. Por el contrario, si el eicosanoide se enlaza con la subunidad inhibitoria, la respuesta celular al estímulo se reduce. A través de estas influencias en la activación de la adenil ciclasa, los eicosanoides contribuyen a la regulación de la función celular.

Algunos de los efectos biológicos de algunos eicosanoides ocurren como resultado de acciones paracrinas o autocrinas. Una acción paracrina es la contracción de la musculatura lisa vascular causada por el TXA$_2$ liberado de las plaquetas circulantes (vasoconstricción). Una acción autocrina de eicosanoides se ejemplifica por la agregación de plaquetas inducida por TXA$_2$, producida en las mismas plaquetas.

Los eicosanoides influyen en función celular de casi todos los tejidos del cuerpo. Algunos sistemas orgánicos son afectados en mayor medida que otros.

III. Síntesis de triacilgliceroles y partículas de lipoproteínas de muy baja densidad

En el hígado y tejido adiposo, los **triacilgliceroles** son producidos por una vía que contiene el intermediario ácido fosfatídico (fig. 31-20). El ácido fosfatídico también es precursor de los glicerolípidos que se encuentran en las membranas celulares y las lipoproteínas de la sangre.

Las fuentes de glicerol 3-fosfato, que proporcionan la parte de glicerol para la síntesis de triacilgliceroles, difieren en el hígado y en el tejido adiposo. En el hígado, el glicerol 3-fosfato se produce a partir de la fosforilación de glicerol por la glicerol cinasa o a partir de la reducción de dihidroxiacetona fosfato (DHAP) derivada de la glucólisis. El tejido adiposo blanco carece de glicerol cinasa y puede producir glicerol 3-fosfato solo a partir de glucosa, vía DHAP. Por este motivo, el tejido adiposo puede almacenar ácidos grasos solo cuando la glucólisis se activa en el estado de alimentación.

Tanto en el tejido adiposo y en el hígado se producen triacilgliceroles por una ruta en la que el glicerol 3-fosfato reacciona con acil-CoA para formar ácido fosfatídico. La desfosforilación del ácido fosfatídico produce diacilglicerol. Otro acil-CoA graso reacciona con diacilglicerol para formar el triacilglicerol (*véase* fig. 31-20).

El triacilglicerol, que se produce en el retículo endoplasmático liso del hígado, está empaquetado con colesterol, fosfolípidos y proteínas (sintetizadas en el retículo endoplasmático rugoso) para formar VLDL (figs. 31-21, 29-7). La proteína microsomal de transferencia de triacilgliceroles (MTP) que se requiere para el ensamblaje de quilomicrones, también se requiere para el ensamblaje de VLDL. La proteína principal de las VLDL es la apolipoproteína B-100 (apoB-100). Hay una larga molécula de apoB-100 insertada a través de la superficie de cada partícula VLDL. La apoB-100 está codificada por el mismo gen que el de la apoB-48 en los quilomicrones, pero es una proteína más larga. En las células intestinales, la edición del ARN produce un codón de detenimiento en el ARNm producido por el gen y una proteína que es 48% del tamaño de la apoB-100 (apoB-48; *véase* fig. 15-19).

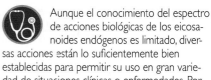

Aunque el conocimiento del espectro de acciones biológicas de los eicosanoides endógenos es limitado, diversas acciones están lo suficientemente bien establecidas para permitir su uso en gran variedad de situaciones clínicas o enfermedades. Por ejemplo, fármacos que son análogos a la PGE$_1$ y PGE$_2$ suprimen la úlcera gástrica en parte inhibiendo la secreción de ácido clorhídrico en las células mucosas del estómago. Los análogos a la PGE$_1$ se usan en el tratamiento de impotencia sexual. Los hombres con determinadas formas de impotencia sexual pueden inyectarse este fármaco en el cuerpo cavernoso del pene para inducir la inmediata, pero temporal, tumescencia del pene. La erección dura de 1 a 3 h. La acción estimuladora de la PGE$_2$ y PGF$_2$α en la contracción muscular uterina ha llevado al uso de estas prostaglandinas para inducir trabajo de parto y el control de la hemorragia posparto. La PGE$_1$ también se utiliza como terapia paliativa en neonatos con defectos cardiacos congénitos para mantener la permeabilidad del conducto arterioso hasta que pueda realizarse la cirugía. Análogos a la PGI$_2$ han mostrado ser eficaces en tratamientos de hipertensión pulmonar primaria.

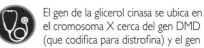

El gen de la glicerol cinasa se ubica en el cromosoma X cerca del gen DMD (que codifica para distrofina) y el gen NROB1 (que codifica para una proteína designada como DAX1). DAX1 es fundamental para el desarrollo de las glándulas suprarrenales, la pituitaria, el hipotálamo y las gónadas. La deficiencia compleja de glicerol cinasa resulta de una deleción contigua del cromosoma X, que suprime por completo o en parte al gen para la glicerol cinasa junto con el gen NROB1 y el gen DMD. El paciente presenta insuficiencia suprarrenal, hiperglicerolemia y, si el gen DMD es borrado, distrofia muscular de Duchenne hasta que pueda realizarse la cirugía. Análogos a la PGI$_2$ han mostrado ser eficaces en tratamientos de hipertensión pulmonar primaria.

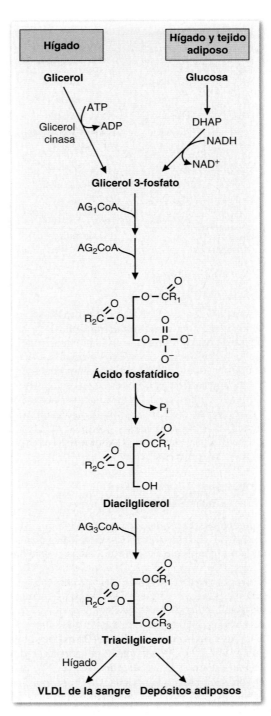

FIGURA 31-20 Síntesis de triacilglicerol en el hígado y tejido adiposo. El glicerol 3-fosfato se produce a partir de glucosa en ambos tejidos. También se produce a partir de glicerol en el hígado, pero no en el tejido adiposo, que carece de glicerol cinasa. Los pasos a partir de glicerol 3-fosfato son los mismos en los dos tejidos. AG, grupo acil graso; ADP, adenosín difosfato; ATP, adenosín trifosfato; CoA, coenzima A; DHAP, dihidroxiacetona fosfato; NAD, dinucleótido de nicotinamida y adenina; VLDL, lipoproteína de muy baja densidad.

 La abetalipoproteinemia, que es causada por falta de actividad de la proteína microsomal de transferencia de triacilgliceroles (MTP, *véase* cap. 29) provoca incapacidad para ensamblar tanto quilomicrones en el intestino como partículas VLDL en el hígado.

P ¿Por qué algunas personas con trastornos por consumo de alcohol tienen cifras elevadas de VLDL?

Las VLDL son procesadas en el complejo de Golgi y secretadas por el hígado hacia la sangre (figs. 31-22 y 31-23). Los residuos de ácidos grasos de los triacilgliceroles son finalmente almacenados en las células adiposas. Obsérvese que, en comparación con los quilomicrones (*véase* cap. 29), las partículas de VLDL son más densas porque contienen un porcentaje menor de triglicéridos (y por lo tanto más proteína) que los quilomicrones. Al igual que los quilomicrones, las partículas de VLDL son sintetizadas como partículas nacientes y al entrar a la circulación, adquieren las apolipoproteínas CII y E a partir de partículas HDL para convertirse en partículas VLDL maduras.

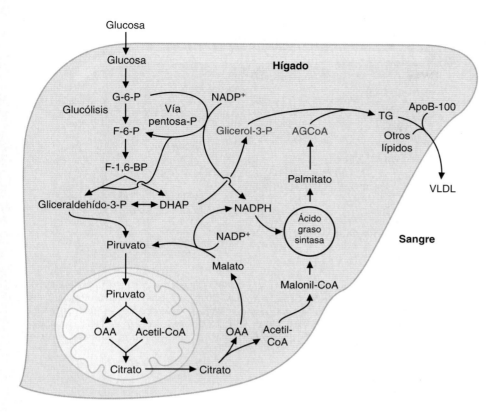

FIGURA 31-22 Síntesis de VLDL a partir de glucosa en el hígado. AG, grupo acil graso; DHAP, dihidroxiacetona fosfato; F-1,6-BP, fructosa 1,6-bisfosfato; F-6-P, fructosa 6-fosfato; G-6-P, glucosa 6-fosfato; NADP, dinucleótido de nicotinamida y adenina fosfato; OAA, oxaloacetato; TG, triacilglicerol.

IV. Destino de los triacilgliceroles de las lipoproteínas de muy baja densidad

La lipoproteína lipasa (LPL), que está unida a la membrana basal de las células endoteliales de los capilares por medio de los proteoglucanos, escinde los triacilgliceroles tanto en las VLDL como en los quilomicrones, formando ácidos grasos y glicerol. La apolipoproteína CII, que estas lipoproteínas obtienen de HDL, activa a la LPL. La K_m baja de la LPL muscular permite que el músculo utilice ácidos grasos de quilomicrones y VLDL como fuente de combustible incluso cuando la concentración sanguínea de estas lipoproteínas es muy baja. La isoenzima de LPL en el tejido adiposo tiene un K_m elevado y es más activa después de una comida, cuando las cantidades en sangre de los quilomicrones y las VLDL son elevadas. El destino de las partículas de VLDL después de que el triacilglicerol ha sido removido por la LPL es la producción de una partícula IDL (lipoproteína de densidad intermedia), que puede posteriormente perder triacilgliceroles para convertirse en una partícula de LDL (lipoproteína de baja densidad). El destino de las partículas IDL y LDL se presenta en el capítulo 32.

V. Almacenamiento de triacilgliceroles en el tejido adiposo

Después de una comida aumentan los depósitos de triacilgliceroles del tejido adiposo (fig. 31-24). Las células adiposas sintetizan LPL y la secretan en los capilares del tejido adiposo cuando la relación insulina/glucagón es elevada. Esta enzima hidroliza los triacilgliceroles tanto de quilomicrones como de VLDL. Los ácidos grasos entran en las células adiposas y se activan, formando acil-CoA, que reacciona con glicerol 3-fosfato para formar triacilgliceroles por la misma ruta usada en el hígado (*véase* fig. 31-20). Debido a que el tejido adiposo carece de glicerol cinasa y no puede usar el glicerol

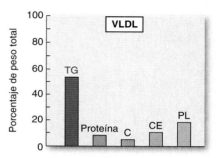

FIGURA 31-21 Composición de una partícula típica de VLDL. El principal componente es triacilglicerol (TG). C, colesterol; CE, ésteres de colesterol; PL, fosfolípidos.

 El hecho de encontrar varios perfiles de lipoproteínas anormales diferentes en **Cora N.** y sus hermanos y que cada uno tuviera evidencia de enfermedad coronaria arterial sugiere que **Cora N.** tiene hiperlipidemia familiar combinada (FCH). Además, esta impresión diagnóstica es apoyada por el hallazgo de que las alteraciones del perfil de lípidos de **Cora N.** parecían cambiar de una determinación a la siguiente, una característica de FCH. Se cree que esta alteración hereditaria del metabolismo de los lípidos es bastante común, con una prevalencia estimada de aproximadamente uno por cada cien habitantes.

Los mecanismos para FCH no se comprenden totalmente, pero pueden involucrar, en parte, un incremento en la producción de apolipoproteína B-100 determinado genéticamente. Como resultado, se aumenta el empaquetamiento de VLDL y las concentraciones de VLDL sanguíneas se elevan. Dependiendo de la eficiencia de la lipólisis de VLDL por la LPL, los valores de VLDL pueden ser normales y los de LDL elevados o ambas concentraciones pueden estar elevadas. Además, la expresión fenotípica de la FCH en algún miembro de una familia puede determinarse por el grado de obesidad asociada, la dieta, el uso de drogas específicas u otros factores que cambian con el tiempo. Además, la FCH puede ser multigénica y aunque la enfermedad presenta un rasgo autosómico dominante en el análisis genealógico, todavía ningún gen ha sido asociado definitivamente con esta condición.

R En personas con trastorno por consumo de alcohol, los niveles de NADH en el hígado son elevados (*véase* cap. 28). Las cantidades elevadas de NADH inhiben la oxidación de ácidos grasos. Por este motivo, los ácidos grasos, movilizados del tejido adiposo, son reesterificados con glicerol 3-fosfato en el hígado, formando triacilgliceroles, que son empaquetados en VLDL y secretados en la sangre. El VLDL elevado se asocia con frecuencia con el alcoholismo crónico. A medida que progresa la enfermedad del hígado inducida por el alcohol, la capacidad para secretar los triacilgliceroles disminuye, causando hígado graso.

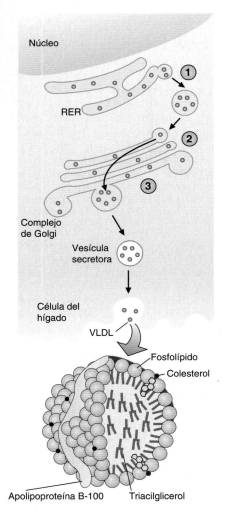

FIGURA 31-23 Síntesis, procesamiento y secreción de VLDL. Las proteínas sintetizadas en el retículo endoplasmático rugoso (RER) (*círculo 1*) son empaquetadas con triacilgliceroles en el RE y complejo Golgi para formar VLDL (*círculo 2*). Las VLDL son transportadas a la membrana celular en vesículas secretorias (*círculo 3*) y secretadas por exocitosis. Los *círculos rojos* representan partículas de VLDL. En la parte inferior de la figura se observa una partícula de VLDL ampliada.

Los ácidos grasos para la síntesis de VLDL en el hígado pueden ser obtenidos de la sangre o pueden ser sintetizados a partir de la glucosa. En un individuo sano, la principal fuente de ácidos grasos de triacilgliceroles de VLDL es la glucosa dietética excesiva. En individuos con diabetes mellitus, el incremento de la capacidad oxidativa de los tejidos moviliza los ácidos grasos de los triacilgliceroles del tejido adiposo y estos son reesterificados en el hígado a triacilgliceroles para formar las VLDL. Estos individuos tienen, con frecuencia, valores elevados de triacilgliceroles en la sangre.

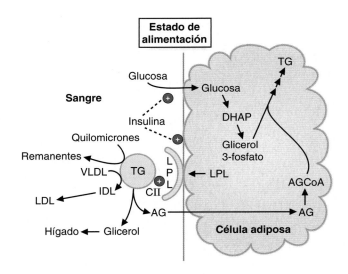

FIGURA 31-24 Conversión de los ácidos grasos (AG) de triacilgliceroles (TG) en quilomicrones y VLDL a TG almacenadas en las células adiposas. Obsérvese que la insulina estimula tanto el transporte de glucosa a las células adiposas como la síntesis y secreción de la lipoproteína lipasa (LPL) de las células. La glucosa provee el glicerol 3-fosfato para la síntesis de TG. La apolipoproteína CII activa a la LPL. DHAP, dihidroxiacetona fosfato; IDL, lipoproteína de densidad intermedia; LDL, lipoproteína de baja densidad.

producido por la LPL, el glicerol viaja a través de la sangre al hígado, que lo usa para la síntesis de triacilgliceroles. En las células adiposas, en condiciones de alimentación, el glicerol 3-fosfato deriva de la glucosa.

Además de estimular la síntesis y liberación de LPL, la insulina estimula el metabolismo de la glucosa en las células adiposas. La insulina causa la activación de la enzima glucolítica fosfofructocinasa-1 por la activación de la fosfofructocinasa-2, que aumenta las cantidades de fructosa 2,6-bisfosfato. La insulina también estimula la desfosforilación de la piruvato deshidrogenasa para que el piruvato producido por la glucólisis se pueda oxidar en el ciclo del ATC. Asimismo, la insulina estimula la conversión de glucosa en ácidos grasos en las células adiposas, aunque el hígado es el principal sitio de síntesis de ácidos grasos en los humanos.

VI. Liberación de ácidos grasos a partir de triacilgliceroles del tejido adiposo

Durante el ayuno, la disminución de insulina y el aumento de glucagón produce elevación de las cifras de adenosín monofosfato cíclico (AMPc) en las células adiposas, estimulando la lipólisis (fig. 31-25). La proteína cinasa A fosforila la lipasa sensible a hormonas (HSL) para producir una forma más activa de la enzima. La lipasa de triglicérido adiposo (ATGL) es la enzima que limita la velocidad de la degradación de triglicéridos y cataliza la conversión de triglicéridos a diglicéridos más un ácido graso. La HSL convierte a los diglicéridos en monoacilglicerol más un ácido graso, y la monoglicérido lipasa convierte el monoacilglicerol en glicerol libre y un ácido graso libre.

La ATGL es regulada en parte por una proteína diseñada como gen comparativo de identificación 58 (CGI-58). En estado basal, CGI-58 forma un complejo con perilipina 1 (PLIN1) y la actividad de ATGL es baja. Cuando se activa PKA, PLIN1 se fosforila, liberando CGI-58 unida que se une a ATGL para activarla. Las perilipinas son proteínas que se unen a gotas de triacilgliceroles y regulan su capacidad para ser degradadas. Al mismo tiempo, para regular la cantidad de ácidos grasos liberados a la circulación, la síntesis de triglicéridos se presenta junto con la gliceroneogénesis (*véase* la explicación adicional de la gliceroneogénesis en el suplemento en línea). 🅔 La gliceroneogénesis se refiere a la resíntesis de triglicéridos por los adipocitos a partir de glicerol 3-fosfato recién sintetizado (derivado de aminoácidos o lactato) y ácidos grasos libres, como un mecanismo para reducir el ácido graso que se exporta del adipocito.

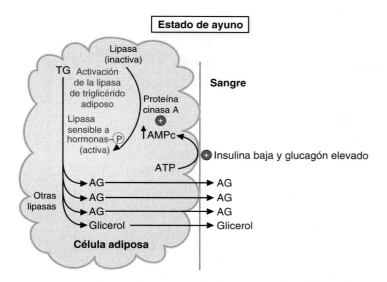

FIGURA 31-25 Movilización de los triacilgliceroles (TG) del tejido adiposo. En estado de ayuno, cuando los niveles de insulina son bajos y el glucagón es elevado, se incrementa el adenosín monofosfato cíclico intracelular (AMPc) y se activa la proteína cinasa A, que fosforila a la lipasa sensible a hormona (HSL). La perilipina-1 fosforilada se disocia de CG1-58, que entonces se une a la lipasa de triglicérido adiposo (ATGL), activando la lipasa. La HSL fosforilada está activa y participa en la ruptura del TG adiposo. En el estado de ayuno, la reesterificación de ácidos grasos sucede, junto con la síntesis de glicerol 3-fosfato, para regular la liberación de ácidos grasos del adipocito. ATP, adenosín trifosfato; AG, ácido graso.

Debido a que los ácidos grasos de los triacilgliceroles del tejido adiposo derivan de quilomicrones y las VLDL, se producen los depósitos de grasas tanto de la grasa dietética (que produce quilomicrones) como del azúcar dietética (que produce VLDL). Un exceso de proteína dietética también puede utilizarse para producir los ácidos grasos para la síntesis de VLDL. El dietista le explicó a **Percy V.** cuidadosamente que se puede engordar por comer grasa en exceso, azúcar en exceso o proteína en exceso.

Los ácidos grasos que viajan en la sangre formando un complejo con la albúmina, entran en las células de los músculos y otros tejidos, en donde son oxidados a CO_2 y agua para producir energía. Durante el ayuno prolongado, el acetil-CoA producido por la β-oxidación de ácidos grasos en el hígado se convierte en cuerpos cetónicos que son liberados a la sangre. El glicerol derivado de la lipólisis en las células adiposas es usado por el hígado durante el ayuno como fuente de carbono para la gluconeogénesis.

VII. Metabolismo de glicerofosfolípidos y esfingolípidos

Los ácidos grasos, obtenidos de la dieta o sintetizados a partir de la glucosa, son los precursores de los **glicerofosfolípidos** y de los **esfingolípidos** (fig. 31-26). Estos lípidos son componentes importantes de las membranas celulares. Los glicerofosfolípidos también son componentes de las lipoproteínas sanguíneas, de la bilis y del surfactante pulmonar. Son las fuentes de los ácidos grasos poliinsaturados, en particular el ácido araquidónico, que sirve como precursor de los eicosanoides. Los **glicerofosfolípidos con enlaces éter** se diferencian de otros glicerofosfolípidos en que la cadena alquilo o alquenilo (una cadena alquilo con un enlace doble) se une al carbono 1 de la parte de glicerol por un enlace éter en lugar de un enlace éster. Ejemplos de lípidos etéreos son los plasmalógenos y el factor activador de las plaquetas (PAF). Los esfingolípidos son particularmente importantes en la transducción de señales y en la formación de la vaina de mielina que rodea los nervios del sistema nervioso central y en la transducción de señales.

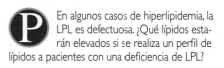

En algunos casos de hiperlipidemia, la LPL es defectuosa. ¿Qué lípidos estarán elevados si se realiza un perfil de lípidos a pacientes con una deficiencia de LPL?

En los glicerolípidos y en los éter glicerolípidos, el glicerol sirve de columna vertebral a la que se unen los ácidos grasos y otros sustituyentes. La esfingosina, derivada de serina, constituye la columna vertebral para los esfingolípidos.

A. Síntesis de fosfolípidos que contienen glicerol

1. Glicerofosfolípidos

Los pasos iniciales en la síntesis de glicerofosfolípidos son similares a los de la síntesis de triacilglicerol. El glicerol 3-fosfato reacciona con dos ácidos grasos activados para

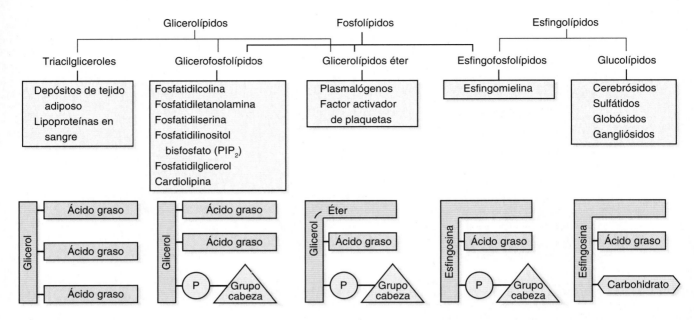

FIGURA 31-26 Tipos de glicerolípidos y esfingolípidos. Los glicerolípidos contienen glicerol y los esfingolípidos contienen esfingosina. La categoría de fosfolípidos superpone tanto glicerolípidos como esfingolípidos. Los grupos cabeza incluyen colina, etanolamina, serina, inositol, glicerol y fosfatidilglicerol. Los carbohidratos son monosacáridos (que pueden ser sulfatados), oligosacáridos y oligosacáridos con ramificaciones de ácido *N*-acetilneuramínico. P, fosfato.

R Los individuos con una LPL defectuosa tienen concentraciones de triacilgliceroles elevados en sangre. Sus cifras de quilomicrones y VLDL, que contienen grandes cantidades de triacilgliceroles, están elevadas porque estos no son digeridos en la tasa normal por la LPL.

formar ácido fosfatídico. Dos mecanismos diferentes se usan para agregar un grupo cabeza a la molécula (fig. 31-27).

Un grupo cabeza es un grupo químico, tal como colina o serina, unido al carbono 3 de la parte de glicerol que contiene grupos hidrofóbicos, por lo general ácidos grasos, en las posiciones 1 y 2. Los grupos cabeza son hidrófilos, ya sean cargados o polares. Todos los grupos cabeza contienen un grupo hidroxilo libre, que se usa para unir el fosfato al carbono 3 de la columna de glicerol.

En el primer mecanismo, el ácido fosfatídico es escindido por una fosfatasa para formar diacilglicerol (DAG). El DAG luego reacciona con un grupo cabeza activado. En la síntesis de fosfatidilcolina, el grupo cabeza es la colina y es activada por la combinación con trifosfato de citidina (CTP) para formar difosfato de citidina (CDP-colina) (fig. 31-28). La fosfocolina es luego transferida al carbono 3 del DAG y se libera monofosfato de citidina (CMP). Por una reacción similar que involucra CDP-etanolamina se produce fosfatidiletanolamina.

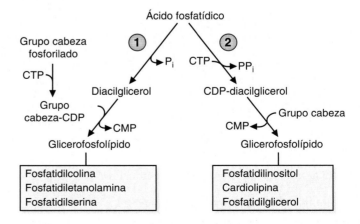

FIGURA 31-27 Estrategias para la incorporación del grupo cabeza para formar glicerofosfolípidos. En ambos casos, se utiliza la trifosfato de citidina (CTP) para impulsar la reacción. CDP, difosfato de citidina; CMP, monofosfato de citidina; P_i, fosfato inorgánico; PP_i, pirofosfato.

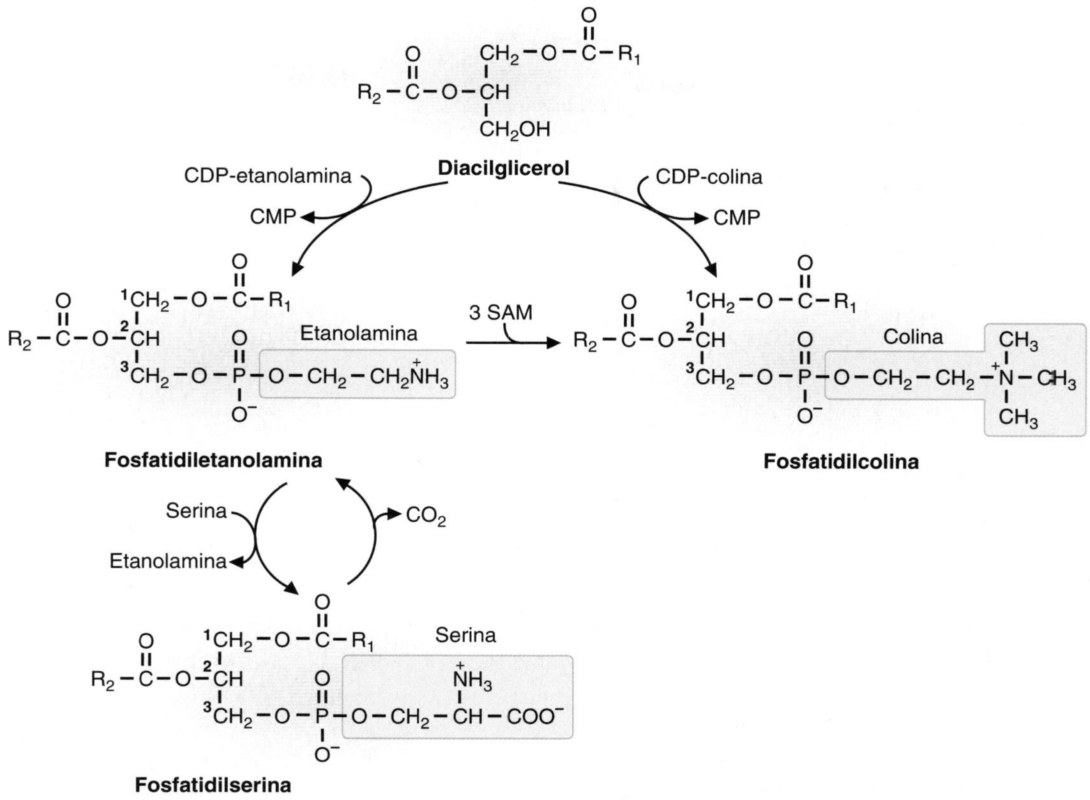

$$CH_2-O-\overset{\overset{\displaystyle O}{\|}}{C}-R_1$$

$$R_2-\overset{\overset{\displaystyle O}{\|}}{C}-O-CH$$

$$CH_2OH$$

Diacilglicerol

CDP-etanolamina   CDP-colina

CMP   CMP

Etanolamina   3 SAM   Colina

$^1CH_2-O-\overset{O}{\overset{\|}{C}}-R_1$

$R_2-\overset{O}{\overset{\|}{C}}-O-{}^2CH$

$^3CH_2-O-\overset{O}{\underset{O^-}{\overset{\|}{P}}}-O-CH_2-CH_2\overset{+}{N}H_3$

Fosfatidiletanolamina

$^1CH_2-O-\overset{O}{\overset{\|}{C}}-R_1$

$R_2-\overset{O}{\overset{\|}{C}}-O-{}^2CH$

$^3CH_2-O-\overset{O}{\underset{O^-}{\overset{\|}{P}}}-O-CH_2-CH_2-\overset{\overset{\displaystyle CH_3}{|}}{\underset{\underset{\displaystyle CH_3}{|}}{\overset{+}{N}}}-CH_3$

Fosfatidilcolina

Serina CO_2

Etanolamina

$^1CH_2-O-\overset{O}{\overset{\|}{C}}-R_1$ Serina

$R_2-\overset{O}{\overset{\|}{C}}-O-{}^2CH$

$^3CH_2-O-\overset{O}{\underset{O^-}{\overset{\|}{P}}}-O-CH_2-\overset{\overset{\displaystyle \overset{+}{N}H_3}{|}}{CH}-COO^-$

Fosfatidilserina

FIGURA 31-28   Síntesis de fosfatidilcolina, fosfatidiletanolamina y fosfatidilserina. Las múltiples rutas reflejan la importancia de los fosfolípidos en la estructura de la membrana. Por ejemplo, fosfatidilcolina (PC) puede sintetizarse de colina de la dieta cuando está disponible. Si no hay colina disponible, la PC puede formarse de carbohidrato dietético, aunque la cantidad sintetizada es insuficiente para prevenir la deficiencia de colina. SAM es S-adenosilmetionina, un donador del grupo metilo para muchas reacciones bioquímicas (cap. 38). CDP, difosfato de citidina; CMP, monofosfato de citidina.

Varios tipos de interconversiones ocurren entre estos fosfolípidos (fig. 31-28). Se produce fosfatidilserina por una reacción en la cual la etanolamina de la fosfatidiletanolamina se cambia por serina. La fosfatidilserina puede ser convertida nuevamente en fosfatidiletanolamina por una reacción de descarboxilación. La fosfatidiletanolamina puede ser metilada para formar fosfatidilcolina (*véase* cap. 38).

En el segundo mecanismo para la síntesis de glicerofosfolípidos, el ácido fosfatídico reacciona con CTP para formar CDP-DAG (fig. 31-29). Este compuesto puede reaccionar con fosfatidilglicerol (formado a partir de la condensación de CDP-DAG y glicerol 3-fosfato) para formar cardiolipina o con inositol para producir fosfatidilinositol. La cardiolipina es un componente de la membrana mitocondrial interna. El fosfatidilinositol puede ser fosforilado para formar fosfatidilinositol bisfosfato 4,5 (PIP_2), que es un componente de las membranas celulares. En respuesta a señales como la unión de hormonas a los receptores de la membrana, el PIP_2 puede ser escindido para formar los segundos mensajeros DAG e inositol trifosfato (IP_3) (*véase* cap. 10).

2. Glicerolípidos con enlace éter

Los glicerolípidos con enlace éter son sintetizados a partir del intermediario glucolítico DHAP. Un acil-CoA graso reacciona con el carbono 1 de DHAP, formando un éster (fig. 31-30). Este grupo acilo graso es sustituido por un alcohol graso, producido por la reducción de un ácido graso. Así, se forma el enlace de éter. Luego el grupo ceto en el carbono 2 de la porción de DHAP es reducido y esterificado a un ácido graso. La adición del

La fosfatidilcolina (lecitina) no se requiere en la dieta porque puede sintetizarse en el cuerpo. Todos los componentes de la fosfatidilcolina (incluyendo la colina) pueden ser sintetizados, como se muestra en la figura 31-28. Existe una vía para la síntesis *de novo* de la colina a partir de la glucosa, pero la capacidad de síntesis es inadecuada para proporcionar la cantidad necesaria de colina. Así, la colina se ha clasificado como un nutriente esencial, con una ingesta adecuada (A) de 425 mg/día en mujeres y 550 mg/día en hombres.

Como la colina está ampliamente distribuida en los alimentos, en especial en aquellos con fosfatidilcolina (lecitina), no se ha observado su deficiencia en los humanos con dietas normales. Sin embargo, pueden ocurrir algunas deficiencias en pacientes en nutrición parenteral total (TPN), es decir, por medio de alimentación intravenosa. El hígado graso que se ha observado en estos pacientes resulta probablemente de una capacidad disminuida para sintetizar fosfolípidos para la formación de VLDL.

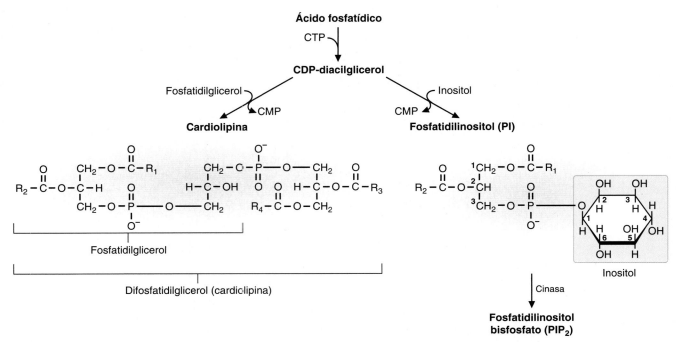

FIGURA 31-29 Síntesis de cardiolipina y fosfatidilinositol. CDP, difosfato de citidina; CMP, monofosfato de citidina; CTP, trifosfato de citidina.

 El síndrome de deficiencia respiratoria (SDR) del neonato prematuro, como **Christy L.**, está relacionado, en parte, con una deficiencia en la síntesis de una sustancia conocida como surfactante pulmonar. Los principales componentes del surfactante son dipalmitoilfosfatidilcolina, fosfatidilglicerol, apolipoproteínas (proteínas surfactantes: Sp-A, B y C) y colesterol.

**Dipalmitoilfosfatidilcolina,
el principal componente de surfactante pulmonar**

Estos componentes del surfactante pulmonar contribuyen normalmente a una reducción en la tensión superficial dentro de los espacios aéreos (alveolos) del pulmón, previniendo su colapso. El lactante prematuro aún no ha comenzado a producir cantidades adecuadas de surfactante pulmonar.

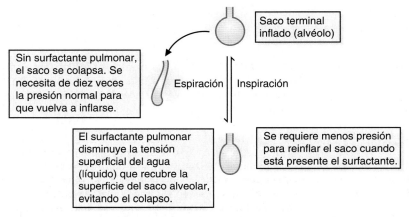

Saco terminal inflado (alvéolo)

Sin surfactante pulmonar, el saco se colapsa. Se necesita de diez veces la presión normal para que vuelva a inflarse.

Espiración | Inspiración

El surfactante pulmonar disminuye la tensión superficial del agua (líquido) que recubre la superficie del saco alveolar, evitando el colapso.

Se requiere menos presión para reinflar el saco cuando está presente el surfactante.

Efecto del surfactante pulmonar

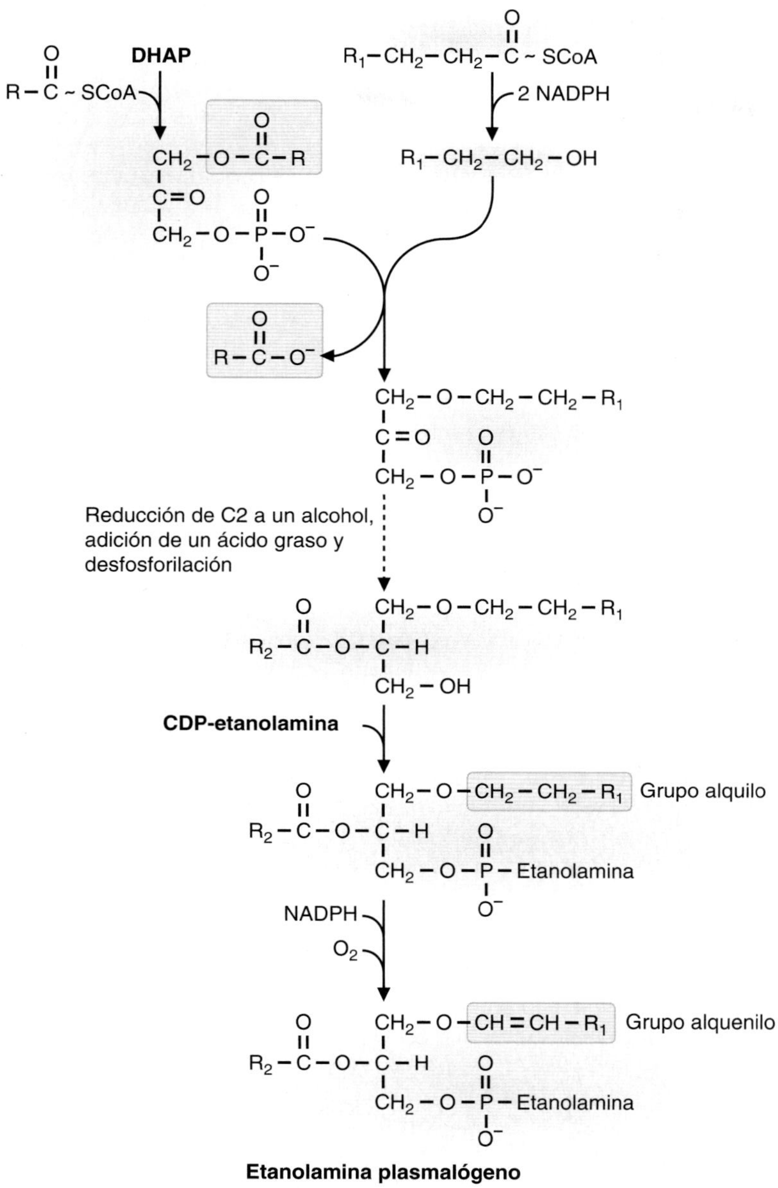

FIGURA 31-30 Síntesis de un plasmalógeno. CDP, difosfato de citidina; CoA, coenzima A; DHAP, dihidroxiacetona fosfato; NADPH, dinucleótido de nicotinamida y adenina fosfato reducido.

grupo cabeza procede de una serie de reacciones análogas a aquellas de la síntesis de fosfatidilcolina. La formación de un doble enlace entre los carbonos 1 y 2 del grupo alquilo produce un plasmalógeno. El plasmalógeno de etanolamina se encuentra en la mielina y el plasmalógeno de colina en el músculo cardiaco. El PAF es similar al plasmalógeno de colina excepto en que un grupo acetilo remplaza al grupo acilo en el carbono 2 de la porción de glicerol y el grupo alquilo en el carbono 1 está saturado. PAF se libera a partir de las células fagocíticas en sangre en respuesta a varios estímulos. Produce agregación plaquetaria, edema e hipotensión y está implicado en las respuestas alérgicas. La síntesis de plasmalógeno ocurre dentro de los peroxisomas y en individuos con el síndrome Zellweger (un defecto en la biogénesis del peroxisoma) la síntesis de plasmalógenos está comprometida. La forma más grave de estos síndromes, el síndrome de Zellweger, conduce a la muerte en edad temprana.

B. Degradación de glicerofosfolípidos

Las fosfolipasas ubicadas en las membranas celulares o en los lisosomas degradan glicerofosfolípidos. La fosfolipasa A1 remueve el grupo acilo graso del carbono 1 de la porción de glicerol y la fosfolipasa A2 elimina el ácido graso del carbono 2 (fig. 31-31). El ácido graso C2 de los fosfolípidos de la membrana celular suele ser un ácido graso insaturado, que suele ser el ácido araquidónico. Se elimina en respuesta a las señales para la síntesis de eicosanoides. El enlace que une el carbono 3 de la fracción de glicerol con el fosfato es escindido por la fosfolipasa C. Los estímulos hormonales activan la fosfolipasa C, que hidroliza PIP_2, para producir los segundos mensajeros DAG e IP_3. El enlace entre el fosfato y el grupo cabeza es escindido por la fosfolipasa D, produciendo ácido fosfatídico y el alcohol libre del grupo cabeza.

La fosfolipasa A2 proporciona el mayor mecanismo de reparación para los lípidos de membrana dañados por las reacciones oxidativas de los radicales libres. El ácido araquidónico, que es un ácido graso poliinsaturado, puede ser escindido de forma peroxidativa por las reacciones de radicales libres en malondialdehído y otros productos. La fosfolipasa A2 reconoce la distorsión de la estructura de la membrana causada por el ácido graso degradado parcialmente y lo remueve. Después, las aciltransferasas agregan una nueva molécula de ácido araquidónico.

C. Esfingolípidos

Los esfingolípidos son útiles en la comunicación intercelular y como determinantes antigénicos de los grupos sanguíneos ABO. Algunos son usados como receptores por virus y toxinas bacterianas, aunque es improbable que este haya sido el propósito para el cual evolucionaron de forma original. Antes de que las funciones de los esfingolípidos fueran dilucidadas, estos compuestos parecían ser enigmas inescrutables. Por lo tanto, fueron denominados de este modo en referencia a la Esfinge de Tebas, que mataba a los transeúntes que no podían resolver su enigma.

La síntesis de esfingolípidos comienza con la formación de ceramida (fig. 31-32). La serina y el palmitoíl-CoA se condensan para formar un producto que se reduce. Un ácido graso de cadena muy larga (usualmente con 22 carbonos) forma una amida con el grupo amino, se genera un enlace doble y se forma ceramida.

La ceramida reacciona con fosfatidilcolina para formar esfingomielina, un componente de la vaina de mielina (fig. 31-33) y el único fosfolípido que contiene esfingosina. La ceramida también reacciona con difosfato de uridina (UDP)-azúcares para formar cerebrósidos, que contienen un único monosacárido, por lo general galactosa o glucosa. El galactocerebrósido puede reaccionar con 3′-fosfoadenosina 5′-fosfosulfato (PAPS; un donador de sulfato activo; fig. 31-34) para formar sulfátidos, los principales sulfolípidos del cerebro.

Se pueden agregar azúcares adicionales a ceramida para formar globósidos y se producen gangliósidos por la adición de ácido N-acetilneuramínico (NANA) como ramificaciones a partir de las cadenas de oligosacáridos (*véase* fig. 31-33 y cap. 27).

Los esfingolípidos son degradados por las enzimas lisosomales (*véase* tabla 27-5). Las deficiencias de estas enzimas resultan en un grupo de enfermedades de almacenamiento lisosomal conocidas como esfingolipidosis.

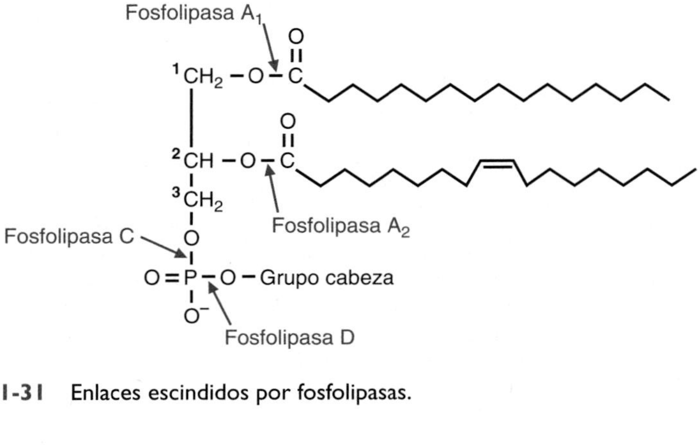

FIGURA 31-31 Enlaces escindidos por fosfolipasas.

VIII. El adipocito como órgano endocrino

Se ha vuelto cada vez más evidente en los últimos años que el tejido adiposo hace más que simplemente almacenar triacilgliceroles; también es un órgano endocrino activo que secreta una variedad de factores para regular tanto glucosa como el metabolismo de las grasas. Dos de los factores mejor caracterizados son la leptina y la adiponectina.

A. Leptina

La leptina fue descubierta en un inicio en un modelo de ratón con obesidad como un factor circulatorio que, cuando era agregado a un ratón genéticamente con obesidad (ob/ob), resultaba en pérdida de peso. La leptina se une a un receptor que está vinculado con la cinasa janus (JAK, *janus kinase*) (*véase* cap. 10), así que su señal es transmitida por variaciones en la actividad de los factores transductores de señal y activadores de transcripción (STAT, *signal transducer and activator transcription factors*). La leptina se secreta de los adipocitos cuando su contenido de triacilgliceroles aumenta y se une a receptores en el hipotálamo, lo cual causa la liberación de neuropéptidos que indican el cese de la alimentación (factores anorexígenos). Darle leptina a pacientes con deficiencia de leptina ocasionará pérdida de peso, pero la administración de leptina a pacientes con obesidad no tiene el mismo efecto. Se considera que la falta de un efecto de la leptina es provocada por el desarrollo de resistencia a la leptina en muchos pacientes con obesidad. La resistencia a la leptina puede resultar de la estimulación constante de los receptores de leptina en individuos con obesidad, provocando la desensibilización del receptor. Otra posibilidad es la síntesis de factores inducidos por la leptina que bloquean la transducción de la señal inducida por la leptina. Como ejemplo, la leptina induce la síntesis de SOCS3 (proteína-3 supresora de la señalización de citocinas), un factor que antagoniza la activación por STAT. La estimulación a largo plazo de leptina puede provocar la expresión constante de SOCS3, lo cual resultaría en una disminución de la respuesta celular a la leptina.

B. Adiponectina

La adiponectina es la hormona más abundantemente secretada por el adipocito. A diferencia de la leptina, la secreción de adiponectina se reduce a medida que el adipocito se agranda. La secreción reducida de adiponectina se puede relacionar con el desarrollo de la resistencia a la insulina en la obesidad (respuestas celulares reducidas a insulina; *véanse* los Comentarios bioquímicos para profundizar sobre la resistencia a la insulina). La adiponectina se unirá a cualquiera de dos receptores (AdipoR1 y AdipoR2), que inician una cascada de transducción de señales que resulta en la activación de la proteína cinasa activada por AMP (AMPK) y la activación del factor de transcripción nuclear PPAR-α (receptor α activado por proliferadores de peroxisomas).

Dentro del músculo, la activación de AMPK causa incremento en la oxidación de ácidos grasos y a la captación de glucosa. Dentro del hígado, la activación de AMPK también conduce al incremento en la oxidación de ácidos grasos, en oposición a la síntesis. Entonces, la activación de AMPK en el hígado y músculo reduce las concentraciones de glucosa y ácidos grasos libres sanguíneos. Hay que recordar que como los adipocitos aumentan de tamaño, se libera menos adiponectina; por lo tanto, cuando existe obesidad, es más difícil que los ácidos grasos circulantes y glucosa sean usados por los tejidos. Esto contribuye, en parte, a la elevación en las concentraciones de lípidos y glucosa que se observan en la circulación de pacientes con obesidad (síndrome de resistencia a la insulina).

La activación de PPAR-α (*véase* cap. 44 para más detalles) provoca el incremento en la oxidación de ácidos grasos en el hígado y músculo. PPAR-α es el blanco de los fibratos. La activación de PPAR-α produce incremento en la transcripción de genes involucrados en el transporte de ácidos grasos, desacoplamiento de energía y oxidación de ácidos grasos (para mayor información sobre la acción de los fibratos, *véase* los Comentarios bioquímicos del cap. 33).

El grupo tiazolidinediona de fármacos antidiabéticos pueden usarla para controlar la diabetes tipo 2. Debido a algunos efectos secundarios adversos (aumento de peso y retención de líquidos), esta clase de fármacos suele prescribirse como agente de segunda o tercera línea. La pioglitazona es el principal fármaco que se sigue utilizando. Estos fármacos se unen y activan los PPAR-γ en el tejido adiposo y provocan aumento en la síntesis y liberación de adiponectina, que coadyuva a la reducción de las cifras de glucosa y lípidos circulantes.

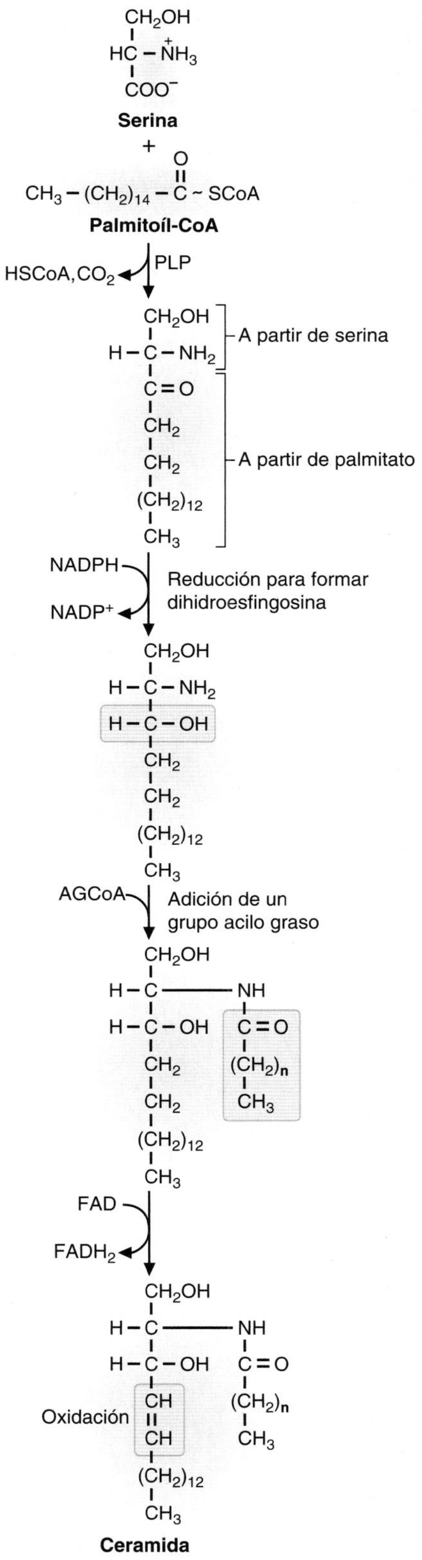

FIGURA 31-32 Síntesis de ceramida. Los cambios que ocurren en cada reacción están resaltados. AG, ácido graso; CoA, coenzima A; FAD, dinucleótido de flavina y adenina; NADP, dinucleótido de nicotinamida y adenina fosfato; PLP, piridoxal fosfato.

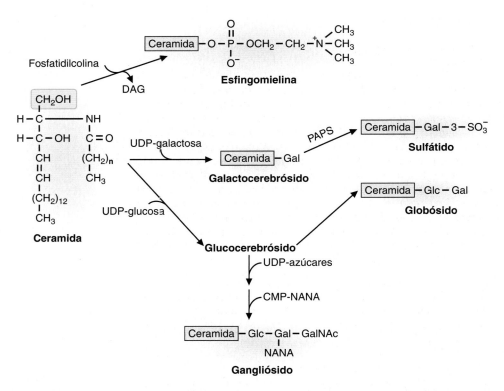

FIGURA 31-33 Síntesis de esfingolípidos a partir de ceramida. La fosfocolina o los azúcares se agregan al grupo hidroximetilo de la ceramida (*cuadro amarillo*) para formar esfingomielina, cerebrósidos, sulfátidos, globósidos y gangliósidos. El gangliósido que se muestra en la figura es GM2. CMP, monofosfato de citidina; DAG, diacilglicerol; Gal, galactosa; GalNAc, N-acetilgalactosamina; Glc, glucosa; NANA, ácido N-acetilneuramínico; PAPS, 3-fosfoadenosina 5-fosfosulfato; UDP, difosfato de uridina.

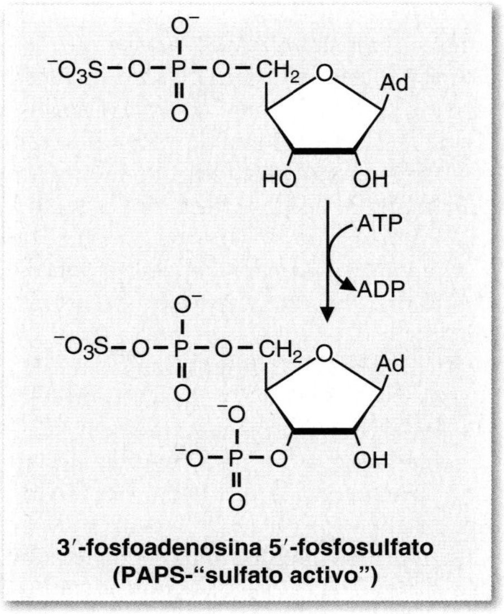

FIGURA 31-34 La síntesis de 3′-fosfoadenosina 5′-fosfosulfato (PAPS), un dador de sulfato activo. PAPS dona grupos sulfato a cerebrósidos para formar sulfátidos y también está involucrado en la biosíntesis de glucosaminoglucanos (cap. 47). Ad, adenina; ADP, adenosín difosfato; ATP, adenosín trifosfato..

COMENTARIOS CLÍNICOS

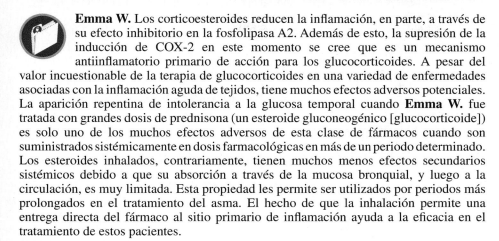

Emma W. Los corticoesteroides reducen la inflamación, en parte, a través de su efecto inhibitorio en la fosfolipasa A2. Además de esto, la supresión de la inducción de COX-2 en este momento se cree que es un mecanismo antiinflamatorio primario de acción para los glucocorticoides. A pesar del valor incuestionable de la terapia de glucocorticoides en una variedad de enfermedades asociadas con la inflamación aguda de tejidos, tiene muchos efectos adversos potenciales. La aparición repentina de intolerancia a la glucosa temporal cuando **Emma W.** fue tratada con grandes dosis de prednisona (un esteroide gluconeogénico [glucocorticoide]) es solo uno de los muchos efectos adversos de esta clase de fármacos cuando son suministrados sistémicamente en dosis farmacológicas en más de un periodo determinado. Los esteroides inhalados, contrariamente, tienen muchos menos efectos secundarios sistémicos debido a que su absorción a través de la mucosa bronquial, y luego a la circulación, es muy limitada. Esta propiedad les permite ser utilizados por periodos más prolongados en el tratamiento del asma. El hecho de que la inhalación permite una entrega directa del fármaco al sitio primario de inflamación ayuda a la eficacia en el tratamiento de estos pacientes.

Si **Percy V.** hubiera continuado consumiendo una dieta hipercalórica rica en carbohidratos, se hubiera desarrollado obesidad. En un esfuerzo para definir la obesidad, se ha acordado internacionalmente que la relación del peso del cuerpo del paciente en kilogramos con su altura en metros cuadrados (kg/m^2) es la medida más útil y reproducible. A esta relación se la denomina índice de masa corporal (IMC). Hombres y mujeres en rango normal entran en el intervalo de 18.5 a 25 kg/m^2. El valor actual de **Percy V.** es de 21.6 kg/m^2 y en aumento.

Se estima que más de 40% de los adultos en Estados Unidos tiene un IMC > 30 kg/m^2, más de 70% muestra un IMC > 25 kg/m^2. Para los individuos con un IMC > 27 kg/m^2, que es bastante cercano a 20% por encima del peso "ideal" o deseado, se debe recomendar intentar perder peso. La idea de que la obesidad es una condición benigna a menos que esté acompañada por otros factores de riesgo de enfermedad cardiovascular se ha discutido en varios estudios a largo plazo adecuadamente controlados. Estos estudios muestran que la obesidad es un factor de riesgo independiente no solo para ataques cardiacos sino también para el desarrollo de la resistencia a la insulina, diabetes mellitus tipo 2, hipertensión y enfermedad de vesícula biliar.

Percy V. no quería tener sobrepeso y decidió seguir su nueva dieta fielmente.

Debido a que el perfil de lípidos de **Cora N.** indicaba incremento tanto en los triacilgliceroles séricos como en el colesterol LDL, se la clasificó como portadora de hiperlipidemia combinada. Las diferencias en los perfiles de lípidos de **Cora N.** y sus dos hermanos, quienes experimentaban dolor de angina de pecho, son características del síndrome multigénico conocido como hiperlipidemia familiar combinada (FCH).

Aproximadamente 1% de la población de EUA tiene FCH y es la hiperlipidemia genética más común en personas con enfermedad arterial coronaria. En contraste con pacientes con hipercolesterolemia familiar (FH), los pacientes con FCH menos común tienen depósitos de grasas dentro de la piel o los tendones (xantomas) (*véase* cap. 32). En la FCH, la enfermedad arterial coronaria aparece por lo general alrededor de la quinta década de vida.

El tratamiento de la FCH incluye restricción de grasas de la dieta y la terapia con estatinas para disminuir el riesgo cardiovascular y la mortalidad. Se pueden añadir medicamentos adicionales si los pacientes no responden de manera adecuada a esta terapia.

Debido a que **Cora N.** tiene enfermedad coronaria, se le prescribió una estatina en dosis alta (atorvastatina). El tratamiento de la hipercolesterolemia se basa en el riesgo total de enfermedad cardiovascular. El ácido nicotínico (niacina) se puede usar también para tratar pacientes con hiperlipidemia porque estos agentes tienen también el potencial para reducir las cifras de triacilgliceroles séricos y producir un aumento recíproco en los valores de colesterol sérico HDL, así como también complementar los efectos de la estatina en la disminución de las concentraciones séricas de colesterol total y de LDL.

Los mecanismos sugeridos por los cuales la niacina disminuye los triglicéridos incluyen el incremento de la acción de LPL, inhibición de lipólisis en el tejido adiposo y

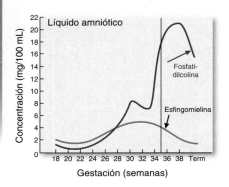

FIGURA 31-35 Comparación de la fosfatidilcolina y la esfingomielina en el líquido amniótico. La fosfatidilcolina es el principal lípido del surfactante pulmonar. En contraste con la esfingomielina, la concentración de fosfatidilcolina aumenta en la semana 35 de gestación, indicando madurez pulmonar.

disminución en la esterificación de triacilgliceroles en el hígado (*véanse* cap. 32, tabla 32-6). El mecanismo por medio del cual la niacina disminuye las cifras séricas de colesterol total y colesterol LDL está relacionado con la reducción de la producción hepática de VLDL. Cuando el contenido de VLDL disminuye en la circulación, la producción de sus partículas hijas, IDL y LDL, también disminuye. Los efectos secundarios de enrojecimiento y comezón de la niacina a menudo resultan intolerables. Además, no se ha demostrado que disminuyan los eventos cardiovasculares o la mortalidad en los ensayos clínicos.

Las estatinas, como la atorvastatina, impiden la síntesis de colesterol al inhibir la actividad de la hidroximetilglutaril-CoA reductasa (HMG-CoA), la enzima limitante de la vía (*véase* cap. 32). Después de 3 meses de tratamiento, la atorvastatina redujo el colesterol LDL de **Cora N.** de un valor de 175 mg/dL previo al tratamiento a 122 mg/dL. La concentración de triacilgliceroles séricos en ayuno disminuyó de una cifra de 280 mg/dL previo al tratamiento a 178 mg/dL.

También se le indicó a **Cora N.** que tomara 81 mg de asprina todos los días. En presencia de este medicamento, la ciclooxigenasa se inactiva de manera irreversible por acetilación. Las nuevas moléculas de ciclooxigenasa no se producen en las plaquetas porque no tienen núcleo y, por lo tanto, no pueden sintetizar nuevo ARNm. Así, la inhibición de la ciclooxigenasa por parte de la aspirina persiste durante la vida de la plaqueta (7 a 10 días). Cuando se toma aspirina en dosis entre 81 y 325 mg todos los días, las nuevas plaquetas resultan afectadas conforme se van generando. Las dosis mayores no mejoran la eficacia, pero sí aumentan los efectos adversos, como sangrado de tubo digestivo y hematomas espontáneos.

Pacientes con o sospecha de enfermedad coronaria ateroesclerótica, como **Anne J.**, **Cora N.** e **Ivan A.**, se benefician de la acción de bajas dosis de aspirina (~ 81 mg/día), porque produce un leve defecto en la hemostasis. Esta acción de la aspirina ayuda a prevenir la formación de trombos en el área de una placa ateroesclerótica en los sitios principales del árbol vascular.

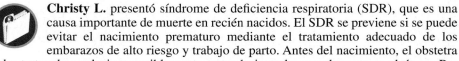 **Christy L.** presentó síndrome de deficiencia respiratoria (SDR), que es una causa importante de muerte en recién nacidos. El SDR se previene si se puede evitar el nacimiento prematuro mediante el tratamiento adecuado de los embarazos de alto riesgo y trabajo de parto. Antes del nacimiento, el obstetra debe tratar de predecir y posiblemente tratar la inmadurez pulmonar en el útero. Por ejemplo, la valoración de la circunferencia de la cabeza del feto por ecografía, la monitorización de la saturación de oxígeno arterial del feto y la determinación de la relación de las concentraciones de fosfatidilcolina (lecitina) y la de esfingomielina en el líquido amniótico pueden ayudar a identificar bebés prematuros con predisposición a SDR (fig. 31-35).

La administración de corticoides sintéticos a mujeres en riesgo de tener un parto pretérmino puede reducir la incidencia de mortalidad por SDR estimulando la síntesis fetal del surfactante pulmonar. Se administran a mujeres que están entre las 24 y 34 semanas de gestación y que tienen riesgo de concluir su embarazo en los próximos 7 días.

La administración de una dosis de surfactante en la tráquea del niño prematuro inmediatamente después del nacimiento, en niños con función respiratoria muy deficiente, puede mejorar la morbilidad y la mortalidad. En el caso de **Christy L.**, la terapia intensiva le permitió sobrevivir a su complicación respiratoria aguda de prematuro.

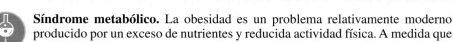

COMENTARIOS BIOQUÍMICOS

Síndrome metabólico. La obesidad es un problema relativamente moderno producido por un exceso de nutrientes y reducida actividad física. A medida que los individuos van ganando peso, la función de adipocito, en términos de sus papeles bioquímicos y endocrinos, se altera. Las cifras de adiponectina disminuyen y, con ello, ocurre reducción en la oxidación de ácidos grasos en los tejidos. La liberación de ácidos grasos libres también aumenta en los adipocitos grandes, quizá debido a la alta concentración de sustrato (triacilglicerol), incluso si la lipasa sensible a hormonas no se activa. Esto se acopla con una deficiencia de perilipinas en los individuos con obesidad. Las perilipinas son fosfoproteínas del adipocito que se unen a gotitas de triacilglicerol y regulan el acceso de los triacilgliceroles a las lipasas. Una disminución en la síntesis de perilipinas incrementa la velocidad basal de lipólisis.

Los adipocitos comienzan a proliferar en etapas muy tempranas de la vida, comenzando en el tercer trimestre de gestación. Esta proliferación cesa en esencia antes de la pubertad, de allí en adelante los adipocitos cambian principalmente en tamaño. Sin embargo, algún aumento en el número de adipocitos puede ocurrir en la adultez, si los preadipocitos son inducidos a proliferar por factores de crecimiento y cambios en el estado nutricional. La reducción de peso resulta en una disminución en el tamaño de los adipocitos más que en una disminución en número. Después de la pérdida de peso, la cantidad de LPL, una enzima involucrada en la transferencia de ácidos grasos de los triacilgliceroles en sangre a los depósitos de triacilgliceroles de los adipocitos, aumenta. Además, la cantidad de RARNm para LPL también se incrementa. Todos estos factores sugieren que los individuos con obesidad, particularmente aquellos que la presentan a una edad temprana, tendrán dificultad para perder peso y mantener una masa adiposa baja.

Las señales que inician o inhiben la alimentación son extremadamente complejas e incluyen factores hormonales y psicológicos así como también actividad neurotransmisora. Estas actividades se integran y transmiten a través del hipotálamo. La destrucción de regiones específicas del hipotálamo puede conducir a comer en exceso y a obesidad o a anorexia y pérdida de peso. Comer en exceso y la obesidad están asociados con daño en el hipotálamo ventromedial o el núcleo paraventricular, mientras que la pérdida de peso y anorexia están relacionadas con daño en regiones hipotalámicas más laterales. Los compuestos que actúan como señales de saciedad han sido identificados en el tejido cerebral e incluyen leptina y péptido tipo glucagón-1 (GLP-1, *glucagonlike peptide-1*). Los supresores del apetito desarrollados a partir de compuestos tales como estos, podrían ser usados en el futuro para el tratamiento de la obesidad.

Los niveles circulantes elevados de ácidos grasos no esterificados (o libres) (AGNE) observados en la obesidad se asocian con la resistencia a la insulina. La resistencia a la insulina es también una característica de la diabetes tipo 2. Existen varias teorías sobre los motivos por los que el aumento de AGNE promueve la resistencia a la insulina. Una será presentada aquí, junto con los efectos de los AGNE en la liberación de insulina del páncreas. A medida que los niveles de AGNE en la circulación aumentan, el músculo comienza predominantemente a usar AGNE como una fuente de energía. Esto reduce el metabolismo de la glucosa muscular, como resultado de la acumulación de acetil-CoA en la mitocondria, exportación de citrato al citoplasma e inhibición de PFK-1. Debido a que la glucosa no está siendo metabolizada, se reduce su absorción muscular. Como el músculo es el principal tejido que absorbe glucosa en respuesta a la insulina, se produce una absorción de glucosa deficiente (resultado de la oxidación de grasa) como dato de resistencia a la insulina. También se postula que los AGNE interfieren con la secreción pancreática de insulina de las células-β, contribuyendo aún más a la resistencia a la insulina (*véase* el siguiente texto para mayores datos sobre este tema).

La obesidad, la resistencia a la insulina y niveles de lípidos en sangre alterados son el inicio de un síndrome conocido como síndrome metabólico. El síndrome metabólico se diagnostica con frecuencia con base en los criterios del National Cholesterol Education Program (NCEP) Adult Treatment Panel III (ATP III). Para el diagnóstico del síndrome metabólico, al menos tres de los siguientes componentes deben ser evidentes:

- Obesidad abdominal, definida como la circunferencia de la cintura > 102 cm para hombres y > 88 cm o más para mujeres
- Triacilgliceroles elevados ($\geq$ 150 mg/dL)
- HDL reducido (< 40 mg/dL para hombres, < 50 mg/dL para mujeres)
- Presión arterial alta ($\geq$ 130/85 mm Hg)
- Glucosa elevada en ayuno ($\geq$ 100 mg/dL)

Los individuos con síndrome metabólico tienen mayor riesgo de desarrollar diabetes tipo 2 y enfermedad cardiovascular. El tratamiento se basa en los componentes individuales, que también conllevan su propio riesgo individual de enfermedad cardiovascular. Esta razón, entre otras, lleva a algunos expertos a pensar que no debe considerarse un síndrome.

Una característica del síndrome metabólico en la mayoría de las definiciones es la resistencia a la insulina. Parte de esta resistencia es causada por la alteración en la liberación de insulina de las células-β del páncreas bajo condiciones hiperlipidémicas. Para comprender cómo ocurre, es necesario revisar la secreción normal de insulina estimulada por glucosa (*véase* fig. 19-11).

La glucosa se metaboliza en las células-β pancreáticas para generar ATP, que cierra los canales K^+ sensibles a ATP, lo cual causa despolarización de la membrana, que activa los canales de Ca^{2+} dependientes de voltaje en la membrana.

El aumento correspondiente en los niveles de calcio intracelular provoca la estimulación de la exocitosis de las vesículas que contienen insulina. Sin embargo, el proceso es más complicado que esto y se acopla al ciclo de piruvato dentro de las células-β y la generación de NADPH. El papel exacto del NADPH en la estimulación de la liberación de insulina aún no ha sido dilucidado.

Las células de los islotes expresan piruvato carboxilasa, pero niveles muy bajos de fosfoenolpiruvato carboxicinasa (PEPCK). Como puede verse en la figura 31-36, el NADPH es generado en el citosol de las células de los islotes por la enzima málica y la isoenzima citosólica de isocitrato deshidrogenasa, que utiliza $NADP^+$ en lugar de NAD^+, como lo hace la enzima mitocondrial.

Así, bajo condiciones normales, la glucosa se metaboliza a piruvato y el piruvato entra en la mitocondria. Una parte de piruvato se convierte en acetil-CoA para generar energía y otra parte se convierte en oxaloacetato. El oxaloacetato generado puede ser convertido en malato y exportado al citoplasma, en donde es reciclado a piruvato por la enzima málica, generando NADPH. Alternativamente, el oxaloacetato y acetil-CoA generados dentro las mitocondrias se puede condensar y formar citrato, isocitrato y α-cetoglutarato, que pueden dejar todas las mitocondrias y entrar en el citosol. El isocitrato citosólico se oxida a α-cetoglutarato, generando NADPH. El citrato citosólico es dividido por la citrato liasa a acetil-CoA y oxaloacetato y el oxaloacetato es reducido a malato y ciclado a piruvato, generando más NADPH. El acetil-CoA citosólico se utiliza para la producción limitada de ácidos grasos en la célula insular. El NADPH citosólico elevado contribuye, en forma desconocida, a la liberación de insulina de la célula-β.

Entonces, ¿qué sucede cuando las células-β son expuestas en forma crónica a niveles elevados de AGNE en la circulación? La célula-β comienza a oxidar ácidos grasos, lo que aumenta drásticamente los niveles de acetil-CoA en las mitocondrias de la célula-β. Esto provoca la activación de la piruvato carboxilasa y a incremento del ciclo de piruvato, con aumento significativo en el contenido basal de NADPH. Entonces, esto causa pequeños aumentos en los valores de NADPH cuando las cifras de glucosa aumentan, ya que el ciclo piruvato está al máximo debido a la activación de la piruvato carboxilasa. Así, la célula-β libera menos insulina en respuesta al incremento en los niveles de

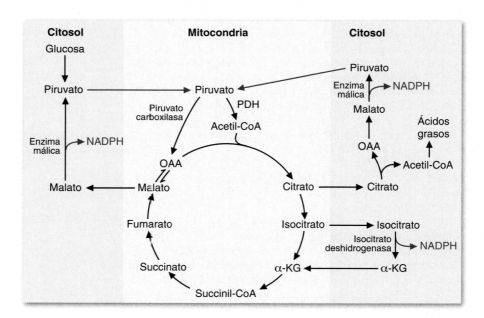

FIGURA 31-36   Generación de NADPH vía ciclo de piruvato en células insulares en respuesta a glucosa. Los detalles se proveen en el texto. α-KG, α-cetoglutarato; acetil-CoA, acetil coenzima A; DHAP, dihidroxiacetona fosfato; OAA, oxaloacetato. (Adaptada con permiso de Annual Reviews, Inc. de Muoio DM, Newgard CB. Obesity-related derangements in metabolic regulation. *Annu Rev Biochem*. 2006;75:367-401; permiso a través de Copyright Clearance Center, Inc.).

glucosa en sangre, lo que contribuye aún más a la hiperglucemia iniciada por la resistencia a la acción de la insulina en los tejidos periféricos.

También se ha planteado la hipótesis de que las células-β del páncreas, debido a la constante estimulación por los elevados niveles de glucosa en sangre, desarrollan un retículo endoplásmico (RE) expandido y sobrecargado, lo que causa el estrés del RE y a la presencia de proteínas indebidas o desdobladas dentro del RE. La presencia de dichas proteínas lleva a activar la respuesta adaptativa a las proteínas no plegadas, que permite que el RE siga funcionando a pesar de la presencia de las proteínas incorrectas o no plegadas. Sin embargo, la necesidad continua de sintetizar insulina, y la expansión del RE dentro de la célula β, y la acumulación de proteínas desdobladas acaba por desbordar la capacidad del RE para seguir sintetizando proteínas, lo que causa la apoptosis de la célula-β. Otro posible destino de estas células-β es la desdiferenciación (por lo que la célula deja de secretar insulina). Por último esto causa diabetes tipo 2 y menor síntesis de insulina por parte de las células-β.

CONCEPTOS CLAVE

◆ Los ácidos grasos son sintetizados principalmente en el hígado, sobre todo a partir de la glucosa.

◆ La glucosa por medio de la glucólisis se convierte en piruvato que entra a la mitocondria y forma tanto acetil-CoA como oxaloacetato, que luego forma citrato.

◆ El citrato recién sintetizado es transportado al citosol, en donde es escindido para formar acetil-CoA, que es la fuente de carbonos para la biosíntesis de ácido graso.

◆ Dos enzimas, acetil-CoA carboxilasa (el paso regulador clave) y la ácido graso sintasa, producen ácido palmítico (16 carbonos, ningún enlace doble) a partir de acetil-CoA. Luego de la activación a palmitoíl-CoA, el ácido graso puede ser alargado o desaturado (agregando dobles enlaces) por las enzimas en el retículo endoplasmático.

   ◆ Los eicosanoides (prostaglandinas, tromboxanos, leucotrienos) son potentes reguladores de la función celular (como la respuesta inflamatoria, contracción del músculo liso, regulación de la presión arterial, broncoconstricción y broncodilatación) y son derivados de ácidos grasos poliinsaturados que contienen 20 átomos de carbono.

   ◆ Las prostaglandinas y tromboxanos requieren la actividad de la ciclooxigenasa para sintetizarse, mientras que los leucotrienos requieren de la actividad de la lipooxigenasa.

      ◆ La ciclooxigenasa es el objetivo de los fármacos antiinflamatorios no esteroides (AINE), incluyendo la aspirina, que acetila covalentemente e inactiva la enzima en las plaquetas.

◆ Los ácidos grasos se utilizan para producir triacilgliceroles (para almacenamiento de energía) y glicerofosfolípidos y esfingolípidos (para componentes estructurales de las membranas celulares).

◆ El triacilglicerol derivado del hígado es empaquetado con varias apolipoproteínas y secretado en la circulación como VLDL.

◆ Como con los quilomicrones dietéticos, la LPL en los capilares del tejido adiposo, músculo y la glándula mamaria lactante hidroliza los triacilgliceroles de VLDL, formando ácidos grasos y glicerol.

◆ Los glicerofosfolípidos, sintetizados a partir de acil-CoA y glicerol 3-fosfato, derivan todos del ácido fosfatídico. Varios grupos cabeza se agregan al ácido fosfatídico para formar los glicerofosfolípidos maduros.

◆ La degradación de fosfolípidos es catalizada por fosfolipasas.

◆ Los esfingolípidos son sintetizados a partir de esfingosina, que deriva del palmitoíl-CoA y serina. Los glucolípidos, como los cerebrósidos, globósidos y gangliósidos son esfingolípidos.

◆ El único fosfolípido con esfingosina es la esfingomielina.

◆ El adipocito es un órgano endocrino activo, que produce adipocinas que coadyuvan en la regulación del apetito y el tamaño de los adipocitos.

◆ El síndrome metabólico se refiere a un grupo de alteraciones metabólicas que aumentan significativamente el riesgo de diabetes tipo 2 y de enfermedad cardiovascular.

◆ Las enfermedades revisadas en este capítulo se resumen en la tabla 31-5.

TABLA 31-5 Enfermedades revisadas en el capítulo 31

ENFERMEDAD O TRASTORNO	AMBIENTALES O GENÉTICAS	COMENTARIOS
Obesidad	Ambas	El aumento de peso se produce a partir del consumo excesivo de calorías: la grasa puede provenir de carbohidratos, proteína y triglicéridos de la dieta.
Enfermedad coronaria, hiperlipidemia familiar combinada (FCH)	Ambas	La FCH causa niveles de triglicéridos y colesterol elevados en el suero. Los niveles de lípidos en sangre y los síntomas variarán de paciente a paciente.
Síndrome de deficiencia respiratoria del neonato	Ambas	Incapacidad de los pulmones para expandirse y contraerse de forma adecuada debido a la falta de surfactante, una mezcla compleja de lípidos y apolipoproteínas.
Abetalipoproteinemia	Genética	Falta de proteína microsomal de transporte de triglicéridos, que lleva a la disminución en la producción de VLDL y quilomicrones dentro del hígado y el intestino, respectivamente.
Enfermedad cardiovascular (protección contra futuros infartos del miocardio)	Ambiental	Los AINE como el ácido acetilsalicílico se usan para bloquear la producción de prostaglandinas vía la inhibición de la ciclooxigenasa. Las dosis bajas de aspirina tienen efectos protectores potenciales para personas con enfermedades cardiovasculares.
Asma	Ambiental	El uso de inhalantes que contienen corticoesteroides puede controlar y reducir la inflamación inhibiendo el reclutamiento de leucocitos y monocitos en las áreas afectadas. También disminuye la síntesis de prostaglandinas y leucotrienos.
Síndrome metabólico	Ambas	La combinación de obesidad, resistencia a la insulina y alteración de los lípidos sanguíneos ocasiona síndrome metabólico con mayor riesgo de diabetes tipo 2 y enfermedades cardiovasculares.

AINE antiinflamatorios no esteroides; VLDL, lipoproteína de muy baja densidad.

PREGUNTAS DE REVISIÓN: CAPÍTULO 31

1. ¿Cuál de los siguientes compuestos está involucrado en la síntesis de triacilgliceroles del tejido adiposo?
   A. Los ácidos grasos obtenidos a partir de quilomicrones y VLDL
   B. El glicerol 3-fosfato derivado de glicerol en sangre
   C. El 2-monoacilglicerol como un intermediario obligatorio
   D. La LPL para catalizar la formación de enlaces éster
   E. El acetoacetil-CoA como un intermediario obligatorio

2. Una molécula de ácido palmítico, unida al carbono 1 de la porción de glicerol de un triacilglicerol, se ingiere y digiere. El ácido graso se acumula en un adipocito y por último se oxida a dióxido de carbono y agua en una célula de músculo. Elija el complejo molecular de la sangre en el cual el residuo de palmitato es llevado del lumen del intestino a la superficie de la célula epitelial del intestino.
   A. VLDL
   B. Quilomicrón
   C. Complejo de ácido graso y albúmina
   D. Micelas de sales biliares
   E. LDL

3. Con una cantidad elevada en la sangre, ¿de cuál de las siguientes lipoproteínas se beneficiaría más con una dieta baja en carbohidratos un paciente con hiperlipoproteinemia?
   A. Quilomicrones
   B. VLDL
   C. HDL
   D. LDL
   E. IDL

4. Los pacientes con MCAD presentan hipoglucemia en ayuno por muchas razones. En estos pacientes, bajo estas condiciones, ¿cuál de las siguientes enzimas no está activada por completo, por lo que hay incapacidad para llevar a cabo la gluconeogénesis?
   A. Glucosa 6-fosfatasa
   B. Piruvato carboxilasa
   C. Fructosa 1,6-bisfosfatasa
   D. PEP carboxicinasa

E. Gliceraldehído 3-fosfato deshidrogenasa

5. Los ácidos grasos recién sintetizados no se degradan de inmediato, ¿por qué?
   A. Los tejidos que sintetizan ácidos grasos no contienen la enzima que degrada ácidos grasos
   B. Niveles elevados de NADPH inhiben la β-oxidación
   C. En presencia de insulina no se induce la enzima clave que degrada ácidos grasos
   D. Los ácidos grasos recién sintetizados no se pueden convertir en sus derivados de CoA
   E. El transporte de ácidos grasos en las mitocondrias es inhibido bajo condiciones en las cuales los ácidos grasos están siendo sintetizados

6. En seres humanos, ¿las prostaglandinas derivan principalmente de?
   A. Glucosa
   B. Acetil-CoA
   C. Ácido araquidónico
   D. Ácido oleico
   E. Leucotrienos

7. Las personas con un defecto en la glucosa-6 fosfato deshidrogenasa producen NADPH para síntesis de ácidos grasos debido a la presencia de una de las siguientes enzimas:
   A. Enzima málica
   B. Ácido graso sintasa
   C. Acetil-CoA carboxilasa
   D. C9-desaturasa
   E. Citrato liasa

8. ¿Cuál de los siguientes fármacos causa la modificación covalente e inactivación de las enzimas COX-1 y COX-2?
   A. Aspirina
   B. Paracetamol
   C. Celecoxib
   D. Rofecoxib
   E. Ibuprofeno

9. Los ácidos grasos de la dieta son precursores de los esfingolípidos. De los siguientes ¿cuál está formado a partir de esfingolípidos?
   A. Surfactante pulmonar
   B. Vaina de mielina
   C. Bilis
   D. Ácido araquidónico
   E. Lipoproteínas sanguíneas

10. Las dosis bajas de ácido acetilsalicílico se usan para evitar la agregación plaquetaria y los ataques cardiacos, en tanto que las dosis altas se usan como antiinflamatorios. ¿Las dosis bajas de ácido acetilsalicílico se usan para bloquear la formación de cuál eicosanoide implicados en la agregación plaquetaria?
    A. Prostaglandinas
    B. Tromboxanos
    C. Leucotrienos
    D. Lisoxinas
    E. Epóxidos

11. Una rata está siendo tratada con ácido bempedoico, que es un inhibidor específico del hígado de la citrato liasa. La inhibición casi completa de la citrato liasa hepática, ¿cuál de las siguientes provocaría?

A. Aumento de la síntesis de ácidos grasos
B. Disminución de la formación de VLDL
C. Aumento de la formación de LDL
D. Reducción de la secreción de quilomicrones
E. Aumento de la secreción de quilomicrones

12. Un científico aisló una línea celular de hígado que a 32 °C crecía normalmente, pero a 40 °C (la temperatura no permisiva) crecía muy lento. El análisis de la línea celular indicó que la composición de fosfolípidos de la membrana estaba alterada a 40 °C y que la síntesis de CDP-diacilglicerol estaba muy deteriorada. ¿Qué fosfolípidos tendría que sintetizar esta línea celular a la temperatura no permisiva?

	Fosfatidil-colina	Fosfati-dil-etano-lamina	Cardiolipina	Fosfati-dil-inositol
A	Sí	Sí	No	No
B	Sí	No	Sí	Sí
C	Sí	Sí	No	No
D	No	No	Sí	No
E	No	Sí	No	Sí
F	No	No	Sí	Sí

13. Un neonato prematuro tuvo problemas para respirar poco después del nacimiento, con gruñidos respiratorios audibles. Una muestra de sangre arterial indicó baja presión parcial de oxígeno y presión parcial de dióxido de carbono ligeramente elevada. El bebé recibió una mezcla de lípidos y proteínas que alivió en gran medida su respiración. El lípido principal de este fármaco, ¿cuál de los siguientes requiere para su síntesis?
    A. CDP-DAG
    B. Inositol
    C. Serina
    D. CDP-colina
    E. Estearoil CoA

14. Un hombre de 51 años acudió a su examen físico anual. Su perímetro de cintura era de 111 cm y su presión arterial de 145/90 (lo normal es 130/80 o menos). Los análisis de sangre indicaron triglicéridos elevados (225 mg/dL; lo deseable es ≤ 150 mg/dL) y un HDL de 30 mg/dL (está por debajo del rango ideal de > 40 mg/dL para los hombres). El índice de masa corporal del paciente es de 35.0 (lo deseable es entre 25.0 y 29.9). Los niveles de glucosa en sangre en ayunas eran de 125 mg/dL (lo normal es < 100 mg/dL). Los niveles de insulina circulante también estaban por debajo de lo normal, lo que podría deberse a ¿cuál de las siguientes causas? Elija la mejor respuesta.

	Elevación del NADPH en la célula	Apoptosis de células B	Hiperplasia de células B	Dediferen-ciación de las células B
A	Sí	Sí	No	Sí
B	No	Sí	Sí	No
C	Sí	Sí	No	No
D	No	No	Sí	Sí
E	Sí	No	No	No
F	No	No	Sí	Sí

15. Se aisló una línea celular de hígado que presentaba una actividad normal de la acil-CoA sintetasa a 32 °C, pero una actividad muy reducida a 40 °C. Esta célula crece muy lentamente a 40 °C debido a una capacidad reducida para realizar ¿cuál de las siguientes cosas?

	Oxida-ción de los ácidos grasos	Sintetizar triacilgli-cerol	Sintetizar esfingolípi-dos	Sintetizar ácidos gra-sos de 18 carbonos
A	Sí	Sí	Sí	Sí
B	No	Sí	No	No
C	Sí	Sí	Sí	No
D	No	No	No	Sí
E	Sí	No	Sí	No
F	No	No	No	Sí

RESPUESTAS A LAS PREGUNTAS DE REVISIÓN

1. **La respuesta es A.** Los ácidos grasos, divididos de los triacilgliceroles de las lipoproteínas sanguíneas por acción de la lipoproteína lipasa, son captados por las células adiposas y reaccionan con coenzima A para formar acil-CoA graso. La glucosa se convierte en glicerol 3-fosfato a través del dihidroxiacetona fosfato y luego reacciona con acil-CoA graso para formar ácido fosfatídico (el tejido adiposo carece de cinasa de glicerol, por lo que no puede usar el glicerol en forma directa). Después de liberar fosfato inorgánico del ácido fosfatídico, el diacilglicerol resultante reacciona con otro acil-CoA graso para formar triacilglicerol, que se almacena en los adipocitos (el 2-monoacilglicerol es un intermediario de la síntesis de triglicérido solo en el intestino, no en el tejido adiposo).

2. **La respuesta es D.** El triacilglicerol se degrada por acción de la lipasa pancreática, que libera ácidos grasos de las posiciones 1 y 3. Los ácidos grasos liberados se transportan luego a la superficie celular en una micela de sal biliar. La única excepción son los ácidos grasos de cadena corta (menores que el ácido palmítico), que pueden difundir a la superficie celular y entrar a la célula intestinal sin que se formen micelas.

3. **La respuesta es B.** Los carbohidratos de la dieta se convierten en lípido en el hígado y se exportan mediante la VLDL. Por lo tanto, una dieta baja en carbohidratos reduce la formación de VLDL y reduce la hiperlipoproteinemia.

4. **La respuesta es B.** La piruvato carboxilasa es activada dentro de la mitocondria por la acetil-CoA. La elevación de acetil-CoA también inhibe a la PDH, con lo que se permite que el piruvato producido se use para la gluconeogénesis y no para producción de energía. En la MCAD, los ácidos grasos no se oxidan por completo (con lo que se reduce la cantidad de energía disponible para la gluconeogénesis) y las concentraciones de acetil-CoA no alcanzan el punto al cual la piruvato carboxilasa se puede activar por completo, con lo que se reducen las concentraciones disponibles de precursor para gluconeogénesis. La actividad de la glucosa-6-fosfato no resulta afectada por los niveles de acetil-CoA, ni por la actividad de la PEP carboxicinasa (la cual es regulada a nivel de la transcripción) o de la fructosa 1,6-bis-fosfatasa (que es inhibida por la fructosa bisfosfato 2,6).

La gliceraldehído 3-fosfato no es una enzima regulada de la glucólisis o de la gluconeogénesis.

5. **La respuesta es E.** Cuando se sintetizan ácidos grasos se acumula malonil-CoA, que inhibe a la carnitina palmitoiltransferasa I. Esto bloquea la entrada de ácidos grasos a la mitocondria para su oxidación. Muchos tejidos sintetizan y degradan ácidos grasos (como el hígado y el músculo; por lo tanto, A es incorrecta). NADPH bloquea la reacción de la glucosa 6-fosfato deshidrogenasa, pero no la oxidación de ácidos grasos (por lo tanto, B es incorrecta). La insulina no tiene efecto en la síntesis de las enzimas participantes en la degradación del ácido graso (a diferencia del efecto de la insulina en la inducción de enzimas participantes en la síntesis de ácidos grasos; por lo tanto, C es incorrecta). Por último, los ácidos grasos recién formados se convierten en sus derivados CoA para la elongación y desaturación (por lo tanto, E es incorrecta).

6. **La respuesta es C.** La mayoría de las prostaglandinas se sintetizan a partir de ácido araquidónico (cis-$\Delta^{5,8,11,14}$ $C_{20:4}$), que proviene del ácido graso esencial ácido linoleico (cis-$\Delta^{9,12}$ $C_{18:2}$). La glucosa, el ácido oleico y el acetil-CoA no pueden generar ácido linoleico ni araquidónico, ya que los mamíferos no pueden introducir enlaces dobles a seis carbonos del extremo ω de un ácido graso. Los leucotrienos también provienen del ácido araquidónico, pero no son precursores de prostaglandinas; siguen una vía distinta.

7. **La respuesta es A.** La síntesis de ácidos grasos requiere NADPH, que puede ser generada por la vía de derivación de la hexosa monofosfato o por la actividad de la enzima málica. En ausencia de actividad de la glucosa-6-fosfato deshidrogenasa, la enzima málica, junto con una transhidrogenasa mitocondrial, aportarían el NADPH para la biosíntesis de ácido graso. La isocitrato deshidrogenasa del citosol puede también producir NADPH bajo estas condiciones. Ni la ácido graso sintasa, la citrato liasa, la C9-desaturasa o la acetil-CoA carboxilasa generan NADPH.

8. **La respuesta es A.** La aspirina produce acetilación de COX-1 y COX-2, lo que inhibe estas enzimas. El paracetamol es un inhibidor competitivo de COX-1 y COX-2, pero no se une en forma covalente con las enzimas. El

ibuprofeno es otro inhibidor competitivo de las enzimas COX. El rofecoxib y el celecoxib son inhibidores específicos para COX-2, que es la forma de la ciclooxigenasa que se induce durante la inflamación. Estos dos fármacos no inhiben la actividad de COX-1.

9. **La respuesta es B.** Los esfingolípidos son importantes en la transducción de señales y la formación de vainas de mielina del sistema nervioso central. Los glicerofosfolípidos son componentes de las lipoproteínas sanguíneas, bilis y surfactante pulmonar. El ácido araquidónico es un ácido graso poliinsaturado que se requiere para la transducción de señales, pero no se forma a partir de un esfingolípido.

10. **La respuesta es B.** La aspirina inhibe en forma irreversible a la ciclooxigenasa, la cual produce prostaglandinas y tromboxanos. Los tromboxanos están en las plaquetas y la inhibición de su agregación reduce la coagulación, lo que puede prevenir un ataque cardiaco. Las prostaglandinas están involucradas en la inflamación. Los leucotrienos y las lipoxinas son producidos por la lipooxigenasa y los epóxidos por un sistema del citocromo P450.

11. **La respuesta es B.** La inhibición de la citrato liasa en el hígado causará reducción de la síntesis de colesterol y de ácidos grasos, ya que el acetil-CoA citoplasmático, necesario para su síntesis, no puede producirse a partir del citrato citoplasmático. La reducción de los niveles de ácidos grasos y colesterol reducirá la formación de VLDL en el hígado, con una reducción concomitante de la secreción de VLDL por el hígado. La reducción de los niveles de VLDL en la sangre reduce los niveles de LDL, que se deriva de VLDL. Los quilomicrones se sintetizan en las células epiteliales intestinales, y el ácido bempedoico no bloquea la síntesis de ácidos grasos, triglicéridos o colesterol en esas células, de modo que la secreción de quilomicrones, compuesta principalmente por lípidos de la dieta, sería normal.

12. **La respuesta es F.** Existen dos vías para la síntesis de fosfolípidos *de novo*: la vía del CDP-diacilglicerol y la vía del grupo de cabeza activado (que reacciona con el diacilglicerol). En estas células, al estar alterada la síntesis de CDP-DAG, no se podrán producir los fosfolípidos que requieren esa vía para su síntesis. La vía CDP-DAG produce cardiolipina, fosfatidilglicerol y fosfatidilinositol.

La vía del grupo de cabeza activado produce fosfatidiletanolamina y fosfatidilcolina, junto con fosfatidilserina.

13. **La respuesta es D.** El fármaco que se está administrando es surfactante pulmonar, que está compuesto principalmente por proteínas surfactantes y dipalmitoilfosfatidilcolina (DPPC). La síntesis de la fosfatidilcolina se produce a través de la vía de activación del grupo de cabeza; primero se produce ácido fosfatídico dipalmitoíl, que se convierte en diglicérido dipalmitoíl. El diglicérido reacciona con el grupo de cabeza activado, CDP-colina, para formar DPPC, que es necesario para la síntesis de surfactantes. El CDP-DAG no es necesario para la síntesis de fosfatidilcolina, y el inositol y la serina tampoco son necesarios para la producción de DPPC. El DPPC no contiene ácido esteárico.

14. **La respuesta es A.** El paciente tiene los signos de síndrome metabólico y está desarrollando resistencia a la insulina circulante. Incluso ha llegado a un punto en el que el páncreas, debido al estrés constante en la RE, está produciendo niveles reducidos de insulina, insuficientes para la cantidad de glucosa en la sangre. Los niveles de insulina podrían reducirse debido al aumento del NADPH en la célula-β pancreática (lo que causa una respuesta de la insulina a la glucosa embotada), a la pérdida de células-β por apoptosis o a la desdiferenciación de las células-β de forma que ya no producen insulina. La hiperplasia de las células-β no es un resultado del síndrome metabólico y aumentaría los niveles de insulina secretada hasta que las células perdieran la capacidad de hacerlo, debido a las razones expuestas antes.

15. **La respuesta es A.** Las acil-CoA sintetasas catalizan la activación de los ácidos grasos libres a un acil-CoA. Los acil-CoA son necesarios para la oxidación de los ácidos grasos (los acil-CoA son el sustrato de la acil-CoA deshidrogenasa), para la síntesis de triglicéridos (el glicerol 3-fosfato más un acil-CoA pueden añadir el ácido graso a la columna vertebral del glicerol), para la biosíntesis de esfingolípidos (la esfingosina se sintetiza a partir de palmitoíl-CoA y serina), y para la síntesis de ácido esteárico (la sintasa de ácidos grasos libera ácido palmítico, que debe ser activado a palmitoíl-CoA antes de ser ampliado en dos carbonos por los sistemas de elongación de ácidos grasos).

32

Absorción, síntesis, metabolismo y destino del colesterol

El colesterol es una de las moléculas mejor reconocidas en la biología humana, en parte por la relación directa entre su concentración en la sangre y tejidos, y el desarrollo de **enfermedades vasculares ateroescleróticas**. El colesterol, que se transporta en la sangre en **complejos de lipoproteínas**, debido a su absoluta insolubilidad en agua, actúa como **componente estabilizador de las membranas celulares** y precursor de las **sales biliares** y **hormonas esteroides** que participan en la señalización celular. Los precursores del colesterol se convierten en **ubiquinona**, **dolicol** y en la piel en **colecalciferol** (**vitamina D$_3$**), **la forma activa de la vitamina D**. Como un **componente importante de las lipoproteínas sanguíneas**, el colesterol puede aparecer en su forma libre, no esterificada, en la capa exterior de estas macromoléculas y como ésteres de colesterol en el núcleo de la lipoproteína.

El colesterol se obtiene de la dieta o se sintetiza por la vía que ocurre en el citoplasma de la mayoría de las células del cuerpo, sobre todo en las células del hígado, del intestino y corteza suprarrenal y las gónadas, donde se utiliza el colesterol como precursor para la síntesis de hormonas esteroides. El precursor para la síntesis del colesterol es la **acetil coenzima A** (**acetil-CoA**), que se puede producir desde la glucosa, ácidos grasos o aminoácidos. Dos moléculas de acetil-CoA forman **acetoacetil-CoA**, que se condensa con otra molécula de acetil-CoA para formar **hidroximetilglutaril-CoA** (**HMG-CoA**). La reducción de HMG-CoA produce **mevalonato**. Esta reacción, catalizada por la **HMG-CoA reductasa**, es el principal paso limitante de la velocidad de síntesis del colesterol. El mevalonato produce unidades de isopreno que se condensan y forma finalmente **escualeno**. La ciclización del escualeno produce el sistema anular esteroide y varias reacciones subsecuentes generan colesterol.

El colesterol llega a formar parte de los **quilomicrones** en el intestino y de las **lipoproteínas de muy baja densidad** (**VLDL**) en el hígado. Junto con el triacilglicerol, el colesterol se transporta en la sangre en estas partículas de lipoproteínas, que también transportan triacilgliceroles. Como los triacilgliceroles de las lipoproteínas sanguíneas se hidrolizan por la lipoproteína lipasa, los quilomicrones se convierten en **remanentes de quilomicrón** y las VLDL se convierten en **lipoproteínas de densidad intermedia** (**IDL**) y subsecuentemente en **lipoproteínas de baja densidad** (**LDL**). Estos productos retornan al hígado, donde se unen a receptores en las membranas celulares y son captados por la endocitosis y digeridos por enzimas lisosomales. Las LDL son también endocitadas por tejidos no hepáticos (periféricos). El colesterol y otros productos de la digestión lisosomal son liberados en los reservorios celulares. El hígado usa este colesterol reciclado y el colesterol que se sintetiza del acetil-CoA, para producir VLDL y sintetizar sales biliares.

El colesterol intracelular, obtenido de las lipoproteínas sanguíneas, disminuye la síntesis del colesterol dentro de las células, estimula el almacenamiento de colesterol como ésteres de colesterol y disminuye la síntesis de los **receptores LDL**. Estos se encuentran en la superficie de las células y unen varias clases de lipoproteínas antes de la endocitosis.

Si bien la **lipoproteína de alta densidad** (**HDL**) contiene triacilgliceroles y colesterol, su función es muy diferente a la de los quilomicrones y VLDL, que transportan triacilgliceroles. La HDL intercambia proteínas y lípidos con las otras lipoproteínas en la sangre. La HDL transfiere **apolipoproteína E** (**apoE**) y **apolipoproteína CII** (**apoCII**) hacia quilomicrones y VLDL. Luego de la hidrólisis de triacilgliceroles de VLDL en los quilomicrones y las VLDL, apoE y apoCII son transferidas nuevamente a la HDL. Adicionalmente, la HDL obtiene colesterol de otras lipoproteínas y de las membranas celulares y lo convierte en **ésteres de colesterol** por la reacción de la **lecitina-colesterol** aciltransferasa (**LCAT**). Luego la HDL transporta directamente el colesterol y los ésteres de colesterol al hígado o transfiere a estos a otras lipoproteínas a través de la proteína de **transferencia de ésteres de colesterol** (**CETP**). Por último, las partículas de lipoproteínas dirigen el colesterol y los ésteres de colesterol al hígado, donde se realiza la endocitosis y la digestión lisosomal. De este modo, el **transporte en reversa del colesterol** (es decir, el regreso del colesterol al hígado) es la función principal de la HDL.

Los niveles elevados de colesterol en la sangre se asocian con la formación de **placas ateroescleróticas** que pueden ocluir los vasos sanguíneos, causando ataques cardiacos y apoplejías. Si bien los altos niveles de colesterol LDL son especialmente aterogénicos, los altos niveles de colesterol HDL son protectores, porque las partículas de HDL están involucradas en el proceso de retirar el colesterol de los tejidos, tales como las células de revestimiento de los vasos, y regresarlo al hígado.

Las **sales biliares** que se producen en el hígado a partir del colesterol obtenido de las lipoproteínas sanguíneas o sintetizado a partir del acetil-CoA se secretan en la bilis. Se almacenan en la vesícula biliar y se liberan en el intestino durante la ingesta de alimentos. Las sales biliares emulsionan los triacilgliceroles de la dieta, para favorecer la digestión. Los productos digestivos son absorbidos por las células epiteliales del intestino desde las micelas de sales biliares, pequeñas minigotitas que contienen sales biliares en su interfase acuosa. Después de que los contenidos de las micelas se absorben, la mayoría de las sales biliares viajan al íleon, donde se reabsorben y se reciclan por el hígado. Menos de 5% de las sales biliares que entra en el lumen del intestino delgado son finalmente excretadas en las heces.

Si bien la excreción fecal de las sales biliares es relativamente baja, es el medio principal por donde el cuerpo elimina el núcleo esteroide del colesterol. Debido a que la estructura anular del colesterol no puede ser degradada en el cuerpo, se excreta principalmente en la bilis como colesterol libre y sales biliares.

Las **hormonas esteroides**, derivadas del colesterol, incluyen las hormonas de la corteza suprarrenal (p. ej., cortisol, aldosterona y los esteroides sexuales suprarrenales dehidroepiandrosterona [DHEA], y androstenediona), así como las hormonas gonadales (p. ej., esteroides sexuales testiculares y ováricos, tales como testosterona y estrógenos).

SALA DE ESPERA

En su siguiente visita al consultorio, el caso de **Iván A.** fue revisado por su médico. **Iván A.** tiene varios de los principales factores de riesgo de enfermedad arterial coronaria (CAD). Estos incluyen un estilo de vida sedentario, obesidad marcada, hipertensión, hiperlipidemia y establecimiento temprano de diabetes de tipo 2. Desafortunadamente, él no siguió el consejo de su doctor con respecto a la dieta para diabéticos diseñada para producir pérdida importante de peso, ni el programa de ejercicio aeróbico. Como consecuencia, su peso se elevó de 122 a 131 kg. Luego de un ayuno de 14 h, su glucosa sérica es de 214 mg/dL (normal: < 100 mg/dL) y su nivel de colesterol total sérico es de 314 mg/dL (según las directrices actuales, el valor del colesterol LDL tiene un límite superior pero no el colesterol total). Su valor de triacilgliceroles séricos es de 295 mg/dL (valor deseable es < o igual a 150 mg/dL) y su colesterol asociado con lipoproteínas de alta densidad (HDL) es de 24 mg/dL (la cifra deseable es ≥ 40 mg/dL para varones). Los valores calculados de colesterol asociado con lipoproteínas de baja densidad (LDL) es de 231 mg/dL (cuando el colesterol de LDL es > 190 mg/dL, se recomienda enfáticamente el tratamiento para ayudar a evitar la enfermedad cardiovascular).

Anne J. fue controlada cuidadosamente por su médico después de sobrevivir a su ataque cardiaco. Antes de ser dada de alta del hospital, le sacaron sangre para un panel de lípidos en ayunas. Luego de un ayuno de 14 h, su concentración de triacilgliceroles séricos era de 158 mg/dL (levemente arriba del límite superior normal), y su nivel de colesterol HDL era bajo en 32 mg/dL (el normal para mujeres es de ≥ 50 mg/dL). Su nivel total de colesterol sérico era elevado en 420 mg/dL. Con estos valores, su nivel de colesterol LDL fue calculado en 356 mg/dL (tabla 32-1).

 Hasta hace poco, la concentración de colesterol asociado a las lipoproteínas de baja densidad (LDL) solo podía ser determinada mediante técnicas sofisticadas de laboratorio no disponibles para uso en la rutina clínica. Como consecuencia, la concentración de colesterol LDL en la sangre se determinaba indirectamente usando la fórmula de Friedewald: la suma del nivel de colesterol asociado a lipoproteínas de alta densidad (HDL) y la concentración de triacilgliceroles (TG) dividida entre 5 (que da un estimado del nivel de colesterol VLDL) restado del valor de colesterol total:

Colesterol LDL = colesterol total
– [colesterol HDL
+ (TG/5)]

Esta ecuación brinda valores imprecisos del colesterol LDL entre 15 y 20% de las ocasiones, y falla completamente cuando las concentraciones de triacilgliceroles séricos son > 400 mg/dL.

Una reciente prueba llamada LDL directo aísla el colesterol LDL usando un reactivo especial de inmunoseparación. Este ensayo directo de colesterol LDL no solo es más certero que el cálculo indirecto de Friedewald, sino que no se ve afectado por los valores de triacilgliceroles de leve a moderadamente elevados y puede ser aplicado en pacientes que no han ayunado. No requiere el gasto para determinar el colesterol total sérico, colesterol HDL y las concentraciones de triacilgliceroles.

TABLA 32-1 Algoritmos de tratamiento de pacientes

ESTADO DEL PACIENTE (RELACIONANDO LA EDAD CON LOS NIVELES DE COLESTEROL LDL Y EL ESTADO DE LAS ENFERMEDADES CARDIOVASCULARES) Y LAS OPCIONES DE TRATAMIENTO	RECOMENDACIONES DE TRATAMIENTO
Paciente de edad < 75 años con enfermedad cardiovascular ateroesclerótica (ECVAE)[a] clínica	A. El tratamiento con estatina de alta intensidad[b] debe iniciarse o continuarse con el objetivo de lograr una reducción de 50% o más en los niveles de colesterol LDL (LDL-C). B. Para los pacientes con ECVAE clínica en los que el tratamiento con estatina de alta intensidad está contraindicado o que experimentan efectos secundarios asociados a las estatinas, el tratamiento con estatina de intensidad moderada[c] debe iniciarse o continuarse con el objetivo de lograr una reducción de 30 a 40% en los niveles de LDL-C. C. En el caso de los pacientes con ECVAE clínica, que se consideran de muy alto riesgo y a los que se les aplica el tratamiento con PCSK9, el tratamiento de reducción de LDL-C máximo tolerado debe incluir el tratamiento con estatina de máxima tolerancia y ezetimiba.[d] D. En el caso de los pacientes con ECVAE clínica, considerados de muy alto riesgo y que reciben un tratamiento reductor del LDL-C de máxima tolerancia con un LDL-C de 70 mg/dL o superior o un nivel de no-HDL-C de 100 mg/dL o superior, es razonable añadir un inhibidor de la PSCK9 tras una discusión entre el médico y el paciente sobre el beneficio neto, la seguridad y el coste. E. Para los pacientes con ECVAE clínica, que están en tratamiento con estatina de máxima tolerancia y se consideran de muy alto riesgo y tienen un nivel de LDL-C de 70 mg/dL o superior, es razonable añadir el tratamiento con ezetimiba.
Paciente de edad > 75 años con ECVAE clínica	A. Iniciar el tratamiento con estatinas de intensidad moderada o alta tras evaluar el potencial de reducción del riesgo de ECVAE, los efectos adversos, todas las interacciones farmacológicas, así como la fragilidad del paciente y sus preferencias. B. Si el paciente tolera el tratamiento con estatina de alta intensidad, es razonable continuar el tratamiento con estatina de alta intensidad tras evaluar el potencial de reducción del riesgo de ECVAE, los efectos adversos y las interacciones farmacológicas, así como la fragilidad y las preferencias del paciente. C. Para los pacientes con ECVAE clínica, que están recibiendo la terapia de estatina de máxima tolerancia y donde los niveles de LDL-C se mantienen en 70 mg/dL o más, puede ser razonable añadir ezetimiba. D. Para los pacientes con insuficiencia cardiaca con fracción de eyección reducida atribuible a cardiopatía isquémica, que tienen una esperanza de vida razonable (3-5 años) y que no están tomando ya una estatina debido a la ECVAE, los médicos pueden considerar el inicio de un tratamiento con estatina de intensidad moderada para reducir la aparición de eventos de ECVAE.
Edad del paciente 20-75 años Nivel de LDL-C de 190 mg/dL	A. Se recomienda el tratamiento con estatina de máxima tolerancia. B. Si se produce una reducción de < 50% en el LDL-C mientras se recibe el tratamiento con estatina de máxima tolerancia, o si el nivel de LDL-C es de 100 mg/dL o superior, es razonable el tratamiento con ezetimiba. C. Si se produce una reducción de < 50% en el LDL-C mientras se recibe un tratamiento con estatina de máxima tolerancia y ezetimiba y se tienen triglicéridos en ayunas de 300 mg/dL o menos, se puede considerar la adición de un secuestrador de ácidos biliares.
Paciente de 30 a 75 años de edad con HF heterocigota y con un nivel de LDL-C de 100 mg/dL o superior	Si se utiliza un tratamiento con estatina de máxima tolerancia y ezetimiba, puede considerarse la adición de un inhibidor de la PCSK9.
Pacientes de 40 a 75 años de edad con un nivel inicial de LDL-C de 220 mg/dL o superior y que alcanzan un nivel de LDL-C en tratamiento de 130 mg/dL o superior con un tratamiento de estatinas y ezetimiba de máxima tolerancia	Puede considerarse la adición de un inhibidor de la PCSK9.
Adultos de 40 a 75 años con diabetes mellitus, independientemente del riesgo estimado de ECV a 10 años	Está indicado el tratamiento con estatina de intensidad moderada.
Adultos de 40 a 75 años con niveles de LDL de 70-189 mg/dL	En los pacientes de riesgo intermedio, los niveles de LDL-C deben reducirse en 30% o más, y para una reducción óptima del riesgo de ECVAE, especialmente en los pacientes de alto riesgo, en 50% o más.

[a]Enfermedad clínica se refiere a síndrome coronario agudo o antecedente de ataques cardiacos, angina estable o inestable, revascularización coronaria o de otra arteria, accidente cerebrovascular, ataque isquémico transitorio (AIT) o enfermedad arterial periférica.
[b]Una estatina de alta intensidad es una dosis diaria de estatina que reduzca el colesterol de LDL aproximadamente ≥ 50%.
[c]Una estatina de moderada intensidad es una dosis diaria de estatina que reduzca el colesterol de LDL aproximadamente 30 a 50%.
[d]Los efectos de los inhibidores de la PCSK9 y de la ezetimiba se describirán más adelante en este capítulo. Ambos se utilizan para reducir el colesterol y actúan a través de mecanismos diferentes, y son distintos de la reducción de los niveles de colesterol inducida por las estatinas.
Datos de Grundy SM, Stone HJ, Bailey AL, et al. 2018 AHA/ACC/AACVPR/AAPA/ABC/ACPM/ADA/AGS/APhA/ASPC/NLA/PCNA Guideline on the management of blood cholesterol: a report of the American College of Cardiology/American Heart Association Task Force on Clinical Practice Guidelines. *Circulation.* 2019;139:e1082–e1143.

TABLA 32-2	Terapia dietética para el colesterol sanguíneo elevado
NUTRIENTE[a]	**OBJETIVO**
Grasa saturada	5 a 6% de calorías totales
Grasas *trans*	Evitar
Calorías	Para lograr mantener un peso corporal deseado

[a]Todos los valores son porcentajes de las calorías totales consumidas al día.
Datos provenientes de Stone NJ, Robinson J, Lichtenstein AH, *et al.* 2013 ACC/AHA Guideline on the Treatment of Blood Cholesterol to Reduce Atherosclerotic Cardiovascular Risk in Adults: a report of the American College of Cardiology/American Heart Association Task Force on Practice Guidelines. *J Am Coll Cardiol.* 2014;63:2889–2934.

Los hermanos menores de **Anne J.** tenían niveles "muy elevados" de colesterol sérico, y habían sufrido ataques cardiacos en la mitad de la década de sus 40 años. Con esta información, se realizó un diagnóstico tentativo de hipercolesterolemia familiar, tipo IIA, y la paciente comenzó la dieta y el medicamento recomendado por el American College of Cardiology y la American Heart Association Task Force (*véanse* libros referencias en línea). Estas instituciones recomiendan que las decisiones con respecto al inicio de la dieta y el tratamiento farmacológico se basen en el riesgo de enfermedad cardiovascular (tabla 32-2).

Anne J. comenzó con una estatina de alta intensidad (atorvastatina) porque ya había presentado un infarto del miocardio.

Vera L. es una mujer de 32 años de edad cuyos cambios de la pubertad comenzaron a los 12 años, que la llevó al desarrollo de las características sexuales secundarias normales y el inicio de la menstruación a la edad de 13 años. Sus periodos menstruales ocurrieron una vez al mes durante los siguientes 7 años, sin embargo, el flujo era escaso. A la edad de 20 años notó aumento gradual en su intervalo intermenstrual de 28 días a 32 o 38 días. El volumen de su flujo menstrual también disminuyó gradualmente. Después de 7 meses, su periodo menstrual cesó. Se quejó de aumento de grasa en su piel, la aparición de lesiones de tipo acné en su cara y en la porción superior de su espalda, y la aparición de cabellos cortos y oscuros en las áreas del bigote y patillas de su rostro. La cantidad de vello de sus extremidades también aumentó, y notó una preocupante pérdida de cabello en su cabeza.

I. Absorción intestinal del colesterol

La absorción del colesterol por las células intestinales es un punto regulatorio clave en el metabolismo de los esteroles en el ser humano porque, en última instancia, determina qué porcentaje de los 1 000 mg de colesterol biliar producido por el hígado cada día y qué porcentaje de los 300 mg de colesterol de la dieta que entran en los intestinos por día se absorbe finalmente en la sangre. En los sujetos normales, aproximadamente 55% de este reservorio intestinal entra en la sangre a través del enterocito cada día. Los detalles de la absorción del colesterol de las fuentes dietéticas se describen en el capítulo 29.

Aunque la absorción de colesterol desde el lumen intestinal es un proceso de difusión controlada, existe también un mecanismo para retirar el colesterol y los esteroles vegetales excesivos, o no deseados, del enterocito. El transporte de esteroles desde el enterocito y hacia el lumen intestinal está relacionado con los productos de los genes que codifican para la familia transportadora de proteínas ABC (ATP-*binding cassette*, casete o caja de unión al ATP), específicamente ABCG5 y ABCG8. Estas proteínas forman un complejo llamado esterolina que acopla la hidrólisis del ATP con el transporte del colesterol y esteroles vegetales (fitoesteroles) excesivos o no deseados, desde el enterocito hacia el lumen intestinal. Otro miembro de la familia ABC, ABCA1, se requiere para el transporte reverso del colesterol y la biogénesis de la HDL. El colesterol no puede ser metabolizado a dióxido de carbono y agua y, por lo tanto, es eliminado del cuerpo principalmente en las heces como esteroles no reabsorbidos y ácidos biliares. La expresión

Los fitosteroles interfieren en la absorción intestinal del colesterol alimentario al desplazar el colesterol de las micelas mixtas. Los fitosteroles también facilitan la excreción del colesterol biliar en las heces. Los fitosteroles, una vez que entran en el enterocito, se incorporan mal a los quilomicrones, y se liberan en la circulación como esteroles libres, de los que son captados por el hígado. Los transportadores ABCG5/G8 envían entonces los fitosteroles a la bilis para su eventual excreción.

P ¿Qué efecto podría predecirse para la ezetimiba en la síntesis endógena de colesterol?

de la proteína transportadora ABC aumenta la cantidad de esteroles presentes en el lumen intestinal, con el potencial de incrementar la eliminación de esteroles en las heces. Los pacientes con una condición conocida como **sitosterolemia** (una rara enfermedad autosomal recesiva, también conocida como **fitosterolemia**) tienen un defecto en la función de ABCG5 o ABCG8 en los enterocitos, que llevan a la acumulación de colesterol y fitosteroles dentro de esas células. Estos al final alcanzan el torrente sanguíneo, elevando visiblemente el nivel de colesterol y fitoesteroles en la sangre. Esto explica el incremento en la morbilidad cardiovascular en individuos con esta alteración. A partir de estas anomalías genéticas, queda claro que los agentes que amplifican la expresión de las proteínas ABC dentro de los enterocitos, o que bloquean la absorción de colesterol desde el lumen, tienen potencial terapéutico en el tratamiento de pacientes con hipercolesterolemia. La ezetimiba un compuesto que, a pesar de ser estructuralmente diferente de los esteroles, reduce las concentraciones séricas de colesterol al bloquear su absorción en el enterocito. El blanco de ezetimiba es la proteína Niemann-Pick C1-like 1 (NPC1L1), que se cree transporta el colesterol a las células a través de un mecanismo endocitótico absorbente, involucrando a la capa de clatrina proteína. La reducción de la absorción de colesterol del lumen intestinal ha demostrado que reduce los niveles sanguíneos de colesterol LDL, particularmente cuando se usa con fármaco que también bloquea la síntesis endógena de colesterol.

II. Síntesis del colesterol

El colesterol es un compuesto alicíclico cuya estructura básica contiene cuatro anillos fusionados (fig. 32-1). En su forma "libre", la molécula de colesterol contiene múltiples modificaciones a la estructura anular básica (fig. 32-1B). Cabe destacar el grupo hidroxilo en C3 del anillo A. Aproximadamente un tercio de colesterol plasmático existe en la forma libre (o no esterificada). Los dos tercios restantes existen como **ésteres de colesterol** en el que un ácido graso de cadena larga (generalmente ácido **linoleico**) está adherida por una unión éster al grupo hidroxilo en el C3 del anillo A. El colesterol esterificado es más hidrofóbico que el colesterol libre debido a esta modificación. La proporción de colesterol libre y esterificado en la sangre se puede medir usando métodos tales como cromatografía líquida de alta resolución (HPLC).

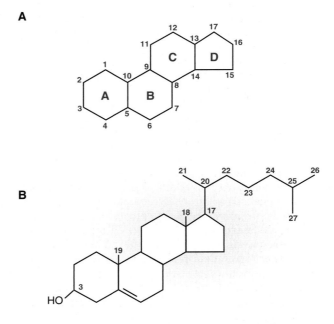

FIGURA 32-1 El núcleo anular de los esteroides y colesterol. **A.** Estructura anular básica de los esteroles; el núcleo perhidrociclopentanofenantreno. Cada anillo está marcado A, B, C o D. **B.** Estructura del colesterol.

La síntesis de colesterol, al igual que la de los ácidos grasos, tiene lugar en el cito-plasma y requiere de un poder de reducción significativo, el cual se aporta en forma de dinucleótido de nicotinamida y adenina fosfato reducido (NADPH). El NADPH es pro-ducido por la vía de desviación de hexosa monofosfato (HMP). Todos los 27 carbonos son derivados de un precursor, acetil-CoA. La acetil-CoA se puede obtener de varias fuentes incluyendo la β-oxidación de ácidos grasos, la oxidación de aminoácidos ceto-génicos tales como la leucina y la lisina, y la reacción de la piruvato dehidrogenasa. También se requiere energía, la cual proviene de la hidrólisis de enlaces tioéster (tioéste-res) de alta energía como la del acetil-CoA y los enlaces fosfoanhidrido del ATP. La síntesis de colesterol se presenta en cuatro etapas.

A. Etapa 1: síntesis de mevalonato a partir de acetil-CoA

La primera etapa de la síntesis del colesterol lleva a la producción del intermediario me-valonato (fig. 32-2) La síntesis de mevalonato es el paso obligado, limitante de la veloci-dad de formación de colesterol. En esta vía citoplasmática dos moléculas de acetil-CoA se condensan, formando acetoacetil-CoA, la que luego se condensa con una tercera mo-lécula de acetil-CoA para producir el compuesto de seis carbonos, 3-hidroximetilglutaril coenzima A (HMG-CoA). La HMG-CoA sintasa en esta reacción está presente en el ci-tosol y es distinta de la HMG-CoA sintasa mitocondrial que cataliza la síntesis de HMG-CoA involucrada en la producción de cuerpos cetónicos. El paso comprometido y punto principal de regulación de la síntesis del colesterol en la etapa 1 involucra la reducción de HMG-CoA a mevalonato, una reacción que es catalizada por la HMG-CoA reductasa, una enzima incrustada en la membrana del retículo endoplasmático (RE). La HMG-CoA reductasa contiene ocho dominios transmembranales y el dominio amino-terminal, que se encuentra en el citoplasma, contiene la actividad enzimática. Los equivalentes reduc-tores de esta reacción son donados por dos moléculas de NADPH. La regulación de la actividad de la HMG-CoA reductasa se controla en múltiples formas y se describe en la sección II.E.

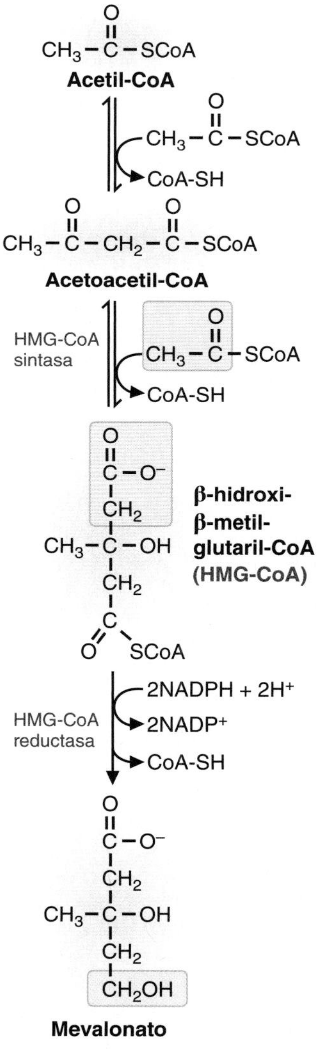

B. Etapa 2: conversión de mevalonato en dos isoprenos activados

En la segunda etapa de la síntesis del colesterol, tres grupos fosfato se transfieren desde tres moléculas de ATP al mevalonato (fig. 32-3). El propósito de la transferencia de estos fosfatos es activar tanto el carbono 5 como el grupo hidroxilo en el carbono 3 para reac-ciones posteriores en las que estos grupos participarán. El grupo fosfato adherido al grupo hidroxilo C3 del mevalonato en el intermediario 3-fosfo-5-pirofosfomevalonato es removido junto con el grupo carboxilo en C1. Esto produce una doble unión en el pro-ducto de cinco carbonos, el Δ^3-isopentenil pirofosfato, el primero de los dos isoprenos activados que son necesarios para la síntesis del colesterol. El segundo isopreno activado se forma cuando el Δ^3-isopentenil pirofosfato se isomeriza a dimetilalil pirofosfato (*véase* fig. 32-3). Los isoprenos, además de ser usados para la biosíntesis del colesterol, también lo son en la síntesis de la coenzima Q y el dolicol.

C. Etapa 3: condensación de seis isoprenos activados de 5-carbonos para formar el escualeno

La siguiente etapa en la síntesis del colesterol involucra la condensación de cabeza a cola del isopentenil pirofosfato y el dimetilalil pirofosfato. La *cabeza* en este caso se refiere al extremo de la molécula a la que se une el pirofosfato. En esta reacción, el grupo pirofosfato del dimetilalil pirofosfato se desplaza, y se genera una cadena de 10 carbonos, conocida como geranil pirofosfato (fig. 32-4). El geranil pirofosfato luego sufre otra condensación de cabeza a cola con el isopentenil pirofosfato, que da por resul-tado la formación del intermediario de 15 carbonos, llamado farnesil pirofosfato. Des-pués de esto, dos moléculas de farnesil pirofosfato experimentan una fusión cabeza a cabeza, y los dos grupos pirofosfato se remueven para formar escualeno, un compuesto que fue aislado por primera vez del hígado de tiburones (género *Squalus*). El escualeno contiene 30 carbonos (24 en la cadena principal y 6 en las ramificaciones de grupo me-tilo: *véase* fig. 32-4).

R Si se obtiene menos colesterol de la dieta, entonces se estimula la síntesis celular de colesterol. Por lo tanto, la ezetimiba tiene mayor oportunidad de reducir los niveles de colesterol de todo el cuerpo cuando la síntesis endógena de colesterol tam-bién se inhibe, que en ausencia de tal inhibición.

Las concentraciones de colesterol LDL y total en el suero de **Anne J.** mejoraron solo moderadamente des-pués de 3 meses de dieta supervisada y estatina. 3 meses adicionales de una dieta con mayor res-tricción calórica saludable para el corazón, limi-tada en grasas saturadas y trans, tuvo solo una modesta pérdida de peso, con poca mejoría adi-cional en los valores de laboratorio.

FIGURA 32-2 Conversión de tres molé-culas de acetil coenzima A (acetil-CoA) en ácido mevalónico. Acetoacetil CoA, aceto-acetil coenzima A; CoA, coenzima A; HMG-CoA, 3-hidroximetilglutaril coenzima A; NADP, dinucleótido de nicotinamida y adenina fos-fato.

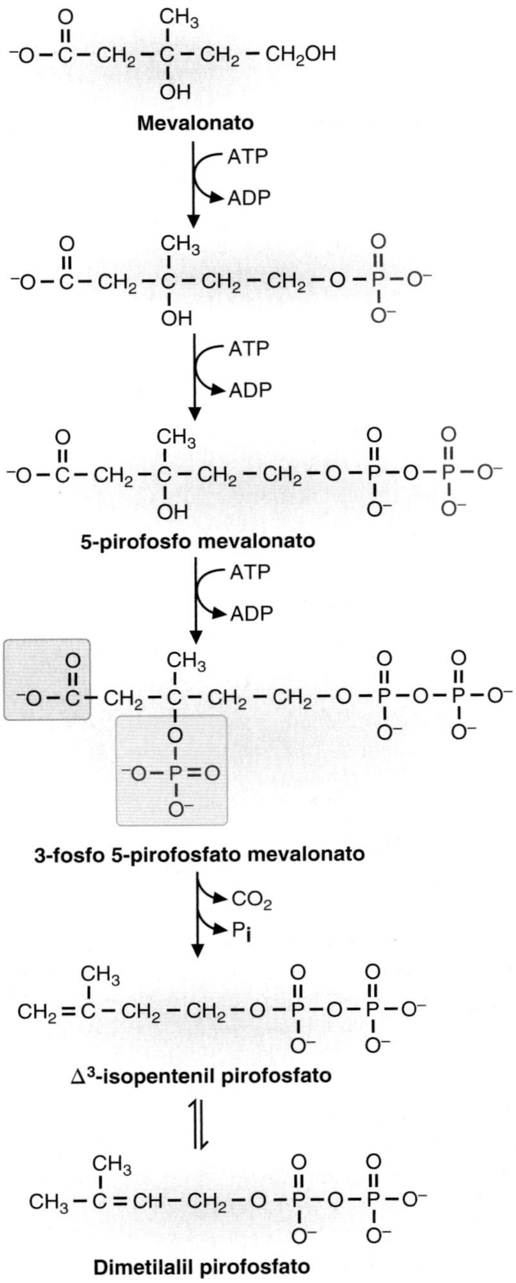

FIGURA 32-3 Formación de unidades activadas de isopreno (Δ^3-isopentenil pirofosfato y dimetilalil pirofosfato) desde el ácido mevalónico. Observe los grandes requerimientos de ATP para estos pasos. ADP, adenosín difosfato; P_i, fosfato inorgánico.

El geranil pirofosfato y el farnesil pirofosfato son componentes clave en la biosíntesis del colesterol, y ambos grupos geranilo y farnesilo pueden formar uniones covalentes con proteínas, particularmente las proteínas G y ciertos productos de protooncogenes involucrados en la transducción de señales. Estos grupos hidrofóbicos anclan las proteínas a la membrana celular.

D. Etapa 4: conversión del escualeno en el núcleo esteroide

La enzima escualeno monooxigenasa agrega un solo átomo de oxígeno desde O_2 al extremo de la molécula de escualeno, formando un epóxido. El NADPH reduce el otro

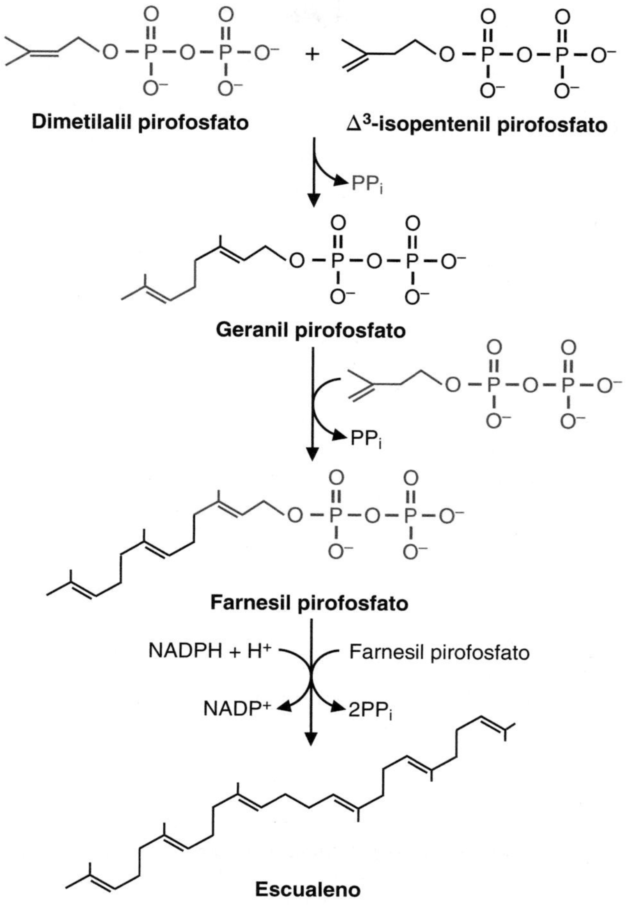

FIGURA 32-4 Formación de escualeno desde seis unidades de isopreno. La activación de las unidades de isopreno dirige su condensación para formar geranil pirofosfato, farnesil pirofosfato y escualeno. NADP, dinucleótido de nicotinamida y adenina fosfato; PP$_i$, pirofosfato.

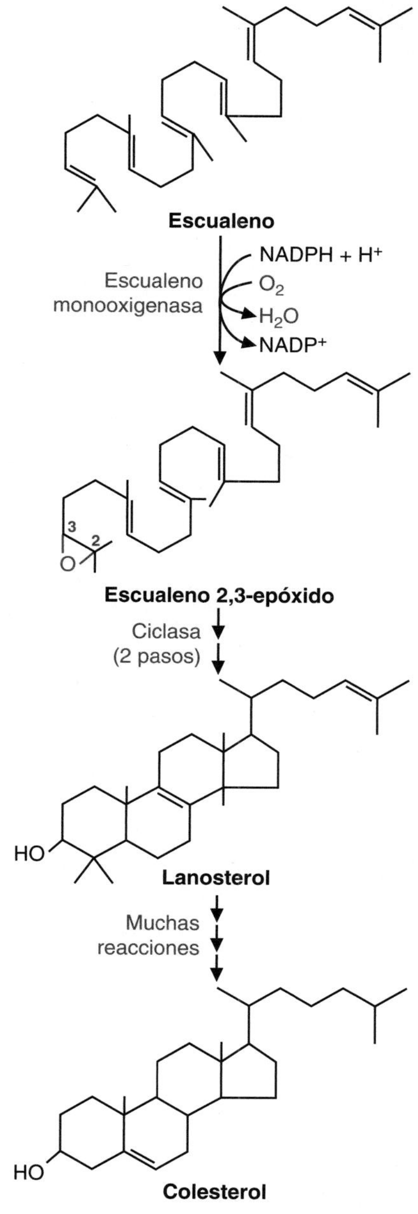

FIGURA 32-5 Conversión de escualeno en colesterol. El escualeno se muestra en una conformación diferente de aquella en la figura 32-4 para indicar claramente cómo ocurre la reacción de ciclización. NADP, dinucleótido de nicotinamida y adenina fosfato.

átomo del O_2 a H_2O. Los carbonos insaturados del escualeno 2,3-epóxido se alinean de manera tal que permiten la conversión del escualeno epóxido lineal en una estructura cíclica. La ciclización lleva a la formación de lanosterol, un esterol con la estructura de cuatro anillos característica del núcleo esteroideo. Una serie de reacciones complejas que contienen muchos pasos, y que fueron dilucidadas a finales de la década de 1950, lleva a la formación de colesterol (fig. 32-5).

E. Regulación de HMG-CoA reductasa

La HMG-CoA reductasa es el paso que limita la velocidad de la biosíntesis del colesterol y, como tal, está altamente regulado. También es el sitio de acción de las estatinas, que son medicamentos que reducen el colesterol. La regulación de la actividad de la HMG-CoA reductasa está controlada en múltiples formas, incluida la regulación transcripcional, regulación de la cantidad de enzima por proteólisis y modificación covalente.

1. Regulación transcripcional

La velocidad de síntesis del ARN mensajero (ARNm) de la HMG-CoA reductasa se controla por una de las familias de proteínas que se unen a los elementos regulatorios de esteroles (SREBP) (fig. 32-6A). Estos factores de transcripción pertenecen a la familia de factores de transcripción básico-hélice-bucle-hélice cremallera de leucina (bH1H-Zip) que activan directamente la expresión de más de 30 genes dedicados a la síntesis y captación del colesterol, ácidos grasos, triacilgliceroles, fosfolípidos, así como a la producción

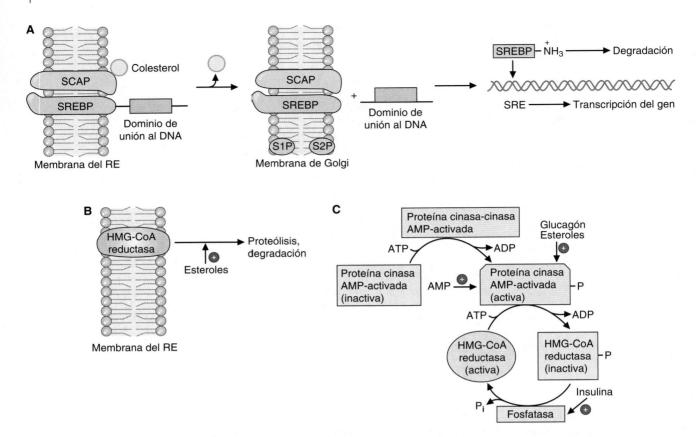

FIGURA 32-6 Regulación de la actividad de la HMG-CoA reductasa. *Véase* el texto para detalles y abreviaturas. **A.** Control transcripcional. **B.** Regulación por proteólisis. **C.** Regulación por fosforilación. ADP, adenosín difosfato; AMP, adenosín monofosfato; ATP, adenosín trifosfato; P_i, fosfato inorgánico; RE, retículo endoplasmático; S1P, proteasa de sitio 1; S2P, proteasa de sitio 2; SCAP, proteína activadora de la escisión SREBP; SRE, elemento regulador de esterol; SREBP, proteínas que se unen a los elementos regulatorios de esteroles.

de los cofactores NADPH requeridos para sintetizar estas moléculas. En el siguiente párrafo se describe una visión simplificada del proceso.

Las SREBP en específico aumentan la transcripción del gen de la HMG-CoA reductasa uniéndose al elemento regulador de esteroles (SRE) corriente arriba del gen. Una vez unidos, la tasa de transcripción se incrementa. Después de la síntesis, las SREBP son proteínas integrales del RE. La SREBP se une a la proteína SCAP (proteína activadora del rompimiento de SREBP) en la membrana del RE cuando los niveles de colesterol son altos. Cuando los niveles de colesterol bajan, el esterol deja su sitio de unión a SCAP, y el complejo SREBP:SCAP es transportado al aparato de Golgi en el complejo de la proteína de cubierta II (COPII) que contiene vesículas. Dentro del aparato de Golgi, ocurren dos rompimientos proteolíticos (a través de las proteasas del sitio 1 [S1P] y sitio 2 [S2P]) que liberan el dominio *N*-terminal del factor de transcripción desde la membrana de Golgi, el componente activo amino terminal viaja al núcleo para unirse a los SRE. Las SREBP solubles son cedidas rápidamente y necesitan ser producidas de manera continua para estimular efectivamente la transcripción del ARNm de la reductasa. Cuando los niveles de esterol citoplasmático se elevan, los esteroles se unen a SCAP y evitan el traslado del complejo al Golgi, llevando a la disminución de la transcripción del gen de la reductasa y, de este modo, a menor producción de proteína reductasa.

2. Degradación proteolítica de la HMG-CoA reductasa

Los niveles en aumento de colesterol y sales biliares en las células que sintetizan estas moléculas, también pueden causar un cambio en el estado de oligomerización del dominio membranal de la HMG-CoA reductasa, haciendo a la enzima más susceptible a la proteólisis (*véase* fig. 32-6B). Esto, a su vez, disminuye su actividad. Los dominios membranales de la HMG-CoA reductasa contienen regiones de detección de esteroles, que son similares a aquellas en SCAP.

3. Regulación por modificación covalente

Además de las influencias inductiva y represiva que se han mencionado, la actividad de la reductasa también se regula por fosforilación y desfosforilación (*véase* fig. 32-6C). Los niveles elevados de glucagón aumentan la fosforilación de la enzima, por lo tanto inactivándola, mientras que la hiperinsulinemia aumenta la actividad de la reductasa por la activación de fosfatasas, que defosforilan a la reductasa. Los niveles aumentados de esteroles intracelulares también pueden incrementar la fosforilación de la HMG-CoA reductasa, reduciendo también, de esta manera, su actividad (supresión por retroalimentación). La hormona tiroidea también aumenta la actividad de la enzima, mientras que los glucorticoides la disminuyen. La enzima que fosforila la HMG-CoA reductasa es la proteína cinasa-activada por adenosín monofosfato (AMP), misma que es regulada por fosforilación a través de una de las varias proteínas cinasa cinasa-activadas por AMP (una de las cuales es LKB1, *véase* más adelante). De este modo, la síntesis del colesterol disminuye cuando los niveles de ATP son bajos y aumentan cuando son altos, de manera similar a lo que ocurre con la síntesis de los ácidos grasos (recuerde que la acetil-CoA carboxilasa también es fosforilada e inhibida por la proteína cinasa-activada por AMP). Como se ha observado en la exposición de la biosíntesis del colesterol, se requieren grandes cantidades de ATP para sintetizar colesterol de manera que los niveles bajos de energía provocan inhibición de la vía.

III. Diversos destinos del colesterol

Casi todas las células de los mamíferos son capaces de producir colesterol. La mayor parte de la biosíntesis del colesterol tiene lugar en las células hepáticas, si bien los intestinos, la corteza suprarrenal y las gónadas (así como la placenta en mujeres preñadas) también producen cantidades significativas de esterol. Una fracción del colesterol hepático se usa para la síntesis de las membranas hepáticas, pero el grueso del colesterol sintetizado se secreta desde el hepatocito en cada una de las tres formas: colesterol éster, colesterol biliar (colesterol que se encuentra en la bilis) o ácidos biliares. La producción del éster de colesterol en el hígado se cataliza por la acción de la acil-CoA-colesterol aciltransferasa (ACAT). La ACAT cataliza la transferencia del ácido graso desde la coenzima A al grupo hidroxilo en el carbono 3 del colesterol (fig. 32-7). El hígado empaqueta una parte del colesterol esterificado en el núcleo hueco de las lipoproteínas, principalmente VLDL. La VLDL se secreta desde el hepatocito en la sangre y transporta los ésteres de colesterol (triacilgliceroles, fosfolípidos, apolipoproteínas, etc.) a los tejidos que requieren cantidades mayores de colesterol que las que pueden sintetizar *de novo*. Estos tejidos luego usan el colesterol para la síntesis de membranas, para la formación de hormonas esteroides y para la biosíntesis de la vitamina D. Los ésteres de colesterol residuales que no se usan en estas vías se almacenan en el hígado para su uso posterior.

El reservorio de colesterol hepático sirve como una fuente de colesterol para la síntesis de los ácidos biliares relativamente hidrófilos y sus sales (*véase* cap. 29). Estos derivados del colesterol son detergentes muy eficaces porque contienen las regiones polar y no polar. Estos son introducidos en los conductos biliares del hígado. Se almacenan y se concentran en la vesícula biliar y son descargados posteriormente en el intestino como respuesta a la ingesta de los alimentos. Ayudan en la digestión de los lípidos intraluminales formando micelas con ellos, lo que aumenta el área de superficie de los lípidos expuestos a la acción digestiva de las lipasas intraluminales. El colesterol libre también entra en el lumen intestinal a través del tracto biliar (cerca de 1 000 mg diarios, que se mezclan con los 300 mg de colesterol de la dieta para formar un reservorio intestinal, alrededor de 55% de la cual se reabsorbe por los enterocitos y entra diariamente en la corriente sanguínea). En una dieta baja en colesterol, el hígado sintetiza aproximadamente 800 mg de colesterol por día para remplazar las sales biliares y el colesterol perdidos desde la circulación enterohepática en las heces. Inversamente, una ingesta más grande de colesterol de la dieta suprime la tasa de síntesis del colesterol hepático (represión por retroalimentación).

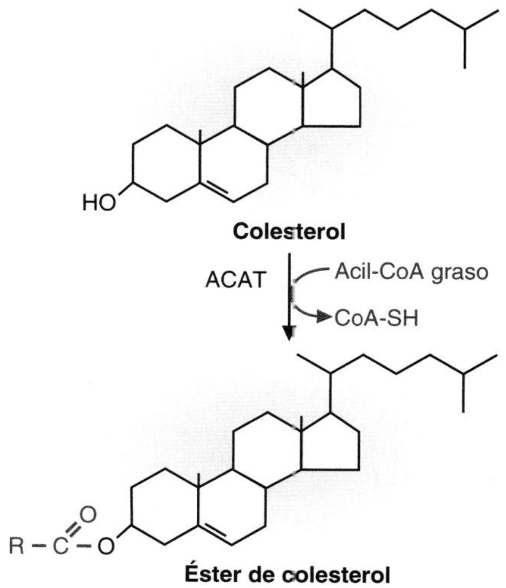

FIGURA 32-7 La reacción de la acil coenzima A colesterol aciltransferasa (ACAT), produciendo ésteres de colesterol. CoA, coenzima A.

IV. Síntesis de sales biliares

A. Conversión de colesterol en ácido cólico y ácido quenocólico

Las **sales biliares** se sintetizan en el hígado desde el colesterol por reacciones que hidroxilan el núcleo esteroide y rompen la cadena lateral. En la primera reacción, que es limitante de la velocidad, un grupo α-hidroxilo se agrega al carbono 7 (en el lado α del anillo-B). La actividad de la 7α-hidroxilasa que cataliza este paso disminuye por un aumento en la concentración de sales biliares (fig. 32-8).

En pasos subsecuentes, la doble unión en el anillo-B se reduce, y puede ocurrir hidroxilación adicional. Se producen dos juegos diferentes de compuestos. Un juego tiene grupos hidroxilos-α en las posiciones 3, 7 y 12 y produce la serie de sales biliares del ácido cólico. El otro juego tiene grupos hidroxilo-α solo en las posiciones 3 y 7 y produce la serie del ácido quenodesoxicólico (también conocido como la serie de ácido quenocólico, fig. 32-9). Se quitan tres carbonos de la cadena lateral por una reacción de oxidación. El fragmento de 5-carbonos remanente enlazado a la estructura anular contiene un grupo carboxilo (*véase* fig. 32-9).

El pK_a de los ácidos biliares es de cerca de 6. Por lo tanto, en los contenidos del lumen intestinal, que normalmente tienen un pH de 6, alrededor de 50% de las moléculas están presentes en la forma protonada y 50% están ionizadas, y forman sales biliares (los términos **ácidos biliares** y **sales biliares** se usan en forma indistinta, pero las **sales biliares** en realidad se refieren a la forma ionizada de las moléculas).

B. Conjugación de las sales biliares

El grupo carboxilo en el extremo de la cadena lateral de las sales biliares se activa por una reacción que requiere ATP y la coenzima A. Los derivados de CoA pueden reaccionar con glicina o taurina (que es derivada de la cisteína), formando amidas que son conocidas como sales biliares conjugadas (fig. 32-10). En el ácido glucocólico y el ácido glucoquenodesoxicólico, los ácidos biliares se conjugan con glicina. Estos compuestos tienen un pK_a de cerca de 4, comparados con sus formas no conjugadas, un porcentaje más alto de estas moléculas está presente en la forma ionizada en el pH del intestino. Los conjugados con taurina, el ácido taurocólico y tauroquenodesoxicólico, tienen un pK_a de

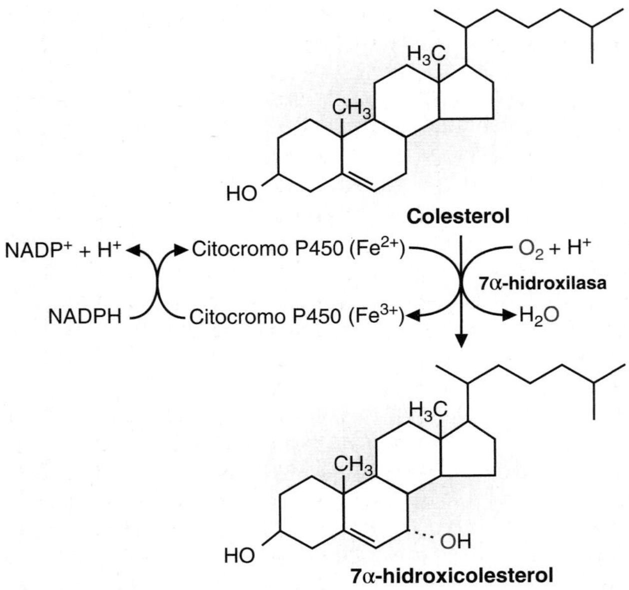

FIGURA 32-8   Reacción catalizada por la 7α-hidroxilasa. Un grupo α-hidroxilo se forma en la posición 7 del colesterol. Esta reacción, que es inhibida por sales biliares, es el paso limitante de la velocidad de síntesis de sales biliares. NADP, dinucleótido de nicotinamida y adenina fosfato.

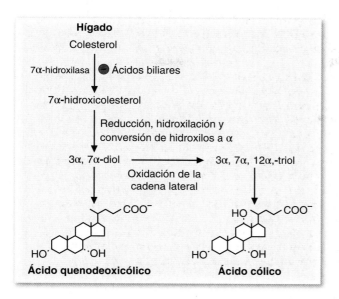

FIGURA 32-9 Síntesis de sales biliares. Se generan dos conjuntos de sales biliares: uno con grupos α-hidroxilos en las posiciones 3 y 7 (la serie quenodesoxicolato) y el otro con α-hidroxilos en las posiciones 3, 7 y 12 (la serie colato). Observe cómo la acumulación de sales biliares inhibirá el paso inicial de la vía, catalizada por la 7α-hidroxilasa.

alrededor de 2. Por lo tanto, comparados con los glucoconjugados, un porcentaje aún mayor de moléculas de estos conjugados están ionizadas en el lumen del intestino.

C. El destino de las sales biliares

Las sales biliares se producen en el hígado y se secretan en la bilis (fig. 32-11). Se almacenan en la vesícula biliar y se liberan en el intestino durante una comida, cuando actúan como detergentes que ayudan en la digestión de los lípidos de la dieta (cap. 29).

Las bacterias intestinales desconjugan y deshidroxilan las sales biliares, retirando los residuos de glicina y taurina en el grupo hidroxilo en la posición 7. Las sales biliares que carecen de un grupo hidroxilo en la posición 7 son llamadas **sales biliares secundarias**. Las sales biliares desconjugadas y deshidroxiladas son menos solubles y, por lo tanto, son menos fácilmente reabsorbidas por el lumen intestinal que las sales biliares que no han sido expuestas a la acción bacteriana (fig. 32-12). El ácido litocólico, una sal biliar secundaria que tiene un grupo hidroxilo solo en la posición 3, es la sal biliar menos soluble. Su principal destino es la excreción.

Más de 95% de las sales biliares se reabsorben en el íleon y regresan al hígado a través de la circulación enterohepática (vía la vena porta; *véase* fig. 32-11). Las sales biliares secundarias pueden ser reconjugadas en el hígado, pero no son rehidroxiladas. Las sales biliares son recicladas por el hígado, que las secreta en la bilis. La circulación enterohepática de las sales biliares es extremadamente eficiente. Menos de 5% de las sales biliares que entran al intestino se excretan con las heces cada día. Debido a que el núcleo esteroide no puede ser degradado en el cuerpo, la excreción de sales biliares sirve como una ruta mayor para retirar el núcleo esteroide y, de esta manera, el colesterol del cuerpo.

V. El transporte del colesterol por las lipoproteínas sanguíneas

Debido a que son hidrófobos y esencialmente insolubles en el agua de la sangre, el colesterol y los ésteres de colesterol, como los triacilgliceroles y fosfolípidos, deben ser transportados envueltos por las **lipoproteínas**. Estas macromoléculas son solubles en agua. Cada partícula de lipoproteína está compuesta por un núcleo de lípidos hidrófobos

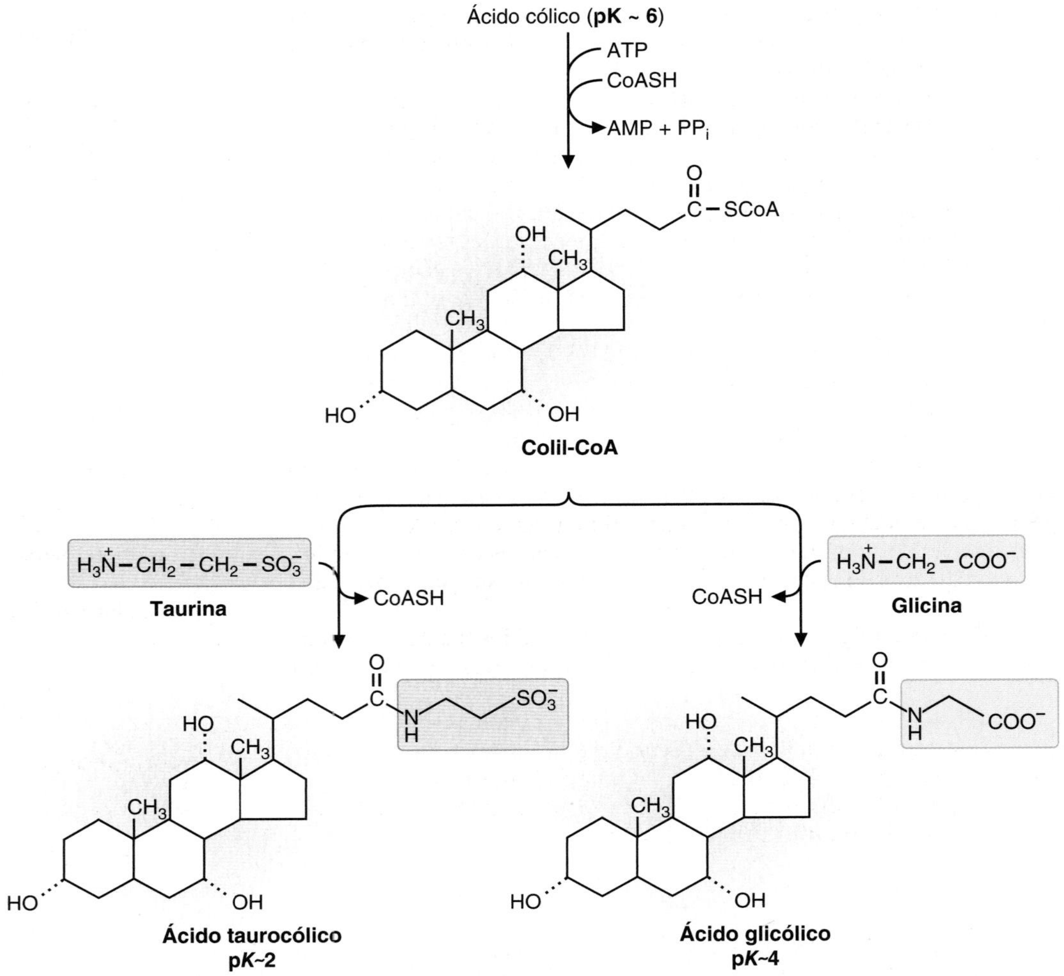

Ácido cólico (**pK ~ 6**)

ATP
CoASH

AMP + PP$_i$

Colil-CoA

$H_3\overset{+}{N}-CH_2-CH_2-SO_3^-$
Taurina

CoASH

CoASH

$H_3\overset{+}{N}-CH_2-COO^-$
Glicina

Ácido taurocólico
pK~2

Ácido glicólico
pK~4

FIGURA 32-10 Conjugación de sales biliares. La conjugación baja el pK_a de las sales biliares, haciéndolas mejores detergentes; esto es, están más ionizadas en los contenidos del lumen intestinal (pH ≈ 6) que las sales biliares no conjugadas (pK_a ≈ 6). Las reacciones son las mismas para las series de las sales biliares del ácido quenodesoxicólico. ADP, adenosín difosfato; AMP, adenosín monofosfato; ATP, adenosín trifosfato. CoA, coenzima A; PP$_i$, pirofosfato.

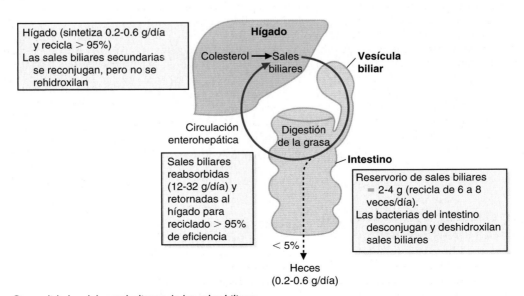

Hígado (sintetiza 0.2-0.6 g/día
y recicla > 95%)
Las sales biliares secundarias
se reconjugan, pero no se
rehidroxilan

Hígado

Colesterol → Sales biliares

Vesícula biliar

Circulación enterohepática

Digestión de la grasa

Sales biliares
reabsorbidas
(12-32 g/día) y
retornadas al
hígado para
reciclado > 95%
de eficiencia

Intestino

Reservorio de sales biliares
= 2-4 g (recicla de 6 a 8
veces/día).
Las bacterias del intestino
desconjugan y deshidroxilan
sales biliares

< 5%

Heces
(0.2-0.6 g/día)

FIGURA 32-11 Generalidades del metabolismc de las sales biliares.

tales como ésteres de colesterol y triacilgliceroles rodeados por una capa de lípidos polares (los fosfolípidos), y una variedad de apolipoproteínas, que permite que se forme una capa de hidratación alrededor de la lipoproteína (*véase* fig. 29-7). Esto ocurre cuando la carga positiva del átomo de nitrógeno del fosfolípido (fosfatidilcolina, fosfatidiletanolamina o fosfatidilserina) forma una unión iónica con el ion hidroxilo cargado negativamente del ambiente. La superficie unida a las apolipoproteínas también aumenta la solubilidad en agua de la partícula de lipoproteína. Las moléculas de colesterol libre están dispersas sobre toda la capa para estabilizarla de manera que permita mantener su forma esférica. Los principales transportadores de lípidos son los **quilomicrones** (*véase* cap. 29), las **VLDL** y las **HLDL**. El metabolismo de las VLDL genera a **IDL** y **LDL**. El metabolismo de los quilomicrones lleva a la formación de remanentes de quilomicrones.

A través de este mecanismo transportador, los lípidos abandonan sus tejidos de origen, entran en la corriente sanguínea y son transportados a los tejidos, donde sus componentes son usados en los procesos sintético u oxidativo o almacenados para su uso posterior. Las apolipoproteínas ("apo" describe la proteína dentro de la capa de la partícula en su forma libre de lípido) no solo aumentan el carácter hidrófilo y la estabilidad estructural de la partícula, también tienen otras funciones: (1) activan ciertas enzimas que se requieren para el metabolismo normal de la lipoproteína y (2) actúan como ligandos en la superficie de la lipoproteína que se unen a receptores específicos en los tejidos periféricos que requieren de la entrega de lipoproteínas para sus funciones celulares innatas.

Se han caracterizado diez apolipoproteínas principales. Sus tejidos fuente, masa molecular, distribución dentro de las lipoproteínas y funciones metabólicas se muestran en la tabla 32-3.

Las lipoproteínas mismas se distribuyen entre ocho clases principales. Algunas de sus características se muestran en la tabla 32-4. Cada clase de lipoproteína tiene una función específica determinada por su contenido de apolipoproteínas, su tejido de origen y la proporción de triacilgliceroles, ésteres de colesterol, colesterol libre y fosfolípidos que componen la macromolécula (*véanse* tablas 32-3 y 32-4).

A. Quilomicrones

Los quilomicrones son las liproteínas más grandes y menos densas debido a su contenido rico en triacilgliceroles. Se sintetizan de los lípidos de la dieta (la vía exógena de las lipoproteínas) dentro de las células epiteliales del intestino delgado y luego se secretan en los vasos linfáticos que drenan el intestino (*véase* fig. 29-10). Entran en la corriente sanguínea a través de la vena subclavia izquierda. Las apolipoproteínas principales de los quilomicrones son las apolipoproteínas B-48 (apoB-48), apoCII y apoE (*véase* tabla 32-3). La apoCII activa la lipoproteína lipasa (LPL), una enzima que se proyecta en el lumen de los capilares en el tejido adiposo, músculo cardiaco, músculo esquelético y las células acinares del tejido mamario. Esta activación permite que la LPL hidrolice el triacilglicerol de los quilomicrones, llevando a la liberación de ácidos grasos. Entonces, las células musculares oxidan los ácidos grasos como combustible, mientras que los adipocitos y las células mamarias los almacenan como triacilgliceroles (grasa) o, en el caso de las mamas en periodo de lactancia, se usan para la formación de leche. Los quilomicrones parcialmente hidrolizados que permanecen en el torrente sanguíneo (remanentes de quilomicrón), ahora parcialmente despojados de sus triacilgliceroles del núcleo, perdieron sus apoCII pero todavía retienen sus proteínas apoE y apoB-48. Los receptores en la membrana plasmática de las células hepáticas se unen a la apoE en la superficie de estos remanentes, permitiendo que sean captados por el hígado a través de un proceso de endocitosis mediada por receptor (*véase* texto siguiente).

B. Lipoproteínas de muy baja densidad

Si una ingesta dietética de carbohidratos excede los requerimientos inmediatos de combustible del hígado, los carbohidratos en exceso se convierten en triacilgliceroles, los que, junto con el colesterol libre y esterificado, los fosfolípidos y la apolipoproteína principal, la apoB-100 (*véase* tabla 32-3) son empacados para formar VLDL nacientes. Estas partículas son luego secretadas desde el hígado (la vía "endógena" del metabolismo de las lipoproteínas) en el torrente sanguíneo (fig. 32-13), donde aceptan apoCII

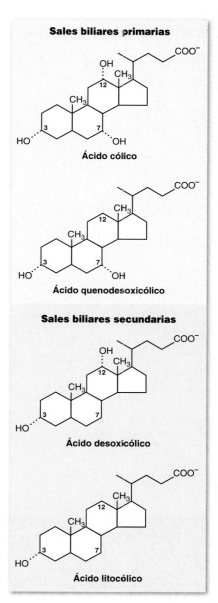

FIGURA 32-12 Estructuras de sales biliares primarias y secundarias. Las sales biliares primarias forman conjugados con taurina o glicina en el hígado. Después de la secreción en el intestino, pueden ser desconjugadas y dehidroxiladas por la flora bacteriana, formando sales biliares secundarias. Observe que la dehidroxilación ocurre en la posición 7, formando la familia desoxi de las sales biliares. La dehidroxilación en la posición 12 también lleva a la excreción de sales biliares.

TABLA 32-3 Características de las apolipoproteínas principales

APOLIPOPROTEÍNA	FUENTE DE TEJIDO PRIMARIO	MASA MOLECULAR (DALTONS)	DISTRIBUCIÓN EN LA LIPOPROTEÍNA	FUNCIÓN METABÓLICA
ApoA-I	Intestino, hígado	28 016	HDL (quilomicrones)	Activa LCAT; componente estructural de HDL
ApoA-II	Hígado	17 414	HDL (quilomicrones)	Proteínas estructurales de las HDL; activa la lipasa hepática
ApoA-IV	Intestino	46 465	HDL (quilomicrones)	Incierta; puede involucrarse en el montaje de HDL y quilomicrones
ApoA-V	Hígado	39 000	VLDL, quilomicrones, HDL	Promueve la hidrólisis de triglicéridos mediada por la LPL
ApoB-48	Intestino	241 000	Quilomicrones	Ensamble y secreción de quilomicrones desde el intestino delgado
ApoB-100	Hígado	512 000	VLDL, IDL, LDL, Lp(a)	Montaje y secreción de VLDL; proteína estructural de VLDL, IDL y LDL; ligando del receptor de LDL
ApoC-I	Hígado	6 630	Quilomicrones, VLDL, HDL	Activa LCAT
ApoC-II	Hígado	8 800	Quilomicrones, VLDL, HDL	Cofactor activador de la lipoproteína lipasa (LPL)
ApoC-III	Hígado	8 800	Quilomicrones, VLDL, HDL	Inhibidor de LPL; inhibidores captación hepática de quilomicrones y remanentes de VLDL
ApoE	Hígado	34 145	Remanentes de quilomicrón, IDL, HDL	Ligando para la unión de varias proteínas al receptor de LDL, con la proteína relacionada al receptor de LDL (LRP), y posiblemente a un receptor separado de apoE
Apo(a)	Hígado	250 000-800 000	Lipoproteína a "pequeña" [Lp(a)]	Consiste en una apoB-100 ligada por una unión disulfuro a la apolipoproteína(a); inhibe la activación del plasminógeno y la fibrinólisis

HDL, lipoproteínas de alta densidad; IDL, lipoproteínas de densidad intermedia; LCAT, lecitina-colesterol aciltransferasa; LDL, lipoproteínas de baja densidad; LPL, lipoproteína lipasa; VLDL, lipoproteínas de muy baja densidad.
Adaptada de Feingold KR. Introduction to lipids and lipoproteins. *Endotext [Internet]*. https://www.ncbi.nlm.nih.gov/books/NBK305896/

TABLA 32-4 Características de las lipoproteínas principales

LIPOPROTEÍNA	MARGEN DE DENSIDAD (g/mL)	DIÁMETRO DE LA PARTÍCULA (mm) INTERVALO	MOVILIDAD ELECTRO-FORÉTICA	TG	COL (%)[a] DE LÍPIDO	PL	FUNCIÓN
Quilomicrones	< 0.930	75-1 200	Origen	80-95	2-7	3-9	Entrega lípidos de la dieta (contiene las apoproteínas B48, C, E, A-1, A-2, A-IV)
Remanentes de quilomicrones	0.930-1.006	30-80	Pre-β lenta				Devuelve lípidos de la dieta al hígado (contiene las apoproteínas B48, E)
VLDL	0.930-1.006	30-80	Pre-β	55-80	5-15	10-20	Entrega lípidos endógenos (contiene las apoproteínas B100, E, C)
IDL	1.006-1.019	25-35	Pre-β lenta	20-50	20-40	15-25	Devuelve lípidos endógenos al hígado; precursor de LDL (contiene las apoproteínas B100, E, C)
LDL	1.019-1.063	18-25	β	5-15	40-50	20-25	Entrega colesterol a las células (contiene las apoproteínas B100)
HDL₂	1.063-1.125	9-12	α	5-10	15-25	20-30	Transporte reverso de colesterol (contiene las apoproteínas A-1, A-2, C, E)
HDL₃	1.125-1.210	5-9	α				Transporte reverso de colesterol (contiene las apoproteínas A-1, A-2, C, E)
Lip(a)	1.050-1.120	25	Pre-β				Contiene las apoproteínas B100, Apo(a)

Col, la suma de colesterol libre y esterificado; HDL, lipoproteínas de alta densidad; IDL, lipoproteínas de densidad intermedia; LDL, lipoproteínas de baja densidad; PL, fosfolípido; TG, triacilglicerol; VLDL, lipoproteínas de muy baja densidad.
[a]La composición porcentual remanente está conformada por apolipoproteínas.

y apoE de las partículas de HDL circulantes. Esto forma luego la partícula madura de VLDL. Estas partículas se transportan luego desde las venas hepáticas a los capilares en los músculos esquelético y cardiaco y tejido adiposo, así como en los tejidos mamarios durante la lactancia, donde la LPL se activa por apoCII en las partículas de VLDL. La enzima activada facilita la hidrólisis de los triacilgliceroles en las VLDL, causando la liberación de los ácidos grasos y glicerol desde una porción de los triacilgliceroles del núcleo. Estos ácidos grasos se oxidan como combustible por las células musculares, usadas en la resíntesis de triacilgliceroles en las células adiposas y en la producción de leche durante la lactancia. Conforme las partículas de VLDL se agotan de triacilglicerol, se forman los remanentes de VLDL. Alrededor de 50% de estos remanentes son captados desde la sangre por las células hepáticas a través de la unión de apoE de VLDL al receptor de apoE de la membrana plasmática del hepatocito, seguida por la internalización endocítica del remanente de VLDL (similar al destino del remanente de quilomicrón).

C. Lipoproteínas de densidad intermedia y lipoproteínas de baja densidad

Aproximadamente la mitad de los remanentes de VLDL no es captada por el hígado pero, en cambio, se les quitan triacilgliceroles del núcleo para formar IDL, una clase especializada de remanentes de VLDL. Con el retiro de los triacilgliceroles adicionales desde IDL a través de la acción de la lipasa hepática de triacilgliceroles dentro de los sinusoides hepáticos, se genera la LDL a partir de la IDL. Como se puede ver en la tabla 32-4, las partículas de LDL son ricas en colesterol y ésteres de colesterol. Cerca de 60% de las LDL se transporta de nuevo al hígado donde su apoB-100 se une a los receptores específicos de apoB-100 en las membranas plasmáticas de las células hepáticas, permitiendo que las partículas sean endocitadas en el hepatocito. El 40% restante de las partículas de LDL se lleva a los tejidos extrahepáticos tales como células adrenocorticales y gonadales que también contienen receptores de apoB-100, permitiendo que internalicen

 Se han identificado pacientes que carecen de actividad funcional de la lipoproteína lipasa (deficiencia familiar de lipoproteína lipasa). Se trata de un trastorno autosómico recesivo con una frecuencia de 1 por millón de personas en todo el mundo. El rasgo distintivo del trastorno es la hiperquilomicronemia (niveles extremadamente altos de triglicéridos en la sangre, debido a la incapacidad de digerir los triglicéridos de los quilomicrones y las VLDL). Los pacientes presentan dolor abdominal, pancreatitis, hepatoesplenomegalia y xantomas eruptivos en la piel (ampollas que contienen altos niveles de grasas). El tratamiento consiste en una dieta baja en grasas (no más del 15% de las calorías totales) y la adición de ácidos grasos de cadena media a la dieta. Los pacientes pueden presentar este trastorno a una edad temprana. Un trastorno similar es la deficiencia de apolipoproteína CII, en la que el activador de la lipoproteína lipasa está alterado. Este trastorno no suele ser tan grave como la deficiencia de LPL familiar y se presenta más tarde en la vida que la deficiencia de LPL.

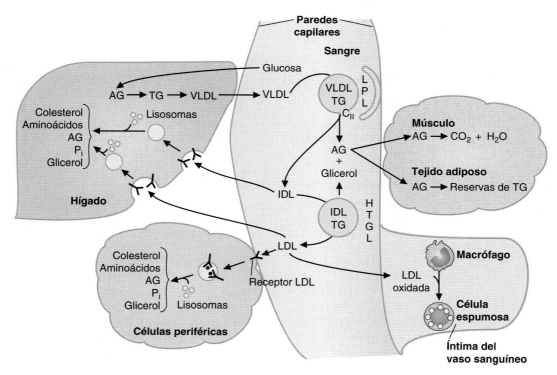

FIGURA 32-13 Destino de las VLDL. Los triacilgliceroles (TG) de las VLDL se degradan por la LPL, formando IDL. La IDL puede ser endocitada por el hígado a través de procesos mediados por receptor o ser digeridas posteriormente, sobre todo por la lipasa hepática de triacilgliceroles (HTGL), para formar LDL. La LDL puede ser endocitada por procesos mediados por receptor en el hígado o en las células periféricas. La LDL también puede ser oxidada y captada por los receptores "pepenadores" en los macrófagos. La vía del pepenador cumple un papel en la ateroesclerosis. AG, ácidos grasos; P_i, fosfato inorgánico.

las partículas de LDL y usen su colesterol para la síntesis de las hormonas esteroides. Parte del colesterol de las LDL internalizada se usa para la síntesis de la membrana, así como para la síntesis de la vitamina D. Si un exceso de partículas LDL está presente en la sangre, esta captación de LDL, mediada por receptor específico, por los tejidos hepáticos y no hepáticos se comienza a saturar. El "exceso" de partículas de LDL está ahora más fácilmente disponible para la captación no específica de LDL por los macrófagos (células pepenadoras) presentes cerca de las células endoteliales de las arterias. Esta exposición de las células endoteliales vasculares a altos niveles de LDL se considera que induce una respuesta inflamatoria por estas células, un proceso que aparentemente inicia la cascada compleja de ateroesclerosis que se discute en las secciones siguientes.

D. Liproteínas de alta densidad

La cuarta clase de lipoproteínas es la HDL, que desempeña varios papeles en el metabolismo de los lípidos de todo el cuerpo.

1. Síntesis de lipoproteínas de alta densidad

Las partículas de HDL se pueden crear por varios mecanismos. El primero es la síntesis de las HDL nacientes por el hígado e intestino, como una molécula relativamente pequeña cuya superficie, como la de otras lipoproteínas, contiene fosfolípidos, colesterol libre y una variedad de apolipoproteínas, entre las cuales predominan la apoAI, apoII, apoCI y apoCII (*véase* tabla 32-3). Niveles muy bajos de triacilgliceroles o ésteres de colesterol se encuentran en el núcleo de esta versión temprana, o naciente, de HDL.

Un segundo método para la generación de HDL es por la exposición de apolipoproteínas de los quilomicrones y las partículas de VLDL a medida que son hidrolizadas por la LPL. Las apolipoproteínas (particularmente la apoAI) y sus lípidos circundantes pueden entonces acumular más lípido, como se describe más adelante.

Un tercer método para la generación de HDL es construyendo sobre la apoAI libre, que puede ser liberada de otras lipoproteínas circulantes. La apoAI adquiere colesterol y fosfolípidos de otras lipoproteínas y membranas celulares, formando una naciente de tipo HDL partícula dentro de la circulación.

2. Maduración de las HDL nacientes

En el proceso de maduración, las partículas de HDL nacientes acumulan fosfolípidos y colesterol desde las células en las que las partículas nacientes entran en contacto, incluyendo células de revestimiento de los vasos sanguíneos. Como la cavidad central de las HDL nacientes se llena en forma progresiva con ésteres de colesterol, la HDL toma una forma más globular para formar finalmente la partícula de HDL madura. La transferencia de lípidos a la HDL naciente no requiere actividad enzimática.

3. Transporte reverso de colesterol

Un mayor beneficio de las partículas de HDL deriva de su capacidad de retirar colesterol de las células cargadas de este y regresarlo al hígado, proceso conocido como transporte reverso de colesterol. Esto es particularmente beneficioso para el tejido vascular; reduciendo los niveles de colesterol celular en el espacio subendotelial, la probabilidad de que las células espumosas (macrófagos cargados de lípidos que fagocitan colesterol de LDL oxidadas y representan una etapa temprana en el desarrollo de la placa ateroesclerótica) se desarrollen dentro de la pared del vaso sanguíneo, se ve reducida.

El transporte reverso de colesterol requiere un movimiento direccional del colesterol desde la célula a la partícula de lipoproteína. Las células contienen la proteína ABCA1 (proteína 1 con pliegue o casete de unión al ATP) que usa la hidrólisis del ATP para mover el colesterol desde la lámina interna de la membrana a la lámina externa (similar al eflujo de fitoesteroles por ABCG5 y ABCG8, *véase* la sec. I de este capítulo). Una vez que el colesterol llegó a la lámina exterior de la membrana, la partícula de HDL puede aceptarlo; pero si el colesterol no es modificado dentro de la lipoproteína, la abandonará por la misma ruta por la que entró. Para atrapar el colesterol dentro del núcleo de la HDL, la partícula de HDL adquiere la enzima lecitina-colesterol aciltransferasa (LCAT) de la circulación (la LCAT se sintetiza y se secreta por el hígado). La LCAT cataliza la transferencia de ácidos grasos desde la posición 2 de la lecitina (fosfatidilcolina) en la superficie fosfolípida de la partícula al grupo 3-hidroxilo del colesterol, formando un éster de colesterol (fig. 32-14). El éster de colesterol migra al núcleo de la partícula de HDL y pierde la libertad de retornar a la célula.

Las elevadas concentraciones de colesterol asociado a las lipoproteínas en la sangre, particularmente con LDL, y con las lipoproteínas ricas en triacilgliceroles, se asocian con la formación de la placa ateromatosa rica en colesterol en la pared del vaso, llevando finalmente a la difusión de la **enfermedad vascular ateroesclerótica** que puede resultar en eventos cardiovasculares agudos, tales como el infarto al miocardio, enfermedad vascular cerebral o deficiencia vascular periférica sintomática. Por lo tanto, se cree que los altos niveles de HDL en la sangre son vasculoprotectores, debido a que los altos niveles aumentan la tasa de transporte reverso de colesterol "fuera" de los vasos sanguíneos y "hacia" el hígado ("la vía que no daña").

4. El destino del colesterol de las HDL

Las partículas maduras de HDL se pueden unir a receptores específicos en los hepatocitos (tales como el receptor para apoE), pero el principal medio de eliminación de colesterol de la sangre es a través de su captación por el receptor pepenador SR-B1. Este receptor está presente en muchos tipos celulares. No lleva a cabo la endocitosis por sí

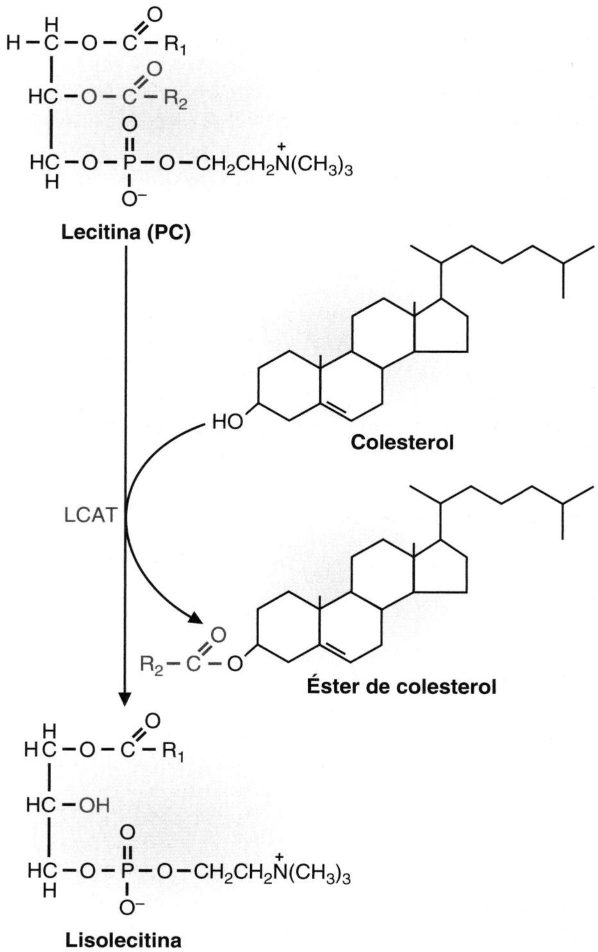

Dos enfermedades genéticamente determinadas, la deficiencia familiar de HDL y la enfermedad de Tangier, resultan de mutaciones en la proteína 1 (ABCA1) con casete de unión al adenosín trifosfato (ATP). La HDL vaciada de colesterol no puede transportar el colesterol libre desde las células que no poseen la habilidad de expresar esta proteína. Como consecuencia de ello, la HDL es rápidamente degradada. Estas alteraciones han establecido un papel para la proteína ABCA1 en la regulación de los valores de HDL en la sangre. En ambos casos se presenta enfermedad coronaria, provocada por concentraciones bajas de HDL.

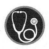

Debido a que **Anne J.** continuaba experimentando dolor intermitente de pecho a pesar del buen control de su hipertensión y pérdida de peso de 9 kg, su médico decidió que además de ver a un cardiólogo para una evaluación más profunda de su dolor de pecho, se necesitaba un segundo fármaco para agregar a su régimen, a fin de bajar aún más su nivel de colesterol LDL sanguíneo. Consecuentemente, el tratamiento con ezetimiba, un fármaco que bloquea la absorción intestinal de colesterol, se agregó para complementar la atorvastatina que ella ya estaba tomando.

FIGURA 32-14 La reacción catalizada por la lecitina-colesterol aciltransferasa (LCAT). R_1, ácido graso saturado; R_2, ácido graso insaturado.

mismo, pero una vez que la partícula se une al receptor, su colesterol y ésteres de colesterol se transfieren a las células. Cuando se agota el colesterol y sus ésteres, la partícula de HDL se disocia del receptor SR-B1 y vuelve a entrar en la circulación. Los receptores SR-B1 pueden ser regulados positivamente en ciertos tipos celulares que requieren colesterol para propósitos biosintéticos, tales como las células que producen hormonas esteroides. Los receptores SR-B1 no se regulan negativamente cuando los niveles de colesterol son altos.

5. Interacciones de las HDL con otras partículas

Además de su habilidad para recoger colesterol de las membranas celulares, la HDL también intercambia apolipoproteínas y lípidos con otras lipoproteínas en la sangre. Por ejemplo, la HDL transfiere apoE y apoCII a los quilomicrones y a las VLDL. La apoCII estimula la degradación de triacilgliceroles de los quilomicrones y VLDL por activación de la LPL (fig. 32-15). Luego de la hidrólisis de los triacilgliceroles de los quilomicrones y VLDL, las apoE y apoCII son transferidas nuevamente a la HDL. Cuando la HDL obtiene colesterol libre de las membranas celulares, el colesterol libre se esterifica en el tercer carbono del anillo-A a través de la reacción con LCAT (*véase* fig. 32-13). A partir de este punto, la HDL transporta el colesterol libre y los ésteres de colesterol directamente al hígado, como se describió más arriba, o por la CETP a las lipoproteínas circulantes ricas en triacilgliceroles, tales como VLDL y remanentes de VLDL (*véase* fig. 32-15). En intercambio, los triacilgliceroles de las últimas lipoproteínas son transferidos a la HDL (*véase* fig. 32-16). Cuanto mayor es la concentración de lipoproteínas ricas en triacilgliceroles en la sangre, mayor es la velocidad de estos intercambios.

La vía de intercambio de CETP puede explicar la observación de que cuando las lipoproteínas ricas en triacilgliceroles están presentes en la sangre en grandes cantidades, aumenta la cantidad de colesterol que llega al hígado a través de las VLDL y los remanentes de VLDL enriquecidos con colesterol, y ocurre una reducción proporcional en la cantidad total de colesterol y ésteres de colesterol que son transferidos directamente al hígado a través de las HDL. Las partículas maduras de HDL se designan como HDL₃;

La reacción de la proteína de transferencia de ésteres de colesterol (CETP), en condiciones de altos niveles de lipoproteínas ricas en triacilgliceroles, genera niveles elevados de HDL₃, que son menos ateroprotectores que las HDL₂. Los inhibidores de la CETP están siendo actualmente evaluados como medio para incrementar los niveles de HDL₂, con éxito limitado. Los ensayos clínicos iniciales de un fármaco prometedor quedaron inconclusos debido a una incidencia aumentada de eventos cardiovasculares cuando se administró en combinación con un inhibidor de la hidroximetilglutaril-CoA (HMG-CoA) reductasa. Diferentes inhibidores de CETP, no obstante, están siendo examinados en la actualidad como potenciales fármacos elevadores de HDL₂.

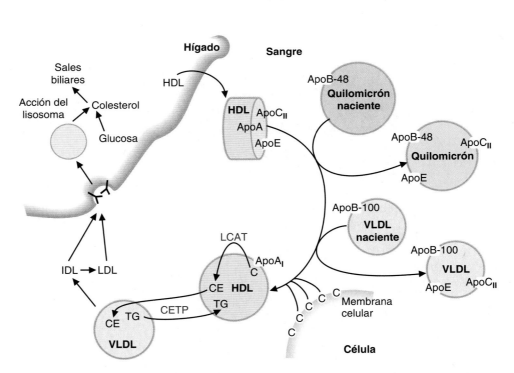

FIGURA 32-15 Funciones y destinos de la HDL. La HDL naciente se sintetiza en el hígado y células intestinales. Intercambia proteínas con los quilomicrones y VLDL. La HDL recoge colesterol (C) de las membranas celulares. Este colesterol se convierte en éster de colesterol (CE) por la reacción de LCAT. La HDL transfiere CE a la VLDL en intercambio de triacilgliceroles (TG). La proteína de transferencia de ésteres de colesterol (CETP) media este intercambio. Apo, apolipoproteína; IDL, lipoproteína de densidad intermedia; LDL, lipoproteína de baja densidad.

después del transporte reverso de colesterol y la acumulación de ésteres de colesterol, se convierten en la forma protectora de aterogénesis, HDL_2. La reacción con la CETP lleva entonces a la pérdida de colesterol y a la ganancia de triacilglicerol, de tal suerte que las partículas se agrandan y finalmente regeneran partículas de HDL_3 (*véase* tabla 32-4). La lipasa hepática puede entonces remover triacilglicerol de las partículas de HDL_3 para regenerar partículas de HDL_2.

VI. Endocitosis de lipoproteínas mediada por receptor

Como se estableció anteriormente, cada partícula de lipoproteína contiene apolipoproteínas específicas en su superficie que actúan como ligandos para receptores específicos de membrana plasmática en tejidos blanco como el hígado, la corteza suprarrenal, las gónadas, así como otras células que requieren uno o más de los componentes de las lipoproteínas. Con excepción del receptor pepenador SR-B1, la interacción de ligando y receptor inicia el proceso de endocitosis que se muestra para la LDL en la figura 32-17. Los receptores para LDL, por ejemplo, se encuentran en áreas específicas de la membrana plasmática de la célula blanco para las lipoproteínas circulantes. Estas se conocen como fosas recubiertas, y contienen una proteína única llamada clatrina. La membrana plasmática en las proximidades del complejo receptor LDL se invagina y se fusiona para formar una vesícula endocítica. Estas vesículas luego se fusionan con los lisosomas, vesículas subcelulares acídicas que contienen varias enzimas digestivas. Los ésteres de colesterol de LDL se hidrolizan para formar colesterol libre, que es rápidamente reesterificado a través de la acción de ACAT. Esta rápida esterificación es necesaria para evitar el efecto

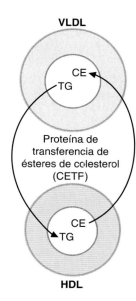

FIGURA 32-16 Función de la proteína de transferencia de ésteres de colesterol (CETP). La CETP transfiere ésteres de colesterol (CE) desde la HDL a la VLDL a cambio de triacilglicerol (TG).

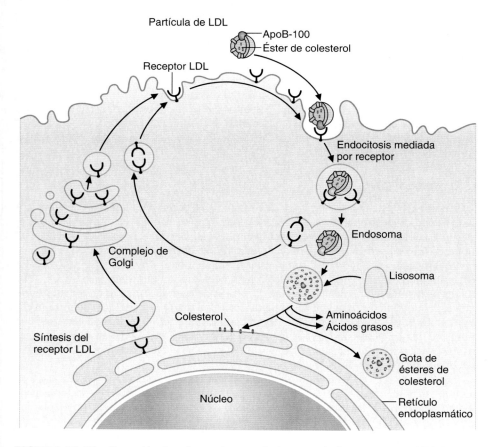

FIGURA 32-17 Captación de colesterol por endocitosis mediada por receptor. LDL, lipoproteína de baja densidad.

dañino de los altos niveles de colesterol libre en las membranas celulares. El colesterol recién esterificado contiene principalmente oleato o palmitoleato (ácidos grasos monoinsaturados), a diferencia de los ésteres de colesterol en LDL, que son ricos en linoleato, un ácido graso poliinsaturado.

Como sucede con la síntesis y actividad de la HMG-CoA reductasa, la síntesis misma del receptor de LDL está sujeta a la inhibición por retroalimentación al aumentar la concentración de colesterol dentro de la célula. Conforme aumentan las concentraciones de colesterol dentro de la célula, la síntesis del receptor de LDL se inhibe. Cuando las concentraciones intracelulares de colesterol disminuyen, se estimulan tanto la síntesis de colesterol a partir de acetil-CoA como la síntesis del receptor de LDL. Un mecanismo probable de esta regulación por retroalimentación involucra uno o más de las SREBP descritas anteriormente. Estas proteínas o los cofactores que se requieren para la expresión completa de los genes que codifican para el receptor de LDL son también capaces de detectar la concentración de esteroles dentro de la célula. Cuando los niveles de esterol son altos, se suprime el proceso que lleva a la unión de SREBP a los SRE de estos genes (*véase* fig. 32-6A). La tasa de síntesis del ARNm para el receptor de LDL disminuye bajo estas circunstancias. Esto, a su vez, reduce apropiadamente la cantidad de colesterol que puede entrar en estas células ricas en colesterol por endocitosis mediada por receptor (regulación negativa de la síntesis del receptor). Cuando las concentraciones intracelulares de colesterol disminuyen, estos procesos son revertidos y las células actúan para aumentar sus niveles de colesterol. Se estimulan tanto la síntesis del colesterol desde la acetil-CoA como la síntesis de los receptores de LDL. Un número aumentado de receptores (regulación positiva de la síntesis del receptor) resulta en una captación aumentada de colesterol LDL de la sangre, con la reducción subsecuente de los valores de colesterol-LDL. Al mismo tiempo, el reservorio de colesterol celular se rellena. La estimulación de los receptores de LDL forma las bases del mecanismo para que las estatinas reduzcan las concentraciones de LDL sanguíneo.

VII. Receptores de lipoproteínas

El receptor de lipoproteína mejor caracterizado es el receptor LDL, reconoce específicamente la apoB-100 y la apoE. Por lo tanto, este receptor une VLDL, IDL y remanentes de quilomicrones, además de la LDL. La reacción de unión se caracteriza por su saturabilidad y ocurre con alta afinidad y en un estrecho margen de especificidad. Otros receptores, tales como proteínas relacionadas al receptor LDL (LRP) y el receptor pepenador del macrófago (en particular los tipos SR-A1 y SR-A2, que están ubicados principalmente cerca de la superficie endotelial de las células endoteliales vasculares) tienen amplia especificidad y unen muchos otros ligandos, además de las lipoproteínas sanguíneas.

A. El receptor LDL

El **receptor LDL** tiene una estructura de mosaico codificada por un gen que fue ensamblado por un proceso conocido como mezcla o barajeo de exones, en el que ciertos exones son homólogos a los exones de otros genes. El gen contiene 18 exones y tiene > 45 kilobases (kb) de extensión: está ubicado en el brazo corto del cromosoma 19. La proteína codificada por el gen está compuesta de seis regiones diferentes (fig. 32-18). La primera región, en el extremo amino terminal, contiene la región que une a LDL, una secuencia de 40 residuos rica en cisteína. Las cadenas laterales acídicas en esta región se unen al calcio iónico. Cuando estas cadenas laterales son protonadas, el calcio se libera de sus sitios de unión. Esta liberación lleva a cambios de conformación que permiten que la LDL se disocie de su sitio de acoplamiento al receptor. Los puentes disulfuro, formados entre los residuos de cisteína, tienen una influencia estabilizadora en la integridad estructural de esta porción del receptor.

La segunda región del receptor contiene dominios que son homólogos al factor de crecimiento epidérmico (EGF), así como también al complejo consistente en seis repeticiones que recuerdan las hojas de la subunidad β de la transducina, formando un pliegue tipo hélice. Esta región del receptor es importante para la liberación del ligando y el reciclaje del receptor.

La tercera región del receptor LDL contiene una cadena de oligosacáridos *N*-unidos, mientras que la cuarta región contiene un dominio rico en serina y treonina y contiene

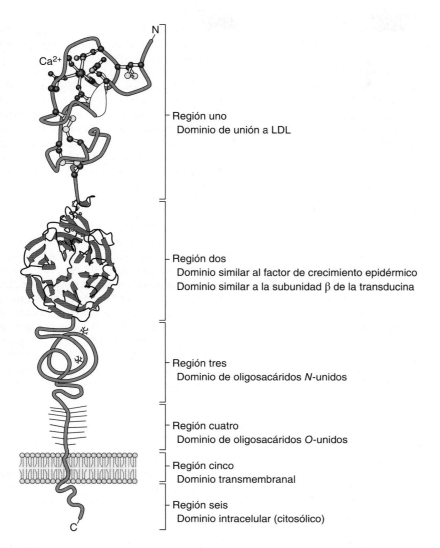

N

Ca²⁺

Región uno
   Dominio de unión a LDL

Región dos
   Dominio similar al factor de crecimiento epidérmico
   Dominio similar a la subunidad β de la transducina

Región tres
   Dominio de oligosacáridos *N*-unidos

Región cuatro
   Dominio de oligosacáridos *O*-unidos

Región cinco
   Dominio transmembranal

Región seis
   Dominio intracelular (citosólico)

C

FIGURA 32-18   Estructura del receptor de LDL. La proteína tiene seis regiones principales, que se describen en este texto.

azúcares *O*-enlazados. Esta región puede alejar físicamente al receptor de la membrana, de manera que la región de unión a LDL sea accesible a la molécula de LDL.

La quinta región contiene 22 residuos hidrófobos que constituyen la unidad del receptor que se extiende a lo largo de la membrana, mientras que la sexta región se extiende por el citosol, donde regula la interacción entre el dominio *C* terminal del receptor de LDL y las fosas recubiertas que contienen clatrina, donde se inicia el proceso de endocitosis mediada por receptor.

El número de receptores de LDL, la unión de las LDL a sus receptores y los procesos posteriores a la unión pueden quedar disminuidos por razones muy diversas. Cualquier interferencia en la unión o captación de los receptores puede llevar a la acumulación de colesterol LDL en sangre y a la ateroesclerosis prematura. Estos defectos pueden ser consecuencia de mutaciones en un alelo (heterocigoto: que se observan en alrededor de 1 de cada 300 personas) o en ambos alelos (homocigoto: que se observan en 1 de cada millón de personas) del receptor de LDL (**hipercolesterolemia familiar**). Los heterocigotos producen aproximadamente la mitad de la cantidad normal de receptores de LDL, mientras que los homozigotos prácticamente no producen proteína receptora (hipercolesterolemia familiar receptor negativa). Las personas con este último tipo tienen suero concentraciones de LDL colesterol > 500 mg/dL.

Las concentraciones de lípidos sanguíneos (en mg/dL) de **Anne J.** fueron:

Triacilgliceroles	158
Colesterol total	420
Colesterol HDL	32
Colesterol LDL	356

Se le diagnosticó hipercolesterolemia familiar (FH), tipo IIA, que es causada por defectos genéticos en el gen que codifica para el receptor LDL (fig. 32-18). Como resultado del defecto en el receptor, la LDL no puede ser fácilmente captada por las células y su concentración en la sangre es elevada.

Las partículas de LDL contienen un alto porcentaje, por peso, de colesterol y ésteres de colesterol, más que en las otras lipoproteínas sanguíneas. Sin embargo, los niveles de triacilgliceroles en LDL son bajos porque la LDL es producida por la hidrólisis de los triacilgliceroles de las lipoproteínas de muy baja densidad (VLDL) y de las lipoproteínas de densidad intermedia (IDL). Por lo tanto, los individuos con hiperlipoproteinemia de tipo IIA tienen valores de colesterol sanguíneos muy altos, pero sus cifras de triacilgliceroles pueden ser normales o cercanas al nivel normal (tabla 32-4).

Las concentraciones de lípidos sanguíneos de **Iván A.** eran:

Triacilgliceroles	295
Colesterol total	314
Colesterol HDL	24
Colesterol LDL	231

Los elevados valores séricos de colesterol LDL encontrados en pacientes tales como **Ivan A.** que padece diabetes mellitus tipo 2, son de origen multifactorial. Uno de los mecanismos responsables de este aumento, se relaciona con la elevación crónica de glucosa en la sangre de diabéticos no controlados. Esta hiperglucemia prolongada aumenta la velocidad de adherencia no enzimática de glucosa a varias proteínas en el cuerpo, un proceso llamado glicación o glucosilación de proteínas.

La glicación puede afectar adversamente la estructura o la función de la proteína involucrada. Por ejemplo, la glicación del receptor de la LDL y de las proteínas en la partícula de LDL puede interferir con el "ajuste" normal de las partículas de LDL con sus receptores específicos. Como resultado, se internaliza menos LDL circulante en las células por endocitosis mediada por receptor, y las cifras de colesterol LDL sérico aumentan. Además de que **Ivan A.** sufre de obesidad, exhibe niveles de ácidos grasos circulantes, que el hígado usa para aumentar la síntesis de VLDL, más altos que lo normal, lo que le provoca al paciente hipertrigliceridemia.

Las mutaciones genéticas que causan la hipercolesterolemia familiar son principalmente deleciones, pero las inserciones o duplicaciones también ocurren, así como mutaciones sin sentido y de sentido erróneo. Se han identificado cuatro clases de mutaciones. La primera clase involucra alelos "nulos" que dirigen la síntesis de ninguna proteína o de una proteína que no puede ser precipitada por anticuerpos para el receptor de LDL. En la segunda clase, los alelos codifican proteínas, pero estas no pueden ser transportadas a la superficie celular. La tercera clase de alelos mutantes codifican proteínas que llegan a la superficie celular pero no pueden unirse a la LDL normalmente. Por último, la cuarta clase codifica proteínas que alcanzan la superficie celular y se unen a la LDL, pero fallan al agrupar e internalizar las partículas de LDL. El resultado de cada una de estas mutaciones es que los valores sanguíneos de LDL son elevados porque las células no pueden captar estas partículas a una velocidad normal.

B. Proteína relacionada con el receptor de LDL I

La proteína relacionada con el receptor LDL 1 (LRP-1) está conectada estructuralmente al receptor de LDL pero reconoce un espectro más amplio de ligandos. LRP-1 es un miembro de una familia de al menos ocho proteínas, todas ellas se unen a múltiples ligandos y tienen distintas funciones en la célula. Además de las lipoproteínas, LRP-1 une las proteínas sanguíneas α_2-macroglobulina (una proteína que inhibe las proteasas sanguíneas) y el activador tisular del plasminógeno (TPA) y sus inhibidores. El receptor LRP reconoce la apoE de las lipoproteínas y une remanentes producidos por la hidrólisis de los triacilgliceroles de quilomicrones y VLDL por la LPL. Así, se cree que una de sus funciones es desalojar estos remanentes de la sangre. El receptor LRP abunda en las membranas celulares del hígado, cerebro y placenta. En contraste con el receptor LDL, la síntesis del receptor LRP no se ve significativamente afectada por un aumento en la concentración intracelular de colesterol. Sin embargo, la insulina hace que aumente el número de estos receptores en la superficie celular, en consistencia con la necesidad de retirar remanentes de quilomicrones que de otra manera se acumularían luego de ingerir una comida.

C. Receptor pepenador del macrófago

Algunas células, particularmente los macrófagos fagocíticos, tienen receptores no específicos conocidos como receptores pepenadores que unen varios tipos de moléculas, incluyendo las partículas de LDL modificadas oxidativamente. Existen varios tipos diferentes de receptores pepenadores. El SR-B1 se usa sobre todo para la unión de HDL, mientras que los receptores pepenadores expresados en macrófagos son SR-A1 y SR-A2. SR-A1 y SR-A2 reconocen una variedad de ligandos, como el β-amiloide, las moléculas de superficie de las bacterias y las LDL modificadas, como las LDL acetiladas u oxidadas. La modificación de la LDL generalmente acarrea daño oxidativo, particularmente de los grupos acilo grasos poliinsaturados (cap. 25). A diferencia de los receptores LDL, los receptores pepenadores no están sujetos a la regulación negativa. La continua presencia de los receptores pepenadores en la membrana celular permite que las células capten las LDL modificadas oxidativamente aún mucho después de que las concentraciones de colesterol se hayan elevado. Cuando los macrófagos se congestionan con lípido, se llaman **células espumosas**. Una acumulación de estas células espumosas en el espacio subendotelial de los vasos sanguíneos forma la primera evidencia flagrante del desarrollo de la placa ateroesclerótica llamada estría grasa.

Los procesos que causan la oxidación de la LDL involucran radicales superóxido, óxido nítrico, peróxido de hidrógeno y otros oxidantes (cap. 25). Los antioxidantes tales como la vitamina E, ácido ascórbico (vitamina C) y carotenoides pueden estar involucrados en la protección de la oxidación de la LDL.

VIII. Aspectos anatómicos y bioquímicos de la ateroesclerosis

La arteria normal se compone de tres capas distintas (fig. 32-19). Aquella que está más cercana al lumen del vaso, la **íntima**, está revestida con una monocapa de células endoteliales que están bañadas por la circulación sanguínea. Justo por debajo de estas células

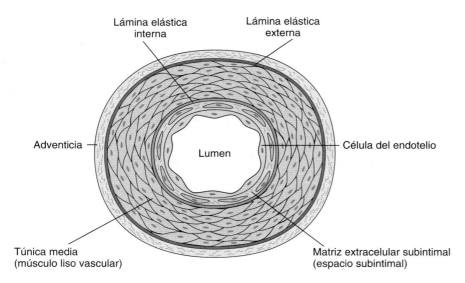

Lámina elástica interna

Lámina elástica externa

Adventicia

Lumen

Célula del endotelio

Túnica media (músculo liso vascular)

Matriz extracelular subintimal (espacio subintimal)

FIGURA 32-19 Las capas de la pared arterial.

especializadas, se encuentra la **matriz extracelular subíntima**, en la que se incrustan algunas células vasculares del músculo liso (espacio subíntimo). La capa media, conocida como **túnica media**, está separada de la íntima por la **lámina elástica interna**. La túnica media contiene laminillas de células del músculo liso que están rodeadas por una matriz rica en elastina y colágeno. La lámina elástica externa forma los bordes entre la túnica media y la capa más externa: la **adventicia**. Esta capa contiene fibras nerviosas y mastocitos. Es el origen de los *vasa vasorum*, que suministran sangre a los dos tercios exteriores de la túnica media.

El paso inicial del desarrollo de una lesión ateroesclerótica en las paredes de una arteria, es la formación de una **estría grasa**. La estría grasa representa la acumulación de macrófagos cargados de lípido o células espumosas en el espacio subíntimo. Estas estrías grasas se ven como una estría lineal amarillenta que sobresale levemente en el lumen de los vasos. Estas estrías se inician cuando uno o más factores de riesgo de ateoresclerosis conocidos todos ellos con potencial para dañar las células endoteliales vasculares, alcanzan un umbral crítico en el sitio de lesiones futuras. Ejemplos de estos factores de riesgo incluyen elevada presión intraarterial (hipertensión arterial); elevados niveles de circulación de ciertos lípidos tales como LDL, remanentes de quilomicrón y remanentes de VLDL; o bajas cifras de HDL circulante, tabaquismo, elevación crónica de las concentraciones de glucosa sanguínea, altos valores circulantes del octapéptido vasoconstrictor angiotensina II, entre otros. La ofensa a las células endoteliales resultante puede disparar la secreción desde esas células de moléculas de adhesión que se unen a los monocitos circulantes y lentifican marcadamente su paso por el endotelio. Cuando estas células monocíticas están lo suficientemente lentificadas, se acumulan y tienen acceso a los espacios físicos que existen entre las células del endotelio. Esta acumulación de células monocíticas se asemeja a la clásica respuesta inflamatoria a una lesión. Estos cambios han llevado a sugerir que la ateoresclerosis es, de hecho, un trastorno inflamatorio y, por lo tanto, se podría prevenir o atenuar a través del uso de fármacos antiinflamatorios. Dos de estos agentes, el ácido acetilsalicílico (aspirina) y los inhibidores de la HMG-CoA reductasa (estatinas) han probado ser capaces de suprimir la cascada inflamatoria.

Las células monocíticas se transforman en macrófagos que migran a través de los espacios entre las células endoteliales. Entran en el espacio subíntimo bajo la influencia de citocinas quimioatrayentes (p. ej., la quimiocina proteína I quimioatrayente de macrófagos) secretadas por las células vasculares en respuesta a la exposición a ácidos grasos oxidativamente modificados dentro de las lipoproteínas.

Estos macrófagos pueden replicar y exhibir expresión aumentada de receptores que reconocen las lipoproteínas oxidativamente modificadas. A diferencia de los clásicos receptores de LDL en el hígado y en muchas células no hepáticas, estos receptores unidos a macrófagos son receptores de baja especificidad y alta capacidad (receptores

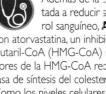

Además de la terapia dietética, orientada a reducir sus niveles de colesterol sanguíneo, **Anne J.** fue tratada con atorvastatina, un inhibidor de la hidroximetil-glutaril-CoA (HMG-CoA) reductasa. Los inhibidores de la HMG-CoA reductasa disminuyen la tasa de síntesis del colesterol en las células. Como los niveles celulares de colesterol bajan, la síntesis de los receptores de LDL aumenta. Como el número de receptores se eleva en la superficie celular, la captación de LDL se acelera. En consecuencia, el nivel sanguíneo de colesterol LDL disminuye. **Anne J.** también fue tratada con ezetimiba, que bloquea la absorción de colesterol desde el lumen intestinal pero no se ha demostrado que disminuya el riesgo cardiovascular.

Se considera que las HDL llevan el "colesterol bueno" porque aceptan el colesterol libre de los tejidos periféricos, tales como las células en las paredes de los vasos sanguíneos. Este colesterol se convierte en éster de colesterol, parte del cual se transfiere a las VLDL por la proteína de transferencia de ésteres de colesterol (CETP) y regresado al hígado por IDL y LDL. El resto del colesterol se transfiere directamente como parte de la molécula de HDL al hígado. El hígado reutiliza el colesterol en la síntesis de VLDL, lo convierte en sales biliares, o lo excreta directamente en la bilis. Las HDL, por lo tanto, tienden a bajar las cifras de colesterol en la sangre. Los bajos niveles de colesterol sanguíneo se correlacionan con menores tasas de mortalidad por ateoresclerosis.

En pacientes tales como **Anne J.** e **Iván A.**, que tienen elevados niveles de VLDL o LDL, los valores de HDL con frecuencia son bajos. Estos pacientes están predispuestos a la ateroesclerosis y sufren de alta incidencia de ataques cardiacos y enfermedad vascular cerebral.

La actividad física y la administración de estrógenos aumentan los valores de HDL. Esta es una de las razones por las que el ejercicio es frecuentemente recomendado para prevenir o tratar la enfermedad cardiaca. Antes de la menopausia, la incidencia de ataques cardiacos es relativamente baja en las mujeres, pero aumenta después de la menopausia y se eleva hasta el nivel encontrado en varones de entre 65 y 70 años de edad. El consumo moderado de etanol (alcohol) también está relacionado con niveles de HDL aumentados. Estudios recientes sugieren que la cantidad beneficiosa de etanol puede ser bastante baja, alrededor de dos vasos pequeños de vino por día, y que los efectos beneficiosos adjudicados al etanol pueden resultar de otros compuestos del vino y bebidas alcohólicas. A pesar de la evidencia de que la terapia de remplazo hormonal (TRH) posmenopáusica disminuye los niveles circulantes de LDL y aumenta los de HDL, datos recientes sugieren que la TRH puede realmente incrementar la tasa de enfermedad vascular ateroesclerótica en estas mujeres. Como resultado, las indicaciones aceptadas para la administración de estrógenos están ahora limitadas a los "calores" intolerables o sequedad vaginal.

Los estudios realizados sobre el metabolismo del receptor de LDL recientemente identificaron un nuevo sitio de acción farmacológico potencial para aumentar la expresión del receptor de LDL en la superficie celular. Una proteasa con el nombre complejo de hexina semejante a proproteína convertasa subtilisina 9 (PCSK9) ha demostrado ser capaz de regular las concentraciones del receptor de LDL en la superficie celular. PCSK9 lo hace degradando al receptor, de esta forma reduce su expresión en la superficie celular. Se ha identificado que los seres humanos con hipercolesterolemia familiar tienen aumento en las mutaciones en PCSK9; la proteasa siempre está activa, reduce las concentraciones del receptor de LDL y esto da como resultado hipercolesterolemia. Por el contrario, se ha identificado a individuos con variantes no funcionales de PCSK9, en quienes las concentraciones de LDL son muy bajas, y en los estudios poblacionales este grupo tiene mucho menos probabilidad de presentar enfermedad ateroesclerótica que los que tienen PCSK9 funcional. Recuérdese que las estatinas funcionan en parte, por la activación de SREBP-2, que estimula la síntesis del receptor de LDL. La SREBP-2 también estimula la PCSK9, que ayuda en la regulación de la expresión del receptor de LDL. Los estudios clínicos en los que se usan anticuerpos monoclonales dirigidos contra PCSK9, administrados junto con una estatina, mostraron una disminución significativa en las concentraciones circulantes de LDL, y la FDA aprobó el uso de dos de estos medicamentos (alirocumab y evolocumab) en el verano de 2015.

pepenadores). Unen e internalizan a los ácidos grasos modificados oxidativamente dentro de las LDL para convertirse en células espumosas subíntimas como se describió más arriba. A medida que estas células espumosas se acumulan, deforman el endotelio suprayacente, causando separaciones microscópicas entre las células del endotelio, que exponen a estas células espumosas y a la matriz extracelular subyacente a la sangre. Estas áreas expuestas sirven como sitio de adhesión y agregación de plaquetas. Las plaquetas activadas secretan citocinas que perpetúan este proceso y aumentan la formación potencial local de trombos (coágulo). A medida que la placa en desarrollo madura, se forma una **cubierta fibrosa** sobre su "techo" en expansión, que ahora se abulta en el lumen vascular, por lo tanto, ocluyéndolo parcialmente. Las células vasculares del músculo liso migran ahora desde la túnica media al espacio subíntimo y secretan material adicional de la matriz de la placa. Las células vasculares del músculo liso también secretan metaloproteinasas que adelgazan la cubierta fibrosa cerca de su "recodo" en la periferia de la placa. Este adelgazamiento progresa hasta que la cubierta fibrosa se rompe, permitiendo que los contenidos de la placa entren en contacto físicamente con los elementos procoagulantes presentes dentro de la circulación. Esto lleva a la formación aguda de un trombo. Si este trombo ocluye completamente el lumen restante del vaso, puede ocurrir un infarto de los tejidos distales a la oclusión (es decir, un infarto agudo de miocardio) (fig. 32-20). La mayoría de las placas que se rompen también contienen áreas focales de calcificación, que parecen resultar de la inducción del mismo grupo de genes de aquellos que promueven la formación de hueso. Los inductores de este proceso incluyen esteroles oxidados así como también el factor de transformación del crecimiento β (TGF-β) derivado de ciertas células vasculares.

Finalmente, grandes fuerzas de fricción intraluminal se desarrollan en estas áreas adelgazadas o erosionadas de la cubierta fibrosa de la placa, induciendo a los macrófagos a secretar metaloproteinasas adicionales que luego degradan la matriz de la cubierta fibrosa arterial. Esto contribuye más adelante a la ruptura de la cubierta y la formación de trombos (fig. 32-20). La consecuencia es un evento isquémico macrovascular tal como un infarto agudo de miocardio (IAM) o un evento vascular cerebral (EVC) agudo.

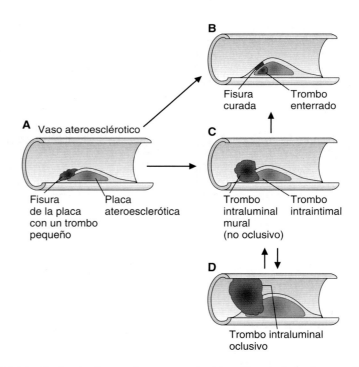

FIGURA 32-20 Evolución de una placa ateroesclerótica. Cápsula de la placa erosionada cerca del "codo" de la placa creando una fisura temprana de la placa **(A)**, que puede sanar a medida que la placa aumenta su tamaño **(B)** o puede crecer como expansiones trombóticas, teniendo una porción intraluminal y una porción intraintimal **(C)**. Si la fisura no se sella apropiadamente, el trombo puede crecer y ocluir por completo el lumen del vaso **(D)**, causando infarto agudo de los tejidos corriente abajo de la oclusión del vaso.

IX. Hormonas esteroides

El colesterol es el precursor de todas las cinco clases de **hormonas esteroides**: glucocorticoides, mineralocorticoides, andrógenos, estrógenos y progestinas. Estas hormonas se sintetizan en la corteza suprarrenal, ovarios, testículos y cuerpo lúteo ovárico. Las hormonas esteroides se transportan a través de la sangre desde sus sitios de síntesis a sus órganos blanco, donde, debido a su naturaleza hidrófoba, cruzan la membrana celular y se unen a receptores específicos en el citoplasma o en el núcleo. Los receptores unidos a hormona luego se unen al ADN para regular la transcripción de genes (cap. 15, sec. II-I.C.2 y fig. 15-12). Debido a que las hormonas esteroides son hidrófobas, deben formar complejos con una proteína del suero. La albúmina sérica puede actuar como portador no específico de las hormonas esteroides, pero también hay acarreadores específicos. Por ejemplo, la globulina fijadora de hormonas sexuales (SHBG) transporta el estradiol y la testosterona, la globulina fijadora de corticoesteroides (CBG) transporta los glucocorticoides, y la globulina fijadora de tiroides (TBG) y la transtiretina (TTR) transportan las hormonas tiroideas. El uso de portadores específicos ayuda a permitir que las hormonas interactúen con sus objetivos apropiados en las células.

El colesterol usado para la síntesis de la hormona esteroide se sintetiza en los tejidos desde la acetil-CoA, extraído de los reservorios intracelulares de ésteres de colesterol, o adquirido por la célula en la forma de lipoproteínas que contienen colesterol (internalizadas por el receptor LDL o absorbidas por el receptor SR-B1). Por lo general, los glucocorticoides y las progestinas contienen 21 carbonos, los andrógenos contienen 19 carbonos y los estrógenos contienen 18 carbonos. El grupo específico de las enzimas presentes en las células de un órgano determina qué hormonas puede sintetizar el órgano.

A. Generalidades de la síntesis de hormona esteroidea

La biosíntesis de los glucocorticoides y mineralocorticoides (en la corteza suprarrenal), y la de los esteroides sexuales (en la corteza suprarrenal y gónadas), requiere de varias enzimas citocromo P450 distintas (cap. 25 y tabla 32-5). Estas monooxigenasas están involucradas en la transferencia de electrones desde NADPH a través de proteínas intermediarias que transfieren electrones al oxígeno molecular, que luego oxidan una variedad de carbonos anulares del colesterol.

El colesterol se convierte en progesterona en los dos primeros pasos de la síntesis de todas las hormonas esteroides. La enzima que corta la cadena lateral, el citocromo $P450_{SCC}$ (scc = escisión de la cadena lateral) (previamente llamada colesterol desmolasa

La lipoproteína(a) es esencialmente una partícula de LDL que está unida covalentemente a una apolipoproteína(a). Se llama "lipoproteína a pequeña" para evitar la confusión con la apolipoproteína A encontrada en la HDL. La estructura de la apolipoproteína(a) es muy similar a la del plasminógeno, un precursor de la proteasa plasmina que degrada la fibrina, un componente importante de los coágulos sanguíneos. La lipoproteína(a), sin embargo, no puede convertirse en plasmina activa. Hay informes de que altas concentraciones de lipoproteína(a) se relacionan con un riesgo aumentado de enfermedad arterial coronaria, incluso en pacientes en los que el perfil de lípido es normal. La función fisiológica de la lipoproteína(a) permanece desconocida, aunque bloqueará la activación del plasminógeno y, en última instancia, la fibrinólisis.

Vera L. consultó a su ginecólogo, quien confirmó que sus problemas eran probablemente el resultado de una producción excesiva de andrógenos (virilización) y ordenó estudios de sangre y orina para determinar si las cortezas suprarrenales de **Vera L.** o sus ovarios estaban causando su síndrome virilizante.

TABLA 32-5	**Generalidades de las hormonas esteroideas**			
GRUPO ESTEROIDEO	**SITIO DE SÍNTESIS**	**SÍNTESIS ESTIMULADA POR**		**COMENTARIOS**
Glucocorticoides (ejemplo: cortisol)	Corteza suprarrenal	Hormona corticotrópica suprarrenal (ACTH)		Requiere una serie de reacciones oxidativas.
Mineralocorticoides (ejemplo: aldosterona)	Corteza suprarrenal	Angiotensina I Angiotensina II Aumento de la concentración de potasio en la sangre Reducción de la concentración de sodio en la sangre		Las angiotensinas se liberan en respuesta a una reducción en el volumen del líquido extracelular. La aldosterina estimula la resorción de sodio en los tejidos, lo que da como resultado aumento en el volumen del líquido extracelular y la presión arterial.
Andrógenos (ejemplo: testosterona)	Células de Leyding de los testículos Ovario	Hormona luteinizante (LH)		En varones, la testosterona se convierte en dehidrotestosterona, una variante de la hormona con mayor afinidad en tejidos específicos.
Estrógenos (ejemplo: 17β estradiol)	Folículo ovárico Cuerpo lúteo	Hormona foliculoestimulante (FSH)		El estradiol inhibe la síntesis y secreción de FSH.
Progestágenos (ejemplo: progesterona)	Cuerpo lúteo	LH		En combinación con estradiol prepara al endometrio uterino para la implantación del huevo fertilizado y actúa como un factor de diferenciación en el desarrollo de la glándula mamaria.

y ahora clasificada como CYP11A), se ubica en la membrana interna de la mitocondria y retira seis carbonos de la cadena lateral del colesterol, formando pregnenolona, que tiene 21 carbonos (fig. 32-21). El paso siguiente, la conversión de pregnenolona en progesterona, se cataliza por la 3-β -hidroxiesteroide deshidrogenasa, una enzima que no pertenece a la familia de los citocromos P450. Otras hormonas esteroides se producen desde la progesterona por reacciones que involucran otros miembros de la familia P450. Estos incluyen la enzima mitocondrial citocromo $P450_{C11}$ (CYP11B1), que cataliza la β-hidroxilación en el carbono 11 y dos enzimas del RE: $P450_{C17}$ (17-α-hidroxilación, CYP17) y $P450_{C21}$ (hidroxilación en el carbono 21, CYP21). A medida que se discute la síntesis de las hormonas esteroides, observe cómo ciertas enzimas se usan en más de una vía. Los defectos en estas enzimas llevan a múltiples alteraciones en la síntesis de esteroides, lo que, a su vez, da como resultado gran variedad de fenotipos anormales.

B. Síntesis del cortisol

La vía biosintética adrenocortical que lleva a la síntesis del **cortisol** ocurre en la capa media de la corteza suprarrenal, conocida como la zona fasciculada. El colesterol libre se transporta por una proteína acarreadora intracelular a la membrana interna mitocondrial de las células (fig. 32-22), donde la cadena lateral se corta para formar pregnenolona. La pregnenolona retorna al citosol, donde forma progesterona.

En la membrana del retículo endoplasmático, la enzima $P450_{C17}$ (CYP17) cataliza la hidroxilación del C17 de la progesterona o pregnenolona y puede también catalizar el corte de la cadena lateral de dos carbonos de estos compuestos en C17 (una actividad liasa C17-C20), que forma androstenediona desde la 17-α-hidroxiprogesterona. Estas dos funciones separadas de la misma enzima permiten que la síntesis posterior del esteroide proceda a lo largo de dos vías separadas: los esteroides 17-hidroxilados que retienen su cadena lateral son precursores del cortisol (C21), mientras que aquellos en los cuales se corta la cadena lateral (C19 esteroides) son precursores de andrógenos (hormonas sexuales masculinas) y estrógenos (hormonas sexuales femeninas).

En la vía de la síntesis del cortisol, la 17-hidroxilación de progesterona produce 17-α-hidroxiprogesterona que, junto con la progesterona, es transportada al RE liso. Ahí, el complejo de $P450_{C21}$ unido a la membrana (CYP21, 21α-hidroxilasa) cataliza la hidroxilación de C21 de 17α-hidroxiprogesterona para formar 11-desoxicortisol y progesterona para formar desoxicorticosterona (DOC), que es un precursor del mineralocorticoide aldosterona (fig. 32-21).

El paso final de la síntesis del cortisol requiere el transporte del 11-desoxicortisol de regreso a la membrana interna de la mitocondria, donde el $P450_{C11}$ (11 β-hidroxilasa, CYP11B1), cataliza la β-hidroxilación del sustrato en el carbono 21, en una reacción que requiere oxígeno molecular y electrones derivados del NADPH para formar cortisol. La velocidad de la biosíntesis del cortisol y otros esteroides suprarrenales depende de la estimulación de las células cortico-suprarrenales en la zona fasciculada por la ACTH, ya que las células de esta zona de la glándula suprarrenal responden a la ACTH a través de un receptor ligado a la proteína G. La ACTH se produce en la parte anterior de la hipófisis y suele liberarse en respuesta al estrés biológico.

C. Síntesis de la aldosterona

La síntesis del potente mineralocorticoide **aldosterona** en la zona glomerular de la corteza suprarrenal también comienza con la conversión de colesterol en progesterona (fig. 32-21 y 32-22). Después la progesterona es hidroxilada en C21, una reacción catalizada por el $P450_{C21}$ (CYP21), para obtener 11-DOC. El sistema enzimático $P450_{C11}$ (CYP11B1) luego cataliza las reacciones para convertir DOC en corticosterona. Los pasos finales de la síntesis de aldosterona, catalizada por el sistema aldosterona P450 (CYP11B2), involucra la oxidación de la corticosterona a 18-hidroxicorticosterona, que es oxidada a aldosterona.

El principal estímulo para la producción de aldosterona es el octapéptido angiotensina II, si bien la hiperpotasemia (concentraciones de potasio en sangre más altos que lo normal) o la hiponatremia (concentraciones de sodio en sangre más bajos que lo normal), pueden también estimular directamente la síntesis de la aldosterona. ACTH tiene una acción permisiva en la producción de aldosterona. Permite que las células respondan

La hiperplasia o tumores de la corteza suprarrenal que produce excesiva aldosterona provoca una condición conocida como aldosteronismo primario, que se caracteriza en la retención aumentada de sodio y agua, dando lugar a hipertensión.

Si bien la aldosterona es el principal mineralocorticoide en humanos, la excesiva producción de un mineralocorticoide más débil, DOC, en pacientes con deficiencia de la 11-hidroxilasa (la enzima $P450_{C11}$, CYP11B1), puede conducir a signos y síntomas clínicos de exceso de mineralocorticoide, incluso cuando la secreción de aldosterona se suprime en estos pacientes.

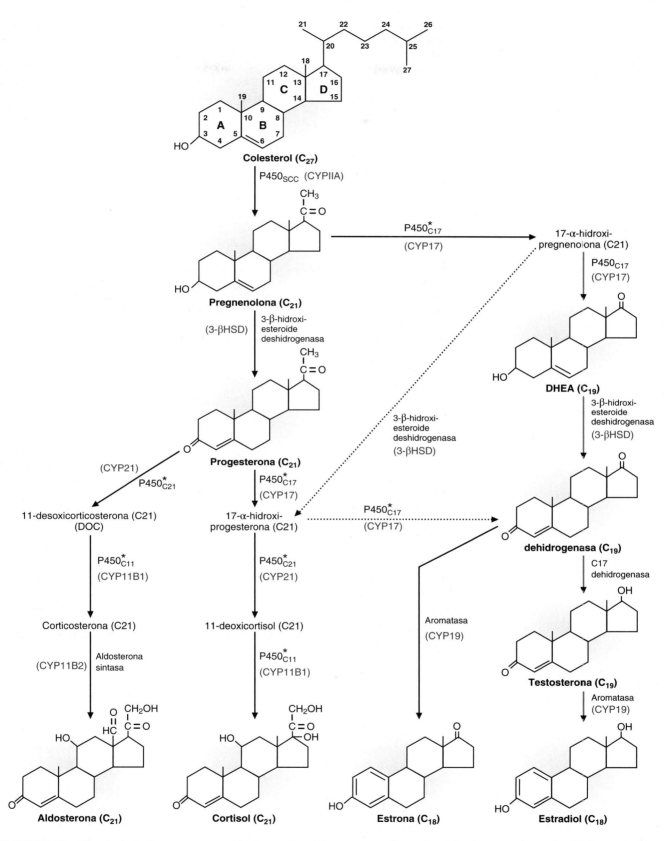

FIGURA 32-21 Síntesis de las hormonas esteroides. Los anillos del precursor, colesterol, se identifican con letras. La dihidrotestosterona se produce desde la testosterona por reducción de la doble unión carbono-carbono en el anillo A. Las líneas punteadas indican vías alternativas de las vías principales indicadas. Las enzimas marcadas con asteriscos son aquellas que pueden ser defectuosas en la hiperplasia suprarrenal congénita. CYP, una designación para una enzima que contiene al citocromo P450; DHEA, dehidroepiandrosterona.

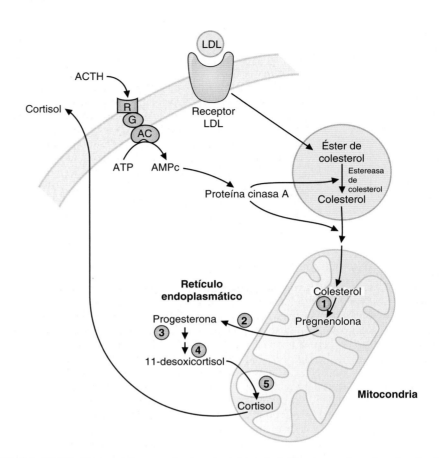

FIGURA 32-22 Ruta celular para la síntesis del cortisol. El colesterol se sintetiza desde la acetil-CoA o se deriva de la lipoproteína de baja densidad (LDL), que es endocitada y digerida por las enzimas lisosomales. El colesterol se almacena en células de la corteza suprarrenal como éster de colesterol. La ACTH le envía señales a la célula para convertir colesterol en cortisol y transmite su señal a través de receptor acoplado a la proteína G, que resulta en la activación de adenil ciclasa, y, en última instancia, a la PKA. (1) Colesterol desmolasa (P450$_{SCC}$, involucrada en la ruptura de la cadena lateral); (2) 3-β-hidroxiesteroide deshidrogenasa; (3) 17-α-hidroxilasa (P450$_{C17}$); (4) 21-hidroxilasa (P450$_{C21}$); (5) 11-β-hidroxilasa (P450$_{C11}$). AMPc, adenosín monofosfato cíclico; ATP, adenosín trifosfato.

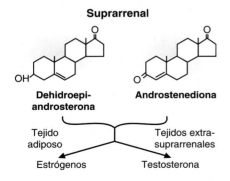

FIGURA 32-23 Andrógenos suprarrenales. Estos andrógenos débiles se convierten en testosterona o estrógenos en otros tejidos.

óptimamente a su estímulo primario, la angiotensina II. Las células de la zona glomerulosa contienen receptores de angiotensina II, que son receptores unidos a proteínas G.

D. Síntesis de los andrógenos suprarrenales

La biosíntesis de **andrógenos suprarrenales** procede desde el corte de la cadena lateral de 2-carbonos de la 17-hidroxipregnenolona en C17 para formar el andrógeno suprarrenal dehidroepiandrosterona (DHEA) y su derivado sulfatado (DHEAS) en la zona reticular de la corteza suprarrenal (fig. 32-21). Estos compuestos, que son andrógenos débiles, representan un importante porcentaje del total de la producción de esteroides por la corteza suprarrenal normal y son los principales andrógenos sintetizados en la glándula suprarrenal.

La androstenediona, otro andrógeno suprarrenal débil, se produce por la oxidación del grupo β-hidroxi al grupo carbonilo por la 3-β-hidroxiesteroide deshidrogenasa. Este andrógeno se convierte en testosterona principalmente en los tejidos extrasuprarrenales. Si bien la corteza suprarrenal produce muy poco estrógeno, los andrógenos suprarrenales débiles pueden convertirse en estrógenos en los tejidos periféricos, particularmente en el tejido adiposo (fig. 32-23).

E. Síntesis de la testosterona

La hormona luteinizante (LH) de la pituitaria (también llamada adenohipófisis) anterior estimula la síntesis de la testosterona y otros andrógenos por las células de Leydig del testículo humano. Las vías que llevan a la síntesis de andrógeno en el testículo son similares, de varias maneras, a las descritas para la corteza suprarrenal. En el testículo humano, la vía predominante para la síntesis de la testosterona es a través de la secuencia pregnenolona a 17α-hidroxipregnenolona a DHEA (la vía Δ^5), y luego desde DHEA a la androstenediona, y desde esta a la testosterona (fig. 32-21). Al igual que para todos los esteroides, el paso limitante de la velocidad en la producción de testosterona es la conversión de colesterol en pregnenolona. La LH controla la velocidad de corte de la cadena lateral del colesterol en el carbono 21, para formar pregnenolona y así regula la tasa de la síntesis de la testosterona. En sus células blanco, la unión doble en el anillo A de la testosterona se reduce a través de la acción de la 5-α-reductasa, formando la hormona activa DHT.

F. Síntesis de estrógenos y progesterona

La producción ovárica de **estrógenos**, **progestinas** (compuestos relacionados con la progesterona) y **andrógenos** requiere de la actividad de las enzimas oxidativas de la familia del citocromo P450, usadas para la síntesis de otras hormonas esteroides. Los estrógenos ováricos son esteroides C18 con un grupo hidroxilo fenólico en C3 y un grupo hidroxilo (estradiol) o un grupo cetona (estrona) en C17. Si bien los principales compartimentos del ovario productores de esteroides (las células de la granulosa, las células de la teca, las células del estroma y las células del cuerpo lúteo) tienen todos los sistemas enzimáticos requeridos para la síntesis de múltiples esteroides, las células de la granulosa secretan principalmente estrógenos, las células de la teca y del estroma secretan principalmente andrógenos y las células del cuerpo lúteo secretan sobre todo progesterona.

La célula de la granulosa ovárica, en respuesta a la estimulación por hormona foliculoestimulante FSH desde la glándula pituitaria anterior y a través de la actividad catalítica de la P450 aromatasa (CYP19), convierten la testosterona en estradiol, el predominante y más potente de los estrógenos ováricos (fig. 32-21). En forma similar, la androstenediona se convierte en estrona en el ovario, aunque el sitio principal de la producción de estrona a partir de la androstenediona tiene lugar en los tejidos extraováricos, principalmente el músculo esquelético y el tejido adiposo.

G. Síntesis de la vitamina D

La vitamina D es única en que puede ser obtenida de la dieta (como vitamina D_2 o D_3) o sintetizada desde un precursor del colesterol, un proceso que requiere reacciones en la piel, hígado y riñones. Los calciferoles, incluyendo varias formas de vitamina D, son una familia de esteroides que afectan la homeostasis del calcio (fig. 32-24). El colecalciferol (vitamina D_3) requiere de luz ultravioleta para su producción desde el 7-dehidrocolesterol, que está presente en los tejidos cutáneos (piel) en los animales y disponible del ergosterol en las plantas. Esta irradiación corta la unión carbono-carbono en C9-C10, abriendo el anillo B para formar colecalciferol, un precursor inactivo de 1,25-$(OH)_2$-colecalciferol (calcitriol). El calcitriol es la forma biológicamente activa más potente de la vitamina D (fig. 32-24).

La formación de calcitriol desde el colecalciferol comienza en el hígado y termina en los riñones, donde se regula la vía. En este proceso de activación, el carbono 25 de la vitamina D_2 o D_3 se hidroxila en los microsomas del hígado para formar 25-hidroxicolecalciferol (calcidiol). El calcidiol circula hacia los riñones unido a la globulina unidora de vitamina D (transcalciferina). En el túbulo contorneado proximal del riñón, una oxidasa de función mixta, que requiere O_2 molecular y NADPH como cofactores, hidroxila carbono 1 en el anillo A para formar calcitriol. Este paso es estrictamente regulado y es el paso limitante de la velocidad en la producción de la hormona activa. La liberación de la hormona paratiroidea desde la glándula paratiroides tiene como resultado la activación del último paso de la formación de la vitamina D activa.

El 1,25-$(OH)_2D_3$ (calcitriol) es aproximadamente 100 veces más potente que el 25-$(OH)D_3$ en sus acciones, aunque el 25-$(OH)D_3$ está presente en la sangre en una concentración

La hiperplasia suprarrenal congénita (CAH) es un grupo de enfermedades causadas por una deficiencia determinada genéticamente en una variedad de enzimas requeridas para la síntesis del cortisol. La deficiencia más común es la de 21α-hidroxilasa (CYP21), cuya actividad es necesaria para convertir progesterona en 11-desoxicorticosterona y 17α-hidroxiprogesterona en 11-desoxicortisol. De este modo, esta deficiencia reduce tanto la producción de aldosterona como la de cortisol, sin afectar la producción de andrógenos. Si la deficiencia de la enzima es grave, los precursores para la producción de aldosterona y cortisol son desviados a la síntesis de andrógenos, produciendo una sobreabundancia de andrógenos, que lleva a una masculinización prenatal en hembras y a una virilización postnatal en machos. Otra deficiencia enzimática en este grupo de enfermedades es aquella de la 11β-hidroxilasa (CYP11B1), que resulta en la acumulación de 11-desoxicorticosterona. El exceso de este mineralocorticoide lleva a la hipertensión (a través de la activación anormal del receptor de aldosterona por exceso de la 11-deoxicorticosterona). En esta forma de CAH, el 11-desoxicortisol también se acumula, pero su actividad biológica es mínima y no aparecen signos y síntomas clínicos específicos. La vía de los andrógenos no se ve afectada, y los niveles aumentados de la hormona adrenocorticotrópica (ACTH) pueden aumentar las cifras de andrógenos suprarrenales en la sangre. Una tercera deficiencia enzimática posible es aquella de la 17α-hidroxilasa (CYP17). Un defecto en la 17α-hidroxilasa lleva a un exceso de aldosterona e hipertensión; sin embargo, debido a que la síntesis de andrógenos suprarrenales requiere esta enzima, no ocurre virilización en estos pacientes.

Biológicamente el andrógeno circulante más potente es la testosterona. Casi 50% de la testosterona en la sangre en una mujer normal se produce equitativamente en los ovarios y en la corteza suprarrenal. La mitad restante se deriva de la androstenediona ovárica y suprarrenal, la que, luego de su secreción en la sangre, se convierte en testosterona en el tejido adiposo, músculo, hígado y piel. La corteza suprarrenal, sin embargo, es la principal fuente del relativamente débil andrógeno dehidroepiandrosterona (DHEA). La concentración sérica de su metabolito estable, DHEAS, se usa como medida de la producción de andrógenos suprarrenales en pacientes hiperandrogénicos con crecimiento difuso excesivo de pelo sexual secundario, por ejemplo, pelo facial así como en las axilas, área suprapúbica, tórax y extremidades superiores.

El raquitismo es una alteración que se presenta en niños pequeños causada por deficiencia de vitamina D. Los bajos niveles de calcio y fósforo en la sangre están asociados con deformidades esqueléticas en estos pequeños.

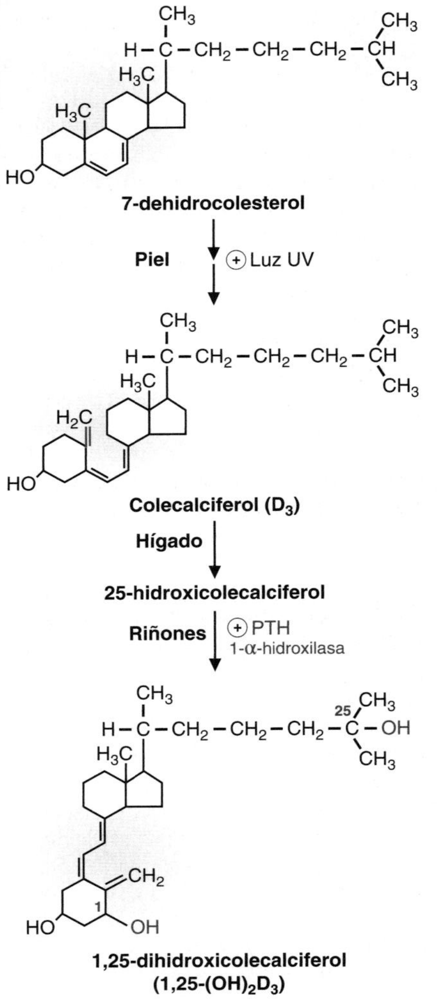

FIGURA 32-24 Síntesis de la vitamina D activa. 1,25-(OH)$_2$D$_3$ se produce desde 7-dehidrocolesterol, un precursor del colesterol. En la piel, la luz ultravioleta (UV) produce colecalciferol, que se hidroxila en la posición 25 en el hígado y en la posición 1 en los riñones para formar la hormona activa. PTH, hormona paratiroidea.

Los resultados de los análisis de sangre de **Vera L.** mostraron que su concentración de testosterona era normal, pero que su valor de DHEAS sérica estaba significativamente elevado. ¿Qué tejido era la fuente más probable de andrógenos que causó el hirsutismo (un patrón masculino del crecimiento del pelo sexual secundario) de **Vera L.**?

que puede ser 100 veces mayor, lo que sugiere que puede desempeñar algún papel en la homeostasis del calcio y el fósforo.

Las formas biológicamente activas de la vitamina D son hormonas esteroles y, al igual que otros esteroides, se difunden pasivamente a través de la membrana plasmática. En el intestino, hueso y riñones, el esterol se mueve hacia el núcleo y se une a receptores específicos de la vitamina D$_3$. Este complejo activa los genes que codifican las proteínas que median la acción de la vitamina D$_3$ activa. En las células de la mucosa intestinal, por ejemplo, se activa la transcripción de los genes que codifican para las proteínas transportadoras de calcio. Estas proteínas son capaces de transportar el Ca^{2+} (y fósforo) absorbido desde lumen intestinal a través de la célula, haciéndolo disponible para su paso final a la circulación.

COMENTARIOS CLÍNICOS

Anne J. es la típica paciente con concentraciones de triacilgliceroles séricos esencialmente normales y concentraciones elevadas de colesterol total, que se observa en más de 1% de la población general (p. ej., 325 a 500 mg/dL). Cuando alteraciones similares de lípidos están presentes en otros miembros de la familia en un patrón de herencia dominante autosómica y no existen otras causas para pensar que estas alteraciones de lípidos sean secundarias (p. ej., hipotiroidismo), la entidad llamada hipercolesterolemia familiar (FH), tipo IIA, es la causa más probable de esta dislipidemia hereditaria primaria.

La FH es una alteración genética en uno o más alelos responsables de la formación o integridad funcional de los receptores de alta afinidad para las lipoproteínas de baja densidad (LDL), localizados en la membrana plasmática de las células que normalmente inician la internalización de las LDL circulantes y de otras lipoproteínas sanguíneas. Los heterocigotos para FH (1 en 500 de la población) tienen aproximadamente la mitad del complemento normal o capacidad funcional para tales receptores, mientras que los homocigotos (1 en 1 millón de la población) no tienen esencialmente receptores funcionales para LDL. Los escasos pacientes con la forma homocigota de FH tienen una elevación más extrema del colesterol LDL y total en el suero que en los heterocigotos y, como resultado, tienen una predisposición más profunda para desarrollar en forma prematura la enfermedad arterial coronaria.

La hipercolesterolemia crónica no solo puede causar el depósito de lípidos dentro de los tejidos vasculares sino también en la piel y ojos. Cuando esto se observa en la porción medial de los párpados superior e inferior se lo conoce como xantelasma. Depósitos similares llamados xantomas pueden aparecer en el iris del ojo (*arcus lipidalis* o arco senil) así como en los tendones de las manos (almohadilla de los nudillos) y tendón de Aquiles.

Si bien la terapia que apunta a insertar genes competentes del receptor LDL en las células de los pacientes con FH homocigotos está siendo diseñada para el futuro, el enfoque actual del tratamiento farmacológico de los individuos heterocigotos es aumentar la tasa de síntesis de los receptores de LDL en las células con fármacos.

Los inhibidores de la HMG-CoA reductasa, tales como la atorvastatina, que **Anne J.** está tomando, estimulan la síntesis de receptores adicionales de LDL al inhibir la HMG-CoA reductasa, la enzima limitante de la velocidad de síntesis del colesterol. La consiguiente declinación en el reservorio intracelular del colesterol libre, estimula también la síntesis de receptores adicionales de LDL. Estos receptores adicionales reducen las concentraciones de colesterol LDL circulante al aumentar la endocitosis mediada por receptor de las partículas de LDL.

La combinación de una dieta estricta y terapia farmacológica dual, apuntada a disminuir las cifras de colesterol en el cuerpo, es por lo general bastante eficaz en la corrección de la alteración de lípidos y, afortunadamente, del riesgo asociado de enfermedad cardiovascular ateroesclerótica en pacientes con hipercolesterolemia familiar heterocigota.

Iván A. El colesterol asociado a LDL es el objetivo principal de la terapia de disminución de colesterol, porque tanto la evidencia epidemiológica como experimental sugieren enfáticamente que la disminución del colesterol LDL del suero es beneficiosa en la prevención de la enfermedad cardiovascular ateroesclerótica. La evidencia similar para incrementar las cifras subnormales del colesterol HDL en el suero es menos concluyente pero adecuada para apoyar tales esfuerzos, particularmente en pacientes de alto riesgo, tales como **Iván A.**, quien tiene múltiples factores de riesgo cardiovascular.

Hasta ahora, **Iván A.** ha fallado en sus intentos de dieta y actividad física. Su concentración de colesterol LDL es de 231 mg/dL. Con base en su riesgo cardiovascular, es candidato para tratamiento con fármacos. Se le debería administrar un inhibidor de la HMG-CoA reductasa de alta intensidad. Es importante lograr un control temprano de sus factores de riesgo cardiovascular antes de que no se puedan revertir los efectos. En la tabla 32-6 se presentan varios agentes para reducir los lípidos.

Vera L. nació con genotipo y fenotipo femeninos, tuvo un desarrollo sexual femenino normal, inicio espontáneo de la pubertad y regulares, aunque algo escasas, menstruaciones hasta la edad de 20 años. En ese punto, desarrolló amenorrea secundaria (cesación de la menstruación) y evidencia de un exceso de hormonas masculinas con virilización temprana (masculinización).

El diagnóstico diferencial incluyó una fuente de esteroides androgénicos excesivos de origen ovárico *versus* corticosuprarrenal. La prueba de cribado para determinar si la corteza suprarrenal o el ovario fue la fuente del exceso de hormonas masculinas, incluyó la medición de la concentración del sulfato de dehidroepiandrosterona (DHEAS) en el plasma del paciente, debido a que la corteza suprarrenal produce la mayoría de DHEA y el ovario muy poco o nada. Los valores de DHEAS en el plasma de **Vera L.** estaban moderadamente elevados, identificando a su corteza suprarrenal como la fuente más probable de su síndrome de virilización.

Si la producción excesiva de andrógenos no es el resultado de un tumor suprarrenal, sino más bien el resultado de una alteración en la vía de producción del cortisol, el tratamiento simple consiste en administrar glucocorticoides por vía oral. La justificación de tal tratamiento puede entenderse mejor al revisar la figura 32-21. Si **Vera L.** tiene deficiencia parcial genéticamente determinada en el sistema enzimático $P450_{C11}$, necesario para convertir el 11-desoxicortisol en cortisol (hiperplasia suprarrenal congénita no clásica), sus concentraciones de cortisol sanguíneo caerían. En virtud del mecanismo de retroalimentación positivo normal, un valor subnormal de cortisol en sangre induciría a la pituitaria anterior a producir más ACTH. Esto último no solo estimularía la vía del cortisol para aumentar la síntesis de cortisol a cifras normales, sino que en el proceso también favorecerá la sobreproducción de andrógenos suprarrenales tales como DHEA y DHEAS. Los valores aumentados de andrógenos suprarrenales (si bien andrógenos relativamente débiles) causaría grados variables de virilización, dependiendo de la gravedad de la deficiencia enzimática. La administración de un glucocorticoide vía oral, suprimiría el alto nivel de secreción de ACTH por la glándula pituitaria anterior, que se presenta como respuesta a las cantidades reducidas de cortisol secretado desde la corteza suprarrenal. El tratamiento con prednisona (un glucocorticoide sintético), por lo tanto, evitará la sobreproducción de andrógenos suprarrenales inducida por ACTH. Sin embargo, cuando la secreción de ACTH retorna al nivel normal, la síntesis endógena de cortisol cae por debajo de lo normal. La prednisona administrada lleva la actividad neta de glucocorticoides en la sangre de vuelta a los valores fisiológicos. Las concentraciones de andrógenos suprarrenales en la sangre de **Vera L.** se normalizaron después de varias semanas de terapia con prednisona. Como resultado de ello, sus menstruaciones finalmente volvieron y sus rasgos viriles se resolvieron con lentitud.

Debido a que los síntomas de **Vera L.** comenzaron en vida adulta, su hiperplasia suprarrenal determinada genéticamente fue considerada como una forma "no clásica" o "atípica" de la enfermedad. Una deficiencia más grave de la enzima provoca la enfermedad "clásica", que está asociada con la excesiva producción fetal de andrógenos suprarrenales en el útero y se manifiesta al nacer, por lo general con genitales externos ambiguos y características viriles en el neonato femenino.

Anne J. fue tratada con una estatina (atorvastatina) y ezetimiba. La ezetimiba reduce el porcentaje de absorción del colesterol libre presente en la luz del intestino y por lo tanto la cantidad de colesterol disponible para que el eritrocito lo empaquete en quilomicrones. Esto reduce la cantidad de colesterol que regresa al hígado en remanentes de quilomicrones. El resultado neto es la reducción del reservorio de colesterol en los hepatocitos. Esto último induce la síntesis de un mayor número de receptores de LDL por las células hepáticas. Como consecuencia, la capacidad del hígado para aumentar la captación hepática de LDL de la circulación produce una reducción en las concentraciones séricas de LDL. A pesar de esta disminución en las concentraciones de LDL, el medicamento no ha demostrado disminuir los eventos cardiovasculares en los pacientes.

Las recientes recomendaciones de la guía 2019 del ACC/AHA sobre la prevención de enfermedades cardiovasculares han aclarado cuándo debe ofrecerse a los pacientes una dosis baja de aspirina (81 mg/día). La aspirina está bien establecida para la prevención secundaria en individuos que han experimentado un evento cardiaco, pero la literatura sugiere que no hay un beneficio neto de la aspirina a dosis bajas para prevenir un evento cardiovascular primario. La recomendación general afirma que "la aspirina a dosis bajas podría considerarse para la prevención primaria de la enfermedad cardiovascular ateroesclerótica (ECVAE) en adultos seleccionados de alto riesgo de ECVAE con edades comprendidas entre los 40 y los 70 años que no presenten un mayor riesgo de hemorragia". Además, la recomendación desaconseja el uso de la aspirina para la prevención primaria de la ECVAE en adultos de más de 70 años, o para aquellos de cualquier edad (prevención primaria) que tengan un mayor riesgo de hemorragia. *Véase*: Arnett DK, Blumenthal RS, Albert MA, *et al.* 2019 ACC/AHA guideline on the primary prevention of cardiovascular disease: Un informe del grupo de trabajo del American College de Cardiología/Asociación Americana del Corazón sobre guías de práctica clínica. *J Am Coll Cardiol.* 2019;140:e596-e646.

Era muy probable que el hirsutismo de **Vera L.** se debía a un problema en su corteza suprarrenal que causó excesiva producción de DHEA.

TABLA 32-6	Mecanismo o mecanismos de acción y eficacia de los fármacos que disminuyen lípidos				
		CAMBIO PORCENTUAL EN LA CONCENTRACIÓN DE LÍPIDO EN SUERO (MONOTERAPIA)			
FÁRMACO	**MECANISMO DE ACCIÓN**	**COLESTEROL TOTAL**	**COLESTEROL LDL**	**COLESTEROL HDL**	**TRIACILGLICEROLES**
Estatinas	Inhibe la actividad de la HMG-CoA reductasa	↓ 15-60	↓ 20-60	↑ 5-15	↓ 10-40
Resinas para ácidos biliares	Aumenta la excreción fecal de las sales biliares	↓ 15-20	↓ 10-25	↑ 3-5	Variable, dependiendo del valor de triacilgliceroles antes del tratamiento (puede aumentar)
Niacina (dosis alta)	Activa LPL; reduce producción hepática de VLDL; reduce catabolismo de HDL	↓ 22-25	↓ 10-25	↑ 15-35	↓ 20-50
Fibratos	Antagoniza PPAR-α, causando incremento en la actividad de LPL, disminución en la producción de apolipoproteína CIII y un incremento en la producción de apolipoproteína AI	↓ 12-15	Variable, dependiendo de los valores pretratamiento de otros lípidos	↑ 5-15	↓ 20-50
Ezetimiba	Reduce la absorción intestinal del colesterol libre desde el lumen intestinal	↓ 10-15	↓ 15-20	↑ 1-3	↓ 5-8 si los triacilgliceroles están elevados antes del tratamiento

HDL, lipoproteínas de alta densidad; HMG-CoA. 3-hidroximetilglutaril coenzima A; LDL, lipoproteínas de baja densidad; LPL, lipoproteína lipasa; PPAR, receptor activado por proliferadores de peroxisomas; VLDL, lipoproteínas de muy baja densidad.
Adaptada de Third report of the National Cholesterol Education Program (NCEP) Expert Panel on Detection, Evaluation, and Treatment of High Blood Cholesterol in Adults (Adult Treatment Panel III). Final Report. *Circulation*. 2002;106:3143-3257.

 La proteína LKB1 es un supresor de tumores; la pérdida de la actividad de LKB1 provoca el síndrome de Peutz-Jeghers (PJS). El PJS exhibe el pronto desarrollo de pólipos vasculares en el tracto gastrointestinal y una incidencia incrementada de carcinomas a una edad relativamente joven. La LKB1 regula la actividad de 14 cinasas que incluyen, y son similares a, la proteína cinasa activada por adenosín monofosfato (AMP). La pérdida de la regulación normal de estas cinasas, debido a la ausencia de la actividad de LKB1, contribuye significativamente a la formación de tumores.

COMENTARIOS BIOQUÍMICOS

Los fármacos utilizados para tratar ciertos aspectos del síndrome metabólico mejoran la sensibilidad a la insulina y regulan las concentraciones de lípidos a través de la modulación de las vías discutidas en los capítulos 29 a 32. Estos fármacos trabajan modificando las vías regulatorias que se han discutido hasta ahora con relación al metabolismo de carbohidratos y lípidos.

Metformina. Ha sido utilizada por más de 30 años como tratamiento para la diabetes tipo 2. La metformina reduce los valores de glucosa sanguínea inhibiendo la gluconeogénesis hepática, que está activa en estos pacientes debido a la resistencia del hígado a los efectos de la insulina. También reduce la síntesis de lípidos en el hígado, que ayuda a la modulación de las cifras de lípidos sanguíneos en estos pacientes.

La metformina logra sus efectos activando la proteína cinasa activada por AMP (AMPK). Realiza esta acción a través de la activación de una proteína cinasa corriente arriba, LKB1, vía un mecanismo desconocido. Como se discutió previamente, la AMPK, cuando está activa, fosforila y reduce la actividad de la acetil-CoA carboxilasa (requerida para la síntesis de ácidos grasos) y la HMG-CoA reductasa (reduciendo la biosíntesis del colesterol). La activación de la AMPK también activa la captación de glucosa por el músculo (cap. 45), que es importante para reducir las concentraciones de glucosa sanguínea.

La activación de la AMPK también lleva a una cascada de regulación transcripcional que reduce la capacidad del hígado para realizar la gluconeogénesis y lipogénesis. La AMPK activada fosforila un coactivador del factor de transcripción proteína de unión a elementos de respuesta al AMPc (CREB) llamado transductor de la actividad regulada de CREB 2 (TORC2) (fig. 32-25). Cuando el TORC2 se fosforila, es secuestrado en el citoplasma, y CREB comienza a ser muy ineficiente en la transcripción de un gen que se requiere para regular positivamente los genes que codifican las enzimas involucradas en la gluconeogénesis. Este importante coactivador transcripcional se llama coactivador 1α del receptor-γ activado por proliferadores peroxisomales (PGC1α). El PGC1α participa en la activación transcripcional de las enzimas gluconeogénicas clave, tales como la glucosa 6-fosfatasa y fosfoenolpiruvato carboxicinasa (PEPCK). Por lo tanto, en presencia de metformina, la gluconeogénesis hepática se reduce y la captación muscular de la

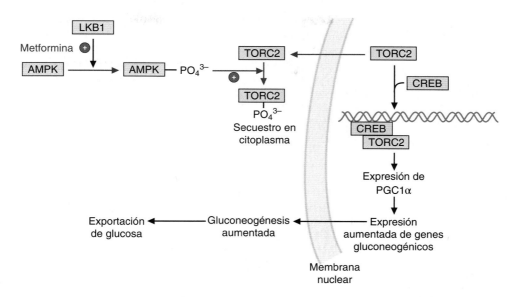

FIGURA 32-25 Acción de la metformina en la gluconeogénesis. En condiciones normales, los incrementos en los valores del adenosín monofosfato cíclico (AMPc) hepático (p. ej., como respuesta al glucagón) activan CREB, que, en combinación con TORC2, lleva a una transcripción aumentada de genes requeridos para la gluconeogénesis. En condiciones de resistencia a la insulina, esta vía permanece estimulada, incluso en presencia de insulina. La metformina estimula la activación de AMPc, que fosforila TORC2 y lo secuestra en el citoplasma, disminuyendo de este modo la síntesis de las enzimas gluconeogénicas y reduciendo la producción hepática de glucosa. Las abreviaturas utilizadas se definen en este texto. PGC1α, receptor-γ coactivador 1α activado por proliferador de peroxisomas.

glucosa sanguínea mejora, llevando a la estabilización de las concentraciones de glucosa sanguínea. Los reguladores fisiológicos de LKB1 todavía deben identificarse.

La activación de la AMPK también inhibe la lipogénesis hepática. Además de fosforilar e inhibir las actividad de la acetil-CoA carboxilasa (que reduce los niveles de malonil-CoA, llevando a una síntesis reducida de ácidos grasos y mejorando la oxidación de ácidos grasos), la actividad AMPK disminuye la transcripción de las enzimas lipogénicas clave, incluyendo la sintasa de ácidos grasos y la acetil-CoA carboxilasa. La actividad transcripcional reducida es mediada por la inhibición por AMPK de la transcripción de la proteína 1 que se une a elementos reguladores de esteroles (SREBP-1), la cual, además de regular la transcripción de HMG-CoA reductasa, también regula la transcripción de otras enzimas lipogénicas. La AMPK se discute con más detalle en la sección de los Comentarios bioquímicos del capítulo 34.

Fibratos. Los fibratos son una clase de fármacos que disminuyen las concentraciones de lípidos (principalmente triacilgliceroles) en los pacientes. La principal función de los fibratos está dirigida hacia el receptor-α activado por proliferadores de peroxisomas (PPARα). La unión de los fibratos al PPARα activa este factor de transcripción, que luego lleva a la transcripción de una multitud de genes cuyos productos participan en la captación y degradación de lípidos. Estos blancos incluyen los genes para las proteínas de transporte de ácidos grasos (por lo tanto hay una tasa aumentada de transporte de ácido graso a las células), la ácido graso translocasa (para aumentar la captación mitocondrial de los ácidos grasos), la acil-CoA sintetasa de ácidos grasos de cadena larga (activación de los ácidos grasos en el citoplasma), y la carnitina palmitoiltransferasa I (que mejora la captación de ácidos grasos en la mitocondria). Además, la activación PPARα aumenta la expresión de la LPL, reprime la expresión de apoCIII (apoCIII inhibe la activación de la LPL por apoCII) y estimula la síntesis de apoAI y apoAII, las principales proteínas en las HDL. Todos estos cambios transcripcionales llevan a un mayor uso de los lípidos y a reducción de las partículas circulantes.

Tiazolidinedionas. Una tercera clase de fármacos para el tratamiento de la resistencia a la insulina y la diabetes mellitus tipo 2 son las tiazolidinedionas (TZD), que activan una clase de factores de transcripción, el receptor γ activado por proliferadores de peroxisomas (PPARγ). Los PPARγ se expresan principalmente en el tejido adiposo. El factor de transcripción es responsable de activar la transcripción de la adiponectina (cap. 31, sec. VIII.B), llevando a aumentar las concentraciones de adiponectina en la circulación.

El aumento de adiponectina reduce el contenido de grasa del hígado y eleva la sensibilidad a la insulina a través de una vía AMPK dependiente. Las tiazolidinedionas también reducen las concentraciones de ácidos grasos libres en el plasma, lo que conduce a aumentar la sensibilidad a la insulina (*véase* Comentarios bioquímicos, cap. 31).

Lomitapida y mipomersen. Tanto la lomitapida como el mipomersen se utilizan en pacientes con HF homocigótica (ausencia del receptor de LDL). Las estatinas son ineficaces en estos pacientes, por lo que estos agentes utilizan objetivos farmacológicos alternativos para reducir los niveles de colesterol circulante. La lomitapida inhibe la proteína de transferencia de triglicéridos microsomal (MTP), reduciendo así los niveles de quilomicrones y VLDL circulantes. Los estudios han indicado un descenso del 50% en los niveles de LDL circulantes con este agente. Los pacientes que toman lomitapida deben seguir una dieta baja en grasas (de lo contrario, pueden producirse molestias gastrointestinales y diarrea por la ineficacia de la digestión de las grasas) complementada con los ácidos grasos esenciales y las vitaminas liposolubles. El mipomersen es un oligonucleótido en antisentido que bloquea la síntesis de apolipoproteína B-100 en las células del hígado, reduciendo así la producción de VLDL y, puesto que las LDL derivan de las VLDL, la producción de LDL. Los estudios indican un descenso de 25% en los niveles de LDL en los pacientes que toman mipomersen, pero existe la posibilidad de que se produzca una enfermedad del hígado graso y los pacientes deben ser vigilados estrechamente para detectar daños en el hígado mientras toman el medicamento.

CONCEPTOS CLAVE

- El colesterol regula la fluidez de la membrana y es precursor de sales biliares, hormonas esteroides (tales como estrógenos y testosterona) y vitamina D.
- El colesterol, debido a su naturaleza hidrófoba, se transporta en la sangre como componente de lipoproteínas.
- Dentro de las lipoproteínas, el colesterol puede aparecer en su forma no esterificada en la cubierta exterior de la partícula o como ésteres de colesterol en el núcleo de la partícula.
- La síntesis *de novo* de colesterol requiere acetil-CoA como precursor, que es inicialmente convertido en hidroximetilglutaril CoA (HMG-CoA). El colesterol sintetizado de esta manera se incorpora, junto con los triacilgliceroles, en la VLDL en el hígado y luego se libera en la circulación.
- La conversión de HMG-CoA en ácido mevalónico, catalizada por la HMG-CoA reductasa, es el paso regulado y limitante de la velocidad de biosíntesis del colesterol.
- En la circulación, los triacilgliceroles en la VLDL se hidrolizan por la lipoproteína lipasa, que convierte a la partícula en IDL y luego en LDL.
- La IDL y la LDL se unen específicamente a receptores en la célula hepática, se internalizan, y los componentes de la partícula se reciclan.
- Una tercera partícula de lipoproteína, la HDL, funciona para transferir apolipoproteína E y apolipoproteína CII a los quilomicrones nacientes y a las VLDL nacientes.
- La HDL también participa en el transporte reverso de colesterol, el movimiento de colesterol desde las membranas celulares a la partícula de HDL, que retorna el colesterol al hígado.
- Las placas ateroescleróticas están asociadas con valores elevados de colesterol sanguíneo. Los altos niveles de LDL están más fuertemente asociados con la generación de placas ateroescleróticas, mientras que los altos niveles de HDL son protectores debido a su participación en el transporte reverso de colesterol.
- Las sales biliares son requeridas para la emulsificación de la grasa y la formación de micelas en el intestino delgado.
- Las sales biliares se reciclan a través de la circulación enterohepática formando los ácidos biliares secundarios en el proceso.
- Las hormonas esteroides se derivan del colesterol que se convierte en pregnenolona, que es el precursor de los mineralocorticoides (tal como la aldosterona), los glucocorticoides (tal como el cortisol) y los esteroides sexuales (tales como testosterona y estrógenos).
- Los fármacos que disminuyen lípidos actúan sobre una variedad de blancos dentro del hígado, intestino y adipocitos.
- Las enfermedades revisadas en este capítulo se resumen en la tabla 32-7.

TABLA 32-7 Enfermedades revisadas en el capítulo 32

ENFERMEDAD O TRASTORNO	AMBIENTAL O GENÉTICA	COMENTARIOS
Hipercolesterolemia	Ambas	Definido por concentraciones elevadas de colesterol en la sangre, por lo general llevan a enfermedad arterial coronaria.
Hipercolesterolemia familiar, tipo II	Genética	Defecto en el receptor LDL, que lleva a cifras elevadas de colesterol, y a muerte prematura causada por enfermedad arterial coronaria.
Enfermedad de Tánger	Genética	Una mutación en el gen ABCA1, que provoca una incapacidad para transportar el colesterol de las células periféricas a las partículas HDL. Esto da lugar a un nivel muy bajo de partículas HDL circulantes y a un mayor riesgo de enfermedad ateroesclerótica en el paciente.
Hiperquilomicronemia	Genética	Una mutación en el gen de la lipoproteína lipasa o en el gen de la apolipoproteína CII puede provocar una incapacidad para degradar los triglicéridos de los quilomicrones, lo que conduce a una elevación de los triglicéridos en la sangre.
Virilización	Ambas	Liberación excesiva de esteroides androgénicos debido a una variedad de causas.
Hiperplasia suprarrenal congénita (CAH)	Genética	La CAH es una serie de alteraciones causadas por mutaciones en las enzimas requeridas para la síntesis de cortisol. Una consecuencia potencial es la síntesis excesiva de andrógenos, que puede llevar a una masculinización prenatal de las mujeres. Los diferentes síntomas observados entre los pacientes son provocados por diferentes deficiencias de sus enzimas.
Raquitismo	Ambiental	Debido a la falta de vitamina D, se altera el metabolismo del calcio, lo que lleva a deformidades en el esqueleto.

HDL, lipoproteínas de alta densidad; LDL, lipoproteínas de baja densidad.

PREGUNTAS DE REVISIÓN: CAPÍTULO 32

1. Las estatinas son la principal clase de fármacos que se utiliza para disminuir el colesterol sérico que se encuentra elevado al inhibir primero el principal paso que limita la velocidad en la síntesis de colesterol. ¿Cuál metabolito de la vía podría acumularse bajo la condición de tomar estatinas?
   A. Acetoacetil-CoA
   B. Hidroximetilglutaril CoA (HMG-CoA)
   C. Mevalonato
   D. Escualeno
   E. Anillo esteroideo

2. El colesterol y sus precursores y productos tienen varias funciones dentro de las células. ¿Cuál enunciado describe correctamente la función de un precursor de colesterol, el colesterol en sí, o un producto derivado del colesterol?
   A. El colesterol es hidrófilo
   B. Las hormonas esteroideas son precursores del colesterol
   C. Los precursores del colesterol se pueden convertir en vitamina D
   D. El colesterol puede aparecer en su forma no esterificada en el centro de partículas de lipoproteínas
   E. La malonil-CoA es el principal precursor de la síntesis de colesterol

3. Un nuevo paciente se está evaluando para enfermedad cardiovascular. Los valores de su perfil de lípidos son colesterol total de 400 mg/dL, HDL de 35 mg/dL y triglicéridos de 200 mg/dL. ¿Cuál sería su lectura de colesterol LDL calculada?
   A. 165
   B. 193
   C. 205
   D. 325
   E. 365

4. ¿Cuál de las siguientes apolipoproteínas actúa como cofactor activador de la enzima lipoproteína lipasa (LPL)?
   A. ApoCIII
   B. ApoCII
   C. ApoB-100
   D. ApoB-48s
   E. ApoE

5. ¿Cuál de las siguientes secuencias ubica las lipoproteínas en orden de la más densa a la menos densa?
   A. HDL/VLDL/quilomicrones/LDL
   B. HDL/LDL/VLDL/quilomicrones
   C. LDL/quilomicrones/HDL/VLDL
   D. VLDL/quilomicrones/LDL/HDL
   E. LDL/quilomicrones/VLDL/HDL

6. ¿Cuál de los siguientes esperaría observar en un paciente que carece de proteína de transferencia de triglicérido

microsomal (MTP) después de consumir una dieta normal en la cual hubiera 30% de grasa?

A. Estreñimiento
B. Elevación de quilomicrones
C. Esteatorrea
D. Elevación de VLDL
E. Elevación de IDL

7. A los pacientes con elevación en las concentraciones de LDL (> 120 mg/dL) se les alienta a reducir sus valores por medio de una combinación de dieta y ejercicio. Si esto falla, a menudo se les prescriben estatinas. La clave del tratamiento de estatinas en la reducción de las concentraciones de colesterol circulante es:

A. Reducción en la síntesis de quilomicrones
B. Aumento en la actividad de lipoproteína lipasa
C. Reducción en la síntesis de HDL
D. Estimulación de los receptores de LDL
E. Aumento en la actividad de proteína de transferencia de ésteres de colesterol (CETP)

8. Una consecuencia de la abetalipoproteinemia es el hígado graso (esteatosis hepática). Esto sucede por uno de los siguientes:

A. Incapacidad para producir VLDL
B. Incapacidad para producir quilomicrones
C. Incapacidad para producir HDL
D. Incapacidad para producir triglicéridos
E. Incapacidad para producir lipoproteína lipasa

9. Por lo general las hormonas se sintetizan en un tipo de tejido, a menudo en respuesta a la liberación de una hormona estimuladora. ¿Cuál de los siguientes concuerda correctamente la hormona con su hormona estimuladora y su sitio de síntesis?

A. Cortisol, ACTH, corteza suprarrenal
B. Aldosterona, ACTH, corteza suprarrenal
C. Testosterona, FSH, células de Leyding
D. Estrógeno, LH, folículo ovárico
E. Progesterona, LH, folículo ovárico

10. Debido a que los núcleos esteroides no se pueden degradar en el cuerpo humano, la excreción de sales biliares en las heces funciona como una ruta principal de eliminación de esteroides del cuerpo. ¿Cuál de las siguientes opciones le debe suceder a las sales biliares para que se secreten en las heces?

A. Las bacterias intestinales desconjugan las sales biliares
B. Las bacterias intestinales conjugan las sales biliares
C. El ATP y la coenzima Q conjugan las sales biliares
D. El ATP y la coenzima A desconjugan las sales biliares
E. La circulación enterohepática se presenta a una eficiencia de 100%

11. Un varón de 52 años acude al cardiólogo por un dolor torácico intermitente. Una prueba de esfuerzo nuclear reveló obstrucciones en dos arterias, indicativas de enfermedad ateroesclerótica. Los niveles séricos de LDL del paciente eran de 155 mg/dL (para un paciente con enfermedad aterosclerótica es deseable un valor de 100 mg/dL o inferior). Además de mejorar la nutrición y aumentar el ejercicio, se prescribió al paciente atorvastatina, que al cabo de 3 meses había reducido los niveles de LDL a 120 mg/dL. El tratamiento combinado con un anticuerpo anti-PCSK9 permitió reducir los niveles de LDL a 100 mg/dL. ¿Cuál de las siguientes opciones representa mejor el mecanismo de acción del fármaco en el paciente?

A. Ambos inhiben la HMG-CoA reductasa, lo que lleva a una inhibición casi del 100% de la enzima
B. Ambos inhiben la MTP específica del hígado, lo que conduce a la reducción de los niveles de VLDL, que a su vez conduce a la reducción de los niveles de LDL
C. Ambos bloquean la absorción de colesterol del intestino, reduciendo así el colesterol dietético en la sangre
D. Ambas conducen a la regulación al alza del receptor de LDL
E. Ambas regulan la expresión de la lipoproteína lipasa, reduciendo así los niveles de LDL en la sangre

12. La porfiria aguda intermitente (AIP) es un trastorno que interrumpe la vía de síntesis del hemo. Se ha demostrado que los individuos que experimentan un inicio de síntomas expresan niveles reducidos de cortisol. ¿Cuál de las siguientes causas podría explicar este hecho?

A. Reducción del suministro de oxígeno a la zona glomerulosa de la glándula suprarrenal
B. Reducción de la actividad de las enzimas en la zona fasciculada de la glándula suprarrenal
C. Aumento de la actividad de las enzimas en la zona fasciculada de la glándula suprarrenal
D. Reducción de la expresión de ACTH de la glándula pituitaria
E. Aumento de la expresión de ACTH de la glándula pituitaria

13. En condiciones de baja energía dentro de la célula hepática, se inhiben tanto la biosíntesis de ácidos grasos como la síntesis de colesterol. Esta regulación bifuncional se produce a través de la activación de ¿cuál de las siguientes?

A. Una proteína transportadora
B. Una proteasa
C. Una proteína quinasa
D. Una enzima lisosomal
E. Una fosfatasa

14. La regulación de la HMG-CoA reductasa es compleja e implica una regulación transcripcional. El factor de transcripción implicado en esta regulación se regula a través de los niveles de colesterol intracelular, y el evento regulador clave que implica este factor de transcripción se describe mejor como ¿cuál de los siguientes?

A. Activación de una quinasa
B. Activación de una fosfatasa
C. Activación de una proteasa
D. Activación de una chaperona
E. Activación por acilación

15. ¿Cuáles son las dianas de los fármacos reductores del colesterol? Elija la mejor respuesta.

	HMG-CoA reductasa	Niemann-Pick C1-Like 1	Apo-B100	PCSK9
A	Sí	Sí	Sí	No
B	Sí	No	No	No
C	Sí	Sí	Sí	Sí
D	No	No	No	Sí
E	No	Sí	Sí	No
F	No	No	No	Sí

1. **La respuesta es B.** Las estatinas inhiben a la enzima HMG-CoA reductasa, que reduce la HMG-CoA hasta ácido mevalónico. Por lo tanto, la HMG-CoA sería el metabolito que se acumula. La vía inicia con acetil-CoA, que después forma acetoacetil-CoA y después HMG-CoA. La HMG-CoA se reduce a ácido mevalónico, que después se convierte en unidades de isopreno, a unidades farnesil, unidades geranil y finalmente a escualenos, que se convierten en colesterol.

2. **La respuesta es C.** El colesterol es absolutamente insoluble en agua (es muy hidrófobo). Es un precursor de los ácidos biliares y de las hormonas esteroideas. Los precursores del colesterol se convierten en ubiquinona, dolicol y colecalciferol (la forma activa de la vitamina D). El colesterol puede aparecer no esterificado en la cubierta externa de las lipoproteínas pero como ésteres de colesterol en el centro de tales partículas. El malonil-CoA es el precursor de los ácidos grasos; el acetil-CoA es el precursor de todos los carbonos de colesterol.

3. **La respuesta es D.** El colesterol total es igual a las lipoproteínas que lo transportan ya que no puede flotar libremente en el suero. El colesterol total estaría compuesto del contenido de colesterol de HDL, VLDL y LDL. Bajo condiciones de ayuno, se toma la concentración de triglicéridos y se divide entre 5 para calcular el contenido de colesterol de VLDL. Por lo tanto, en este paciente la HDL es de 35 mg/dL y la VLDL es de 40 mg/dL. El colesterol total es de 400 mg/dL, lo que indica que el colesterol LDL calculado es de 400 a 75 o 325 mg/dL.

4. **La respuesta es B.** Parece que ApoCIII inhibe la activación de LPL. ApoE actúa como ligando para la unión de varias lipoproteínas con el receptor LDL, la proteína relacionada con el receptor LDL (LRP) y quizá con un receptor para apoE separado. ApoB-48 es necesario para el ensamble y secreción normales de quilomicrones en el intestino delgado, mientras que apoB-100 es necesaria en el hígado para el ensamble y secreción de VLDL. ApoCII es el activador de LPL.

5. **La respuesta es B.** Como los quilomicrones contienen el mayor porcentaje de triacilglicerol, son las lipoproteínas menos densas en la sangre. Como la VLDL contiene más proteína, es más densa que los quilomicrones. Como la LDL se produce por degradación del triacilglicerol en VLDL, LDL es más densa que VLDL. La HDL es la más densa de las lipoproteínas sanguíneas. Tiene el porcentaje más alto de proteína y el menor de triacilglicerol

6. **La respuesta es C.** Se requiere MTP para la síntesis de quilomicrones nacientes y VLDL. En el intestino, la falta de actividad de MTP provoca la acumulación de lípidos en el epitelio intestinal, de manera que no se pueden transportar más lípidos del lumen. Esto provoca elevación del contenido lípido de las heces, lo que se manifiesta como esteatorrea. Como también se necesita MTP para la producción de VLDL, las concentraciones de VLDL disminuyen, así como el IDL y el LDL, porque estos se derivan de VLDL.

7. **La respuesta es D.** Las estatinas inhiben directamente a la HMG-CoA reductasa con lo que se reduce la síntesis endógena de colesterol en los tejidos. Conforme la célula sufre "inanición" de colesterol, los receptores de LDL se estimulan (aumenta en número en la superficie celular) de manera que se puede captar más colesterol circulante por las células, con lo que se satisface su necesidad de colesterol y se reducen las concentraciones séricas. En ausencia de receptores de LDL funcionales (FH homocigota IIA y IIB), las estatinas son ineficaces en la reducción significativa de colesterol LDL circulante. Las estatinas no reducen la síntesis de quilomicrones o HDL, ni alteran la actividad de lipoproteína lipasa o CETP.

8. **La respuesta es A.** La abetalipoproteinemia es provocada por una mutación en MTP de manera que se producen quilomicrones (en el intestino) o VLDL (en el hígado). De esta manera, conforme el hígado produce triglicéridos a partir de carbohidratos de la dieta, el triglicérido no se puede exportar y se acumula dentro del hígado. El triglicérido después interfiere con la función hepática y su estructura, lo que provoca insuficiencia hepática si no se trata. La incapacidad para producir quilomicrones no afectaría la función hepática (las células intestinales se convertirían en células cargadas de lípidos, pero esto no provocaría esteatosis hepática). Un defecto en la MTP no altera la producción o secreción de lipoproteína lipasa, ni afecta la producción de triglicéridos (TG). La síntesis de HDL tampoco está afectada con la pérdida de MTP.

9. **La respuesta es A.** El cortisol es producido por la capa media de la corteza suprarrenal como resultado de la estimulación por parte de la ACTH. La aldosterona es producida por la capa externa de la corteza suprarrenal en respuesta a la estimulación por la angiotensina II. La testosterona es producida por las células de Leydig de los testículos y en el ovario en respuesta a la LH. Los estrógenos son producidos por el folículo ovárico y el cuerpo lúteo en respuesta a la FSH. La progesterona es producida por el cuerpo lúteo en respuesta a la LH.

10. **La respuesta es A.** Las sales biliares son conjugadas en el hígado por una reacción que requiere ATP y glicina o taurina de manera que se crea una sal biliar en la cual la pK_a del grupo carboxilato terminal está reducida en comparación con la sal biliar natural. Esto permite un mayor porcentaje de la forma ionizada de la sal biliar en el intestino (que está aproximadamente a un pH de 6.0), lo que ayuda en gran medida en la emulsificación y digestión de las grasas de la dieta. Conforme las sales biliares viajan por el intestino, las bacterias desconjugan y deshidroxilan los esteroides, haciéndolos menos solubles, por lo que se absorben menos rápido en la circulación enterohepática. En consecuencia, un porcentaje de las sales biliares modificadas se pierde en las heces. Si la circulación enterohepática operara a una eficiencia de 100%, no se perderían ácidos biliares en las heces y no existiría esta vía de eliminación del núcleo esteroide. La CoQ no tiene participación en la conjugación o desconjugación de sales biliares.

11. **La respuesta es D.** La atorvastatina es un inhibidor de la HMG-CoA reductasa, por lo que reduce los niveles intracelulares de colesterol. La reducción de los niveles de colesterol intracelular estimula la regulación al alza del receptor de LDL, de manera que se puede eliminar una mayor cantidad de LDL de la circulación, reduciendo así los niveles de colesterol circulante. La PCSK9 es una proteasa circulante que se asocia con el receptor de LDL cuando se internaliza y degrada el receptor durante la internalización. El bloqueo de la acción de la PCSK9 con anticuerpos anti-PCSK9 conduce a un aumento de la expresión del receptor de LDL en la superficie celular y a una mayor eliminación de LDL de la circulación. Así pues, ambos fármacos actúan aumentando los niveles del receptor de LDL en la superficie celular. Ninguno de los dos fármacos afecta a la MTP (la lomitapida bloqueará la acción de la MTP), a la absorción del colesterol en el intestino delgado (la ezetimiba bloqueará la absorción) ni altera la acción de la lipoproteína lipasa.

12. **La respuesta es B.** Durante la aparición de los síntomas de la PIA, la síntesis del hemo está alterada debido al defecto heredado en el tercer paso de la síntesis del hemo. La síntesis de cortisol requiere la acción de enzimas que contienen el citocromo P450, el cual requiere hemo para su actividad. Por lo tanto, cuando la síntesis del hemo está alterada, la síntesis del cortisol también lo estará. El cortisol se sintetiza en la zona fasciculada de la glándula suprarrenal (no en la zona glomerulosa). La reducción de la síntesis del hemo no altera la liberación de ACTH de la glándula pituitaria. La hormona liberadora de corticotropina, procedente del hipotálamo, es el agente que estimula la liberación de ACTH desde la porción anterior de la hipófisis.

13. **La respuesta es C.** En condiciones de baja energía, los niveles de AMP aumentan en la célula, lo que conduce a la activación de la proteína quinasa activada por AMP. Cuando está activa, la proteína quinasa activada por AMP fosforila tanto la HMG-CoA reductasa, reduciendo la actividad de la enzima, como la acetil-CoA carboxilasa, reduciendo la actividad de la enzima necesaria para la biosíntesis de ácidos grasos. Mientras que el aumento de los niveles de esteroles provocará la degradación proteolítica de la HMG-CoA reductasa (a través de la vía de degradación asociada al RE), no ocurre lo mismo con las enzimas implicadas en la síntesis de ácidos grasos. Las fosfatasas, las enzimas lisosomales o las proteínas de transporte no participan en la regulación concomitante de la biosíntesis del colesterol y de los ácidos grasos.

14. **La respuesta es C.** El factor de transcripción que regula la transcripción de la HMG-CoA es la proteína 2 de unión a elementos reguladores de esteroles (SREBP-2), y en su forma inactiva se encuentra como parte de un complejo transmembrana en el RE. Cuando los niveles de colesterol en la célula disminuyen, el complejo se desplaza al complejo de Golgi, donde se asocia con las proteasas SCAP. Las proteasas escinden una porción de SREBP-2, que entonces actúa como factor de transcripción, desplazándose al núcleo, para estimular la transcripción de la HMG-CoA reductasa. La activación de una quinasa, o una fosfatasa, o una chaperona, o una acilación no desempeña ningún papel en la activación de la transcripción de la HMG-CoA reductasa.

15. **La respuesta es C.** Los niveles de colesterol sérico pueden reducirse actuando sobre todas las proteínas indicadas en la respuesta. Las estatinas inhiben la HMG-CoA reductasa, reduciendo los niveles de colesterol intracelular, lo que aumenta la síntesis del receptor de LDL y la eliminación de LDL de la circulación. La ezetimiba inhibe la absorción de colesterol en el intestino delgado, que está mediada por la proteína Niemann-Pick C1-like 1. Una menor absorción de colesterol de la dieta conduce a una reducción de los niveles de colesterol circulante. El mipomersen, un fármaco de ARN antisentido, inhibe la síntesis de apo-B100 en el hígado, reduciendo así los niveles de VLDL circulantes y, puesto que las LDL derivan de las VLDL, reduciendo los niveles de LDL. La PCSK9 es una proteasa extracelular que escinde los receptores de LDL internalizados, reduciendo la expresión del receptor de LDL y aumentando los niveles de LDL circulantes. Los anticuerpos anti-PCSK9 bloquean la acción de la PCSK9, aumentando así los niveles de receptores de LDL en la superficie celular, lo que conduce a una reducción del colesterol LDL circulante.

Metabolismo del etanol

El **etanol** es un **combustible de la dieta** que se metaboliza en el acetato principalmente en el hígado, con la generación de dinucleótido de nicotinamida y adenina (NADH, *nicotinamide adenine dinucleotide*). La principal vía metabólica del etanol es a través de las **alcohol deshidrogenasas** (ADH), que oxidan el etanol hasta **acetaldehído** en el citosol (fig. 33-1). El acetaldehído se oxida mediante las **acetaldehído deshidrogenasas** hasta **acetato**, sobre todo en las **mitocondrias**. El acetaldehído, que es tóxico, también puede entrar a la sangre. El **NADH** producido en estas reacciones se usa para la generación de adenosín trifosfato (ATP) a través de la fosforilación oxidativa. La mayor parte del acetato entra a la sangre y es captado por el músculo esquelético y otros tejidos, donde se activa hasta **acetil coenzima A** (**acetil-CoA**) y se oxida en el ciclo del ácido tricarboxílico (ATC).

Cerca de 10 a 20% del etanol ingerido se oxida mediante un sistema microsomal de oxidación del etanol (**MEOS**, *microsomal ethanol-oxidizing system*), que incluye enzimas del **citocromo P450** en el retículo endoplasmático (en particular **CYP2E1**). El CYP2E1 tiene una K_m elevada para el etanol y es inducible por este. Por lo tanto, la proporción de etanol que se metaboliza por esta vía es mayor con concentraciones elevadas del alcohol y mayor después del consumo crónico de etanol.

Los **efectos agudos** de la ingestión de etanol se deben sobre todo a la generación de NADH, que aumenta mucho el índice **NADH/NAD⁺** en el hígado. Como consecuencia, **se inhibe la oxidación de ácidos grasos** y puede producirse **cetogénesis**. El incremento en el índice **NADH/NAD⁺** también puede causar **acidosis láctica** e inhibir la **gluconeogénesis**.

El metabolismo del etanol puede causar **hepatopatía alcohólica**, que incluye **esteatosis hepática** (hígado graso), **hepatitis alcohólica** y **cirrosis**. Los principales productos tóxicos del metabolismo del etanol incluyen **acetaldehído** y **radicales libres**. El acetaldehído forma **aductos** con proteínas y otros compuestos. El **radical hidroxietilo** producido por el MEOS y otros radicales generados durante la inflamación causan daño hepático irreversible. Muchos otros tejidos se dañan a consecuencia del etanol, acetaldehído,

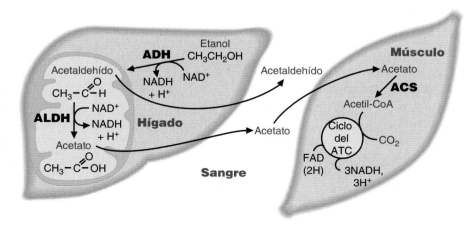

FIGURA 33-1 Vía metabólica principal para el etanol y el uso de acetato en el músculo. Acetil-CoA, acetil coenzima A; ACS, acetil-CoA sintetasa; ADH, alcohol deshidrogenasa; ALDH, acetaldehído deshidrogenasa; ATC, ácido tricarboxílico; FAD, dinucleótido de adenina y flavina; NAD, dinucleótido de nicotinamida y adenina.

la **alteración en metabolismo hepático** y la lesión del hígado. Los **polimorfismos genéticos** en las enzimas para el metabolismo de etanol pueden ser la causa de las variaciones individuales en el desarrollo del trastorno por consumo de alcohol o de la cirrosis hepática.

SALA DE ESPERA

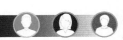

El interrogatorio a **Iván A.** sobre la dieta mostró que tenía el hábito de beber whisky escocés con soda todas las noches mientras veía televisión, pero no agregó las calorías del etanol a su consumo de la dieta. Él justifica su cálculo con base en un comentario que escuchó en un programa de radio acerca de que las calorías derivadas del alcohol "no cuentan" porque son calorías vacías que no causan aumento de peso.

Al M. Cuando su casera regresaba de visitar por un día a unos amigos, encontró que **Al M.** yacía al pie de las escaleras, semiconsciente. Su cara tenía múltiples equimosis y su antebrazo derecho tenía un ángulo anormal. Su ropa estaba manchada por vómito seco no sanguinolento. Una ambulancia trasladó a **Al M.** a la sala de urgencias del hospital más cercano. Además de múltiples equimosis y la fractura compuesta de su antebrazo derecho, su respiración era rápida y profunda (de Kussmaul) y tenía deshidratación moderada.

Sus análisis de laboratorio iniciales mostraron una discrepancia relativamente grande en la brecha aniónica, de 34 mmol/L (intervalo de referencia: 9 a 15 mmol/L). Un análisis de gases sanguíneos arteriales (que mide el pH además de las concentraciones de O_2 y CO_2 disueltos) confirmó la presencia de acidosis metabólica. La concentración sanguínea de alcohol en la sangre de **Al M.** estaba solo un poco elevada. Su glucosa sérica era de 68 mg/dL (normal bajo).

Jean T., una artista comercial de 46 años de edad, perdió su empleo recientemente por su ausentismo. Su esposo, de 24 años, la dejó 10 meses antes. Ella refiere pérdida del apetito, fatiga, debilidad muscular y depresión. Ha tenido dolor ocasional en el área hepática, a veces acompañado de náusea y vómito.

En la exploración física el médico nota dolor con la percusión suave sobre el hígado, y su abdomen está levemente distendido. Existe una leve sugerencia de ictericia (coloración amarilla de la piel y las mucosas). No hay anormalidades neurológicas o cognitivas.

Después de percatarse del aliento alcohólico de **Jean T.**, el médico le pregunta acerca de su consumo de alcohol. **Jean T.** admite que durante los últimos 5 o 6 años ha bebido ginebra todos los días (alrededor de 4 o 5 bebidas, o 68 a 85 g de etanol) y ha comido poco. Las pruebas de laboratorio mostraron que su concentración sérica de etanol en la primera visita al consultorio fue de 245 mg/dL (0.245%); valores alrededor de 200 mg/dL (0.1%) se consideran indicativos de intoxicación significativa.

I. Metabolismo del etanol

El etanol es una molécula pequeña que es soluble en lípidos y en agua. Por lo tanto, se absorbe con facilidad en el intestino por difusión pasiva. Un pequeño porcentaje del etanol ingerido (0 a 5%) ingresa a las células de la mucosa del tracto gastrointestinal superior (lengua, boca, esófago y estómago), donde se metaboliza. El resto entra a la sangre. De este, 85 a 98% se metaboliza en el hígado y solo 2 a 10% se excreta por los pulmones o riñones.

La principal vía metabólica del etanol en el hígado es mediante la **alcohol deshidrogenasa** (ADH) hepática, una enzima citosólica que oxida el etanol hasta acetaldehído, con reducción de NAD^+ a NADH (fig. 33-2). La ADH es un dímero de subunidades idénticas o diferentes. Si no se elimina mediante el metabolismo, el acetaldehído tiene efectos tóxicos en el hígado y puede ingresar a la sangre, de donde ejerce efectos tóxicos en otros tejidos.

La brecha aniónica se calcula al restar la suma de las concentraciones de cloro sérico y HCO_3^- sérico de la concentración sérica de sodio. Si la brecha es mayor de lo normal, sugiere la presencia de cantidades elevadas de ácidos en la sangre, como los cuerpos cetónicos acetoacetato y β-hidroxibutirato.

La ictericia es la coloración amarilla en las escleróticas (el "blanco" de los ojos) y la piel. Se produce por el depósito de bilirrubina, un producto de la degradación del grupo hemo que tiene color amarillo. La bilirrubina se acumula en la sangre en caso de lesión hepática, obstrucción de las vías biliares y degradación excesiva del grupo hemo.

El consumo de etanol aceptado por **Jean T.** rebasa la definición de ingestión de riesgo, que es la cantidad de alcohol que pone a un individuo en riesgo de presentar consecuencias para la salud. Según el National Institute on Alcohol Abuse and Alcoholism, la cantidad de alcohol que aumenta el riesgo para la salud se define como más de 14 bebidas estándar por semana o más de cuatro bebidas al día en hombres, y más de siete bebidas a la semana o más de tres bebidas en cualquier día para mujeres. Una bebida se define como 360 mL de cerveza regular, 150 mL de vino o 45 mL de bebidas destiladas (40% vol. alcohol).

Cerca de 90% del acetaldehído que se genera se metaboliza hasta acetato en el hígado. La principal enzima participante es una acetaldehído deshidrogenasa (ALDH) mitocondrial con K_m baja que oxida el acetaldehído en acetato con generación de NADH (*véase* fig. 33-2). El acetato, que no tiene efectos tóxicos, puede activarse hasta acetil-CoA en el hígado (donde ingresa al ciclo del ácido tricarboxílico [ATC] o a la vía para la síntesis de ácidos grasos). Sin embargo, la mayor parte del acetato generado ingresa a la sangre y se activa en acetil-CoA en los músculos esqueléticos y otros tejidos (*véase* fig. 33-1). En general, el acetato se considera no tóxico y es un elemento normal de la dieta.

La otra vía importante para oxidación del etanol en el hígado es el **sistema microsomal de oxidación del etanol (MEOS)**, que también oxida el etanol hasta acetaldehído (fig. 33-3). La principal enzima microsómica participante es una oxidasa de función mixta isoenzima del citocromo P450 (CYP2E1), que utiliza el NADPH como donador de electrones adicional y el O_2 como aceptor de electrones. Esta vía explica solo de 10 a 20% de la oxidación del etanol en un bebedor moderado.

Cada una de las enzimas participantes en el metabolismo del etanol (ADH, ALDH y CYP2E1) existe como una familia de isoenzimas. Las variaciones individuales en la cantidad de estas isoenzimas influyen en varios factores, como el ritmo de eliminación del etanol sanguíneo, el grado de ebriedad que muestra el individuo y las diferencias en la susceptibilidad individual al desarrollo de enfermedad hepática inducida por etanol.

A. Alcohol deshidrogenasa

La ADH existe como una familia de isoenzimas con especificidad variada para la longitud de la cadena del sustrato alcohólico (tabla 33-1). El etanol es una pequeña molécula que no tiene características estructurales únicas y en altas concentraciones se metaboliza de forma inespecífica por muchos integrantes de la familia de las ADH. Las ADH que tienen mayor especificidad por el etanol son los miembros de la familia *ADH1*. Los seres humanos tienen tres genes para esta familia de ADH y de cada uno existen variantes alélicas (polimorfismos).

Las alcohol deshidrogenasas *ADH1* se encuentran en grandes cantidades en el hígado, representan cerca de 3% de toda la proteína soluble.

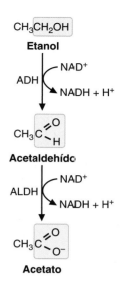

FIGURA 33-2 La vía para el metabolismo del etanol. ADH, alcohol deshidrogenasa; ALDH, acetaldehído deshidrogenasa; NAD, dinucleótido de nicotinamida y adenina.

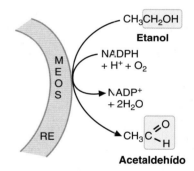

FIGURA 33-3 La reacción catalizada por el MEOS (que incluye CYP2E1) en el retículo endoplasmático (RE). NADP, dinucleótido de nicotinamida y adenina fosfato.

GEN	**SUBUNIDAD**	**DISTRIBUCIÓN TISULAR**	**PROPIEDADES**
ADH1A[a] *ADH1B* *ADH1C*	α β γ	Más abundante en el hígado y glándulas suprarrenales. Mucho menor cantidad en riñones, pulmones, colon, intestino delgado, ojos, ovarios, vasos sanguíneos. No hay en cerebro ni corazón	K_m de 0.013 a 4 mM para etanol. Solo activa con etanol. Alta capacidad tisular
ADH4	π	Sobre todo en hígado, estómago, menor cantidad en el tracto GI	K_m de 11 mM para etanol
ADH5	χ	Expresión ubicua, pero en mayor cantidad en el hígado. La única isozima presente en células germinales	Relativamente inactiva para el etanol (K_m = 3 400 mM). Activa sobre todo con alcoholes de cadena larga y ácidos grasos ω-OH
ADH7	σ	Abundante en la parte superior del tracto GI, encías y boca, esófago, hasta el estómago. No existe en el hígado	K_m de 58 mM. Es la más activa de las alcohol deshidrogenasas de cadena mediana hacia el sustrato retinal

TABLA 33-1   Isoenzimas principales de las alcohol deshidrogenasas de cadena mediana

GI, gastrointestinal.

[a]Los genes *ADH1A, B* y *C* son clasificados como Clase I ADH. *ADH1B* también puede ser designado como *ADH2*, mientras que *ADH1C* puede ser designado como *ADH3*.

También se ha identificado a gen para ADH6, y se ha detectado el ARNm correspondiente a *ADH6* en las células, pero no se ha encontrado la proteína ADH6 en ningún dímero de ADH.

Estas ADH, a menudo llamadas en conjunto alcohol deshidrogenasa hepática, tienen una K_m baja para el etanol de 0.013 a 4 mM (afinidad alta). Por lo tanto, el hígado es el principal sitio del metabolismo del etanol y el principal sitio donde se genera el metabolito tóxico acetaldehído.

El ser humano tiene al menos siete, quizá más, genes que codifican isoenzimas específicas para moléculas de alcohol deshidrogenasas (ADH) de cadena mediana en longitud, la principal enzima para la oxidación del etanol en acetaldehído en los humanos. Estas distintas ADH tienen una identidad aproximada de 60 a 70% y se supone que surgieron de un gen ancestral común, similar a la isoenzima *ADH3*, hace muchos millones de años. Las alcohol deshidrogenasas *ADH1* (*ADH1A*, *ADH1B* y *ADH1C*) se encuentran en altas concentraciones en el hígado y tienen una afinidad y capacidad relativamente altas por el alcohol en bajas concentraciones. (Estas propiedades se reflejan de manera cuantitativa en su K_m baja, un parámetro descrito en el cap. 9). Tienen 90 a 94% de identidad en la secuencia y son capaces de formar homodímeros y heterodímeros entre ellas. Sin embargo, ninguna de las *ADH1* puede formar dímeros con cualquiera de los otros genes *ADH*, que funcionan como homodímeros. Los tres genes para la ADH clase I están dispuestos en tándem, cabeza a cola, en el cromosoma 4. Los genes para las otras clases de ADH también están en el cromosoma 4, en puntos cercanos.

B. Acetaldehído deshidrogenasas

El acetaldehído se oxida hasta acetato, con generación de NADH por efecto de las acetaldehído deshidrogenasas (*véase* fig. 33-2). Más de 80% de la oxidación del acetaldehído en el hígado humano es catalizada por la acetaldehído deshidrogenasa mitocondrial (*ALDH2*), que tiene una elevada afinidad por el acetaldehído (K_m de 0.2 μM) y es muy específica. Sin embargo, las personas con una variante alélica común de *ADLH2* (designada como *ALDH2*2*) tienen una capacidad mucho menor para metabolizar el acetaldehído por el aumento de la K_m (46 μM) y descenso de la $V_{máx}$ (0.017 unidades/mg contra 0.60 unidades/mg).

La mayor parte de la oxidación del acetaldehído restante ocurre por acción de una acetaldehído deshidrogenasa citosólica (ALDH1). Las aldehído deshidrogenasas adicionales actúan sobre diversos alcoholes orgánicos, toxinas y contaminantes.

La acumulación de acetaldehído causa náusea y vómito; por lo tanto, las acetaldehído deshidrogenasas inactivas se relacionan con un desagrado por las bebidas alcohólicas y protección contra el alcoholismo. En una de las variantes alélicas frecuentes de *ALDH2* (*ALDH2*2*), una sola sustitución aumenta 23 veces la K_m para el acetaldehído (disminuye su afinidad), lo que disminuye la $V_{máx}$ 35 veces, lo que genera una enzima muy inactiva. La forma homocigótica para el alelo *ALDH2*2* brinda protección absoluta contra el alcoholismo; no se ha encontrado alguna persona con este genotipo entre entre quienes tienen trastorno por consumo de alcohol. Los pacientes con trastorno por consumo de alcohol con frecuencia tratan con inhibidores de la acetaldehído deshidrogenasa (p. ej., disulfiram) para ayudarlos a abstenerse de consumir alcohol. Desafortunadamente, los pacientes que continúan el consumo de etanol mientras toman este fármaco están expuestos a los efectos tóxicos de la concentración elevada de acetaldehído, por lo que sólo se puede utilizar en pacientes que no beben.

C. Destino del acetato

El metabolismo del acetato requiere la activación hasta acetil-CoA por acción de la acetil-CoA sintetasa en una reacción similar a la catalizada por las acil-CoA sintetasas grasas (fig. 33-4). En el hígado, la principal isoforma de la acetil-CoA sintetasa (ACSI) es una enzima citosólica que genera acetil-CoA para las vías citosólicas de síntesis de colesterol y ácidos grasos. La entrada del acetato a estas vías está bajo el control regulador de mecanismos que incluyen al colesterol o la insulina. Por lo tanto, la mayor parte del acetato generado ingresa a la sangre.

El acetato es captado y oxidado por otros tejidos, en particular el corazón y el músculo esquelético, que tienen una concentración alta de la isoforma mitocondrial de acetil-CoA sintetasa mitocondrial (ACSII). Esta enzima se encuentra en la matriz mitocondrial. Por lo tanto, genera acetil-CoA que puede ingresar al ciclo del ATC en forma directa para oxidarse hasta CO_2.

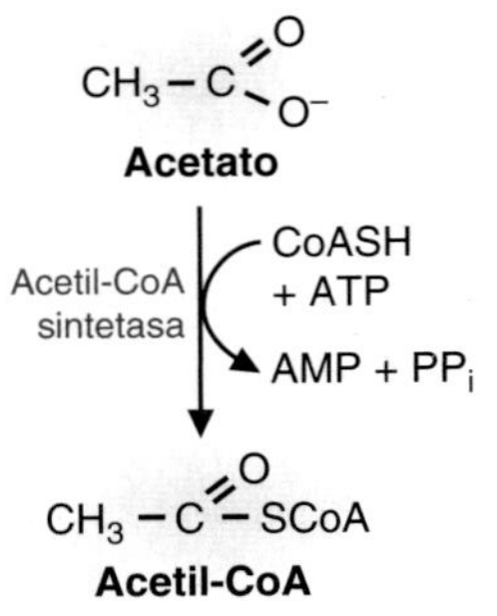

FIGURA 33-4 Activación del acetato a acetil-CoA. AMP, adenosín monofosfato; ATP, adenosín trifosfato; CoA, coenzima A; PP_i, pirofosfato.

D. El sistema oxidativo microsomal del etanol

El etanol también se oxida hasta acetaldehído en el hígado por el MEOS, que incluye miembros de la superfamilia enzimática del citocromo P450. El etanol y el NADPH donan electrones en la reacción, lo que reduce el O_2 a H_2O (fig. 33-5). Todas las enzimas del citocromo P450 tienen dos componentes proteínicos catalíticos principales: un sistema reductasa donador de electrones que transfiere electrones del NADPH (citocromo P450 reductasa) y un citocromo P450. La proteína citocromo P450 contiene los sitios de unión para el O_2 y el sustrato (p. ej., etanol) y realiza la reacción. Las enzimas se encuentran en el retículo endoplasmático, que cuando son aisladas a partir de células destruidas forman una fracción membranal después de su centrifugación, fracción a la que los bioquímicos llamaron inicialmente "microsomas".

I. CYP2EI

El MEOS es parte de la superfamilia de enzimas del citocromo P450, todas las cuales catalizan reacciones oxidativas similares. La superfamilia incluye al menos 10 familias de genes distintos en los mamíferos. Existen más de 100 isoenzimas del citocromo P450 distintas en estas 10 familias de genes. Cada isoenzima tiene una clasificación distintiva según su relación estructural con otras isoenzimas. La isoenzima con mayor actividad sobre el etanol se llama CYP2E1. El acrónimo *CYP* se refiere al citocromo P450 (**cyto-**chrome *P450*). En CYP2E1, el *2* se refiere a la familia génica (isoenzimas con identidad > 40% en la secuencia de aminoácidos), la "E" indica la subfamilia (isoenzimas con identidad > 55% en la secuencia) y el "1" se refiere a las enzimas individuales dentro de la subfamilia. Existe una gran superposición en la especificidad entre las diversas isoenzimas P450 y el etanol también se oxida por varias isoenzimas P450. El "MEOS" se refiere a la actividad oxidante del etanol combinada de todas las enzimas P450.

La isoenzima CYP2E1 tiene una K_m mucho más alta por el etanol que las alcohol deshidrogenasas *ADH1* (11 mM [51 mg/dL], comparada con 0.013 a 4 mM [0.06 a 18 mg/dL]). Por lo tanto, una proporción mayor del etanol ingerido se metaboliza mediante CYP2E1 cuando el nivel de consumo es alto que cuando es bajo.

2. Inducción de las enzimas P450

Las enzimas P450 son inducibles por su sustrato más específico y por sustratos para algunas de las otras enzimas del citocromo P450. El consumo crónico de etanol aumenta cinco a 10 veces la actividad hepática de CYP2E1. Sin embargo, también aumenta de 2 a 4 veces la actividad de otros miembros de la misma subfamilia, de distintas subfamilias e incluso de diferentes familias de genes dentro del amplio grupo del citocromo P450. El retículo endoplasmático prolifera, con aumento general en el contenido de enzimas microsomales, incluidas las que no participan de manera directa en el metabolismo del etanol.

El aumento de CYP2E1 con el consumo de etanol se produce por regulación transcripcional, postranscripcional y postransduccional. En los bebedores activos aumenta la concentración del ARNm debido a la inducción de la transcripción génica o de la estabilización del mensajero. La proteína también se estabiliza contra la degradación. En general, el mecanismo por el que los sustratos inducen las enzimas P450 es a través de la unión del sustrato (o compuesto relacionado) a una proteína receptora intracelular, seguida de la unión del receptor activado con un elemento de respuesta en el gen blanco. La inducción del CYP2E1 por etanol parece actuar mediante la estabilización de la proteína y su protección contra la degradación (aumento de la semivida de la proteína sintetizada).

Aunque la inducción de CYP2E1 aumenta la eliminación del etanol sanguíneo, tiene consecuencias negativas. El acetaldehído puede producirse con mayor rapidez de la que puede metabolizarse por la ALDH, lo que aumenta el riesgo de lesión hepática. Una mayor cantidad de acetaldehído puede ingresar a la sangre y dañar otros tejidos. Además, las enzimas del citocromo P450 son capaces de generar radicales libres, que también aumentan la lesión hepática y la cirrosis (*véase* cap. 25).

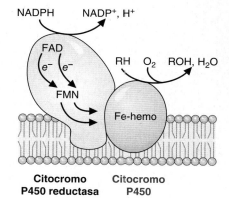

FIGURA 33-5 Estructura general de las enzimas citocromo P450. El O_2 se une con el Fe-hemo de P450 en el sitio activo y se activa hasta una forma reactiva mediante la aceptación de electrones (e^-). Los electrones son donados por la citocromo P450 reductasa, que contiene dinucleótido de flavina y adenina (FAD) más un mononucleótido de flavina (FMN) o un centro Fe-S para facilitar la transferencia de electrones individuales del NADPH al O_2. Las enzimas P450 participantes en la esteroidogénesis tienen una estructura un poco distinta. Para CYP2E1, RH es etanol (CH_3CH_2OH) y ROH es acetaldehído (CH_3CHO). NADP, dinucleótido de nicotinamida y adenina fosfato.

Las *ADH1A* y *ADH1C* están presentes como polimorfismos funcionales con propiedades diferentes. Los polimorfismos genéticos de ADH explican en parte las diferencias observadas en las tasas de eliminación de etanol en distintas personas o poblaciones. Aunque la susceptibilidad al alcoholismo es un resultado complejo de factores genéticos y socioeconómicos, la presencia del alelo *ADH1B*2*, que codifica una ADH relativamente rápida ($V_{máx}$ alta), se relaciona con menor susceptibilidad al alcoholismo, quizá por la náusea y el rubor que causa la acumulación de acetaldehído (porque el gen de la aldehído deshidrogenasa no puede mantenerse al ritmo del acetaldehído producido). Este alelo particular tiene una frecuencia relativamente alta en la población del este de Asia y su frecuencia es baja entre los europeos. En contraste, el genotipo *ADH1B*1/1B*1* (homocigótico para el alelo 1 del gen *ADH1B*) es un factor de riesgo para el desarrollo del síndrome de Wernicke-Korsakoff, un trastorno neuropsiquiátrico que se relaciona a menudo con el alcoholismo.

Cuando la concentración sanguínea de etanol sube a más de 18 mM (el límite de intoxicación legal actual se define como ~ 0.08% en la mayor parte de Estados Unidos, que equivale a cerca de 18 mM), afecta al cerebro y al sistema nervioso central. La inducción de CYP2E1 aumenta la tasa de eliminación del etanol sanguíneo, lo que aumenta la tolerancia al alcohol. Sin embargo, la aparente capacidad de beber sin parecer que está ebrio se debe en parte a un comportamiento aprendido por personas con trastorno por consumo de alcohol.

La especificidad superpuesta en la actividad catalítica de las enzimas P450 y sus inductores explica varios tipos de interacciones farmacológicas. Por ejemplo, el fenobarbital, uno de los medicamentos más antiguos utilizados para el tratamiento de la epilepsia, se convierte en un metabolito inactivo por acción de las monooxigenasas del citocromo P450 CYP2B1 y CYP2B2. Después del tratamiento con fenobarbital, CYP2B2 aumenta de 50 a 100 veces. Las personas que toman este fármaco por periodos prolongados desarrollan tolerancia al mismo conforme se induce CYP2B2; el medicamento se metaboliza con más rapidez a un metabolito inactivo. Por consiguiente, estas personas usan dosis cada vez más altas de fenobarbital.

El etanol es un inhibidor del sistema P450 oxidativo de fenobarbital. Cuando se consumen grandes cantidades de etanol, se inhibe la desactivación del fenobarbital en forma directa o indirecta. Por lo tanto, cuando se consumen grandes cantidades de fenobarbital y etanol al mismo tiempo, se acumulan concentraciones tóxicas del barbitúrico en la sangre.

E. Variaciones en el patrón del metabolismo del etanol

Las vías y ritmo de oxidación del etanol varían de una persona a otra. Las diferencias en el metabolismo del etanol influyen en que un individuo se convierta en alcohólico crónico, desarrolle enfermedad hepática alcohólica u otras enfermedades relacionadas con el consumo elevado de etanol (como el hepatocarcinoma, cáncer pulmonar o cáncer mamario). Los factores individuales que determinan el ritmo y la vía de oxidación del etanol incluyen los siguientes:

- Genotipo: los polimorfismos de alcohol deshidrogenasas (ADH) y acetaldehído deshidrogenasas (ALDH) influyen mucho en el ritmo de oxidación del etanol y la acumulación del acetaldehído. La actividad de CYP2E1 varía hasta 20 veces entre las personas, en parte por las diferencias en la capacidad para inducir las distintas variantes alélicas.
- Antecedentes de consumo etílico: la concentración de ADH gástrica disminuye y la de CYP2E1 aumenta conforme se avanza en el consumo de alcohol, de nulo a uno moderado y a uno intenso y crónico.
- Género: las concentraciones sanguíneas de etanol después de consumir una bebida son más altas en mujeres que en varones, en parte por la menor actividad de la ADH gástrica en mujeres. Después del consumo crónico de etanol, la ADH gástrica disminuye en varones y mujeres, pero las diferencias de género se vuelven aún mayores. Las diferencias de género en las concentraciones sanguíneas de alcohol también se producen porque las mujeres casi siempre son más pequeñas. Además, en las mujeres el alcohol se distribuye en un volumen de agua 12% menor, ya que la composición corporal femenina consiste en más grasa y menos agua que la de los hombres.
- Cantidad: la cantidad de etanol que consume un individuo en un periodo corto determina su vía metabólica. Las cantidades pequeñas de etanol se metabolizan de manera más eficiente por la vía de K_m baja de los genes *ADH1* y *ALDH2*. Una pequeña acumulación de NADH se produce para inhibir el metabolismo del etanol a través de estas deshidrogenasas. Sin embargo, cuando se consumen mayores cantidades de etanol en un periodo corto, una cantidad desproporcionadamente mayor se metaboliza mediante el MEOS. Este tiene una K_m mucho más alta para el etanol, funciona sobre todo cuando la concentración de alcohol es alta. Puede esperarse que la actividad más intensa del MEOS se relacione con una tendencia a desarrollar hepatopatía alcohólica porque aumentan las concentraciones de acetaldehído y de radicales libres.

F. Rendimiento energético de la oxidación del etanol

El rendimiento de adenosín trifosfato (ATP) en la oxidación del etanol a acetato varía según la vía metabólica del etanol. Si el etanol se oxida por la principal vía de ADH citosólica y ALDH mitocondrial, se generan un NADH citosólico y uno mitocondrial, con un rendimiento máximo de 5 ATP.

La oxidación de acetil-CoA en el ciclo del ATC y la cadena de transporte de electrones causa la generación de 10 enlaces de fosfato de alta energía. Sin embargo, la activación de acetato a acetil-CoA requiere dos enlaces fosfato de alta energía (uno en la escisión del ATP en AMP + pirofosfato y uno en la hidrólisis de pirofosfato en fosfato), que deben restarse. Por lo tanto, el rendimiento máximo de energía es de 13 moles de ATP por cada mol de etanol.

En contraste, la oxidación del etanol en acetaldehído por acción de CYP2E1 consume energía en forma de NADPH equivalente a 2.5 ATP. Por lo tanto, por cada mol de etanol metabolizado por esta vía, solo puede generarse un máximo de 8.0 moles de ATP (10 ATP de la oxidación de acetil-CoA por el ciclo del ATC, menos 2 por la activación del acetato; el NADH generado por la aldehído deshidrogenasa se equilibra con la pérdida de NADPH en el paso del MEOS).

II. Efectos tóxicos del metabolismo de etanol

La hepatopatía alcohólica, una consecuencia frecuente y a veces letal del abuso crónico de etanol, puede manifestarse de tres formas; hígado graso, hepatitis alcohólica y cirrosis. Cada una puede presentarse sola o pueden manifestarse en cualquier combinación en un paciente determinado. En 2010, la cirrosis alcohólica se estima que es responsable de alrededor de 1% de todas las muertes en Estados Unidos.

Sin embargo, la ingestión de etanol también tiene efectos agudos en el metabolismo hepático que incluyen inhibición de la oxidación de ácidos grasos y la estimulación de la síntesis de triacilgliceroles, lo que causa hígado graso. También puede causar cetoacidosis o acidosis láctica, además de hipoglucemia o hiperglucemia, según el estado de alimentación. Estos efectos se consideran reversibles.

En contraste, el acetaldehído y los radicales libres generados por el metabolismo de etanol pueden causar hepatitis alcohólica, un trastorno en el que el hígado se inflama y hay necrosis celular. El daño difuso a los hepatocitos es causa de la cirrosis, caracterizada por fibrosis (cicatrización); alteración de la estructura histológica normal y del flujo sanguíneo; pérdida de la función hepática; y al final, deficiencia hepática.

A. Efectos agudos del etanol derivados del aumento en el índice NADH/NAD⁺

Muchos de los efectos agudos de la ingestión de etanol provienen del aumento en el índice NADH/NAD⁺ en el hígado (fig. 33-6). Cuando el consumo de etanol es menor, su ritmo de oxidación se regula por el suministro del alcohol (casi siempre determinado por la cantidad de etanol consumido) y el ritmo con el que el NADH se reoxida en la cadena de transporte de electrones. El NADH no es un producto inhibidor muy eficaz de la ADH o ALDH y no hay otra regulación por retroalimentación por el ATP, ADP o AMP. Como consecuencia, el NADH generado en el citosol y las mitocondrias tiende a acumularse, lo que eleva mucho el índice NADH/NAD⁺ a altas concentraciones (*véase* fig. 33-6, círculo 1). El aumento es aún mayor cuando las mitocondrias se dañan por el acetaldehído o por los radicales libres.

1. Cambios en el metabolismo de ácidos grasos

El alto índice NADH/NAD⁺ generado por la oxidación de etanol inhibe la oxidación de ácidos grasos, que se acumulan en el hígado (*véase* fig. 33-6, círculos 2 y 3). Estos ácidos grasos se esterifican de nuevo en triacilgliceroles mediante la combinación de glicerol 3-fosfato (glicerol 3-P). El aumento en el índice NADH/NAD⁺ incrementa la disponibilidad de glicerol 3-P porque favorece su síntesis a partir de intermediarios de la glucólisis. Los triacilgliceroles se incorporan en las lipoproteínas de muy baja densidad (VLDL) que se acumulan en el hígado y entran a la sangre, lo que causa hiperlipidemia inducida por etanol.

Aunque el consumo de tan solo unas cuantas bebidas puede causar acumulación hepática de grasa, el consumo crónico de alcohol intensifica mucho el desarrollo de hígado graso. La reesterificación de los ácidos grasos en triacilgliceroles por acción de las acil transferasas en el retículo endoplasmático se intensifica (*véase* fig. 33-6). Como las transferasas son enzimas microsomales, se inducen por el consumo de etanol, igual que se induce el MEOS. El resultado es el hígado graso (esteatosis hepática).

Con el bajo consumo de etanol de **Iván A.**, el etanol se oxida hasta acetato mediante la ADH y ALDH en el hígado, y el acetato se activa hasta acetil-CoA para oxidarse a CO_2 en el músculo esquelético y otros tejidos. El rendimiento total de energía de 13 ATP por molécula de etanol explica el valor calórico de este alcohol, cerca de 7 kcal/g. Sin embargo, el consumo crónico de cantidades sustanciales de alcohol no tiene el efecto esperado en el peso corporal con base en la ingestión calórica. Esto se atribuye en parte a la inducción del MEOS, lo que resulta en un metabolismo proporcionalmente mayor del etanol por el MEOS, que tiene un rendimiento energético menor (solo alrededor de 8 ATP). En general, las dietas para perder peso recomiendan no consumir alcohol o consumirlo en pequeña cantidad porque las calorías del etanol están "vacías" en el sentido de que, en general, las bebidas alcohólicas son deficientes en vitaminas, aminoácidos esenciales o cualquier otro nutrimento necesario, pero no carecen de calorías.

El trastorno del síndrome alcohólico fetal es el nombre que reciben las anomalías de comportamiento y los problemas en el neurodesarrollo inducidos en embriones humanos expuestos al alcohol durante el desarrollo fetal. Se han propuesto varias teorías para explicarlo, entre ellas un aumento de las ERO inducidas por el etanol en el feto. Otra teoría se basa en la interferencia del etanol/acetaldehído con la síntesis del ácido retinoico. El ácido retinoico se deriva de la vitamina A en dos reacciones de oxidación sucesivas, catalizadas por una enzima ADH y una ALDH. Una vez formado, el ácido retinoico puede unirse y activar complejos de transcripción (compuestos por el receptor del ácido retinoico, RAR, y el receptor del retinoide X, RXR) para estimular la transcripción de nuevos genes, en especial durante la embriogénesis y la diferenciación. A medida que los niveles de acetaldehído aumentan en el feto (debido al consumo de etanol por parte de la madre durante el embarazo) se produce una competencia por el producto del gen ALDH, y el feto se vuelve deficiente en ácido retinoico, lo que provoca la expresión de patrones de desarrollo alterados.

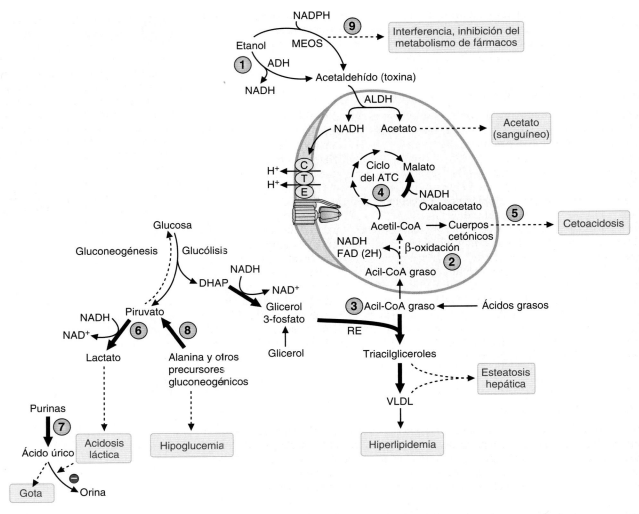

FIGURA 33-6 Efectos agudos del metabolismo del etanol en el metabolismo hepático de los lípidos. (1) El metabolismo del etanol genera un índice NADH/NAD⁺ alto. (2) El índice NADH/NAD⁺ alto inhibe la oxidación de ácidos grasos y el ciclo del ATC, lo que permite la acumulación de ácidos grasos. (3) Los ácidos grasos se reesterifican con el glicerol 3-fosfato por acción de las aciltransferasas en el retículo endoplasmático. La concentración de glicerol-3-fosfato aumenta porque el índice NADH/NAD⁺ alto favorece su formación a partir de la dihidroxiacetona fosfato (un intermediario de la glucólisis). El aumento de las enzimas del retículo endoplasmático inducidas por el etanol también favorecen la formación de triacilgliceroles. (4) El NADH generado en la oxidación del etanol puede cubrir los requerimientos de la célula para la generación de adenosín trifosfato (ATP) en la fosforilación oxidativa. Por lo tanto, se inhibe la oxidación de acetil coenzima A (acetil-CoA) en el ciclo del ATC. (5) El índice NADH/NAD⁺ alto desvía el oxaloacetato (OAA) hacia malato, y la acetil-CoA se dirige a la síntesis de cuerpos cetónicos. Las opciones (6) a (8) se describen en el texto. ADH, alcohol deshidrogenasa; ALDH, acetaldehído deshidrogenasa; CTE, cadena de transporte de electrones; FAD, dinucleótido de nicotinamida y flavina; NAD; dinucleótido de nicotinamida y adenina; MEOS, sistema microsomal de oxidación del etanol; VLDL, lipoproteína de muy baja densidad.

La fuente de ácidos grasos puede ser la grasa dietética, los ácidos grasos sintetizados en el hígado o los liberados de las reservas en el tejido adiposo. La lipólisis en el tejido adiposo aumenta después del consumo de etanol, tal vez por la liberación de adrenalina.

2. Cetoacidosis inducida por alcohol

Los ácidos grasos oxidados se convierten en acetil-CoA y luego en cuerpos cetónicos (acetoacetato y β-hidroxibutirato). Se genera suficiente NADH en la oxidación del etanol y de los ácidos grasos, de tal forma que ya no es necesario oxidar al acetil-CoA en el ciclo del ATC. El índice NADH/NAD⁺ muy alto desvía el oxaloacetato (OAA) en el ciclo del ATC hacia malato, lo que produce concentraciones de OAA muy bajas para que la citrato sintasa produzca citrato (fig. 33-6, círculo 4). La acetil-CoA entra a la vía para síntesis de cuerpos cetónicos, en lugar del ciclo del ácido tricarboxílico (ATC).

Aunque se producen cuerpos cetónicos a un ritmo elevado, su metabolismo en otros tejidos está limitado por el suministro de acetato, que se prefiere como fuente energética. Por lo tanto, la concentración sanguínea de cuerpos cetónicos puede ser mucho más alta de la encontrada en condiciones normales de ayuno.

3. Acidosis láctica, hiperuricemia e hipoglucemia

Otra consecuencia del índice NADH/NAD$^+$ muy alto es que el equilibrio en la reacción de la lactato deshidrogenasa se desvía hacia el lactato, lo que causa acidosis láctica (*véase* fig. 33-6, círculo 6). El aumento en la concentración sanguínea de lactato reduce la excreción de ácido úrico (*véase* fig. 33-6, círculo 7) por los riñones. Por consiguiente, a los pacientes con gota (causada por la precipitación de cristales de ácido úrico en las articulaciones) se les recomienda no beber cantidades excesivas de etanol. El aumento en la degradación de las purinas también contribuye a la hiperuricemia.

Otro efecto del aumento en el índice NADH/NAD$^+$ es la hipoglucemia en el individuo en ayuno que ha bebido y depende de la gluconeogénesis para mantener la glucemia (fig. 33-6, círculos 6 y 8). La alanina y el lactato son los precursores gluconeogénicos principales que ingresan a la vía de la gluconeogénesis como piruvato. El índice alto NADH/NAD$^+$ desvía el equilibrio de la lactato deshidrogenasa hacia el lactato, por lo que el piruvato formado a partir de la alanina se convierte en lactato y no puede entrar a la gluconeogénesis. El índice NADH/NAD$^+$ alto también impide que otros precursores gluconeogénicos, como el OAA y el glicerol, ingresen a la vía gluconeogénica.

En contraste, el consumo de etanol con una comida puede causar hiperglucemia transitoria, quizá porque el índice NADH/NAD$^+$ alto inhibe la glucólisis en el paso de la gliceraldehído-3-fosfato deshidrogenasa.

B. Toxicidad por acetaldehído

Muchos de los efectos tóxicos del consumo crónico de etanol se deben a la acumulación de acetaldehído, que se produce a partir del etanol por acción de las ADH y el MEOS. El acetaldehído se acumula en el hígado y se libera hacia la sangre después de ingerir dosis altas de etanol (fig. 33-7). Es una molécula muy reactiva y se une de forma covalente a los grupos amino, grupos sulfhidrilo, nucleótidos y fosfolípidos para formar "aductos".

1. Acetaldehído y hepatitis inducida por alcohol

Uno de los resultados de la formación de aductos de acetaldehído con aminoácidos es el descenso general en la síntesis hepática de proteínas (*véase* fig. 33-7, círculo 1). La calmodulina, ribonucleasa y tubulina son algunas de las proteínas afectadas. Las proteínas del corazón y otros tejidos también disminuyen por el acetaldehído que circula en la sangre.

Como consecuencia de la formación de aductos de acetaldehído con tubulina, disminuye la secreción hepática de proteínas séricas y VLDL. El hígado sintetiza muchas proteínas sanguíneas, incluidas la albúmina sérica, factores de coagulación sanguínea y proteínas para transportar vitaminas, esteroides y hierro. Estas proteínas se acumulan en el hígado junto con los lípidos. La acumulación de proteínas provoca la entrada de agua (*véase* fig. 33-7, círculo 6) a los hepatocitos, con edema hepático que contribuye a la hipertensión portal y a la alteración de la estructura hepática.

2. Daño por acetaldehído y radicales libres

La formación de aductos con acetaldehído intensifica el daño por radicales libres. El acetaldehído se une en forma directa al glutatión y disminuye su capacidad para proteger contra el H_2O_2 y prevenir la lipoperoxidación (*véase* fig. 33-7, círculo 2). También se une con las enzimas para la defensa contra radicales libres.

El daño a las mitocondrias por el acetaldehído y los radicales libres perpetúa un ciclo de toxicidad (*véase* fig. 33-7, círculos 3 y 4). Con el consumo crónico de etanol, las mitocondrias se dañan, el transporte de electrones se inhibe y la fosforilación oxidativa tiende a desacoplarse. La oxidación de ácidos grasos disminuye aún más, lo que intensifica la acumulación de lípidos (*véase* fig. 33-7, círculo 5). Los cambios mitocondriales

El médico que recibió a **Al M.** en el hospital sospechó cetoacidosis inducida por alcohol además de la cetoacidosis por inanición. Las pruebas mostraron que su concentración plasmática de ácidos grasos libres estaba elevada y su concentración de β-hidroxibutirato era 40 veces mayor al límite normal y si se midieran, mostrarían un nivel de ácidos grasos libres plasmáticos elevados. El aumento en el índice NADH/NAD$^+$ por el consumo de etanol inhibió el ciclo del ATC y desvió el acetil-CoA de la oxidación de ácidos grasos a la vía síntesis de cuerpos cetónicos. La presencia de cuerpos cetónicos ayuda a explicar la gran brecha aniónica medida cuando **Al M.** ingresó al hospital.

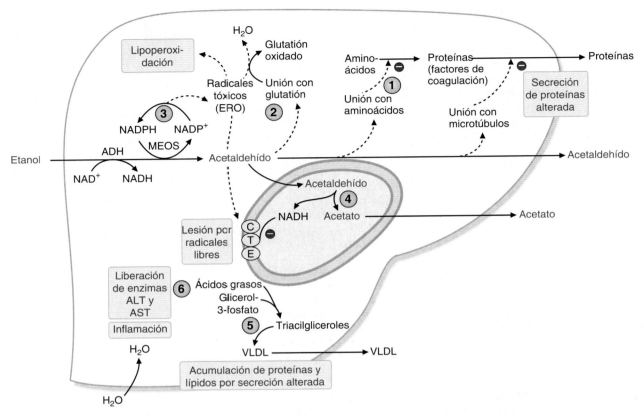

FIGURA 33-7 El desarrollo de la hepatitis alcohólica. (1) La formación de aductos con acetaldehído disminuye la síntesis de proteínas y afecta la secreción de proteínas. (2) La lesión por radicales libres se debe en parte a la formación de aductos de acetaldehído con glutatión. (3) La inducción del MEOS aumenta la formación de radicales libres, lo que causa peroxidación de lípidos y daño celular. (4) El daño mitocondrial inhibe la cadena de transporte de electrones, lo que reduce la oxidación de acetaldehído. (5) El daño de microtúbulos aumenta la acumulación de VLDL y la de proteínas. (6) El daño celular permite la liberación de las enzimas hepáticas alanina aminotransferasa (ALT) y aspartato aminotransferasa (AST). ADH, alcohol deshidrogenasa; ERO, especies reactivas de oxígeno; NAD, dinucleótido de nicotinamida y adenina.

 El efecto no calórico del consumo intenso abundante y crónico de etanol que llevó a **Iván A.** a creer que el etanol no aporta calorías podría atribuirse en parte al desacoplamiento de la fosforilación oxidativa. Las mitocondrias hepáticas de los tejidos de los alcohólicos crónicos pueden desacoplarse en parte y son incapaces de mantener el gradiente protónico transmembranal necesario para el ritmo normal de síntesis de ATP. Por consiguiente, una mayor proporción de la energía del etanol se convierte en calor. Las alteraciones metabólicas, como la pérdida de cuerpos cetónicos en la orina o el reciclaje inútil de glucosa, también podrían contribuir a la disminución del valor energético del etanol.

afectan aún más la oxidación mitocondrial del acetaldehído, lo que inicia un ciclo de daño creciente progresivo por el acetaldehído.

C. Etanol y formación de radicales libres

El aumento del estrés oxidativo en el hígado durante la intoxicación alcohólica crónica se debe al aumento en la formación de radicales libres, sobre todo por el CYP2E1. El dinucleótido de flavina y adenina (FAD) y el mononucleótido de flavina (FMN) en la reductasa y hemo del sistema citocromo P450 transfieren electrones individuales, los cuales participan en un mecanismo que puede generar radicales libres. El radical hidroxietilo ($CH_3CH_2O\bullet$) se sintetiza durante el metabolismo del etanol y puede liberarse como radical libre. La inducción del CYP2E1 y de otras enzimas del citocromo P450 aumenta la generación de radicales libres por el metabolismo de fármacos y por la activación de toxinas y carcinógenos (*véase* fig. 33-7, círculo 3). Estos efectos se intensifican por el daño causado por aductos de acetaldehído.

Los fosfolípidos, los principales lípidos de las membranas celulares, son el blanco principal de la peroxidación causada por la liberación de radicales libres. La peroxidación de lípidos en la membrana mitocondrial interna contribuye a la inhibición del transporte de electrones y al desacoplamiento de las mitocondrias, lo que causa inflamación y necrosis celular.

La inducción del CYP2E1 y otras enzimas del citocromo P450 también aumentan la síntesis de otros radicales y la activación de hepatocarcinógenos.

D. Cirrosis hepática y pérdida de la función del hígado

Cuando se desarrolla la cirrosis, la lesión hepática es irreversible. Al principio, el hígado crece, se llena de grasa, se forman fibras cruzadas de colágena (fibrosis) y se generan nódulos de hepatocitos en regeneración que se abultan entre las fibras. Conforme se pierde la función hepática, el hígado se encoge (cirrosis de Laennec). Durante el desarrollo de la cirrosis, se pierden muchas de las funciones metabólicas normales del hígado, incluidas las vías biosintéticas y las de desintoxicación. Disminuye la síntesis de proteínas sanguíneas, que incluyen factores de coagulación y albúmina. La capacidad para incorporar grupos amino a la urea disminuye, lo que permite la acumulación de concentraciones tóxicas de amoniaco en la sangre. La conjugación y excreción del pigmento amarillo bilirrubina (producto de la degradación del hemo) se reduce y la bilirrubina se acumula en la sangre. Se deposita en muchos tejidos, incluidos la piel y escleróticas oculares, lo que explica el color amarillo evidente del paciente; se dice que está ictérico.

COMENTARIOS CLÍNICOS

Cuando el consumo de etanol es bajo (< 15% de las calorías de la dieta), se utiliza de manera eficiente para producir adenosín trifosfato (ATP), lo que contribuye al aumento de peso de **Iván A.** Sin embargo, en personas con consumo crónico de grandes cantidades de etanol, el contenido calórico del alcohol no se convierte en ATP de manera tan efectiva. Algunos de los factores que contribuyen a este decremento en la eficiencia incluyen el daño mitocondrial (inhibición de la fosforilación oxidativa y desacoplamiento), con la pérdida consecuente de calorías en forma de calor, aumento en el reciclaje de metabolitos como los cuerpos cetónicos e inhibición de las vías normales para la oxidación de ácidos grasos y glucosa. Además, las personas que beben más alcohol de forma crónica metabolizan una mayor cantidad de alcohol mediante el sistema microsomal de oxidación del etanol (MEOS), que genera menos ATP.

Al M. presentaba los efectos agudos del consumo abundante de etanol en ausencia de alimentos. Tanto la ingestión de grandes cantidades de alcohol como el consumo calórico bajo aumentan la lipólisis en el tejido adiposo y elevan la concentración sanguínea de ácidos grasos. Como consecuencia del aumento en el índice NADH/NAD$^+$, la acetil-coenzima A (acetil-CoA) producida por la oxidación de ácidos grasos se desvió del ciclo del ácido tricarboxílico (ATC) hacia la síntesis de cuerpos cetónicos. Como sus músculos esqueléticos utilizan el acetato como sustrato energético, el uso de cuerpos cetónicos se redujo, lo que causó cetoacidosis. La glucemia baja moderada de **Al M.** también sugiere que la concentración alta de NADH hepático impidió el ingreso del piruvato y el glicerol a la vía gluconeogénica. El piruvato se desvió a la formación de lactato, lo que contribuyó a la acidosis metabólica y la brecha aniónica, junto con los cuerpos cetónicos.

Se inició la rehidratación con líquidos intravenosos que contenían glucosa, tiamina y potasio. La concentración inicial de potasio de **Al M.** era baja, quizá a causa del vómito. Se administra tiamina en caso de deficiencia. Se consultó un cirujano ortopedista respecto a la fractura compuesta de su antebrazo derecho.

Jean T. Los signos, síntomas y los datos de laboratorio de **Jean T.** eran consistentes con la presencia de inflamación hepatocelular alcohólica reversible (hepatitis inducida por alcohol) superpuesta a cierto grado de cicatrización irreversible del tejido hepático, conocida como cirrosis atrófica alcohólica (Laennec). El proceso inflamatorio crónico relacionado con el abuso prolongado del alcohol en pacientes como **Jean T.** se acompaña de aumento en la actividad de la alanina aminotransferasa sérica (ALT) y aspartato aminotransferasa (AST).

Sus concentraciones sanguíneas elevadas de bilirrubina y fosfatasa alcalina eran consistentes con el daño hepático. Sus valores de ALT y AST eran mucho más bajos que las encontradas en la hepatitis viral aguda. Además, el índice entre los valores absolutos de ALT y AST séricos a menudo difiere en las dos enfermedades: tiende a ser 2:1 en la enfermedad hepática inducida por el alcohol. No se conoce bien la razón de la diferencia en el índice de actividades enzimáticas, pero una actividad sérica más baja de ALT podría ser atribuible a la deficiencia de piridoxal fosfato inducida por el etanol. Además, las

Debido a la posibilidad de hepatitis alcohólica leve y quizá cirrosis alcohólica, el médico solicitó que se le practicaran pruebas de función hepática a **Jean T.** Los resultados mostraron una actividad de alanina aminotransferasa (ALT) de 46 U/L (intervalo de referencia: 5 a 30 U/L) y aspartato aminotransferasa AST de 98 U/L (intervalo de referencia: 10 a 30 U/L). La concentración de estas enzimas es elevada dentro de los hepatocitos. Cuando las membranas celulares hepáticas se dañan de cualquier manera, estas enzimas se liberan a la sangre. La concentración sérica de fosfatasa alcalina de **Jean T.** era de 195 U/L (intervalo de referencia: 56 a 155 U/L para una mujer adulta). La concentración de bilirrubina sérica total era de 2.4 mg/dL (intervalo de referencia: 0.2 a 1.0 mg/dL). Estas pruebas muestran disfunción hepática. La concentración de hemoglobina y el hematócrito eran un poco menores de lo normal, valores consistentes con el efecto tóxico del etanol en la producción de eritrocitos en la médula ósea. Las concentraciones séricas de folato y vitamina B$_{12}$ también eran un poco bajas. El folato depende del hígado para su activación y recuperación de la circulación enterohepática. La vitamina B$_{12}$ depende del hígado para la síntesis de sus proteínas transportadoras en sangre. Por lo tanto, **Jean T.** muestra muchas de las consecuencias del daño hepático.

En la fibrosis hepática, la alteración de la morfología normal del hígado, incluso de los sinusoides, tiene efectos en el flujo sanguíneo en la vena porta. El aumento en la presión venosa portal (hipertensión portal) induce la formación de anastomosis capilares (unión entre los capilares) y el desarrollo de venas dilatadas de paredes delgadas en el esófago, conocidas como varices esofágicas. Cuando estos vasos se rompen, se produce una hemorragia en el tracto gastrointestinal. La hemorragia puede ser muy abundante por la presión venosa elevada de estas varices, además del efecto adverso de la disfunción hepática en la síntesis de proteínas para la coagulación sanguínea.

Aunque el espectro completo de la enfermedad hepática alcohólica puede encontrarse en una persona bien nutrida, la presencia de deficiencias nutricionales intensifica el avance de la enfermedad. El etanol genera deficiencias nutricionales de varias maneras. La ingesta de alcohol reduce la absorción gastrointestinal de alimentos que contienen nutrientes esenciales, como vitaminas, ácidos grasos esenciales y aminoácidos esenciales. Por ejemplo, el etanol interfiere con la absorción de folato, tiamina y otros nutrimentos. Puede haber malabsorción secundaria por complicaciones gastrointestinales, deficiencia pancreática y alteración del metabolismo hepático o del almacenamiento hepático de nutrientes, como la vitamina A. Los cambios en la cantidad de proteínas de transporte sintetizadas en el hígado también afectan mucho el estado nutricional.

pruebas serológicas para hepatitis viral fueron negativas. La concentración de folato y vitamina B_{12} en suero también fueron un poco bajas, indicativas del estado nutricional alterado.

Jean T. fue aconsejado que se abstuviera de consumir alcohol y que mejorara su estado nutricional. Se le refirió a la unidad de rehabilitación sobre drogadicción y alcoholismo del hospital para que recibiera la terapia psicológica y la asesoría sobre apoyo social adecuadas. El médico también programó una visita de seguimiento en el consultorio para 2 semanas después.

COMENTARIOS BIOQUÍMICOS

Fibrosis en la hepatopatía crónica inducida por alcohol. La fibrosis es la acumulación excesiva de tejido conectivo en los órganos parenquimatosos. En el hígado es un fenómeno frecuente después de una agresión crónica o repetida de intensidad suficiente (como la intoxicación crónica con etanol o la infección por un virus de hepatitis) para desencadenar una reacción "similar a la cicatrización de heridas". Cualquiera que sea la agresión, los fenómenos son similares: hay producción excesiva de componentes de la matriz extracelular, con tendencia a progresar a la esclerosis, acompañada de una alteración degenerativa en la composición de los elementos de la matriz (tabla 33-2). Algunas personas (< 20% de las que consumen alcohol en forma crónica) desarrollan cirrosis.

El desarrollo de fibrosis hepática después del consumo de etanol se relaciona con la estimulación para al desarrollo mitogénico de células estelares (de Ito) en miofibroblastos, y la estimulación de la síntesis de colágena tipo I y fibronectina en estas células. Las células estelares son células perisinusoidales alojadas en el espacio de Disse que producen las proteínas de la matriz extracelular. En condiciones normales, el espacio de Disse contiene la membrana basal semejante a colágeno (colágeno tipo IV) y laminina. Cuando se activan las células estelares, cambian de una célula en reposo llena con lípidos y vitamina A a una que prolifera, pierde su contenido de vitamina A y secreta grandes cantidades de componentes de la matriz extracelular.

Uno de los fenómenos iniciales en la activación y proliferación de células estelares es la activación de las células de Kupffer, macrófagos residentes en los sinusoides hepáticos (fig. 33-8). Es probable que las células de Kupffer se activen por un producto de los hepatocitos dañados, como los detritos necróticos, hierro, especies reactivas de oxígeno (ERO), acetaldehído o productos aldehídicos de la lipoperoxidación. Las células de Kupffer también sintetizan acetaldehído a partir de etanol internamente a través de su propio MEOS.

TABLA 33-2 Lesión hepática	
ETAPA DE LA LESIÓN	**CARACTERÍSTICAS PRINCIPALES**
Fibrosis: aumento del tejido conectivo	Acumulación de colágena fibrilar y colágena semejante a la membrana basal
	Aumento de laminina y fibronectina
	Engrosamiento de los tabiques de tejido conectivo
	Formación de capilares dentro de los sinusoides
Esclerosis: envejecimiento del tejido fibrótico	Descenso de los proteoglucanos ácido hialurónico y sulfato de heparano
	Aumento de proteoglucanos de sulfato de condroitina
	Fragmentación progresiva y desaparición de las fibras elásticas
	Distorsión de la morfología sinusoidal y daño parenquimatoso
Cirrosis: etapa terminal del proceso de degeneración fibrótica hepática	Distorsión marcada de todo el hígado, con bandas gruesas de colágena alrededor de nódulos de hepatocitos con focos de regeneración

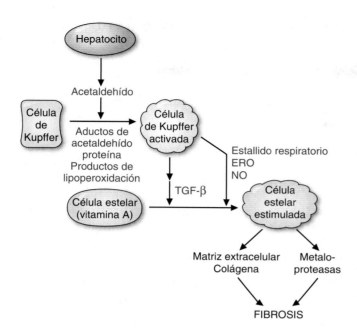

FIGURA 33-8 Modelo propuesto para el desarrollo de fibrosis hepática que relaciona los hepatocitos, células de Kupffer y células estelares (de Ito). ERO, especies reactivas de oxígeno; NO, óxido nítrico; TGF-β_1, factor de crecimiento transformante β_1.

Las células de Kupffer activadas sintetizan varios compuestos que contribuyen a la activación de las células estelares. Generan ERO adicionales mediante el NADPH oxidasa durante el estallido respiratorio, y especies reactivas de nitrógeno-oxígeno (ERNO) a través de la NO sintasa inducible (*véase* cap. 25). Además, secretan una variedad impresionante de factores de crecimiento, como citocinas, quimiocinas, prostaglandinas y otras moléculas reactivas. La citocina factor de crecimiento transformante β_1 (TGF-β_1), producido por las células de Kupffer y las células sinusoidales endoteliales, es un colaborador crucial en la activación de las células estelares. Una vez que se activan, las células estelares sintetizan colágena y proteasas que aumentan la red fibrótica dentro del hígado. Las células estelares también se activan de manera parcial con la liberación directa de ERO y acetaldehído de los hepatocitos, con la participación de las células de Kupffer.

Evidencia reciente también indica que el consumo crónico de alcohol puede alterar la regulación génica dentro del hígado por medio de la modificación de la actividad de la sirtuina 1 (*véanse* Comentarios clínicos del cap. 30). La sirtuina 1 (SIRT-1) es una histona desacetilasa que usa NAD$^+$ como sustrato (*véase* fig. 30-21), produciendo nicotinamida y acetil-ADP-ribosa. La desacilación de los sitios de acción adecuados provoca alteraciones en la expresión génica. El etanol reduce la actividad de SIRT-1. El etanol puede provocar reducción de la actividad de SIRT-1 por un aumento en la relación NADH/NAD$^+$ en el hígado, por lo que se reduce el nivel de sustrato (NAD$^+$) requerido para la actividad de SIRT-1.

Cabe destacar que una reducción en la actividad de SIRT-1 provoca reducción de la actividad de la proteína cinasa activada por AMP (AMPK). Bajo condiciones normales, SIRT-1 desacetila a LBK1, activándola, lo que fosforila y activa a AMPK. AMPK (*véase* Comentarios bioquímicos en el cap. 32) fosforila e inhibe a la acetil-CoA carboxilasa, lo que provoca una menor producción de malonil-CoA. La malonil-CoA es un inhibidor de la carnitina palmitoiltransferasa I (CPTI) de manera que las concentraciones disminuidas de malonil-CoA provocan aumento de la actividad de CPT1 y mayores niveles de oxidación de ácidos grasos. La inhibición de SIRT-1 inducida por el etanol provoca inhibición del AMPK hepático (porque LBK1 permanece inactivo), con lo que se activa a la acetil-CoA carboxilasa, produciendo malonil-CoA, y bloqueando la oxidación de ácidos grasos en el hígado. Esto provocará la síntesis de ácidos grasos y triglicéridos en el hígado, lo que lleva al desarrollo de enfermedad hepática grasa alcohólica.

CONCEPTOS CLAVE

◆ El metabolismo del etanol ocurre sobre todo en el hígado a través de una secuencia de oxidación de dos pasos hasta acetato más NADH.

◆ El acetato se activa en acetil-CoA para generar energía en la mayoría de los tejidos.

◆ La familia enzimática de la alcohol deshidrogenasa cataliza el primer paso en la oxidación del etanol. La familia de enzimas aldehído deshidrogenasa cataliza el segundo paso de la vía.

◆ Cuando la concentración de etanol es alta, se induce el MEOS, consistente en CYP2E1.

◆ Los efectos agudos de la ingestión de etanol se deben al aumento en el índice NADH/NAD$^+$, que causa lo siguiente:
  ◆ Inhibición de la oxidación de ácidos grasos
  ◆ Cetogénesis
  ◆ Hiperlipidemia
  ◆ Inhibición de la gluconeogénesis
  ◆ Acidosis láctica
  ◆ Hiperuricemia

◆ Los efectos crónicos del consumo de etanol incluyen los siguientes:
  ◆ Esteatosis hepática (acumulación de ácidos grasos en el hígado)
  ◆ Hepatitis
  ◆ Fibrosis (producción excesiva de colágena en el hígado)
  ◆ Cirrosis (muerte hepática final)

◆ Los efectos crónicos del etanol se deben a la producción de acetaldehído y especies reactivas de oxígeno (ERO) durante el metabolismo del alcohol.

◆ Las enfermedades revisadas en este capítulo se resumen en la tabla 33-3

TABLA 33-3	Enfermedades revisadas en el capítulo 33	
ENFERMEDAD O TRASTORNO	**AMBIENTAL O GENÉTICA**	**COMENTARIOS**
Obesidad	Ambas	El etanol es un nutriente y su contenido calórico puede contribuir a la obesidad.
Trastorno por consumo de alcohol	Ambas	Trastorno por consumo de alcohol causa daño a órganos internos por la síntesis de acetaldehído.
Ictericia	Ambiental	La disfunción hepática reduce la capacidad para conjugar y solubilizar la bilirrubina, lo que permite su depósito en los ojos y la piel y les da una coloración amarillenta pálida (ictericia). La ictericia es un signo de enfermedad hepática.
Fibrosis hepática	Ambiental	El daño excesivo al hígado, a menudo provocado por el metabolismo del etanol, en especial la acumulación de acetaldehído, induce formación extensa de colágena y pérdida de la función hepática.

PREGUNTAS DE REVISIÓN: CAPÍTULO 33

1. ¿Cuál de los siguientes es el destino del acetato, producto del metabolismo del etanol?
   A. Es captado por otros tejidos y activado hasta acetil-CoA
   B. Es tóxico para los tejidos del cuerpo y puede causar necrosis hepática
   C. Se excreta en la bilis
   D. Ingresa de manera directa al ciclo del ATC para oxidarse
   E. Se convierte en NADH mediante la alcohol deshidrogenasa

2. ¿Cuál de los siguientes fenómenos se espera después de la ingestión aguda de etanol?
   A. Activación de la oxidación de ácidos grasos
   B. Acidosis láctica
   C. Inhibición de la cetogénesis
   D. Incremento en el índice NAD$^+$/NADH
   E. Aumento en la gluconeogénesis

3. Un individuo está en tratamiento por abuso crónico de etanol. Se le prescribe el fármaco disulfiram. ¿Cuál es el mecanismo por el que este medicamento desvía el consumo de alcohol?

A. Inhibe la absorción de etanol, por lo que el individuo no puede intoxicarse, sin importar cuánto beba

B. Inhibe la conversión de etanol en acetaldehído, causando la excreción de etanol no metabolizado

C. Bloquea la conversión de acetaldehído en acetato, provocando acumulación de acetaldehído

D. Activa el metabolismo excesivo de etanol a acetato, causando embriaguez con el consumo de una pequeña cantidad de alcohol

E. Previene la excreción de acetato, lo que causa náusea y vómito

4. ¿Cuál de los siguientes es un efecto de la inducción de CYP2E1?

A. Disminución de la eliminación del etanol sanguíneo

B. Disminución en la tasa de síntesis de acetaldehído

C. Baja probabilidad de síntesis de radicales libres

D. Protección del daño hepático

E. Aumento en la tolerancia al alcohol

5. ¿Cuál de las siguientes consecuencias del consumo crónico de etanol es irreversible?

A. Inhibición de la oxidación de ácidos grasos

B. Activación de la síntesis de triacilgliceroles

C. Cetoacidosis

D. Acidosis láctica

E. Cirrosis hepática

6. Un trastorno por consumo de alcohol, en una borrachera, está gravemente hipoglucémico. Bajo estas condiciones, los precursores gluconeogénicos están atrapados y no pueden progresar para formar glucosa. ¿Cuál de los siguientes es un intermediario atrapado?

A. Glicerol

B. Dihidroxiacetona fosfato

C. Gliceraldehído-3-fosfato

D. Glicerol-3-fosfato

E. Piruvato

7. Su paciente tiene un trastorno por consumo de alcohol crónico, con frecuencia está desnutrido y presenta síntomas de deficiencia vitamínica por el consumo crónico de alcohol. Lo más probable es que este paciente tenga problemas para catalizar una de las siguientes reacciones por la deficiencia vitamínica:

A. Sedoheptulosa 7-fosfato + gliceraldehído 3-fosfato → eritrosa 4-fosfato + fructosa 6-fosfato

B. Ribosa 5-fosfato + xilulosa 5-fosfato → sedoheptulosa 7-fosfato + gliceraldehído 3-fosfato

C. Glucosa 6-fosfato + 2 $NADP^+$ → CO_2 + ribulosa 5-fosfato + 2 NADPH

D. Isocitrato + NAD^+ → CO_2 + α-cetoglutarato + NADH

E. Oxaloacetato + trifosfato de guanosina → fosfoenolpiruvato + CO_2 + GDP

8. Las enzimas que metabolizan el etanol existen como una variedad de isoenzimas en la población general. ¿Cuál es la enzima, cuya isoenzima es de actividad lenta, que probablemente sea responsable de que una persona presente una tolerancia muy baja al alcohol, lo que provoca que el sujeto rara vez consuma alcohol?

A. Acetil-CoA sintetasa

B. MEOS

C. Acetil-CoA carboxilasa

D. Alcohol deshidrogenasa

E. Aldehído deshidrogenasa

9. ¿Cuál sería el resultado si una persona tuviera un defecto en el cual uno de los metabolitos del etanol no pudiera entrar a la mitocondria?

A. Se acumularía acetato, que es tóxico

B. Se acumularía acetaldehído, que es tóxico

C. Se activaría el acetato por los tejidos a acetil-CoA

D. Se activaría acetaldehído por los tejidos hasta acetil-CoA

E. El MEOS no funcionaría

10. La posibilidad de que se generen ERO durante el metabolismo del etanol se presenta por medio de uno de los siguientes sistemas enzimáticos:

A. MEOS

B. Alcohol deshidrogenasa

C. Aldehído deshidrogenasa

D. Acetil-CoA sintetasa

E. Citrato sintasa

11. Un hígado graso se desarrollará en individuos que han abusado del alcohol durante un tiempo significativo. ¿Cuáles son los posibles mecanismos que permiten que esto ocurra? Elija la mejor respuesta.

	Inhibición de la oxidación de ácidos grasos por NADH	Aductos de microtúbulos-acetaldehído	Inhibición de la actividad de la MTP por el etanol	Inhibición del acetaldehído de la lipoproteína lipasa
A	Sí	Sí	No	Sí
B	No	Sí	Sí	No
C	Sí	Sí	No	No
D	No	No	Sí	No
E	Sí	No	No	Sí
F	No	No	Sí	Sí

12. Una mujer de 27 años dio a luz a un niño que tenía la cabeza pequeña, rasgos faciales anormales y una altura y peso inferiores a la media. La mujer acudió al médico de forma esporádica durante su embarazo y, al ser cuestionada después del parto, admitió haber bebido en exceso durante su embarazo. Los rasgos fenotípicos de su hijo, ¿cuál de los siguientes puede haber sido el resultado?

A. Desarrollo de hígado graso en el feto

B. Inducción de MEOS en el hígado del feto

C. Inhibición por etanol de la aldehído reductasa fetal

D. Alteración de la transcripción de genes en el feto

E. Reducción de la gluconeogénesis inducida por el etanol en el feto

13. El hígado es el objetivo principal del daño inducido por el etanol, ¿cuál de los siguientes es?

A. La alcohol deshidrogenasa sólo se expresa en el hígado

B. La aldehído deshidrogenasa sólo se expresa en el hígado

C. Todas las formas de alto K_m para la alcohol deshidrogenasa están en el hígado

D. Todas las formas de alto K_m de la aldehído deshidrogenasa están en el hígado

E. 90% del metabolismo del etanol ocurre en el hígado

14. El rendimiento de ATP de la oxidación completa del etanol a dióxido de carbono y agua es menor cuando se metaboliza a través de la MEOS en lugar de la vía del alcohol y la aldehído deshidrogenasa. ¿A qué se debe esto?
    A. Al utilizar la MEOS sólo se forma NADH citoplasmático
    B. Al utilizar la MEOS se reduce el rendimiento neto de NADH
    C. La formación de peróxido de hidrógeno en la mitocondria reduce el rendimiento de ATP
    D. Utilizando MEOS se salta el paso de la aldehído deshidrogenasa
    E. El uso de MEOS desacopla parcialmente la fosforilación oxidativa

15. Los pacientes con la enfermedad de von Gierke suelen desarrollar gota, al igual que los pacientes que abusan del alcohol. ¿Cuál de las siguientes es la característica común de estos dos trastornos que conducen a la gota?
    A. La generación de una relación NADH/NAD$^+$ elevada
    B. La hipoglucemia en ayunas
    C. Cetoacidosis
    D. Producción de lactato
    E. Desacoplamiento mitocondrial

RESPUESTAS A LAS PREGUNTAS DE REVISIÓN

1. **La respuesta es A.** El acetato se convierte en acetil-CoA por otros tejidos de modo que puede ingresar en el ciclo del ATC para generar ATP. La respuesta B es incorrecta porque el acetaldehído, no el acetato, es tóxico para las células. La respuesta C es incorrecta porque el acetato es excretado por pulmones y riñones, y no en la bilis. La respuesta D es incorrecta porque el acetato no puede entrar en el ciclo del ATC de manera directa. Primero debe ser convertido en acetil-CoA. La respuesta E es incorrecta porque la alcohol deshidrogenasa convierte etanol en acetaldehído. No convierte acetato en NADH.

2. **La respuesta es B.** Ocurre un aumento en el cociente NADH/NAD$^+$ porque el NADH es producido por la conversión de etanol en acetato (de modo que D es incorrecta). El mayor cociente NADH/NAD$^+$ favorece la conversión de precursores gluconeogénicos (como lactato y oxaloacetato) en sus contrapartes reducidas (lactato y malato, respectivamente), a fin de generar NAD$^+$ para el metabolismo del etanol. Esto reduce la concentración de precursores gluconeogénicos, desacelera la gluconeogénesis (de modo que E es incorrecta) y puede ocasionar acidosis láctica. La respuesta A es incorrecta porque el aumento de NADH inhibe la oxidación de ácidos grasos. La respuesta C es incorrecta porque la cetogénesis aumenta como resultado del incremento de NADH y acetil-CoA en la mitocondria. El NADH inhibe enzimas clave del ciclo del ATC, con lo que desvía acetil-CoA de dicho ciclo hacia la síntesis de cuerpos cetónicos.

3. **La respuesta es C.** El disulfiram bloquea la conversión de acetaldehído en acetato. La acumulación de acetaldehído es tóxica y causa vómito y náusea. Las respuestas A y B son incorrectas porque el disulfiram no interferiría en la absorción de etanol o el primer paso de su metabolismo. La respuesta D es incorrecta porque un inhibidor de la acetaldehído deshidrogenasa (como el disulfiram) inhibiría la conversión de etanol en acetato, no incrementaría la velocidad de la conversión. La respuesta E es incorrecta porque el disulfiram no interfiere en la excreción de acetato, ni la acumulación de acetato causa náusea y vómito.

4. **La respuesta es E.** Un incremento en la concentración de CYP2E1 (el sistema MEOS) daría por resultado un aumento del metabolismo del etanol y su eliminación de la sangre (de modo que A es incorrecta). El resultado sería una mayor tasa de producción de acetaldehído (por lo cual B es incorrecta). El aumento de CYP2E1 ocasionaría un incremento en la probabilidad de producir radicales libres (y en consecuencia C es incorrecta). La respuesta D es incorrecta porque sería más probable que ocurriera daño hepático, debido a que hay un incremento en la producción de radicales libres. La respuesta E es correcta porque la mayor tasa de eliminación de etanol de la sangre da por resultado un mayor nivel de tolerancia al alcohol.

5. **La respuesta es E.** La cirrosis hepática es irreversible. Es un proceso terminal de la fibrosis del hígado. Las respuestas A, B, C y D son todas consecuencias de enfermedad hepática, pero todas son reversibles. Por lo tanto, E es la única respuesta correcta.

6. **La respuesta es D.** Los precursores gluconeogénicos son lactato, glicerol y aminoácidos (principalmente alanina), de la degradación de proteínas musculares. Bajo las condiciones de ingesta elevada de alcohol por periodos prolongados, la relación de NADH/NAD$^+$ es muy alta porque el alcohol se convierte en acetaldehído y después en ácido acético. La gluconeogénesis está alterada por las concentraciones elevadas de NADH. El lactato no se puede convertir en piruvato (la reacción requiere NAD$^+$, que está presente en cantidades muy bajas). La alanina se puede convertir en piruvato, que se convierte en oxaloacetato por medio de la piruvato carboxilasa, pero el oxaloacetato está atrapado y no se puede convertir en malato por la cantidad baja de NAD$^+$. El metabolismo del glicerol requiere primero la fosforilación a glicerol 3-P y después la oxidación del carbono 2 para formar dihidroxiacetona fosfato, una reacción que requiere NAD$^+$. De esta manera, cuando las concentraciones de NAD$^+$ son bajas, el glicerol 3-P, el lactato y el oxaloacetato estarán atrapados y no progresarán eficientemente por la vía gluconeogénica.

7. **La respuesta es B.** Es probable que el paciente tenga deficiencia de tiamina, que es un factor requerido para las reacciones de descarboxilación (piruvato deshidrogenasa y α cetoglutarato deshidrogenasa) y transcetolasa. El etanol interfiere con la absorción de tiamina del

sistema digestivo. La reacción de ribosa 5-fosfato con xilulosa 5-fosfato para producir seudoheptulosa 7-fosfato y gliceraldehído 3-fosfato es catalizada por la transcetolasa. La conversión de seudoheptulosa 7-fosfato y gliceraldehído 3-fosfato para eritrosa 4-fosfato y fructosa 6-fosfato es una transferencia de tres carbonos catalizada por la transaldolasa, que no requiere una vitamina exógena para su actividad. La conversión de glucosa 6-fosfato a ribulosa 5-fosfato es catalizada por la glucosa 6-fosfato deshidrogenasa, que requiere niacina como un cofactor, pero no tiamina. La isocitrato deshidrogenasa, que requiere niacina (pero no tiamina) cataliza la conversión de isocitrato a α-cetoglutarato. La PEP carboxicinasa cataliza la conversión de oxaloacetato a PEP y no requiere un cofactor vitamínico.

8. **La respuesta es E.** Una isoenzima de aldehído deshidrogenasa tiene un aumento drástico de K_m (> 200 veces) y una $V_{máx}$ reducida 10 veces. En estos sujetos, el acetaldehído, el compuesto tóxico de la ingestión del alcohol, se acumula en una gran extensión, lo que provoca que la persona tenga una muy baja tolerancia al alcohol. Una alcohol deshidrogenasa de acción lenta no provocaría una baja tolerancia al alcohol porque la acumulación de acetaldehído (el intermediario tóxico del metabolismo del alcohol) sería lenta de tal forma que el acetaldehído producido se podría metabolizar de manera segura sin ningún efecto secundario. El acetato, una vez producido, no es tóxico, de manera que una acetil-CoA sintetasa de acción lenta (que usa el acetato como sustrato) no provocaría la acumulación de un intermediario tóxico. El MEOS se usa como una alternativa para el sistema de oxidación del etanol cuando las concentraciones de etanol son altas. El MEOS de acción lenta reduciría la producción de acetaldehído, que es el intermediario tóxico del metabolismo del alcohol. Esto no provocaría un nivel bajo de tolerancia al alcohol. La acetil-CoA carboxilasa no está involucrada en el metabolismo del etanol (la acetil-CoA formada se usaría para energía). La acetil-CoA carboxilasa se requiere para la síntesis de ácidos grasos y si su actividad fuera lenta, la producción de ácidos grasos estaría reducida, pero no tendría efecto en la tolerancia al alcohol.

9. **La respuesta es B.** La principal vía para el metabolismo del etanol es por medio de la alcohol deshidrogenasa en el citosol produciendo acetaldehído, que es el intermediario tóxico del metabolismo del alcohol. El acetaldehído se oxida más en la mitocondria hasta acetato, que después es activado por los tejidos a acetil-CoA, que es oxidado en el ciclo del ATC. Si la entrada del acetaldehído a la mitocondria está bloqueada, entonces se acumula acetaldehído y no se forma acetato. El MEOS está en el retículo endoplasmático (citosólico) y seguiría produciendo acetaldehído y NADPH$^+$.

10. **La respuesta es A.** El MEOS es inducido por el etanol y usa al sistema del citocromo P450 para oxidar al etanol. El sistema enzimático del citocromo P450 transfiere un solo electrón a la vez por medio de un hierro dentro del grupo hemo en el citocromo, y este es el paso en el cual

el electrón se puede escapar y convertir el oxígeno en superóxido, generando ERO. La ADH y la ALDH transfieren iones hídrido a NAD$^+$ y existe una probabilidad muy baja de que los electrones escapen de esas reacciones de oxidación-reducción. La acetil-CoA sintetasa no cataliza una reacción de oxidación-reducción (cataliza la conversión de acetato a acetil-CoA), tampoco la citrato sintasa (la formación de citrato a partir de acetil-CoA y oxaloacetato). La posibilidad de perder un electrón durante una reacción en la cual no se están transfiriendo electrones es muy baja.

11. **La respuesta es C.** La acumulación de triglicéridos en el hígado se debe a varios factores. La oxidación del etanol provoca un aumento de la relación NADH/NAD$^+$ en el hígado y en las mitocondrias, causando una inhibición de la oxidación de los ácidos grasos. El aumento de los niveles de ácidos grasos en el citoplasma del hígado causa la síntesis de triglicéridos, aumentando los niveles de triglicéridos en el hígado. La acumulación de acetaldehído (debido a la oxidación del etanol) en el hígado aumenta los aductos microtúbulos-acetaldehído, bloqueando la función de los microtúbulos y provocando la incapacidad de exportar VLDL del hígado. El aumento de VLDL contribuye al aumento de los triglicéridos en el hígado. El etanol no altera la actividad de la MTP (la síntesis de VLDL no se ve afectada), y el acetaldehído no altera la actividad de la lipoproteína lipasa en la superficie de las células epiteliales capilares.

12. **La respuesta es D.** El niño presenta los síntomas del síndrome de sufrimiento fetal por alcohol debido a que la madre bebió durante el embarazo. Una teoría de por qué se producen estos síntomas se debe a la reducción de la producción de ácido retinoico, debido a la competencia del etanol y el acetaldehído con los precursores del ácido retinoico por el alcohol y las aldehído deshidrogenasas. La reducción de los niveles de ácido retinoico altera la transcripción de los genes durante la embriogénesis, dando lugar a patrones alterados de diferenciación. Se cree que el desarrollo del síndrome de sufrimiento alcohólico fetal no se debe a una acumulación de grasa en el hígado fetal, ni a la inducción de MEOS en el hígado fetal. El etanol no inhibe la aldehído reductasa, y el feto obtiene glucosa de la sangre de la madre, por lo que una inhibición de la gluconeogénesis fetal no privaría al feto de glucosa.

13. **La respuesta es E.** De la oxidación del etanol, 90% se produce en el hígado debido a las isozimas de la alcohol deshidrogenasa de bajo K_m (alta afinidad) que se expresan en el hígado. Tanto los genes de la alcohol deshidrogenasa como los de la aldehído deshidrogenasa se expresan en muchos tejidos, no sólo en el hígado. Las formas de alta K_m de la alcohol y la aldehído deshidrogenasa son las formas de baja afinidad de las enzimas y se expresan en tejidos fuera del hígado.

La respuesta es B. Cuando el etanol se oxida a través de la vía del alcohol y del acetaldehído deshidrogenasa se generan 13 mol de ATP por mol de etanol (un NADH de la vía del alcohol deshidrogenasa, un NADH de la vía del aldehído deshidrogenasa, 10 del acetil CoA que se oxida a través del ciclo del TCA, y −2 para la activación del acetato a acetil-CoA). Utilizando la vía de la MEOS no hay producción neta de NADH (se utiliza 1 NADPH en la reacción de la MEOS, que se equilibra con el NADH generado por la reacción de la aldehído deshidrogenasa, 10 del acetil CoA, y −2 para la activación del acetato a acetil CoA). Mientras que la MEOS se encuentra en el retículo endoplásmico, la aldehído deshidrogenasa es una enzima mitocondrial. La oxidación del etanol no genera peróxido de hidrógeno en las mitocondrias. En un consumidor crónico de alcohol, el uso continuado de MEOS puede causar daño hepático a través de un mecanismo de desacoplamiento, alterando la fosforilación oxidativa, pero en términos de rendimiento de ATP, el uso ocasional de MEOS no conducirá al desacoplamiento.

14. **La respuesta es D.** La falta de actividad de la glucosa 6-fosfatasa causa la enfermedad de von Gierke, que se caracteriza por hipoglucemia en ayunas, gota y acidosis láctica. La producción de lactato es elevada debido a la incapacidad de convertir la glucosa 6-fosfato en glucosa, de modo que la glucosa 6-fosfato pasa por la glucólisis, produciendo lactato. La glucosa 6-fosfato también estimula la vía de derivación HMP, lo que lleva a un aumento de la producción de ribosa 5-fosfato, y a un incremento de la síntesis de purinas. El exceso de purinas se degrada en ácido úrico, que normalmente se excreta por el riñón. Sin embargo, los niveles elevados de lactato bloquean la capacidad del riñón para eliminar el ácido úrico de la sangre, lo que provoca hiperuricemia y gota. El metabolismo excesivo del etanol causa una elevada relación NADH/NAD$^+$, que convertirá el piruvato en lactato. El lactato elevado en la sangre bloqueará la captación de urato por el riñón, lo que provocará la gota.

Integración del metabolismo de carbohidratos y lípidos

34

En este capítulo se resumen e integran las vías principales para el uso de carbohidratos y grasas como combustibles. Se revisan los mecanismos regulatorios que determinan el flujo de metabolitos en los estados de alimentación y ayuno, integrando las vías que fueron descritas en forma separada en el metabolismo de carbohidratos y lípidos. En la próxima sección de este libro se cubren los mecanismos mediante los cuales las vías del metabolismo de nitrógeno se coordinan con el metabolismo de carbohidratos y grasas.

Para que las especies sobrevivan, es necesario que se almacene el exceso de alimentos al ingerirlos y que se usen esas reservas al ayunar. Los mecanismos regulatorios dirigen compuestos a través de las vías del metabolismo involucradas en el almacenamiento y uso de combustibles. Estos mecanismos son controlados por **hormonas**, por la **concentración de combustible disponible** y por las **necesidades de energía** del cuerpo.

Los cambios en los niveles hormonales, en la concentración de los combustibles y en los requerimientos de energía afectan la actividad de las enzimas clave en las principales vías del metabolismo. Las **enzimas** intracelulares se regulan, por lo general, por **activación** e **inhibición**, **fosforilación** y **desfosforilación** (u otras modificaciones covalentes), **inducción** y **represión** de síntesis y **degradación**. La activación e inhibición de las enzimas causan cambios inmediatos en el metabolismo. La fosforilación y desfosforilación de las enzimas afecta el metabolismo de una manera levemente menos rápida. La inducción y represión de la síntesis de las enzimas son procesos mucho más lentos que afectan, por lo general, el flujo metabólico durante un periodo de horas. La degradación de las enzimas disminuye la cantidad disponible para catalizar reacciones.

Las vías del metabolismo tienen **múltiples puntos de control** y **múltiples reguladores** en cada punto de control. La función de estos mecanismos complejos es producir una respuesta graduada a los estímulos y proveer sensibilidad a los múltiples estímulos, de manera que se mantenga el equilibrio exacto entre el flujo a través de un paso dado (o serie de pasos) y la necesidad o uso del producto. La piruvato deshidrogenasa (PDH) es un ejemplo de una enzima que tiene múltiples mecanismos reguladores. Sin tener en cuenta los niveles de insulina, la enzima no puede activarse completamente en la presencia de productos y ausencia de sustratos.

Las principales hormonas que regulan las vías del metabolismo de combustibles son la **insulina** y el **glucagón**. En el hígado, todos los efectos del glucagón son revertidos por la insulina y algunas de las vías que activa la insulina se inhiben por el glucagón. De esta manera, las vías del metabolismo de carbohidratos y lípidos son reguladas generalmente por cambios en la **relación insulina/glucagón**.

Si bien el **glucógeno** es una forma crucial de almacenamiento de combustible porque las concentraciones de glucosa sanguínea deben mantenerse cuidadosamente, los **triacilgliceroles** del tejido adiposo son, cuantitativamente, la principal reserva de combustible en los seres humanos. Después de una comida, la glucosa y la grasa de la dieta se almacenan como triacilgliceroles en el tejido adiposo. Este combustible se libera durante el ayuno, cuando provee la principal fuente de energía para los tejidos del cuerpo. La cantidad de tiempo que se puede subsistir sin alimento depende del tamaño de las reservas de grasa en el cuerpo.

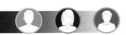

Dentro de los 2 meses posteriores a la cirugía en que se le extirpó un tumor benigno secretor de células β de su páncreas, **Connie C.** (cap. 19) estaba volviendo a trotar suavemente. Había adelgazado los tres kilos y medio que había aumentado en las 6 semanas previas a su cirugía. Debido a que sus episodios hipoglucémicos no ocurrían más, no tenía la necesidad de comer con frecuencia bocadillos de carbohidratos para prevenir los síntomas adrenérgicos y neuroglucopénicos que había experimentado cuando su tumor excretaba cantidades excesivas de insulina.

Pocos meses después de su última hospitalización, **Dianne A.** fue llevada nuevamente a la sala de emergencia del hospital con cetoacidosis diabética (CAD). Se le extrajeron repetidamente muestras de sangre para glucosa y electrolitos durante las primeras 24 h. El laboratorio del hospital informó que el suero en cada una de las muestras presentaba un aspecto opaco en lugar de la apariencia clara o transparente normal. La opalescencia es el resultado de una dispersión leve causada por niveles elevados de lipoproteínas ricas en triacilglicerol en la sangre.

Cuando **Deborah S.** presentó inicialmente diabetes mellitus tipo 2 (cap. 19) a la edad de 39 años, tenía aproximadamente 13 kilos y medio por encima de su peso ideal. Sus altas concentraciones de glucosa en el suero estaban acompañadas de alteraciones en su perfil de lípidos de 14 h de ayuno. Sus niveles de colesterol sérico total, colesterol LDL (lipoproteína de baja densidad) y triacilgliceroles estaban elevados y su nivel de colesterol HDL (lipoproteína de alta densidad) estaba por debajo del nivel normal.

I. Regulación del metabolismo de carbohidratos y lípidos en el estado de alimentación

A. Mecanismos que afectan la síntesis de glucógeno y triacilgliceroles en el hígado

Luego de una comida, el hígado sintetiza glucógeno y triacilgliceroles. El nivel de glucógeno almacenado en el hígado puede aumentar aproximadamente de 80 g, luego de un ayuno de una noche, a un límite de entre 200 y 300 g. Si bien el hígado sintetiza triacilgliceroles, no almacena este combustible sino que lo envuelve en lipoproteínas de muy baja densidad (VLDL) y lo secreta en la sangre. Los ácidos grasos de los triacilgliceroles VLDL secretados desde el hígado son almacenados como triacilgliceroles en el tejido adiposo. El tejido adiposo tiene una capacidad casi infinita para almacenar grasa, limitada principalmente por la capacidad que tiene el corazón de bombear sangre a través de los capilares de la masa adiposa en expansión. Aunque se acumula grasa en todo nuestro cuerpo, esta tiende a depositarse en los lugares que no interfieren mucho con la movilidad: abdomen, caderas, muslos y glúteos.

Tanto la síntesis del glucógeno hepático como la conversión de glucosa de la dieta en triacilgliceroles (lipogénesis) por el hígado se regulan por mecanismos que involucran enzimas clave en estas vías.

1. Glucocinasa

Luego de una comida, la glucosa se puede convertir en glucógeno o en triacilgliceroles en el hígado. Para ambos procesos, la glucosa se convierte primero en glucosa 6-fosfato por la glucocinasa, una enzima hepática que tiene un alto K_m para la glucosa (fig. 34-1). Debido a la baja afinidad de la enzima por la glucosa, esta enzima está más activa en el estado de alimentación, cuando la concentración de glucosa es particularmente alta, porque la vena porta transporta productos digestivos directamente de los intestinos al hígado. La síntesis de la glucocinasa es también inducida por la insulina (que es elevada después de una comida) y reprimida por el glucagón (que es elevado durante el ayuno).

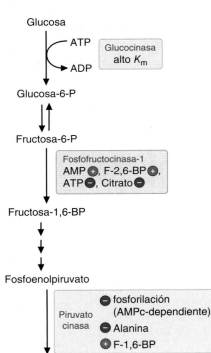

FIGURA 34-1 Regulación de la glucocinasa, fosfofructocinasa-1 (PFK-1) y piruvato cinasa en el hígado. ADP, adenosín difosfato; ATP, adenosín trifosfato; AMPc, adenosín monofosfato cíclico; F-1, 6-BP, fructosa 1,6-bisfosfato; F-2, 6-BP, fructosa 2,6-bisfosfato.

En concordancia con la función del hígado para mantener los niveles de glucosa en la sangre, este sistema se establece de manera tal que el hígado metaboliza glucosa solo cuando los niveles de azúcar estén altos y no bajos.

2. Glucógeno sintasa

Para la conversión de glucosa 6-fosfato en glucógeno, la enzima reguladora clave es la glucógeno sintasa. Esta enzima se activa por la desfosforilación que ocurre cuando la insulina está elevada y el glucagón disminuido (fig. 34-2) y por los niveles elevados de glucosa.

3. Fosfofructocinasa-1 y piruvato cinasa

En la lipogénesis, la glucosa 6-fosfato se convierte en piruvato por medio de la glucólisis. Las enzimas clave que regulan esta vía en el hígado son la fosfofructocinasa-1 (PFK-1) y la piruvato cinasa. La PFK-1 es activada alostéricamente durante la alimentación, por la fructosa 2,6-bisfosfato y adenosín monofosfato (AMP) (fig. 34-1). La fosfofructocinasa-2 (PFK-2), enzima que produce el activador fructosa 2,6-bisfosfato, se desfosforila y la actividad cinasa está activa después de una comida (cap. 22). La piruvato cinasa también se activa por desfosforilación, que es estimulada por el aumento en la relación insulina/glucagón en el estado de alimentación (fig. 34-1).

4. Piruvato deshidrogenasa y piruvato carboxilasa

La conversión de piruvato en ácidos grasos requiere una fuente de acetil coenzima A (acetil- CoA) en el citosol. El piruvato solo puede ser convertido en acetil-CoA en la mitocondria, por lo tanto, entra en esta y forma acetil-CoA a través de la reacción de la piruvato deshidrogenasa (PDH). Esta enzima se desfosforila y está más activa cuando su suministro de sustratos y adenosín difosfato (ADP) es alto, sus productos son usados y la insulina está presente (fig. 23-13).

El piruvato también se convierte en oxaloacetato. La enzima que cataliza esta reacción, piruvato carboxilasa, se activa por la acetil-CoA. Debido a que la acetil-CoA no puede cruzar directamente la membrana mitocondrial para formar ácidos grasos en el citosol, se condensa con el oxaloacetato produciendo, de esta manera, citrato. El citrato que no se requiere para la actividad del ciclo de los ácidos tricarboxílicos (ATC) cruza la membrana y entra en el citosol.

Como los ácidos grasos se producen en condiciones de alta energía, la alta relación $NADH/NAD^+$ en la mitocondria inhibe la isocitrato deshidrogenasa, que lleva a la acumulación de citrato dentro de la matriz mitocondrial. A medida que el citrato se acumula, se transporta al citosol para donar carbonos para la síntesis de los ácidos grasos.

5. Citrato liasa, enzima málica y glucosa 6-fosfato deshidrogenasa

En el citosol, el citrato se corta por la citrato liasa, una enzima que puede ser inducida, para formar oxaloacetato y acetil-CoA (fig. 34-3). La acetil-CoA se usa para la biosíntesis del ácido graso y la síntesis del colesterol, vías que son activadas por la insulina. El oxaloacetato se recicla a piruvato a través de la malato deshidrogenasa citosólica y la enzima málica, que es inducible. La enzima málica genera NADPH para las reacciones del complejo ácido graso sintasa. El NADPH también se produce por las dos enzimas de la vía pentosa fosfato (cap. 27), la glucosa-6-fosfato deshidrogenasa y la 6-fosfogluconato deshidrogenasa. La glucosa-6-fosfato deshidrogenasa también es inducida por la insulina.

6. Acetil-CoA carboxilasa

La acetil-CoA se convierte en malonil-CoA, que provee las unidades de dos carbonos para elongar el crecimiento de la cadena acil grasa en el complejo ácido graso sintasa. La acetil- CoA carboxilasa, enzima que cataliza la conversión de acetil-CoA en malonil-CoA, se controla por tres de los principales mecanismos que regulan la actividad de la enzima (fig. 34-4). Se activa por citrato, que hace que la enzima se polimerice, y se

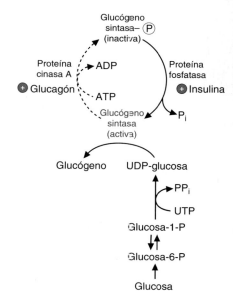

FIGURA 34-2 Regulación de la glucógeno sintasa. Esta enzima se fosforila por una serie de cinasas, que se inician por la proteína cinasa dependiente de AMPc, en condiciones de ayuno. Se desfosforila y está activa después de una comida y el glucógeno se almacena. ADP, adenosín difosfato; AMPc, AMP cíclico; ATP, adenosín trifosfato; glucosa-1-P, glucosa 1-fosfato; glucosa 6-P, glucosa 6-fosfato; P_i, fosfato inorgánico; PP_i, pirofosfato; UDP, difosfato de uridina; UTP, trifosfato de uridina; ⊕, activado por.

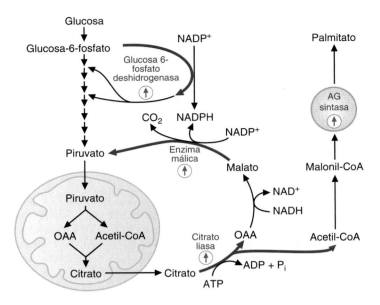

FIGURA 34-3 Regulación de citrato liasa, enzima málica, glucosa-6-fosfato deshidrogenasa y ácido graso sintasa. La citrato liasa, que provee acetil-CoA para la biosíntesis del ácido graso, las enzimas que proveen NADPH (enzima málica, glucosa-6-fosfato deshidrogenasa) así como la ácido graso sintasa son inducibles (↑). ADP, adenosín difosfato; ATP, adenosín trifosfato; AG, ácido graso; malonil-CoA, malonil coenzima A; NAD, dinucleótido de nicotinamida y adenina; OAA, oxaloacetato; P_i, fosfato inorgánico.

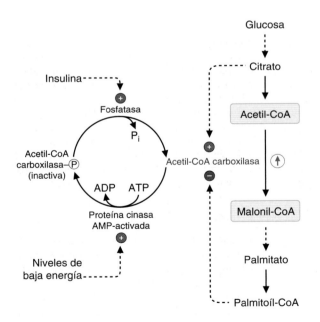

FIGURA 34-4 Regulación de la acetil-CoA carboxilasa (ACC). La ACC se regula por activación e inhibición, por fosforilación (mediada por la proteína cinasa activada por AMP) y desfosforilación (a través de una fosfatasa estimulada por insulina) y por inducción (↑) y represión. Está activa en el estado de alimentación. ADP, adenosín difosfato; ATP, adenosín trifosfato; AG, ácido graso; malonil-CoA, malonil coenzima A; palmitoíl-CoA, palmitoíl coenzima A; P_i, fosfato inorgánico.

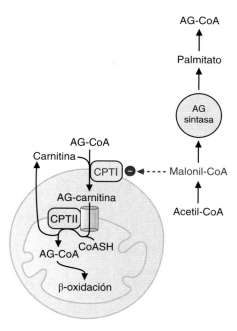

FIGURA 34-5 Inhibición del transporte de ácidos grasos (AG) a la mitocondria por la malonil-CoA. En el estado de alimentación, la concentración de malonil-CoA (el sustrato para la síntesis de ácidos grasos producido por la acetil-CoA carboxilasa) es elevada. Inhibe la carnitina palmitoiltransferasa I (CPTI), evitando el transporte de los ácidos grasos de cadena larga a la mitocondria. Por lo tanto, el sustrato no está disponible para la β-oxidación y la síntesis de los cuerpos cetónicos. CoA, coenzima A; CPTII, carnitina palmitoiltransferasa II.

inhibe por la grasaacil-CoA de cadena larga. Una fosfatasa estimulada por insulina activa la enzima por desfosforilación. El tercer medio por el cual esta enzima se regula es la inducción: la cantidad de la enzima aumenta en el estado de alimentación.

La malonil-CoA, producto de la reacción de la acetil-CoA carboxilasa, provee los carbonos para la síntesis del palmitato en el complejo ácido graso sintasa. Asimismo, la malonil-CoA inhibe la carnitina palmitoiltransferasa I (CPTI, también conocida como carnitina aciltransferasa I), enzima que prepara la acil-CoA de cadena larga para su transporte a la mitocondria (fig. 34-5). En el estado de alimentación, cuando la acetil-CoA carboxilasa está activa y los niveles de malonil-CoA son elevados, los ácidos grasos recién sintetizados se convierten en triacilgliceroles para almacenamiento, antes que ser transportados a la mitocondria para oxidación y formación de cuerpos cetónicos.

7. Complejo ácido graso sintasa

En un individuo bien alimentado, la cantidad del complejo ácido grasa sintasa aumenta (fig. 34-3). Los genes que producen este complejo de enzimas se inducen por aumentos en la relación insulina/glucagón. La cantidad del complejo aumenta lentamente después de unos pocos días de dieta rica en carbohidratos.

La glucosa-6-fosfato deshidrogenasa, que genera NADPH en la vía de la pentosa fosfato, y la enzima málica, que produce NADPH, son también inducidas por el aumento de la insulina.

El palmitato producido por el complejo de la sintasa se convierte en palmitoíl-CoA y se elonga y desatura para formar otras moléculas de grasa acil-CoA, que son convertidas en triacilgliceroles. Estos triacilgliceroles se empaquetan y se secretan en la sangre como VLDL.

 La medición de triacilgliceroles en las muestras sanguíneas se realiza usando un ensayo acoplado. La muestra se incuba con una lipasa que convierte los triacilgliceroles en glicerol y tres ácidos grasos. El glicerol es luego convertido en glicerol 3-fosfato por la glicerol cinasa y ATP y el glicerol 3-fosfato se oxida luego por una glicerol 3-fosfato deshidrogenasa bacteriana para producir DHAP y peróxido de hidrógeno. El peróxido de hidrógeno, en presencia de la peroxidasa, oxidará un sustrato sin color, que adquiere color cuando se oxida. La medición del cambio de color es directamente proporcional a la cantidad de glicerol generado en la muestra. La comparación de los valores antes y después de agregar lipasa también permite determinar el contenido de glicerol libre en la sangre.

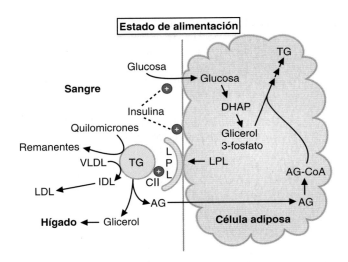

FIGURA 34-6 Regulación del almacenamiento de triacilgliceroles (TG) en el tejido adiposo. La insulina estimula la secreción de LPL desde las células adiposas y el transporte de glucosa a esas células. ApoCII activa LPL. AG, ácidos grasos; CII, apolipoproteína CII; CoA, coenzima A; DHAP, dihidroxiacetona fosfato; HDL, lipoproteínas de alta densidad; IDL, lipoproteínas de densidad intermedia; LDL, lipoproteínas de baja densidad; VLDL, lipoproteínas de muy baja densidad.

Dianne A. tiene diabetes mellitus tipo I, una enfermedad asociada con una grave deficiencia o ausencia de producción de insulina por las células β del páncreas. Uno de los efectos de la insulina es la estimulación de la producción de LPL. Debido a los bajos niveles de insulina, **Dianne A.** tiende a tener bajos niveles de esta enzima. La hidrólisis de los triacilgliceroles en los quilomicrones y en la VLDL se disminuye y da como resultado la hipertriacilgliceridemia.

¿Por qué **Deborah S.** tiene hipertriacilgliceridemia?

Entre 20 y 30% de los pacientes con insulinoma ganan peso como parte de su síndrome. **Connie C.** aumentó 3.5 kg en las 6 semanas previas de su cirugía. Si bien ella estaba condicionada por sus altos niveles de insulina, tanto para almacenar como para utilizar combustible con más eficiencia, no habría aumentado de peso si no hubiese consumido más calorías que las requeridas por su gasto diario de energía durante su enfermedad (cap. I). **Connie C.** consumió calorías extra de carbohidrato, en su mayoría caramelos duros y azúcar de mesa, para evitar los síntomas de la hipoglucemia.

B. Mecanismos que afectan el destino de quilomicrones y VLDL

Los triacilgliceroles de las lipoproteínas en quilomicrones y VLDL son hidrolizados a ácidos grasos y glicerol por la lipoproteína lipasa (LPL), una enzima adherida a las células endoteliales de los capilares en los tejidos muscular y adiposo. La enzima encontrada en el músculo, en particular el músculo cardiaco, tiene una K_m baja para estas lipoproteínas sanguíneas. Por lo tanto, actúa aun cuando estas lipoproteínas están presentes en muy bajas concentraciones en la sangre. Los ácidos grasos entran en las células musculares y son oxidados para obtener energía. La enzima encontrada en el tejido adiposo tiene una K_m alta y está más activa después de una comida cuando los niveles de lipoproteínas séricas están elevados.

C. Mecanismos que afectan el almacenamiento de triacilgliceroles en el tejido adiposo

La insulina estimula las células adiposas para sintetizar y secretar LPL, que hidroliza los triacilgliceroles del quilomicrón y VLDL. La apolipoproteína CII (apoCII), entregada a los quilomicrones y VLDL por la HDL, activa a la LPL (fig. 34-6).

Los ácidos grasos liberados por los quilomicrones y las VLDL por la LPL se almacenan como triacilgliceroles en las células adiposas. El glicerol liberado por la LPL no es usado por las células adiposas, porque a estas les falta glicerol cinasa. No obstante, el glicerol puede ser usado por las células hepáticas, debido a que estas células sí contienen glicerol cinasa. Durante la alimentación, las células del hígado convierten el glicerol en la porción del glicerol de los triacilgliceroles de las VLDL, que se secretan desde el hígado para distribuir los triacilgliceroles recién sintetizados a los tejidos.

La insulina incrementa el número de transportadores de glucosa en las membranas de las células adiposas. La glucosa entra en estas células y se oxida, produciendo energía y suministrando la porción del glicerol 3-fosfato para la síntesis de triacilgliceroles (a través del intermediario dihidroxiacetona fosfato de la glucólisis).

II. Regulación del metabolismo de carbohidratos y lípidos durante el ayuno

A. Mecanismos en el hígado que sirven para mantener las concentraciones de glucosa sanguínea

Durante el ayuno, la relación insulina/glucagón disminuye. El glucógeno hepático se degrada para producir glucosa sanguínea, porque las enzimas de la degradación del glucógeno se activan por fosforilación dirigida por AMPc (fig. 26-7).

El glucagón estimula la adenilato ciclasa para producir AMPc, que activa la proteína cinasa A. La proteína cinasa A fosforila la fosforilasa cinasa, que luego fosforila y activa la glucógeno fosforilasa. La proteína cinasa A también fosforila pero, en este caso, **in**activa la glucógeno sintasa.

La gluconeogénesis se estimula porque la síntesis de la fosfoenolpiruvato carboxicinasa, fructosa 1,6-bisfosfatasa y glucosa 6-fosfatasa se induce y porque hay un aumento en la disponibilidad de precursores. La fructosa 1,6-bisfosfatasa también se activa porque los niveles de su inhibidor, la fructosa 2,6-bisfosfato, son bajos (fig. 34-7). Durante el ayuno, disminuyen las actividades de las correspondientes enzimas de la glucólisis.

Dianne A. tiene hiperglucemia porque sus niveles de insulina tienden a estar bajos y sus niveles de glucagón altos. Sus células musculares y adiposas no absorben glucosa a una tasa normal y ella produce glucosa por glucogenólisis y gluconeogénesis. Como resultado, sus cifras de glucosa sanguínea son elevadas. **Deborah S.** está en un estado metabólico similar. Ella produce insulina pero sus tejidos son resistentes a las acciones de esta.

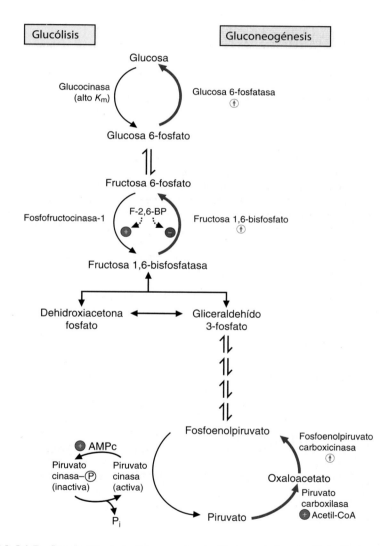

FIGURA 34-7 Regulación de la gluconeogénesis (*flechas rojas*) y glucólisis (*flechas negras*) durante el ayuno. Las enzimas gluconeogénicas fosfoenolpiruvato carboxicinasa, fructosa 1,6-bisfosfatasa y glucosa 6-fosfatasa se inducen (↑). La fructosa 1,6-bisfosfatasa también está activa porque, durante el ayuno, el nivel de su inhibidor, la fructosa 2,6-bisfosfato, es baja. Las correspondientes enzimas de la glucólisis no están muy activas durante el ayuno. La tasa de la glucocinasa es baja porque tiene un K_m alto para la glucosa y la concentración de glucosa es baja. La fosfofructocinasa-1 (PFK-1) no está muy activa porque la concentración de su activador fructosa 2,6-bisfosfato es baja. La piruvato cinasa es inactiva por fosforilación mediada por AMPc. Acetil-CoA, acetil coenzima A; F-2,6-BP, fructosa 2,6-bisfosfato; P_i, fosfato inorgánico.

Deborah S. tiene diabetes mellitus tipo 2. Ella produce insulina, pero su tejido adiposo es parcialmente resistente a sus acciones. Por lo tanto, su tejido adiposo no produce tanta LPL como una persona normal, que es una de las razones por las que las VLDL y los quilomicrones permanecen elevados en su sangre.

La insulina normalmente inhibe la lipólisis disminuyendo la actividad lipolítica de la triacilglicerol lipasa y la lipasa sensible a hormonas (HSL) en el adipocito. Los individuos, tales como **Dianne A.**, que tienen deficiencia de insulina, tienen aumentada la lipólisis y el consiguiente incremento en la concentración de ácidos grasos libres en la sangre. El hígado, a su vez, utiliza algunos de estos ácidos grasos para sintetizar triacilgliceroles, que luego son usados en la producción hepática de VLDL. Las VLDL no se almacenan en el hígado sino que se secretan en la sangre, elevando su concentración sérica. **Dianne A.** también tiene bajos niveles de LPL debido a los valores disminuidos de insulina. Su hipertriacilgliceridemia es el resultado, por lo tanto, de la sobreproducción de VLDL por el hígado y la ruptura disminuida de triacilgliceroles de VLDL para ser almacenados en las células adiposas.

El suero comienza a aparecer turbio cuando el valor de triacilgliceroles alcanza los 200 mg/dL. Como las concentraciones de triacilgliceroles siguen aumentando, el grado de opalescencia del suero aumenta proporcionalmente.

La inducción de la síntesis de las enzimas requiere la activación de los factores de transcripción. Uno de los factores activados es CREB, que representa la proteína de unión al elemento de respuesta al AMPc (CREB). CREB se fosforila y se activa por la proteína cinasa dependiente de AMPc, que es activada ella misma en la estimulación del glucagón o epinefrina. Otros factores de transcripción se activan por AMPc, pero la regulación de estos factores por AMPc no está bien descrita al igual que para CREB.

B. Mecanismos que afectan la lipólisis en el tejido adiposo

Durante el ayuno, como los niveles de insulina en la sangre caen y los niveles de glucagón y epinefrina se elevan, la concentración de AMPc en las células adiposas aumenta. En consecuencia, la proteína cinasa A (PKA) se activa y causa la fosforilación de la triacilglicerol lipasa y la lipasa sensible a hormonas (HSL; *véase* fig. 31-25) del tejido adiposo. Estas lipasas activadas separan a los ácidos grasos de los triacilgliceroles. Otras hormonas (p. ej., la epinefrina, la hormona adrenocorticotrópica [ACTH], la hormona del crecimiento) también activan estas enzimas (cap. 41). La resíntesis de triacilgliceroles (usando glicerol 3-fosfato regenerado) por los adipocitos regula la velocidad de liberación de ácidos grasos durante el ayuno.

C. Mecanismos que afectan la producción de cuerpos cetónicos por el hígado

Como los ácidos grasos se liberan desde el tejido adiposo durante el ayuno, viajan en la sangre formando complejos con la albúmina. Estos ácidos grasos se oxidan por varios tejidos, en especial el músculo. En el hígado, los ácidos grasos son transportados a la mitocondria porque la acetil-CoA carboxilasa está inactiva, los niveles de malonil-CoA están bajos y la CPTI está activa (fig. 34-5). La acetil-CoA, producida por la β-oxidación, se convierte en cuerpos cetónicos. Los cuerpos cetónicos se usan como fuente de energía por varios tejidos (tabla 34-1) para ahorrar el uso de la glucosa y la necesidad de degradar la proteína muscular para suministrar los precursores de la gluconeogénesis. Los altos niveles de acetil-CoA en el hígado (derivada de la oxidación de la grasa) inhiben la PDH (que evita que el piruvato sea convertido en acetil-CoA) y activan la piruvato carboxilasa, que produce oxaloacetato para la gluconeogénesis. El oxaloacetato no se condensa con la acetil-CoA para formar citrato por dos razones. La primera es que en estas condiciones (una tasa alta de oxidación de grasa en la mitocondria del hígado) los niveles de energía en la matriz micotondrial son altos; esto es, hay niveles altos de NADH y el ATP está presente. El alto nivel de NADH inhibe la isocitrato deshidrogenasa. Como resultado de ello, el citrato se acumula e inhibe a la citrato sintasa de producir más citrato. La segunda razón por la que la síntesis del citrato se deprime es que la alta relación NADH/NAD$^+$ también desvía el oxaloacetato a malato; de esta manera, el malato puede salir de la mitocondria (a través de la lanzadera malato/aspartato) para su uso en la gluconeogénesis.

TABLA 34-1 Uso del combustible por varios tejidos durante la inanición (ayuno)			
TEJIDO	**GLUCOSA**	**ÁCIDOS GRASOS**	**CUERPOS CETÓNICOS**
Sistema nervioso	++	−	++
Músculo esquelético	−	++	++
Músculo cardiaco	−	++	++
Hígado	−	++	−
Células epiteliales del intestino	−	−	++
Riñón	−	+	+

D. Regulación del uso de glucosa y ácidos grasos por el músculo

Durante el ejercicio, el combustible usado inicialmente por las células del músculo es el glucógeno muscular. A medida que el ejercicio continúa y el suministro de sangre a los tejidos aumenta, la glucosa es tomada de la sangre y oxidada. La glucogenólisis y gluconeogénesis hepáticas reponen el suministro de glucosa sanguínea. Sin embargo, debido a que los niveles de insulina caen, la concentración de los transportadores de glucosa GLUT4 en la membrana se reduce; por lo tanto, disminuye la entrada de glucosa desde la circulación al músculo. Sin embargo, también se inducen los transportadores de GLUT4 muscular por las concentraciones elevadas de AMP, por medio de la acción de la proteína cinasa activada por AMP (AMPK). Por lo tanto, si los niveles de energía son bajos y la concentración de AMP aumenta, la glucosa todavía puede ser transportada de la circulación hacia el músculo para suministrar energía. Esto es lo que sucede con mayor frecuencia durante periodos de ejercicio.

De manera adicional, conforme los ácidos grasos comienzan a estar disponibles debido a la lipólisis aumentada de los triacilgliceroles adiposos, el músculo en ejercicio comienza a oxidar ácidos grasos. La β-oxidación produce NADH y acetil-CoA, que disminuyen el flujo de carbono de la glucosa a través de la reacción catalizada por la PDH (fig. 23-13). Así, la oxidación de los ácidos grasos provee una porción mayor para la demanda incrementada de generación de ATP y ahorra glucosa sanguínea.

III. La importancia de AMP y fructosa 2,6-bisfosfato

El cambio entre las vías catabólica y anabólica se regula generalmente por los niveles de AMP y fructosa 2,6-bisfosfato en las células, particularmente el hígado. Es lógico que el AMP sea un regulador fundamental. Como la célula utiliza ATP en las vías que requieren energía, los niveles de AMP se acumulan más rápidamente que los de ADP debido a la reacción de la adenilato cinasa (2 ADP → ATP y AMP). El aumento en los niveles de AMP indica, entonces, que se requiere más energía (por lo general, a través de los sitios de unión alostéricos en las enzimas y la activación de la proteína cinasa activada por AMP [AMPK]) y la célula cambia a la activación de las vías catabólicas. Como los niveles de AMP caen y los de ATP se elevan, la vía anabólica se activa para almacenar el exceso de energía.

Los niveles de fructosa 2,6-bisfosfato también son fundamentales para la regulación de la glucólisis *versus* gluconeogénesis en el hígado. En condiciones de glucosa sanguínea elevada y liberación de insulina, los niveles de la fructosa 2,6-bisfosfato son altos porque la PFK-2 está en su estado activo. La fructosa 2,6-bisfosfato activa la PFK-1 e inhibe la fructosa 1,6-bisfosfatasa, permitiendo, de esta manera, que prosiga la glucólisis. Cuando los niveles de glucosa sanguínea están bajos, y se libera glucagón, la PFK-2 se fosforila por la proteína cinasa dependiente de AMPc y se inhibe (y la actividad de la fosfatasa se estimula), bajando, por lo tanto, los niveles de la fructosa 2,6-bisfosfato e inhibiendo la glucólisis, mientras que se favorece la gluconeogénesis.

IV. Resumen general

Todo el material de este capítulo ha sido presentado con anterioridad. No obstante, y por lo relevante del contenido, se han resumido los aspectos más importantes, que permiten su uso en la interpretación de situaciones clínicas. Además, la información presentada previamente en el metabolismo de los carbohidratos se ha integrado con el metabolismo de los lípidos. Se ha dejado de lado, en su mayor parte, el papel de los modificadores alostéricos y otros mecanismos regulatorios que coordinan finamente estos procesos a un nivel de exquisitez. Debido a que tales detalles pueden ser importantes en situaciones clínicas específicas, se espera que sirva como marco en el que se puedan encuadrar los detalles, a medida que los estudiantes avancen en sus estudios clínicos.

Debido a que **Dianne A.** produce muy poca insulina, es propensa a desarrollar cetoacidosis. Cuando los valores de insulina están bajos, la LSH del tejido adiposo está muy activa, dando como resultado lipólisis incrementada. Los ácidos grasos que son liberados viajan al hígado, donde se convierten en triacilgliceroles de VLDL. También son sometidos a la β-oxidación y a la conversión en cuerpos cetónicos. Si **Dianne A.** no toma insulina exógena o si sus cifras de insulina descienden abruptamente por alguna razón fisiológica, puede desarrollar cetoacidosis diabética (CAD). De hecho, ella ha tenido repetidos episodios de CAD.

Por razones que no están bien comprendidas, los individuos con diabetes mellitus tipo 2, tales como **Deborah S.**, no tienden a desarrollar cetoacidosis. Una posible explicación es que la resistencia a la insulina es de un tejido específico; la sensibilidad a la insulina de los adipocitos puede ser mayor que aquella del músculo e hígado. Se ha sugerido que el nivel de insulina requerido para suprimir la lipólisis es solo de 10% del requerido para aumentar el uso de la glucosa por el músculo y el adipocito. Tal sensibilidad de tejido específico llevaría a que menos ácidos grasos sean liberados de los adipocitos en la diabetes tipo 2 que en la diabetes tipo 1, aunque en ambos casos, la liberación de ácidos grasos sería mayor que la de un individuo sin la enfermedad. No obstante, si una persona con diabetes tipo 2 tiene un evento desencadenante, tal como la liberación de hormonas de estrés (cap. 41), entonces es más probable encontrar cetoacidosis, porque las hormonas de estrés contrarrestan los efectos de la insulina en el adipocito.

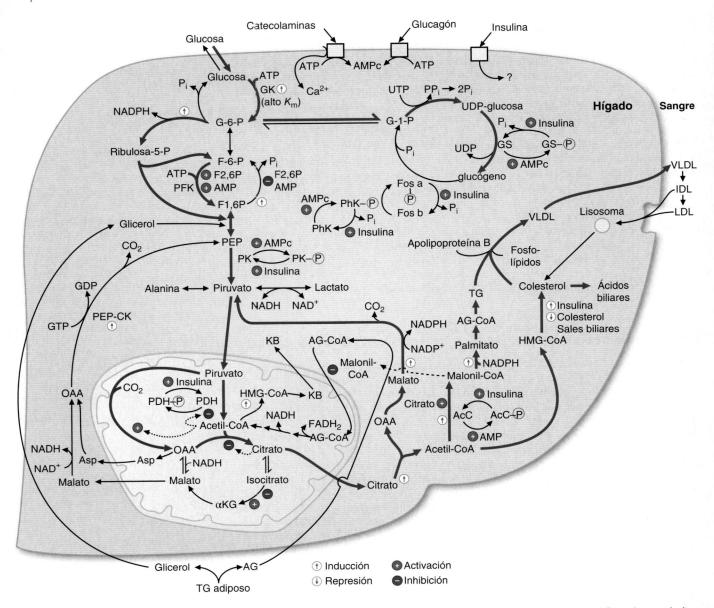

FIGURA 34-8 Regulación del metabolismo de carbohidratos y lípidos en el hígado. Las *flechas rojas continuas* indican el flujo de metabolitos durante la alimentación. Las *flechas negras continuas* indican el flujo durante el ayuno. ACC, acetil-CoA carboxilasa; AG, ácido graso o grupo acil graso; αKG, α-cetoglutarato; AMPc, adenosín monofosfato cíclico; ATP, adenosín trifosfato; F1,6-BP, fructosa 1,6-bisfosfato; F2,6-BP, fructosa 2,6-bisfosfato; F-6-P, fructosa-6-fosfato; Fosf, glucógeno fosforilasa; FosfK, fosforilasa cinasa; G-6-P, glucosa-6-fosfato; GDP, difosfato de guanosina; GK, glucocinasa; GS, glucógeno sintasa; GTP, trifosfato de guanosina; HDL, lipoproteína de alta densidad; HMG-CoA, 3-hidroxi-3-metilglutaril coenzima A; IDL, lipoproteína de densidad intermedia; LDL, lipoproteína de baja densidad; NAD, dinucleótido de nicotinamida y adenina; OAA, oxaloacetato; P circulada, grupo fosfato; PEP, fosfoenolpiruvato; PEPCK, fosfoenolpiruvato carboxicinasa; PFK, fosfofructocinasa-1; PK, piruvato cinasa; TG, triacilglicerol; UDP, difosfato de uridina; UTP, trifosfato de uridina; VLDL, lipoproteína de muy baja densidad.

La figura 34-8 es explicativa y en las tablas 34-2 y 34-3 se listan las enzimas regulatorias importantes del metabolismo de carbohidratos y lípidos en el hígado, un orden de los eventos que ocurren, así como los mecanismos por los cuales estos se controlan. Estas figuras y tablas deberían ayudar a los estudiantes a integrar este material.

Ahora que ya se han presentado muchos de los detalles de las vías, puede valer la pena volver a leer los tres primeros capítulos de este libro. Un estudiante que entiende la bioquímica dentro del contexto del metabolismo de los combustibles se encuentra en una buena posición para resolver problemas clínicos que involucren alteraciones metabólicas.

TABLA 34-2 Diagrama de flujo de cambios en el metabolismo hepático

CUANDO AUMENTA LA CONCENTRACIÓN DE AZÚCAR EN LA SANGRE	CUANDO DISMINUYE LA CONCENTRACIÓN DE AZÚCAR EN LA SANGRE
Se libera insulina, lo que lleva a la **desfosforilación** de:	Se libera glucagón, lo que lleva a la **fosforilación** de:
• PFK-2 (actividad cinasa ahora activa)	• PFK-2 (actividad fosfatasa ahora activa)
• Piruvato cinasa (ahora activa)	• Piruvato cinasa (ahora inactiva)
• Glucógeno sintasa (ahora activa)	• Glucógeno sintasa (ahora inactiva)
• Fosforilasa cinasa (ahora inactiva)	• Fosforilasa cinasa (ahora activa)
• Glucógeno fosforilasa (ahora inactiva)	• Glucógeno fosforilasa (ahora activa)
• Piruvato deshidrogenasa (ahora activa)	• Piruvato deshidrogenasa (ahora inactiva)
• Acetil-CoA carboxilasa (ahora activa)	• Acetil-CoA carboxilasa (ahora inactiva)
Lo que lleva a la **activación**	Lo que lleva a la **activación** de:
• Glucólisis	• Glucogenólisis
• Síntesis de ácidos grasos	• Oxidación de ácidos grasos
• Síntesis del glucógeno	• Gluconeogénesis

CoA, coenzima A; PFK-2, fosfofructocinasa-2.

TABLA 34-3 Regulación de las enzimas del hígado involucradas en la síntesis y degradación de glucógeno, glucosa sanguínea y triacilgliceroles

ENZIMAS DEL HÍGADO REGULADAS POR ACTIVACIÓN/INHIBICIÓN

ENZIMA	ACTIVADA POR	ESTADO EN EL QUE ESTÁ ACTIVA
Fosfofructocinasa-1	Fructosa 2,6-bisP, AMP	Alimentación
Piruvato carboxilasa	Acetil-CoA	Alimentación y ayuno
Acetil-CoA carboxilasa	Citrato	Alimentación
Carnitina palmitoiltransferasa I	Pérdida de inhibidor (malonil-CoA)	Ayuno

ENZIMAS DEL HÍGADO REGULADAS POR FOSFORILACIÓN/DESFOSFORILACIÓN

ENZIMA	FORMA ACTIVA	ESTADO EN EL QUE ESTÁ ACTIVA
Glucógeno sintasa	Desfosforilada	Alimentación
Fosforilasa cinasa	Fosforilada	Ayuno
Glucógeno fosforilasa	Fosforilada	Ayuno
Fosfofructocinasa 2/fructosa 2,6-bisfosfatasa (actúa como una cinasa, incrementando los niveles de la fructosa 2,6-bisP)	Desfosforilada	Alimentación
Fosfofructocinasa 2/fructosa 2,6-bisfosfatasa (actúa como una fosfatasa, disminuyendo los niveles de la fructosa 2,6-bisP)	Fosforilada	Ayuno
Piruvato cinasa	Desfosforilada	Alimentación
Piruvato deshidrogenasa	Desfosforilada	Alimentación
Acetil-CoA carboxilasa	Desfosforilada	Alimentación

ENZIMAS DEL HÍGADO REGULADAS POR INDUCCIÓN/REPRESIÓN

ENZIMA	ESTADO EN EL QUE ES INDUCIDA	PROCESOS AFECTADOS
Glucocinasa	Alimentación	Glucosa → TG
Citrato liasa	Alimentación	Glucosa → TG
Acetil-CoA carboxilasa	Alimentación	Glucosa → TG
Ácido graso sintasa	Alimentación	Glucosa → TG
Enzima málica	Alimentación	Producción de NADPH
Glucosa-6-fosfato deshidrogenasa	Alimentación	Producción de NADPH
Glucosa 6-fosfatasa	Ayuno	Producción de glucosa sanguínea
Fructosa 1,6-bisfosfatasa	Ayuno	Producción de glucosa sanguínea
Fosfoenolpiruvato carboxicinasa	Ayuno	Producción de glucosa sanguínea

AMP, adenosín monofosfato; fructosa 2,6-bisP, fructosa 2,6-bisfosfato; TG, triacilglicerol.

COMENTARIOS CLÍNICOS

La hermana menor de **Connie C.** estaba muy preocupada porque el tumor pancreático de **Connie C.** pudiera ser determinado genéticamente o potencialmente maligno, así que la acompañó a su segunda visita posoperatoria, con el endocrinólogo. El doctor les explicó que los insulinomas muy pocas veces son familiares, cerca de 10% de los pacientes con insulinomas tienen un síndrome determinado genéticamente conocido como neoplasia endocrina múltiple tipo 1, o simplemente MEN I. Este síndrome incluye neoplasias secretoras adicionales, que se pueden presentar en la hipófisis anterior o en las paratiroides. El tumor de **Connie C.** no mostró evidencia de malignidad y las muestras histológicas, aunque no siempre definitivas, mostraron un proceso de apariencia benigna. Sin embargo, el médico les explicó en forma cuidadosa que sería necesaria una atenta observación de la hipoglucemia recurrente y de síntomas que sugirieran otras facetas de MEN I, por el resto de la vida de **Connie C.** y de su familia inmediata.

Dianne A. La diabetes mellitus es un factor de riesgo bien aceptado para el desarrollo de la enfermedad arterial coronaria; el riesgo es de 3 a 4 veces más alto en la población con diabetes que en la población sin diabetes. Si bien los niveles séricos crónicamente elevados de quilomicrones y lipoproteínas de muy baja densidad (VLDL) pueden contribuir a esta predisposición aterogénica, la enfermedad vascular prematura observada en **Dianne A.** y otros pacientes con diabetes mellitus tipo 1, así también como en **Deborah S.** y otros pacientes con diabetes mellitus tipo 2, está relacionada también con otras alteraciones en el metabolismo de los lípidos. Entre estas se encuentra el aumento de la glicación (adherencia no enzimática de las moléculas de glucosa a las proteínas) de las apolipoproteínas de las lipoproteínas LDL, que ocurre cuando los niveles de glucosa en suero están crónicamente elevados. Estas glicaciones interfieren con la interacción normal o "encaje" de las partículas de LDL circulantes con sus receptores específicos en las membranas celulares. Como consecuencia de ello, disminuye la tasa de captura de LDL circulante, por sus células blanco. Las partículas de LDL, por lo tanto, permanecen en la circulación y, finalmente, se unen a receptores "pepenadores" no específicos ubicados en los macrófagos adyacentes a las superficies endoteliales de los vasos sanguíneos, uno de los pasos tempranos en el proceso de aterogénesis.

COMENTARIOS BIOQUÍMICOS

AMPK. La AMPK es una molécula regulatoria fundamental en el metabolismo de carbohidratos y grasas. La bioquímica de la AMPK es bastante compleja y está fuera del alcance de este texto. A continuación se resumen algunas ideas importantes sobre la acción de la AMP quinasa. Los objetivos hepáticos de la AMPK incluyen las siguientes proteínas:

- Acetil-CoA carboxilasa (la fosforilación reduce la actividad, llevando a una síntesis de ácidos grasos reducida).
- Cinasa del eEF2 (esta proteína se activa cuando se fosforila, llevando a una reducción de la síntesis de proteínas).
- Glicerol 3-fosfato aciltransferasa (GPAT) (la fosforilación reduce la actividad, llevando a una síntesis reducida de triacilgliceroles).
- HMG-CoA reductasa (la fosforilación reduce la actividad, llevando a una síntesis reducida de colesterol).
- Malonil-CoA descarboxilasa (MCD; activa cuando se fosforila, reduce los niveles de la malonil-CoA, permitiendo que se produzca la oxidación de los ácidos grasos).
- Mecánica blanco de rapamicina (mTOR; actividad reducida cuando se fosforila, llevando a una síntesis reducida de proteínas).
- Complejo de esclerosis tuberosa 2 (TSC2; actividad incrementada cuando se fosforila, llevando a una síntesis reducida de proteínas).

- Blanco del complejo rapamicina 2 (TORC2) (la proteína se secuestra en el citoplasma cuando se fosforila, llevando a una expresión disminuida [a nivel de transcripción] de las enzimas gluconeogénicas).

El efecto global de la activación de la AMPK es síntesis reducida de ácidos grasos y triacilgliceroles (a través de los efectos en acetil-CoA carboxilasa, GPAT y MCD), síntesis reducida de colesterol (a través de la inhibición de HMG-CoA reductasa) y síntesis reducida de proteína (por medio de los efectos en mTOR y TSC2). Existe incremento concomitante en la oxidación de ácidos grasos para elevar los niveles de ATP. Debido a que los procesos descritos son altamente dependientes de energía, tiene sentido inactivarlos cuando los valores de energía son bajos, como se ejemplifica cuando aumenta la concentración de AMP.

La mTOR (rapamicina es un fármaco que es un potente inmunosupresor) es una proteína cinasa, que, cuando está activa, fosforila las proteínas clave que regulan e inician la síntesis de proteínas. La fosforilación por AMPK de mTOR bloquea la activación de mTOR. mTOR puede ser activada por TSC2 a través de una vía compleja que involucra la proteína unidora de GTP, Rheb. El complejo TSC (que consiste de TSC1 y TSC2) actúa como una GTPasa activadora de la proteína Rheb. La Rheb-GTP activa a mTOR, mientras que la Rheb-GDP no lo hace. La fosforilación de TSC2 por la AMPK pone en marcha la actividad GTPasa activante del TSC2, llevando a la formación de Rheb-GDP y a una actividad reducida de mTOR. La actividad reducida de mTOR lleva a una reducción de la síntesis de proteínas.

La mTOR también desempeña un papel crucial en la transmisión de la señal desde el receptor de insulina hasta un aumento en la síntesis de proteínas dentro de la célula. La activación del receptor de insulina lleva a la activación de la Akt (fig. 10-20). La proteína cinasa Akt (proteína cinasa B) va a fosforilar el complejo TSC1/TSC2 e inactivar el componente GTPasa activador del complejo. En estas condiciones, la Rheb-GTP tendrá una larga vida y mTOR estará activa, llevando a un mejoramiento de la síntesis de proteínas en la célula. La interacción de TSC1/TSC2, mTOR y sus cinasas reguladoras se describe en la figura 34-9.

La AMPK se puede activar de varias maneras, todas ellas dependientes de un aumento de los niveles de AMP dentro de la célula. Cuando la concentración de AMP se incrementa, la AMPK se activa por medios alostéricos, por fosforilación por LKB1 (cap. 33) o por fosforilación por la calmodulina cinasa cinasa. La AMPK se inactiva por desfosforilación por las proteínas fosfatasas o por disminución en las concentraciones de AMP. Pequeños cambios en las concentraciones intracelulares de AMP pueden tener profundos efectos en la actividad de la AMPK debido a estas múltiples vías reguladoras.

La AMPK es un complejo heterotrimérico que consiste de una subunidad catalítica (α) y dos subunidades reguladoras (β y γ). La activación alostérica de AMPK sucede a través de la unión de AMP a la subunidad α; la activación de la fosforilación de AMPK se produce a través de la fosforilación de treonina en la subunidad α. Distintos tejidos expresan diferentes isoformas de las subunidades α, β, y γ, dando lugar a 12 diferentes y funcionales isoenzimas de la AMPK en los diferentes tejidos.

La AMPK también ha sido implicada en la salud mitocondrial, incluyendo un aumento en el número de mitocondrias dentro de una célula, o la destrucción de mitocondrias, a través de la mitofagia.

En resumen, las acciones de la AMPK consisten en aumentar la generación de ATP y reducir su consumo. Se activan los procesos catabólicos y se inhiben los anabólicos (incluida la síntesis de proteínas).

La proteína mTOR es un componente extremadamente importante en la regulación metabólica general y en la regulación del crecimiento celular. mTOR actúa como parte de un complejo (mTORC1 y mTORC2) que afecta a múltiples vías en las células. En general, mTOR promueve los procesos anabólicos y suprime los catabólicos (lo contrario que la AMPK). Las interacciones entre mTOR y AMPK son increíblemente complejas y objeto de una intensa investigación. Se están desarrollando fármacos para bloquear la actividad de mTOR en las células cancerosas con el fin de reducir el potencial de crecimiento de dichas células. Algunos de estos fármacos se encuentran en ensayos clínicos en combinación con otros fármacos antitumorales conocidos.

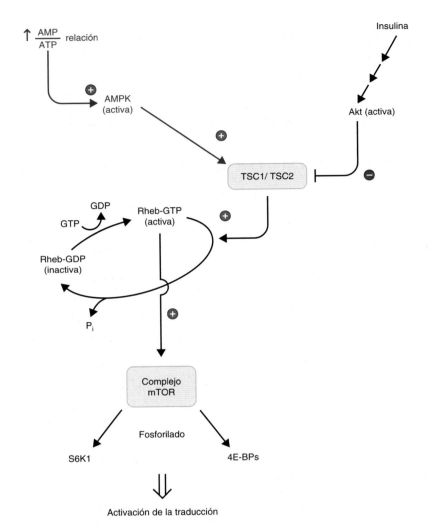

FIGURA 34-9 Papel central de la mTOR y del complejo TSC1/TSC2 en la regulación de la síntesis de proteínas. El complejo TSC1/TSC2 actúa como una GTPasa activadora de proteína para la proteína G Rheb. Cuando está activa, la Rheb-GTP activa la cinasa mTOR, llevando a eventos de fosforilación que promueven la síntesis proteínica (se fosforilan S6K1 y 4E-BPs). La fosforilación por AMPK del complejo TSC1/TSC2 activa el complejo de manera tal que se aumenta la actividad GTPasa de Rheb, llevando a la inactivación de Rheb y a la pérdida de la actividad de la cinasa mTOR. Esto disminuye la síntesis de proteínas. La insulina unida a su receptor lleva a la activación de la proteína cinasa Akt (fig. 10-20). La Akt fosforilará el complejo TSC1/TSC2 en sitios distintos de AMPK, que inhibe la actividad GTPasa activadora del complejo. Esto permite que Rheb-GTP esté activa durante periodos más largos, activando mTOR y aumentando la síntesis de proteínas en la célula como respuesta a la insulina. AMP, adenosín monofosfato; ATP, adenosín trifosfato; GDP, difosfato de guanosina; GTP, trifosfato de guanosina; P_i, fosfato inorgánico.

CONCEPTOS CLAVE

- Tres elementos clave de control determinan si un combustible es metabolizado o almacenado: hormonas, concentración de combustible disponible y necesidades de energía del cuerpo.
- Las enzimas intracelulares clave se regulan generalmente por activación e inhibición alostérica, por modificación covalente, por control transcripcional y por degradación.
- La regulación es compleja para permitir sensibilidad y retroalimentación a los múltiples estímulos para que se pueda mantener un equilibrio exacto entre la síntesis de un producto y la necesidad de ese producto.
- La relación insulina/glucagón es la principal responsable de la regulación hormonal del metabolismo de carbohidratos y lípidos.

◆ Las enzimas clave de la glucólisis, síntesis de ácidos grasos, degradación de ácidos grasos, síntesis de glucógeno, glucogenólisis y gluconeogénesis se regulan todas de una manera coordinada, permitiendo que las vías apropiadas se activen o se inhiban sin la creación de ciclos inútiles.

◆ Este capítulo resume, en un solo paquete, todos los eventos reguladores más importantes discutidos en los 15 capítulos previos.

◆ Las enfermedades revisadas en este capítulo se resumen en la tabla 34-4.

TABLA 34-4	Enfermedades revisadas en el capítulo 34	
ENFERMEDAD O TRASTORNO	**AMBIENTAL O GENÉTICA**	**COMENTARIOS**
Insulinoma	Ambiental (alrededor de 6% genética)	Un tumor del páncreas que lleva a una secreción de insulina episódica excesiva, por lo general se asocia con aumento de peso para evitar la hipoglucemia.
Cetoacidosis diabética (diabetes tipo I)	Ambiental	La cetoacidosis diabética (CAD) ocurre debido a una elevación de los niveles de cuerpos cetónicos, causada por niveles reducidos de insulina en una persona con diabetes tipo I. La cetoacidosis diabética no se ve normalmente en personas con diabetes tipo 2 ya que solo es una resistencia parcial de los adipocitos a la insulina circulante.
Diabetes tipo 2	Ambas	Capacidad reducida de los tejidos para responder a la insulina incluso cuando la insulina se produce. Diferentes tejidos pueden desplegar sensibilidad diferencial a la insulina, en particular las células grasas comparadas con las células musculares.

PREGUNTAS DE REVISIÓN: CAPÍTULO 34

1. Una mujer con 20 años de edad que tenía diabetes mellitus fue admitida en el hospital en un estado semiinconsciente con fiebre, náusea y vómito. Su aliento olía a acetona. Una muestra de orina fue altamente positiva para cuerpos cetónicos. ¿Cuál de las siguientes aseveraciones sobre esta mujer es la correcta?
   A. Un análisis de glucosa sanguínea probablemente mostrará que su nivel de glucosa sanguínea es mucho menor de 80 mg/Dl
   B. Una inyección de insulina disminuirá su producción de cuerpos cetónicos
   C. Se le debería administrar una infusión de glucosa para que recobre la consciencia
   D. Se le debería administrar glucagón para estimular la glucogenólisis y la gluconeogénesis en el hígado
   E. La acetona se produjo por descarboxilación del cuerpo cetónico β-hidroxibutirato

2. Una mujer seguía una dieta baja en grasas indicada por su médico. Ella decidió continuar con el consumo del mismo número de calorías, aumentando la ingestión de carbohidratos mientras disminuía la de grasas. ¿Cuál de las siguientes lipoproteínas aumentaría su nivel como consecuencia de su dieta?
   A. VLDL
   B. ID
   C. HDL
   D. Quilomicrones
   E. LDL

3. Supongamos que un individuo ha estado comiendo calorías en exceso diariamente, de manera tal que sube de peso. ¿En cuál de las siguientes condiciones esta persona ganará peso más rápidamente?
   A. Si todo el exceso de calorías se debe a los carbohidratos
   B. Si todo el exceso de calorías se debe a los triacilgliceroles
   C. Si todo el exceso de calorías se divide 50%/50% entre carbohidratos y triacilgliceroles
   D. Si todo el exceso de calorías se divide 25%/75% entre carbohidratos y triacilgliceroles
   E. No importa la forma en la que ingresan las calorías

4. Un individuo con trastorno por consumo de alcohol ha sido admitido en el hospital por un episodio grave de hipoglucemia originado como consecuencia del excesivo consumo de alcohol durante los cinco días previos al hecho. Un análisis de lípidos en sangre indica niveles de VLDL mucho más elevados que lo esperado. ¿A cuál de las siguientes causas subyacentes se le puede atribuir el elevado nivel de VLDL?
   A. Inhibición inducida por alcohol de la lipoproteína lipasa
   B. Elevados niveles de NADH en el hígado
   C. Transcripción inducida por alcohol del gen de la apo B-100
   D. Activación por NADH de la fosfoenolpiruvato carboxicinasa
   E. Inducción por acetaldehído de las enzimas en el retículo endoplasmático

5. Ciertos pacientes con abetalipoproteinemia tienen dificultades, con frecuencia, para mantener el volumen de

sangre; su sangre tiene problemas de coagulación. ¿A cuál de las siguientes causas es atribuible este síntoma?
A. Incapacidad para producir quilomicrones
B. Incapacidad para producir VLDL
C. Incapacidad para sintetizar el ARNm de factores de coagulación.
D. Incapacidad para sintetizar ácidos grasos
E. Incapacidad para absorber ácidos grasos de cadena corta

6. ¿Cuál de los siguientes esquemas describe con mayor exactitud la línea del tiempo de los procesos metabólicos del hígado después de ingerir una comida de carbohidratos tras 3 h de ayuno?
A. Glucólisis, síntesis de glucógeno, lipólisis, glucogenólisis, gluconeogénesis
B. Síntesis de glucógeno, lipólisis, glucogenólisis, gluconeogénesis
C. Glucólisis, lipólisis, glucogenólisis, gluconeogénesis, síntesis de glucógeno
D. Síntesis de glucógeno, lipólisis, gluconeogénesis, glucólisis
E. Síntesis de glucógeno, glucogenólisis, lipólisis, gluconeogénesis

7. Una persona con diabetes tipo 1 que ha dejado de aplicarse la insulina durante 2 días y que come normalmente, presentaría concentraciones elevadas de triacilgliceroles circulantes por uno de los siguientes motivos:
A. Reducción de la síntesis de apolipoproteína CII
B. Reducción de la liberación de LPL de las células musculares y adiposas
C. Aumento en la síntesis de LDL
D. Reducción en la síntesis de quilomicrones
E. Reducción en la síntesis de VLDL

8. En condiciones de un cociente de insulina/glucagón bajo, ¿cuál de los siguientes modificadores alostéricos en el músculo puede provocar estimulación de la glucólisis y de la oxidación de ácidos grasos?
A. ATP
B. ADP
C. AMP
D. Acetil-CoA
E. Citrato

9. ¿Cuál de las siguientes es una diferencia principal entre los pacientes con diabetes tipo 1 y la tipo 2?
A. En la diabetes tipo 1, las concentraciones de insulina son muy bajas y la resistencia a la insulina es alta
B. En la diabetes tipo 2, las concentraciones de insulina son muy bajas y la resistencia a la insulina es alta
C. En ambos tipos, los pacientes por lo general están en el peso corporal ideal o por debajo de este
D. En la tipo 1, las concentraciones de péptido C son muy bajas
E. En la tipo 1, el paciente por lo general tiene sobrepeso

10. Una persona está entrenando para el medio maratón. Después de correr 8 km, ¿cuál de los siguientes está aportando la mayor parte de los productos para la generación de ATP en el músculo?
A. Glucógeno muscular
B. Glucógeno hepático
C. Glucosa sanguínea
D. Cuerpos cetónicos
E. Ácidos grasos

Las preguntas 11 a 13 se basan en el siguiente caso:
Un médico está viendo a un hombre de 45 años de edad, nuevo en la consulta, que se queja de estar fuera de forma y de tener problemas para hacer ejercicio debido a que se queda sin aliento. El paciente pesa 225 libras y mide 1.5 pies. Su perímetro de cintura es de 42 pulgadas. Los análisis de laboratorio indican un nivel de HbA1c de 7% (lo normal es < 6.4%), un nivel de triglicéridos en ayunas de 250 mg/dL (lo normal es < 150 mg/dL) y un LDL en ayunas de 140 mg/dL (lo deseado es < 100). El paciente no está tomando ninguna medicación, ni toma ningún suplemento dietético.

11. El diagnóstico más probable para este paciente es ¿cuál de los siguientes?
A. Diabetes tipo 1
B. Diabetes de tipo 2
C. Deficiencia de GLUT4
D. Deficiencia de LPL
E. Deficiencia de MTP

12. La elevación de los triglicéridos en la sangre del paciente se debe, en parte, a ¿cuál de las siguientes causas?
A. Elevada actividad de la MTP
B. Disminución de la actividad de la LPL
C. Glicación de la apolipoproteína CII
D. Aumento de la actividad de GLUT4
E. Aumento de la síntesis de triglicéridos en las células epiteliales intestinales

13. El LDL elevado en la sangre del paciente se debe, en parte, a ¿cuál de las siguientes causas?
A. Aumento de la síntesis de VLDL
B. Disminución de la expresión del receptor de LDL
C. Glicación de las LDL
D. Aumento de la formación de quilomicrones
E. Elevada actividad de MTP

14. Una empresa farmacéutica está desarrollando un fármaco diseñado para inhibir las isozimas de la acetil-CoA carboxilasa muscular. Si tiene éxito, este fármaco sería útil como ¿cuál de los siguientes?
A. Un fármaco para reducir el colesterol
B. Un fármaco para aumentar la masa muscular
C. Un fármaco que reduce la síntesis de triglicéridos
D. Un fármaco utilizado para perder peso
E. Un fármaco utilizado para ganar peso

15. Cuando los niveles de energía celular descienden, la AMPK se activa y altera la actividad de las enzimas objetivo, ya sea directa o indirectamente. Para las enzimas indicadas a continuación, ¿qué fila de respuestas indica correctamente si una enzima se activa, se inhibe o no hay ningún efecto al activar la AMPK? Elija la mejor respuesta.

	HMG-CoA reductasa	mTOR cinasa	Acetil-CoA carboxilasa	PFK-1
A	Activar	Activar	Activar	Inhibir
B	Inhibir	Activar	Inhibir	Activar
C	Activar	Activar	Activar	Inhibir
D	Inhibir	Inhibir	Inhibir	Activar
E	Activar	Inhibir	Activar	Sin efecto
F	Inhibir	Inhibir	Inhibir	Sin efecto

RESPUESTAS A LAS PREGUNTAS DE REVISIÓN

1. **La respuesta es B.** La acetona en el aliento de la mujer (que se produce por descarboxilación de acetoacetato; por lo tanto, E es incorrecta) y las cetonas de su orina indican que está en cetoacidosis diabética. Esto se debe a bajas concentraciones de insulina, por lo que la glucemia es alta debido a que los tejidos periféricos no pueden captar la glucosa (por lo tanto, A y C son incorrectas). Una inyección de insulina reducirá la concentración de glucosa sanguínea y la liberación de ácidos grasos a partir de los triacilgliceroles adiposos. Por consiguiente, la producción de cuerpos cetónicos disminuirá. Las inyecciones de glucagón solo agravarían la condición de la mujer (por lo tanto D es incorrecta).

2. **La respuesta es D.** Los quilomicrones son lipoproteínas sanguíneas producidas a partir de la grasa de la dieta. La VLDL se genera sobre todo a partir de los carbohidratos de la dieta. La IDL y LDL se producen a partir de VLDL. La HDL no transporta triacilglicerol a los tejidos.

3. **La respuesta es B.** Se debe considerar la energía necesaria para convertir los carbohidratos de la dieta en triacilgliceroles. Parte del ATP se genera en la glucólisis y la reacción de la piruvato deshidrogenasa, pero también se pierde energía durante la síntesis de ácidos grasos (la síntesis de cada malonil-CoA requiere ATP y los pasos de la reducción requieren dos moléculas de NADPH). Sin embargo, la grasa de la dieta solo requiere la activación y unión con glicerol; no es necesario sintetizar la cadena del ácido graso. Por lo tanto, se necesita menos energía para empacar la grasa de la dieta en quilomicrones que para convertir carbohidratos de la dieta en ácidos grasos a fin de incorporarlos en VLDL. Por lo tanto, el aumento de peso será más rápido si todo el exceso de calorías proviene de grasa que de carbohidratos.

4. **La respuesta es B.** El metabolismo del etanol conduce a la producción de NADH en el hígado, lo cual inhibe la oxidación hepática de ácidos grasos. Como el paciente no ha comido en 5 días, el índice insulina/glucagón es bajo, la triacilglicerol lipasa y la lipasa sensible a hormonas del adipocito están activadas y los ácidos grasos se liberan de los adipocitos para ser captados por el músculo y el hígado. Sin embargo, como la concentración de NADH en el hígado es alta a causa del metabolismo del etanol, los ácidos grasos recibidos del adipocito se empacan de nuevo en triacilgliceroles (el NADH elevado también favorece la conversión de dihidroxiacetona fosfato en glicerol 3-fosfato) y se secretan del hígado en forma de VLDL. Ninguna de las otras respuestas incluye una declaración correcta.

5. **La respuesta es A.** Los trastornos de la coagulación se producen por la falta de vitamina K, una vitamina liposoluble. La vitamina K se absorbe de la dieta en micelas mixtas y se empaca con los quilomicrones para su traslado a otros tejidos. Las personas con abetalipoproteinemia carecen de la proteína de transferencia microsomal de triacilgliceroles y no pueden producir quilomicrones de manera eficaz, por lo que es posible la deficiencia de vitamina K. Estos pacientes tampoco pueden producir VLDL, pero la distribución de las vitaminas liposolubles no depende de las partículas VLDL, solo de los quilomicrones. Las otras respuestas son declaraciones incorrectas.

6. **La respuesta es E.** Después de una comida con alto contenido en carbohidratos, el exceso de ellos en el hígado se almacena como glucógeno y después se envía por la glucólisis para generar piruvato y después acetil-CoA, para la producción posterior de ácidos grasos. Después, conforme los tejidos usan la glucosa sanguínea, sus valores disminuyen, y se libera glucagón del páncreas, el cual estimula la glucogenólisis en el hígado de manera que la glucosa se pueda exportar para elevar la glucosa sanguínea. La liberación de glucagón también estimula la lipólisis, y se usa la energía proveniente de la oxidación de ácidos grasos para producir glucosa por medio de la gluconeogénesis.

7. **La respuesta es B.** El músculo y las células adiposas requieren insulina para sintetizar y liberar lipoproteína lipasa para que se una a las paredes de los capilares y se suministre sangre a estos tejidos. En ausencia de insulina, las concentraciones de lipoproteína lipasa disminuyen y hay una menor eliminación de triacilgliceroles de los quilomicrones y de las partículas de VLDL. La síntesis de quilomicrones sería normal con una dieta normal. El problema es que los lípidos no están saliendo de los quilomicrones tan rápido como debieran por las concentraciones bajas de lipoproteína lipasa en las paredes capilares. La síntesis de VLDL aumentaría por la síntesis de ácidos grasos en el hígado (por las concentraciones elevadas de glucosa en la sangre) y por el exceso de ácidos grasos que llegan al hígado por aumento de la lipólisis de triacilgliceroles en la célula adiposa, inducido por la ausencia de insulina.

8. **La respuesta es C.** Cuando las concentraciones de glucosa sanguínea son bajas y el músculo requiere energía, se usa ATP y se produce ADP. La adenilato cinasa cataliza la conversión de ADP a ATP y AMP, y el aumento en las concentraciones de AMP provoca la activación de la AMPK. Esta cinasa fosforila e inactiva a la acetil-CoA carboxilasa. Esto provoca concentraciones menores de malonil-CoA y libera la inhibición de carnitina palmitoiltransferasa 1, de manera que aumenta la oxidación de ácidos grasos porque pueden entrar en la matriz mitocondrial para ser oxidados. El aumento en la cantidad de AMP también activa la fosfofructocinasa 1 (PFK-1), acelerando la vía glucolítica. El citrato no se acumula bajo condiciones en las cuales la relación de insulina/glucagón es baja, y la acetil-CoA no es un modificador alostérico de ninguna enzima glucolítica.

9. **La respuesta es D.** En la diabetes mellitus tipo 1, el paciente está produciendo poca o nula insulina, lo que significa que las concentraciones de péptido C son muy bajas o indetectables. Por lo general los pacientes son delgados porque la concentración baja de insulina no promueve el almacenamiento de triacilgliceroles en el tejido adiposo. No hay resistencia a la insulina en la tipo 1 porque los pacientes no están produciendo insulina. La resistencia a la insulina a nivel celular principalmente causa diabetes mellitus tipo 2. Debido a la resistencia, las concentraciones de insulina por lo general están elevadas para intentar compensar la resistencia. Con la elevación en las concentraciones de insulina, el almacenamiento de triacilgliceroles en el tejido adiposo es elevada y el paciente casi siempre tiene sobrepeso. Existen excepciones y corresponden a los pacientes que tienen una mutación

hereditaria que provoca diabetes tipo 2, como en el caso de la diabetes del adulto de inicio juvenil (MODY).

10. **La respuesta es E.** Al inicio, los músculos usan glucosa proveniente del glucógeno muscular, y ácidos grasos provenientes del adipocito. Conforme continúa la carrera, las concentraciones de AMP aumentan en el músculo, lo que provoca la activación de la AMPK. Esta cinasa provoca la reducción de las concentraciones de malonil-CoA en el músculo (por inhibición, mediante la fosforilación, de la acetil-CoA carboxilasa y activación, mediante la fosforilación, de malonil-CoA descarboxilasa), lo que permite que el ácido graso entre a la mitocondria. El músculo no contiene suficiente glucógeno para aportar energía para todo un maratón, de manera que se usa una mezcla de ácidos grasos y glucosa (proveniente del glucógeno) para un óptimo desempeño muscular. En un adulto, no hay producción de cuerpos cetónicos durante la carrera. El músculo puede captar la glucosa sanguínea (la activación de la AMPK estimula la fusión de vesículas que contienen GLUT-4 con la membrana plasmática), pero el corredor avanzará a un ritmo que permita que se use cierta cantidad de la glucosa sanguínea por el sistema nervioso, lo que requiere que los músculos usen ácidos grasos para generar energía.

11. **La respuesta es B.** El paciente presenta los signos del síndrome metabólico y probablemente tenga diabetes de tipo 2. En la diabetes de tipo 2 el páncreas sigue produciendo insulina, pero los tejidos periféricos han desarrollado una resistencia a responder a la insulina. El músculo y el tejido adiposo no están aumentando el nivel de transportadores GLUT4 en la membrana, lo que conduce a niveles elevados de glucosa en sangre, como indican los niveles elevados de HbA1c. Las células musculares y adiposas sintetizan y liberan LPL en respuesta a la insulina, por lo que se produce menos LPL, lo que conduce a niveles elevados de triglicéridos circulantes. Los niveles elevados de glucosa en sangre provocan la glicación de las LDL, lo que interfiere con la unión de las LDL al receptor de las LDL, dando lugar a niveles elevados de LDL en suero. En la diabetes de tipo 1 el paciente no sintetiza insulina y no presenta los signos del síndrome metabólico. Una deficiencia de GLUT4 daría lugar a niveles elevados de glucosa en sangre, pero no a los demás valores anormales de laboratorio observados en el paciente. Una deficiencia de LPL provocaría un aumento de los quilomicrones y de las VLDL en la circulación, pero no necesariamente de las LDL, y no de los niveles de glucosa en sangre. Una deficiencia de MTP mostraría una disminución de los niveles de triglicéridos en la sangre y tanto las VLDL como los quilomicrones no podrían ser sintetizados con una MTP defectuosa.

12. **La respuesta es B.** Como el paciente tiene diabetes de tipo 2, sus tejidos musculares y adiposos no responden adecuadamente a la insulina, y la síntesis y secreción de LPL de esos tejidos está reducida, lo que lleva a una menor capacidad de degradar los quilomicrones y las VLDL. Los triglicéridos permanecen en esas partículas durante un periodo prolongado, lo que conduce a los altos niveles de triglicéridos que se observan en la sangre del paciente. La insulina no regula la actividad de la PTM, por lo que no hay razón para suponer que se sinteticen y liberen en la circulación niveles elevados de quilomicrones y VLDL. La apolipoproteína CII no parece estar glicosilada cuando los niveles de glucosa en sangre son elevados, por lo que la apoCII debería seguir activando la LPL normalmente. La actividad de Glut4 se reduce en la diabetes de tipo 2, ya que las células tienen una respuesta reducida a la insulina y no translocan GLUT4 desde las vesículas internas a la membrana plasmática. La síntesis de triglicéridos en la célula epitelial intestinal es una función del contenido de grasa de la dieta y no se verá afectada por la reducida respuesta a la insulina en los tejidos periféricos.

13. **La respuesta es C.** La glucosa sanguínea elevada glicosila de forma no enzimática las proteínas asociadas a la membrana (y circulantes), y las proteínas dentro de las LDL (como la apolipoproteína B-100) son ejemplos de proteínas que pueden ser glicosiladas. Cuando se glican, las partículas de LDL ya no pueden unirse bien al receptor de LDL, por lo que permanecen en la circulación durante más tiempo, dando lugar al colesterol elevado que se observa en el paciente. Cuanto más tiempo permanezca la LDL en la circulación, mayor será la probabilidad de que se oxide, momento en el que será captada por los receptores scavenger de los macrófagos, lo que conducirá al desarrollo de una veta de grasa en el vaso sanguíneo. La tasa de síntesis de VLDL depende de la dieta y de la cantidad de carbohidratos que entran en la célula hepática. La ralentización de la degradación de las VLDL (debido a la reducción de la expresión de la LPL) conduce a los elevados niveles de triglicéridos que se observan en el paciente. La expresión del receptor de LDL no está disminuida en estas condiciones, pero el receptor no se une a las LDL glicadas tan bien como a las no glicadas. La formación de quilomicrones es una función de la grasa dietética, y el aumento de la formación de quilomicrones (que requiere la actividad de la MTP) no conduce, por sí mismo, a niveles elevados de triglicéridos y colesterol en la sangre.

14. **La respuesta es D.** En el músculo, la acetil-CoA carboxilasa produce malonil-CoA, que inhibe la entrada de ácidos grasos en la mitocondria al inhibir la actividad de la carnitina aciltransferasa I (CAT-1). Si se reduce la actividad de la acetil CoA carboxilasa, el músculo oxidará una mayor cantidad de ácidos grasos (derivados de los almacenes de triglicéridos del adipocito), lo que provocará una pérdida de los triglicéridos almacenados y la pérdida de peso. La acetil-CoA carboxilasa no es necesaria ni participa en la síntesis de colesterol ni en la síntesis de proteínas (que serían necesarias para aumentar la masa muscular).

15. **La respuesta es F.** Cuando la AMPK está activa, fosforila directamente la HMG-CoA reductasa y la acetil-CoA carboxilasa, lo que provoca una inhibición de sus actividades (recordemos que cuando los niveles de energía son bajos se desactivan las vías anabólicas y se activan las vías catabólicas). La AMPK también fosforila el complejo de la esclerosis tuberosa 1/2 (TSC1/TSC2), lo que activa el complejo. El complejo activado actúa como una proteína activadora de GTPasas (GAP) para la proteína de unión a Rheb-GTP, lo que conduce a la inactivación de Rheb. El Rheb activo (cuando tiene GTP unido a él) activa el mTOR, lo que conduce a una estimulación de la síntesis de proteínas. Cuando Rheb está inactivo se inhibe la actividad de mTOR, lo que lleva a un cese de la síntesis de proteínas (una vía anabólica). La AMPK no afecta a la actividad de la PFK-1 en ningún tejido.

Metabolismo del nitrógeno

L as proteínas de la dieta son la principal fuente de nitrógeno que se metaboliza en el cuerpo (fig. VI-1). Los aminoácidos, producidos por la digestión de las proteínas de la dieta, se absorben a través de las células epiteliales del intestino y entran en la sangre. Varias células toman estos aminoácidos, que entran en las pozas celulares. Estos se utilizan para la síntesis de proteínas y otros compuestos que contienen nitrógeno o se oxidan para obtener energía.

La síntesis de proteínas, la traducción del ácido ribonucleico mensajero (ARNm) en los ribosomas (cap. 14), es un proceso dinámico. Dentro del cuerpo, las proteínas se sintetizan y degradan constantemente, drenando parcialmente y luego rellenando las pozas celulares de aminoácidos.

Los compuestos derivados de aminoácidos incluyen proteínas celulares, hormonas, neurotransmisores, creatina fosfato, el hemo de la hemoglobina y de los citocromos, la melanina del pigmento de la piel y las bases purinas y pirimidinas de los nucleótidos y de los ácidos nucleicos. De hecho, todos los compuestos del cuerpo que contienen nitrógeno son sintetizados a partir de aminoácidos. Muchas de estas vías se muestran en los siguientes capítulos.

Además de actuar como precursores de los compuestos del cuerpo que contienen nitrógeno y como los bloques para la síntesis de proteínas, los aminoácidos también son una fuente de energía. Los aminoácidos son directamente oxidados o los carbonos de estos son convertidos en glucosa y luego oxidados o almacenados como glucógeno. Los carbonos de los aminoácidos también se pueden convertir en ácidos grasos y almacenarse como triacilgliceroles en el tejido adiposo. El glucógeno y los triacilgliceroles se oxidan durante periodos de ayuno. El hígado es el sitio más importante para la oxidación de aminoácidos. Sin embargo, la mayoría de los tejidos puede oxidar los aminoácidos de cadenas ramificadas (leucina, isoleucina y valina).

Antes de que los esqueletos de carbono de los aminoácidos sean oxidados, el nitrógeno debe ser removido. El nitrógeno de aminoácidos forma amoniaco, que es tóxico para el cuerpo. En el hígado, el amoniaco y los grupos amino de los aminoácidos se convierten en urea, que es no tóxica, soluble en agua y fácilmente excretado en la orina. El proceso por el cual se produce la urea se conoce como ciclo de la urea. El hígado es el órgano responsable de la producción de urea. Los aminoácidos de cadenas ramificadas se pueden oxidar en muchos tejidos, pero el nitrógeno debe viajar siempre al hígado para su eliminación.

Aunque la urea es el principal producto nitrogenado de excreción del cuerpo, el nitrógeno también es excretado en otros compuestos (tabla VI-1). El ácido úrico es el producto de la degradación de las bases de purina, la creatinina se produce a través de la creatina fosfato y el amoniaco se libera de la glutamina particularmente por los riñones, donde este ayuda como amortiguador de la orina reaccionando con protones para formar iones amonio (NH_4^+). Estos compuestos se excretan principalmente en la orina, pero cantidades sustanciales también son eliminadas a través de las heces y de la piel. Pequeñas cantidades de metabolitos que contienen nitrógeno se forman de la degradación de neurotransmisores, hormonas y otros productos especializados de los aminoácidos, y son excretados en la orina. Algunos de ellos, como la bilirrubina (formada de la degradación del hemo), se excretan principalmente en las heces.

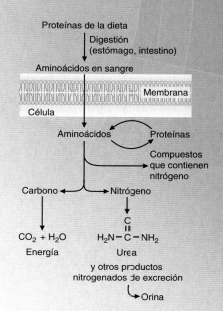

FIGURA VI-I Resumen del metabolismo de aminoácidos. Las proteínas de la dieta son digeridas a aminoácidos en el estómago y el intestino, se absorben por el epitelio intestina , se transfieren a la circulación y son incorporados por las células. Los aminoácidos se utilizan para sintetizar proteínas y otros compuestos que contienen nitrógeno. Los esqueletos de carbonos de los aminoácidos también se oxidan para obtener energía y el nitrógeno se convierte en urea y otros productos nitrogenados de excreción.

TABLA VI-1	Principales productos nitrogenados de excreción urinaria	
CANTIDAD EXCRETADA EN LA ORINA POR DÍA[a]		
Urea[b]	12-20 g de nitrógeno ureico (12 000-20 000 mg)	
NH_4^+	140-1 500 mg nitrógeno de amoniaco	
Creatinina	Varones	14-26 mg/kg
	Mujeres	11-20 mg/kg
Ácido úrico	250-750 mg	

[a] Las cantidades están expresadas en las unidades que generalmente son reportadas por los laboratorios clínicos. Obsérvese que las cantidades para la creatinina y el ácido úrico son para el compuesto completo, mientras que aquellas utilizadas para la urea y el amoniaco son para el contenido de nitrógeno.

[b] Bajo circunstancias normales, aproximadamente 90% del nitrógeno excretado en la orina es en forma de urea. Sin embargo, la cantidad exacta de cada componente varía dependiendo de la ingesta de proteína en la dieta y el estado fisiológico. Por ejemplo, la excreción de NH_4^+ aumenta durante la acidosis debido a que los riñones secretan amoniaco para unir protones en la orina.

El ser humano adulto sano está en balance nitrogenado; en otras palabras, la cantidad de nitrógeno excretado cada día (principalmente en la orina) es igual a la cantidad consumida (principalmente en la proteína de la dieta). El balance nitrogenado negativo sucede cuando la cantidad de nitrógeno excretado es mayor que la cantidad consumida y el balance nitrogenado positivo ocurre cuando la cantidad excretada es menor a la consumida (cap. 1).

Once de los 20 aminoácidos usados para formar proteínas se sintetizan en el cuerpo si una cantidad adecuada no está presente en la dieta (tabla VI-2). De estos aminoácidos, 10 pueden producirse a partir de la glucosa; el undécimo, la tirosina, se sintetiza del aminoácido esencial fenilalanina. Debe notarse que la cisteína, uno de los 10 aminoácidos producidos a partir de la glucosa, obtiene su átomo de azufre del aminoácido esencial metionina.

Nueve aminoácidos son esenciales en los seres humanos. "Esencial" significa que el esqueleto de carbono no puede sintetizarse y, por lo tanto, estos aminoácidos se requieren en la dieta (tabla VI-3). Los aminoácidos esenciales también son llamados aminoácidos indispensables. La arginina es esencial durante los periodos de crecimiento, pero en los adultos deja de considerarse esencial.

Luego de que el nitrógeno se elimina de los aminoácidos, se oxidan los esqueletos de carbono (fig. VI-2). La mayoría de los carbonos se convierten en piruvato, intermediarios del ciclo del ácido tricarboxílico (ATC), o en acetil coenzima A (acetil-CoA). En el hígado, particularmente durante el ayuno, estos carbonos se pueden convertir en glucosa o en cuerpos cetónicos y ser liberados en la sangre después. Otros tejidos oxidan la glucosa y los cuerpos cetónicos. Por último, los carbonos de los aminoácidos se convierten en dióxido de carbono (CO_2) y agua (H_2O).

TABLA VI-2	Aminoácidos sintetizados en el cuerpo[a]
DESDE LA GLUCOSA	**DESDE UN AMINOÁCIDO ESENCIAL**
Alanina	Tirosina (desde fenilalanina)
Arginina	
Asparagina	
Aspartato	
Cisteína[b]	
Glutamato	
Glutamina	
Glicina	
Prolina	
Serina	

[a] Estos aminoácidos se llaman **no esenciales** o **dispensables**, términos que se refieren a los requerimientos de la dieta. Por supuesto, dentro del cuerpo son necesarios. No se puede sobrevivir sin ellos.

[b] Aunque los carbonos de cisteína pueden derivarse de la glucosa, su azufre se obtiene del aminoácido esencial metionina.

TABLA VI-3   **Aminoácidos esenciales de la dieta**
Histidina
Isoleucina
Leucina
Lisina
Metionina
Fenilalanina
Treonina
Triptófano
Valina
Arginina (no requerido en adultos pero es necesario para el crecimiento)

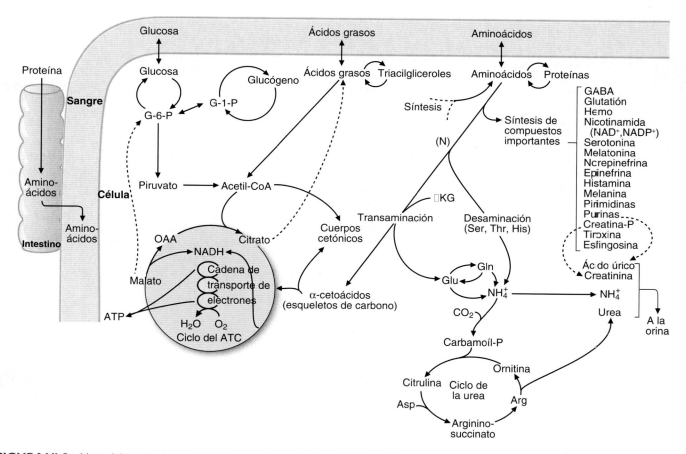

FIGURA VI-2   Vista del metabolismo del nitrógeno. El metabolismo de los compuestos que contienen nitrógeno se muestra en la derecha y el de la glucosa y ácidos grasos, en la izquierda. La figura muestra una hipotética composición celular. Ningún tipo de célula tiene todas estas vías. Muchas de las vías mostradas se describen en los próximos capítulos. α-KG; α-cetoglutarato; ATC, ácido tricarboxílico; G-1-P, glucosa 1-fosfato; G-6-P, glucosa 6-fosfato; OAA, oxaloacetato.

35 Digestión de proteínas y absorción de aminoácidos

Las **enzimas proteolíticas** (también llamadas **proteasas**) descomponen las proteínas de la dieta en aminoácidos en el **estómago** y en el **intestino**. Muchas de estas proteasas digestivas son sintetizadas de mayor tamaño, en su forma inactiva, conocidas como **zimógenos**. Después de que los zimógenos son secretados en el sistema digestivo, se cortan para producir las proteasas activas.

En el estómago, la **pepsina** comienza la digestión de proteínas hidrolizándolas en polipéptidos más pequeños. Los contenidos del estómago pasan al intestino delgado, donde actúan las enzimas producidas por el páncreas exocrino. Las proteasas pancreáticas (**tripsina**, **quimotripsina**, **elastasa** y las **carboxipeptidasas**) cortan los polipéptidos en oligopéptidos y aminoácidos.

El siguiente corte de los oligopéptidos en aminoácidos se logra por las enzimas producidas en las células del epitelio intestinal. Estas enzimas incluyen **aminopeptidasas** ubicadas en el borde en cepillo y otras peptidasas que están en las células. En última instancia, los aminoácidos producidos por la digestión de proteínas se absorben a través de las **células del epitelio intestinal** y entran en la **sangre**.

Existen en las células un gran número de sistemas de transporte para los aminoácidos, que se sobreponen. Algunos sistemas contienen **transportadores facilitadores**, mientras que otros usan **transportadores asociados a sodio**, que permiten el **transporte activo** de los aminoácidos hacia el interior de las células. Los defectos en el transporte de aminoácidos pueden causar enfermedades.

Las proteínas también son sintetizadas y degradadas de forma continua en las células (**recambio**). Una gran variedad de proteasas en las células lleva a cabo esta actividad. Las **proteasas lisosomales** (**catepsinas**) degradan las proteínas que entran a los lisosomas. Las proteínas citoplasmáticas elegidas para el recambio se enlazan covalentemente a la pequeña proteína **ubiquitina**, que luego interactúa con un gran complejo de proteína, la **proteasoma**, para degradar la proteína en un proceso dependiente de adenosín trifosfato (ATP). Los aminoácidos liberados de las proteínas durante el recambio pueden ser usados para la síntesis de nuevas proteínas o para la generación de energía.

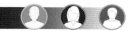

SALA DE ESPERA

Susan F., una niña con fibrosis quística (*véase* cap. 16), ha tenido repetidos episodios de bronquitis causados por *Pseudomonas aeruginosa*. Con cada una de estas infecciones, su respuesta a los antibióticos en aerosol ha sido buena. Sin embargo, continúa su malabsorción del alimento, resultando en heces abultadas, brillosas y de mal olor. Sus registros de crecimiento muestran un lento declive. Ahora está en el 24.° percentil para la altura y en el 20.° percentil para el peso. A menudo está irritable y apática, y se cansa con facilidad. Cuando su pediatra descubrió que sus valores en suero de las proteínas albúmina y prealbúmina eran más bajos que los límites inferiores normales (indicación de mala nutrición de proteínas), a **Susan F.** se le dieron microesferas con recubrimiento entérico de enzimas pancreáticas. Casi de inmediato las características de las heces de **Susan F.** volvieron a la normalidad y empezó a ganar peso. En los siguientes 6 meses, sus curvas de crecimiento mostraron mejorías y ella parecía más activa y menos irritable.

Durante los primeros meses después de un doloroso episodio de cólico renal, durante el cual pasó una piedra renal (*véase* cap. 6), **David K.** había mantenido un alto consumo diario de fluidos y había tomado la medicación requerida para incrementar el pH de su orina. Él había sido diagnosticado con cistinuria, una sustitución de aminoácido genéticamente determinada en la proteína de transporte que absorbe normalmente la cisteína, arginina y lisina de la luz renal hacia las células tubulares renales. Por lo tanto, su orina contenía altas cantidades de estos aminoácidos. La cistina, que es menos soluble que otros aminoácidos, se precipita en la orina para formar cálculos renales (también conocidos como litos). Las medidas que se le indicaron a **David K.** son necesarias para aumentar la solubilidad de las grandes cantidades de cistina en la orina y por lo tanto para evitar una mayor formación de cálculos renales. Con el tiempo, se le hizo difícil seguir el ritmo con su programa preventivo. Después de haber abandonado el medicamento durante 1 mes, experimentó otro episodio grave de cólico renal con abundante sangre en la orina. Por fortuna, pasó la piedra de manera espontánea después de lo cual intentó de nuevo adherirse a su régimen de tratamiento.

Su madre escuchó que algunos aminoácidos de la dieta no se absorben en pacientes con cistinuria y preguntó si algún cambio en la dieta de **David K.** reduciría las posibilidades de desarrollar nuevos cálculos renales.

I. Digestión de proteínas

La digestión de las proteínas comienza en el estómago y se completa en el intestino (fig. 35-1). Las enzimas que digieren las proteínas se producen como precursores inactivos (zimógenos) que son más grandes que las enzimas activas. Los zimógenos inactivos son secretados desde las células en las que se sintetizan y penetran en el lumen del sistema digestivo, donde se cortan en formas más pequeñas que tienen actividad proteolítica (fig. 35-2). Estas enzimas activas tienen diferentes especificidades; una enzima sola no puede digerir una proteína por completo. Sin embargo, actuando de manera conjunta pueden digerir las proteínas de la dieta en aminoácidos y pequeños péptidos, que son cortados por las peptidasas asociadas con las células del epitelio intestinal.

A. Digestión de proteínas en el estómago

El pepsinógeno es secretado por las células principales del estómago. Las células parietales gástricas secretan HCl. El ácido en el lumen del estómago altera la conformación del pepsinógeno para que se corte a sí mismo, produciendo la proteasa pepsina activa. Así, la activación del pepsinógeno es autocatalítica.

Las proteínas de la dieta son desnaturalizadas por el ácido en el estómago. Esto inactiva a las proteínas y las desdobla para que sean mejores sustratos para las proteasas. Sin embargo, la pepsina no se desnaturaliza en el pH bajo del estómago y actúa como una endopeptidasa, cortando enlaces peptídicos en varios puntos dentro de la cadena proteínica. Aunque la pepsina tiene especificidad bastante amplia, tiende a cortar las

El kwashiorkor, un problema común en niños de países con recursos limitados, es causado por insuficiencia de proteínas en una dieta que es adecuada en calorías. Los niños con kwashiorkor presentan desgaste muscular y disminución en la concentración de proteínas plasmáticas, en particular albúmina. El resultado es un aumento en el fluido intersticial que causa edema y un abdomen distendido, que hace que el niño parezca "rellenito" (*véase* cap. 43). El desgaste muscular es causado por la falta de aminoácidos esenciales en la dieta; las proteínas existentes deben degradarse para producir estos aminoácidos y sintetizar nuevas proteínas. Estos problemas pueden ser agravados por la disminución en la habilidad para producir enzimas digestivas y nuevas células del epitelio intestinal debido a una baja disponibilidad de aminoácidos para la síntesis de nuevas proteínas.

La elastasa también se encuentra en los neutrófilos, que son leucocitos que fagocitan y destruyen las bacterias invasoras. Con frecuencia actúan en el pulmón y la elastasa es a veces liberada en el pulmón mientras los neutrófilos trabajan. En individuos normales, la elastasa que se libera es bloqueada y destruida en las células pulmonares por la acción de la α-1-antitripsina circulante, un inhibidor de proteasa que se sintetiza y secreta en el hígado. Algunos individuos tienen una mutación genética que produce una proteína α-1-antitripsina inactiva (deficiencia de α-1-antitripsina). La falta de esta actividad enzimática lleva al desarrollo de un enfisema causado por la destrucción proteolítica de las células pulmonares, que reducen la capacidad de expansión y contracción de los pulmones. La deficiencia de α-1-antitripsina puede medirse con una gota de sangre seca. La sangre se solubiliza utilizando un amortiguador y luego diversas cantidades de la muestra de sangre se incuban con anticuerpos específicos para α-1-antitripsina. El complejo antígeno-anticuerpo formado dispersará la luz y la magnitud de la luz dispersada será proporcional a la concentración de α-1-antitripsina en la solución. Este procedimiento se conoce como tasa de nefelometría. Al obtener muestras de sangre de una punción en un dedo y permitir a la sangre secarse sobre una placa, permite una rápida detección de individuos con esta patología.

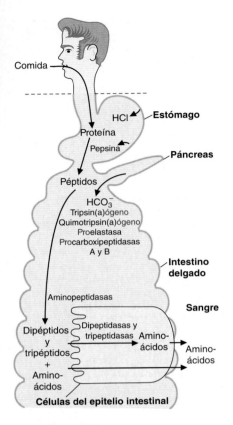

FIGURA 35-1 Digestión de proteínas. Las enzimas proteolíticas, pepsina, tripsina, quimotripsina, elastasa y las carboxipeptidasas se producen como zimógenos (el "pro" y "ógeno", en *rojo*, acompañan el nombre de la enzima) que se activan por corte, luego de que entran en el lumen gastrointestinal (*véase* fig. 35-2). El pepsinógeno se produce dentro del estómago y se activa (en pepsina) a medida que baja el pH del estómago debido a la secreción de HCl. HCl, ácido clorhídrico.

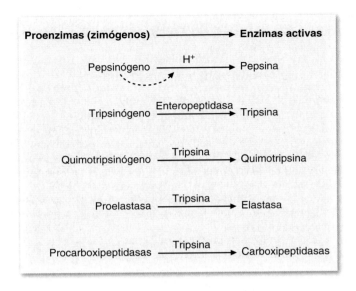

FIGURA 35-2 Activación de los zimógenos gástricos y pancreáticos. El pepsinógeno cataliza su propio corte a medida que el pH del estómago cae. El tripsinógeno se corta por la enteropeptidasa en el intestino para formar la proteasa activa tripsina. La tripsina tiene entonces un papel clave, catalizando el corte y la activación de otros zimógenos pancreáticos.

uniones peptídicas en las que el grupo carboxilo proviene de un aminoácido aromático o acídico (fig. 35-3). Se producen péptidos más pequeños y algunos aminoácidos libres.

B. Digestión de proteínas por enzimas del páncreas

A medida que los contenidos gástricos se vacían hacia el intestino, estos se encuentran con las secreciones del páncreas exocrino. Recuérdese que el páncreas exocrino secreta amilasa para la digestión de almidón, y lipasa y colipasa para la digestión de triacilgliceroles de la dieta. Otra secreción pancreática es el bicarbonato, que, además de neutralizar al ácido estomacal, eleva el pH para que las proteasas pancreáticas, que están presentes en las secreciones del páncreas, puedan activarse. Las proteasas pancreáticas son secretadas en forma inactiva como proenzimas (zimógenos). Porque las formas activas de estas enzimas pueden digerirse las unas a las otras, es importante que todos los zimógenos sean activados dentro de un periodo corto. Esto se logra por la escisión del tripsinógeno en la enzima activa tripsina, que luego corta los otros zimógenos pancreáticos, produciendo sus formas activas (*véase* fig. 35-2).

El zimógeno tripsinógeno se escinde para formar tripsina por la enteropeptidasa (una proteasa, antes llamada enterocinasa) secretada por las células de borde en cepillo del intestino delgado. La tripsina cataliza los cortes que convierten el quimotripsinógeno en la enzima activa quimotripsina, la proelastasa en elastasa y las procarboxipeptidasas en carboxipeptidasas. Así, la tripsina tiene un papel central en la digestión porque corta las proteínas de la dieta y activa otras proteasas digestivas producidas por el páncreas.

La tripsina, quimotripsina y elastasa son serina proteasas (*véase* cap. 9) que actúan como endopeptidasas. La tripsina es la más específica de estas enzimas, que cortan uniones peptídicas en las que el grupo carboxilo (carbonilo) es provisto por la lisina o arginina (*véase* fig. 35-3). La quimotripsina es menos específica, pero favorece residuos que contienen aminoácidos hidrófobos. La elastasa corta no solo a la elastina (por la que se le dio el nombre), sino también a otras proteínas en las uniones en las que el grupo carboxilo aporta residuos de aminoácidos con cadenas laterales pequeñas (alanina, glicina y serina). Las acciones de estas endopeptidasas pancreáticas es continuar la digestión de las proteínas de la dieta, iniciada por la pepsina en el estómago.

Los péptidos pequeños formados por la acción de la tripsina, quimotripsina y elastasa son atacados por las exopeptidasas, que son proteasas que cortan un aminoácido por vez en los extremos de la cadena. Las procarboxipeptidasas, zimógenos producidos por el páncreas, son convertidas por la tripsina en carboxipeptidasas activas. Estas exopeptidasas eliminan a los aminoácidos del extremo carboxilo de la cadena peptídica. La carboxipeptidasa A libera preferencialmente aminoácidos hidrófobos, mientras que la carboxipeptidasa B libera aminoácidos básicos (arginina y lisina).

C. Digestión por enzimas de las células intestinales

Las exopeptidasas producidas por las células del epitelio intestinal actúan dentro del borde en cepillo y en la célula. Las aminopeptidasas, ubicadas en el borde en cepillo, liberan a un aminoácido por vez desde el extremo amino de los péptidos. Las peptidasas intracelulares actúan sobre los péptidos pequeños que son absorbidos por las células.

La acción conjunta de las enzimas proteolíticas producidas por las células del estómago, páncreas e intestino cortan las proteínas de la dieta en aminoácidos. Las enzimas digestivas se digieren a sí mismas, al igual que a la proteína de la dieta. También digieren a las células intestinales que por lo regular se desprenden hacia el lumen intestinal. Estas células se remplazan por células que maduran de las células precursoras en las criptas duodenales. La cantidad de proteína que se digiere y absorbe cada día de los jugos digestivos y de las células liberadas en el lumen intestinal puede ser igual o mayor que la cantidad de proteína consumida en la dieta (50 a 100 g).

II. Absorción de aminoácidos

Los aminoácidos se absorben desde el lumen intestinal a través de sistemas secundarios de transporte activos dependientes de Na$^+$ y a través de la difusión facilitada.

A. Cotransporte de Na$^+$ y aminoácidos

Los aminoácidos son absorbidos desde el lumen del intestino delgado principalmente por proteínas transportadoras semiespecíficas dependientes de Na$^+$ que están en la membrana luminal de las células intestinales del borde en cepillo, de manera similar al ya visto para el transporte de carbohidratos (fig. 35-4). El cotransporte de Na$^+$ y el aminoácido, de fuera de la membrana apical al interior de las células, es conducido por la baja concentración intracelular de Na$^+$. La baja concentración intracelular de Na$^+$ causa el bombeo del Na$^+$ hacia afuera de la célula por una Na$^+$, K$^+$-ATPasa ubicada en la membrana serosa. Así, el mecanismo de transporte primario es la creación de un gradiente de sodio; en cuanto al proceso de transporte secundario, es el acoplamiento de los aminoácidos

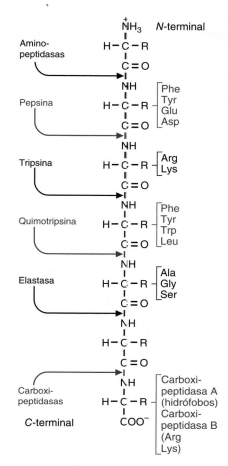

FIGURA 35-3 Acción de las proteasas digestivas. La pepsina, tripsina, quimotripsina y elastasa son endopeptidasas; estas hidrolizan las uniones peptídicas en las cadenas. Las otras son exopeptidasas; las aminopeptidasas eliminan el aminoácido en el extremo *N*-terminal y las carboxipeptidasas eliminan el aminoácido en la posición *C*-terminal. Para cada enzima proteolítica, los residuos de aminoácidos involucrados en la unión peptídica que se corta están listadas al lado del grupo R a la *derecha* del nombre de la enzima.

 Pacientes con fibrosis quística, como **Susan F.**, tienen un defecto genéticamente determinado en la función de los canales de cloro. En los conductos pancreáticos secretorios, que transportan enzimas pancreáticas hacia el lumen del intestino delgado, este defecto causa espesamiento (sequedad y engrosamiento) de las secreciones exocrinas pancreáticas, llevando finalmente a la obstrucción de estos conductos. Un resultado de este problema es la incapacidad de las enzimas pancreáticas para entrar al lumen intestinal y digerir las proteínas de la dieta (así como las grasas y carbohidratos).

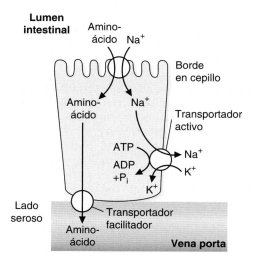

FIGURA 35-4 Transporte transepitelial de aminoácidos. Los transportadores dependientes de Na$^+$ transportan Na$^+$ y un aminoácido a las células del epitelio intestinal desde el lumen intestinal. El Na$^+$ se bombea hacia el lado seroso (a través de la membrana basolateral) en intercambio de K$^+$ por la Na$^+$, K$^+$-ATPasa. En el lado seroso el aminoácido es transportado por un transportador facilitador (transporte facilitado) a favor de su gradiente de concentración en la sangre. Este proceso es un ejemplo de transporte activo secundario. ADP, adenosín difosfato; ATP, adenosín trifosfato; P$_i$, fosfato inorgánico.

El páncreas sintetiza y almacena los zimógenos en los gránulos secretorios. El páncreas también sintetiza el inhibidor secretorio de tripsina. La utilidad de este inhibidor es bloquear cualquier actividad de la tripsina que pueda ocurrir por una activación accidental del tripsinógeno. Si el inhibidor no estuviera presente, la activación del tripsinógeno causaría activación de todos los zimógenos en el páncreas, lo que a su vez ocasionaría digestión de las proteínas intracelulares pancreáticas. Tal episodio causaría pancreatitis.

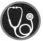

La **enfermedad de Hartnup** es otro desorden genéticamente determinado autosómico recesivo y relativamente raro. Es causado por un defecto en el transporte de aminoácidos neutros en las células del epitelio intestinal y renal (sistema B^0, gen SLC6A19, donde SLC se refiere a proteínas transportadoras de la familia de acarreadores de solutos, de los cuales hay 55, con un total de 362 genes diferentes). Los signos y síntomas son causados, en parte, por una insuficiencia de aminoácidos esenciales ("Comentarios clínicos"). La **cistinuria** (un defecto en el sistema de transporte $B^{0,+}$, los genes involucrados son SLC7A9 y SLC3A1, ya que el transportador es un complejo heteromérico) y la enfermedad de Hartnup involucran defectos en dos tipos de proteínas de transporte. En cada caso el defecto está presente tanto en las células intestinales, causando malabsorción de los aminoácidos productos de la digestión en el lumen intestinal y en las células del túbulo renal, causando una disminución de la reabsorción de estos aminoácidos del filtrado glomerular y una elevada concentración de aminoácidos en la orina.

¿Por qué los pacientes con cistinuria y enfermedad de Hartnup tienen hiperaminociduria sin la hiperaminoacidemia asociada?

al influjo del sodio. Este mecanismo permite a las células concentrar aminoácidos desde el lumen intestinal. Los aminoácidos son transportados fuera de las células hacia el fluido intersticial, principalmente por transporte facilitado en la membrana serosa (*véase* fig. 35-4).]

Al menos seis diferentes acarreadores de aminoácidos dependientes de Na^+ están ubicados en el borde en cepillo de la membrana apical de las células epiteliales. Estos acarreadores tienen especificidades superpuestas para diferentes aminoácidos. Un acarreador transporta preferencialmente aminoácidos neutros, otros transportan prolina e hidroxiprolina, un tercero transporta preferencialmente aminoácidos ácidos, y un cuarto transporta aminoácidos básicos (lisina, arginina y ornitina, el intermediario del ciclo de la urea) y cistina (dos residuos de cisteína unidos por una unión disulfuro). Además de estos portadores dependientes de Na^+, algunos aminoácidos son transportados a través de la membrana luminal por acarreadores de transporte facilitado. La mayoría de los aminoácidos son transportados por más de un sistema de transporte.

Como en el transporte de la glucosa, los transportadores dependientes de Na^+ de la membrana apical de las células epiteliales intestinales también están presentes en el epitelio renal. Sin embargo, diferentes isoenzimas están presentes en las membranas celulares de otros tejidos. De modo contrario, los acarreadores para el transporte facilitado en la membrana serosa del epitelio intestinal son similares a aquellos encontrados en otros tipos de célula en el cuerpo. Durante la inanición, el epitelio intestinal, como otras células, toman aminoácidos de la sangre para usarlos como fuente de energía. Así, el transporte de aminoácidos a través de la membrana serosa es bidireccional.

B. Transporte de aminoácidos a las células

Los aminoácidos que entran en la sangre son transportados a través de las membranas celulares de varios tejidos principalmente por cotransportadores dependientes de Na^+ y, en menor medida, por transportadores facilitados (tabla 35-1). Respecto a esto, el transporte de aminoácidos difiere de aquel de la glucosa, que es un transporte dependientes de Na^+ en el epitelio intestinal y renal, pero es un transporte facilitado en otro tipo de células. El transporte de aminoácidos dependiente de Na^+ en el hígado, músculo y otros tejidos permite a estas células concentrar aminoácidos desde la sangre. Estas proteínas transportadoras tienen diferentes bases genéticas, composiciones de aminoácidos y algunas especificidades diferentes de aquellas en la membrana luminal del epitelio intestinal. También difieren un poco entre los tejidos. Por ejemplo, el *N*-sistema para incorporar la glutamina está presente en el hígado, pero no lo está en otros tejidos o está presente como una isoforma con diferentes propiedades. También hay una superposición en las especificidades de las proteínas transportadoras, con la mayoría de los aminoácidos que son transportados por más de un acarreador.

TABLA 35-1	**Lista parcial de sistemas de transporte de aminoácidos**[a]		
NOMBRE SISTEMÁTICO	**¿DEPENDIENTE DE SODIO?**	**ESPECIFICIDAD**	**TEJIDOS INVOLUCRADOS**
A	Sí	Aminoácidos neutros, pequeños y polares (Ala, Ser, Gln, Gly, Pro, Cys, Asn, His, Met)	Muchos
ASC	Sí	Aminoácidos pequeños (Ala, Ser, Cys)	Muchos
N	Sí	Gln, Asn, His	Hígado, membrana basolateral renal
L	No	Aminoácidos aromáticos y aminoácidos ramificados (His, Met, Leu, Ile, Val, Phe, Tyr, Trp)	Muchos[b]
$B^{0,+}$	Sí	Aminoácidos básicos	Intestino (borde en cepillo)[c] y riñones
B^0	Sí	Aminoácidos zwiteriónicos (aminoácidos monoamino, monocarboxílicos)	Intestino y riñones[d]
X_{AG}^-	Sí	Aminoácidos aniónicos (Asp, Glu)	Intestino (borde en cepillo) y riñones
Imino	Sí	Pro, hidroxiprolina, Gly	Intestino (borde en cepillo) y riñones

[a]No todos los sistemas de transporte aparecen en la lista.
[b]Este sistema de transporte se explotará en el tratamiento para fenilcetonuria (PKU); *véase* cap. 37.
[c]Es muy probable que este sistema esté defectuoso en la cistinuria.
[d]Este sistema probablemente esté defectuoso en la enfermedad de Hartnup.

III. Recambio de proteínas y reposición de la reserva intracelular de aminoácidos

El depósito de aminoácidos dentro de las células se genera de manera simultánea de aminoácidos de la dieta y de la degradación de las proteínas existentes dentro de la célula. Todas las proteínas dentro de las células tienen una vida media ($t_{1/2}$), un tiempo en el que 50% de la proteína que fue sintetizada en un momento en particular se habrá degradado. Algunas proteínas tienen vidas inherentemente cortas, con vidas medias de 5 a 20 minutos. Otras proteínas están presentes por periodos extensos, con vidas medias de muchas horas o hasta días. Así, las proteínas son continuamente sintetizadas y degradadas en el cuerpo, usando para esto una variedad de sistemas enzimáticos (tabla 35-2). Ejemplos de proteínas que experimentan extensa síntesis y degradaciones son la hemoglobina, proteínas musculares, enzimas digestivas y las proteínas de las células que se desprenden del tracto gastrointestinal (GI). La hemoglobina se produce en los reticulocitos y se convierte en aminoácidos por las células fagocíticas que eliminan a diario los eritrocitos maduros de la circulación. La proteína muscular se degrada durante periodos de ayuno y los aminoácidos se utilizan para la gluconeogénesis. Después de la ingestión de proteínas en la dieta, la proteína muscular se resintetiza. Los adultos no pueden aumentar la cantidad de músculo u otras proteínas corporales consumiendo una cantidad en exceso de proteínas. Si la proteína de la dieta se consume en exceso en relación con sus necesidades, esta se convierte en glucógeno y triacilgliceroles, que a continuación se almacenarán.

Una gran cantidad de proteínas se reciclan a diario en forma de enzimas digestivas, que se degradan a sí mismas por proteasas digestivas. De manera adicional, un cuarto de las células que revisten las paredes del tracto GI se pierden cada día y se remplazan por células recién sintetizadas. A medida que las células abandonan la pared GI, sus proteínas y otros componentes son digeridos por enzimas en el lumen del intestino y los productos absorbidos. Además, los eritrocitos tienen una vida media de 120 días. Cada día, 3×10^{11} eritrocitos mueren y son fagocitados. La hemoglobina en estas células se degrada en aminoácidos por las proteasas lisosomales y sus aminoácidos son reusados en la síntesis de nuevas proteínas. Cada día, alrededor de 6% (casi 10 g) de la proteína que entra en el sistema digestivo (incluyendo proteínas de la dieta, enzimas digestivas y proteínas de las células desprendidas) se excreta por medio de las heces. El remanente se recicla.

Las proteínas también se reciclan dentro de las células. Las diferencias en la composición de aminoácidos de las diversas proteínas del cuerpo, el amplio intervalo en los tiempos de recambio ($t_{1/2}$), y el reciclaje de aminoácidos son factores importantes que ayudan a determinar qué aminoácidos específicos se requieren y la proteína total en la dieta. La síntesis de muchas enzimas se induce en respuesta a la demanda fisiológica (como el ayuno o alimentación). Estas enzimas se degradan de manera continua. Las proteínas intracelulares también son dañadas por oxidación y por otras modificaciones que limitan su función. Los mecanismos para la degradación intracelular de proteínas innecesarias o dañadas involucran lisosomas y el sistema ubiquitina/proteasoma.

Escasas cantidades de polipéptidos pasan a la sangre. Pueden transportarse a través de las células del epitelio intestinal, probablemente por pinocitosis, o pueden deslizarse entre las células que recubren la pared del intestino. Este proceso es en particular problemático para lactantes prematuros porque puede provocar alergias causadas por proteínas en el alimento.

David K. y otros pacientes con cistinuria tienen un defecto genéticamente determinado en el transporte de cistina y de los aminoácidos básicos, lisina, arginina y ornitina, a través de las membranas con borde en cepillo de las células en el intestino delgado y en los túbulos renales (sistema $B^{0,+}$). El transportador consiste en un complejo de proteínas, y las mutaciones en los genes SLC3AI o SLC7A9 pueden provocar el trastorno. Los pacientes con cistinuria, sin embargo, no aparentan tener síntomas por insuficiencia de aminoácidos, en parte porque el aminoácido cisteína (que es oxidado en la sangre y orina para formar el disulfuro cistina) y la arginina pueden sintetizarse en el cuerpo (es decir, son aminoácidos "no esenciales"). La ornitina (un aminoácido que no está presente en las proteínas, pero sirve como un intermediario en el ciclo de la urea) también puede sintetizarse. El problema más serio de estos pacientes es la insolubilidad de la cistina, que puede formar piedras renales que podrían alojarse en el uréter, causando hemorragia genitourinaria y dolor agudo intenso conocido como cólico renal.

Los pacientes con cistinuria y enfermedad de Hartnup tienen defectos en el transporte de proteínas, tanto en el intestino como en los riñones. Estos pacientes no absorben los aminoácidos afectados a una velocidad normal a partir de los productos de la digestión en el lumen intestinal. Tampoco se reabsorben con facilidad estos aminoácidos del filtrado glomerular a la sangre. De esta forma, no tienen hiperaminoacidemia (una alta concentración en sangre). Normalmente, solo un pequeño porcentaje de los aminoácidos que entran en el filtrado glomerular se excretan en la orina; la mayoría se reabsorben. En estas enfermedades, mayores cantidades de los aminoácidos cuyo transporte está afectado se excretan en la orina, lo que da por resultado hiperaminoaciduria.

TABLA 35-2	Proteasas involucradas en el recambio y degradación de proteínas	
CLASIFICACIÓN	**MECANISMO**	**FUNCIÓN**
Catepsinas	Cisteína proteasas	Enzimas lisosomales
Caspasas	Cisteína proteasas, que cortan después de aspartato	Apoptosis, activada desde procaspasas (véase cap. 17)
Metaloproteinasas de matriz	Requiere zinc para la catálisis	Modela los componentes de matriz extracelular; regulados por inhibidores tisulares de metaloproteinasas de matriz (TIMP)
Proteasoma	Complejos grandes que degradan proteínas ubiquitinadas	Recambio de proteínas
Serina proteasas	Sitio activo de serina en una triada catalítica con histidina y ácido aspártico	Digestión y coagulación sanguínea; activada usualmente desde los zimógenos (cap. 43)
Calpaínas	Cisteína proteasas dependientes de calcio	Múltiples funciones celulares

A. Recambio de proteína lisosomal

Los lisosomas participan en el proceso de autofagia, en el que los componentes intracelulares son rodeados por membranas que se fusionan con lisosomas y endosomas (*véase* cap. 10). La autofagia es un proceso complejo regulado en el cual el citoplasma es secuestrado en vesículas y liberado a los lisosomas. En los lisosomas, la familia de proteasas catepsinas, degradan las proteínas ingeridas en aminoácidos individuales. Los aminoácidos reciclados pueden entonces abandonar el lisosoma e incorporarse con los aminoácidos de la reserva intracelular. Aunque todavía no se han aclarado los detalles de cómo la autofagia es inducida, la inanición de una célula es un disparador para inducir este proceso. Esto permite que las proteínas viejas se reciclen y los nuevos aminoácidos liberados se utilicen para la síntesis de nuevas proteínas, lo que hace a la célula sobrevivir las condiciones de inanición. La cinasa *diana de rapamicina en células de mamífero* (mTOR; *véase* cap. 34) tiene un papel clave en la regulación de la autofagia, como se muestra en la figura 35-5.

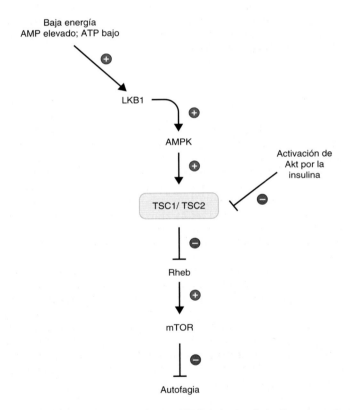

FIGURA 35-5 Vista de la participación de la mTOR en la autofagia. Cuando está activa, la cinasa mTOR fosforilará una proteína crucial en la iniciación de la formación del fagosoma, que inhibirá la autofagia. La cinasa mTOR se activa por Rheb-GTP. En condiciones de baja energía (inanición), la autofagia es favorecida porque la AMPK se activa y fosforila los complejos de esclerosis tuberosa 1 y 2 (TSC1/TSC2) estimulando su actividad de Rheb-GTPasa. Esto lleva a la inactivación de Rheb (Rheb-GTP se convierte en Rheb-GDP inactivo), que lleva a la inactivación de mTOR. Cuando está inactiva, la mTOR no bloquea la autofagia y se favorece la autoproteólisis, como en una inhibición de la síntesis de proteínas. En la presencia de factores de crecimiento que activan la Akt cinasa, la Akt fosforila el complejo TSC1/TSC2 en un sitio distinto del sitio AMPK. El evento de fosforilación por la Akt lleva a la inhibición de la estimulación de la actividad TSC1/TSC2 Rheb-GTPasa, que permite a Rheb estar activo durante periodos prolongados. El Rheb activo lleva a la activación de la mTOR, inhibición de la autofagia y activación de la síntesis de proteínas. AMP, adenosín monofosfato; AMPK, proteína cinasa activada por AMP; ATP, adenosín trifosfato; GTP, guanosina trifosfato; LKB1, cinasa hepática B1; mTOR, diana de rapamicina en células de mamífero; Rheb, homólogo de Ras enriquecido en el cerebro; TSC, complejo de esclerosis tuberosa.

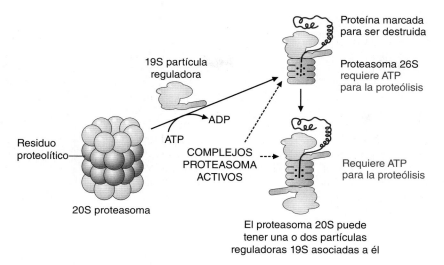

FIGURA 35-6 El proteasoma y las proteínas reguladoras. Las partículas reguladoras (en esta figura se muestran como el regulador 19S; otras son PA28αβ1, PA28γ y PA200) regulan la actividad de este complejo proteolítico reclutando al complejo los sustratos de la proteólisis. El requerimiento del ATP es para desplegar y desnaturalizar las proteínas marcadas para ser destruidas. ADP, adenosín difosfato; ATP, adenosín trifosfato.

B. Vía ubiquitina-proteasoma

La ubiquitina es una proteína pequeña (76 aminoácidos) altamente conservada. Su secuencia de aminoácidos en la levadura y en los seres humanos difiere solo por tres residuos. La ubiquitina tiene como blanco a las proteínas intracelulares y para su degradación se une covalentemente al grupo ε-amino de los residuos de lisina. Esto se logra a través de un sistema de tres enzimas que une a la ubiquitina a las proteínas diana o blanco para su degradación. Usualmente, la proteína blanco es poliubiquitinada, un proceso en el que moléculas adicionales de ubiquitina se agregan a las moléculas anteriores de ubiquitina, formando una larga cola de ubiquitina en la proteína diana. Luego de que la poliubiquitinilación está completa, se libera la proteína blanco del complejo de tres enzimas y es dirigida al proteasoma a través de una variedad de mecanismos.

Se conoce como proteasoma a un complejo con actividad de proteasa que degrada la proteína blanco liberando ubiquitina intacta que puede de nuevo marcar a otras proteínas para su degradación (fig. 35-6). El proteasoma básico es un complejo proteínico cilíndrico 20S con múltiples sitios proteolíticos internos. La hidrólisis de adenosín trifosfato (ATP) se usa para desdoblar la proteína etiquetada y empujarla hacia el núcleo del cilindro. El complejo es regulado por cuatro diferentes tipos de partículas reguladoras (complejos capuchón), que unen la proteína ubiquitinilada (un paso que requiere ATP) y las entrega al complejo. Luego de que la proteína diana se degradada, la ubiquitina se libera intacta y se recicla. Los aminoácidos resultantes se unen a la poza intracelular de aminoácidos libres.

Muchas proteínas que contienen regiones ricas en el aminoácido prolina (P), glutamato (E), serina (S) y treonina (T) tienen vidas medias cortas. Estas regiones se conocen como secuencias PEST, basadas en abreviaciones de una letra usadas para estos aminoácidos. La mayor parte de las proteínas que contienen PEST son hidrolizadas por el sistema ubiquitinaproteasoma.

 El sistema de tres enzimas para conjugar la ubiquitina con las proteínas está formado por E1 (enzima activadora de la ubiquitina), E2 y E3 (ubiquitina ligasa). La E1, en un proceso dependiente del ATP, une covalentemente la ubiquitina a un grupo sulfhidrilo en la E1. A continuación, E1 transfiere la ubiquitina a un grupo sulfhidrilo en E2, que forma un complejo con E3 y la proteína objetivo. A continuación, E3 cataliza la transferencia de la ubiquitina de E2 a la proteína objetivo. E3 puede seguir añadiendo moléculas de ubiquitina a la molécula inicial de ubiquitina en la diana, creando proteínas poliubiquitadas destinadas a la degradación. Curiosamente, la expresión anormal de algunas ubiquitinas ligasas (E3), que regulan el recambio de proteínas específicas del ciclo celular y de la apoptosis, puede causar proliferación celular descontrolada y al cáncer.

COMENTARIOS CLÍNICOS

Las curvas de crecimiento y peso de **Susan F.** fueron subnormales hasta que su pediatra agregó suplementos de enzimas pancreáticas a su plan de tratamiento. Estos suplementos digieren la proteína de la dieta, liberando aminoácidos esenciales y otros aminoácidos de las proteínas de la dieta, que luego son absorbidos por las células epiteliales del intestino delgado de **Susan F.**, a través de las cuales son transportadas a la sangre. Se notó una mejoría apreciable en las curvas de crecimiento y peso de **Susan F.** unos meses después de que empezara su tratamiento.

Además de las proporciones de aminoácidos esenciales presentes en varios alimentos, la calidad de la proteína de la dieta también se determina por la tasa a la que es digerida, de forma más general, por su capacidad para contribuir al crecimiento infantil. Respecto a esto, las proteínas en los alimentos de origen animal son más digeribles que aquellas derivadas de las plantas. Por ejemplo, la digestibilidad de la proteína del huevo es aproximadamente 97%; la de las carnes, aves y pescado es de 85 a 100%; y la de trigo, soya y otras legumbres varían de 75 a 90%.

El **requerimiento de proteína** para la dieta diaria oficialmente aceptado por los gobiernos de Estados Unidos y Canadá es de 0.8 g de proteína por kilogramo para el peso corporal deseable de un adulto (alrededor de 56 g para un varón adulto y 44 g para una mujer adulta). Sobre la base de un peso promedio, el requerimiento por kilogramo es mucho mayor para lactantes y niños. Este hecho enfatiza la importancia de mejorar la digestión de proteínas de **Susan F.** al optimizar su potencial para su normal crecimiento y desarrollo.

David K. En pacientes con cistinuria, como **David K.**, la incapacidad para absorber cistina y aminoácidos básicos del intestino y la aumentada pérdida de estos aminoácidos en la orina puede esperarse que cause deficiencia de estos compuestos en la sangre. Sin embargo, debido a que tres de estos aminoácidos pueden sintetizarse en el cuerpo (es decir, son aminoácidos no esenciales), sus concentraciones en el plasma se mantienen normales, y no se desarrollan las manifestaciones clínicas de un estado de deficiencia. No está claro por qué los síntomas relacionados con una deficiencia de lisina no han sido observados.

En otro desorden con un defecto de transporte, que fue primero observado en la familia Hartnup y por lo que recibió su nombre, el defecto en el transporte renal e intestinal involucra aminoácidos neutros (ácidos monoamino, monocarboxílicos), incluyendo varios aminoácidos esenciales (isoleucina, leucina, fenilalanina, treonina, triptófano y valina), así como ciertos aminoácidos no esenciales (alanina, serina y tirosina). Podría esperarse una variedad de desórdenes clínicos causados por una disminución en la disponibilidad de estos aminoácidos esenciales. Aun así, los niños con la enfermedad de Hartnup identificados por un análisis de orina rutinario en el recién nacido, casi siempre se mantienen clínicamente normales.

Sin embargo, algunos pacientes con el fenotipo bioquímico de Hartnup finalmente desarrollan manifestaciones como las de la pelagra, que suelen incluir erupción fotosensible, ataxia y síntomas neuropsiquiátricos. La pelagra resulta de una deficiencia de la dieta de la vitamina niacina o del aminoácido esencial triptófano, que son precursores de la porción de nicotinamida del NAD y NAD fosfato (NADP). En pacientes asintomáticos, la alteración del transporte puede ser tan sutil como para no permitir una expresión fenotípica de la enfermedad de Hartnup. Estos pacientes también pueden absorber algunos pequeños péptidos que contienen aminoácidos neutros.

El único tratamiento racional para pacientes que presentan síntomas como los de la pelagra es administrar niacina (ácido nicotínico) en dosis orales de hasta 300 mg/día. Aunque la erupción, ataxia y manifestaciones neuropsiquiátricas de la deficiencia de niacina puedan desaparecer, la hiperaminoaciduria y el defecto de transporte intestinal no responden a esta terapia. Además a la niacina, una dieta rica en proteínas puede beneficiar a algunos pacientes.

COMENTARIOS BIOQUÍMICOS

El ciclo del γ-glutamilo. El ciclo del γ-glutamilo es necesario para la síntesis de glutatión, un compuesto que protege las células del daño oxidativo (*véase* cap. 25). Cuando fue descubierto, se pensaba que el ciclo era importante en el transporte de aminoácidos, pero su participación en tal transporte se considera actualmente que se limita al rescate de cisteína. Las enzimas del ciclo están presentes en muchos tejidos, aunque algunos tejidos carecen de una o más de las enzimas del ciclo.

El ciclo completo se presenta en la figura 35-7. En este caso, los aminoácidos extracelulares reaccionan con el glutatión (γ-glutamil-cisteinil-glicina) en una reacción catalizada

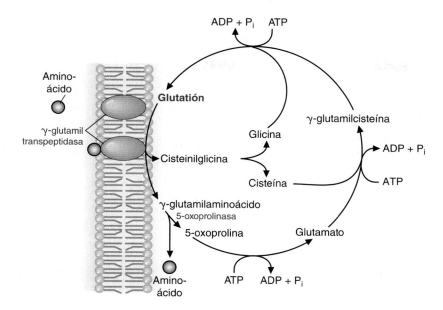

FIGURA 35-7   El ciclo γ-glutamilo. En las células del intestino y riñones, los aminoácidos pueden transportarse a través de la membrana celular reaccionando con el glutatión (γ-glutamil-cisteinil-glicina) para formar un γ-glutamil aminoácido. El aminoácido se libera en la célula, y el glutatión se resintetiza. Sin embargo, el papel más importante de este ciclo es la síntesis de glutatión porque muchos tejidos no tienen las actividades de transpeptidasa y de 5-oxoprolinasa. ADP, adenosín difosfato; ATP, adenosín trifosfato; P$_i$, fosfato inorgánico.

por una transpeptidasa presente en la membrana celular. Se forma un γ-glutamil aminoácido que viaja a través de la membrana celular y libera el aminoácido en el interior de la célula. Los otros productos de estas dos reacciones se convierten nuevamente en glutatión.

Las reacciones que convierten el glutamato en glutatión en el ciclo del γ-glutamilo son las mismas reacciones requeridas para la síntesis de glutatión. Las enzimas para la síntesis de glutatión, pero no las transpeptidasas, se encuentran en casi todos los tejidos. La oxoprolinasa tampoco está presente en muchos tejidos, entonces el papel más importante de esta vía es el de la síntesis de glutatión a partir de glutamato, cisteína y glicina. La transpeptidasa es la única proteasa en la célula que puede romper la unión γ-glutamilo en el glutatión. El glutatión también está involucrado en reducir compuestos como el peróxido de hidrógeno (*véase* cap. 25). También protege a las células, particularmente los eritrocitos, del daño oxidativo a través de la formación de glutatión oxidado, dos residuos de glutatión conectados por una unión disulfuro (*véase* cap. 25).

CONCEPTOS CLAVE

◆ Las proteasas (enzimas proteolíticas) rompen las proteínas de la dieta en péptidos y luego en sus aminoácidos constituyentes, en el estómago e intestino.

◆ La pepsina inicia la ruptura de proteínas en el estómago.

◆ Una vez dentro del intestino delgado, los zimógenos inactivos secretados del páncreas se activan para continuar la digestión de proteínas.

◆ Las enzimas producidas por las células del epitelio intestinal también se requieren para degradar por completo a las proteínas.

◆ Los aminoácidos generados por la proteólisis en el lumen intestinal son transportados hacia las células del epitelio intestinal, donde entran en la circulación para ser usados por los tejidos.

◆ Los sistemas de transporte de aminoácidos son similares a los sistemas de transporte de los monosacáridos; para ambos existen sistemas de transporte facilitado y de transporte activo.
◆ Existen diversos sistemas de transporte superpuestos de aminoácidos en las células.
◆ La degradación de proteínas (recambio) sucede continuamente en todas las células.
◆ Las proteínas pueden degradarse por enzimas lisosomales (catepsinas).
◆ También las proteínas son marcadas para ser destruidas, cuando se unen covalentemente a la proteína pequeña ubiquitina.
◆ Las proteínas enlazadas a la ubiquitina interactúan con el proteasoma, un gran complejo que degrada las proteínas en pequeños péptidos, en un proceso dependiente de ATP.
◆ Los aminoácidos liberados de las proteínas durante el recambio pueden usarse para la síntesis de nuevas proteínas, para generar energía, o para la gluconeogénesis.
◆ Las enfermedades revisadas en este capítulo se resumen en la tabla 35-3.

TABLA 35-3   Enfermedades revisadas en el capítulo 35

ENFERMEDAD O TRASTORNO	GENÉTICA O AMBIENTAL	COMENTARIOS
Fibrosis quística	Genética	Pacientes con fibrosis quística suelen experimentar un bloqueo del conducto pancreático, por lo que necesitan ingestión oral de enzimas digestivas para una apropiada degradación y absorción de nutrientes.
Cistinuria	Genética	Una mutación en la proteína de transporte de membrana para aminoácidos básicos ($B^{0,+}$), incluida la cistina, la cual se expresa en los riñones e intestino. Se pueden desarrollar cálculos renales debido a esta alteración.
Kwashiorkor	Ambiental	La desnutrición de proteínas y calorías (la dieta es adecuada en calorías pero carece de proteínas), lleva a la degradación excesiva de proteínas en los músculos y a un edema.
Enfermedad de Hartnup	Genética	Una mutación en la proteína transportadora de membrana para aminoácidos neutros (B^0), incluido el triptófano, que se expresa en los riñones e intestino. Algunos pacientes pueden desarrollar síntomas similares a los de la pelagra debido a la falta de triptófano e incapacidad para sintetizar cantidades adecuadas de $NAD(P)^+$.

$NAD(P)^+$, nicotinamida adenina dinucleótido fosfato.

PREGUNTAS DE REVISIÓN: CAPÍTULO 35

1. Se esperaría que un individuo con una deficiencia en la conversión de tripsinógeno en tripsina experimentara más efecto perjudicial en la digestión de proteínas, a diferencia de un individuo que tiene un defecto en alguna otra proteasa digestiva. ¿Por qué?
   A. La tripsina tiene un margen mayor de sustratos en donde actuar.
   B. La tripsina inactiva al pepsinógeno, para que la digestión pueda comenzar en el estómago.
   C. La tripsina activa otros zimógenos que se secretan por el páncreas.
   D. La tripsina activa la enteropeptidasa, que se necesita para activar otros zimógenos pancreáticos.
   E. La tripsina inhibe la motilidad intestinal, para que los sustratos puedan ser hidrolizados por periodos más largos.

2. Un individuo ha mostrado que tiene deficiencia en un sistema de transporte para el aminoácido leucina, en las células del epitelio intestinal. Sin embargo, el individuo no muestra síntomas de insuficiencia de aminoácidos. ¿Esto podría deberse a cuál de las siguientes afirmaciones?
   A. El cuerpo sintetiza leucina para compensar el defecto de transporte.
   B. Los riñones reabsorben la leucina y la envía a otros tejidos.
   C. Hay múltiples sistemas de transporte para la leucina.
   D. La isoleucina toma el lugar de la leucina en las proteínas.
   E. La leucina no es necesaria para la síntesis de la mayoría de las proteínas.

3. ¿El síndrome de kwashiorkor puede resultar de cuál de las siguientes afirmaciones?
   A. Consumir una dieta deficiente en calorías que también es deficiente en proteínas.

B. Consumir una dieta adecuada en calorías que es baja en carbohidratos.

C. Consumir una dieta adecuada en calorías que carece de ácidos grasos.

D. Consumir una dieta adecuada en calorías que es baja en proteínas.

E. Consumir una dieta baja en calorías y principalmente rica en proteínas.

4. ¿Cuál de las siguientes enzimas se activa a través de un proceso autocatalítico?

A. Enteropeptidasa

B. Tripsinógeno

C. Pepsinógeno

D. Aminopeptidasa

E. Proelastasa

5. Los niños con kwashiorkor suelen tener hígado graso. ¿Por qué?

A. Por el alto contenido de grasa en la dieta.

B. Por el alto contenido de carbohidratos en la dieta.

C. Por el alto contenido de proteínas en la dieta.

D. Por la falta de sustratos para la gluconeogénesis en el hígado.

E. Por la falta de sustratos para la síntesis de proteínas en el hígado.

F. Por la falta de sustratos para la síntesis de glucógeno en el hígado.

6. Todos los compuestos que contienen nitrógeno en el cuerpo humano son sintetizados a partir de aminoácidos. ¿Cuál de las siguientes oraciones acerca de la degradación de aminoácidos es correcta?

A. Los carbonos de los aminoácidos se pueden almacenar solo como glucógeno.

B. El hígado es el único sitio de oxidación de aminoácidos.

C. El nitrógeno de los aminoácidos de cadena ramificada oxidados debe viajar al hígado para su eliminación.

D. El nitrógeno de los aminoácidos siempre se excreta como urea.

E. El nitrógeno de los aminoácidos solo es excretado por el riñón.

7. Las proteasas degradan las proteínas de la dieta, y su liberación del páncreas hacia el intestino delgado a menudo está bloqueada en personas con fibrosis quística. ¿Cuál de los siguientes es un ejemplo de una proteasa pancreática?

A. Pepsina

B. Elastasa

C. Aminopeptidasa

D. Catepsina

E. Ubiquitina

8. Un paciente de 38 años de edad ha desarrollado enfermedad pulmonar obstructiva crónica (EPOC) provocada por deficiencia de α-1-antitripsina. ¿Cuál de las siguientes opciones describe correctamente a la α-1-antitripsina?

A. Es sintetizada por el pulmón

B. Es un estimulador de proteasa

C. Fomenta la acción de la tripsina en el pulmón

D. Bloquea la acción de la elastasa en el pulmón

E. Bloquea la acción de la tripsina en el pulmón

9. Las enzimas proteolíticas se deben secretar como zimógenos que se activan, o que se podrían autodigerir a sí mismos y a los órganos que los producen. El tripsinógeno (un zimógeno) se degrada hasta formar tripsina por una proteasa que es secretada por uno de los siguientes:

A. Estómago

B. Páncreas

C. Colon

D. Hígado

E. Intestino delgado

10. Un paciente adulto está tratando de aumentar su cantidad de músculo ingiriendo a diario bebidas ricas en proteína sin aumentar su rutina diaria de ejercicio. ¿Cuál de los siguientes describe correctamente un problema con este método?

A. Las proteínas dietéticas que exceden las necesidades corporales pasan sin cambio y sin absorberse hacia las heces.

B. Las proteínas dietéticas que exceden las necesidades corporales pasan sin cambio hacia la orina.

C. Las proteínas dietéticas que exceden las necesidades corporales retroalimentan e inactivan a las enzimas pancreáticas.

D. Las proteínas dietéticas que exceden las necesidades corporales son almacenadas como aminoácidos en el hígado.

E. Las proteínas dietéticas que exceden las necesidades corporales se convierten en glucógeno y triacilgliceroles para almacenamiento.

11. ¿La desnaturalización de las proteínas en el estómago debido al pH reducido es lo más beneficioso para que la proteasa funcione en el intestino?

A. Pepsina

B. Enteropeptidasa

C. Tripsina

D. Quimotripsina

E. Caspasa

12. Un científico estaba realizando experimentos con un sistema de organoides intestinales, en los que se podía estudiar el transporte de varios compuestos, desde el lumen del organoide y a través de las células epiteliales. Cuando el científico trató los organoides con un fármaco que bloqueaba la actividad de la Na^+, K^+-ATPasa, ¿el transporte de cuál de los siguientes compuestos se reduciría? Elija la mejor respuesta.

	Amino-ácidos básicos	Amino-ácidos neutros	Glucosa	Ácidos grasos
A	Sí	Sí	Sí	Sí
B	Sí	No	No	No
C	Sí	Sí	Sí	No
D	No	No	No	No
E	No	Sí	Sí	Sí
F	No	No	No	Sí

13. Las proteínas de origen vegetal se consideran de baja calidad para el ser humano, mientras que las proteínas de origen animal se consideran de alta calidad. ¿Las proteínas de alta calidad contienen mayores niveles de cuál de las siguientes características en comparación con las proteínas de baja calidad?

A. Alanina

B. Arginina

C. Glicina

D. Lisina

E. Serina

14. Una niña de 5 años de edad, cuyos padres se están divorciando, desarrolló una erupción roja, escamosa y fotosensible en la cara, los brazos y las piernas. Recientemente había estado enferma con fiebre antes de que apareciera la erupción. El pediatra que examinó a la niña reconoció que la dermatitis era similar a la que se observa en la pelagra. Para confirmar sus sospechas, el pediatra pidió un análisis de orina. ¿Cuál de los siguientes elementos es probable que esté elevado en la orina si el pediatra tiene razón?

A. Ácidos grasos de cadena ramificada

B. Ácidos grasos de cadena extraña

C. Glucosa

D. Aminoácidos neutros

E. Aminoácidos básicos

15. El humo del cigarrillo contiene peróxido de hidrógeno que puede reaccionar con las cadenas laterales de la metionina en las proteínas para generar sulfóxido de metionina, que suele alterar la función de la proteína (pérdida de actividad). Cuando esto le ocurre a la α-1-antitripsina circulante en el pulmón, el organismo tiene una incapacidad para proteger los pulmones de ¿cuál de las siguientes cosas?

A. Tripsina

B. Peróxido de hidrógeno

C. Superóxido

D. Elastasa

E. Quimotripsina

RESPUESTAS A LAS PREGUNTAS DE REVISIÓN

1. **La respuesta es C.** El tripsinógeno, que se secreta en el intestino, se activa por efecto de la enteropeptidasa, una proteína intestinal (por lo tanto, D es inversa e incorrecta). Una vez que se forma la tripsina, activa a todos los demás zimógenos secretados por el páncreas. La tripsina no activa el pepsinógeno (por lo tanto, B es incorrecta) porque el pepsinógeno se encuentra en el estómago y cataliza su propia activación cuando el pH cae como resultado de la secreción de ácido. La tripsina no tiene efecto en la motilidad intestinal (por lo tanto, E es incorrecta) y no tiene una base de sustratos mucho más amplia que cualquier otra proteasa (la tripsina divide el extremo carboxil de las cadenas laterales básicas, lisina y arginina; por lo tanto A es incorrecta).

2. **La respuesta es C.** La leucina puede transportarse mediante varios sistemas de aminoácidos distintos. La leucina es un aminoácido esencial, por lo que el cuerpo no puede sintetizarla (por lo tanto, A es incorrecta). Si el intestino no puede absorber la leucina, los riñones no tienen oportunidad para reabsorberla, por lo que B es incorrecta. La leucina y la isoleucina tienen distintas estructuras y no pueden sustituirse entre sí en todas las posiciones en una proteína; por lo que D es incorrecta. La leucina es un componente importante de las proteínas y es necesaria para la síntesis de proteínas; por lo tanto, E es incorrecta.

3. **La respuesta es D.** El kwashiorkor es una enfermedad derivada de la ingestión de una dieta adecuada en calorías, pero carente de proteínas. Ninguna de las demás respuestas es correcta.

4. **La respuesta es C.** En condiciones ácidas, el pepsinógeno cataliza su propia conversión en pepsina en el estómago. Tanto la enteropeptidasa como las aminopeptidasas se sintetizan en su forma activa en el intestino (por lo tanto, A y D son incorrectas). La enteropeptidasa activa al tripsinógeno (por lo tanto B es incorrecta), que luego activa a la proelastasa (por lo tanto E es incorrecta).

5. **La respuesta es E.** Debido a la falta de proteína en la dieta, se altera la síntesis proteínica en el hígado (falta de aminoácidos esenciales). El hígado todavía puede sintetizar ácidos grasos a partir de carbohidratos o grasas, pero no puede ensamblar las partículas de lipoproteína de muy baja densidad (VLDL) por la deficiencia de apolipoproteína B-100. Por lo tanto, los ácidos grasos permanecen en el hígado, lo que causa esteatosis hepática. Ninguna de las otras respuestas explica este hallazgo.

6. **La respuesta es C.** Los aminoácidos de cadena ramificada se pueden oxidar en muchos tejidos, pero el nitrógeno debe viajar al hígado para su eliminación. El músculo es el principal sitio de oxidación de aminoácidos de cadena ramificada por el alto contenido de α-cetoácido deshidrogenasa de cadena ramificada en ese tejido. Los carbonos de los aminoácidos se pueden oxidar directamente, convertirse a glucosa, y después oxidarse o almacenarse como glucógeno, o se pueden convertir en ácidos grasos y almacenarse como triacilgliceroles adiposos. Aunque la urea es el principal producto de excreción nitrogenado, el nitrógeno también se excreta en otros compuestos como ácido úrico, creatinina y amoniaco. Estos compuestos son excretados principalmente en la orina, pero se pierden cantidades sustanciales en las heces y por la piel.

7. **La respuesta es B.** La pepsina es sintetizada en el estómago. La tripsina, quimotripsina, elastasa y carboxipeptidasas se secretan por el páncreas hacia el intestino delgado. Las aminopeptidasas se encuentran en el borde de cepillo de las células epiteliales intestinales. Las catepsinas degradan proteínas que entran a los lisosomas. La ubiquitina es una proteína pequeña que se une en forma covalente a las proteínas para recambio en el citoplasma.

8. **La respuesta es D.** La elastasa, que se encuentra en los neutrófilos, se puede liberar en el pulmón, en donde provoca destrucción proteolítica de las células pulmonares normales, lo que provoca enfisema. La α-1-antitripsina es un inhibidor de proteasa sintetizado en el hígado que se libera a la circulación y bloquea la acción de la elastasa en el pulmón. La tripsina no se encuentra en el pulmón. La α-1-antitripsina se llama así por el hecho de que también inhibe la actividad de la tripsina, aunque no es su función fisiológica.

9. **La respuesta es E.** El tripsinógeno se degrada por la enzima enteropeptidasa, que se secreta en las células del borde de cepillo en el intestino delgado. Entonces la tripsina degrada al quimiotripsinógeno, la proelastasa y la procarboxipeptidasa hasta sus formas activas. El pepsinógeno es esencialmente autocatalítico en presencia de ácido y se encuentra en el estómago. La pepsina no activa a los zimógenos en el intestino delgado.

10. **La respuesta es E.** Las proteínas se están sintetizando y degradando de manera continua. Solo 6% de la proteína que entra en el tracto GI se excreta en las heces todos los días. El resto se recicla. El exceso de proteínas por arriba de las necesidades dietéticas y metabólicas se convierte en glucógeno y triacilgliceroles para almacenamiento. El paciente aumentará de peso y tejido adiposo en lugar de aumentar la masa muscular.

11. **La respuesta es D.** La quimotripsina escinde en el lado carboxilo de la fenilalanina y la tirosina, los aminoácidos con una cadena lateral hidrofóbica. Como tales, las cadenas laterales de fenilalanina y tirosina suelen estar en el interior de las proteínas globulares (en un entorno hidrofóbico), y la quimiotripsina sería ineficaz para escindir los enlaces peptídicos en las proteínas nativas. La desnaturalización, sin embargo, destruye las estructuras secundarias y terciarias de la proteína, exponiendo los aminoácidos hidrofóbicos al sitio activo de las proteasas, incluida la quimiotripsina. La pepsina solo es activa en el estómago a un pH bajo. La actividad de la pepsina se reduce en el entorno de mayor pH del intestino. La enteropeptidasa se encuentra en la superficie de las células epiteliales intestinales y escinde el tripsinógeno específicamente en los residuos de lisina o arginina y actúa sobre la forma no desnaturalizada del tripsinógeno. La tripsina también reconoce los aminoácidos básicos, que se encuentran en la superficie de las proteínas globulares, por lo que no es necesaria la desnaturalización para que la tripsina escinda las proteínas. Las caspasas se encuentran en todas las células y participan en la apoptosis. Las caspasas se dirigen a los enlaces peptídicos que contienen un ácido aspártico, que suele estar en la superficie de las proteínas globulares.

12. **La respuesta es C.** La inhibición de la Na^+, K^+-ATPasa no permitirá que se cree un gradiente de sodio a través de la membrana de la célula epitelial intestinal. La falta de gradiente bloquearía el funcionamiento de los sistemas de transporte dependientes de sodio, que incluyen el sistema de transporte de aminoácidos básicos, el sistema de aminoácidos neutros y el transporte de glucosa. El transporte de ácidos grasos a través de la membrana no depende de un gradiente de sodio (en el intestino, se produce utilizando micelas mixtas con los ácidos biliares).

13. **La respuesta es D.** Las proteínas de alta calidad contienen niveles más altos de los aminoácidos considerados esenciales para la dieta humana. De los aminoácidos enumerados, la lisina es el único que es esencial para la dieta humana.

14. **La respuesta es D.** Lo más probable es que presente la enfermedad de Hartnup, que resulta de una mutación en el sistema B^0 de transporte de aminoácidos (aminoácidos neutros). La pelagra se debe a la falta de niacina en la dieta (por lo que hay dificultad para sintetizar $NAD(P)^+$). El metabolismo del triptófano también puede dar lugar a la síntesis de nicotinamida, y cuando el sistema de transporte de triptófano está alterado, podría haber una deficiencia en la síntesis de NAD(P). Los episodios de la enfermedad de Hartnup pueden producirse durante el estrés (los padres se divorcian) y durante la recuperación de la enfermedad (la fiebre que tenía antes de presentar la erupción).

15. **La respuesta es D.** Los neutrófilos en el pulmón utilizan la elastasa para ayudar a destruir el material fagocitado, y ocasionalmente, la elastasa puede ser liberada por el neutrófilo en el pulmón. Para proteger el pulmón de la digestión de la elastasa, la α-1-antitripsina, sintetizada y secretada por el hígado en la sangre, se une a la elastasa e inactiva su actividad. La pérdida de la actividad de la α-1-antitripsina en los fumadores causa mayor incidencia del enfisema en los fumadores en comparación con la población general. La α-1-antitripsina no protege contra las especies reactivas del oxígeno (como el peróxido de hidrógeno y el superóxido), ni tampoco protege a los pulmones de la tripsina o la quimiotripsina, ya que esas enzimas no se liberan en los pulmones.

36

El destino del nitrógeno de los aminoácidos: ciclo de la urea

En comparación con el metabolismo de carbohidratos y lípidos, el metabolismo de los aminoácidos es complejo. Hay que tener en cuenta no solo el destino de los átomos de carbono de los aminoácidos sino también el destino del **nitrógeno**. Durante su metabolismo, los aminoácidos viajan por la sangre de un tejido a otro. Por último, la mayor parte del nitrógeno es convertido en **urea** en el **hígado** y los carbonos son oxidados a CO_2 y H_2O por varios tejidos (fig. 36-1).

Después de una comida que contiene proteínas, los aminoácidos liberados por la digestión (*véase* cap. 35) pasan del intestino a través de la vena porta hepática al hígado (*véase* fig. 36-2A). En una dieta normal que contenga entre 60 y 100 g de proteína, la mayor parte de los aminoácidos se utilizan para la síntesis de proteínas en el hígado y en otros tejidos. Los excesos de aminoácidos se pueden convertir en glucosa o en triacilglicero es.

Durante el ayuno, la proteína muscular es escindida hasta aminoácidos. Parte de los aminoácidos son oxidados de forma parcial para producir energía (*véase* fig. 36-2B). Porc ones de esos aminoácidos son convertidos en **alanina** y **glutamina**, los cuales, junto con otros aminoácidos, son liberados al torrente sanguíneo. La glutamina es oxidada por varios tejidos, incluidos el **intestino**, los **riñones** y células como los **linfocitos**, que convierten algunos de los carbonos y nitrógeno en alanina. La alanina y otros aminoácidos viajan al hígado, en donde los carbonos son convertidos en glucosa y cuerpos cetónicos y el nitrógeno se convierte en urea, que es excretada por los riñones. La glucosa, producida por gluconeogénesis, es luego oxidada a CO_2 y H_2O por muchos tejidos y los cuerpos cetónicos son oxidados por los tejidos como músculo y riñones.

Varias enzimas son importantes en el proceso de interconvertir aminoácidos y remover nitrógeno para que los esqueletos de carbonos se puedan oxidar. Estos incluyen **deshidratasas**, **transaminasas**, **glutamato deshidrogenasas**, **glutaminasas** y **desaminasas**.

La conversión del nitrógeno del aminoácido a urea ocurre principalmente en el hígadc. La urea se forma en el ciclo de la urea a partir de NH_4^+, CO_2, y el nitrógeno del **aspartato** (*véase* fig. 36-1). En el inicio, en la mitocondria, el NH_4^+, CO_2 y el adenosín trifosfato (ATP) reaccionan para producir **carbamoíl fosfato**, que reacciona con la **ornitina** para formar **citrulina**. Entonces el aspartato reacciona con la citrulina para formar **argininosuccinato**, que libera **fumarato**, formando **arginina**. Al final, la **argi-nasa** escinde a la arginina para liberar urea y regenerar ornitina. El ciclo se regula en forma de **prealimentación**, de tal manera que cuando sucede la degradación del aminoácido, la tasa del ciclo se incrementa. El ciclo de la urea abarca dos compartimentos de la célula: la mitocondria (donde se produce el carbamoíl fosfato y la citrulina) y el citoplasma (donde tiene lugar el resto del ciclo).

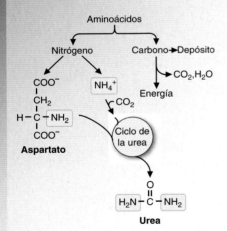

FIGURA 36-1 Destino de los carbonos y nitrógeno de los aminoácidos. El carbono del aminoácido se puede utilizar tanto para depósito de energía (glucógeno, ácidos grasos) o para energía. El nitrógeno del aminoácido se usa para la síntesis de urea. Un nitrógeno de la urea proviene de NH_4^+, el otro de aspartato.

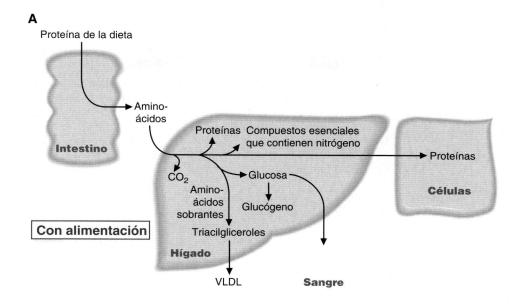

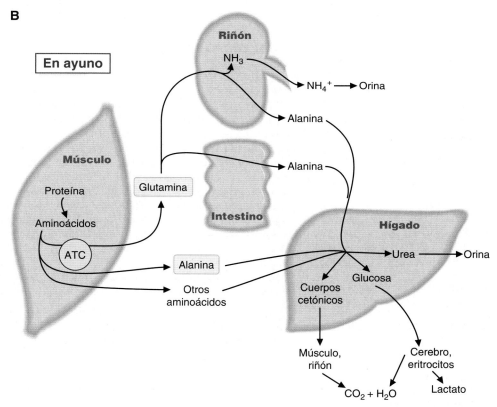

FIGURA 36-2 Papel de diversos tejidos en el metabolismo de los aminoácidos. **A.** Durante la alimentación, los aminoácidos liberados por la digestión de proteínas dietéticas viajan a través de la vena porta hepática al hígado, donde son utilizados para la síntesis de proteínas, en particular las proteínas de la sangre, tales como la albúmina sérica. Los esqueletos de carbono de los aminoácidos sobrantes se convierten en glucosa o triacilgliceroles. Estos últimos son luego empaquetados y secretados en VLDL. La glucosa producida de los aminoácidos en estado de alimentación se deposita como glucógeno o es liberada a la sangre si los niveles de glucosa en sangre son bajos. Los aminoácidos que pasan a través del hígado son convertidos en proteínas en las células de otros tejidos. **B.** Durante el ayuno, los aminoácidos son liberados a partir de proteínas musculares. Algunos entran directamente en la sangre. Otros se oxidan de forma parcial y el nitrógeno se almacena en forma de alanina y glutamina, que entran en la sangre. En los riñones, la glutamina libera amoniaco a la orina y se convierte en alanina y serina. En las células del intestino, la glutamina se convierte en alanina. La alanina (el principal aminoácido gluconeogénico) y otros aminoácidos entran al hígado donde el nitrógeno se convierte en urea, que es excretada por la orina y sus carbonos se convierten en glucosa y cuerpos cetónicos, que son oxidados por varios tejidos para obtener energía. ATC, ácido tricarboxílico; VLDL, lipoproteínas de muy baja densidad.

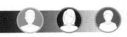
Percy V. y su compañera de la escuela secundaria decidieron hacer un crucero por el Caribe, durante el cual degustaron de la comida típica de muchas islas, durante su itinerario. Después de 1 mes de su regreso a los Estados Unidos, **Percy V.** se quejó de malestar grave, pérdida de apetito, náusea, vómito, cefalea y dolor abdominal. Tenía temperatura leve y notaba un dolor persistente que iba en aumento en el área del hígado. Después de algunos días, la orina de **Percy V.** se puso del color del té helado y sus deposiciones de color arcilla claro. Poco después de esto, su amiga notó una coloración amarillenta en la conjuntiva de los ojos y en la piel de **Percy V.** Él acudió con el médico familiar, quien encontró el hígado agrandado y sensible. Se le prescribieron estudios de función hepática.

Las pruebas serológicas para hepatitis viral tipos B y C fueron negativas, pero el análisis de anticuerpos contra antígenos del virus de hepatitis A (anti-HVA) en el suero fue positivo para la inmunoglobulina tipo M.

Se le diagnosticó hepatitis viral aguda tipo A, quizá contraída a partir de alimentos contaminados con el virus que **Percy V.** había consumido durante el crucero. Su médico le explicó que no había un tratamiento específico para la hepatitis viral tipo A, pero le recomendó cuidados de apoyo y sintomáticos, así como prevención de transmisión a otras personas por vía fecal-oral. **Percy V.** tomó paracetamol 3 a 4 veces al día para la fiebre y artralgias durante el curso de su enfermedad.

I. Destino del nitrógeno de los aminoácidos

A. Reacciones de transaminación

La transaminación es el proceso más importante para la remoción del nitrógeno de los aminoácidos. En la mayoría de los casos, el nitrógeno se transfiere como un grupo amino del aminoácido original al α-cetoglutarato, formando glutamato, mientras que el aminoácido original se convierte en su correspondiente α-cetoácido (fig. 36-3). Por ejemplo, el aminoácido aspartato puede ser transaminado para formar su correspondiente α-cetoácido, oxaloacetato. En el proceso, el grupo amino se transfiere al α-cetoglutarato, que se convierte en su correspondiente aminoácido, el glutamato.

Todos los aminoácidos excepto lisina y treonina tienen la capacidad de experimentar reacciones de transaminación. Las enzimas que catalizan estas reacciones son conocidas como transaminasas o aminotransferasas. Para la mayoría de estas reacciones, el α-cetoglutarato y glutamato sirven como uno de los pares de aminoácido α-cetoácido. El piridoxal fosfato (PLP, derivado de la vitamina B_6), es el cofactor requerido para estas reacciones.

En general, en una reacción de transaminación, un grupo amino de un aminoácido se transforma en el grupo amino de un segundo aminoácido. Debido a que estas reacciones son fácilmente reversibles, pueden ser usadas para remover nitrógeno de los aminoácidos o para transferir nitrógeno a los α-cetoácidos y formar aminoácidos. Así, están involucrados, tanto en la degradación de aminoácidos como en la síntesis de aminoácidos. El mecanismo de una reacción de transaminación está disponible en línea, en el material suplementario. 🅔

B. Eliminación del nitrógeno de los aminoácidos como amoniaco

Las células del cuerpo y las bacterias del intestino liberan el nitrógeno de ciertos aminoácidos como amoniaco o ion amonio (NH_4^+) (fig. 36-4). Debido a que estas dos formas de nitrógeno se pueden interconvertir, los términos se usan a veces de forma indistinta. El ion amonio libera un protón para formar amoniaco por medio de una reacción con un pK_a de 9.3. Por lo tanto, en pH fisiológico, el equilibrio favorece NH_4^+ por un factor de cerca de 100/1 (*véase* cap. 4, ecuación de Henderson-Hasselbalch). Sin embargo, es importante mencionar que NH_3 también está presente en el cuerpo porque esta es la forma en la que puede cruzar las membranas celulares. Por ejemplo, NH_3 pasa a la orina desde células del túbulo renal y disminuye la acidez de la orina al unir protones, formando NH_4^+. Una vez que se forma NH_4^+, el complejo ya no puede difundirse libremente a través de las membranas.

A

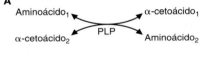

B

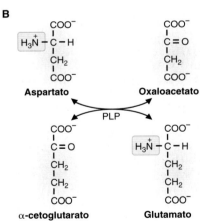

FIGURA 36-3 Transaminación. El grupo amino de un aminoácido se transfiere a otro. Pares de aminoácidos y sus correspondientes α-cetoácidos están involucrados en estas reacciones. El α-cetoglutarato y glutamato son por lo regular uno de los pares. Las reacciones, que son fácilmente reversibles, utilizan PLP como cofactor. Las enzimas se denominan transaminasas o aminotransferasas. **A.** Una reacción generalizada. **B.** La reacción de la aspartato transaminasa. PLP, piridoxal fosfato.

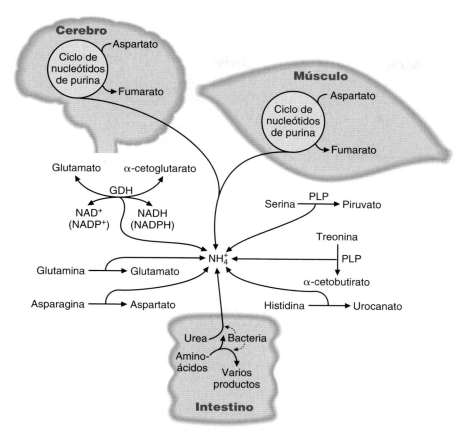

FIGURA 36-4 Resumen de las fuentes de NH_4^+ para el ciclo de la urea. Todas las reacciones son irreversibles excepto la de GDH. Solo las reacciones de deshidratasa, que producen NH_4^+ a partir de serina y treonina, requieren PLP como cofactor. Las reacciones que no se muestran sucediendo en el músculo o los intestinos pueden ocurrir en el hígado, en donde el NH_4^+ generado puede convertirse en urea. El ciclo de nucleótidos de purina del cerebro y músculo se describe en detalle en el capítulo 39. GDH, glutamato deshidrogenasa; NAD, dinucleótido de nicotinamida y adenina; PLP, piridoxal fosfato.

El glutamato es desaminado oxidativamente por una reacción catalizada por la glutamato deshidrogenasa que produce ion amonio y α-cetoglutarato (fig. 36-5). Tanto NAD^+ como $NADP^+$ pueden servir como cofactores. Esta reacción, que ocurre en las mitocondrias de la mayoría de las células, es fácilmente reversible; puede incorporar amoniaco al glutamato o liberar amoniaco del glutamato. El glutamato puede recoger nitrógeno a partir de otros aminoácidos como consecuencia de las reacciones de transaminación y luego liberar amoniaco a través de la reacción de la glutamato deshidrogenasa. Este proceso proporciona una fuente de amoniaco que entra al ciclo de la urea. La glutamato deshidrogenasa es una de las tres enzimas en los mamíferos que pueden "fijar" amoniaco en moléculas orgánicas. Las otras tres son la glutamina sintetasa, la carbamoíl fosfato sintetasa I (CPSI) y la enzima de escisión de la glicina (también conocida como glicina sintasa).

Además de glutamato, varios aminoácidos liberan su nitrógeno como NH_4^+ (*véase* fig. 36-4). La histidina puede ser desaminada directamente para formar NH_4^+ y urocanato. Las desaminaciones de serina y treonina son reacciones de deshidratación que requieren piridoxal fosfato y son catalizadas por la serina deshidratasa. La serina forma piruvato y la treonina forma α-cetobutirato. En ambos casos, se libera NH_4^+.

La glutamina y asparagina contienen grupos funcionales amida que pueden ser liberados como NH_4^+ por desaminación. La asparagina es desaminada por la asparaginasa, produciendo aspartato y NH_4^+. La glutaminasa actúa sobre la glutamina, formando glutamato y NH_4^+. La reacción catalizada por la glutaminasa en particular es importante en los riñones, donde el ion amonio producido se excreta directamente en la orina y forma sales con ácidos metabólicos, que facilitan su eliminación en la orina.

Los análisis de laboratorio de **Percy V.** mostraron que la actividad sérica de la alanina transaminasa (ALT) era de 875 U/L (intervalo de referencia, 5 a 30 U) y la actividad sérica de la aspartato transaminasa era de 801 U/L (intervalo de referencia: 10 a 30 U). El valor sérico de fosfatasa alcalina era de 313 U/L (margen de referencia para un adulto masculino, 40 a 125 U) y su bilirrubina total sérica era de 9.6 mg/dL (intervalo de referencia, 0.2 a 1.0 mg/dL). La bilirrubina es un producto de degradación del hemo, como se describe en el capítulo 42.

Las enzimas celulares tales como AST, ALT y fosfatasa alcalina se filtran en la sangre a través de las membranas de las células hepáticas que han sido dañadas como resultado del proceso inflamatorio. En la hepatitis viral aguda, el valor sérico de ALT por lo general está mucho más elevado que el valor sérico de AST. La fosfatasa alcalina, que está presente en las membranas entre las células hepáticas y el conducto biliar, está también elevada en sangre en la hepatitis viral aguda.

El incremento en la bilirrubina total sérica sucede como resultado de la incapacidad del hígado infectado para conjugar bilirrubina y de una oclusión total o parcial de los conductos de drenaje hepático biliares, producto del edema inflamatorio dentro del hígado. En la insuficiencia hepática fulminante, el valor sérico de bilirrubina puede superar 20 mg/dL, un signo de mal pronóstico.

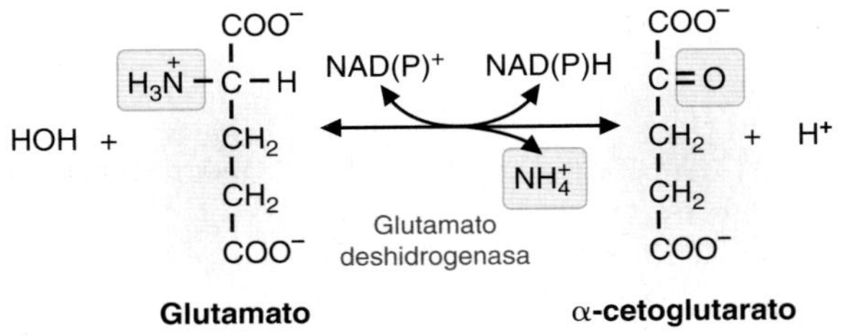

$$HOH + \quad H_3\overset{+}{N} - \underset{\underset{COO^-}{|}}{\underset{|}{\overset{COO^-}{\overset{|}{C}}}}{\overset{H}{-}}H \quad \xrightarrow[\text{deshidrogenasa}]{\substack{NAD(P)^+ \quad NAD(P)H \\ \\ NH_4^+ \\ \text{Glutamato}}} \quad \underset{\underset{COO^-}{|}}{\underset{|}{\overset{COO^-}{\overset{|}{C}}}}{=}O \quad + \quad H^+$$

Glutamato   **α-cetoglutarato**

FIGURA 36-5 Reacción catalizada por la glutamato deshidrogenasa. Esta reacción es fácilmente reversible y puede utilizar NAD$^+$ o NADP$^+$ como cofactor. El oxígeno en el α-cetoglutarato se deriva del H$_2$O. NAD, nicotinamida adenina dinucleótido.

Los síntomas de deficiencia de vitamina B$_6$ incluyen dermatitis, anemia macrocítica hipocrómica, debilidad, irritabilidad y, en algunos casos, convulsiones. El ácido xanturénico (un producto de degradación del triptófano) y otros compuestos aparecen en la orina debido a una incapacidad para metabolizar por completo los aminoácidos. Una capacidad disminuida para sintetizar hemo a partir de glicina puede causar anemia microcítica (véase cap. 42) y una disminución de descarboxilación de aminoácidos para formar neurotransmisores (véase cap. 46) puede explicar las convulsiones. Aunque la vitamina B$_6$ es requerida por un gran número de reacciones involucradas en el metabolismo de los aminoácidos, también es necesaria para la reacción de la glucógeno fosforilasa (véase cap. 27).

En músculo y cerebro, pero no en el hígado, el ciclo de nucleótidos de purina permite que el NH$_4^+$ sea liberado de los aminoácidos (véase fig. 36-4). El nitrógeno de otros aminoácidos es recogido por el glutamato, por medio de reacciones de transaminación. El glutamato entonces transfiere su grupo amino al oxaloacetato para formar aspartato, que suministra el nitrógeno al ciclo de los nucleótidos de purina (véase cap. 39). Las reacciones del ciclo de los nucleótidos liberan fumarato y NH$_4^+$. El ion amonio formado puede dejar el músculo en forma de glutamina.

En resumen, el NH$_4^+$ que entra al ciclo de la urea es producido en el cuerpo por desaminación o desamidación de aminoácidos (véase fig. 36-4). Una cantidad significativa de NH$_4^+$ es también producida por las bacterias que viven en el lumen del tracto intestinal. Este ion amonio entra en la vena porta hepática y viaja al hígado.

C. Papel del glutamato en el metabolismo del nitrógeno de los aminoácidos

El glutamato tiene un papel fundamental en el metabolismo de los aminoácidos. Está involucrado tanto en la síntesis como en la degradación.

El glutamato proporciona nitrógeno para la síntesis de aminoácidos (fig. 36-6). En este proceso, el glutamato obtiene su nitrógeno de otros aminoácidos por reacciones de transaminación o del NH$_4^+$ liberado por la reacción de la glutamato deshidrogenasa. Las reacciones de transaminación sirven para transferir grupos amino del glutamato a los α-cetoácidos para producir sus correspondientes aminoácidos.

Cuando los aminoácidos se degradan y se forma la urea, el glutamato recoge el nitrógeno de otros aminoácidos por reacciones de transaminación. Parte de este nitrógeno es liberado como amoniaco por la reacción de la glutamato deshidrogenasa, pero se producen cantidades de amoniaco mucho más importantes a partir de otras fuentes, como se observa en la figura 36-4. El NH$_4^+$ es una de las dos formas en las cuales el nitrógeno entra al ciclo de la urea (figura 36-7).

La segunda forma de nitrógeno para la síntesis de la urea es provista por el aspartato (véase fig. 36-7). El glutamato puede ser la fuente de nitrógeno. El glutamato transfiere su grupo amino al oxaloacetato y son formados aspartato y α-cetoglutarato.

D. Papel de la alanina y la glutamina en el transporte de nitrógeno de los aminoácidos al hígado

El recambio de proteínas y degradación de aminoácidos sucede en todos los tejidos; sin embargo, las enzimas del ciclo de la urea están activas fundamentalmente en el hígado (el intestino expresa niveles bajos de actividad de estas enzimas; véase cap. 40). Así, un mecanismo necesita estar en su lugar para transportar el nitrógeno de los aminoácidos al hígado. La alanina y la glutamina son los principales transportadores de nitrógeno en la sangre. La alanina se exporta sobre todo por el músculo. Debido a que el músculo metaboliza glucosa a través de glucólisis, el piruvato está disponible en el músculo. El piruvato es transaminado por el glutamato para formar alanina, que viaja al hígado (fig. 36-8). El glutamato se forma por transaminación de un aminoácido que está siendo degradado. Al llegar al hígado, la alanina es transaminada a piruvato y el nitrógeno se utiliza para la síntesis de la urea. El piruvato formado se utiliza para la gluconeogénesis y la glucosa se exporta al músculo para ser usada como energía. Este ciclo de movimiento de carbonos y nitrógeno entre músculo e hígado se conoce como **ciclo de glucosa/alanina**.

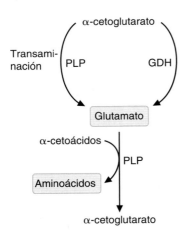

FIGURA 36-6 Papel del glutamato en la síntesis de aminoácidos. El glutamato transfiere nitrógeno por medio de reacciones de transaminación a α-cetoácidos para formar aminoácidos. Este nitrógeno es obtenido por glutamato a partir de transaminación de otros aminoácidos o a partir de NH$_4^+$ por medio de la reacción de la GDH. GDH, glutamato deshidrogenasa; PLP, piridoxal fosfato, la forma activa de vitamina B$_6$ (piridoxina).

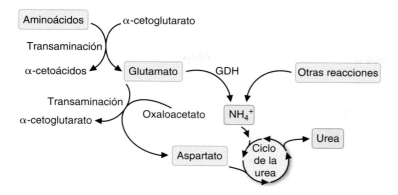

FIGURA 36-7 Papel del glutamato en la producción de urea. El glutamato recoge nitrógeno de otros aminoácidos por reacciones de transaminación. Este nitrógeno se puede liberar como NH_4^+ por la GDH. El NH_4^+ es también producido por otras reacciones (*véase* fig. 36-4). El NH_4^+ proporciona uno de los nitrógenos para la síntesis de urea. El otro nitrógeno proviene del aspartato, que se obtiene del glutamato por transaminación de oxaloacetato. GDH, glutamato deshidrogenasa.

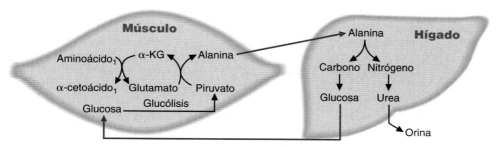

FIGURA 36-8 El ciclo de glucosa/alanina. Dentro del músculo, la degradación de aminoácidos conduce a la transferencia de nitrógenos al α-CG y al piruvato. La alanina formada viaja al hígado, donde los carbonos de alanina se utilizan para la gluconeogénesis y el nitrógeno de la alanina se usa para la biosíntesis de la urea. Esto puede suceder durante el ejercicio, cuando el músculo utiliza la glucosa proporcionada por la sangre (*véase* cap. 45). α-CG, α-cetoglutarato.

La glutamina es sintetizada a partir de glutamato por fijación de amoniaco, requiriendo de energía (adenosín trifosfato [ATP]) y la enzima glutamina sintetasa (fig. 36-9), que es una enzima citoplasmática que se encuentra en todas las células. En el hígado, la glutamina sintetasa se ubica en las células que rodean a la vena porta. Su papel principal es convertir el amoniaco que ha escapado de la producción de urea en glutamina, para que el amoniaco libre no deje el hígado y entre en la circulación.

Bajo condiciones de degradación rápida de aminoácidos dentro de un tejido, en forma tal que los niveles de amoniaco aumentan, el glutamato que ha sido formado por reacciones de transaminación acepta otra molécula de nitrógeno para formar glutamina. La glutamina viaja al hígado, riñones e intestinos a donde la glutaminasa (*véase* fig. 36-9) remueve el nitrógeno de la amida para formar glutamato y amoniaco. En los riñones, la liberación de amoniaco y la formación del ion amonio, sirve para formar sales con ácidos metabólicos en la orina. En el intestino, la glutamina se utiliza como combustible (*véase* cap. 40). En el hígado, el amoniaco se utiliza para la biosíntesis de la urea.

II. Ciclo de la urea

En el adulto normal, el balance de nitrógeno está equilibrado, lo que significa que la cantidad de nitrógeno ingerido por día, principalmente en forma de proteína de la dieta, es igual a la cantidad de nitrógeno excretado. El principal producto nitrogenado de excreción es la urea, que sale del cuerpo en la orina.

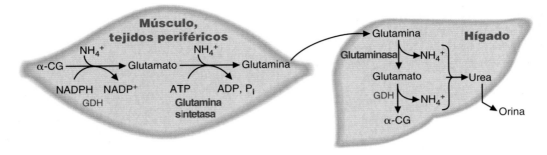

FIGURA 36-9 Síntesis de la glutamina en los tejidos periféricos y su transporte al hígado. Dentro del hígado, la glutaminasa convierte la glutamina en glutamato. Observe que α-CG puede aceptar dos moléculas de amoniaco para formar glutamina. α-CG, α-cetoglutarato; ADP, adenosín difosfato; ATP, adenosín trifosfato; GDH, glutamato deshidrogenasa; P_i, fosfato inorgánico.

 Los síntomas de **Percy V.** y las alteraciones en los resultados de laboratorio no desaparecieron con lentitud en las 6 semanas siguientes, como usualmente sucede en infecciones de hepatitis viral A no complicadas. En cambio, su bilirrubina total sérica, ALT, AST y niveles de fosfatasa alcalina aumentaron aún más. Su vómito se volvió intratable y su amiga notó movimientos espasmódicos en sus brazos (asterixis), muecas faciales, inquietud, pensamiento disminuido y desorientación leve. Fue admitido en el hospital con un diagnóstico de insuficiencia hepática con encefalopatía hepática incipiente (trastorno cerebral causado por la acumulación de varias toxinas en la sangre), una extraña complicación de la hepatitis viral aguda tipo A. Se consideró la posibilidad de toxicidad hepática aguda superpuesta, causada por el uso de paracetamol.

Cuando la OTC es deficiente, el carbamoíl fosfato que normalmente entraría en el ciclo de la urea se acumula e inunda la vía para la biosíntesis de pirimidina. El carbamoíl fosfato, producido por una enzima citoplasmática (CPSII) es el precursor de la síntesis de pirimidina. En estas condiciones, el exceso de ácido orótico (orotato), un intermediario en la biosíntesis de pirimidinas, es excretado por la orina. No produce efectos nocivos pero indica un problema en el ciclo de la urea.

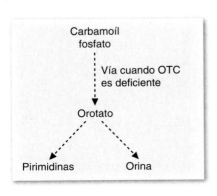

Este compuesto inocuo, producido principalmente en el hígado por el ciclo de la urea, es utilizado como medio de eliminación de amoniaco, que es tóxico, en particular para el cerebro y el sistema nervioso central. Por lo general, poca cantidad de amoniaco (o NH_4^+) está presente en la sangre. La concentración fluctúa entre 30 y 60 μM. El amoniaco es eliminado rápidamente de la sangre y convertido en urea por el hígado. El nitrógeno viaja por la sangre sobre todo en aminoácidos, en particular alanina y glutamina. El ciclo de la urea fue propuesto en 1932 por Hans Krebs y un estudiante de medicina, Kurt Henseleit, basado en sus observaciones de laboratorio. En su origen se le denominó ciclo de Krebs-Henseleit. Con posterioridad, Krebs utilizó este concepto de ciclo metabólico para explicar un segundo proceso que también lleva su nombre, el ciclo de Krebs (o del ácido tricarboxílico [ATC]).

A. Reacciones del ciclo de la urea

El nitrógeno entra al ciclo de la urea como NH_4^+ y aspartato (fig. 36-10). El NH_4^+ forma carbamoíl fosfato, que reacciona con la ornitina para formar citrulina. La ornitina es el compuesto que inicia y es regenerado por el ciclo (igual que oxaloacetato en el ciclo del ATC). El aspartato reacciona con la citrulina y dona su nitrógeno para la formación de urea. La arginina se forma en dos pasos sucesivos. El rompimiento de arginina por la arginasa libera urea y regenera ornitina.

1. Síntesis de carbamoíl fosfato

En el primer paso del ciclo de la urea, el NH_4^+, CO_2 y ATP reaccionan para formar carbamoíl fosfato (*véase* fig. 36-10). Se requiere el rompimiento de dos moléculas de ATP para formar el enlace fosfato de alta energía del carbamoíl fosfato. La CPSI, enzima que cataliza este primer paso del ciclo de la urea, se encuentra principalmente en las mitocondrias del hígado e intestino. El número romano sugiere que existe otra carbamoíl fosfato sintetasa y en realidad, la CPSII, ubicada en el citosol, produce carbamoíl fosfato para la biosíntesis de pirimidinas, utilizando el nitrógeno de la glutamina (*véase* cap. 39).

2. Producción de arginina mediante el ciclo de la urea

La carbamoíl fosfato reacciona con la ornitina para formar citrulina (*véase* fig. 36-10). El enlace fosfato de alta energía del carbamoíl fosfato proporciona la energía requerida para esta reacción, que sucede en las mitocondrias y es catalizado por la ornitina transcarbamoilasa (OTC). El producto citrulina se transporta a través de las membranas mitocondriales a cambio de la ornitina citoplasmática y entra al citosol. El acarreador en esta reacción de transporte cataliza un intercambio electroneutro de los dos compuestos.

En el citosol, la citrulina reacciona con el aspartato, la segunda fuente de nitrógeno para la síntesis de urea, para producir argininosuccinato (*véase* fig. 36-10). Esta reacción, catalizada por la argininosuccinato sintetasa, es impulsada por la hidrólisis de ATP a adenosín trifosfato (AMP) y pirofosfato. El aspartato es producido por la transaminación del oxaloacetato.

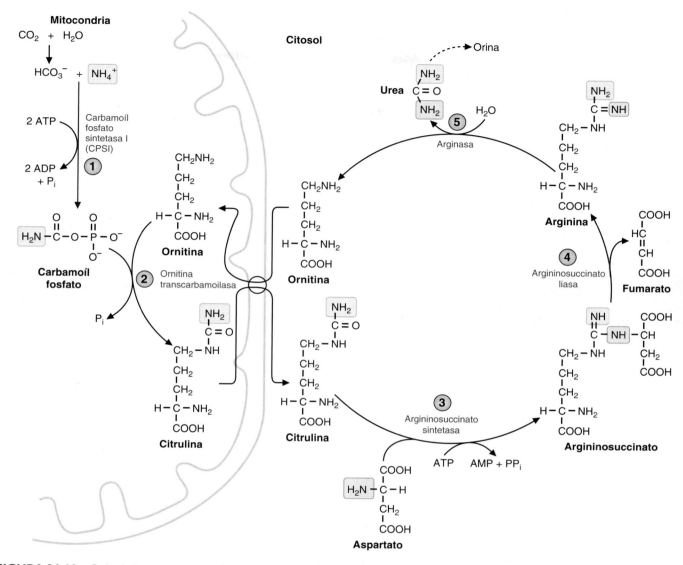

FIGURA 36-10 Ciclo de la urea. Los pasos del ciclo se numeran de 1 a 5. ADP, adenosín difosfato; AMP, adenosín monofosfato; ATP, adenosín trifosfato; P_i, fosfato inorgánico.

El argininosuccinato es escindido por la argininosuccinato liasa para formar fumarato y arginina (*véase* fig. 36-10). El fumarato se produce a partir de los átomos de carbono del argininosuccinato, proporcionados por el aspartato. El fumarato se convierte en malato (usando la fumarasa citoplasmática), que se utiliza tanto para la síntesis de glucosa por la ruta gluconeogénica, como para la regeneración de oxaloacetato por reacciones citoplasmáticas similares a las observadas en el ciclo del ATC (fig. 36-11). El oxaloacetato que se forma es transaminado para generar el aspartato, que lleva el nitrógeno al ciclo de la urea. Así, los carbonos del fumarato pueden reciclarse a aspartato.

3. Escisión de arginina para producir urea

La arginina, que contiene nitrógeno derivado del NH_4^+ y del aspartato, es escindida por la arginasa, produciendo urea y regenerando ornitina (*véase* fig. 36-10). La urea se produce a partir del grupo guanidinio de la cadena lateral de arginina. La porción original de la arginina derivada de ornitina se reconvierte a ornitina.

Las reacciones por las cuales citrulina se convierte en arginina y esta es escindida para producir urea, sucede en el citosol. La ornitina, el otro producto de la reacción de la

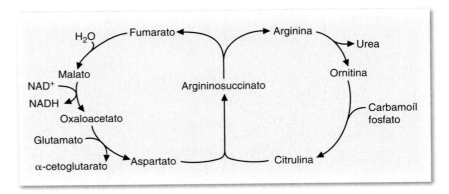

FIGURA 36-11 El doble ciclo de Krebs, indicando los pasos comunes entre los ciclos del ATC y de la urea. Todas las reacciones que se muestran suceden en el citoplasma excepto por la síntesis de citrulina, que ocurre en la mitocondria. ATC, ácido tricarboxílico; NAD, dinucleótido de nicotinamida y adenina.

La patogenia exacta de signos y síntomas del sistema nervioso central (CNS) que acompaña la insuficiencia hepática (encefalopatía hepática) en pacientes tales como **Percy V.** no se entiende por completo. Estos cambios son, sin embargo, atribuibles, en parte, a los materiales tóxicos derivados del metabolismo de sustratos nitrogenados por las bacterias intestinales, que circulan hacia el hígado en la vena porta. Estos materiales eluden su metabolismo normal llevado a cabo por los hepatocitos; sin embargo, es común que debido al proceso inflamatorio de la hepatitis se limite considerablemente la capacidad de las células del hígado para degradar estos compuestos a metabolitos inocuos. Como resultado, estas toxinas son desviadas en forma inalterada a las venas hepáticas y al final alcanzan el cerebro a través de la circulación sistémica ("encefalopatía porto-sistémica").

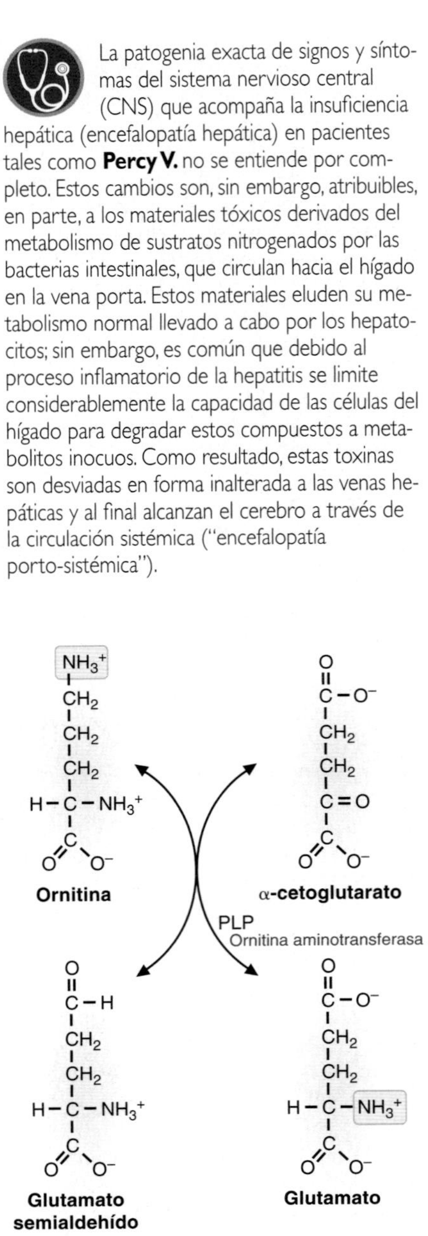

arginasa, es transportada a la mitocondria en intercambio por citrulina, donde puede reaccionar con carbamoíl fosfato, iniciando otra vuelta del ciclo.

B. Origen de ornitina

La ornitina es un aminoácido. Sin embargo, no es incorporado en las proteínas durante el proceso de síntesis de estas, porque no existe ningún codón genético para este aminoácido. Aunque la ornitina normalmente se regenera por el ciclo de la urea (como uno de los productos de la reacción de la arginasa), la ornitina también puede sintetizarse *de novo* si es necesario. La reacción es una reacción de transaminación inusual, catalizada por la ornitina aminotransferasa, bajo condiciones específicas en el intestino (fig. 36-12). La dirección usual de esta reacción es la formación de glutamato semialdehído, que es el primer paso en la vía de degradación de la ornitina.

C. Regulación del ciclo de la urea

El hígado humano tiene una vasta capacidad para convertir el nitrógeno de los aminoácidos en urea, evitando de este modo los efectos tóxicos del amoniaco, que de otro modo se acumularían. En general, el ciclo de la urea está regulado por la disponibilidad de sustratos; cuanto mayor sea la tasa de producción de amoniaco, mayor será la tasa de formación de urea. La regulación por disponibilidad de sustrato es una característica general de las vías de eliminación, tales como el ciclo de la urea, que elimina compuestos tóxicos del cuerpo. Esta es un tipo de regulación por prealimentación (*feed-forward*), en contraste con la regulación del tipo por retroalimentación (*feedback*) característica de las vías que producen productos funcionales finales.

También existen otros dos tipos de control de regulación del ciclo de la urea: la activación alostérica de CPSI por *N*-acetilglutamato (NAG) y la inducción/represión de la síntesis de las enzimas del ciclo de la urea. El NAG se forma específicamente para activar la CPSI; no tiene otra función conocida en los mamíferos. La síntesis de NAG a partir de la acetil coenzima A (acetil-CoA) y glutamato es estimulada por la arginina (fig. 36-13). Así, al incrementarse las concentraciones de arginina en el hígado, dos reacciones importantes se estimulan. La primera es la síntesis de NAG, que aumenta la velocidad a la cual el carbamoíl fosfato es producido. La segunda es para producir más ornitina (vía reacción de la arginasa), para que el ciclo pueda operar más rápido.

La inducción de las enzimas del ciclo de la urea sucede en respuesta a condiciones que requieren metabolismo proteínico aumentado, tales como una dieta alta en proteínas o ayuno prolongado. En estos dos estados fisiológicos, mientras los carbonos de los aminoácidos son convertidos en glucosa, el nitrógeno de los aminoácidos es convertido en urea. La inducción de la síntesis de las enzimas del ciclo de la urea sucede en estas condiciones aun cuando las cantidades de enzima preexistente (no inducida) exceden la capacidad requerida. La capacidad de una dieta alta en proteínas de incrementar los niveles enzimáticos del ciclo de la urea es otro tipo de regulación "por prealimentación".

Ornitina

α-cetoglutarato

PLP
Ornitina aminotransferasa

Glutamato semialdehído

Glutamato

FIGURA 36-12 La reacción de la ornitina aminotransferasa. Esta es una reacción reversible que depende de PLP, que normalmente favorece la degradación de ornitina. PLP, piridoxal fosfato.

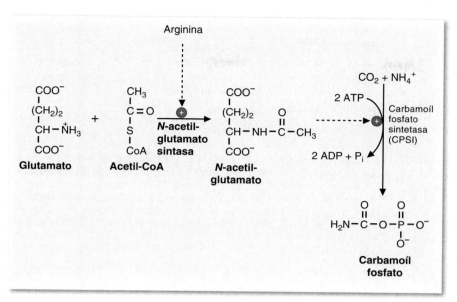

FIGURA 36-13 Activación de la CPSI. La arginina estimula la síntesis de *N*-acetilglutamato sintasa, que activa la CPSI. Acetil-CoA, acetil coenzima A; ADP, adenosín difosfato; ATP, adenosín trifosfato; CPSI, carbamoíl fosfato sintetasa I; P$_i$, fosfato inorgánico.

D. Función del ciclo de la urea durante el ayuno

Durante el ayuno, el hígado mantiene la concentración de glucosa en la sangre. Los aminoácidos de la proteína muscular son una fuente importante de carbono para la producción de glucosa por la vía de la gluconeogénesis. Mientras los carbonos de los aminoácidos se convierten en glucosa, los nitrógenos se convierten en urea. Así, la secreción urinaria de urea es alta durante el ayuno (fig. 36-14). A medida que el ayuno continúa, sin embargo, el cerebro comienza a utilizar cuerpos cetónicos, ahorrando la glucosa de la sangre. Menos proteína muscular es escindida para proporcionar aminoácidos para la gluconeogénesis y la menor producción de glucosa a partir de aminoácidos es acompañada por menor producción de urea (*véase* cap. 28).

El principal sustrato aminoácido para la gluconeogénesis es la alanina, que es sintetizada en los tejidos periféricos para actuar como acarreador de nitrógeno (*véase* fig.

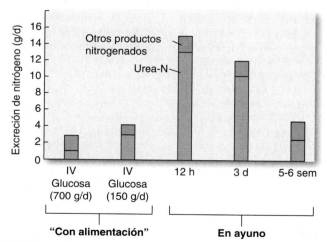

FIGURA 36-14 Excreción de nitrógeno durante el ayuno. Algunas personas recibieron primero glucosa IV como se indica y después ayunaron. La excreción total de nitrógeno fue medida, así como también el nitrógeno en la urea (*área marrón*). IV, intravenosa. (Basado en Ruderman NB, Aoki TT, Cahill GF Jr. Gluconeogenesis and its disorders in man. En: Hanson RW, Mehlman MA, eds. *Gluconeogenesis: Its Regulation in Mammalian Species*. John Wiley & Sons; 1976:518).

 El NH$_4^+$ es una de las toxinas que resulta de la degradación de urea o proteínas por bacterias intestinales y no es metabolizada por el hígado infectado. El subsecuente aumento de concentraciones de amoniaco en el líquido cefalorraquídeo produce agotamiento de los intermediarios del ciclo del ácido tricarboxílico (ATC) y del adenosín trifosfato (ATP) en el sistema nervioso central. El α-cetoglutarato, un intermediario del ciclo del ATC, se combina con el amoniaco para formar glutamato en una reacción catalizada por la glutamato deshidrogenasa. Después, el glutamato reacciona con amoniaco para formar glutamina. Esto reduce eficazmente los niveles de α-cetoglutarato en la mitocondria, por lo que se reduce la velocidad en la que el ciclo del ATC puede operar.

La concentración absoluta de amoniaco y sus metabolitos, tales como glutamina, en la sangre o en el líquido cefalorraquídeo en pacientes con encefalopatía hepática, se correlaciona solo a grandes rasgos con la presencia o gravedad de los signos y síntomas neurológicos. El ácido γ-amino butírico (GABA), un importante neurotransmisor inhibitorio en el cerebro, también se produce en el lumen del intestino y se desvía en la circulación sistémica en cantidades elevadas en pacientes con insuficiencia hepática. Además, otros compuestos (tales como los aminoácidos aromáticos, falsos neurotransmisores y ciertos ácidos grasos de cadena corta) evitan el metabolismo hepático y se acumulan en la circulación sistémica, afectando en forma adversa la función del sistema nervioso central. Su importancia relativa en la patogénesis de la encefalopatía hepática no se ha determinado aún.

Además de producir urea, las reacciones del ciclo de la urea también sirven como vía para la biosíntesis de arginina. Por lo tanto, este aminoácido no es necesario en la dieta del adulto; sin embargo, se necesita en la dieta para el crecimiento. La urea no es escindida por las enzimas humanas. Sin embargo, las bacterias, incluyendo aquellas del aparato digestivo, pueden romper la urea para formar amoniaco y CO$_2$ utilizando la enzima ureasa. La ureasa no es producida por los seres humanos.

Hasta cierto punto, los seres humanos excretan urea en el intestino y saliva. Las bacterias intestinales transforman urea en amoniaco. Este amoniaco, así como el producido por otras reacciones bacterianas en el intestino, es absorbido por la vena porta hepática. Por lo común es extraído por el hígado y convertido en urea. Alrededor de una cuarta parte del total de urea liberada por día por el hígado es reciclada por las bacterias.

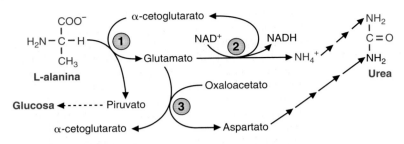

FIGURA 36-15 Conversión de alanina a glucosa y urea. (1) Alanina, el aminoácido gluconeogénico clave, es transaminado para formar piruvato, que se convierte en glucosa. El nitrógeno, ahora en glutamato, puede ser liberado como NH_4^+ (2) o transferido a oxaloacetato para formar aspartato (3). El NH_4^+ y aspartato entran en el ciclo de la urea, que produce urea. En resumen, los carbonos de alanina forman glucosa y los nitrógenos forman urea. Se necesitan dos moléculas de alanina para producir una molécula de glucosa y una molécula de urea. NAD, dinucleótido de nicotinamida y adenina.

Los niveles de amoniaco en sangre pueden determinarse de varias formas. Una de ellas es utilizar un electrodo específico de amoniaco. Otra es usar reacciones enzimáticas acopladas que resultan en un cambio de color o un cambio de absorbancia. Un sistema enzimático acoplado se aprovecha de la glutamato deshidrogenasa. La muestra desconocida se incuba con glutamato deshidrogenasa, α-cetoglutarato y NADPH. Si hay amoniaco, se producirá glutamato, así como también $NADP^+$. A medida que NADPH se convierte en $NADP^+$, la absorción de luz a 340 nm descenderá y, porque se forma un $NADP^+$ por molécula de amoniaco usada, puede determinarse la concentración de amoniaco.

El nitrógeno ureico sanguíneo (BUN) es una medida para el contenido de urea en sangre. La clave para medir el BUN es partir la urea en dióxido de carbono y dos moléculas de amoniaco, por la enzima bacteriana ureasa. Los niveles de amoniaco son determinados como se describió previamente, o vía ensayo colorimétrico basado en colorantes indicadores de pH. A medida que se genera amoniaco, se unen protones, formando iones amonio, lo que eleva el pH. El grado de cambio del pH será proporcional a la cantidad de amoniaco generado. Una vez que se establece el BUN, se puede determinar la concentración de urea (en miligramos por decilitro) multiplicando el valor del nitrógeno por 2.14.

36-8). La liberación de glucagón, que se espera durante el ayuno, estimula el transporte de alanina al hígado al activar la transcripción de sistemas de transporte para alanina. Se requieren dos moléculas de alanina para generar una molécula de glucosa. El nitrógeno de las dos moléculas de alanina se convierte en una molécula de urea (fig. 36-15).

E. Enfermedades del ciclo de la urea

Las enfermedades del ciclo de la urea son peligrosas debido a la acumulación de amoniaco en la circulación. El amoniaco es tóxico para el sistema nervioso y su concentración en el cuerpo debe ser controlada con cuidado. En condiciones normales, el amoniaco libre se fija con rapidez al α-cetoglutarato (por la glutamato deshidrogenasa, para formar glutamato) o en el glutamato (por la glutamina sintetasa, para formar glutamina). La glutamina puede ser usada por muchos tejidos, incluyendo el hígado; el glutamato dona nitrógenos al piruvato para formar alanina, que viaja al hígado. Dentro del hígado, a medida que los nitrógenos son eliminados por sus transportadores, la CPSI fija el amoniaco al carbamoíl fosfato para iniciar el ciclo de la urea. Sin embargo, cuando una enzima del ciclo de la urea es defectuosa, el ciclo se interrumpe, lo que conduce a una acumulación de intermediarios del ciclo de la urea antes del bloqueo. Debido al bloqueo en el ciclo de la urea, las cifras de glutamina aumentan en la circulación y como el α-cetoglutarato no se regenera más por la remoción del nitrógeno de la glutamina, los valores de α-cetoglutarato son demasiado bajos para fijar más amoniaco libre, conduciendo a concentraciones elevadas de amoniaco en la sangre. Por este motivo, defectos en alguna de las enzimas del ciclo de la urea conducen a concentraciones de glutamina y amoniaco elevadas en la circulación. Sin embargo, el grado de aumento depende de qué enzima sea la defectuosa; *véase* pregunta 1 al final del capítulo.

La intoxicación con amoniaco produce edema cerebral, debido, en parte, a un desequilibrio osmótico causado por altas concentraciones de amoniaco y glutamina en los astrocitos. Al incrementarse las concentraciones de amoniaco, se produce más glutamina (vía glutamina sintetasa), lo que solo exacerba el desequilibrio osmótico. Las concentraciones de amoniaco inhiben a la glutaminasa, que conduce al incremento de glutamina. Además, los valores elevados de glutamina alteran la permeabilidad de la membrana mitocondrial, conduciendo a una apertura del poro de transición de la permeabilidad mitocondrial, que lleva a la muerte celular (*véase* cap. 24). Otro efecto tóxico del amoniaco es un descenso en las cifras de glutamato (debido a la gran actividad de la reacción de la glutamina sintetasa). El glutamato es un neurotransmisor y la neurotransmisión glutamatérgica se deteriora, causando disfunción cerebral debido a que el glutamato es uno de los neurotransmisores excitatorios y en la ausencia de neurotransmisión mediada por glutamato puede resultar en letargo y actividad reducida del sistema nervioso.

El defecto más común del ciclo de la urea es la deficiencia de OTC, que es una enfermedad ligada al cromosoma X. Este defecto ocurre con una frecuencia de cerca de 1 en 80 000 personas.

El problema clínico más importante en el tratamiento de pacientes con defectos en el ciclo de la urea es reducir los efectos que produce el exceso de amoniaco en la sangre sobre el sistema nervioso. Concentraciones elevadas de amoniaco pueden conducir a daño neuronal irreversible y retardo mental. Entonces ¿cómo se trata la hiperamonemia?

La clave en el tratamiento de pacientes con defectos en el ciclo de urea es el diagnóstico oportuno de la enfermedad y luego el tratamiento enérgico con compuestos que puedan ayudar a la eliminación del nitrógeno del paciente. Las dietas con bajo contenido en proteínas, son esenciales para reducir la posible degradación excesiva de aminoácidos. Si el defecto enzimático en el ciclo de la urea se produce después de la síntesis de argininosuccinato, la suplementación masiva con arginina es beneficiosa. Una vez que el argininosuccinato ha sido sintetizado, las dos moléculas de nitrógeno destinadas a la excreción han sido incorporadas al sustrato; el problema es que la ornitina no se puede regenerar. Si la ornitina se pudiera reponer para permitir que el ciclo continúe, el argininosuccinato podría usarse como transportador para la excreción de nitrógeno del cuerpo. Así, la ingesta de grandes cantidades de arginina conduce a la producción de ornitina por la reacción de la arginasa y la excreción de nitrógeno vía argininosuccinato se puede incrementar en la orina.

La terapia de arginina no funciona para defectos enzimáticos existentes en los pasos previos a la síntesis de argininosuccinato. Para estos desórdenes, se utilizan fármacos que forman conjugados con aminoácidos. Los aminoácidos conjugados son excretados y luego el cuerpo tiene que usar su nitrógeno para sintetizar otra vez el aminoácido excretado. Los dos compuestos utilizados con mayor frecuencia son ácido benzoico y fenilbutirato. (El componente activo es fenilacetato, su producto oxidativo. El fenilacetato tiene mal olor, por lo que se dificulta la toma por vía oral). Como se indica en la figura 36-16A, el ácido benzoico, luego de su activación, reacciona con glicina para formar ácido hipúrico, que se excreta. Como la glicina se sintetiza a partir de serina, el cuerpo usa nitrógenos para sintetizar serina, entonces se produce más glicina. El fenilacetato (*véase* fig. 36-16B) forma un conjugado con glutamina, que se excreta. Este conjugado elimina dos nitrógenos por molécula y requiere que el cuerpo otra vez sintetice glutamina a partir de glucosa, para lo que usa otras dos moléculas de nitrógeno.

Los defectos del ciclo de la urea son candidatos excelentes para el tratamiento mediante terapia génica. Esto se debe a que el defecto tiene que ser reparado en un solo tipo de célula (en este caso, el hepatocito), que facilita dirigir al vector que lleva el gen de remplazo. Se habían comenzado a realizar experimentos preliminares de terapia génica en individuos con deficiencia de OTC (el defecto hereditario más común del ciclo de la urea), pero los experimentos se detuvieron cuando uno de los pacientes falleció por una reacción inmunológica grave al vector usado para administrar el gen. Este incidente ha puesto a la terapia de remplazo de gen en Estados Unidos "en espera" en el futuro cercano. En los comentarios bioquímicos se habla de otros tres trastornos del ciclo de la urea, que son muy raros en la población.

COMENTARIOS CLÍNICOS

Percy V. Las dos complicaciones más serias de hepatitis viral aguda encontradas en pacientes como **Percy V.** son necrosis hepática masiva que llevan a insuficiencia hepática fulminante y el eventual desarrollo de hepatitis crónica.

Las dos complicaciones son poco frecuentes en hepatitis viral aguda tipo A, sin embargo, sugieren que la toxicidad del paracetamol puede haber contribuido a la repentina y grave disfunción hepatocelular de **Percy V.** y la temprana encefalopatía hepática.

Por fortuna, el reposo en cama, rehidratación, nutrición parenteral y terapia dirigida a disminuir la producción de toxinas, que resultan de la degradación bacteriana de sustratos nitrogenados en el lumen del intestino (p. ej., administración de lactulosa, que reduce los niveles de amoniaco en el intestino por una variedad de mecanismos; el uso de enemas y ciertos antibióticos, tales como rifaximina, para disminuir la microbiota; una dieta baja en proteínas) impidieron que **Percy V.** desarrollara las etapas posteriores de encefalopatía hepática. Como con la mayoría de los pacientes que sobreviven a un episodio de insuficiencia hepática fulminante, la recuperación al estado de salud previo tomó 3 meses. Los análisis de función hepática de **Percy V.** volvieron a la normalidad y una biopsia hepática de seguimiento no mostró alteraciones histológicas.

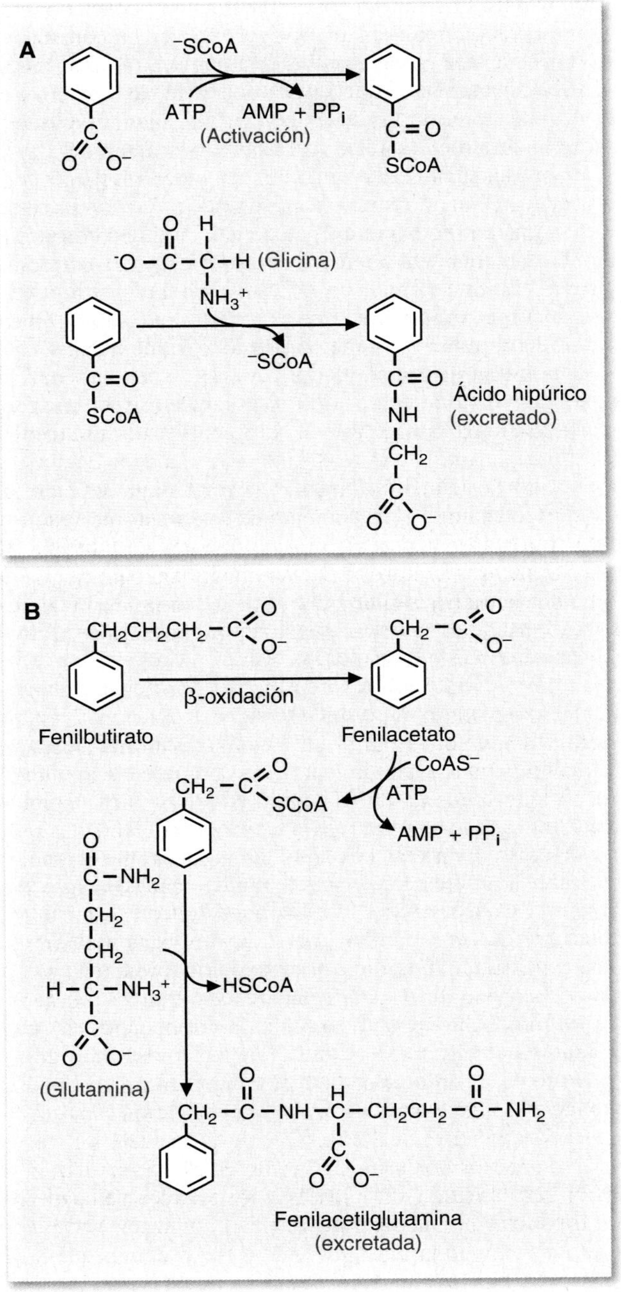

FIGURA 36-16 El metabolismo del ácido benzoico **(A)** y fenilbutirato **(B)**, dos fármacos utilizados para reducir las concentraciones de nitrógeno en pacientes con defectos en el ciclo de la urea. adenosín monofosfato; ATP, adenosín trifosfato; CoA, coenzima A; PP$_i$, pirofosfato.

COMENTARIOS BIOQUÍMICOS

Más trastornos del ciclo de la urea. Además de las enzimas que catalizan las reacciones del ciclo de la urea, las mutaciones inactivadoras en otras tres proteínas también pueden provocar hiperamonemia. Dos de estas proteínas son transportadoras en la membrana mitocondrial interna, y la tercera es la NAGS, la enzima que produce la NAG.

Deficiencia de NAGS. Los síntomas que presenta un paciente con una mutación en NAGS son similares a los de una deficiencia de CPS1, ya que en ausencia de NAG, la CPS-1 no puede activarse por completo, y no se puede producir suficiente carbamoíl fosfato para permitir el funcionamiento eficaz del ciclo de la urea. La deficiencia de NAGS es un síndrome muy raro, y si se diagnostica de manera correcta puede tratarse parcialmente con un análogo de NAG, el carbamoíl glutamato. Si la NAGS tiene una actividad parcial, el paciente presenta episodios de hiperamonemia, por lo general en condiciones de estrés (que libera cortisol y que estimula el recambio de proteínas).

Deficiencia de ornitina translocasa (gen SLC25A15, proteína ORNT1). La falta de actividad de ORNT1 bloquea la capacidad de la ornitina para entrar en la mitocondria a cambio de la citrulina producida en la mitocondria. La falta de ornitina en las mitocondrias provoca hiperornitinemia (alto nivel de ornitina en la sangre), hiperamonemia (debido a la incapacidad de producir citrulina en las mitocondrias) e hipocitrulinemia (bajos niveles de citrulina en la sangre porque no puede salir de las mitocondrias). También se trata de un trastorno muy raro, con cerca de 100 casos descritos en todo el mundo. También se produce la aciduria orótica, ya que el carbamoíl fosfato se acumula en las mitocondrias, entra en el citoplasma y se salta el paso regulado de la biosíntesis de pirimidina y estimula la producción de ácido orótico (muy similar a una deficiencia de OTC). Una vez diagnosticado correctamente, el tratamiento de este trastorno requiere una dieta baja en proteínas, junto con la administración de suplementos de citrulina o arginina. También se prescriben fármacos reductores del amoniaco (benzoato de sodio o fenilbutirato de sodio). También es necesario vigilar a los pacientes durante los momentos de estrés (liberación de cortisol, o cuando se les prescriben corticoesteroides), ya que esos agentes aumentan el recambio de proteínas en el músculo.

Hipercitrulinemia tipo II. La hipercitrulinemia tipo I está causada por un defecto en la argininosuccinato sintetasa. La hipercitrulinemia de tipo II está causada por un defecto en la proteína citrina (el gen es SLC25A13), que es una isoenzima del transportador de intercambio glutamato-aspartato que se encuentra en la membrana mitocondrial interna. Este transportador tiene un doble papel, ya que funciona como un componente clave de la lanzadera de malato-aspartato para transferir equivalentes reductores a través de la membrana mitocondrial interna, y el transportador también proporciona aspartato para su uso en el ciclo de la urea en el citoplasma (la reacción de la argininosuccinato sintetasa). Se han identificado más de 100 mutaciones diferentes en el gen SLC25A13 y los síntomas que presentan los individuos que heredan estas mutaciones se dividen en dos grandes clasificaciones, con fenotipos diferentes. La primera es la colestasis intrahepática neonatal (hipercitrulinemia de aparición neonatal tipo 2), y la segunda es la hipercitrulinemia de aparición adulta tipo 2. La colestasis intrahepática es una acumulación de bilirrubina conjugada en el hígado, debido a un bloqueo del flujo de los componentes biliares desde el hígado. La acumulación de bilirrubina conjugada conduce a una disfunción hepática, que incluye hígado graso, fibrosis hepática, baja estatura, hipoproteinemia e hipoglucemia en niños menores de 1 año. La colestasis suele ser transitoria y desaparece gradualmente durante los dos primeros años de vida. Estos individuos pueden volver a desarrollar hipercitrulinemia entre los 20 y los 50 años de edad. Los lactantes con este trastorno son tratados con una dieta baja en carbohidratos y triglicéridos de cadena media complementados con vitaminas liposolubles (recordemos que los lactantes tienen problemas para producir bilis para liberarla de la vesícula biliar, lo que provoca una digestión ineficaz de las grasas alimentarias "normales"). A medida que los pacientes envejecen, desarrollan una aversión a los carbohidratos y prefieren dietas altas en proteínas y grasas. Recordemos que, debido a que el transporte de malato-aspartato es defectuoso en estos pacientes, los carbohidratos en la dieta conducen a niveles elevados de NADH en el citoplasma (los equivalentes reductores no pueden ser transferidos a la mitocondria). El NADH elevado bloquea la gluconeogénesis a partir del lactato, la alanina y el glicerol y podría provocar síntomas de hipoglucemia en el paciente. Los pacientes también evitan el alcohol, por las mismas razones que evitan los carbohidratos. La dieta alta en proteínas proporciona ácido aspártico en el citoplasma para que la reacción de la argininosuccinato sintetasa proceda y permita el funcionamiento del ciclo de la urea, reduciendo así la citrulina producida y conduciendo a niveles normales de citrulina en la circulación.

CONCEPTOS CLAVE

◆ El catabolismo de los aminoácidos genera urea, que es un acarreador no tóxico de átomos de nitrógeno.

◆ La síntesis de la urea sucede en el hígado. Los aminoácidos alanina y glutamina llevan nitrógeno de aminoácidos desde los tejidos periféricos hacia el hígado.

◆ Las enzimas clave involucradas en la eliminación de nitrógeno son transaminasas, glutamato deshidrogenasa y glutaminasa.

◆ El ciclo de la urea comprende cuatro pasos e incorpora un nitrógeno de amoniaco y uno del aspartato a la urea.

◆ Los desórdenes del ciclo de la urea conducen a hiperamonemia, una condición que es tóxica para la salud y para el desarrollo del sistema nervioso.

◆ Las enfermedades desarrolladas en este capítulo se resumen en la tabla 36-1.

TABLA 36-1 Enfermedades revisadas en el capítulo 36

ENFERMEDAD O TRASTORNO	GENÉTICA O AMBIENTAL	COMENTARIOS
Hepatitis viral	Ambiental	La infección del hígado por hepatitis viral puede conducir a insuficiencia hepática.
Deficiencia de piridoxamina	Ambiental	La insuficiencia de vitamina B_6 afecta muchos sistemas, tales como la síntesis de hemo, la actividad de la glucógeno fosforilasa y síntesis de neurotransmisores, conduciendo a la posibilidad de demencia, dermatitis, anemia, debilidad y convulsiones.
Encefalopatía hepática	Ambiental	La insuficiencia hepática conduce a la disfunción cerebral debido a la incapacidad del hígado para eliminar las toxinas del cuerpo, incluyendo amoniaco.
Toxicidad por amoniaco	Ambas	La acumulación de amoniaco interfiere con la producción de energía y la síntesis de neurotransmisores en el cerebro, alterando la función cerebral.
Deficiencia de OTC	Genética	El defecto más común del ciclo de la urea, que lleva a elevados niveles de amoniaco en sangre y ácido orótico, puede inducir deterioro mental si no se trata.
Deficiencia de la CPSI, deficiencia de la argininosuccinato sintetasa, deficiencia de la argininosuccinato liasa y deficiencia de la arginasa.	Todas genéticas	Las mutaciones en las enzimas del ciclo de la urea, lo que induce varios grados de hiperamonemia e incapacidad para sintetizar urea. Pueden distinguirse por el tipo de intermediario del ciclo de la urea que se acumula en la sangre.

CPSI, carbamoíl fosfato sintetasa I; OTC, ornitina transcarbamoilasa.

PREGUNTAS DE REVISIÓN: CAPÍTULO 36

1. Se han descrito enfermedades carenciales que involucran cada una de las cinco enzimas del ciclo de la urea. Pueden aparecer manifestaciones clínicas en el periodo neonatal. Los niños con defectos en las primeras cuatro enzimas por lo general parecen normales al nacer, pero luego de 24 h desarrollan progresivamente letargo, hipotermia y apnea. Tienen concentraciones de amoniaco en sangre elevados y el cerebro se edematiza. Una explicación posible para este edema es el efecto osmótico de la acumulación de glutamina en el cerebro, producto de las reacciones de amoniaco con α-cetaglutarato y glutamato. La insuficiencia de arginasa no es tan grave como las de otras enzimas del ciclo de la urea.

Con la siguiente información sobre cinco niños recién nacidos (identificados de I a V) que parecían normales al nacer pero desarrollaron hiperamonemia luego de 24 h, determine cuál de las enzimas del ciclo de la urea podría ser insuficiente en cada caso (para cada infante, elija una de las cinco respuestas, enunciadas de la A a la E). Todos los niños tenían bajas concentraciones de nitrógeno ureico sanguíneo (NUS; BUN, *blood urea nitrogen*). (Las cifras normales de citrulina son 10 a 20 μM).

Niño	Orotato en orina	Citrulina en sangre	Arginina en sangre	NH₃ en sangre
I	Bajo	Baja	Baja	Elevado
II	—	Elevada (> 1 000 μM)	Baja	Elevado
III	—	—	Elevada	Moderadamente elevado
IV	Elevado	Baja	Baja	Elevado
V	—	Elevada (200 μM)	Baja	Elevado

—, valor no determinado; bajo, por debajo de lo normal; elevado, por encima de lo normal.

    A. CPSI
    B. OTC
    C. Argininosuccinato sintetasa
    D. Argininosuccinato liasa
    E. Arginasa

2. ¿Cuál de los siguientes compuestos proporcionan directamente los nitrógenos de la urea?
    A. Ornitina y carbamoíl fosfato
    B. Ornitina y aspartato
    C. Ornitina y glutamato
    D. Carbamoíl fosfato y aspartato
    E. Carbamoíl fosfato y glutamina
    F. Aspartato y glutamina

3. ¿Cuál de las siguientes enzimas puede fijar amoniaco en una molécula orgánica?
    A. Alanina-piruvato aminotransferasa
    B. Glutaminasa
    C. Glutamato deshidrogenasa
    D. Arginasa
    E. Argininosuccinato sintetasa

4. Bajo condiciones en las cuales hay altos índices de recambio proteínico, se usa glutamina como portador de nitrógeno para liberarlo en el hígado para un desecho seguro en forma de urea. Los carbonos de la glutamina se pueden usar entonces para gluconeogénesis, la cual requiere una de las siguientes enzimas:
    A. Malato deshidrogenasa
    B. Piruvato deshidrogenasa
    C. Piruvato carboxilasa
    D. Citrato sintasa
    E. Piruvato cinasa

5. Los medicamentos que se usan para tratar los defectos del ciclo de la urea, como el benzoato de sodio y el fenilbutirato, se necesitan activar cuando entran a las células. La activación de estos medicamentos es muy similar a una de las siguientes reacciones:
    A. Formación de acetil-CoA por la piruvato deshidrogenasa
    B. Activación de glucosa para la vía glucolítica
    C. Activación de ácidos grasos
    D. Activación de glucosa para síntesis de glucógeno
    E. Activación de unidades de isopreno

6. ¿Cuál de los siguientes alimentos es el que contiene la mayor cantidad de la vitamina que requiere como cofactor de las reacciones de transaminación?
    A. Huevos
    B. Lácteos
    C. Cítricos

    D. Verduras de hojas verde oscuro
    E. Zanahorias

7. La liberación de nitrógeno de aminoácidos y NH_4^+ es un paso importante en la generación de precursores para el ciclo de la urea. ¿Cuál de las siguientes opciones describe mejor esta liberación de nitrógeno de aminoácidos como NH_4^+ de los aminoácidos?
    A. El NH_4^+ se difunde libremente a través de las membranas.
    B. La desaminación de glutamato por oxidación es rápidamente reversible.
    C. La desaminación de serina hasta piruvato es rápidamente reversible.
    D. La desaminación de glutamina hasta glutamato es rápidamente reversible.
    E. El NH_3 no puede difundirse libremente a través de las membranas.

8. Bajo condiciones de degradación rápida de aminoácidos, las concentraciones de amoniaco aumentan y se deben eliminar en forma segura de las células. El glutamato puede aceptar un nitrógeno (en forma de amoniaco) para formar glutamina. ¿Cuál de las siguientes opciones describe correctamente lo que sucede con la glutamina y el amoniaco y glutamato resultantes por medio de la acción de la glutaminasa en varios tejidos?
    A. En el hígado, la glutamina forma parte del ciclo glucosa/alanina.
    B. En el riñón, el glutamato forma sales con ácidos metabólicos en la orina.
    C. En el intestino, se usa glutamina como combustible.
    D. En el riñón, el glutamato se usa para la síntesis de la urea.
    E. En el intestino, la glutamina se convierte en una parte del ciclo de glucosa/alanina.

9. El ciclo de la urea es el principal mecanismo en el cuerpo humano para eliminación de nitrógeno. ¿Cuál de las siguientes opciones describe correctamente los pasos del ciclo de la urea?
    A. Se usan tres enlaces fosfato de alta energía para un ciclo compuesto.
    B. Se sintetiza citrulina en el citosol.
    C. Se inicia citrulina y es regenerada por el ciclo.
    D. Se genera ornitina en la mitocondria.
    E. Se intercambia citrulina por ornitina a través de la membrana mitocondrial en un intercambio electroneutral.

10. Durante el ayuno, los aminoácidos son la principal fuente de carbono para la gluconeogénesis, y los nitrógenos se convierten en urea. ¿Cuál de las siguientes opciones describe correctamente a la alanina, el principal sustrato de aminoácido de la gluconeogénesis del músculo?
    A. Una molécula de alanina se convierte en dos moléculas de glucosa y dos moléculas de urea.
    B. Una molécula de alanina se convierte en una molécula de glucosa y una molécula de urea.
    C. Una molécula de alanina se convierte en una molécula de glucosa y dos moléculas de urea.
    D. Se requieren dos moléculas de alanina para generar una molécula de glucosa y una molécula de urea.
    E. Se requieren dos moléculas de alanina para generar tres moléculas de glucosa y tres moléculas de urea.

11. La inhibición del transportador de aspartato-glutamato en la membrana mitocondrial interna conduce a la

hiperamonemia. Esto se debe a una menor disponibilidad de sustrato para ¿cuál de las siguientes enzimas?
A. NAGS
B. Glutamato deshidrogenasa
C. CPSI
D. OTC
E. Argininosuccinato sintetasa

Las preguntas 12 y 13 se basan en el siguiente caso. *Un niño recién nacido estaba muy letárgico 24 h después del nacimiento, y un análisis de sangre rápido indicó una hiperamonemia significativa. El niño fue tratado suspendiendo toda ingesta de proteínas y con un goteo de glucosa intravenosa.*

12. ¿Cuál es la mejor justificación para la infusión de glucosa?
A. Promover las vías catabólicas
B. Promover las vías anabólicas
C. Bloquear el transporte de aminoácidos al hígado
D. Estimular el transporte de aminoácidos al hígado
E. Promover la biosíntesis de ácidos grasos

13. Después de 12 h de infusión de glucosa, los niveles de amoniaco en la sangre del niño seguían siendo demasiado elevados, por lo que se redujo la infusión de glucosa y se administró al paciente fenilbutirato de sodio para ayudar a reducir los niveles de amoniaco. Para que este nuevo tratamiento sea eficaz, ¿cuál de las siguientes vías debe estar activa?

A. Glucólisis
B. Gluconeogénesis
C. Oxidación de ácidos grasos
D. Síntesis de ácidos grasos
E. Derivación de monofosfato de hexosa

14. Una de las consecuencias de la hiperamonemia es la reducción de la producción de energía en las neuronas, que puede conducir a la apoptosis neuronal. ¿La reducción de la producción de energía se debe a una reducción primaria de la concentración de cuál de los siguientes metabolitos?
A. Citrato
B. Piruvato
C. Glutamato
D. α-cetoglutarato
E. Alanina

15. El nitrógeno de los aminoácidos puede utilizarse para producir ¿cuál de los siguientes? Elija la mejor respuesta.

	Creatina	Purinas	Pirimidinas	Colesterol	Sfingomielina
A	Sí	Sí	Sí	Sí	Sí
B	Sí	No	Sí	Sí	No
C	Sí	Sí	Sí	No	Sí
D	No	No	No	No	No
E	No	Sí	No	No	Sí
F	No	No	No	Sí	No

RESPUESTAS A LAS PREGUNTAS DE REVISIÓN

1. **El lactante I tiene un defecto en la carbamoíl fosfato sintetasa I (CPSI, respuesta A) y el lactante IV tiene un defecto en la ornitina transcarbamoilasa (OTC, respuesta B).** Los lactantes con concentraciones altas de amoniaco, arginina disminuida y citrulina baja deben tener un defecto en una enzima del ciclo de la urea previa al paso que produce la citrulina; o sea, CPSI u OTC. Si la CPSI es funcional y se produce carbamoíl fosfato, pero no puede metabolizarse más, se deriva una cantidad mayor de la normal a la vía para la síntesis de pirimidina y el intermediario orotato aparece en la orina. Por lo tanto, el lactante I tiene un defecto en CPSI (la citrulina está disminuida y la cantidad de orotato en orina es menor de la normal). El lactante IV tiene un defecto en OTC; se produce carbamoíl fosfato, pero no puede convertirse en citrulina, por lo que la citrulina está disminuida y existe orotato en la orina.

   Los lactantes II y V tienen concentraciones altas de citrulina, pero bajas de arginina. Por lo tanto, no pueden producir arginina a partir de la citrulina. Hay un defecto en la argininosuccinato sintetasa o la argininosuccinato liasa. La concentración tan alta de citrulina en el lactante II sugiere que el bloqueo se encuentra en la argininosuccinato sintetasa (respuesta C). En el lactante V, la concentración alta moderada de citrulina sugiere que esta puede convertirse en argininosuccinato y que el defecto está en la argininosuccinato liasa (respuesta D). Por lo tanto, los intermediarios acumulados del ciclo de

   la urea se distribuyen entre el argininosuccinato y la citrulina (ambos excretados por la orina). La concentración alta de arginina y la hiperamonemia más moderada del lactante III sugieren que en este caso el defecto está en la arginasa (respuesta E).

2. **La respuesta es D.** Los nitrógenos de la urea provienen directamente del carbamoíl fosfato y el aspartato durante una vuelta del ciclo. El nitrógeno de la cadena lateral de la ornitina nunca se incorpora en la urea porque permanece con la ornitina (por lo tanto A, B y C son incorrectas). La glutamina no dona un nitrógeno de manera directa durante el ciclo de la urea, por lo que E y F también son incorrectas.

3. **La respuesta es C.** La glutamato deshidrogenasa fija el amoniaco en el α-cetoglutarato, lo que genera glutamato, en una reacción reversible que también requiere NAD(P)H. La alanina-piruvato aminotransferasa cataliza la transferencia del nitrógeno de la alanina a un α-cetoácido aceptor, pero no utiliza amoniaco como sustrato. La glutaminasa convierte la glutamina en glutamato y amoniaco, pero la reacción no es reversible. La arginasa divide la arginina en urea y ornitina, y la argininosuccinato sintetasa forma argininosuccinato a partir de citrulina y aspirato. Las únicas dos enzimas más que pueden fijar amoniaco en un compuesto orgánico son la CPSI, enzima de escisión de la glicina, y la glutamina sintetasa.

4. **La respuesta es A.** La glutamina se convierte en amoniaco y glutamato en el citoplasma (glutaminasa) y después en α-cetoglutarato y amoniaco en la mitocondria (glutamato deshidrogenasa). El α-cetoglutarato avanza en el ciclo del ATC para formar malato, que después es exportado de la mitocondria al citoplasma. En el citoplasma, el malato se convierte en oxaloacetato por la malato deshidrogenasa. El oxaloacetato se convierte en fosfoenolpiruvato (PEP) por la PEP carboxicinasa, y después la vía gluconeogénica estándar es seguida por la producción de glucosa. La piruvato deshidrogenasa, la piruvato carboxilasa, la citrato sintasa y la piruvato cinasa no se requieren para estas conversiones.

5. **La respuesta es C.** La activación de ácidos grasos requiere una reacción de dos pasos. En el primero, el ATP dona AMP para formar un enlace covalente con el ácido carboxílico del ácido graso, liberando pirofosfato. En el segundo paso, la coenzima A (CoA) desplaza al AMP, formando acil-CoA graso. Esta es exactamente la misma vía de reacción para la activación de estos medicamentos, y la vía usa enzimas similares a las que se requieren para la activación de ácidos grasos. La activación de glucosa para la vía glucolítica requiere fosforilación (no la adición de CoA). La activación de glucosa para la síntesis de glucógeno requiere la formación de un nucleótido azúcar, que no incluye CoA. La formación de un isopreno activado requiere dos fosforilaciones subsecuentes para crear un derivado pirofosfato (p. ej., isopentil pirofosfato). La formación de acetil-CoA, por medio de la piruvato deshidrogenasa, es una reacción de descarboxilación oxidativa, que no es similar a las reacciones de activación de ácidos grasos o a las que activan a los medicamentos que se usan para el tratamiento de los trastornos del ciclo de la urea.

6. **La respuesta es A.** El PLP es el cofactor requerido para las reacciones de transaminación y se deriva de la piridoxina (vitamina B_6) que se encuentra en el pollo, pescado, cerdo, huevos, frutas no cítricas, cacahuates y nueces. Los lácteos contienen colina y vitamina D, los cítricos contienen vitamina C, las zanahorias contienen vitamina A y los vegetales de hojas verdes son ricos en folato y vitamina K.

7. **La respuesta es B.** La desaminación de glutamato hasta α-cetoglutarato es rápidamente reversible (por medio de la glutamato deshidrogenasa). Las otras desaminaciones presentadas son reacciones irreversibles (la desaminación de serina requiere vitamina B_6 y la desaminación de glutamina es una reacción de hidrólisis simple). El NH_3 se puede difundir libremente a través de las membranas, pero una vez que se forma NH_4^+, ya no se puede difundir por su carga.

8. **La respuesta es C.** En el intestino, se usa glutamina como combustible. En el hígado, el glutamato puede transaminar al oxaloacetato hasta aspartato o liberar NH_4^+, ambos se unen al ciclo de la urea. La alanina, y no el glutamato, es parte del ciclo de glucosa/alanina. En el riñón, el amoniaco formado con el glutamato a partir de la glutamina forma sales con ácidos metabólicos. Se forma urea en el hígado y se transporta al riñón.

9. **La respuesta es E.** La citrulina se sintetiza en la mitocondria y la ornitina se regenera en el citosol. Un transportador intercambia estos dos aminoácidos por medio de un intercambio electroneutral. La ornitina es el compuesto que inicia y que se regenera por el ciclo. Se usan cuatro enlaces fosfato de alta energía para que un ciclo completo-2 ATP produzca carbamoíl fosfato a partir de NH_4^+ y dos enlaces de alta energía (ATP a AMP) para formar argininosuccinato a partir de citrulina y aspartato.

10. **La respuesta es D.** Se requieren dos moléculas de alanina para generar una molécula de glucosa y una molécula de urea. La glucosa contiene seis carbonos y la alanina solo tres. La urea contiene dos grupos nitrógeno, y la alanina solo contiene un grupo nitrógeno. Por lo tanto, comenzando con dos moléculas de alanina, hay seis carbonos disponibles para la producción de glucosa y dos nitrógenos disponibles para la síntesis de urea.

11. **La respuesta es E.** Cuando el transportador de aspartato-glutamato (citrina) está inactivo, el aspartato no puede salir de la mitocondria y la lanzadera de malato-aspartato para transferir equivalentes reductores a través de la membrana mitocondrial interna también es defectuosa. Con menos aspartato en el citoplasma, se reduce la concentración de uno de los sustratos de la argininosuccinato sintetasa (el otro sustrato es la citrulina). La falta de aspartato en el citoplasma no alterará la disponibilidad de sustrato de la NAGS, la glutamato deshidrogenasa, la CPSI o la OTC.

12. **La respuesta es B.** El aumento de los niveles de glucosa en sangre estimulará la liberación de insulina, que promoverá las vías anabólicas, y detendrá el catabolismo de las proteínas, lo que llevaría a un aumento de los niveles de amoniaco. Al bloquear las vías catabólicas se reducirá la carga de amoniaco y se podrá aliviar la necesidad de un ciclo de la urea funcional. Las infusiones de glucosa no alteran el transporte de aminoácidos. Aunque las infusiones de glucosa promoverán la biosíntesis de ácidos grasos, la estimulación de la biosíntesis de ácidos grasos no contribuye a la reducción de la producción de amoniaco.

13. **La respuesta es C.** Para que el fenilbutirato sea eficaz, debe activarse a feilbutiril CoA y luego someterse a una ronda de β-oxidación para convertirse en fenilacetil CoA, que se conjuga con la glutamina para producir fenilacetilglutamina, que se excreta. Ninguna de las otras vías enumeradas es necesaria para activar el fenilbutirato a fenilacetato.

14. **La respuesta es D.** A medida que el amoniaco se difunde a través de la barrera hematoencefálica y entra en las neuronas, la glutamato deshidrogenasa de las mitocondrias convertirá el α-cetoglutarato más el amoniaco en glutamato (glutamato deshidrogenasa), y como los niveles de amoniaco son altos, el glutamato reaccionará con el amoniaco para producir glutamina (a través de la glutamina sintetasa). Esto da lugar a una reducción de los niveles de α-cetoglutarato mitocondrial, a la ralentización del ciclo del TCA y a una menor producción de energía. A medida que el ciclo del TCA se ralentiza, los

niveles de los otros intermediarios también se reducen, pero el evento principal es la reducción de los niveles de α-cetoglutarato.

15. **La respuesta es C.** Los aminoácidos se utilizan en la biosíntesis de la creatina (glicina y arginina), las purinas (glicina, ácido aspártico y glutamina), las pirimidinas (ácido aspártico) y la esfingomielina (serina). En el colesterol no hay grupos nitrogenados.

Síntesis y degradación de aminoácidos

Debido a que cada uno de los 20 aminoácidos comunes tiene una estructura única, sus vías metabólicas difieren. A pesar de ello, algunas generalidades son aplicables, tanto a la síntesis como a la degradación de todos los aminoácidos. Estas se encuentran resumidas en las secciones siguientes. Debido a que varias vías metabólicas de los aminoácidos son clínicamente relevantes, se presentan la mayoría de ellas que tienen lugar en los seres humanos. Sin embargo, se hará en forma tan sucinta como sea posible.

Coenzimas importantes. El **piridoxal fosfato** (derivado de la vitamina B_6) es la coenzima por excelencia del metabolismo de los aminoácidos. En la degradación está involucrada en la remoción de los grupos amino, principalmente a través de las **reacciones de transaminación**, y en la donación de grupos amino a varias vías biosintéticas de aminoácidos. También se requiere piridoxal fosfato en ciertas reacciones que involucran el esqueleto de carbonos de los aminoácidos. El **tetrahidrofolato** (**FH$_4$**) es una coenzima que se usa para transferir grupos con un carbono en diferentes estados de oxidación. El FH$_4$ se usa tanto en la degradación (p. ej., serina e histidina) como en la síntesis de aminoácidos (p. ej., glicina). La **tetrahidrobiopterina** (**BH$_4$**) es un cofactor que se requiere en las reacciones de hidroxilación de anillos (p. ej., fenilalanina a tirosina).

Síntesis de aminoácidos. De los 20 aminoácidos comunes, 11 se pueden sintetizar en el cuerpo (fig. 37-1). Los otros nueve se consideran **"esenciales"** y se deben obtener de la dieta. Casi todos los aminoácidos que se pueden sintetizar por los seres humanos son aminoácidos utilizados para la síntesis de otros compuestos que contienen nitrógeno. Por ejemplo, la glicina, que se usa para la síntesis de porfirina y purina; el glutamato, que se requiere para la síntesis de neurotransmisores, y el aspartato, que se requiere tanto para la biosíntesis de purinas como de pirimidinas.

Nueve de los 11 **aminoácidos "no esenciales"** se pueden sintetizar a partir de la glucosa y, por supuesto, de una fuente de nitrógeno, tal como otro aminoácido o amoniaco. Los otros dos aminoácidos no esenciales, tirosina y cisteína, requieren un aminoácido esencial para su síntesis (fenilalanina para tirosina, metionina para cisteína). Los carbonos para la síntesis de la cisteína provienen de la glucosa, mientras que la metionina dona únicamente el azufre.

Los esqueletos de carbono de los 10 aminoácidos no esenciales derivados de la glucosa se producen por intermediarios de la **glucólisis** y del ciclo del **ácido tricarboxílico** (**ATC**) (*véase* fig. 37-1). Cuatro aminoácidos (**serina**, **glicina**, **cisteína** y **alanina**) se sintetizan a partir de la glucosa a través de componentes de la **glucólisis**. Los intermediarios del ciclo del ATC (que se pueden producir a partir de la glucosa) proveen los carbonos para la síntesis de los seis aminoácidos no esenciales restantes. El α-cetoglutarato es el precursor de la síntesis del glutamato, glutamina, prolina y arginina. El oxaloacetato provee átomos de carbono para la síntesis del aspartato y asparagina.

La regulación de la síntesis de los aminoácidos individuales puede ser bastante compleja, pero la característica primordial es que las **vías son reguladas por retroalimentación**, de tal manera que a medida que la **concentración de aminoácidos libres aumenta**, una de las **enzimas clave en la biosíntesis se inhibe de forma alostérica o transcripcional**. Sin embargo, las concentraciones de aminoácidos siempre se mantienen en un nivel tal que las aminoacil-ARNt sintetasas pueden permanecer activas y la síntesis de proteínas puede continuar.

Degradación de aminoácidos. Las **vías de degradación** para los aminoácidos son, en general, **diferentes de las vías biosintéticas**. Esto permite la regulación separada de las vías anabólicas y catabólicas.

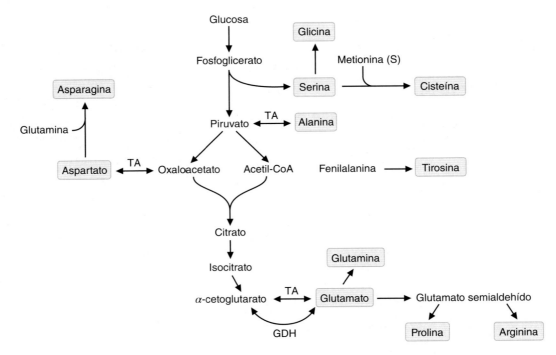

FIGURA 37-1   Vista general de la síntesis de los aminoácidos no esenciales. Los carbonos de 10 de los aminoácidos pueden tener su origen en la glucosa a través de intermediarios de la glucólisis o del ciclo del ATC. El undécimo aminoácido no esencial, la tirosina, se sintetiza por hidroxilación del aminoácido esencial fenilalanina. Solo el azufre de la cisteína proviene del aminoácido esencial metionina; sus carbonos y nitrógeno provienen de la serina. Las reacciones de transaminación (TA) involucran piridoxal fosfato (PLP) y otro par aminoácido/α-cetoácido. Acetil-CoA, acetil coenzima A; GDH, glutamato deshidrogenasa.

Como la proteína es un combustible, casi todos los aminoácidos tienen una vía de degradación que puede generar NADH, que se aprovecha como fuente de electrones para la fosforilación oxidativa. Sin embargo, la vía generadora de energía puede involucrar oxidación directa, oxidación en el ciclo del ATC, conversión a glucosa y luego oxidación o conversión a **cuerpos cetónicos**, que a su vez son oxidados.

El destino de los átomos de carbono de los aminoácidos depende del estado fisiológico del individuo y del tejido en el que tiene lugar la degradación. Por ejemplo, en el hígado durante el ayuno, los esqueletos de carbono de los aminoácidos producen glucosa, cuerpos cetónicos y CO_2. En el estado de alimentación, el hígado puede convertir los intermediarios del metabolismo de los aminoácidos en glucógeno y triacilgliceroles. De este modo, el **destino de los carbonos de los aminoácidos es análogo al de la glucosa y ácidos grasos**. El **hígado** es el único tejido que tiene todas las vías de síntesis y degradación de aminoácidos.

A medida que los aminoácidos se degradan, sus **carbonos** se convierten en (1) **CO_2,** (2) compuestos que producen **glucosa** en el hígado (piruvato e intermediarios del ciclo del ATC como α-cetoglutarato, succinil coenzima A [succinil-CoA], fumarato y oxaloacetato) y (3) **cuerpos cetónicos** o sus precursores (acetoacetato y acetil-CoA) (fig. 37-2). Por razones de simplicidad, los aminoácidos se consideran **glucogénicos** si sus esqueletos de carbono se pueden convertir en un precursor de la glucosa y **cetogénicos** si sus esqueletos de carbono se pueden convertir directamente en acetil-CoA o acetoacetato. Algunos aminoácidos contienen carbonos que producen un precursor de glucosa y otros carbonos que producen acetil-CoA o acetoacetato. Estos aminoácidos son tanto glucogénicos como cetogénicos.

Los aminoácidos que se sintetizan a partir de intermediarios de la glucólisis (**serina**, **alanina** y **cisteína**) además de algunos aminoácidos (**treonina**, **glicina** y **triptófano**) producen **piruvato** cuando se degradan.

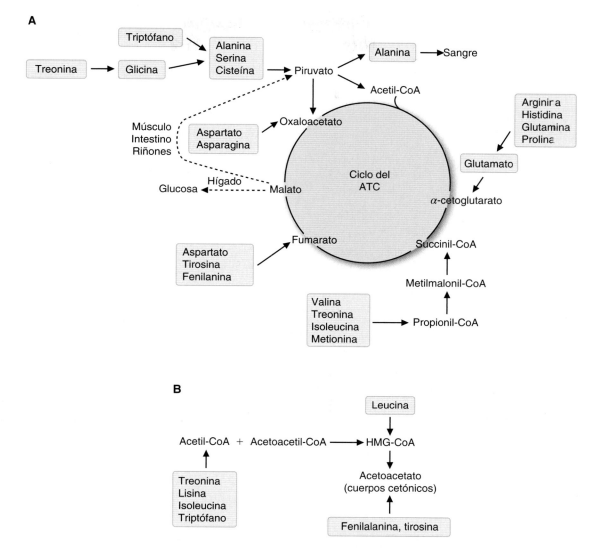

FIGURA 37-2 Degradación de aminoácidos. **A.** Aminoácidos que producen piruvato o intermediarios del ciclo del ATC. Estos aminoácidos se consideran glucogénicos porque pueden producir glucosa en el hígado. Los aminoácidos del grupo fumarato producen fumarato citoplasmático. Los mecanismos potenciales por los cuales el fumarato citoplasmático puede oxidarse se presentan en la sección III.C.1. **B.** Aminoácidos que producen acetil-CoA o cuerpos cetónicos. Estos aminoácidos se consideran cetogénicos. HMG-CoA, hidroximetilglutaril coenzima A; metil-malonil-CoA, metilmalonil coenzima A; propionil-CoA, propionil coenzima A; succinil-CoA, succinil coenzima A.

Los aminoácidos sintetizados a partir de intermediarios del ciclo del ATC (**aspartato, asparagina, glutamato, glutamina, prolina** y **arginina**) se reconvierten en estos intermediarios durante la degradación. La **histidina** se transforma en **glutamato** y luego en el intermediario del ciclo del ATC, **α-cetoglutarato**. La **metionina**, **treonina**, **valina** e **isoleucina** forman **succinil-CoA** y la **fenilalanina** (después de su conversión en **tirosina**) forma **fumarato**. Debido a que el piruvato y los intermediarios del ciclo del ATC pueden producir glucosa en el hígado, estos aminoácidos son glucogénicos.

Algunos aminoácidos con carbonos que producen glucosa también contienen otros carbonos que producen cuerpos cetónicos. El **triptófano**, **isoleucina** y **treonina** producen **acetil-CoA** y la **fenilalanina** y **tirosina** producen **acetoacetato**. Estos aminoácidos son tanto glucogénicos como cetogénicos.

Dos de los aminoácidos esenciales (**lisina** y **leucina**) son estrictamente **cetogénicos**. No producen glucosa, solamente acetoacetato y acetil-CoA.

En EUA, los estados han implementado leyes que obligan a que todos los neonatos sean sometidos análisis de detección de diversas alteraciones metabólicas, como la fenilcetonuria (PKU). Un procedimiento de análisis común es la prueba de inhibición bacteriana de Guthrie. En esta prueba, las esporas del microorganismo *Bacillus subtilis* se colocan en la placa de agar que contiene β_2-tienilalanina, un inhibidor del crecimiento de *B. subtilis*. La muestra de sangre obtenida del neonato (en la forma de gota de sangre seca sobre un disco de filtro) se ubica en la placa de agar. Si el contenido de fenilalanina de la sangre es mayor que 2 a 4 mg/dL, la fenilalanina contrarrestará los efectos de la β_2-tienilalanina y se producirá el crecimiento bacteriano. Una prueba alternativa es la determinación microfluorométrica de fenilalanina a través de su incorporación a un complejo ninhidrina-cobre con el dipéptido L-leucil-L-alanina. Los resultados positivos en cualquiera de los dos ensayos requieren verificación posterior y medición de la concentración real de fenilalanina por medio de cromatografía líquida de alta resolución (HPLC) para la separación de componentes de la sangre o pruebas enzimáticas y fluorométricas.

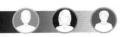

SALA DE ESPERA

Petria Y., una lactante de 4 meses de edad, emigró de Ucrania con su madre francesa y su padre ruso hace 1 mes. Fue normal en su nacimiento, pero en las últimas semanas ha sido menos atenta de lo normal al medio que la rodea. Tenía un retraso aparente de maduración psicomotriz y había iniciado recientemente con un temblor en sus extremidades. Cuando su madre la encontró en su cuna realizando fuertes movimientos espasmódicos, la llevó al servicio de urgencias del hospital. Un pediatra examinó a **Petria Y.** y de inmediato notó un olor rancio en el pañal húmedo de la niña. Se le tomó una gota de sangre del talón para realizar una prueba de inhibición bacteriana de Guthrie usando un tipo especial de papel filtro. Este procedimiento de detección dio positivo para un exceso de fenilalanina en la sangre de **Petria Y.**

Horace S., un muchacho de 14 años de edad, presentó un repentino ataque de debilidad de los músculos del lado izquierdo de la cara y del brazo y pierna del mismo lado. Fue hospitalizado con un diagnóstico presuntivo de enfermedad vascular cerebral que involucraba el hemisferio cerebral derecho.

La historia clínica de **Horace S.** incluía una dislocación parcial hacia abajo de la lente de ambos ojos, para lo cual se había sometido a un procedimiento quirúrgico. También tenía discapacidad intelectual leve que requirió que se incluyera en un grupo de educación especial.

Los déficits neurológicos del lado izquierdo de **Horace S.** mejoraron al cabo de 3 días, pero una tomografía axial computarizada (TAC) mostró cambios consistentes con un pequeño infarto (un área dañada por pérdida temporal o permanente del flujo adecuado de sangre arterial) en el hemisferio derecho del cerebro. Un neurólogo notó que **Horace S.** se balanceaba levemente como un pato al caminar, hecho que, a decir de su madre, había comenzado varios años antes y se iba acentuando con el tiempo. Estudios posteriores confirmaron la mineralización disminuida (calcificación disminuida) del esqueleto (llamada osteopenia si es leve y osteoporosis si es más grave) y altos niveles de metionina y homocisteína, así como bajos niveles de cisteína en sangre.

Toda esta información, asociada con una longitud aumentada de los huesos largos de las extremidades de **Horace S.** y una leve curvatura en la columna (escoliosis), hicieron que el médico sospechara que **Horace S.** podría tener un error congénito de metabolismo.

I. El papel de los cofactores en el metabolismo de los aminoácidos

El metabolismo de los aminoácidos requiere de la participación de tres importantes cofactores. El piridoxal fosfato (PLP) es la coenzima por excelencia del metabolismo de los aminoácidos (fig. 37-3). Se requiere para los siguientes tipos de reacciones que

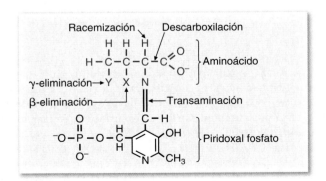

FIGURA 37-3 El piridoxal fosfato (PLP) unido covalentemente a un sustrato de aminoácido. Las flechas indican qué enlaces se rompen en los distintos tipos de reacciones en las que interviene el PLP. X y Y representan los grupos químicos que pueden estar presentes en el aminoácido (como el grupo hidroxilo de la serina o la treonina).

implican aminoácidos: transaminación, desaminación, descarboxilación, β-eliminación, racemización y γ-eliminación. Casi todas las vías que involucran metabolismo de aminoácidos requieren PLP en un paso de la vía.

La coenzima tetrahidrofolato (FH_4), que se deriva de la vitamina folato, se requiere en determinadas vías de los aminoácidos, ya sea para aceptar o donar un grupo de un carbono. El carbono puede estar en varios estados de oxidación. En el capítulo 38 se describen las reacciones de FH_4 con mucho más detalle.

La coenzima tetrahidrobiopterina (BH_4) se requiere para las hidroxilaciones de anillos. Las reacciones involucran oxígeno molecular y un átomo de oxígeno se incorpora al producto. El segundo se encuentra en el agua (*véase* cap. 24). La BH_4 es importante para la síntesis de la tirosina y los neurotransmisores (*véase* cap. 46).

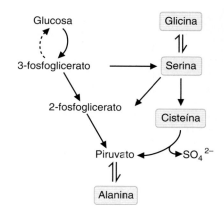

FIGURA 37-4 Aminoácidos derivados a partir de intermediarios de la glucólisis. Estos aminoácidos se pueden sintetizar desde la glucosa. Sus carbonos se pueden reconvertir en glucosa en el hígado.

II. Aminoácidos derivados de intermediarios de la glucólisis

Cuatro aminoácidos se sintetizan de los intermediarios de la glucólisis: serina, glicina, cisteína y alanina. La serina, la cual produce glicina y cisteína, se sintetiza a partir de 3-fosfoglicerato, y la alanina se forma por transaminación del piruvato, producto de la glucólisis (fig. 37-4). Cuando estos aminoácidos se degradan, sus átomos de carbono se convierten en piruvato o en intermediarios de la vía glucolítica/gluconeogénica y, por lo tanto, pueden producir glucosa o ser oxidados a CO_2.

A. Serina

En la biosíntesis de la serina a partir de glucosa, el 3-fosfoglicerato es oxidado en primer lugar a un compuesto 2-ceto (3-fosfohidroxipiruvato), que luego se transamina para formar fosfoserina (fig. 37-5). La fosfoserina fosfatasa remueve el fosfato, formando serina. Los sitios principales de la síntesis de la serina son el hígado y los riñones.

La serina puede ser usada por muchos tejidos y, por lo general, se degrada por transaminación a hidroxipiruvato, seguida por reducción y fosforilación para formar 2-fosfoglicerato, un intermediario de la glucólisis que forma fosfoenolpiruvato (PEP) y, subsecuentemente, piruvato. La serina también experimenta la β-eliminación de su grupo hidroxilo, catalizado por la serina deshidratasa, para formar directamente piruvato.

Los mecanismos reguladores mantienen los valores de serina en el cuerpo. Cuando estas concentraciones disminuyen, la síntesis de serina aumenta por inducción de la 3-fosfoglicerato deshidrogenasa y por suspensión de la inhibición por retroalimentación de la fosfoserina fosfatasa (causada por concentraciones altas de serina). Cuando las cifras de serina se elevan, su producción disminuye porque se reprime la síntesis de la deshidrogenasa y la fosfatasa se inhibe (*véase* fig. 37-5).

B. Glicina

La glicina se puede sintetizar a partir de serina y, en una menor medida, a partir de treonina. La ruta principal a partir de serina es a través de una reacción reversible que involucra FH_4 y PLP (fig. 37-6). El FH_4 es una coenzima que transfiere grupos de un carbono en diferentes niveles de oxidación. Se deriva de la vitamina folato y se discute con más detalle en el capítulo 38. La vía menor para la producción de glicina involucra la degradación de treonina (esta es una reacción tipo aldolasa porque la treonina contiene un grupo hidroxilo ubicado a dos carbonos del grupo carbonilo).

La conversión de glicina en glioxilato por la enzima D-aminoácido oxidasa es una vía clínicamente relevante de degradación de la glicina. Una vez que se forma el glioxilato, puede ser oxidado a oxalato, que es un compuesto escasamente soluble y tiende a precipitar en los túbulos del riñón, lo que lleva a la formación de cálculos renales. Alrededor de 40% de la formación de oxalato en el hígado proviene del metabolismo de la glicina. Se ha calculado que la acumulación de oxalato de la dieta contribuye muy poco a la excreción de oxalato en la orina, debido a la deficiente absorción de oxalato en el intestino.

 El oxalato, procucido a partir de la glicina o la pequeña cantidad absorbida de la dieta forma precipitados con calcio. Las piedras del riñón (cálculos renales) por lo general están compuestas por oxalato de calcio. La falta de transaminasa capaz de convertir el glioxilato en glicina (*véase* fig. 37-6) lleva a la enfermedad oxaluria primaria tipo I (PHI). Esta enfermedad tiene como consecuencia una insuficiencia renal atribuible a la excesiva acumulación de oxalato en los riñones.

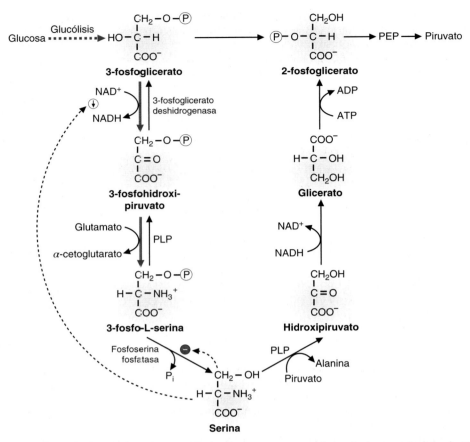

FIGURA 37-5 La vía principal para la síntesis de serina a partir de glucosa se muestra a la *izquierda* y para la degradación de serina, a la *derecha*. Los niveles de serina se conservan porque la serina causa la represión (↓) de la síntesis de la 3-fosfoglicerato deshidrogenasa. La serina también inhibe (⊖) la fosfoserina fosfatasa. ADP, adenosín difosfato; ATP, adenosín trifosfato; NAD, dinucleótido de nicotinamida y adenina; PEP, fosfoenol-piruvato; P_i, fosfato inorgánico; PLP, piridoxal fosfato.

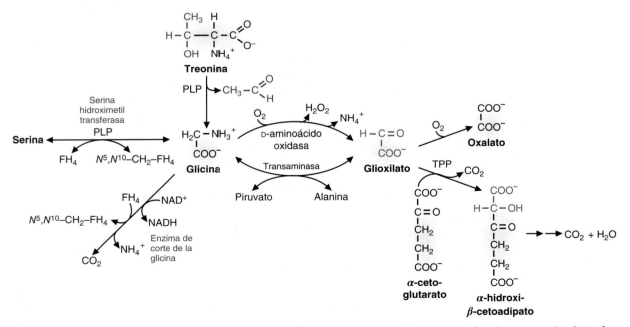

FIGURA 37-6 Metabolismo de la glicina. La glicina se puede sintetizar a partir de serina (ruta principal) o de treonina. La glicina forma serina o CO_2 y NH_4^+ por medio de reacciones que requieren tetrahidrofolato (FH_4). La glicina también forma glioxilato, que se convierte a oxalato o a CO_2 y H_2O. $N^5,N^{10}-CH_2-FH_4$, N^5,N^{10}-metilén tetrahidrofolato (cap. 38); NAD, dinucleótido de nicotinamida y adenina; PLP, piridoxal fosfato; TPP, tiamina pirofosfato.

Si bien el glioxilato se puede transaminar para regresar a glicina, no es considerado realmente una ruta biosintética para la "nueva" glicina porque la ruta principal para la formación de glioxilato es a partir de la oxidación de glicina.

La generación de energía a partir de glicina ocurre a través de una deshidrogenasa (enzima que escinde a la glicina) que la oxida a CO_2, amoniaco y un carbono que es donado al FH_4.

C. Cisteína

Los carbonos y el nitrógeno para la síntesis de la cisteína son provistos por la serina mientras que la metionina dona el azufre (fig. 37-7). La serina reacciona con la homocisteína (que se produce a partir de metionina) para formar cistationina. Esta reacción es catalizada por la cistationina β-sintasa. El corte de la cistationina por la cistationasa produce cisteína y α-cetobutirato, el cual forma succinil-CoA a través del propionil-CoA. Tanto la cistationina β-sintasa (β-eliminación) como la cistationasa (γ-eliminación) requieren PLP.

La cisteína inhibe la cistationina β-sintasa y por lo tanto regula su propia producción para ajustarse al suministro de la dieta de cisteína. Debido a que el azufre de la cisteína proviene del aminoácido esencial metionina, se convierte en esencial si el suministro de metionina es inadecuado para la síntesis de la cisteína. De forma inversa, una adecuada fuente de cisteína de la dieta "ahorra" metionina, es decir, disminuye la cantidad que debe degradarse para producir cisteína.

Cuando la cisteína se degrada, su nitrógeno se convierte en urea, los carbonos en piruvato y el azufre en sulfato, que tiene dos destinos potenciales (*véanse* fig. 37-7; cap. 40). La producción de sulfato en un medio acuoso es esencialmente generadora de ácido sulfúrico, y tanto el ácido como el sulfato necesitan ser eliminados a través de la orina. En la mayoría de las células, el sulfato también se usa para generar un derivado activado conocido como PAPS (3′-fosfoadenosina 5′-fosfosulfato), que se usa como donador de sulfato en la modificación de carbohidratos o aminoácidos en estructuras diversas (glucosaminoglucanos) y proteínas en el cuerpo.

La conversión de metionina en homocisteína y de la homocisteína en cisteína es una ruta principal de degradación para estos dos aminoácidos. En vista de que esta es la única ruta de degradación para la homocisteína, la deficiencia de vitamina B_6 o la deficiencia congénita de cistationina β-sintasa pueden resultar en homocistinemia, que se ha asociado con enfermedades cardiovasculares.

D. Alanina

La alanina se produce a partir de piruvato por una reacción de transaminación catalizada por la alanina aminotransaminasa (ALT) y puede convertirse nuevamente en piruvato por la misma reacción en sentido opuesto (*véase* fig. 37-4). La alanina es el principal aminoácido gluconeogénico porque se produce en varios tejidos para el transporte de nitrógeno al hígado.

III. Aminoácidos relacionados con los intermediarios del ciclo del ATC

Dos grupos de aminoácidos se sintetizan a partir de intermediarios del ciclo del ATC; un grupo a partir de α-cetoglutarato y otro de oxaloacetato (*véase* fig. 37-1). Durante la degradación, cuatro grupos de aminoácidos se convierten en intermediarios del ciclo del ATC: α-cetoglutarato, oxaloacetato, succinil-CoA y fumarato (*véase* fig. 37-2A).

A. Aminoácidos relacionados a través del α-cetoglutarato/glutamato

I. Glutamato

Los cinco carbonos del glutamato se derivan del α-cetoglutarato ya sea por transaminación o por la reacción de la glutamato deshidrogenasa (*véase* cap. 36). Como el α-cetoglutarato puede ser sintetizado a partir de glucosa, todos los carbonos del glutamato se pueden obtener de la glucosa (*véase* fig. 37-1).

La cistationinuria, presencia de cistationina en la orina, es relativamente común en niños prematuros. A medida que maduran, los niveles de cistationasa suben y los niveles de cistationina en la orina disminuyen. Una deficiencia genética de cistationasa causa cistationinuria en el adulto. Los individuos con cistationasa genéticamente normal también pueden desarrollar cistationinuria por una deficiencia de la dieta de piridoxina (vitamina B_6) porque la cistationasa requiere el cofactor piridoxal fosfato. No se han observado alteraciones clínicas características en individuos con insuficiencia de cistationasa y es quizá un trastorno benigno.

La cistinuria y cistinosis son alteraciones que involucran dos proteínas de transporte diferentes para la cistina, el disulfuro formado por dos moléculas de cisteína. La cistinuria es causada por un defecto en la proteína de transporte de cistina, lisina, arginina y ornitina de las células epiteliales del intestino, y que permite la reabsorción de estos aminoácidos por las células tubulares renales. La cistina, que no es soluble en orina, forma los cálculos renales (litos o piedras). **David K.**, un paciente con cistinuria, desarrolló cálculos de cistina (*véase* cap. 35).

La cistinosis es una afección poco común causada por un acarreador defectuoso que normalmente transporta cistina a través de la membrana lisosomal, desde las vesículas lisosomales al citosol. La cistina se acumula en los lisosomas en muchos tejidos y forma cristales, lo que lleva al agotamiento de las concentraciones intracelulares de cisteína. Los niños con este trastorno desarrollan insuficiencia renal entre los 6 y 12 años de edad, a través de un mecanismo que todavía no ha sido completamente dilucidado.

La homocisteína se oxida a un disulfuro: la homocistina. Para indicar que ambas formas se están considerando, se usa el término homocist(e)ína.

Homocisteína

Homocisteína   **Homocisteína**

Debido a que un examen colorimétrico de detección para la homocistina urinaria dio positivo, el médico ordenó varios estudios bioquímicos en el suero de **Horace S.**, que incluían pruebas para metionina, homocist(e)-ína (tanto libres como asociada con proteínas), cistina, vitamina B_{12} y folato. También se midió la concentración de homocistina en una muestra de orina de 24 h.

Los resultados fueron los siguientes: el valor de metionina sérica fue de 980 μM (intervalo de referencia: < 30 μM); la homocist(e)ína sérica (libre y asociada con proteínas) fue marcadamente elevada; la cistina no se detectó en el suero y las concentraciones de B_{12} y folato en suero fueron normales. El valor de homocistina en la orina de 24 h fue elevado.

Basado en estas mediciones, el médico de **Horace S.** concluyó en que tenía homocistinuria causada por una deficiencia enzimática. ¿Cuál fue el razonamiento para esta conclusión?

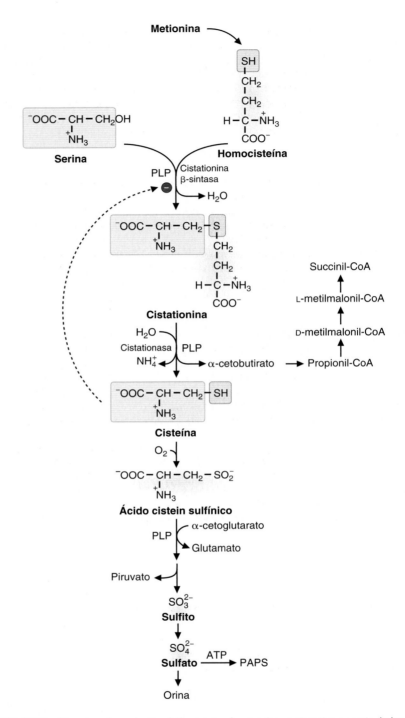

FIGURA 37-7 Síntesis y degradación de la cisteína. La cisteína se sintetiza a partir de los carbonos y el nitrógeno de la serina y el azufre de la homocisteína (que proviene de la metionina). Durante la degradación de la cisteína, el azufre se convierte en sulfato y se excreta en la orina o se convierte en PAPS (donador universal de sulfato; 3′-fosfoadenosina 5′-fosfosulfato) y los carbonos se convierten en piruvato. ATP, adenosín trifosfato; metilmalonil-CoA, metilmalonil coenzima A; propionil-CoA, propionil coenzima A; PLP, piridoxal fosfato; succinil-CoA, succinil coenzima A.

Cuando el glutamato se degrada, es convertido de nuevo en α-cetoglutarato ya sea por transaminación o por la glutamato deshidrogenasa. En el hígado, el α-cetoglutarato lleva a la formación de malato, que produce glucosa a través de la gluconeogénesis. Así, el glutamato se puede derivar de la glucosa y reconvertirse en glucosa (fig. 37-8).

El glutamato se usa para la síntesis de varios aminoácidos (glutamina, prolina, ornitina y arginina) (*véase* fig. 37-8) y para proveer la porción glutamil del glutatión (γ-glutamil-cisteinil-glicina: *véase* Comentarios bioquímicos en el cap. 35). Como se ha descrito antes, el glutatión es un importante antioxidante (*véase* cap. 27).

2. Glutamina

La glutamina se produce a partir del glutamato por la glutamina sintetasa, que agrega NH_4^+ al grupo carboxilo de la cadena lateral formando una amida (fig. 37-9). Esta es una de las tres enzimas humanas que pueden fijar amoniaco libre en una molécula orgánica; las otras dos son la glutamato deshidrogenasa y la carbamoíl fosfato sintetasa I (*véase* cap. 36). La glutamina se reconvierte en glutamato por una enzima diferente, la glutaminasa, que es en particular importante en los riñones. El amoniaco que produce la reacción entra en la orina y se puede usar como un catión prescindible para ayudar a la excreción de ácidos metabólicos ($NH_3 + H^+ \rightarrow NH_4^+$), como se discutió en el capítulo 36.

3. Prolina

En la síntesis de la prolina, el glutamato es el primero que se fosforila y luego se convierte en glutamato 5-semialdehído por reducción del grupo carboxilo de la cadena lateral a un aldehído (fig. 37-10). El semialdehído se cicliza de manera espontánea (formando una base de Schiff interna entre el aldehído y el grupo α-amino). La reducción de este compuesto cíclico produce prolina. La hidroxiprolina se forma solamente después de que la prolina se ha incorporado al colágeno (*véase* cap. 47) por el sistema prolil hidroxilasa, que usa oxígeno molecular, hierro, α-cetoglutarato y ácido ascórbico (vitamina C).

La prolina se convierte de nuevo en glutamato semialdehído, que se oxida para formar glutamato. La síntesis y degradación de la prolina usan diferentes enzimas aun cuando los intermediarios son los mismos. La hidroxiprolina, sin embargo, tiene una vía de degradación completamente diferente (no se muestra). La presencia del grupo hidroxilo en la hidroxiprolina permite que ocurra una reacción tipo aldolasa una vez que el anillo ha sido hidrolizado, lo que no es posible con la prolina.

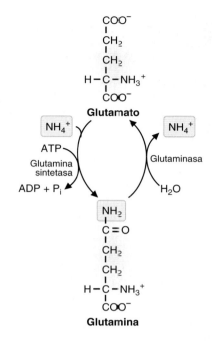

FIGURA 37-9 Síntesis y degradaciónde la glutamina. Diferentes enzimas catalizan la adición y remoción del nitrógeno de la amida de la glutamina. ADP, adenosín difosfato; ATP, adenosín trifosfato; P_i, fosfato inorgánico.

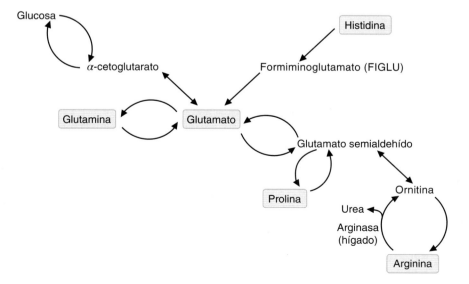

FIGURA 37-8 Aminoácidos que se relacionan a través del glutamato. Estos aminoácidos contienen carbonos que se pueden reconvertir en glutamato, precursor de glucosa en el hígado. Todos estos aminoácidos excepto la histidina se pueden sintetizar a partir de glucosa.

R Si los niveles sanguíneos de metionina y homocisteína son muy elevados y la cistina es baja, la cistationina β-sintasa podría ser defectuosa, pero una deficiencia de cistationasa también es posible. Con una deficiencia de cualquiera de estas enzimas, la cisteína no podría sintetizarse y los niveles de homocisteína se elevarían. La homocisteína se convertiría en metionina por reacciones que requieren vitamina B_{12} y tetrahidrofolato (FH_4) (*véase* cap. 38). Además, sería oxidada a homocistina, que aparecería en la orina. Los valores de cisteína (medidos como su producto de oxidación cistina) serían bajos. Una medición de los niveles de cistationina en suero ayudaría a distinguir entre una deficiencia de cistationasa o de cistationina β-sintasa.

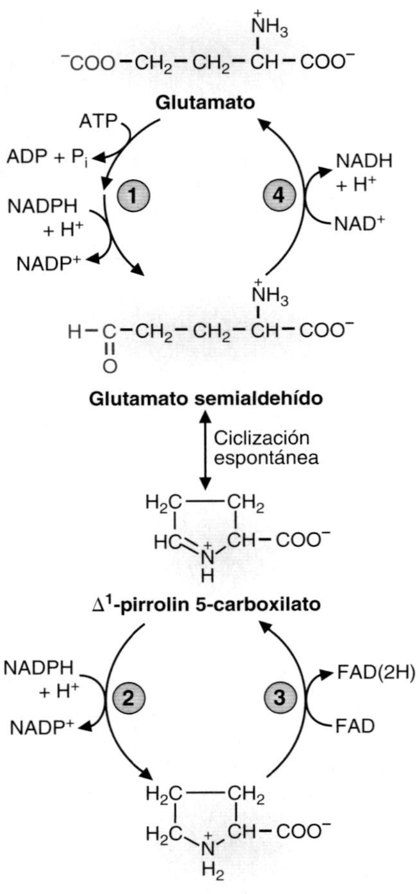

FIGURA 37-10 Síntesis y degradación de la prolina. Las reacciones 1, 3 y 4 ocurren en la mitocondria. La reacción 2 ocurre en el citosol. La síntesis y degradación involucran diferentes enzimas. La reacción de ciclización (formación de una base de Schiff) es no enzimática, es decir, es espontánea. ADP, adenosín difosfato; ATP, adenosín trifosfato; FAD, dinucleótido de flavina y adenina; NAD, dinucleótido de nicotinamida y adenina; P_i, fosfato inorgánico.

Determinados tipos de células tumorales, en particular las células de leucemia, requieren asparagina para su crecimiento. Por lo tanto, la asparaginasa se ha usado como un agente antitumoral. Actúa convirtiendo la asparagina en aspartato en la sangre, disminuyendo la cantidad de asparagina disponible para el crecimiento de las células de un tumor. La asparaginasa se ha estado usando por más de 30 años para tratar la leucemia linfoblástica aguda.

4. Arginina

La arginina se sintetiza a partir del glutamato a través del semialdehído del glutamato, que puede ser transaminado para formar ornitina, un intermediario del ciclo de la urea (*véase* fig. 36-12). Parece ser que las células epiteliales del intestino delgado son las que presentan la mayor actividad de ornitina aminotransferasa (*véase* cap. 40). Entonces, las reacciones del ciclo de la urea producen arginina. Sin embargo, las cantidades de arginina generadas por el ciclo de la urea son adecuadas solo para el adulto y son insuficientes para sostener el crecimiento. Por lo tanto, durante el periodo de crecimiento, la arginina se convierte en un aminoácido esencial. Es importante entender que si la arginina se usa para la síntesis de proteínas, los niveles de ornitina disminuirán, desacelerando por lo tanto el ciclo de la urea. Esto estimulará la formación de ornitina a partir de glutamato.

La arginina se escinde por la arginasa para formar urea y ornitina. Si la ornitina está presente en cantidades superiores a las requeridas para el ciclo de la urea, se transamina a semialdehído de glutamato, que es reducido a glutamato. La conversión de un aldehído en un amino primario es una forma única de una reacción de transaminación y requiere PLP.

5. Histidina

Si bien la histidina no puede ser sintetizada en los seres humanos, cinco de sus carbonos forman glutamato cuando se degrada. En una serie de pasos, la histidina se convierte en formiminoglutamato (FIGLU). Las reacciones subsecuentes transfieren un carbono de FIGLU a la reserva de FH_4 (*véase* cap. 38) y liberan NH_4^+ y glutamato.

B. Aminoácidos relacionados al oxaloacetato (aspartato y asparagina)

El aspartato se produce por transaminación del oxaloacetato. Esta reacción es fácilmente reversible, por lo tanto, el aspartato puede reconvertirse en oxaloacetato (fig. 37-11).

La asparagina se forma a partir del aspartato por una reacción en la que la glutamina provee el nitrógeno para la formación del grupo amida. Así, esta reacción difiere de la síntesis de glutamina a partir de glutamato, en la cual el NH_4^+ aporta el nitrógeno. Sin embargo, la reacción catalizada por la asparaginasa, que hidroliza asparagina a NH_4^+ y aspartato, es análoga a la reacción catalizada por la glutaminasa.

C. Aminoácidos que forman fumarato

1. Aspartato

Aunque la ruta principal de degradación del aspartato involucra su conversión en oxaloacetato, los carbonos del aspartato pueden formar fumarato en el ciclo de la urea (*véase* cap. 36). Esta reacción genera fumarato citosólico, que debe convertirse en malato (usando fumarasa citoplasmática) para su transporte a la mitocondria con fines oxidativos o anapleróticos. Una secuencia análoga de las reacciones ocurre en el ciclo de los nucleótidos de purina. El aspartato reacciona con la monofosfato de inosina (IMP) para formar un intermediario (adenilosuccinato) que luego se escinde formando adenosín monofosfato (AMP) y fumarato (*véase* cap. 39).

2. Fenilalanina y tirosina

La fenilalanina se convierte en tirosina por una reacción de hidroxilación. La tirosina, producida a partir de la fenilalanina u obtenida de la dieta, se oxida formando en última instancia acetoacetato y fumarato. De manera sorprendente, los pasos oxidativos requeridos para alcanzar este punto no son generadores de energía. La conversión de fumarato en malato, seguida por la acción de la enzima málica, permite que los carbonos sean usados para la gluconeogénesis. La conversión de fenilalanina en tirosina y la producción de acetoacetato se consideran más adelante, en la sección IV de este capítulo.

D. Aminoácidos que forman succinil-CoA

Los aminoácidos esenciales metionina, valina, isoleucina y treonina se degradan para formar propionil-CoA. La conversión de propionil-CoA en succinil-CoA es común a sus vías de degradación. La propionil-CoA también se genera a partir de la oxidación de ácidos grasos de cadena impar.

El propionil-CoA se carboxila en una reacción que requiere biotina y forma D-metilmalonil-CoA. El D-metilmalonil-CoA se racemiza a L-metilmalonil-CoA, en una reacción que requiere vitamina B_{12} para producir succinil-CoA, un intermediario del ciclo del ATC (*véase* fig. 30-11).

1. Metionina

La metionina se convierte en *S*-adenosilmetionina (SAM), que dona su grupo metilo a otros compuestos para formar *S*-adenosilhomocisteína (SAH). La SAH se transforma posteriormente en homocisteína (fig. 37-12). La metionina se puede regenerar a partir de la homocisteína por una reacción que requiere FH_4 y vitamina B_{12} (un tema que se considera con más detalle en el cap. 38). De manera alternativa, por reacciones que requieren PLP, la homocisteína puede suministrar el azufre necesario para la síntesis de la cisteína (*véase* fig. 37-7). Posteriormente, los carbonos de la homocisteína son metabo-

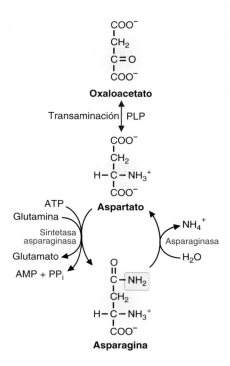

FIGURA 37-11 Síntesis y degradación de aspartato y asparagina. Obsérvese que el nitrógeno de la amida de la asparagina se deriva de la glutamina. (El nitrógeno de la amida de la glutamina proviene de NH_4^+; *véase* fig. 37-8). AMP, adenosín monofosfato; ATP, adenosín trifosfato; PP_i, pirofosfato.

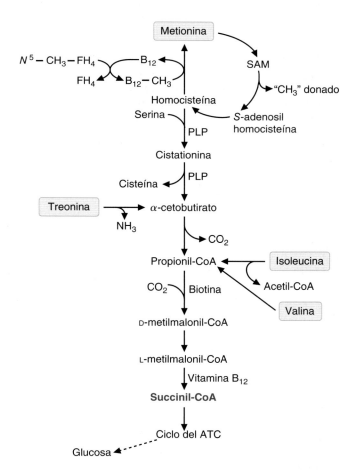

FIGURA 37-12 Conversión de metionina y otros aminoácidos en succinil-CoA. Los aminoácidos metionina, treonina, isoleucina y valina, que forman todos succinil-CoA a través de metilmalonil-CoA, son esenciales en la dieta. Los carbonos de la serina se convierten en cisteína y no forman succinil-CoA por esta vía. Aceti-CoA, acetil coenzima A; ATC, ácido tricarboxílico; B_{12}-CH$_3$, metilcobalamina; N^5-CH$_3$-FH$_4$, N^5-metiltetrahidrofolato; PLP, piridoxal fosfato; propionil-CoA, propionil coenzima A; SAM, S-adenosilmetionina.

Se envió una muestra de la biopsia del hígado de **Horace S.** al laboratorio de investigación bioquímica del hospital para pruebas enzimáticas. Se informó que la actividad de la cistationina β-sintasa era 7% de la encontrada en un hígado normal.

La homocistinuria es causada por deficiencias en las enzimas cistationina β-sintasa y cistationasa, así como también por deficiencias del metiltetrahidrofolato (CH$_3$-FH$_4$) o de la metil-B$_{12}$. Las deficiencias del CH$_3$-FH$_4$ o de la metil-B$_{12}$ son causadas por una ingestión inadecuada de folato o vitamina B$_{12}$ en la dieta o por enzimas defectuosas involucradas en unir grupos metilo al tetrahidrofolato (FH$_4$), transfiriendo grupos metilo de FH$_4$ a B$_{12}$, o transfiriéndolos desde la B$_{12}$ a homocisteína para formar metionina (*véase* cap. 38).

¿La homocistinuria de **Horace S.** es causada por alguno de estos problemas?

Los niveles de metionina de **Horace S.** son elevados y sus niveles de vitamina B_{12} y folato son normales. Por lo tanto, no tiene una deficiencia de la dieta de folato o vitamina B_{12} o de las enzimas que transfieren grupos metilo desde el tetrahidrofolato a la homocisteína para formar metionina. En estos casos, los niveles de homocisteína son elevados, pero los de metionina son bajos.

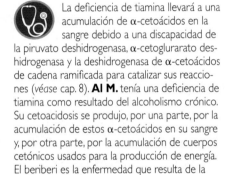

¿Qué compuestos forman succinil-CoA a partir de propionil-CoA y metilmalonil-CoA?

La deficiencia de tiamina llevará a una acumulación de α-cetoácidos en la sangre debido a una discapacidad de la piruvato deshidrogenasa, α-cetoglurarato deshidrogenasa y la deshidrogenasa de α-cetoácidos de cadena ramificada para catalizar sus reacciones (*véase* cap. 8). **Al M.** tenía una deficiencia de tiamina como resultado del alcoholismo crónico. Su cetoacidosis se produjo, por una parte, por la acumulación de estos α-cetoácidos en su sangre y, por otra parte, por la acumulación de cuerpos cetónicos usados para la producción de energía. El beriberi es la enfermedad que resulta de la deficiencia de tiamina.

La enfermedad de la orina con olor a jarabe de arce se caracteriza por una deficiencia de la deshidrogenasa de los α-cetoácidos de cadena ramificada que descarboxila oxidativamente los aminoácidos de cadena ramificada. Como resultado de esto se acumulan los aminoácidos de cadena ramificada y sus α-cetoanálogos (producidos por transaminación). Aparecen en la orina dándole el olor a jarabe de arce o azúcar quemada. La acumulación de los α-cetoanálogos lleva a complicaciones neurológicas. Esta condición es difícil de tratar por restricción de la dieta porque las alteraciones en el metabolismo de estos tres aminoácidos contribuyen a la enfermedad.

La alcaptonuria sucede cuando el homogentisato, un intermediario en el metabolismo de la tirosina, no puede continuar su oxidación por deficiencia de la homogentisato oxidasa en la vía. El homogentisato se acumula y se autooxida formando un pigmento oscuro, que pigmenta la orina y mancha los pañales de los bebés afectados. La acumulación crónica de este pigmento en el cartílago a lo largo de la vida puede causar dolor artrítico en las articulaciones.

lizados a α-cetobutirato, que experimenta una decarboxilación oxidativa a propionil-CoA. El propionil-CoA luego se convierte en succinil-CoA (*véase* fig. 37-12).

2. Treonina

En los seres humanos, la treonina se degrada principalmente por una deshidratasa que requiere PLP a amoniaco y α-cetobutirato, que de forma subsecuente experimenta la decarboxilación oxidativa para formar propionil-CoA, como en el caso de la metionina (*véase* fig. 37-12).

3. Valina e isoleucina

Los aminoácidos de cadena ramificada (valina, isoleucina y leucina) son combustibles universales y la tasa de degradación de estos aminoácidos es baja en la mitocondria de la mayoría de los tejidos, pero en los músculos se lleva a cabo el nivel más alto de oxidación de los aminoácidos de cadena ramificada. Los aminoácidos de cadena ramificada componen casi 25% del contenido de una proteína promedio; por lo tanto, su uso como combustible es bastante significativo. La vía degradativa para la valina y la isoleucina tiene dos funciones principales, la primera es generar energía y la segunda proveer precursores para reponer los intermediarios del ciclo del ATC (anaplerosis). La valina y la isoleucina contienen carbonos que forman succinil-CoA. El paso inicial en la degradación de los aminoácidos de cadena ramificada es una reacción de transaminación. Si bien la enzima que cataliza esta reacción está presente en la mayoría de los tejidos, el nivel de actividad varía de tejido en tejido, y es en particular alta en el músculo. En el segundo paso de la vía degradativa, los α-ceto análogos de estos aminoácidos experimentan decarboxilación oxidativa por el complejo α-cetoácido deshidrogenasa, en una reacción similar en cuanto a su mecanismo y requerimientos de cofactores a la piruvato deshidrogenasa y α-cetoglutarato deshidrogenasa (*véase* cap. 23). De igual modo que la primera enzima de la vía, el nivel más alto de actividad de esta deshidrogenasa se encuentra en el tejido muscular. En seguida, las vías de degradación de estos aminoácidos siguen rutas paralelas (fig. 37-13). Los pasos son análogos a aquellos de la β-oxidación de los ácidos grasos, por lo tanto, NADH y FAD(2H) se generan para producir energía.

La valina y la isoleucina se convierten en succinil-CoA (*véase* fig. 37-12). La isoleucina también forma acetil-CoA. La leucina, el tercer aminoácido de cadena ramificada, no produce succinil-CoA sino acetoacetato y acetil-CoA y por lo tanto es un aminoácido estrictamente cetogénico.

IV. Aminoácidos que forman acetil-CoA y acetoacetato

Siete aminoácidos producen acetil-CoA o acetoacetato y, por lo tanto, se categorizan como cetogénicos. De estos, la isoleucina, la treonina y los aminoácidos aromáticos (fenilalanina, tirosina y triptófano) se convierten en compuestos que producen tanto glucosa como acetil-CoA o acetoacetato (fig. 37-14). La leucina y la lisina no producen glucosa, sino acetil-CoA y acetoacetato.

A. Fenilalanina y tirosina

La fenilalanina se transforma en tirosina, que desarrolla una degradación oxidativa (fig. 37-15). El último paso en la vía produce fumarato y el cuerpo cetónico acetoacetato. Las deficiencias de las diferentes enzimas en la vía dan como resultado fenilcetonuria (PKU), tirosinemia y alcaptonuria.

La fenilalanina se hidroxila para formar tirosina por una oxidasa de función mixta, fenilalanina hidroxilasa (PAH), que requiere oxígeno molecular y BH_4 (fig. 37-16). El cofactor BH_4 se convierte en dihidrobiopterina quinonoide por esta reacción. La BH_4 no se sintetiza a partir de una vitamina; se puede sintetizar en el cuerpo a partir de trifosfato de guanosina (GTP). Sin embargo, como es el caso con otros cofactores, el organismo contiene cantidades limitadas de la coenzima. Por lo tanto, la dihidrobiopterina debe reconvertirse en BH_4, para que continúe la reacción de síntesis de tirosina.

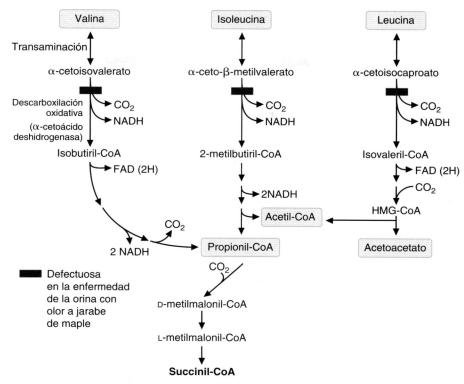

FIGURA 37-13 Degradación de los aminoácidos de cadena ramificada. La valina forma propionil-CoA. La isoleucina forma propionil-CoA y acetil-CoA. La leucina forma acetoacetato y acetil-CoA. FAD, dinucleótido de flavina y adenina; HMG-CoA, hidroximetilglutaril coenzima A; isobutiril-CoA, isobutiril coenzima A; isovaleril-CoA, isovaleril coenzima A; metilbutiril-CoA, metilbutiril coenzima A; metilmalonil-CoA, metilmalonil coenzima A; NADH, dinucleótido de nicotinamida y adenina reducido; succinil-CoA, succinil coenzima A.

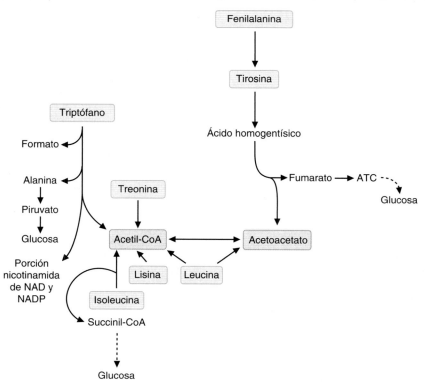

FIGURA 37-14 Aminoácidos cetogénicos. Algunos de estos aminoácidos (triptófano, fenilalanina y tirosina) también contienen carbonos que pueden formar glucosa. La leucina y la lisina son estrictamente cetogénicas, ya que no forman glucosa. Acetil-CoA, acetil coenzima A; ATC, ácido tricarboxílico; NAD, dinucleótido de nicotinamida y adenina; succinil-CoA, succinil coenzima A.

Además de la metionina, treonina, isoleucina y valina (véase fig. 37-12), los últimos tres carbonos en el extremo ω de los ácidos grasos de cadena impar forman succinil-CoA por esta ruta (véase cap. 30).

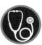

La tirosinemia transitoria se observa con frecuencia en los neonatos, en especial en aquellos que son prematuros. Para la mayoría, la condición se presenta como benigna y la restricción de la proteína de la dieta hace que la tirosina plasmática vuelva a concentraciones normales. Lo más probable es que el defecto bioquímico sea un bajo nivel, atribuible a la inmadurez, de 4-hidroxifenilpiruvato dioxigenasa. Como la enzima requiere ascorbato, el suplemento de ascorbato en la dieta también ayuda a reducir los valores de la tirosina circulante.

Otros tipos de tirosinemia se relacionan con defectos de enzimas específicas (véase fig. 37-15). La tirosinemia II es causada por un deficiencia genética de la tirosina aminotransferasa (TAT) y puede llevar a lesiones en el ojo y la piel, así como a problemas neurológicos. Los pacientes son tratados con una dieta baja en tirosina y baja en fenilalanina.

La tirosinemia I (también llamada tirosinosis) es causada por una deficiencia genética de la fumarilacetoacetato hidrolasa. La forma aguda se asocia con insuficiencia hepática y muerte en el primer año de vida.

Un pequeño subconjunto de pacientes con hiperfenilalaninemia muestra una reducción apropiada en las concentraciones de fenilalanina plasmática con una restricción en la dieta de este aminoácido; sin embargo, estos pacientes desarrollarán síntomas neurológicos progresivos y crisis convulsivas (hiperfenilalaninemia "maligna"). Estos neonatos muestran una actividad normal de la fenilalanina hidroxilasa (PAH), pero tienen una deficiencia en la dihidropteridina reductasa (DHPR), una enzima requerida para la regeneración de tetrahidrobiopterina (BH$_4$), un cofactor de PAH (véase fig. 37-17). Con menor frecuencia, la actividad de DHPR es normal, pero existe un defecto en la biosíntesis de BH$_4$. En cualquier caso, la terapia dietética corrige la hiperfenilalaninemia. Sin embargo, la BH$_4$ es también un cofactor para otras dos hidroxilaciones requeridas en la síntesis de neurotransmisores en el cerebro: la hidroxilación de triptófano a 5-hidroxitriptófano y de tirosina a L-DOPA (véase cap. 46). Debido a que BH$_4$ no penetra al SNC, los pacientes también necesitan terapia de sustitución para los neurotransmisores. Sin embargo, los pacientes a menudo tienen déficits neurológicos.

Si los niveles de niacina y triptófano en la dieta son insuficientes, se desarrolla la condición conocida como pelagra. Los síntomas de la pelagra son dermatitis, diarrea, demencia y, por última, muerte. Además, el metabolismo anormal del triptófano ocurre cuando existe una deficiencia de la vitamina B$_6$. Los intermediarios de cinurenina en la degradación del triptófano no pueden ser escindidos porque la cinureninasa requiere PLP derivado de la vitamina B$_6$. En consecuencia, estos intermediarios entran a una vía menor para el metabolismo del triptófano que produce ácido xanturénico, que se excreta en la orina.

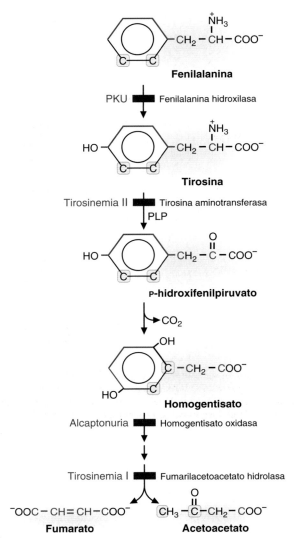

FIGURA 37-15 Degradación de fenilalanina y tirosina. El grupo carboxilo forma CO_2 y los otros carbonos forman fumarato o acetoacetato como se indica. Las deficiencias enzimáticas (*barras oscuras*) resultan en las enfermedades indicadas. PKU, fenilcetonuria; PLP, piridoxal fosfato.

B. Triptófano

El triptófano se oxida para producir alanina (a partir de los carbonos que no integran el anillo), formato y acetil-CoA. El triptófano es, por lo tanto, glucogénico y cetogénico (fig. 37-17).

NAD$^+$ y NADP$^+$ se pueden producir a partir de la estructura de anillo del triptófano. Por lo tanto, el triptófano "ahorra" los requerimientos de la dieta de niacina. Cuanto más altos son los niveles de la dieta del triptófano, más bajos son los niveles de niacina requeridos para evitar síntomas de insuficiencia.

C. Treonina, isoleucina, leucina y lisina

Como se discutió antes, la ruta principal de degradación de treonina en los seres humanos es a través de la treonina deshidratasa (véase sec. III.D.2). En una vía menor, la degradación de treonina por la treonina aldolasa produce glicina y acetil-CoA en el hígado.

La isoleucina produce succinil-CoA y acetil-CoA (véase sec. III.D.3).

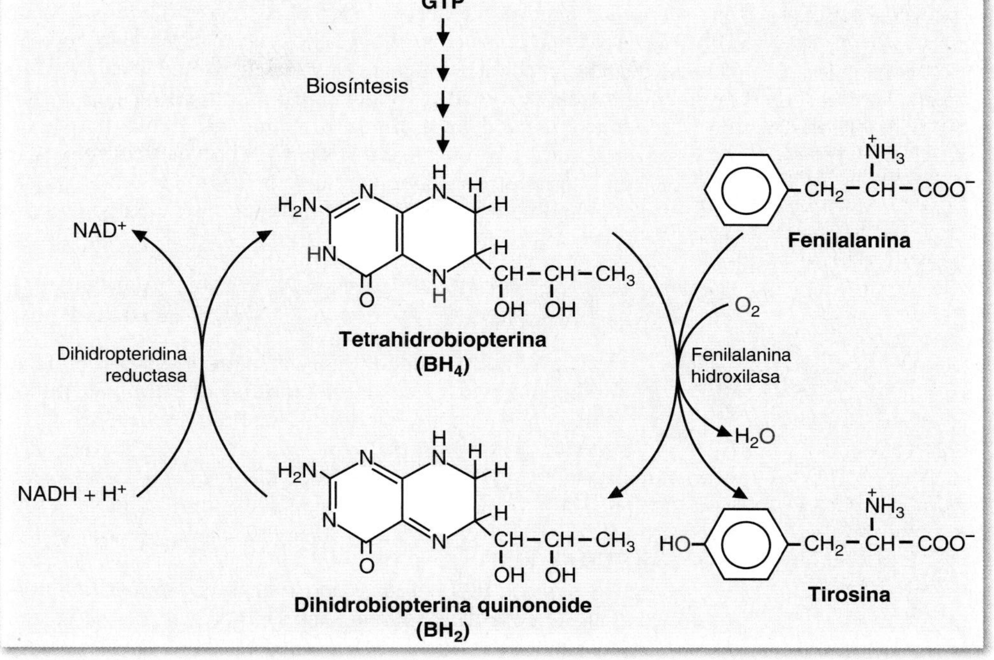

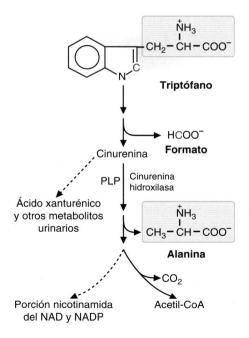

FIGURA 37-16 Hidroxilación de la fenilalanina. La fenilalanina hidroxilasa (PAH) es una oxidasa de función mixta, es decir, el oxígeno molecular (O_2) dona un átomo al agua y uno al producto, tirosina. El cofactor tetrahidrobiopterina (BH_4) se oxida a dihidrobiopterina (BH_2) y debe reducirse de nuevo a BH_4 para que PAH continúe formando tirosina. El BH_4 se sintetiza en el organismo a partir de GTP. PKU resulta de deficiencias de PAH (la forma clásica), de dihidropteridina reductasa o de enzimas de la vía de biosíntesis de BH_4.

FIGURA 37-17 Degradación del triptófano. Uno de los carbonos del anillo (en *rojo*) genera formato. La porción no anular (indicada por el *recuadro*) forma alanina. La cinurenina es un intermediario que puede ser convertido en varios productos de excreción urinaria (p. ej., xanturenato), puede ser degradado a CO_2 y acetil-CoA o ser convertido a la fracción nicotinamida de NAD y NADP, que también se pueden formar a partir de la niacina. PLP, piridoxal fosfato.

En pruebas de sangre más específicas de **Petria Y.**, el valor plasmático de fenilalanina estaba elevado a 25 mg/dL (intervalo de referencia: < 1.2 mg/dL). En la orina se encontraron cantidades importantes de varias fenilcetonas y otros productos del metabolismo de la fenilalanina, que le dan a la orina su olor característico.

Fenilalanina

Transaminación

Fenilpiruvato

CO_2

Fenilacetato

Fenilactato

Se envió una biopsia de hígado al laboratorio de investigación de química especial, donde se determinó que el nivel de actividad de PAH en la sangre de **Petria Y.** era inferior a 1% de la encontrada en neonatos normales. Se le diagnosticó fenilcetonuria (PKU) "clásica".

Hasta que la terapia génica permita la sustitución *in vivo* del gen defectuoso de la PAH por la secuencia normal, el pilar de la terapia en la PKU clásica es mantener los valores de fenilalanina en sangre entre 3 y 12 mg/dL mediante una restricción de la dieta de este aminoácido esencial.

La leucina es puramente cetogénica y produce hidroximetilglutaril CoA (HMG-CoA), que se escinde para formar acetil-CoA y el cuerpo cetónico acetoacetato (*véanse* figs. 37-13 y 37-14). La mayoría de los tejidos en los cuales se oxida la leucina pueden usar cuerpos cetónicos, con excepción del hígado. De igual modo que la valina y la isoleucina, la leucina es un combustible universal cuyo metabolismo primario ocurre en el músculo.

La lisina no se puede transaminar directamente en ninguno de sus dos grupos amino. La lisina se degrada por una vía compleja en la que la sacaropina, α-cetoadipato y crotonil-CoA son intermediarios. Durante la vía de degradación, se generan NADH y $FADH_2$ para producción de energía. En última instancia, la lisina genera acetil-CoA (*véase* fig. 37-14) y es estrictamente cetogénica.

COMENTARIOS CLÍNICOS

Petria Y. La incidencia total de fenilcetonuria (PKU), que lleva a la hiperfenilalaninemia, es de alrededor de 1 por 10 000 nacimientos, con una amplia variación étnica y geográfica. La PKU ocurre por transmisión autosómica recesiva de un gen defectuoso de la PAH, que provoca acumulación de la fenilalanina en la sangre, que alcanza niveles mucho más altos de lo normal en niños pequeños y adultos (< 1 a 2 mg/dL). En los neonatos, el límite superior normal es casi dos veces este valor. Valores más grandes que 20 mg/dL se encuentran usualmente en pacientes, tales como **Petria Y.**, que tiene PKU "clásica".

Los pacientes con PKU clásica, por lo general, se muestran normales al nacer. Si la enfermedad no se reconoce y se trata dentro del primer mes de vida, el lactante desarrolla paulatinamente grados variables de discapacidad intelectual irreversible (coeficientes IQ con frecuencia en menores a 50), maduración psicomotriz retrasada, temblores, ataques, eczema e hiperactividad. Las secuelas neurológicas pueden ser el resultado, en parte, de la interacción competitiva de la fenilalanina con los sistemas cerebrales de transporte de aminoácidos y la inhibición de la síntesis de los neurotransmisores. Una intervención dietética exitosa para la fenilcetonuria incluye la reducción de ingesta de fenilalanina, en adultos, esto puede incluir la suplementación de la dieta con aminoácidos neutros grandes (como triptófano, tirosina, histidina y leucina). Estos aminoácidos neutros grandes comparten un sistema de transporte (el sistema L) con la fenilalanina, y pueden superar los altos niveles de fenilalanina en la sangre, permitiendo que los precursores de los neurotransmisores entren en el sistema nervioso. Si la enfermedad no es reconocida a tiempo, las alteraciones bioquímicas llevan a la síntesis de mielina dañada y retrasar el desarrollo neuronal, que da como resultado el cuadro clínico en los pacientes como **Petria Y.** Debido a la simplicidad de la prueba para fenilcetonuria (niveles elevados de fenilalanina en la sangre), se requiere que a todos los neonatos en Estados Unidos se les practique la prueba de fenilcetonuria al nacer. La detección oportuna de la enfermedad, puede llevar a un tratamiento temprano y las consecuencias neurológicas de la enfermedad pueden ser evitadas.

Para restringir los niveles dietéticos de fenilalanina, se usan preparaciones semisintéticas especiales (como Lofenalac®, Periflex® o PhenilAde® en Estados Unidos. El uso de estas preparaciones reduce la ingesta dietética de fenilalanina de 250 a 500 mg/día mientras se mantiene un consumo normal de todos los otros nutrientes. Aunque está comúnmente aceptado que es obligatorio el apego escrupuloso a este régimen en la primera década de vida, hay menos consenso en lo que se refiere a su uso indefinido. Sin embargo, la evidencia sugiere que sin el cumplimiento de por vida con la restricción de la dieta de fenilalanina, incluso los adultos desarrollarán como mínimo una secuela neurológica de PKU. Una mujer embarazada con PKU debe poner especial cuidado en mantener valores plasmáticos satisfactorios de fenilalanina durante el periodo de gestación para evitar los efectos adversos de la hiperfenilalaninemia en el feto. El uso de glucomacropéptido a partir del suero de la leche es un desarrollo prometedor para el tratamiento de la fenilcetonuria. Esta proteína no contiene fenilalanina cuando está pura, mientras que el aislado tiene un contenido muy bajo de fenilalanina (debido a contaminantes) y provee niveles adecuados de otros aminoácidos. El uso del glucomacropéptido en la preparación de la dieta para fenilcetonuria se está expandiendo y provee alternativas a la terapia dietética que no estaban disponibles con anterioridad.

Los padres de **Petria Y.** recibieron instrucciones minuciosas de la dieta, que siguieron cuidadosamente. Si bien su pediatra no era muy optimista, se esperaba que el daño causado a su sistema nervioso antes de la terapia dietética fuera mínimo y que su desarrollo psicomotriz posterior le permitiera llevar una vida relativamente normal.

Horace S. El rasgo bioquímico más característico de la insuficiencia de cistationina β-sintasa, que afecta a **Horace S.**, es la acumulación de homocist(e)ína y metionina en la sangre. Como la reabsorción tubular renal de la metionina es muy eficiente, este aminoácido puede no aparecer en la orina. La homocistina, disulfuro de la homocisteína, es reabsorbida con menor eficiencia y las cantidades que exceden 1 mmol se pueden excretar en la orina diariamente.

En el tipo de homocistinuria en la que el paciente es deficiente en cistationina β-sintasa, se presume que la elevación de la concentración de metionina en suero es el resultado de tasas aumentadas de conversión de homocisteína en metionina, debido a una mayor disponibilidad de homocisteína (*véase* fig. 37-12). En la homocistinuria tipo II y tipo III, en las que hay una deficiencia en la síntesis de metilcobalamina y N^5-metiltetrahidrofolato, respectivamente (ambos requeridos para la metilación de homocisteína para formar metionina), los valores de homocisteína sérica están elevados porque los niveles de metionina en suero son bajos (*véase* fig. 37-12).

Los episodios vasculares agudos son comunes en estos pacientes. Se ha informado sobre la aparición de trombos (coágulos de sangre) y embolias (coágulos desprendidos que han viajado a sitios distantes en el sistema vascular) en casi todas las arterias y venas principales, así como en vasos más pequeños. Estos coágulos producen infartos en órganos vitales como hígado, miocardio (músculo cardiaco), pulmones, riñones y muchos otros tejidos. Aun cuando los niveles altos de homocisteína se han implicado en potenciar la agregación plaquetaria y el daño a las células endoteliales vasculares (lo que causa coagulación y ateroesclerosis acelerada), todavía no se han establecido mecanismos generales aceptados para estos episodios vasculares.

El tratamiento está dirigido a la reducción oportuna de las concentraciones elevadas de homocisteína y metionina en la sangre. Además de una dieta baja en metionina, dosis muy altas de pirodixina (vitamina B_6) oral han disminuido significativamente los valores plasmáticos de homocisteína y metionina en algunos pacientes con deficiencia de cistationina β-sintasa. (Los "respondedores" al tratamiento con piridoxina, genéticamente predispuestos, constituyen aproximadamente 50% de las personas con homocistinuria tipo I). El piridoxal fosfato (PLP) funciona como un cofactor de la cistationina β-sintasa; sin embargo, no se conocen las propiedades moleculares de la enzima defectuosa que confiere sensibilidad a la terapia con vitamina B_6.

Los términos **hipermetioninemia**, **homocistinuria** (o -emia) y **cistationinuria** (o -emia) designan alteraciones bioquímicas y no son enfermedades clínicas específicas. Cada una de ellas puede ser causada por más de un defecto genético específico. Por ejemplo, al menos siete alteraciones genéticas distintas pueden causar la excreción aumentada de homocisteína en la orina. Una deficiencia de cistationina β-sintasa es la causa más común de la homocistinuria, lo cual se ha verificado con más de 600 casos comprobados.

Los hallazgos patológicos que subyacen las características clínicas manifestadas por **Horace S.** son presumiblemente (aunque no está comprobado) la consecuencia de elevaciones crónicas de homocisteína (y quizá otros compuestos, p. ej., metionina) en la sangre y tejidos. Las fibras zonulares que normalmente sostienen el cristalino del ojo en su lugar se desgarran y se rompen, ocasionando una dislocación del cristalino. El esqueleto revela una pérdida de la densidad ósea (es decir, osteoporosis), que puede explicar la curvatura de la columna. La elongación de los huesos largos por encima de su longitud normal, genéticamente determinada, lleva a una estatura alta.

Experimentos realizados en animales sugieren que las concentraciones aumentadas de homocisteína y metionina en el cerebro pueden atrapar la adenosina en forma de S-adenosilhomocisteína, disminuyendo sus niveles. Como la adenosina normalmente actúa como un depresor del sistema nervioso central, su deficiencia se puede asociar con una disminución del umbral convulsivo así como con una reducción en la función cognitiva.

COMENTARIOS BIOQUÍMICOS

Fenilcetonuria. Se han descubierto muchas enfermedades de deficiencias enzimáticas que afectan las vías del metabolismo de los aminoácidos. Estas enfermedades por deficiencia han ayudado a los investigadores a dilucidar las vías en los seres humanos, en quienes la manipulación experimental es, en el mejor de los casos, no ética. Estas mutaciones espontáneas ("experimentos" de la naturaleza), si bien son devastadores para los pacientes, han dado como resultado una comprensión de estas enfermedades que ahora permiten el tratamiento de errores innatos del metabolismo que alguna vez fueron considerados intratables.

La PKU clásica es causada por mutaciones en el gen que codifica la enzima fenilalanina hidroxilasa (PAH), ubicado en el cromosoma 12. Esta enzima normalmente cataliza la hidroxilación de fenilalanina a tirosina, el paso limitante de la velocidad en la vía principal del catabolismo de la fenilalanina.

En los primeros experimentos, el análisis de secuencia de clonas mutantes indicó una sola sustitución de base en el gen, con una transición G a A en el sitio de empalme del donador canónico 5′ del intrón 12 y la expresión de una proteína inestable y truncada como producto.

Esta proteína carece de la región *C*-terminal, un cambio estructural que produce menos de 1% de la actividad normal del PAH.

Desde estos estudios iniciales, el análisis del ADN ha mostrado más de 100 mutaciones (de sentido erróneo, sin sentido, inserciones y deleciones) en el gen de PAH, asociadas con la hiperfenilalaninemia PKU y no PKU. El hecho de que la PKU es un fenotipo heterogéneo está apoyado por estudios que miden la actividad de PAH en muestras de biopsia de hígado de un gran número de pacientes con grados variados de hiperfenilalaninemia. La actividad de PAH variaba desde menos de 1% de lo normal en pacientes con PKU clásica hasta un máximo de 35% de lo normal en aquellos con una forma no PKU de hiperfenilalaninemia (tal como un defecto en la producción de BH_4 véase cap. 46).

Las enfermedades genéticas que afectan la degradación de aminoácidos discutidas en este capítulo, se resumen en la tabla 37-1. Esto es solo un listado parcial de deficiencias en el metabolismo de los aminoácidos; hay muchos otros menos comunes que no se trataron en este capítulo.

TABLA 37-1 Trastornos genéticos del metabolismo de los aminoácidos

VÍA DE DEGRADACIÓN DEL AMINOÁCIDO	ENZIMA AUSENTE	PRODUCTO QUE SE ACUMULA	ENFERMEDAD	SÍNTOMAS
Fenilalanina	Fenilalanina hidroxilasa	Fenilalanina	PKU (clásica)	Discapacidad intelectual
	Dihidropteridina reductasa	Fenilalanina	PKU (no clásica)	Discapacidad intelectual
	Homogentisato oxidasa	Ácido homogentísico	Alcaptonuria	Orina negra, artritis
	Fumarilacetoacetato hidrolasa	Fumarilacetoacetato	Tirosinemia I	Insuficiencia hepática, muerte temprana
Tirosina	Tirosina aminotransferasa	Tirosina	Tirosinemia II	Defectos neurológicos
Metionina	Cistationasa	Cistationina	Cistationinuria	Benigna
	Cistationina β-sintasa	Homocisteína	Homocisteinemia	Complicaciones cardiovasculares y problemas neurológicos
Glicina	Glicina transaminasa	Glioxilato	Oxaluria primaria tipo I	Disfunción renal causada por la formación de cálculos
Aminoácidos de cadena ramificada (leucina, isoleucina, valina)	Deshidrogenasa de α-cetoácidos de cadena ramificada	α-cetoácidos de los aminoácidos de cadena ramificada	Enfermedad de la orina con olor a jarabe de arce	Discapacidad intelectual

CONCEPTOS CLAVE

- Los seres humanos pueden sintetizar solamente 11 de los 20 aminoácidos requeridos para la síntesis de proteínas; los otros nueve son considerados aminoácidos esenciales en la dieta.
- El metabolismo de los aminoácidos requiere en gran medida los cofactores piridoxal fosfato, tetrahidrobiopterina (BH_4) y tetrahidrofolato (FH_4).
  - El PLP se requiere principalmente para las reacciones de transaminación.
  - El BH_4 se requiere para las reacciones de hidroxilación de anillos.
  - El FH_4 se requiere para el metabolismo que involucra el movimiento de un carbono y se discute más adelante en el capítulo 38.
- Los aminoácidos no esenciales se pueden sintetizar a partir de los intermediarios de la glucólisis (serina, glicina, cisteína y piruvato), los intermediarios del ciclo del ATC (aspartato, asparagina, glutamato, glutamina, prolina, arginina y ornitina) o a partir de aminoácidos existentes (tirosina desde fenilalanina).
- Cuando los aminoácidos se degradan, el nitrógeno se convierte en urea y los esqueletos de carbono se clasifican como glucogénicos (un precursor de la glucosa) o cetogénicos (un precursor de los cuerpos cetónicos).
- Los defectos en las vías de degradación de los aminoácidos pueden ser causa de determinadas enfermedades.
  - La degradación de glicina puede llevar a la producción de oxalato, el cual a su vez puede originar la formación de un tipo de cálculo renal.
  - Defectos en la degradación de la metionina pueden llevar a la hiperhomocisteinemia, que ha sido relacionada con alteraciones de la coagulación sanguínea y enfermedad cardiaca.

◆ Un defecto en la degradación de aminoácidos de cadena ramificada lleva a la enfermedad de la orina con olor a jarabe de maple, que tiene graves consecuencias neurológicas.

◆ Defectos en la degradación de fenilalanina y tirosina llevan a la PKU, alcaptonuria, tirosinemia I y II y albinismo.

◆ En la tabla 37-2 se resume, en un formato ligeramente diferente de la tabla 37-1, las enfermedades revisadas en este capítulo.

TABLA 37-2	Enfermedades revisadas en el capítulo 37	
ENFERMEDAD O ALTERACIÓN	**AMBIENTAL O GENÉTICA**	**COMENTARIOS**
PKU	Genética	La PKU clásica es causada por un defecto en la fenilalanina hidroxilasa, mientras que la PKU no clásica es causada por un defecto en la dihidropteridina reductasa (o una incapacidad para sintetizar tetrahidrobiopterina). Ambas formas de PKU provocan retraso mental si el tratamiento no se inicia a una edad temprana.
Alcaptonuria	Genética	La alcaptonuria es causada por un defecto en la homogentisato oxidasa, lo que causa acumulación de ácido homogentísico. Se puede desarrollar artritis en etapas posteriores de la vida.
Tirosinemia	Genética	La tirosinemia tipo I es un defecto en la fumarilacetoacetato hidrolasa, causando insuficiencia hepática y muerte temprana. La tirosinemia tipo II es un defecto en la tirosina aminotransferasa que provoca defectos neurológicos.
Cistationinuria	Genética	Un defecto en la cistationasa que lleva a la acumulación de cistationina. No hay complicaciones mayores por esta mutación.
Homocisteinemia	Genética	Un defecto en la cistationina β-sintasa resulta en la acumulación de homocisteína, que puede provocar complicaciones cardiológicas y neurológicas en el paciente.
Oxaluria primaria tipo I	Genética	Un defecto en la glicina transaminasa provoca acumulación de oxalato e insuficiencia renal debido a la formación de cálculos en los riñones.
Enfermedad de la orina con olor a jarabe de maple	Genética	Un defecto en la deshidrogenasa de α-cetoácidos de cadena ramificada, que tiene como consecuencia la acumulación de α-cetoácidos de los aminoácidos de cadena ramificada y que provoca discapacidad intelectual.
Cistinosis	Genética	Un defecto en la proteína de transporte que lleva cistina a través de las membranas lisosomales, con tres formas de enfermedades. La cistina se acumula en los lisosomas, interfiriendo su función y al final los destruye y que afectan a diferentes órganos.
Deficiencia de tiamina	Ambiental	Una deficiencia de tiamina que tiene como consecuencia la acumulación de α-cetoácidos porque la enzima que cataliza las reacciones de descarboxilación oxidativa no es funcional en ausencia de esta vitamina. Esto interfiere con la producción de energía y provoca cetoacidosis.

PKU, fenilcetonuria.

PREGUNTAS DE REVISIÓN: CAPÍTULO 37

1. Si un individuo tiene deficiencia de vitamina B_6, ¿cuál de los siguientes aminoácidos podría ser aún sintetizado y considerado no esencial?
   A. Tirosina
   B. Serina
   C. Alanina
   D. Cisteína
   E. Aspartato

2. La degradación de aminoácidos se puede clasificar en familias que reciben su nombre por el producto final de la vía degradativa. ¿Cuál de los siguientes es uno de esos productos finales?

   A. Citrato
   B. Gliceraldehído 3-fosfato
   C. Fructosa 6-fosfato
   D. Malato
   E. Succinil-CoA

3. Una recién nacida tiene niveles elevados de fenilalanina y fenilpiruvato en su sangre. ¿Cuál de las siguientes enzimas puede ser deficiente en este neonato?
   A. Fenilalanina deshidrogenasa
   B. Fenilalanina oxidasa
   C. Dihidropteridina reductasa
   D. Tirosina hidroxilasa
   E. Tetrahidrofolato sintasa

4. ¿Para cuáles de las siguientes vías de reacción o reacciones individuales se requiere el PLP?
   A. Fenilalanina → tirosina
   B. Metionina → cisteína + α-cetobutirato
   C. Propionil-CoA → succinil-CoA
   D. Piruvato → acetil-CoA
   E. Glucosa → glucógeno

5. ¿Una deficiencia de ácido fólico interferiría con la síntesis de cuál de los siguientes aminoácidos a partir de los precursores indicados?
   A. Aspartato a partir de oxaloacetato y glutamato
   B. Glutamato a partir de glucosa y amoniaco
   C. Glicina a partir de glucosa y alanina
   D. Prolina a partir de glutamato
   E. Serina a partir de glucosa y alanina

6. Un recién nacido presenta síntomas de orina con olor a jarabe de maple, pero también presenta concentraciones elevadas de ácido láctico en la sangre (acidosis láctica). Suponiendo que este es un trastorno hereditario con una sola mutación genética, ¿cuál de los siguientes es un sustrato probable para la proteína mutada?
   A. α-cetoácidos
   B. Aminoácidos
   C. Monosacáridos
   D. Nucleótidos
   E. Nucleósidos
   F. Ácidos dicarboxílicos

7. Un niño fue diagnosticado recientemente con PKU clásica. Parte del plan de tratamiento para el niño es la suplementación con dosis altas de triptófano, leucina y tirosina. El sustento para este tratamiento es uno de los siguientes:
   A. Inhibir la actividad de PAH
   B. Aumentar la síntesis de neurotransmisores
   C. Iniciar la actividad de PAH
   D. Estimular la síntesis de proteínas
   E. Inhibir la síntesis de proteínas
   F. Disminuir la biosíntesis de neurotransmisores

8. Una persona ha sido diagnosticada con enfermedad de Hartnup y está presentando síntomas compatibles con deficiencia de niacina. En este paciente ¿cuál aminoácido ya no es capaz de "ahorrar" el requerimiento dietético de niacina?
   A. Alanina
   B. Triptófano
   C. Glutamina
   D. Leucina
   E. Metionina

9. Los aminoácidos son un sustrato importante para la gluconeogénesis durante el ayuno. ¿Cuál de los siguientes es el principal aminoácido gluconeogénico que recibe el hígado del músculo?
   A. Alanina
   B. Glicina
   C. Cisteína
   D. Piruvato
   E. Triptófano

10. ¿Cuál aminoácido está involucrado en la producción de glutatión, un antioxidante importante?
    A. Glutamina
    B. Glutamato
    C. Prolina
    D. Ornitina
    E. Arginina

11. En condiciones de estrés, la liberación de cortisol estimula la degradación de las proteínas musculares para proporcionar carbones para la gluconeogénesis y la síntesis de glucógeno en el hígado. ¿Cuál es el aminoácido menos probable que proporcione carbohidratos para la función del hígado en estas condiciones?
    A. Alanina
    B. Valina
    C. Isoleucina
    D. Leucina
    E. Histidina

12. La nitisinona es un fármaco utilizado para tratar a los pacientes con alcaptonuria o tirosinemia, tipo 1. No es eficaz como tratamiento de la tirosinemia de tipo 2. El uso del fármaco reduce de forma significativa la acumulación de productos que normalmente se observa en la alcaptonuria o tirosinemia de tipo 1. El fármaco es probable que bloquee la producción de ¿cuál de las siguientes sustancias?
    A. Tirosina
    B. Fenilalanina
    C. Triptófano
    D. Parahidroxifenilpiruvato
    E. Ácido homogentísico

13. La oxidación completa de los carbonos de la valina a dióxido de carbono requiere ¿cuál de las siguientes vitaminas o cofactores? Elija la mejor respuesta.

	B6	B12	B1	Biotina	BH₄
A	No	No	No	Sí	No
B	No	Sí	No	No	Sí
C	No	No	Sí	No	Sí
D	Sí	Sí	Sí	Sí	Sí
E	Sí	No	No	No	No
F	Sí	Sí	Sí	Sí	No

Las preguntas 14 y 15 se refieren al siguiente caso: *un hombre de 25 años de edad desarrolló cálculos renales y, luego del tratamiento, se le aconsejó que redujera su consumo de oxalato en la dieta. El hombre investigó un poco y se enteró de que existe una controversia en la literatura sobre el efecto del oxalato en la dieta en la formación de cálculos. Entre los alimentos con altos niveles de oxalato se encuentran las espinacas, en las que una ración de 100 g (cruda o cocida) contiene aproximadamente 1 g de oxalato. El hombre intentaba entonces decidir cómo proceder con los cambios dietéticos, si es que los había.*

14. Supongamos que 5% del oxalato ingerido se absorbe a través de las células epiteliales intestinales y llega a la sangre. El oxalato de la dieta se sumará al oxalato producido a partir del paso inicial de una transaminación de ¿cuál de los siguientes aminoácidos?
    A. Alanina
    B. Glicina
    C. Glutamato
    D. Serina
    E. Treonina

15. ¿Cuál de los siguientes elementos de la dieta altera la absorción del oxalato?
    A. Calcio
    B. Cobre
    C. Hierro
    D. Magnesio
    E. Sodio

RESPUESTAS A LAS PREGUNTAS DE REVISIÓN

1. **La respuesta es A.** La tirosina proviene de la fenilalanina, que requiere BH_4, pero no vitamina B_6. La vitamina B_6 es necesaria para la síntesis de serina (transaminación), alanina (otra transaminación), cisteína (β-eliminación, β-adición, γ-eliminación) y aspartato (transaminación).

2. **La respuesta es E.** Además de la succinil CoA, los otros miembros de la familia de la degradación de aminoácidos son acetoacetato, acetil-CoA, fumarato, oxaloacetato, α-cetoglutarato y piruvato.

3. **La respuesta es C.** La forma típica de fenilcetonuria, una deficiencia de fenilalanina hidroxilasa, produce aumento en la concentración de fenilalanina y fenilpiruvato. Sin embargo, esta enzima no es una elección. En la variante no típica de la enfermedad existe un problema en la síntesis o regeneración de BH_4. La enzima que convierte BH_2 en BH_4 es la dihidropteridina reductasa (DHPR).

4. **La respuesta es B.** La vía de reacción en la que la metionina se transforma en cisteína y α-cetobutirato requiere PLP en dos pasos: la reacción de la cistationina β-sintasa y la reacción de la cistationasa. El paso de fenilalanina a tirosina requiere BH_4; el de propionil-CoA a succinil-CoA requiere B_{12}; el de piruvato a acetil-CoA requiere pirofosfato de tiamina, ácido lipoico, NAD, FAD y coenzima A; y el de glucosa a glucógeno no requiere un cofactor, pero la glucógeno fosforilasa, la enzima que degrada el glucógeno a glucosa 1-fosfato, sí requiere PLP.

5. **La respuesta es C.** El ácido fólico es necesario para la conversión de serina en glicina (la reacción de la serina hidroximetil transferasa) y la serina se produce a partir de 3-fosfoglicerato y alanina. El ácido fólico no es necesario para sintetizar aspartato (a partir de oxaloacetato por transaminación), glutamato (de α-cetoglutarato por transaminación), prolina (de glutamato por una serie de pasos que no requieren ácido fólico) o serina (de 3-fosfoglicerato, sin necesidad del metabolismo de moléculas de un carbono).

6. **La respuesta es A.** La enfermedad de la orina con olor a jarabe de maple es provocada por una disfunción en la deshidrogenasa de α-cetoácidos de cadena ramificada, de manera que los α-cetoácidos de los tres aminoácidos de cadena ramificada se acumulan en la sangre. El hecho de que también haya acidosis láctica (lo que indica concentraciones elevadas de piruvato y lactato) sugiere que la piruvato deshidrogenasa (la enzima que convierte el piruvato en acetil-CoA) también es defectuosa. El vínculo común entre la deshidrogenasa de α-cetoácidos de cadena ramificada y la piruvato deshidrogenasa es la subunidad E3 de las enzimas, que son las mismas. La subunidad E3 es la subunidad dihidrolipoíl deshidrogenasa, y está presente en todas las enzimas que catalizan las reacciones de descarboxilación oxidativa. Estas reacciones requieren, como sustratos, α-cetoácidos. La reacción no usa como sustratos a los aminoácidos, monosacáridos, nucleótidos, nucleósidos o ácidos dicarboxílicos.

7. **La respuesta es B.** Un niño con PKU clásica tiene deficiencia de fenilalanina hidroxilasa (PAH), la cual bloquea la conversión del aminoácido esencial fenilalanina a tirosina. Esto provoca la acumulación de fenilalanina en la sangre y los niveles elevados de fenilalanina saturan el sistema de transporte de aminoácidos "L" (para aminoácidos grandes, neutros) de manera que el sistema nervioso está "carente" de triptófano, leucina y tirosina. Como el triptófano y la tirosina son precursores para la síntesis de neurotransmisores (serotonina y catecolaminas, respectivamente), se presenta disfunción neuronal. Al saturar el sistema con aminoácidos grandes y neutros, el triptófano, la leucina y la tirosina pueden competir con las concentraciones elevadas de fenilalanina para entrar al sistema nervioso, de manera que la síntesis de neurotransmisores pueda proceder. Las concentraciones elevadas de triptófano, leucina y tirosina no alteran la actividad de PAH, ni alostéricamente estimulan, o inhiben, la síntesis de proteínas.

8. **La respuesta es B.** El requerimiento de niacina para la síntesis de NAD^+ y $NADP^+$ se puede "ahorrar" por la presencia de triptófano, el cual se puede degradar y producir el componente nicotinamida de estos cofactores. En la enfermedad de Hartnup, el transportador de aminoácidos neutros es defectuoso, lo que produce reducción en la captación de triptófano del intestino. Con menos triptófano disponible, el requerimiento de niacina aumenta. Ninguno de los otros aminoácidos de la lista (alanina, glutamina, leucina y metionina) pueden producir el componente anular de NAD^+ y $NADP^+$.

9. **La respuesta es A.** El piruvato no es un aminoácido. La alanina es producida a partir del piruvato en una reacción de transaminación reversible. La alanina es el principal aminoácido gluconeogénico porque es producido en múltiples tejidos como mecanismo de transporte para el nitrógeno hacia el hígado. Una vez en el hígado, la alanina es transaminada a piruvato, el cual entra a la gluconeogénesis, y el nitrógeno (ahora unido al glutamato) se usa por el ciclo de la urea para la excreción de nitrógeno. Bajo condiciones de inanición, la glutamina también es un transportador de nitrógeno importante en la sangre (por su capacidad para unir dos grupos de

nitrógeno), pero la glutamina no se presenta como opción de respuesta en esta pregunta. La glicina, cisteína y triptófano no se usan como transportadores de nitrógeno durante el ayuno o cualquier otra condición.

10. **La respuesta es B.** El glutatión es un tripéptido que consta de glutamato, cisteína y glicina. El glutamato está unido a la cisteína por medio de un enlace peptídico usando el ácido carboxílico de cadena lateral del glutamato y el grupo nitrógeno de la cisteína. El glutamato también se usa como precursor para la síntesis de todos los demás aminoácidos que se presentan como posibles respuestas.

11. **La respuesta es D.** La leucina y la lisina son los dos únicos aminoácidos que son estrictamente cetogénicos, en el sentido de que sus productos de degradación sólo pueden utilizarse para producir cuerpos cetónicos, o ácidos grasos, pero no glucosa. La alanina, la valina y la histidina son estrictamente glucogénicas, mientras que la isoleucina puede ocasionar que los carbonos formen glucosa, así como a carbonos que formen acetil-CoA.

12. **La respuesta es E.** La nitisinona bloquea la formación de ácido homogentísico, permitiendo la acumulación de para-hidroxifenilpiruvato. La acumulación de para-hidroxifenilpiruvato no causa enfermedad, mientras que la acumulación de ácido homogentísico causa alcaptonuria, y la acumulación de fumarilacetoacetato (producido a partir del ácido homogentísico) produce tirosinemia, tipo 1. La nitisinona no tiene ningún efecto sobre la vía de degradación del triptófano, y no altera la síntesis de fenilalanina, ya que ésta es un aminoácido esencial.

13. **La respuesta es F.** La valina es un aminoácido estrictamente glucogénico, que primero presenta una transaminación (que requiere vitamina B_6, PLP). El siguiente paso, como ocurre con todos los aminoácidos de cadena ramificada, es una descarboxilación oxidativa del α-cetoácido producto de la reacción de transaminación. Las reacciones de descarboxilación oxidativa requieren cinco cofactores, uno de los cuales es la vitamina B_1 (tiamina). Finalmente se produce propionil-CoA, que se carboxila (requiriendo biotina) para formar D-metilmalonil-CoA, que se isomeriza a L-metilmalonil-CoA, y luego se reordena en una reacción que requiere vitamina B_{12} para formar succinil-CoA. La tetrahidrobiopterina (BH_4) es necesaria para las reacciones de hidroxilación del anillo, lo que no ocurre en la degradación de la valina.

14. **La respuesta es B.** La transaminación de la glicina generará glioxilato, que luego se oxida para formar oxalato. La transaminación de la alanina produce piruvato y la transaminación del glutamato produce α-cetoglutarato. La serina y la treonina presentan deshidratación, o β-eliminación, pero no transaminación.

15. **La respuesta es A.** El oxalato de calcio es muy insoluble, y es el oxalato de calcio el que forma cálculos en el riñón. Sin embargo, si tanto el oxalato como el calcio están en la dieta, el oxalato de calcio se forma en el tracto intestinal, y el oxalato no puede ser absorbido, y el precipitado se excreta en las heces. Esta es una de las principales razones por las que la absorción de oxalato en la dieta es baja. Las otras opciones de respuesta (cobre, hierro, magnesio y sodio) no forman complejos insolubles con el oxalato y no interfieren en la absorción del oxalato de la dieta.

Tetrahidrofolato, vitamina B$_{12}$ y *S*-adenosilmetionina

Los grupos que contienen un solo átomo de carbono pueden ser transferidos de un compuesto a otro. Estos átomos de carbono pueden tener diferentes estados de oxidación. La forma más oxidada, CO_2, es transferida por biotina. Los grupos de un carbono con niveles menores de oxidación que el CO_2 se transfieren por reacciones que involucran tetrahidrofolato (FH$_4$), vitamina B$_{12}$ y S-adenosilmetionina (SAM).

Tetrahidrofolato. El tetrahidrofolato, que se produce de la vitamina **folato**, es el principal acarreador de un carbono en el cuerpo. Esta vitamina obtiene unidades de un carbono de serina, glicina, histidina, formaldehído y formiato (fig. 38-1). Mientras estos carbonos están unidos a FH$_4$, pueden tanto oxidarse como reducirse. Como resultado de ello, el folato puede existir en una variedad de formas químicas. Sin embargo, una vez que un carbono ha sido reducido al nivel metilo (metil-FH$_4$), ya no puede ser reoxidado. Colectivamente, estos grupos de un carbono unidos al portador FH$_4$ son conocidos como **poza o reservorio de un carbono**. El término *folato* se usa para representar una vitamina del complejo B soluble en agua que funciona transfiriendo grupos de un carbono en varios estados de oxidación.

Los grupos de un carbono transportados por FH$_4$ se utilizan en muchas reacciones biosintéticas. Por ejemplo, se transfieren unidades de un carbono a la base de pirimidina de monofosfato de desoxiuridina (**dUMP**) para formar el monofosfato de desoxitimidina (**dTMP**), al aminoácido **glicina** para formar **serina**, a precursores de las bases de purina para producir los carbonos C2 y C8 del **anillo de purina** y a la **vitamina B$_{12}$**.

Vitamina B$_{12}$. La vitamina B$_{12}$ está involucrada en dos reacciones en el cuerpo. Participa en la reorganización del grupo metilo de la coenzima A L-metilmalonil (L-metilmalonil-CoA) para formar succinil-CoA y transfiere un grupo metilo del FH$_4$, a homocisteína, para formar metionina.

S-adenosilmetionina. SAM, producido a partir de metionina y trifosfato de adenosina (ATP), transfiere el grupo metilo a precursores que forman diversos compuestos, que incluyen creatinina, fosfatidilcolina, epinefrina, melatonina, nucleótidos metilados y ADN metilado.

El metabolismo de la metionina es muy dependiente tanto de FH$_4$ como de la vitamina B$_{12}$. La **homocisteína** deriva del metabolismo de metionina y puede reconvertirse de nuevo en metionina, utilizando metilo-FH$_4$ y vitamina B$_{12}$. Esta es la única reacción en la que el metilo-FH$_4$ puede donar al grupo metilo. Si la enzima que cataliza esta reacción es defectuosa, o si las concentraciones de vitamina B$_{12}$ o FH$_4$ son insuficientes, se acumulará homocisteína. Valores elevados de homocisteína se han relacionado con enfermedades cardiovasculares y neurológicas. La carencia de vitamina B$_{12}$ puede deberse a la falta de **factor intrínseco**, una proteína gástrica requerida para la absorción de la B$_{12}$ de la dieta. Una consecuencia de la carencia de vitamina B$_{12}$ es la acumulación de metilo-FH$_4$ y una disminución de otros derivados de folato. Esto se conoce como la **hipótesis de la trampa de metilo**, en la cual, debido a la insuficiencia de B$_{12}$, la mayoría de los carbonos en el grupo FH$_4$ están atrapados en la forma metilo-FH$_4$, que es la más estable. Los carbonos no pueden liberarse de folato porque la única reacción en la que participan no puede ocurrir por la deficiencia de B$_{12}$. Esto conduce a una insuficiencia funcional de folato, aunque los niveles totales de folato de este son normales. La carencia de folato (ya sea funcional o real) conduce a **anemia megaloblástica** causada por una incapacidad de los precursores de las células de la sangre de sintetizar ADN y, por lo tanto, de dividirse. Esto

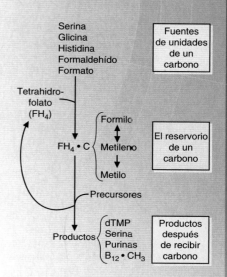

FIGURA 38-1 Descripción general del grupo de un carbono. FH$_4 \cdot$ C indica tetrahidrofolato (FH$_4$) que contiene una unidad de un carbono que está en el nivel de oxidación de metilo, metileno o formilo (fig. 38-3). Se indica el origen de los carbonos, ya que son los productos finales después de la transferencia de un carbono. dTMP, monofosfato de desoxitimidina.

En el pasado, el estándar de oro para determinar si alguien tenía una deficiencia de B_{12} era la prueba de Schilling. Esta prueba consiste en que el paciente ingiera vitamina B_{12} cristalina radiactiva (^{57}Co), después de lo cual se recoge una muestra de orina de 24 h. La radiactividad en la muestra de orina se compara con la radiactividad de entrada y la diferencia representa la cantidad de B_{12} que no fue absorbida por el tracto digestivo. Estos estudios pueden distinguir entre problemas en la liberación de B_{12} de proteínas de la dieta asociadas o si la deficiencia es causada por una carencia de factor intrínseco u otras proteínas involucradas en el transporte de B_{12} a través del cuerpo. Otro método para determinar si la actividad del factor intrínseco es reducida es determinar las cifras de anticuerpos anti-factor intrínseco en la sangre. Los autoanticuerpos contra el factor intrínseco se desarrollan habitualmente en individuos con falta de actividad de factor intrínseco y los niveles de tales anticuerpos pueden determinarse en un ELISA utilizando factor intrínseco humano recombinante unido a pozos plásticos como antígenos. La prueba de Schilling ha sido sustituida por una prueba de luminescencia de unión competitiva. Esta nueva prueba ha recibido críticas recientes por ser poco confiable, en particular si un paciente presenta anticuerpos con factor antiintrínseco. Las sospechas de deficiencias de B_{12} también pueden determinarse analizando los niveles de ácido metilmalónico u homocisteína en sangre.

La deficiencia de folato se presenta con frecuencia en pacientes con consumo crónico de alcohol. Varios factores están involucrados: la ingesta inadecuada de folato: daño directo de las células intestinales y enzimas del borde en cepillo, que interfiere con la absorción de folato de la dieta; defecto en la circulación enterohepática, que reduce la absorción de folato; daño del hígado que causa disminución de la producción hepática de proteínas plasmáticas e interferencia con la reabsorción renal de folato.

Cuando estas células precursoras hematopoyéticas están expuestas a muy poco folato o vitamina B_{12} muestran división celular lenta, pero el desarrollo citoplasmático sucede a un ritmo normal. Por lo tanto, las células megaloblásticas tienden a ser más grandes, con un aumento de la relación ARN a ADN. Los progenitores eritroides megaloblásticos son generalmente destruidos en la médula ósea (aunque algunos alcanzan la circulación). Así, la celularidad de la médula a menudo aumenta, pero la producción de eritrocitos disminuye, una condición que se denomina **eritropoyesis inefectiva**.

Por lo tanto, **Jean T.** tiene anemia megaloblástica, característica de la falta de folato o B_{12}.

lleva a que se liberen a la sangre células grandes, parcialmente duplicadas para intentar reponer las células que han muerto. Las deficiencias de folato también se han asociado al aumento en la incidencia de **defectos del tubo neural**, como la espina bífida, en madres que quedan embarazadas cuando tienen deficiencia de folato.

 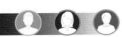

Después de la resección de cáncer en su intestino grueso y la terminación de un tratamiento de quimioterapia postoperatoria con 5-fluorouracilo (5-FU) y oxaliplatino, **Clark T.** acudió con a su gastroenterólogo para una colonoscopía rutinaria de seguimiento. Su colon era completamente normal, con excelente cicatrización del lado de la anastomosis. Su médico expresó gran optimismo sobre una posible cura de la neoplasia de **Clark T.** pero le advirtió sobre la necesidad de exámenes colonoscópicos y las tomografías de vigilancia regulares durante los próximos años.

Beatrice T., una señora de 75 años de edad, fue a ver a su médico debido al entumecimiento y cosquilleo de sus piernas. Su historia alimenticia indicaba una dieta normal y saludable, pero **Beatrice T.** no tomaba algún suplemento vitamínico. Los resultados de laboratorio indicaron una concentración baja de vitamina B_{12} sérica.

El perfil inicial de laboratorio, determinado cuando **Jean T.** se presentó por primera vez al médico con evidencia de hepatitis inducida por el alcohol, incluía un análisis hematológico que mostraba que **Jean T.** estaba anémica. Su hemoglobina era de 11 g/dL (margen de referencia, 12 a 16 g/dL para una mujer adulta). El conteo de eritrocitos (glóbulos rojos) era de 3.6 millones de células/mm^3 (intervalo de referencia, 4.0 a 5.2 millones de células/mm^3 para una mujer adulta). El volumen promedio de sus eritrocitos (volumen corpuscular medio o MCV) era de 108 fL (margen de referencia, 80 a 100 fL; 1 fL = 10^{-12} mL), y el laboratorio de hematología informó de una variación notable en el tamaño y forma de los eritrocitos en un frotis/prueba de sangre periférica (cap. 42). La segmentación nuclear de los núcleos de los leucocitos granulocíticos circulantes había aumentado (neutrófilos polisegmentados). Debido a que estos hallazgos sugieren anemia macrocítica (en la cual las células de la sangre son más grandes que lo normal), se solicitaron mediciones de los niveles de folato sérico y vitamina B_{12} (cobalamina).

I. Tetrahidrofolato (FH_4)

A. Estructura y formas de FH_4

Los folatos existen en muchas formas químicas. La forma de coenzima que acepta grupos de un carbono es el tetrahidrofolato poliglutamato (fig. 38-2), conocida simplemente como tetrahidrofolato o FH_4. Tiene tres componentes estructurales principales, un anillo bicíclico de pteridina, ácido *para*-aminobenzoico y una cola de poliglutamato que consiste en varios residuos de glutamato unidos por uniones amida. El grupo de un carbono que es aceptado por la coenzima y luego transferido a otro compuesto está unido a N^5, a N^{10}, o a ambos.

Las diferentes formas de folato pueden diferir en el estado de oxidación del grupo de un carbono que acarrean, en el número de residuos de glutamato unidos, o en el grado de oxidación del anillo de pteridina. Cuando se aplica el término "folato" o "ácido fólico" a una forma química específica, se refiere a la forma más oxidada del anillo de pteridina (fig. 38-2). Folato se reduce a dihidrofolato (FH_2) y luego a FH_4 por la dihidrofolato reductasa (DHFR) presente en las células. La reducción es la dirección favorecida de la reacción; por lo tanto, la mayor parte del folato presente en el cuerpo se encuentra como la forma de coenzima reducida, FH_4.

B. La vitamina folato

Los folatos se sintetizan en las bacterias y plantas superiores y se ingiere en vegetales de hojas verdes, frutas y legumbres de la dieta. La vitamina fue denominada así por su

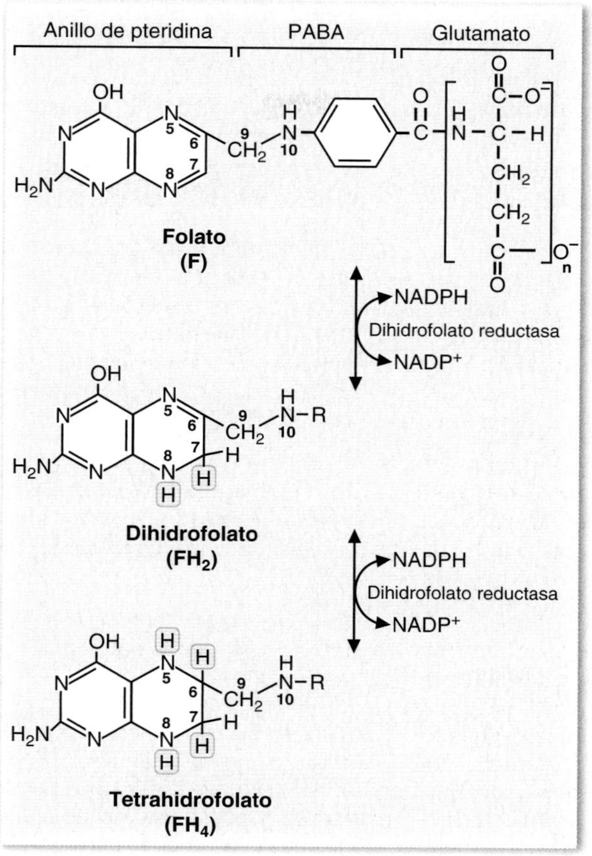

FIGURA 38-2 Reducción de folato a tetrahidrofolato (FH$_4$). La misma enzima, dihidrofolato reductasa (DHFR), cataliza ambas reacciones. Se agregan múltiples residuos de glutamato dentro de las células ($n \sim 5$). Las plantas pueden sintetizar folato pero los seres humanos no. Por lo tanto, el folato es un requisito en la dieta. R es la porción de la molécula de folato que se muestra a la derecha de N^{10}. Se indican en la figura los diferentes precursores de FH$_4$. NADP, dinucleótido de nicotinamida y adenina fosfato; PABA, ácido paraaminobenzoico.

El nivel de ácido fólico sérico de **Jean T.** era de 3.1 ng/mL (margen de referencia: 6 a 15 ng/mL) y su nivel de B$_{12}$ sérica era de 210 ng/L (intervalo de referencia: 180 a 914 ng/L). Su nivel de hierro sérico era normal. Por lo tanto, estaba claro que la anemia megaloblástica de **Jean T.** era causada por deficiencia de folato (aunque sus niveles de B$_{12}$ se encontraban en el nivel normal abajo). El tratamiento para la insuficiencia pura de folato en un paciente alcohólico incluye el cese de la ingesta de alcohol y una dieta rica en folato.

Las sulfas, que se utilizan para tratar ciertas infecciones bacterianas, son análogas al ácido paraaminobenzoico. Impiden el crecimiento y división celular en las bacterias al interferir con la síntesis de folato. Debido a que no podemos sintetizar folato, las sulfas no afectan a las células humanas de esta manera.

Actualmente en Estados Unidos, el consumo diario recomendado (CDR) de equivalentes de folato es de aproximadamente 400 µg para mujeres y varones adultos. Además de ser frecuente en los vegetales de hojas verdes, otras buenas fuentes de esta vitamina son el hígado, la levadura, las legumbres y algunas frutas. Sin embargo, la cocción prolongada de estos alimentos puede destruir hasta 90% del contenido de folato. Una dieta promedio en Estados Unidos proporciona 50 a 500 µg de folato absorbible por día. La falta de folato en mujeres embarazadas, especialmente durante el mes previo a la concepción y el mes posterior, incrementa el riesgo de defectos del tubo neural, tales como espina bífida, en el feto. Para reducir el riesgo potencial de defecto en el tubo neural en mujeres que podrían quedar embarazadas, la recomendación es ingerir 400 µg de ácido fólico diario en una pastilla multivitamínica (algunas organizaciones recomiendan 400 a 800 µg diarios). Si las mujeres tienen antecedentes de haber tenido un niño con defecto en el tubo neural, esta cantidad se incrementa a 4000 µg/por día durante el mes anterior y el posterior a la concepción. En Estados Unidos los productos que contienen harina en la actualidad son suplementados con folato para reducir el riesgo de defectos en el tubo neural en los recién nacidos.

presencia en vegetales de hojas verdes (follaje). La mayor parte del folato de la dieta derivado de fuentes alimenticias naturales está presente en forma de la coenzima reducida. Sin embargo, los suplementos vitamínicos y los alimentos fortificados contienen principalmente la forma oxidada del anillo de pteridina.

A medida que el folato de la dieta pasa al tercio proximal del intestino delgado, las folato conjugasas del borde en cepillo del lumen escinden los residuos de glutamato y producen la forma monoglutamato de folato, que se absorbe (fig. 38-2, estructura superior, cuando $n = 1$). Dentro de las células intestinales, el folato se convierte principalmente en N^5-metilo-FH$_4$, que entra en la vena porta y va al hígado. Cantidades más pequeñas de otras formas de folato también siguen esta ruta.

El hígado, que almacena la mitad del folato del cuerpo, absorbe gran parte del folato de la circulación portal; la absorción puede ser a través del transporte activo o por medio de endocitosis mediada por receptor. Dentro del hígado, FH$_4$ se reconjuga a la forma poliglutamato antes de usarse en las reacciones. Una pequeña cantidad de folato se degrada parcialmente y los componentes entran en la orina. Una porción relativamente grande de folato entra en la bilis y posteriormente se reabsorbe (de manera muy similar al destino de las sales biliares en la circulación enterohepática).

El N^5-metilo-FH$_4$, la principal forma de folato en la sangre, está unido de manera laxa a las proteínas de plasma, particularmente a la albúmina sérica.

La mala absorción hereditaria de folato es una enfermedad rara causada por una mutación de un transportador de folato acoplado a un protón (PCFT, gen *SLC46A1*). La pérdida de la actividad de PCFT en el yeyuno proximal intestinal y el duodeno conduce a la deficiencia sistémica de folato. Los recién nacidos comienzan a exhibir síntomas después de unos meses de vida, luego que el folato obtenido de la madre se excreta. Los niños desarrollan anemia, diarrea y se vuelven inmunocomprometidos (debido a la reducción en la diferenciación en las células sanguíneas). Pueden usarse altas dosis de folato por vía oral para tratar a los pacientes, ya que otro transportador de folato (el acarreador de folato reducido, gen *SLC19A1*) puede absorber suficiente folato cuando está presente en concentraciones elevadas.

C. Oxidación y reducción de los grupos de tetrahidrofolato de un carbono

Los grupos de un carbono transferidos por FH_4 están unidos ya sea a N^5 o a N^{10}, o forman un puente entre N^5 y N^{10}. La colección de grupos de un carbono unidos a FH_4 es conocida como el reservorio o la poza de un carbono. Mientras están unidas a FH_4, estas

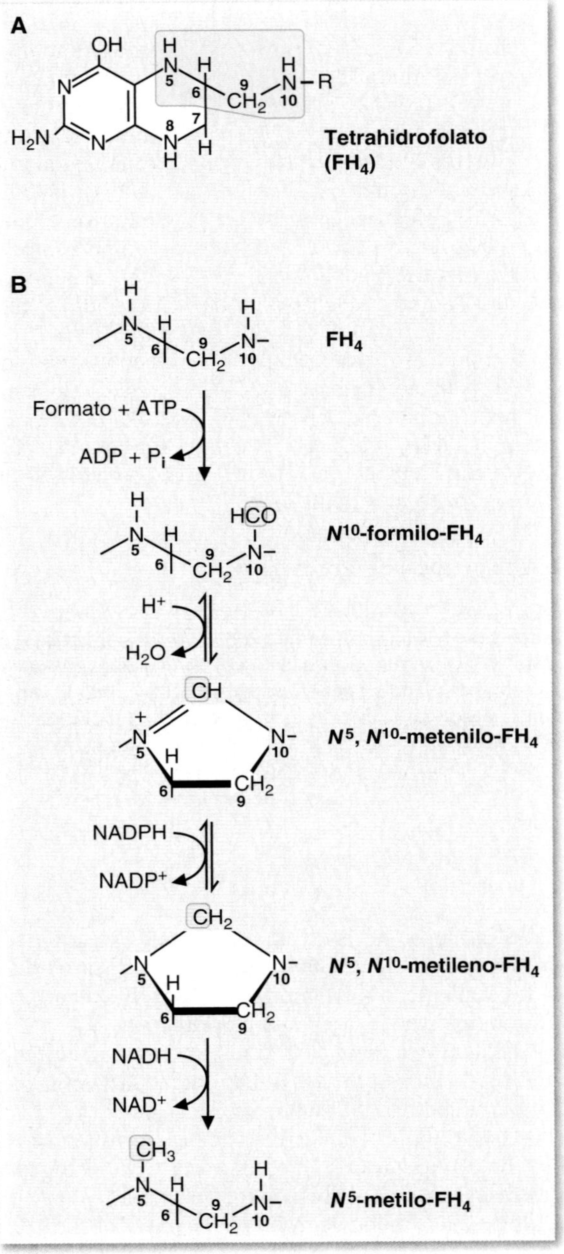

FIGURA 38-3 Unidades de un carbono unidas a FH_4. **A.** La forma activa de FH_4. Para la definición de R, *véase* la figura 38-2. **B.** Interconversiones de unidades de un carbono de FH_4. Se muestra solo la porción de FH_4 de N^5 a N^{10}, que se indica con el *recuadro verde* en **A.** Después que un grupo formilo forma un puente entre N^5 y N^{10}, pueden ocurrir dos reducciones. Observe que N^5-metilo-FH_4 no puede oxidarse otra vez. La forma más oxidada de FH_4 está en la *parte superior* de la figura, mientras que la forma más reducida está en la *parte inferior*. ADP, adenosín difosfato; ATP, trifosfato de adenosina; NAD, dinucleótido de nicotinamida y adenina; P_i, fosfato inorgánico.

unidades de un carbono pueden ser oxidadas o reducidas (fig. 38-3). Por lo tanto, las reacciones que requieren un carbono en un estado de oxidación particular pueden obtenerlo del reservorio de un carbono que fue donado en un estado de oxidación diferente.

Los pasos individuales para la reducción del grupo de un carbono se muestran en la figura 38-3. La forma más oxidada es N^{10}-formilo-FH$_4$. La forma más reducida es N^5-metilo-FH$_4$. Una vez que se forma el grupo metilo, no se oxida de nuevo en forma rápida a N^5, N^{10}-metileno-FH$_4$ y, por lo tanto, N^5-metilo-FH$_4$ tiende a acumularse en la célula.

D. Fuentes de los grupos de un carbono transportados por FH$_4$

Las fuentes de carbono para los reservorios de un carbono incluyen serina, glicina, formaldehído, histidina y formiato (fig. 38-4). Estos donadores transfieren los carbonos al folato en diferentes estados de oxidación. Serina es la mayor fuente de carbono de los grupos de un carbono en los seres humanos. Su grupo hidroximetilo se transfiere a FH$_4$ en una reacción reversible, catalizada por la enzima serina hidroximetiltransferasa. Esta reacción produce glicina y N^5, N^{10}-metileno-FH$_4$. Debido a que serina se puede sintetizar a partir de 3-fosfoglicerato, un intermediario de glucólisis, los carbohidratos de la dieta pueden servir como fuente de carbono para el reservorio de un carbono. La glicina que se produce puede ser degradada aún más por la donación de un carbono al folato. Se enumeran en la tabla 38-1 donadores adicionales que forman N^5, N^{10}-metileno-FH$_4$.

La histidina y el formiato proporcionan ejemplos de compuestos que donan carbono en diferentes niveles de oxidación (fig. 38-4). La degradación de histidina produce formiminoglutamato (FIGLU), que reacciona con FH$_4$ para donar un carbono y nitrógeno (generando N^5-formimino-FH$_4$), y libera de este modo glutamato. El formiato, producido a partir de la oxidación de triptófano, puede reaccionar con FH$_4$ y generar N^{10}-formilo-FH$_4$, el derivado de folato más oxidado.

E. Receptores de los grupos de un carbono

Los grupos de un carbono en el FH$_4$ pueden oxidarse o reducirse (fig. 38-3) y luego transferirse a otros compuestos (fig. 38-4 y tabla 38-1). Las transferencias de esta índole están involucradas en la síntesis de glicina a partir de serina, la síntesis de la base de timina necesaria para la síntesis de ADN, las bases de purina requeridas tanto para la síntesis de ADN como de ARN y la transferencia de los grupos metilo a la vitamina B$_{12}$.

Debido a que la conversión de serina a glicina se revierte fácilmente, la glicina puede convertirse en serina obteniendo el carbono de la poza de un carbono.

 La deficiencia de folato resulta en la acumulación de formiminoglutamato (FIGLU), que se excreta por la orina. Se puede utilizar una prueba de carga de histidina para detectar deficiencia de folato. Los pacientes reciben una dosis de prueba de histidina (una carga de histidina), y la cantidad de FIGLU que aparece en la orina se mide y compara con los valores normales. Valores mayores que lo normal indican deficiencia de folato.

La concentración de folato sérico también puede determinarse por medio de una prueba microbiológica. Ciertas cepas de bacterias requieren folato para el crecimiento y si estas bacterias se colocan en un medio que carece de folato, no crecerán. Los niveles de folato pueden cuantificarse preparando una curva estándar o patrón utilizando placas que contengan diferentes niveles de folato y que determinen el nivel de crecimiento de las bacterias según el nivel de folato. La muestra desconocida es probada para crecimiento bacteriano y el grado de crecimiento comparado con la curva estándar para determinar la cantidad de folato en la muestra desconocida. Otras pruebas para folato incluyen la medición de la fijación de folato a ciertas proteínas y el uso de reactivos inmunológicos que se unen específicamente a folato y lo identifican.

Se necesita FH$_4$ para la síntesis de monofosfato de desoxitimidina y de las bases de purina utilizadas para producir los precursores para la replicación de ADN. Por lo tanto, se requiere FH$_4$ para la división celular. El bloqueo de la síntesis de timina y de las bases de purina, tanto por deficiencia de la dieta de folato o por fármacos que interfieren con el metabolismo de folato, resulta en una disminución de la tasa de división celular y crecimiento.

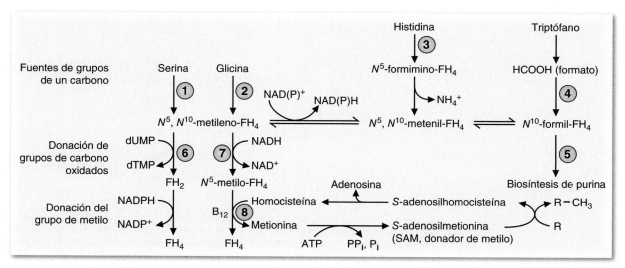

FIGURA 38-4 Fuentes de carbono (reacciones 1 a 4) para el reservorio o poza de FH$_4$ y los receptores de carbono (reacciones 5 a 8) a partir de la poza (fig. 38-3) para observar los derivados de FH$_4$ involucrados en cada reacción. ATP, trifosfato de adenosina; dTMP, monofosfato de desoxitimidina; dUMP, monofosfato de desoxiuridina; NAD, dinucleótido de nicotinamida y adenina; P$_i$, fosfato inorgánico; PP$_i$, pirofosfato.

TABLA 38-1   Reservorio de un carbono: fuentes y receptores de carbono

FUENTE[a]	FORMA DEL DONANTE DE UN CARBONO PRODUCIDO[b]	RECEPTOR	PRODUCTO FINAL
Formiato	N^{10}-formilo-FH_4	Precursor de purina	Purina (C2 y C8)
Serina	N^5, N^{10}-metileno-FH_4	dUMP	dTMP
Glicina		Glicina	Serina
Formaldehído			
Formaldehído N^5, N^{10}-metileno-FH_4	N^5-metilo-FH_4	Vitamina B_{12}	Metilcobalamina
Histidina	N^5-formimino-FH_4 se convierte en N^5, N^{10}-metenilo-FH_4		
Colina	Betaína	Homocisteína	Metionina y dimetilglicina
Metionina	SAM	Glicina (hay otras más; fig. 38-9B)	N-metilglicina (sarcosina)

dTMP, monofosfato de desoxitimidina; dUMP, monofosfato de desoxiuridina; FH_4, tetrahidrofolato; SAM, S-adenosilmetionina.
[a]La principal fuente de carbono es serina.
[b]La unidad de carbono unida a FH_4 puede oxidarse y reducirse (fig. 38-3). En el nivel metilo no se produce reoxidación.

El nucleótido monofosfato de desoxitimidina (dTMP) se produce a partir de monofosfato de desoxiuridina (dUMP) por una reacción en la cual dUMP es metilado para formar dTMP (fig. 38-5). La fuente de carbono es N^5, N^{10}-metileno-FH_4. Dos átomos de hidrógeno de FH_4 se utilizan para reducir el carbono donado al nivel metilo. Como consecuencia, se produce FH_2. La reducción de FH_2 por NADPH en una reacción catalizada por la DHFR regenera FH_4. Esta es la única reacción que involucra FH_4 en la cual el grupo folato se oxida, mientras se dona el grupo de un carbono al receptor. Recuerde que la DHFR también se necesita para reducir la forma oxidada de la vitamina, que se obtiene de la dieta (fig. 38-2). Por este motivo, la DHFR es esencial para regenerar FH_4 tanto en

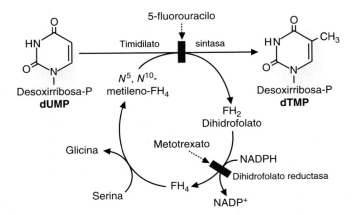

FIGURA 38-5   Transferencia de una unidad de un carbono a partir de N^5, N^{10}-metileno-FH_4 a monofosfato de desoxiuridina (dUMP) para formar monofosfato de desoxitimidina (dTMP). Tetrahidrofolato (FH_4) se oxida a dihidrofolato (FH_2) en esta reacción. FH_2 es reducida a FH_4 por dihidrofolato reductasa y FH_4 es convertida en N^5, N^{10}-metileno-FH_4 utilizando serina como donador de carbono. Las *barras sombreadas* indican los pasos en los cuales los antimetabolitos 5-fluorouracilo (5-FU) y metotrexato actúan. El 5-FU inhibe la timidilato sintasa. El metotrexato inhibe dihidrofolato reductasa. Desoxirribosa-P, desoxirribosa fosfato; NADP, dinucleótido de nicotinamida y adenina fosfato.

los tejidos como de la dieta. Estas reacciones contribuyen al efecto de deficiencia de folato en la síntesis de ADN porque se necesita dTMP solo para la síntesis de ADN.

Durante las síntesis de las bases púricas, los carbonos 2 y 8 se obtienen a partir del reservorio de un carbono (cap. 39). N^{10}-formilo-FH$_4$ proporciona ambos carbonos. La deficiencia de folato también obstaculiza estas reacciones, lo que contribuye a una incapacidad para duplicar el ADN debido a la falta de precursores.

Luego que el carbono transportado por FH$_4$ se reduce al nivel metilo, se transfiere a la vitamina B$_{12}$. Esta es la única reacción en la que el grupo metilo puede dejar FH$_4$ (recuerde que la reacción que forman N^5-metilo-FH$_4$ no es reversible).

II. Vitamina B$_{12}$

A. Estructura y formas de la vitamina B$_{12}$

La estructura de la vitamina B$_{12}$ (también conocida como cobalamina) es compleja (fig. 38-6). Contiene un anillo de corrina, que es similar al anillo de porfirina que se encuentra en grupo hemo. Sin embargo, el anillo de corrina difiere del hemo en que dos de los cuatro anillos de pirrol están unidos directamente en lugar de por un puente de metileno. Su característica más excepcional es la presencia de cobalto, coordinado con el anillo de corrina (similar al hierro coordinado con el anillo de porfirina).

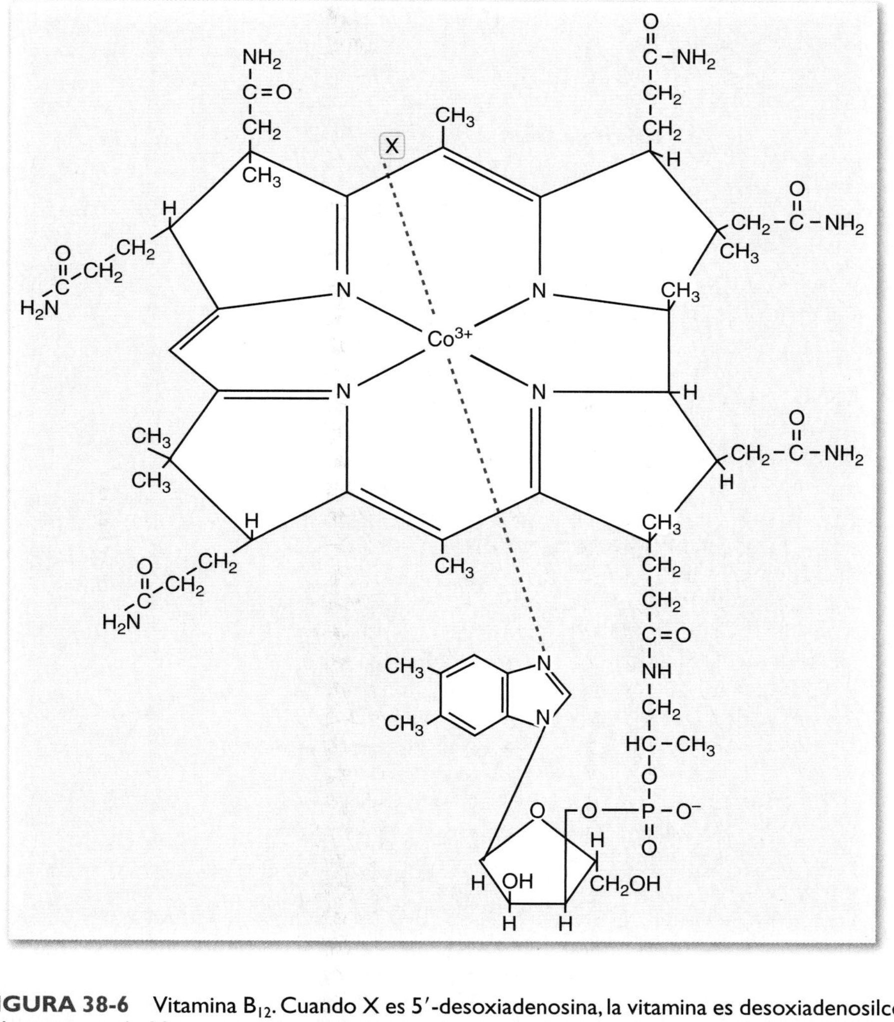

Los individuos con linfoma no Hodgkin reciben diferentes fármacos para tratar el tumor, incluyendo metotrexato. La estructura de metotrexato se muestra a continuación:

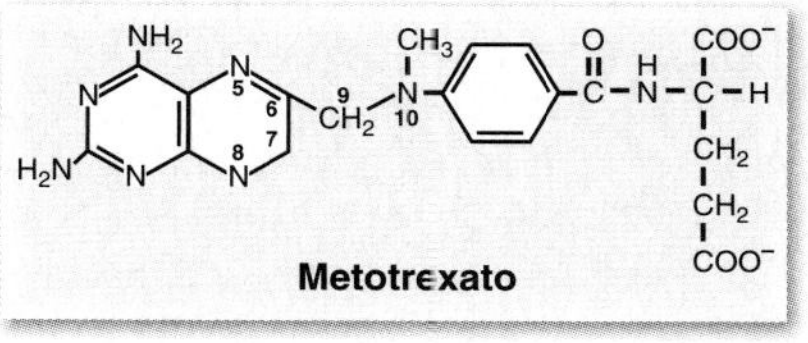

Metotrexato

¿A qué compuesto se asemeja el metotrexato?

Una mejor comprensión de las estructuras y funcionamiento de las bases de purina y pirimidina y del metabolismo de folato condujo al desarrollo de compuestos que tienen acción antimetabólica y antifolato útil para el tratamiento de las enfermedades neoplásicas. Por ejemplo, **Clark T.** fue tratado exitosamente de su cáncer de colon con 5-fluorouracilo (5-FU) (cap. 11 y fig. 38-5). 5-FU es un análogo de pirimidina, que se convierte en las células en el nucleótido fluorodeoxiuridilato (FdUMP). El FdUMP causa una "muerte sin timina", especialmente de las células tumorales que tienen una tasa de recambio rápida. Previene el crecimiento de las células cancerosas al bloquear la reacción de la tim dilato sintasa, esto es, la conversión de monofosfato de desoxiuridina (dUMP) a dTMP.

La anemia megaloblástica de **Jean T.** fue tratada, en parte, con suplementos de folato (Comentarios clínicos). Dentro de las 48 h posteriores a la iniciación de la terapia con folato, la eritropoyesis megaloblástica o "ineficaz" generalmente remite y comienza la eritropoyesis eficaz.

La anemia megaloblástica es causada por la disminución en la síntesis de timina y las bases de purina. Estas deficiencias conducen a una incapacidad de las células hematopoyéticas (y otras) para sintetizar ADN y por lo tanto, para dividirse. Sus intentos persistentemente frustrados para la replicación de ADN normal, la reparación de ADN y la división celular producen células anormalmente grandes (llamadas megaloblastos) con abundante citoplasma capaz de sintetizar proteínas, pero con agrupamiento y fragmentación de la cromatina nuclear (cap. 42). Algunas de estas células grandes, aunque inmaduras, son liberadas tempranamente de la médula en un intento por compensar la anemia. Así, los frotis de sangre periférica también contienen megaloblastos. Sin embargo, muchas de las células inmaduras grandes son destruidas en la médula y nunca llegan a la circulación.

FIGURA 38-6 Vitamina B$_{12}$. Cuando X es 5′-desoxiadenosina, la vitamina es desoxiadenosilcobalamina; cuando X es un grupo metilo, la vitamina es metilcobalamina, y cuando X es CN, la vitamina es cianocobalamina (la forma comercial que se encuentra en comprimidos vitamínicos).

(R) El metotrexato tiene la misma estructura que el folato excepto en que tiene un grupo amino en C4 y un grupo metilo en N^{10}. Los medicamentos anticancerosos tales como metotrexato son análogos de folato que actúan al inhibir la dihidrofolato reductasa, previniendo así la conversión de FH_2 a FH_4 (fig. 38-5). De este modo, los reservorios celulares de FH_4 no se reponen y las reacciones que requieren FH_4 no pueden continuar.

La dieta diaria promedio en los países occidentales contiene de 5 a 30 μg de vitamina B_{12}, de la cual de 1 a 5 μg se absorbe en la sangre. (El consumo diario recomendado [CDR] es 2.4 μg/por día). El contenido total de esta vitamina en el cuerpo de un adulto es de aproximadamente 2 a 5 mg, de los cuales 1 mg está presente en el hígado. Como resultado, una deficiencia de la dieta de B_{12} es rara y se observa solo luego de varios años de dieta deficiente en esta vitamina.

A pesar del estado relativamente desnutrido de **Jean T.** debido a su alcoholismo crónico, su nivel de cobalamina sérica permanecía dentro del nivel bajo a normal. Si su estado de desnutrición hubiera continuado, finalmente se hubiera desarrollado una deficiencia de cobalamina.

La anemia perniciosa, una deficiencia del factor intrínseco, es un problema relativamente común que es causado por la mala absorción de cobalamina de la dieta. Puede resultar de un defecto hereditario que conduce a la disminución de la capacidad de las células parietales gástricas para sintetizar factor intrínseco o de la resección parcial del estómago o del íleon. La producción de factor intrínseco generalmente declina con la edad y puede ser baja en individuos de edad avanzada. Una circunstancia alternativa que conduce al desarrollo de una deficiencia de B_{12} es la insuficiencia pancreática o un pH intestinal elevado, que se produce a partir de la producción muy baja de ácido en el estómago. Ambas condiciones previenen la degradación del complejo de proteína de unión R-vitamina B_{12} como resultado, no se libera B_{12} de su proteína de unión-R y de este modo, no se puede enlazar al factor intrínseco. La proteína receptora del complejo de factor intrínseco-B_{12} se denomina *cubilina* y la internalización del complejo cubilina (factor intrínseco) B_{12} requiere la actividad de una proteína transmembranal denominada *amnionless*. La mala absorción congénita de B_{12} también puede surgir de mutaciones heredadas tanto en **cubilina** como en *amnionless*.

Este cobalto puede formar una unión con un átomo de carbono. En el cuerpo, reacciona con el carbono de un grupo metilo, formando metilcobalamina, o con el carbono 5′ de 5′-desoxiadenosina, formando 5′-desoxiadenosilcobalamina (obsérvese que en este caso, la designación "desoxi" se refiere al carbono 5′, no al carbono 2′ como es el caso del azúcar que se encuentra en el ADN). La forma de B_{12} que se encuentra en los suplementos vitamínicos es cianocobalamina en la cual un grupo CN está unido al cobalto.

B. Absorción y transporte de vitamina B_{12}

Aunque la vitamina B_{12} es producida por bacterias, no puede ser sintetizada por plantas superiores o animales. Las principales fuentes de vitamina B_{12} son la carne, huevos, productos lácteos, pescado, pollo y mariscos de la dieta. Los animales que sirven como fuente para estos alimentos obtienen B_{12} principalmente de las bacterias de sus alimentos. La absorción de B_{12} de la dieta es un proceso complejo (fig. 38-7).

La B_{12} ingerida existe en dos formas, tanto libre como unida a las proteínas de la dieta. Si está libre, la B_{12} se une a las proteínas conocidas como R-unidoras (haptocorrinas, también conocidas como transcobalamina I), que son secretadas por las glándulas salivales y la mucosa gástrica, tanto en la saliva como en el estómago. Si la B_{12} ingerida está ligada a proteínas, debe liberarse de las proteínas por acción de las proteasas digestivas, tanto en el estómago como en el intestino delgado. Una vez que la B_{12} es liberada de su unión proteínica, se une a las haptocorrinas. En el intestino delgado, las proteasas pancreáticas digieren las haptocorrinas y la B_{12} liberada se une al factor intrínseco, una glucoproteína secretada por las células parietales del estómago, cuando el alimento entra a este.

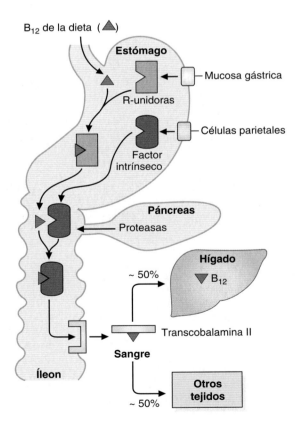

FIGURA 38-7 Absorción, transporte y almacenamiento de la vitamina B_{12}. La B_{12} de la dieta se une a R-unidoras (haptocorrinas) en el estómago y viaja al intestino, donde las R-unidoras son destruidas por las proteasas pancreáticas. La B_{12} liberada luego se une al factor intrínseco (IF). B_{12} es absorbida en el íleon y transportada por proteínas denominadas transcobalaminas (TC) al hígado, en donde B_{12} es almacenada.

El complejo de factor intrínseco-B$_{12}$ se une a receptores específicos en el segmento terminal del intestino delgado conocido como el íleon, después de lo cual el complejo se internaliza.

Dentro de los enterocitos la B$_{12}$ se une con transcobalamina II y luego se libera en la circulación. El complejo transcobalamina II-B$_{12}$ proporciona B$_{12}$ a los tejidos, que contienen receptores específicos para este complejo. El hígado absorbe aproximadamente 50% de la vitamina B$_{12}$ y el resto es transportado a otros tejidos. La cantidad de vitamina almacenada en el hígado es lo suficientemente grande como para que pasen entre 3 y 6 años antes de que ocurran los síntomas de deficiencia en la dieta.

C. Funciones de la vitamina B$_{12}$

La vitamina B$_{12}$ está involucrada en dos reacciones en el cuerpo: la transferencia de un grupo metilo del N^5-metilo-FH$_4$ a homocisteína para formar metionina y la reorganización de L-metilmalonil-CoA para formar succinil-CoA (fig. 38-8).

El FH$_4$ recibe un grupo de un carbono de serina o de otras fuentes. Este carbono se reduce al nivel metilo y se transfiere a vitamina B$_{12}$, formando metil-B$_{12}$ (o metilcobalamina). La metilcobalamina transfiere el grupo metilo a homocisteína, que se convierte en metionina por la enzima metionina sintasa. La metionina puede ser activada a S-adenosilmetionina (SAM) para transferir el grupo metilo a otros compuestos (fig. 38-9).

La vitamina B$_{12}$ también participa en la conversión de L-metilmalonil-CoA a succinil-CoA. En este caso, la forma activa de la coenzima es 5'-desoxiadenosilcobalamina. Esta reacción es parte de la ruta metabólica para la conversión de los carbonos provenientes de valina, isoleucina, treonina y de los tres últimos carbonos de los ácidos grasos de cadena impar, todos los cuales forman propionil-CoA, en el intermediario del ciclo del ácido tricarboxílico, la succinil-CoA (cap. 37).

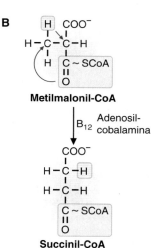

FIGURA 38-8 Las dos reacciones que involucran a la vitamina B$_{12}$ en los seres humanos. Metilmalonil-CoA, metilmalonil coenzima A; succinil-CoA, succinil coenzima A.

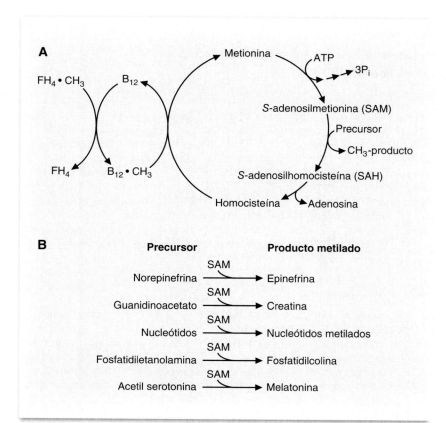

FIGURA 38-9 Relaciones entre tetrahidrofolato (FH$_4$), vitamina B$_{12}$ y S-adenosilmetionina (SAM). **A.** Esquema general. **B.** Algunas reacciones específicas que requieren SAM. ATP, adenosín trifosfato; P$_i$, fosfato inorgánico.

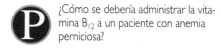

¿Cómo se debería administrar la vitamina B$_{12}$ a un paciente con anemia perniciosa?

Existen dos manifestaciones clínicas principales de deficiencia de cobalamina (B_{12}). Una de esas presentaciones es la hematopoyética (causada por los efectos adversos de la falta de B_{12} en el metabolismo de folato) y la otra es la neurológica (causada por hipometilación y desestabilización de mielina en el sistema nervioso). Los problemas hematopoyéticos asociados con la deficiencia de B_{12} son idénticos a aquellos observados en la carencia de folato y, de hecho, resultan de una deficiencia de folato secundaria a (es decir, causada por) la ausencia de B_{12} (es decir, la hipótesis de la trampa de metilo). Como la reserva del FH_4 está agotada, se desarrollan deficiencias de los derivados de FH_4 necesarios para la biosíntesis de purinas y dTMP, lo que conduce a la característica anemia megaloblástica.

La presentación clínica clásica de la alteración neurológica asociada con la falta de B_{12} incluye entumecimiento simétrico y hormigueo de los pies (y un poco menos de las manos), disminución del sentido de vibración y posición, así como progresión a una alteración de la marcha espástica. El paciente puede sufrir de demencia y depresión. Rara vez presentan psicosis ("locura megaloblástica"). Otros síntomas incluyen puntos ciegos en las porciones centrales de los campos visuales, acompañado de alteraciones en las funciones gustativas (sabor) y olfativas (olor). Se considera que esto es causado por dos factores. El primero es hipometilación dentro del sistema nervioso producido por la incapacidad para reciclar la homocisteína en metionina y de allí a S-adenosilmetionina. El último es el donador de metilos necesario en estas reacciones. El sistema nervioso carece de la ruta de betaína para la regeneración de metionina (fig. 38-10) y depende del sistema B_{12} para regenerar SAM. Con la falta de B_{12}, esta vía es inoperable en el sistema nervioso y el ADN y las histonas se hipometilan. El segundo factor es la acumulación de ácido metilmalónico, lo que provoca desestabilización de mielina y pérdida de protección de las neuronas. Esto sucede porque se está usando metilmalonil-CoA en lugar de malonil-CoA en la síntesis de ácidos grasos. Esto genera ácidos grasos de cadena ramificada que se incorporan a los fosfolípidos y después a la vaina de mielina.

Ya que el problema en la anemia perniciosa es la falta de factor intrínseco, que resulta en una incapacidad de absorber vitamina B_{12} del tracto gastrointestinal (GI), la B_{12} se puede administrar por inyección. Recientemente, algunos estudios han mostrado que la deficiencia de B_{12} puede ser tratada eficazmente con dosis elevadas de B_{12} oral debido a otro sistema de transporte más bajo en el tracto GI que no requiere factor intrínseco.

III. S-adenosilmetionina

La SAM participa en la síntesis de muchos compuestos que contienen grupos metilo. Se utiliza en reacciones que agregan grupos metilo tanto a átomos de nitrógeno como de oxígeno en la molécula aceptora (en contraste con los derivados de folato, que pueden agregar grupos de un carbono a sulfuro o a carbono). Como ejemplos, se necesita SAM para la conversión de fosfatidiletanolamina en fosfatidilcolina, guanidinoacetato en creatina, norepinefrina en epinefrina, acetil serotonina en melatonina y nucleótidos en nucleótidos metilados (fig. 38-9B). También se requiere para la inactivación de catecolaminas y serotonina (cap. 46). Más de 35 reacciones en los seres humanos requieren de la donación de un metilo del SAM.

El SAM es sintetizado a partir de metionina y trifosfato de adenosina (ATP). Como con la activación de vitamina B_{12}, el ATP dona la adenosina. Con la transferencia de su grupo metilo, SAM forma S-adenosilhomocisteína (SAH), que es posteriormente hidrolizado para formar homocisteína y adenosina.

La metionina, requerida para la síntesis de SAM, se obtiene de la dieta o es producida a partir de homocisteína, que acepta un grupo metilo de vitamina B_{12} (fig. 38-9A). Así, se regenera el grupo metilo de la metionina. La porción de la metionina que es esencial en la dieta es la homocisteína. Si se tuviera una adecuada fuente de la dieta de homocisteína, no se necesitaría metionina en la dieta. Sin embargo, no hay una buena fuente de la dieta de homocisteína, mientras que la metionina es abundante en la dieta.

La homocisteína proporciona el átomo de azufre para la síntesis de cisteína (cap. 37). En este caso, la homocisteína reacciona con serina para formar cistationina, que es escindida, produciendo cisteína y α-cetobutirato. La primera reacción de esta secuencia es inhibida por cisteína. Así, la metionina, vía homocisteína, no se utiliza para la síntesis de cisteína a menos que las concentraciones de cisteína en el cuerpo sean menores a los requeridos para las funciones metabólicas. Por lo tanto, un adecuado suministro de la dieta de cisteína, puede "perdonar" (o reducir) los requerimientos de la dieta de metionina.

IV. Relaciones entre folato, vitamina B_{12} y S-adenosilmetionina

A. La hipótesis de la trampa de metilo

Si se analiza el flujo de carbono en el ciclo del folato, el equilibrio se encuentra en la dirección de la forma N^5-metilo-FH_4. Esta parece ser la forma más estable de carbono unida a la vitamina. Sin embargo, solo en una reacción el grupo metilo puede ser removido de N^5-metilo-FH_4 y esta es la reacción de la metionina sintasa, que necesita vitamina B_{12}. Así, si la vitamina B_{12} es deficiente, o si la enzima metionina sintasa es defectuosa, se acumula N^5-metilo-FH_4. Finalmente, la mayoría de las formas de folato en el cuerpo quedan "atrapadas" en la forma N^5-metilo. Esto da como resultado una deficiencia funcional de folato, porque los carbonos no se pueden remover del folato. La aparición de una deficiencia funcional de folato causada por falta de vitamina B_{12} se conoce como la hipótesis de la trampa de metilo y sus implicaciones clínicas se analizan en las secciones siguientes.

B. Hiperhomocisteinemia

Se han relacionado niveles elevados de homocisteína con enfermedad neurológica y cardiovascular. Los niveles de homocisteína pueden acumularse en varias formas, que se relacionan tanto con el metabolismo de la vitamina B_{12} como del ácido fólico. La homocisteína se deriva de SAH, que surge cuando SAM dona un grupo metilo (fig. 38-10). Debido a que SAM con frecuencia dona grupos metilo, hay producción constante de SAH, lo que conduce a la producción constante de homocisteína. Recuerde del capítulo 37 que la homocisteína tiene dos destinos bioquímicos. La homocisteína producida puede ser remetilada a metionina o condensada con serina para formar cistationina.

Existen dos rutas para la producción de metionina. La principal es la metilación por N^5-metilo-FH_4, que requiere de vitamina B_{12}. El hígado también contiene una segunda vía en la cual la betaína (derivada de la colina) puede donar un grupo metilo a la

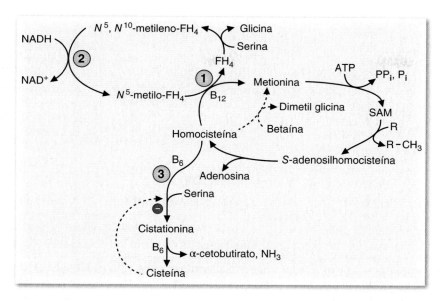

FIGURA 38-10 Vías de reacción que involucran a la homocisteína. Los defectos en las enzimas numeradas (1, metionina sintasa; 2, N^5, N^{10}-metileno-FH₄ reductasa; 3, cistationina β-sintasa) conducen a homocisteína elevada. Recuerde que a medida que se acumula cisteína, hay inhibición por retroalimentación en la cistationina β-sintasa para detener la producción adicional de cisteína. ATP, adenosín trifosfato; FH₄, tetrahidrofolato; NAD, dinucleótido de nicotinamida y adenina; P_i, fosfato inorgánico; PP_i, pirofosfato; SAM, S-adenosilmetionina.

homocisteína para formar metionina, pero esta es una ruta secundaria (*véase* sección V de este capítulo). La conversión de homocisteína a cistationina requiere piridoxal fosfato (PLP). Así, si un individuo tiene deficiencia de vitamina B₁₂, se inhibe la conversión de homocisteína a metionina por la ruta principal. Esto dirige a la homocisteína hacia la producción de cistationina, que finalmente produce cisteína. A medida que los niveles de cisteína se acumulan, la enzima que convierte cistationina se inhibe por retroalimentación y esa vía también se inhibe (fig. 38-10). En general, esto conduce a la acumulación de homocisteína, que se libera a la sangre.

La homocisteína también se acumula en la sangre si hay una mutación en la enzima que convierte N^5, N^{10}-metileno-FH₄ en N^5-metilo-FH₄. Cuando esto sucede, las cantidades de N^5-metilo-FH₄ son demasiado bajas para permitir que la homocisteína se convierta en metionina. La pérdida de esta vía, junto con la inhibición por retroalimentación por cisteína en la formación de cistationina, también conduce a niveles elevados de homocisteína en la sangre.

Una tercera forma en la que las concentraciones de homocisteína sérica pueden ser elevadas es por una mutación en la cistationina β-sintasa o por una deficiencia de vitamina B₆, el cofactor requerido para esa enzima. Estos defectos bloquean la capacidad de la homocisteína para convertirse en cistationina y no toda la homocisteína acumulada puede convertirse a metionina. Por lo tanto, se produce una acumulación de homocisteína.

C. Defectos del tubo neural

La deficiencia de folato durante el embarazo ha sido asociada con un aumento en el riesgo de defectos del tubo neural del feto en desarrollo. Este se reduce significativamente si las mujeres toman suplementos de ácido fólico alrededor de la concepción. La relación entre la carencia de folato y los defectos del tubo neural fue observada por primera vez en mujeres con hiperhomocisteinemia provocada por una variante termolábil de N^5, N^{10}-metileno-FH₄ reductasa. Esta forma de la enzima, que resulta del cambio de un solo nucleótido (C a T) en la posición 677 del gen que codifica la proteína, es menos

Muchos negocios de alimentos saludables venden ahora SAMe, una versión estabilizada de S-adenosilmetionina. En Europa, la SAMe es un medicamento de prescripción. Se ha planteado la hipótesis de que SAMe alivia la depresión porque la síntesis de ciertos neurotransmisores necesita metilación por SAM (cap. 46). Esto ha conducido a la hipótesis de que, al incrementar los niveles de SAM en el sistema nervioso, la biosíntesis de estos neurotransmisores se acelerará. Esto a su vez podría aliviar los sentimientos de depresión. Se han publicado informes que indican que esta situación puede ocurrir, pero su eficacia como antidepresivo aún debe confirmarse. Las principales preguntas que deben abordarse incluyen la estabilidad de SAMe en el sistema digestivo y el nivel de absorción de SAMe en las células del sistema nervioso. La SAMe también se ha utilizado para aliviar el dolor de la artrosis.

activa a temperatura corporal que a temperaturas menores. Esto resulta en una reducción del nivel de N^5-metilo-FH$_4$ que se genera y, por lo tanto, un incremento en los niveles de homocisteína. Junto con los niveles elevados de homocisteína, las mujeres también tenían insuficiencia de folato. La deficiencia de folato y la subsecuente inhibición de la síntesis de ADN conducen a defectos del tubo neural. La homocisteína elevada es una indicación de que tal déficit existe. Estos hallazgos han conducido a la recomendación de que las mujeres que consideren quedar embarazadas comiencen a tomar suplementos de folato antes de que ocurra la concepción y al menos un mes después de esta. De hecho, el Department of Agriculture de Estados Unidos ha ordenado que se agregue folato a los productos que contengan harina en ese país.

D. Insuficiencias de folato y síntesis de ADN

Las insuficiencias de folato resultan en una menor disponibilidad de desoxitimidina y nucleótidos de purina que sirven como precursores para la síntesis de ADN. Las menores concentraciones de estos precursores no solo afectan la síntesis de ADN que ocurre durante la duplicación anterior a la división celular, sino también la síntesis de ADN que ocurre como un paso en los procesos de reparación del ADN dañado.

La metilación disminuida de dUMP para formar dTMP, una reacción que requiere N^5, N^{10}-metileno-FH$_4$ como coenzima (fig. 38-5), conduce a un aumento en la relación intracelular dUTP/trifosfato de desoxitimidina (dTTP). Este cambio produce un aumento significativo en la incorporación de uracilo en el ADN. Aunque gran parte de este uracilo puede ser removido por enzimas reparadoras del ADN, la falta de dTTP disponible bloquea el paso de reparación del ADN, catalizado por la ADN polimerasa. El resultado es la fragmentación del ADN, así como también el bloqueo de la replicación normal del ADN.

Estos procesos nucleares anormales son responsables del agrupamiento y polisegmentación observados en los núcleos de los neutrófilos en la médula ósea y en la sangre periférica de los pacientes con anemia megaloblástica, causada por una carencia primaria de folato o una secundaria a la deficiencia de B$_{12}$. Las alteraciones en la síntesis y reparación de ADN conducen a la pérdida irreversible de la capacidad para la división celular y finalmente la muerte celular.

V. Colina y el metabolismo de un carbono

Otros compuestos involucrados en el metabolismo de un carbono derivan de productos de la degradación de colina. La colina, un componente esencial de ciertos fosfolípidos, se oxida para formar aldehído de betaína, que luego es oxidado a betaína (trimetilglicina). En el hígado, la betaína puede donar un grupo metilo a la homocisteína para formar metionina y dimetilglicina. Esto permite que el hígado tenga dos rutas para la conversión de homocisteína a metionina. Esto está en contraste con el sistema nervioso, que solo expresa la vía primaria que requiere B$_{12}$. Bajo condiciones en las cuales SAM se acumula, la glicina puede ser metilada para formar sarcosina (N-metilglicina). Esta ruta se utiliza cuando las cantidades de metionina son elevadas y el exceso de metionina debe ser metabolizado (fig. 38-11).

COMENTARIOS CLÍNICOS

Jean T. desarrolló una deficiencia de folato y está a punto de desarrollar una deficiencia de cobalamina (vitamina B$_{12}$) como consecuencia de una prolongada desnutrición, moderadamente severa, relacionada con el trastorno por consumo de alcohol crónico. Antes de empezar la terapia con folato, el médico debe determinar si la anemia megaloblástica no es causada por una deficiencia pura de B$_{12}$ o una deficiencia combinada de folato y B$_{12}$.

Si se administra folato sin cobalamina a un paciente con deficiencia de B$_{12}$, el fármaco solo corrige la anemia megaloblástica parcialmente porque "eludirá" la trampa de metilo folato y proporcionará la coenzima tetrahidrofolato (FH$_4$) adecuada para la conversión de monofosfato de desoxiuridina (dUMP) a monofosfato de desoxitimidina (dTMP) y para el resurgimiento de la síntesis de purinas.

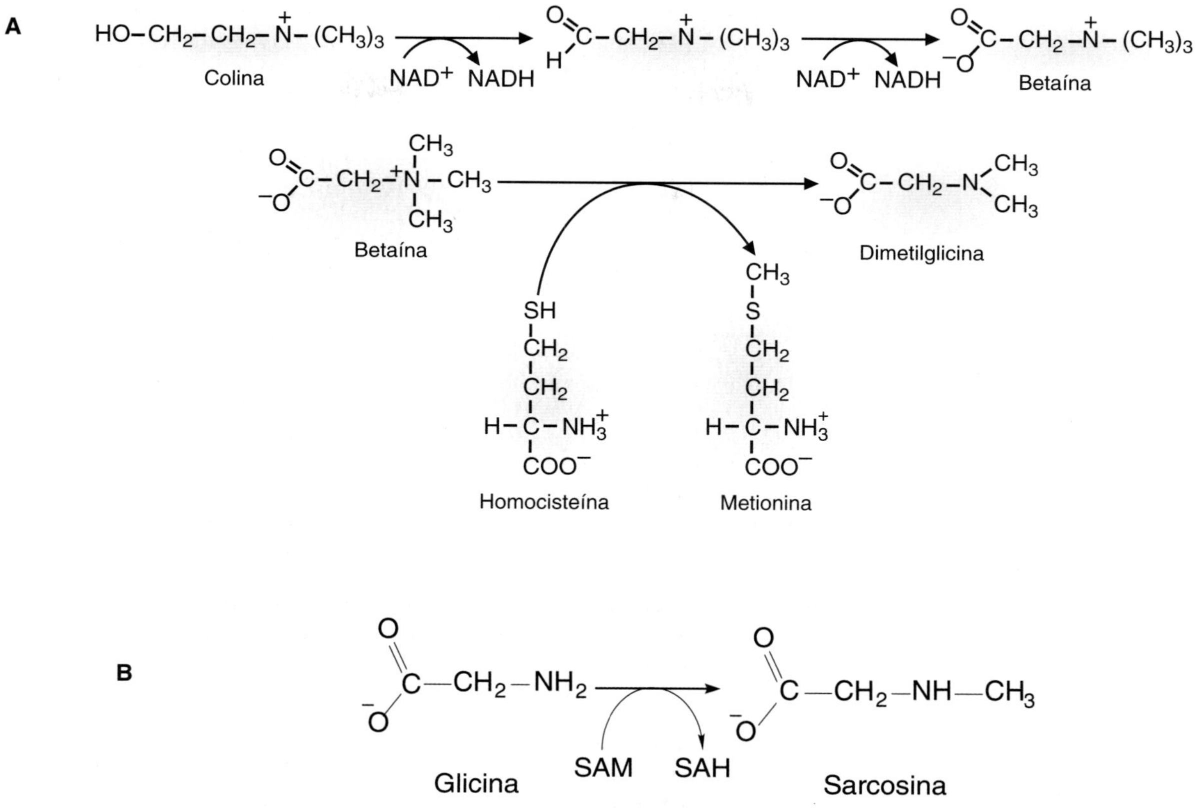

A

HO–CH$_2$–CH$_2$–$\overset{+}{N}$–(CH$_3$)$_3$ → (NAD$^+$ → NADH) → $\overset{O}{\underset{H}{C}}$–CH$_2$–$\overset{+}{N}$–(CH$_3$)$_3$ → (NAD$^+$ → NADH) → $\overset{O}{\underset{-O}{C}}$–CH$_2$–$\overset{+}{N}$–(CH$_3$)$_3$

Colina ... Betaína

Betaína → Dimetilglicina

Homocisteína ... Metionina

B

Glicina → (SAM → SAH) → Sarcosina

FIGURA 38-11 **A.** Colina y el metabolismo de un carbono. **B.** Síntesis de sarcosina a partir de glicina.

Como resultado, ocurren la síntesis normal de ADN, la reparación del ADN y la división celular. Sin embargo, el síndrome neurológico resultante de la hipometilación en el tejido nervioso puede progresar a menos que el médico se dé cuenta de que se necesita suplementar B$_{12}$. En el caso de **Jean T.**, en el que la concentración de B$_{12}$ sérica rozaba el límite bajo y en el cual la historia dietética apoyaba la posibilidad de una deficiencia de B$_{12}$, se requiere una combinación de suplementos de folato y B$_{12}$ para evitar esta potencial trampa terapéutica.

Clark T. continuó mejorando y regresó fielmente para sus exámenes de colonoscopías de rutina.

Beatrice T. fue diagnosticada de una incapacidad para absorber B$_{12}$ de la dieta. Una de las consecuencias del envejecimiento es la producción reducida de ácido por la mucosa gástrica (gastritis atrófica), que limita la capacidad de la pepsina para funcionar sobre la proteína de la dieta. La reducción de la eficiencia de la pepsina reduce la cantidad de B$_{12}$ enlazada liberada a partir de la proteína de la dieta, lo que ocasiona que no haya B$_{12}$ disponible para la absorción. Su condición puede ser tratada tomando dosis altas de suplementos de vitamina B$_{12}$ por vía oral.

COMENTARIOS BIOQUÍMICOS

Un mecanismo potencial para la relación de la insuficiencia de folato y los defectos del tubo neural. Como se indica en la sección IV.C de este capítulo, los defectos del tubo neural en los recién nacidos han sido asociados con la ausencia de folato durante el embarazo.

Aunque el mecanismo conducente a los defectos del tubo neural es impreciso, recientes investigaciones han indicado que la inducción de microARN (ARNmi) puede desempeñar un papel en la alteración del patrón de desarrollo normal del cierre del tubo neural.

Bajo condiciones de deficiencia de folato, se produce una hipometilación en el sistema nervioso, afectando la biosíntesis de fosfolípidos de la membrana (tales como fosfotidilcolina), la proteína básica de mielina (cap. 46) y la biosíntesis de neurotransmisores (cap. 46). Los niveles reducidos de neurotransmisores pueden interferir con la expresión génica normal durante la embriogénesis. La metilación del ADN también se reduce debido a los niveles disminuidos de SAM cuando el folato es limitante. La hipometilación también es el resultado de cantidades elevadas de SAH, que se acumula durante la falta de folato. La SAH inhibirá las enzimas ADN metiltransferasa al unirse estrechamente a la enzima y al prevenir que el sustrato normal, SAM, se una a la enzima. La afinidad de las enzimas por SAH es más alta que por SAM, lo que contribuye a la hipometilación observada.

Los genes ARNmi se encuentran con frecuencia cerca de las islas CpG en el ADN y se ha predicho que las alteraciones en la metilación de citosina pueden ser un medio para regular la expresión de ARNmi. Experimentalmente, una línea celular en la cual dos genes de metiltransferasa del ADN fueron eliminados (inactivados) resultó en una reducción significativa en la metilación genómica global y la expresión diferencial de 13 ARNmi (siete de esos genes estaban sobreexpresados, mientras que los otros seis mostraban reducción en expresión). Se obtuvo un resultado similar con otra línea celular que fue puesta en un medio deficiente en folato; se observaron hipometilación global y alteraciones en la expresión de ARNmi.

Como ejemplo, se identificó ARNmi-222 como un potencial que se regula positivamente bajo condiciones de privación de folato. Un blanco predicho de ARNmi-222 es el gen *DNMT1* (una ADN metiltransferasa), cuya actividad es fundamental para el mantenimiento de los patrones de metilación en el ADN. La sobreexpresión de ARNmi-222 reduciría la expresión del gen *DNMT1*, alterando así los patrones de metilación en la célula. Se ha demostrado que la reducción de la actividad de *DNMT1* aumenta la expresión de varios genes, incluyendo el de catenina β (cap. 17). Esto conducirá a mayor proliferación celular e inhibición de la diferenciación en el sistema nervioso (todas conducentes al fracaso en el cierre del tubo neural). Hasta la fecha, utilizando modelos de cultivo celular de privación de folato o de estimulación de folato, se ha demostrado que más de 30 moléculas de ARNmi diferentes tienen su expresión alterada por el tratamiento con folato.

Estudios tales como los ya mencionados, apenas se han iniciado pero han producido un comienzo promisorio para develar los efectos de la metilación de ADN y de la expresión de los ARNmi en el crecimiento y diferenciación celular en el sistema nervioso.

CONCEPTOS CLAVE

- Los grupos de un carbono en estados de oxidación más bajos que el dióxido de carbono (que es transportado por biotina) son transferidos por reacciones que involucran tetrahidrofolato, vitamina B_{12} y S-adenosilmetionina.
- FH_4 se produce a partir de la vitamina folato y obtiene unidades de un carbono de serina, glicina, histidina, formaldehído y ácido fórmico.
- El carbono unido a FH_4 puede oxidarse o reducirse, produciendo así varias formas diferentes de FH_4. Sin embargo, una vez que un carbono ha sido reducido al nivel metilo, no puede oxidarse de nuevo.
- Los carbonos unidos a FH_4 son conocidos colectivamente como el reservorio o poza de un carbono.
- Los carbonos transportados por folato se utilizan en un número limitado de reacciones bioquímicas, pero son muy importantes en la formación de dTMP y los anillos de purina.
- La vitamina B_{12} participa en dos reacciones en el cuerpo: la conversión de L-metilmalonil-CoA a succinil-CoA y la conversión de homocisteína a metionina.
- El SAM, formado de ATP y metionina, transfiere el grupo metilo a precursores de una variedad de compuestos metilados.

◆ En el metabolismo de la metionina se requieren tanto la vitamina B$_{12}$ como el metilo FH$_4$; una deficiencia de vitamina B$_{12}$ lleva a la sobreproducción y atrapamiento del folato en la forma metilo, conduciendo a una deficiencia funcional de folato. Tales deficiencias pueden conducir a:
  ◆ Anemia megaloblástica
  ◆ Defectos del tubo neural en recién nacidos
◆ Las enfermedades revisadas en este capítulo se resumen en la tabla 38-2.

TABLA 38-2 Enfermedades revisadas en el capítulo 38		
ENFERMEDAD O TRASTORNO	**AMBIENTAL O GENÉTICA**	**COMENTARIOS**
Cáncer de colon	Ambas	El cáncer de colon puede tratarse con medicación, que bloquea la acción de la timidilato sintasa, que bloquea la síntesis de ADN al reducir el suministro de dTTP.
Anemia perniciosa	Ambas	La anemia perniciosa es causada por la falta de factor intrínseco, que provoca deficiencia de B$_{12}$. La deficiencia de B$_{12}$ interfiere indirectamente con la síntesis de ADN. En células de linaje eritroide, el tamaño celular aumenta sin división celular conduciendo a anemia megaloblástica.
Anemia megaloblástica inducida por el alcohol	Ambiental	La desnutrición producida por el alcohol puede conducir a falta de folato o B$_{12}$. La deficiencia de folato o B$_{12}$ favorecerá el desarrollo de anemia megaloblástica.
Defectos del tubo neural	Ambas	La falta de derivados de folato conduce a metilación disminuida en el sistema nervioso, alterando la expresión genética e incrementando el riesgo de defectos del tubo neural.

dTTP, trifosfato de desoxitimidina.

PREGUNTAS DE REVISIÓN: CAPÍTULO 38

1. ¿Cuál de las siguientes reacciones necesita N^5, N^{10}-metileno-FH$_4$ como donador de carbono?
   A. Homocisteína a metionina
   B. Serina a glicina
   C. Betaína a dimetilglicina
   D. dUMP a dTMP
   E. La biosíntesis *de novo* del anillo de purina
2. ¿La deficiencia de cuál de las siguientes vitaminas resultará en la acumulación de ácido propiónico en la degradación de aminoácidos?
   A. Vitamina B$_6$
   B. Biotina
   C. Ácido fólico
   D. Vitamina B$_1$
   E. Vitamina B$_2$
3. Un niño con otitis media aguda (infección del oído medio) es tratado con un antibiótico sulfa. Este medicamento interfiere con la síntesis bacteriana de uno de los siguientes compuestos:

   A. Vitamina B$_{12}$
   B. S-adenosilmetionina (SAM)
   C. Ácido fólico
   D. Vitamina B$_6$
   E. Homocisteína
4. ¿Cuál de las siguientes formas de tetrahidrofolato se requiere para la síntesis de metionina a partir de homocisteína?
   A. N^5, N^{10}-metileno-tetrahidrofolato
   B. N^5-metilo-tetrahidrofolato
   C. N^5, N^{10}-metenilo-tetrahidrofolato
   D. N^{10}-formilo-tetrahidrofolato
   E. N^5-formimino-tetrahidrofolato
5. ¿Cuál es el método alternativo para metilar homocisteína en la formación de metionina?
   A. Utilizar glicina y FH$_4$ como donador de metilo
   B. Utilizar dimetilglicina como donador de metilo
   C. Utilizar colina como donador de metilo
   D. Utilizar sarcosina como donador de metilo
   E. Utilizar betaína como donador de metilo

6. La deficiencia de ácido fólico y de vitamina B_{12} provocan hipometilación en el sistema nervioso. Estos dos cofactores están unidos estrechamente por medio de una de las siguientes proteínas:
   A. Transcobalamina II
   B. Metionina sintasa
   C. Cistationina β-sintasa
   D. N^5, N^{10}-metileno-FH_4 reductasa
   E. ADN metiltransferasa

7. Un vegano estricto, que no ha comido productos de origen animal durante más de cinco años ni ha tomado vitaminas exógenas, presenta lentamente cansancio y letargo y también nota hormigueo ocasional en el pie. Un análisis del folato total indicó cantidades normales. ¿En cuál forma se encontraría este folato?
   A. N^5-metilo-FH_4
   B. N^5, N^{10}-metileno-FH_4
   C. N^{10}-formilo-FH_4
   D. N^5-formimino-FH_4
   E. N^5, N^{10}-metenilo-FH_4

8. Un paciente se presenta a la clínica con síntomas de letargo y hormigueo de las extremidades. La prueba de sangre demuestra anemia megaloblástica. La medición de uno de los siguientes metabolitos en la sangre ayudará a determinar la causa de los síntomas de este paciente:
   A. Ácido láctico
   B. Ácido pirúvico
   C. Metionina
   D. Ácido metilmalónico
   E. Histidina

9. ¿Cuál de los siguientes pacientes estaría en peligro de desarrollar deficiencia de vitamina B_{12}?
   A. Un ovolactovegetariano
   B. Un paciente con incapacidad para secretar gastrina
   C. Una persona a quien le extirparon quirúrgicamente el duodeno
   D. Un paciente con enfermedad de Crohn que afecta al íleon terminal
   E. Un paciente con obstrucción del conducto biliar

10. El metotrexato es un medicamento que se ha usado como antineoplásico y actualmente se usa en el tratamiento de la psoriasis y de la artritis reumatoide. Este análogo de folato inhibe una de las siguientes conversiones:
    A. Dihidrofolato (FH_2) en tetrahidrofolato (FH_4)
    B. Dihidrofolato (FH_2) en folato
    C. Monofosfato de desoxiuridina (dUMP) en monofosfato de desoximidina (dTMP)
    D. Serina en glicina
    E. Homocisteína en metionina

El siguiente caso es la base de las preguntas 11 a 13: *Un paciente de 65 años de edad, que ha sido un vegano estricto durante los últimos 8 años, visita a su médico debido a cansancio, letargo y hormigueo intermitente en ambas manos y pies. Durante la anamnesis, se determinó que el paciente no había tomado ningún suplemento desde que se había pasado a la dieta vegana. Un recuento sanguíneo completo indicó un recuento de eritrocitos por debajo del rango normal, con un volumen corpuscular medio de los eritrocitos aumentado (lo que indica eritrocitos más grandes de lo normal).*

11. El número de eritrocitos se reduce muy probablemente debido ¿a cuál de las siguientes causas? Elija la mejor respuesta.

	Una polimerasa de ADN mutada	Reducción de los precursores para la síntesis de ADN	Una inhibición de la biosíntesis de las membranas	Un aumento de la hemólisis de los eritrocitos
A	No	Sí	No	No
B	No	No	Sí	No
C	No	Sí	No	Sí
D	Sí	No	Sí	Sí
E	Sí	Sí	No	No
F	Sí	No	Sí	Sí

12. Un estudiante de medicina que hace una rotación con el médico que vio al paciente sugirió darle grandes dosis de N^5-metil-FH_4. Si se siguiera esta sugerencia, ¿cuál de los siguientes síntomas que presenta el paciente probablemente se aliviaría? Elija la mejor respuesta.

	Cansancio/letargo	Reducción en el número de eritrocitos	Aumento del volumen corpuscular	Hormigueo en manos y pies
A	Sí	Sí	Sí	Sí
B	Sí	No	Sí	Sí
C	Sí	Sí	Sí	No
D	No	No	No	No
E	No	Sí	No	Sí
F	No	No	No	No

13. El hormigueo y el entumecimiento que presenta el paciente se debe, en parte, a la acumulación de ¿cuál de los siguientes elementos?
    A. Citrato
    B. Ácidos grasos de cadena impar
    C. Ácidos grasos ramificados
    D. S-adenosil metionina
    E. 2-hidroxiglutarato

14. Aunque la metionina es un aminoácido esencial para la dieta humana, los carbonos de la glucosa pueden encontrarse como carbono metilo en la metionina intracelular. ¿Esto ocurre a través de la participación de cuál de las siguientes moléculas?
    A. Citrato
    B. Leucina
    C. Lisina
    D. Piruvato
    E. Serina

15. La hipermetioninemia, en ciertos casos, puede provocar problemas neurológicos, incluyendo retrasos en las habilidades motoras. ¿Una mutación en cuál de las siguientes enzimas provocaría una hipermetioninemia?
    A. Cistationina β-sintasa
    B. N^5, N^{10} metileno-FH_4 reductasa
    C. Metionina sintasa
    D. Metionina adenosiltransferasa
    E. Serina hidroximetiltransferasa

1. **La respuesta es D.** La conversión de dUMP en dTMP requiere N^5, N^{10} metileno-FH$_4$. La reacción de homocisteína a metionina requiere N^5-metilo-FH$_4$; la de serina a glicina requiere FH$_4$ libre y genera N^5, N^{10}-metileno-FH$_4$, la de betaína dona un grupo metilo a la homocisteína para formar metionina sin la participación de FH$_4$; y el anillo de purina requiere N^{10}-formil-FH$_4$ para su biosíntesis.

2. **La respuesta es B.** El ácido propiónico proviene de la acumulación de propionil-CoA. La vía normal para la degradación de propionil-CoA es, primero, una carboxilación dependiente de biotina hasta D-metilmalonil-CoA; racemización a L-metilmalonil-CoA, y luego, el reacomodo dependiente de B$_{12}$ para formar succinil-CoA.

3. **La respuesta es C.** Las sulfas son análogos del ácido *para*-aminobencénico y evitan el crecimiento y la división celular en las bacterias interfiriendo con la síntesis de ácido fólico (que se requiere para producir FH$_4$). Los seres humanos no pueden sintetizar folato *de novo* y deben obtener folato de la dieta. Por ello, las sulfas no afectan el metabolismo humano.

4. **La respuesta es B.** Las únicas tres formas de folato que transfieren carbonos son la forma N^5-metilo-FH$_4$, la forma N^5, N^{10}-metileno-FH$_4$ y la forma N^{10}-formilo. Ninguna de las otras formas participa en reacciones en las que se transfiere un carbono. La forma N^5-metilo es la que transfiere el grupo metilo para formar metionina a partir de homocisteína.

5. **La respuesta es E.** La colina, proveniente de la fosfatidilcolina, se convierte en betaína (trimetilglicina). La betaína puede donar un grupo metilo a la homocisteína para formar metionina más dimetilglicina. La sarcosina es N-metilglicina, que se forma cuando el exceso de SAM metila a la glicina, pero no se usa como donador de metilo en esta reacción.

6. **La respuesta es B.** La conversión de homocisteína en metionina, catalizada por la metionina sintasa, requiere vitamina B$_{12}$ como cofactor y N^5-metilo-FH$_4$ como sustrato. Esta es la única reacción de los mamíferos en la cual N^5-metilo-FH$_4$ puede donar su carbono. Una vez que se genera metionina, se convierte en *S*-adenosilmetionina (SAM), que actúa como donador de metilo para la síntesis de neurotransmisores, síntesis de mielina, síntesis de fosfolípidos y modificaciones del ADN. La incapacidad para catalizar la acción de la sintasa de metionina, debido a deficiencia de B$_{12}$ o de folato, provocaría la reducción de los niveles de SAM e hipometilación en el sistema nervioso. El hígado no presenta hipometilación por la vía de betaína, en la cual la betaína puede donar un grupo metilo a la homocisteína para formar metionina, también formando dimetilglicina una vez que la betaína pierde un grupo metilo. La transcobalamina II transporta B$_{12}$ en la circulación y no interactúa con el folato. La cistationina β-sintasa cataliza la conversión de homocisteína y serina en cistationina y requiere vitamina B$_6$ pero no B$_{12}$ ni folato. N^5, N^{10}-metileno-FH$_4$ reductasa convierte N^5,N^{10}-metileno-FH$_4$ en N^5-metilo-FH$_4$ y requiere NADH pero no vitamina B$_{12}$. La ADN metiltransferasa requiere SAM para metilar residuos de citosina en el ADN, pero no se requiere ácido fólico como cofactor para esta reacción.

7. **La respuesta es A.** El paciente está sufriendo deficiencia de vitamina B$_{12}$, la cual solo se puede obtener de la carne y lácteos en la dieta, y aunque el cuerpo puede tener 2 a 3 años de almacenamiento de la vitamina, dado que la dieta del paciente carece de vitaminas, la B$_{12}$ es deficiente. El cansancio y el letargo se debe al desarrollo de anemia megaloblástica, y el hormigueo es provocado por la disfunción del sistema nervioso por la hipometilación y el ácido metilmalónico en el sistema nervioso. En ausencia de vitamina B$_{12}$ el folato estará atrapado como N^5-metilo-FH$_4$, porque la reacción de la metionina sintasa podrá proceder. Una vez que se forma N^5-metilo-FH$_4$, no se puede convertir nuevamente a otras formas de folato. Debido a que esta es la forma más estable del folato, las otras variantes de folato se convertirán lentamente en esta forma y estarán atrapadas.

8. **La respuesta es D.** La anemia megaloblástica puede ser provocada por una deficiencia en vitamina B$_{12}$ o de ácido fólico. Una deficiencia de B$_{12}$ provocará elevación de ácido metilmalónico porque la metilmalonil-CoA producida no puede ser metabolizada a succinil-CoA. La falta de B$_{12}$ también atrapa al folato en su forma N^5-metilo-FH$_4$ (porque el grupo metilo no se puede transferir a la homocisteína), provocando una deficiencia funcional de folato. La deficiencia de folato interfiere con la síntesis de purina y timidina, provocando el cese general de la síntesis de ADN en las células de crecimiento rápido, como los reticulocitos. Esto provoca el desarrollo de megaloblastos y eritropoyesis ineficaz. Si el paciente tuviera deficiencia de folato, se acumularía FIGLU en la orina (un producto de degradación de histidina). La acumulación de lactato, o piruvato, no se presenta con las deficiencias de B$_{12}$ y de folato. La metionina se podría acumular (por las concentraciones elevadas de homocisteína), pero por lo general permanece en un nivel equitativo y no sería diagnóstico para determinar entre deficiencia de B$_{12}$ o de folato. La histidina también se acumularía, como FIGLU se acumula en la deficiencia de folato, y esto se usaría para distinguir entre deficiencia de B$_{12}$ y de folato.

9. **La respuesta es D.** Los ovolactovegetarianos comen huevos y lácteos. Los huevos son una fuente dietética de vitamina B$_{12}$. El factor intrínseco gástrico se une a la B$_{12}$ liberada, pero la gastrina del estómago no tiene participación en la absorción de B$_{12}$. La vitamina B$_{12}$ unida al factor intrínseco se absorbe en el íleon terminal, no en el duodeno. El íleon está afectado en la enfermedad de Crohn, lo cual interfiere con la absorción de la vitamina B$_{12}$. La obstrucción del conducto biliar bloquearía la liberación de ácido biliar de la vesícula biliar hacia el intestino, lo que interferiría con la absorción de la grasa dietética pero no con la absorción de B$_{12}$, que es una vitamina hidrosoluble.

10. **La respuesta es A.** El metotrexato inhibe la dihidrofolato reductasa (DHFR), que bloquea la conversión de FH_2 en FH_4. La reducción en las pozas celulares de FH_4 afectaría indirectamente las reacciones que requieren FH_4. El 5-flurouracil (5-FU) inhibe directamente la conversión de dUPM en dTMP. La conversión de homocisteína en metionina requiere vitamina B_{12} y N^5-metilo-FH_4. Las concentraciones de N^5-metilo-FH_4 serán bajas porque el folato está atrapado como FH_2 por la inhibición directa de DHFR por el metotrexato.

11. **La respuesta es A.** El paciente tiene una deficiencia de B_{12} debido a su dieta (carente de carne y productos lácteos) y a que no tomó vitaminas suplementarias mientras seguía la dieta restrictiva. Con una deficiencia de B_{12}, el folato queda atrapado como N^5-metil-FH_4, debido a la incapacidad de transferir el grupo metilo a la homocisteína para regenerar metionina (la reacción de la metionina sintasa requiere vitamina B_{12}). La deficiencia de folato funcional conduce a la reducción de la síntesis de ADN debido a la incapacidad de producir desoxi TMP (que requiere N^5, N^{10}-metileno-FH_4), o purinas (los carbonos 2 y 8 del anillo de purina requieren N^{10}-formil-FH_4). La falta de síntesis de ADN provoca un menor número de eritrocitos en la circulación (una anemia, que provoca el cansancio y el letargo) y un mayor número de precursores de eritrocitos (una anemia megaloblástica). La anemia no se debe a alteraciones de la ADN polimerasa, ni a la falta de biosíntesis de membranas, ni al aumento de la hemólisis de los eritrocitos (se producen menos eritrocitos; se observa hemólisis de los eritrocitos en un individuo con deficiencia de glucosa 6-fosfato deshidrogenasa en presencia de agentes oxidantes).

12. **La respuesta es C.** El paciente tiene una deficiencia de vitamina B_{12}, no una deficiencia de folato. Los niveles de folato serían adecuados en un individuo con una dieta vegana estricta (los folatos se encuentran en las verduras de hoja verde, las judías, las frutas, el brócoli y los espárragos, como ejemplos), pero en ausencia de B_{12} (que solo se obtiene de las carnes y los productos lácteos), el paciente desarrollaría una deficiencia funcional de folato, que daría lugar a manifestaciones de una deficiencia de folato (una anemia megaloblástica). Sin embargo, el entumecimiento y el hormigueo de las extremidades que exhibe el paciente no se deben a la deficiencia de folato funcional, sino a la acumulación de ácido metilmalónico y ácido propiónico, como resultado de la deficiencia de B_{12}. Por lo tanto, dar al paciente folato en lugar de B_{12} resolvería la anemia megaloblástica, pero no resolvería los efectos neurológicos exhibidos por el paciente.

13. **La respuesta es C.** Una deficiencia de B_{12} provoca complicaciones neurológicas, en parte, debido a la síntesis de ácidos grasos de cadena impar en el sistema nervioso que se incorporan a los fosfolípidos de la vaina de mielina, lo que altera la capacidad de la mielina para proteger la neurona y permitir que los potenciales de acción se envíen y reciban con normalidad. La síntesis de ácidos grasos de cadena ramificada se produce a partir del uso de metilmalonil CoA en el citoplasma, como resultado de la deficiencia de B_{12}. La metilmalonil CoA se deriva de la degradación de una variedad de aminoácidos (metión, treonina, isoleucina, valina), y si no se puede convertir en succinil CoA (una reacción que requiere B_{12}) se acumulará. La sintasa de ácidos grasos puede utilizar la metilmalonil CoA en lugar de la malonil CoA para la síntesis de ácidos grasos, dando lugar a la producción de ácidos grasos de cadena ramificada. Cuando se incorporan a los fosfolípidos, y luego a las membranas, las propiedades de permeabilidad de la membrana se alteran debido al empaquetamiento inapropiado de las colas de los ácidos grasos de los fosfolípidos, lo que puede conducir a una disfunción de la membrana. Una deficiencia de B_{12} no conducirá a una acumulación de 2-hidroxiglutarato (que requiere una enzima isocitrato deshidrogenasa mutada), o de citrato (una aconitasa inactiva puede conducir a un aumento de citrato), o de S-adenosilmetionina (una deficiencia de B_{12} puede conducir a una reducción de SAM, debido a una incapacidad para convertir la homocisteína en metionina). Pueden sintetizarse ácidos grasos de cadena impar, debido a una acumulación de propionil CoA, pero la incorporación de ácidos grasos de cadena impar en los fosfolípidos de las membranas no alterará significativamente las propiedades físicas de dichas membranas, como lo haría un ácido graso de cadena ramificada.

14. **La respuesta es E.** La vía de degradación de la metionina consiste en convertirla en S-adenosilmetionina, luego la SAM dona un grupo metilo para formar S-adenosilhomocisteína, a la que se le elimina la adenosina por hidrólisis para formar homocisteína. La homocisteína puede convertirse en metionina en una reacción que requiere tanto B_{12} como N^5-metil-FH_4. Así, la metionina regenerada tiene un grupo metilo que proviene de la reserva de un carbono asociado al tetrahidrofolato. La serina se deriva del 3-fosfoglicerato, que es un intermediario de la glucólisis. Una vez que se sintetiza la serina, se puede convertir en glicina, con un carbono recogido por el FH_4, para formar N^5, N^{10} metileno-FH_4. El N^5, N^{10}-metileno-FH_4 puede reducirse a N^5-metil-FH_4, que puede añadir el carbono metilo a la homocisteína para formar metionina. El citrato y el piruvato no donan carbonos a la reserva de un carbono, la degradación de la leucina y la lisina es estrictamente cetogénica, por lo que ninguno de los carbonos de esos aminoácidos puede utilizarse también para producir N^5-metil-FH_4.

15. **La respuesta es D.** La hipermetioninemia es un exceso de metionina en la sangre. De las opciones de respuesta enumeradas, solo la deficiencia de metionina adenosiltransferasa provocaría un exceso de metionina (la enzima convierte la metionina en SAM; en ausencia de esta actividad, la metionina no puede degradarse y se acumularía). Los defectos en la cistationina β-sintasa y en la N^5, N^{10}-metileno-FH_4 reductasa conducirían a acumulaciones de homocisteína, no de metionina. Un defecto en la serina hidroximetiltransferasa no afectaría los niveles de metionina, pero sí los de serina y glicina.

Metabolismo de purinas y pirimidinas

39

Las purinas y pirimidinas se requieren para sintetizar **nucleótidos** y **ácidos nucleicos**. Estas moléculas pueden sintetizarse desde el principio, ***de novo***, o **recuperadas** de bases existentes. La captación de bases púricas y pirimídicas a partir de la dieta es baja, debido a que la mayoría de los ácidos nucleicos ingeridos son metabolizados por las células epiteliales del intestino.

La vía *de novo* para la síntesis de purinas es compleja, consiste en 11 pasos y requiere de 6 moléculas de adenosín trifosfato (ATP) para cada purina sintetizada. Los precursores que donan los componentes para producir los nucleótidos de purina incluyen **glicina**, **ribosa 5-fosfato**, **glutamina**, **aspartato**, **dióxido de carbono** y N^{10}**-formiltetrahidrofolato** (N^{10}**-formil-FH$_4$**) (fig. 39-1). Las purinas se sintetizan como **ribonucleótidos** y la primera purina que se sintetiza es el **monofosfato de inosina** (**IMP**). El adenosín monofosfato (AMP) y el monofostato de guanosina (GMP) son, cada uno, derivados del IMP en vías de reacción de dos pasos.

La vía de ahorro (recuperación o salvamento) de los nucleótidos de purina permite que las bases púricas libres se conviertan en nucleótidos, estos a su vez en nucleósidos y, por último, en bases libres. Las enzimas incluidas en esta vía son **AMP** y **adenosina desaminasa** (**ADA**), **adenosina cinasa**, **purina nucleósido fosforilasa**, **adenina fosforribosiltransferasa** (**APRT**), e **hipoxantina-guanina fosforribosiltransferasa** (**HGPRT**). Mutaciones en algunas de estas enzimas provoca enfermedades graves. La deficiencia en las enzimas purina nucleósido fosforilasa y adenosina desaminasa ocasiona **enfermedades de inmunodeficiencia**. La deficiencia en la HGPRT ocasiona **síndrome de Lesch-Nyhan**. El **ciclo de nucleótidos de purina**, en donde los carbonos del aspartato se convierten en fumarato para reponer los intermediarios del ciclo del ácido tricarboxílico (ATC) en el músculo en movimiento y el nitrógeno del aspartato es liberado como amoniaco, utiliza componentes de la vía de recuperación de los nucleótidos de purina.

Las bases de pirimidina se sintetizan primero como bases libres y luego se convierten en nucleótidos. El **aspartato** y el **carbamoíl fosfato** forman todos los componentes del anillo de pirimidina. La ribosa 5-fosfato, que se convierte en **5′-fosforribosil 1′-pirofosfato** (**PRPP**), se requiere para donar el fosfato de azúcar para formar un nucleótido. El primer nucleótido de pirimidina producido es el **monofosfato de orotato** (**OMP**). El OMP se convierte en **monofosfato de uridina** (**UMP**), que se transforma en el precursor para la producción del **trifosfato de citidina** (**CTP**) y del **monofosfato de desoxitimidina** (**dTMP**).

La formación de desoxirribonucleótidos requiere la actividad de la **ribonucleótido reductasa**, que cataliza la reducción de la ribosa sobre los sustratos nucleótidos difosfato para producir la 2-desoxirribosa. Los sustratos para la enzima incluyen difosfato de adenosina (ADP), difosfato de guanosina (GDP), difosfato de citidina (CDP) y difosfato de uridina (UDP). La regulación de la enzima es compleja. Hay dos sitios alostéricos principales. Uno controla la actividad general de la enzima, mientras que el otro determina la especificidad de la enzima por el sustrato. Todos los desoxirribonucleótidos se sintetizan utilizando esta enzima.

La **regulación** de la biosíntesis *de novo* de los nucleótidos de purina, tiene lugar en cuatro puntos de la vía. Las enzimas **PRPP sintetasa**, **amidofosforribosiltransferasa**, **IMP deshidrogenasa** y **adenilosuccinato sintetasa** son reguladas por modificadores alostéricos, tal como se presentan en los puntos de ramificación clave a lo largo la vía. La

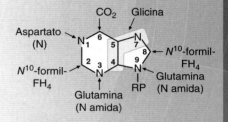

FIGURA 39-1 Origen de los átomos de la base púrica. FH$_4$, tetrahidrofolato; RP, ribosa 5′-fosfato.

síntesis de pirimidinas es regulada en el primer paso limitante, que es la síntesis del carbamoíl fosfato citoplasmático, por la enzima **carbamoíl fosfato sintetasa II** (**CPSII**).

Las purinas, cuando son degradadas, no pueden generar energía, ni tampoco puede el anillo de purina ser sustancialmente modificado. El producto final de la degradación del anillo de purina es el **ácido úrico**, excretado en la orina. El ácido úrico tiene solubilidad limitada y si se acumulara, los cristales de ácido úrico se precipitarían en los tejidos del cuerpo que tienen una temperatura reducida (como el dedo gordo del pie). Esta condición, caracterizada por una inflamación aguda dolorosa de tejidos blandos específicos y articulaciones, se conoce como **gota**. Las pirimidinas, cuando son degradadas, originan compuestos solubles en agua como urea, dióxido de carbono, agua y no provoca enfermedad si el catabolismo de las pirimidinas se incrementa.

SALA DE ESPERA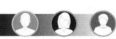

El proceso inicial de la inflamación aguda que experimentó **Lotta T.** al presentar un doloroso ataque de artritis gotosa, respondió con rapidez a la terapia de colchicina (*véase* cap. 10). Varias semanas después, los signos y síntomas inflamatorios del dedo gordo del pie derecho disminuyeron y se le suministró alopurinol (aunque continuaba con colchicina), un fármaco que reduce la síntesis del ácido úrico. Su concentración de ácido úrico sérico disminuyó gradualmente de una concentración pretratamiento de 9.2 mg/dL al nivel normal (2.5 a 8.0 mg/dL). Se mantuvo sin síntomas de gota cuando regresó al consultorio de su médico para una visita de seguimiento.

I. Purinas y pirimidinas

Como se vio en capítulos anteriores, los nucleótidos cumplen numerosas funciones en diferentes reacciones. Por ejemplo, los nucleótidos son los precursores activados del ADN y del ARN. Los nucleótidos forman la porción estructural de muchas coenzimas (p. ej., nicotinamida adenina dinucleótido reducido [NADH], flavin adenina dinucleotido [FAD] y coenzima A). Los nucleótidos son elementos esenciales en el metabolismo energético (adenosín trifosfato [ATP], trifosfato de guanosina [GTP]). Los derivados de nucleótidos son con frecuencia intermediarios activados en muchas vías biosintéticas. Por ejemplo, el difosfato de uridina (UDP)-glucosa y el difosfato de citidina (CDP)-diacilglicerol son precursores del glucógeno y de los glicerofosfolípidos, respectivamente. La *S*-adenosilmetionina transporta un grupo metilo activado. Además, los nucleótidos actúan como segundos mensajeros (también llamados mensajeros secundarios) en la señalización intracelular (p. ej., adenosín monofosfato cíclico [AMPc], monofosfato de guanosina cíclico [GMPc]). Por último, los nucleótidos y nucleósidos actúan como reguladores alostéricos metabólicos. Piense en todas las enzimas que han sido estudiadas y reguladas por las concentraciones de ATP, adenosín difosfato (ADP) y adenosín monofosfato (AMP).

La captación a partir de la dieta de bases púricas y pirimídicas es mínima. La dieta contiene ácidos nucleicos y el páncreas exocrino secreta desoxirribonucleasa y ribonucleasa, junto con las enzimas proteolíticas y lipolíticas. Esto permite a los ácidos nucleicos digeridos convertirse en nucleótidos. Las células del epitelio intestinal contienen actividad de fosfatasa alcalina, que convierte nucleótidos en nucleósidos. Otras enzimas dentro de las células epiteliales tienden a metabolizar los nucleósidos en ácido úrico (que es liberado en la circulación) o recuperado para sus propias necesidades. Alrededor de 5% de los nucleótidos ingeridos logra llegar a la circulación, ya sea como bases libres o como nucleósidos. Debido a la mínima captación a partir de la dieta de estas importantes moléculas, se requiere la síntesis *de novo* de purinas y pirimidinas.

II. Biosíntesis de purinas

Las bases púricas son producidas *de novo* por vías que utilizan aminoácidos como precursores y producen nucleótidos. La mayoría de la síntesis *de novo* tiene lugar en el hígado (fig. 39-2) y las bases nitrogenadas y nucleósidos son entonces transportados a otros tejidos por los eritrocitos.

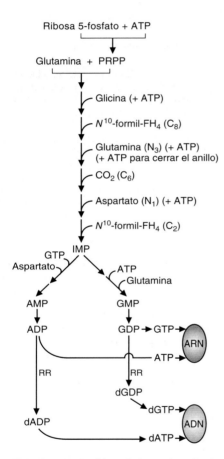

FIGURA 39-2 Vista de la producción de purinas, empezando con glutamina, ribosa 5-fosfato y ATP. Los pasos que requieren ATP también están indicados en esta figura. ADP, adenosín difosfato; AMP, adenosín monofosfato; ATP, adenosín trifosfato; dADP, difosfato de desoxiadenosina; dATP, trifosfato de desoxiadenosina; dGDP, difosfato de desoxiguanosina; dGTP, trifosfato de desoxiguanosina; FH₄, tetrahidrofolato; GMP, monofosfato de guanosina; GTP, trifosfato de guanosina; IMP, monofosfato de inosina; PRPP, 5-fosforribosil 1-pirofosfato; RR, ribonucleótido reductasa.

El cerebro también sintetiza cantidades significativas de nucleótidos. Debido a que las vías *de novo* requieren al menos seis enlaces de alta energía por purina producida, una vía de recuperación, que es usada por muchos tipos de células, puede convertir bases libres y nucleósidos en nucleótidos.

A. Síntesis *de novo* de los nucleótidos de purina

1. Síntesis del monofosfato de inosina

Como las purinas son construidas sobre una base de ribosa (*véase* fig. 39-2), una forma de ribosa activada se usa para iniciar la vía biosintética de purinas. El 5-fosforribosil 1-pirofosfato (PRPP) es la fuente activada de la porción de ribosa. Se sintetiza a partir del ATP y la ribosa 5′-fosfato (fig. 39-3), que es producida desde la glucosa a través de la vía de pentosa fosfato (*véase* cap. 27). La enzima que cataliza esta reacción, PRPP sintetasa, es una enzima regulada (*véase* sec. II.A.5); sin embargo, este paso no es el paso comprometido de la biosíntesis de purinas. El PRPP tiene muchos otros usos, que se describen a lo largo del capítulo.

En el primer paso comprometido de la vía de biosíntesis de la purina, el PRPP reacciona con glutamina para formar 5′-fosforribosil 1′-amina (fig. 39-4). Esta reacción, que produce el nitrógeno 9 del anillo de purina, es catalizada por la glutamina fosforribosilamidotransferasa, una enzima altamente regulada.

En el siguiente paso de la vía, la molécula completa de glicina se une al precursor en crecimiento. La glicina provee los carbonos 4 y 5 y nitrógeno 7 del anillo de purina (fig. 39-5). Este paso requiere energía en la forma de ATP.

Subsecuentemente, el carbono 8 es provisto por el N^{10}-formiltetrahidrofolato (N^{10}-formil-FH$_4$), el nitrógeno 3 por la glutamina, el carbono 6 por CO_2, el nitrógeno 1 por el aspartato y el carbono 2 por el N^{10}-formiltetrahidrofolato (*véase* fig. 39-1). Obsérvese que se requieren seis enlaces de alta energía de ATP (empezando con ribosa 5-fosfato) para sintetizar el primer nucleótido de purina, el monofosfato de inosina (IMP). Este nucleótido contiene la base hipoxantina unida por un enlace *N*-glucosídico desde el nitrógeno 9 del anillo de purina al carbono 1 de la ribosa (fig. 39-6). La hipoxantina no se encuentra en el ADN, pero es el precursor para otras bases de purina. Sin embargo, la hipoxantina se encuentra en el anticodón de las moléculas de ARN de transferencia (ARNt) (*véase* cap. 14) y es un componente fundamental para permitir el balanceo en la formación de pares de bases.

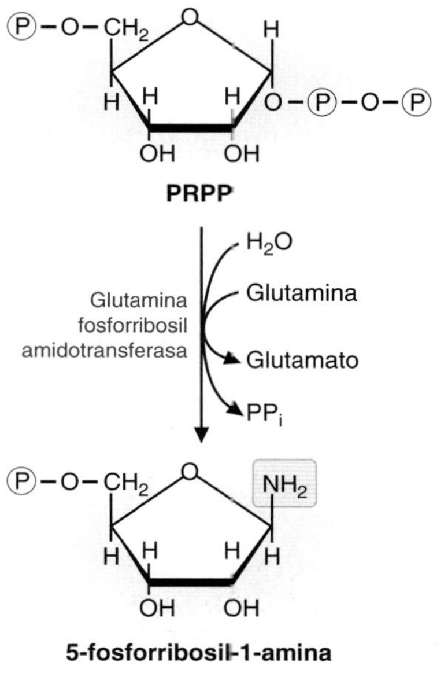

FIGURA 39-4 El primer paso en la biosíntesis de purina. La base púrica se construye en la porción de ribosa. La disponibilidad del sustrato PRPP es un determinante importante de la velocidad de esta reacción. PP$_i$, pirofosfato; PRPP, 5-fosforribosil 1-pirofosfato.

Ribosa 5-fosfato

5-fosforribosil 1-pirofosfato (PRPP)

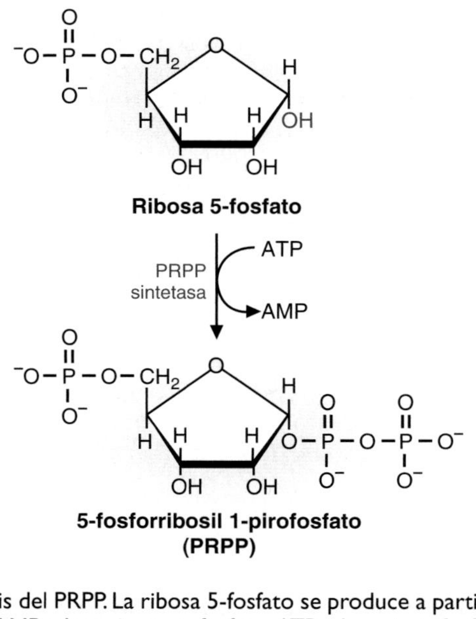

FIGURA 39-3 Síntesis del PRPP. La ribosa 5-fosfato se produce a partir de la glucosa por la vía de las pentosas fosfato. AMP, adenosín monofosfato; ATP, adenosín trifosfato; PRPP, 5-fosforribosil 1-pirofosfato.

Glicinamida ribosil 5-fosfato

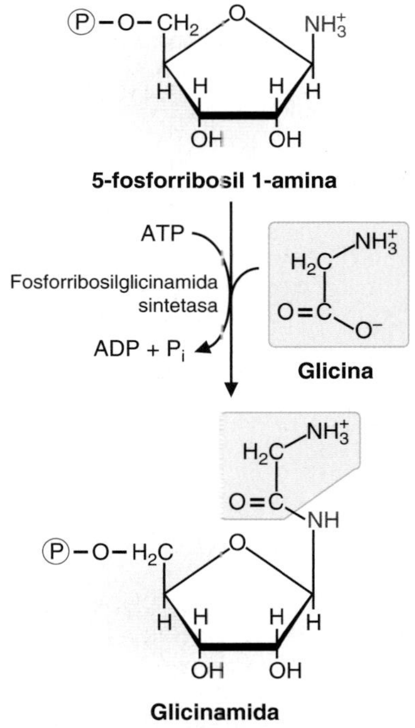

FIGURA 39-5 Incorporación de glicina en el precursor de purina. El ATP se requiere para la condensación del grupo carboxilo de la glicina con el grupo I′-amino del fosforribosil I-amina. ADP, adenosín difosfato; ATP, adenosín trifosfato; P$_i$, fosfato inorgánico.

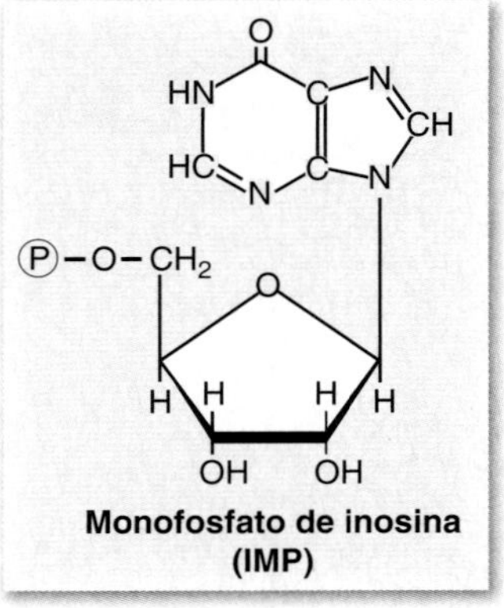

FIGURA 39-6 Estructura del IMP. La base es la hipoxantina. IMP, monofosfato de inosina.

2. Síntesis de adenosín monofosfato

La IMP actúa como el punto de ramificación desde el cual los nucleótidos de adenina y guanina pueden producirse (*véase* fig. 39-2). El AMP deriva de la IMP en dos pasos (fig. 39-7). En el primer paso, el aspartato se agrega a la IMP para formar adenilosuccinato, una reacción similar a aquella catalizada por argininosuccinato sintetasa en el ciclo de la urea. Obsérvese que esta reacción requiere un enlace de alta energía, donado por GTP. El fumarato es luego liberado del adenilosuccinato por la enzima adenilsuccinato liasa para formar AMP. Esto es similar a la conversión de aspartato en fumarato, vista en el ciclo de la urea (*véase* cap. 38). En los dos casos, el aspartato dona nitrógeno al producto, mientras que los carbonos del aspartato son liberados como fumarato.

3. Síntesis de monofosfato de guanosina

El monofosfato de guanosina (GMP) también se sintetiza a partir del IMP en dos pasos (fig. 39-8). En el primer paso, la base hipoxantina es oxidada por la IMP deshidrogenasa para producir la base xantina y el nucleótido monofosfato de xantosina (XMP). La glutamina entonces dona el nitrógeno de la amida a la XMP para formar GMP en una reacción que es catalizada por la GMP sintetasa. Esta segunda reacción requiere de energía en forma de ATP.

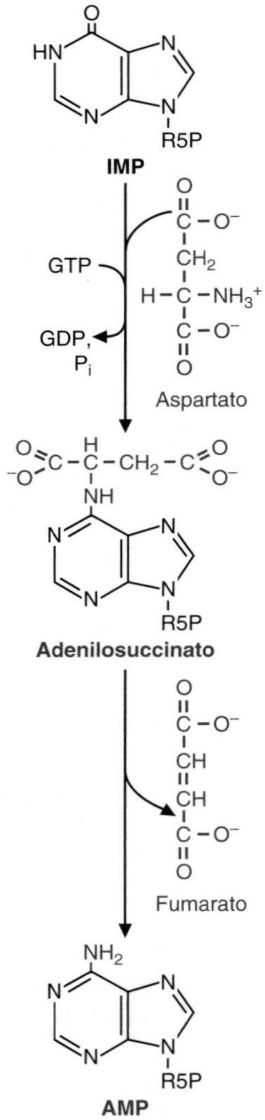

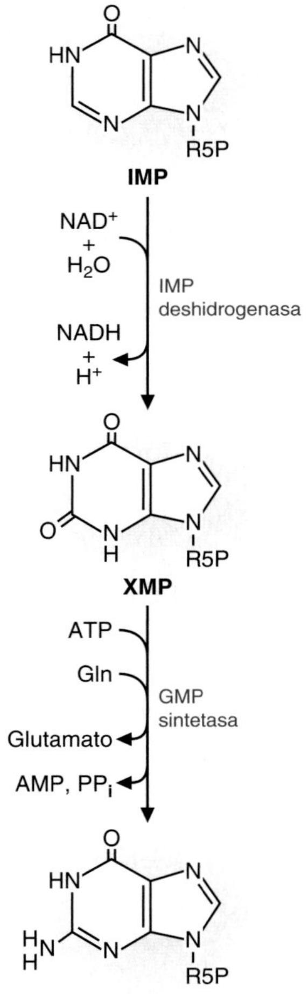

FIGURA 39-7 Conversión de IMP en AMP. Obsérvese que se requiere GTP para la síntesis de AMP. La primera enzima es adenosilsuccinato sintetasa; la segunda enzima es adenosilsuccinato liasa. AMP, adenosín monofosfato; GDP, difosfato de guanosina; IMP, inosina monofosfato; P$_i$, fosfato inorgánico; R5P, ribosa 5-fosfato.

FIGURA 39-8 Conversión de IMP en GMP. Obsérvese que se requiere ATP para la síntesis de GMP. AMP, adenosín monofosfato; GMP, monofosfato de guanosina; IMP, monofosfato de inosina; NAD, dinucleótido de nicotinamida y adenina; PP$_i$, pirofosfato; R5P, ribosa 5-fosfato; XMP, monofosfato de xantosina.

4. Fosforilación de AMP y GMP

El AMP y GMP pueden ser fosforilados para formar difosfatos y trifosfatos. La producción de nucleósidos difosfato requiere de cinasas de nucleósidos monofosfato específicas, mientras que la producción de nucleósidos trifosfato requiere de cinasa de nucleósidos difosfato, que son activas con un amplio campo de nucleósidos difosfato. Los nucleósidos trifosfato de purina también son utilizados por la célula en procesos que requieren energía y como precursores para la síntesis de ARN (*véase* fig. 39-2).

5. Regulación de la síntesis de purinas

La regulación de la síntesis de purinas ocurre en varios sitios (fig. 39-9). Cuatro enzimas claves son reguladas: PRPP sintetasa, amidofosforribosiltransferasa, adenilosuccinato sintetasa y la IMP deshidrogenasa. Las primeras dos enzimas regulan la síntesis de IMP; las últimas dos regulan la producción de AMP y GMP, respectivamente.

Un sitio primario de regulación es la síntesis de PRPP. La PRPP sintetasa es afectada negativamente por el GDP y por el ADP. Así, se da lugar a la unión de una oxipurina (p. ej., GDP) y una aminopurina (p. ej., ADP), dando como resultado la inhibición de la enzima. Esta enzima no es el paso comprometido de la biosíntesis de purinas. El PRPP también se utiliza en la síntesis de pirimidinas, así como en las vías de recuperación de purinas y pirimidinas.

El paso comprometido de la síntesis de purinas es la formación de 5'-fosforribosil 1'-amina a través de la glutamina fosforribosilamidotransferasa. Esta enzima es fuertemente inhibida por GMP y AMP (los productos finales de la vía biosintética de las purinas) mediante la unión a distintos sitios alostéricos.

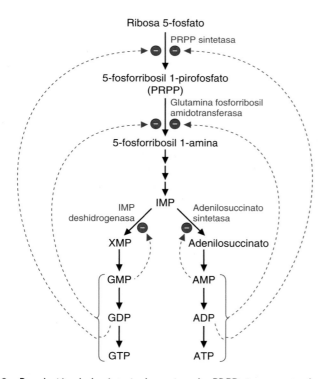

FIGURA 39-9 Regulación de la síntesis de purinas. La PRPP sintetasa puede ser inhibida por ADP y GDP. La glutamina fosforribosilamidotransferasa contiene sitios de unión para nucléotidos de adenina y guanina; los monofosfatos son los más importantes, aunque los difosfatos y trifosfatos también se unirán e inhibirán la enzima. La adenilosuccinato sintetasa es inhibida por el AMP; la IMP deshidrogenasa es inhibida por el GMP. ADP, adenosín difosfato; AMP, adenosín monofosfato; ATP, adenosín trifosfato; GDP, guanosina difosfato; GTP, trifosfato de guanosina; PRPP, 5-fosforribosil 1-pirofosfato; XMP, monofosfato de xantosina.

La enzima también es inhibida por los correspondientes nucleósidos difosfato y trifosfato, pero en condiciones celulares, estos compuestos probablemente no tengan un papel central en la regulación. La enzima activa es un monómero de 133 000 Da, pero es convertida en un dímero inactivo (270 000 Da) a través de la unión de los productos finales. Las concentraciones celulares de PRPP y glutamina está usualmente por debajo de su K_m para la glutamina fosforribosilamidotransferasa. Así, cualquier situación que incremente su concentración puede aumentar la biosíntesis *de novo* de las purinas.

Las enzimas que convierten IMP en XMP y adenilosuccinato están reguladas. El GMP inhibe la actividad de la IMP deshidrogenasa y el AMP inhibe la adenilosuccinato sintetasa. Obsérvese que la síntesis del AMP es dependiente del GTP (del cual el GMP es un precursor), mientras que la síntesis de GMP es dependiente del ATP (el cual se produce a partir del AMP). Esto actúa como un tipo de mecanismo regulatorio positivo para equilibrar las reservas de estos precursores: cuando la concentración de ATP es alta, se generará GMP; cuando la concentración de GTP es alta, se da la síntesis de AMP. El GMP y AMP actúan como efectores negativos en estos puntos de ramificación, un ejemplo clásico de inhibición por retroalimentación.

B. Vías de recuperación de purinas

La mayor parte de la síntesis *de novo* de las bases de nucleótidos ocurre en el hígado y en menor grado en el cerebro, neutrófilos y otras células del sistema inmunológico. En el hígado, los nucleótidos pueden convertirse en nucleósidos o bases libres, que pueden ser transportados a otros tejidos por los eritrocitos en la circulación. Además, las pequeñas cantidades de bases o nucleósidos provenientes de la dieta que son absorbidos también entran a las células de esta forma. Así, la mayoría de las células pueden salvar estas bases para generar nucleótidos para la síntesis de ADN y ARN. Para determinados tipos de células como los linfocitos, el rescate de estas bases es la principal forma de generar nucleótidos.

El cuadro general de recuperación se muestra en la figura 39-10. Las vías permiten a las bases libres, nucleósidos y nucleótidos ser interconvertidos con facilidad. Las enzimas más importantes requeridas son la purina nucleósido fosforilasa, fosforribosiltransferasas y desaminasas.

La purina nucleósido fosforilasa cataliza una reacción de fosforólisis del enlace *N*-glucosídico que une la base a la porción de azúcar en los nucleósidos guanosina e inosina (fig. 39-11A). De esta forma, la guanosina e inosina son convertidas en guanina e hipoxantina, respectivamente, junto con la ribosa 1-fosfato. La ribosa 1-fosfato puede ser isomerizada en ribosa 5-fosfato y las bases libres entonces recuperadas o degradadas, dependiendo de las necesidades celulares.

Las enzimas fosforribosiltransferasas catalizan la adición de un grupo ribosa 5-fosfato de un PRPP a una base libre, generando un nucleótido y un pirofosfato (*véase* fig. 39-11B). Dos enzimas hacen esto para el metabolismo de las purinas: la adenina fosforribosiltransferasa (APRT) e hipoxantina-guanina fosforribosiltransferasa (HGPRT). Las reacciones que catalizan son las mismas, pero difieren solo en su especificidad por el sustrato.

La adenosina y el AMP se desaminan por la ADA y la AMP desaminasa, respectivamente, para formar inosina e IMP (*véase* fig. 39-10). La adenosina también es el único nucleósido en ser directamente fosforilado para formar un nucleótido, reacción catalizada por la adenosina cinasa. La guanosina y la inosina deben ser convertidas en bases libres mediante la purina nucleósido fosforilasa antes de que sean convertidas en nucleótidos por la HGPRT.

La porción de la vía de recuperación que es importante en el músculo es el ciclo de los nucleótidos de purina (fig. 39-12). El efecto neto de estas reacciones es la desaminación del aspartato en fumarato (mientras que AMP es sintetizado a partir del IMP y luego desaminado otra vez en IMP por la AMP desaminasa). En condiciones en las que el músculo debe generar energía, el fumarato derivado del ciclo de nucleótidos de purina se usa de forma anaplerótica para reponer los intermediarios del ciclo del ácido tricarboxílico (ATC) y permitir que el ciclo opere a alta velocidad. Las deficiencias en las enzimas de este ciclo provocan fatiga muscular durante la actividad física.

La deficiencia de actividad de la purina nucleósido fosforilasa provoca una enfermedad inmunológica en la cual se altera la inmunidad mediada por células T. Por el contrario, la inmunidad mediada por células B está solo ligeramente alterada o incluso es normal. Se cree que esto ocurre debido a los niveles significativamente más altos de dGTP o desoxiguanosina en el timo en comparación con la médula ósea, donde se forman las células B. Los niños que carecen de esta actividad tienen infecciones recurrentes, y más de la mitad presenta complicaciones neurológicas. Los síntomas de la enfermedad aparecen primero entre los 6 meses y los 4 años de edad. Es una enfermedad autosómica recesiva muy rara.

La ADA se mide por el acoplamiento de la desaminación de la adenosina (a inosina) con la purina nucleósido fosforilasa, que genera hipoxantina y ribosa I-fosfato a partir de la inosina. La hipoxantina generada reacciona entonces con la xantina oxidasa, produciendo ácido úrico y peróxido de hidrógeno. El peróxido de hidrógeno se mide en presencia de la peroxidasa y un cromóforo incoloro. La oxidación del cromóforo incoloro genera un cromóforo colorido y la intensidad del color (que es directamente proporcional a la cantidad de inosina producida), puede determinarse espectrofotométricamente.

El síndrome Lesch-Nyhan es causado por una hipoxantina-guanina fosforribosiltransferasa (HGPRT) defectuosa (*véase* fig. 39-11B). En esta condición, las bases púricas no pueden ser recuperadas. En cambio, se degradan, formado cantidades excesivas de ácido úrico. Los niños (es recesivo ligado al cromosoma X) con la forma grave de este síndrome presentan retraso en el crecimiento y discapacidad intelectual. También son propensos a la automutilación, incluidas mordidas y arrancarse el cabello.

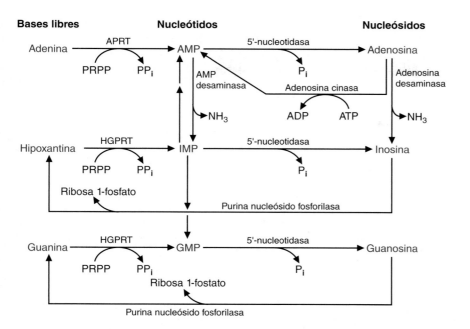

FIGURA 39-10 Recuperación de bases. Las bases púricas hipoxantina y guanina reaccionan con el PRPP para formar los nucleótidos monofosfato de inosina y monofosfato de guanosina, respectivamente. La enzima que cataliza la reacción es la HGPRT. La adenina forma AMP en una reacción que es catalizada por la APRT. Los nucleótidos son convertidos en nucleósidos por la 5′-nucleotidasa. Las bases libres son generadas desde los nucleósidos por la purina nucleósido fosforilasa (aunque la adenosina no es un sustrato de esta enzima). La desaminación de la base adenina ocurre con la AMP y adenosina desaminasas. De las purinas, solo la adenosina puede fosforilarse de vuelta en un nucleótido por la adenosina cinasa. ADP, adenosín difosfato; APRT, adenina fosforribosiltransferasa; ATP, adenosín trifosfato; GMP, monofosfato de guanosina; HGPRT, hipoxantina-guanina fosforribosiltransferasa; IMP, monofosfato de inosina; P$_i$, fosfato inorgánico; PP$_i$, pirofosfato; PRPP, 5-fosforribosil 1-pirofosfato.

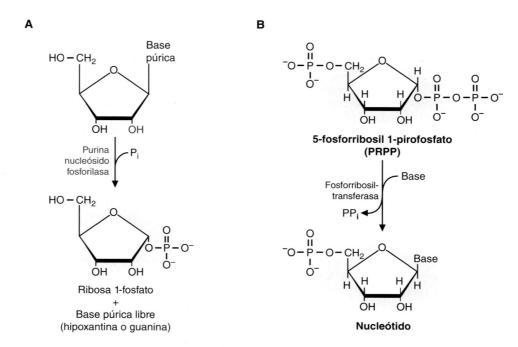

FIGURA 39-11 A. La reacción purina nucleósido fosforilasa, que convierte la guanosina o inosina en ribosa 1-fosfato más la base libre de guanina o hipoxantina. **B.** La reacción de la fosforribosiltransferasa. La APRT utiliza la base libre adenina; la HPGRT puede usar la hipoxantina o la guanina como sustrato. APRT, adenina fosforribosiltransferasa; GDP, guanosina difosfato; GTP, guanosina trifosfato; HPGRT, hipoxantina-guanina fosforribosiltransferasa; IMP, monofosfato de inosina; P$_i$, fosfato inorgánico; PP$_i$, pirofosfato.

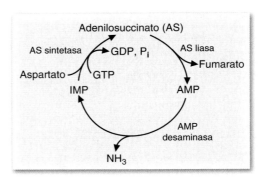

FIGURA 39-12 El ciclo de nucleótidos de purina. Al usar una combinación de enzimas biosintéticas y de rescate, el efecto neto es la conversión de aspartato en fumarato y amoniaco, el fumarato tiene un papel anaplerótico en el músculo. AMP, adenosín monofosfato; AS, adenilosuccinato; GDP, difosfato de guanosina; GTP, trifosfato de guanosina; IMP, monofosfato de inosina; P_i, fosfato inorgánico.

III. Síntesis de los nucleótidos de pirimidina

A. Las vías *de novo*

En las síntesis de los nucleótidos de pirimidina, la base se sintetiza primero y luego se une a la porción de ribosa 5′-fosfato (fig. 39-13). El origen de los átomos del anillo (aspartato y carbamoíl fosfato, que deriva del dióxido de carbono y glutamina) se muestra en la figura 39-14. En la reacción inicial de la vía, la glutamina se combina con bicarbonato y ATP para formar carbamoíl fosfato. Esta reacción es análoga a la primera reacción del ciclo de la urea, excepto que utiliza la glutamina como fuente de nitrógeno (en lugar de amoniaco) y tiene lugar en el citosol (en vez de la mitocondria). La reacción es catalizada por la carbamoíl fosfato sintetasa II (CPSII), que es el paso regulado de la vía. La reacción análoga en la síntesis de urea es catalizada por la carbamoíl fosfato sintetasa I (CPSI), que es activada por el *N*-acetilglutamato. Las semejanzas y diferencias entre estas dos enzimas carbamoíl fosfato sintetasa se describen en la tabla 39-1.

En el siguiente paso de la biosíntesis de pirimidina, la molécula completa de aspartato se une al carbamoíl fosfato en una reacción catalizada por la aspartato carbamoíltransferasa (también conocida como aspartato transcarbamoilasa) (fig. 39-15). En forma subsecuente, la molécula se cierra para producir un anillo (catalizado por la dihidroorotasa), que se oxida para formar ácido orótico (o su anión, orotato) a través de las acciones de la dehidroorotato deshidrogenasa. La enzima orotato fosforribosiltransferasa cataliza la transferencia de ribosa 5-fosfato desde el PRPP al orotato, produciendo orotidina 5′-fosfato, que es descarboxilada por el ortodílico descarboxilasa para formar monofosfato de uridina (UMP) (*véase* fig. 39-15). En los mamíferos, las primeras tres enzimas de la vía (CPSII, aspartato transcarbamoilasa y dihidroorotasa) se ubican en el mismo polipéptido, designado como CAD. Las dos últimas enzimas de la vía se ubican de manera similar en un polipéptido conocido como UMP sintasa (las actividades orotato fosforribosiltransferasa y orotidílico descarboxilasa).

El UMP se fosforila a UTP en dos pasos. Un grupo amino, derivado de la amida de la glutamina, se une al carbono 4 para producir trifosfato de citidina (CTP) por la enzima CTP sintetasa (esta reacción no se puede producir al nivel de nucleótido monofosfato). El UTP y CTP son precursores para la síntesis de ARN (*véase* fig. 39-13). La síntesis de trifosfato de desoxitimidina (dTTP) se describe en la sección IV.

B. Recuperación de las bases pirimídicas

Las bases pirimídicas normalmente son salvadas por una ruta de dos pasos. Primero, una pirimidina-nucleósido fosforilasa relativamente no específica convierte las bases pirimídicas en sus respectivos nucleósidos (fig. 39-16).

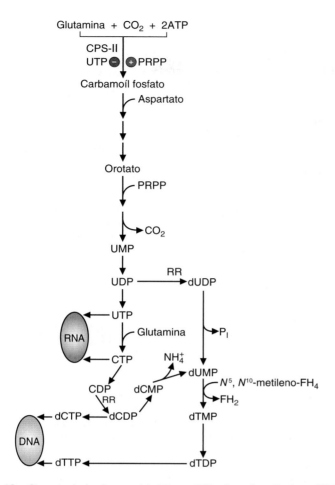

Glutamina + CO$_2$ + 2ATP

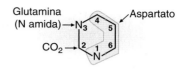

FIGURA 39-14 El origen de los átomos en el anillo de las pirimidinas.

FIGURA 39-13 Síntesis de las bases pirimídicas. ATP, adenosín trifosfato; CDP, difosfato de citidina; CPS-II, carbamoíl fosfato sintetasa II; CTP, trifosfato de citidina; dCDP, difosfato de desoxicitidina; dCMP, monofosfato de desoxicitidina; dCTP, trifosfato de desoxicitidina; dTDP, difosfato de desoxitimidina; dTMP, monofosfato de desoxitimidina; dTTP, trifosfato de desoxitimidina; dUDP, difosfato de desoxiuridina; dUMP, monofosfato de desoxiuridina; FH$_2$, dihidrofolato; FH$_4$, tetrahidrofolato; P$_i$, fosfato inorgánico; PRPP, 5-fosforribosil 1-pirofosfato; RR, ribonucleótido reductasa; UDP, difosfato de uridina; UMP, monofosfato de uridina; UTP, trifosfato de uridina; $\oplus$, estimulado por; $\ominus$, inhibido por.

TABLA 39-1	**Comparación de las carbamoíl fosfato sintetasas (CPSI y CPSII)**	
	CPSI	**CPSII**
Vía	Ciclo de la urea	Biosíntesis de pirimidinas
Fuente de nitrógeno	NH$_4^+$	Glutamina
Ubicación	Mitocondria	Citosol
Activador	*N*-acetilglutamato	PRPP
Inhibidor	—	UTP

CPSI, carbamoíl fosfato sintetasa I; CPSII, carbamoíl fosfato sintetasa II; PRPP, 5-fosforribosil 1'-pirofosfato; UTP, trifosfato de uridina

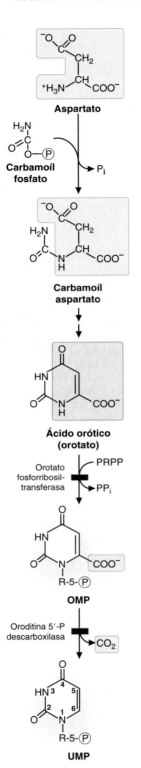

Aspartato

Carbamoíl fosfato

→ P$_i$

Carbamoíl aspartato

Ácido orótico (orotato)

Orotato fosforribosil- transferasa

PRPP

PP$_i$

OMP

Orotidina 5'-P descarboxilasa

CO$_2$

UMP

■ Bloqueo en aciduria orótica hereditaria

FIGURA 39-15 Conversión de carba-moíl fosfato y aspartato en UMP. Las enzi-mas defectuosas en la aciduria orótica hereditaria se indican con una *barra oscura*. OMP, monofosfato de orotato; orotidina 5'-P, orotidina 5'-fosfato; P$_i$, fosfato inorgánico; PP$_i$, pirofosfato; PRPP, 5-fosforribosil 1-pi-rofosfato.

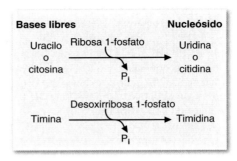

FIGURA 39-16 Reacciones de salvamento para la producción de nucleósidos de pirimidina. La timina fosforilasa utiliza desoxirribosa 1-fosfato como sustrato, entonces la ribotimidina rara vez se forma. P$_i$, fosfato inorgánico.

Obsérvese que la dirección preferente para esta reacción es la inversa de la reacción fosforilasa, en la cual el fosfato es liberado y no se usa como nucleófilo para liberar la base pirimídica del nucleósido. Las nucleósido cinasas más específicas reaccionan en-tonces con los nucleósidos, formando nucleótidos (tabla 39-2). Al igual que con las pu-rinas, la siguiente fosforilación se lleva a cabo por cinasas mucho más específicas. La ruta nucleósido fosforilasa-nucleósido cinasa para la síntesis de nucleósidos monofos-fato de pirimidina es relativamente ineficiente para el rescate de las bases pirimídicas, debido a la muy baja concentración de las bases en el plasma y tejidos.

La pirimidina nucleósido fosforilasa puede usar todas las pirimidinas, pero tiene preferencia por el uracilo y se le llama a veces **uridina fosforilasa**. Las fosforilasas usan citosina bastante bien, pero tienen una muy baja afinidad por la timina; de esta forma, un ribonucleósido que contiene timina casi nunca es producido *in vivo*. Una segunda fosfo-rilasa, la **timina fosforilasa**, tiene afinidad mucho mayor por la timina y agrega un resi-duo de desoxirribosa (*véase* fig. 39-16).

De las varias ribonucleósido y desoxirribonucleósido cinasas, una que amerita men-ción especial es la timidina cinasa (TK). Esta enzima se inhibe alostéricamente por el trifosfato de desoxitimidina (dTTP). La actividad de la TK en una célula dada está fuer-temente relacionada al estado proliferativo de esa célula. Durante el ciclo celular, la ac-tividad de la TK aumenta de manera significativa a medida que la célula entra en fase S y, en general, las células en división rápida tienen altas cantidades de esta enzima. La timidina radiomarcada es muy utilizada para el marcado isotópico del ADN, por ejem-plo, en investigaciones autorradiográficas o para estimar las tasas de síntesis intracelular de ADN.

C. Regulación de la síntesis *de novo* de pirimidina

El paso regulado de la síntesis de pirimidina en seres humanos es la CPSII. La enzima es inhibida por el UTP y activada por el PRPP (*véase* fig. 39-13). Así, cuando las concen-traciones de pirimidinas disminuyen (como es indicado por las concentraciones de UTP), la CPSII se activa y las pirimidinas se sintetizan.

TABLA 39-2 **Reacciones de rescate para la conversión de nucleósidos de pirimidina a nucleótidos**	
ENZIMA	**REACCIÓN**
Uricina-citidina cinasa	Uridina + ATP → UMP + ADP
	Citidina + ATP → CMP + ADP
Desoxitimidina cinasa	Desoxitimidina + ATP → dTMP + ADP
Desoxicitidina cinasa	Desoxicitidina + ATP → dCMP + ADP

ADP, adenosín difosfato; ATP, adenosín trifosfato; CMP, monofosfato de citidina; dCMP, monofosfato de desoxicitidina; dTMP, monofosfato de desoxitimidina; UMP, monofosfato de uridina.

La actividad también es regulada por el ciclo celular. A medida que las células se acercan a la fase S, la CPSII se vuelve más sensible a la activación por PRPP y menos sensible a la inhibición por UTP. Al final de la fase S, la inhibición por UTP es más pronunciada y la activación por PRPP se reduce. Estos cambios en las propiedades alostéricas de la CPSII están relacionados con su estado de fosforilación. La fosforilación de la enzima en un sitio específico por la MAP cinasa, lleva a una enzima activada con mayor facilidad. La fosforilación en un segundo sitio por la proteína cinasa dependiente de AMPc lleva a una enzima inhibida con más facilidad.

IV. La producción de desoxirribonucléotidos

Para que se produzca la síntesis de ADN, la porción de ribosa debe reducirse en desoxirribosa (fig. 39-17). Esta reducción se produce en el nivel difosfato y es catalizada por la ribonucleótido reductasa, que requiere la proteína tiorredoxina. Los desoxirribonucleósidos difosfato pueden fosforilarse para obtener sus respectivos trifosfatos y usarse como precursores para la síntesis de ADN (véanse figs. 39-2 y 39-13).

La regulación de la ribonucleótido reductasa es bastante compleja. La enzima contiene dos sitios alostéricos: uno que controla la actividad de la enzima y la otra que controla la especificidad de la enzima por el sustrato. El ATP activa a la enzima al unirse a su sitio activo; el trifosfato de desoxiadenosina (dATP) unido a este sitio inhibe la enzima. La especificidad del sustrato es más compleja. El ATP unido al sitio del sustrato activa la reducción de pirimidinas (CDP y UDP) para formar difosfato de desoxicitidina (dCDP) y difosfato de desoxiuridina (dUDP). La dUDP no se usa para la síntesis de ADN; se usa para producir monofosfato de desoxitimidina (dTMP) (véase más adelante). Una vez producido el dTMP, se fosforila hasta dTTP, que luego se une al sitio de especificidad del sustrato e induce la reducción de GDP. A medida que el dGDP se acumula, remplaza al dTTP en el sitio de especificidad del sustrato y permite al ADP ser reducido en dADP. Esto causa acumulación de dATP, que inhibe la actividad total de la enzima. Estos cambios alostéricos se resumen en la tabla 39-3.

La dUDP puede desfosforilarse para formar monofosfato de desoxiuridina (dUMP), o, de manera alternativa, el monofosfato de desoxicitidina (dCMP) puede desaminarse para formar dUMP. El metileno tetrahidrofolato transfiere un grupo metilo al dUMP para formar el dTMP (véase fig. 38-5). Las reacciones de fosforilación producen dTTP, un precursor para la síntesis de ADN y un regulador de la ribonucleótido reductasa.

V. Degradación de bases púricas y pirimídicas

A. Bases púricas

La degradación de los nucleótidos de purina (AMP y GMP) tiene lugar principalmente en el hígado (fig. 39-18). Las enzimas de recuperación se usan para la mayoría de estas reacciones. El AMP se desamina primero para producir IMP (AMP desaminasa). Luego el IMP y GMP son desfosforilados (5'-nucleotidasa) y la ribosa se escinde de la base por la purina nucleósido fosforilasa. La hipoxantina, la base producida por la escisión de la IMP, es convertida por la xantina oxidasa en xantina y la guanina es desaminada por la enzima guanasa para producir xantina.

En la aciduria orótica hereditaria, un trastorno extremadamente raro, el ácido orótico se excreta en la orina porque las enzimas que lo convierten en monofosfato de uridina, la orotato fosforribosiltransferasa y la orotidina 5'-fosfato descarboxilasa, son defectuosas (véase fig. 39-16). Las pirimidinas no pueden sintetizarse y en consecuencia, no se produce un crecimiento normal. La administración oral de uridina se usa para tratar esta condición. La uridina, que se convierte en monofosfato de uridina (UMP), sobrepasa el bloqueo metabólico y provee al cuerpo con una fuente de pirimidinas, para que el trifosfato de citidina (CTP) y el monofosfato de desoxitimidina (dTMP) puedan producirse a partir de la UMP.

Cuando la ornitina transcarbamoilasa es deficiente (alteración del ciclo de la urea), el exceso de carbamoíl fosfato de la mitocondria se filtra hacia el citoplasma. Las concentraciones citoplasmáticas elevadas de carbamoíl fosfato producen pirimidinas, debido a que el paso regulado de la vía, la reacción catalizada por la carbamoíl fosfato sintetasa II, se sobrepasa. De esta forma se produce la aciduria orótica.

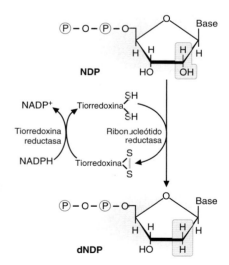

FIGURA 39-17 Reducción de la ribosa en desoxirribosa. La reducción se produce en el nivel de nucleósido difosfato. Un ribonucleósido difosfato (NDP) se convierte en dNDP. La tiorredoxina se oxida en un disulfuro, la cual debe reducirse para que la reacción continúe produciendo dNDP. dNDP, desoxirribonucleósido difosfato; NADP, dinucleótido de nicotinamida y adenina fosfato.

SUSTRATO PREFERIDO	EFECTOR UNIDO AL SITIO DE ACTIVIDAD TOTAL	EFECTOR UNIDO AL SITIO DE ESPECIFICIDAD POR SUSTRATO
Ninguno	dATP	Cualquier nucleótido
CDP	ATP	ATP o dATP
UDP	ATP	ATP o dATP
GDP	ATP	dTTP
ADP	ATP	dGTP

TABLA 39-3 Efectores de la actividad de ribonucleótido reductasa

ADP, adenosín difosfato; ATP, adenosín trifosfato; CDP, difosfato de citidina; dATP, dGTP, trifosfato de desoxiguanosina trifosfato de desoxiadenosina; dTTP, trifosfato de desoxitimidina; GDP, difosfato de guanosina; UDP, difosfato de uridina.

El ácido úrico tiene un pK de 5.4. Se ioniza en el cuerpo para formar urato. El urato no es muy soluble en un medio acuoso. La cantidad normal en la sangre humana está muy cerca de la constante de solubilidad.

La gota es causada por una elevada concentración de ácido úrico en la sangre y los tejidos. Para determinar si una persona con gota ha desarrollado este problema, por sobreproducción de nucleótidos de purina o por una disminución en la capacidad para excretar ácido úrico, a veces se usa una dosis oral de un aminoácido marcado con ^{15}N. ¿Qué aminoácido sería el más apropiado para este propósito?

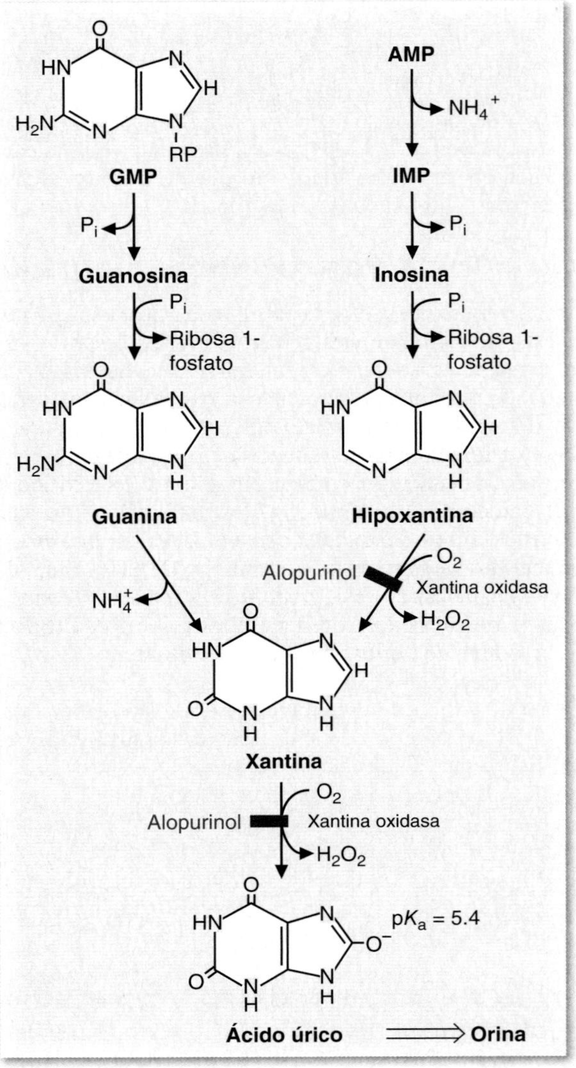

FIGURA 39-18   Degradación de las bases de purina. Las reacciones inhibidas por el alopurinol están indicadas. Existe una segunda forma de xantina oxidasa que utiliza NAD^+ en vez de O_2 como aceptor de electrones. AMP, adenosín monofosfato; GMP, monofosfato de guanosina; IMP, monofosfato de inosina; NAD, nicotinamida adenina dinucleotida; P_i, fosfato inorgánico.

Las vías para la degradación de adenina y guanina se unen en este punto. La xantina es convertida por la xantina oxidasa en ácido úrico, que se excreta en la orina. La xantina oxidasa es un enzima que requiere molibdeno que utiliza el oxígeno molecular y produce peróxido de hidrógeno (H_2O_2). Otra forma de xantina oxidasa utiliza NAD^+ como aceptor de electrones (*véase* cap. 25).

Obsérvese que muy poca energía se produce de la degradación del anillo de purina. Por lo tanto, es una ventaja para la célula reciclar y salvar el anillo, porque cuesta energía producirlo y no se obtiene mucho a cambio.

B. Bases pirimídicas

Los nucleótidos de pirimidina son desfosforilados y los nucleósidos se escinden para producir ribosa 1-fosfato y las bases pirimídicas libres, citosina, uracilo y timina. La citosina se desamina, formando uracilo, que se convierte en CO_2, NH_4^+ y β-alanina.

La timina se convierte en CO_2, NH_4^+ y β-aminoisobutirato. Estos productos de la degradación de las pirimidinas se excretan en la orina o se convierten en CO_2, H_2O y NH_4^+ (que forma la urea). No causan algún problema en el cuerpo, a diferencia del urato, que es producido a partir de las purinas y puede precipitarse, causando gota. Al igual que con la vía de degradación de las purinas, se genera poca energía por la degradación de las pirimidinas.

COMENTARIOS CLÍNICOS

Lotta T. La hiperuricemia en el caso de **Lotta T.** surgió como consecuencia de la sobreproducción de ácido úrico. El tratamiento con alopurinol no solo inhibe la xantina oxidasa, disminuyendo la formación de ácido úrico con un aumento en la excreción de hipoxantina y xantina, sino que también disminuye la síntesis total de nucleótidos de purina. La hipoxantina y la xantina, producidas por la degradación de las purinas, son recuperadas (es decir, convertidas en los nucleótidos) por un proceso que requiere el consumo de 5-fosforribosil 1-pirofosfato (PRPP). El PRPP es un sustrato para la reacción de la glutamina fosforribosilamidotransferasa, que inicia la biosíntesis de purinas. Debido a que las concentraciones intracelulares normales del PRPP y de la glutamina están por debajo de la K_m de la enzima, los cambios en la concentración de cualquiera de los sustratos pueden acelerar o reducir la velocidad de la reacción. Por lo tanto, la disminución de las concentraciones de PRPP causa disminución de la síntesis de nucleótidos de purina.

COMENTARIOS BIOQUÍMICOS

Deficiencia de ADA. Una actividad insuficiente de ADA provoca inmunodeficiencia combinada grave o SCID. En la forma grave de la inmunodeficiencia combinada, las células T (que proveen respuesta inmunológica celular, cap. 42) y las células B (que producen anticuerpos) son deficientes, dejando al individuo sin un sistema inmunológico funcional. Los niños que nacen con esta enfermedad no desarrollan la glándula del timo en su forma madura y presentan muchas infecciones oportunistas debido a la falta de un sistema inmunológico funcional. A fin de evitar una infección, que puede ser mortal, los niños afectados deben evitar la exposición a agentes infecciosos. El tratamiento recomendado es con trasplante de células madre o terapia génica. Si ninguno es posible, la administración de ADA modificada por polietilenglicol ha sido exitosa en el tratamiento de la enfermedad. La pregunta que aún perdura, sin embargo, es que a pesar de que todas las células del cuerpo carecen de actividad de ADA, ¿por qué son las células inmunes específicamente el blanco de destrucción?

La inmunodeficiencia no es causada por cualquier defecto en las vías de recuperación de las purinas, ya que los niños que presentan del síndrome de Lesch-Nyhan tienen un sistema inmunológico funcional, aunque hay otros problemas mayores en esos niños. Esto sugiere que quizá la acumulación de precursores para la ADA produce efectos tóxicos. Se han propuesto tres hipótesis que son esbozadas en la próxima sección.

En ausencia de actividad de ADA, se acumulan la adenosina y la desoxiadenosina. Cuando la desoxiadenosina (dA) se acumula, la adenosina cinasa puede convertirla en dAMP. Otras cinasas permiten entonces al trifosfato de desoxiadenosina (dATP) acumularse en los linfocitos. ¿Cómo podría esto conducir a una falta de células T y B funcionales?

El desarrollo de las células T se produce en el timo (*véase* cap. 42). Durante la activación y el desarrollo de las células T se produce un nivel significativo de apoptosis en el timo. La muerte de un número significativo de células conduce a la liberación de dA, que luego afecta a las células supervivientes al ser captado, activado a dATP, y luego inhibiendo la ribonucleótido reductasa, reduciendo la síntesis total de ADN en las células. Esto produce mayor muerte celular, con el resultado neto de que se forman muy pocas células T maduras.

El desarrollo de las células B se produce en la médula, y parece haber una apoptosis reducida en la médula en comparación con el timo. El análisis del desarrollo y la

Normalmente, a medida que las células mueren, sus nucleótidos de purina se degradan en hipoxantina y xantina, que son convertidas en ácido úrico por la xantina oxidasa (*véase* fig. 39-18). El alopurinol (un análogo estructural de la hipoxantina) es un sustrato para la xantina oxidasa. Este se convierte en oxipurinol (llamado también aloxantina), que se mantiene unido fuertemente a la enzima, previniendo actividades catalíticas posteriores (*véase* fig. 8-15). De esta forma, el alopurinol es un inhibidor suicida. Reduce la producción de ácido úrico y, por lo tanto, su concentración en sangre y tejidos (p. ej., el revestimiento sinovial de las articulaciones del dedo gordo del pie de **Lotta T.**). La xantina e hipoxantina se acumulan y la concentración de urato disminuye. Sobre todo, la cantidad de purinas degradadas se dispersan en tres productos, en vez de hacerlo solo en uno. Por lo tanto, ninguno de estos compuestos excede su constante de solubilidad, no se precipitan y los síntomas de la gota disminuyen de forma gradual.

La molécula completa de glicina se incorpora en el precursor de los nucleótidos de purina. El nitrógeno de la glicina aparece en el ácido úrico, el producto de la degradación de las purinas. La glicina marcada con ^{15}N se puede usar, por lo tanto, para determinar si existe sobreproducción de purinas.

Una vez que se entendió la biosíntesis y rescate de los nucleótidos a nivel de la vía, se comprendió con rapidez que una manera de inhibir la proliferación celular sería bloquear la síntesis de purinas o pirimidinas. De esta forma, se han desarrollado fármacos que pueden interferir con la capacidad de la célula para generar precursores para la síntesis de ADN, inhibiendo así el crecimiento celular. Esto es particularmente importante para las células cancerígenas, que han perdido sus propiedades normales para regular el crecimiento. Estos fármacos se han administrado antes a diferentes pacientes. **Clark T.** fue tratado con 5-fluorouracilo, que inhibe la timidilato sintasa (síntesis de dUMP a TMP). **Charles F.** fue tratado con una combinación de fármacos (R-CHOP) para su leucemia. Estos fármacos interfieren con la síntesis de ADN, a través de una variedad de mecanismos. El desarrollo de estos fármacos no hubiese sido posible sin un entendimiento de la bioquímica de la síntesis y recuperación de las purinas y pirimidinas y de la replicación del ADN. Tales fármacos también afectan las células normales en rápida división, lo que lleva a efectos secundarios graves en los regímenes quimioterapéuticos.

diferenciación de las células B en los pacientes con deficiencia de ADA ha indicado un bloqueo en la diferenciación, más que una inhibición general de la síntesis de ADN debido a una ribonucleótido reductasa inactiva. Se ha planteado la hipótesis de que en las células B la acumulación de desoxiadenosina lleva a una inhibición de la S-adenosilhomocisteína (SAH) hidrolasa, la enzima que convierte la SAH en homocisteína y adenosina. Esto causaría reducción de los niveles de S-adenosilmetionina (SAM), y a una regulación epigenética alterada (hipometilación) y acumulación de SAH. La hipometilación alteraría las señales de diferenciación en la célula B, provocando inhibición de la formación de células B maduras.

La deficiencia de ADA también provoca acumulación de adenosina. La concentración elevada de adenosina causa la activación inapropiada de los receptores de adenosina. La adenosina, actuando como una molécula señalizadora, resulta en la activación de la proteína cinasa A y concentraciones elevadas de AMPc en los timocitos. Las concentraciones elevadas de AMPc en estas células activa simultáneamente la apoptosis y la interrupción del desarrollo de la célula.

Aunque aún no se conoce cuál es el mecanismo potencial que explique la interrupción del desarrollo de las células inmunes, está claro que las concentraciones elevadas de adenosina y desoxiadenosina son tóxicas para el desarrollo tanto de las células B como de las T, en contraste con la deficiencia de la nucleósido fosforilasa de purina (PNP), que bloquea el desarrollo de las células T pero puede afectar solo parcialmente, si es que lo hace, al desarrollo de las células B.

CONCEPTOS CLAVE

- ◆ Los nucleótidos de purina y pirimidina se pueden sintetizar desde el principio (*de novo*) o rescatarse de las bases existentes.
- ◆ La síntesis *de novo* de las purinas es compleja, requiere 11 pasos y 6 moléculas de ATP para cada purina sintetizada. Las purinas se sintetizan de inicio en la forma de ribonucleótido.
- ◆ Los precursores para la síntesis *de novo* de las purinas son glicina, ribosa 5-fosfato, glutamina, aspartato, dióxido de carbono y N^{10}-formil-FH_4.
- ◆ El primer ribonucleótido de purina sintetizado es el IMP. El AMP y GMP son derivados del IMP.
- ◆ Debido a que la síntesis *de novo* de purina requiere gran cantidad de energía, la vía de recuperación de los nucleótidos de purina existe de forma tal que las bases libres de purina puedan convertirse en nucleótidos.
- ◆ Las mutaciones en las enzimas de recuperación de purinas están asociadas con enfermedades graves, como el síndrome de Lesch-Nyhan y SCID.
- ◆ Las bases de pirimidina inicialmente se sintetizan como bases libres y luego se convierten en nucleótidos.
- ◆ El aspartato y el carbamoíl fosfato citoplasmático son precursores para la síntesis del anillo de pirimidina.
- ◆ El nucleótido de pirimidina inicialmente sintetizado es el monofosfato de orotato, que se convierte en UMP. Los otros nucleótidos de pirimidinas derivan de intermediarios que contienen uracilo.
- ◆ Los desoxirribonucleótidos se derivan de la reducción de los ribonucleótidos, reacción catalizada por la ribonucleótido reductasa. La regulación de la ribonucleótido reductasa es compleja.
- ◆ La degradación de los nucleótidos que contienen purinas resulta en la producción de ácido úrico, que se elimina en la orina. Una elevada concentración de ácido úrico en sangre provoca gota.
- ◆ Las enfermedades revisadas en este capítulo se resumen en la tabla 39-4.

TABLA 39-4 Enfermedades revisadas en el capítulo 39

ENFERMEDAD O ALTERACIÓN	AMBIENTAL O GENÉTICA	COMENTARIOS
Gota	Ambas	Dolor en las articulaciones causado por la precipitación de ácido úrico en la sangre.
Deficiencia de PNP	Genética	Un defecto en una enzima de rescate de purinas provoca pérdida de la función de las células T con función casi normal de las células B y una enfermedad de inmunodeficiencia parcial. Se acumulan nucleósidos de purina.
Síndrome de Lesch-Nyhan (ausencia de actividad de HGPRT)	Genética	La pérdida de la actividad HGPRT provoca la acumulación de purinas y ácido úrico, resultando en casos graves de discapacidad intelectual y automutilación. También se puede presentar gota en estos individuos.
Aciduria orótica hereditaria	Genética	Un defecto en la UMP sintasa provoca la acumulación de ácido orótico y retraso en el crecimiento.
Deficiencia de ADA	Genética	La pérdida de actividad de la ADA provoca SCID, con pérdida de la función de las células B y T. La dA y los derivados de dA se acumulan en la sangre y en las células sanguíneas.
Cáncer	Ambas	El uso de fármacos que interfiere con la replicación de ADN destruirá rápido a las células que se dividen a una tasa más rápida que las células normales.

ADA, adenosina desaminasa; dA, desoxiadenosina; HGPRT, hipoxantina-guanina fosforribosiltransferasa; PNP, purina nucleósido fosforilasa; SCID, síndrome de inmunodeficiencia combinada grave; UMP, monofosfato de uridina.

PREGUNTAS DE REVISIÓN: CAPÍTULO 39

1. Una de las similitudes entre la carbamoíl fosfato sintetasa I y la carbamoíl fosfato sintetasa II es:
   A. Fuente de carbono
   B. Ubicación intracelular
   C. Fuente de nitrógeno
   D. Regulación por *N*-acetilglutamato
   E. Regulación por UMP

2. La gota puede ser el resultado de la reducción en la actividad de una de las siguientes enzimas:
   A. Glutamina fosforribosilamidotransferasa
   B. HGPRT
   C. Glucosa 6-fosfato deshidrogenasa
   D. PRPP sintetasa
   E. Purina nucleósido fosforilasa

3. Un niño de 2 años de edad está presentando retraso en el desarrollo y ha comenzado a morderse los labios y los dedos. En sus pañales se encuentra "arena" color naranja. Este niño tiene incapacidad para metabolizar una de las siguientes moléculas:
   A. Ácido úrico
   B. Timina
   C. Adenina
   D. Uracilo
   E. Hipoxantina

4. ¿Cuál de las siguientes reacciones inhibe el alopurinol, empleado para tratar la gota?
   A. AMP a XMP
   B. Xantina a ácido úrico
   C. Inosina a hipoxantina
   D. IMP a XMP
   E. XMP a GMP

5. La regulación de la ribonucleótido reductasa es muy compleja. Suponiendo que la insuficiencia en la enzima eleva la concentración de dGTP, ¿qué efecto considera usted que ocurriría en la reducción de ribonucleótidos en desoxirribonucleótidos bajo estas circunstancias?
   A. Se producirán concentraciones elevadas de dCDP
   B. Será favorecida la formación de dADP
   C. Empezará a reducirse el AMP
   D. La tiorredoxina reducida se volverá limitante de la velocidad, de esta forma decrecerá la actividad de la ribonucleótido reductasa
   E. El dGTP se unirá al sitio de actividad total e inhibirá el funcionamiento de la enzima

6. Un paciente con enfermedad de von Gierke presenta síntomas de gota. Eso se debe muy probablemente a la sobreproducción de una de las siguientes moléculas:
   A. PRPP
   B. Aspartato
   C. Glucosa
   D. NADPH
   E. UDP-glucosa

7. Un paciente con deficiencia de ornitina transcarbamoilasa presenta aciduria orótica. Esto se presenta debido a una de las siguientes opciones:
   A. Activación del paso regulado de biosíntesis de pirimidina *de novo*
   B. Desviación del paso regulado de biosíntesis de pirimidina *de novo*
   C. Inhibición del paso regulado de la biosíntesis de pirimidina *de novo*
   D. Activación del complejo CAD por carbamoíl fosfato
   E. Activación del complejo UMP sintasa por carbamoíl fosfato

8. Las purinas y pirimidinas son necesarias para la síntesis de ADN. De las sustancias que donan átomos a la base púrica y al anillo de pirimidina, ¿cuál de las siguientes dona directamente átomos a la base púrica y al anillo de pirimidina?
   A. CO_2
   B. Glicina
   C. Carbamoíl fosfato
   D. Aspartato
   E. Glutamina

9. ¿Cuál de los siguientes enunciados es correcto acerca del metabolismo de purinas y pirimidinas?
   A. Las pirimidinas, cuando se degradan, producen ácido úrico
   B. El exceso de degradación de pirimidina puede generar gota
   C. Las purinas no se pueden degradar para generar energía
   D. Las purinas se degradan a CO_2 y agua
   E. El exceso de urea provoca gota

10. El alopurinol se usa para tratar la gota. El medicamento es un inhibidor suicida que reduce la cantidad de ácido úrico producido. En lugar de acumularse ácido úrico, ¿cuál otro compuesto se acumula en presencia de alopurinol?
    A. Hipoxantina
    B. Ribosa 1-fosfato
    C. Monofosfato de inosina (IMP)
    D. Guanina
    E. Adenina

11. Los nucleótidos de adenina tienen otras funciones además de la síntesis de ácidos nucleicos. ¿Cuáles de los siguientes compuestos contienen adenina como parte de su estructura? Elige la mejor respuesta.

	Coenzima A	NADP⁺	FAD(2H)	SAM	Ubiquitina
A	Sí	Sí	Sí	No	No
B	Sí	No	Sí	No	Sí
C	Sí	Sí	Sí	Sí	No
D	No	No	No	Sí	Sí
E	No	Sí	No	No	No
F	No	No	No	Sí	Sí

12. La biosíntesis de los nucleótidos de adenina y guanina está equilibrada por ¿cuál de las siguientes?

A. La inhibición por ATP de la adenilosuccinato sintasa y de la IMP deshidrogenasa
B. La inhibición completa de la actividad de la glutamina amidofosforibosiltransferasa por el GTP
C. El uso de GTP para la síntesis de AMP y de ATP para la síntesis de GMP
D. Inhibición del AMP de la deshidrogenasa del IMP e inhibición del GMP de la adenilsuccinato sintetasa
E. Estimulación por PRPP tanto de la IMP deshidrogenasa como de la adenilosuccinato sintetasa

13. Un niño de 6 meses de edad ha tenido infecciones recurrentes y no está progresando de acuerdo con la curva de crecimiento normal. Los análisis de sangre indican un nivel anormalmente alto de desoxiadenosina. Uno de los efectos anormales en las células de este niño es causado por ¿cuál de los siguientes?
   A. La estimulación de la ribonucleótido reductasa
   B. Sobreproducción de ATP, inhibiendo muchas vías metabólicas clave
   C. Hiperproliferación debido al aumento de la síntesis de ADN
   D. Alteración de la regulación epigenética
   E. Pérdida de la actividad de los receptores de citoquinas

Las preguntas 14 y 15 se basan en el siguiente caso: *un niño de 3 meses de edad estaba aletargado e inquieto y, después de tener problemas para despertarlo una mañana, los padres lo llevaron al servicio de urgencias pediátricas más cercano. Una batería de pruebas indicó que el niño tenía anemia megaloblástica, con niveles normales de amoniaco, folato en sangre y vitamina B_{12}. El análisis de orina indicó niveles elevados de ácido orótico. Se diagnosticó al niño y se le administró triacetato de uridina para controlar el trastorno.*

14. La enzima defectuosa en este niño es muy probablemente ¿cuál de las siguientes?
    A. CPSI
    B. CPSII
    C. Proteína CAD
    D. Ornitina transcarbamoilasa
    E. UMP sintasa

15. El triacetato de uridina es un tratamiento adecuado para este paciente debido a ¿cuál de los siguientes factores? Elige la mejor respuesta.

	Inhibición de la CPSII	Proporcionar un sustrato para producir CTP	Proporcionar un sustrato para hacer dTTP	Proporcionar un sustrato para regenerar el FH₄
A	Sí	Sí	No	No
B	Sí	No	Sí	Sí
C	Sí	Sí	Sí	No
D	No	No	No	Sí
E	No	Sí	Sí	No
F	No	No	No	Sí

RESPUESTAS A LAS PREGUNTAS DE REVISIÓN

1. **La respuesta es A.** Tanto la CPSI como la CPSII usan dióxido de carbono como la fuente de carbono en la síntesis de carbamoíl fosfato. La CPSI se localiza en las mitocondrias, mientras que la CPSII está en el citoplasma (por lo tanto, B es incorrecta). CPSI puede fijar el amoniaco; CPSII requiere glutamina como fuente de nitrógeno (por lo tanto, C es incorrecta). El *N*-acetilglutamato activa la CPSI; la CPSII se activa por PRPP (por lo tanto, D es incorrecta). El UMP inhibe la CPSII, pero no tiene efecto en CPSI (por lo tanto, E es incorrecta).

2. **La respuesta es B.** La falta de actividad de la hipoxantina-guanina fosforribosiltransferasa (HGPRT) (síndrome de Lesch-Nyhan) produce acumulación de 5′-fosforribosil 1′-pirofosfato (PRPP), lo cual induce aumento en la síntesis de purinas, lo que provoca cantidades excesivas de purinas en las células. La degradación de las purinas excedentes provoca la síntesis de ácido úrico y gota. La pérdida de la actividad de PRPP sintetasa o de glutamina fosforribosilamidotransferasa reduciría la síntesis de purinas y causaría hipouricemia (por lo tanto, A y D son incorrectas). La falta de glucosa 6-fosfato deshidrogenasa disminuiría la síntesis de ribosa 5-fosfato y, por lo tanto, no daría lugar a la síntesis excesiva de purinas. La falta de purina nucleósido fosforilasa obstaculiza la vía de salvamento, lo que causa la acumulación de nucleósidos. La actividad de la purina nucleósido fosforilasa es necesaria para sintetizar ácido úrico, por lo que en ausencia de esta enzima se produce menos ácido úrico (por lo tanto, E es incorrecta).

3. **La respuesta es E.** Este niño tiene síndrome de Lesch-Nyhan, una deficiencia de la actividad de la HGPRT. Como tal, la hipoxantina no se puede convertir en monofosfato de inosina (IMP), y la guanina no se puede convertir en GMP. Una consecuencia de esto es la elevación de las concentraciones de ácido úrico, debido a la acumulación de hipoxantina y guanina. El metabolismo de las pirimidinas no se altera en los pacientes con síndrome de Lesch-Nyhan, de manera que el metabolismo de timina y uracilo es normal. La adenina se convierte en AMP por la APRT, de manera que la pérdida de actividad de HGPRT no altera el metabolismo de la adenina.

4. **La respuesta es B.** El alopurinol inhibe la conversión de hipoxantina en xantina y de xantina en ácido úrico. Esto ocurre porque estas dos reacciones están catalizadas por la xantina oxidasa, el objetivo del alopurinol. La respuesta A es incorrecta porque el AMP no se convierte de manera directa en XMP (cuando el AMP se degrada se desamina para formar IMP, que pierde su fosfato para convertirse en inosina, que se somete a fosforólisis para generar hipoxantina y ribosa 1-fosfato). La respuesta C es incorrecta porque la conversión de inosina a hipoxantina, catalizada por la nucleósido fosforilasa, no se inhibe por alopurinol. La respuesta D es incorrecta porque la conversión de hipoxantina en xantina ocurre al nivel de la base libre, no a nivel del nucleótido. La respuesta E es incorrecta porque el GMP se convierte primero en guanosina (pérdida del fosfato), la guanosina se convierte en guanina y ribosa 1-fosfato, y la guanina se convierte luego en xantina por acción de la guanasa.

5. **La respuesta es B.** Si el dGTP se acumula en las células, se une al sitio de especificidad de sustrato de la ribonucleótido reductasa y dirige la síntesis de dADP. Esto causaría aumento en la concentración de dATP, que inhibiría la actividad de la ribonucleótido reductasa. La inhibición de la ribonucleótido reductasa produce el cese de la proliferación celular, ya que se limita el suministro de desoxirribonucleótidos para la síntesis de ADN. La respuesta A es incorrecta porque el ATP debe unirse al sitio de especificidad de sustrato para dirigir la síntesis de dCDP. Esto no ocurriría en estas condiciones con cifras altas de dGTP. La respuesta C es incorrecta porque la enzima solo funciona con difosfatos; el AMP nunca sería sustrato de esta enzima. La respuesta D es incorrecta porque la tiorredoxina siempre se regenera y no limita el ritmo de reacción de la reductasa. La respuesta E es incorrecta porque dGTP no se une con el sitio de actividad de la reductasa; solo el ATP (activador) o dATP (inhibidor) son capaces de unirse al sitio activo.

6. **La respuesta es A.** Un paciente con enfermedad de von Gierke carece de actividad de la glucosa 6-fosfatasa, y la glucosa 6-fosfato no se puede convertir en glucosa libre. Bajo condiciones de gluconeogénesis, y glucogenólisis, en el hígado se acumula glucosa 6-fosfato. Las elevadas concentraciones de glucosa 6-fosfato provocan una desviación a la vía de la hexosa monofosfato (HMP) para producir ribosa 5-fosfato adicional, que estimulará a la PRPP sintetasa para producir más PRPP. La elevación de PRPP aumentará la actividad de la amidofosforribosiltransferasa, produciendo AMP y GMP. Como la célula no requiere AMP y GMP, se degradan y producen ácido úrico, el cual se acumula, se precipita y provoca los síntomas de ataque de gota. La elevación de las concentraciones de NADPH se presenta por aumento en los pasos oxidativos de la desviación de HMP, pero esto no producirá un aumento en la producción de ácido úrico. Las concentraciones de glucosa no aumentan por el defecto en la glucosa 6-fosfatasa. Las concentraciones de UDP-glucosa pueden aumentar, pero si lo hacen, la síntesis de glucógeno se estimulará y esto no afectará la producción de ácido úrico. Las concentraciones de aspartato pueden aumentar (por aumento en el recambio de proteínas para aportar sustratos para la gluconeogénesis) en pacientes con enfermedad de von Gierke, pero el aumento de aspartato no provocará producción de ácido úrico (porque el aspartato no estimula la síntesis de anillo de purinas).

7. **La respuesta es B.** El paso regulado de la síntesis de pirimidinas *de novo* es el paso CPSII (CPSII usa el nitrógeno amida de la glutamina, el carbono y el oxígeno del dióxido de carbono, y dos enlaces de alta energía para producir carbamoíl fosfato). El UTP inhibe la actividad de esta enzima, lo que implica concentraciones elevadas de pirimidinas en la célula. Un paciente con falta de actividad de la ornitina transcarbamoliasa acumulará carbamoíl fosfato en la mitocondria (como se produce por la CPSI). Conforme aumenta la concentración de carbamoíl fosfato en la mitocondria la molécula se escapa de la mitocondria y entra al citoplasma y se usa para la síntesis de pirimidinas *de novo*. Esto sucede

desviando el paso regulado de la biosíntesis de pirimidina. No es una activación del paso regulado o una inhibición del paso regulado de la biosíntesis de pirimidina. CAD no es una enzima regulada y tampoco lo es la UMP sintasa.

8. **La respuesta es D.** El aspartato y el carbamoíl fosfato (generado del dióxido de carbono y la glutamina) forman todos los componentes del anillo de pirimidina, en tanto que el aspartato, el CO_2, la glicina, la glutamina y el N^{10}-formil-FH_4 donan átomos para formar la base púrica. El donador directo de un carbono y un nitrógeno a la biosíntesis del anillo de pirimidina es el carbamoíl fosfato, no la glutamina ni el dióxido de carbono requeridos para sintetizar carbamoíl fosfato.

9. **La respuesta es C.** La degradación de purinas provoca la formación de ácido úrico y no genera ninguna energía. El exceso de ácido úrico provoca gota (precipitación de ácido úrico en las articulaciones). Las pirimidinas se degradan a compuestos hidrosolubles como urea, CO_2 y agua, aunque no se obtiene mucha energía de la degradación de pirimidinas tampoco.

10. **La respuesta es A.** El alopurinol es un análogo estructural de la hipoxantina, el cual reduce la producción de ácido úrico (por inhibición de la enzima xantina oxidasa), permitiendo que se acumule xantina e hipoxantina conforme disminuyen las concentraciones de ácido úrico. Ninguno de los otros productos de degradación se acumula en presencia de alopurinol porque los productos finales son hidrosolubles y son eliminados del cuerpo por la orina.

11. **La respuesta es C.** La adenina forma parte de la coenzima A (junto con la vitamina ácido pantoténico), del NAD y del $NADP^+$ (dinucleótido de nicotinamida y adenina), del FAD(2H) (FAD reducido) y de la SAM (donante universal de metilo, la *S*-adenosilmetionina). La ubiquitina (la molécula que dirige a las proteínas para su proteólisis por el proteasoma) no contiene adenina como parte de su estructura, ya que la ubiquitina es una proteína formada por 76 aminoácidos.

12. **La respuesta es C.** El GTP es necesario para la síntesis de AMP (en el paso de la adenilosuccinato sintetasa), y el ATP es necesario para la síntesis de GMP (en el paso de la GMP sintetasa). El AMP inhibe la adenilosuccinato sintetasa, mientras que el GMP inhibe la IMP deshidrogenasa (no el ATP). La glutamina amidofosforibosiltransferasa está regulada por todos los nucleótidos de adenina y guanina, y ambos deben estar presentes para la inhibición completa de la enzima. La PRPP no regula la IMP deshidrogenasa ni la adenilosuccinato sintetasa.

13. **La respuesta es D.** El niño tiene deficiencia de ADA, que es una incapacidad para convertir la adenosina (o desoxiadenosina) en inosina (o desoxiinosina). Debido a este defecto enzimático, la desoxiadenosina se acumula, tanto dentro como fuera de las células (es decir, en la sangre). Aunque una de las consecuencias de esto es la conversión de dA en dATP dentro de las células, con la subsiguiente inhibición de la ribonucleótido reductasa, y la inhibición de la síntesis de ADN, también hay otras consecuencias. Una segunda consecuencia importante de la deficiencia de ADA, y la acumulación de desoxiadenosina, es la inhibición de la SAH hidrolasa, que convierte la SAH en homocisteína y adenosina. La inhibición de esta enzima reduce los niveles de SAM, lo que provoca alteraciones en la regulación epigenética. Existe otra forma de IDCG, que se debe a la pérdida de la actividad de los receptores de citoquinas, pero en ese trastorno (IDCG ligado al cromosoma X) la desoxiadenosina no se acumula ya que la actividad de la ADA no está afectada.

14. **La respuesta es E.** El niño tiene aciduria orótica hereditaria, que se debe a una mutación de pérdida de función en la UMP sintasa (ya sea la actividad de la orotidina fosforibosiltransferasa [ORPT] o de la descarboxilasa). Un defecto en la proteína CAD no causaría síntesis de ácido orótico (esas tres actividades son necesarias para producir ácido orótico). Una falta de actividad CPSII bloquearía cualquier producción de pirimidina, y una deficiencia de CPSI u ornitina transcarbamoilasa mostraría un amoniaco elevado en la sangre. La anemia megaloblástica se debe al bloqueo de la síntesis de ADN (porque no se pueden formar pirimidinas) ya que los niveles de vitamina B_{12} y folato son normales.

15. **La respuesta es C.** El triacetato de uridina se convertiría en uridina en la célula, y luego en UMP (por la uridina quinasa). El UMP puede convertirse en UDP (una nucleósido monofosfato quinasa), y el UDP en UTP (un nucleósido difosfato quinasa). El UTP se convierte en CTP transfiriendo el nitrógeno de la glutamina al UTP para producir CTP. Alternativamente, el UTP es un inhibidor de la CPSII, el paso comprometido y regulado de la producción de pirimidina. Además, el UDP es un sustrato para la ribonucleótido reductasa, generando dUDP, que se convierte en dUMP. El dUMP se convierte entonces en dTMP por la timidilato sintasa, dando lugar a la síntesis de dTTP. La uridina no puede donar un carbono a la reserva de THF ni regenerar FH_4 (tetrahidrofolato).

Relaciones entre tejidos en el metabolismo de los aminoácidos

40

El cuerpo mantiene un reservorio de aminoácidos libres relativamente grande en la sangre, incluso durante el ayuno. Como consecuencia, los tejidos tienen acceso continuo a los aminoácidos individuales para la síntesis de proteínas y derivados de aminoácidos esenciales, tales como los neurotransmisores. El reservorio de aminoácidos también provee al hígado **sustratos de aminoácidos** para la **gluconeogénesis** y proporciona una fuente de **combustible** a varios tipos de células. El **reservorio de aminoácidos libres** deriva de los **aminoácidos de la dieta** y el **recambio de proteínas** en el cuerpo. Durante el **ayuno de una noche** y durante los **estados hipercatabólicos**, la **degradación de proteínas** lábiles, en particular las del **músculo esquelético**, es la mayor fuente de aminoácidos libres.

El hígado es el sitio principal del metabolismo de aminoácidos en el cuerpo y el sitio principal de la **síntesis de la urea**. También, el hígado es el lugar principal de la degradación de aminoácidos. Los hepatocitos oxidan parcialmente a la mayoría de los aminoácidos, convirtiendo la estructura carbonada en glucosa, cuerpos cetónicos o CO_2. Debido a que el amoniaco es tóxico, el hígado convierte la mayor parte del nitrógeno de la degradación de aminoácidos en urea, que se excreta en la orina. El nitrógeno derivado del catabolismo de aminoácidos en otros tejidos es transportado al hígado como **alanina o glutamina** y convertido en urea.

Los **aminoácidos de cadena ramificada** (BCAA, *branched-chain amino acids*) valina, isoleucina y leucina, se oxidan principalmente en el **músculo esquelético** y otros tejidos, pero no en el hígado. En el músculo esquelético, las estructuras carbonadas y parte del nitrógeno son convertidos en glutamina, que es liberada en la sangre. El resto del nitrógeno se incorpora a alanina, que es absorbida por el hígado y convertida en urea y glucosa.

La formación y liberación de glutamina del músculo esquelético y otros tejidos cumple varias funciones. En los riñones, el NH_4^+ transportado por la glutamina es excretado en la orina. Este proceso elimina protones formados durante la oxidación de combustible y ayuda a mantener el pH del cuerpo, en especial durante la acidosis metabólica. La **glutamina** también proporciona **combustible** para los **riñones** e **intestino**. En las células que se dividen rápidamente (p. ej., linfocitos y macrófagos), se necesita glutamina como combustible, como donador de nitrógeno para reacciones biosintéticas y como sustrato para la síntesis de proteínas.

Durante condiciones de **sepsis** (la presencia de varios organismos patógenos o sus toxinas en la sangre o tejidos), **traumatismo**, **lesiones** o **quemaduras**, el cuerpo entra en **estado catabólico** caracterizado por un **balance nitrogenado negativo** (fig. 40-1). El aumento en la degradación de proteína neta en el músculo esquelético aumenta la disponibilidad de glutamina y otros aminoácidos para la división celular y síntesis de proteínas en las células involucradas en la respuesta inmunológica y cicatrización de heridas. En estas condiciones, el aumento en la liberación de glucocorticoides de la corteza suprarrenal estimula la proteólisis.

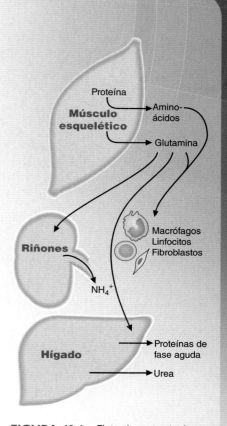

FIGURA 40-1 Flujo de aminoácido en sepsis y traumatismo. En sepsis y traumatismos se liberan glutamina y otros aminoácidos del músculo esquelético para la captación por los tejidos involucrados en la respuesta inmunológica y reparación de tejidos, tales como los macrófagos, linfocitos, fibroblastos y el hígado. La excreción de nitrógeno como urea y NH_4^+ resulta en balance nitrogenado negativo.

SALA DE ESPERA

Katherine B., una mujer desamparada de 62 años de edad, fue encontrada por un niño de la zona que escuchó sus gemidos en un edificio abandonado. La madre del niño llamó a la policía que llevó a **Katherine B.** a la sala de urgencias del hospital. La paciente estaba semicomatosa, sufría de incontinencia urinaria y sus ropas estaban manchadas con vómito. Tenía 39.44 °C, temblaba de forma incontrolable, parecía muy deshidratada y con marcado deterioro muscular. Su frecuencia cardiaca era muy rápida y su presión arterial estaba baja (85/46 mm Hg). Su abdomen estaba distendido y sin ruidos intestinales. Respondió a la presión moderada sobre su abdomen con gemidos y muecas.

Se envió sangre para un amplio análisis de laboratorio y se tomaron cultivos de orina y sangre. Se inició tratamiento con solución salina intravenosa con glucosa, tiamina y folato, y antibióticos parenterales de amplio espectro. La radiografía tomada después de que sus signos vitales se estabilizaron sugirió perforación intestinal. Estos hallazgos eran compatibles con el diagnóstico de ruptura de víscera (p. ej., un divertículo colónico infectado, que al perforarse produce que las bacterias del colon infecten los tejidos de la cavidad peritoneal, causando peritonitis). Otros estudios confirmaron que un divertículo se había perforado y se llevó a cabo la cirugía correspondiente. Todos los cultivos de sangre sugerían *Escherichia coli*, lo cual indicaba que **Katherine B.** también tenía infección gramnegativa de la sangre (septicemia), que había sido producida por los organismos que proliferaron en la cavidad peritoneal. Se continuó con fluidos intensivos y terapia de electrolitos, así como antibioticoterapia. El equipo médico (cirujanos, internistas y nutricionistas) comenzaron a desarrollar un plan terapéutico complejo para revertir el estado catabólico grave de **Katherine B.**

I. Mantenimiento del reservorio de aminoácidos libres en la sangre

El cuerpo mantiene un reservorio de aminoácidos libres relativamente grande en la sangre, incluso en ausencia de ingesta de proteína dietética. El amplio reservorio de aminoácidos libres asegura la disponibilidad continua de aminoácidos individuales para los tejidos, para la síntesis de proteínas, neurotransmisores y otros compuestos que contienen nitrógeno (fig. 40-2). En un individuo normal, bien alimentado y saludable, se degradan por día alrededor de 300 a 600 g de proteína del cuerpo. Al mismo tiempo, se consume alrededor de 100 g de proteína dietética por día, lo que agrega aminoácidos adicionales. De este reservorio, los tejidos utilizan aminoácidos para la síntesis continua de nuevas proteínas (300 a 600 g) para reemplazar a aquellas degradadas. El continuo recambio de proteínas en el cuerpo hace que todo el complemento de aminoácidos esté disponible para la síntesis de proteínas nuevas y diferentes, tales como los anticuerpos. El recambio de proteínas permite cambios en las cantidades de las diferentes proteínas producidas en los tejidos, en respuesta a los cambios en el estado fisiológico, y remueve continuamente las proteínas dañadas o modificadas. También proporciona un grupo completo de aminoácidos específicos que se pueden utilizar como sustratos oxidables; precursores para gluconeogénesis y para la síntesis del grupo hemo, fosfato de creatina, purina, pirimidina y síntesis de neurotransmisores; para amoniagénesis para mantener los niveles de pH en la sangre, y para otras numerosas funciones.

La concentración de aminoácidos libres en la sangre no está controlada tan rígidamente como las concentraciones de glucosa en sangre. El reservorio de aminoácidos libres en la sangre es solo una pequeña parte (0.5%) del reservorio de aminoácidos total de las proteínas en todo el cuerpo. Debido a la gran masa de músculo esquelético, alrededor de 80% del total de las proteínas del cuerpo están en él. En consecuencia, la concentración de aminoácidos individuales en la sangre está fuertemente afectada por los índices de síntesis y degradación de proteínas en el músculo esquelético, así como también la velocidad de captación y utilización de aminoácidos individuales para el metabolismo en el hígado y otros tejidos. En su mayoría, los cambios en la velocidad de síntesis y degradación de proteínas tiene lugar en el transcurso de horas.

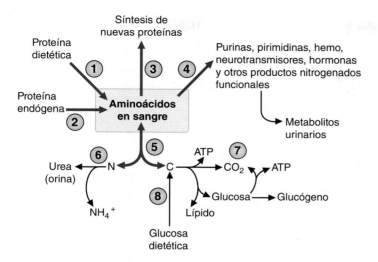

FIGURA 40-2 Mantenimiento del reservorio de aminoácidos en sangre. La proteína dietética (1) y degradación de proteína endógena (2) proporcionan una fuente de aminoácidos esenciales (aquellos que no pueden ser sintetizados en los seres humanos). (3) El principal uso del reservorio de aminoácidos libres es la síntesis de nuevas proteínas. (4) Los compuestos sintetizados a partir de precursores de aminoácidos son esenciales para las funciones fisiológicas. Muchos de estos compuestos se degradan a metabolitos urinarios que contienen nitrógeno y no regresan al reservorio de aminoácidos libres. (5) En los tejidos, el nitrógeno se remueve de los aminoácidos por reacciones de transaminación y desaminación. (6) El nitrógeno de la degradación de aminoácidos aparece en la orina principalmente como urea o NH_4^+, el ion amonio. La excreción de amoniaco es necesaria para mantener el pH de la sangre. (7) Los aminoácidos se utilizan como combustibles tanto directamente o luego de convertirse en glucosa por la gluconeogénesis. (8) Algunos aminoácidos pueden sintetizarse en los seres humanos con la condición de que la glucosa y una fuente de nitrógeno estén disponibles. ATP, adenosín trifosfato.

A. Flujo interorgánico de aminoácidos en el estado de posabsorción

El estado de ayuno proporciona un ejemplo del flujo interorgánico de los aminoácidos necesarios para mantener el reservorio de aminoácidos libres en la sangre y abastecer a los tejidos con los aminoácidos requeridos (fig. 40-3). Durante el ayuno por la noche, la síntesis de proteínas en el hígado y otros tejidos continúa, pero a una velocidad menor comparada con el estado posprandial. La degradación neta de proteína lábil ocurre en el músculo esquelético (que contiene la masa proteínica más grande del cuerpo) y otros tejidos.

I. Liberación de aminoácidos del músculo esquelético durante el ayuno

El flujo de aminoácidos del músculo esquelético contribuye con el reservorio de aminoácidos esenciales en la sangre (*véase* fig. 40-3). El músculo esquelético oxida a los aminoácidos de cadena ramificada (BCAA), valina, leucina, isoleucina, para producir energía y glutamina. Los grupos aminos de los BCAA y los de aspartato y glutamato son transferidos fuera del músculo esquelético en alanina y glutamina. La alanina y la glutamina representan alrededor de 50% del total del nitrógeno α-amino liberado por el músculo esquelético.

La liberación de aminoácidos del músculo esquelético es estimulada durante el ayuno de la noche por la disminución de insulina y el incremento de las concentraciones de glucocorticoides en la sangre (*véanse* caps. 28 y 41). La insulina promueve la captación de aminoácidos y la síntesis general de proteínas. No se conocen todos los mecanismos para la estimulación de la síntesis proteínica en el músculo esquelético de los seres humanos, pero probablemente incluyan una activación del sistema A para el transporte de aminoácidos (un efecto modesto), un efecto general sobre la iniciación de la traducción, y una inhibición de la proteólisis lisosomal. La disminución de las concentraciones de insulina en sangre durante el ayuno de la noche resulta en proteólisis neta y liberación de aminoácidos. A medida que la liberación de glucocorticoides de la corteza suprarrenal aumenta, también hay inducción de la síntesis de ubiquitina e incremento de la proteólisis dependiente de ubiquitina.

 ¿Qué cambios ocurren en las concentraciones hormonales y el metabolismo de combustible durante el ayuno nocturno?

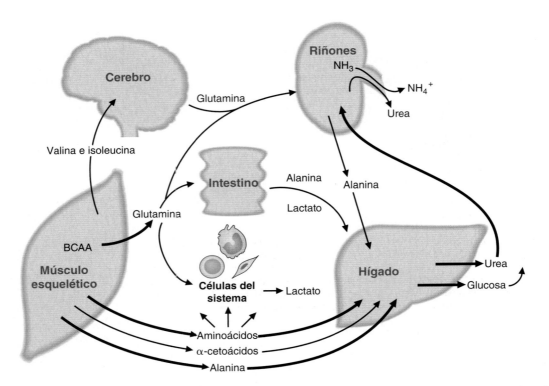

FIGURA 40-3   Intercambio de aminoácidos entre los órganos luego del ayuno nocturno. Después del ayuno nocturno (estado de posabsorción) continúa la utilización de aminoácidos para la síntesis de proteínas, de combustibles y para la síntesis de compuestos funcionales esenciales. El reservorio de aminoácidos libres se apoya en gran medida en la degradación neta de proteínas del músculo esquelético. La glutamina y la alanina actúan como transportadores del grupo amino desde el músculo esquelético a otros tejidos. La glutamina aporta NH_4^+ al riñón para la excreción de protones y sirve de combustible para los riñones, el intestino y las células del sistema inmunológico. La alanina transfiere los grupos amino desde el músculo esquelético, los riñones y el intestino hacia el hígado, en donde se transforman en urea para ser excretados. El cerebro continúa utilizando aminoácidos para la síntesis de neurotransmisores.

R   Los cambios hormonales que ocurren durante el ayuno nocturno incluyen: una disminución en las concentraciones de insulina en sangre y un incremento de las concentraciones de glucagón similar a aquellas posteriores a una comida rica en carbohidratos. Las concentraciones de glucocorticoides en la sangre también aumentan. Estas hormonas coordinan los cambios de metabolismo de aminoácidos, carbohidratos y grasas. Los ácidos grasos son liberados de los triacilgliceroles de tejido adiposo y utilizados como el principal combustible por el corazón, músculo esquelético, hígado y otros tejidos. El hígado convierte parte de los ácidos grasos en cuerpos cetónicos. Las reservas hepáticas de glucógeno disminuyen y la gluconeogénesis se transforma en el soporte principal de las concentraciones de glucosa en sangre para los tejidos dependientes de glucosa. Los principales precursores de la gluconeogénesis incluyen los aminoácidos liberados del músculo esquelético, lactato y glicerol.

2. Metabolismo de aminoácidos en el hígado durante el ayuno

El sitio principal para la captación de alanina es el hígado, que dispone del nitrógeno del amino incorporándolo a la urea (*véase* fig. 40-3). El hígado también extrae aminoácidos libres, α-cetoácidos y algo de glutamina de la sangre. La alanina y otros aminoácidos se oxidan y sus estructuras carbonadas se convierten principalmente en glucosa. El glucagón y los glucocorticoides estimulan la captación de aminoácidos en el hígado e incrementan la gluconeogénesis y la síntesis de urea (fig. 40-4). El transporte de alanina al hígado, en particular, es mejorado por el glucagón. La inducción de la síntesis de enzimas gluconeogénicas por el glucagón y los glucocorticoides durante el ayuno nocturno se correlaciona con la inducción de muchas de las enzimas de degradación de aminoácidos (como la tirosina aminotransferasa) y la inducción de las enzimas del ciclo de la urea (*véase* cap. 36). La síntesis de la urea también se incrementa debido al mayor suministro de NH_4^+ causado por la degradación de aminoácidos en el hígado.

3. Metabolismo de los aminoácidos en otros tejidos durante el ayuno

La glucosa, producida en el hígado, es utilizada por el cerebro y otros tejidos dependientes de la glucosa, como los eritrocitos, para la obtención de energía. El músculo en condiciones de ejercicio, cuando la proteína cinasa activada por el adenosín monofosfato (AMP) está activa, también oxida parte de esta glucosa en piruvato, que se utiliza para las estructuras carbonadas de alanina (ciclo de glucosa-alanina; *véase* cap. 36).

La glutamina es generada en el músculo esquelético a partir de la oxidación de BCAA y en los pulmones y cerebro por la remoción de NH_4^+, formado por el catabolismo de aminoácidos o su entrada de la sangre. Los riñones, el intestino y las células con tasas de recambio rápidas, tales como las del sistema inmunológico, son los principales sitios de captación de glutamina (*véase* fig. 40-3). La glutamina sirve de combustible

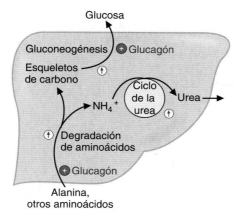

FIGURA 40-4 **Regulación hormonal del metabolismo de aminoácidos hepáticos en el estado de posabsorción.** La inducción de enzimas del ciclo de la urea sucede tanto durante el ayuno como luego de una comida rica en proteínas. Debido a que muchos individuos en Estados Unidos tienen normalmente una dieta alta en proteínas, los niveles de las enzimas del ciclo de la urea pueden no fluctuar de forma importante. ⊕, activación de enzimas o proteínas mediada por glucagón; ↑, inducción de la síntesis enzimática mediada por glucagón y glucocorticoides.

Por lo regular el cuerpo produce alrededor de 1 mmol de protones por kilogramo de peso corporal por día. No obstante, el pH de la sangre y el fluido extracelular se mantienen en general entre 7.36 y 7.44. El estrecho margen es mantenido principalmente por los sistemas amortiguadores de bicarbonato (HCO_3^-), fosfato (HPO_4^-) y hemoglobina, y por la excreción de una cantidad de ácido igual a la producida. La excreción de protones por los riñones regenera el bicarbonato, que puede ser reciclado a partir del filtrado glomerular.

Los ácidos se producen a partir del metabolismo de combustible normal. El principal ácido producido es el ácido carbónico, que se forma a partir de agua y el CO_2 producido en el ciclo del ácido tricarboxílico (ATC) y otras vías oxidativas. La oxidación de aminoácidos que contienen azufre (metionina y cisteína) producen en última instancia el ácido sulfúrico (H_2SO_4), que se disocia en $2H^+ + SO_4^{2-}$, y los protones y sulfato se excretan. La hidrólisis de ésteres de fosfato produce el equivalente de ácido fosfórico. ¿Qué otros ácidos producidos durante el metabolismo aparecen en la sangre?

Katherine B. presentaba un estado grave de balance nitrogenado negativo al ser admitida, que fue causado por su estado de desnutrición y su infección intraabdominal complicada por la sepsis. La respuesta fisiológica al avanzado estado catabólico incluye degradación de la proteína muscular con la liberación de aminoácidos en la sangre. Esta liberación se acopla con el incremento en la captación de aminoácidos para la síntesis de proteínas de fase aguda de hígado (respuesta sistémica) y otras células implicadas en la respuesta inmunológica a la grave infección sistémica.

para estos tejidos, como donador de nitrógeno para la síntesis de purinas y como sustrato para la producción de amonio en los riñones. Gran parte del nitrógeno inutilizado de la glutamina se transfiere al piruvato para formar alanina en estos tejidos. Después, la alanina transporta el nitrógeno inutilizado de nuevo al hígado.

El cerebro es dependiente de glucosa pero, como muchas células en el cuerpo, puede utilizar BCAA para la obtención de energía. Los BCAA también proporcionan una fuente de nitrógeno para la síntesis de neurotransmisores durante el ayuno. Otros aminoácidos liberados a partir de la degradación de proteínas del músculo esquelético también sirven como precursores de neurotransmisores.

B. Principios que gobiernan el flujo de aminoácido entre tejidos

El patrón de flujo interorgánico de aminoácidos está fuertemente afectado por las condiciones que cambian el suministro de combustibles (p. ej., el ayuno de la noche, una comida mixta, una comida alta en proteínas) y por condiciones que aumentan la demanda de aminoácidos (acidosis metabólica, estrés quirúrgico, lesiones traumáticas, quemaduras, cicatrización de heridas y sepsis). El flujo de carbono y nitrógeno de los aminoácidos en estas condiciones diferentes es determinado por varias consideraciones:

1. El amoniaco (NH_3) es tóxico. En consecuencia, se transporta entre los tejidos como alanina o glutamina. La alanina es el principal acarreador del nitrógeno de los aminoácidos de otros tejidos, que lo lleva de regreso al hígado, en donde el nitrógeno se convierte en urea y después es excretado en la orina por los riñones. La cantidad de urea sintetizada es proporcional a la cantidad de carbono en los aminoácidos que se oxidan como combustible.

   Las diferencias en metabolismo de los aminoácidos entre tejidos se deben a los tipos y cantidades de enzimas diferentes y al transporte de proteínas presente en cada tejido y la capacidad de cada tejido para responder a diferentes mensajes regulatorios (señales hormonales y neurales).

2. El reservorio de glutamina en la sangre cumple varias funciones metabólicas esenciales (tabla 40-1). Proporciona amoniaco para la excreción de protones en la orina como NH_4^+. Sirve como combustible para el intestino, los riñones y las células del sistema inmunológico. La glutamina también es requerida por las células del sistema inmunológico y otras células de división rápida, en las cuales el grupo amida se utiliza como fuente de nitrógeno para las reacciones biosintéticas. En el cerebro, la formación de glutamina a partir de glutamato y NH_4^+ proporciona un medio para eliminar el amoniaco

R El ácido láctico se produce a partir del metabolismo de aminoácidos y glucosa. Los cuerpos cetónicos (acetoacetato y β-hidroxibutirato) producidos durante la oxidación de los ácidos grasos también son ácidos. Muchos α-cetoácidos, formados por reacciones de transaminación, también se encuentran en la sangre.

TABLA 40-1 Funciones de la glutamina
Síntesis protéica
Amoniagénesis para la excreción de protones
Donante de nitrógeno para la síntesis de:
Purinas
Pirimidinas
NAD$^+$
Aminoazúcares
Asparagina
Otros compuestos
Donante de glutamato para la síntesis de:
Glutatión
Ácido γ-aminobutírico (GABA)
Ornitina
Arginina
Prolina
Otros compuestos

y para transportar glutamato entre los distintos tipos de células dentro del cerebro. Se prioriza el uso del reservorio de glutamina de la sangre. Durante la acidosis metabólica, los riñones se convierten en el sitio predominante de captación de glutamina a expensas del uso de glutamina en otros tejidos. Por el contrario, durante la sepsis, en ausencia de acidosis, las células involucradas en la respuesta inmunológica (macrófagos, hepatocitos) se convierten en los sitios preferenciales de captación de glutamina.

3. Los BCAA (valina, leucina e isoleucina) constituyen una porción significativa de la composición promedio de las proteínas y pueden ser convertidos en intermediarios del ciclo del ácido tricarboxílico (ATC) y usados como combustible por casi todos los tejidos. La valina e isoleucina son también los principales precursores de glutamina. A excepción de la alanina, el aspartato, el glutamato y los BCAA el catabolismo de los aminoácidos tiene lugar principalmente en el hígado.

   Para la oxidación de los BCAA y la glutamina se necesita convertir intermediarios de cuatro carbonos del ciclo del ATC a piruvato. Esta secuencia de reacciones requiere fosfoenolpiruvato (PEP) carboxicinasa o descarboxilación por la malato deshidrogenasa (enzima málica). La mayoría de los tejidos tienen una, o ambas, de estas enzimas.

4. Los aminoácidos son los sustratos gluconeogénicos principales y la mayor parte de la energía obtenida de su oxidación se deriva de la oxidación de la glucosa formada a partir de sus estructuras carbonadas. Un porcentaje mucho más pequeño del carbono de los aminoácidos se convierte en acetil coenzima-A (acetil-CoA) o en cuerpos cetónicos y se oxidan. La utilización de aminoácidos para la síntesis de glucosa para el cerebro y otros tejidos que requieren glucosa está sujeta a los mecanismos de regulación hormonal de la homeostasis de glucosa (*véanse* caps. 28 y 34).

5. Las tasas relativas de síntesis y degradación de proteínas (recambio de proteínas) determinan el tamaño de los reservorios de aminoácidos libres disponibles para la síntesis de nuevas proteínas y para otras funciones esenciales. Por ejemplo, la síntesis de nuevas proteínas para iniciar una respuesta inmunológica está apoyada por la degradación neta de otras proteínas en el cuerpo.

II. Utilización de aminoácidos en tejidos individuales

Debido a que los tejidos difieren en sus funciones fisiológicas, tienen distintos requerimientos de aminoácidos y contribuyen de manera diferente al metabolismo del nitrógeno de todo el organismo. Sin embargo, todos los tejidos comparten un requerimiento común de aminoácidos esenciales para la síntesis de proteínas y el recambio de proteínas es un proceso permanente en todas las células.

A. Riñón

Uno de los papeles principales del nitrógeno de los aminoácidos es proporcionar amoniaco en los riñones para la excreción de protones en la orina. El NH_4^+ es liberado a partir de la glutamina por la glutaminasa y por la glutamato deshidrogenasa, lo que resulta en la formación de α-cetoglutarato (fig. 40-5). El α-cetoglutarato es utilizado como combustible por los riñones y es oxidado a CO_2, convertido en glucosa para ser aprovechado en las células en la médula renal o convertido en alanina para retornar el amoniaco al hígado para la síntesis de urea.

La glutamina es usada como combustible por los riñones en el estado de alimentación normal y, en mayor medida, durante el ayuno y en la acidosis metabólica (tabla 40-2). El esqueleto carbonado forma α-cetoglutarato, que se oxida a CO_2, se convierte en glucosa o se libera como la estructura carbonada de serina o alanina (fig. 40-6). El α-cetoglutarato puede ser convertido en oxaloacetato por las reacciones del ciclo del ATC y el oxaloacetato es convertido en PEP por la PEP carboxicinasa. Luego, el PEP puede convertirse en piruvato y después en acetil-CoA, alanina, serina o glucosa. La glucosa es utilizada principalmente por las células de la médula renal, que tienen dependencia relativamente alta de la glucólisis anaeróbica, debido a su bajo suministro de oxígeno y capacidad mitocondrial. El lactato liberado a partir de la glucólisis anaeróbica en estas células es captado y oxidado en las células corticales renales, que tienen mayor capacidad mitocondrial y mayor suministro de sangre.

B. Músculo esquelético

El músculo esquelético, debido a su gran masa, es un lugar importante para la síntesis y degradación de proteínas en los seres humanos. Luego de una comida alta en proteínas, la insulina promueve la captación de ciertos aminoácidos y estimula la síntesis de proteína neta. La estimulación de la síntesis de proteínas por la insulina depende de un abastecimiento adecuado de aminoácidos. Durante el ayuno y otros estados catabólicos, ocurre degradación neta de las proteínas del músculo esquelético y liberación de aminoácidos (*véase* fig. 40-3). La degradación neta de proteínas afecta a las proteínas funcionales, tales como la miosina, que son sacrificadas para satisfacer las demandas más urgentes de aminoácidos en otros tejidos. Durante la sepsis, la degradación de proteínas del músculo esquelético es estimulada por el glucocorticoide cortisol. El efecto de cortisol se ejerce a través de la activación de la proteólisis dependiente de ubiquitina. Durante el ayuno, la disminución de las concentraciones de insulina en sangre y el incremento de las concentraciones de cortisol aumentan la degradación neta de proteínas.

El músculo esquelético es un sitio importante para la síntesis de glutamina, satisfaciendo así la demanda por glutamina durante el estado posabsortivo, durante la acidosis metabólica y durante el estrés séptico y el traumatismo. El esqueleto de carbonos y el nitrógeno de la glutamina derivan principalmente del metabolismo de los BCAA. La degradación de aminoácido en el músculo esquelético es también acompañada por la formación de alanina, que transfiere grupos amino del músculo esquelético al hígado en el ciclo glucosa-alanina.

I. Oxidación de aminoácidos de cadena ramificada en el músculo esquelético

Los BCAA juegan un papel especial en el músculo y otros tejidos porque son los principales aminoácidos que pueden oxidarse en otros tejidos aparte del hígado. Sin embargo, todos los tejidos pueden interconvertir aminoácidos e intermediarios del ciclo del ATC a

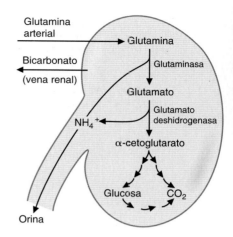

FIGURA 40-5 Metabolismo renal de la glutamina. Las células de los túbulos renales oxidan glutamina preferentemente. Durante la acidosis metabolica es el combustible principal para los riñones. La conversión de glutamina a α-cetoglutarato genera NH_4^+. La excreción de ion amonio contribuye a amortiguar la acidemia sistémica.

P Cuando el esqueleto de carbono de la alanina deriva de la glucosa, el flujo de alanina del músculo esquelético y su captación por el hígado no proporcionan una transferencia neta de carbono de los aminoácidos al hígado para la gluconeogénesis. Sin embargo, parte del carbono de la alanina deriva de fuentes diferentes a la glucosa. ¿Qué aminoácidos pueden proporcionar carbono para la formación de alanina? (Pista: *véase* fig. 40-7).

TABLA 40-2	Principales fuentes de combustible de los riñones		
	PORCENTAJE DEL CO_2 TOTAL FORMADO EN DIFERENTES ESTADOS FISIOLÓGICOS		
COMBUSTIBLE	**NORMAL**	**ACIDOSIS**	**AYUNO**
Lactato	45	20	15
Glucosa[a]	25	20	0
Ácidos grasos	15	20	60
Glutamina	15	40	25

[a]La glucosa utilizada en la médula renal es producida en la corteza renal.

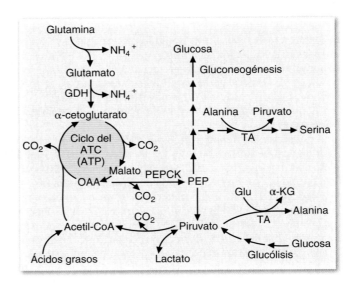

FIGURA 40-6   Metabolismo de la glutamina y otros combustibles en los riñones. Para oxidar por completo el carbono del glutamato a CO_2, debe entrar al ciclo del ATC como acetil-CoA. El carbono que ingresa al ciclo del ATC como α-cetoglutarato (α-KG) sale como oxaloacetato y es convertido a fosfoenolpiruvato (PEP) por la PEP carboxicinasa. El PEP se convierte en piruvato, que puede oxidarse a acetil-CoA. El PEP también puede convertirse en serina, glucosa o alanina. Acetil-CoA, acetil coenzima A; ATC, ácido tricarboxílico; ATP, adenosín trifosfatuo; GDH, glutamato deshidrogenasa; OAA, oxaloacetato; PEPCK, fosfoenolpiruvato carboxicinasa; TA, transaminasa.

R Parte de la alanina liberada del músculo esquelético deriva directamente de la degradación de proteínas. Los esqueletos de carbono de la valina, isoleucina, aspartato y glutamato, que se convierten en malato y oxaloacetato en el ciclo del ATC, pueden convertirse en piruvato y después transaminarse a alanina. ¿Hasta qué punto estos aminoácidos aportan carbono para el flujo de salida de alanina? Esto varía entre los distintos tipos de músculos en los seres humanos. Estos aminoácidos también pueden contribuir al flujo de salida de alanina del intestino.

través de reacciones de transaminasa, esto es, alanina ↔ piruvato, aspartato ↔ oxaloacetato y α-cetoglutarato ↔ glutamato.

El primer paso de la vía, la transaminación de los BCAA a α-cetoácidos, sucede principalmente en el cerebro, corazón, riñones y músculos esqueléticos. Estos tejidos tienen un alto contenido de transaminasa de BCAA en comparación de las bajas concentraciones en el hígado. Luego, los α-cetoácidos de los BCAA son liberados a la sangre y captados por el hígado o son oxidados hasta CO_2 o glutamina dentro del músculo u otros tejidos (fig. 40-7). Pueden ser oxidados por todos los tejidos que contienen mitocondrias.

Las rutas oxidativas de los BCAA convierten la estructura carbonada en succinil-CoA o acetil-CoA (*véanse* cap. 37 y fig. 40-7). Las rutas generan NADH y FAD(2H) para la síntesis de adenosín trifosfato (ATP) antes de la conversión de los carbonos en intermediarios del ciclo del ATC, de este modo, le proporcionan energía al músculo sin pérdida de carbonos como CO_2. La leucina es "cetogénica" porque se convierte en acetil-CoA y acetoacetato. El músculo esquelético, adipocitos y la mayor parte de los otros tejidos son capaces de utilizar estos productos y, por lo tanto, oxidar leucina directamente a CO_2. La porción de isoleucina que es convertida en acetil-CoA es también oxidada directamente a CO_2. La porción de valina e isoleucina que entra al ciclo del ATC como succinil-CoA para oxidarse por completo a CO_2 primero debe convertirse en acetil-CoA. Para formar acetil-CoA, el succinil-CoA se oxida a malato en el ciclo del ATC y el malato es convertido luego en piruvato por la enzima málica (malato + $NADP^+$ → piruvato + NADPH + H^+) (*véase* fig. 40-7). Luego el piruvato se puede oxidar a acetil-CoA. Alternativamente, el piruvato puede formar alanina o lactato.

2. Conversión de los aminoácidos de cadena ramificada a glutamina

La principal ruta del catabolismo de valina e isoleucina en el músculo esquelético es entrar al ciclo del ATC como succinil-CoA y salir como α-cetoglutarato para proporcionar el esqueleto carbonado para la formación de glutamina (*véase* fig. 40-7). Parte de la glutamina y el CO_2 que se forma a partir de la degradación neta de proteína en el músculo esquelético puede también surgir de los esqueletos carbonados de aspartato y glutamato. Estos aminoácidos son transaminados y se vuelven parte del reservorio de intermediarios de cuatro carbonos del ciclo del ATC.

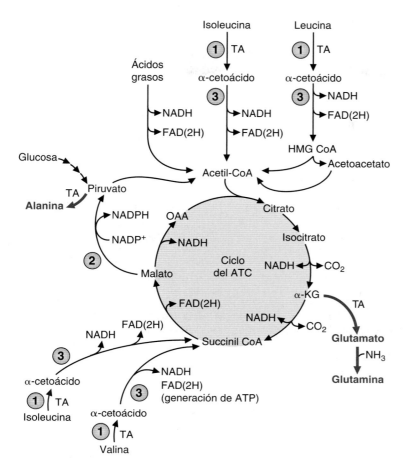

FIGURA 40-7 Metabolismo de los esqueletos de carbono de los BCAA en el músculo esquelético. (1) El primer paso en el metabolismo de los BCAA es la transaminación (TA). (2) El carbono de la valina e isoleucina ingresa al ciclo del ATC como succinil-CoA y es convertido a piruvato por la enzima descarboxilante malato deshidrogenasa (enzima málica). (3) Las vías oxidativas generan NADH y FAD(2H), incluso antes de que el esqueleto de carbono ingrese al ciclo del ATC. La enzima limitante en las vías oxidativas es el complejo de la deshidrogenasa de α-cetoácidos. El esqueleto de carbono también puede convertirse en glutamato y alanina, mostrado en *rojo*. α-KG, α-cetoglutarato; ATC, ácido tricarboxílico; BCAA, aminoácidos de cadena ramificada; FAD(2H), dinucleótido de flavin adenina; HMG-CoA, hidroximetilglutaril coenzima A; NADH, dinucleótido de nicotinamida adenina; OAA, oxaloacetato; succinil-CoA, succinil coenzima A.

El nitrógeno de glutamina se deriva principalmente de los BCAA (fig. 40-8). El grupo α-amino surge a partir de las reacciones de transaminación que forman glutamato de α-cetoglutarato y el nitrógeno de la amida es formado a partir de la adición de amoniaco libre a glutamato por la glutamina sintetasa. El amoniaco libre en el músculo esquelético surge principalmente de la desaminación de glutamato por la glutamato deshidrogenasa o del ciclo de los nucleótidos de purina.

En el ciclo de los nucleótidos de purina (fig. 40-9), la desaminación de AMP a inosina monofosfato (IMP) libera NH_4^+. El AMP es sintetizado de nuevo con grupos amino proporcionados por aspartato. El grupo amino del aspartato puede surgir a partir de los BCAA a través de reacciones de transaminación. El fumarato puede utilizarse para reponer los intermediarios del ciclo del ATC (*véase* fig. 39-12).

3. El ciclo glucosa-alanina

El nitrógeno que surge de la oxidación de los BCAA en el músculo esquelético puede también transferirse de vuelta al hígado como alanina en el ciclo glucosa-alanina (fig. 40-10; *véase* también fig. 36-8).

 El ciclo de los nucleótidos de purina está presente en el músculo esquelético y el cerebro, pero está ausente en el hígado y en muchos otros tejidos. Una de sus funciones en el músculo esquelético es responder a la rápida utilización de adenosín trifosfato (ATP) durante el ejercicio. Durante el ejercicio, la rápida hidrólisis del ATP incrementa los niveles de adenosín monofosfato (AMP), resultando en una activación de la desaminasa de AMP (*véase* fig. 40-9). Como consecuencia, la concentración celular de inosina monofosfato (IMP) aumenta y se genera amoniaco. El IMP, así como el AMP, activan la glucógeno fosforilasa muscular durante el ejercicio (*véase* cap. 26). El amoniaco que se genera puede contribuir a amortiguar la elevada producción de ácido láctico que ocurre en los músculos esqueléticos durante el ejercicio intenso.

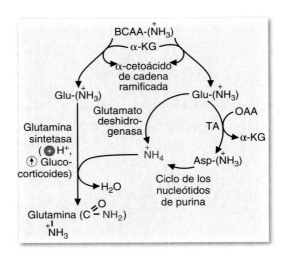

FIGURA 40-8 Formación de glutamina a partir de los grupos amino de los BCAA. Los BCAA son primero transaminados con α-cetoglutarato para formar glutamato y α-cetoácidos de cadena ramificada. Después, el nitrógeno del glutamato puede seguir alguna de las dos vías que conducen a la formación de glutamina. α-KG, α-cetoglutarato; BCAA, aminoácidos de cadena ramificada; OAA, oxaloacetato; TA, transaminación.

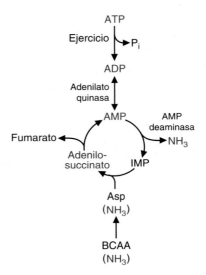

FIGURA 40-9 Ciclo de los nucleótidos de purina. En el músculo esquelético, el ciclo de los nucleótidos de purina puede convertir a los grupos amino de los BCAA en NH_3, que se incorpora en la glutamina. Compare con la figura 39-12, en la cual el fumarato generado se utiliza en un papel anaplerótico en el músculo. ADP, adenosín difosfato; AMP, adenosín monofosfato; ATP, adenosín trifosfato; BCAA, aminoácidos de cadena ramificada; IMP, inosina monofosfato;

El grupo amino de los BCAA es primero transferido a α-cetoglutarato para formar glutamato y luego transferido a piruvato para formar alanina por reacciones de transaminación secuencial. El piruvato se origina principalmente de la glucosa por medio de la vía glucolítica. La alanina liberada por el músculo esquelético es tomada principalmente por el hígado, en donde el grupo amino es incorporado a la urea y los esqueletos carbonados pueden ser convertidos de nuevo en glucosa a través de gluconeogénesis. Aunque la cantidad de alanina formada varía con la ingesta alimentaria y el estado fisiológico, el transporte de nitrógeno del músculo esquelético al hígado como alanina sucede casi constantemente a lo largo del ciclo diario de alimentación-ayuno.

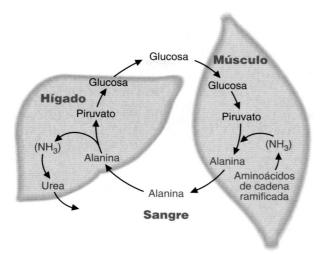

FIGURA 40-10   Ciclo glucosa-alanina. La vía de transferencia de los grupos amino a partir de los BCAA del músculo esquelético para la formación de urea en el hígado se muestra en *rojo*.

C. El intestino

Los aminoácidos son un combustible importante para las células de la mucosa intestinal después de una comida que contiene proteína y en los estados catabólicos tales como ayuno o traumatismo quirúrgico (fig. 40-11). Durante el ayuno, la glutamina es uno de los principales aminoácidos utilizados por el intestino. Los principales destinos del carbono de la glutamina en el intestino son la oxidación a CO_2 y la conversión a esqueletos de carbono de lactato, citrulina y ornitina. El intestino también oxida los BCAA. El nitrógeno derivado de la degradación de aminoácidos es convertido en citrulina, alanina,

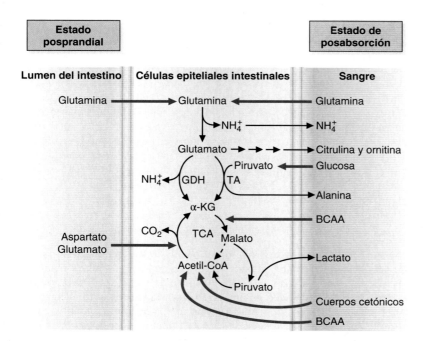

FIGURA 40-11   Metabolismo de aminoácidos en el intestino. Las vías del metabolismo de la glutamina en el intestino son las mismas si son provistas por la dieta (estado posprandial) o por la sangre (estado posabsortivo). Las células del intestino también metabolizan aspartato, glutamato y BCAA. La glucosa se convierte principalmente en el esqueleto de carbonos de la alanina. α-KG, α-cetoglutarato; acetil-CoA, acetil coenzima A; BCAA, aminoácidos de cadena ramificada; GDH, glutamato deshidrogenasa; TA, transaminasa; TCA, ácido tricarboxílico.

NH_4^+ y otros compuestos que son liberados a la sangre y captados por el hígado. Aunque la mayor parte del carbono en esta alanina deriva de la glucosa, la oxidación de glucosa a CO_2 no es una vía de combustible importante para el intestino. Los ácidos grasos tampoco son una fuente significativa de combustible para las células de la mucosa intestinal, aunque sí utilizan cuerpos cetónicos.

A pesar de que el hígado es el órgano que genera urea, el intestino también contiene las enzimas para el ciclo de la urea (incluyendo carbamoíl sintetasa I). Sin embargo, dentro del intestino, los valores de $V_{máx}$ para la argininosuccinato sintetasa y la argininosuccinato liasa son muy bajos, lo que sugiere que el papel principal de las enzimas del ciclo de la urea en el intestino es producir citrulina a partir de los carbonos de la glutamina (glutamina → glutamato → glutamato semialdehído → ornitina → citrulina). La citrulina es liberada en la circulación para su utilización por el hígado.

Luego de una comida con alto contenido de proteínas, la glutamina de la dieta es un combustible importante para el intestino, y los productos del metabolismo de la glutamina son similares a los que se observan en el estado de posabsorción. El intestino también utiliza el aspartato y el glutamato de la dieta, que entran al ciclo del ATC. Los colonocitos (las células del colon), también utilizan los ácidos grasos de cadena corta, derivados de la acción bacterial en el lumen.

La importancia del intestino en el metabolismo del nitrógeno de todo el cuerpo surge de la elevada tasa de división y muerte de las células de la mucosa intestinal y la necesidad de proporcionar aminoácidos continuamente a estas células para mantener las altas tasas de síntesis de proteínas necesarias para la división celular. Estas células son importantes, no solo por la absorción de nutrientes sino también porque mantienen una barrera contra las bacterias invasoras del lumen intestinal y son, por lo tanto, parte del sistema de defensa pasivo. Como resultado de estas funciones importantes, a las células de la mucosa intestinal se les suministran de los aminoácidos necesarios para la síntesis de proteínas y oxidación de combustibles a expensas de la proteína del músculo esquelético, que es más prescindible. Sin embargo, la glutamina utilizada por el intestino se ve disminuida por la acidosis metabólica, comparada con el estado posprandial o de posabsorción. Durante la acidosis metabólica, la captación de glutamina por los riñones incrementa y las concentraciones de glutamina en sangre disminuyen. Como consecuencia, el intestino capta menos glutamina.

D. Hígado

El hígado es el sitio principal para el metabolismo de aminoácidos. Es el sitio principal para el catabolismo de aminoácidos y convierte la mayor parte del carbono de los aminoácidos a intermediarios del ciclo del ATC o de la vía glucolítica (que puede convertirse en glucosa o ser oxidada a CO_2) o a acetil-CoA y cuerpos cetónicos. El hígado es también el sitio para la síntesis de urea. Puede captar tanto glutamina como alanina y convertir el nitrógeno en urea para su eliminación (*véase* cap. 36). Otras vías en el hígado le demandan un nivel de aminoácidos inusualmente elevado. El hígado sintetiza proteínas plasmáticas, tales como la albúmina sérica, la transferrina y las proteínas de la cascada de la coagulación sanguínea. Es el sitio principal para la síntesis de aminoácidos no esenciales, la conjugación de compuestos xenobióticos con glicina, la síntesis del hemo, nucleótidos de purina y la síntesis de glutatión.

E. Cerebro y tejido nervioso

1. El reservorio de aminoácidos y la síntesis de neurotransmisores

Una función importante del metabolismo de los aminoácidos en el tejido neural es la síntesis de neurotransmisores. Se considera que más de 40 compuestos funcionan como neurotransmisores y todos ellos contienen nitrógeno derivado de precursores de aminoácidos. Estos incluyen aminoácidos, que son neurotransmisores en sí mismos (p. ej., glutamato, glicina), las catecolaminas derivadas de la tirosina (dopamina, epinefrina y norepinefrina), la serotonina (derivada de triptófano), el ácido γ-aminobutírico (GABA, derivado de glutamato), la acetilcolina (derivada de la colina sintetizada en el hígado y acetil-CoA), y muchos péptidos. En general, los neurotransmisores se forman en las terminales presinápticas de los axones y se almacenan en vesículas hasta que son liberadas por un cambio transitorio en el potencial electroquímico a lo largo del axón. El catabolismo posterior de algunos de los neurotransmisores da como resultado la formación de un producto de excreción urinaria. El rápido metabolismo de neurotransmisores requiere la disponibilidad continua de un reservorio que provea de aminoácidos precursores para la síntesis *de novo* de los neurotransmisores (*véase* cap. 46).

2. Metabolismo de glutamina en el cerebro

El cerebro es un productor neto de glutamina, debido principalmente a la presencia de glutamina sintetasa en las células astrogliales, un tipo de células de soporte del cerebro (*véase* cap. 46). El glutamato y el aspartato son sintetizados en estas células, utilizando grupos amino donados por los BCAA (principalmente valina) y los intermediarios del ciclo del ATC, formados a partir de la glucosa y de los esqueletos de carbonos de los BCAA (fig. 40-12). El glutamato es convertido en glutamina por la glutamina sintetasa, que incorpora NH_4^+ liberado de la desaminación de aminoácidos y de la desaminación de AMP en el ciclo de los nucleótidos de purina en el cerebro. Esta glutamina puede fluir del cerebro, llevando el exceso de NH_4^+ a la sangre, o sirve como precursor de glutamato en las células neuronales.

La glutamina sintetizada en las células astrogliales es una precursora del glutamato (un neurotransmisor excitatorio) y GABA (un neurotransmisor inhibitorio) en las células neuronales (*véase* fig. 40-12). Se convierte en glutamato por una isoenzima glutaminasa neuronal. En las neuronas GABAérgicas, el glutamato es descarboxilado a GABA, que se libera durante la excitación de las neuronas. El GABA es uno de los neurotransmisores que se recicla; una transaminasa lo convierte en succinaldehído, que es luego oxidado a succinato. El succinato entra al ciclo del ATC.

III. Cambios en el metabolismo de los aminoácidos con el estado fisiológico y la dieta

La tasa y patrón de utilización de aminoácidos por diferentes tejidos cambia con el estado dietético y fisiológico. Estos dos estados, el periodo posprandial que sigue a una comida alta en proteínas y el estado hipercatabólico producido por la sepsis o el traumatismo quirúrgico difieren del estado de posabsorción respecto a la disponibilidad de aminoácidos y otros combustibles, así como a los niveles de hormonas diferentes en la sangre. Como resultado, el patrón de utilización de aminoácidos es algo diferente.

A. Alimentos ricos en proteína

Luego de la ingesta de una comida alta en proteínas, el intestino y el hígado utilizan la mayor parte de los aminoácidos absorbidos (fig. 40-13). El glutamato y el aspartato son utilizados como combustibles por el intestino y muy poca cantidad ingresa a la vena porta. El intestino también puede usar parte de los BCAA. El hígado capta entre 60 y 70% de los aminoácidos presentes en la vena porta. Estos aminoácidos, en su mayoría, se convierten en glucosa en la vía gluconeogénica.

Después de una comida de pura proteína, las concentraciones elevadas de aminoácidos dietéticos que llegan al páncreas estimulan la liberación de glucagón por encima de

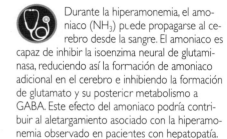

Durante la hiperamonemia, el amoniaco (NH_3) puede propagarse al cerebro desde la sangre. El amoniaco es capaz de inhibir la isoenzima neural de glutaminasa, reduciendo así la formación de amoniaco adicional en el cerebro e inhibiendo la formación de glutamato y su posterior metabolismo a GABA. Este efecto del amoniaco podría contribuir al aletargamiento asociado con la hiperamonemia observado en pacientes con hepatopatía.

Los niveles de transtiretina (también conocida como prealbúmina, que se une a la vitamina A y a las hormonas tiroideas en la sangre) y albúmina sérica en la sangre pueden utilizarse como indicadores del grado de desnutrición proteínica. En ausencia de hepatopatía, las concentraciones reducidas de estas proteínas en la sangre indican disponibilidad insuficiente de aminoácidos para el hígado para la síntesis de proteínas séricas. Las concentraciones de transtiretina pueden ser determinadas por medios inmunológicos. Las concentraciones de albúmina se determinan rápidamente utilizando un ensayo de fijación de colorante hidrófobo y determinando la cantidad de colorante unido a la albúmina. El colorante que se utiliza se une en específico al bolsillo hidrofóbico de albúmina y no a otras proteínas en el suero.

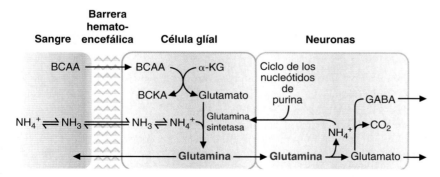

FIGURA 40-12 Papel de la glutamina en el cerebro. La glutamina sirve como transportador de nitrógeno en el cerebro para la síntesis de muchos diferentes neurotransmisores. Diferentes neuronas convierten glutamina en ácido γ-aminobutírico (GABA) o en glutamato. La glutamina también transporta el exceso de NH_4^+ del cerebro a la sangre. α-KG, α-cetoglutarato; BCAA, aminoácidos de cadena ramificada; BCKA, α-cetoácidos de cadena ramificada.

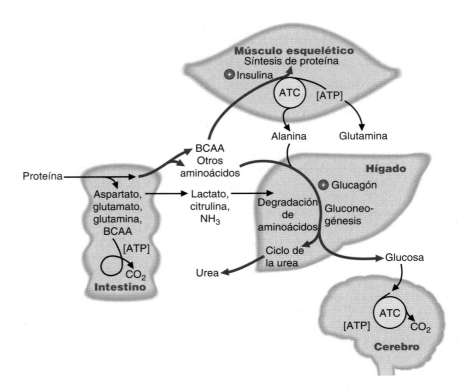

FIGURA 40-13 Flujo de aminoácidos luego de una comida rica en proteínas. ATP, adenosín trifosfato; BCAA, aminoácidos de cadena ramificada. ATC, acido tricarboxílico.

¿De qué manera se parece el metabolismo del hígado luego de una comida rica en proteínas al metabolismo del hígado en estado de ayuno?

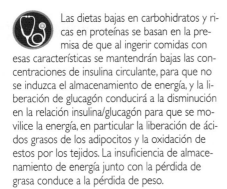

Las dietas bajas en carbohidratos y ricas en proteínas se basan en la premisa de que al ingerir comidas con esas características se mantendrán bajas las concentraciones de insulina circulante, para que no se induzca el almacenamiento de energía, y la liberación de glucagón conducirá a la disminución en la relación insulina/glucagón para que se movilice la energía, en particular la liberación de ácidos grasos de los adipocitos y la oxidación de estos por los tejidos. La insuficiencia de almacenamiento de energía junto con la pérdida de grasa conduce a la pérdida de peso.

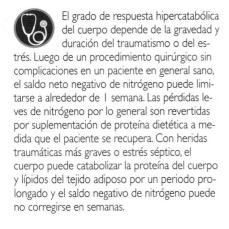

El grado de respuesta hipercatabólica del cuerpo depende de la gravedad y duración del traumatismo o del estrés. Luego de un procedimiento quirúrgico sin complicaciones en un paciente en general sano, el saldo neto negativo de nitrógeno puede limitarse a alrededor de 1 semana. Las pérdidas leves de nitrógeno por lo general son revertidas por suplementación de proteína dietética a medida que el paciente se recupera. Con heridas traumáticas más graves o estrés séptico, el cuerpo puede catabolizar la proteína del cuerpo y lípidos del tejido adiposo por un periodo prolongado y el saldo negativo de nitrógeno puede no corregirse en semanas.

las concentraciones en ayuno, incrementando de esta forma la captación de aminoácido en el hígado y estimulando la gluconeogénesis. La liberación de insulina también es estimulada, pero no a los niveles que se observan luego de una comida rica en carbohidratos. En general, la insulina liberada luego de una comida con alto valor proteínico es lo suficientemente elevada como para estimular la captación de los BCAA en el músculo esquelético y la síntesis neta de proteína, pero no inhibe la gluconeogénesis en el hígado. Cuanto mayor es el contenido de carbohidratos de una comida, mayor es la relación de insulina/glucagón y mayor el desplazamiento de aminoácidos de la gluconeogénesis en las rutas biosintéticas en el hígado, tales como la síntesis de proteínas plasmáticas.

La mayor parte del nitrógeno de aminoácidos que ingresa a la circulación periférica, luego de una comida rica en proteínas o una comida mixta, está presente en la forma de BCAA. Debido a que el hígado tiene niveles bajos de transaminasas para estos aminoácidos, no puede oxidarlos de manera significativa e ingresan a la circulación sistémica. Los BCAA son captados lentamente por el músculo esquelético y otros tejidos. Estos tejidos periféricos no hepáticos utilizan los aminoácidos derivados de la dieta principalmente para la síntesis neta de proteínas.

B. Estados hipercatabólicos

La cirugía, el traumatismo, las quemaduras y el estrés séptico son ejemplos de estados hipercatabólicos caracterizados por el incremento en la utilización de combustible y un balance nitrogenado negativo. La movilización de las reservas de carbohidratos, grasas y proteína corporal sirve para mantener el funcionamiento normal del tejido en presencia de una ingesta alimentaria limitada, así como para sustentar los requerimientos de aminoácidos y energía para la respuesta inmunológica y la cicatrización de heridas. El balance nitrogenado negativo que ocurre en estos estados hipercatabólicos resulta del recambio acelerado de proteínas y de un mayor índice de degradación neta de proteína, sobre todo en el músculo esquelético.

El estado catabólico de la sepsis (infección febril generalizada y aguda) es un estado de mayor movilización de combustibles y aminoácidos para proporcionar la energía y los precursores requeridos por las células del sistema inmunológico, a fin de albergar mecanismos de defensa y cicatrización de heridas. Los aminoácidos deben proporcionar los sustratos para la síntesis de nuevas proteínas y la división celular. La síntesis y liberación de glucosa se mejoran para proporcionar combustible para estas células, y el paciente puede volverse ligeramente hiperglucémico.

En estos estados hipercatabólicos, la síntesis de proteínas del músculo esquelético disminuye y la degradación de proteínas aumenta. Se incrementa la oxidación de los BCAA y se mejora la producción de glutamina. La captación de aminoácidos disminuye. El cortisol es el principal mediador hormonal de estas respuestas, aunque ciertas citocinas también pueden tener efecto directo en el metabolismo del músculo esquelético. Como sucede durante el ayuno y la acidosis metabólica, las concentraciones elevadas de cortisol estimulan la proteólisis mediada por ubiquitina, inducen la síntesis de la glutamina sintetasa y mejoran la liberación de aminoácidos y glutamina de las células musculares.

Los aminoácidos liberados a partir del músculo esquelético durante periodos de estrés hipercatabólicos se utilizan de manera prioritaria y los componentes celulares del sistema inmunológico reciben máxima prioridad. Por ejemplo, la captación de aminoácidos por el hígado para la síntesis de proteínas de fase aguda, que son parte del sistema inmunológico, aumenta de manera considerable. Por el contrario, durante la primera fase de la respuesta aguda, la síntesis de otras proteínas plasmáticas (p. ej., albúmina) disminuye. La elevada disponibilidad de aminoácidos y las concentraciones elevadas de cortisol también estimulan la gluconeogénesis, proporcionando así el combustible para las células dependientes de glucosa del sistema inmunológico (p. ej., linfocitos). Un aumento en la síntesis de urea acompaña a la aceleración de la degradación de aminoácidos.

El elevado flujo de glutamina del músculo esquelético durante la sepsis cumple varias funciones (*véase* fig. 40-1). Proporciona una fuente de energía a las células del sistema inmunológico que se dividen rápidamente. La glutamina está disponible como un donador de nitrógeno para la síntesis de purinas, para la síntesis de NAD^+ (para convertir ácido nicotínico en nicotinamida) y para otras funciones biosintéticas que son esenciales para el crecimiento y la división celular. La elevada producción de ácidos metabólicos se presenta en estados de estrés como la sepsis, provocando que los riñones utilicen mucha glutamina.

Bajo la influencia de niveles elevados de glucocorticoides, epinefrina y glucagón, los ácidos grasos son movilizados del tejido adiposo para proporcionar combustibles alternativos para otros tejidos y glucosa libre. En estas condiciones, los ácidos grasos son la fuente de energía principal para el músculo esquelético y disminuye la captación de glucosa. Estos cambios pueden conducir a una ligera hiperglucemia.

 Ambos estados dietéticos se caracterizan por una elevación de glucagón. Dicha hormona estimula el transporte de aminoácidos al hígado, estimula la gluconeogénesis a través de niveles reducidos de fructosa 2,6-bisfosfato, e induce la síntesis de enzimas en el ciclo de la urea, la vía gluconeogénica y las vías para degradación de algunos de los aminoácidos.

El grave balance negativo de nitrógeno de **Katherine B.** fue producido tanto por su estado de desnutrición como por su infección intraabdominal complicada por sepsis. Las respuestas sistémicas diversas que produce el cuerpo ante las agresiones tales como una enfermedad febril aguda se denominan respuestas de fase aguda. Un acontecimiento precoz en esta respuesta es la estimulación de la actividad fagocítica (*véase* fig. 40-14). Los macrófagos estimulados liberan citocinas, que son proteínas regulatorias que estimulan la liberación de cortisol, insulina y hormona del crecimiento. Las citocinas también median directamente la respuesta de fase aguda del hígado y el músculo esquelético ante la sepsis.

COMENTARIOS CLÍNICOS

 Katherine B. El médico clínico puede determinar si un paciente como ella está desarrollando una respuesta de fase aguda a alguna agresión, aunque sea sutil, al determinar si varias proteínas de fase aguda están siendo secretadas por el hígado. Una de estas proteínas es la proteína C reactiva, denominada así debido a su capacidad para interactuar con el polisacárido C del neumococo. En la actualidad es la proteína de fase aguda que se utiliza con mayor frecuencia para mostrar signos de una respuesta de fase aguda. Otra, la proteína amiloide A sérica es un precursor de la fibrila amiloide que se encuentra en la amiloidosis secundaria, también está elevada en pacientes que se someten a respuesta de fase aguda en comparación con sujetos sanos, aunque la medición de la proteína amiloide A en suero no se usa en pruebas clínicas. Otras proteínas que por lo general se encuentran en la sangre de individuos sanos están presentes en concentraciones elevadas en pacientes con una respuesta de fase aguda. Estos incluyen haptoglobina, ciertos inhibidores de proteasa, componentes del complemento, ceruloplasmina y fibrinógeno. La elevada concentración de estas proteínas en la sangre incrementa la velocidad de sedimentación globular (VSG), otra medida de laboratorio de la presencia de una respuesta de fase aguda.

Para determinar la VSG, se coloca la sangre del paciente de forma vertical en un tubo de vidrio de diámetro pequeño. La velocidad con la que los eritrocitos sedimenten hacia el fondo del tubo depende del porcentaje de eritrocitos que se aglutinan y de esta manera se hacen más densos. El grado de aglutinamiento se correlaciona directamente con la presencia de una o más de las proteínas de fase aguda enumeradas antes. Estas proteínas interfieren con lo que se conoce como potencial zeta de los eritrocitos, que impide que los eritrocitos se aglutinen. Ya que muchas proteínas diferentes pueden alterar individualmente el potencial zeta, la VSG es un examen inespecífico para la presencia de inflamación aguda.

La pérdida de peso que con frecuencia se observa en pacientes sépticos es causada principalmente por la pérdida de apetito, resultante del efecto de ciertas citocinas en el centro medular del apetito. Otras causas incluyen el gasto de energía extra debido a la fiebre y al aumento en la proteólisis muscular.

COMENTARIOS BIOQUÍMICOS

Metabolismo de aminoácidos en traumatismos y sepsis. Después de una agresión catabólica como una herida, traumatismo, infección o cáncer, el flujo de glutamina y combustibles entre los órganos se altera de forma sustancial. De manera teleológica, los cambios que ocurren en el metabolismo le dan prioridad a las células que son parte del sistema inmunológico. La evidencia sugiere que los cambios en el metabolismo del combustible y la glutamina están mediados por las hormonas contrarreguladoras de la insulina, tales como el cortisol y la epinefrina y varias citocinas diferentes (para una revisión de citocinas: *véase* cap. 10). Las citocinas parecen tener un papel más importante que las hormonas durante la sepsis, aunque ejercen sus efectos, en parte, a través de las hormonas (fig. 40-14). Aunque las citocinas pueden ser liberadas por una variedad de células, los macrófagos son la principal fuente durante el traumatismo y la sepsis.

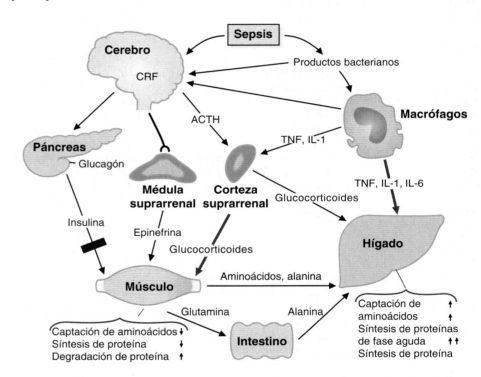

FIGURA 40-14 Citocinas y hormonas median el flujo de aminoácidos durante la sepsis. Los productos bacterianos actúan sobre los macrófagos para estimular la liberación de citocinas y sobre el cerebro para estimular la respuesta simpatoadrenal. El resultado es una estimulación de la liberación de las hormonas contrarreguladoras de la insulina, epinefrina, glucagón y glucocorticoides. El cortisol es un glucocorticoide que puede ser el mediador principal de la degradación neta de la proteína muscular durante la sepsis. La síntesis de proteínas hepáticas, en particular la de las proteínas de fase aguda, es estimulada tanto por el cortisol como por las citocinas. El metabolismo de aminoácidos en el intestino probablemente también es afectado por los glucocorticoides y las citocinas. Debido a la liberación de las hormonas contrarreguladoras, el músculo y otros tejidos se vuelven resistentes a la acción de la insulina como se indica por la barra en la figura. ACTH, hormona adrenocorticotrópica; CRF, factor liberador de corticotropina; IL-1, interleucina 1; IL-6, interleucina 6; TNF, factor de necrosis tumoral. (Adaptada con autorización de Fischer JE, Hasselgren PO. Cytokines and glucocorticoids in the regulation of the "hepato-skeletal muscle axis" in sepsis. *Am J Surg.* 1991; 161:266-271. © 1991 Elsevier, con permiso).

Existen dos citocinas que son importantes en la sepsis: la interleucina 1 (IL-1) y el factor de necrosis tumoral (TNF, *tumor necrosis factor*). La IL-1 y el TNF afectan al metabolismo de aminoácidos tanto a través de la regulación de la liberación de glucocorticoides como a través de efectos directos sobre los tejidos. Aunque se considera que las citocinas son paracrinas y que ejercen su efecto sobre las células de la cercanía inmediata, el TNF y la IL-1 aumentan en la sangre durante la sepsis. Otras citocinas, tales como la IL-6, también pueden estar involucradas.

Durante la sepsis, el TNF, la IL-1 y tal vez otras citocinas, productos bacterianos o mediadores, actúan sobre el cerebro para estimular la liberación de glucocorticoides de la corteza suprarrenal (un proceso mediado por la hormona adrenocorticotrópica ([ACTH]), epinefrina de la médula suprarrenal y tanto insulina como glucagón del páncreas. Aunque la insulina está elevada durante la sepsis, los tejidos exhiben una resistencia a la insulina, que es similar a la de un paciente con diabetes mellitus no insulinodependiente, posiblemente como resultado de los niveles elevados de las hormonas contrarreguladoras de insulina (glucocorticoides, epinefrina y glucagón). Los cambios en la velocidad de la síntesis de proteínas de fase aguda son mediados, en parte, por los efectos del TNF, la IL-1 y la IL-6 en la síntesis de grupos de proteínas en el hígado.

El mecanismo molecular mediante el cual la sepsis y el traumatismo conducen a la reducción en la síntesis muscular de proteínas involucra, en parte, la molécula blanco de la rapamicina en mamíferos (mTOR; *véanse* cap. 34 y fig. 34-9). La sepsis reduce la eficiencia de la traducción, principalmente en la etapa de iniciación. La iniciación es regulada por, y requiere, factores de iniciación eucarióticos específicos (eIF, *véase* cap. 14). El eIF4E es un complejo multifactor requerido para ensamblar el complejo iniciador cargado ARN^{met}-40S a la subunidad pequeña ribosomal sobre el ARNm con casquete. La actividad de eIF4E está regulada por la proteína de unión eIF4E, la 4E-BP1. Cuando eIF4E está unido a la 4E-BP1, se reduce la iniciación de la traducción. Cuando está activo, mTOR fosforila a 4E-BP1, haciendo que la proteína de unión se disocie del complejo eIF4E y estimulando de esta forma la iniciación de la traducción. La sepsis, y la liberación de TNF-α, conduce a la desactivación de mTOR y a la fosforilación reducida de 4E-BP1, resultando en la disminución en la traducción. La traducción reducida, junto con el aumento en el recambio de proteína, permite que el músculo exporte aminoácidos para que sean utilizados por otros tejidos.

Es curioso que, tras el consumo de una comida con alto contenido en proteínas en condiciones normales, la elevación de los aminoácidos en la sangre, en particular la leucina, conduce a la activación de mTOR, con una activación concomitante de la síntesis de proteínas. En condiciones "normales", no se produce la liberación de citoquinas observada durante la sepsis/trauma, y los aminoácidos de cadena ramificada pueden activar, a través de una complicada vía, mTOR.

Los estados hipercatabólicos pueden estar acompañados por grados diversos de resistencia a la insulina causados, en parte, por la liberación de hormonas contrarreguladoras en la sangre. Por este motivo, los pacientes con diabetes mellitus pueden necesitar concentraciones más elevadas de insulina exógena durante la sepsis.

CONCEPTOS CLAVE

- ◆ El cuerpo mantiene un gran reservorio de aminoácidos libres en la sangre, incluso durante el ayuno, permitiendo a los tejidos acceso continuo a estos bloques de construcción.
- ◆ Los aminoácidos son utilizados para la gluconeogénesis por el hígado como una fuente de combustible para el intestino y como precursores de neurotransmisores en el sistema nervioso. También son requeridos por todos los órganos para la síntesis de proteínas.
- ◆ Durante el ayuno nocturno y durante los estados hipercatabólicos, la degradación de proteínas lábiles (principalmente del músculo esquelético) son la mayor fuente de aminoácidos libres.
- ◆ El hígado es el principal sitio para la síntesis de urea. El nitrógeno de otros tejidos viaja al hígado en forma de glutamina y alanina.
- ◆ Los aminoácidos de cadena ramificada (BCAA) se oxidan principalmente en el músculo esquelético.
- ◆ La glutamina en la sangre cumple muchas funciones:
  - ◆ Los riñones utilizan el ion amonio transportado por la glutamina para excreción en la orina y actúa como *buffer* contra las condiciones acidóticas.
  - ◆ Los riñones y el intestino utilizan glutamina como fuente de combustible.
  - ◆ Todos los tejidos utilizan glutamina para la síntesis de proteínas.

◆ El cuerpo puede entrar en estado catabólico, caracterizado por el balance nitrogenado negativo, en las siguientes condiciones:
   ◆ Sepsis (la presencia de varios organismos patógenos o sus toxinas en la sangre o tejidos)
   ◆ Traumatismo
   ◆ Heridas
   ◆ Quemaduras
◆ El balance nitrogenado negativo resulta del incremento de la degradación neta de proteínas en el músculo esquelético producido por la liberación de glucocortidoides. Los aminoácidos liberados se utilizan para síntesis de proteínas y la división celular en las células involucradas en la respuesta inmunológica y la cicatrización de heridas.
◆ Las enfermedades revisadas en este capítulo se resumen en la tabla 40-3.

TABLA 40-3	Enfermedades revisadas en el capítulo 40	
ENFERMEDAD O ALTERACIÓN	**AMBIENTAL O GENÉTICA**	**COMENTARIOS**
Estado catabólico	Ambiental	El cuerpo se adapta al estado catabólico degradando proteínas para mejorar la supervivencia. Este cambio en el metabolismo se inicia a través de la respuesta al estrés, mediada por cortisol, epinefrina y norepinefrina, entre otras moléculas señalizadoras.
Hiperamonemia	Ambas	La hiperamonemia puede resultar de mutaciones en las enzimas del ciclo de la urea o debido a insuficiencia hepática causada por una variedad de condiciones (una de las cuales es el abuso de alcohol durante muchos años).

PREGUNTAS DE REVISIÓN: CAPÍTULO 40

1. ¿Cuál de los perfiles indicados a continuación ocurriría dentro de las 2 h posteriores a la ingesta de una comida que fue muy alta en proteínas y baja en carbohidratos?

	Concentraciones de glucagón en sangre	Gluconeogénesis hepática	Oxidación de los BCAA en los músculos
A	↓	↓	↑
B	↑	↓	↑
C	↓	↑	↑
D	↑	↑	↑
E	↓	↓	↓
F	↑	↓	↓
G	↓	↑	↓
H	↑	↑	↓

2. El intestino utiliza glutamina como fuente de energía, pero también puede producir citrulina, sintetizada a partir de los carbonos de la glutamina. ¿Cuál de los siguientes compuestos es un intermediario obligatorio en esta conversión? (Considere solo los átomos de carbono de la glutamina al responder la pregunta).

   A. Aspartato
   B. Succinil-CoA
   C. Glutamato
   D. Serina
   E. Fumarato

3. ¿Cuál es la señal que indica al músculo que la degradación de proteína debe ser iniciada?
   A. Insulina
   B. Glucagón
   C. Epinefrina
   D. Cortisol
   E. Glucosa

4. Los músculos esqueléticos convierten los carbonos de los aminoácidos de cadena ramificada (BCAA) en glutamina para exportación al resto del cuerpo. ¿Cuál de los siguientes es un intermediario obligatorio que originalmente transporta carbonos a partir de BCAA en la conversión de BCAA a glutamina?
   A. Urea
   B. Piruvato
   C. Lactato
   D. Isocitrato
   E. Fosfoenolpiruvato

5. ¿Cuál de los siguientes patrones metabólicos mostrará un individuo en la sepsis?

	Balance nitrogenado	Gluconeogénesis	Oxidación de ácidos grasos
A	Positivo	↑	↓
B	Negativo	↑	↑
C	Positivo	↑	↓
D	Negativo	↑	↓
E	Positivo	↓	↑
F	Negativo	↓	↓

6. La toxicidad por amoniaco en el sistema nervioso es resultado, en parte, de la inhibición de una de las siguientes enzimas:
   A. Glutaminasa
   B. Glutamato-α-cetoglutarato transaminasa
   C. Glutamina sintetasa
   D. CPS-1
   E. Ornitina transcarbamoilasa

7. El ciclo de los nucleótidos de purina, que libera fumarato, se encuentra principalmente en uno de los siguientes tejidos:
   A. Hígado
   B. Eritrocitos
   C. Cerebro
   D. Intestino
   E. Riñón

8. ¿Cuál de los siguientes se presenta **principalmente** en el hígado? Elija la mejor respuesta.

	Captación de alanina	Síntesis de urea	Degradación de aminoácidos	Gluconeogénesis a partir de precursores de aminoácidos	Oxidación de aminoácidos de cadena ramificada
A	No	Sí	No	No	No
B	Sí	Sí	Sí	Sí	Sí
C	No	No	Sí	No	No
D	Sí	Sí	No	Sí	Sí
E	No	No	No	Sí	Sí
F	Sí	Sí	Sí	Sí	No

9. El reservorio de aminoácidos permite que haya sustratos disponibles en forma constante para numerosos usos por parte del cuerpo. ¿Cuál opción de las siguientes describe mejor este reservorio de aminoácidos?
   A. Alrededor de 80% de la proteína total del cuerpo está en el reservorio de aminoácidos.
   B. Las proteínas de la dieta constituyen la mayor parte del reservorio de aminoácidos.
   C. La concentración de aminoácidos libres está tan rígidamente controlada como las concentraciones de glucosa en la sangre.
   D. La síntesis de proteína nueva es el principal uso de los aminoácidos en el reservorio de aminoácidos.
   E. Los cambios en la velocidad de síntesis y degradación de proteína suceden en segundos a minutos.

10. ¿Cuáles hormonas y acciones se relacionan correctamente respecto al metabolismo/catabolismo de proteínas? Elija la mejor respuesta.
    A. La insulina estimula la captación de aminoácidos en el hígado.
    B. Los glucocorticoides inducen la síntesis de ubiquitina.
    C. La insulina induce proteólisis que depende de ubiquitina.
    D. Los glucocorticoides y la insulina inducen gluconeogénesis.
    E. El glucagón suprime el transporte de alanina al hígado.

11. Un interno estaba realizando su primera colonoscopia bajo la dirección de un médico gastroenterólogo, y durante el procedimiento perforó por accidente el intestino. La inspección de la perforación indicaba un pequeño desgarro que el médico tratante no creía que justificara una reparación quirúrgica. Sin embargo, se le preguntó al interno qué más se debería hacer, y la mejor respuesta sería ¿cuál de las siguientes?
    A. Tratar al paciente con cortisol
    B. Modificar la dieta del paciente a una dieta alta en proteínas y baja en carbohidratos
    C. Hacer que el paciente se inyecte insulina de acción lenta durante la semana siguiente
    D. Hacer que el paciente tome antiinflamatorios no esteroideos para evitar la fiebre
    E. Hacer que el paciente tome un curso de antibióticos

12. Un artista gráfico de 25 años de edad, que se graduó en bioquímica, desarrolló una grave infección bronquial como resultado de haber contraído COVID-19. El paciente complementó su tratamiento con 3 g de glutamina al día. El artista había leído que la suplementación con glutamina puede reducir la gravedad de las infecciones, y esto podría ser así porque la glutamina participa en ¿cuál de las siguientes vías? Elija la mejor respuesta.

	Proporcionar combustible para el sistema inmunológico	Proporcionar nitrógeno para la biosíntesis de purinas y pirimidinas	Abastecer el ciclo TCA con un intermedio	Estimular la liberación significativa de insulina
A	Sí	Sí	Sí	Sí
B	No	Sí	No	Sí
C	Sí	Sí	Sí	No
D	No	No	No	No
E	Sí	No	Sí	No
F	No	No	No	Sí

13. Un varón recién nacido de 3 días tenía dificultades para despertarse después de la siesta. Al acudir al servicio de urgencias, los padres indicaron que el niño había nacido en casa, y después de 1 día el niño parecía estar muy cansado todo el tiempo. Los análisis de sangre indicaron hiperamonemia, y un análisis de orina indicó aciduria orótica. El niño presentará manifestaciones neurológicas de este trastorno debido al aumento de la actividad de ¿cuál de las siguientes enzimas?
    A. Glutaminasa
    B. Glutamina sintetasa
    C. Carbamoíl fosfato sintetasa I

D. Carbamoíl fosfato sintetasa II

E. Glutamato descarboxilasa

14. Un bombero de 27 años de edad quedó atrapado en un edificio en llamas y, gracias a sus compañeros, fue rescatado y llevado al servicio de urgencias. El bombero, a pesar de la ropa protectora, tenía quemaduras en el 30% de su cuerpo. Durante la recuperación del bombero, ¿cuál de las siguientes situaciones estaría ocurriendo?

	Mostrar un balance negativo de nitrógeno	Proteólisis de las proteínas del hígado	Liberación de cortisol	Hipoalbuminemia
A	No	Sí	No	No
B	Sí	Sí	Sí	No
C	No	Sí	No	Sí
D	Sí	No	Sí	Sí
E	No	No	No	Sí
F	Sí	No	Sí	No

15. Las hormonas contrarreguladoras de la insulina (como el cortisol, la epinefrina y el glucagón) pueden atenuar la respuesta de la insulina a una comida rica en proteínas y baja en carbohidratos. ¿Cuál de los siguientes es un ejemplo de respuesta diferencial a la insulina?

A. La estimulación del transporte de aminoácidos en el músculo, junto con la gluconeogénesis hepática

B. La estimulación del transporte de aminoácidos en el hígado, junto con el aumento de la síntesis de glucógeno

C. Estimulación de la síntesis de triglicéridos en los adipocitos, junto con la degradación de proteínas en el músculo

D. Estimulación de la degradación de aminoácidos de cadena ramificada en el músculo, junto con un aumento de la gluconeogénesis en el hígado

E. Estimulación del transporte de aminoácidos en el músculo, junto con una disminución de la síntesis de urea en el hígado

RESPUESTAS A LAS PREGUNTAS DE REVISIÓN

1. **La respuesta es D.** Las concentraciones altas de aminoácidos en la sangre estimulan al páncreas para que libere glucagón (por lo tanto A, C, E y G son incorrectas). También se libera insulina, pero el índice glucagón/insulina es tal que el hígado todavía usa los carbonos de los aminoácidos para sintetizar glucosa (por lo tanto A, E y F son incorrectas). Sin embargo, la concentración de insulina es lo bastante elevada para estimular la captación de aminoácidos de cadena ramificada en el músculo para su oxidación (por lo que E, F, G y H son incorrectas).

2. **La respuesta es C.** La vía seguida es la de glutamina a glutamato, a semialdehído de glutamato, a ornitina y luego de la condensación con carbamoíl fosfato, a citrulina. El aspartato, succinil-CoA, serina y fumarato no forman parte de esta vía.

3. **La respuesta es D.** El cortisol se libera durante el ayuno y periodos de estrés, y representa una señal para que las células musculares inicien la degradación de proteínas mediada por ubiquitina. Las otras hormonas listadas no tienen este efecto en el metabolismo proteínico del músculo. La insulina estimula la síntesis de proteína; el glucagón no tiene efecto en el músculo porque este carece de receptores para glucagón. La adrenalina inicia la degradación del glucógeno, pero no la de proteína, y la glucosa no es una molécula de señalización para el músculo como lo es para el páncreas.

4. **La respuesta es D.** La glutamina deriva del glutamato, que se forma a partir del α-cetoglutarato. Solo la isoleucina y la valina pueden dar lugar a glutamina porque la leucina es estrictamente cetógena. Estos aminoácidos producen succinil-CoA, que ingresa al ciclo del ácido tricarboxílico para formar citrato (después de condensarse con acetil-CoA), que después da lugar al isocitrato (la respuesta correcta), y este se convierte en α-cetoglutarato. La urea, el piruvato, fosfoenolpiruvato y lactato

no son intermediarios necesarios en la conversión de carbonos de los BCAA en carbonos de glutamina.

5. **La respuesta es B.** Una persona con sepsis se encontrará en estado catabólico; la degradación de proteínas rebasa al consumo de estas (lo que produce un balance negativo de nitrógeno; por lo tanto A, C y E son incorrectas). El hígado sintetiza glucosa a partir de precursores aminoácidos a fin de elevar la glucemia para las células inmunológicas y el sistema nervioso (por lo tanto, la gluconeogénesis está activa, y E y F son incorrectas). La liberación y oxidación de ácidos grasos también se estimula para suministrar sustratos energéticos al hígado y al músculo esquelético (indica que C, D y F son incorrectas).

6. **La respuesta es A.** Las concentraciones elevadas de amoniaco en el sistema nervioso inhiben la producción de más amoniaco por medio de la glutaminasa y la glutamato deshidrogenasa. Esto provoca concentraciones elevadas de glutamina y concentraciones bajas de glutamato (porque el glutamato se ha convertido en glutamina por las concentraciones elevadas de amoniaco). La elevación de glutamina provoca un desequilibrio osmótico a través de la membrana del astrocito, lo que provoca edema cerebral y también produce la abertura del poro de transición de permeabilidad mitocondrial. La abertura de este poro provoca la muerte celular. Las concentraciones bajas de glutamato también interfieren con el glutamato que actúa como neurotransmisor, así como en la síntesis de GABA, y la señalización cerebral que se vuelve errónea. La CPS-1 y la ornitina transcarbamoilasa no están presentes en las células del sistema nervioso. La elevación de amoniaco promueve la síntesis de glutamina y no afecta la actividad de la transaminasa.

7. **La respuesta es C.** El ciclo de los nucleótidos de purina se encuentra en el cerebro y el músculo esquelético pero

está ausente en el hígado y otros tejidos. Responde al uso rápido de ATP durante el ejercicio, lo que genera AMP. El AMP se desamina para formar IMP, que después reacciona con el aspartato (con la liberación de fumarato) para regenerar AMP. El fumarato se puede usar anapleróticamente para permitir que el ciclo del ATC opere más rápido.

8. **La respuesta es F.** El hígado es el principal sitio de metabolismo y degradación de aminoácidos, síntesis de urea (a partir de los principales transportadores de nitrógeno alanina y glutamina liberada del músculo) y gluconeogénesis proveniente de sustratos de aminoácidos, pero los aminoácidos de cadena ramificada son oxidados principalmente en el músculo esquelético y no en el hígado.

9. **La respuesta es D.** El principal uso del reservorio de aminoácidos es producir nuevas proteínas. Cada día se producen 300 a 600 g de proteínas, y solo 100 g se originan de la dieta. El resto se deriva del recambio de proteínas existentes, la mayoría de las cuales se encuentra en el músculo esquelético (alrededor de 80% de la proteína total del cuerpo está en el músculo esquelético). La concentración de aminoácidos libres no está tan estrechamente controlada como las concentraciones de glucosa sanguínea porque los cambios en la síntesis y degradación de proteínas se presenta durante un lapso de tiempo de horas, no de minutos. Debido a que el reservorio de aminoácidos consta de aminoácidos libres, los aminoácidos que están dentro de las proteínas no cuentan como reservorio.

10. **La respuesta es B.** Los glucocorticoides inducen la síntesis de ubiquitina y aumentan la proteólisis dependiente de ubiquitina para aportar sustratos para la gluconeogénesis hepática. El transporte de alanina al hígado está favorecido en particular por el glucagón (de nuevo, para llevar carbonos para la gluconeogénesis). El glucagón y los glucocorticoides estimulan la captación de aminoácidos en el hígado, la gluconeogénesis y la ureagénesis. La insulina tiene efectos opuestos al glucagón y los glucocorticoides, que se consideran hormonas contrarreguladoras de la insulina. La insulina no estimula la captación de aminoácidos en el hígado (pero sí en el músculo).

11. **La respuesta es E.** La preocupación de una perforación intestinal es el escape de bacterias del colon al espacio peritoneal. Esto provocaría una infección y la posibilidad de una sepsis. Para evitar que esto ocurra, debe ordenarse un curso de antibióticos para destruir cualquier bacteria que pueda haber escapado del colon. Una respuesta a la sepsis sería la liberación de cortisol, pero si el antibiótico tiene éxito en la destrucción de las bacterias no sería necesaria una respuesta séptica. Al igual que con el tratamiento de cortisol, un cambio a una dieta alta en proteínas ayudaría si el paciente tuviera sepsis, ya que la liberación de cortisol resulta en un aumento de la reserva de aminoácidos libres para proporcionar energía a las células inmunes y carbonos para la gluconeogénesis. El tratamiento con insulina no ayudaría a prevenir la septicemia. La reducción de la fiebre solo sería necesaria si el paciente desarrollara fiebre y septicemia.

12. **La respuesta es C.** La glutamina es un combustible preferido para el sistema inmunológico (junto con las células epiteliales intestinales), así como un donante de nitrógeno para la biosíntesis de purinas y pirimidinas (facilitando así la replicación y diferenciación del ADN). La glutamina, a través de la desaminación y la transaminación, genera α-cetoglutarato, un intermediario del ciclo TCA. Aunque los aminoácidos pueden inducir una leve respuesta a la insulina, esta no es tan significativa como la estimulación de la respuesta a la insulina inducida por los hidratos de carbono.

13. **La respuesta es B.** El niño tiene una deficiencia de ornitina transcarbamoilasa, lo que provoca la hiperamonemia y la aciduria orótica. El alto nivel de amoniaco en la sangre entra en el cerebro y se añade al α-cetoglutarato para formar glutamato (glutamato deshidrogenasa), y luego al glutamato para formar glutamina (glutamina sintetasa). Los niveles reducidos de glutamato en el cerebro conducen a niveles reducidos de los neurotransmisores glutamato y ácido γ-aminobutírico (GABA, producido a partir del glutamato por la glutamato descarboxilasa), lo que conduce a una disfunción del sistema nervioso. De hecho, la actividad de la glutaminasa se reduce debido a los altos niveles de amoniaco. La carbamoíl fosfato sintetasa II no utiliza el amoniaco como sustrato, y un aumento de la actividad de la CPS-1 o 2 no conducirá a una disfunción neuronal. La glutamato descarboxilasa es necesaria para sintetizar el neurotransmisor GABA, y su actividad se reduce debido a los bajos niveles de glutamato en estas condiciones.

14. **La respuesta es D.** El bombero se está recuperando de un traumatismo y tiene un balance de nitrógeno negativo ya que las proteínas del músculo esquelético se degradan para proporcionar sustratos de aminoácidos para la reparación de la herida. Las proteínas del hígado no se degradan, sino que se reduce la síntesis de proteínas hepáticas (lo que lleva a la hipoalbuminemia), de modo que los aminoácidos pueden dirigirse a otros tejidos para la síntesis de proteínas y ADN. La liberación de cortisol también se ha producido como consecuencia del traumatismo sufrido por el bombero.

15. **La respuesta es A.** Una dieta alta en proteínas y baja en carbohidratos conduce a un bajo nivel de liberación de insulina que es suficiente para estimular el transporte de aminoácidos al músculo, pero no es suficiente para bloquear la gluconeogénesis hepática (sensibilidad diferencial del órgano a la insulina). En estas condiciones dietéticas, el hígado sigue degradando el glucógeno y no lo sintetiza. Los niveles de insulina no son suficientes para estimular la síntesis de triglicéridos en los adipocitos. La insulina no estimula la degradación de los aminoácidos de cadena ramificada del músculo (la insulina estimulará el transporte de aminoácidos al músculo pero no activa la vía de degradación de estos aminoácidos). La síntesis de urea en el hígado aumentará debido al mayor recambio de proteínas en el músculo y al mayor metabolismo de aminoácidos debido a los altos niveles de aminoácidos en la dieta.

Metabolismo tisular

SECCIÓN
VII

Aunque muchas de las vías descritas previamente están presentes en todos los tejidos del cuerpo, muchos tejidos también realizan funciones especializadas y contienen rutas bioquímicas únicas. Esta sección describe cómo los tejidos interactúan con el resto del cuerpo para coordinar sus funciones. Los capítulos anteriores se han enfocado principalmente en la insulina y el glucagón como los mediadores más importantes para la regulación de las vías metabólicas. Sin embargo, muchas otras hormonas también regulan el almacenamiento y uso de los combustibles metabólicos (cap. 41). Estas hormonas contrarrestan fundamentalmente los efectos de la insulina y se llaman hormonas contrarreguladoras. Incluyen a la hormona del crecimiento, hormona tiroidea, glucocorticoides como el cortisol, pequeños péptidos como las somatostatinas y pequeñas moléculas como las catecolaminas. La hormona del crecimiento funciona, en parte, induciendo la síntesis de los factores de crecimiento similares a la insulina. Estas hormonas pueden ejercer sus efectos con rapidez (a través de modificaciones covalentes de ciertas enzimas) o a largo plazo (a través de alteraciones en la tasa de síntesis de algunas enzimas). Se discute la interacción de dichas hormonas con la insulina y el glucagón, así como la síntesis, secreción y las condiciones que llevan a la secreción de cada hormona.

Las proteínas y las células en la sangre forman su propio sistema tisular (cap. 42). Todas las células sanguíneas derivan de un precursor común, la célula madre (o célula troncal), en la médula ósea. Diferentes señales mediadas por citocinas inducen la diferenciación de un linaje particular de células sanguíneas. Por ejemplo, cuando el suministro de oxígeno a los tejidos disminuye, los riñones responden liberando eritropoyetina; esta hormona estimula específicamente la producción de eritrocitos.

Los eritrocitos tienen funciones metabólicas limitadas, debido a su falta de orgánulos internos. Su función principal es entregar oxígeno a los tejidos a través de la unión del oxígeno con la hemoglobina. Cuando el número de eritrocitos es bajo, por definición, representa anemia. Esto puede ser atribuible a muchas causas, incluyendo deficiencias nutricionales o mutaciones (anemias hereditarias). La morfología de los eritrocitos puede ayudar a veces a distinguir los diferentes tipos de anemia.

El metabolismo de los eritrocitos está orientado a preservar la capacidad de las células para transportar oxígeno, así como para regular la unión del oxígeno con la hemoglobina. La glucólisis provee energía y NADH para proteger el estado de oxidación del hierro unido al grupo hemo. La vía alterna de la hexosa monofosfato genera NADPH para proteger las membranas de los eritrocitos de la oxidación. La síntesis del grupo hemo, que utiliza succinil coenzima A (succinil-CoA) y glicina para integrar todos los átomos de carbono y nitrógeno de la estructura, tiene lugar en los precursores de las células rojas. Defectos hereditarios en la síntesis del grupo hemo dan por resultado un tipo de enfermedades conocidas como porfirias. Debido a que los eritrocitos normalmente pasan a través de capilares muy angostos, sus membranas deben ser fácilmente deformables. Esta deformación es en parte atribuible a la compleja estructura del citoesqueleto que rodea al eritrocito. Mutaciones en estas proteínas estructurales pueden dar lugar a células menos deformables, que son más fácilmente lisadas mientras circulan por el torrente sanguíneo. Esto a su vez puede dar por resultado anemia hemolítica.

Entre otras funciones, el sistema hematológico es responsable de la hemostasia así como de mantener un volumen sanguíneo constante (cap. 43). Una lesión en la pared de un vaso puede llevar a una pérdida de sangre, que si es extensa, puede ser mortal. Reparar un daño en el vaso, ya sea interno o externo, se logra a través de la activación de complicadas series de zimógenos de las proteínas que circulan en la sangre formando un coágulo de fibrina (la cascada de coagulación).

Las plaquetas tienen un papel crucial en la hemostasia, no solo por la liberación de procoagulantes, sino también por su capacidad para formar agregados dentro de los trombos (coágulos). Los coágulos funcionan como tapones, permitiendo la reparación de los defectos en las paredes de los vasos, previniendo así futuras pérdidas de sangre. En contraste, la formación de coágulos acelerada o inapropiada en el lumen de los vasos que proveen sangre a los tejidos u órganos vitales, puede causar una obstrucción del flujo intraluminal que conduzca a un infarto cerebral o miocárdico agudo. Debido a que la coagulación debe estar muy controlada, existen mecanismos intrincados que regulan esta importante función hematológica.

El hígado es un órgano altruista que provee servicios múltiples a otros tejidos (cap. 44). Provee glucosa y cuerpos cetónicos al resto del cuerpo cuando los depósitos de combustible son limitados. Elimina el amoniaco en forma de urea cuando se produce la degradación de aminoácidos. Es el sitio de destoxificación de xenobióticos y sintetiza muchas de las proteínas sanguíneas. El hígado sintetiza triacilgliceroles y colesterol, y los distribuye a los otros tejidos en forma de lipoproteínas de muy baja densidad (VLDL). El hígado también sintetiza ácidos biliares para la digestión de grasas en el intestino. El hígado recicla el colesterol de los triacilgliceroles a través de la captación de lipoproteínas de densidad intermedia (IDL), de remanentes de quilomicrón y de VLDL, y de partículas de lipoproteínas de baja densidad. Debido a su naturaleza protectora y ubicación estratégica entre el intestino y la circulación sistemática, el hígado representa la "primera línea de ataque" para todos los compuestos que entran en la sangre a través de la circulación enterohepática. De esta forma, los compuestos xenobióticos pueden destoxificarse a medida que entran al hígado, antes de que tengan la posibilidad de alcanzar otros tejidos.

Las células musculares contienen rutas metabólicas únicas que les permite almacenar energía como fosfato de creatina y regular estrechamente el uso de ácidos grasos como fuente de energía (cap. 45). Las proteínas cinasas activadas por adenosín monofosfato (AMP) son un regulador importante del metabolismo de energía muscular. El músculo está compuesto de diferentes tipos de fibras contráctiles que obtienen su energía de distintas fuentes. Por ejemplo, las fibras de contracción lenta tipo I usan vías oxidativas para la obtención de energía, mientras que las fibras de contracción lenta tipo II usan la vía glucolítica para sus requerimientos energéticos.

El sistema nervioso se forma de varios tipos de células que están funcionalmente interconectadas para permitir la transmisión eficiente de señales a lo largo del sistema (cap. 46). Las células del sistema nervioso central están protegidas de compuestos potencialmente tóxicos por la barrera hematoencefálica, que restringe la entrada de estos compuestos en el sistema nervioso (el amoniaco, sin embargo, es una excepción notable). Las células cerebrales se comunican entre sí y con otros órganos a través de la síntesis de neurotransmisores y neuropéptidos. Muchos de estos neurotransmisores derivan de los aminoácidos y la mayoría de ellos se sintetizan en las células nerviosas. Debido a que las rutas metabólicas de los aminoácidos y biosíntesis de neurotransmisores requieren cofactores (como el piridoxal fosfato, pirofosfato de tiamina y vitamina B_{12}), deficiencias de estos cofactores pueden llevar a neuropatías (alteración de neuronas específicas en el sistema nervioso).

Debido a las restricciones impuestas por la barrera hematoencefálica, el cerebro también debe sintetizar sus propios lípidos. Un abastecimiento adecuado de lípidos es vital para el sistema nervioso central porque los lípidos son constituyentes de la vaina de mielina que rodea las neuronas y permite conducir los impulsos normalmente. Las alteraciones neurodegenerativas, como la esclerosis múltiple, son consecuencia de diversos grados de desmielinización de las neuronas.

El tejido conjuntivo, que consiste principalmente de fibroblastos, produce materiales de matriz extracelular que rodea a las células y tejidos, determinando su posición adecuada dentro del órgano (cap. 47). Estos materiales incluyen proteínas estructurales (colágena y elastina), proteínas adhesivas (fibronectina) y glucosaminoglucanos (heparán sulfato y condroitín sulfato). La estructura única de las proteínas y carbohidratos en la matriz extracelular permiten a los tejidos y órganos llevar a cabo sus muchas funciones. La pérdida de estas funciones de soporte y de barrera del tejido conjuntivo a veces tiene repercusiones clínicas significativas, como las que resultan de alteraciones microvasculares que llevan a la ceguera o insuficiencia renal, o neuropatías periféricas en pacientes con diabetes mellitus.

Acciones de las hormonas que regulan el metabolismo energético

Muchas hormonas afectan el metabolismo energético, incluidas las que regulan el apetito, así como aquellas que influyen en la absorción, transporte y oxidación de productos alimenticios. Las principales hormonas que influyen en el metabolismo de los nutrientes y sus acciones en el músculo, hígado y tejido adiposo se presentan en la tabla 41-1.

La **insulina** es la principal **hormona anabólica**. Promueve el **almacenamiento de nutrientes** en forma de **glucógeno** en el hígado y músculo y en forma de triacilgliceroles en el tejido adiposo. También estimula la **síntesis de proteínas** en los tejidos como el músculo. Al mismo tiempo, la insulina actúa para inhibir la movilización de combustible.

El **glucagón** es la principal hormona **contrarreguladora**. El término "contrarreguladora" significa que sus acciones están por lo general opuestas a aquellas de la insulina (**contrainsular**). La acción más importante del glucagón es la **movilización de reservas de combustible** a través de la estimulación de la **glucogenólisis** y la **gluconeogénesis**. Estas acciones aseguran que la glucosa estará disponible para los tejidos dependientes de glucosa entre comidas.

La **epinefrina**, la **noradrenalina**, el **cortisol**, la **somatostatina** y la **hormona del crecimiento (GH)** también tienen actividad contrainsular. La **hormona tiroidea** también debe ser clasificada como una hormona contrarreguladora de la insulina, debido a que **aumenta** la tasa de **consumo de combustible** y la sensibilidad de las células blanco a otras hormonas contrarreguladoras de la insulina.

La insulina y las hormonas contrarreguladoras ejercen dos tipos de regulación metabólica (*véase* cap. 19). El primer tipo de control se produce entre unos minutos y algunas horas después de la interacción hormona-receptor, y suele ser el resultado de cambios en la actividad catalítica o cinética de las enzimas clave preexistentes, causados por la fosforilación o defosforilación de estas enzimas. El segundo tipo de control involucra la regulación de la **síntesis de enzimas clave**, lo que ocurre a través de mecanismos que estimulan o inhiben la transcripción y traducción del mensajero de ARN (ARNm). Estos procesos son lentos y requieren de horas a días.

TABLA 41-1 Principales hormonas que regulan el metabolismo energético

HORMONAS	MÚSCULO			HÍGADO						TEJIDO ADIPOSO	
	CAPTACIÓN DE GLUCOSA	USO DE GLUCOSA	SÍNTESIS DE PROTEÍNA	SALIDA DE GLUCOSA	CETO-GÉNESIS	GLUCONEO-GÉNESIS	GLUCOGE-NÓLISIS	GLUCO-GÉNESIS	SÍNTESIS DE PROTEÍNAS	SÍNTESIS DE GRASAS	LIPÓLISIS TISULAR
Hormonas anabólicas											
Insulina	↑↑	↑↑	↑↑	↓↓	↓↓	↓↓	↓↓	↑	↑	↑↑	↓↓
Hormonas contrarreguladoras[a]											
Glucagón	—	—	—	↑↑	↑	↑	↑↑	↓	—	—	↑ (en grandes dosis
Epinefrina y noradrenalina	—	↑	—	↑↑	—	↑	↑↑	↓	—	—	↑↑
Glucocorticoide	↓	↓	↓	↑	↑	↑ (principalmente permisiva)[b]	—	↑	↑	—	↑ (permisiva)
Hormona del crecimiento	↓ (débilmente)	↓ (débilmente)	↑	↑	↑	↑	—	—	↑	—	↑ (principalmente permisiva)
Hormona tiroidea	—	↑	↑	↑	↑	↑	↑	—	—	—	↑ (permisiva)
Somatostatina[c]	—	—	—	—	—	—	—	—	—	—	—

↑↑ efecto incrementado pronunciado; ↑, efecto incrementado moderado; ↓, efecto disminuido moderado; —, sin efecto.

[a] Hormonas con acciones que suelen ser opuestas a aquellas de la insulina.

[b] Permisivo: permite y potencia la respuesta de otras hormonas.

[c] Los efectos de la somatostatina en el metabolismo son indirectas vía supresión de la secreción de insulina, glucagón, hormonas del crecimiento, hormona tiroidea y por efectos de la secreción gástrica de ácido, tiempo de vaciamiento gástrico y secreción del páncreas exocrino (véase texto).

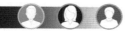

Otto S., ahora un estudiante del tercer año de medicina, fue asignado para realizar la historia clínica y la exploración física de un paciente de 47 años de edad recién ingresado llamado **Chet S.**, quien había consultado a su médico por fatiga y debilidad crecientes. Se encontró que tenía la concentración de glucosa sérica muy elevada. Mientras examinaba al paciente, **Otto S.** notó un marcado enrojecimiento de la piel de la cara de **Chet S.**, así como rayas (estrías) violeta rojizas en la piel de la parte baja de su abdomen y cadera. La grasa en el cuerpo del paciente estaba distribuida de manera inusual, en lo que parecía estar excesivamente depositada en la parte central de su cara, cuello, la parte superior de su espalda, pecho y abdomen, mientras que las porciones distales de sus brazos y piernas aparentaban estar desprovistas de grasa. La piel de **Chet S.** tenía apariencia frágil y con presencia de amplios moretones en muchas áreas de su cuerpo, para los cuales **Chet S.** no tenía explicación. El examen neurológico mostró debilidad muscular grave, en especial en las regiones proximales de los brazos y piernas, donde los músculos parecían estar atrofiados.

Sam A., un joyero de 42 años años de edad, notó fuertes dolores de cabeza detrás de sus ojos que se iban incrementando y que a veces estaban asociados con un "destello luminoso" en su campo visual. Por momentos su visión parecía borrosa, haciéndole difícil realizar parte de su intrincado trabajo como joyero. Consultó a su oftalmólogo, quien se impresionó con el notable cambio de las características faciales de **Sam A.** con respecto a la última vez que lo había visto 5 años antes. Las arrugas normales de la cara de **Sam A.** habían crecido mucho, su piel parecía haber engrosado, su nariz y labios parecían más bulbosas y su mandíbula más prominente. El doctor también notó que las manos de **Sam A.** parecían más abultadas y su voz más grave. Un examen de vista mostró que los nervios ópticos de **Sam A.** parecían estar levemente atrofiados y había una pérdida de los cuadrantes superiores de su campo visual.

I. Efectos fisiológicos de la insulina y la amilina

Los efectos de la insulina sobre el metabolismo energético y flujo de sustrato fueron considerados en muchos de los capítulos anteriores de este libro, en particular en el capítulo 19. La insulina estimula el almacenamiento de glucógeno en el hígado y músculo, y la síntesis de ácidos grasos y triacilgliceroles, y su almacenamiento, en el tejido adiposo. Además, la insulina estimula la síntesis de más de 50 proteínas en varios tejidos, algunas de las cuales contribuyen al crecimiento del organismo. De hecho, es difícil separar los efectos de la insulina en el crecimiento celular de los que ejerce una familia de proteínas conocida como somatomedinas o de los asociados con factores de crecimiento tipo insulina I y II (IGF-I e IGF-II, *insulin-like growth factors*) (*véase* sec. III.B.6).

Finalmente, la insulina tiene acciones paracrinas en las células de los islotes del páncreas. Cuando se libera insulina de la células β, esta suprime la liberación de glucagón por parte de las células α.

La amilina es un polipéptido de 37 aminoácidos que es sintetizado en las células β del páncreas y es secretada a la par de la insulina cuando las concentraciones de glucosa sanguínea se elevan. Se ha demostrado que la amilina suprime la secreción de glucagón posprandial (con lo que aumenta el efecto de la insulina manteniendo elevada la relación insulina:glucagón), reduce la velocidad del vaciamiento gástrico, lo que disminuye la velocidad a la cual el alimento llega al intestino y el torrente sanguíneo (con lo que se evita un gran aumento de las concentraciones sanguíneas de nutrientes inmediatamente después de comer), y reduce la ingesta de alimentos (y por lo tanto, del peso corporal). Todas las acciones de la amilina están dirigidas a la reducción de las concentraciones sanguíneas de glucosa, de la misma manera que lo hace la insulina cuando es liberada del páncreas. Los sujetos con diabetes tipo 1, que tienen destrucción de las células β del páncreas, pierden su capacidad para secretar tanto insulina como amilina en respuesta al aumento de las concentraciones de nutrientes en la sangre, y esto puede explicar en parte el motivo por el cual la terapia con insulina en personas con diabetes tipo 1 a menudo es inadecuada para evitar las complicaciones a largo plazo de la diabetes.

M La medición de las concentraciones de hormonas en sangre se realiza mejor utilizando reactivos que reconocen específicamente la hormona que está siendo medida. Tales técnicas se describen más adelante en los Comentarios bioquímicos de este capítulo.

La pramlintida es un análogo de la amilina que se usa para tratar a las personas con diabetes tipo 1 y tipo 2. La pramlintida se une a los receptores de amilina y desencadena respuestas semejantes a ella. Sólo se utiliza en pacientes que utilizan la insulina con las comidas. Puede provocar náusea en casi la mitad de los pacientes tomarla, y en ocasiones, provoca vómito. Esto puede causar que se suspenda el uso de este medicamento.

II. Efectos fisiológicos del glucagón

El glucagón es una de las varias hormonas contrarreguladoras (contrainsular). Se sintetiza como parte de una proteína precursora grande llamada proglucagón. El proglucagón se produce en las células α de los islotes de Langerhans en el páncreas y en las células L del intestino. Contiene varios péptidos ligados en tándem: péptido relacionado con la glicentina, glucagón, péptido semejante a glucagón 1 (GLP-1, *glucagon-related peptide 1*), péptido semejante a glucagón 2 (GLP-2, *glucagon-related peptide 2*). El corte proteolítico del proglucagón libera varias combinaciones de sus péptidos constituyentes. El glucagón es cortado del proglucagón en el páncreas y constituye entre 30 y 40% del glucagón inmunorreactivo en la sangre. La inmunorreactividad remanente corresponde a otros productos de hidrólisis del proglucagón liberados por el páncreas y del intestino. El glucagón pancreático tiene una vida media plasmática de 3 a 6 minutos y es eliminado principalmente por el hígado y los riñones.

El glucagón promueve la glucogenólisis, gluconeogénesis y cetogénesis estimulando la generación del adenosín monofosfato cíclico (AMPc) en las células blanco. El hígado es el principal órgano objetivo o meta del glucagón, en parte porque las concentraciones de esta hormona en la sangre del sistema portal que baña a las células hepáticas son más altas que en la circulación periférica. Los niveles de glucagón en la vena porta pueden alcanzar concentraciones tan altas como 500 pg/mL.

Por último, el glucagón estimula la liberación de insulina de las células β del páncreas. Si esto es un efecto paracrino o endocrino aún no ha sido establecido. Se cree que el patrón del flujo sanguíneo en los islotes pancreáticos alcanza primero las células β y luego a las α. Por lo tanto, las células β podrían influir en el funcionamiento de las células α a través de un mecanismo endocrino, mientras que la influencia de la hormona liberada por la célula α sobre la función de la célula β se cree que es paracrina. La liberación de insulina estimulada por glucagón es necesaria para mantener las concentraciones sanguíneas de glucosa en el intervalo fisiológico.

III. Efectos fisiológicos de otras hormonas contrarreguladoras

A. Somatostatina

1. Bioquímica

La preprosomatostatina es un péptido de 116 aminoácidos que está codificado por un gen ubicado en el brazo largo del cromosoma 3. La somatostatina (SS-14) es un péptido cíclico de un peso molecular de 1 600 Da que se produce a partir de los 14 aminoácidos del extremo C-terminal de la molécula precursora. La SS-14 fue aislada por primera vez del hipotálamo, y se denominó así por su capacidad para inhibir la liberación de la hormona del crecimiento (GH, *growth hormone*; somatotropina) de la glándula pituitaria anterior. También inhibe la liberación de insulina. Además del hipotálamo, las células D (células δ) de los islotes pancreáticos, muchas áreas del sistema nervioso central (SNC) fuera del hipotálamo, células gástricas y células de las mucosas del duodeno también secretan somatostatina. La SS-14 predomina en el SNC y es la única forma secretada por las células δ del páncreas. En contraste, la prosomatostatina (SS-28), que tiene 14 aminoácidos adicionales de la porción de la C-terminal del precursor, constituye entre 70 y 75% de la inmunorreactividad (la cantidad hormonal que reacciona con anticuerpos al SS-14) en el intestino. La prohormona SS-28 es de siete a 10 veces más potente que la SS-14 para inhibir la liberación de GH e insulina.

2. Secreción de somatostatina

Los secretagogos de somatostatina son similares a los que provocan la secreción de insulina. Los metabolitos que aumentan la liberación de somatostatina incluyen glucosa, arginina y leucina. Las hormonas que estimulan la secreción de somatostatina incluyen glucagón, polipéptido intestinal vasoactivo (VIP, *vasoactive intestinal polypetide*) y colecistocinina (CCK, *cholecystokinin*). La insulina, sin embargo, no influye directamente en la secreción de somatostatina.

3. Efectos fisiológicos de la somatostatina

Cinco receptores de somatostatina fueron identificados y caracterizados, los cuales son miembros de la superfamilia de receptores acoplados a la proteína G. Cuatro de estos

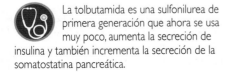

La tolbutamida es una sulfonilurea de primera generación que ahora se usa muy poco, aumenta la secreción de insulina y también incrementa la secreción de la somatostatina pancreática.

cinco receptores no diferencian entre la SS-14 y la SS-28. La somatostatina se une su receptor de membrana plasmática en las células blanco. Estos receptores "activados" interactúan con diversas vías de señalización intracelulares en función del tipo de células que expresan el receptor. Estas vías incluyen la desactivación de la adenilato ciclasa (vía una proteína G inhibitoria), la regulación de la fosfotirosina fosfatasa y de la proteín cinasa activada por mitógeno (MAP, *mitogen-activated protein*), y alteraciones de las concentraciones de iones intracelulares (calcio [Ca^{2+}] y potasio [K^+]). La desactivación de las la adenilato ciclasa reduce la producción de AMPc y la proteín cinasa A no se activa. Este efecto inhibitorio suprime la secreción de GH y de la hormona estimulante de la tiroides (TSH, *thyroid-stimulating hormone*) en la glándula pituitaria anterior, así como la secreción de insulina y glucagón de los islotes pancreáticos. Si se tuviera que resumir la acción de la somatostatina en una frase, sería "la somatostatina inhibe la secreción de muchas otras hormonas". Como tal, actúa regulando los efectos de esas hormonas. Además de estos efectos sobre las hormonas que regulan el metabolismo energético, la somatostatina también reduce la absorción de nutrientes del intestino porque prolongan el tiempo de vaciamiento gástrico (a través de la disminución en la secreción de gastrina, que reduce la secreción de ácido gástrico), por la disminución de secreciones del páncreas exocrino (es decir, enzimas digestivas, bicarbonato y agua) y por la disminución del flujo sanguíneo visceral. Así, la somatostatina ejerce una amplia, aunque indirecta, influencia en la absorción de nutrientes y de esta forma en el uso de combustibles.

La somatostatina y sus análogos sintéticos se usan clínicamente para tratar una variedad de neoplasias secretoras como los tumores pituitarios secretores de GH. Este tipo de tumores pueden causar gigantismo si la GH es secretada en exceso antes del cierre de los centros de crecimiento de los extremos de los huesos largos, o acromegalia si GH se secreta en exceso crónicamente luego del cierre de estos centros (como con **Sam A.**).

B. Hormona del crecimiento

1. Bioquímica

Como su nombre indica, la GH es un polipéptido que estimula el crecimiento. Muchos de sus efectos están mediados por factores de crecimiento tipo insulina (IGF, también conocidos como somatomedinas) que son producidos por las células en respuesta a la unión de la GH a sus receptores en la membrana celular (*véase* sec. III.B.6). Sin embargo, la GH también tiene efectos directos en el metabolismo energético.

La GH humana es un polipéptido de 22-kDa, soluble en agua con una vida media en plasma de 20 a 50 minutos. Está compuesta de una sola cadena de 191 aminoácidos y tiene dos puentes disulfuro intramoleculares (fig. 41-1). El gen de la GH está ubicado en el cromosoma 17. Es secretada por las células somatotróficas (las células que sintetizan y liberan GH) en las áreas laterales de la pituitaria anterior. La GH está relacionada estructuralmente con la prolactina humana y con la somatomamotropina coriónica humana (hCS, *human chorionic somatomammotropin*) de la placenta, un polipéptido que estimula el crecimiento del feto en desarrollo. Sin embargo, la hCS tiene solo 0.1% de la potencia para inducir el crecimiento respecto a la GH. La GH es la hormona trópica más abundante en la pituitaria anterior, sus concentraciones oscilan entre 5 y 15 mg/g de tejido. Las otras hormonas de la pituitaria anterior están presentes en cantidades de microgramos por gramo de tejido.

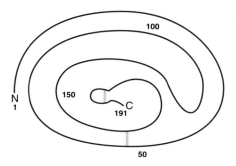

Hormona del crecimiento humano

FIGURA 41-1 Estructura de la hormona del crecimiento humano. (Reproducida con permiso de McGraw Hill LLC de Murray RK, Granner DK, Mayes PA, *et al. Harper's Biochemistry*. 23rd ed. Appleton & Lange; 1993:502; permiso otorgado a través de Copyright Clearance Center, Inc.).

 Además de sus efectos sobre la secreción normal de GH, la somatostatina también suprime el aumento patológico de GH que se produce en la acromegalia (causada por un tumor en la pituitaria que secreta GH), la diabetes mellitus y tumores carcinoides (tumores que secretan serotonina). La somatostatina también suprime la secreción basal de hormona estimulante de la tiroides (TSH), de la hormona liberadora de tirotropina (THR), de insulina y de glucagón. La hormona también tiene efectos supresores en una amplia variedad de secreciones no endocrinas.

La principal limitación para el uso clínico de la somatostatina nativa es su corta vida media de menos de 3 min en la circulación. Sin embargo, se han desarrollado análogos de la somatostatina nativa de manera tal que son más resistentes a la degradación, de forma que tienen una semivida más larga. Uno de estos análogos es la octreótida, un octapéptido variante de la somatostatina que tiene una vida media de alrededor de 110 min.

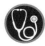 Una imagen por resonancia magnética (IRM) del cerebro de **Sam A.** mostró un macroadenoma (un tumor > 10 mm de diámetro) en la glándula pituitaria, con una extensión superior que comprimía el nervio óptico cuando cruzaba por encima de la silla turca, causando problemas visuales. Los cambios viscerales y esqueléticos vistos por el oftalmólogo son característicos de pacientes con acromegalia con niveles séricos de GH e IGF-I elevados. Las alternativas terapéuticas para la acromegalia causada por un tumor que secreta GH en la glándula pituitaria incluyen cirugía si la masa es alcanzable o una terapia de por vida con una somatostatina análoga, como la octreótida, o se puede usar un antagonista de receptor de GH, como el pegvisomant. Un agonista de dopamina que inhibe la secreción de GH, como la cabergolina, también puede utilizarse cuando solo hay elevaciones leves o IGF-I y GH. Otra opción terapéutica es una terapia de radicación estereotáctica si no se ha tenido éxito con otros tratamientos. Si la secreción excesiva de GH se controla con éxito, algunos de los cambios viscerales o de tejidos blandos causados por la acromegalia podrían disminuir lentamente en grados variables. Los cambios esqueléticos, sin embargo, no pueden ser revertidos.

El oftalmólogo ordenó un análisis de concentración de los valores de factor I de crecimiento tipo insulina (IGF-I) y GH sérico en ayuno para **Sam A.** El nivel de GH era elevado en 56 ng/mL (normal: 0 a 5 ng/mL).

A **Sam A.** se le prescribió una dosis oral de 75 g de jarabe de glucosa. Esta dosis suprimiría los niveles séricos de GH a < 1 ng/mL en sujetos normales, pero no en pacientes con acromegalia que tienen a un tumor de pituitaria de secreción autónoma que produce GH. Debido a que el nivel sérico de GH de **Sam A.** estaba en 41 ng/mL, luego de la dosis de oral de glucosa se hizo el diagnóstico de acromegalia. Se refirió al paciente a un endocrinólogo para una posterior evaluación.

La GH estimula la expresión genética de IGF-I no solo en el hígado, sino también en diversos tejido extrahepáticos. En pacientes acromegálicos, niveles altos de IGF-I causan un crecimiento esquelético, muscular y visceral gradual y generalizado. Como consecuencia, se produce un aumento difuso en la masa de los tejidos ("megalia" significa agrandamiento) especialmente en los tejidos acrales del cuerpo (la mayoría periféricos) como la cara, las manos y los pies; de ahí el término "acromegalia".

Las características faciales y manos engrosadas de **Sam A.** son típicas en pacientes con acromegalia.

Las acciones de la GH pueden ser clasificadas como aquellas que ocurren como consecuencia del efecto directo de la hormona en las células blanco y las que se producen indirectamente a través de la capacidad de la GH para generar otros factores, particularmente IGF-I.

Las acciones de la GH independientes de la IGF-I se ejercen principalmente en los hepatocitos. La administración de GH produce un aumento inicial en la síntesis de 8 a 10 proteínas, entre las que se encuentran la IGF-I, la α_2-macroglobulina y los inhibidores de las serín proteasa Spi 2.1 y Spi 2.3. La expresión del gen para la ornitina descarboxilasa, una enzima activa en la síntesis de poliaminas (y por lo tanto en la regulación de la proliferación celular), también aumenta significativamente por efecto de la GH.

El músculo y las membranas celulares de los adipocitos contienen receptores para GH que median los efectos metabólicos directos y rápidos sobre la glucosa y transportadores de aminoácidos, así como en la lipólisis. Estos receptores usan tirosina cinasas citoplasmáticas para la transducción de señales (como las cinasas Janus; *véase* cap. 10, sec. XII.B). Los factores de transcripción STAT (transductor de señal y activador de la transcripción) se activan y, dependiendo del tejido, la vía MAP cinasa o la vía AKT también se activa. Por ejemplo, en el tejido adiposo, la GH tiene efectos de tipo insulina agudos seguidos por una lipólisis aumentada, una inhibición de la lipoproteín lipasa, una estimulación de lipasa sensible a hormonas, un transporte de glucosa reducido y una lipogénesis disminuida. En el músculo, la GH causa un transporte aumentado de aminoácidos, de retención de nitrógeno y de tejido libre de grasa (magro), así como un elevado gasto de energía. La GH tiene efectos que promueven el crecimiento. Los receptores de GH están presentes en una variedad de tejidos en los cuales la GH aumenta la expresión genética de IGF-I. El subsecuente aumento de las cantidades de IGF-I contribuye a la multiplicación y diferenciación por mecanismos autocrino y paracrino. Estos, en cambio, llevan a un crecimiento esquelético, muscular y visceral. Estas acciones están acompañadas por una influencia anabólica directa de GH en el metabolismo de proteínas con un desvío de aminoácidos desde la oxidación hacia la síntesis de proteínas y un cambio a un balance positivo de nitrógeno.

2. Control de secreción de la hormona del crecimiento

Aunque la regulación de la secreción de GH es compleja, la de mayor importancia es la regulación hormonal (fig. 41-2). El patrón de secreción de la GH en forma de pulsos refleja la interacción con dos péptidos regulatorios hipotalámicos. La liberación de la GH ocurre por el estímulo de la hormona liberadora de la hormona del crecimiento (GHRH, *growth hormone-releasing hormone*; también llamada somatocrinina). La estructura de GHRH fue identificada en 1982 (fig. 41-3); se trata de un péptido de 40 a 44 aminoácidos codificado en el cromosoma 20 y producido exclusivamente en las células del núcleo arcuato. El residuo de leucina de su extremo C-terminal está amidado. La totalidad de la actividad biológica de esta hormona liberadora reside en los primeros 29 aminoácidos del extremo *N*-terminal de la molécula. La GHRH interactúa con receptores específicos en las membranas plasmáticas de los somatótrofos. Los mecanismos de señalización intracelular que resultan en la síntesis y liberación de GH parecen ser múltiples, ya que tanto el AMPc como el complejo calcio-calmodulina estimulan la liberación de GH.

De modo contrario, la supresión de GH es inhibida por la hormona inhibidora de la liberación de la hormona del crecimiento (GHRIH, *growth hormone release-inhibiting hormone*; igual que la somatostatina, de la que ya se habló). Además, el IGF-I producido principalmente en el hígado como respuesta de la GH en los hepatocitos, retroalimenta negativamente a los somatótrofos para limitar la secreción de GH. Otros factores fisiológicos (p. ej., el ejercicio y el sueño) y factores patológicos también controlan su liberación (tabla e41-1) *e*.

Además, la liberación de GH está modulada por las concentraciones plasmáticas de todos los combustibles metabólicos, incluyendo proteínas, grasas y carbohidratos. Una elevación en la concentración de glucosa en sangre normalmente suprime la liberación de GH, mientras que la hipoglucemia incrementa su secreción en sujetos normales. Los aminoácidos, como la arginina, estimulan la liberación de GH cuando sus concentraciones aumentan en la sangre. Cifras elevadas de ácidos grasos pueden bloquear la respuesta de la GH a la arginina o a un descenso rápido de glucosa sanguínea. Sin embargo, durante un ayuno prolongado, durante el cual los ácidos grasos se movilizan en un esfuerzo para ahorrar proteínas, aumenta la secreción de GH. Algunas de las influencias fisiológicas, farmacológicas y patológicas en la secreción de GH se muestran en la tabla e41-1 *e*. Estos moduladores de secreción de GH proveen las bases para los exámenes de supresión y estimulación clínica en pacientes con sospecha de tener una secreción excesiva o deficiente de GH.

3. Efectos de la hormona del crecimiento en el metabolismo energético

La GH afecta la captación y oxidación de los combustibles en el tejido adiposo, músculo e hígado, e indirectamente afecta el metabolismo energético a través de sus acciones sobre las células de los islotes del páncreas. En resumen, la GH incrementa la disponibilidad de los ácidos grasos que se oxidan para obtener energía. Estos y otros efectos de la GH ahorran glucosa y proteínas; esto significa que la GH disminuye indirectamente la oxidación de la glucosa y aminoácidos (fig. 41-4).

4. Efectos de la hormona del crecimiento en el tejido adiposo

La GH aumenta la sensibilidad del adipocito a la acción lipolítica de las catecolaminas y disminuye su sensibilidad a la acción lipogénica de la insulina. Estas acciones llevan a la liberación de ácidos grasos libres y glicerol hacia la sangre para ser metabolizados por el hígado. La GH también disminuye la esterificación de los ácidos grasos, reduciendo así la síntesis de triacilgliceroles dentro las células grasas. Evidencias recientes sugieren que la GH puede afectar la captación tanto en tejido adiposo como en células musculares a través de una inhibición posreceptor de la acción de la insulina. Como resultado de los efectos de la GH, el curso clínico de la acromegalia (secreción de GH aumentada) puede ser complicado por la intolerancia a la glucosa o incluso por la diabetes mellitus.

5. Efectos de la hormona del crecimiento en el músculo

Los efectos lipolíticos de la GH aumentan las cantidades de ácidos grasos en la sangre que irriga al músculo. Estos ácidos grasos se utilizan sobre todo como combustible, suprimiendo de manera indirecta la captación de glucosa por las células musculares. A través de los efectos sobre la captación de glucosa, la tasa de glucólisis es proporcionalmente reducida.

La GH provee sustratos para la síntesis de proteínas a través de inducir un incremento en el transporte de aminoácidos hacia las células musculares. Por un mecanismo diferente, la GH aumenta la síntesis de ADN y ARN. El efecto positivo en el balance de nitrógeno se refuerza por el efecto de ahorro de proteínas debido a la lipólisis inducida por la GH que hace que los ácidos grasos estén disponibles como fuente alternativa de energía para los músculos.

6. Efectos de la hormona del crecimiento en el hígado

Cuando las concentraciones de insulina plasmática están bajas, como en el estado de ayuno, la GH mejora la oxidación de ácidos grasos en acetil coenzima A (acetil-CoA).

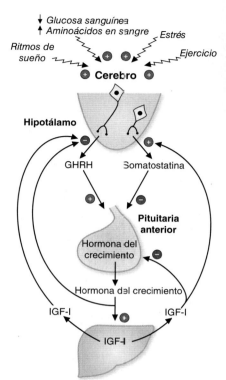

FIGURA 41-2 Control de la secreción de GH. Varios factores estimulan la liberación de GHRH del hipotálamo. El hipotálamo también libera somatostatina en respuesta a otros estímulos. La GHRH estimula y la somatostatina inhibe la liberación de la hormona del crecimiento de la pituitaria anterior. La GH causa la liberación de IGF-I del hígado y otros tejidos. La IGF-I inhibe la liberación de GHRH y estimula la liberación de somatostatina.

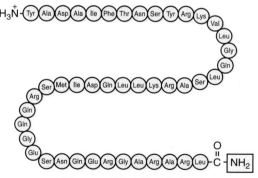

Hormona liberadora de la hormona del crecimiento (GHRH)

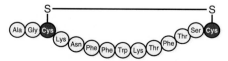

Hormona inhibidora de la liberación de la hormona del crecimiento (GHRIH) (somatostatina)

FIGURA 41-3 Estructuras de la hormona liberadora de la hormona del crecimiento (GHRH) y de hormona inhibidora de la liberación de la hormona del crecimiento (GHRIH, igual que la somatostatina). La GHRH tiene una amida en la región C-terminal (en el *recuadro*).

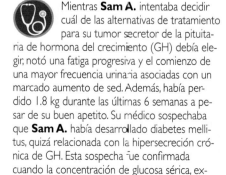

Mientras **Sam A.** intentaba decidir cuál de las alternativas de tratamiento para su tumor secretor de la pituitaria de hormona del crecimiento (GH) debía elegir, notó una fatiga progresiva y el comienzo de una mayor frecuencia urinaria asociadas con un marcado aumento de sed. Además, había perdido 1.8 kg durante las últimas 6 semanas a pesar de su buen apetito. Su médico sospechaba que **Sam A.** había desarrollado diabetes mellitus, quizá relacionada con la hipersecreción crónica de GH. Esta sospecha fue confirmada cuando la concentración de glucosa sérica, extraída antes del desayuno, fue de 236 mg/dL.

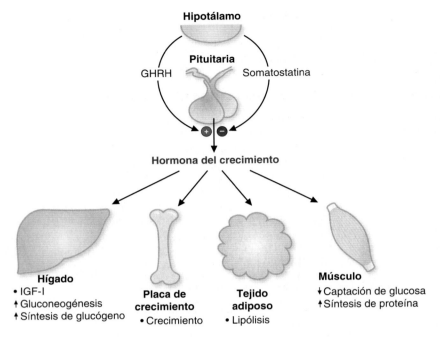

FIGURA 41-4 Efectos anabólicos de la hormona del crecimiento en varios tejidos. GHRH, hormona liberadora de la hormona de crecimiento; IGF-I, factor de crecimiento semejante a la insulina 1.

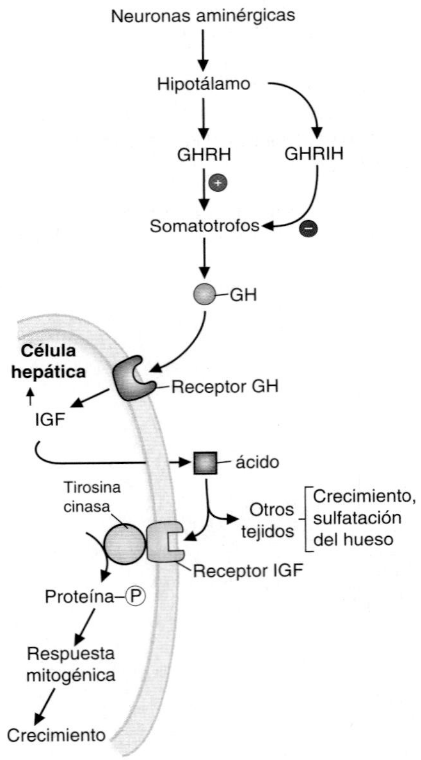

FIGURA 41-5 Producción y acción de los IGF. El hipotálamo produce GHRH, que estimula los somatótrofos en la pituitaria anterior para liberar GH. La GHRIH inhibe la liberación de GH. La GH se une a la superficie de los receptores celulares y estimula la producción y liberación de IGF por parte del hígado y otros tejidos. El IGF se une a la superficie de los receptores celulares y estimula la fosforilación de proteínas que llevan a la división y crecimiento celular.

Este efecto, en conjunto con el flujo aumentado de ácidos grasos derivados del tejido adiposo, favorece la cetogénesis. La cantidad incrementada de glicerol que llega al hígado como consecuencia de una lipólisis aumentada actúa como sustrato para la gluconeogénesis.

La síntesis de glucógeno hepático también es estimulada por la GH, debido en parte al incremento de la gluconeogénesis en el hígado. Por último, la GH suprime el metabolismo de la glucosa en varios pasos de la vía glucolítica.

Un efecto importante de la GH en el hígado es la estimulación de la producción y liberación de los IGF. Los IGF se les conoce también como somatomedinas. Las dos somatomedinas en los seres humanos comparten homologías con la proinsulina y ambas tienen actividad de crecimiento del tipo insulina, de ahí la designación como factores de crecimiento tipo insulina I (IGF-I humana, o somatomedina-C) y factores de crecimiento tipo insulina II (IGF-II humana o somatomedina-A). El IGF-I es una cadena individual peptídica básica que tiene 70 aminoácidos, y el IGF-II es levemente ácido y contiene 67 aminoácidos. Además, contienen un dominio estructural en la región *C*-terminal que es homólogo al péptido de la proinsulina.

Un amplio espectro de células normales responde a altas dosis de insulina incrementando la captación de timidina e iniciando la propagación celular. En la mayoría de las circunstancias, el IGF-I causa la misma respuesta que la insulina en esas células, pero en concentraciones significativamente más pequeñas y más fisiológicas. Así, los IGF son más potentes que la insulina en sus acciones para promover el crecimiento.

La evidencia sugiere que los IGF ejercen sus efectos a través de un mecanismo endocrino o paracrino/autocrino. El IGF-I parece estimular la propagación celular y el crecimiento por unión a sus receptores específicos en la membrana plasmática de las células blanco, más que uniéndose a los receptores de GH (fig. 41-5).

Al igual que la insulina, la porción intracelular del receptor de membrana de IGF-I (pero no el de IGF-II) tiene una actividad intrínseca de tirosina cinasa. El hecho de que los receptores para la insulina y otros factores de crecimiento tengan una actividad intrínseca de tirosina cinasa indica que la fosforilación de tirosina inicia el proceso de replicación celular y crecimiento. Subsecuentemente, se activa una cadena de cinasas que incluye varios productos de protooncogenes (*véanse* caps. 10 y 17).

La mayoría de las células del cuerpo tienen ARNm para el IGF, pero el hígado tiene la mayor concentración de estos ARN, seguido por los riñones y el corazón. La síntesis de IGF-I es regulada principalmente por la GH, mientras que la producción hepática del IGF-II es independiente de las cantidades de GH en sangre.

C. Catecolaminas (epinefrina, noradrenalina, dopamina)

Las catecolaminas pertenecen a una familia de bioaminas y son productos secretorios del sistema simpático suprarrenal. Se requieren para que el cuerpo se adapte a diversos tipos de estrés, tanto crónicos como agudos. La epinefrina (80 a 85% de las catecolaminas almacenadas) se sintetiza principalmente en las células de la médula suprarrenal, mientras que la noradrenalina (15 a 20% de las catecolaminas almacenadas) se sintetiza y almacena no solo en la médula suprarrenal, sino también en diferentes áreas del SNC y en las terminales de los nervios del sistema nervioso adrenérgico. La dopamina es otra catecolamina que actúa principalmente como un neurotransmisor y tiene poco efecto en el metabolismo energético.

La primera síntesis química completa de epinefrina fue lograda por Stolz et al. en 1904. En 1950, Sutherland fue el primero en demostrar que la epinefrina (y el glucagón) induce la glucogenólisis. Esto marcó el comienzo de nuestro entendimiento de los mecanismos moleculares a través de los cuales actúan las hormonas.

1. Síntesis de catecolaminas

La tirosina es el precursor de las catecolaminas. La vía para la biosíntesis de estas moléculas se describe en el capítulo 46.

2. Secreción de catecolaminas

La secreción de epinefrina y noradrenalina de la médula suprarrenal es estimulada por diversos tipos de estrés, incluyendo dolor, hemorragia, actividad física, hipoglucemia e hipoxia. La liberación está mediada por la trasmisión de impulsos nerviosos provenientes del núcleo adrenérgico en el hipotálamo inducidos por estrés. Estos impulsos estimulan la liberación del neurotransmisor acetilcolina de las neuronas preganglionares que inervan las células de la médula suprarrenal. La acetilcolina despolariza la membrana plasmática de las células, permitiendo un ingreso rápido de Ca^{2+} extracelular al citosol. El Ca^{2+} estimula la síntesis y liberación de epinefrina y noradrenalina de los gránulos cromafines hacia los espacios extracelulares por la exocitosis.

3. Efectos fisiológicos de la epinefrina y noradrenalina

Las catecolaminas actúan a través de dos tipos principales de receptores en la membrana plasmática de las células blanco: los receptores α-adrenérgicos y β-adrenérgicos (véase cap. 19, sec. IV.C).

Las acciones de la epinefrina y noradrenalina en el hígado, adipocito, músculo esquelético y células α y β del páncreas influyen directamente el metabolismo energético (fig. 41-6). Estas catecolaminas son hormonas contrarreguladoras que tienen efectos metabólicos dirigidos para movilizar combustibles desde su sitio de almacenamiento de manera que puedan ser oxidados por las células para cubrir sus requerimientos energéticos crecientes derivados del estrés crónico o agudo. Las catecolaminas suprimen de manera simultánea la secreción de insulina, lo que asegura que los flujos de combustible sean consumidos en vez de almacenados mientras el estímulo de estrés persista.

Además, la noradrenalina funciona como un neurotransmisor y afecta el sistema nervioso simpático del corazón, pulmones, vasos sanguíneos, vejiga, intestino y otros órganos. Los efectos de las catecolaminas en el corazón y vasos sanguíneos aumentan el gasto cardiaco y la presión arterial sistémica, cambios hemodinámicos que facilitan la entrega de combustibles transportados por la sangre a los tejidos metabólicamente activos.

La epinefrina tiene una vida media corta en la sangre y debe ser administrada de modo parenteral para ser eficaz farmacológicamente. Puede ser utilizada clínicamente para mantener los latidos cardiacos, para dilatar los músculos bronquiales e incluso para disminuir el sangrado de los órganos durante cirugías.

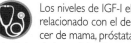

Los niveles de IGF-I elevados se han relacionado con el desarrollo de cáncer de mama, próstata, colon y pulmón. Además, la modulación experimental de la actividad del receptor del IGF-I puede alterar el crecimiento de diferentes tipos de células tumorales. La investigación actual está orientada a reducir la proliferación de células tumorales mediante la interacción del IGF-I y su receptor. Estudios clínicos que usan anticuerpos monoclonales contra el receptor de IGF-I, sin embargo, han sido decepcionantes y es necesario seguir trabajando.

Los pacientes con sospecha de tener una neoplasia de la médula suprarrenal que secreta cantidades excesivas de epinefrina y noeripenfrina (feocromocitoma), ya sea las catecolaminas mismas (epinefrina, noeripenfrina y dopamina) o sus metabolitos (metanefrinas y el ácido vanililmandélico, AVM) pueden determinarse en muestras de orina de 24 h o puede cuantificarse el nivel de catecolaminas en la sangre. Un paciente que presenta continuamente concentraciones elevadas en la sangre u orina debe considerarse que tiene un feocromocitoma, en especial si el paciente muestra signos y síntomas de exceso de catecolaminas como sudor excesivo, palpitaciones, temblores e hipertensión.

P Una forma relativamente rara de hipertensión secundaria (presión arterial alta) es causada por una neoplasia de secreción de catecolaminas de la médula suprarrenal, conocida como feocromocitoma. Los pacientes con este tipo de tumor secretan periódicamente grandes cantidades de epinefrina y noradrenalina hacia el torrente sanguíneo. Los síntomas relacionados con esta secreción incluyen aumento súbito y grave de la presión, palpitaciones cardiacas, dolor pulsante de cabeza y sudoración difusa e inapropiada. Además, la hipersecreción crónica de estas catecolaminas puede causar intolerancia a la glucosa o incluso una evidente diabetes mellitus. Describa las acciones de estas hormonas que llevan a un aumento significativo de los niveles de glucosa.

Las catecolaminas son hormonas contrarreguladoras que movilizan combustibles de sus sitios de almacenamiento para la oxidación en células objetivo con el fin de cumplir con los mayores requerimientos de energía que ocurren durante el estrés agudo o crónico o, en este caso, la liberación de catecolaminas por un tumor en la médula suprarrenal. Estas acciones las proporciona el hígado, por ejemplo, con mayores niveles de sustrato necesario para la gluconeogénesis. Aunque en individuos normales, la mayor parte de la glucosa generada a través de este mecanismo se oxida, aumentan los niveles de glucosa en sangre en el proceso. Además, las catecolaminas suprimen la secreción de insulina para garantizar que los combustibles continuarán el flujo en la dirección de uso en lugar de en el almacenamiento bajo estas circunstancias. Por lo tanto, los niveles de la glucosa en sangre pueden aumentar en pacientes que tienen feocromocitoma.

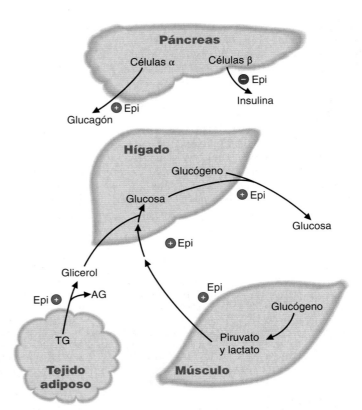

FIGURA 41-6 Efectos de la epinefrina en el metabolismo energético y función pancreática endocrina. La epinefrina (Epi) estimula la ruptura del glucógeno en el músculo e hígado, la gluconeogénesis en el hígado y la lipólisis en el tejido adiposo. La Epi refuerza estos efectos porque aumenta la secreción de glucagón, una hormona que comparte muchos de los efectos de la epinefrina. La Epi además inhibe la liberación de insulina mientras estimula la liberación de glucagón del páncreas. AG, ácidos grasos; TG, triacilglicerol.

4. Metabolismo e inactivación de las catecolaminas

Las catecolaminas tienen una afinidad relativamente baja por los receptores α y β. Luego de unirse, la catecolamina se disocia de su receptor rápidamente, haciendo que la duración de la respuesta bilógica sea corta. La hormona libre se degrada por diversas vías que se esbozan en el capítulo 46.

D. Glucocorticoides

I. Bioquímica

El cortisol (hidrocortisona) es el glucocorticoide (GC) fisiológico más importante en los seres humanos, aunque la corticosterona también tiene actividad GC. Los GC, como el cortisol, fueron llamados así por su capacidad para elevar las concentraciones de glucosa sanguínea. Estos esteroides están dentro de las hormonas "contrarreguladoras" que protegen al cuerpo de la hipoglucemia inducida por la insulina. La biosíntesis de hormonas esteroideas y sus mecanismos básicos de acción se describieron en los capítulos 15 y 32.

2. Secreción de glucocorticoides

La síntesis y secreción de cortisol están controladas por una cascada de señales neurales y endocrinas enlazadas en tándem en el eje cerebrocortical-hipotalámico-pituitario-adrenocortical. Las señales cerebrocorticales en el mesencéfalo se inician en la corteza cerebral por señales "de estrés" como el dolor, hipoglucemia, hemorragias y ejercicio físico (fig. 41-7). Dichos signos de estrés no específicos provocan la producción de monoaminas en los cuerpos celulares de las neuronas del mesencéfalo. Las monoaminas que estimulan la síntesis y liberación de la hormona liberadora de corticotropina (CRH,

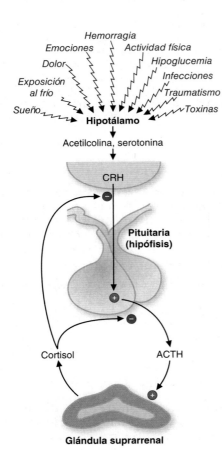

FIGURA 41-7 Regulación de secreción de cortisol. Varios factores actúan en el hipotálamo para estimular la liberación de CRH. La CRH estimula la liberación de ACTH de la pituitaria anterior, que a su vez estimula la liberación de cortisol de la corteza suprarrenal. El cortisol inhibe la liberación de CRH y ACTH a través de un bucle de retroalimentación negativa.

corticotropin-releasing hormone) son la acetilcolina y la serotonina. Estos neurotransmisores inducen entonces la producción de CRH por las neuronas que tienen su origen en el núcleo paraventricular. Estas neuronas descargan CRH en la sangre del sistema porta hipotálamo-hipofisario. A través de estos vasos portales la CRH alcanza los receptores específicos en la membrana de las células de la glándula pituitaria anterior que secretan la hormona adrenocorticotrópica (ACTH, *adrenocorticotropic hormone*). Esta interacción hormona-receptor hace que se libere ACTH en la circulación general para interactuar finalmente con los receptores específicos de ACTH en la membrana plasmática de las células en las zonas fasciculada y reticular de la corteza suprarrenal. La influencia trófica más importante de la ACTH en la síntesis de cortisol ocurre a nivel de la conversión de colesterol en pregnenolona, del cual derivan las hormonas suprarrenales esteroideas (para la biosíntesis de hormonas esteroideas: *véase* cap. 32).

La corteza suprarrenal secreta cortisol en respuesta a la ACTH. La concentración de cortisol libre (no unido) que llega a las células productoras de CRH del hipotálamo y las células productoras de ACTH de la pituitaria anterior actúa como una señal de retroalimentación negativa que tiene influencia en la liberación de CRH y ACTH (*véase* fig. 41-7). Cantidades elevadas de cortisol en sangre suprimen la secreción de CRH y ACTH, y las bajas concentraciones de cortisol estimulan la secreción. En contraste, durante el estrés intenso la señal de retroalimentación negativa en la secreción de ACTH ejercida por altas cantidades de cortisol en sangre está anulada por la actividad inducida por el estrés en secciones superiores del eje (*véase* fig. 41-7).

Los efectos de los GC en el metabolismo energético del hígado, músculo esquelético y tejido adiposo están esbozados en la tabla 41-1 y en la figura 41-8. Sus efectos en otros tejidos son diversos, y en muchas instancias, esenciales para la vida. Algunas de las acciones no metabólicas de los GC están listadas en la tabla e41-2. *e*

3. Efectos de los glucocorticoides

Los GC tienen diversas acciones que afectan la mayoría de los tejidos del cuerpo. A simple vista algunos de estos efectos pueden parecer contradictorios (como la inhibición de la captación de glucosa por determinados tejidos), pero en conjunto promueven la supervivencia celular durante el estrés.

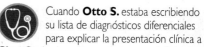

Cuando **Otto S.** estaba escribiendo su lista de diagnósticos diferenciales para explicar la presentación clínica a **Chet S.**, de repente pensó en una relativamente rara disfunción endocrina que podría explicar todos los signos y síntomas presentes. Hizo un diagnóstico provisional de una secreción excesiva de cortisol causando síndrome de Cushing, lo más probable es que secundaria a un exceso de secreción de ACTH (enfermedad de Cushing) o por un incremento primario de producción de cortisol por un tumor corticosuprarrenal.

Otto S. sugirió que los niveles de cortisol plasmático y ACTH fueran determinados por la noche. Estos estudios mostraron que las concentraciones matutinas de ACTH y cortisol plasmático de **Chet S.** estaban significativamente más altas que los valores de referencia. De esta forma, **Otto S.** concluyó que **Chet S.** quizá tenía un tumor que estaba produciendo ACTH autónomamente (es decir, no estaba sujeto a la inhibición normal por retroalimentación del cortisol). Los altos niveles de ACTH plasmáticos estimulaban la corteza suprarrenal para producir cantidades de cortisol en exceso. Estudios adicionales de laboratorio y por imágenes indicaban que el hipercortisolimo era causada por un adenoma benigno de secreción de ACTH en la glándula pituitaria anterior (enfermedad de Cushing).

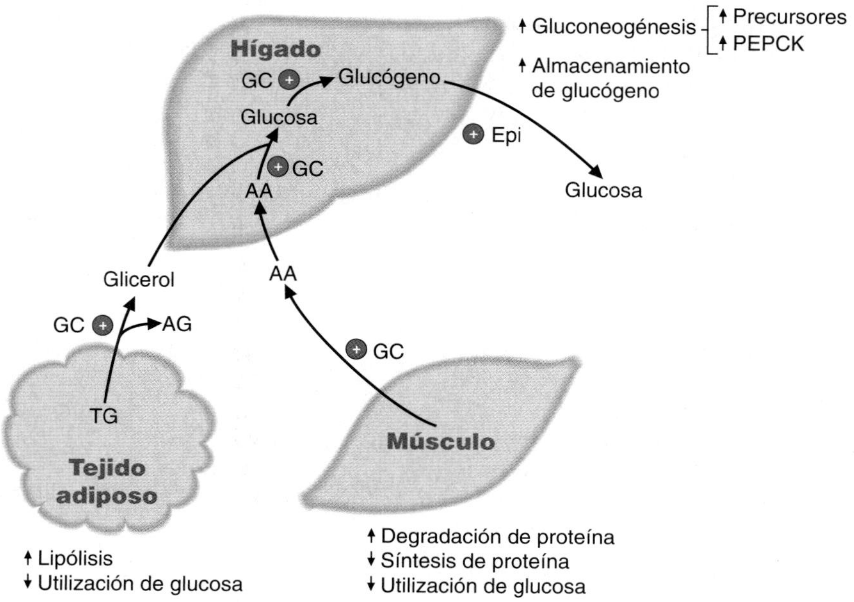

FIGURA 41-8 Efectos de los GC en el metabolismo energético. Los GC estimulan la lipólisis en el tejido adiposo y en la liberación de aminoácidos de la proteína muscular. En el hígado, los GC estimulan la gluconeogénesis y la síntesis de glucógeno. La ruptura del glucógeno hepático es estimulada por la epinefrina. AA, aminoácido; Epi, epinefrina; PEPCK, fosfoenilpiruvato carboxicinasa; TG, triacilglicerol.

Otto S. estaba ahora en condiciones de explicar el mecanismo para la mayoría de los signos y síntomas de **Chet S.** Por ejemplo, **Otto S.** tenía la explicación metabólica para la hiperglucemia del paciente. Parte de la atrofia muscular y debilidad de **Chet S.** era causada por el efecto catabólico del hipercortisolismo sobre los depósitos de proteína, como los del músculo esquelético, para proveer aminoácidos como precursores para la gluconeogénesis. Esta misma acción catabólica también resultó en la degradación de la elastina, una importante proteína de soporte de la piel, así como una fragilidad aumentada de las paredes de los capilares de los tejidos cutáneos. Estos cambios resultaron en moretones y desgarros en los tejidos subcutáneos en la parte baja del abdomen, que terminaron en estrías. La plétora (enrojecimiento) de la piel facial de **Chet S.** estaba causada en parte por el adelgazamiento de la piel, así como por el aumento en la producción de eritrocitos inducida por el cortisol, que realzaba el "enrojecimiento" de los tejidos subcutáneos.

P Si el problema de **Chet S.** hubiese sido causado por una neoplasia de la corteza suprarrenal, ¿cuál hubiese sido su nivel de ACTH y cortisol en sangre?

En muchos tejidos, los GC inhiben la síntesis de ADN, ARN y proteínas, y estimulan la degradación de estas macromoléculas. En respuesta al estrés crónico, los GC actúan para hacer que los combustibles estén disponibles de manera que cuando las alarmas agudas suenen y se libere epinefrina, el organismo esté listo para huir o pelear. Cuando los GC se elevan, se inhibe la captación de glucosa por las células de muchos tejidos, se produce la lipólisis en el tejido adiposo periférico y ocurre la proteólisis en la piel, células linfáticas y músculo. Los ácidos grasos que se liberan son oxidados por el hígado para obtener energía, y el glicerol, así como los aminoácidos, actúa en el hígado como sustratos para la producción de glucosa, que se convierte en glucógeno y se almacena. La señal de alarma generada por la epinefrina estimula la ruptura de glucógeno hepático, haciendo que la glucosa esté disponible como combustible para responder al estrés agudo.

El mecanismo por el cual los GC ejercen estos efectos involucra la unión del esteroide con sus receptores intracelulares, la interacción del complejo esteroide receptor con los elementos de respuesta a GC en el ADN, transcripción de genes y síntesis de proteínas específicas (*véase* cap. 15, sec. III.C.2). En algunos casos, las proteínas específicas responsables del efecto de los GC son conocidas (p. ej., la inducción de fosfoenilpiruvato carboxicinasa que estimula la gluconeogénesis). En otros casos, las proteínas responsables del efecto de los GC no han sido aún identificadas.

E. Hormona tiroidea

1. Bioquímica

Los productos secretorios de las células tiroideas acinares son tetrayodotironina (tiroxina, T_4) y triyodotironina (T_3). Sus estructuras se muestran en la figura 41-9. Los pasos básicos en la síntesis de T_3 y T_4 en estas células involucran el transporte o la captura de yoduro de la sangre hacia la célula tiroidea acinar contra un gradiente electroquímico, la oxidación del yodo para formar especies reactivas de yodo, la yodación de residuos de tirosina en la tiroglobulina (Tgb) para formar yodotirosinas y el acoplamiento de residuos de monoyodotirosina y diyodo tirosinas en la Tgb para formar residuos de T_3 y T_4 (fig. 41-10). El corte proteolítico de la Tgb libera T_3 y T_4 libre. Los pasos en la síntesis de la hormona tiroidea son estimulados por la TSH, una glucoproteína producida por pituitaria anterior. Alrededor de 35% de la T_4 se desyoda en la posición 5′ para formar T_3 y 41% se desyoda en la posición 5′ para formar el "inverso" inactivo T_3. La desyodación o desaminación oxidativa causa la formación de compuestos que no tienen actividad biológica.

El transporte de yoduro de la sangre hacia las células tiroideas acinares se logra a través de un mecanismo de captura de yoduro que requiere energía y cotransporte con sodio (Na^+). El cotransportador sodio-yoduro (NIS, *sodium-iodide symporter*, codificado por el gen SLC5A5) es impulsado por el gradiente electroquímico a través de la membrana que se establece por la Na^+, K^+ ATPasa. Para cada anión de yoduro transportado a través de la membrana, dos iones Na^+ son cotransportados para facilitar e impulsar la translocación de los iones. La pérdida de la actividad NIS resulta en un defecto congénito de transporte de yoduro.

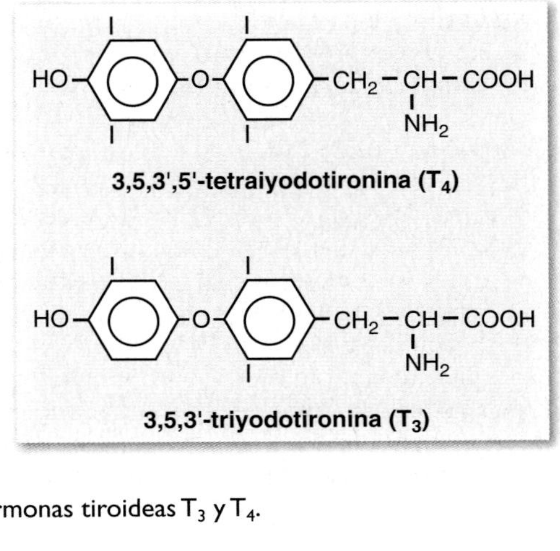

FIGURA 41-9 Hormonas tiroideas T_3 y T_4.

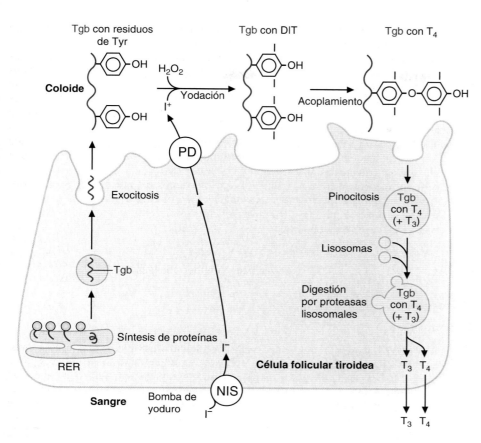

Tgb con residuos de Tyr

Tgb con DIT

Tgb con T$_4$

Coloide

H_2O_2

Yodación

Acoplamiento

PD

Exocitosis

Tgb

Síntesis de proteínas

RER

Sangre — Bomba de yoduro

NIS

Pinocitosis — Tgb con T$_4$ (+ T$_3$)

Lisosomas

Digestión por proteasas lisosomales — Tgb con T$_4$ (+ T$_3$)

Célula folicular tiroidea

T$_3$ T$_4$

T$_3$ T$_4$

FIGURA 41-10 Síntesis de las hormonas tiroideas (T$_3$ y T$_4$). La proteína tiroglobulina (Tgb) se sintetiza en las células foliculares tiroideas y es secretada hacia el coloide. La yodación y acoplamiento de los residuos de tirosina en la Tgb produce residuos de T$_3$ y T$_4$, que son liberados de la Tgb por pinocitosis (endocitosis) y por la acción lisosomal. El acoplamiento de una monoyodotirosina (MIT) con una diyodotirosina (DIT) para formar triyodotironina (T$_3$) no se describe aquí. NIS, cotransportador de sodio-yoduro; PD, pendrina; RER, retículo endoplásmico rugoso.

La tasa de transporte de yoduro depende de la concentración absoluta de yoduro dentro de la célula tiroidea. Un mecanismo interno autorregulatorio disminuye el transporte de yoduro hacia la célula cuando la concentración intracelular de yoduro excede un cierto umbral e incrementa el transporte cuando el yoduro intracelular cae por debajo del nivel del umbral. El proceso de concentración o captura de yoduro en la membrana plasmática de las células tiroideas acinares crea niveles de yoduro dentro de la célula tiroidea que pueden ser hasta 100 veces mayores que los de la sangre, dependiendo de la cantidad total de yoduro en el organismo y la necesidad de sintetizar más hormona en un momento determinado.

La oxidación de yoduro intracelular es catalizada por la peroxidasa tiroidea (ubicada en el borde apical de la célula tiroidea acinar) en lo que podría ser una oxidación en un solo paso que involucra dos electrones para formar I$^+$ (ion yoduro). El ion yodo puede reaccionar con un residuo de tirosina en la proteína tiroglobulina (Tgb) para formar una tirosina quinoide y posteriormente un residuo de 3′-monoyodotirosina (MIT). Se ha sugerido que un segundo yoduro se suma al anillo aromático por mecanismos similares para formar un residuo de 3,5-diyodotirosina (DIT). Debido a que el yoduro se suma a estos compuestos orgánicos, también se hace referencia a la yodación como la "organificación de yoduro".

La biosíntesis de la hormona tiroidea continúa con el acoplamiento ya sea de una MIT y un residuo de DIT para formar un residuo de T$_3$ o de dos residuos de DIT para formar un residuo de T$_4$. Los residuos T$_3$ y T$_4$ se almacenan en el folículo tiroideo como residuos de aminoácido en la Tgb. En la mayoría de las circunstancias, la relación T$_4$/T$_3$ en la Tgb es alrededor de 13:1. Normalmente, la glándula tiroidea secreta 80 a 100 μg de T$_4$ y cerca de 5 μg de T$_3$ por día. Los 22 a 25 μg de T$_3$ adicionales "producidos" a diario es el resultado de la desyodación del carbono 5′ de la T$_4$ en los tejidos periféricos. Se cree que la T$_3$ es la forma de hormona tiroidea predominante biológicamente activa en el cuerpo. La glándula tiroidea es única en lo que respecta a la capacidad que tiene de almacenar grandes cantidades de hormona en forma de residuos de aminoácidos de la Tgb dentro de su espacio coloidal. Este almacenaje explica la baja tasa de recambio de T$_3$ y T$_4$ en el organismo.

Ⓡ Si el problema de **Chet S.** hubiese resultado de hipersecreción primaria de cortisol por una neoplasia de la corteza suprarrenal, sus niveles de cortisol sanguíneos habrían estado elevados. El cortisol hubiese actuado en las células del hipotálamo que producen CRH y las células de la pituitaria anterior que secretan ACTH a través de un mecanismo de retroalimentación negativo para disminuir los niveles de ACTH en la sangre.

Debido a que su cortisol y niveles de ACTH estaban elevados, era probable que el tumor de **Chet S.** estuviera en la glándula pituitaria o posiblemente en el tejido neoplásico extrapituitario que secretaba ACTH "ectópicamente" (ectópico significa que el tumor o la neoplasia está produciendo y secretando una sustancia que generalmente no es producida o secretada por el tejido en el que se desarrolló el tumor). El tumor de **Chet S.** estaba en la pituitaria anterior, no en un sitio extrapituitario secretor de ACTH.

ⓋⒷ Una vez que el anión yoduro entra en la célula tiroidea folicular, debe ser transportado a través de la membrana para reaccionar con la peroxidasa tiroidea y la tiroglobulina (Tgb). El transportador apical de yoduro es la pendrina (codificada por el gen SLC26A4) y mutaciones en esta llevan al síndrome de Pendred. Niños con este síndrome muestran una pérdida total de la audición, bocio (agrandamiento de la glándula tiroidea) y defectos metabólicos en la organificación de yoduro.

La acumulación "central" de grasa en pacientes con enfermedad o síndrome de Cushing, como **Chet S.**, no se explica con facilidad ya que los GC causan lipólisis en el tejido adiposo. Se ha sugerido que las causas posibles son el apetito intenso causado por un exceso de GC y los efectos lipogénicos causados por la hiperinsulinemia que acompañan el aumento crónico de los niveles de glucosa sanguínea inducidos por los GC. Sin embargo, no se conoce la explicación de por qué la grasa se deposita centralmente en estas circunstancias. Esta deposición central lleva al desarrollo de una almohadilla de grasa en el centro de la parte superior de la espalda ("joroba de búfalo"), a la acumulación de grasa en las mejillas y mandíbula ("caras de luna") y en el área del cuello, así como a un aumento de grasa abdominal. De manera simultánea, hay tejido adiposo y muscular debajo de los codos y rodillas, exagerando la apariencia de "obesidad central" en la enfermedad o síndrome de Cushing.

En lugares del mundo donde el suelo es deficiente en yoduro, el hipotiroidismo es común. La glándula tiroides se agranda (forma un bocio) en un intento de producir más hormona tiroidea. En Estados Unidos, la sal de mesa (NaCl) enriquecida con yoduro (sal yodada) se usa para prevenir el hipertiroidismo por deficiencia de yoduro.

La vida media plasmática de la T_4 es de alrededor de 7 días y la de la T_3 es de uno a 1.5 días. Estas vidas medias plasmáticas relativamente largas resultan de la unión de la T_3 y T_4 con varias proteínas de transporte en la sangre. De estas proteínas de transporte, la globulina fijadora de tiroides (TBG, *thyroid-binding globulin*) tiene la más alta afinidad para estas hormonas y transporta aproximadamente 70% de la T_3 y T_4 unidas a proteínas. Solo 0.03% del total de T_4 y 0.3% del total de T_3 se encuentran libres en la sangre. La fracción libre de la hormona es la que tiene la actividad biológica debido a que es la única forma con capacidad de difundir a través de las membranas de las células diana para interactuar con receptores intracelulares. Por lo tanto, las proteínas de transporte actúan como un gran depósito de hormonas que puede liberar hormonas libres suplementarias a medida que las necesidades metabólicas aumentan.

Las hormonas tiroideas se degradan en el hígado, riñones, músculo y otros tejidos por desyodación, que produce compuestos sin actividad biológica.

2. Secreción de hormona tiroidea

La liberación de T_3 y T_4 de la Tgb es controlada por la TSH liberada por la pituitaria anterior. La TSH estimula la endocitosis de la Tgb para formar vesículas endocíticas dentro de las células tiroideas acinares (*véase* fig. 41-10). Los lisosomas se fusionan con estas vesículas y las proteasas lisosomales hidrolizan la Tgb, liberando T_4 y T_3 libres hacia la sangre en una proporción de 10:1. En varios tejidos la T_4 se desyoda formando T_3, que es la forma activa de la hormona.

La TSH se sintetiza en las células tirótropas de la pituitaria anterior. Su secreción es regulada principalmente por un balance entre la acción estimulante de la hormona hipotalámica liberadora de tirotropina (TRH) y la influencia inhibidora (retroalimentación negativa) de la hormona tiroidea (principalmente la T_3). La secreción de TSH sigue un patrón circadiano con un inicio de liberación al final de la tarde que alcanza su máximo antes del inicio del sueño. Además, la TSH se secreta de manera pulsátil, con intervalos de 2 a 6 h entre cada pico.

La TSH estimula en la glándula tiroides todas las fases de la síntesis de la hormona, incluyendo la captura de yoduro del plasma, organificación de yoduro, acoplamiento de monoyodotirosina (MIT) y diyodotirosina (DIT), endocitosis de Tgb, y proteólisis de la Tgb para liberar T_3 y T_4 (*véase* fig. 41-10). Además, la vascularidad de la glándula tiroides se incrementa a medida que la TSH estimula la hipertrofia e hiperplasia de las células tiroideas acinares.

El mecanismo predominante de la acción de la TSH es mediada por la unión de esta con su receptor acoplado a proteínas G en la membrana plasmática de las células tiroideas acinares, que resulta en un aumento de la concentración del AMPc citosólico (a través de $G_{\alpha s}$) y Ca^{2+} (a través de $G_{\alpha q}$). El aumento de Ca^{2+} se produce por la activación de la fosfolipasa C, la cual pueden activar la vía de la MAP cinasa.

La Tgb es una proteína de gran tamaño que contiene T_3 y T_4, y que en un enlace peptídico se almacena extracelularmente en el coloide que llena el espacio central de cada folículo tiroideo. Cada una de las reacciones bioquímicas que lleva a la liberación y secreción final de T_3 y T_4, al igual que las que conducen a su formación en la Tgb, son TSH dependientes. La elevación de los niveles séricos de TSH estimula la endocitosis de la Tgb almacenada en la célula tiroidea acinar. A continuación, las enzimas lisosomales escinden la T_3 y T_4 de la Tgb. La T_3 y T_4 se secretan hacia el torrente sanguíneo en respuesta al incremento de las cantidades de TSH.

A medida que aumenta la concentración de T_3 libre en la sangre que irriga las células tirótropas de la glándula pituitaria anterior, se cierra el bucle de retroalimentación. La secreción de TSH se mantiene inhibida hasta que los valores T_3 libre disminuyen en la circulación sistémica justo por debajo de una concentración crítica, lo que señaliza la liberación de TSH una vez más. Este mecanismo de retroalimentación asegura un flujo ininterrumpido de T_3 libre biológicamente activa en la sangre (fig. 41-11). Las cifras elevadas de T_3 también inhiben la liberación de TRH del hipotálamo.

3. Efectos fisiológicos de la hormona tiroidea

Solamente se consideran aquí aquellas acciones fisiológicas de la hormona tiroidea que influyen en el metabolismo energético. Es importante aclarar el término "fisiológico", ya que los efectos de las concentraciones suprafisiológicas de la hormona tiroidea en el metabolismo energético pueden no ser simples extensiones de sus efectos fisiológicos.

Por ejemplo, cuando la T_3 está presente en exceso, tiene efectos catabólicos graves que aumentan el flujo de aminoácidos del músculo hacia la sangre y finalmente al hígado. En general, los comentarios siguientes se aplican a los efectos de la hormona tiroidea en el metabolismo energético en individuos que tienen concentraciones sanguíneas normales de hormona tiroidea.

a. Efectos de la hormona tiroidea en el hígado

Varias de las acciones de la hormona tiroidea afectan el metabolismo de carbohidratos y lípidos en el hígado. Esta hormona incrementa la glucólisis y la síntesis de colesterol, así como la conversión del colesterol en sales biliares. A través de su acción de aumento de la sensibilidad del hepatocito a las acciones gluconeogénicas y glucogenolíticas de la epinefrina, la T_3 aumenta indirectamente la producción de glucosa hepática (acción permisiva o facilitadora). Debido a su capacidad para sensibilizar el adipocito a la acción lipolítica de la epinefrina, la T_3 aumenta el flujo de los ácidos grasos hacia el hígado y de esta forma incrementa indirectamente la síntesis hepática de triacilgliceroles. El aumento concurrente en el flujo de glicerol hacia el hígado (como resultado de una lipólisis incrementada) refuerza aún más la gluconeogénesis hepática.

b. Efectos de la hormona tiroidea en el adipocito

La T_3 tiene un efecto amplificador o facilitador en la acción lipolítica de la epinefrina en los adipocitos. Sin embargo, la hormona tiroidea tiene un efecto bipolar en el almacenamiento de lípidos porque aumenta la disponibilidad de glucosa para los adipocitos, la cual actúa como precursora para la síntesis de ácidos grasos y glicerol 3-fosfato. No obstante, el mayor determinante de la tasa de lipogénesis no es la T_3, sino la cantidad de glucosa e insulina de las que disponga el adipocito para la síntesis de triacilgliceroles.

c. Efectos de la hormona tiroidea en el músculo

En concentraciones fisiológicas, la T_3 incrementa la captación de glucosa por las células musculares. También estimula la síntesis de proteínas y, de esta forma, el crecimiento muscular a través de sus acciones estimuladoras de la expresión genética.

En concentraciones fisiológicas, la hormona tiroidea sensibiliza a la célula muscular a las acciones glucogenolíticas de la epinefrina. La glucólisis en el músculo aumenta por esta acción de la T_3.

d. *Efectos de la hormona tiroidea en el páncreas*

La hormona tiroidea aumenta la sensibilidad de las células β del páncreas a aquellos estímulos que normalmente promueven la liberación de la insulina y se requieren para una secreción óptima de esta.

4. *Efectos calorigénicos de la hormona tiroidea*

La oxidación de combustibles convierte alrededor de 25% de la energía potencial de los alimentos ingeridos por los seres humanos en adenosín trifosfato (ATP). Esta ineficiencia relativa de la "máquina" humana produce calor como consecuencia del consumo de combustible. Esta ineficiencia en parte permite a los animales homeotérmicos mantener una temperatura corporal constante a pesar de los rápidos cambios en las condiciones ambientales. La respuesta aguda a la exposición al frío es el escalofrío y es probablemente secundario a un aumento de actividad del sistema nervioso simpático en respuesta al estímulo "estresante".

La hormona tiroidea participa en esta respuesta aguda sensibilizando al sistema nervioso simpático al efecto estimulante de la exposición al frío. La capacidad de la T_3 para incrementar la producción de calor está relacionada a sus efectos en las vías de la oxidación de combustible, que por una parte generan ATP y por otra liberan energía como calor. Los efectos de la T_3 en el sistema nervioso simpático aumentan la liberación de noradrenalina. La noradrenalina estimula la proteína desacoplante termogenina en el tejido adiposo pardo (BAT, *brown adipose tissue*), resultando en una producción elevada de calor a partir del desacoplamiento de la fosforilación oxidativa (*véase* cap. 24). Sin embargo, muy poca grasa parda residual persiste en los seres humanos adultos.

La noradrenalina también incrementa la permeabilidad al Na^+ del BAT y del músculo esquelético. Debido a que un aumento de la concentración de Na^+ es potencialmente

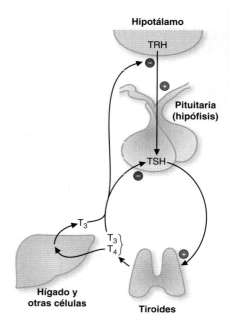

FIGURA 41-11 Regulación por retroalimentación de la concentración de hormona tiroidea. La TRH del hipotálamo estimula la liberación de TSH de la pituitaria anterior, la cual estimula la liberación de T_3 y T_4 de la tiroides. La T_4 se convierte en T_3 en el hígado y otras células. La T_3 inhibe la liberación de TSH de la pituitaria anterior y TRH del hipotálamo.

P Un paciente presenta el siguiente perfil clínico y de laboratorio: la T_3 y T_4 total y libre en suero y los niveles de TSH séricos son elevados, pero tiene síntomas de un hipotiroidismo leve, incluyendo un bocio difuso y palpable. ¿Qué alteración única en el eje pituitaria-tiroides-célula blanco de la hormona tiroidea explicaría todos estos hallazgos?

Una resistencia parcial, pero generalizada (es decir, involucrando todas las células diana de la hormona tiroidea en el cuerpo) por parte de las células a las acciones de la hormona tiroidea podría explicar el perfil del paciente. En el síndrome de Refetoff, una mutación en la porción del gen que codifica el dominio de unión al ligando de la subunidad β del receptor de la hormona tiroidea (expresado en todas las células que responden a la hormona tiroidea) causa una resistencia relativa a la acción supresora que normalmente tiene la hormona tiroidea sobre la secreción de TSH por parte de los tirótrofos de la glándula pituitaria anterior. De esta forma, la glándula libera más TSH en la sangre de lo normal. Los niveles elevados de TSH causan un agrandamiento de la glándula tiroides (bocio) así como un aumento en la secreción de la hormona tiroidea en la sangre. Como resultado, los niveles séricos de la T_3 y T_4 aumentan en la sangre. El aumento de la secreción de la hormona tiroidea puede o no ser adecuada para compensar por completo la resistencia relativa de los tejidos periféricos a la hormona tiroidea. Si el aumento compensatorio en la secreción de la hormona tiroidea es inadecuado, el paciente puede desarrollar síntomas de hipotiroidismo.

En pacientes hipotiroideos, la liberación de insulina puede ser subóptima, aunque la intolerancia a la glucosa por esta única causa no es común.

En el hipertiroidismo aumentan tanto la degradación como la depuración de insulina. Este hallazgo clínico, en asociación con el incremento de la demanda de insulina causada por los cambios en el metabolismo de la glucosa, puede llevar a distintos grados de intolerancia a la glucosa en estos pacientes (una condición llamada diabetes mellitus metatiroidea). Un paciente con un hipertiroidismo no complicado, sin embargo, rara vez desarrolla una diabetes mellitus significativa.

La grelina, una hormona identificada como secretagogo de la hormona del crecimiento, ha sido relacionada recientemente a la estimulación del apetito. Este efecto se produce a través de la activación de la proteín cinasa dependiente de AMP en el hipotálamo. La activación de esta cinasa causa la liberación del neuropéptido Y, el cual incrementa el apetito. La investigación enfocada hacia la interrupción del sistema de señalización del grelina/receptor de grelina está aumentado para desarrollar nuevos fármacos antiobesidad.

tóxico para las células, la Na$^+$, K$^+$ ATPasa es estimulada para transportar Na$^+$ fuera de las células a cambio de K$^+$. El aumento de la tasa de hidrólisis de ATP por la Na$^+$, K$^+$ ATPasa estimula la oxidación de combustibles y la regeneración de ATP y calor a partir de la fosforilación oxidativa. Después de un tiempo más prolongado, además de la Na$^+$, K$^+$ ATPasa, la hormona tiroidea también incrementa el nivel de muchas de las enzimas involucradas en la oxidación de combustibles. Debido a que inclusive a una temperatura ambiente normal el ATP utilizado por la Na$^+$, K$^+$ ATPasa representa 20% o más de nuestra tasa metabólica basal (TMB), los cambios en su actividad pueden causar aumentos en la producción de calor relativamente grandes.

La hormona tiroidea puede también incrementar la producción de calor estimulando el consumo de ATP en los ciclos inútiles (en los cuales las conversiones reversibles dependientes de ATP de sustratos en productos y de nuevo en sustratos, utilizan combustibles y por lo tanto producen calor; también conocido como ciclo fútil).

F. Hormonas derivadas del tracto gastrointestinal que afectan el metabolismo energético

Además de la insulina y de las hormonas contrarreguladoras discutidas hasta ahora, una variedad de péptidos sintetizados en las células endocrinas de los islotes pancreáticos, en las células del sistema nervioso entérico, en las células endocrinas del estómago, del intestino delgado y del intestino grueso, así como determinadas células del sistema nervioso central y periférico influyen directamente en el metabolismo energético. Algunos de estos péptidos y sus tejidos de origen, sus acciones en el metabolismo de los combustibles, y los factores que estimulan (o suprimen) sus secreciones están listadas en la tabla 41-2. Además de estos péptidos, otros como la gastrina, motilina, polipéptido pancreático (PP), péptido YY (PYY) y secretina pueden también afectar el metabolismo energético por efectos indirectos en la síntesis o secreción de insulina o en las hormonas contrarreguladoras (tabla e41-3) 🄴. Por ejemplo, la gastrina induce la secreción de ácido gástrico, que en última instancia afecta la absorción de nutrientes y el metabolismo. La motilina secretada por las células enteroendocrinas M del intestino delgado proximal, estimula la secreción de enzimas gástricas y pancreáticas, que a su vez intervienen en la digestión de nutrientes. El PP de los islotes pancreáticos reduce el vaciamiento gástrico y reduce la motilidad de la parte superior del intestino. El PYY de las células α secretado por los islotes pancreáticos maduros inhibe la secreción de ácido gástrico. Por último, la secretina, producida por las células S en el intestino delgado proximal, regula la secreción de enzimas pancreáticas e inhibe la liberación de gastrina y la secreción de ácido gástrico. Aunque estas hormonas "intestinales" no intervienen directamente en el metabolismo energético, tienen un impacto significativo en la forma en que los nutrientes ingeridos se digieren y se preparan para la absorción. Si la digestión o la absorción de combustibles se altera por una perturbación de la delicada interacción entre los péptidos, el metabolismo energético se vería alterado.

Varios de estos péptidos gastrointestinales, como el GLP-1 y el polipéptido inhibidor gástrico/polipéptido insulinotrópico dependiente de glucosa (GIP, *gastric inhibitory polypeptide/glucose-dependent insulinotropic polypeptide*), no actúan como secretagogos directos de la insulina cuando los niveles de glucosa sanguínea son normales, pero sí lo hacen después de una comida lo suficientemente abundante para causar un aumento en la concentración de glucosa sanguínea. La liberación de estos péptidos puede explicar por qué con el modesto aumento posprandial en la glucosa sérica que se suele ver en sujetos normales tiene un efecto estimulante relativamente robusto en la liberación de insulina, mientras que una concentración similar de glucosa *in vitro* provoca un aumento significativamente menor de la secreción de insulina. Del mismo modo, este efecto conocido como "efecto incretina" (mediado por ciertos factores potenciadores de la liberación de insulina) podría contribuir a la fuerte respuesta de las células β que se observa después de una dosis oral de glucosa, en contraste con la observada después de la administración de glucosa por vía intravenosa. Se calcula que este fenómeno representa de 50 a 70% del total de insulina secretada luego de una administración oral de glucosa. Por lo anterior, está claro que el tracto gastrointestinal tiene un papel crucial en la homeostasis periférica de energía a través de su capacidad para influenciar la digestión, absorción y asimilación de nutrientes ingeridos. De manera importante, las incretinas también regulan la cantidad de nutrientes ingeridos a través de su acción como señales de saciedad a nivel central.

En la tabla 41-3 se muestran las acciones del GLP-I y GIP en los órganos blanco clave que son importantes para el control de la homeostasis de glucosa. Tanto el GLP-I

TABLA 41-2	Hormonas derivadas del tracto gastrointestinal que afectan directamente el metabolismo energético		
HORMONA	**CÉLULA PRINCIPAL/TEJIDO DE ORIGEN**	**ACCIONES**	**ESTÍMULO SECRETOR (E INHIBIDORES)**
Amilina	Célula β pancreática, células endocrinas del estómago y del intestino delgado	1. Inhibe la secreción de glucagón estimulada por la arginina y posprandial 2. Inhibe la secreción de insulina	Cosecretados con insulina en respuesta a nutrientes orales
Péptido relacionado con el gen de la calcitonina (CGRP)	Neuronas entéricas y células enteroendocrinas del recto	Inhibe la secreción de insulina	Ingestión oral de glucosa y secreción de ácido gástrico
Galanina	Sistema nervioso, hipófisis, neuronas del intestino, páncreas, tiroides, glándula suprarrenal	Inhibe la secreción de insulina, somatostatina, enteroglucagón, polipéptidos pancreáticos y otros	Distensión intestinal
Polipéptido inhibidor gástrico/polipéptido insulinotrópico dependiente de la glucosa (GIP)	Células K neuroendocrinas del duodeno y yeyuno proximal	1. Aumenta la liberación de insulina vía el efecto de "incretina" 2. Regula el metabolismo de la glucosa y lípidos	Ingestión oral de nutrientes, especialmente ácidos grasos de cadena larga
Péptido liberador de gastrina GRP	Sistema nervioso entérico y páncreas	Estimula la liberación de colecistocinina; GIP, gastrina, glucagón, GLP-I, GLP-II y somatostatina	
Grelina	Sistema nervioso central, estómago, intestino delgado y colon	Estimula la liberación de la hormona del crecimiento	Ayuno
Glucagón	Células α pancreáticas, sistema nervioso central	Hormona contrarreguladora principal que restaura los niveles de glucosa en estado de hipoglucemia (incrementa la glucogenólisis y gluconeogénesis, así como el flujo de proteínas y lípidos en el hígado y músculo)	Factores neurales y humorales liberados en respuesta a la hipoglucemia
Péptido semejante a glucagón I (GLP-I)	Células L enteroendocrinas en íleon, colon y sistema nervioso central	1. Aumenta la eliminación de la glucosa plasmática después de las comidas inhibiendo la secreción de glucagón y estimulando la secreción de insulina 2. Actúa a través de segundos mensajeros en células β para incrementar la sensibilidad de estas en la glucosa (una incretina)	1. Ingestión oral de nutrientes 2. Nervio vago 3. GRP y GIP 4. La somatostatina inhibe la secreción
Péptido semejante a glucagón II (GLP-II)	Igual que para GLP-I	Estimula el transporte de hexosa intestinal	Igual que la GLP-I
Neuropéptido Y	Sistema nervioso central y periférico, células de los islotes pancreáticos	Inhibe la secreción de insulina estimulada por la glucosa	Ingestión oral de nutrientes y activación del sistema nervioso simpático
Neurotensina (NT)	Células N del intestino delgado (en especial en el íleon), sistema nervioso entérico, glándula suprarrenal, páncreas	En el cerebro, modula la neurotransmisión por dopamina y las secreciones de la pituitaria anterior	1. Nutrientes luminales lipídicos 2. GRP 3. La somatostatina inhibe la secreción
Péptido activador de la adenilato ciclasa hipofisiaria (PACAP)	Cerebro, pulmones y sistema nervioso entérico	Estimula la liberación de insulina y catecolaminas	Activación del sistema nervioso central
Somatostatina	Sistema nervioso central, células δ pancreáticas y células δ enteroendocrinas	1. Inhibe la secreción de insulina, glucagón, y PP (islotes), y gastrina, secretina, GLP-I y GLP-II (en el intestino) 2. Reduce la absorción de los carbohidratos desde el lumen intestinal	1. Nutrientes luminales 2. GLP-I 3. GIP 4. PACAP 5. VIP 6. Estimulación β-adrenérgica
Péptido intestinal vasoactivo (VIP)	Ampliamente expresado en el sistema nervioso central y periférico	Puede regular la liberación de insulina y el glucagón pancreático	1. Estimulación mecánica del intestino 2. Activación del sistema nervioso central y periférico

como el GIP refuerzan la síntesis y liberación de insulina, y también ejercen una influencia positiva en la supervivencia de las células de los islotes pancreáticos. Además, el GLP-I contribuye a la regulación de homeostasis de glucosa inhibiendo la secreción de glucagón de las células α del páncreas y disminuye la tasa de vaciamiento gástrico. El GIP, pero no el GLP-I, interactúa con los receptores GIP en los adipocitos, interacción que se asocia con el almacenamiento de combustible. En la figura 41-12 se resumen los efectos clave del GLP-I y el GIP en el metabolismo de la energía.

TABLA 41-3 Acciones del GLP-I y GIP relevantes para el control de la glucosa	GLP-I	GIP
Páncreas		
Estimula la liberación de insulina dependiente de glucosa	+	+
Incrementa la biosíntesis de insulina	+	+
Inhibe la secreción de glucagón	+	−
Estimula la secreción de somatostatina	+	+
Induce la proliferación de células β	+	+
Inhibe la apoptosis de células β	+	+
Tracto gastrointestinal		
Inhibe el vaciamiento gástrico	+	−
Inhibe la secreción gástrica de ácido	+	+
Sistema nervioso central		
Inhibe la ingesta de alimentos y agua	+	−
Promueve la saciedad y pérdida de peso	+	−
Sistema cardiovascular		
Mejora la función cardiovascular luego de la isquemia	+	−
Tejido adiposo		
Acciones lipogénicas del tipo insulina	−	+
Almacenamiento de lípidos	−	+

A medida que se fueron descubriendo los efectos biológicos de las incretinas, se generó la hipótesis de que los agentes que pudieran aumentar las cantidades de incretinas o prolongar su vida media en circulación, podrían representar un medio eficaz para tratar la diabetes tipo 2, aumentando la secreción de insulina del páncreas. Las vidas medias del GIP y el GLP-I en la circulación son del orden de los 2.5 minutos. La

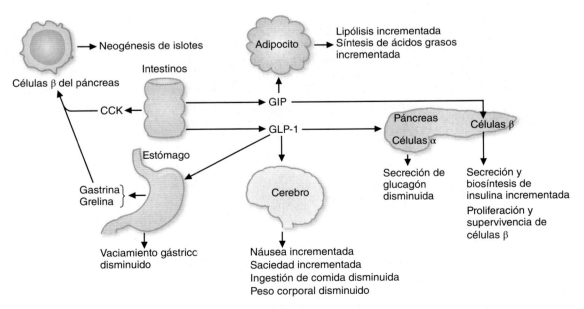

FIGURA 41-12 Acciones de los péptidos seleccionados en los tejidos vitales involucrados en la homeostasis de la glucosa. El GLP-1 y GIP aumentan la secreción de insulina y la supervivencia de las células β. El GLP-I tiene acciones adicionales relacionadas al metabolismo de la glucosa. En contraste, la gastrina y la CCK no regulan de manera aguda los niveles plasmáticos de glucosa, pero parece que incrementan la proliferación de células β.

proteasa DPP-4 (dipeptidil proteasa 4) que se encuentra en la superficie de los riñones, intestino e hígado, y muchos otros tejidos, es responsable de la inactivación del GIP y GLP-I. Para aumentar la eficacia de las incretinas, podrían desarrollarse péptidos sintéticos miméticos de incretina con vidas medias más largas y fármacos que inhibieran la DPP-4, incrementando así las vidas medias del GIP y GLP-I sérico. Estos tipos de fármacos se han desarrollado y se usan para tratar la diabetes mellitus tipo 2. Los primeros son agonistas potentes de los receptores de GLP-I. El exendin-4 o exenatida (Byetta®) aislado del veneno de un lagarto (*Heloderma suspectum*) fue el primer fármaco aprobado para tal tratamiento. Este agonista del receptor del GLP-I debe ser administrado de forma subcutánea, pero debido a su relativa resistencia al corte enzimático por la dipeptil peptidasa 4 (a diferencia del GLP-I nativo, que es rápidamente cortado por esta enzima), su vida media biológica en el plasma permite que sea administrado solo dos veces al día. La DPP-4 escinde el GLP-I después del aminoácido 2 (alanina) rompiendo la unión peptídica alanina-glutamato en esa posición. La exenatida tiene una secuencia glicina-glutamato en los aminoácidos 2 y 3, haciendo que este péptido sea más resistente que la del GLP-I a la acción de la DPP-4. Un segundo agonista del receptor de GLP-I es la liraglutida, que es una versión modificada del GLP-I. La liraglutida tiene una sustitución de una arginina en lugar de una lisina (K34R) en la 34 posición del péptido y la adición de un palmitato en la posición K26 (enlazado covalentemente a la cadena lateral del residuo de lisina). La adición del ácido graso al péptido permite que la liraglutida se una a la albúmina en circulación, protegiéndola de la DPP-4, y permitiendo que se administre en una sola dosis al día.

La segunda clase de fármacos (comercializados por primera vez en octubre del 2006 como sitagliptina [Januvia®]) son inhibidores de la DPP-4 de administración oral. A través de esta acción, la sitagliptina disminuye la velocidad catalítica de corte del GIP y GLP-I por la DDP-4 y, de esta forma, prolonga sus vidas medias en la sangre. En la tabla 41-4 se contrastan las acciones de los agonistas del receptor de GLP-I y de los inhibidores de DPP-4. Desde la introducción de la sitagliptina, otros inhibidores de DPP-4 han sido introducidos, incluyendo la alogliptina, linagliptina, saxagliptina y vildagliptina. Todos han sido aprobados por la FDA para su uso en Estados Unidos y algunos se presentan en combinación con otros medicamentos para tratar la diabetes tipo 2. La vildagliptina está disponible en otros países, pero no en Estados Unidos.

Las primeras estimaciones de su eficacia en la disminución de la glucosa en pacientes con diabetes mellitus tipo 2 sugiere que los fármacos que mejoran la acción de las incretinas, bajan el porcentaje de hemoglobina A_{1c} en la sangre aproximadamente al mismo nivel que otros fármacos antidiabéticos orales disponibles (*véanse* los Comentarios bioquímicos en el cap. 32) como las sulfonilureas, metformina y las tiazolidinedionas (p. ej., rosiglitazona [Avandia®] y pioglitazona [Actos®]).

Desde hace tiempo se descubrió que los individuos con obesidad y diabetes mellitus tipo 2 sometidos a una intervención de *bypass* gástrico curan su diabetes tipo 2 muy pronto después de la cirugía y antes de que tengan una pérdida de peso considerable. Este resultado se ha relacionado a un incremento rápido y sostenido tanto en la amilina como en el GLP-I, que es mayor que en individuos que no se han intervenido. El efecto de incretina del GLP-I conduce a la liberación de insulina y amilina, y a una cisminución de los altos niveles de glucosa en sangre del paciente.

TABLA 41-4 Similitudes y diferencias entre los agonistas del receptor GLP-I e inhibidores de DPP-4

CARACTERÍSTICAS	AGONISTA DEL RECEPTOR GLP-I	INHIBIDORES DPP-4
Administración	Inyección	Oral
Concentraciones de GLP-I	Farmacológicas	Fisiológicas
Secreción incrementada de insulina	Sí	Sí
Secreción reducida de glucagón	Sí	Sí
Activación del sensor portal de glucosa	No	Sí
Vaciamiento gástrico inhibido	Sí	No
Pérdida de peso	Sí	No
Pérdida del apetito, náusea	Sí	No
Proliferación de células β	Sí	Sí
Inmunogenicidad potencial	Sí	No

Para establecer el diagnóstico de un tumor secretorio de una glándula endocrina, se debe demostrar primero que el nivel sérico basal de la hormona en cuestión es regularmente elevado. Más importante aún, se debe mostrar que la hipersecreción de la hormona (y la consecuente elevación de su concentración en la sangre periférica) no puede inhibirse adecuadamente por medio de "maniobras" que se sabe que suprimen la secreción de una glándula normal (es decir, se debe mostrar que la hipersecreción es "autónoma").

Para asegurar que las concentraciones basal y de postsupresión de la hormona a ser evaluada reflejen la tasa secretoria verdadera del tumor endocrino que se sospecha, deben eliminarse todos los factores que se sabe que pueden estimular la síntesis de la hormona. Para la GH, por ejemplo, los secretagogos (estimulantes de la secreción) incluyen factores nutricionales, nivel de actividad del paciente, grado de conciencia y estrés, y determinados fármacos. La secreción de GH es estimulada por una dieta rica en proteínas o por las concentraciones de ácidos grasos o glucosa sanguínea bajas. La actividad física vigorosa, etapas III a IV de sueño, el estrés físico y psicológico, y la levodopa, la clonidina y los estrógenos también incrementan la liberación de GH.

El examen de supresión utilizado para demostrar la hipersecreción autónoma de GH implica darle al paciente una dosis oral de glucosa y medir las concentraciones de GH subsecuentes. Un aumento repentino de la glucosa sanguínea suprime la GH sérica a 2 ng/mL o menos en sujetos normales, pero no en pacientes con acromegalia activa.

Si uno intenta demostrar la hipersecreción autónoma de GH en un paciente en el que se sospecha de acromegalia, entonces, antes de la extracción de sangre para determinar la concentración basal en suero (antes de la dosis de glucosa) de GH y el valor sérico de GH luego de la dosis de glucosa, se debe estar seguro de que el paciente no ha comido en las últimas 6 a 8 h, no ha realizado ejercicio vigoroso en las últimas 4 h, que se mantenga despierto durante el periodo de evaluación (en un estado sin estrés los más que se pueda) y que no haya consumido en la última semana ningún tipo de fármaco que incremente la secreción de GH.

Bajo estas circunstancias controladas cuidadosamente, si los valores séricos basal y de postsupresión de la hormona de la cual se sospecha son elevados, se puede concluir que es probable que haya presencia de hipersecreción autónoma. En este punto, los procedimientos de localización (como una IRM de la glándula pituitaria en una sospecha acromegálica) se realizan para confirmar el diagnóstico.

G. Factores neurales que controlan la secreción de insulina y hormonas contrarreguladoras

Aunque un tratamiento completo está más allá del alcance de esta sección, el tracto gastrointestinal neuroendocrino se describe brevemente aquí con respecto a sus efectos en el metabolismo energético. Las células de los islotes pancreáticos están inervadas por las ramificaciones adrenérgicas y colinérgicas del sistema nervioso autónomo. Aunque la estimulación del sistema simpático y parasimpático aumenta la secreción de glucagón, la secreción de insulina es incrementada por las fibras del nervio vago y suprimida por las fibras simpáticas por medio de los α-adrenorreceptores. La evidencia sugiere también que el sistema nervioso simpático regula indirectamente la función de las células β a través de la estimulación o supresión de la secreción de somatostatina, receptores β_2-adrenérgicos y neuropéptidos (neuropéptido Y y galanina).

Una interacción estrictamente controlada entre factores hormonales y neuronales que controlan el metabolismo de los nutrientes es necesaria para mantener las cantidades normales de combustible y, por lo tanto, la homeostasis energética. *e*

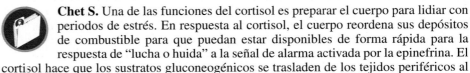

COMENTARIOS CLÍNICOS

 Chet S. Una de las funciones del cortisol es preparar el cuerpo para lidiar con periodos de estrés. En respuesta al cortisol, el cuerpo reordena sus depósitos de combustible para que puedan estar disponibles de forma rápida para la respuesta de "lucha o huida" a la señal de alarma activada por la epinefrina. El cortisol hace que los sustratos gluconeogénicos se trasladen de los tejidos periféricos al hígado, donde son convertidos en glucosa y almacenados como glucógeno. La liberación de epinefrina estimula la ruptura del glucógeno, incrementando el suministro de glucosa a la sangre. Así, el combustible queda disponible para el músculo para luchar o huir.

El síndrome de Cushing se caracteriza por un prolongado e inadecuado nivel elevado de cortisol. La causa más frecuente es la enfermedad de Cushing, que es la causa de los problemas actuales de **Chet S.** Esto es resultado de la hipersecreción prolongada de ACTH de un tumor pituitario benigno. La ACTH estimula la corteza suprarrenal para producir cortisol y los niveles sanguíneos de esta hormona esteroide aumentan.

Otras causas no pituitarias del síndrome de Cushing incluyen tumores de la corteza suprarrenal que generan secreciones excesivas de cortisol directamente al torrente sanguíneo. Esta alteración puede resultar también de la liberación de ACTH por parte de neoplasias no endocrinas y no pituitarias (síndrome de ACTH "ectópico"). El síndrome de Cushing es causado a menudo por dosis excesivas de GC sintéticos utilizados para tratar una variedad de padecimientos debido a sus potentes efectos antiinflamatorios (síndrome de Cushing iatrogénico).

 Sam A. El potencial diabetogénico de concentraciones crónicamente elevadas de GH en la sangre se manifiesta frecuentemente por la incidencia de diabetes mellitus (10 a 15%) y una intolerancia a la glucosa (50%) en pacientes con acromegalia como **Sam A.** En circunstancias normales, sin embargo, las concentraciones fisiológicas de GH (así como las del cortisol y la hormona tiroidea) tienen un efecto facilitador o permisivo de la cantidad de insulina liberada como respuesta a la hiperglucemia y otros secretagogos de insulina. Este efecto "proinsular" está probablemente destinado para actuar como un freno para contrarrestar cualquier efecto "contrainsular" potencialmente excesivo que incremente la GH y otras hormonas contrarreguladoras.

COMENTARIOS BIOQUÍMICOS

Radioinmunoanálisis. La mayoría de las hormonas están presentes en los fluidos corporales en cantidades del orden de pico o nanomolares y requieren de análisis muy sensibles para determinar su concentración en la sangre u orina. El radioinmunoanálisis (RIA, *radioimmunoassay*), desarrollado en la década de 1960, usan un anticuerpo generado en animales contra un antígeno específico (la hormona a ser medida). Determinar la concentración de la hormona implica la incubación de la muestra de plasma u orina con el anticuerpo y luego la cuantificación del nivel del complejo antígeno-anticuerpo formado durante la incubación por una de las diversas técnicas.

El RIA clásico utiliza anticuerpos de alta afinidad que han sido fijados (inmovilizados) sobre la superficie interna de un tubo de ensayo, una esfera de teflón o una partícula magnética. Cada tubo contiene además la misma pequeña y cuidadosamente medida cantidad de la hormona radiomarcada y se prepara una curva estándar usando una cantidad definida del anticuerpo y varias concentraciones determinadas de la hormona no marcada. La hormona marcada y la hormona no marcada compiten por la unión al anticuerpo. Mientras mayor es la cantidad de la hormona no marcada en la muestra, menor es la cantidad de la hormona radiomarcada que se une. Se traza una curva estándar (fig. 41-13). La muestra de la sangre u orina del paciente, que contiene la hormona no marcada a ser medida, se incuba con el anticuerpo inmovilizado en presencia de la misma pequeña y cuidadosamente medida cantidad de la hormona radiomarcada. Se determina la cantidad de la hormona radiomarcada unida al anticuerpo y se usa la curva estándar para cuantificar la cantidad de la hormona no marcada en la muestra del paciente.

En los análisis inmunorradiométricos (IRMA, *immunoradiometric assay*) se utiliza el mismo principio, pero con esta técnica, en lugar de marcar el antígeno que se va a determinar, se marca el anticuerpo con un isótopo radiactivo.

La sensibilidad de los RIA puede potenciarse utilizando una "técnica de sándwich". Este método utiliza dos anticuerpos monoclonales diferentes (anticuerpos generados no por múltiples clonas, sino por una sola clona de células plasmáticas) y cada uno de ellos reconoce una porción específica diferente de la estructura de la hormona. El primer anticuerpo que está adherido a una matriz sólida de soporte, como un plato de plástico para cultivo, se une a la hormona que va a ser analizada. Después de la exposición de la muestra del paciente al primer anticuerpo, el exceso de plasma se elimina y el segundo anticuerpo (que está radiomarcado) se incuba entonces con el primer complejo antígeno-anticuerpo formado. La cantidad del segundo anticuerpo (radiomarcado) unido al primer complejo es proporcional a la cantidad de hormona en la muestra.

La técnica de sándwich puede mejorarse aún más si el segundo anticuerpo está unido a una enzima como la fosfatasa alcalina. La enzima convierte con rapidez un sustrato incoloro agregado en un producto de color, o un sustrato no fluorescente en un producto altamente fluorescente. Estos cambios pueden cuantificarse si el grado de variación en el color o de la fluorescencia es proporcional a la cantidad de la hormona presente en la muestra del paciente. Menos de un nanogramo (10^{-9} g) de proteína puede determinarse con un ensayo por inmunoabsorción ligado a enzimas (ELISA, *enzyme-linked immunosorbent assay*).

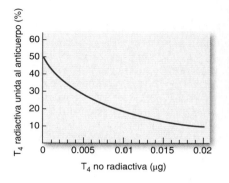

FIGURA 41-13 Curva estándar de un radioinmunoanálisis. Una cantidad constante de tetrayodotironina (T_4) radiactiva se agrega a una serie de tubos, los cuales contienen una cantidad diferente de T_4 no radiactiva. La cantidad de la hormona radiactiva que se une al anticuerpo que es específico para la hormona se mide y se grafica contra la concentración de la hormona no radiactiva. Cuando hay más T_4 no radiactiva presente en el tubo, menos T_4 radiactiva se une al anticuerpo. Para reducir el uso de radiactividad en el laboratorio, el ensayo se ha adaptado al uso de anticuerpos y antígenos marcados con fluorescencia para determinar los niveles de hormona tiroidea en una muestra biológica.

CONCEPTOS CLAVE

- ◆ La insulina es la hormona anabólica más importante del cuerpo.
- ◆ Las hormonas que contrarrestan la acción de la insulina son conocidas como hormonas contrarreguladoras (contrainsulares).
- ◆ El glucagón es la hormona contrarreguladora más importante.
- ◆ Otras hormonas contrainsulares son:
  - ◆ Epinefrina
  - ◆ Noradrenalina
  - ◆ Cortisol
  - ◆ Somatostatina
  - ◆ Hormona del crecimiento (GH)
  - ◆ Hormona tiroidea
- ◆ La somatostatina inhibe la secreción de insulina, así como la secreción de un gran número de otras hormonas.
- ◆ La GH tiene una amplia variedad de efectos.
  - ◆ La GH incrementa la lipólisis en el tejido adiposo, lo que aumenta la disponibilidad de ácidos grasos para oxidar, reduciendo así la oxidación de glucosa y aminoácidos.
  - ◆ La GH incrementa la absorción de aminoácidos en las células musculares, incrementando de esta forma la síntesis de proteínas en músculo.
  - ◆ La GH estimula la gluconeogénesis (a partir de aminoácidos como sustrato) y la producción de glucógeno en el hígado.

- Las catecolaminas tienen efectos metabólicos dirigidos a la movilización de combustibles desde sus sitios de almacenamiento para ser oxidados por las células suprimiendo al mismo tiempo la secreción de insulina.
- El cortisol (un glucocorticoide) promueve la supervivencia en tiempos de estrés, principalmente a través de la alteración de la expresión genética.
  - Los procesos que requieren de ATP como la síntesis de ADN, ARN y proteínas son inhibidos.
    - Los combustibles se hacen disponibles.
    - Se estimula la lipólisis de las células adiposas.
    - Se estimula la proteólisis muscular.
    - Se inhibe la absorción de glucosa por muchos tejidos para proveer al sistema nervioso de glucosa.
  - El hígado utiliza el carbono de los aminoácidos para la gluconeogénesis y el almacenamiento de glucógeno.
- La secreción de la hormona tiroidea es regulada por la hormona estimuladora de tiroides (TSH) y por la hormona liberadora de tirotropina (TRH).
- Los efectos de la hormona tiroidea en el hígado incluyen:
  - Incremento de la glucólisis y síntesis del colesterol
  - Incremento de la síntesis de sales biliares
  - Incremento de la síntesis de triacilgliceroles
- Los efectos de la hormona tiroidea en las células grasas incluyen:
  - Incremento de la lipólisis
  - Incremento de la liberación de glicerol hacia el hígado
- La hormona tiroidea también estimula la producción de calor a través de una variedad de mecanismos.
- El intestino y el estómago también secretan una variedad de factores que afectan el metabolismo energético, trabajando con (o contra) otras hormonas ya descritas.
- Las incretinas como el péptido-I tipo glucagón (GLP-I) y el péptido insulinotrópico dependiente de glucosa (GIP) se sintetizan en células especializadas del tracto gastrointestinal.
- El GLP-I y GIP influyen en la homeostasis de nutrientes al incrementar la liberación de insulina de las células β del páncreas en función de la concentración de glucosa.
- La acción de la incretina facilita la absorción de glucosa por los tejidos musculares y por el hígado a la vez que suprime la secreción de glucagón en las células β del páncreas.
- La acción de las incretinas también incrementa los niveles de AMPc en los islotes llevando a un aumento de la masa y resistencia a la apoptosis de las células β.
- Las enfermedades revisadas en este capítulo se resumen en la tabla 41-5.

TABLA 41-5 Enfermedades revisadas en el capítulo 41		
ENFERMEDAD O TRASTORNO	**AMBIENTAL O GENÉTICA**	**COMENTARIOS**
Hipercortisolismo	Ambas	Secreción excesiva de cortisol que conduce a respuestas catabólicas inapropiadas.
Acromegalia	Ambiental	Secreción excesiva de hormona del crecimiento, más a menudo causada por neoplasias de la hipófisis que secretan GH.
Enfermedad de Cushing	Ambiental	Un adenoma pituitario conduce a la secreción excesiva de ACTH, lo que a su vez provoca una secreción excesiva de cortisol.
Síndrome de Cushing	Ambiental o genética (neoplasia endocrina múltiple [MEN] I)	Exposición a altos niveles de cortisol por periodos prolongados con sus efectos subsecuentes.
Hipertiroidismo	Ambiental o genética	Secreción reducida de hormona tiroidea, aumento de peso.

PREGUNTAS DE REVISIÓN: CAPÍTULO 41

1. Como estudiante de tercer año de medicina, usted examina a su primer paciente. Masculino de 52 años de edad, tiene la cara redonda, acné y un prominente cúmulo de grasa en la parte posterior de su cuello. El paciente refiere que está muy débil para "podar el césped". Su concentración de glucosa sanguínea en ayuno es de 170 mg/dL (intervalo de referencia: 70 a 100 mg/dL). La concentración de cortisol plasmático es de 62 μg/mL (intervalo de referencia: 3 a 31 μg/mL). Sus valores de ACTH plasmática son de 0 pg/mL (intervalo de referencia, 10 a 100 pg/mL). Basado en la información suministrada y si el problema del paciente fuera atribuible a una sola causa, ¿cuál sería el diagnóstico más probable?
   A. Diabetes mellitus no dependiente de insulina
   B. Diabetes mellitus insulinodependiente
   C. Un tumor secretorio en la pituitaria anterior
   D. Un tumor secretorio de la pituitaria posterior
   E. Un tumor secretorio de la corteza suprarrenal

2. Una mujer fue programada para un examen de supresión de hormona del crecimiento. Si cada uno de los siguientes eventos ocurrieran la misma mañana en la que se hace el examen, ¿cuál de los eventos sería más factible que provoque la disminución en los niveles de la hormona del crecimiento?
   A. Comió cuatro donas grandes en el desayuno
   B. Estaba en una terapia de remplazo de estrógenos y tomó sus pastillas luego del desayuno
   C. Mientras abría el auto, fue perseguida por el perro bravo del vecino
   D. Se durmió en el comienzo del examen y roncó hasta que se completó el examen 1.5 h después
   E. Olvidó tomar el desayuno antes del examen

3. ¿Qué provoca la deficiencia alimentaria de yoduro?
   A. Un efecto directo en la síntesis de tiroglobulina en los ribosomas
   B. Un aumento en la secreción de hormona estimulante de la tiroides (TSH)
   C. Una disminución en la secreción de hormona liberadora de tirotropina (TRH)
   D. Un aumento en la producción de calor
   E. Pérdida de peso

4. Una mujer cuya glándula tiroides fue extirpada quirúrgicamente, se trató con 0.10 mg de tiroxina diaria (en tabletas). Luego de 3 meses de tratamiento, la concentración de TSH sérica se ubicaba en el intervalo de 10 a 15 mUI/mL (intervalo de referencia: 0.3 a 5.0 mUI/mL). Se quejó de fatiga, aumento de peso y ronquera. ¿Cómo debería ajustarse su dosis de hormona tiroidea?
   A. Se le debería dar más hormona tiroidea
   B. Se le debería dar menos hormona tiroidea
   C. No es necesario hacer un ajuste

5. ¿Cuál de las hormonas contrarreguladoras de la insulina estimula tanto la liberación de aminoácidos del músculo como la glucogénesis?
   A. Glucagón
   B. Adrenalina
   C. Cortisol
   D. GH
   E. Hormona tiroidea

6. ¿Cuál de las siguientes son hormonas que antagonizarían las acciones de la insulina (hormonas contrarreguladoras de la insulina)? Elija la mejor respuesta.

	Eritropo-yetina	Adrena-lina	Noradre-nalina	Somatos-tatina	Hormona de crecimiento
A	Sí	No	No	No	Sí
B	Sí	Sí	Sí	Sí	No
C	Sí	No	No	No	Sí
D	No	Sí	Sí	Sí	Sí
E	No	No	Sí	No	No
F	No	Sí	Sí	Sí	No

7. Un paciente ha sido diagnosticado con acromegalia provocada por un tumor secretor de hormona de crecimiento (GH) en la adenohipófisis. Al paciente se le prescribe un análogo de la somatostatina para suprimir la secreción de GH del tumor para tratar la condición. Este tratamiento también provoca la supresión de una de las siguientes hormonas:
   A. Adrenalina
   B. Noradrenalina
   C. Glucocorticoide
   D. Hormona tiroidea
   E. Eritropoyetina

8. Un paciente tuvo antecedente reciente de cefalea, sudoraciones y palpitaciones cardiacas elevadas. El médico ordenó una prueba de orina de 24 horas que indicó concentraciones muy elevadas de vanilil-ácido mandélico (VMA). Este hallazgo sugiere en gran medida que el paciente tiene uno de los siguientes tipos de tumor:
   A. Prolactinoma
   B. Tumor secretor de hormona de crecimiento
   C. Insulinoma
   D. Glucagonoma
   E. Feocromocitoma

9. Un nuevo paciente ha sido diagnosticado con diabetes tipo 2. Su plan de tratamiento incluye prescribir un medicamento que sería favorable para reducir las concentraciones de glucosa posprandial. ¿Cuál de los siguientes es una clase de este medicamento?
   A. Medicamentos que disminuyen las concentraciones de péptido inhibidor gástrico (GIP)
   B. Medicamentos que disminuyen las concentraciones de péptido semejante a glucagón I (GLP-I)
   C. Medicamentos que aumentan las concentraciones de somatostatina
   D. Medicamentos que disminuyen las concentraciones de dipeptidil peptidasa 4 (DPP-4)
   E. Medicamentos que aumentan las concentraciones de glucagón

10. Cuando se observa la glándula suprarrenal desde la cobertura externa (cápsula) de la corteza hacia la médula, ¿cuál de las siguientes opciones es el orden correcto de la síntesis de hormonas?
    A. Adrenalina, cortisol, DHEA, aldosterona
    B. Aldosterona, cortisol, DHEA, adrenalina
    C. Cortisol, DHEA, adrenalina, aldosterona

D. Aldosterona, DHEA, cortisol, adrenalina

E. DHEA, aldosterona, adrenalina, cortisol

11. La liberación de GH produce una proliferación celular debido a que el hígado responde a la GH sintetizando ¿cuál de las siguientes?

A. Somatostatina

B. Somatomedina

C. GLP-I

D. GIP

E. Insulina

12. La liberación de insulina es significativamente mayor después de ingerir una comida bien equilibrada (carbohidratos, lípidos y proteínas) que cuando se introduce una cantidad equivalente de glucosa por vía intravenosa. ¿Esto se debe a la acción de cuál de los siguientes tejidos?

A. Hipotálamo

B. Hígado

C. Páncreas

D. Estómago

E. Intestino

13. ¿Cuál es la similitud entre las hormonas tiroideas activas y las incretinas?

A. Ambas requieren un transporte mineral activo para sintetizar la hormona

B. Ambas se sintetizan en el coloide tiroideo

C. La insulina estimula la síntesis de ambos conjuntos de hormonas

D. Las hormonas activas son péptidos proteolíticos derivados de un precursor mayor

E. La somatostatina induce la síntesis de ambos conjuntos de proteínas

14. Dos amigos, A y B, ambos de cuarenta y tantos años, estaban discutiendo los consejos de su médico sobre cómo controlar su diabetes. Ambos llevaban una dieta equilibrada y tomaban a diario un comprimido multivitamínico adecuado. Ambos se inyectaban insulina en varios momentos del día, pero uno de ellos (A) también tomaba un medicamento que ayudaba a aumentar los niveles de insulina después de comer. El amigo B no tenía prescrito ese medicamento y pidió que le prestaran parte del de A. Resulta que la toma del otro medicamento no tuvo ningún efecto sobre los niveles de insulina de B después de comer. ¿Cuál es la causa más probable de esto?

A. B tiene diabetes de tipo 1, mientras que A tiene diabetes de tipo 2

B. A tiene diabetes de tipo 1, mientras que B tiene diabetes de tipo 2

C. B tiene una enzima DPP-4 defectuosa

D. B tiene una deficiencia de zinc

E. B no puede producir incretinas

15. La bafilomicina es un miembro de la familia de los antibióticos macrólidos, y aunque la bafilomicina tiene actividad antifúngica y antiparasitaria, también tiene un amplio número de efectos secundarios indeseables en los seres humanos, por lo que sólo se utiliza con precaución. Uno de los efectos de la bafilomicina es la inhibición de la bomba de protones lisosomal, lo que provoca la alcalinización de los lisosomas. Este fármaco tendría el mayor efecto sobre la síntesis de ¿cuál de las siguientes hormonas?

A. Cortisol

B. GLP-I

C. Insulina

D. Hormona tiroidea

E. Hormona del crecimiento

RESPUESTAS A LAS PREGUNTAS DE REVISIÓN

1. **La respuesta es E.** Un tumor de la corteza suprarrenal secreta cantidades excesivas de cortisol a la sangre, lo que afecta la tolerancia a la glucosa, suprime la secreción hipofisaria de ACTH y, a través de la hipercortisolemia crónica, produce los cambios típicos descritos en este paciente. La diabetes mellitus no complicada no dependiente de insulina y la dependiente de insulina pueden eliminarse como diagnósticos posibles, ya que no se relacionan con concentraciones altas de cortisol plasmático y bajas de ACTH. En este paciente, la hiperglucemia es resultado de los efectos diabetógenos de la hipercortisolemia crónica. Un tumor hipofisario anterior, secretor de ACTH, causaría hipercortisolemia, que a su vez afecta la tolerancia a la glucosa, pero en este caso las concentraciones plasmáticas de ACTH habrían sido más altas, en lugar de 0 pg/mL. La hipófisis posterior secreta oxitocina y vasopresina, ninguna de las cuales influye en las concentraciones sanguíneas de glucosa, cortisol o ACTH.

2. **La respuesta es A.** La concentración alta de glucosa sanguínea induce el descenso de hormona del crecimiento en sangre. Este hecho sirve como base para la prueba de la hormona del crecimiento por supresión de la glucosa. Las respuestas B, C y D causarían un aumento en la cantidad de hormona del crecimiento, mientras que la respuesta E no tendría efecto en la prueba.

3. **La respuesta es B.** Cuando la dieta es deficiente en yodo, la tiroides no produce cantidades normales de T_3 y T_4. Por consiguiente, es menor la inhibición por retroalimentación de la síntesis y liberación de TSH; por lo tanto, se observaría un aumento en esta hormona. No hay un efecto directo en la síntesis de tiroglobulina (por lo tanto, A es incorrecta). La TRH proviene del hipotálamo para inducir la liberación de TSH en la hipófisis; la falta de hormona tiroidea aumentaría la producción de TRH, no la disminuiría (por lo tanto, C es incorrecta). La producción excesiva de hormona tiroidea aumenta la producción de calor y causa pérdida de peso; la falta de esta hormona no genera estos síntomas (por lo tanto, D y E son incorrectas).

4. **La respuesta es A.** La mujer experimenta hipotiroidismo; la TSH se eleva en un intento para aumentar la secreción de hormona tiroidea, ya que la existente es insuficiente para suprimir la liberación de TSH.

5. **La respuesta es C.** El glucagón, la adrenalina y la noradrenalina disminuyen la glucogénesis (la síntesis de glucógeno). Las hormonas de crecimiento y tiroidea no

tienen efecto en la glucogénesis. La única hormona contrarreguladora para aumentar la glucogénesis es el cortisol, que está preparando al cuerpo para futuras necesidades almacenando carbonos de aminoácidos (obtenidos de la degradación de proteína en el músculo) como glucógeno en el hígado.

6. **La respuesta es D.** Las hormonas contrarreguladoras se oponen a las acciones de la insulina. El glucagón es la principal hormona contrarreguladora, pero la adrenalina, la noradrenalina, el cortisol, la somatostatina, la GH y la hormona tiroidea se clasifican como hormonas contrarreguladoras porque todas afectan el metabolismo de combustible de manera opuesta a la acción de la insulina sobre el metabolismo de combustibles. La eritropoyetina estimula la producción de médula ósea de los eritrocitos, pero no se opone a las acciones de la insulina.

7. **La respuesta es D.** La somatostatina inactiva a la adenilato ciclasa, con lo que reducen las concentraciones de AMPc. Esto reduce la secreción de GH, hormona estimulante de la tiroides (TSH), insulina, glucagón, serotonina y hormona liberadora de tirotropina (TRH). La reducción de TRH y TSH reduce la producción de hormona tiroidea. La somatostatina no reduce la secreción de glucocorticoides, catecolaminas (como adrenalina y noradrenalina) y eritropoyetina.

8. **La respuesta es E.** Un feocromocitoma es un tumor productor de catecolaminas de las glándulas suprarrenales que sobreproduce y secreta adrenalina y otras catecolaminas. El VMA y las metanefrinas son los productos de degradación de estas hormonas. Debido a que las concentraciones de productos de degradación están elevadas, el tumor está secretando catecolaminas, lo que también explica los síntomas. Ninguno de los otros tumores presentados producirá VMA como producto de degradación.

9. **La respuesta es D.** GIP y GLP-I acentúan la liberación de insulina después de una comida lo suficientemente abundante para causar un aumento en la concentración de glucosa sanguínea (de manera que deben estar aumentados como un tratamiento para la diabetes). Tanto GIP como GLP-I tienen una vida media muy corta debido a la inactivación por DPP-4. Reducir las concentraciones de DPP-4 permitirá que más GLP-I y GIP estimulen la liberación de insulina y disminuyan las concentraciones de glucosa sanguínea posprandial. La somatostatina y el glucagón son hormonas contrarreguladoras y antagonizarán los efectos de la insulina.

10. **La respuesta es B.** La capa más externa de la corteza suprarrenal produce mineralocorticoides (aldosterona). La capa intermedia produce glucocorticoides (cortisol). La capa más interna de la corteza produce andrógenos suprarrenales (DHEA). La médula suprarrenal (dentro de la corteza) produce catecolaminas como la adrenalina.

11. **La respuesta es B.** La unión de la GH a su receptor en la superficie de las células del hígado induce la síntesis de las somatomedinas (factores de crecimiento similares a la insulina, IGF-1 e IGF-2). Los IGF son secretados por el hígado y se unen a los receptores de otros tejidos, promoviendo la proliferación celular. La somatostatina es producida por las células D del páncreas y reduce la secreción de insulina y glucagón del páncreas, además de bloquear la acción de otras hormonas El péptido similar al glucagón 1 (GLP-I) y el GIP son producidos por el intestino delgado en respuesta a la ingestión de alimentos y actúan conjuntamente para estimular la liberación de insulina del páncreas. La síntesis y liberación de insulina en el páncreas no se ve afectada por la GH.

12. **La respuesta es E.** La presencia de grasa en el intestino delgado (en particular, de ácidos grasos insaturados de cadena larga) provoca la secreción de GLP-I y GIP, las incretinas, que actúan conjuntamente con los niveles elevados de carbohidratos para estimular la liberación de insulina del páncreas. La administración de glucosa por vía intravenosa eludiría este mecanismo de estimulación de la liberación de insulina y daría lugar a una respuesta menos intensa de la insulina a la comida. Las incretinas no son producidas por el hipotálamo, el hígado, el páncreas o el estómago.

13. **La respuesta es D.** Las hormonas tiroideas (T3 y T4) se derivan de la proteína más grande, la tiroglobulina yodada, mientras que el GLP-I y el GIP también se derivan de proteínas más grandes a través de la escisión proteolítica. La hormona tiroidea requiere yodo para ser sintetizada, pero ni el GLP-I ni el GIP requieren minerales para su síntesis. Las incretinas se sintetizan en el intestino, no en el coloide tiroideo. La insulina no afecta a la síntesis de ninguno de los dos grupos de hormonas. La somatostatina suele reprimir la síntesis de las hormonas y no induce la síntesis de ambos conjuntos de proteínas.

14. **La respuesta es A.** Es muy probable que el amigo A tenga diabetes tipo 2 y que esté complementando las inyecciones de insulina con, posiblemente, un inhibidor de la DPP-4, que alargará la vida media de las incretinas en circulación, lo que impulsaría la producción de insulina por parte del páncreas para complementar la insulina obtenida con la inyección. Otro posible fármaco que está tomando el amigo A es un análogo de la incretina, que tiene una vida media en circulación más larga que las incretinas naturales. El amigo B, que probablemente tiene diabetes tipo 1, es incapaz de producir insulina (las células β del páncreas han sido destruidas por una reacción autoinmune), por lo que la toma de fármacos que aumentan la eficacia de las incretinas no puede conducir a un aumento de los niveles de insulina en circulación. Un individuo con diabetes tipo 1 puede seguir produciendo incretinas en respuesta a la alimentación y tendría una actividad funcional de la DPP-4. Dado que los amigos están tomando pastillas multivitamínicas es poco probable que ninguno de los dos tenga una deficiencia de zinc.

15. **La respuesta es D.** Mientras que el GLP-I, la insulina y la GH derivan de un propéptido mayor, la escisión del propéptido ocurre en el citoplasma y no en el lisosoma. La maduración de la hormona tiroidea, sin embargo, requiere de proteasas lisosomales, que no funcionarán si el pH de los lisosomas es > 5. El cortisol, derivado del colesterol, no es una hormona polipeptídica.

42

Bioquímica de los eritrocitos y otras células de la sangre

Las células de la sangre se clasifican en **eritrocitos**, **leucocitos** y **trombocitos**. Los eritrocitos llevan oxígeno a los tejidos y son las células más numerosas de la sangre. Los leucocitos (**glóbulos blancos**) están involucrados en la defensa contra infecciones y los trombocitos (**plaquetas**) funcionan en la coagulación de la sangre. Todas las células en la sangre pueden generarse de células troncales (células madre) hematopoyéticas en la médula ósea según sea necesario. Por ejemplo, en respuesta a una infección, los leucocitos segregan **citocinas** denominadas **interleucinas** que estimulan la producción de leucocitos adicionales para combatir la infección. La disminución del suministro de oxígeno a los tejidos indica a los riñones que deben liberar **eritropoyetina**, hormona que estimula la producción de eritrocitos.

El eritrocito tiene una función metabólica limitada debido a su falta de orgánulos internos. La **glucólisis** es la vía más importante para generar energía, con la producción de lactato regenerando NAD^+ para que la glucólisis continúe. El NADH producido en la glucólisis se utiliza también para reducir la forma férrica de hemoglobina, **metahemoglobina**, al estado ferroso normal. La glucólisis también conduce a una vía lateral en la cual se produce el **2,3-bisfosfoglicerato**, que es un importante efector alostérico para la interacción del oxígeno con la hemoglobina (cap. 7). La vía de **derivación de hexosa monofosfato** genera **NADPH** para proteger a los lípidos y proteínas de la membrana de los eritrocitos de la oxidación, a través de la regeneración de glutatión reducido. La **síntesis del hemo** tiene lugar en los precursores de los eritrocitos y es una vía compleja que se origina a partir de la succinil coenzima A (succinil-CoA) y glicina. Las mutaciones en cualquiera de los pasos de la síntesis del hemo conducen a un grupo de enfermedades conocidas como **porfirias**.

La membrana de los eritrocitos debe ser altamente deformable para permitirles viajar a través del sistema capilar del cuerpo. Esto se debe a una compleja estructura **citoesquelética** conformada principalmente por las proteínas espectrina, anquirina y **proteínas de banda 3**. Las mutaciones en estas proteínas conducen a la formación inadecuada del citoesqueleto de la membrana, lo que resulta en eritrocitos malformados o **esferocitos**, en la circulación. Los esferocitos tienen un lapso de vida corto, lo que lleva a la pérdida de células de la sangre.

Cuando el cuerpo no tiene suficientes eritrocitos, se dice que el paciente tiene **anemia**. La anemia puede producirse por muchas razones. Las **deficiencias nutricionales** de hierro, folato o **vitamina B$_{12}$** previenen la formación de cantidades adecuadas de eritrocitos. Las **mutaciones** en los genes que codifican a las **enzimas** metabólicas de los eritrocitos, **proteínas estructurales de la membrana** y **globinas** causan **anemias hereditarias**. La apariencia de los eritrocitos en una muestra de sangre, frecuentemente proporciona pistas sobre la causa de una anemia. Debido a que las mutaciones que dan origen a anemias hereditarias también proporcionan protección contra la malaria, las anemias hereditarias son algunas de las enfermedades genéticas conocidas más comunes.

El ser humano altera la expresión génica de globina durante el desarrollo, un proceso conocido como **conmutación de hemoglobina**. El cambio de expresión entre un gen y otro está regulado por la unión del factor de transcripción a las regiones promotoras de estos genes. La investigación actual está intentando reactivar los genes de hemoglobina fetal para combatir la enfermedad de células falciformes y la talasemia.

SALA DE ESPERA

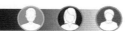

Lisa N., que tiene talasemia β⁺, se quejaba de dolor en la parte inferior de la columna (caps. 13 y 14). La tomografía computarizada (TC) cuantitativa de los cuerpos vertebrales de la columna lumbar mostró evidencia de un área de principio de compresión de la médula espinal en la región lumbar superior. Tuvo anemia grave, por la estimulación en la producción de precursores de eritrocitos (masa eritroide) de las células madre de la médula ósea. Esta expansión del volumen de la médula causa osteoporosis, ocasionando fracturas por compresión en la columna lumbar que, a su vez, causa dolor. Además del tratamiento para la osteoporosis, se considera un programa de transfusiones de sangre regulares para reducir el volumen medular en la columna lumbar y mantener la capacidad portadora de oxígeno de los eritrocitos circulantes. Los resultados de estudios especiales relacionados con el defecto genético subyacente a la talasemia están en investigación aunque algunos estudios preliminares han mostrado que tiene cifras elevadas de hemoglobina fetal que, en parte, modera las manifestaciones de la enfermedad. Los padres de **Lisa N.** regresaron a la clínica para discutir los resultados de estos estudios.

Edward R. es un estudiante universitario de 21 años de edad que manifiesta sentirse cansado todo el tiempo. Dos años antes fue operado de cálculos biliares, constituidos principalmente de bilirrubina. Su bazo es palpable y la ictericia se pone de manifiesto por el color amarillento de la parte blanca de los ojos. Su hemoglobina es baja (8 g/dL; valor de referencia: 13.5 a 1.5 g/dL). Una prueba de sangre mostró eritrocitos anormalmente pequeños, redondeados y oscuros denominados esferocitos, así como también incremento en el número de eritrocitos inmaduros circulantes, conocidos como reticulocitos.

I. Células de la sangre

La sangre, junto con la médula espinal, conforma el sistema orgánico que contribuye en forma significativa al logro de la homeostasis, el mantenimiento de la composición normal del ambiente interno del cuerpo. La sangre puede considerarse un tejido líquido conformado por agua, proteínas y células especializadas. Las células más abundantes en la sangre son los eritrocitos, que transportan oxígeno a los tejidos y contribuyen a amortiguar la sangre a través de la unión de protones por la hemoglobina (*véase* el material del cap. 4, sec. IV.B y cap. 7, sec. VII). Los eritrocitos pierden todos los orgánulos internos durante el proceso de diferenciación. Los leucocitos son células nucleadas presentes en la sangre que funcionan en la defensa contra las infecciones. Las plaquetas (trombocitos), que contienen orgánulos citoplasmáticos sin núcleo, están involucradas en el control de la hemorragia, al contribuir a la formación de trombos normales (coágulo) dentro del lumen de los vasos sanguíneos. La concentración promedio de estas células en la sangre de los individuos normales se presenta en la tabla 42-1.

A. Clasificación y funciones de los leucocitos y trombocitos

Los leucocitos pueden clasificarse en polimorfonucleares (granulocitos) o mononucleares, dependiendo de la morfología del núcleo en estas células. El leucocito mononuclear

TABLA 42-1 Valores normales de concentración de células sanguíneas en adultos	
TIPO DE CÉLULA	**PROMEDIO (CÉLULAS/mm³)**
Eritrocitos	5.2×10^6 (varones); 4.6×10^6 (mujeres)
Neutrófilos	4300
Linfocitos	2700
Monocitos	500
Eosinófilos	230
Basófilos	40
Plaquetas	1.5×10^5-4.0×10^5

tiene un núcleo redondeado, mientras que los leucocitos polimorfonucleares tienen núcleos multilobulados.

1. Los granulocitos

Los granulocitos, denominados así por la presencia de gránulos secretorios visibles a la tinción, son los neutrófilos, eosinófilos y basófilos. Cuando estas células son estimuladas en respuesta a estímulos químicos, las membranas de las vesículas se fusionan con la membrana plasmática celular, para liberar los contenidos granulares (degranulación). Los gránulos contienen muchas moléculas de señalización celular que median los procesos inflamatorios. Los granulocitos, además de mostrar núcleos segmentados (son polimorfonucleares), pueden distinguirse unos de otros por sus propiedades de coloración (causadas por diferentes contenidos granulares) en frotis hematológicos de sangre estándar: los neutrófilos coloran a rosa, los eosinófilos a rojo y los basófilos tiñen a azul.

Los neutrófilos son células fagocíticas que migran rápidamente a áreas de infección o daño tisular. Como parte de la respuesta a la infección aguda, los neutrófilos fagocitan cuerpos extraños y los destruyen, en parte, al iniciar el estallido respiratorio (*véase* cap. 25). El estallido respiratorio crea radicales de oxígeno que aniquilan rápidamente el material en cuestión que se encuentra en el sitio de la infección.

La función principal de los eosinófilos es proteger contra los parásitos, como gusanos, y eliminar la fibrina durante la inflamación. Los gránulos eosinofílicos son lisosomas que contienen enzimas hidrolíticas y proteínas catiónicas, que son tóxicas para los gusanos parásitos. Los eosinófilos también están implicados en las respuestas alérgicas y el asma, así como también en enfermedades autoinmunes y algunos cánceres. Elucidar la función de los eosinófilos es actualmente un área activa de investigación.

Los basófilos, los leucocitos menos abundantes, participan en reacciones de hipersensibilidad como las respuestas alérgicas. La histamina, producida por la descarboxilación de la histidina, se almacena en los gránulos secretores de los basófilos. La liberación de histamina durante la activación del basófilo estimula la contracción del músculo celular liso y aumenta la permeabilidad vascular. Los gránulos también contienen enzimas tales como las proteasas, β-glucuronidasa y lisofosfolipasa. Estas enzimas degradan las estructuras microbianas y colaboran en la remodelación del tejido dañado.

2. Leucocitos mononucleares

Los leucocitos mononucleares consisten en diversas clases de linfocitos y monocitos. Los linfocitos son células redondas y pequeñas que fueron originalmente identificadas en el fluido linfático. Estas células tienen proporción elevada de volumen nuclear respecto al volumen citoplasmático y son las principales células de reconocimiento de antígenos (cuerpos extraños). Los tres principales tipos de linfocitos son: células T, células B y células asesinas naturales (células NK [*natural killer*]). Los precursores de las células T (linfocitos derivados de timo) se producen en la médula ósea y luego migran al timo, en donde maduran antes de ser liberadas a la circulación. Existen varias subclases de células T. Dichas subclases son identificadas por diferentes proteínas de la membrana superficial, cuya presencia se correlaciona con la función de la subclase. Los linfocitos que maduran en la médula ósea son las células B, que secretan anticuerpos en respuesta a la unión al antígeno. La tercera clase de linfocitos son las células NK, dirigidas contra las células malignas e infectadas por virus para su destrucción.

Los monocitos circulatorios son los precursores de los macrófagos de los tejidos. Los macrófagos ("grandes consumidores") son células fagocíticas que ingresan a sitios de inflamación y fagocitan microorganismos y restos necróticos de la célula huésped dejados por el ataque de los granulocitos al material extraño. Los macrófagos del bazo tienen un papel importante en el mantenimiento de la capacidad de la sangre para transportar oxígeno, al eliminar los eritrocitos dañados que tienen una capacidad de transporte de oxígeno reducida.

3. Los trombocitos

Las plaquetas son células en forma de disco altamente granuladas que ayudan en la coagulación intravascular. Como el eritrocito, las plaquetas carecen de núcleo. Su función se discute en el capítulo siguiente. Las plaquetas surgen mediante gemación del citoplasma de los megacariocitos, células multinucleadas que residen en la médula ósea.

TABLA 42-2	Concentraciones normales de hemoglobina en sangre (g/dL)
ADULTOS	
Varones	13.5–17.5
Mujeres	11.5–15.5
NIÑOS	
Recién nacidos	15.0–21.0
3-12 meses	9.5–12.5
1 año a pubertad	11.0–13.5

B. Anemia

La principal función de los eritrocitos es suministrar oxígeno a los tejidos. Para hacer esto, es necesaria una concentración suficiente de hemoglobina en los eritrocitos para que haya una entrega eficiente de oxígeno. Cuando la concentración de hemoglobina desciende por debajo de los valores normales (tabla 42-2), el paciente es clasificado como anémico. Las anemias pueden categorizarse con base en el tamaño de los eritrocitos y la concentración de hemoglobina. Los eritrocitos pueden ser de tamaño normal (normocíticos), pequeños (microcíticos) o grandes (macrocíticos). Las células que contienen una concentración normal de hemoglobina se denominan normocrómicas; aquellas con una concentración menor son hipocrómicas. Este sistema de clasificación proporciona herramientas de diagnóstico importantes (tabla 42-3) que permiten clasificar, diagnosticar y tratar la anemia adecuadamente.

Otras medidas utilizadas para clasificar el tipo de anemia presente incluyen el volumen corpuscular medio (MCV) y la concentración de hemoglobina corpuscular media (MCHC). El MCV es el volumen promedio del eritrocito, expresado en femtolitros (10^{-15} L). Los valores normales de MCV varían entre 80 y 100 fL. La MCHC es la concentración promedio de hemoglobina en cada eritrocito, expresada en gramos por litro. El margen normal es entre 32 y 37 g/L; un valor de $<$ 32 g/L indica células hipocrómicas. Por lo tanto, los eritrocitos hipocrómicos, microcíticos tienen un MCV de $<$ 80 fL y una MCHC de $<$ 32 g/L. Las células normocrómicas macrocíticas tienen un MCV de $>$ 100 fL, con una MCHC de entre 32 y 37 g/L.

II. Metabolismo del eritrocito

A. El eritrocito maduro

Para comprender cómo el eritrocito puede llevar a cabo su principal función, se requiere una discusión del metabolismo del eritrocito. Los eritrocitos maduros no contienen orgánulos intracelulares, por lo tanto, las enzimas metabólicas del eritrocito se limitan a las encontradas en el citoplasma. Además de la hemoglobina, el citosol del eritrocito contiene las enzimas necesarias para la prevención y reparación del daño hecho por las

M Se ordena una biometría hemática completa (BHC) cuando un médico sospecha un problema en la composición celular de la sangre de un paciente. Las células de la sangre colectada se cuentan y clasifican utilizando un analizador automático basado en la citometría de flujo (contando las células de una, a medida que fluyen por un detector). A medida que cada célula fluye a través de la máquina, una luz de láser ilumina la célula, lo que conduce a absorbancia y dispersión de la luz de manera predecible dependiendo del tipo de célula. Con base en la estructura de absorción y dispersión de la luz, la máquina mantiene un registro de los resultados de cada célula que fluye a través de la máquina, lo que conduce a un conteo exhaustivo de cada tipo de célula presente en la muestra. La información de este análisis incluye el número total de eritrocitos por litro, la cantidad de hemoglobina en los eritrocitos (en gramos por litro), el hematocrito (la fracción de sangre que se compone de eritrocitos), el volumen corpuscular medio, el número total de leucocitos, así como también el conteo de los diferentes tipos de leucocitos (neutrófilos, linfocitos, monocitos, eosinófilos y basófilos).

 La deficiencia de piruvato cinasa hereditaria conduce a anemia hemolítica (anemia causada por la destrucción de los eritrocitos; los valores de hemoglobina son típicamente de 4 a 10 g/dL en esta condición, con valores normales de entre 13.5 y 17.5 en varones o de entre 11.5 y 15.5 en mujeres). Como la cantidad de ATP formado a partir de glucólisis disminuye 50%, los transportadores de iones de los eritrocitos no pueden funcionar eficientemente. Los eritrocitos tienden a ganar Ca^{2+} y perder K^+ y agua. La pérdida de agua aumenta la concentración de hemoglobina intracelular. Con el incremento de concentración de hemoglobina intracelular, la viscosidad interna de la célula aumenta al punto de que la célula se hace rígida y, por ese motivo, más susceptible al daño por fuerzas de cizallamiento en la circulación. Una vez que están dañados, los eritrocitos se eliminan de la circulación, conduciendo a anemia. Sin embargo, los efectos de la anemia son con frecuencia moderados por la elevación doble o triple en la concentración de 2,3-bisfosfoglicerato (2,3-BPG) que resulta del bloqueo de la conversión de fosfoenolpiruvato a piruvato. Como la unión de 2,3-BPG a la hemoglobina disminuye la afinidad de hemoglobina por el oxígeno, los eritrocitos que permanecen en la circulación son altamente eficientes en la liberación del oxígeno unido a los tejidos.

TABLA 42-3	Clasificación de las anemias con base en la morfología de los eritrocitos	
MORFOLOGÍA DE ERITROCITOS	**DÉFICIT FUNCIONAL**	**CAUSAS POSIBLES**
Microcítica, hipocrómica	Deterioro en la síntesis de hemoglobina	Deficiencia de hierro, mutación conducente a talasemia, saturnismo
Macrocítica, normocrómica	Deterioro en la síntesis de ADN	Deficiencia de vitamina B_{12} o ácido fólico, eritroleucemia
Normocítica, normocrómica	Pérdida de eritrocitos	Hemorragia aguda, enfermedad de células falciformes, defectos metabólicos en eritrocitos, defectos en membrana de eritrocitos

especies reactivas de oxígeno (cap. 25) y la generación de energía (fig. 42-1). Los eritrocitos solo pueden generar adenosín trifosfato (ATP) por glucólisis (cap. 22). El ATP se utiliza para el transporte de iones a través de la membrana celular (principalmente Na^+, K^+ y Ca^{2+}), la fosforilación de proteínas de la membrana y las reacciones iniciales de la glucólisis. La glucólisis del eritrocito también utiliza la derivación Rapoport-Luebering para generar 2,3-bisfosfoglicerato (2,3-BPG). Los eritrocitos contienen de 4 a 5 mM de 2,3-BPG, comparado con las cantidades traza en otras células. Estas cantidades traza de 2,3 BPG encontradas en otras células diferentes a los eritrocitos se requieren para la reacción de la fosfoglicerato mutasa, en la glucólisis, en la cual 3-fosfoglicerato se isomeriza a 2-fosfoglicerato. A medida que el 2,3-BPG se regenera durante cada ciclo de reacción, se requiere solo en cantidades catalíticas, como se explica en mayor detalle en el capítulo 7. El 2,3-BPG es un modulador de la interacción del oxígeno con la hemoglobina estabilizando la forma desoxi de la hemoglobina y facilita de este modo la liberación de oxígeno a los tejidos.

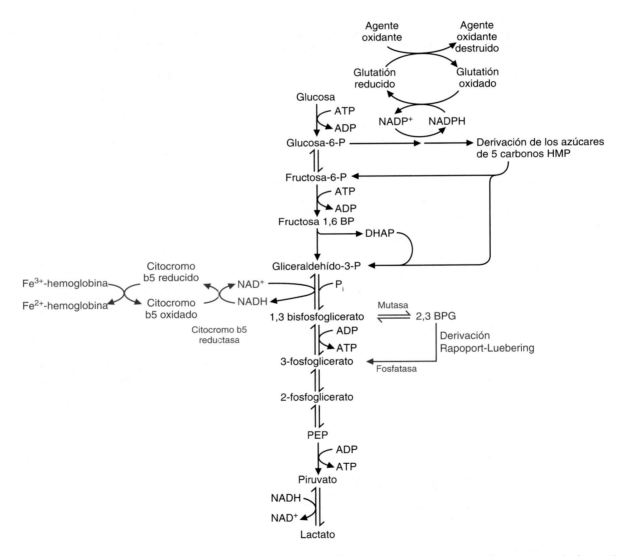

FIGURA 42-1 Visión general del metabolismo de los eritrocitos. La glucólisis es la vía principal, con ramificaciones para la derivación hexosa monofosfato (para protección contra agentes oxidantes) y la derivación Rapoport-Luebering (que genera 2,3-bisfosfoglicerato, y modera la unión de oxígeno a hemoglobina). El NADH generado por la glucólisis puede usarse para reducir la metahemoglobina (Fe^{3+}) a hemoglobina normal (Fe^{2+}) o para convertir piruvato en lactato, a fin de que el NAD^+ pueda regenerarse y utilizarse para la glucólisis. Las vías que son únicas del eritrocito se indican en *rojo*. ADP, adenosín difosfato; ATP, adenosín trifosfato; DHAP, dihidroxiacetona fosfato; fructosa-1,6-BP, fructosa 1,6-bisfosfato; fructosa 6-P, fructosa 6-fosfato; glucosa 6-P, glucosa 6-fosfato; gliceraldehído 3-P, gliceraldehído 3-fosfato; P_i, fosfato inorgánico; PEP, fosfoenolpiruvato.

Para unirse al oxígeno, el hierro de la hemoglobina debe estar en el estado ferroso (+2). Las especies reactivas de oxígeno pueden oxidar el hierro al estado férrico (+3), produciendo metahemoglobina. Parte del NADH producido por la glucólisis es utilizado para regenerar hemoglobina a partir de la metahemoglobina por el sistema reductasa de metahemoglobina citocromo b_5-NADH. El citocromo b_5 reduce el Fe^{3+} de la metahemoglobina. El citocromo b_5 oxidado es luego reducido por una enzima que contiene flavina, la citocromo b_5 reductasa (también denominada metahemoglobina reductasa), utilizando NADH como agente reductor.

Aproximadamente de 5 a 10% de la glucosa metabolizada por los eritrocitos es utilizada para regenerar NADPH por medio de la derivación de la hexosa monofosfato. El NADPH se utiliza para mantener al glutatión en estado reducido. El ciclo del glutatión es la principal defensa de los eritrocitos contra el daño a proteínas y lípidos por las especies reactivas de oxígeno (cap. 25).

La enzima que cataliza el primer paso de la derivación de la hexosa monofosfato es la glucosa-6-fosfato deshidrogenasa (G6PD). La vida del eritrocito se correlaciona con la actividad de la G6PD. Al carecer de ribosomas, el eritrocito no puede sintetizar nueva G6PD. En consecuencia, como la actividad de la G6PD disminuye, se acumula daño oxidativo, lo que conduce a la lisis del eritrocito. Cuando la lisis del eritrocito excede sustancialmente la velocidad normal de producción del eritrocito, el número de eritrocitos en sangre cae por debajo de los valores normales, lo que conduce a anemia hemolítica.

B. Las células precursoras de eritrocito y síntesis del hemo

1. Estructura del hemo

El grupo hemo consiste en un anillo de porfirina coordinado con un átomo de hierro (fig. 42-2). Cuatro anillos de pirrol son unidos por puentes metenilo (=CH—) para formar el anillo de porfirina (fig. 7-12). Ocho cadenas laterales sirven como sustituyentes en el anillo de porfirina, dos en cada pirrol. Estas cadenas laterales pueden ser los grupos acetato (A), propionato (P), metilo (M) o vinilo (V). En el hemo, el orden de estos grupos es M V M V M P P M. Este orden, en donde la posición del grupo metilo se revierte en el cuarto anillo, es característico de las porfirinas del tipo serie III, la más abundante en la naturaleza.

El hemo es la porfirina más común que se encuentra en el cuerpo. Forma un complejo con proteínas para formar hemoglobina, mioglobina y los citocromos (caps. 7 y 24), incluyendo citocromo P450 (cap. 25).

2. Síntesis del hemo

El hemo se sintetiza a partir de glicina y la succinil coenzima A (succinil-CoA) (fig. 42-3), que se condensan en la reacción inicial para formar ácido δ-aminolevulínico (δ-ALA)

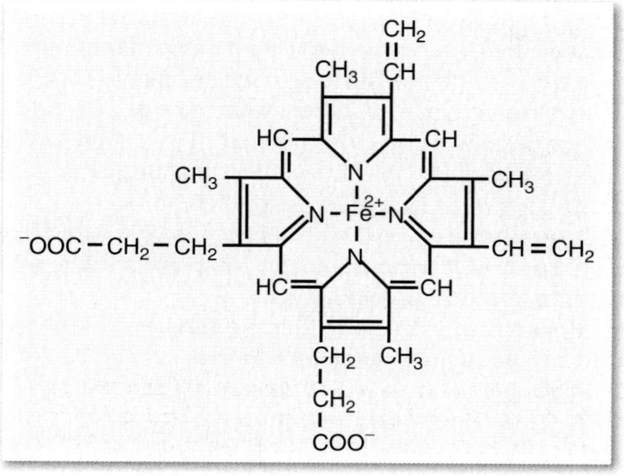

La metahemoglobinemia congénita, la presencia de metahemoglobina en exceso, se encuentra en personas con deficiencia enzimática de la citocromo b_5 reductasa o en personas que han heredado hemoglobina M. En la hemoglobina M, la sustitución de un solo aminoácido en el sitio de unión del hemo estabiliza el oxígeno férrico (Fe^{3+}). Los individuos con metahemoglobinemia congénita tienen apariencia cianótica pero tienen pocos problemas clínicos. La metahemoglobinemia puede adquirirse por la ingestión de ciertos oxidantes tales como nitritos, quinonas, anilina y sulfonamidas. La metahemoglobinemia adquirida puede tratarse con la administración de agentes reductores, tales como ácido ascórbico o azul de metileno.

La deficiencia de la G6PD es la deficiencia enzimática más común en los seres humanos, quizá, en parte, porque los individuos con baja de G6PD son resistentes a la malaria. La resistencia a la malaria contrarresta los efectos perjudiciales de la deficiencia. Los eritrocitos deficientes en G6PD tienen un periodo de vida más corto y son más propensos a lisarse en condiciones de estrés oxidativo. Durante la guerra de Corea, los soldados recibieron el medicamento antipalúdico primaquina profilácticamente; se observó que aproximadamente 10% de los soldados de ascendencia africana desarrollaron anemia espontánea. Debido a que el gen de la G6PD se encuentra en el cromosoma X, estos varones solo tenían una copia de un gen *G6PD* variante.

Todos los genes variantes de la *G6PD* conocidos contienen pequeñas deleciones en marco o mutaciones de sentido erróneo. Las proteínas correspondientes, por lo tanto, tienen estabilidad disminuida o menor actividad, lo que conduce a una reducida vida media. No se ha encontrado alguna mutación que resulte en la ausencia completa de G6PD. Basado en estudios con ratones knockout, se esperaría que estas mutaciones resulten en letalidad embrionaria.

FIGURA 42-2 Estructura del hemo. Las cadenas laterales pueden abreviarse como MVMVM-PPM. M, metilo (–CH₃); P, propionato (–CH₂–CH₂–COO⁻); V, vinilo (–CH=CH₂).

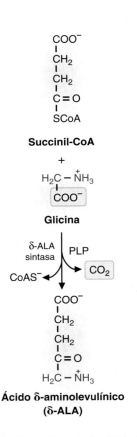

FIGURA 42-4 Síntesis del ácido δ-aminolevulínico. Los átomos en *rojo* en el ácido δ aminolevulínico derivan de glicina. CoA, coenzima A; PLP, piridoxal fosfato; succinil-CoA, succinil coenzima A.

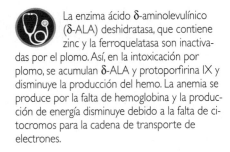

FIGURA 42-3 Síntesis del hemo. Para producir una molécula de hemo, se necesitan ocho moléculas de glicina y ocho de succinil-CoA. Se genera una serie de porfirinógenos en secuencia. Finalmente, se agrega hierro para producir el hemo. El hemo regula su propia producción al reprimir la síntesis de la enzima ácido δ-aminolevulínico (δ-ALA) sintasa (↓) y al inhibir directamente la actividad de esta enzima (–). Las deficiencias de enzimas en la vía producen enfermedades conocidas como porfirias (enumeradas a la derecha; al lado de la enzima deficiente).

Las deficiencias de piridoxina (vitamina B_6) se asocian con frecuencia con anemia hipocrómica microcítica. ¿Por qué la deficiencia de vitamina B_6 resultaría en eritrocitos pálidos (hipocrómicos) y pequeños (microcíticos)?

La enzima ácido δ-aminolevulínico (δ-ALA) deshidratasa, que contiene zinc y la ferroquelatasa son inactivadas por el plomo. Así, en la intoxicación por plomo, se acumulan δ-ALA y protoporfirina IX y disminuye la producción del hemo. La anemia se produce por la falta de hemoglobina y la producción de energía disminuye debido a la falta de citocromos para la cadena de transporte de electrones.

(fig. 42-4). La enzima que cataliza esta reacción, δ-ALA sintasa, requiere la participación de piridoxal fosfato, ya que la reacción es una reacción de descarboxilación de aminoácido (glicina se descarboxila; cap. 37).

La siguiente reacción de la síntesis del hemo es catalizada por δ-ALA deshidratasa, en la cual dos moléculas de δ-ALA se condensan para formar el pirrol, porfobilinógeno (fig. 42-5). Cuatro de estos anillos de pirrol se condensan para formar una cadena lineal y luego una serie de porfirinógenos. Las cadenas laterales de esos porfirinógenos contienen inicialmente los grupos acetilo (A) y propionato (P). Los grupos acetilo son descarboxilados para formar grupos metilo. Luego las dos primeras cadenas laterales de propionato se descarboxilan y oxidan a los grupos vinilo, formando un protoporfirinógeno. Los puentes de metileno son posteriormente oxidados para formar protoporfirina IX (fig. 42-3). El hemo es rojo y responsable del color de los eritrocitos y de los músculos que contienen gran número de mitocondrias.

En la fase final de la vía, se incorpora hierro (como Fe^{2+}) a la protoporfirina IX en una reacción catalizada por una ferroquelatasa (también conocida como hemo sintasa).

3. Fuente de hierro

El hierro, que se obtiene de la dieta, tiene un consumo diario recomendado (CDR) en Estados Unidos de 10 mg para los varones y mujeres postmenopáusicas y 15 mg para mujeres premenopáusicas. La dieta promedio en Estados Unidos contiene entre 10 y 50 mg de hierro. Sin embargo, solo entre 10 y 15% se absorbe normalmente y las deficiencias

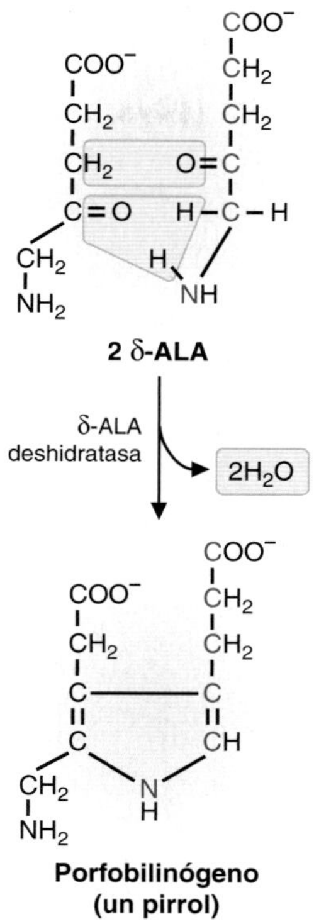

FIGURA 42-5 Dos moléculas de δ-ALA se condensan para formar porfobilinógeno.

Con deficiencia de vitamina B_6, la velocidad de procucción del hemo es lenta porque la primera reacción de la síntesis del hemo requiere piridoxal fosfato (fig. 42-4). Por lo tanto, se sintetiza menos hemo, lo que produce eritrocitos pequeños y pálidos. Las reservas de hierro son usualmente elevadas.

de hierro son bastante comunes. En las carnes el hierro se encuentra en la forma de hemo, que se absorbe rápidamente. El hierro en su forma libre en las plantas, no se absorbe tan fácilmente, en parte, porque las plantas con frecuencia contienen oxalatos, fitatos, taninos y otros compuestos fenólicos que quelan (se combinan) o forman precipitados insolubles con el hierro, que obstaculizan su absorción. Por el contrario, la vitamina C (ácido ascórbico) aumenta la captación de hierro libre en el tracto digestivo. La captación de hierro también es incrementada en momentos de necesidad por mecanismos que aún no se comprenden. El hierro se absorbe en el estado ferroso (Fe^{2+}) (fig. 42-6), pero es oxidado al estado férrico (Fe^{3+}) por una ferroxidasa conocida como ceruloplasmina (una enzima que contiene cobre) para transportarse a través del cuerpo.

Debido a que el hierro libre es tóxico, en el cuerpo usualmente se encuentra unido a proteínas (fig. 42-6). El hierro es transportado en la sangre (como Fe^{3+}) por la proteína apotransferrina, con la que forma un complejo conocido como transferrina. Usualmente solo un tercio de la transferrina está saturada con hierro. La capacidad total de fijación de hierro de la sangre, debido principalmente a su contenido de transferrina, es de aproximadamente 300 μg/dL. La transferrina, con hierro enlazado, se une al receptor de transferrina en la superficie celular y el complejo se internaliza en la célula. La membrana internalizada se transforma en una endosoma, con un ligero pH ácido. El hierro es reducido por una oxidorreductasa unida a la membrana y el hierro ferroso es transportado fuera de la endosoma al citoplasma mediante el transportador de iones metálicos divalentes 1 (DMT-1). Una vez en el citoplasma, el hierro se desvía hacia las enzimas necesarias o se puede oxidar y unirse a la ferritina para su almacenamiento a largo plazo.

El almacenamiento de hierro ocurre en la mayoría de las células pero especialmente en las del hígado, el bazo y la médula ósea. En estas células, la proteína de almacenamiento, apoferritina, forma un complejo con hierro (Fe^{3+}) conocido como ferritina. Normalmente, la ferritina está presente en la sangre en pequeñas cantidades. Sin embargo, el nivel se incrementa a medida que los depósitos de hierro aumentan. Por lo tanto, la cantidad de ferritina en la sangre es el indicador más sensible de la cantidad de hierro en los depósitos del cuerpo.

Las porfirias son un grupo de trastornos hereditarios poco frecuentes producidos por la falta de enzimas en la vía para la biosíntesis del hemo (fig. 42-3). Los intermediarios de la vía se acumulan y pueden tener efectos tóxicos en el sistema nervioso que causan síntomas neuropsiquiátricos. Cuando los porfirinógenos se acumulan, pueden ser convertidos por la luz en porfirinas, que reaccionan con oxígeno molecular para formar radicales de oxígeno. Estos radicales pueden causar daño grave a la piel. Por este motivo, los individuos con excesiva producción de porfirinas son fotosensibles. Las cicatrices y el aumento del crecimiento del vello facial observado en algunas porfirias puede haber contribuido al surgimiento de las leyendas de hombres lobo.

Una mutación heredada del *SLC11A2* (el gen que cocifica al transportador de iones metálicos divalentes I [DMT-I]) conduce a anemia por falta de hierro, como lo indica una anemia microcítica hipocrómica refractaria. El hierro está atrapado en las vesículas endosomales y no puede ser liberado para unirse a la ferritina o utilizarse en otras reacciones biosintéticas necesarias. Esto conduce a disminución en la síntesis del hemo y de globina, y anemia.

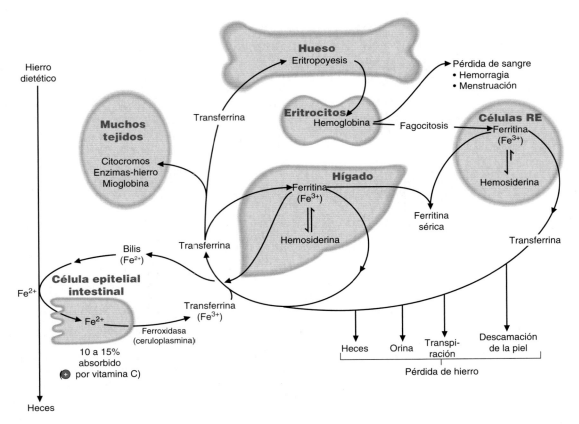

FIGURA 42-6 Metabolismo del hierro. El hierro se absorbe de la dieta, es transportado en la sangre por la transferrina, almacenado en la ferritina y utilizado para la síntesis de citocromos, enzimas que contienen hierro, hemoglobina y mioglobina. Se pierde del cuerpo con la hemorragia y desprendimiento celular, transpiración, orina y heces. La hemosiderina es la proteína en la cual se almacena el exceso de hierro. Pequeñas cantidades de ferritina entran en la sangre y pueden utilizarse para medir la adecuación de las reservas de hierro. RE, reticuloendotelial.

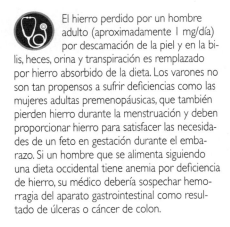

El hierro perdido por un hombre adulto (aproximadamente 1 mg/día) por descamación de la piel y en la bilis, heces, orina y transpiración es remplazado por hierro absorbido de la dieta. Los varones no son tan propensos a sufrir deficiencias como las mujeres adultas premenopáusicas, que también pierden hierro durante la menstruación y deben proporcionar hierro para satisfacer las necesidades de un feto en gestación durante el embarazo. Si un hombre que se alimenta siguiendo una dieta occidental tiene anemia por deficiencia de hierro, su médico debería sospechar hemorragia del aparato gastrointestinal como resultado de úlceras o cáncer de colon.

Los fármacos, como el fenobarbital, inducen a las enzimas del sistema de metabolismo de fármacos del retículo endoplasmático que contienen citocromo P450. Como el hemo se utiliza para la síntesis de citocromo P450, los niveles de hemo libre caen y la ácido δ-aminolevulínico sintasa es inducida a incrementar la velocidad de síntesis del hemo.

El hierro puede extraerse de los depósitos de ferritina, transportarse a la sangre como transferrina y absorberse a través de endocitosis mediada por receptor por las células que necesitan hierro (p. ej., por los reticulocitos que están sintetizando hemoglobina). Cuando se absorbe hierro dietético en exceso, se almacena como hemosiderina, una forma de ferritina que se une a hierro adicional que no puede movilizarse fácilmente.

4. Regulación de la síntesis del hemo

El hemo regula su propia síntesis por mecanismos que afectan a la primera enzima de la vía, δ-ALA sintasa (fig. 42-3). El hemo reprime la síntesis de esta enzima y también inhibe directamente la actividad de la enzima (es un modificador alostérico). Por lo tanto, el hemo se sintetiza cuando sus niveles disminuyen. A medida que los niveles del hemo aumentan, su tasa de síntesis disminuye.

El hemo también regula la síntesis de hemoglobina al estimular la síntesis de la proteína globina. El hemo mantiene el complejo de iniciación ribosómico para la síntesis de globina en estado activo (cap. 15).

5. Degradación del hemo

El hemo se degrada para formar bilirrubina, que se conjuga con el ácido glucurónico y es excretado en la bilis (fig. 42-7). Aunque el hemo de los citocromos y mioglobina también experimenta conversión a bilirrubina, la mayor fuente de este pigmento biliar es la hemoglobina. Después que los eritrocitos alcanzan el fin de su periodo de vida (aproximadamente 120 días), son fagocitados por las células del sistema reticuloendotelial. La globina se escinde en sus aminoácidos constituyentes y el hierro regresa a los almacenamientos de hierro del cuerpo. El hemo se oxida y escinde para producir monóxido de

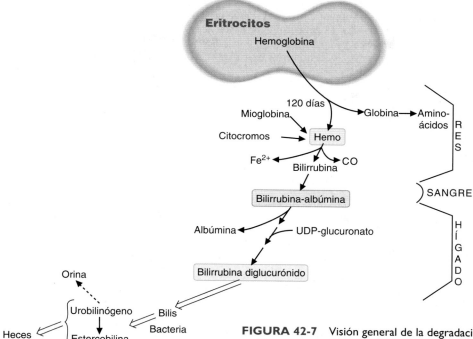

FIGURA 42-7 Visión general de la degradación del hemo. El hemo se degrada a bilirrubina, es transportado en la sangre por la albúmina, se conjuga para formar diglucurónido en el hígado y se excreta en la bilis. El hierro regresa a las reservas de hierro del cuerpo. RES, sistema reticuloendotelial.

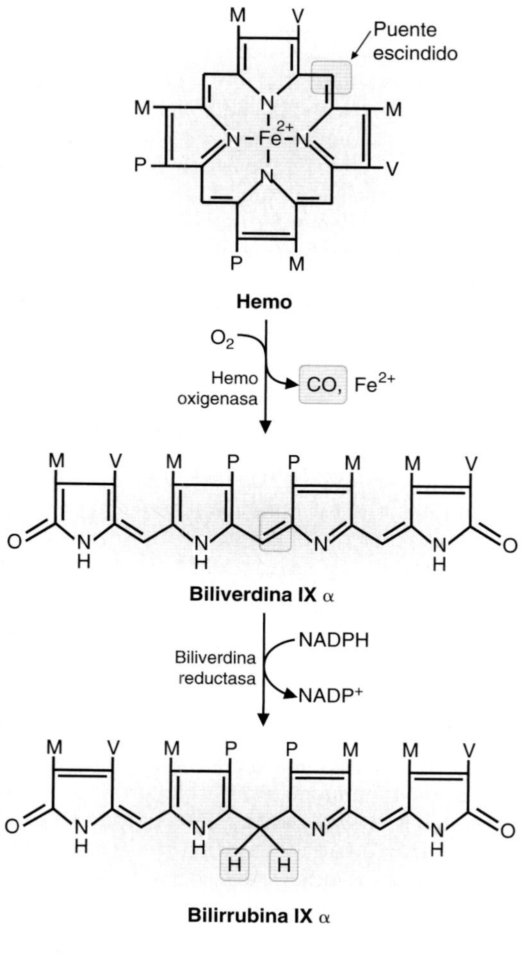

Hemo

O_2

Hemo oxigenasa → CO, Fe^{2+}

Biliverdina IX α

Biliverdina reductasa ⌐ NADPH
                        └ $NADP^+$

Bilirrubina IX α

FIGURA 42-8 Conversión del hemo a bilirrubina. Se escinde un puente metileno en el hemo que libera monóxido de carbono (CO) y hierro. Luego se reduce el puente de metileno central. NADP, dinucleótido de nicotinamida y adenina fosfato.

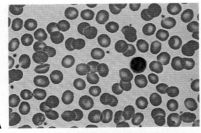

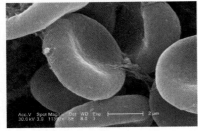

FIGURA 42-9 La forma del eritrocito. **A.** Células teñidas con Wright, muestran coloración hipocrómica en el *centro.* **B.** Micrografía electrónica de barrido, muestra la estructura bicóncava del disco de la célula. Los grupos de eritrocitos en esta preparación (recogida de un tubo de ensayo) no son inusuales. (Reproducida con permiso de Cohen BJ, Wood DL. *Memmler's the Human Body in Health and Disease.* 9th ed. Lippincott Williams & Wilkins; 2000:230 [Panel A]; y The Centers for Disease Control and Prevention. Public Health Image Library/Janice Haney Carr, ID 7315, 2005 [Panel B]).

¿Qué características exhibirá la sangre con deficiencia de hierro?

Defectos en las proteínas del citoesqueleto del eritrocito conducen a anemia hemolítica. El estrés tangencial en la circulación resulta en la pérdida de partes de la membrana del eritrocito. A medida que la membrana se pierde, el eritrocito se hace más esférico y pierde su deformabilidad. A medida que estas células se tornan más esféricas, son más propensas a lisarse en respuesta al estrés mecánico en la circulación o a ser atrapadas y destruidas en el bazo.

carbono y biliverdina (fig. 42-8). La biliverdina se reduce a bilirrubina, que es transportada al hígado formando un complejo con la albúmina sérica.

En el hígado, la bilirrubina se convierte en un compuesto más soluble en agua cuando reacciona con el UDP-glucuronato para formar bilirrubina monoglucurónida, que se convierte en diglucurónida (fig. 27-12). Esta forma conjugada de bilirrubina se excreta en la bilis.

En el intestino, las bacterias desconjugan a la bilirrubina del diglucuronato y convierten a la bilirrubina en urobilinógenos (fig. 42-7). Parte del urobilinógeno se absorbe en la sangre y se elimina con la orina. Sin embargo, la mayor parte del urobilinógeno se oxida a urobilinas, tales como estercobilina, y se elimina con las heces. Estos pigmentos le dan el color marrón a las heces.

III. La membrana de los eritrocitos

Bajo el microscopio, el eritrocito aparece como un disco rojo con un área central hipocrómica (disco bicóncavo) (fig. 42-9). La forma bicóncava del disco (en oposición a una forma esférica) facilita el intercambio de gas a través de la membrana celular. Las proteínas de la membrana que mantienen la forma del eritrocito también permiten que el eritrocito atraviese los capilares con un diámetro luminal muy pequeño para llevar oxígeno a los tejidos. Los diámetros interiores de muchos capilares son más pequeños que los aproximadamente 7.5 μm de diámetro del eritrocito. Además, al pasar a través de los riñones, los eritrocitos atraviesan áreas hipertónicas que tienen hasta seis veces la isotonicidad normal, y viceversa, haciendo que el eritrocito se encoja y expanda durante sus viajes. El bazo es el órgano responsable de determinar la viabilidad de los eritrocitos. Los eritrocitos pasan por el bazo 120 veces por día. Las vías elípticas a través del bazo tienen aproximadamente 3 μm de diámetro y los eritrocitos normales las atraviesan en aproximadamente 30 s. Así, para sobrevivir en la circulación, el eritrocito debe ser altamente deformable. Los eritrocitos dañados que son menos deformables quedan atrapados en los conductos del bazo, en donde son destruidos por los macrófagos. La razón de la deformabilidad de los eritrocitos yace en su forma y en la organización de las proteínas que conforman la membrana del eritrocito.

El área superficial del eritrocito es de aproximadamente 140 μm², que es mayor que la superficie de la esfera que se necesita para englobar los contenidos del eritrocito (98 μm²). La presencia de esta membrana extra y el citoesqueleto que la apoya permite que el eritrocito se estire y deforme por estrés mecánico a medida que la célula pasa a través de lechos vasculares angostos. Del lado citoplasmático de la membrana, las proteínas forman una celosía bidimensional que le otorga flexibilidad al eritrocito (fig. 42-10). Las principales proteínas son la espectrina, la actina, la banda 4.1, la banda 4.2 y la anquirina. La espectrina (proteína principal de la membrana del eritrocito) es un heterodímero compuesto de las subunidades α y β, enrolladas una alrededor de la otra. Los dímeros se autoasocian en las cabezas. En el extremo opuesto de los dímeros de espectrina, la actina y la banda 4.1 se unen uno cerca del otro. Múltiples espectrinas pueden enlazarse a cada filamento de actina, lo que resulta en un citoesqueleto de membrana ramificada.

El citoesqueleto de espectrina está conectado a la bicapa de la membrana lipídica por la anquirina, que interactúa con la β-espectrina y la proteína de membrana integral, la banda 3. La banda 4.2 ayuda a estabilizar esta conexión. La banda 4.1 ancla el esqueleto de espectrina con la membrana al unir la proteína de membrana integral, glucoforina C y el complejo de actina, que tiene enlazados los dímeros múltiples de espectrina.

Cuando el eritrocito está sujeto a estrés mecánico, la red espectrina se reorganiza. Algunas moléculas de espectrina se desenrollan y extienden; otras se comprimen, cambiando así la forma de la célula, pero no su superficie.

El eritrocito maduro no puede sintetizar nuevas proteínas o lípidos de membrana. Sin embargo, los lípidos de membrana pueden intercambiarse libremente con lípidos lipoproteínicos circulantes. El sistema glutatión protege a las proteínas y lípidos del daño oxidativo.

Los nombres inusuales de algunas proteínas de membrana del eritrocito, tales como banda 4.1, surgieron a través del análisis de las membranas de los eritrocitos por electroforesis en gel de poliacrilamida. Las bandas teñidas observadas en el gel fueron numeradas de acuerdo con el peso molecular (banda 1, banda 2, etc.), y a medida que se asignaron las funciones a las proteínas, se les asignaron a estas nombres más comunes (p. ej., espectrina es en realidad la banda 1).

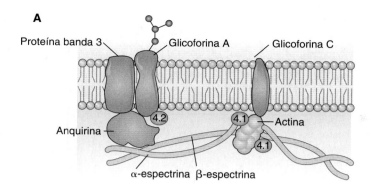

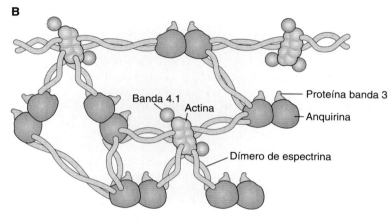

FIGURA 42-10 Una vista general del citoesqueleto del eritrocito. **A.** La proteína principal, espectrina, está ligada a la membrana plasmática a través de interacciones con la anquirina y la banda 3 o con actina, banda 4.1 y glucoforina. Otras proteínas en este complejo, que no se muestran, son tropomiosina y aducina. **B.** Una vista desde el interior de la célula, mirando hacia el citoesqueleto. Esta vista muestra el entrecruzamiento de los dímeros de espectrina a sitios de anclaje de actina y banda 3.

La falta de hierro producirá anemia hipocrómica, microcítica. Los eritrocitos serán pequeños y pálidos. En contraste con la falta de vitamina B_6, que también produce anemia hipocrómica microcítica, las reservas de hierro son bajas en la anemia por deficiencia de hierro.

IV. Hematopoyesis

Los diversos tipos de células (linajes) que constituyen la sangre son producidas constantemente en la médula ósea. Todos los linajes celulares descienden de las células madre hematopoyéticas, células que son renovables a lo largo de la vida del hospedero. La población de células madre hematopoyéticas es bastante pequeña. Las estimaciones varían entre 1 y 10 por 10^5 células de la médula ósea. En presencia de las señales apropiadas, las células madre hematopoyéticas proliferan, se diferencian y maduran en cualquiera de los tipos de células que conforman la sangre (fig. 42-11).

La diferenciación hematopoyética es jerárquica. El número de destinos que una célula sanguínea en desarrollo puede adoptar se restringe en forma progresiva. Los progenitores hematopoyéticos se designan como unidad de linaje formadora de colonias, o unidad formadora de colonias eritroide (CFU-E). Los progenitores que forman colonias muy grandes se denominan unidades formadoras de estallido.

A. Citocinas y hematopoyesis

Las células progenitoras en desarrollo de la médula crecen en proximidad con las células estromales de la médula. Estas incluyen fibroblastos, células endoteliales, adipocitos y macrófagos. Las células estromales forman una matriz extracelular y segregan factores de crecimiento que regulan el desarrollo hematopoyético.

Las poblaciones de células hematopoyéticas enriquecidas con células madre pueden ser aisladas por separación celular activada por fluorescencia, basándose en marcadores de superficie celular específicos. Aumentar la población de células madre en células utilizadas para transplante de médula ósea incrementa las posibilidades de éxito de este.

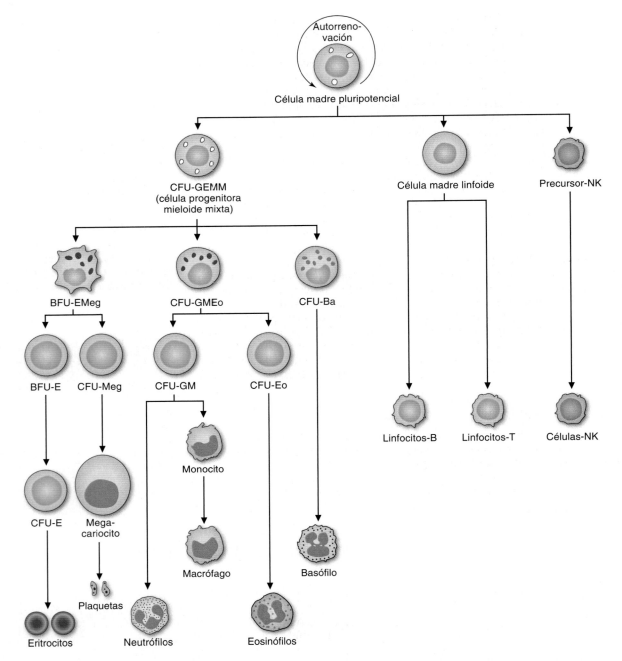

FIGURA 42-11 El árbol hematopoyético. Todas las células de la sangre surgen a partir de la célula madre pluripotencial de autorrenovación. Se requieren citocinas diferentes en cada paso para que estos eventos sucedan. BFU, unidad formadora de estallido eritroide; CFU, unidad formadora de colonia.

Las leucemias, enfermedades malignas de la sangre, surgen cuando una célula hematopoyética diferenciada no completa su programa de desarrollo sino que permanece en un estado proliferativo inmaduro. Se han encontrado leucemias en todos los linajes hematopoyéticos.

Los factores de crecimiento hematopoyéticos tienen efectos múltiples. Un factor de crecimiento individual puede estimular la proliferación, diferenciación y maduración de las células progenitoras y también pueden prevenir la apoptosis. Estos factores también pueden activar varias funciones dentro de la célula madura. Algunos factores de crecimiento hematopoyéticos actúan en linajes múltiples, mientras que otros tienen objetivos más limitados.

La mayoría de los factores de crecimiento hematopoyético son reconocidos por los receptores que pertenecen a la superfamilia de receptores de citocinas. La unión de ligando al receptor da como resultado la agregación del receptor, que induce la fosforilación de la cinasas janus (JAK). Las JAK son una familia de cinasas de tirosina citoplasmáticas que están activas cuando se fosforilan (cap. 10, sec. XII.B y fig. 10-16). Las JAK activadas fosforilan al receptor de citocina. La fosforilación del receptor crea regiones de acoplamiento en donde se unen moléculas adicionales de transducción de señal, incluyendo miembros de la familia de transductores de señal y activadores de la transcripción (STAT, *signal transducer and activator of transcription*) de los factores de transcripción. Las JAK fosforilan las STAT, que se dimerizan y se trasladan al núcleo, donde activan a los genes blanco. Las proteínas de transducción de señal adicionales se unen al receptor de citosina fosforilado, lo que conduce a la activación de las vías de las cinasas MAP/Raf/Ras. También se activan otras vías, algunas de las cuales conducen a la inhibición de la apoptosis (cap. 17).

La respuesta a la unión de citocina es con frecuencia transitoria porque la célula contiene múltiples reguladores negativos de señalización de citocinas. La familia de proteínas del supresor o silenciador de señalización por citocinas (SOCS, *silencer of cytokin signaling*) es inducida por la unión de citocinas. Un miembro de la familia se une al receptor fosforilado y previene el acoplamiento de proteínas de transducción de señal. Otras proteínas SOCS se unen a JAK y las inhiben. Es incierto si la inhibición de SOCS a JAK es una consecuencia de la inhibición estérica o si SOCS recluta fosfatasas que luego desfosforilan las JAK (fig. 42-12).

La enzima SHP-1 es una tirosín fosfatasa que se encuentra principalmente en las células hematopoyéticas, que se necesita para el desarrollo adecuado de los linajes linfoide y mieloide. Su función es desfosforilar JAK2, para así desactivarlo.

También se desactivan las STAT. Los inhibidores proteínicos de la familia de proteínas STAT activadas (PIAS, *protein inhibitors of activated STAT*) se unen a las STAT desfosforiladas y previenen su dimerización o promueven la disociación de los dímeros STAT. Las STAT también pueden desactivarse por desfosforilación, aunque aún no se han identificado las fosfatasas específicas, o dirigiendo las STAT activadas para su degradación proteolítica.

B. Eritropoyesis

La producción de eritrocitos está regulada por las demandas de entrega de oxígeno a los tejidos. En respuesta a la oxigenación reducida del tejido, el riñón libera la hormona eritropoyetina, que estimula la multiplicación y maduración de los progenitores eritroides. La progresión a lo largo de la vía eritroide comienza con la célula madre y pasa a través de la célula progenitora mieloide mixta (CFU-GEMM, unidad formadora de

En la enfermedad de inmunodeficiencia combinada grave, ligada al cromosoma X (SCID, *severe combined immunodeficiency disease*), la forma más común de SCID, no se forman los linfocitos T circulantes y los linfocitos B no están activos. El gen afectado codifica la cadena γ del receptor de interleucina-2. Los receptores mutantes son incapaces de activar la cinasa janus 3 (JAK3) y las células no responden a las citocinas que estimulan el crecimiento y diferenciación. Recuérdese que la deficiencia de adenosina desaminasa (cap. 39), que no está ligada al cromosoma X, también conduce a una forma de SCID, pero por diferentes pliegues.

Se han identificado familias cuyos miembros tienen un receptor mutante de eritropoyetina (Epo) que es incapaz de unirse a SHP-1. La eritropoyetina es la citocina hematopoyética que estimula la producción de eritrocitos. Los individuos con el receptor Epo mutante tienen un porcentaje de eritrocitos en la circulación mayor que el normal porque el receptor Epo mutante no puede ser desactivado por SHP-1. La eritropoyetina produce activación sostenida de la cinasa janus 2 (JAK2) y STAT 5 en estos casos.

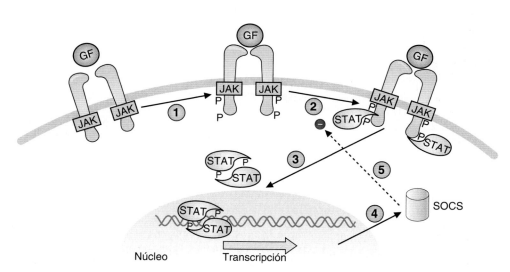

FIGURA 42-12 Señalización de citocinas a través de la vía JAK (janus cinasa)/STAT (señal de transductor y activador de transcripción). (1) La unión de la citocina a los receptores inicia la dimerización y activación de la JAK cinasa, que fosforila al receptor en el residuo tirosina. (2) Las proteínas STAT se unen a los receptores activados y se fosforilan a sí mismos. (3) Las proteínas STAT fosforiladas se dimerizan, viajan al núcleo e inician la transcripción de genes. (4) Una familia de proteínas cuya síntesis es estimulada por STAT es la familia SOCS (supresor de la señalización por citocinas), que inhibe más activación de las proteínas STAT (5) por diferentes mecanismos. GF, factor de crecimiento.

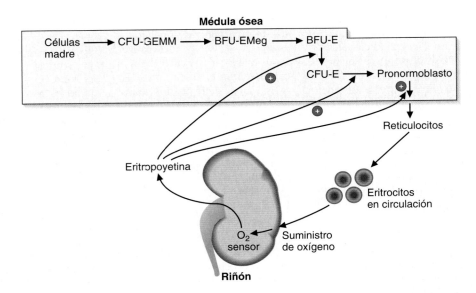

Médula ósea

FIGURA 42-13 Estimulación por eritropoyetina de la maduración de los eritrocitos. BFU, unidad formadora de estallido eritroide; CFU, unidad formadora de colonia; CFU-GEMM, unidad formadora de colonia-granulocito, eritroide, monocito, megacariocito.

 La señalización perturbada de JAK/ STAT se asocia con el desarrollo de leucemias mieloides y linfoides, neutropenia congénita grave (una condición en la cual las cantidades de neutrófilos circulantes se reducen drásticamente) y anemia Fanconi; se caracteriza por deficiencia de médula ósea y mayor susceptibilidad a la malignidad.

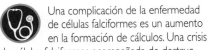 Una complicación de la enfermedad de células falciformes es un aumento en la formación de cálculos. Una crisis de células falciformes acompañada de destrucción intravascular de los eritrocitos (hemólisis) experimentada por pacientes con enfermedad de células falciformes, como **Will S.**, aumenta la cantidad de bilirrubina no conjugada que es transportada al hígado. Si la concentración de esta bilirrubina no conjugada excede la capacidad de los hepatocitos para conjugarla a diglucurónido, más soluble, mediante la interacción de glucuronato-UDP hepático, aumentan tanto el nivel de bilirrubina no conjugada como bilirrubina total. Más bilirrubina no conjugada es secretada por el hígado en la bilis. El aumento de bilirrubina no conjugada (que no es muy soluble en agua) produce su precipitación dentro del lumen vesicular, lo que conduce a la formación de cálculos biliares pigmentados (bilirrubinato de calcio).

colonia-granulocito, eritroide, monocito, megacariocito), unidad formadora en estallido-eritroide (BFU-E, *burst forming unit erythroid*), CFU-E y al primer precursor de eritrocitos reconocible, el normoblasto. Cada normoblasto experimenta cuatro ciclos de división celular más. Durante estos cuatro ciclos, el núcleo se hace más pequeño y más condensado. Después de la última división, el núcleo se extruye. El eritrocito en este estado se denomina reticulocito. Los reticulocitos aún retienen ribosomas y ARNm y son capaces de sintetizar hemoglobina. Son liberados de la médula ósea y circulan por 1 o 2 días. Los reticulocitos maduran en el bazo, en donde los ribosomas y ARNm se pierden (fig. 42-13).

C. Anemias nutricionales

Cada persona produce aproximadamente 10^{12} eritrocitos por día. Dado que se deben producir tantas células, las deficiencias nutricionales de hierro, vitamina B$_{12}$ y folato evitan la adecuada formación de eritrocitos. La apariencia física de las células en caso de anemia nutricional con frecuencia proporciona una pista sobre la naturaleza de la deficiencia.

En caso de falta de hierro, las células son más pequeñas y más pálidas de lo normal. La insuficiencia de hierro resulta en menor síntesis del hemo, la que a su vez afecta la síntesis de globina. Los eritrocitos en proceso de maduración que siguen su programa de desarrollo normal se dividen hasta que su hemoglobina haya alcanzado la concentración apropiada. Los eritrocitos en desarrollo con la insuficiencia de hierro (y hemoglobina) continúan dividiéndose luego de su punto de detención normal, dando lugar a eritrocitos pequeños (microcítico). Las células también son hipocrómicas debido a la falta de hemoglobina, comparadas con las células normales (de este modo, se produce una anemia microcítica hipocrómica).

La falta de folato o vitamina B$_{12}$ puede causar anemia megaloblástica, en la cual las células son más grandes de lo normal. Se requiere folato y B$_{12}$ para la síntesis de ADN (caps. 38 y 39). Cuando hay ausencia de estas vitaminas, la replicación y división nuclear de ADN no se mantiene al ritmo de la maduración del citoplasma. Como consecuencia, el núcleo es extruido antes de que el número requerido de divisiones celulares tenga lugar y el volumen celular es mayor de lo que debería ser y se producen menos eritrocitos.

V. Hemoglobinopatías, persistencia hereditaria de hemoglobina fetal y conmutación de hemoglobina

A. Hemoglobinopatías: alteraciones en la estructura o cantidad de cadenas de globina

Se han descubierto más de 700 hemoglobinas mutantes diferentes. La mayoría surge de una sustitución de base única, lo que resulta en el remplazo de un solo aminoácido. Se han descubierto muchas durante observaciones de población y no son clínicamente significativas. Sin embargo, en pacientes con hemoglobina S (HbS, anemia de células falciformes), la mutación de hemoglobina más común, la sustitución de aminoácido tiene un efecto devastador en el homocigoto (*véase* **Will S.** en el cap. 6). Otra variante de hemoglobina común, hemoglobina C (HbC), surge de la sustitución de glu-por-lys en la misma posición que la mutación HbS. Esta mutación tiene dos efectos. Promueve la pérdida de agua de la célula al activar el transportador de K^+ por un mecanismo desconocido, lo que resulta en una concentración de hemoglobina mayor a la normal dentro de la célula. La sustitución de un aminoácido también disminuye sustancialmente la solubilidad de hemoglobina en el homocigoto, lo que tiende a que la hemoglobina mutante precipite dentro del eritrocito, aunque, a diferencia de las células falciformes, la célula no se deforma. Los homocigotos para la mutación HbC tienen una ligera anemia hemolítica. Los individuos heterocigotos no son afectados clínicamente.

B. Talasemias

Para el funcionamiento óptimo, las cadenas α- y β-globina de la hemoglobina deben tener la estructura adecuada y deben sintetizarse en proporción 1:1. Un exceso importante de una subunidad sobre la otra resulta en una clase de enfermedades denominadas talasemias. Estas anemias son clínicamente muy heterogéneas, ya que pueden surgir por mecanismos múltiples. Como la anemia de las células falciformes, las mutaciones de talasemia proporcionan resistencia a la malaria en el estado heterocigoto.

Un mecanismo por el que la talasemia puede originarse es por las mutaciones de sustitución de un solo aminoácido en la hemoglobina, que producen una subunidad de globina de estabilidad reducida. Sin embargo, son más comunes las mutaciones que dan lugar a la síntesis disminuida de una subunidad. Las α-talasemias aparecen usualmente por la deleción de genes completos. Existen dos copias del gen α-globina en cada cromosoma 16, para un total de cuatro genes α-globina por célula precursora. Si se elimina una copia del gen, el tamaño y la concentración de hemoglobina de cada eritrocito se reduce mínimamente. Si se suprimen dos copias, los eritrocitos son de menor tamaño (microcítico) y la concentración de hemoglobina se reduce (hipocrómico). Sin embargo, generalmente el individuo no tiene anemia. La pérdida de tres genes de α-globina causa anemia hipocrómica microcítica moderadamente grave (hemoglobina, 7 a 10 g/dL) con esplenomegalia (agrandamiento del bazo). La ausencia de cuatro genes de α-globina (hidropesía fetal) es generalmente mortal en el útero.

Como se desarrolló en el capítulo 14, la talasemia β es una enfermedad genética muy heterogénea. La síntesis insuficiente de β-globina puede resultar de deleciones, mutaciones de los promotores y mutaciones de empalme. Los heterocigotos de β^+ (síntesis insuficiente de la cadena de globina) o β-nulo (β^0, sin síntesis de la cadena globina) son generalmente asintomáticos, aunque de manera común tienen eritrocitos hipocrómicos, microcíticos y pueden presentar anemia leve. Los homocigotos β^+/β^+ tienen anemia de grado variable, los β^+/β^0 heterocigotos compuestos tienden a estar más afectados y los homocigotos β^0/β^0 tienen una enfermedad grave. En general, las enfermedades relacionadas con deficiencia de cadena β son más graves que las enfermedades por deficiencia de cadena α. El exceso de cadenas β forma un homotetrámero, hemoglobina H (HbH), que es ineficaz para la entrega de oxígeno a los tejidos debido a su gran afinidad por el oxígeno. A medida que los eritrocitos envejecen, la HbH precipita en las células, formando cuerpos de inclusión. Los eritrocitos con cuerpos de inclusión tienen periodos de vida más cortos, porque son más propensos a quedar atrapados y ser destruidos en el bazo. Las cadenas-α en exceso son incapaces de formar un tetrámero estable. Sin embargo, las cadenas-α en exceso precipitan en los eritrocitos en cada estado de desarrollo. La precipitación de cadena-α en los precursores eritroides resulta en la destrucción masiva, un proceso denominado eritropoyesis ineficaz. Las cadenas-α precipitadas también dañan las membranas de los eritrocitos por las especies reactivas de oxígeno a través de

La HbC se encuentra con gran frecuencia en el África occidental, en regiones con alta frecuencia de hemoglobina S (HbS). En consecuencia, los heterocigotos compuestos para HbS y HbC no son infrecuentes tanto en algunas regiones africanas como entre afroamericanos. Los individuos con HbS y HbC tienen significativamente más hematopatologías que los individuos con rasgo de células falciformes (hemoglobina adulta [HbA]/HbS). La polimerización de HbS desoxigenada es dependiente de la concentración de HbS dentro de la célula. La presencia de HbC en el heterocigoto compuesto aumenta la concentración HbS al estimular la salida de agua y K^+ de la célula. Debido a que la globina de la HbC tiende a precipitar, la proporción de HbS tiende a ser mayor en las células HbS/HbC que en las células de los individuos con rasgo de células falciformes (HbS/HbA). La forma en que múltiples mutaciones alivian o exacerban enfermedades hematológicas ha proporcionado la comprensión de los mecanismos moleculares de la función de la hemoglobina y la regulación durante el desarrollo.

Existen dos formas mediante las cuales un individuo puede tener deleción de dos genes de α-globina. En un caso, una copia del cromosoma 16 podría tener ambos genes α-globina eliminados, mientras que la otra copia tendría dos genes funcionales α-globina. En el segundo caso, ambos cromosomas podrían haber perdido una de las dos copias del gen de α-globina. La primera posibilidad es más común entre asiáticos y la segunda entre africanos.

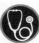

La diferencia en la composición de aminoácidos entre las cadenas β de la hemoglobina del adulto (HbA) y las cadenas γ de HbF resulta en cambios estructurales que hacen que la HbF tenga menor afinidad por el 2,3 bisfosfoglicerato (2,3-BPG) que la HbA y por lo tanto una mayor afinidad por el oxígeno. De este modo, el oxígeno liberado a partir de la hemoglobina de la madre (HbA) es unido con rapidez por la HbF en el feto. En este sentido, la transferencia de oxígeno de la madre al feto es facilitada por la diferencia estructural entre la molécula de hemoglobina de la madre y la del feto.

la oxidación de lípidos facilitada por el grupo hemo. Se dañan tanto los lípidos como las proteínas, particularmente la banda 4.1.

C. Persistencia hereditaria de hemoglobina fetal

En la hemoglobina fetal (HbF), la hemoglobina predominante consiste en dos cadenas-α y dos cadenas γ, mientras que la hemoglobina del adulto (HbA) consiste en dos cadenas-α y dos cadenas β. El proceso que regula la conversión de HbF a HbA se denomina conmutación de hemoglobina. La conmutación de la hemoglobina no es de 100%; la mayoría de los individuos continúan produciendo una pequeña cantidad de HbF durante la vida. Sin embargo, algunas personas, que son clínicamente normales, producen cantidades anormalmente elevadas (hasta 100%) de HbF en lugar de HbA. Los pacientes con hemoglobinopatías tales como talasemia β o anemia de células falciforme sufren, con frecuencia, enfermedades menos graves si sus niveles de HbF son elevados. Uno de los objetivos de gran parte de la investigación sobre conmutación de hemoglobina es descubrir una forma para reactivar la transcripción de los genes de γ-globina para compensar la síntesis de β-globina defectuosa. Los individuos que expresan HbF después del nacimiento tienen persistencia hereditaria de hemoglobina fetal (HPFH, *hereditary persistence of fetal hemoglobin*).

1. Formas de no deleción de HPFH

Las formas de no deleción de HPFH son aquellas que derivan de mutaciones puntuales en los promotores Aγ y Gγ. Cuando estas mutaciones se encuentran con mutaciones de célula falciforme o talasemia β, tienen un efecto de mejora en la enfermedad debido al incremento en la producción de cadenas γ. Como se discute en los comentarios bioquímicos, estas mutaciones se agrupan en las regiones −115 y −200 del gen, donde se unen factores de transcripción específicos inhibidores de la expresión del gen.

2. Formas de deleción de HPFH

En la HPFH por deleción, se han perdido tanto los genes completos δ como β de una copia del cromosoma 11 y solo puede producirse HbF. En algunos individuos, las globinas fetales permanecen activadas luego del nacimiento y se produce suficiente HbF como para que el individuo sea clínicamente normal. Otros individuos con deleciones similares que eliminan los genes completos δ y β no producen suficiente hemoglobina fetal para compensar la pérdida y se considera que tienen talasemia $\delta^0\beta^0$. Se considera que la diferencia entre estos dos resultados es el sitio en el cual finalizan las deleciones dentro del grupo de genes β-globina. En la HPFH por deleción, poderosas secuencias intensificadoras o potenciadoras en la región 3′ del gen β-globina se resitúan debido a la deleción, de manera que activan los promotores γ. En individuos con talasemia $\delta^0\beta^0$, las secuencias potenciadoras no han sido reubicadas para que puedan interactuar con los promotores γ.

D. Conmutación de hemoglobina: un proceso de desarrollo controlado por factores de transcripción

En los humanos, los megaloblastos embrionarios (el eritrocito embrionario es grande y se denomina "blasto" porque retiene su núcleo) se producen primero en el saco vitelino aproximadamente 15 días después de la fecundación. Después de 6 semanas, el sitio de eritropoyesis se desplaza al hígado. El hígado y en menor medida el bazo son los principales sitios de eritropoyesis fetal. En las últimas semanas previas al nacimiento, la médula ósea comienza a producir eritrocitos. Entre 8 y 10 semanas posteriores al nacimiento, la médula ósea es el único lugar de producción de eritrocitos. La composición de hemoglobina también cambia con el desarrollo, porque tanto el *locus* de α-globina como el *locus* de β-globina tienen múltiples genes que se expresan diferencialmente durante el desarrollo (fig. 42-14).

E. Estructura del *loci* y regulación transcripcional de los genes de α y β globina

El *locus* de α-globina en el cromosoma 16 contiene el gen embrionario ζ (zeta) y dos copias del gen α, α_2 y α_1. El *locus* de β-globina en el cromosoma 11 contiene el gen embrionario ε; dos copias del gen fetal β-globina, Gγ y Aγ (que difieren por un aminoácido), y dos genes adultos, δ y β. El orden de los genes a lo largo del cromosoma es

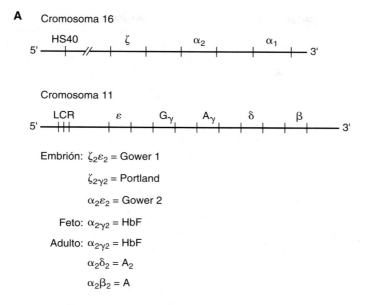

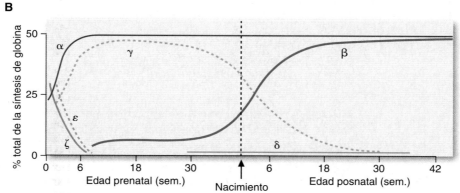

FIGURA 42-14 Grupos de genes de globina y expresión durante el desarrollo. **A.** Los grupos de genes de globina con los genes-α en el cromosoma 16 y los genes-β en el cromosoma 11. Las designaciones de los genes se indican debajo de las líneas de la figura. **B.** La conmutación de la síntesis de cadenas de globina durante el desarrollo. HbF, hemoglobina fetal; LCR, región de control de *locus*.

paralelo al orden de expresión de los genes durante el desarrollo (fig. 42-14). Las hemoglobinas embrionarias son $\zeta_2\varepsilon_2$ (Gower 1), $\zeta_2\gamma_2$ (Portland) y $\alpha_2\gamma_2$ (Gower 2). La HbF es predominantemente $\alpha_2 G\gamma_2$. La especie principal adulta es $\alpha_2\beta_2$ (hemoglobina A); la especie menor adulta es $\alpha_2\delta_2$ (hemoglobina A_2). La hemoglobina fetal que se encuentra en las células adultas es $\alpha_2 A\gamma_2$. El momento de conmutación de hemoglobina es controlado por un reloj de desarrollo que no es alterado significativamente por condiciones ambientales y está relacionado con los cambios en la expresión de factores de transcripción específicos. Los recién nacidos prematuros convierten HbF en HbA de acuerdo con las edades de gestación.

COMENTARIOS CLÍNICOS

Los eritrocitos de **Edward R.** son deficientes en espectrina. Esta condición altera la capacidad de los eritrocitos para mantener el área de superficie redundante necesaria para mantener la deformabilidad. El estrés mecánico de la circulación produce pérdida progresiva de partes de la membrana. A medida que los componentes de la membrana se pierden, sus eritrocitos se hacen esféricos e incapaces de deformarse.

Su bazo estaba agrandado debido al gran número de eritrocitos que quedaron atrapados dentro de él. Sus eritrocitos se lisan por tensión mecánica en la circulación y por los macrófagos en el bazo. En consecuencia, este proceso hemolítico da lugar a la anemia. Sus cálculos fueron el resultado de grandes cantidades de bilirrubina que fueron producidas y almacenadas en la vesícula biliar como resultado de la hemólisis. Los eritrocitos anormalmente redondeados que se observaron en el frotis de sangre son característicos de esferocitosis hereditaria.

Las mutaciones en los genes de la anquirina, β-espectrina o banda 3 representan tres cuartos de los casos de esferocitosis hereditaria, mientras que las mutaciones en los genes de la α-espectrina o banda 4.2 representan al resto. La síntesis defectuosa de alguna de las proteínas citoesqueléticas de la membrana da lugar a la formación inadecuada del citoesqueleto de la membrana. El exceso de proteínas de membrana es catabolizada, lo que resulta en una deficiencia neta de espectrina. **Edward R.** se sometió a una esplenectomía. Como el bazo era el principal sitio de destrucción de sus eritrocitos, su anemia mejoró significativamente luego de la cirugía. Fue dado de alta con la recomendación de tomar un suplemento diario de folato. Se le explicó a **Edward R.** que debido al papel importante que tiene el bazo en la protección contra ciertos agentes bacterianos, requeriría inmunización contra *Pneumococcus*, *Meningococcus* y *Haemophilus influenzae* tipo b.

Se descubrió que **Lisa N.** tenía un heterocigoto compuesto para mutaciones en el gen de la β-globina. En un gen, una mutación en la posición 6 del intrón 1 convirtió una T en una C. La presencia de esta mutación, por motivos desconocidos, eleva la producción de HbF. El otro gen de β-globina tenía una mutación en la posición 110 del exón 1 (una mutación C a T). Ambas cadenas de β-globina tienen actividad reducida, pero combinadas con la expresión aumentada de HbF, el resultado es talasemia β⁺.

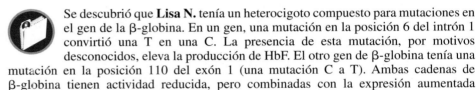

COMENTARIOS BIOQUÍMICOS

Control de la conmutación de hemoglobina. ¿Cómo se controla la conmutación de hemoglobina? Aunque todavía existen muchas preguntas sin responder, se han identificado algunos de los mecanismos moleculares. El *locus* α-globina cubre aproximadamente 100 kb (kilobases). El principal elemento regulador, HS40, es una región del ADN sensible a la nucleasa que yace hacia la región 5′ del gen ζ (fig. 42-14). HS40 actúa como potenciador específico eritroide que interactúa con las regiones regulatorias ascendentes de los genes ζ y α y estimula su transcripción. La región cercana al 5′ del gen ζ contiene las secuencias regulatorias responsables del silenciamiento de la transcripción del gen ζ. Sin embargo, las secuencias exactas y factores de transcripción responsables del silenciamiento aún no han sido identificadas. Incluso después del silenciamiento, se producen bajos niveles de transcripción del gen ζ después del periodo embrionario; sin embargo, no son traducidos. Esto se debe a que los transcritos de ζ-globina y α-globina tienen regiones que se unen a un complejo mensajero ribonucleoproteína (RNPm) determinante de estabilidad. La unión a estos complejos evita que el ARN mensajero (ARNm) se degrade. El ARN mensajero de la α-globina tiene una afinidad mucho mayor por el RNPm que el mensajero de la ζ-globina, lo que lleva a la rápida degradación del mensaje de la ζ-globina.

El *locus* β-globina cubre aproximadamente 100 kb. De 5 a 25 kb corriente arriba del gen ε está la región de control de *locus* (LCR), que contiene cinco sitios hipersensibles de ADN. La LCR es necesaria para la función del *locus* β-globina. Mantiene la cromatina de todo el *locus* en configuración activa y actúa como potenciador y punto de entrada de los factores que transcriben los genes del *locus* β-globina. Un modelo de control de conmutación de hemoglobina postula que las proteínas enlazadas en los promotores de los genes ε, γ y β-globina compiten para interactuar con los potenciadores de LCR. Cada gen en el *locus* β-globina tiene elementos regulatorios individuales, un promotor, silenciadores o potenciadores que controlan su regulación durante el desarrollo. Los promotores que controlan los genes γ- y β-globina han sido estudiados ampliamente debido a su relevancia clínica.

El gen ε-globina, como el gen ζ-globina, tiene silenciadores en la región regulatoria 5′. La unión de proteínas a estas regiones desactiva al gen ε (gen **HBE1**).

A

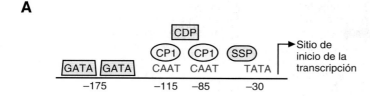

B

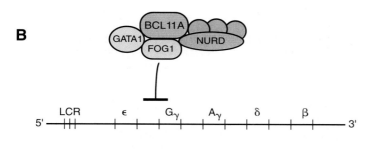

Cromosoma 11

FIGURA 42-15 A. El promotor del gen de γ-globina, indicando algunos de los sitios de unión de factores de transcripción asociados con la persistencia hereditaria de hemoglobina fetal. **B.** El *locus* del gen β-globina. Cuando se expresa BCL11A o ZBTB7A, la interacción entre LCR y el promotor del gen γ se bloquea, apagando la expresión del gen γ. NURD es un complejo de remodelación de cromatina que contiene actividad de histona desacetilasa.

La región proximal del promotor del gen γ-globina (gen *HBG2*) tiene múltiples sitios de unión a factores de transcripción (fig. 42-15). Muchas de las mutaciones en la persistencia hereditaria de la hemoglobina fetal (HPFH) ocurren en los sitios de unión de estos factores de transcripción, destruyendo un sitio o creando uno nuevo, pero los mecanismos exactos aún no se comprenden. Dos sitios (de entre muchos) que parecen ser significativos en el control de la conmutación de hemoglobina son el sitio de unión de la proteína selectora de etapa (SSP) y la región de la secuencia CAAT. Cuando el complejo SSP (que consiste en los factores de transcripción CP2 y NFE4) se une al promotor, el gen γ-globina tiene ventaja competitiva sobre el promotor β-globina para interactuar con la LCR. Un segundo factor de transcripción, Sp1, también se une en el sitio de unión SSP, en donde puede actuar como represor y la competencia entre estos dos complejos de proteínas para el sitio de unión SSP ayuda a determinar la actividad del gen γ-globina. Un mecanismo similar parece estar operando en la caja CAAT. CP1, que se considera un activador de transcripción, se une en la caja CAAT. La proteína de desplazamiento CAAT (CDP) es un represor que se une al sitio CAAT y desplaza a CP1. Parte del mecanismo de conmutación de la hemoglobina parece ser la unión de represores en las regiones regulatorias corriente arriba de los genes de ε-globina y γ-globina.

El gen β-globina también tiene sitios de unión para múltiples factores de transcripción en sus regiones regulatorias. Las mutaciones que afectan la unión de factores de transcripción pueden producir talasemia al reducir la actividad del promotor del gen β-globina. Existe también un potenciador en dirección 3′ de la señal poli A que parece ser requerido para la activación específica de etapas del promotor de β-globina.

Nuevas perspectivas sobre el control de la conmutación de la hemoglobina indican que los factores de transcripción BCL11A y ZBTB7A son fuertes represores de la expresión del gen γ-globina. BCL11A interactúa con una variedad de otros factores de transcripción (GATA-1, GOG1 y el complejo represor NURD [remodelación del nucleosoma y desacetilasa de histona]) para reprimir la expresión de la γ-globina. Esto parece ser causado por la interferencia de BCL11A y ZBTB7A con las interacciones de la LCR con el promotor del gen γ-globina. Los experimentos que reducen, o eliminan, la expresión BCL11A conducen a un incremento en la síntesis de γ-globina. La expresión de BCL11A está regulada por el factor de transcripción KLF1, que es esencial para la expresión de β-globina. KLF1 aumenta la expresión de BCL11A, que bloquea la expresión del gen γ-globina, mientras que KFL1 estimula la expresión del gen β-globina. Estos resultados recientes sugieren que los fármacos, que interfieren con la acción de KLF1, potenciarían y activarían la expresión del gen de *globina fetal* en los individuos con talasemia β o enfermedad de células falciformes (fig. 42-15B). Los estudios actuales están dirigidos a desarrollar fármacos que bloqueen la unión de BCL11A y ZBTB7A al promotor del gen *HBG2*, lo que podría tener resultados similares al conducir a un aumento de los niveles de HbF.

CONCEPTOS CLAVE

◆ La sangre contiene una amplia variedad de tipos de células, cuyas funciones son necesarias para mantener el ambiente interno del cuerpo.

◆ Los eritrocitos transportan oxígeno a través del cuerpo y regresan dióxido de carbono a los pulmones.

  ◆ Los eritrocitos carecen de núcleo y tienen reacciones metabólicas limitadas.

    ◆ La glucólisis proporciona energía y NADH.

    ◆ El NADH mantiene el hierro en la hemoglobina en estado ferroso.

    ◆ La derivación HMP proporciona NADPH para regenerar glutatión reducido a fin de proteger a la membrana del daño oxidativo.

    ◆ El 1,3 bisfosfoglicerato se convierte en 2,3 bisfosfoglicerato como un subproducto de la glucólisis para regular la unión del oxígeno a la hemoglobina.

  ◆ La síntesis del hemo tiene lugar en el precursor del eritrocito, utilizando succinil-CoA y glicina. Los defectos heredados en la síntesis del hemo conducen a porfirias.

  ◆ El hierro, una parte fundamental del hemo, es transportado a través del cuerpo en proteínas transportadoras porque el hierro libre es tóxico.

  ◆ La membrana de eritrocito es flexible como resultado de su estructura citoesquelética única, lo que permite que los eritrocitos se deformen para viajar a través de capilares angostos.

◆ La hematopoyesis es la generación de los tipos individuales de células de la sangre, a partir de una sola célula madre precursora en la médula ósea.

◆ Los leucocitos polimorfonucleares están compuestos por una variedad de células que liberan señales químicas cuando se activan (granulocitos), fagocitan cuerpos extraños (neutrófilos), destruyen parásitos (eosinófilos) y están involucrados en la respuesta alérgica (basófilos).

◆ Los leucocitos mononucleares incluyen los linfocitos (necesarios para la respuesta inmunológica) y los monocitos (que se desarrollan en macrófagos, que engullen los desechos después de que los granulocitos atacan al material extraño).

◆ Una amplia variedad de mutaciones pueden conducir a alteraciones en la función de la hemoglobina (hemoglobinopatías):

  ◆ Anemia de células falciformes

  ◆ Talasemias

  ◆ Persistencia hereditaria de hemoglobina fetal (conmutación de hemoglobina y su regulación)

◆ Las enfermedades revisadas en este capítulo se resumen en la tabla 42-4.

TABLA 42-4 Enfermedades revisadas en el capítulo 42

ENFERMEDAD O TRASTORNO	AMBIENTAL O GENÉTICA	COMENTARIOS
Talasemias	Genética	La síntesis desequilibrada de cadenas-α y β de la hemoglobina beta, conduce a anemia.
Deficiencia de piruvato cinasa	Genética	La hemólisis de eritrocitos conduce a menos cantidad de eritrocitos. El incremento en las cantidades de 2,3-BPG con frecuencia enmascara los efectos de la anemia.
Metamoglobinemia congenital	Genética	Oxidación del hierro del hemo a estado férrico, que no se unirá a oxígeno, aunque muchos individuos con esta disfunción son asintomáticos.
Déficit de glucosa-6-fosfato deshidrogenasa	Genética	Afecta la estabilidad de la membrana de los eritrocitos a través de la incapacidad de proteger las proteínas y lípidos de la membrana contra la oxidación.
Porfirias	Genética	Defectos heredados en casi cualquier paso de la síntesis del hemo conducen a una serie de enfermedades con diferentes síntomas y resultados.
Deficiencia de hierro	Ambas	La deficiencia de hierro conduce a síntesis del hemo reducida y suministro de oxígeno reducido a los tejidos.
Síndrome de inmunodeficiencia combinada grave ligada a X	Genética	Pérdida de una subunidad de receptor de citocina, conduce a la pérdida total de maduración y proliferación de células T y B y sin sistema inmunológico funcional.
Receptor de eritropoyetina defectuoso	Genética	La formación de eritrocitos es reducida en condiciones en las que la producción de eritrocitos debería aumentar (como suministro reducido de oxígeno a los tejidos).
Hemoglobina C	Genética	Una mutación puntual de la hemoglobina que lleva al cambio de una lisina en lugar de un ácido glutámico en la posición 6 de la cadena β (E6K), que conduce a anemia hemolítica en el estado homocigoto.
Persistencia hereditaria de hemoglobina fetal	Genética	Mutaciones en regiones del promotor y potenciador conducen a expresión errónea del gen gamma globina y expresión constante del gen.
Esferocitosis	Genética	Mutaciones en cualquiera de varias proteínas de la membrana de los eritrocitos (como espectrina) conduce a inestabilidad de los eritrocitos, destrucción de los eritrocitos y anemia.

PREGUNTAS DE REVISIÓN: CAPÍTULO 42

1. ¿Cuál es el mecanismo de compensación que permite la adecuada entrega de oxígeno a los tejidos en altitudes elevadas, donde las concentraciones de oxígeno son bajas?
   A. Aumento en la síntesis de 2,3 bisfosfoglicerato por los eritrocitos
   B. Disminución en la síntesis de 2,3 bisfosfoglicerato por los eritrocitos
   C. Aumento en la síntesis de hemoglobina por los eritrocitos
   D. Disminución en la síntesis de hemoglobina por los eritrocitos
   E. Disminución del pH de la sangre

2. Un niño de 2 años de edad, con peso y altura normales es llevado a una clínica por fatiga excesiva. El análisis de sangre indica anemia, con eritrocitos hipocrómicos micro-cíticos. El niño vive en un edificio de departamentos de 100 años y fue encontrado ingiriendo pedacitos de pintura. Los padres indican que el niño tiene una dieta saludable y toma un suplemento de vitaminas Flintstones® a diario. ¿A cuál de las siguientes deficiencias se podría atribuir su anemia?
   A. Hierro
   B. Vitamina B_{12}
   C. Folato
   D. Hemo
   E. Vitamina B_6

3. Se están desarrollando fármacos que inducirán la transcripción de genes de globina, que se encuentran normalmente en silencio en pacientes afectados con enfermedad de células falciformes. ¿Cuál sería un buen gen para tal terapia en esta enfermedad?
   A. El gen *HBA1*
   B. El gen *HBA2*
   C. El gen *HBG2*
   D. El gen *HBB*
   E. El gen *HBZ*

4. ¿Cuál es un glóbulo maduro que carece de núcleo?
   A. Linfocito
   B. Basófilo
   C. Eosinófilo
   D. Plaqueta
   E. Neutrófilo

5. Una familia tiene dos niños, uno con un caso leve de talasemia y el segundo con un caso grave de talasemia, que requiere transfusiones de sangre frecuentes como parte del tratamiento. Uno de los padres tiene ascendencia mediterránea y el otro ascendencia asiática. Ninguno de los padres muestra signos clínicos de talasemia. Los dos niños muestran 20% del nivel esperado de β-globina; el niño más gravemente afectado presenta niveles normales de α-globina, mientras que el niño afectado más levemente muestra solo 50% de los niveles normales de α-globina. ¿Por qué el niño que tiene deficiencia en la expresión de α-globina está menos afectado?
   A. La talasemia es causada por una mutación en el gen α y el niño afectado en forma más grave expresa más este gen.
   B. El niño menos afectado debe sintetizar el gen ζ para compensar la insuficiencia en la síntesis de cadena α.
   C. El niño más afectado tiene también HPFH.
   D. El niño más afectado produce más tetrámeros de globina inactiva que el niño menos afectado.
   E. La talasemia es causada por deficiencia de hierro y cuando el niño sintetiza cantidades normales de α-globina, hay poco hierro para poblar todas las moléculas de hemo sintetizadas.

6. Una persona presenta una condición anémica y se le realiza un análisis molecular que muestra un compuesto heterocigoto para HbS/HbC. Los síntomas del paciente son más graves que los que presentan los pacientes con rasgo de drepanocitosis (HbA/HbS) debido principalmente a una de las siguientes condiciones:
   A. Aumento de la concentración de moléculas HbC en los eritrocitos del paciente.
   B. Aumento del volumen de los eritrocitos del paciente.
   C. Aumento de la concentración de HbS en los eritrocitos del paciente.
   D. Alteraciones en la morfología de los eritrocitos del paciente.
   E. Precipitación de las moléculas de HbS dentro de los eritrocitos del paciente.

7. Se ha observado que un niño presenta los dedos de las manos y los pies violáceos. El análisis de sangre indica anemia leve, y el análisis molecular muestra que el niño tiene deficiencia hereditaria de piruvato cinasa eritrocítica. Esta mutación enzimática provoca aumento en las concentraciones de 2,3-BPG en el eritrocito, lo que ayuda a aminorar los efectos de la mutación. ¿Por cuál de los siguientes motivos se presenta aumento en las concentraciones de 2,3-BPG?
   A. La falta de piruvato cinasa provoca aumento en las concentraciones de 1,3-bisfosfoglicerato, que se usa para formar 2,3-bisfosfoglicerato por la vía de desviación de Rapoport-Luebering.
   B. El aumento de las concentraciones de PEP provoca la fosforilación de 3-fosfoglicerato, formando 2,3-bisfosfoglicerato.
   C. El incremento en los niveles de PEP provoca la fosforilación de 2-fosfoglicerato, formando 2,3-bisfosfoglicerato.
   D. El aumento en las concentraciones de PEP provoca aumento de 3-fosfoglicerato, que es fosforilado por el ATP para producir 2,3-bisfosfoglicerato.
   E. La falta de actividad de la piruvato cinasa provoca aumento de gliceraldehído 3-fosfato, que es oxidado por una isoenzima de gliceraldehído 3-fosfato deshidrogenasa para formar 2,3-bisfosfoglicerato.

8. Un niño es diagnosticado recientemente con anemia y el análisis adicional demostró que tenía esferocitosis hereditaria. Esta enfermedad provoca anemia por uno de los siguientes mecanismos:
   A. Falta de NADPH para proteger los lípidos de la membrana celular y las proteínas de la oxidación
   B. Deficiencia nutricional de hierro, folato o vitamina B_{12}
   C. Incapacidad para reducir la hemoglobina férrica hasta el estado ferroso normal
   D. Inadecuada formación del citoesqueleto de la membrana eritrocítica
   E. Una mutación en la síntesis del hemo

9. Un paciente es vegetariano estricto, y como tal, está preocupado acerca de ingerir suficiente hierro en su dieta. ¿Cuál sugerencia podría aumentar su absorción de hierro dietético?
   A. Nunca pelar las papas cuando prepare un platillo con ellas.
   B. Exprimir jugo de limón fresco en la ensalada de espinacas.
   C. Tranquilizarlo diciéndole que el hierro de los vegetales se absorbe rápidamente.
   D. La carne es la única fuente de hierro.
   E. Tomar un suplemento con vitamina B_{12} ayudaría a la absorción de hierro.

10. La célula madre pluripotencial de la médula ósea produce todas las células sanguíneas por medio de diferentes linajes a través de la inducción de diferentes vías de diferenciación. ¿Cuál de las siguientes es producida de la misma línea celular que los eritrocitos?
    A. Células asesinas naturales (NK)
    B. Linfocitos B
    C. Linfocitos T
    D. Basófilos
    E. Plaquetas

11. Una familia que se mudó recientemente de Nueva Jersey (altitud ~ 10 pies sobre el nivel del mar) a Keystone, Colorado (altitud ~ 9 200 pies sobre el nivel del mar). Al principio, los miembros de la familia tuvieron problemas

para respirar a esta altitud. ¿Cuál de las siguientes medidas de adaptación al aumento de altitud incluiría?

A. Una disminución de los niveles de 2,3 bifosfoglicerato en los eritrocitos

B. Una disminución de la concentración de protones en los eritrocitos

C. Aumento de la transcripción de una citocina en el riñón

D. Reducción de la síntesis de hemo en la médula

E. Aumento de la producción de bilirrubina

12. ¿En cuál renglón de los genes de la hemoglobina puede ocurrir la HPFH causada por mutaciones?

A. Región promotora del gen *HBA1*

B. Región promotora del gen *HBZ*

C. Región promotora del gen *HBE1*

D. Región promotora del gen *HBG1*

E. Región promotora del gen *HBB*

13. El NADH producido en los eritrocitos puede ser utilizado para ¿cuál de las siguientes cosas? Elija la mejor respuesta.

	Producir Lactato	Producir 6-fosfogluconato	Producir 2,3-bifosfoglicerato	Reducir Metahemoglobina
A	Sí	No	No	No
B	Sí	Sí	No	No
C	Sí	No	No	Sí
D	No	Sí	Sí	Sí
E	No	No	Sí	No
F	No	Sí	Sí	Sí

14. La HbS y la HbC son variantes derivadas de mutaciones en el gen *HBB*. Ambas variantes tienen un aminoácido diferente en la sexta posición de la cadena β de la hemoglobina y producen un fenotipo diferente en los individuos con mutación. ¿Qué explicación de abajo explica mejor cómo una sustitución de aminoácidos en la misma posición en la estructura primaria de la proteína puede dar lugar a diferentes síntomas en los individuos que expresan la mutación?

A. Una sustitución es E6V; la otra es E6D

B. Una sustitución es E6K; la otra es E6D

C. Un desorden se debe a la introducción de un residuo hidrofóbico, el otro a un residuo aromático

D. Un desorden se debe a la introducción de un residuo básico, el otro a un residuo hidrofóbico

E. Tanto la HbC como la HbS se deben al E6V, pero la proteína mutada puede plegarse en dos conformaciones estables, cada una de ellas única para una enfermedad diferente

15. ¿Cuál de las siguientes deficiencias o trastornos provocaría anemia microcítica? Elija la mejor respuesta.

	Vitamina B_6	β-talasemia	Glucosa 6-fosfato deficiencia de deshidrogenasa	Deficiencia de hierro
A	Sí	Sí	No	Sí
B	Sí	No	No	No
C	Sí	Sí	No	No
D	No	No	Sí	No
E	No	Sí	Sí	Sí
F	No	No	Sí	Sí

RESPUESTAS A LAS PREGUNTAS DE REVISIÓN

1. **La respuesta es A.** El aumento de 2,3-bisfosfoglicerato en el eritrocito favorecerá la conformación desoxi de la hemoglobina y, por lo tanto, permitirá mayor liberación de oxígeno en los tejidos. Esto es útil porque la hemoglobina no está tan saturada a grandes alturas como en sitios más bajos, debido a la menor concentración de oxígeno a gran altura. Las respuestas C y D son incorrectas porque los eritrocitos no sintetizan proteínas. La respuesta E es incorrecta porque el descenso del pH sanguíneo no favorece el aporte sanguíneo; el efecto de Bohr funciona mejor cuando el pH del tejido es menor al pH sanguíneo para estabilizar la forma desoxi de la hemoglobina. Si el pH de la sangre y el tejido son iguales, no puede producirse el efecto Bohr.

2. **La respuesta es D.** El niño experimenta intoxicación por plomo, que interrumpe la síntesis del hemo en los pasos de la ALA-dehidratasa y la ferroquelatasa. Sin hemo, la capacidad sanguínea transportadora de oxígeno se reduce y el flujo de electrones por la cadena de transporte de electrones disminuye a causa de la falta de citocromos funcionales. En conjunto, estos factores conducen a la incapacidad para generar energía y se produce la fatiga. La respuesta A es incorrecta porque aunque la deficiencia de hierro causaría los mismos síntomas, no es de esperarse en este paciente por su consumo diario de vitaminas. La ingestión de plomo no causa pérdida de hierro. Las respuestas B y C son incorrectas porque las deficiencias de vitamina B_{12} y folato dan lugar a anemia macrocítica por la interrupción en la síntesis de ADN. La respuesta E es incorrecta porque es improbable que la ingestión de hojuelas de pintura cause deficiencia de vitamina B_6 en un niño, sobre todo uno que toma vitaminas todos los días.

3. **La respuesta es C.** La activación de un gen que brindaría una alternativa funcional al gen β permitiría evitar el paso por la proteína β. Solo la cadena γ puede hacer esto, pero en condiciones normales solo se encuentra en la HbF. La cadena δ también es una globina con remplazo β, pero no se menciona como respuesta posible. La respuesta D es incorrecta porque la cadena β es la mutada y ya se expresa. A diferencia del gen β, del cual hay dos copias por cromosoma, solo existe una copia

del gen β en cada cromosoma. Los otros genes listados (respuestas A, B y E) son remplazos de cadena α, y la expresión de estos genes no aliviaría el problema propio del gen β.

4. **La respuesta es D.** Los únicos dos tipos de células sanguíneas que carecen de núcleos son los eritrocitos maduros y las plaquetas. Las plaquetas se producen por la gemación de la membrana de los megacariocitos y, en esencia, son sacos de membrana con el contenido citoplasmático de la célula precursora. Todos los demás tipos celulares listados contienen núcleo.

5. **La respuesta es D.** Las talasemias se deben al desequilibrio en la síntesis de cadenas α y β. La síntesis excesiva de cadenas α conduce a su precipitación en los eritrocitos en desarrollo, lo que a menudo mata a la célula. El niño más grave tiene un índice α/β de 1:5, mientras que el menos afectado tiene una proporción de 2.5:1. Cuando el exceso es de cadenas β, forman tetrámeros estables que se unen, pero no liberan oxígeno, lo que reduce la capacidad de los eritrocitos para suministrar oxígeno. Por lo tanto, esta diferencia en la proporción entre cadenas tiene implicaciones importantes para la función de los eritrocitos.

6. **La respuesta es C.** La HbC forma un tetrámero insoluble que se precipita en los eritrocitos. Debido a esto, la concentración de HbS aumenta en los eritrocitos lo que provoca drepanocitosis en comparación con uno que tiene una mezcla de moléculas de HbS y HbA. El aumento de la drepanocitosis no es resultado directo de la precipitación de moléculas de HbC ni es resultado de un aumento de volumen eritrocítico (el aumento de volumen reduciría la concentración de HbS, lo que reduciría la forma curvada). Las moléculas de HbS formarán bastones bajo condiciones de escasez de oxígeno, pero no se precipitarán en la célula como las moléculas de HbC. Las alteraciones en la morfología de los eritrocitos son resultado de la drepanocitosis, no la causa de esta.

7. **La respuesta es A.** Cuando la actividad de la piruvato cinasa está reducida, se acumulará PEP. El PEP en equilibrio con 2-fosfoglicerato, está en equilibrio con 3-fosfoglicerato (3-PG). Conforme se acumula 3-PG, la reacción de la fosfoglicerato cinasa se inhibe, aumentando las concentraciones de 1,3-bisfosfoglicerato (1,3-BPG). Conforme se acumulan 1,3-BPG, una parte se desviará para producir 2,3-BPG a través de la 1,3-BPG mutasa. El aumento en las concentraciones de 2,3-BPG afectará la liberación de oxígeno a los tejidos provenientes de la hemoglobina. El PEP no se usa como donador de fosfato en las reacciones de fosforilación en la generación de mayores concentraciones de 2,3-BPG. El ATP se usa en la conversión de 3-PG a 1,3-BPG pero no para formar 2,3-BPG. La oxidación de gliceraldehído 3-fosfato (G3P) no genera 2,3-BPG; no hay una isoenzima de gliceraldehído 3-P deshidrogenasa que producirá 2,3-BPG a partir de G3P.

8. **La respuesta es D.** Las mutaciones en la espectrina, anquirina y proteínas de banda 3 provocan una inadecuada formación del citoesqueleto de la membrana eritrocítica, lo que provoca eritrocitos deformados (esferocitos), que tienen un periodo de vida más corto, lo que causa anemia. Las mutaciones en la síntesis del hemo provocan porfirias. La falta de NAPDH (como en la deficiencia de glucosa 6-P deshidrogenasa) provoca anemia por medio de la oxidación y lisis de la membrana celular. La oxidación del hierro hemo a su estado férrico provoca una menor unión de oxígeno con la hemoglobina. Las deficiencias nutricionales de hierro, folato o vitamina B_{12} provocarán anemia megaloblástica (deficiencias de folato y vitamina B_{12}) o anemia microcítica (deficiencia de hierro).

9. **La respuesta es B.** Las carnes, vegetales de hojas verdes y cereales y granos fortificados son fuentes de hierro dietético, en tanto que las papas no lo son. El hierro no hemo vegetal no se absorbe rápidamente de la dieta, pero la presencia de vitamina C (cítricos) aumenta la captación de hierro no hemo en el tubo digestivo. La vitamina B_{12} no está involucrada en la absorción del hierro.

10. **La respuesta es E.** Tanto las plaquetas como los eritrocitos se derivan del linaje BFU-EMeg. Los basófilos se derivan del linaje CFU-Ba, los linfocitos B y T de la línea celular linfoide y las células NK del precursor NK.

11. **La respuesta es C.** La familia tenía problemas para respirar a causa de los niveles reducidos de oxígeno por la gran altitud en comparación con los de menor altitud. El cuerpo puede adaptarse a los niveles reducidos de oxígeno aumentando los niveles de 2,3 bifosfoglicerato de los eritrocitos (lo que estabilizaría la forma desoxi de la hemoglobina y mejoraría la eliminación de oxígeno en los tejidos a partir de la oxihemoglobina) o aumentando el número de eritrocitos en la circulación. Cuando el riñón detecta una concentración reducida de oxígeno en la sangre se activa el factor 1 inducible por hipoxia. El HIF-1 es un factor de transcripción que estimula la síntesis de eritropoyetina que es liberada por los riñones y estimula la producción de eritrocitos en la médula ósea. Una concentración reducida de protones favorece la forma oxigenada de la hemoglobina (lo contrario del efecto Bohr) y no ayudaría a llevar oxígeno a los tejidos. Una síntesis reducida de hemo llevaría a una anemia microcítica y no ayudaría a entregar oxígeno a los tejidos. La bilirrubina es un producto de degradación del hemo, y si se produjera un aumento de la producción de bilirrubina, los niveles de hemo disminuirían y el oxígeno no llegaría a los tejidos de forma eficiente.

12. **La respuesta es D.** El gen *HBG1* codifica la proteína A- γ, uno de los componentes de la hemoglobina fetal. Una mutación en el promotor del gen *HBG1* puede conducir a la sobreexpresión del gen, y a la incapacidad de desactivar el gen según lo programado durante el desarrollo. Esto llevaría a la expresión de la γ-globulina a expensas de la β-globulina, y a la persistencia de la hemoglobina fetal durante toda la vida. El gen *HBA1* codifica la proteína α; el gen *HBZ* codifica el gen de la globina ζ; el gen *HBHE1* codifica la proteína épsilon y el gen *HBB* codifica el gen de la hemoglobina β. Las mutaciones en las regiones promotoras de esos otros genes no conducirán a la sobreexpresión de la cadena γ, ni a la HPFH.

13. **La respuesta es C.** El NADH se produce en los eritrocitos a través del paso de la gliceraldehído 3-fosfato

deshidrogenasa de la glucólisis. Como los eritrocitos carecen de mitocondrias, el NADH puede volver a convertirse en NAD^+, para que la glucólisis continúe, mediante la lactato deshidrogenasa (que produce lactato) o mediante la conversión de la hemoglobina oxidada (metahemoglobina) en hemoglobina reducida o ferrosa, la forma que puede unir el oxígeno. El 6-fosfogluconato se forma en la vía de la derivación HMP, y el cofactor necesario es $NADP^+$, no NADH. La producción de 2,3 bifosfoglicerato utiliza la fosfoglicerato mutasa, y convierte el 1,3 bifosfoglicerato en 2,3 bifosfoglicerato, y no requiere una reacción de oxidación o reducción.

14. **La respuesta es D.** La HbS se debe a una mutación E6V, mientras que la HbC se debe a una mutación E6K. La sustitución de una valina hidrofóbica por una cadena lateral de glutamato cargada en la HbS permite que la desoxihemoglobina se polimerice a través de interacciones hidrofóbicas, dando lugar a la formación de polímeros en forma de bastón que distorsionan la forma del eritrocito. En la HbC la sustitución es una lisina (molécula con carga positiva) por el glutamato en la posición 6 (una cadena lateral con carga negativa). Esta sustitución reduce la solubilidad de la hemoglobina, pero no en gran medida, de modo que los heterocigotos son en su mayoría asintomáticos. La mutación en la HbC no conduce a la polimerización de la molécula de hemoglobina.

15. **La respuesta es A.** La deficiencia de hierro y de la vitamina B_6 conducen a una reducción de la síntesis de hemo, y si el hemo es limitante los eritrocitos serán más pequeños de lo normal, en un esfuerzo por mantener una concentración adecuada de hemo dentro de la célula. Una β talasemia, que reduce la producción de β globina, conduce a una reducción de los niveles de hemoglobina funcional (ya que el exceso de cadenas de α globulina precipitará como α_4 tetrámeros en la célula), y se producirá una anemia microcítica. Una deficiencia de la actividad de la glucosa 6-fosfato deshidrogenasa, en presencia de agentes oxidantes conduce a una anemia hemolítica, pero no a una anemia microcítica.

43

Proteínas del plasma sanguíneo, coagulación y fibrinólisis

La sangre es el principal sistema de transporte del cuerpo. Aunque el transporte y la distribución de oxígeno a las células de los tejidos se llevan a cabo por células especializadas, otros componentes vitales, como los nutrientes, metabolitos, electrolitos y hormonas se transportan en la fracción no celular de la sangre, el **plasma**. Algunos componentes, como la glucosa, se disuelven en el plasma; otros, por ejemplo, lípidos y hormonas esteroideas, se unen a las proteínas transportadoras para su movilización. La **presión osmótica** ejercida por las proteínas plasmáticas regula la distribución de agua entre la sangre y los tejidos. Las proteínas plasmáticas en conjunto con las plaquetas mantienen la integridad del sistema circulatorio a través de un proceso de coagulación.

En condiciones normales, la sangre circula a través de vasos sanguíneos recubiertos por endotelio. Cuando un vaso sanguíneo se daña se crea un **coágulo sanguíneo** (llamado **trombo**, formado por el proceso de **trombosis**) como parte de la **hemostasia**, la respuesta fisiológica que detiene el sangrado. Los coágulos sanguíneos también se forman para reparar el daño del revestimiento endotelial en el cual los componentes de la **capa subendotelial** se vuelven accesibles para las proteínas plasmáticas.

En la hemostasia y la trombosis se forma, en el sitio de la herida, un tapón hemostático primario, integrado por **plaquetas agregadas** y un **coágulo de fibrina**. Las plaquetas se adhieren a la capa subendotelial de los vasos, sobre todo a través de la proteína **factor de von Willebrand** (vWF) y se activan para unirse al fibrinógeno. El **fibrinógeno** une las plaquetas entre sí para posibilitar la agregación plaquetaria. Esta última se recubre con rapidez con capas de **fibrina**, que se forman a partir del fibrinógeno por la enzima proteolítica **trombina**.

La lesión del endotelio y la exposición del **factor tisular** en la **capa subendotelial** a las proteínas de plasma también activan la cascada de la coagulación, que activa al final a la trombina y el **factor XIII**. Este factor establece **uniones cruzadas** con las cadenas de monómeros de fibrina polimerizados para formar un coágulo estable (el **tapón hemostático secundario**). La cascada de coagulación consiste en una serie de enzimas (como el **factor X**), que están inactivas hasta que se escinden proteolíticamente por acción de la enzima precedente en la cascada. Otras proteínas (**factores V** y **VIII**) actúan como proteínas de unión, que integran complejos de factores en el sitio de la herida. Los iones de Ca^{2+} y los residuos de **γ-carboxiglutamato** en las proteínas (formadas por un proceso dependiente de la vitamina K en el hígado) adhieren los complejos de factores a los **fosfolípidos** expuestos en las membranas plaquetarias. En consecuencia, la formación de trombos se acelera y se localiza con rapidez en el sitio de la herida.

Los **mecanismos reguladores** de la cascada de la coagulación sanguínea y los **mecanismos antifibrinolíticos** previenen una coagulación aleatoria en los vasos sanguíneos que podría obstruir el flujo de sangre. Las alteraciones de estos mecanismos causan trombosis.

SALA DE ESPERA

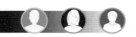

Peter K., un niño de 6 meses de edad, es llevado al consultorio del pediatra con una masa dolorosa y expandida en la parte superior derecha del muslo, observada por primera vez horas después de caer por tres escalones no alfombrados en su casa. El niño parece experimentar un grave sufrimiento.

La radiografía no revela fracturas, pero sí una inflamación en los tejidos blandos, consistente con un hematoma (hemorragia dentro de los tejidos). La madre de **Peter K.** comentó que poco después de empezar a gatear, sus rodillas se hinchaban y parecían adoloridas.

El pediatra sospecha un problema de coagulación. Un perfil de coagulación sugirió una posible deficiencia del factor VIII, una proteína que interviene en la formación de coágulos. Se encontró que la concentración plasmática del factor VIII de **Peter K.** era tan solo de 3% respecto a la concentración promedio de una persona normal. Se estableció el diagnóstico de hemofilia A.

I. Las proteínas del plasma mantienen una distribución apropiada de agua entre la sangre y los tejidos

Cuando las células son removidas de la sangre, el plasma remanente se compone de agua, nutrientes, metabolitos, hormonas, electrolitos y proteínas. El plasma en esencia tiene la misma composición de electrolitos que otros líquidos extracelulares y constituye alrededor de 25% del total del líquido extracelular del cuerpo. Las proteínas del plasma tienen varias funciones, como mantener la apropiada distribución de agua entre la sangre y los tejidos; el transporte de nutrientes, metabolitos y hormonas a través del cuerpo; defender contra infecciones, y la conservación de la integridad de la circulación a través de la coagulación. Muchas enfermedades alteran las cantidades de proteínas del plasma producidas y por lo tanto su concentración en la sangre. Estos cambios pueden determinarse por electroforesis de las proteínas plasmáticas durante el curso de la enfermedad.

A. Mantenimiento de líquidos corporales entre los tejidos y la sangre

A medida que la sangre arterial entra en los capilares, el líquido se moviliza del espacio intravascular al intersticial (que circunda a los capilares) debido a las denominadas fuerzas de Starling. La presión hidrostática en el extremo arteriolar de los capilares (~ 37 mm Hg) excede la suma de la presión tisular (~1 mm Hg) y la presión osmótica de las proteínas del plasma (~ 25 mm Hg). De esta forma, el agua tiende a salir de los capilares y entrar a los espacios extravasculares. En el extremo venoso de los capilares, la presión hidrostática desciende a cerca de 17 mm Hg, mientras que la presión osmótica y la presión tisular se mantienen constantes; el resultado es el movimiento de los líquidos de los espacios extravasculares (intersticiales) a la sangre. En consecuencia, la principal fuerza que impulsa el agua de regreso de los tejidos al plasma es la presión osmótica mediada por la presencia de las proteínas del plasma.

B. La principal proteína sérica: albúmina

Como se indica en la tabla 43-1, el hígado produce diversas proteínas de transporte o unión y las secreta a la sangre. La principal proteína sintetizada es la albúmina, que constituye casi 60% del total de la proteína del plasma; aunque, debido a su tamaño relativamente pequeño (69 kDa), se cree que contribuye con 70 a 80% de la presión osmótica total del plasma. La albúmina es un transportador de ácidos grasos libres, calcio, zinc, hormonas esteroideas, cobre y bilirrubina. Muchos fármacos también se unen a la albúmina, que puede tener importantes implicaciones farmacológicas. Por ejemplo, cuando un fármaco se une a la albúmina, dicha unión podría reducir la concentración efectiva del fármaco y puede prolongar su tiempo de vida media en la circulación. Puede ser necesario recalcular la dosis del compuesto si la concentración de la proteína plasmática de un paciente es anormal.

Existen dos pruebas básicas para cuantificar la actividad del factor VIII en una muestra de sangre: la primera es un análisis funcional (coagulación) y la segunda es un sistema enzimático acoplado (para la activación del factor X) que origina la escisión de un sustrato cromogénico, lo que genera un producto coloreado.

Para el análisis funcional se agrega una muestra de plasma del paciente a una muestra del plasma deficiente del factor VIII (que puede obtenerse comercialmente) y se determina el tiempo que tarda en formar un coágulo. Aunque la formación de un coágulo es el producto final de esta prueba, también se mide la activación final del factor II a IIa, que permite el inicio de la formación de los coágulos.

En un análisis cromogénico automatizado, una muestra desconocida se mezcla con el factor purificado IXa, Ca^{2+}, vesículas fosfolipídicas, el sustrato cromogénico y el factor X purificado. Si la muestra desconocida contiene factor VIII, los factores VIII y IXa se sinergizan y activan a los factores X a Xa. El factor Xa escinde al sustrato cromogénico y forma un producto coloreado, cuya concentración puede determinarse de manera espectrofotométrica. La comparación de la curva estándar con la adición del factor VIII permite calcular con precisión la cantidad del factor VIII activo en la muestra.

En casos de desnutrición proteica grave (kwashiorkor), la concentración de las proteínas del plasma disminuye, lo cual reduce la presión osmótica de la sangre. Como consecuencia, el líquido no regresa a la sangre y se acumula en el espacio intersticial (edema). El abdomen distendido de las víctimas de hambruna es el resultado de la acumulación de líquido en los tejidos extravasculares debido a la disminución grave de la concentración de las proteínas del plasma, en particular la albúmina. La síntesis de albúmina decrece de forma bastante temprana en condiciones de desnutrición proteica.

A pesar de la importancia de la albúmina en el mantenimiento de la presión osmótica en la sangre, los individuos que carecen de albúmina (analbuminemia) tienen solo un edema moderado. En apariencia, la concentración de otras proteínas del plasma se incrementa para compensar la falta de albúmina. La frecuencia de la analbuminemia es menor a uno por cada millón de individuos.

TABLA 43-1 Proteínas plasmáticas de unión específicas sintetizadas en el hígado	
Albúmina	Se une a ácidos grasos libres, calcio, zinc, hormonas esteroideas, cobre, bilirrubina
Ceruloplasmina	Se une a cobre; parece ser más importante como depósito de cobre y menos como proteína de transporte; integra la homeostasia de hierro y cobre
Globulina de unión a corticoesteroides	Se une a cortisol
Haptoglobina	Se une al grupo hemo extracorpuscular
Lipoproteínas	Transporta colesterol y ácidos grasos
Proteína de unión al retinol	Se une a vitamina A
Globulina de unión a hormonas sexuales	Se une a estradiol y testosterona
Transferrina	Transporta hierro
Transtiretina	Se une a tiroxina (T_4); también forma un complejo con la proteína de unión a retinol

II. El plasma contiene proteínas que ayudan en la defensa inmunológica

Dos grupos diferentes de proteínas contribuyen a la respuesta inmunológica: las inmunoglobulinas y las proteínas del complemento. Las inmunoglobulinas se secretan por un subconjunto de linfocitos B diferenciados denominados células plasmáticas y unen antígenos en el sitio de unión formado por las regiones hipervariables de las proteínas (*véase* cap. 7). Una vez que se forma el complejo anticuerpo-antígeno, debe eliminarse de la circulación. El sistema del complemento participa en esta función. Dicho sistema se integra aproximadamente de 20 proteínas que se activan en una de dos formas: la primera es la interacción con los complejos antígeno-anticuerpo y la segunda, específica para infecciones bacterianas, ocurre a través de la interacción de polisacáridos de células bacterianas con la proteína del complemento C3b. La activación del sistema del complemento por cualquiera de estas formas origina la cascada de activación proteolítica de las proteínas del sistema del complemento y el efecto es la liberación de péptidos o fragmentos de polipéptidos biológicamente activos. Estos péptidos median la reacción inflamatoria, atraen células fagocíticas al área, inician la degranulación de los granulocitos y promueven la eliminación de los complejos antígeno-anticuerpo.

Los inhibidores de proteasas en el plasma sirven para controlar de forma cuidadosa la respuesta inflamatoria. Los neutrófilos activados liberan proteasas lisosómicas de sus gránulos que pueden atacar a la elastina, los diversos tipos de colágeno y otras proteínas de la matriz extracelular. Las proteínas plasmáticas α_1-antiproteinasa (α_1-antitripsina) y α_2-macroglobulina limitan el daño proteolítico al formar complejos no covalentes con las proteasas, de tal forma que las desactivan. Sin embargo, el producto de la mieloperoxidasa de neutrófilos, HOCl, desactiva a los inhibidores de proteasa y asegura de esta forma que las proteasas estén activas en el sitio de la infección.

III. Las proteínas del plasma mantienen la integridad del sistema circulatorio

La sangre se pierde de la circulación cuando el revestimiento endotelial de los vasos sanguíneos se daña y las paredes están parcial o totalmente cortadas. Cuando esto ocurre, la capa de células subendoteliales queda expuesta y consiste en la membrana basal de las células endoteliales y las células del músculo liso. En respuesta a este daño, se forma en el sitio de la lesión una barrera (el tapón hemostático, un coágulo de fibrina) que se inicia por la unión de plaquetas en el área dañada. Los mecanismos reguladores limitan la formación de coágulos al sitio de la lesión y controlan su tamaño y estabilidad. A medida que los vasos se reparan, el coágulo se degrada (fibrinólisis). Para este proceso se necesitan las proteínas del plasma.

La α_1-antiproteinasa (AAP), conocida también como α_1-antitripsina, es el principal inhibidor de serina proteasas del plasma humano. Los individuos con una mutación puntual en el exón 5 del gen AAP, que produce una única sustitución de aminoácidos en la proteína, tienen una secreción disminuida de AAP del hígado. Estos sujetos tienen alto riesgo de desarrollar enfisema. Cuando los neutrófilos se degranulan en los pulmones como parte de la defensa del cuerpo contra microorganismos, las cantidades de AAP son insuficientes para neutralizar a la elastasa y otras proteasas liberadas. El exceso de actividad proteolítica daña al tejido pulmonar y causa pérdida de la elasticidad alveolar y enfisema.

La metionina 358 de la AAP es necesaria para que esta se una a las proteasas. La oxidación de la metionina anula la capacidad de unión de la proteasa. El humo del cigarrillo oxida la Met-358, lo cual incrementa el riesgo de enfisema por la inactivación de AAP.

A. Formación del tapón hemostático

I. La plaqueta

Las plaquetas son células sanguíneas sin núcleo cuya función más importante es la formación mecánica de tapones en el sitio de la lesión del vaso y secretar reguladores del proceso de coagulación y reparación vascular. En ausencia de plaquetas, es común la fuga de sangre en aberturas en los pequeños vasos. Las plaquetas se derivan de los megacariocitos en la médula ósea. Estos se diferencian de las células troncales (células madre) hematopoyéticas. A medida que el megacariocito madura, experimenta una replicación nuclear sincrónica sin división celular para formar una célula con un núcleo multilobulado y un citoplasma agrandado. Aproximadamente en la etapa de ocho núcleos, el citoplasma se torna granular y las plaquetas salen del citoplasma. Un solo megacariocito genera alrededor de 4 000 plaquetas.

En la plaqueta no activada (una plaqueta que no interviene en la formación de un coágulo), la membrana plasmática se invagina en grado extenso en el interior de la célula y forma un sistema de membrana abierta (canalicular). Debido a que la membrana plasmática contiene receptores y fosfolípidos que aceleran el proceso de coagulación, la estructura canalicular aumenta de forma sustancial la superficie de la membrana que está potencialmente disponible para las reacciones de coagulación. El interior de la plaqueta contiene microfilamentos y un sistema actina/miosina extenso. La activación de las plaquetas como respuesta a una herida endotelial induce cambios dependientes de Ca^{2+} en los elementos contráctiles, que a su vez cambian de manera sustancial la arquitectura de la membrana plasmática. Se generan seudópodos largos que incrementan la superficie de la membrana cuando se activa la formación de coágulos.

Las plaquetas contienen tres tipos de gránulos. El primero es un gránulo electrón-denso que contiene calcio, adenosín difosfato (ADP), adenosín trifosfato (ATP) y serotonina. El segundo tipo de gránulo es el α-gránulo, que contiene un antagonista de heparina (la heparina interfiere con la formación de coágulos; *véase* la sec. de Comentarios bioquímicos), factor de crecimiento derivado de plaquetas, β-tromboglobulina, vWF, y otros factores de la coagulación. El tercer tipo de gránulo es el gránulo lisosómico, que contiene enzimas hidrolíticas. Durante la activación, los contenidos de estos gránulos, que modulan la agregación plaquetaria y la coagulación, se liberan.

2. Activación plaquetaria

Existen tres mecanismos fundamentales que intervienen en la función plaquetaria durante la coagulación: adhesión, agregación y secreción. La adhesión pone en marcha una serie de reacciones llamadas activación plaquetaria, que lleva a la agregación de plaquetas y secreción de contenidos de gránulos de las plaquetas.

La fase de adhesión se refiere en especial a la interacción plaqueta-subendotelio que se produce cuando las plaquetas se desplazan de manera inicial a los sitios lesionados de los vasos sanguíneos (fig. 43-1). El daño de los vasos sanguíneos expone colágena,

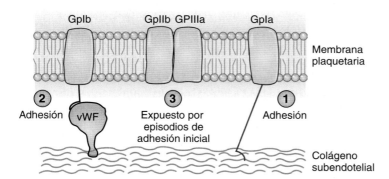

FIGURA 43-1 Adhesión plaquetaria a la capa celular subendotelial. (1) La GpIa se une de forma inicial al colágeno expuesto, lo cual produce cambios en la configuración tridimensional del complejo y permite al GpIb unirse al factor de von Willebrand (vWF) (2). (3) Este segundo proceso de unión deja expuesto al complejo GpIIb-GpIIIa, que también puede unirse al factor de vWF y al fibrinógeno.

La púrpura trombocitopénica idiopática (PTI) es una enfermedad autoinmunológica en la cual se producen anticuerpos para las glucoproteínas plaquetarias. Los anticuerpos que se unen a las plaquetas dan lugar a su eliminación en el bazo. Un síntoma temprano de esta alteración es la aparición de pequeños puntos rojos en la piel (hemorragia petequial) debido a la salida de sangre de los capilares. De manera constante, se inflige un daño menor a las células endoteliales vasculares por fuerzas mecánicas relacionadas con el flujo sanguíneo. No obstante, en pacientes con PTI pocas plaquetas están disponibles para reparar el daño.

El factor de von Willebrand (vWF) es una glucoproteína multimérica de gran tamaño, con una subunidad de peso molecular de 220 000 Da. Su tamaño en la circulación varía entre 500 y 20 000 kDa y su función en la circulación es estabilizar el factor VIII y protegerlo de la degradación. Las formas de alto peso molecular (APM) están concentradas en el endotelio de los vasos sanguíneos y se liberan en respuesta a las hormonas de estrés y el daño endotelial. La forma APM del vWF liberado por el endotelio es fragmentado por una metaloproteasa específica en el suero, de tal modo que se reduce el tamaño del vWF circulante. Los multímeros del vWF grandes son más eficaces para formar complejos con plaquetas en comparación con los multímeros de vWF pequeños.

La deficiencia de vWF es la causa más común de las disfunciones hemorrágicas hereditarias. La agregación de plaquetas y la cascada de la coagulación se alteran debido a la baja presencia del factor VIII. En ausencia del vWF, el factor VIII se elimina con rapidez del sistema. El gen del vWF es grande (~ 180 kilobases) y contiene 52 exones. Se conocen múltiples mutaciones con manifestaciones clínicas diversas.

Las mutaciones en la GpIb causan una alteración hemorrágica conocida como síndrome de Bernard-Soulier. La agregación plaquetaria se afecta debido a la incapacidad de la GpIb de adherirse al vWF subendotelial.

La púrpura trombocitopénica trombótica (PTT) es una enfermedad caracterizada por la formación de microcoágulos (microtrombos) en la circulación integrados por plaquetas agregadas. Los microtrombos se acumulan en la microvasculatura y dañan a los eritrocitos, con anemia hemolítica resultante. Asimismo, dañan al endotelio vascular, lo cual expone al colágeno y libera vWF de APM para promover a su vez más agregación plaquetaria. La disminución subsecuente de plaquetas hace al paciente susceptible a una hemorragia interna. La tasa de mortalidad de la PTT no tratada puede aproximarse a 90%.

La PTT familiar, que es una causa menos común de PTT, se relaciona con mutaciones en la metaloproteasa específica de vWF, aunque no todos los individuos con proteasas defectuosas desarrollan PTT. Los casos esporádicos de PTT se asocian con el desarrollo de un anticuerpo a la metaloproteasa.

matriz subendotelial unida a vWF y otros componentes matriciales. El vWF es una proteína sintetizada en células endoteliales y megacariocitos, y se encuentra en la matriz subendotelial, en gránulos de plaquetas específicos y en la circulación unida al factor VIII. La membrana celular de la plaqueta contiene glucoproteínas (Gp) que se unen al colágeno y al vWF, provocando que las plaquetas se adhieran al subendotelio. La unión al colágeno por GpIa (integrina $\alpha_2\beta_1$) da lugar a que las plaquetas cambien su aspecto de un disco plano a uno esférico. Este último emite seudópodos largos, que promueven las interacciones interplaquetarias. La unión al vWF subendotelial por GpIb genera cambios en la membrana de la plaqueta que expone sitios de unión a GpIIb/IIIa (integrina $\alpha_{IIb}\beta_3$) para fibrinógeno y vWF.

La adhesión inicial de las plaquetas activa una serie de reacciones (activación plaquetaria) que resulta en la atracción y agregación de más plaquetas al sitio dañado. Luego de la adhesión inicial, algunas de las plaquetas liberan el contenido de sus gránulos densos y sus α-gránulos con liberación de ADP que es de particular importancia porque es un potente activador plaquetario. El ADP liberado de las plaquetas y de los eritrocitos dañados se une a un receptor en la membrana plaquetaria, lo cual da lugar a que los sitios de unión de GpIIb/IIIa queden descubiertos. La agregación plaquetaria no puede ocurrir sin la estimulación de ADP, ya que este induce la hinchazón de las plaquetas activadas, lo que favorece el contacto y la adhesión interplaquetaria.

El fibrinógeno es una proteína que circula en la sangre y también se encuentra en los gránulos de las plaquetas. Consiste en dos triples hélices que se mantienen conectadas mediante puentes disulfuro (fig. 43-2). La unión de fibrinógenos a las plaquetas activadas es necesaria para la agregación y eso suministra, en parte, el mecanismo por el cual las plaquetas se adhieren entre sí. La fragmentación del fibrinógeno por una trombina (una proteasa que se activa por la cascada de la coagulación) produce monómeros de fibrina que se polimerizan y, junto con las plaquetas, forman un coágulo "suave". La trombina misma es un potente activador de plaquetas, a través de la unión a un receptor específico en la superficie de la plaqueta.

B. Cascada de la coagulación

La formación del trombo (coágulo) se aumenta por la activación de la trombina, que es mediada por la compleja interacción que constituye la cascada de la coagulación. Esta cascada (fig. 43-3) consiste sobre todo de proteínas que actúan como enzimas o cofactores y su función es acelerar la formación de trombina y localizarla en el sitio de la herida. Tales proteínas se listan en la tabla 43-2. Todas estas proteínas están presentes en el plasma en la forma de proproteínas (zimógenos). Las proteínas precursoras se activan por la fragmentación de la cadena polipeptídica en uno o más sitios. La clave para una formación apropiada de trombos es la regulación de las proteasas que activan estos zimógenos.

Las proenzimas (factores VII, IX, X, XI y protrombina) son serina proteasas que, cuando se activan por la fragmentación, escinden la siguiente proenzima de la cascada. En virtud de la activación secuencial, se logra una gran aceleración y la amplificación de la respuesta. Cuando la fragmentación y la activación suceden se indican con la adición de una "a" al nombre de la proenzima (p. ej., el factor IX se escinde para formar al factor activo IXa).

Las proteínas cofactoras (factor tisular, factores V y VIII) actúan como sitios de unión para otros factores. El factor tisular no está estructuralmente relacionado con los otros cofactores de coagulación y es una proteína integral de membrana que no requiere escisión para su función activa. Los factores V y VIII actúan como procofactores que, cuando se activan por la fragmentación, funcionan como sitios de unión para otros factores.

Dos proteínas adicionales que se consideran parte de la cascada de la coagulación, las proteínas S y C, son reguladoras. Solo la proteína C se regula por una fragmentación proteolítica y, cuando se activa, se convierte por sí misma en una serina proteasa.

De manera adicional, en respuesta al colágeno y la trombina, las plaquetas liberan vasoconstrictores. La serotonina se libera de los gránulos densos de las plaquetas, y se estimula la síntesis del tromboxano A_2. Esto reduce el flujo sanguíneo hacia el área dañada. El factor de crecimiento derivado de plaquetas, que estimula la proliferación de las células vasculares, se libera también al ambiente circundante de la lesión.

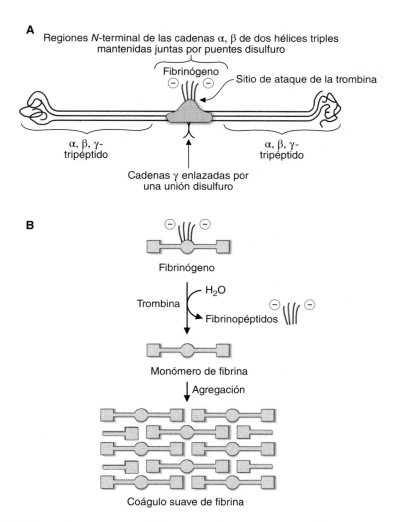

A Regiones *N*-terminal de las cadenas α, β de dos hélices triples
mantenidas juntas por puentes disulfuro

Fibrinógeno

Sitio de ataque de la trombina

α, β, γ-
tripéptido

α, β, γ-
tripéptido

Cadenas γ enlazadas por
una unión disulfuro

B

Fibrinógeno

Trombina   H₂O

Fibrinopéptidos

Monómero de fibrina

Agregación

Coágulo suave de fibrina

FIGURA 43-2 La fragmentación del fibrinógeno da lugar a la formación del coágulo. **A.** El fibrinógeno, la proteína precursora de la fibrina, se forma a partir de dos hélices triples unidas en sus extremos *N*-terminal. Los α, β-péptidos se mantienen enlazados por puentes disulfuro y los γ-péptidos lo hacen entre ellos mediante otras uniones disulfuro. Las regiones terminales de los α, β-péptidos, mostradas en *rojo*, contienen glutamato y residuos de aspartato con carga negativa que se repelen unos a otros e impiden la agregación. **B.** La trombina, una serina proteasa, escinde las porciones terminales del fibrinógeno que contienen cargas negativas. Los monómeros de fibrina pueden a continuación agregarse y formar un coágulo "suave". Este último establece uniones cruzadas mediante otras enzimas.

C. Proceso de coagulación sanguínea

La cascada de la coagulación sanguínea se activa por la reacción de proteínas plasmáticas con el subendotelio al mismo tiempo que las plaquetas se adhieren a la capa subendotelial. En términos históricos se descubrieron dos vías diferentes, una dependiente de un estímulo externo (como un traumatismo contuso, que inicia la vía extrínseca) y otra que utiliza un estímulo interno (la vía intrínseca). Dado que la comprensión de la coagulación sanguínea se ha incrementado, ha resultado evidente que estas distinciones ya no son correctas porque existe una superposición de ambas vías, pero los términos han persistido en la descripción de las vías.

En el caso de un traumatismo externo, los tejidos dañados presentan el factor tisular a la sangre en el sitio de la herida, de esta forma activan la fase extrínseca de la coagulación sanguínea. El factor VII circulante se une al factor tisular, que autocataliza su propia activación hasta el factor VIIa. El factor VIIa activa a continuación al factor X (a Xa) en la vía extrínseca y el factor IX (a IXa) en la vía intrínseca. El factor IXa, como parte de la vía intrínseca, también activa al factor X. Por lo tanto, la activación de las vías extrínseca

El uso de una serina en el sitio activo para escindir una unión peptídica es común para diversas enzimas denominadas serina proteasas. Estas son esenciales para activar la formación de un coágulo sanguíneo a partir de la fibrina. La fibrina y muchas de las demás proteínas que participan en la coagulación sanguínea están presentes en la sangre como precursores inactivos o zimógenos, que deben activarse por fragmentación proteolítica. La trombina, la serina proteasa que convierte el fibrinógeno en fibrina, tiene la misma triada catalítica aspartato-histidina-serina encontrada en la quimiotripsina y la tripsina.

La trombina se activa por la fragmentación proteolítica de su proteína precursora, la protrombina. La secuencia de fragmentación proteolítica que lleva a la activación de la trombina requiere el factor VIII, la proteína de coagulación que es defectuosa en **Peter K.**

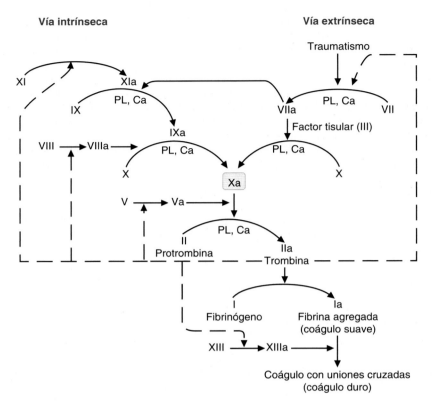

FIGURA 43-3 La cascada de la coagulación. La activación de la formación de coágulos se produce a través de vías imbricadas, las denominadas vías intrínseca y extrínseca. La vía intrínseca se activa cuando el factor XI se convierte en el factor XIa por acción de la trombina. La vía extrínseca (daño externo, como un corte) se activa por efecto del factor tisular. Las reacciones designadas por PL, Ca se producen a través de cofactores unidos a los fosfolípidos (PL) en la superficie de las plaquetas y de las células endoteliales de los vasos sanguíneos en un complejo de coordinación con Ca^{2+}. Los factores VIIa, IXa, Xa, XIa y las trombinas son serina proteasas. Obsérvese la regulación por retroalimentación positiva de la trombina en la activación de proteasas al principio de la secuencia de la cascada (indicada por *líneas punteadas*).

TABLA 43-2	**Proteínas de la coagulación sanguínea**	
FACTOR	**NOMBRE DESCRIPTIVO**	**FUNCIÓN/FORMA ACTIVA**
Factores de coagulación		
I	Fibrinógeno	Fibrina
II	Protrombina	Serina proteasa
III	Factor tisular	Receptor y cofactor
IV	Ca^{2+}	Cofactor
V	Proacelerina, factor lábil	Cofactor
VII	Proconvertina	Serina proteasa
VIII	Factor antihemofilia A	Cofactor
IX	Factor antihemofilia B, factor de Christmas	Serina proteasa
X	Factor de Stuart-Prower	Serina proteasa
XI	Antecedente de tromboplastina plasmática	Serina proteasa
XIII	Factor estabilizador de fibrina	Transglutaminasa dependiente de Ca^{2+}
Proteínas reguladoras		
Trombomodulina	Receptor celular endotelial, se une a la trombina	
Proteínas C y S	Activadas por la trombina unida a la trombomodulina; cofactor de serina proteasa; se une a la proteína C activada	

e intrínseca resulta en la conversión del factor X en factor Xa. Todas estas conversiones requieren acceso a las membranas y al calcio; la membrana plaquetaria, que se adhiere al sitio dañado, se usa como trampolín para que ocurra la activación de las reacciones. Las proteínas de coagulación γ-carboxiladas son queladas en las superficies de las membranas a través de interacciones electroestáticas con calcio y fosfolípidos cargados negativamente de la membrana plaquetaria. Las proteínas cofactoras VIIIa y Va sirven como sitios para ensamblar complejos enzima-cofactor en la superficie de la plaqueta, con lo cual se acelera y localiza la reacción. El resultado es la formación de trombina, que incrementa su propia formación a través de los factores de conversión V, VIII y XI en cofactores activados y estimulan la degranulación plaquetaria. La activación inicial de protrombina es lenta porque los cofactores activadores, VIIIa y Va están presentes solo en pequeñas cantidades. Sin embargo, una vez que una diminuta cantidad de trombina se activa, acelera su propia producción por la escisión de los factores V y VIII hasta sus formas activas. Observe que estos factores se hallan en la vía intrínseca. Se piensa que esta vía sustenta la respuesta de coagulación iniciada por la vía extrínseca. El principal sustrato de la trombina es el fibrinógeno, que se hidroliza para formar monómeros de fibrina que experimentan una polimerización espontánea para formar un coágulo de fibrina. Este se considera un coágulo "suave" debido a que los monómeros de fibrina no están entrecruzados. Los enlaces cruzados requieren el factor XIIIa, que se activa por la fragmentación con trombina del factor XIII.

1. Entrecruzamiento de la fibrina

El factor XIIIa cataliza una reacción de transamidación entre las cadenas laterales de glutamina y lisina en monómeros de fibrina adyacentes. Los enlaces cruzados covalentes tienen lugar en tres dimensiones, de tal modo que se crea una fuerte red de fibras que es resistente a la lesión mecánica y proteolítica. Esta red de fibras de fibrina atrapa a las plaquetas agregadas y otras células hasta formar el coágulo que tapona la solución de continuidad en la pared vascular (fig. 43-4). El factor XIIIa es la única enzima en la cascada de la coagulación que no es una serina proteasa.

2. Complejos de factores

En varios de los pasos esenciales de la cascada de la coagulación, la proteasa activada se une en un complejo adherido a la superficie de las plaquetas atraídas hacia el sitio de la herida. Los factores VII, IX, X y la protrombina contienen un domino en el cual uno o más residuos de glutamato se carboxilan en γ-carboxiglutamato en una reacción que requiere vitamina K (fig. 43-5). Tanto la protrombina como el factor X contienen 10 o más residuos γ-carboxiglutamatos que se unen al Ca^{2+}. El Ca^{2+} forma un complejo de coordinación con los fosfolípidos de carga negativa de las membranas plaquetarias y los γ-carboxiglutamatos, de tal modo que localizan el complejo ensamblado y la formación de trombinas en la superficie plaquetaria.

El cofactor Va contiene un sitio de unión para el factor Xa y para la protrombina, el sustrato del zimógeno del factor Xa. Una vez unido al complejo factor Va-plaqueta, la protrombina experimenta un cambio conformacional y se torna más susceptible a la escisión enzimática. La unión del factor Xa al complejo factor Va-protrombina-plaqueta permite la conversión de protrombina a trombina. El complejo ensamblado acelera la tasa de esta conversión 10 000 a 15 000 veces en comparación con la formación sin complejo.

El factor VIIIa forma un tipo de complejo similar en la superficie de las plaquetas activadas, pero se une al factor IXa y al sustrato de su zimógeno, el factor X. El factor tisular funciona de forma ligeramente diferente porque es una proteína integral de membrana. Sin embargo, una vez que queda expuesta por la herida, también se adhiere al factor VIIa e inicia la formación del complejo.

El complejo ensamblado tiene dos consecuencias de importancia fisiológica. Primero, incrementa la tasa de formación de trombina varios cientos de miles de veces y permite al coágulo formarse con suficiente rapidez para preservar la hemostasia. Segundo, tal formación explosiva de trombina se localiza en el sitio de la herida vascular en la cual los fosfolípidos de carga negativa están expuestos. En cuanto a la localización de tales fosfolípidos en las membranas celular y subcelular de los orgánulos, estos sitios de unión de superficies están expuestos solo en el sitio de la herida en la cual la rotura celular deja expuesta la superficie interna de la membrana (no debe olvidarse que ciertos

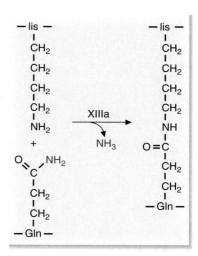

FIGURA 43-4 La reacción de transamidación catalizada por el factor XIIIa, la transglutaminasa. Esta reacción establece uniones cruzadas con monómeros de fibrina, lo cual posibilita la formación de los coágulos "duros".

La warfarina (coumadina) es un anticoagulante de acción lenta y prolongada con una estructura similar a la de la vitamina K. La similitud estructural permite al compuesto competir con la vitamina K y prevenir la γ-carboxilación de residuos de glutamato en los factores II, VII, IX, X, y las proteínas C y S. Las proteínas precursoras de coágulos sanguíneos no carboxiladas se incrementan en la sangre y el plasma, pero son incapaces de promover la coagulación debido a que no pueden unirse al calcio y de esta forma tampoco lo hacen a las membranas fosfolipídicas de los sitios de activación.

Warfarina

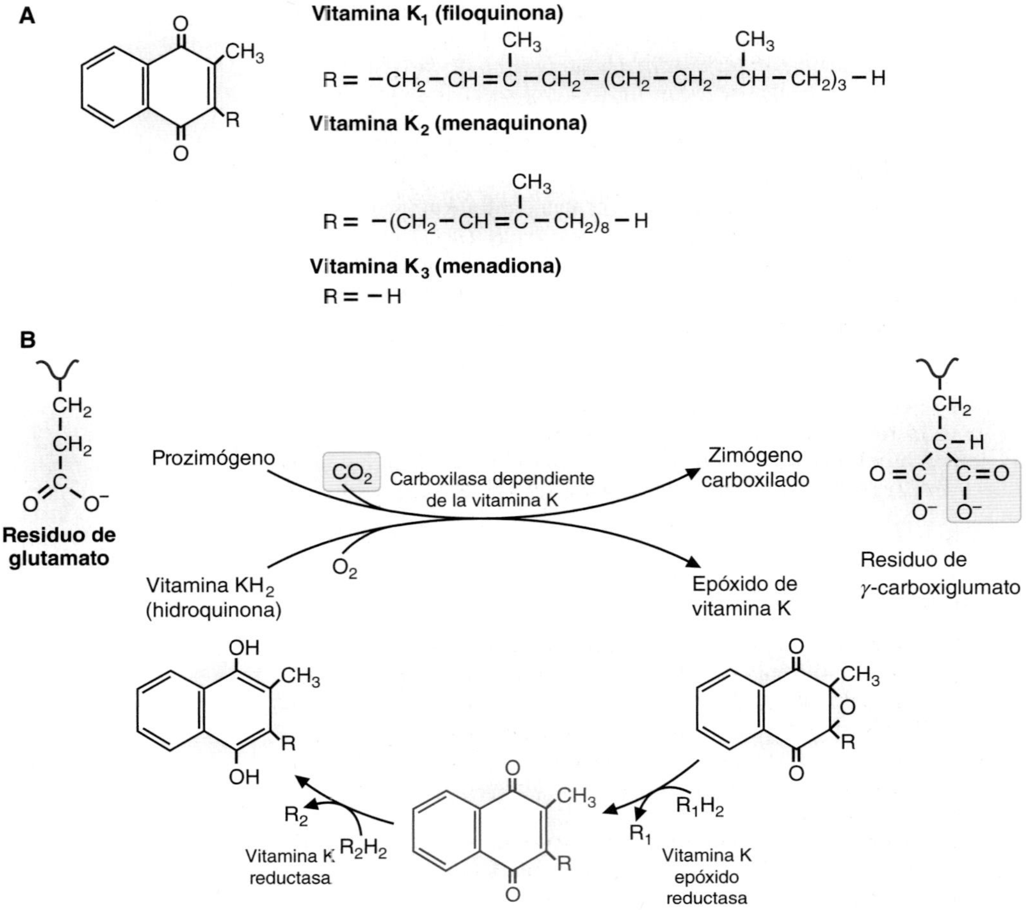

FIGURA 43-5 A. Estructuras de los derivados de la vitamina K. La filoquinona se encuentra en hojas verdes y las bacterias intestinales sintetizan la menaquinona. Los seres humanos convierten la menadiona en una forma activa de vitamina K. **B.** Formación de residuos de γ-carboxiglutamato dependiente de vitamina K. La trombina y factores VII, IX y X están unidos a sus sitios de activación de fosfolípidos en las membranas celulares por el Ca^{2+}. La carboxilasa dependiente de la vitamina K, que agrega grupos carboxilo adicionales, usa una forma reducida de vitamina K (KH_2) como donador de electrones y convierte la vitamina K en un epóxido. El epóxido de la vitamina K se reduce, en dos pasos, de vuelta a su forma activa por las enzimas vitamina K epóxido reductasa y vitamina K reductasa.

fosfolípidos se hallan solo frente al citoplasma; si estos lípidos están expuestos al medio, debe ocurrir un daño celular sustancial).

3. Necesidad de vitamina K para la coagulación sanguínea

La formación de residuos de γ-carboxiglutamato en los factores de la coagulación sanguínea ocurren en el hepatocito antes de la liberación de la proteína. En el hepatocito, la vitamina K (que está presente en forma de quinona) se reduce para formar vitamina KH_2 por acción de una quinona reductasa microsomal (*véase* fig. 43-5). La vitamina KH_2 es un cofactor para las carboxilasas que agregan un grupo carboxilo a los residuos de glutamato adecuados en la proenzima para formar la proenzima carboxilada (p. ej., protrombina). En la misma reacción, la vitamina K se convierte en epóxido de vitamina K. Para recuperar la vitamina KH_2 activa, la vitamina K primero se reduce a la forma de quinona a partir de la epóxido reductasa de vitamina K y luego a la forma activa hidroquinona.

D. Regulación a través de la amplificación e inhibición por retroalimentación

Una vez que la formación del coágulo (trombo) se inicia, se acelera de forma casi explosiva por diversos procesos que se denominan en conjunto amplificación por retroalimentación.

La warfarina es un veneno para ratas utilizado con frecuencia y por ello se encuentra algunas veces en los servicios de urgencias en casos de intoxicación accidental. Es eficaz como veneno para ratas porque toma muchas horas antes de inducir síntomas patológicos, de tal forma que una trampa puede matar a más de una rata.

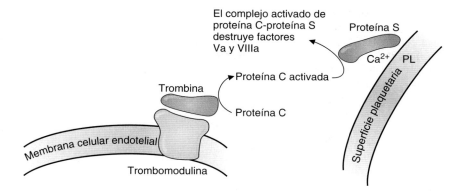

FIGURA 43-6 Efectos antitrombóticos de la trombina. La trombina, unida a la trombomodulina en la superficie celular endotelial, activa la proteína C. La proteína C activada (APC) en un complejo con la proteína S se une a la membrana plaquetaria y el complejo activado destruye los factores Va y VIIIa, de tal forma que se inhibe la cascada de la coagulación. PL, fosfolípidos.

1. La función de la trombina en la regulación

La trombina tiene una función reguladora protrombótica (amplificación por retroalimentación) y una función reguladora antitrombótica (inhibición por retroalimentación). La acción protrombótica se inicia cuando la trombina estimula su propia formación por activación de los factores V, VIII y XI, y por lo tanto acelera la tasa de formación de coágulos (*véase* fig. 43-3). La trombina también promueve la formación de coágulos al activar la agregación plaquetaria, estimular la liberación del factor VIII a partir del vWF y fragmentar el factor XIII hasta factor XIIIa.

Los efectos antitrombóticos de la trombina resultan de su unión a un receptor de células endoteliales llamado trombomodulina (fig. 43-6). La trombomodulina suprime la función de coagulación de la trombina y permite a esta activar la proteína C, que tiene efectos anticoagulantes.

2. Proteínas S y C

La proteína C y su cofactor, la proteína S, actúan para suprimir la actividad de la cascada de la coagulación. Luego de la activación, la proteína C forma un complejo con la proteína S. La proteína S fija el complejo activado de proteína C (APC) al coágulo a través de la unión mediada por Ca^{2+}/γ-carboxiglutamato a los fosfolípidos plaquetarios. El APC destruye los cofactores de coagulación sanguínea, factores VIIIa y Va por fragmentación proteolítica y reduce la producción de trombina. El APC también estimula a las células endoteliales para incrementar la secreción de prostaglandina I_2 (PGI_2), que atenúa la agregación de plaquetas.

3. Serpinas

Muchas proteasas del sistema enzimático de la coagulación sanguínea son serina proteasas. Debido a que una actividad proteolítica sin control sería destructiva, los mecanismos de regulación controlan y limitan la proteólisis intravascular. Los inhibidores de serina proteasas (serpinas, *serine protease inhibitors*) son un grupo de proteínas inhibitorias que están presentes en el plasma en altas concentraciones (alrededor de 10% de las proteínas del plasma corresponde a serpinas). Se ha encontrado que al menos ocho de las principales proteínas comparten un mecanismo de acción e inhiben proteasas que intervienen en la coagulación y disolución de coágulos (fibrinólisis). Cada inhibidor posee un sitio reactivo que parece ser un sustrato ideal para una serina proteasa específica y así actúa para atrapar a esa proteasa. La serina proteasa unida ataca un enlace peptídico ubicado en un residuo de aminoácido esencial en la serpina y forma un complejo estrecho enzima-inhibidor.

La actividad de la trombina se halla bajo control de la serpina antitrombina III (ATIII). La regulación de la coagulación sanguínea en el nivel de la trombina es crucial, ya que esta enzima afecta las vías de coagulación y fibrinólisis (*véase* sec. III.F). Una

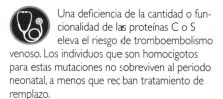 Una deficiencia de la cantidad o funcionalidad de las proteínas C o S eleva el riesgo de tromboembolismo venoso. Los individuos que son homocigotos para estas mutaciones no sobreviven al periodo neonatal, a menos que reciban tratamiento de remplazo.

 En poblaciones europeas, una mutación puntual en el gen del factor V (factor V de Leiden) produce el remplazo de arginina por glutamina en el sitio para la escisión preferencial por la proteína C activada (APC), de tal modo que el factor Va de Leiden se torna resistente al APC. Los individuos heterocigotos tienen un riesgo 6 a 8 veces mayor de desarrollar trombosis venosa profunda y los homocigotos un riesgo 30 a 140 veces mayor. La mutación del factor V de Leiden no parece relacionarse con un incremento del riesgo de trombosis arterial, por ejemplo, un infarto del miocardio, excepto en mujeres jóvenes fumadoras.

Los estudios genéticos sugieren que la mutación del factor V de Leiden surgió luego de la separación de los pueblos europeo, asiático y africano. La frecuencia de esta variante indica que confirió alguna ventaja selectiva en algún momento. En el mundo desarrollado, la resistencia hereditaria al APC es el factor de riesgo prevalente para la enfermedad trombótica familiar.

molécula de ATIII inactiva de modo irreversible a una molécula de trombina a través de una reacción de un residuo de arginina en la ATIII con el sitio activo del residuo de serina de la trombina.

La formación del complejo de ATIII-trombina mejora en grado notable en presencia de heparina. La heparina es un glucosaminoglucano (*véase* cap. 47) que se encuentra en los gránulos secretorios de los mastocitos y en el tejido conectivo laxo alrededor de pequeños lechos vasculares. La heparina se une a los residuos de lisina en la ATIII y acelera de forma espectacular su tasa de unión a la trombina. Esto se debe a una alteración alostérica en ATIII, de tal manera que la posición del residuo crítico de arginina en ATIII está disponible con mayor facilidad para la interacción con la trombina. La formación del complejo ATIII-trombina libera la molécula de heparina para que pueda reusarse y, de esta forma, la función de esta es catalítica. La trombina que se adhiere a una superficie, por ejemplo, la trombomodulina en la membrana celular endotelial, ya no participa en la formación de coágulos y no es atacada con facilidad por ATIII o el complejo ATIII-heparina. Este último puede inactivar también los factores de serina proteasa XIa, IXa y Xa, pero carece de efectos en el factor VIIa o APC.

E. Tromborresistencia del endotelio vascular

Las células endoteliales de los vasos sanguíneos proveen una barrera permeable selectiva entre la sangre circulante y los tejidos. El recubrimiento normal de la célula endotelial no activa la coagulación ni favorece la adhesión plaquetaria; en consecuencia, se conoce como superficie no trombogénica. La tromborresistencia del endotelio vascular normal es posible por varias propiedades. Las células endoteliales tienen una carga altamente negativa, una característica que le permite repeler la carga negativa de las plaquetas. Las células endoteliales sintetizan PGI_2 y óxido nítrico, vasodilatadores e inhibidores poderosos de la agregación plaquetaria. La síntesis de PGI_2 se estimula por la trombina, adrenalina y heridas vasculares locales. Las células endoteliales también sintetizan dos cofactores que inhiben la acción de la trombina, trombomodulina y sulfato de heparán. El sulfato de heparán es un glucosaminoglucano similar a la heparina que potencia a la ATIII, pero no de manera tan eficiente. La inactivación de la trombina se acelera por el sulfato de heparán presente en la superficie celular endotelial. Por lo tanto, el endotelio intacto tiene la capacidad de modificar la acción de la trombina e inhibir la agregación plaquetaria.

F. Fibrinólisis

Luego de la formación exitosa del tapón hemostático debe prevenirse la propagación posterior del coágulo. Esto se logra en parte al desactivar la coagulación sanguínea y en parte al activar la fibrinólisis. La fibrinólisis implica la degradación de la fibrina en un coágulo por la plasmina, una serina proteasa que se forma a partir de su zimógeno, el plasminógeno. El plasminógeno es una proteína sérica que tiene una alta afinidad por la fibrina y promueve la incorporación del plasminógeno en el coágulo en desarrollo. La actividad del plasminógeno es mediada por proteínas conocidas como activadores del plasminógeno. La conversión del plasminógeno en plasmina por acción de los activadores del plasminógeno puede producirse en la fase líquida de la sangre y en la superficie del coágulo, si bien este último proceso es mucho más eficaz. El APC, además de desactivar la cascada de la coagulación, también estimula la liberación del activador del plasminógeno a partir de los tejidos (activador del plasminógeno tisular [tPA]) e inactiva de manera simultánea a un inhibidor del activador del plasminógeno, PAI-1.

La liberación del activador del plasminógeno puede ocasionar la formación de plasmina en la circulación. Sin embargo, la plasmina circulante se inactiva con rapidez al unirse con la α_2-antiplasmina, una inhibidora de proteasas circulante. La plasmina unida al coágulo no se inactiva con facilidad por acción de la α_2-antiplasmina. Por consiguiente, el plasminógeno que se une a la fibrina facilita su activación en plasmina, la protege de las serpinas sanguíneas y la localiza en el sustrato de fibrina para un subsecuente ataque proteolítico eficaz. Este mecanismo permite la disolución de fibrinas en trombos patológicos o tapones hemostáticos de mayor tamaño y al mismo tiempo previene la degradación del fibrinógeno en la sangre circulante.

Dos activadores del plasminógeno endógenos son muy importantes y ambos se sintetizan en diversas células. El tPA se produce en especial en las células vasculares

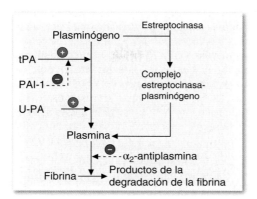

FIGURA 43-7 Regulación de la activación de plasmina. El plasminógeno puede activarse ya sea por el tPA o por la uPA ($\oplus$). El PAI-I bloquea la acción del tPA ($\ominus$). La estreptocinasa que se une al plasminógeno permite su autocatálisis para formar plasmina. La α_2-antiplasmina circulante bloquea ($\ominus$) la actividad de cualquier plasmina soluble que pueda haber en la sangre.

endoteliales, tiene una alta afinidad por la fibrina y tiene un papel muy importante en la fibrinólisis. La urocinasa de cadena única (uPA) se sintetiza en la mayoría de las células y tejidos y tiene una afinidad moderada por la fibrina. La estreptocinasa, el activador del plasminógeno exógeno bacteriano de los estreptococos β-hemolíticos, no es una enzima sino un modificador alostérico del plasminógeno humano que permite una reacción autocatalítica de tal manera que forma plasmina. *In vivo*, el estrés físico, la hipoxia y un gran número de compuestos orgánicos de bajo peso molecular (BPM) promueven la síntesis y liberación incrementada de tPA y uPA de los tejidos hacia la sangre. El equilibrio entre la liberación de activadores del plasminógeno, la disponibilidad de fibrina e inhibidores de activadores de plasmina determina la regulación de la respuesta fibrinolítica, como se indica en la figura 43-7.

G. Regulación de la fibrinólisis

Los antiactivadores regulan la interacción del plasminógeno en sangre con los activadores del plasminógeno, en un equilibrio dinámico. Incluso si se generan cantidades diminutas de plasmina (p. ej., luego de la liberación del activador del plasminógeno vascular después del estrés), la enzima tal vez se inactiva por acción de la antiplasmina. Una vez activado el sistema de coagulación sanguínea, se forma un coágulo de fibrina, que no solo une con solidez al tPA y el plasminógeno de la sangre, sino que también acelera la tasa de activación de la plasmina. La plasmina unida al coágulo es protegida de los inhibidores mientras se adhieren a la fibrina. La enzima se inactiva por acción de la α_2-antiplasmina y α_2-macroglobulina luego de una disolución proteolítica de la fibrina y su liberación en la fase líquida de la sangre. De esta forma, la red de fibrina cataliza tanto el inicio como la regulación de la fibrinólisis.

Tanto la estreptocinasa como el tPA se han aprobado para el tratamiento del infarto del miocardio, pero se han usado con menor frecuencia desde que el cateterismo cardiaco es más accesible. Si es posible recurrir a la cateterización, este procedimiento servirá para tratar el infarto del miocardio. El tPA se usa también para disolver los coágulos en el ictus o accidente cerebrovascular agudo o en la embolia pulmonar masiva (coágulo en el pulmón). Debido a la disponibilidad de nuevos medicamentos, la estreptocinasa se usa pocas veces en la actualidad.

COMENTARIOS CLÍNICOS

Peter K. presenta hemofilia A, el problema de coagulación sanguínea más frecuente en los seres humanos y que se presenta en 1 de cada 5 000 varones. La enfermedad se transmite con un patrón de herencia ligado al cromosoma X.

Las manifestaciones más comunes de la hemofilia A se deben a un sangrado en los tejidos blandos (hematomas), como el músculo, o en espacios del cuerpo, como la cavidad peritoneal, espacios articulares, o el lumen del tracto gastrointestinal. Cuando se produce un sangrado en las articulaciones (hemartrosis) de forma repetida, la articulación puede al final deformarse e inmovilizarse.

En el pasado, los episodios de sangrado se trataban sobre todo con la administración del factor VIII, algunas veces denominado cofactor antihemofilia. Desafortunadamente, la concentración del factor VIII en el plasma es muy baja (0.3 nM, en comparación con 8 800 nM del fibrinógeno), y es necesario prepararlo a partir de múltiples donadores.

Otra alteración hemorrágica ligada al cromosoma X es la hemofilia B, que es causada por mutaciones en el gen del factor IX. La falta de actividad del factor IX ocasiona incapacidad de convertir la protrombina en trombina y a una coagulación deficiente.

Antes de que el cribado de la sangre del donador y los procedimientos de inactivación viral durante la preparación eliminaran las transmisiones con las transfusiones de sangre, un gran porcentaje de los pacientes con hemofilia tratados con el factor VIII durante la década de 1980 en Europa occidental o América del norte se infectaban con VIH (virus de inmunodeficiencia humana) y hepatitis C. El factor VIII recombinante ahora está disponible para uso clínico y reduce las transmisiones de VIH/ hepatitis C en estos pacientes.

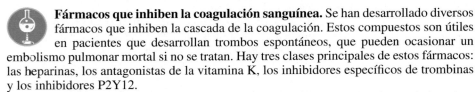

COMENTARIOS BIOQUÍMICOS

Fármacos que inhiben la coagulación sanguínea. Se han desarrollado diversos fármacos que inhiben la cascada de la coagulación. Estos compuestos son útiles en pacientes que desarrollan trombos espontáneos, que pueden ocasionar un embolismo pulmonar mortal si no se tratan. Hay tres clases principales de estos fármacos: las heparinas, los antagonistas de la vitamina K, los inhibidores específicos de trombinas y los inhibidores P2Y12.

La heparina se une y activa a la antitrombina III (ATIII), que da origen a la inactivación de la trombina. La ATIII también bloquea la actividad de los factores VIIIa, IXa, Xa y XIa. La heparina puede administrarse de dos formas: no fraccionada o heparina de alto peso molecular (APM) y fraccionada o heparina de bajo peso molecular (BPM). La heparina de APM es una mezcla heterogénea de glucosaminoglucanos, con una longitud promedio de 43 monosacáridos y un peso molecular promedio de 15 kDa (los límites son de 3 a 30 kDA). Las heparinas de BPM son fragmentos de heparina de APM que contienen menos de 18 monosacáridos con un peso molecular promedio de 4 a 5 kDa.

La heparina de APM se une a las proteínas del plasma y las superficies celulares, además de su diana principal, la ATIII. Debido a que diferentes individuos sintetizan distintos niveles de proteína de plasma, el uso de esta forma de heparina como anticoagulante requiere una vigilancia constante del paciente para asegurar la administración de una dosis correcta y que no se desarrollen trombos espontáneos, sin que tampoco se presente un sangrado espontáneo. La heparina de BPM tiene menos interacciones inespecíficas que la heparina de APM y sus efectos son más fáciles de predecir en los pacientes, de tal forma que no se requiere una vigilancia constante.

Una complicación importante del tratamiento con heparina es la trombocitopenia inducida por heparina (coagulación sanguínea excesiva con una reducción del número de plaquetas circulantes). Este resultado inesperado del tratamiento con heparina es efecto de la unión de la heparina con una proteína plaquetaria, el factor plaquetario 4 (PF4), que induce un cambio conformacional en el PF4 de manera tal que el sistema inmunológico supone que el complejo es ajeno. En consecuencia, los anticuerpos se desarrollan contra el complejo heparina-PF4. Cuando los anticuerpos se unen a las plaquetas, estas se activan y se forman trombos. El tratamiento consiste en eliminar la heparina y usar agentes antitrombóticos diferentes.

El antagonista típico de la vitamina K es la warfarina. Esta bloquea las enzimas de la vitamina K reductasa necesarias para regenerar la vitamina K activa (*véase* fig. 43-5). Esto produce una γ-carboxilación reducida de los factores II, VII, IX y X. En ausencia de γ-carboxilación, los factores no pueden unirse al calcio ni formar los complejos necesarios para iniciar la cascada de la coagulación. Sin embargo, la warfarina también bloquea la actividad de las proteínas S y C, de tal modo que la coagulación sanguínea y la regulación de esta se alteran con la administración de warfarina.

La warfarina inhibe la coagulación de la sangre al bloquear la actividad del complejo multiproteico de la vitamina K epóxido reductasa (VKOR). Este complejo está formado por varias proteínas, y las mutaciones en la subunidad VKORC1, que es una pequeña proteína transmembrana del retículo endoplásmico, ocasionan dos trastornos heredables. Uno es la resistencia a la warfarina, y el otro es un trastorno más raro, la deficiencia combinada de factores de coagulación dependientes de la vitamina K tipo 2 (VKCFD2). Casi todas las mutaciones descritas en VKORC1 producen resistencia a varios análogos de la vitamina K, de modo que el tratamiento de los trastornos de la coagulación con esos agentes no es eficaz en estos pacientes. Curiosamente, hay una mutación específica en VKORC1, que causa VKCFD2, y es la R98W, en la que un residuo de arginina en la posición 98 de la proteína se cambia por un residuo de triptófano. Esta mutación produce una pérdida de la proteína VKORC1 del retículo endoplásmico, ya que la arginina que ha sido alterada se encuentra en un dominio de retención del RE para la proteína. El tratamiento para las personas con VKCFD2, que es un trastorno hemorrágico, consiste en aumentar la vitamina K en la dieta o en forma de suplementos, ya que el problema es la regeneración de la vitamina K activa.

Los tratamientos con heparina y warfarina carecen de especificidad, por lo cual se han observado e identificado fármacos específicos para pasos simples de la vía de la coagulación sanguínea. El análisis del potenciamiento de la heparina de la unión del factor Xa a la ATIII muestra que se necesita una secuencia pentasacárida singular. Un pentasacárido apropiado, el denominado fondaparinux, se desarrolló para reforzar de modo específico las interacciones de ATIII con el factor Xa. El fondaparinux estimula la unión de ATIII con el factor Xa 300 veces y es específico para la inhibición del factor Xa. Este compuesto no afecta la actividad de la trombina o de la plaqueta y no es un agente activador de las plaquetas. Debido a que el fondaparinux no se une al PF4, la trombocitopenia inducida por heparina no es una complicación de este tratamiento.

Los inhibidores directos de la trombina están basados en moléculas de hirudina, que se descubrieron de forma inicial en sanguijuelas y otros organismos hematófagos. Estos organismos no podrían alimentarse si la sangre se coagulara en el sitio de punción; por lo tanto, secretan inhibidores de trombina para impedir la coagulación. El tratamiento con hirudina es peligroso porque la formación del complejo hirudina-trombina es irreversible y su administración requiere una vigilancia constante del paciente. En consecuencia, para superar este problema se utilizó un diseño racional de fármacos basado en la estructura de la hirudina y se sintetizó un péptido de 20 aminoácidos conocido como bivalirudina. Dicho fármaco tiene una gran afinidad de unión y especificidad para la trombina, si bien sus efectos en la trombina son transitorios (no irreversibles), lo cual lo convierte en un compuesto más seguro para uso prolongado. Más recientemente, se han elaborado muchos otros anticoagulantes de acción directa que inhiben a la trombina o al factor Xa. Actualmente existen múltiples anticoagulantes orales directos (DOAC), que inhiben el factor Xa y se utilizan habitualmente para tratar los trastornos de la coagulación.

Los inhibidores del receptor P2Y12 (de los cuales son ejemplos clopidogrel [Plavix®] y ticagrelor [Brilinta®]) inhiben la agregación plaquetaria al unirse estrechamente al receptor de ADP en la superficie plaquetaria. Estos medicamentos se usan para prevenir los ictus y los ataques cardiacos en sujetos que han tenido alguno de estos eventos, así como en pacientes con enfermedad cardiovascular que se han sometido a implantación de endoprótesis (*stents*) para corregir arterias coronarias estrechas. El uso de los medicamentos evita la agregación plaquetaria en la endoprótesis recién colocada. El receptor P2Y12 está acoplado a una proteína G inhibidora. El ADP se encuentra en la plaqueta densa en gránulos, y cuando la plaqueta encuentra un agente adecuado (como la trombina), el contenido granular se libera y el ADP se une a su receptor, lo que amplifica la respuesta plaquetaria y contribuye a la agregación plaquetaria. El bloqueo de la unión de ADP con su receptor evitará una agregación plaquetaria eficaz.

Tratamiento de la hemofilia A. La hemofilia A, como se ha indicado antes, es un trastorno ligado al cromosoma X en el que el factor VIII es defectuoso, de modo que la cascada de coagulación de la sangre se interrumpe, causando un trastorno hemorrágico. El factor VIII es necesario para orientar adecuadamente el factor IXa y el factor X de manera que el factor X pueda convertirse en factor Xa, para convertir la protrombina en trombina. La hemofilia A se trataba originalmente con factor VIII humano aislado de la sangre de un donante, y ahora con factor VIII recombinante. Una vez que se perfeccionaron las técnicas de clonación de genes y de producción de anticuerpos monoclonales (*véase* cap. 16), fue posible crear anticuerpos biespecíficos, en los que la molécula clásica de IgG (*véase* cap. 7) se modificó para que contuviera un brazo del anticuerpo bivalente que reconociera específicamente el factor IXa, mientras que el otro brazo se modificó para que reconociera el factor X (fig. 43-8). El anticuerpo permite que los dos factores interactúen, causando la activación del factor X. En 2017, la FDA aprobó el uso de emicizumab (el nombre del anticuerpo biespecífico) para el tratamiento de pacientes con hemofilia A. Aunque el enfoque del anticuerpo ha demostrado ser exitoso, una

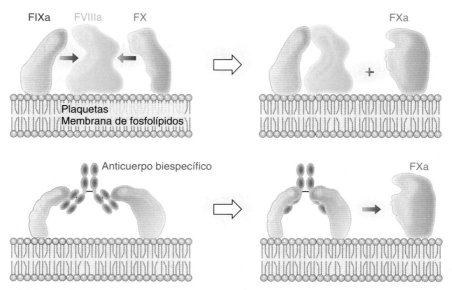

FIGURA 43-8 Activación del factor X mediante un anticuerpo biespecífico, que reconoce el factor IXa con un brazo y el factor X con el otro. El anticuerpo puede ocupar el lugar del factor VIII en la orientación del factor IXa y del factor X para permitir la activación del factor X.

desventaja de este enfoque es la falta de un mecanismo de activación/desactivación, con niveles muy bajos de autorregulación también.

CONCEPTOS CLAVE

- ◆ El plasma contiene agua, nutrientes, metabolitos, hormonas, electrolitos y proteínas.
- ◆ Las proteínas plasmáticas proveen presión osmótica para mantener el equilibrio de líquido entre los tejidos y la sangre.
- ◆ Las proteínas del plasma proporcionan transporte a muchas moléculas y también contribuyen a la defensa inmunológica.
- ◆ Las proteínas del plasma, junto con las plaquetas, mantienen la integridad del sistema circulatorio.
    - ◆ Las plaquetas crean tapones mecánicos en el sitio de la herida de los vasos y secretan reguladores del proceso de coagulación sanguínea.
    - ◆ Las plaquetas se activan cuando se unen al sitio de la herida, lo cual genera más unión y agregación de plaquetas en ese punto.
    - ◆ El fibrinógeno circulante también se une a las plaquetas activadas en el sitio lesionado.
- ◆ La formación de coágulos se regula de manera cuidadosa, de tal manera que no se produce ni una coagulación excesiva (trombosis) ni una coagulación insuficiente (sangrado).
    - ◆ La cascada de la coagulación consiste en una serie de pasos de activación de proteasas que culmina en la activación de la trombina, que convierte el fibrinógeno en fibrina.
    - ◆ La trombina también activa a la transglutaminasa, que entrecruza la fibrina para producir la formación de un "coágulo duro".
    - ◆ Las proteínas S y C regulan la cascada de la coagulación y son activadas por la trombina.
    - ◆ Para formar un coágulo, los complejos proteicos deben adherirse a las plaquetas activadas, lo cual se produce a través de la unión del γ-carboxiglutamato con el calcio y las membranas plaquetarias.
    - ◆ Las serpinas son inhibidores de las serinas proteasas; la serpina antitrombina III (ATIII) favorece la regulación de la coagulación sanguínea al regular la actividad de la trombina.
    - ◆ La heparina refuerza la interacción de la trombina con la ATIII.
    - ◆ La plasmina, el producto activo del plasminógeno, es la única proteasa que puede disolver coágulos de fibrina.
    - ◆ La hemofilia A es resultado de la insuficiencia del factor VIII, un factor esencial necesario para la activación de la trombina.
- ◆ Las enfermedades revisadas en este capítulo se resumen en la tabla 43-3.

TABLA 43-3 Enfermedades revisadas en el capítulo 43

ENFERMEDAD O TRASTORNO	AMBIENTAL O GENÉTICA	COMENTARIOS
Factor V de Leiden	Genética	El factor V se altera de manera tal que no lo puede inactivar la proteína C activada, lo cual ocasiona una hipercoagulación y trombosis venosa profunda (coagulación excesiva).
Hemofilia B	Genética	La falta del factor IX en la cascada de la coagulación impide la formación de coágulos.
Hemofilia A	Genética	La falta del factor VIII en la cascada de la coagulación produce una alteración hemorrágica (formación atenuada del coágulo).
Deficiencia de α_1-antiproteinasa	Genética	La falta de α_1-antitripsina lleva a una destrucción por la elastasa del tejido pulmonar, que progresa a enfisema y enfermedad pulmonar obstructiva crónica (EPOC).
Kwashiorkor	Ambiental	La deficiencia de proteínas en una dieta de calorías suficiente causa una reducción de las proteínas sanguíneas circulantes y el resultado es un edema.
Púrpura trombocitopénica (TPP)	Ambas	Formación de trombos microscópicos que precipita hemólisis e insuficiencia orgánica si no se trata. El tipo idiopático puede deberse a una destrucción autoinmunológica de las plaquetas. Las mutaciones en la proteasa de la superficie celular ADAMTS13 causa incapacidad para escindir el vWF de la superficie celular, dando lugar a una forma hereditaria de la enfermedad.
Deficiencia de vWF	Ambas	Defecto del factor de von Willebrand, un factor necesario para el inicio de la cascada de la coagulación. En su ausencia, la coagulación no se produce y aparecen alteraciones hemorrágicas.
Síndrome de Bernard-Soulier	Genética	Falta de GpIb, el receptor del vWF. Esto produce disfunción del vWF y alteraciones hemorrágicas puesto que la cascada de la coagulación no puede iniciarse por completo.

1. ¿Cuál de los siguientes factores causa el edema observado en pacientes con desnutrición proteica?
   A. Pérdida de masa muscular
   B. Ingestión excesiva de carbohidratos
   C. Absorción incrementada de líquidos
   D. Síntesis reducida de proteínas en el hígado
   E. Producción aumentada de cuerpos cetónicos

2. Un paciente recientemente sometido a una operación, que recibió tratamiento con warfarina, tiene hemorragia interna. ¿Cuál de las siguientes causas alteró el proceso de coagulación de este individuo?
   A. Incapacidad del hígado para sintetizar factores de coagulación
   B. Inhibición específica de la activación del factor XIII
   C. Incapacidad para formar complejos de factores de coagulación en las membranas
   D. Reducción de las concentraciones de calcio plasmático
   E. Incremento en la actividad de la proteína C

3. ¿En cuál de las siguientes proenzimas sería esperable una mutación inactivadora capaz de producir trombosis, esto es, coagulación sanguínea descontrolada?
   A. Factor XIII
   B. Protrombina
   C. Proteína C
   D. Factor VIII
   E. Factor tisular

4. La hemofilia A clásica provoca una incapacidad para activar de forma directa ¿cuál de los siguientes factores?
   A. Factor II
   B. Factor IX
   C. Factor X
   D. Proteína S
   E. Proteína C

5. ¿Cuál de los siguientes factores puede ser incapacitado para su activación de forma directa en la hemofilia B?
   A. Factor II
   B. Factor IX
   C. Factor X
   D. Proteína S
   E. Proteína C

6. Un lactante nace con una alteración hemorrágica grave. Se determina rápidamente por análisis sanguíneo que el paciente tiene una gran disminución de las concentraciones de factor de vWF circulante. La alteración sanguínea es resultado de cuál de las siguientes como causa principal:
   A. Incapacidad para activar al factor II
   B. Incapacidad de las plaquetas para unirse a las paredes de los vasos sanguíneos
   C. Incapacidad para activar al factor IX
   D. Incapacidad para activar a la proteína C
   E. Incapacidad de las plaquetas para unirse al fibrinógeno

7. Una persona tiene antecedente familiar de factor V de Leiden. El factor V de Leiden provoca un mayor riesgo de trombosis venosa profunda por una de las siguientes causas:
   A. La forma activada del factor V de Leiden es resistente a la fragmentación de la proteína C.
   B. El factor V de Leiden no necesita fragmentarse para ser activado.

   C. El factor V de Leiden favorece la formación del factor XIIIa.
   D. El factor V de Leiden tiene una menor necesidad de fosfolípidos y calcio para activar otros factores.
   E. El factor V de Leiden convierte directamente el fibrinógeno en fibrina.

8. Un sujeto ingiere por accidente veneno para ratas que interfiere con la acción de la vitamina K. ¿Cuál de los siguientes factores de la coagulación depende de la vitamina K?
   A. Factor II
   B. Factor III
   C. Factor V
   D. Factor VIII
   E. Factor XIII

9. Un paciente tuvo un accidente cerebrovascular (ACV, ictus) provocado por un coágulo en la circulación carotídea y recibió un "destructor de coágulos" por vía intravenosa como tratamiento de urgencia. ¿Cuál destructor de coágulos se encuentra normalmente en el cuerpo humano?
   A. APC (proteína C activada)
   B. PAI-1 (inhibidor del activador del plasminógeno 1)
   C. tPA (activador tisular del plasminógeno)
   D. Estreptocinasa
   E. uPA (uroquinasa)

10. Un paciente tuvo trombosis venosa profunda (TVP) complicada por un émbolo pulmonar (EP) y se le dio anticoagulante como prevención para coágulos futuros. Decidió adoptar un estilo de vida más saludable y cambió su dieta de carne y papas principalmente a vegetariano estricto. ¿Este cambio de dieta podría afectar la eficacia de cuál de los siguientes medicamentos?
    A. Heparina no fraccionada
    B. Heparina de bajo peso molecular
    C. Warfarina
    D. Fondaparinux
    E. Inhibidor de la trombina directa

11. Un hombre de 32 años de edad presentaba fatiga desde hacía 6 meses, había desarrollado tos en los últimos 2 meses, tenía sibilancias al respirar e indicaba que se quedaba sin aliento con frecuencia al realizar un leve esfuerzo. El paciente también indicó que fumaba de 10 a 15 cigarrillos al día y que no conocía ningún trastorno genético en sus padres, ya que ambos murieron cuando él era joven. En el examen físico, el médico observó una ligera coloración amarillenta de los ojos. Se pidió un análisis de sangre, que probablemente indicaría ¿cuál de las siguientes situaciones?
    A. Aumento de los niveles de glucosa en sangre en ayunas
    B. Aumento de los niveles de vitamina K
    C. Aumento de los niveles de plasminógeno
    D. Disminución de los niveles de vitamina B_{12}
    E. Disminución de los niveles de hierro
    F. Disminución de los niveles de α-1 antitripsina

12. Un paciente con enfermedad celiaca ha estado intentando tratar su enfermedad por medio de la dieta después de comer por error algo que contenía gluten, pero recientemente ha notado que le salen moretones con mucha facilidad, tiene manchas de sangre bajo las uñas y ha desarrollado

heces de color alquitrán, lo que indica que hay hemorragia en el colon. Lo más probable es que el paciente haya desarrollado una capacidad reducida para catalizar ¿cuál de las siguientes reacciones?

A. Hidroxilación de residuos de prolina
B. Transporte de calcio a través de las membranas
C. Carboxilación de γ-glutamato
D. Rotura de enlaces carbono-carbono
E. Piruvato a acetil-CoA

13. El hígado desempeña un papel clave en la hemostasia debido a ¿cuál de los siguientes factores?

A. Es el lugar inicial de absorción de la vitamina K de la dieta
B. Es el lugar de síntesis de muchos factores de coagulación
C. Es el lugar de disposición del factor tisular
D. Es donde se sintetizan nuevos eritrocitos
E. Es el tejido que sintetiza el activador tisular del plasminógeno

14. La cascada de la coagulación permite rápidamente la formación de coágulos en los sitios de lesión de los vasos sanguíneos, un componente importante para el aumento de la activación del factor II es ¿cuál de los siguientes?

A. La proteína C

B. La proteína S
C. Factor IX
D. Factor tisular
E. Factor XI

15. Los pacientes a los que se les prescribe warfarina tienen un problema en la cascada de coagulación de la sangre que permite la formación de coágulos cuando no son necesarios. El uso de la warfarina como anticoagulante difiere del uso de la heparina como anticoagulante, ¿en cuál de los siguientes aspectos?

A. La warfarina bloquea la absorción intestinal de la vitamina K, mientras que la heparina bloquea la absorción hepática de la vitamina K
B. La warfarina bloquea la carboxilación del γ-glutamato de los factores de coagulación, mientras que la heparina acelera la carboxilación del γ-glutamato de los factores de coagulación
C. La warfarina bloquea la síntesis hepática del factor II, mientras que la heparina activa un inhibidor del ciclo de la vitamina K
D. La warfarina bloquea el ciclaje de la vitamina K, mientras que la heparina activa un inhibidor del factor IIa
E. La warfarina activa la proteína C, mientras que la heparina inhibe la proteína S

RESPUESTAS A LAS PREGUNTAS DE REVISIÓN

1. **La respuesta es D.** En condiciones con baja ingestión de proteínas, los aminoácidos esenciales son escasos y el hígado reduce la síntesis de proteínas, incluidas las proteínas plasmáticas. La reducción de las proteínas plasmáticas disminuye la presión osmótica, por lo que el exceso de líquido en los espacios extravasculares no puede regresar a la sangre y permanece fuera de la circulación, acumulándose en los tejidos.

2. **La respuesta es C.** La warfarina inhibe la reducción del epóxido de vitamina K, por lo que la concentración de vitamina K activa disminuye. La reducción en la cantidad de vitamina K disminuye la γ-carboxilación de los factores de coagulación. Si no se produce la γ-carboxilación, los factores de coagulación no pueden unirse con el calcio para formar complejos relacionados con la membrana con otros factores de coagulación. La warfarina no tiene efecto en la capacidad hepática para sintetizar el factor de coagulación (el factor sintetizado no se altera), tampoco inhibe de manera específica la activación del factor XIII. La inhibición es más general que solo el efecto en un paso de la cascada de coagulación. La concentración plasmática de calcio no se altera con la warfarina y la actividad de la proteína C en realidad disminuye en presencia de warfarina porque es una de las proteínas que se somete a γ-carboxilación en una reacción dependiente de vitamina K.

3. **La respuesta es C.** La proteína C activada bloquea la cascada de la coagulación; en ausencia de proteína C, la regulación de la coagulación se altera y es posible que se formen coágulos cuando no son necesarios. Las mutaciones en cualquiera de las otras respuestas listadas causarían hemorragia excesiva, ya que se desactivaría un componente esencial de la cascada de coagulación.

4. **La respuesta es C.** La hemofilia típica es la ausencia de factor VIII, que es un cofactor necesario para la activación

del factor X por efecto del factor IXa. El factor II se activa de manera directa por acción del factor Xa y el factor XIa activa al factor IX de manera directa. La trombina (factor IIa) activa directamente a las proteínas C y S.

5. **La respuesta es B.** La hemofilia B se produce por una mutación desactivadora en el gen del factor IX, de manera que no puede sintetizarse. Se produce el factor XIa, pero su sustrato, el factor IX, es defectuoso y se genera una proteína inactiva.

6. **La respuesta es B.** La GpIb de la membrana plaquetaria se une al vWF expuesto en la capa celular subendotelial. En este paciente, las concentraciones de vWF están reducidas y la adhesión plaquetaria inicial está alterada. La incapacidad de las plaquetas para adherirse en los sitios lesionados provoca el bloqueo de la agregación plaquetaria, depósito de fibrinógeno y formación de coágulo. Debido a este problema, la mayoría de los factores de la coagulación no se activarán, pero la incapacidad para activar estos factores no es la causa principal del problema.

7. **La respuesta es A.** El factor V de Leiden necesita convertirse en factor Va para ser activo, pero una vez que se activa, no se inactiva por APC. La actividad continua de Va provoca la falta de regulación de la cascada de coagulación y el potencial de formación de trombos cuando no se requieren. El factor Va ayuda con la activación del factor II, no a la activación del factor XIII, y el factor V de Leiden no tiene una alteración en el requerimiento de fosfolípido o calcio para la formación del complejo. El factor V de Leiden tampoco puede convertir el fibrinógeno en fibrina, que es la función de la trombina (factor IIa).

8. **La respuesta es A.** Los factores VII, IX, X y la protrombina (factor II) contienen un dominio en el cual los residuos de glutamato son carboxilados a γ-carboxiglutamato en una reacción que requiere vitamina K (dependiente de

la vitamina K). Se requiere de la carboxilación para permitir que los factores se unan a las cargas positivas en la superficie del coágulo formado, muchas veces ayudado por la presencia de calcio. Los factores III, V, VIII y XIII no son carboxilados en una reacción que dependa de la vitamina K.

9. **La respuesta es D.** La estreptocinasa es producida por el estreptococo β-hemolítico, pero tiene la capacidad de activar al plasminógeno hasta plasmina. Todas las demás proteínas de la lista son producidas en el cuerpo humano. El PAI-1 es un inhibidor del activador de plasminógeno que promueve la retención de coágulo en lugar de ser un "destructor de coágulos". La uPA activa al plasminógeno en plasmina, como lo hace el tPA. La proteína C es un componente normal del cuerpo y cuando se activa funciona con la proteína S para inhibir la cascada de coagulación.

10. **La respuesta es C.** La warfarina actúa como un antagonista de la vitamina K. Las verduras de hojas verdes tienen alto contenido de vitamina K y son básicas en las dietas vegetarianas. El aumento de vitamina K en la dieta del paciente, y subsecuentemente en su circulación, reduciría en gran medida la acción de la warfarina y podría poner en riesgo al paciente para formar futuros coágulos. Ambos tipos de heparina se unen y activan a antitrombina III (ATIII) que, cuando se activa, inhibe directamente a la trombina. Los inhibidores directos de la trombina se unen a la trombina directamente para inhibir la coagulación. Fondaparinux favorece la interacción de ATIII con el factor Xa, inhibiendo a Xa y bloqueando la cascada de coagulación. El mecanismo de acción de las heparinas, fondaparinux y los inhibidores directos de la trombina no estarían influenciados por una dieta vegetariana y un aumento en las concentraciones de vitamina K.

11. **La respuesta es F.** El paciente presenta signos de deficiencia de α-1 antitripsina, debido a un cambio de un solo nucleótido en el gen de la α-1 antitripsina que hace que la proteína no sea secretada por el hígado. Además de los problemas pulmonares que presenta el paciente, también está empezando a desarrollar una enfermedad hepática, como indica la ictericia leve (color amarillo en los ojos). Como la deficiencia de α-1 antitripsina es un trastorno autosómico recesivo, la muerte temprana de sus padres no permitió determinar si alguno de ellos presentaba síntomas del trastorno. Su trastorno se ve agravado por su hábito de fumar, ya que los componentes del humo de los cigarrillos inactivan la α-1 antitripsina, por lo que lo más probable es que la poca enzima que sale del hígado se inactive una vez que llega a los pulmones. La reducción de los niveles de vitamina B_{12} o de hierro no causaría síntomas similares a los del enfisema, como tampoco lo haría la elevación de la glucosa en sangre (diabetes) o la elevación de la vitamina K (la toxicidad de la vitamina K solo suele observarse en los bebés). Los niveles de plasminógeno no estarían elevados en un individuo que se encuentra en las fases iniciales de la enfermedad hepática.

12. **La respuesta es C.** El paciente con esprúe celiaco tiene un problema de malabsorción de lípidos cuando su tracto gastrointestinal está inflamado. Esto incluye las vitaminas liposolubles, como la vitamina K. El paciente está presentando deficiencia de vitamina K, ya que ésta es necesaria para las reacciones de carboxilación del γ-glutamato. En ausencia de estas reacciones, la cascada de coagulación de la sangre no puede funcionar, ya que los factores necesarios no pueden congregarse en la superficie de las plaquetas para iniciar la formación del coágulo. Esto da lugar a un trastorno hemorrágico, como indican la facilidad con que se producen los hematomas, la sangre bajo las uñas y la sangre en las heces. La falta de hidroxilación de la prolina (deficiencia de vitamina C) causaría trastornos del colágeno, pero no a un problema de hemorragia. El transporte de calcio se vería afectado por una deficiencia de vitamina D, lo que provocaría un debilitamiento de los huesos (raquitismo), pero no un trastorno hemorrágico. La tiamina es necesaria para muchas reacciones en las que se rompen los enlaces carbono-carbono, pero la tiamina no es necesaria para la coagulación de la sangre. La incapacidad de convertir el piruvato en acetil-CoA (un complejo piruvato deshidrogenasa defectuoso) no conduce a un trastorno hemorrágico, aunque sí se producirían síntomas neuronales y musculares.

13. **La respuesta es B.** El hepatocito del hígado es el lugar de producción de muchos factores de coagulación, como el fibrinógeno, la protrombina, los factores V, VII, IX, XI y XIII, así como las proteínas C y S. El factor VIII es producido por las células sinusoidales del hígado, junto con el vWF. La absorción de la vitamina K se produce en el intestino, y el factor tisular se encuentra en la capa de células musculares lisas vasculares, así como en el sistema nervioso central, los pulmones y la placenta. En el adulto, los eritrocitos se producen en la médula ósea. El activador tisular del plasminógeno lo producen las células endoteliales que recubren los vasos sanguíneos, y no el hígado.

14. **La respuesta es E.** Una vez que el factor II ha sido activado por el factor X (con ayuda del factor V), activará los factores XIII (transglutaminasa), V, VIII y XI. Los factores V y VIII son factores accesorios, pero la activación del factor XI acelerará la activación de más factor II a través de las reacciones de la cascada de coagulación. El factor II también activa la proteína C, pero la proteína C activada, en combinación con la proteína S, actúa como freno de la cascada de coagulación y reduce la activación adicional del factor II. Los factores XI y III (factor tisular) no son activados por el factor II.

15. **La respuesta es D.** La warfarina inhibe la epóxido reductasa de la vitamina K e interfiere con el ciclo y la regeneración de la vitamina K, lo que conduce a una capacidad reducida de carboxilación de γ-glutamato de los factores de coagulación, y a una capacidad de coagulación deteriorada. La heparina actúa uniéndose a la antitrombina III, aumentando así la afinidad del inhibidor por la trombina (factor IIa) y bloqueando la cascada de la coagulación. La heparina no interfiere con la acción de la vitamina K, y la warfarina no activa la proteína C ni afecta a la síntesis del factor II.

44

Metabolismo hepático

El hígado tiene una ubicación estratégica entre la circulación general y el tracto digestivo. Recibe de 20 a 25% del volumen sanguíneo que procede del corazón cada minuto (gasto cardiaco) a través de la vena porta (que suministra al hígado los nutrientes y otras sustancias absorbidas por el tracto gastrointestinal) y a través de la arteria hepática (que devuelve al hígado la sangre de la circulación general). Los agentes potencialmente tóxicos absorbidos por el intestino o movilizados al hígado por la arteria hepática deben pasar por este **órgano metabólicamente activo** antes de alcanzar otros órganos del cuerpo. El tamaño relativamente grande del hígado (alrededor de 3% del peso corporal total) permite a los nutrientes permanecer un periodo prolongado para que se metabolicen de modo apropiado y para que las sustancias con potencial tóxico se desintoxiquen y se preparen para su excreción en la orina o las heces. Por lo tanto, junto con los riñones y el intestino, el hígado es un **órgano excretor** provisto de múltiples mecanismos de desintoxicación, además de desempeñar otras funciones. Por ejemplo, puede realizar la función de **vías metabólicas de conversión** y usar **sistemas secretores** que posibilitan la secreción de compuestos potencialmente tóxicos. De forma concurrente, el hígado contiene **mecanismos de transporte** muy específicos y selectivos para nutrientes esenciales necesarios no solo para proveer su propia energía, sino también para proporcionar sustratos de relevancia fisiológica a fin de cubrir las necesidades sistémicas del organismo. Además de los numerosos procesos de transporte que existen en los repliegues de la membrana plasmática sinusoidal y canalicular (*véase* más adelante), también existen sistemas de transporte intracelulares en los orgánulos de los hepatocitos, como los **endosomas, mitocondrias, lisosomas,** así como en el **núcleo.** Los pasos secuenciales del transporte llevado a cabo por estos orgánulos incluyen (1) **captación,** (2) **unión intracelular y secuestro,** (3) **metabolismo,** (4) **secreción sinusoidal** y (5) **excreción biliar.** La tasa de transporte hepatobiliar está determinada, en parte, por la tasa de actividad de cada uno de estos pasos. La tasa total de transporte depende también de factores como el flujo de sangre hepático, unión de proteínas plasmáticas y la velocidad de resorción canalicular. Los diversos aspectos de los principales procesos metabólicos desarrollados por el hígado se han revisado con más detalle en otras partes de este libro. Se hace referencia a estas fuentes anteriores a medida que se describe el amplio espectro de contribuciones hepáticas a la salud y las enfermedades.

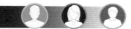

Las dificultades de la familia de **Jean T.** continuaron a pesar del periodo de sobriedad de 6 meses, ya que al final empezó de nueva cuenta a beber grandes cantidades de ginebra en un esfuerzo para mitigar sus múltiples ansiedades. Su apetito declinó poco a poco. Se alejó de manera gradual de la red social de apoyo que los médicos y sus amigos intentaron construir con el propósito de rehabilitarla. El dolor en la zona abdominal superior se volvió constante y ella identificó aumento en la circunferencia y distención de su abdomen. Una mañana despertó con un dolor insoportable en la parte superior del abdomen. Vomitó un material parecido al "café molido", color marrón oscuro, seguido de cantidades copiosas de sangre de un tono rojo brillante. Llamó a una amiga, quien con rapidez la llevó a la sala de urgencias del hospital.

Amy B., una misionera de 23 años de edad, fue llevada al departamento de urgencias del hospital tras presentar fiebre de inicio súbito, escalofrío y un dolor intenso en el cuadrante superior derecho del abdomen. El dolor era constante y se irradiaba hacia el hombro derecho. Vomitó alimento no digerido dos veces en la hora anterior a su llegada al hospital. Esto no alivió el dolor.

Su historia médica indicaba que, mientras servía como misionera en Belice occidental, en América Central, 2 meses antes, había padecido una enfermedad de 3 días que incluyó fiebre, escalofrío y una diarrea menor pero persistente. Una amiga de **Amy B.**, también misionera médica, le había suministrado un medicamento no identificado, durante 7 días. La diarrea de **Amy B.** cedió de forma gradual y se sintió bien otra vez, hasta la aparición de los síntomas actuales.

En la exploración física parecía intoxicada y su temperatura era de 38.3 °C. Sudaba de manera profusa. Su margen hepático inferior-anterior era palpable tres dedos por debajo del reborde costal derecho, un signo indicativo de hepatomegalia. El borde hepático estaba redondeado y blando. Golpes suaves en la parte posterior baja de la caja torácica precipitaron un dolor intenso. Se solicitaron estudios sistemáticos de laboratorio y se programó una tomografía computarizada (TC) inmediata de la zona superior del abdomen.

I. Anatomía del hígado

El hígado humano consiste en dos lóbulos, cada uno con múltiples lobulillos y sinusoides. El hígado recibe 75% de su suministro sanguíneo de la vena porta, que transporta la sangre que vuelve al corazón desde el intestino delgado, estómago, páncreas y bazo. El 25% de la irrigación sanguínea restante que recibe el hígado es arterial, transportada hacia el hígado por la arteria hepática.

Tanto la sangre de la vena porta como la de la arteria hepática se vacían en un conducto común y sus contenidos se mezclan a medida que entran en los sinusoides hepáticos (fig. 44-1). Estos últimos son conductos vasculares expandibles que pasan a través de los lóbulos hepáticos y están revestidos por células endoteliales que se han descrito como "discontinuas o agujereadas" porque, a medida que la sangre fluye por los sinusoides, el contenido del plasma tiene un acceso relativamente libre a los hepatocitos, situados al otro lado de las células endoteliales.

El hígado también es un órgano exocrino, dado que secreta bilis hacia el sistema de drenaje biliar. Los hepatocitos secretan bilis hacia los canalículos biliares, cuyos contenidos fluyen de forma paralela al de los sinusoides, pero en dirección opuesta. Los canalículos desembocan en los conductos biliares. A continuación se fusionan las luces de los conductos biliares y forman el conducto biliar común. Este libera entonces la bilis hacia el duodeno. Algunos de los efluentes hepáticos están almacenados en la vesícula biliar y se descargan en la fase posprandial en el duodeno para facilitar la digestión.

Toda la superficie hepática está cubierta por una cápsula de tejido conectivo que se ramifica y extiende en todo el hígado. Esta cápsula provee apoyo a los vasos sanguíneos, vasos linfáticos y conductos biliares que atraviesan el hígado. Además, esta capa de tejido conectivo subdivide los lóbulos hepáticos en lóbulos más pequeños.

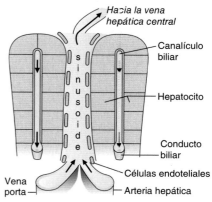

Lóbulo hepático

FIGURA 44-1 Vista esquemática de la anatomía del hígado.

II. Tipos de células hepáticas

El tipo celular principal del hígado es el hepatocito. Los hepatocitos, también conocidos como células del parénquima hepático, forman los lobulillos hepáticos. Del volumen de este órgano, 80% se compone de hepatocitos, pero solo 60% del número total de células corresponde a hepatocitos. El otro 40% se integra con células no parenquimatosas que constituyen las células que revisten las paredes de los sinusoides. Estas células incluyen las células endoteliales, células de Kupffer y células estelares hepáticas. Además, los linfocitos intrahepáticos, que incluyen células de Pit (células asesinas naturales, específicas del hígado), también están presentes en el revestimiento sinusoidal.

A. Hepatocitos

El hepatocito es la célula que lleva a cabo la mayoría de las funciones del hígado. Casi todas las vías del metabolismo están representadas en el hepatocito y estas vías se hallan bajo el control de las acciones de las hormonas que se unen a los receptores ubicados en la membrana plasmática de las células. Aunque los hepatocitos son células quiescentes, con un bajo recambio y un tiempo de vida largo, pueden estimularse para crecer si se produce algún daño a otras células del hígado. La masa hepática tiene una relación relativamente constante respecto de la totalidad de la masa corporal en individuos adultos. La alteración de la cantidad óptima normal (causada por ejemplo por una hepatectomía, muerte o lesión celular extensa) se corrige con rapidez por el crecimiento hepático producido por un incremento proporcional de la replicación de los hepatocitos.

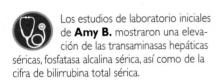

Los estudios de laboratorio iniciales de **Amy B.** mostraron una elevación de las transaminasas hepáticas séricas, fosfatasa alcalina sérica, así como de la cifra de bilirrubina total sérica.

B. Células endoteliales

Las células endoteliales sinusoidales constituyen las células de revestimiento del sinusoide. A diferencia de las células endoteliales de otros tejidos del cuerpo, estas células contienen fenestraciones con diámetro promedio de 100 nm. En consecuencia, no forman una barrera estrecha entre su membrana basal y los hepatocitos. De esta forma, permiten la libre difusión a los hepatocitos de pequeñas moléculas, pero no de partículas del tamaño de quilomicrones (sin embargo, los remanentes de quilomicrones, que son más pequeños que los quilomicrones, sí pueden pasar con libertad al hepatocito). Las células endoteliales son capaces de endocitar a muchos ligandos y pueden también secretar citocinas cuando son estimuladas de manera apropiada. Debido a su posición, la falta de uniones estrechas y la ausencia de membrana basal ajustada, las células endoteliales del hígado no representan una barrera significativa al movimiento del contenido de los sinusoides hacia los hepatocitos. Sus fenestraciones o poros promueven un posterior paso libre de componentes sanguíneos a través de esta membrana hacia las células del parénquima hepático.

C. Células de Kupffer

Las células de Kupffer están ubicadas en el revestimiento sinusoidal. Contienen casi una cuarta parte de todos los lisosomas del hígado. Las células de Kupffer son macrófagos tisulares con capacidad endocítica y fagocítica. Fagocitan muchas sustancias, como la albúmina desnaturalizada, bacterias y complejos inmunológicos. Protegen al hígado de partículas derivadas del intestino y productos bacterianos. Mediante estimulación por inmunomoduladores, estas células secretan mediadores potentes de la respuesta inflamatoria y desempeñan un papel en la defensa inmunológica del hígado a través de la liberación de citocinas que llevan a la inactivación de sustancias consideradas ajenas al organismo. Las células de Kupffer también eliminan a los eritrocitos dañados de la circulación.

D. Células estelares hepáticas

Las células estelares también se denominan células perisinusoidales o células de Ito. Existen alrededor de cinco a 20 de estas células por cada 100 hepatocitos. Las células estelares son células llenas de lípidos y también actúan como sitio principal de almacenamiento de la vitamina A. Asimismo, controlan el recambio del tejido conectivo hepático y la matriz extracelular y regulan la contractilidad de los sinusoides. Cuando se desarrolla cirrosis en el hígado, las células estelares son estimuladas por varias señales para que incrementen la síntesis del material de la matriz extracelular. Este, a su vez, se infiltra de forma difusa en el hígado e interfiere al final con la función de los hepatocitos.

E. Linfocitos granulosos citolíticos (células de Pit)

Los linfocitos granulosos citolíticos hepáticos, también conocidos como *linfocitos asociados al hígado*, son células asesinas naturales que actúan como mecanismo de defensa contra la invasión al hígado por agentes tóxicos en potencia, como células tumorales o virus.

III. Principales funciones del hígado

A. El hígado es un órgano de recepción y reciclamiento central del cuerpo

El hígado puede llevar a cabo múltiples reacciones bioquímicas. Esto es necesario porque su función es vigilar, reciclar, modificar y distribuir de modo constante todos los compuestos absorbidos en el tubo digestivo y movilizados hacia él. Si una porción del compuesto ingerido puede ser útil para el organismo, el hígado la recupera y la convierte en un sustrato que pueden utilizarlo las células, hepáticas y no hepáticas. Al mismo tiempo, el hígado remueve muchos de los compuestos tóxicos que son ingeridos o producidos en el cuerpo y los dirige a la excreción en la orina o la bilis.

Como ya se ha mencionado, el hígado recibe sangre rica en nutrientes de la circulación enteral a través de la vena porta; en consecuencia, todos los compuestos que entran a la sangre desde el tubo digestivo pasan a través del hígado en su trayecto hacia otros tejidos. Mediante la circulación enterohepática el hígado entra en contacto con los nutrientes para realizar funciones específicas (como la síntesis de las proteínas de la coagulación sanguínea, hemo, purinas y pirimidinas) y con los compuestos tóxicos ingeridos (como el etanol) y productos metabólicos dañinos en potencia (como NH_4^+ producido a partir del metabolismo bacteriano en el intestino).

Además del suministro sanguíneo de la vena porta, el hígado recibe sangre oxigenada a través de la arteria hepática; esta sangre arterial se mezcla con la sangre de la vena porta en los sinusoides. Este proceso inusual de mezclado le confiere al hígado acceso a varios metabolitos ingeridos y producidos en la periferia y secretados a la circulación periférica, como la glucosa, aminoácidos, ciertas proteínas, complejos hierro-transferrina y metabolitos desechados, así como potenciales toxinas producidas durante el metabolismo del sustrato. Como se ha indicado, las fenestraciones en las células endoteliales, en combinación con los espacios intercelulares, la falta de una membrana basal entre las células endoteliales y los hepatocitos y la baja presión arterial de la vena porta (que produce un flujo sanguíneo lento) posibilitan un intercambio eficiente de compuestos entre la sangre sinusoidal y el hepatocito y la eliminación de compuestos tóxicos de la sangre. Por lo tanto, las moléculas grandes sometidas a procesamiento, como las proteínas séricas y los remanentes de quilomicrones, pueden eliminarse, degradarse y sus componentes reciclarse en los hepatocitos. De forma similar, las nuevas moléculas sintetizadas, como las lipoproteínas de muy baja densidad (VLDL) y las proteínas séricas, pueden secretarse con facilidad en la sangre. De forma adicional, el hígado puede convertir todos los aminoácidos encontrados en las proteínas en glucosa, ácidos grasos o cuerpos cetónicos. La secreción de VLDL por el hígado no solo moviliza un exceso de calorías al tejido adiposo para el almacenamiento de ácidos grasos en forma de triacilgliceroles, sino que también libera fosfolípidos y colesterol a los tejidos que requieren estos compuestos para la síntesis de membranas celulares, así como para otras funciones. La secreción de glucoproteínas por el hígado se logra a través de la capacidad gluconeogénica de este y su acceso a diversos azúcares de la dieta para formar cadenas de oligosacáridos, además de su acceso a aminoácidos de la dieta con los cuales sintetiza proteínas. Por consiguiente, el hígado tiene la capacidad de llevar a cabo un gran número de reacciones biosintéticas. Tiene los medios bioquímicos para sintetizar una gran cantidad de compuestos con un amplio espectro de precursores. Al mismo tiempo, el hígado metaboliza compuestos en productos de utilidad bioquímica. De modo alternativo, posee la capacidad para degradar y excretar estos compuestos que el cuerpo ya no puede utilizar.

La tomografía de la parte superior del abdomen de **Amy B.** mostró un hemidiafragma derecho elevado, así como varias masas quísticas en el hígado, la más grande de las cuales se localizó en la porción superior del lóbulo derecho. Su historia clínica y sus antecedentes de exposiciones posibles a varios parásitos mientras trabajaba en Belice, América Central, donde las prácticas sanitarias no satisfacen los estándares, llevaron a sus médicos a solicitar una prueba de anticuerpos séricos contra el parásito *Entamoeba histolytica*, además de cuantificar los anticuerpos séricos contra otros parásitos invasores.

M El conocimiento de las características funcionales de las células hepáticas se ha usado para diseñar pruebas con el fin de determinar la normalidad de las vías bioquímicas específicas de los hepatocitos. Estos productos farmacéuticos "hechos a la medida" pueden desarrollarse para incorporarlos a uno o más mecanismos de transporte disponibles para el hígado. Por ejemplo, los procesos endocíticos relacionados con los receptores pueden utilizarse como blanco para sondear las funciones de transporte mediadas por receptor específico en las células hepáticas. El receptor de la asialoglucoproteína, conocida también como proteína de unión hepática, se ha usado en esta prueba diagnóstica. El sustrato $^{99}T_c^m$-galactosil-neoglucoalbúmina (NGA) se desarrolló como un ligando específico de la absorción selectiva a través de este receptor hepático específico. El tiempo y extensión de la asimilación de esta sonda en los hepatocitos, como lo revelan las imágenes del hígado a intervalos precisos luego de la administración de este isótopo, muestran una cuantificación del flujo sanguíneo hepático, así como la capacidad de transporte de esta proteína específica de transporte hepático.

Los títulos de anticuerpos contra la *Entamoeba histolytica*, mediante el uso de un inmunoensayo enzimático, fueron muy reactivos en la sangre de **Amy B.** Se estableció un diagnóstico de amebiasis. El médico inició una dosis oral del amebicida nitroimidazol (metronidazol) por vía oral en una dosis de 750 mg cada 8 horas por 10 días. En el tercer día de tratamiento, **Amy B.** comenzó a tener una mejoría notable. Su médico señaló que en 95% de los pacientes con abscesos hepáticos amebianos se espera una respuesta clínica satisfactoria con esta forma de tratamiento, aunque los abscesos hepáticos múltiples habían afectado de manera adversa su pronóstico en cierto grado. Luego de la respuesta al tratamiento oral para los abscesos hepáticos, también se administró un "fármaco luminal" (un medicamento que actúa en especial en la luz intestinal) para eliminar el microorganismo del intestino.

Cada una de las células hepáticas descritas contiene transportes especializados y mecanismos de captación para enzimas, agentes infecciosos, fármacos y otros xenobióticos que permiten dirigir en específico estas sustancias hacia ciertos tipos de células hepáticas. Esto se logra al enlazar estos agentes de forma covalente por medio de uniones biodegradables a su acarreador específico. Este último determina a continuación el destino particular del fármaco al utilizar reconocimiento celular, captación, transporte y vías de biodegradación específicas.

B. Inactivación y desintoxicación de compuestos xenobióticos y metabolitos

Los xenobióticos son compuestos que no tienen valor nutricional (no puede usarlos el cuerpo para los requerimientos de energía) y son potencialmente tóxicos. Están presentes como componentes naturales de los alimentos o pueden introducirse en estos como aditivos o a través de procesamientos. Las drogas farmacológicas o recreativas también son compuestos xenobióticos. El hígado es el sitio principal en el cuerpo para la degradación de estas sustancias. Debido a que muchos de ellos son lipofílicos, son objeto de oxidación, hidroxilación o hidrólisis por enzimas de las reacciones de fase I. Estas últimas introducen o exponen grupos hidroxilo a otros sitios reactivos que pueden emplearse para reacciones de conjugación (reacciones de fase II). Las reacciones de conjugación agregan un grupo de carga negativa como glicina o sulfato a la molécula. Muchos compuestos xenobióticos se transforman a través de vías diversas. Un esquema general de inactivación se muestra en la figura 44-2.

Las vías de conjugación e inactivación son similares a aquellas utilizadas por el hígado para inactivar a muchos de sus propios desechos metabólicos. Estas vías se relacionan de manera estrecha con las cascadas biosintéticas que existen en el hígado. El hígado puede sintetizar los precursores necesarios para las reacciones de conjugación e inactivación de otros compuestos. Por ejemplo, el hígado utiliza la sulfatación para eliminar las hormonas esteroideas de la circulación. El sulfato usado para este propósito puede obtenerse de la degradación de la cisteína o metionina.

El hígado, riñones e intestino son los sitios más importantes en el cuerpo para la biotransformación de compuestos xenobióticos. Muchos compuestos xenobióticos contienen anillos aromáticos (como el benzopireno en el humo del tabaco) o anillos de estructura heterocíclica (como los anillos que contienen nitrógeno en la nicotina o piridoxina) que el organismo no puede degradar o reciclar en componentes útiles. Estas estructuras son hidrófobas, lo cual da lugar a que las moléculas sean retenidas en el tejido adiposo, a menos que las sustraigan el hígado, los riñones o el intestino para realizar reacciones de biotransformación. Sin embargo, algunas veces las reacciones de fases I y II son contraproducentes, de tal modo que las moléculas hidrófobas inocuas se convierten en toxinas o carcinógenos químicos potentes.

I. Citocromo P450 y metabolismo de los xenobióticos

La toxificación/desintoxicación de los xenobióticos se logra a través de un grupo de enzimas con un amplio espectro de actividades biológicas. Algunos ejemplos de enzimas que intervienen en la transformación xenobiótica se describen en la tabla 44-1. De la amplia variedad de enzimas que participan en el metabolismo de los xenobióticos, aquí

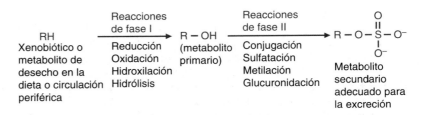

FIGURA 44-2 Esquema general de la desintoxicación de xenobióticos. El compuesto tóxico RH se ha convertido en un derivado sulfatado adecuado para la excreción. RH, un xenobiótico general.

TABLA 44-1   Ejemplos de enzimas utilizadas en la biotransformación de compuestos xenobióticos

Acetiltranferasa
Amidasa-esterasa
Deshidrogenasa
Monooxigenasa que contiene flavina
Glutatión S-transferasa
Metiltransferasa
Oxidasa de función mixta
Reductasa
Sulfotransferasa
UDP-glucosiltransferasa
UDP-glucuronosiltransferasa

solo se describe el sistema de la monooxigenasa dependiente del citocromo P450 (*véase* cap. 33). Las enzimas monooxigenasas dependientes del citocromo P450 son determinantes en la degradación oxidativa, peroxidativa y reductora de sustancias exógenas (químicos, carcinógenos, contaminantes ambientales, etc.) y endógenos (esteroides, prostaglandinas, retinoides, etc.). Los constituyentes enzimáticos claves de este sistema son la flavoproteína NADPH-citocromo P450 oxidorreductasa y el citocromo P450 (*véase* fig. 33-5). Este último es el aceptor terminal de electrones y sitio de unión al sustrato del complejo oxidasa microsomal de función mixta, un sistema catalítico muy versátil. El sistema tomó su nombre en 1962, cuando Omura y Sato hallaron un pigmento con características espectrales únicas derivadas de los microsomas hepáticos de los conejos. Cuando se redujo y formó un complejo con el monóxido de carbono, mostró una absorbancia espectral máxima a 450 nm.

La función más importante de las enzimas del citocromo P450 (*véase* cap. 33) es oxidar los sustratos e introducir oxígeno a la estructura. Reacciones similares pueden llevarse a cabo por otras flavina monooxigenasas que no contienen citocromo P450.

La familia de enzimas del citocromo P450 de los humanos contiene 57 genes funcionales, que producen proteínas con al menos 40% de homología en su secuencia. Estas isoenzimas tienen especificidad diferente pero superpuesta. Por lo general, las enzimas humanas se dividen en nueve subfamilias principales y cada una de estas posee una subdivisión posterior. Por ejemplo, en el nombre de la enzima principal que interviene en la oxidación del etanol en acetaldehído, CYP2E1, el *CYP* señala la familia del citocromo P450, el *2* la subfamilia, la *E* el etanol y el *1* la isoenzima específica.

La isoforma CYP3A4 representa de 30 a 40% de las enzimas CYP450 en el hígado y 70% de las enzimas citocromo en los enterocitos de la pared intestinal. Metaboliza el mayor número de fármacos en los seres humanos. Los fármacos específicos son sustratos para la CYP3A4. La ingestión concomitante de dos sustratos de la CYP3A4 puede inducir una competencia por el sitio de unión que, a su vez, puede alterar las concentraciones sanguíneas de estos dos fármacos. El compuesto con la mayor afinidad por la enzima se metaboliza de manera preferencial, mientras que el metabolismo (y degradación) del otro fármaco es reducido. En consecuencia, aumenta la concentración de este último en la sangre.

Por otra parte, muchas sustancias o fármacos alteran o inhiben la actividad de la enzima CYP3A4 y, como resultado, trastornan la capacidad del cuerpo para metabolizar una sustancia. Algunos fármacos reductores de lípidos como las estatinas (inhibidores de la HMG-CoA reductasa) requieren de la CYP3A4 para la degradación. El tratamiento y dosificación adecuados de los fármacos toma en consideración la vía normal de degradación de la sustancia. Sin embargo, el jugo de toronja es un potente inhibidor del metabolismo de compuestos mediado por la CYP3A4. La evidencia sugiere que si una estatina suele ingerirse con jugo de toronja, su concentración en la sangre puede incrementarse tanto como 15 veces. Este notorio aumento de la concentración plasmática puede incrementar la toxicidad muscular y hepática de la estatina porque los efectos secundarios de las estatinas parecen estar relacionados con las dosis.

Las isoenzimas del citocromo P450 tienen ciertas características en común:

1. Todas contienen citocromo P450, oxidan el sustrato y reducen el oxígeno.
2. Todas contienen una subunidad de reductasa que contiene flavina que usa NADPH, y no NADH, como sustrato.
3. Todas se encuentran en el retículo endoplasmático liso y se las denomina enzimas microsomales (p. ej., CYP2E1 también se conoce como sistema microsomal de oxidación del etanol, MEOS [*microsomal ethanol-oxidizing system*]).
4. Todas están unidas a la porción lipídica de la membrana, probablemente a la fosfatidilcolina.
5. Todas son inducibles por la presencia de su propio sustrato y, en cierta medida, menos inducibles por los sustratos de otras isoenzimas P450.
6. Todas generan un compuesto de radical libre como intermediario en la reacción.

2. Ejemplos de reacciones de desintoxicación del citocromo P450

a. Cloruro de vinilo

La desintoxicación del cloruro de vinilo provee un ejemplo de una desintoxicación eficaz por una isoenzima P450 (la desintoxicación del etanol se describió en el cap. 33). El cloruro de vinilo se usa en las síntesis de plásticos y puede causar angiosarcoma hepático en los trabajadores expuestos. Se activa en la reacción de fase I hasta un epóxido reactivo por acción de la isoenzima hepática P450 (CYP2E1), que puede reaccionar con la guanina en el ADN u otras moléculas celulares. Sin embargo, también puede convertirse en cloroacetaldehído, conjugado con glutatión reducido, y excretado en una serie de reacciones de fase II (fig. 44-3).

b. Aflatoxina B₁

La aflatoxina B_1 es un ejemplo de un compuesto que se torna más tóxico por una reacción del citocromo P450 (CYP2A1). La investigación actual sugiere que la ingestión de aflatoxina B_1 en comida contaminada (es producida por un hongo [*Aspergillus flavus*] que crece en cacahuates almacenados en condiciones húmedas) interviene de modo directo en la hepatocarcinogénesis en seres humanos al introducir una mutación G → T en el gen *p53*. La aflatoxina se activa de manera metabólica a su 8,9-epóxido por acción de dos isoenzimas diferentes del citocromo P450. El epóxido modifica el ADN al formar aductos covalentes con residuos de guanina. Además, el epóxido puede combinarse con residuos de lisina en proteínas y por lo tanto también es una hepatotoxina.

c. Paracetamol

El paracetamol (Tylenol®) es un ejemplo de un xenobiótico que metaboliza el hígado para una excreción segura; sin embargo, puede ser tóxico si se ingiere en altas dosis. Las vías para el metabolismo del paracetamol se muestran en la figura 44-4. Como se muestra en la figura, puede glucuronilarse o sulfatarse para una excreción segura por los riñones. Sin embargo, una enzima del citocromo P450 produce el intermediario tóxico *N*-acetil-*p*-benzoquinonaimina (NAPQI), que puede excretarse de forma segura en la orina luego de su conjugación con glutatión.

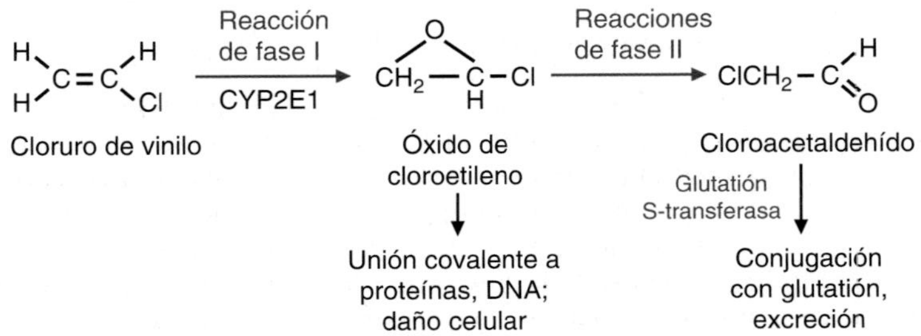

FIGURA 44-3 Desintoxicación del cloruro de vinilo.

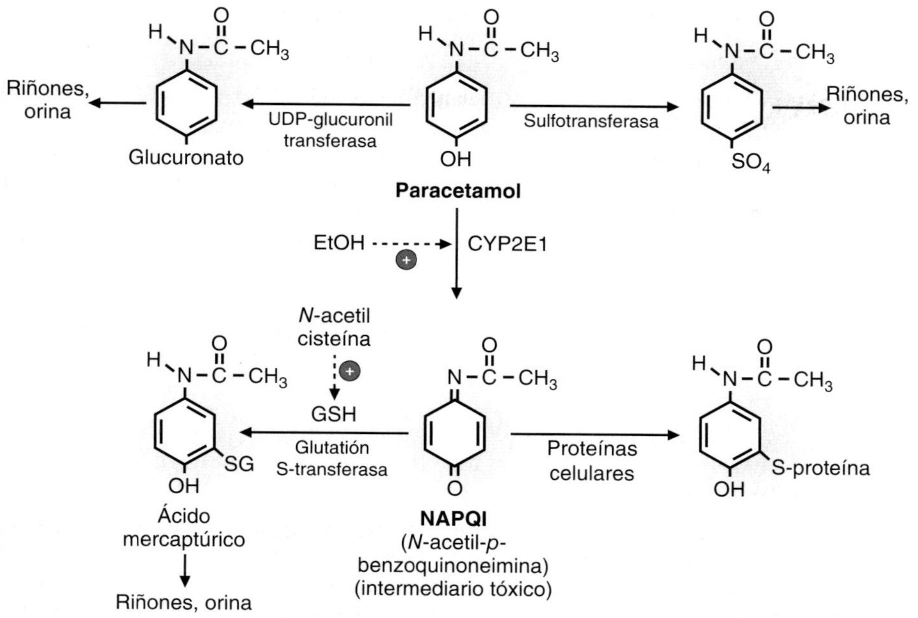

FIGURA 44-4 Vías de desintoxicación del paracetamol. La *N*-acetilcisteína estimula la producción de glutatión, lo cual reduce de esta forma las cifras de NAPQI, que puede dañar las proteínas celulares. El etanol regula de manera positiva la actividad de CYP2E1 (el sistema microsomal de oxidación del etanol [MEOS]). GSH, glutatión reducido; UDP, difosfato de uridina.

La NAPQI es un metabolito peligroso e inestable que puede alterar a las proteínas celulares y llevar a la muerte al hepatocito. En condiciones normales, cuando el paracetamol se toma en las cantidades terapéuticas correctas, < 10% del fármaco forma NAPQI, una cantidad que puede manejar con facilidad el sistema de desintoxicación del glutatión (reacciones de fase II). Sin embargo, cuando se toma en dosis en potencia tóxicas, los sistemas sulfotransferasa y glucuronil transferasa son superados y el paracetamol se metaboliza a través de la vía de la NAPQI. Cuando esto ocurre, las cantidades de glutatión en el hepatocito son insuficientes para desintoxicar a la NAPQI y es posible que ocurra la muerte del hepatocito.

La enzima que produce NAPQI (CYP2E1) es inducida por el alcohol (*véase* cap. 33, MEOS). En consecuencia, los individuos que abusan de forma crónica del alcohol tienen una sensibilidad aumentada de toxicidad por paracetamol porque un porcentaje más elevado del metabolismo de este se dirige a la NAPQI, en comparación con un individuo con bajas concentraciones de CYP2E1. Por lo tanto, incluso las dosis terapéuticas recomendadas de paracetamol pueden ser tóxicas para estos individuos.

Un tratamiento eficaz para la intoxicación por paracetamol incluye el uso de *N*-acetilcisteína. Este compuesto suministra cisteína como precursor para una mayor producción de glutatión, que a su vez refuerza las reacciones de fase II, lo cual reduce las cantidades del intermediario tóxico.

C. Regulación de las concentraciones sanguíneas de glucosa

Una de las funciones principales del hígado es mantener la concentración sanguínea de glucosa dentro de límites normales. La forma en la que el hígado lleva a cabo esto se ha descrito ya en capítulos anteriores (caps. 19, 28 y 34). En suma, el páncreas vigila las cifras de glucosa sanguínea y secreta insulina cuando las cantidades aumentan y glucagón cuando disminuyen. Estas hormonas inician cascadas de regulación que afectan la glucogenólisis hepática, la síntesis de glucógeno, la glucólisis y la gluconeogénesis. Además, los incrementos fisiológicos sostenidos de la hormona del crecimiento y cortisol y la secreción de catecolaminas ayudan a mantener las concentraciones normales de glucosa sanguínea durante el ayuno (*véase* cap. 41).

Cuando las cifras de glucosa sanguínea decrecen, la glucólisis y la síntesis de glucógeno se inhiben y se activan la gluconeogénesis y la glucogenólisis. De manera concurrente, se activa la oxidación de ácidos grasos para proveer energía para la síntesis de glucosa. Durante el ayuno de una noche, las cantidades de glucosa sanguínea se mantienen, en particular por la glucogenólisis y si se requiere la gluconeogénesis, la energía (son necesarias seis moléculas de ATP para producir una molécula de glucosa a partir de dos moléculas de piruvato) se obtiene de la oxidación de los ácidos grasos. En la liberación de insulina, las vías de oposición se activan de manera tal que el exceso de combustible puede almacenarse en la forma de glucógeno o ácidos grasos. Las vías se regulan por la activación o inhibición de dos cinasas esenciales, la proteína cinasa dependiente de adenosín monofosfato cíclico (AMPc) y la proteína cinasa activada por AMP (*véase* fig. 34-8 para una revisión de estas vías). Recuérdese que el hígado puede movilizar glucosa porque es uno de los dos tejidos que expresan glucosa 6-fosfatasa.

D. Síntesis y exportación de colesterol y triacilgliceroles

Cuando el suministro de alimentos es abundante, la activación hormonal lleva a la síntesis de ácidos grasos, triacilgliceroles y colesterol. Una ingestión de la dieta alta y una absorción intestinal de colesterol reducen de forma compensatoria la tasa de síntesis del colesterol hepático, caso en el cual el hígado actúa como un depósito de reciclaje enviando el exceso de colesterol en la dieta a los tejidos periféricos cuando lo necesitan y recibiendo el colesterol de estos tejidos cuando se requiere. Las vías de metabolismo del colesterol se analizan en el capítulo 32.

E. Amoniaco y ciclo de la urea

El hígado es el órgano principal para sintetizar urea y, por tanto, es el depósito central para la disposición del amoniaco en el cuerpo. Los grupos amonio se desplazan hacia el hígado en la glutamina y alanina, y el hígado convierte estos nitrógenos de amoniaco en urea para su excreción en la orina. Las reacciones del ciclo de la urea se analizaron en el capítulo 36.

En la tabla e-44-1 *e* se listan algunos de los compuestos que contienen nitrógeno que se sintetizan o metabolizan sobre todo en el hígado.

F. Formación de cuerpos cetónicos

El hígado es el único órgano que puede producir cuerpos cetónicos, aunque es uno de los pocos que no pueden usar estas moléculas para la producción de energía. Los cuerpos cetónicos son producidos cuando la tasa de síntesis de glucosa es limitada (es decir, los sustratos para la gluconeogénesis son limitados) y la oxidación de ácidos grasos se produce con rapidez. Los cuerpos cetónicos pueden cruzar la barrera hematoencefálica y se convierten en el principal combustible para el sistema nervioso en condiciones de inanición. La síntesis y el metabolismo de los cuerpos cetónicos se describieron en el capítulo 30.

G. Biosíntesis de nucleótidos

El hígado puede sintetizar y rescatar a todos los ribonucleótidos y desoxirribonucleótidos para uso de otras células. Ciertas células han perdido la capacidad de producir nucleótidos *de novo*, pero pueden usar las vías de recuperación para convertir las bases libres en nucleótidos. El hígado puede secretar bases libres en la circulación para que estas células las usen con este objetivo. La síntesis y degradación de los nucleótidos se analiza en el capítulo 39.

H. Síntesis de proteínas sanguíneas

El hígado es el principal sitio de síntesis de proteínas en circulación, como la albúmina y los factores de coagulación. Cuando la síntesis de proteínas hepáticas se compromete, las concentraciones de proteínas en la sangre se reducen. La hipoproteinemia puede causar un edema debido a una disminución de la presión osmótica mediada por proteína en la sangre. Esto, a su vez, da lugar a que el agua plasmática salga de la circulación y entre (y expanda) al espacio intersticial, provocando edema.

La mayor parte de las proteínas del plasma en la circulación se sintetiza en el hígado. De esta forma, el hepatocito tiene un retículo endoplasmático bien desarrollado, el sistema Golgi y el citoesqueleto, los cuales funcionan en la síntesis, procesamiento y secreción de proteínas. La proteína plasmática más abundante producida por el hígado es la albúmina, que representa 55 a 60% del total del reservorio de proteínas plasmáticas. La albúmina actúa como transportador de un gran número de compuestos hidrófobos, como los ácidos grasos, esteroides, aminoácidos hidrófobos, vitaminas y agentes farmacológicos. También es un importante regulador osmótico en el mantenimiento de la presión osmótica normal del plasma. Las otras proteínas que sintetiza el hígado son, en su mayor parte, glucoproteínas. Estas funcionan en la hemostasia, transporte, inhibición de proteasas y unión de ligandos y como secretagogos para la liberación de hormonas. Las proteínas de fase aguda que son parte de la respuesta inmunológica y la respuesta del cuerpo a muchas formas de "lesión" también se sintetizan en el hígado.

I. Síntesis de glucoproteínas y proteoglucanos

El hígado, debido a que es el sitio de síntesis de la mayoría de las proteínas plasmáticas (incluidas las glucoproteínas), tiene un gran requerimiento de azúcares que se agregan a la porción oligosacárida de las glucoproteínas (la síntesis de las glucoproteínas se revisa en el cap. 27). Estas incluyen manosa, fructosa, galactosa y aminoazúcares.

Uno de los aspectos intrigantes de las vías biosintéticas hepáticas que usan carbohidratos en la síntesis de estos compuestos es que el hígado no es dependiente de la glucosa dietética o hepática para generar los intermediarios precursores para estas vías. Esto se debe a que el hígado puede formar carbohidratos a partir de aminoácidos dietéticos (que por lo general entran en la gluconeogénesis en la forma de piruvato o como intermediarios del ciclo del ácido tricarboxílico [ATC]), lactato (generado a partir de la glucólisis anaeróbica en otros tejidos) y glicerol (generado por la liberación de ácidos grasos libres del adipocito). Desde luego, si el carbohidrato está disponible, el hígado puede usar también esa fuente.

La mayor parte de los azúcares secretados por el hígado tiene la estructura *O*-enlazada, esto es, el carbohidrato está unido a la proteína en su carbono anomérico a través de un enlace glucosídico al –OH de una serina o residuo de treonina. Esto se diferencia de la estructura *N*-enlazada, en el cual hay un *N*-glucosil unido al nitrógeno amídico de un residuo de asparagina (fig. 44-5). Un azúcar de estructura *O*-enlazada de particular importancia es el ácido *N*-acetilneuramínico (NANA o ácido siálico), un azúcar de nueve carbonos que se sintetiza a partir de la fructosa 6-fosfato y fosfoenolpiruvato (fig. 27-15). A medida que las proteínas circulantes envejecen, los residuos de NANA (ácido siálico) se pierden desde las proteínas séricas. Este cambio señala su eliminación de la circulación y su final degradación. Un receptor de asialoglucoproteína en la superficie de las células hepáticas se une a estas proteínas y el complejo receptor-ligando es endocitado y se transporta a los lisosomas. A continuación, los aminoácidos de la proteína degradada se reciclan dentro del hígado.

La cirrosis hepática produce hipertensión portal que provoca una elevación de la presión en las venas esofágicas, promueve el desarrollo de venas dilatadas con pared delgada (varices). Al mismo tiempo, la síntesis de las proteínas de la coagulación sanguínea por el hígado y las acciones necesarias dependientes de la vitamina K están muy reducidas (lo que produce un tiempo de protrombina prolongado que, a su vez, incrementa el tiempo de coagulación). Cuando las varices esofágicas se rompen, puede producirse un sangrado masivo. Gran parte del contenido proteínico de la sangre que entra al tracto gastrointestinal se metaboliza por bacterias intestinales y se liberan iones amonio, que entran a la vena porta. Debido a que la función hepatocelular se compromete, la capacidad del ciclo de la urea es inadecuado y el ion amonio entra en la circulación periférica, lo que produce de esa forma una encefalopatía hepática (toxicidad cerebral causada por concentraciones elevadas de amoniaco).

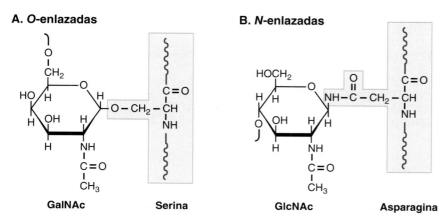

FIGURA 44-5 Configuración general de las glucoproteínas *O*-enlazadas y *N*-enlazadas. GalNAc, *N*-acetilgalactosamina.

J. La vía pentosa fosfato

Las funciones más importante de la vía pentosa fosfato (*véase* cap. 27) son la generación de NADPH y azúcares de cinco carbonos. Todos los tipos de células, incluidos los eritrocitos, pueden llevar a cabo esta vía porque necesitan formar NADPH para que la actividad de la glutatión reductasa, la enzima que cataliza la conversión de glutatión oxidado (GSSG) en glutatión reducido (GSH), pueda mantenerse. Sin la actividad de esta enzima, la protección contra el daño mediado por radicales libres se pierde. Todas las células necesitan estas vías para la generación de ribosa, sobre todo aquellas que se dividen con rapidez o que tienen tasas altas de síntesis de ADN.

El hígado tiene una demanda de NADPH mucho mayor que la mayoría de otros órganos. Este utiliza el NADPH para la biosíntesis de ácidos grasos (los cuales se requieren para producir fosfolípidos) y colesterol, que el hígado debe producir para elaborar fosfolípidos y para la síntesis de VLDL y sales biliares. También utiliza NADPH para otras reacciones biosintéticas como la síntesis de prolina. El NADPH también lo emplean las oxidasas de función mixta como el citocromo P450 que intervienen en el metabolismo de xenobióticos y diversos productos farmacéuticos. Debido a que el hígado participa en muchas reacciones que son capaces de generar radicales libres, este usa más glutatión y NADPH para mantener la actividad de la glutatión reductasa y la catalasa que cualquier otro tejido. En consecuencia, la concentración de glucosa 6-fosfato deshidrogenasa (la enzima limitante de la velocidad y reguladora en la vía de la pentosa fosfato) es alta en el hígado y la tasa de flujo a través de esta vía puede ser de hasta 30% de la tasa de flujo a través de la glucólisis.

IV. Combustibles para el hígado

Las reacciones usadas para modificar e inactivar las toxinas en la dieta y los metabolitos de desecho requieren energía, tanto como también la requieren las reacciones utilizadas por vías anabólicas (biosintéticas), como la gluconeogénesis y la síntesis de ácidos grasos. En consecuencia, el hígado tiene un gran requerimiento de energía y consume alrededor de 20% del total del oxígeno empleado por el cuerpo. Las formas principales en las cuales la energía se provee a estas reacciones son las uniones de fosfato de alta energía de adenosín trifosfato (ATP), uridin trifosfato (UTP) y guanosina trifosfato (GTP), NADPH reducido y tioésteres de acil coenzima A (acil-CoA). La energía para la formación de estos compuestos se obtiene de manera directa del metabolismo oxidativo, el ciclo del ATC o la cadena de transporte de electrones y la fosforilación oxidativa. Luego de una comida variada que contiene carbohidratos, los principales combustibles utilizados por el hígado son la glucosa, galactosa y fructosa. Si se consume etanol, el hígado es el principal sitio de oxidación del etanol, y se forman sobre todo acetato y luego acetil-CoA. Durante un ayuno de una noche, los ácidos grasos se convierten en el principal combustible para el hígado. Se oxidan a dióxido de carbono o cuerpos cetónicos. El hígado también puede utilizar todos los aminoácidos como combustibles (aunque el uso de los aminoácidos de cadena ramificada [BCAA] es pequeño en comparación con el de los músculos) y convierte a muchos de ellos en glucosa. El ciclo de la urea elimina el amoniaco que se genera a partir de la oxidación de aminoácidos.

A. Metabolismo de los carbohidratos en el hígado

Después de una comida rica en carbohidratos, la glucosa, galactosa y fructosa entran a la circulación porta y se movilizan hacia el hígado. Este órgano actúa como el mayor sitio en el cuerpo para el uso de galactosa y fructosa en la dieta. Metaboliza estos compuestos y los transforma en glucosa e intermediarios de la glucólisis. En esencia, su destino es el mismo que el de la glucosa (tabla 44-2).

B. Glucosa como combustible

El ingreso de glucosa en el hígado depende de una elevada concentración de esta en la vena porta, luego de una comida con alto contenido en carbohidratos. Debido a que el K_m para el transporte de glucosa (GLUT2) y para la glucocinasa es tan alto (casi 10 mM), la glucosa entra en el hígado en particular después de que su concentración asciende de 10 a 40 mM en la sangre porta y no cuando la concentración es menor de 5 mM en la arteria

TABLA 44-2	**Destinos principales de los carbohidratos en el hígado**

Almacenamiento como glucógeno

Glucólisis a piruvato

Seguido de oxidación a dióxido de carbono en el ciclo del ATC

Precursores para la síntesis de glicerol 3-fosfato (la columna vertebral de los triacilgliceroles y otros glucolípidos), ácido siálico y serina

Entra en el ciclo del ATC y sale como citrato, seguido de una conversión en acetil-CoA, malonil-CoA, y entra en la síntesis y secreción de ácidos grasos como VLDL

Síntesis de fosfolípidos y otros lípidos de triacilgliceroles

Conversión en manosa, ácido siálico y otros azúcares necesarios para la síntesis de oligosacáridos para glucoproteínas, incluidos aquellos secretados en la sangre

Síntesis de azúcares ácidos para la síntesis de proteoglucanos y formación de glucurónidos

Oxidación en la vía de la pentosa fosfato para la formación de NADPH (necesario para las reacciones biosintéticas como la síntesis de ácidos grasos, reducción de glutatión, y otras reacciones de desintoxicación que utilizan NADPH)

hepática. El incremento de la secreción de insulina que sigue a una comida rica en carbohidratos promueve la conversión de glucosa en glucógeno. Además, se incrementa la tasa de glucólisis (se activa la actividad de fosfofructocinasa-2 [PFK-2]; por lo tanto, la fosfofructocinasa-1 [PFK-1] se activa por acción de la fructosa 2,6-bisfosfato) de tal forma que pueda producirse acetil-CoA para la síntesis de ácidos grasos (la acetil-CoA carboxilasa se activa por el citrato; *véase* cap. 31). Por consiguiente, luego de una comida rica en carbohidratos, el hígado utiliza la glucosa como su mayor fuente de combustible mientras activa las vías para la síntesis de glucógeno y ácidos grasos.

La tasa de uso de glucosa por el hígado se determina, en parte, por el grado de actividad de la glucocinasa. Esta actividad es regulada por una proteína reguladora (PR) de glucocinasa, que se ubica en el núcleo. En ausencia de glucosa, la glucocinasa queda en parte secuestrada en el núcleo, unida a una PR en una forma inactiva. Las altas concentraciones de fructosa 6-fosfato promueven la interacción de la glucocinasa con la PR, mientras que las grandes cantidades ya sea de glucosa o fructosa 1-fosfato evitan que la glucocinasa se una a la PR y promueven la disociación del complejo. En consecuencia, a medida que aumentan las concentraciones de glucosa en el citoplasma y el núcleo (p. ej., debido a cifras elevadas de glucosa luego de una comida), ocurre una mayor fosforilación de glucosa a medida que se libera la glucocinasa del núcleo, se desplaza al citoplasma y fosforila a la glucosa.

El paso regulador más importante de la glucólisis hepática es el paso PFK-1. Incluso en condiciones de ayuno, la concentración de ATP en el hígado (alrededor de 2.5 mM) es lo suficientemente alta para inhibir la actividad de PFK-1. Por lo tanto, la glucólisis hepática está controlada en esencia por la modulación de las cantidades de fructosa 2,6-bisfosfato, el producto de la reacción PFK-2. A medida que las cifras de fructosa 2,6-bisfosfato aumentan (lo que ocurre en presencia de insulina), la tasa de glucólisis se incrementa; cuando las cantidades de glucagón se incrementan y la proteína cinasa A se activa para que se fosforile el PFK-2 y su actividad de cinasa se inactive, la glucólisis se disminuye y se incrementa la gluconeogénesis (*véanse* caps. 22 y 28).

 ¿Por qué esperaría usted que las concentraciones de fructosa 1-fosfato promuevan la disociación de glucocinasa de la PR?

C. Metabolismo de los lípidos

Los ácidos grasos de cadena larga son un importante combustible para el hígado durante periodos de ayuno, cuando se liberan a partir de los triacilgliceroles del tejido adiposo y se movilizan al hígado a medida que se unen a la albúmina. En el hígado se unen a las proteínas unidoras de ácidos grasos y estos se activan a continuación en la membrana externa mitocondrial, la membrana peroxisomal y el retículo endoplasmático liso por las acil-CoA grasas sintetasas. El grupo acilo graso se transfiere de la CoA a la carnitina para ser transportado a través de la membrana mitocondrial interna, donde se reconvierte en acil-CoA graso y se oxida en acetil-CoA en la β-oxidación espiral (*véase* cap. 30).

La fructosa 1-fosfato se produce a partir del metabolismo de la fructosa. La fuente en la dieta principal de la fructosa, cuya ingestión produciría concentraciones elevadas de fructosa 1-fosfato, es la sacarosa. Esta es un disacárido de la glucosa y fructosa. Por consiguiente, un aumento de la fructosa 1-fosfato casi siempre indica un aumento de las cantidades de glucosa.

Los MCT son componentes importantes de los complementos nutricionales utilizados en pacientes con disfunciones digestivas. Estos, por lo tanto, pueden utilizarse como una fuente de calorías de fácil absorción en pacientes que tienen disfunciones gastrointestinales (GI) que puede causar malabsorción de nutrientes. Estas enfermedades incluyen insuficiencia pancreática, deficiencia de sales biliares intraluminales provocada por enfermedad hepática colestásica, obstrucción biliar, enfermedad o resección ileales y enfermedades que ocasionan obstrucciones linfáticas intestinales. Sin embargo, no debe olvidarse que los triacilgliceroles de cadenas medianas no contienen ácidos grasos poliinsaturados que puedan usarse para la síntesis de los eicosanoides (*véase* cap. 31).

El síndrome de Zellweger (cerebrohepatorrenal) se presenta en individuos con una ausencia hereditaria de peroxisomas en todos los tejidos. Los pacientes acumulan ácidos polienoicos C26 a C38 en el tejido cerebral debido a una oxidación peroxisomal defectuosa de los ácidos grasos de cadenas muy largas sintetizados en el cerebro para la formación de mielina. En el hígado, la síntesis de ácidos biliares y de lípidos etéreos está afectada, así como la oxidación de ácidos grasos de cadenas muy largas.

Las enzimas de las vías de activación y la β-oxidación de los ácidos grasos (sintetasas, carnitinas aciltransferasas y deshidrogenasas de la β-oxidación) son en cierta medida específicas para la longitud de la cadena de carbonos del ácido graso. La especificidad de la longitud de la cadena se divide en enzimas para cadenas largas de ácidos grasos (C20 a alrededor de C12), cadenas medianas (de manera aproximada C12 a C4) y cadenas cortas (C4 a C2). Los principales lípidos oxidados en el hígado como combustibles son los ácidos grasos de cadenas largas (ácidos palmítico, esteárico y oleico) ya que estos son lípidos que se sintetizan en el hígado, son los principales lípidos ingeridos en las carnes o productos lácteos y son las formas de ácidos grasos más importantes presentes en los triacilgliceroles del tejido adiposo. El hígado, al igual que otros tejidos, usa ácidos grasos como combustible cuando la concentración del complejo ácido graso-albúmina se incrementa en la sangre.

1. Oxidación de ácidos grasos de cadenas medianas

El hígado y algunas células en los riñones son los mayores sitios de oxidación de ácidos grasos de cadenas medianas. Estos ácidos grasos suelen estar en la dieta de los lactantes, ya que se encuentran en la leche materna en la forma de triacilgliceroles de cadenas medianas (*medium-chain-length tryacylglicerols*, MCT). En el intestino, estas últimas se hidrolizan por acción de la lipasa gástrica, lipasas dependientes de sales biliares y lipasas pancreáticas con mayor facilidad que las cadenas largas de los triacilgliceroles. En los enterocitos no se convierten en triacilgliceroles ni se incorporan a los quilomicrones. En cambio, se liberan de forma directa a la circulación porta (los ácidos grasos, cuya longitud aproximada es de unos ocho carbonos o menos, son hidrosolubles). En el hígado se difunden a través de la membrana interna de la mitocondria y se activan en acil-CoA derivados por la acción de la enzima activadora de ácidos grasos de cadena mediana, una familia de isoenzimas similares, presentes solo en el hígado y riñones. El ácido graso de cadena mediana acil-CoA se oxida a continuación por la vía normal, de manera inicial con la acil-CoA deshidrogenasa de cadena mediana (MCAD, *medium-chain-length fatty acid-activating enzyme, véase* cap. 30).

2. Oxidación peroxisomal de ácidos grasos de cadenas muy largas

Los peroxisomas están presentes en mayor cantidad en el hígado que en otros tejidos. Los peroxisomas hepáticos contienen enzimas para la oxidación de ácidos grasos de cadena muy larga, como el C24:0 y el ácido fitánico, para el corte de la cadena lateral del colesterol necesaria para la síntesis de las sales biliares, para un paso en la biosíntesis de lípidos etéreos y para diversos pasos en el metabolismo del ácido araquidónico. Los peroxisomas también contienen catalasa y son capaces de desintoxicar el peróxido de hidrógeno.

Los ácidos grasos de cadena muy larga de C20 a C26 o mayores se activan hasta derivados de CoA por las sintetasas de acil-CoA de cadena muy larga, presentes en la membrana peroxisomal. Estos derivados se oxidan luego en los peroxisomas hepáticos hasta octanoíl-CoA de ocho carbonos. En contraste con la β-oxidación mitocondrial, la primera enzima en la β-oxidación peroxisomal introduce una doble unión y genera peróxido de hidrógeno en vez de FAD(2H). Sin embargo, el resto del ciclo permanece igual, con liberación de NADH y acetil-CoA. La catalasa peroxisomal inactiva al peróxido de hidrógeno y la acetil-CoA puede utilizarse en las vías biosintéticas como las de la síntesis de colesterol y dolicol.

La octanoíl-CoA, que es el producto final de la oxidación peroxisomal, deja los peroxisomas y el grupo octanoílo se transfiere a través de la membrana interna mitocondrial mediante la acilcarnitina transferasa de cadena mediana. En la mitocondria, ingresa en la vía regular de β-oxidación, de forma inicial con la MCAD.

3. Receptores activados por proliferadores de peroxisomas

Los receptores activados por proliferadores de peroxisomas (PPAR, *perixosome proliferator-activated receptors*) juegan un papel importante en el metabolismo hepático. Estos receptores deben su nombre al hallazgo de que ciertos agonistas pudieron inducir la proliferación de peroxisomas en el hígado. Estos agonistas incluyeron a los fármacos hipolipemiantes, antiinflamatorios no esteroideos y toxinas ambientales. Los receptores que se unen a estos agonistas, los PPAR, son miembros de una familia de receptores nucleares y, cuando se activan, estimulan una nueva transcripción genética. En el hígado, la principal forma de PPAR regula de manera directa la actividad de los genes que intervienen en la captación de ácidos grasos y en la β- y ω-oxidación de estos ácidos.

Aunque las funciones de los PPAR ya se han revisado (*véase* sec. V de este libro), vale la pena analizarlos aquí. Existen tres isoformas principales de los PPAR: α, δ/β y γ. La más importante encontrada en el hígado es la forma-α. Los ácidos grasos son ligandos endógenos para PPARα, de tal manera que al aumentar la cantidad de ácidos grasos en la circulación (con un incremento concurrente del contenido de ácidos grasos en los hepatocitos), hay una transcripción genética incrementada para las proteínas que participan en la regulación del metabolismo de ácidos grasos (tabla 44-3). Se han generado ratones alterados de manera genética que carecen de PPARα. Estos ratones *knockout* no exhiben un fenotipo anormal cuando se los alimenta con un dieta normal. Sin embargo, cuando están en ayuno o cuando se alimentan con una dieta rica en grasas, estos ratones desarrollan una grave infiltración grasa en el hígado. La incapacidad para incrementar la tasa de oxidación de ácidos grasos en este órgano lleva a una acumulación de ácidos grasos en los hepatocitos. También produce un suministro de energía insuficiente para elaborar glucosa (lo que ocasiona hipoglucemia), así como una imposibilidad de producir cuerpos cetónicos. En los ratones en estado de ayuno normal o alimentados con una dieta rica en grasas, los ácidos grasos estimulan al final su propia oxidación a través de la proliferación de peroxisomas y por inducción de otras enzimas necesarias para su oxidación. El ratón *knockout* no puede llevar a cabo estas compensaciones.

4. Xenobióticos metabolizados como ácidos grasos

El hígado utiliza las vías del metabolismo de los ácidos grasos para desintoxicar a los xenobióticos que son muy hidrófobos y liposolubles; estos, al igual que los ácidos grasos, tienen grupos de ácidos carboxílicos o pueden metabolizarse en compuestos que contienen ácidos carboxílicos. El benzoato y el salicilato son ejemplos de xenobióticos que se metabolizan de esta forma. El benzoato está presente de forma natural en alimentos vegetales y se agrega como conservador a alimentos como las sodas. Su estructura es similar a la del ácido salicílico (que se deriva de la degradación del ácido acetilsalicílico). El ácido salicílico y el benzoato son similares en tamaño a los ácidos grasos de cadenas medianas y se activan hasta un derivado de acil-CoA mediante acil-CoA sintetasas de cadenas medianas (fig. 44-6). El grupo acilo se conjuga a continuación con glicina, que etiqueta al compuesto para la excreción urinaria. Los derivados de glicina de salicilato y benzoato se denominan salicilurato e hipurato, respectivamente. El primero es el metabolito urinario más importante del ácido acetilsalicílico en los seres humanos. El benzoato se ha administrado para tratar la hiperamonemia vinculada con defectos congénitos porque la excreción urinaria del hipurato tiende a reducir la reserva de amoniaco libre. El ácido acetilsalicílico no puede utilizarse para este propósito porque es tóxico en las dosis grandes en las que se requiere.

5. Metabolismo de los lípidos en la enfermedad hepática

La enfermedad crónica del parénquima hepático se relaciona con cambios un tanto predecibles en los lípidos plasmáticos y las lipoproteínas. Algunos de estos cambios se vinculan con una reducción de la actividad de la lecitina-colesterol aciltransferasa (LCAT). Esta enzima plasmática se sintetiza y glucosila en el hígado; luego entra en la sangre, donde cataliza la transferencia de un ácido graso de la posición 2 de la lecitina al grupo 3β-OH del colesterol libre para producir el éster de colesterol y lisolecitina. Como es previsible, en la enfermedad grave del parénquima hepático, en la cual decrece la actividad LCAT, las cantidades del éster de colesterol plasmático se reducen y las concentraciones de colesterol libre son normales o se incrementan.

Los fibratos (p. ej., clofibrato) son clases de fármacos que se unen a los PPAR para inducir cambios en el metabolismo de los lípidos. Se prescriben de manera típica en individuos con cantidades elevadas de triacilgliceroles porque incrementan la tasa de oxidación de los triacilgliceroles. Esto, a su vez, lleva a una reducción de las concentraciones de triacilgliceroles séricos. Los fibratos, a través de la estimulación de PPARα, también suprimen la síntesis de la apoCIII y estimulan la actividad de la LPL. En condiciones normales, la apoCIII inhibe la actividad LPL, así que al reducir la síntesis de apoCIII se incrementa la actividad de LPL. La apoCIII también bloquea a la apolipoproteína E en las IDL, de tal forma que las partículas de IDL se acumulan porque no puede absorberlas el receptor de apoE en el hígado. La supresión de las cifras de apoCIII hace posible que más IDL sean endocitadas, lo cual reduce también de esta forma las concentraciones de triacilgliceroles circulantes.

El síndrome de Reye se caracteriza clínicamente por emesis con signos de lesión progresiva del sistema nervioso central. Además, hay datos de daño hepático e hipoglucemia. Se presenta disfunción mitocondrial con actividad atenuada de enzimas mitocondriales. Puede producirse un coma hepático a medida que se incrementan las cantidades de amoniaco. Se relaciona en términos epidemiológicos con el consumo de ácido acetilsalicílico por niños durante una enfermedad viral, pero puede ocurrir en ausencia de exposición a los salicilatos. La incidencia en Estados Unidos ha disminuido de forma notable desde la década de 1980, cuando se advirtió a los padres de los peligros de suministrar el ácido acetilsalicílico a los niños para reducir la fiebre. El síndrome de Reye no está limitado en todos los casos a los niños. En pacientes que mueren por esta enfermedad, la necropsia hepática muestra mitocondrias hinchadas y alteradas, y una extensa acumulación de gotas de lípidos con vacuolización de células hepáticas y de los túbulos renales.

TABLA 44-3 Genes regulados por la activación de PPARα
Proteínas de transporte de ácidos grasos (reguladas de forma positiva)
Enzimas mitocondriales y peroxisomales de la oxidación de ácidos grasos (reguladas de forma positiva)
Carnitina palmitoiltransferasa I (regulada de forma positiva)
Lipoproteína lipasa (regulada de forma positiva)
Apolipoproteínas AI y A2 (reguladas de forma positiva, llevan a una producción elevada de HDL)
Apolipoproteína CIII (regulada de forma negativa)
Acilcoenzima A sintetasa (regulada de forma positiva)

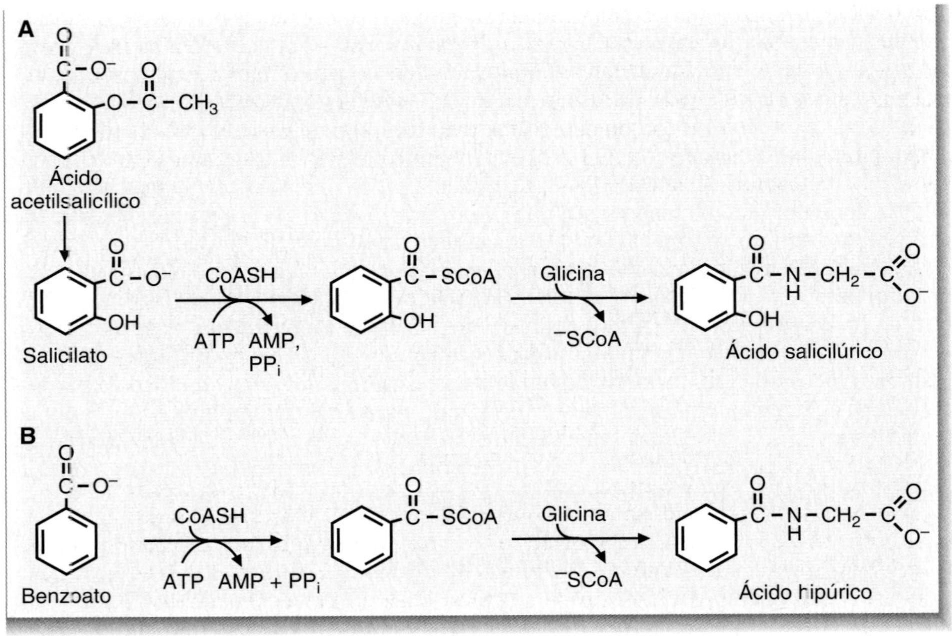

FIGURA 44-6 Metabolismo del benzoato y el salicilato. AMP, adenosín monofosfato; ATP, adenosín trifosfato; CoA, coenzima A; PP$_i$, pirofosfato.

En condiciones normales, los triacilgliceroles plasmáticos se depuran por acción de las lipasas periféricas (lipoproteína lipasa [LPL] y triacilglicerol lipasa hepática [HTGL]). Debido a que la actividad de la LPL y HTGL están atenuadas en pacientes con enfermedades hapatocelulares, se puede encontrar una concentración de triacilgliceroles plasmáticos relativamente alta, tanto en la hepatitis crónica como en la aguda, en sujetos con cirrosis hepática y personas con otras enfermedades hepatocelulares difusas.

Con baja actividad de LCAT y concentraciones elevadas de triacilgliceroles, las partículas de lipoproteínas de baja densidad (LDL) tienen una composición anormal. Son relativamente ricas en triacilgliceroles y escasas en ésteres de colesterol.

El metabolismo de las lipoproteínas de alta densidad puede ser anormal también en enfermedades hepáticas crónicas. Por ejemplo, debido a que la conversión de HDL$_3$ (menos antiateroesclerótica) en HDL$_2$ (más antiateroesclerótica) se cataliza por LCAT, la reducida actividad de esta en pacientes con cirrosis causa una disminución de la relación HDL$_2$:HDL$_3$. Por el contrario, la conversión de HDL$_2$ en HDL$_3$ requiere lipasas hepáticas. Si la actividad de esta lipasa se reduce, es previsible una elevación de la relación HDL$_2$:HDL$_3$. Debido a que esta relación suele estar elevada en la cirrosis, la deficiencia de lipasa parece ser la más dominante de estos dos mecanismos. Estos cambios pueden terminar en un incremento en el suero de las cantidades de HDL totales. No se comprende del todo cómo afecta la eficiencia de los mecanismos de transporte inverso de colesterol y la predisposición a la ateroesclerosis.

En relación con las concentraciones de triacilgliceroles en pacientes con enfermedad grave del parénquima hepático, la producción hepática de partículas de VLDL ricas en triacilgliceroles se deteriora. Sin embargo, por razones que aún no se han dilucidado por completo, la cantidad total de triacilgliceroles plasmáticos se mantiene relativamente normal porque la partícula LDL en estos pacientes es rica en triacilgliceroles.

Las cifras de ácidos grasos no esterificados (AGNE) están elevadas en pacientes con cirrosis. Este cambio es esperable porque la salida de glucosa hepática basal es baja en estos individuos. Como resultado, se presume un mayor requerimiento de AGNE (a través de un incremento de la lipólisis) para alcanzar los requerimientos de energía en ayuno de los tejidos periféricos.

D. Metabolismo de los aminoácidos en el hígado

El hígado es el sitio principal del metabolismo de los aminoácidos en los seres humanos. En esencia, equilibra el reservorio de aminoácidos libres en la sangre a través del

M Las cifras de los ácidos grasos no esterificados (AGNE) en muestras de sangre pueden determinarse mediante reacciones acopladas a enzimas. La muestra desconocida se incuba con la coenzima A (CoA) y la acil-CoA sintetasa, que agrega la coenzima al AGNE hasta crear acil-CoA. El acil-CoA producido se oxida por acción de la acil-CoA oxidasa, que genera peróxido de hidrógeno. Este peróxido se usa como fuente de electrones por las peroxidasas para reducir un sustrato cromogénico, que genera un producto de color. La concentración del producto de la reacción se determina de manera espectrofotométrica y es directamente proporcional a la cifra de AGNE en la muestra.

metabolismo de los aminoácidos suministrados por la dieta luego de una comida que contiene proteínas y mediante el metabolismo de los aminoácidos suministrados sobre todo por los músculos esqueléticos durante el ayuno nocturno. En un adulto que ya no crece de forma lineal, el contenido total diario de proteínas del cuerpo es casi constante, de tal manera que la degradación neta de los aminoácidos (ya sea para otros compuestos o para usarse como energía) es casi igual a la cantidad ingerida. Los puntos clave acerca del metabolismo de aminoácidos son los siguientes:

1. El hígado contiene todas las vías para el catabolismo de todos los aminoácidos (aunque el metabolismo de los aminoácidos de cadena ramificada es bajo) y puede oxidar a la mayor parte de los esqueletos de carbono hasta dióxido de carbono. Una proporción pequeña de los esqueletos de carbono se convierte en cuerpos cetónicos. El hígado también contiene las vías para convertir los esqueletos de carbono de los aminoácidos en glucosa (gluconeogénesis) que pueden liberarse en la sangre.
2. Debido a que el hígado es el sitio principal para el catabolismo de aminoácidos, también contiene al ciclo de la urea, la vía que convierte al ion tóxico de amoniaco en urea no tóxica. A continuación, la urea se elimina por la orina.
3. Después de una comida variada o rica en proteínas, el intestino usa el aspartato, glutamato y glutamina de la dieta como combustibles (durante el ayuno, el intestino utiliza la glutamina de la sangre como principal combustible). Por lo tanto, los aminoácidos acídicos ingeridos no entran a la circulación general. El nitrógeno del metabolismo intestinal de estos aminoácidos pasa al hígado como citrulina o ion amonio por la vena porta.
4. Los BCAA (valina, leucina e isoleucina) pueden emplearse como combustible por la mayoría de los tipos celulares, incluyendo las intestinales y del músculo esquelético. Luego de una comida rica en proteínas, la mayor parte de los BCAA no son oxidados en el hígado (debido a una muy baja actividad de la transaminasa de aminoácidos de cadena ramificada) y en cambio ingresan a la circulación periférica para su utilización como combustible por otros tejidos o para la síntesis de proteínas (estos aminoácidos son esenciales). Sin embargo, el hígado toma cualquier aminoácido que necesite para llevar a cabo su propia síntesis de proteínas.
5. La mayoría de los tejidos transfiere nitrógeno de los aminoácidos al hígado para que se elimine como urea. A continuación producen alanina (a partir del ciclo piruvato-glucosa-alanina en el músculo esquelético, riñones y mucosa intestinal) o glutamina (músculo esquelético, pulmones y tejidos neurales) o serina (riñones), que se liberan en la sangre y son captados por el hígado.
6. El hígado usa aminoácidos para la síntesis de proteínas que requiere, también para la síntesis de proteínas para emplearse en cualquier otro lado. Por ejemplo, el hígado utiliza los esqueletos de carbono y nitrógenos de aminoácidos para la síntesis de compuestos que contienen nitrógeno, como el hemo, purinas y pirimidinas. Los precursores de aminoácidos para estos compuestos no son esenciales porque pueden sintetizarse en el hígado.

E. Metabolismo de aminoácidos en la enfermedad hepática

La concentración de aminoácidos en la sangre de pacientes con enfermedad hepática está casi siempre elevada. Este cambio es, en parte, atribuible a una tasa de recambio de proteínas significativamente alta (un efecto catabólico general observado en pacientes muy enfermos), así como a una absorción disminuida de aminoácidos por la enfermedad hepática. Es poco probable que las concentraciones elevadas se deban a la degradación de las proteínas hepáticas y la liberación subsecuente de aminoácidos a la sangre por parte del hepatocito que es insuficiente. Esto es así porque el contenido total de proteínas del hígado se aproxima a solo 300 g. Para explicar las cantidades incrementadas de aminoácidos en la sangre, el contenido total de proteínas del hígado debe degradarse en 6 a 8 h para explicar las tasas elevadas de recambio de proteínas halladas. Debido a que en el músculo esquelético hay de 18 a 20 veces más proteínas (mayor masa), el músculo es tal vez la principal fuente de las cifras elevadas de aminoácidos plasmáticos observada en los estados catabólicos, como la cirrosis hepática.

En pacientes cirróticos, como **Jean T.**, la cifra en ayuno del nitrógeno α-amino sanguíneo está aumentada como resultado de una depuración reducida. La síntesis de urea decrece también.

A diferencia de **Amy B.**, cuya disfunción hepática amebiana fue más localizada (abscesos), **Jean T.** padecía una enfermedad hepática difusa, conocida como cirrosis inducida por alcohol (en términos históricos se denomina "cirrosis de Laennec"). Esta última se caracteriza por pequeñas cicatrices difusas, una pérdida uniforme de células hepáticas y la formación de pequeños nódulos regenerativos (la llamada algunas veces "cirrosis micronodular"). Con la ingestión continua de alcohol, los fibroblastos y las células estelares activadas depositan colágena en el sitio del daño persistente. Esto lleva a la formación de tabiques reticulares de tejido conectivo en zonas periportales y pericentrales. Estas conectan al final a las tríadas portales y las venas centrales. Con una exposición posterior al alcohol, el hígado se contrae y se torna nodular y rígido a medida que se desarrolla la etapa final de la cirrosis. A menos que se abandone el alcohol, estos pacientes mueren por insuficiencia hepática. Sin embargo, **Amy B.** puede esperar un funcionamiento normal del hígado luego de un tratamiento exitoso con amebicidas sin dejar signos de cicatrices hepáticas residuales.

El perfil plasmático de los aminoácidos en la cirrosis muestra de forma característica una elevación de los aminoácidos aromáticos, fenilalanina y tirosina, y del triptófano y la metionina libres. Estos últimos cambios pueden ser efecto de un uso hepático disminuido de tales aminoácidos, así como de una derivación portosistémica. Aunque no se conoce el mecanismo, una reducción de las concentraciones plasmáticas en ayuno de los BCAA también se observa en los pacientes cirróticos. No obstante, estos hallazgos deben interpretarse con cuidado porque la mayoría de los reservorios de aminoácidos libres en seres humanos se encuentra en el espacio intracelular. De esta forma, los cambios ocurridos en sus concentraciones de plasma no reflejan en todos los casos su destino metabólico general. Sin embargo, la elevación de los aminoácidos libres y la supresión de las cantidades de BCAA en la sangre de cirróticos se ha relacionado con la patogenia de la encefalopatía hepática.

V. Enfermedades del hígado

Las enfermedades del hígado pueden ser devastadoras desde los puntos de vista clínico y bioquímico porque ningún otro órgano puede compensar la pérdida de múltiples funciones que este órgano realiza con normalidad. Las enfermedades hepáticas inducidas por el alcohol se han revisado en el cap. 33. Otras afecciones pueden precipitar una fibrosis hepática (*véase* los Comentarios bioquímicos) y la cirrosis. Cuando esto ocurre en una proporción considerable, la función hepática resulta inadecuada para la vida. Los signos y síntomas de una enfermedad hepática incluyen concentraciones elevadas de las enzimas alanina aminotransferasa (ALT) y aspartato aminotransferasa (AST) en el plasma (causadas por una lesión o muerte del hepatocito, con la consecuente liberación de estas enzimas en la sangre), icteria (acumulación de bilirrubina en la sangre secundaria a una glucuronidación ineficiente del hígado; *véase* cap. 43), tiempos de coagulación elevados (el hígado tiene dificultad para producir factores de la coagulación para su secreción), edema (la síntesis atenuada de albúmina por el hígado lleva a un descenso de la presión osmótica de la sangre) y encefalopatía hepática (actividad disminuida del ciclo de la urea que genera cifras excesivas de amoniaco y otros compuestos tóxicos en el sistema nervioso central).

COMENTARIOS CLÍNICOS

Jean T. Los pacientes con cirrosis hepática que no tienen propensión genética a la intolerancia de glucosa, como **Jean T.**, tienden a mostrar concentraciones de glucosa en sangre más elevadas que los sujetos normales en estados de ayuno y alimentación. Los mecanismos que pueden incrementar las cantidades en estado de ayuno incluyen una reducción de la tasa de depuración metabólica de glucosa de entre 25 y 40% en comparación con los individuos sanos. Esta reducción de la depuración de glucosa resulta, en parte, de la oxidación elevada de ácidos grasos y cuerpos cetónicos y de la consecuente disminución de la oxidación de glucosa por los tejidos periféricos en los pacientes cirróticos. Esto lo sugiere el hallazgo de que las cantidades de ácidos grasos plasmáticos no esterificados (AGNE) son elevadas en muchos pacientes con disfunción hepatocelular, en parte por la depuración hepática de AGNE disminuida y en parte por la lipólisis aumentada del tejido adiposo. Otra explicación posible para la reducción del uso de la glucosa en todo el cuerpo en pacientes cirróticos se relaciona con el hallazgo de que la producción de cuerpos cetónicos se incrementa en individuos cirróticos. Esto puede llevar a un uso mayor de los cuerpos cetónicos como combustible por el sistema nervioso central en tales pacientes, lo cual atenúa de esta forma la necesidad de oxidación de glucosa por el cerebro sumamente activo y metabólico.

Tras la ingestión de glucosa (estado de alimentación), muchos pacientes con enfermedad hepática tienen cantidades de glucosa sanguínea anormalmente elevadas ("diabetes hepatógena"). Con base en el criterio de la Organización Mundial de la Salud (OMS), entre 60 y 80% de los pacientes cirróticos tienen grados variados de intolerancia a la glucosa y la diabetes evidente es de dos a cuatro veces más frecuente en los pacientes cirróticos respecto de los sujetos sin enfermedad hepática. Los mecanismos propuestos incluyen un grado de resistencia a la insulina en los tejidos periféricos; sin embargo, a medida que el proceso cirrótico progresa, estos sujetos desarrollan también un daño notorio en la secreción de insulina. Aunque los mecanismos no se comprenden en su totalidad, esta disminución de la secreción de insulina lleva a un mayor egreso de glucosa hepática (que produce una hiperglucemia en ayuno) y una supresión reducida de la salida de glucosa hepática luego de las comidas, lo cual provoca también una hiperglucemia posprandial. Si la persona tiene una predisposición genética subyacente a la diabetes mellitus, la superimposición de los mecanismos ya delineados da lugar a un desajuste temprano y significativo en la tolerancia a la glucosa en estos pacientes específicos.

Una vez concluido el tratamiento de **Amy B.** contra la amebiasis, se recuperó sin problemas y sin daños permanentes en el hígado. El metronidazol que se utilizó en un inicio para tratarla inhibió la replicación del ADN de su parásito intestinal al alterar la estructura del ADN. Para eliminar el parásito de los intestinos, se le administró paromomicina. Este fármaco se absorbe mal en el tracto digestivo y permanece en el intestino e inhibe la síntesis de proteínas del parásito al unirse al ARNr 16S, lo que provoca una traducción incorrecta del código genético. Esto da lugar a proteínas defectuosas y a la muerte del parásito.

COMENTARIOS BIOQUÍMICOS

Fibrosis hepática. La fibrosis extensa y progresiva del parénquima hepático lleva a la cirrosis, un proceso que tiene muchas causas. El desarrollo de la fibrosis requiere la actividad de las células estelares del hígado, citocinas, proteasas e inhibidores de las proteasas.

Un cambio notorio que se produce cuando se inicia la fibrosis es que la membrana basal normalmente "dispersa" o "defectuosa" entre las células endoteliales y el hepatocito se reemplaza por una membrana de alta densidad que contiene colágena fibrilar. Esto ocurre debido a una síntesis elevada de un tipo de colágena distinto del producido en condiciones normales y una reducción de la tasa de recambio de los componentes de la matriz extracelular existente.

Los tejidos conjuntivos de un hígado normal contienen una matriz extracelular que, entre otras proteínas, incluye colágena de tipo IV (que no forma fibras), glucoproteínas y proteoglucanos. Luego de una lesión sostenida al hígado, se produce un incremento de tres a ocho veces de los componentes extracelulares de la matriz, algunos de los cuales contienen colágena productora de fibrilla (tipos I y III), glucoproteínas y proteoglucanos. La acumulación de estos compuestos que producen fibrillas conduce a una pérdida de fenestraciones en las células endoteliales y, por lo tanto, una pérdida de la función normal de filtración de las membranas basales. Estos cambios interfieren con los intercambios metabólicos transmembranales entre la sangre y los hepatocitos.

Las células estelares hepáticas son la fuente de una producción aumentada de colágena anormal. Estas células se activan por factores de crecimiento, cuya secreción es inducida por daño a los hepatocitos o a las células endoteliales. Los factores de crecimiento que intervienen en la activación celular incluyen el factor de crecimiento transformante β_1 (TGF-β_1; que se deriva de las células endoteliales, células de Kupffer y plaquetas), el factor de crecimiento derivado de las plaquetas (PDGF, *platelet-derived growth factor*) y el factor de crecimiento epidérmico (EGF, *epidermal growth factor*) que derivan de las plaquetas. La liberación de PDGF estimula la proliferación de las células estelares y, en el proceso, incrementa la síntesis y liberación de los materiales de la matriz extracelular y enzimas de remodelación. Estas enzimas incluyen metaloproteinasas de matriz (MMP, *matrix metalloproteinases*) e inhibidores tisulares de metaloproteinasas de matriz, así como enzimas de conversión (activadoras). Esta cascada lleva a la degradación de la matriz extracelular normal y el reemplazo con un número mucho más denso y más rígido del material de la matriz. Estos cambios son en parte el resultado de un incremento de la actividad de los inhibidores tisulares de MMP para la nueva colágena en relación con la colágena original en la matriz extracelular.

Una consecuencia de la creciente rigidez de los conductos hepáticos vasculares a través de los cuales la sangre hepática debe fluir es una resistencia mayor al flujo de sangre libre a través del hígado. La resistencia al flujo de sangre intrahepática también se incrementa por una pérdida de fenestraciones de células endoteliales vasculares, la pérdida de espacio libre entre las células endoteliales y los hepatocitos (espacio de Disse), e incluso una pérdida de los conductos vasculares *per se*. Este incremento en la resistencia vascular lleva a la elevación de la presión del líquido intrasinusoidal. Cuando la hipertensión intrahepática (porta) alcanza un umbral crítico, la derivación de la sangre porta la aleja del hígado (derivación portosistémica) y contribuye después a la disfunción hepática. Si la hipertensión porta no puede reducirse, la sangre porta continúa desviándose del hígado y vuelve al corazón a través de las venas esofágicas de baja presión. Cuando esta presión intraesofágica venosa alcanza una gravedad suficiente, las paredes de estas venas se adelgazan de manera notable y se expanden para formar varices, que pueden romperse de modo repentino y causar una hemorragia varicosa esofágica con riesgo de muerte. Esta es una complicación fatal en potencia de la cirrosis hepática.

CONCEPTOS CLAVE

- El hígado se integra de diversos tipos de células, cada uno con funciones diferentes.
    - Los hepatocitos llevan a cabo la mayor parte de las vías metabólicas del hígado.
    - Las células endoteliales limitan los sinusoides y liberan los factores de crecimiento.
    - Las células de Kupffer son macrófagos tisulares que protegen al hígado de materiales particulados que proceden del intestino y productos bacterianos.
    - Las células estelares almacenan vitamina A y regulan la contractilidad de los sinusoides.
    - Las células de Pit son linfocitos granulosos citolíticos, asociados con el hígado y actúan como mecanismos de defensa contra agentes potencialmente tóxicos.
- El hígado es el centro de recepción y reciclado del cuerpo, por lo que realiza:
    - Inactivación y desintoxicación de compuestos de xenobióticos y metabolitos a través de los sistemas del citocromo P450
    - Regulación de las concentraciones de glucosa
    - Síntesis y movilización de colesterol y triacilgliceroles a través de las partículas de VLDL
    - Síntesis y excreción de urea
    - Formación de cuerpos cetónicos a partir de la oxidación de ácidos grasos
    - Biosíntesis de nucleótidos
    - Síntesis de proteínas sanguíneas
- El hígado coordina su uso de combustibles respecto del cuerpo. Esto, en parte, se controla por la modulación de la actividad de PPARα.
- La enfermedad hepática afecta el metabolismo de aminoácidos, carbohidratos y los lípidos, lo que ocasiona anormalidades en todos los aspectos del metabolismo.
- Las enfermedades revisadas en este capítulo se resumen en la tabla 44-4.

TABLA 44-4 Enfermedades revisadas en el capítulo 44

ENFERMEDAD O TRASTORNO	AMBIENTAL O GENÉTICA	COMENTARIOS
Insuficiencia hepática	Ambas, aunque sobre todo ambiental	Destrucción de la función del hepatocito que causa hiperamonemia, edema e ictericia.
Amebiasis	Ambiental	Infección por amiba *Entamoeba histolytica*.
Cirrosis	Ambiental	Destrucción de los hepatocitos a través de un depósito inapropiado de colágena y otras proteínas fibrosas dentro del hígado, casi siempre en respuesta a una lesión ambiental.
Síndrome de Zellweger	Genética	Falta de peroxisomas funcionales en todas las células del hígado, riñones y cerebro.
Síndrome de Reye	Ambiental	Tanto el cerebro como el hígado se afectan en particular, con una pérdida progresiva de la función del sistema nervioso.

PREGUNTAS DE REVISIÓN: CAPÍTULO 44

1. Tomar jugo de toronja mientras se consumen estatinas puede precipitar efectos secundarios potencialmente devastadores. Esto se debe a un componente del jugo de toronja que provoca ¿cuál de los siguientes efectos?
   A. Interfiere con la captación hepática de estatinas
   B. Acelera la conversión de estatinas en una forma más tóxica
   C. Inhibe la inactivación de estatinas
   D. Regula de forma positiva la HMG-CoA reductasa
   E. Regula de manera negativa la HMG-CoA reductasa

2. ¿Cuál de las siguientes características de las enzimas del citocromo P450 es correcta?
   A. Se encuentran en el aparato de Golgi y se las conoce como enzimas microsomales.
   B. Todas contienen unidades de reductasa con flavina que utilizan NADH y no NADPH como fuente de electrones.
   C. Son todas inducibles por oxígeno, que se une al hierro del citocromo.
   D. Todas oxidan el sustrato en el cual actúan.
   E. Todas generan radicales libres como producto final de la reacción.

3. Se producen cambios fáciles de predecir en varias de las vías metabólicas del metabolismo de lípidos en pacientes con enfermedad hepatocelular moderadamente avanzada. ¿Cuál de los siguientes cambios es previsible en estas condiciones?
   A. Se incrementa la actividad de la lecitina colesterol aciltransferasa (LCAT) plasmática.
   B. Aumentan las concentraciones séricas de ésteres de colesterol.
   C. Se incrementa la actividad de la triacilglicerol lipasa hepática (HTGL).
   D. Se elevan las concentraciones séricas de triacilgliceroles.
   E. Disminuyen las concentraciones séricas de ácidos grasos no esterificados.

4. Después de un periodo de 2 semanas en la que el alcohol era su único componente dietético, **Jean T.** consumió paracetamol para mitigar los dolores de cabeza intensos. Tomó tres veces la dosis sugerida debido a la intensidad del dolor. En las 24 horas siguientes, **Jean T.** se tornó letárgica, vomitó de forma repetida y desarrolló un dolor abdominal intenso. Los síntomas que ella experimenta se atribuyen a la reacción al paracetamol por ¿cuál de los siguientes?
   A. La hipoglucemia experimentada por el paciente.
   B. Inhibición del metabolismo del paracetamol inducido por el alcohol.
   C. La hiperglucemia experimentada por el paciente.
   D. Aceleración del metabolismo del paracetamol inducido por el etanol.
   E. Inhibición por el paracetamol de la secreción de VLDL por el hígado.

5. Un individuo sufre intolerancia a la glucosa; luego de una comida, las concentraciones de glucosa sanguínea se mantenían elevadas por un tiempo mayor a lo normal, aunque al final volvían a las cantidades de ayuno. El paciente tiene una liberación normal de insulina pancreática en respuesta a la elevada concentración sanguínea de glucosa. Los hepatocitos obtenidos del paciente muestran valores normales

de insulina unida a su receptor y una activación normal de la tirosina cinasa intrínseca asociada con el receptor de insulina. El análisis de la formación de glucosa-6-fosfato dentro de los hepatocitos indica un velocidad de formación más lenta que en los hepatocitos obtenidos de un control normal. ¿Cuál de las siguientes es una posible mutación que podría explicar estos resultados?
   A. Una disminución del K_m de la glucocinasa
   B. Un aumento del $V_{máx}$ de la glucocinasa
   C. Una RP de glucocinasa mutada
   D. Un aumento de la actividad de la hexocinasa
   E. Una disminución de la actividad de la hexocinasa

6. Los sujetos con cirrosis con frecuencia presentan elevación de las concentraciones de aminoácidos en la sangre. ¿Cuál de los siguientes representa la principal fuente de estos aminoácidos?
   A. Recambio de eritrocitos
   B. Recambio de proteínas hepáticas
   C. Degradación y recambio de enterocitos
   D. Recambio de proteínas musculares
   E. Recambio de proteínas plasmáticas

7. Las reacciones de fase I para la desintoxicación de xenobióticos requiere un cofactor reducido para donar electrones al oxígeno ya que un átomo de oxígeno se incorpora en el sustrato y otro átomo de oxígeno se incorpora en el agua. ¿De cuál de las siguientes vías se deriva en especial el cofactor reducido para las reacciones de fase I?
   A. Desviación de HMP
   B. Glucólisis
   C. Biosíntesis de ácidos grasos
   D. Ciclo del ácido tricarboxílico
   E. Oxidación de ácido graso

8. Un paciente con alcoholismo crónico se presenta al médico quejándose de letargo. La exploración física revela un sujeto desnutrido con escleróticas amarillas. El análisis de sangre indica elevación de la prealbúmina, AST y ALT. ¿Por cuál de las siguientes causas es provocada la esclerótica amarilla?
   A. Reducción en el metabolismo de aminoácidos
   B. Reducción en las reacciones de glucosilación
   C. Reducción en la oxidación de ácidos grasos
   D. Reducción en la producción de VLDL
   E. Reducción en la síntesis de urea

9. ¿Cuál de las siguientes características se presenta en la enfermedad hepática? Elija la mejor respuesta.

	Elevación de las concentraciones sanguíneas de ALT y AST	Elevación de las concentraciones sanguíneas de bilirrubina	Elevación de los factores de coagulación sanguínea	Edema	Elevación en las concentraciones sanguíneas de amoniaco
A	No	No	Sí	No	No
B	No	Sí	Sí	Sí	Sí
C	No	No	Sí	No	No
D	Sí	Sí	No	Sí	No
E	Sí	No	No	No	Sí
F	Sí	Sí	No	Sí	Sí

10. Una persona con trastorno por abuso de alcohol crónico ha desarrollado cirrosis hepática. El hígado está lleno con un tipo de colágeno que interfiere con su funcionamiento adecuado. Bajo estas condiciones, ¿cuál tipo de célula hepática se ha estimulado para producir colágeno productor de fibrillas?
    A. Células de Kupffer
    B. Células estelares
    C. Células endoteliales
    D. Hepatocitos
    E. Células de Pit

11. ¿En cuál de los siguientes el hígado puede convertir los carbonos de los carbohidratos? Elija la mejor respuesta.

	Glucó-geno	Aminoáci-dos ramificados	Nia-cina	Áci-dos gra-sos	Glicerol 3-fosfato
A	No	No	Sí	No	No
B	Sí	No	No	Sí	No
C	No	Sí	Sí	No	No
D	Sí	No	No	Sí	Sí
E	No	Sí	Sí	No	Sí
F	Sí	Sí	No	Sí	Sí

12. Las reacciones de desintoxicación de moléculas similares a los ácidos grasos suelen generar moléculas que tienen glicina conjugada. ¿Cuál de los siguientes es un intermediario necesario para la producción de estas moléculas?
    A. Un enlace fosfato de alta energía
    B. Un enlace tioéster de alta energía
    C. Un enlace fosfato de baja energía
    D. Un UDP-intermedio
    E. Un enlace disulfuro

13. La liberación de AST y ALT en la sangre es una indicación de un trastorno hepático. Estas enzimas, que están presentes en altos niveles en el hígado, son necesarias para ¿cuál de los siguientes procesos? Elija la mejor respuesta.

	Reacciones anaplueróti-cas	Vías de deri-vación de electrones	Ciclo de la urea	Glucólisis
A	Sí	Sí	Sí	No
B	Sí	No	Sí	No
C	Sí	Sí	Sí	Sí
D	No	No	No	Sí
E	No	Sí	No	No
F	No	No	No	Sí

14. Los pacientes con enfermedades hepáticas contienen en su sangre una partícula que contiene niveles aumentados de triglicéridos. Esto se debe a la reducción de la actividad de ¿cuál de las siguientes proteínas? Elija la mejor respuesta.

	Lipasa de triglicéridos de los hepatocitos	Lipoproteína lipasa	Lipasa lingual	Lipasa de triglicéri-dos de los adipocitos
A	Sí	Sí	No	No
B	No	No	No	No
C	Sí	No	No	No
D	No	No	Sí	Sí
E	Sí	Sí	Sí	Sí
F	No	Sí	Sí	Sí

15. La enfermedad hepática es una afección grave, ya que el hígado es necesario para muchas vías y procesos críticos del organismo. ¿Cuáles de estas vías y procesos son los siguientes? Elija la mejor respuesta.

	Metabo-lismo del etanol	Reac-ciones de desin-toxica-ción	Ciclo de la urea	Síntesis de triglicéri-dos	Síntesis de la insulina y el glucagón
A	No	No	No	No	No
B	No	Sí	Sí	Sí	No
C	No	No	No	No	Sí
D	Sí	Sí	Sí	Sí	No
E	Sí	No	No	No	Sí
F	Sí	Sí	Sí	Sí	Sí

RESPUESTAS A LAS PREGUNTAS DE REVISIÓN

1. **La respuesta es C.** El jugo de toronja contiene un componente que bloquea la actividad de CYP3A4, que es la isoenzima del citocromo P450 que desactiva las estatinas. Si se inhibe la enzima que la degrada, la concentración de la estatina aumenta a más de lo normal, lo que acelera el daño que causa a las células musculares. El jugo de toronja no afecta la captación hepática del fármaco (por lo tanto A es incorrecta), tampoco acelera el metabolismo de la estatina (B también es incorrecta). Aunque la reductasa de HMG-CoA es el objetivo farmacológico de las estatinas, el jugo de toronja no aumenta ni reduce la cantidad de enzima presente en la célula (por lo tanto D y E son incorrectas).

2. **La respuesta es D.** Las enzimas del citocromo P450 oxidan sus sustratos, transfieren los electrones al oxígeno molecular para formar agua y un producto hidroxilado. La enzima requiere NADPH (por lo tanto B es incorrecta) y se localiza en la membrana del retículo endoplasmático (por lo que A es incorrecta). El oxígeno no induce a todos los miembros del citocromo P450 (aunque es sustrato de todas estas isoenzimas; por lo que C es incorrecta) y aunque estas enzimas actúan por un mecanismo de radical libre, los productos finales no son radicales (por lo tanto E es incorrecta).

3. **La respuesta es D.** La enfermedad hepatocelular reduce la síntesis de proteína en el hígado, lo que disminuye la concentración de LCAT y la cantidad producida de triglicérido lipasa hepática (por lo que A y C son incorrectas). Como la actividad de LCAT es baja, disminuye la formación de éster de colesterol en las partículas circulantes (por lo que B es incorrecta). Como el hígado enfermo tiene dificultad para sintetizar glucosa, aumenta la liberación de ácidos grasos de los adipocitos para suministrar energía (por lo tanto, E es incorrecta). La concentración sérica de triacilglicerol se eleva como resultado de la actividad disminuida de la triglicérido lipasa hepática; la actividad de LPL también disminuye en la enfermedad hepática.

4. **La respuesta es D.** El etanol induce al sistema CYP2E1, que convierte el paracetamol en NAPQI, un intermediario tóxico. En condiciones normales (niveles no inducidos de CYP2E1), la conversión de paracetamol en NAPQI genera concentraciones bajas de este que son fáciles de eliminar. Sin embargo, cuando se induce CYP2E1, la cantidad excesiva de NAPQI que se produce cuando se toma paracetamol en cantidades mayores a las recomendadas no es fácil de eliminar; el NAPQI se une con las proteínas y las desactiva, lo que conduce a la muerte de los hepatocitos. La toxicidad no se relaciona con la concentración de glucosa sanguínea (por lo que A y C son incorrectas), tampoco con la secreción de VLDL (por lo tanto, E es incorrecta). El etanol no inhibe por sí mismo la eliminación de paracetamol, sino que acelera una de sus posibles vías metabólicas (por lo tanto, B es incorrecta).

5. **La respuesta es C.** La PR de glucocinasa controla la expresión de esta enzima después de la transcripción. La falta de proteína reguladora reduce la cantidad de glucocinasa presente en la célula y la velocidad general con la que se fosforila la glucosa en el hígado. Esto hace que el hígado capte una menor cantidad de la glucosa circulante y se prolonga el tiempo de disminución en la glucemia para que regrese a las cifras de ayuno. El descenso en la K_m de la glucocinasa o el aumento en el $V_{máx}$ de la glucocinasa tendrían el efecto contrario, aumentarían la fosforilación de la glucosa en el hígado y acelerarían su retiro de la circulación (por lo tanto A y B son incorrectas). El hígado no expresa hexocinasa, por lo que D y E también son incorrectas.

6. **La respuesta es D.** El gran aumento en las concentraciones de aminoácidos circulantes en un sujeto con cirrosis es el resultado de dos aspectos: reducción en la captación de aminoácidos por parte del hígado y aumento en el recambio de proteínas en el músculo por el estado catabólico del paciente. El hígado contiene mucho menos proteína que el músculo, y todo el hígado debería tener su contenido proteínico degradado para que se presentaran las concentraciones elevadas de aminoácidos que se observan en la circulación bajo estas condiciones. Además, los eritrocitos, los enterocitos y las proteínas circulantes en la sangre no aportan el suficiente recambio proteínico para el gran aumento en los aminoácidos libres que se presentan cuando el hígado no está funcionando.

7. **La respuesta es A.** El cofactor que se requiere en las reacciones de fase I es NADPH, que se deriva de la enzima málica (una vía menor) o de reacciones oxidativas de la vía de desviación de HMP (glucosa 6-fosfato deshidrogenasa y 6-fosfogluconato deshidrogenasa). Para cada glucosa 6-fosfato que entra a estas reacciones oxidativas, se producen dos moléculas de NADPH, junto con dióxido de carbono y ribulosa 5-fosfato. Ni la glucólisis ni el ciclo del ácido tricarboxílico producen NADPH (ambos producen NADH). La biosíntesis de ácido graso requiere NADPH para las dos reacciones de reducción a lo largo de la vía, en tanto que la oxidación de ácido graso genera NADH y FAD(2H) pero no NADPH.

8. **La respuesta es B.** El paciente está presentando signos de insuficiencia hepática (liberación de prealbúmina, AST y ALT), como resultado de muchos años de abuso del alcohol. Las escleróticas amarillas son signos de ictericia, debido a la precipitación de bilirrubina. Por lo general, la bilirrubina se somete a glucuronidación (usando ácido UDP-glucurónico) para aumentar su solubilidad, mediante una reducción que se lleva a cabo en el hígado. En caso de falla hepática, la eficiencia de esta reacción disminuye, y se encuentra más bilirrubina no conjugada (que es menos soluble que la forma conjugada) en la circulación. El aumento en las concentraciones de bilirrubina no es provocado por alteraciones en el metabolismo de ácidos grasos o aminoácidos dentro del hígado. Tampoco se relaciona con la producción de VLDL o con la biosíntesis de urea.

9. **La respuesta es F.** Los hepatocitos dañados liberan ALT y AST, junto con transaminasas. La elevación de bilirrubinas provoca ictericia, y el hígado dañado no puede procesar la bilirrubina de manera adecuada. El hígado dañado tiene problemas para sintetizar proteínas, incluida la albúmina sérica. La disminución de las concentraciones de albúmina en sangre provoca presión osmótica intravascular baja y fuga de líquido hacia los espacios intersticiales, provocando edema. El hígado es el sitio de síntesis de urea, y la reducción en la síntesis de urea provoca elevación de las concentraciones de amoniaco sanguíneo. El hígado también produce los factores de la coagulación, de manera que el hígado dañado produce una menor cantidad de ellos, lo que provoca aumento en el tiempo de coagulación y de sangrado.

10. **La respuesta es B.** En la cirrosis, las células estelares aumentan su síntesis de componentes de matriz extracelular incluido el colágeno tipo I y III productor de fibrillas en lugar de colágeno tipo IV, el cual no forma fibrillas. La síntesis de colágeno formador de fibrillas provoca la pérdida de las fenestraciones de las células endoteliales y fibrosis continua, lo que a la larga provoca cirrosis. Las otras células presentadas no producen tejido conjuntivo hepático y material de matriz extracelular.

11. **La respuesta es D.** Los carbonos de los hidratos de carbono pueden ser utilizados por el hígado para sintetizar glucógeno, ácidos grasos (a través de la glucólisis y la reacción de la piruvato deshidrogenasa) y glicerol 3-fosfato (a partir del fosfato de dihidroxiacetona en la glucólisis). Los BCAA son aminoácidos esenciales y no

pueden sintetizarse a partir de los hidratos de carbono. La niacina es una vitamina (vitamina B_3) y no puede ser sintetizada por el ser humano.

12. **La respuesta es B.** Las moléculas parecidas a los ácidos grasos contienen un ácido carboxílico, que se activa a un derivado de la coenzima A en una reacción similar a la catalizada por las acil-CoA sintetasas grasas. La adición de coenzima A da lugar a un enlace tioéster de alta energía. Los intermedios no están fosforilados, no contienen un enlace disulfuro, ni se conjugan con UDP, como los azúcares activados (azúcares nucleótidos).

13. **La respuesta es A.** La ALT y la AST catalizan reacciones de transaminación y son necesarias para las reacciones anapleróticas (del ácido aspártico al oxaloacetato, del ácido glutámico al α-cetoglutarato), una vía de derivación de electrones (la lanzadera malato-aspartato) y el ciclo de la urea (transferencia de grupos nitrogenados de los aminoácidos al piruvato o al α-cetoglutarato). En la glucólisis no hay reacciones de transaminación.

14. **La respuesta es A.** En la enfermedad hepática se reducen los niveles de trigliceridolipasa y lipoproteína lipasa de los hepatocitos, lo que repercute de forma negativa en la degradación de los triglicéridos en las partículas VLDL e IDL, dando lugar a partículas LDL con cantidades elevadas de triglicéridos. Ni la lipasa de triglicéridos de los adipocitos (que solo se encuentra en los adipocitos y no en los hepatocitos) ni la lipasa lingual (que se encuentra en la saliva) se ven afectadas por la enfermedad hepática.

15. **La respuesta es D.** El hígado es el lugar donde se produce el metabolismo del etanol (tanto la alcohol deshidrogenasa como el sistema MEOS), las reacciones de desintoxicación a través de los sistemas del citocromo P450, el ciclo de la urea para controlar los niveles de amoniaco en sangre, y es el lugar principal de la síntesis de triglicéridos a partir de los hidratos de carbono, produciendo y secretando VLDL. El hígado no sintetiza ni segrega insulina ni glucagón, lo que corresponde al páncreas.

Metabolismo del músculo en reposo y durante el ejercicio

Existen tres tipos de células musculares: **lisas**, **esqueléticas** y **cardiacas**. En todas ellas la contracción se produce a través de un sistema de deslizamiento de filamentos actina/miosina, que es regulado por fluctuaciones en las **concentraciones intracelulares de calcio**.

Las células musculares utilizan el glucógeno almacenado y la glucosa en circulación, además de ácidos grasos y aminoácidos como fuentes de energía. La glucólisis muscular se regula de forma distinta en comparación con la del hígado; la diferencia clave es la regulación de la **fosfofructocinasa 2** (**PFK-2, *phosphofructokinase-2***). La PFK-2 del músculo no se inhibe por fosforilación; en realidad, la fosforilación de la PFK-2 cardiaca la activa, reacción catalizada por cierta cantidad de proteína cinasas. Por consiguiente, en condiciones en donde la PFK-2 hepática está inactiva y la velocidad de la glucólisis sucede lentamente, la glucólisis muscular no se afecta o incluso puede verse estimulada, según sea la isoforma de la PFK-2 que se esté expresando.

Aunque las células musculares no sintetizan ácidos grasos, contienen una isoenzima de la **acetil-CoA carboxilasa** (**ACC-2**) que regula la **tasa de oxidación de los ácidos grasos**. La ACC-2 produce malonil-CoA, que inhibe a la carnitina palmitoiltransferasa I, bloqueándose la entrada de ácidos grasos a la mitocondria. El músculo también contiene **malonil-CoA descarboxilasa**, que cataliza la conversión de malonil-CoA en acetil-CoA y dióxido de carbono. Por lo tanto, la síntesis y la degradación de malonil-CoA se regulan de forma cuidadosa en las células musculares para equilibrar la oxidación de glucosa y la de ácidos grasos. Se utilizan ambos medios de regulación: alostéricos y covalentes. El citrato activa a la ACC-2, en tanto que la fosforilación de la ACC-2 por la proteína cinasa activada por adenosín monofosfato (AMP) inhibe su actividad. La fosforilación de la malonil-CoA descarboxilasa por la proteína cinasa activada por AMP (AMPK) activa a la enzima y refuerza de modo adicional la oxidación de los ácidos grasos cuando las cantidades de energía son bajas.

Los músculos utilizan la **creatina fosfato** para almacenar las uniones de energía alta. La creatina se sintetiza a partir del intermediario guanidinoacetato, formado de la arginina y la glicina en los riñones, que luego se metila (mediante *S*-adenosilmetionina) en el hígado para formar finalmente la creatina. La enzima **creatina fosfocinasa** (**CPK**) cataliza a continuación la transferencia reversible de un fosfato de alta energía desde el adenosín trifosfato (ATP) a la creatina, formando creatina fosfato y adenosín difosfato (ADP). La creatina fosfato es inestable y forma una estructura cíclica de manera espontánea, llamada creatinina, que se excreta en la orina. La producción espontánea de **creatinina** se produce a una tasa constante y es proporcional a la masa muscular del cuerpo. De esta forma, la cantidad de creatinina excretada cada día (tasa de depuración de creatinina) es constante y puede usarse como indicador de la función excretora de los riñones.

Las células del músculo esquelético pueden subdividirse en **fibras de tipos I** y **II**. Las fibras de tipo I son de **contracción lenta** y utilizan principalmente el **metabolismo oxidativo** para obtener energía, mientras que las fibras de tipo II (**contracción rápida**) usan la **glucólisis** como vía principal para generar energía.

El **transporte de glucosa** hacia los músculos puede estimularse durante el ejercicio debido a la actividad de la **proteína cinasa activada por AMP**. La captación de ácidos grasos en el músculo en ejercicio depende de la concentración de los ácidos grasos en circulación, que se incrementa por la liberación de **epinefrina**.

Mas células musculares dañadas liberan mioglobina, que en clínica puede observarse como una coloración rojiza en la orina. La medición primaria de la mioglobina se realiza por inmunoanálisis. El anticuerpo primario está enlazado a un material de soporte insoluble, mientras que el segundo anticuerpo está unido a la fosfatasa alcalina. Mediante un sustrato fluorescente para la fosfatasa es posible encontrar concentraciones bajas de mioglobina. Si está incrementada en la orina, son probables una lesión muscular y deficiencia renal.

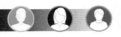

SALA DE ESPERA

Renee F., una niña de 9 años de edad, se queja de dolor faríngeo intenso y dificultad para deglutir. Presenta escalofríos, sudoración, cefalea y fiebre de 39.1 °C. Al persistir los síntomas por varios días, su madre la llevó al pediatra, quien identificó un eritema difuso (enrojecimiento) en la faringe posterior (garganta), con secreciones amarillas en las amígdalas. Reconoció también bajo su mandíbula, en ambos lados del cuello, ganglios linfáticos inflamados y sensibles. Se obtuvo un cultivo faríngeo y se inició tratamiento con penicilina.

Aunque el dolor de faringe y la fiebre mejoraron, 10 días después del comienzo de la infección original los ojos y piernas de **Renee F.** se inflamaron y su orina adquirió de manera súbita un color similar al refresco de cola. La presión arterial estaba elevada. Se hallaron proteínas y eritrocitos en la orina. La concentración de creatinina sérica (en el cap. 3 se describe la forma de cuantificar la creatinina) estaba elevada hasta 1.8 mg/dL (límites de referencia: 0.3-0.7 mg/dL para un niño). Debido a que el cultivo faríngeo identificó el estreptococo β-hemolítico del grupo A, el médico ordenó pruebas de anticuerpos antiestreptocócicos. Este estudio resultó positivo para anticuerpos contra estreptolisina O y varios antígenos estreptocócicos. Como resultado, se estableció el diagnóstico de glomerulonefritis posestreptocócica aguda. Se iniciaron medidas de apoyo, incluidos reposo y tratamiento de la hipertensión.

Seth D., un niño de 3 años de edad, fue llevado al pediatra por sus padres porque notaron que tenía dificultades para correr y subir escaleras. Comenzó a caminar hasta los 16 meses, y sus padres notaron que no corre como otros niños de su edad. También tiende a caminar de puntillas y utiliza las manos para ayudarse a levantarse desde una posición sentada. En la exploración física, el médico observó una falta de fuerza muscular, sobre todo en los grupos musculares proximales inferiores y en los grandes músculos de la pantorrilla. El médico sospechó que **Seth D.** tenía distrofia muscular de Duchenne (DMD), y para confirmar el diagnóstico ordenó un nivel de creatina quinasa, que era elevado, y luego envió una muestra de sangre al laboratorio de genética humana para la secuenciación del gen DMD.

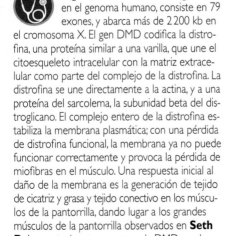

El gen de la DMD es el más grande en el genoma humano, consiste en 79 exones, y abarca más de 2 200 kb en el cromosoma X. El gen DMD codifica la distrofina, una proteína similar a una varilla, que une el citoesqueleto intracelular con la matriz extracelular como parte del complejo de la distrofina. La distrofina se une directamente a la actina, y a una proteína del sarcolema, la subunidad beta del distroglicano. El complejo entero de la distrofina estabiliza la membrana plasmática; con una pérdida de distrofina funcional, la membrana ya no puede funcionar correctamente y provoca la pérdida de miofibras en el músculo. Una respuesta inicial al daño de la membrana es la generación de tejido de cicatriz y grasa y tejido conectivo en los músculos de la pantorrilla, dando lugar a los grandes músculos de la pantorrilla observados en **Seth D.** Las mutaciones que causan la DMD por lo general resultan de grandes deleciones del gen tal que la distrofina está ausente de la membrana. La distrofia muscular Becker, una forma más leve de la enfermedad, es causada por deleciones que están en el marco, y llevan a una versión truncada de la distrofina que se expresa en el sarcolema, pero en una forma mutada.

I. Tipos de célula muscular

El tejido muscular consiste en tres tipos diferentes: esquelético, liso y cardiaco (fig. 45-1). El metabolismo de cada uno es similar, pero las funciones de estos son muy diferentes.

A. Músculo esquelético

Los músculos esqueléticos están adheridos al hueso y posibilitan el movimiento del esqueleto. Estos músculos se encuentran en pares y se encargan de ejecutar los movimientos del esqueleto hacia una dirección determinada de manera coordinada. Los músculos parecen estriados bajo el microscopio y se hallan bajo control voluntario (la acción de mover un grupo muscular específico es un acto volitivo).

Las células de los músculos esqueléticos son fibras largas y cilíndricas que discurren a lo largo del músculo. Las fibras son multinucleadas debido a una fusión celular ocurrida durante la embriogénesis. La membrana celular que circunda a las fibras se denomina sarcolema y el sarcoplasma es el medio intracelular que contiene a las proteínas, los orgánulos y el aparato contráctil de la célula. El retículo sarcoplasmático es análogo al endoplasmático de otros tipos de células y es un sistema membranal interno extendido en toda la fibra muscular. Otra estructura membranal, los túbulos transversos (túbulos T), se integra con miles de invaginaciones del sarcolema que forman un túnel desde la superficie hasta el centro de la fibra muscular para hacer contacto con las cisternas terminales del retículo sarcoplasmático. Debido a que los túbulos T están abiertos hacia la parte externa de la fibra muscular y se llenan con líquido extracelular, el potencial de acción muscular que se propaga a lo largo de la superficie del sarcolema de la fibra muscular se transmite a los túbulos T y al retículo sarcoplasmático.

Las estrías en el músculo esquelético se atribuyen a la organizada presencia de miofibrillas en las células. Las miofibrillas son estructuras filiformes que consisten en filamentos delgados y gruesos. Las proteínas contráctiles actina y miosina están dentro de los filamentos: la miosina en los filamentos gruesos y la actina en los delgados.

TABLA 45-1	**Propiedades de los tipos de fibras musculares**	
	FIBRAS TIPO II	
FIBRAS TIPO I	**TIPO IIA**	**TIPO IIB**
Contracción lenta (baja velocidad de contracción)	Contracción intermedia (rápida velocidad de contracción)	Contracción rápida (rápida velocidad de contracción)
Oxidación lenta (bajo contenido de glucógeno)	Fibras glucolíticas oxidativas rápidas (cantidades intermedias de glucógeno)	Glucolíticas rápidas (alto contenido de glucógeno)
Contenido de mioglobina elevado (apariencia roja)	Alto contenido de mioglobina (apariencia roja)	Bajo contenido de mioglobina (apariencia blanquecina)
Fibra de diámetro pequeño	Diámetro intermedio de fibras	Diámetro elevado de fibras
Concentración elevada de capilares que circundan al músculo (mayor suministro de oxígeno)	Capacidad oxidativa incrementada en el entrenamiento	Metabolismo aeróbico limitado
		Bajo contenido mitocondrial
Alta capacidad de metabolismo aeróbico	Resistencia intermedia a la fatiga	Más sensible a la fatiga en comparación con otros tipos de fibra
Alta resistencia a la fatiga		Uso de energía menos eficiente, sobre todo glucolítica
Utilizada para el ejercicio aeróbico prolongado		Utilizada para carreras de velocidad y tareas de resistencia

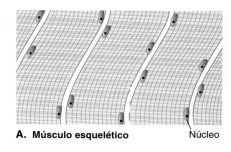

A. Músculo esquelético   Núcleo

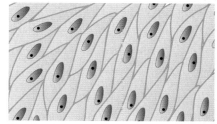

B. Músculo liso

Núcleo

C. Músculo cardiaco   Discos intercalados

FIGURA 45-1 Estructuras de tres tipos de músculos diferentes. (Adaptada con permiso a partir de Junqueira LC, Carneiro S. *Basic Histology, Text and Atlas.* 10th ed. Lange Medical Books, McGraw- Hill; 2002; permiso a través de Copyright Clearance Center, Inc.).

El deslizamiento entre sí de estos filamentos, mediante la hidrólisis de la adenosín trifosfato (ATP) como fuente de energía, catalizada por la miosina, hace posible la contracción y relajación muscular (*véase* en línea fig. 20-1).

Las fibras musculares pueden clasificarse como de contracción rápida o contracción lenta. Las fibras de contracción lenta, o fibras de tipo I (también llamadas fibras oxidativas lentas), contienen grandes cantidades de mitocondrias y mioglobina (que les confieren un tono rojizo), usan la respiración y fosforilación oxidativa para obtener energía y son relativamente resistentes a la fatiga. En comparación con las fibras de contracción rápida, su contenido de glucógeno es bajo. Las fibras de contracción lenta desarrollan fuerza con lentitud, pero mantienen las contracciones por más tiempo que los músculos de contracción rápida.

Las fibras de contracción rápida, o de tipo II, pueden subdividirse en los tipos IIa o IIb. Las fibras de tipo IIb (también denominadas fibras glucolíticas rápidas) tienen pocas mitocondrias y bajas cantidades de mioglobina (por lo cual parecen blanquecinas). Son ricas en glucógeno y usan la glucogenólisis y glucólisis como su fuente primaria de energía. Estos músculos son propensos a la fatiga porque la dependencia continua de la glucólisis para producir ATP genera un incremento de las concentraciones de ácido láctico y el resultado es un descenso del pH intracelular. A medida que el pH disminuye, la capacidad del músculo para producir ATP también lo hace. Sin embargo, los músculos de contracción rápida pueden desarrollar mayor fuerza que los músculos de contracción lenta, de tal forma que las contracciones ocurren con mayor rapidez. Las fibras de tipo IIa (también llamadas fibras glucolíticas oxidativas rápidas) tienen las propiedades de las fibras de tipo I y IIb y poseen características funcionales de ambos tipos de fibras. Las propiedades de las fibras I, IIa y IIb se resumen en la tabla 45-1.

Los músculos son una mezcla de diferentes tipos de fibras; pero, según sea su función, un músculo puede tener una preponderancia de un tipo de fibra sobre otro. Las fibras de tipo I se encuentran en los músculos posturales, como el psoas en la musculatura de la espalda o el sóleo en las piernas. La relación de tipo I a tipo II varía con el músculo. El tríceps, que tiene función fásica, tiene 32.6% de tipo I, mientras que el sóleo que ejerce una función tónica posee 87.7% de tipo I. Las fibras de tipo II son más prevalentes en los músculos grandes de las extremidades encargadas de los movimientos poderosos y rápidos. Los músculos extraoculares tienen más de estas fibras que las de tipo I.

B. Células de músculo liso

Las células del músculo liso se encuentran en el sistema digestivo, vasos sanguíneos, vejiga, vías respiratorias y útero. Las células tienen una forma de huso con un núcleo central (*véase* fig. 45-1B). La designación "liso" se refiere al hecho de que estas células, que contienen un solo núcleo, no muestran estrías bajo el microscopio.

Los resultados de la secuenciación del gen de la DMD de **Seth D.** indicaron que tenía una deleción de los exones 48-50. Muchas de las mutaciones que causan DMD se deben a deleciones dentro del gen. La deleción de los exones 48 a 50 llevó a la interrupción del marco cuando el exón 47 se unió al exón 51, de tal manera que un codón de parada prematuro fue generado, terminando la síntesis de la distrofina, y causando inestabilidad de la membrana en el músculo estriado. Deleciones dentro del marco, y mutaciones puntuales, provocan distrofia Becker menos severa.

La contracción del músculo liso carece de control voluntario (las células se contraen y relajan sin ningún intento consciente; ejemplos de la actividad del músculo liso incluyen los movimientos peristálticos del tracto gastrointestinal, la vasodilatación y vasoconstricción de los vasos sanguíneos y la expulsión de la orina desde la vejiga). A diferencia del músculo esquelético, estas células tienen la capacidad de mantener la tensión por periodos extensos y hacerlo de modo eficiente, con un uso bajo de energía.

C. Células del músculo cardiaco

Las células del músculo cardiaco son similares a las del músculo esquelético en su naturaleza estriada (contienen fibras), pero al igual que las células del músculo liso se encuentran bajo regulación involuntaria (no es necesario pensar para realizar un latido). Las células tienen una forma cuadrangular (*véase* fig. 45-1C) y crean una red con otras múltiples células a través de uniones intercelulares en la membrana llamadas uniones herméticas y uniones comunicantes. Los contactos multicelulares permiten a las células actuar como una unidad común y contraerse y relajarse de manera sincronizada. Las células del músculo cardiaco están diseñadas para la resistencia y consistencia. Dependen del metabolismo aeróbico para sus necesidades energéticas ya que contienen muchas mitocondrias y muy poco glucógeno. Estas células generan solo una pequeña cantidad de su energía a partir de la glucólisis utilizando la glucosa derivada del glucógeno. Un flujo reducido de sangre oxigenada hacia el músculo cardiaco puede ocasionar un infarto del miocardio (ataque cardiaco). La cantidad de ATP que puede generarse solo por glucólisis no es suficiente para alcanzar los requerimientos de energía del corazón en contracción.

II. Señales neuronales al músculo

Para una revisión extensa de la forma en que se contrae el músculo o una revisión detallada de la señalización que permite al músculo contraerse, consúltese un texto médico de fisiología. Aquí solo se presenta una sinopsis general.

La unión celular nervio-músculo se denomina unión neuromuscular (fig. 45-2). Cuando las células nerviosas se estimulan de manera apropiada liberan acetilcolina en la unión, la cual se une a los receptores de acetilcolina en la membrana muscular. Esta unión estimula la abertura de los canales de sodio en el sarcolema. El influjo masivo de iones sodio resulta en la generación de un potencial de acción en el sarcolema, en los bordes de la placa motora de la unión neuromuscular. El potencial de acción atraviesa la superficie de la fibra muscular y por los túbulos transversos del retículo sarcoplasmático,

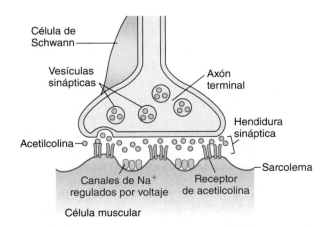

FIGURA 45-2   La unión (placa) neuromuscular. Cuando se estimula de forma apropiada, las vesículas sinápticas, que contienen acetilcolina, se fusionan con la membrana anoxal y liberan acetilcolina hacia la hendidura sináptica. La acetilcolina se une a su receptor en las células musculares que inician la señalización para la contracción muscular.

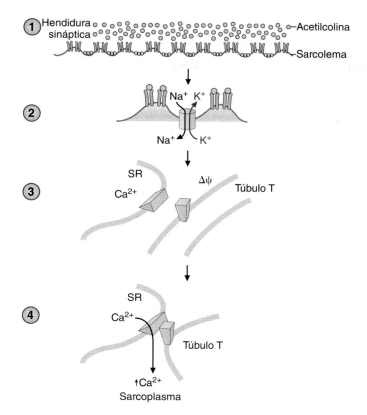

FIGURA 45-3 Sucesos que llevan a la liberación de calcio del retículo sarcoplasmático en el músculo esquelético. (1) La acetilcolina, liberada en la hendidura sináptica, se une a los receptores de acetilcolina en el sarcolema y genera un cambio en la conformación de los receptores para que actúen como un poro iónico. Esto hace posible que el sodio entre en la célula y salga el potasio. (2) La despolarización de la membrana que resulta de estos movimientos de iones se transmite a lo largo de la fibra muscular por el sistema de túbulos T. (3) Un receptor en el túbulo T (el receptor de dihidropiridina [DHPR, *dihydropyridine receptor*]) se activa por la despolarización de la membrana (activación dependiente de voltaje) para que la DHPR activada se una físicamente al receptor de rianodina en el retículo sarcoplasmático (liberación de calcio inducida por despolarización). (4) La activación del receptor de rianodina, que es un canal de calcio, lleva a la liberación de calcio del retículo sarcoplasmático (SR) hacia el sarcoplasma. En el músculo cardiaco, la activación de DHPR da lugar a la liberación de calcio de los túbulos T y esta pequeña liberación de calcio se encarga de la activación del receptor cardiaco de rianodina (liberación de calcio inducido por calcio) para liberar grandes cantidades de calcio en el sarcoplasma.

Los receptores de rianodina son canales de liberación de calcio encontrados tanto en el retículo endoplasmático como en el retículo sarcoplasmático de las células musculares. Un tipo de receptor puede activarse por una señal de despolarización (liberación de calcio inducida por despolarización). Otro tipo de receptor se activa por los iones calcio (liberación de calcio inducida por calcio). Las proteínas recibieron su nombre por su unión a la rianodina, una toxina obtenida del tallo y raíces de la planta *Ryania speciosa*. La rianodina inhibe la liberación de calcio del retículo sarcoplasmático y actúa como un agente paralizante. Se usó en el comercio por primera vez en insecticidas.

donde inicia la liberación de calcio desde su lumen, vía el receptor de rianodina (fig. 45-3). El ion calcio se une a la troponina y el resultado es un cambio conformacional en los complejos de troponina-tropomiosina para desplazarlos de los sitios de unión de la miosina en la actina. Cuando el sitio de unión está disponible, la cabeza de miosina se adhiere a la actina en su sitio de unión. A la unión le sigue un cambio conformacional (movimiento en bisagra) en la cabeza de la miosina, que acorta el sarcómero. Luego del movimiento en bisagra, una molécula de ATP se une a la cabeza de la miosina, que se desprende de la actina y queda disponible para unirse a otro sitio de unión de miosina en la actina. Siempre y cuando el ion calcio y el ATP se encuentren disponibles, las cabezas de miosina repiten el ciclo de unión, en bisagra y desprendimiento (fig. e-45-1). Este movimiento requiere ATP y cuando los niveles de ATP son bajos (como ocurre durante la isquemia), la capacidad del músculo para relajarse o contraerse se altera. A medida que se cierra el canal de calcio, el calcio se bombea de regreso al retículo sarcoplasmático contra su gradiente de concentración mediante la proteína dependiente de energía Ca^{2+} ATPasa del retículo sarcoplasmático (SERCA) y la contracción se detiene. Este proceso básico ocurre en todos los tipos de células musculares, con pequeñas variaciones entre ellos.

Las cantidades de acetilcolina en la unión neuromuscular se reducen con rapidez por acción de la enzima acetilcolinesterasa. Varios gases venenosos para el sistema nervioso actúan inhibiendo a la acetilcolinesterasa (como el sarín y VX), de tal manera que los músculos se estimulan de forma continua para contraerse. Esto produce una visión borrosa, broncoconstricción, convulsiones, paro respiratorio y muerte. Los gases venenosos son modificadores covalentes de la acetilcolinesterasa; por lo que la recuperación de la exposición a estos agentes venenosos requiere la síntesis de nuevas enzimas. Los inhibidores de la acetilcolinesterasa actúan de manera reversible (es decir, no forman uniones covalentes con la enzima), se usan para tratar la demencia.

III. Glucólisis y metabolismo de los ácidos grasos en las células musculares

Las vías de la glucólisis y oxidación de los ácidos grasos en el músculo son las mismas ya antes descritas (*véanse* caps. 22 y 30). La diferencia entre los músculos y otros tejidos reside en la forma de regular de estas vías.

La fosfofructocinasa 2 (PFK-2) se regula de forma negativa por fosforilación en el hígado (la enzima que cataliza la fosforilación es la proteína cinasa dependiente de adenosín monofosfato cíclico [AMPc]). Sin embargo, en el músculo esquelético, la PFK-2 no está regulada por la fosforilación. Esto se debe a que la isoenzima del músculo esquelético no tiene el residuo de serina regulador, que se fosforila en el hígado. Sin embargo, la isoenzima cardiaca PFK-2 se fosforila y activa mediante una cascada de cinasas iniciada por la insulina. Esto permite al corazón activar la glucólisis y utilizar la glucosa sanguínea cuando estas cifras son elevadas. La proteína cinasa activada por adenosín monofosfato (AMP) también activa a la PFK-2 cardiaca (actividad de cinasa) como señal de que la energía es baja.

La captación de ácidos grasos por el músculo requiere la participación de proteínas de unión a los ácidos grasos y las enzimas habituales de la oxidación de ácidos grasos. La absorción de la grasa acil-CoA en la mitocondria está bajo control de la malonil-CoA, esta última producto de la isoenzima acetil-CoA carboxilasa (ACC-2; la isoenzima ACC-1 se encuentra en citosol del hígado y el tejido adiposo y se usa para la biosíntesis de ácidos grasos). La ACC-2 (una proteína mitocondrial enlazada a la carnitina palmitoiltransferasa I [CPTI] en la membrana mitocondrial externa) se inhibe por fosforilación de la proteína cinasa activada por AMP (AMPK) para que, cuando las cantidades de energía sean bajas, las concentraciones de malonil-CoA desciendan y posibiliten la oxidación de ácidos grasos por la mitocondria. Además, las células musculares también contienen la enzima malonil-CoA descarboxilasa, que se activa por fosforilación por la AMPK. La malonil-CoA descarboxilasa convierte la malonil-CoA en acetil-CoA, liberando con ello la inhibición de la CPTI y estimulando la oxidación de ácidos grasos (fig. 45-4). Las células musculares no sintetizan ácidos grasos; la presencia de acetil-CoA carboxilasa en el músculo tiene objetivos exclusivamente reguladores. Los ratones manipulados para carecer de ACC-2 tienen una reducción de 50% de depósitos de grasa en comparación con los ratones controles. Se ha demostrado ya que esto era atribuible a un incremento de 30% en la oxidación de ácidos grasos en el músculo esquelético, resultante de la desregulación de la CPTI, provocada por la falta de inhibición de la CPTI por la malonil-CoA.

La clase de fármacos conocidos como inhibidores parciales de la oxidación de ácidos grasos (pFOX, *partial fatty acid oxydation inhibitors*) se desarrolló para reducir la gran oxidación de ácidos grasos en el corazón luego de un episodio isquémico. La reducción de la oxidación de ácidos grasos inducida por el fármaco permitirá que aumente la oxidación de glucosa y reducirá la acumulación de lactato en el músculo cardiaco dañado. Un ejemplo de un pFOX es la trimetazidina (TMZ), que parcialmente inhibe a la β-cetoacil-CoA tiolasa de cadena media mitocondrial (la enzima que cataliza la liberación de acetil-CoA de la cadena de ácidos grasos oxidada). Se puede usar para disminuir los síntomas de angina con enfermedad coronaria crónica. Otros objetivos posibles de estos fármacos, que aún deben desarrollarse, incluyen su acción sobre las siguientes enzimas: ACC-2, malonil-CoA descarboxilasa y carnitina palmitoiltransferasa I.

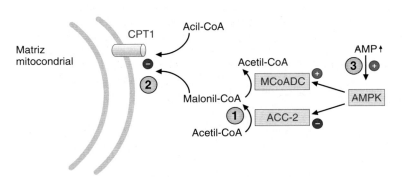

FIGURA 45-4   Regulación de la entrada de la acil-CoA grasa en la mitocondria muscular. (1) La acetil-CoA carboxilasa 2 (ACC-2) convierte la acetil-CoA en malonil-CoA, que inhibe a la carnitina palmitoiltransferasa I (CTPI), tras bloquear de esta forma la entrada de la acil-CoA en la mitocondria. (2) Sin embargo, a medida que las concentraciones de energía disminuyen, las concentraciones de AMP se elevan debido a la actividad de la adenilato cinasa. (3) El aumento de las concentraciones de AMP activa a la proteína cinasa activada por AMP (AMPK), que fosforila e inactiva a la ACC-2 y también fosforila y activa a la malonil-CoA descarboxilasa (MCoADC). La descarboxilasa convierte a la malonil-CoA en acetil-CoA, lo cual desinhibe a la CPTI y posibilita a la acil-CoA entrar a la mitocondria. Esto permite al músculo generar ATP a través de la oxidación de los ácidos grasos.

IV. Uso del combustible en el músculo cardiaco

A. Condiciones normales

El corazón utiliza sobre todo ácidos grasos (60 a 80%), lactato y glucosa (20 a 40%) como fuentes de energía. Noventa y ocho por ciento del ATP cardiaco se genera por medios oxidativos; 2% se deriva de la glucólisis. El lactato utilizado por el corazón lo capta un transportador de monocarboxilato en la membrana celular que también se usa para el transporte de cuerpos cetónicos. Sin embargo, los cuerpos cetónicos no son la opción preferente de combustible por el corazón; el corazón prefiere utilizar ácidos grasos.

El lactato es generado por los eritrocitos y por el músculo esquelético durante el trabajo. Cuando el corazón utiliza el lactato, este se oxida en dióxido de carbono y agua, siguiendo la vía del lactato en piruvato, piruvato en acetil-CoA, oxidación de acetil-CoA en el ciclo del ácido tricarboxílico (ATC) y la síntesis de ATP a través de la fosforilación oxidativa. Un destino alternativo del lactato es su uso en las reacciones del ciclo de Cori en el hígado.

El transporte de glucosa hacia el cardiocito se produce a través de los transportadores GLUT 1 y GLUT 4, aunque alrededor de 90% de los transportadores corresponde a GLUT 4. La insulina estimula el aumento del número de transportadores GLUT 4 en la membrana celular cardiaca, como lo hace la isquemia miocárdica. El incremento inducido por isquemia en el transportador GLUT 4 se añade al efecto de la insulina en la translocación de los transportadores GLUT 4 en la membrana plasmática.

La captación de ácidos grasos hacia el músculo cardiaco es similar a la de los otros tipos de células musculares y requiere de las proteínas de unión a ácidos grasos y de la carnitina palmitoiltransferasa I para transferirlos a la mitocondria. La oxidación de los ácidos grasos en las células del músculo cardiaco es regulada por las actividades de alternancia de la ACC-2 y malonil-CoA descarboxilasa. En condiciones en las que se producen cuerpos cetónicos, las concentraciones de ácidos grasos en el plasma también son elevadas. Debido a que el corazón consume preferentemente ácidos grasos como combustible en vez de los cuerpos cetónicos producidos por el hígado, estos cuerpos cetónicos se reservan para su uso en el sistema nervioso.

B. Condiciones isquémicas

Cuando el flujo de sangre hacia el corazón se interrumpe, el corazón cambia al metabolismo anaeróbico. La tasa de glucólisis aumenta, pero la acumulación de protones (a través de la formación del lactato) es perjudicial para el corazón. La isquemia también incrementa las cifras de ácidos grasos libres en la sangre y, de forma sorprendente, cuando el oxígeno se reintroduce en el corazón, la elevada tasa de oxidación de ácidos grasos en el corazón es perjudicial para la recuperación de las células cardiacas dañadas. La oxidación de ácidos grasos se produce con tanta rapidez en estas células dañadas que el NADH se acumula en las mitocondrias, lo que provoca disminución en la actividad lanzadera del NADH hacia la mitocondria y a un aumento en las cifras de NADH citoplasmático, que desplaza el equilibrio hacia la formación de lactato, lo cual genera más protones. Además, la oxidación de ácidos grasos incrementa las cantidades de acetil-CoA mitocondrial, que inhibe a la piruvato deshidrogenasa, causando acumulación de piruvato citoplasmático y mayor producción de lactato. A medida que aumenta la producción de lactato y el pH intracelular del corazón disminuye, es más difícil mantener los gradientes de iones a través del sarcolema. La hidrólisis de ATP se requiere para reparar estos gradientes, que son esenciales para la función del corazón. Sin embargo, el uso de ATP para la reparación del gradiente reduce la cantidad de ATP disponible para que el corazón lo utilice en la contracción, que a su vez compromete la capacidad del corazón para recuperarse del episodio isquémico.

V. Uso del combustible en el músculo esquelético

El músculo esquelético utiliza muchos sustratos para generar ATP. La fuente más abundante e inmediata de ATP es la creatina fosfato. El ATP también puede generarse a partir de los depósitos de glucógeno, ya sea de forma anaeróbica (al generar lactato) o de forma aeróbica, y en tal caso el piruvato se convierte en acetil-CoA para su oxidación a través del ciclo del ATC. Todos los músculos esqueléticos de los humanos tienen mitocondrias; con ello son capaces de oxidar ácidos grasos y cuerpos cetónicos.

 El análisis del gen de la DMD indicó que para algunas deleciones (incluyendo la deleción del exón 48 al 50 presente en **Seth D.**) si el exón 51 fuera también eliminado, se podría producir una proteína truncada dentro del marco. Esto condujo a la búsqueda de reactivos que pudieran interferir con los espliceosomas durante el procesamiento del gen de la DMD, de manera que el exón 51 fuera omitido. El razonamiento para tal tratamiento era que una proteína distrofina truncada, parcialmente activa, sería más funcional que una falta de proteína distrofina. Los experimentos preliminares en modelos animales indicaron que un oligonucleótido sintético en antisentido, que se emparejaría con el exón 51 en el ARNm precursor de la distrofina, causaría espliceosoma a omitir el exón 51 y produc r una molécula de distrofina truncada, parcialmente funcional.

Los músculos esqueléticos también son capaces de oxidar por completo los esqueletos de carbono de alanina, aspartato, glutamato, valina, leucina e isoleucina, pero no otros aminoácidos. Cada vía de oxidación de estos combustibles desempeña una función particular en el metabolismo del músculo esquelético.

A. Adenosín trifosfato y creatina fosfato

El ATP no es una buena opción como molécula para almacenar grandes reservas de energía. Además, muchas reacciones se activan o se inhiben de forma alostérica por las concentraciones de ATP, en particular aquellas que generan energía. Las células musculares resuelven este problema al almacenar uniones fosfato de alta energía en forma de creatina fosfato. Cuando se requiere energía, la creatina fosfato cede un fosfato al adenosín difosfato (ADP) para regenerar ATP para la contracción muscular (fig. 45-5).

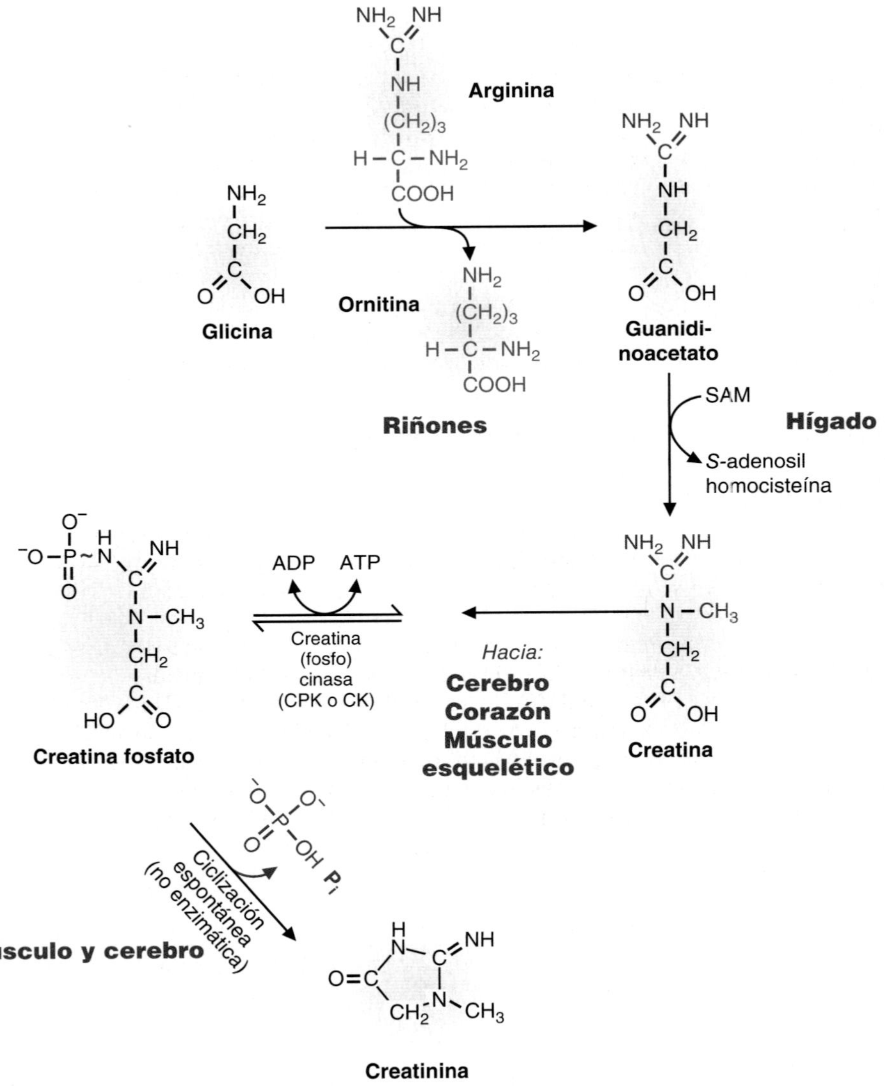

FIGURA 45-5 La síntesis de creatina y la generación de creatinina. La reacción de la creatina fosfocinasa transfiere un enlace de alta energía del ATP a la creatina, conservando el enlace de alta energía. El enlace de alta energía es el enlace inusual nitrógeno-fosfato, como lo indica la representación en *rojo*. La creatina se forma a partir de la arginina, glicina y S-adenosilmetionina (SAM). La síntesis se origina en el riñón y se completa en el hígado. La creatina fosfato (y la creatina) se cicliza espontáneamente, formando creatinina, que se excreta por la orina. ADP, adenosín difosfato; ATP, adenosín trifosfato; P_i, fosfato inorgánico.

La síntesis de creatina comienza en el riñón y se completa en el hígado. En el riñón, la glicina se combina con la arginina para formar guanidinoacetato. En esta reacción, el grupo guanidino de la arginina (el grupo que también forma urea) se transfiere a la glicina y el remanente de la molécula de arginina se libera como ornitina. El guanidinoacetato se desplaza entonces hacia el hígado, donde la *S*-adenosilmetionina le dona el grupo metilo para formar creatina (*véase* fig. 45-5).

La creatina formada es liberada por el hígado y se desplaza a través del torrente sanguíneo hacia otros tejidos, en particular al cerebro, corazón y músculo esquelético, donde reacciona con el ATP para formar compuestos creatina fosfato de alta energía (*véase* fig. 45-5). Esta reacción, catalizada por la creatina fosfocinasa (CK, también abreviada como CPK), es reversible. De esta forma, las células pueden utilizar creatina fosfato para regenerar ATP.

La creatina fosfato actúa como una pequeña reserva de fosfato de alta energía que puede regenerar ATP a partir del ADP con facilidad. Como resultado, realiza una función especial en el músculo durante el ejercicio. También transporta fosfatos de alta energía desde la mitocondria, donde el ATP se sintetiza, hasta los filamentos de miosina, donde el ATP es utilizado para la contracción muscular.

La creatina fosfato es un compuesto inestable. Se cicliza de forma espontánea y forma creatinina (*véase* fig. 45-5). La creatinina no puede metabolizarse con posterioridad y se excreta por la orina. La cantidad de creatinina excretada cada día es constante y depende de la masa muscular corporal. De esta forma, puede usarse como medida para determinar las cantidades excretadas por la orina de otros compuestos y como un indicador de la función excretora renal. El volumen diario de orina se determina por factores como el volumen de sangre que llega a los glomérulos renales y el volumen del líquido tubular renal resorbido de la orina tubular hacia el espacio intersticial de los riñones a lo largo del tiempo. En cualquier momento, la concentración de un compuesto en una muestra de orina no es un buen indicador de la cantidad total que se excreta a diario. Sin embargo, si la concentración del compuesto se divide entre la concentración de creatinina, el resultado provee un mejor indicador de dicha tasa de excreción.

B. Uso del combustible durante el reposo

El uso del combustible muscular durante el reposo depende de las concentraciones séricas de glucosa, aminoácidos y ácidos grasos. Si las cifras de glucosa sanguínea y aminoácidos son elevadas, la glucosa se convierte en glucógeno y el metabolismo de los aminoácidos de cadenas ramificadas será alto. Los ácidos grasos se utilizan para la producción de acetil-CoA, que en estas condiciones satisface las necesidades de energía del músculo.

Hay un equilibrio entre la oxidación de la glucosa y los ácidos grasos, al cual lo regula el citrato. Cuando la célula muscular tiene la energía adecuada, el citrato sale de la mitocondria y activa a la ACC-2, que produce malonil-CoA. Esta última inhibe la carnitina palmitoiltransferasa 1 y de esa forma reduce la oxidación de ácidos grasos en el músculo. La malonil-CoA descarboxilasa también está inactiva, ya que la AMPK no está activa en estado de alimentación. En consecuencia, el músculo regula la oxidación de glucosa y ácidos grasos en parte a través de vigilar las concentraciones de citrato citoplasmático.

C. Uso del combustible durante la inanición

A medida que las concentraciones de glucosa descienden, la insulina también lo hace. Esto reduce el número de transportadores GLUT 4 en la membrana muscular y el uso de glucosa por los músculos decrece en grado significativo. Esto conserva la glucosa para su utilización en el sistema nervioso y los eritrocitos. En el músculo cardiaco, la PFK-2 es fosforilada y activada por la insulina. La falta de esta última resulta también en un consumo de glucosa reducido por estas células. La piruvato deshidrogenasa se inhibe por las elevadas cantidades de acetil-CoA y NADH que se producen con la oxidación de los ácidos grasos.

Los ácidos grasos se convierten en el combustible preferido de los músculos en condiciones de inanición. La enzima AMPK se encuentra activa debido a las concentraciones de ATP menores de lo normal, la ACC-2 se inhibe y la malonil-CoA descarboxilasa se activa, lo cual favorece la actividad completa de la CPTI.

 Cada riñón contiene aproximadamente un millón de unidades glomerulares. Cada unidad glomerular actúa como un "filtro" y es irrigada por la sangre arterial a través de las arterias renales. Los metabolitos como la creatinina salen de la sangre y pasan por los poros o canales en los capilares glomerulares y entran al líquido de los túbulos proximales del riñón para su excreción final en la orina. Cuando están intactos desde el punto de vista funcional, estos tejidos glomerulares, en conjunto con la nefrona, son impermeables a todo, menos a las proteínas más pequeñas. Sin embargo, cuando se inflaman de forma aguda se pierde la función de esta barrera en varios grados y la albúmina y otras proteínas pueden aparecer en la orina.

Este marcado cambio inflamatorio en los capilares glomerulares que acompaña a la glomerulonefritis posestreptocócica reduce en grado significativo el flujo sanguíneo hacia las superficies filtrantes de estos vasos. Como resultado, la creatinina, urea y otros metabolitos circulantes que son filtrados hacia la orina a una tasa normal (tasa de filtración glomerular, GFR), en presencia de una enfermedad renal, no pueden llegar a los filtros y, de esta forma, se acumulan en el plasma. Estos cambios explican el perfil de laboratorio de **Renee F.** durante la inflamación glomerular aguda (glomerulonefritis). En la mayoría de los pacientes, el pronóstico es excelente, aunque en algunos sujetos es posible que la recuperación no ocurra. Estos pacientes pueden progresar hacia una deficiencia renal crónica.

La falta de glucosa reduce la tasa glucolítica y la síntesis de glucógeno no se produce debido a la inactivación de la glucógeno sintasa por fosforilación estimulada por la adrenalina. No debe olvidarse que durante una inanición prolongada, la proteólisis muscular es inducida (en parte por la liberación de cortisol) para la gluconeogénesis en el hígado. Sin embargo, esto no altera el uso de los ácidos grasos por el músculo para sus propias necesidades energéticas en estas condiciones.

D. Uso del combustible durante el ejercicio

La tasa de utilización del ATP en el músculo esquelético durante el ejercicio puede ser 100 veces mayor que aquel durante el reposo; en consecuencia, las vías de oxidación del combustible deben activarse con rapidez durante el ejercicio para satisfacer la gran demanda de ATP. El ATP y la creatina fosfato se agotarían con rapidez si no se regeneraran de forma continua. La síntesis de ATP se produce a partir de la glucólisis (de manera aeróbica o anaeróbica) y la fosforilación oxidativa (que requiere un suministro de oxígeno constante).

La glucólisis anaeróbica es en particular importante como fuente de ATP en tres condiciones. La primera durante el periodo inicial de ejercicio, antes del incremento en el flujo sanguíneo y el inicio del suministro de sustratos y oxígeno estimulados por el ejercicio, lo que posibilita el proceso aeróbico. La segunda condición en la cual la glucólisis anaeróbica es esencial es durante la contracción de los músculos que contienen predominantemente fibras glucolíticas de contracción rápida, debido a que estas fibras tienen una baja capacidad oxidativa y generan la mayor parte del ATP a través de glucólisis. La tercera condición ocurre durante la actividad extenuante, cuando la demanda de ATP excede la capacidad oxidativa del tejido y las necesidades incrementadas de ATP se alcanzan a través de la glucólisis anaeróbica.

1. Glucólisis anaeróbica al inicio del ejercicio

Durante el reposo, la mayor parte del ATP requerido en todos los tipos de fibras musculares se obtiene del metabolismo aeróbico. Sin embargo, apenas comienza el ejercicio, la demanda de ATP aumenta. La cantidad de ATP presente en el músculo esquelético podría posibilitar el ejercicio por solo 1.2 s si no se regenerara y la cantidad de fosfocreatina podría hacerlo por tan solo 9 s si tampoco se regenerara. Le toma más de 1 min al músculo ejercitado para obtener la cantidad necesaria de sangre como resultado de la vasodilatación y, por lo tanto, el metabolismo oxidativo de la glucosa y de los ácidos grasos provenientes de la sangre no pueden incrementarse con rapidez al comienzo del ejercicio. Por consiguiente, durante los primeros minutos del ejercicio, la conversión del glucógeno en lactato suministra una cantidad considerable del ATP requerido.

2. Glucólisis anaeróbica en las fibras glucolíticas de contracción rápida tipo IIB

Aunque los seres humanos no tienen músculos que contengan solo fibras de contracción rápida, muchos otros animales sí los tienen. Ejemplos de estos son los músculos abdominales blancos de los peces y los músculos pectorales de las aves de granja (carne blanca de pavo). Estos músculos se contraen rápida y vigorosamente ("contracción rápida" se refiere al tiempo requerido para llegar hasta la tensión máxima), pero solo por periodos cortos. Por lo tanto, se utilizan en actividades como volar en el caso de las aves, correr y levantar pesas en el caso de los humanos.

En esos músculos, la capacidad glucolítica es alta porque las enzimas de la glucólisis están presentes en grandes cantidades (en consecuencia, la $V_{máx}$ [máxima velocidad] es grande). Sin embargo, las concentraciones de hexocinasa son bajas, de tal modo que se utiliza muy poca glucosa circulante. Las bajas cantidades de hexocinasa en las fibras glucolíticas de contracción rápida impiden que el músculo sustraiga glucosa sanguínea para alcanzar su gran demanda de ATP y evitar de esta forma la hipoglucemia. La glucosa 6-fosfato, formada a partir de la glucogenólisis, inhibe de manera adicional a la hexocinasa. Estos tejidos se basan en las reservas endógenas de combustible (glucógeno y creatina fosfato) para generar ATP, siguiendo la vía de la fragmentación del glucógeno en glucosa 1-fosfato, la conversión de glucosa 1-fosfato en glucosa 6-fosfato y la oxidación de la glucosa 6-fosfato hasta lactato. Por consiguiente, la glucólisis anaeróbica es la fuente principal de ATP durante el ejercicio de estas fibras musculares.

3. Glucólisis anaeróbica a partir del glucógeno

La glucogenólisis y glucólisis durante el ejercicio se activan de forma conjunta porque la fosfofructocinasa 1 (PFK-1) (la enzima limitadora de la tasa glucolítica) y la glucógeno fosforilasa b (la forma inhibida de la glucógeno fosforilasa) son activadas de modo alostérico por el AMP.

El AMP es un activador ideal porque su concentración se mantiene baja casi siempre por el equilibrio de la adenilato cinasa (también llamada miocinasa en el músculo) (2ADP ↔ AMP + ATP). Por lo tanto, cuando las cantidades de ATP disminuyen ligeramente, la concentración de AMP aumenta muchas veces (fig. 45-6).

A partir de una molécula de glucosa 1-fosfato derivada de la glucogenólisis, tres moléculas de ATP se producen en la glucólisis anaeróbica, en comparación con 31 a 33 moléculas de ATP en la glucólisis aeróbica. Para compensar el bajo rendimiento de ATP de la glucólisis anaeróbica, las fibras glucolíticas de contracción rápida tienen un contenido mucho mayor de enzimas glucolíticas y la tasa de rendimiento de la glucosa 6-fosfato es 12 veces mayor que en las fibras de contracción lenta.

La fatiga muscular durante el ejercicio se debe casi siempre a una disminución del pH en el tejido, alrededor de 6.4. El metabolismo aeróbico y anaeróbico reduce el pH. Tanto la disminución de pH como la producción de lactato pueden causar dolor.

La fatiga metabólica también puede ocurrir una vez que el glucógeno se agota. Los depósitos de glucógeno muscular se agotan en menos de 2 min de ejercicio anaeróbico. Si se realizan lagartijas (*push-ups*), se puede probar esto. Los músculos utilizados en las lagartijas, un ejercicio de mucha fuerza, son en especial fibras glucolíticas de contracción rápida. Tómese el tiempo que quiera durante las extensiones de brazos. No importa qué tan bien esté usted entrenado, lo más probable es que no pueda realizarlas por más de 2 minutos. Además, sentirá dolor a medida que el pH muscular decrece y la producción de lactato continúa.

La regulación del metabolismo del glucógeno muscular es compleja. Recuérdese que la degradación en el músculo no es sensible al glucagón (el músculo no tiene receptores de glucagón), de tal manera que hay solo un pequeño cambio en los depósitos de glucógeno muscular durante los ayunos nocturnos o prolongados, si el individuo se mantiene en reposo. La glucógeno sintasa se inhibe durante el ejercicio, pero puede activarse en el músculo en reposo por la liberación de insulina luego de una comida rica en carbohidratos. A diferencia de la forma hepática de la glucógeno fosforilasa, la isoenzima muscular contiene un sitio alostérico para unirse al AMP. Cuando el AMP se une a la glucógeno fosforilasa b muscular, la enzima se activa aunque no esté fosforilada. En consecuencia, a medida que el músculo comienza a trabajar y la miosina-ATPasa hidroliza los depósitos existentes en ATP para ADP, el AMP se empieza a acumular (debido a la reacción de la adenilato cinasa) y se refuerza la degradación del glucógeno. La activación de la glucógeno fosforilasa b muscular se refuerza por la liberación de Ca^{2+} del retículo sarcoplasmático cuando los músculos son estimulados para contraerse. El aumento del Ca^{2+} sarcoplasmático también lleva a la activación alostérica de la glucógeno fosforilasa cinasa (a través de la unión a la subunidad de calmodulina de la enzima), que fosforila a la glucógeno fosforilasa b muscular y la activa por completo. Y, por último, durante el ejercicio intenso, la liberación de adrenalina estimula la activación de la adenil ciclasa en las células musculares, lo cual activa de esta forma la proteína cinasa dependiente de AMPc (*véase* fig. 26-9).

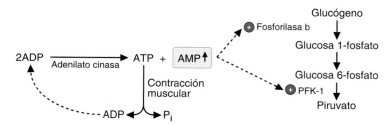

FIGURA 45-6 Activación de la glucogenólisis y la glucólisis muscular por AMP. A medida que el músculo se contrae, el ATP se convierte en ADP y fosfato inorgánico (P_i). En la reacción de la adenilato cinasa, dos moléculas de ADP reaccionan para formar ATP y AMP. El ATP se utiliza para la contracción. Conforme el AMP se acumula, activa la glucogenólisis y la glucólisis. PFK-1, fosfofructocinasa.

La proteína cinasa A fosforila y activa por completo a la glucógeno fosforilasa cinasa para que pueda ocurrir la activación continua de glucógeno fosforilasa muscular. La
señal hormonal es más lenta que los procesos de activación inicial desencadenados por
el AMP y el calcio (fig. 45-7).

4. Glucólisis anaeróbica durante el ejercicio de alta intensidad

Una vez que comienza el ejercicio, la cadena de transporte de electrones, el ciclo del
ATC y la oxidación de ácidos grasos se activan por el incremento de ADP y disminución
de ATP. La piruvato deshidrogenasa se mantiene en el estado activo y no fosforilado
siempre y cuando el NADH pueda reoxidarse en la cadena de transporte de electrones y
la acetil-CoA pueda entrar al ciclo del ATC. Sin embargo, aunque el metabolismo mitocondrial trabaje a su máxima capacidad puede necesitarse ATP adicional durante ejercicios extenuantes y de alta intensidad. Cuando esto ocurre, el ATP no se produce con
suficiente rapidez para alcanzar las necesidades musculares y el AMP se empieza a acumular. Las elevadas cantidades de AMP activan a la PFK-1 y la glucogenólisis, suministrando de esta forma ATP adicional proveniente de la glucólisis anaeróbica (el piruvato
adicional producido no entra en la mitocondria sino que se convierte en lactato para que
la glucólisis pueda continuar).

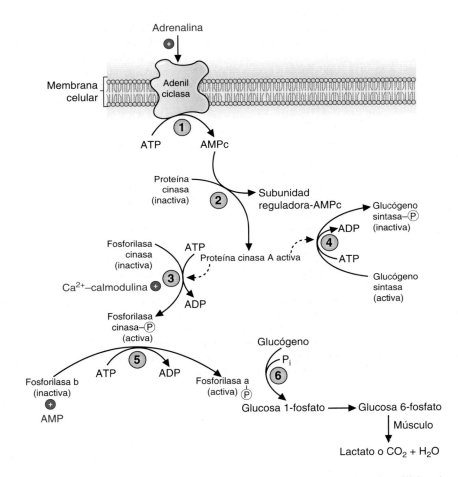

FIGURA 45-7   Estimulación de la glucogenólisis en el músculo por la adrenalina. (1) La adrenalina se une a su receptor y lleva a la activación de la adenil ciclasa, que incrementa las concentraciones de AMPc. (2) El AMPc se une a las subunidades reguladoras de la proteína cinasa A y activa
de esa forma a las subunidades catalíticas. (3) La proteína cinasa A activa fosforila y activa a la
fosfarilasa cinasa. Esta también puede activarse de forma parcial por el complejo Ca^{2+}- calmodulina a medida que las cantidades de Ca^{2+} se incrementan conforme el músculo se contrae. (4) La
proteína cinasa A fosforila e inactiva a la glucógeno sintasa. (5) La fosforilasa cinasa activa convierte la glucógeno fosforilasa b en glucógeno fosforilasa a. (6) La degradación de glucógeno forma
glucosa 1-fosfato, que se convierte en glucosa 6-fosfato, que entra a las vías glucolíticas para la
producción de energía. ADP, adenosín difosfato; ATP, adenosín trifosfato.

En estas condiciones, la mayor parte del piruvato formado por la glucólisis entra al ciclo del ATC, mientras que el remanente se reduce a lactato para regenerar NAD⁺, este último necesario para que la glucólisis continúe funcionando.

5. Destino del lactato liberado durante el ejercicio

El lactato liberado de los músculos esqueléticos durante el ejercicio pueden utilizarlo los músculos esqueléticos en reposo o el corazón, un músculo con una gran cantidad de mitocondrias y una capacidad oxidativa muy alta. En estos músculos, la relación NADH/NAD⁺ es más baja que en el músculo esquelético en ejercicio y la reacción de la lactato deshidrogenasa procede en la dirección de formación del piruvato. El piruvato generado se convierte entonces en acetil-CoA y se oxida en el ciclo del ATC, hasta producir energía por la fosforilación oxidativa.

El segundo destino potencial del lactato es el regreso al hígado a través del ciclo de Cori, en el cual se convierte en glucosa (*véase* fig. 22-12).

VI. Ejercicio de intensidad baja a moderada de largo plazo

A. La liberación de lactato decrece con la duración del ejercicio

El ejercicio de intensidad baja a moderada puede realizarse por periodos más largos que los ejercicios de alta intensidad. Esto se debe a que la oxidación aeróbica de glucosa y ácidos grasos, generan más energía por molécula de combustible que solo el metabolismo anaeróbico y a que también este tipo de ejercicio produce ácido láctico a una tasa menor respecto del metabolismo anaeróbico. Por consiguiente, durante el ejercicio de baja a moderada intensidad, la liberación del lactato muscular decrece a medida que el metabolismo aeróbico de la glucosa y ácidos grasos se vuelve predominante.

B. Glucosa sanguínea como combustible

En cualquier momento durante el ayuno, la sangre contiene aproximadamente 5 g de glucosa, lo suficiente para que una persona pueda correr a un paso moderado unos cuantos minutos. Por lo tanto, el suministro de glucosa sanguínea debe restituirse de manera constante. Durante el ejercicio a intensidad baja y moderada el hígado realiza esta función a través de procesos similares a aquellos utilizados durante el ayuno. El hígado produce glucosa al metabolizar sus propios depósitos de glucógeno y a través de la gluconeogénesis. La fuente de carbono más importante para la gluconeogénesis durante el ejercicio es, por supuesto, el lactato, producido por el músculo en ejercicio, pero también se emplean los aminoácidos y el glicerol (fig. 45-8). La adrenalina liberada durante el ejercicio aumenta las concentraciones de AMPc, lo que estimula la glucogenólisis y glucogénesis hepáticas.

Durante ejercicios de larga duración, la gluconeogénesis y glucogenólisis hepáticas mantienen las concentraciones de glucosa en la sangre. La cantidad de glucosa que el hígado debe exportar es mayor a mayor carga de trabajo; en este último caso el músculo utiliza proporcionalmente mayor cantidad de glucosa para el metabolismo anaeróbico. Conforme la duración del ejercicio aumenta, una mayor cantidad de glucosa sanguínea es aportada por la gluconeogénesis. Hasta 40 min de ejercicio ligero, la glucogenólisis es la que proporciona la mayor cantidad de glucosa hepática. Sin embargo, luego de 40 a 240 min de ejercicio, la producción de glucosa hepática disminuye. Esto se debe a un mayor consumo de ácidos grasos, que se liberan de los triacilgliceroles del tejido adiposo (estimulados por la liberación de adrenalina). La captación de glucosa por el músculo es estimulada por el incremento de las concentraciones de AMP y la activación de la proteína cinasa activada por AMP, que estimula el desplazamiento de los transportadores GLUT 4 a la membrana muscular.

Los cambios hormonales que dirigen el incremento de la glucogenólisis y gluconeogénesis hepática y la lipólisis del tejido adiposo incluyen una disminución de insulina y un incremento del glucagón, adrenalina y noradrenalina. Las concentraciones plasmáticas de la hormona del crecimiento, el cortisol y la hormona estimulante de la tiroides (TSH) también se incrementan y pueden contribuir a la movilización de combustibles (*véase* cap. 41). La activación de la glucogenólisis hepática se produce a través de la liberación de glucagón y adrenalina. La gluconeogénesis hepática se activa por el mayor suministro de precursores (lactato, glicerol, aminoácidos, piruvato), la inducción de enzimas gluconeogénicas por glucagón y cortisol (esto ocurre solo durante el ejercicio

P Si **Otto S.** corriera a un paso en el que los músculos requieran alrededor de 500 kcal/h, ¿cuánto tiempo podría correr con la cantidad de glucosa presente en la circulación sanguínea? Suponga que el volumen de sangre es de 5 L.

R Recuérdese del capítulo 1 que una caloría (Cal) alimenticia es equivalente a 1 kcal de energía. Un gramo de glucosa puede suministrar hasta 4 kcal de energía, de tal manera que a una tasa de consumo de 500 kcal/h se tiene:

(500 kcal/h) × (1 g glucosa/4 kcal energía)
        × (1 h/60 min) = 2 g glucosa/min

En consecuencia, **Otto S.** debe usar 2 g de glucosa por min para correr a su paso actual. En el estado de ayuno, las concentraciones de glucosa sanguínea se aproximan a 90 mg/dL, o 900 mg/L. Debido a que se supuso que el volumen de sangre es de 5 L, **Otto S.** tiene 4.5 g de glucosa disponible. Si no se restituye, la cifra de glucosa posibilita solo 2.25 min de carrera a 2 g de glucosa por minuto.

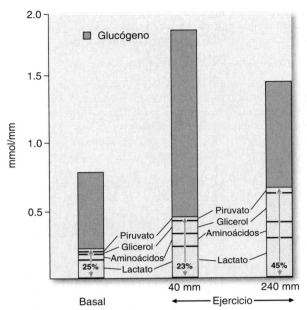

FIGURA 45-8 Producción de glucosa sanguínea por el hígado a partir de varios precursores durante el reposo y el ejercicio prolongado. El área verde representa la contribución del glucógeno hepático a la glucosa sanguínea y el área clara la contribución de la gluconeogénesis. (Reimpresa con permiso de Wahren J, Felig P, Hagenfeldt L, *et al.* Splanchnic and leg metabolism of glucose, free fatty acids and amino acids during prolonged exercise in man. En: Howald H, Poortmans JR, eds. *Metabolic Adaptation to Prolonged Physical Exercise.* Birkhauser; 1973:148. © 1975 Springer Basel AG.)

prolongado) y por el suministro incrementado de ácidos grasos para proveer el ATP y el NADH necesario para la gluconeogénesis y la regulación de enzimas gluconeogénicas.

C. Ácidos grasos libres como fuente de adenosín trifosfato

Cuanto mayor sea la duración del ejercicio, mayor será la dependencia del músculo de los ácidos grasos libres para la generación de ATP (fig. 45-9). Debido a que la generación de ATP a partir de los ácidos grasos libres depende de la mitocondria y la fosforilación oxidativa, las carreras de larga distancia utilizan músculos de fibras oxidativas de contracción lenta, como los gastrocnemios. También es importante tener en cuenta que el músculo esquelético en reposo utiliza ácidos grasos libres como combustible principal. Casi en cualquier momento, excepto en el estado posprandial (justo después de comer), los ácidos grasos libres son el combustible requerido por el músculo esquelético.

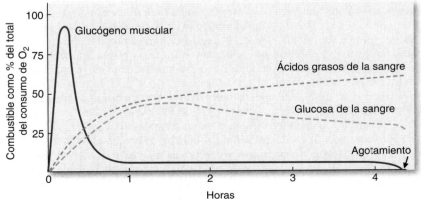

FIGURA 45-9 Combustibles utilizados durante el ejercicio. El patrón de uso del combustible cambia con la duración del ejercicio. (Tomada de Felig P, Baxter JD, Broadus AE, Frohman LA. *Endocrinology & Metabolism.* McGraw-Hill; 1981:796.)

El uso preferencial de los ácidos grasos sobre la glucosa como combustible en el músculo esquelético depende de los siguientes factores:

1. La disponibilidad de ácidos libres en la sangre, que depende de su liberación de los triacilgliceroles del tejido adiposo por lipasas. Durante el ejercicio prolongado, la lipólisis del tejido adiposo es activada por la pequeña disminución de insulina y los incrementos de glucagón, adrenalina y noradrenalina, cortisol y tal vez la hormona del crecimiento.
2. Inhibición de la glucólisis por productos de la oxidación de ácidos grasos. La actividad de la piruvato deshidrogenasa se inhibe por el acetil-CoA, NADH y ATP, los cuales están elevados a medida que tiene lugar la oxidación de ácidos grasos. A medida que el AMP decrece y el ATP aumenta, se atenúa la actividad de la PFK-1 (*véase* cap. 22).
3. El transporte de glucosa puede reducirse durante el ejercicio de larga duración. El transporte de glucosa en los músculos esqueléticos a través del transportador GLUT 4 se activa por acción de la insulina o del ejercicio. No obstante, durante el ejercicio de largo plazo, el descenso de las concentraciones de insulina o el incremento de los ácidos grasos puede contrarrestar la estimulación del transporte de glucosa por el mismo ejercicio.
4. La oxidación de cuerpos cetónicos también se incrementa durante el ejercicio. Su utilización como combustible es dependiente de su tasa de producción por el hígado. Sin embargo, los cuerpos cetónicos nunca son un combustible esencial para el músculo esquelético (los músculos prefieren los ácidos grasos libres).
5. La acetil-CoA carboxilasa (isoenzima ACC-2) debe inactivarse para que el músculo utilice ácidos grasos. Esto ocurre a medida que la AMPK es activada y fosforila la ACC-2, de modo que se inactiva, y activa a la malonil-CoA descarboxilasa, para reducir las cifras de malonil-CoA y permitir la actividad de CPTI.

D. Aminoácidos de cadena ramificada

Se ha considerado que la oxidación de aminoácidos de cadena ramificada provee hasta un máximo de 20% del suministro de ATP del músculo en reposo. La oxidación de aminoácidos de cadena ramificada en el músculo tiene dos funciones. La primera es la generación de ATP y la segunda la síntesis de glutamina, que sale del músculo. Las tasas más altas de oxidación de aminoácidos de cadena ramificada se producen en condiciones de acidosis, en las que hay una mayor demanda de glutamina para transferir amoniaco al riñón y regular la orina como ion amonio durante la excreción de protones. Recuérdese que la síntesis de glutamina se produce a partir de los esqueletos de carbono de la oxidación de aminoácidos de cadena ramificada (valina e isoleucina) luego de los cinco pasos iniciales de la vía oxidativa.

E. El ciclo de los nucleótidos de purina

El ejercicio incrementa la actividad del ciclo de nucleótidos de purina, que convierte el aspartato en fumarato y amoniaco (*véase* fig. 39-12). El amoniaco se utiliza para amortiguar la producción de protón y lactato a partir de la glucólisis; el fumarato se recicla y puede formar glutamina.

F. Acetato

El acetato es un excelente combustible para el músculo esquelético. El músculo lo emplea como un ácido graso de cadena muy corta. Es activado en acetil-CoA en el citosol y luego transferido hacia la mitocondria a través de la acetilcarnitina transferasa, una isoenzima de la carnitina palmitoiltransferasa. Las fuentes de acetato incluyen la dieta (el vinagre es ácido acético) y el acetato producido en el hígado por el metabolismo del alcohol. Algunos complementos de las dietas comerciales para atletas contienen acetato.

VII. Efectos metabólicos del entrenamiento en el metabolismo muscular

El efecto del entrenamiento depende, en cierta medida, del tipo de entrenamiento. En general, el entrenamiento incrementa los depósitos de glucógeno muscular y el número y tamaño de las mitocondrias.

Las fibras incrementan de esta forma la capacidad para generar ATP a partir del metabolismo oxidativo y su capacidad para utilizar ácidos grasos como combustible. Al parecer, los ganadores en los maratones utilizan el glucógeno muscular de forma más eficiente que otros.

El entrenamiento para mejorar la fuerza, la potencia y la resistencia muscular se denomina entrenamiento de resistencia. Su objetivo es lograr aumentar el tamaño de las fibras musculares (hipertrofia del músculo). Las fibras musculares pueden desarrollar una fuerza máxima de 3 a 4 kg/cm^2 de área muscular. De esta forma, si fuera posible incrementar el tamaño muscular de 80 a 120 cm^2, la resistencia máxima que podría desarrollarse sería de 240 a 360 kg. La hipertrofia se produce por un incremento en la síntesis de proteínas en el músculo y una reducción de la tasa de recambio de la proteína existente.

COMENTARIOS CLÍNICOS

Renee F. La glomerulonefritis posestreptocócica puede ser una complicación de una infección faríngea o cutánea por un número limitado de cepas "nefritogénicas" del estreptococo β-hemolítico del grupo A. La patogenia de la glomerulonefritis posestreptocócica implica una respuesta inmunológica (anticuerpo) del hospedero hacia una o más enzimas secretadas por las células bacterianas. Los complejos antígeno-anticuerpo se depositan en las unidades glomerulares de los riñones y producen una reacción inflamatoria aguda. La hipertensión puede ocurrir como consecuencia de la retención de sodio y agua causada por la incapacidad de las unidades glomerulares de filtrar sodio y agua en la orina. La proteinuria suele ser leve si la respuesta inmunológica es autolimitada.

En general, uno de los indicadores clínicos más útiles para la tasa de filtración glomerular, tanto en la salud como en la enfermedad, es la concentración sérica de creatinina. La producción endógena de creatinina, que promedia los 15 mg/kg del peso corporal por día, se correlaciona con la masa muscular y, de esta forma, tiende a ser constante para un individuo con una función renal normal. Cualquier aumento de la creatinina sérica en un paciente como **Renee F.** puede suponerse que resulta de una excreción disminuida de este metabolito en la orina. El grado de aumento en la sangre se relaciona de modo directo con la gravedad del proceso patológico que afecta a las unidades glomerulares en los riñones.

Seth D. fue inicialmente tratado con glucocorticoides y luego se inició con eteplirsen, un reactivo de omisión del exón 51 aprobado por la FDA en 2016 para el tratamiento de los niños con DMD, que era apropiado para la omisión del exón 51 (alrededor de 13% de todos los casos de DMD). Omitiendo el exón 51, se crea una deleción en el marco, permitiendo que una forma truncada de distrofina sea producida y dirigida a la membrana de las células musculares. **Seth D.** recibe el fármaco por vía intravenosa cada semana. El fármaco parecía estar funcionando en **Seth D.**, ya que las biopsias musculares indicaron una reducción de la inflamación, y el nivel de distrofina detectable en el músculo se duplicó más que antes del tratamiento. Los efectos a largo plazo del tratamiento con eteplirsen todavía no han sido determinados.

COMENTARIOS BIOQUÍMICOS

La bomba SERCA. La bomba SERCA es una proteína transmembranal de 110 kDa que está presente en diversas isoformas en todo el cuerpo. Tres genes codifican las proteínas SERCA designadas como *SERCA1*, *SERCA2* y *SERCA3*. El gen *SERCA1* produce dos transcritos por corte y empalme alternativo: *SERCA1a* y *SERCA1b*. La *SERCA1b* se expresa en los músculos esqueléticos de contracción rápida fetales y neonatales y se remplaza en el adulto por *SERCA1a* en los músculos de contracción rápida. El transcrito del gen *SERCA2* también experimenta un procesamiento de corte y empalme alternativo y produce las isoformas *SERCA2a* y *SERCA2b*. La isoforma *SERCA2b* se expresa en todos los tipos de células y se asocia con los depósitos de calcio regulados por inositol trifosfato (IP$_3$). La *SERCA2a* es la isoforma principal expresada en el tejido cardiaco. El gen *SERCA3* produce al menos cinco diferentes isoformas derivadas también por procesamiento alternativo, que se expresan de modo específico en diferentes tejidos.

La *SERCA2a* desempeña una función importante en la contracción y relajación cardiaca. La contracción se inicia por la liberación de calcio desde los depósitos intracelulares, mientras se produce la relajación a medida que el calcio es recapturado en el retículo sarcoplasmático, con mediación parcial de la proteína SERCA2a.

La bomba SERCA2a es regulada, en parte, por su asociación con la proteína fosfolambán (PLN). La PLN es una molécula pentamérica que consiste en cinco subunidades idénticas con peso molecular de 22 000 Da. La PLN se asocia con SERCA2a en el retículo sarcoplasmático y reduce su actividad de bombeo. Debido a que no pueden producirse nuevas contracciones hasta que el calcio citosólico sea almacenado nuevamente en el retículo sarcoplasmático, una reducción de la actividad de SERCA2a incrementa el tiempo de relajación. Sin embargo, cuando se requiere, el corazón puede incrementar su tasa de contracción al inhibir la actividad del PLN. Esto se logra por fosforilación del PLN a través de la proteína cinasa A (PKA). La liberación de adrenalina estimula al corazón para latir con mayor rapidez. Esto se produce a través de la unión de la adrenalina a su receptor, con activación de una proteína G, que lleva a la activación de la adenil ciclasa, mayores cantidades de AMPc y activación de la proteína cinasa A. La PKA fosforila al PLN y ello reduce su asociación con SERCA2a y desinhibe la actividad de bombeo. Esto resulta en un tiempo de relajación reducido y contracciones más frecuentes.

Las mutaciones en el PLN causan miocardiopatías, en especial una forma autosómica dominante de miocardiopatía dilatada. Esta mutación particular sustituye una arginina en lugar de cisteína en la posición 9 en el PLN, que forma un complejo inactivo con PKA y bloquea la fosforilación por PKA de PLN. Los individuos con esta forma de PLN desarrollan miocardiopatías en su adolescencia. En esta alteración, el músculo cardiaco no bombea bien (debido a la inhibición constante de SERCA2a) y se agranda (dilata). Debido al bombeo escaso del corazón, el líquido puede acumularse en los pulmones (deficiencia cardiaca izquierda). La congestión pulmonar resulta en una forma de falta de aliento (disnea). Al final, la progresiva deficiencia cardiaca izquierda causa deficiencia cardiaca derecha y a la acumulación de líquido en otros tejidos y órganos del cuerpo, como las piernas y tobillos (edema).

CONCEPTOS CLAVE

- ◆ El músculo engloba tres tipos distintos: esquelético, liso y cardiaco.
    - ◆ El músculo esquelético facilita el movimiento del esqueleto.
        - ◆ Las fibras de contracción lenta contienen grandes cantidades de mitocondrias y mioglobina y generan energía sobre todo a través de vías oxidativas.
        - ◆ Las fibras de contracción rápida tienen pocas mitocondrias, bajas cantidades de mioglobina y son ricas en glucógeno. Estas fibras generan energía en particular a través de la glucólisis.
    - ◆ Las células del músculo liso no muestran estrías y ayudan a mantener la forma y movimiento de los vasos sanguíneos, vías respiratorias, útero y sistema digestivo.
    - ◆ Las células del músculo cardiaco contienen estrías, pero se regulan de forma involuntaria. Utilizan el metabolismo anaeróbico, al oxidar ácidos grasos, glucosa y lactato, y contienen muchas mitocondrias con muy poco glucógeno.
- ◆ La liberación de acetilcolina en la unión neuromuscular provoca contracción muscular.
- ◆ La oxidación de ácidos grasos en el músculo se controla por las concentraciones de malonil-CoA producidas por una isoenzima músculo-específica de la acetil-CoA carboxilasa (ACC-2).
- ◆ El músculo esquelético utiliza muchos combustibles para generar ATP y almacena los excesos de uniones de fosfato de alta energía como creatina fosfato.
- ◆ El uso de combustible muscular se regula de manera cuidadosa.
    - ◆ En reposo, el músculo utiliza lo que está disponible en la sangre (glucosa, aminoácidos, ácidos grasos).
    - ◆ Durante la inanición, la fuente preferida de energía son los ácidos grasos (o incluso los cuerpos cetónicos).
    - ◆ Durante el ejercicio, el glucógeno almacenado, la glucosa sanguínea y los ácidos grasos sanguíneos son las fuentes principales de energía para los músculos esqueléticos.
- ◆ Las enfermedades revisadas en este capítulo se resumen en la tabla 45-2.

TABLA 45-2	Enfermedades revisadas en el capítulo 45	
ENFERMEDAD O TRASTORNO	**GENÉTICA O AMBIENTAL**	**COMENTARIOS**
Insuficiencia renal	Ambas	La falta de función renal puede llevar a una encefalopatía debido a la acumulación de metabolitos tóxicos en la sangre.
Distrofia muscular de Duchenne (DMD)	Genética	La falta de distrofina, secundaria a deleciones en el gen DMD en el cromosoma X, lleva a una disfunción muscular en una temprana edad.

PREGUNTAS DE REVISIÓN: CAPÍTULO 45

1. ¿Cuál de los siguientes beneficios bioquímicos tiene el proceso de estiramiento muscular antes del ejercicio?
   A. Estimula la liberación de adrenalina
   B. Activa la glucólisis en el hígado
   C. Incrementa el flujo sanguíneo hacia los músculos
   D. Activa la glucólisis en el músculo
   E. Estimula la glucogenólisis en el hígado

2. ¿Cuál de los siguientes es el combustible metabólico más importante que participa en el ejercicio aeróbico prolongado?
   A. Glucógeno hepático
   B. Glucógeno muscular
   C. Glucógeno cerebral
   D. Triacilglicerol adiposo
   E. Lactato producido por los eritrocitos

3. Una muestra de orina tomada en las últimas 24 h mostró que la excreción de creatinina de un individuo era mucho más baja de lo normal. ¿A cuál de los siguientes podría deberse la excreción disminuida de creatinina?
   A. Una disminución de la ingestión dietética de creatina
   B. Una masa muscular mayor a lo normal debido al levantamiento de pesas
   C. Un defecto genético en la enzima que convierte creatina fosfato en creatinina
   D. Deficiencia renal
   E. Una dieta vegetariana

4. En las vías biosintéticas para la síntesis de hemo, creatina y guanina, ¿cuál de los siguientes aminoácidos provee directamente átomos de carbono que aparecen en el producto final?
   A. Serina
   B. Aspartato
   C. Cisteína
   D. Glutamato
   E. Glicina

5. En el músculo esquelético, ¿a cuál de los siguientes lleva la hidrólisis incrementada de ATP durante la contracción muscular?
   A. Una disminución de la tasa de oxidación de palmitato en acetil-CoA
   B. Una disminución de la tasa de oxidación de NADH por la cadena de transporte de electrones
   C. Activación de la PFK-1
   D. Un incremento del gradiente de protones a través de la membrana mitocondrial interna
   E. Activación de la glucógeno sintasa

6. Se está desarrollando un nuevo medicamento que puede inhibir específicamente la isoenzima acetil-CoA carboxilasa-2 en el músculo. Este medicamento podría ser usado para uno de los siguientes fines:
   A. Acelerar la pérdida de peso
   B. Reducir la gravedad del infarto del miocardio
   C. Aumentar el desempeño de ejercicio de alta intensidad
   D. Aumentar la síntesis de cuerpos cetónicos en un paciente con hipoglucemia
   E. Aumentar la síntesis de ácidos grasos en el músculo

7. La liberación de insulina estimula la tasa glucolítica cardiaca porque existen mayores concentraciones de glucosa en la circulación. El aumento de la tasa glucolítica se presenta por una de las siguientes causas:
   A. Aumento en las concentraciones de ATP
   B. Disminución de las concentraciones de ATP
   C. Disminución en las concentraciones de 2,6-difosfato
   D. Aumento en las concentraciones de lactato
   E. Aumento en las concentraciones de fructosa 2,6-difosfato
   F. Disminución en las concentraciones de lactato

8. Una atleta está entrenando activamente para una carrera de 1 500 m. Corre una serie de arranques seguida de distancias mayores a un ritmo más lento. ¿Cuál enunciado describe correctamente su producción y uso de energía muscular durante una sesión de entrenamiento?
   A. Las células musculares sintetizan ácidos grasos para energía
   B. El músculo esquelético usa lactato y glucosa para sus necesidades energéticas
   C. El corazón usa la glucólisis para cubrir de 10 a 20% de sus necesidades energéticas
   D. Los ácidos grasos son el combustible preferido por el corazón
   E. Los cuerpos cetónicos son el combustible preferido del músculo esquelético

9. Una persona tuvo un evento cardiaco isquémico provocado por un coágulo atorado en una arteria coronaria. Entonces recibió tPA (un destructor de coágulos) y empeoró cuando se alivió la isquemia (lesión por reperfusión de isquemia). ¿Por cuál de las siguientes causas sucedió este evento después del alivio de la isquemia?
   A. Aumento de la glucólisis
   B. Aumento de la oxidación de ácidos grasos
   C. Mayores concentraciones de NADPH en la mitocondria
   D. Menores concentraciones de NADH en la mitocondria
   E. Disminución en la producción de lactato

10. Las células musculares usan creatina fosfato para almacenar enlaces de fosfato de alta energía en lugar de ATP. ¿Con cuál de las siguientes opciones se podría describir mejor a la creatina?
   A. La creatina es sintetizada en el riñón
   B. La creatina reacciona con el ATP para producir creatina fosfocinasa (CPK)
   C. La creatina ya no se puede metabolizar más y es excretada por la orina
   D. La excreción de la creatina por la orina es constante cada día
   E. La creatina la usan el cerebro, el corazón y el músculo esquelético

11. A un joven con DMD se le administró un reactivo de omisión de exón para mejorar y retrasar la aparición de la enfermedad grave. ¿Cuál es el mecanismo básico de este tratamiento?
   A. Eliminar el exón que contiene la mutación
   B. Remplazar el exón que contiene la mutación
   C. Crear una deleción dentro del marco
   D. Crear una deleción fuera del marco
   E. Para permitir la destrucción de la proteína mutada mediada por la ubiquitina

12. Un corredor de maratón se está entrenando para su próxima carrera, y en consulta con un entrenador se centrará en una actividad que mejore principalmente el rendimiento de ¿cuál de las siguientes?
   A. Fibras musculares de tipo 1
   B. Fibras musculares de tipo 2a
   C. Fibras musculares de tipo 2b
   D. Lactato deshidrogenasa
   E. Glucógeno fosforilasa muscular

13. La rianodina actúa como agente paralizante en los insecticidas de forma directa o indirecta, ¿a causa de cuál de los siguientes factores?
   A. Bloqueo de los receptores de acetilcolina
   B. Inhibición de la acetilcolinesterasa
   C. Estimular la liberación de calcio del retículo sarcoplásmico
   D. Bloquear los cambios de conformación de la troponina
   E. Bloquear la entrada de sodio en las células musculares

14. La liberación de epinefrina causa aceleración de los latidos del corazón, que se produce debido a ¿cuál de las siguientes causas?
   A. Activación de la proteína quinasa activada por AMP
   B. Fosforilación de la bomba SERCA
   C. Asociación del fosfolamán con la bomba SERCA
   D. Fosforilación del fosfolamban
   E. Inhibición de la proteína quinasa A

15. El AMP actúa como un importante modulador de la actividad metabólica muscular. Un aumento de los niveles de AMP en el músculo debido a la utilización del ATP puede causar ¿cuál de los siguientes efectos? Elija la mejor respuesta.

	Activación de PFK-1	Activación de la glucógeno fosforilasa b	Activación de la proteína cinasa A	Activación de la acetil-CoA carboxilasa
A	No	No	Sí	Sí
B	Sí	No	No	No
C	No	No	Sí	Sí
D	Sí	Sí	No	Sí
E	No	Sí	Sí	No
F	Sí	Sí	No	No

RESPUESTAS A LAS PREGUNTAS DE REVISIÓN

1. **La respuesta es C.** El estiramiento ayuda a estimular el flujo sanguíneo en los músculos, lo que intensifica el metabolismo oxidativo muscular (permite mejor suministro de oxígeno). El estiramiento por sí mismo no estimula la liberación de adrenalina (por lo tanto, A es incorrecta), tampoco activa la glucólisis en el hígado o el músculo.

2. **La respuesta es D.** El triacilglicerol es la mayor reserva energética del cuerpo y es el combustible predominante en el ejercicio aeróbico prolongado. Durante el ejercicio, el glucógeno muscular se usa para brotes de velocidad, pero no para cubrir los requerimientos energéticos prolongados. El glucógeno hepático se utiliza para mantener la concentración sanguínea de glucosa y que esté disponible para el sistema nervioso, también como complemento para que lo use el músculo cuando requiere una velocidad elevada, pero no está diseñado como fuente de energía para un largo plazo. El cerebro no contiene una cantidad suficiente de glucógeno y el ácido láctico que producen los eritrocitos se emplea como precursor gluconeogénico en el hígado, pero no como combustible en el músculo.

3. **La respuesta es D.** La creatina se sintetiza a partir de glicina, arginina y S-adenosilmetionina (por lo tanto, la ingestión de creatina en la dieta no es relevante). En el músculo, la creatina se convierte en creatina fosfato, que se transforma por vía no enzimática para formar creatinina (por lo que C es incorrecta). La cantidad de creatinina excretada por los riñones todos los días depende de la masa muscular, pero es constante para cada persona (por lo tanto, si aumenta la masa muscular se incrementará la excreción de creatinina). En la deficiencia renal, si la excreción de creatinina a la orina es baja se observa un aumento de la creatinina sérica.

4. **La respuesta es E.** La glicina es necesaria para la síntesis de hemo (se combina con succinil-CoA en el primer paso), para la síntesis de anillos de purina (la molécula completa de glicina se incorpora en la adenina y la guanina) y para la creatina, en cuyo caso la glicina reacciona con arginina en el primer paso.

5. **La respuesta es C.** El descenso en la concentración de ATP (que ocurre cuando el músculo se contrae) estimula procesos que generan ATP. El gradiente de protones a través de la membrana mitocondrial interna disminuye conforme entran los protones a la matriz mediante la ATP-asa para sintetizar ATP; la oxidación de NADH en la cadena de transporte de electrones aumenta para restablecer el gradiente protónico; también aumenta el sustrato energético para generar más ATP.

La síntesis de glucógeno se inhibe porque se induce la fosforilación de glucógeno sintasa por acción de la adrenalina. El palmitato se oxida y la glucólisis aumenta por la activación de PFK-1 por efecto del AMP. Conforme el ATP disminuye, el AMP aumenta por la reacción de la miocinasa (2ADP → ATP + AMP).

6. **La respuesta es A.** ACC-2 produce malonil-CoA en el músculo para regular la oxidación de ácidos grasos por medio de la inhibición de carnitina palmitoiltransferasa I (CPTI). Cuando la malonil-CoA no se puede sintetizar por medio de la inhibición de ACC-2, la oxidación de ácidos grasos en el músculo es rápida y no está regulada. El músculo esquelético oxida entonces ácidos grasos en lugar de glucosa, lo que provoca disminución de los ácidos grasos almacenados en el adipocito. Después de un infarto del miocardio, la oxidación de ácidos grasos debe estar regulada de manera que también haya oxidación de glucosa, de otro modo se produce ácido láctico (mediante la glucólisis anaeróbica), lo que daña todavía más al corazón. El ejercicio de alta intensidad requiere síntesis muy rápida de ATP, lo que solo puede suceder por glucólisis anaeróbica; como resultado, el aumento en la tasa de oxidación de ácidos grasos farmacológicamente no ayudará con el ejercicio de alta intensidad. Las células musculares no producen cuerpos cetónicos o ácidos grasos; por lo tanto, la inhibición de ACC-2 no provocará estos efectos.

7. **La respuesta es E.** La liberación de insulina provoca la activación de la proteína cinasa B (Akt) que, en el corazón, fosforila PFK-2. La fosforilación de la isoenzima cardiaca PFK-2 provoca la activación de su actividad cinasa, lo que provoca mayores cantidades de fructosa 2,6-bisfosfato, un potente activador de la actividad de PFK-1. Al mismo tiempo, la actividad fosfatasa de la PFK-2 cardiaca está inhibida, lo que permite que las concentraciones elevadas de fructosa 2,6-bifosfato permanezcan elevadas. La activación de PFK-1 provoca un aumento en el índice glucolítico dentro del corazón, aprovechando las concentraciones elevadas de glucosa en la sangre. Los niveles altos de ATP inhiben la glucólisis como un inhibidor alostérico, y las concentraciones elevadas de lactato reducen la glucólisis, debido a una reducción en el pH intracelular. Los niveles bajos de ATP no estimulan la glucólisis (AMP activará a PFK-1), ni los niveles bajos de lactato.

8. **La respuesta es D.** El corazón usa principalmente ácidos grasos (60 a 80% de las necesidades energéticas) para sus requerimientos de energía, pero puede usar lactato y glucosa. Solo 2% de su requerimiento de energía se deriva de la glucólisis. Los músculos no sintetizan ácidos grasos. Los músculos esqueléticos que se ejercitan usan glucosa y ácidos grasos preferentemente para sus necesidades energéticas (glucosa durante los arranques, y una mezcla de ácidos grasos y glucosa durante las distancias prolongadas). Los cuerpos cetónicos no se producen cuando los adultos se ejercitan. El lactato generado por el músculo durante el ejercicio también se puede usar por el corazón como una fuente de energía. El músculo, cuando genera lactato, no lo usa como combustible.

9. **La respuesta es B.** Durante la isquemia, la glucólisis aumenta, creando lactato. Sin embargo, después de que se alivia la isquemia, el alto índice de oxidación de ácidos grasos daña a la células cardiacas ya dañadas por un aumento rápido en las concentraciones de NADH en la mitocondria. Esto provoca una producción todavía mayor de lactato en el citoplasma ya que las concentraciones elevadas de NADH dentro de la mitocondria inhiben los sistemas de desviación que transfieren electrones del NADH citoplásmico al NAD$^+$ mitocondrial. El aumento en los niveles de NADH citoplásmico provocan una mayor producción de lactato, lo que reduce el pH de las células cardiacas. Los niveles altos de acetil-CoA en la mitocondria (debido a oxidación de ácidos grasos) inhiben a la piruvato deshidrogenasa, lo que provoca aumento de piruvato en el citoplasma y aumento en la producción de lactato. El NADPH no está involucrado en el aumento del daño cardiaco después de la isquemia.

10. **La respuesta es E.** La síntesis de creatina comienza en el riñón y termina en el hígado. Después es liberada a la sangre y viaja particularmente al cerebro, corazón y músculo esquelético, en donde se usa para reaccionar con ATP y formar creatina fosfato (catalizado por CPK). La creatina fosfato es inestable y espontáneamente se recicla a creatinina, que se excreta por la orina. La cantidad de creatinina excretada al día es constante y proporcional a la masa muscular.

11. **La respuesta es C.** La mayoría de las mutaciones que causan la DMD son deleciones, que conducen a una secuencia de ARNm fuera de marco, de manera que hay un codón de parada prematuro, lo que hace que no se produzca una proteína funcional. La premisa de la omisión de exón es restaurar una secuencia codificante dentro del marco que permitirá la producción de una proteína truncada, pero parcialmente funcional. La presencia de una proteína parcialmente activa será mejor que la ausencia de la misma, en términos de función y viabilidad celular. Los reactivos de omisión de exón no eliminan ni sustituyen los exones que contienen la mutación. La omisión de exón producirá una proteína que evita la proteólisis mediada por la ubiquitina, por lo que las proteínas truncadas producidas proporcionan una función parcial a la célula muscular.

12. **La respuesta es A.** Las fibras musculares de tipo 1 se utilizan principalmente para el ejercicio aeróbico prolongado. Contienen altos niveles de mioglobina para el suministro de oxígeno a las mitocondrias, con bajos niveles de reservas internas de glucógeno. Las fibras tienen una gran resistencia a la fatiga y una gran capacidad de metabolismo aeróbico. El corredor puede aumentar las fibras de tipo 2a, que tienen una resistencia intermedia a la fatiga, pero no en la misma medida que las fibras de tipo 1. Las fibras musculares de tipo 2b son principalmente anaeróbicas y se utilizan para el *sprint* y las tareas de resistencia. Dado que las fibras de tipo 1 utilizan principalmente el metabolismo oxidativo, no generan lactato (el piruvato producido a partir de la glucosa pasa a acetil CoA, no a lactato, aunque el músculo también está oxidando significativamente los ácidos grasos para obtener energía durante el entrenamiento), por lo que no

es necesario aumentar la actividad de la lactato deshidrogenasa. Del mismo modo, no es necesario aumentar la actividad de la glucógeno fosforilasa, que ya está activa en el músculo en condiciones de entrenamiento debido a la liberación de epinefrina y al aumento de los niveles de AMP en el músculo.

13. **La respuesta es D.** La rianodina se une al receptor de rianodina en el retículo sarcoplásmico y bloquea su función de liberación de iones de calcio en el sarcoplasma cuando es activada por el receptor de dihidropiridina. La falta de calcio sarcoplásmico significa que el calcio no puede unirse a la troponina, que inicia el cambio conformacional en la troponina que permite que la cabeza de la miosina se una a la actina. Por lo tanto, no pueden producirse contracciones y el resultado es la parálisis. La rianodina no interactúa con el receptor de acetilcolina ni con la acetilcolinesterasa. La entrada de sodio en el músculo, en respuesta a la acetilcolina, se debe a la activación del receptor de acetilcolina, que no se ve afectado por la rianodina.

14. **La respuesta es D.** La epinefrina, al unirse a su receptor en las células del músculo cardiaco, provoca la activación de la proteína cinasa A, que fosforila el fosfolamban. Cuando el fosfolamban fosforilado no puede unirse a la bomba SERCA para inhibirla, y los iones de calcio sarcoplásmicos son transportados de vuelta al retículo sarcoplásmico para permitir nuevas contracciones. La bomba SERCA no se fosforila directamente, y la epinefrina activa la proteína cinasa A, no la proteína quinasa activada por AMP.

15. **La respuesta es F.** A medida que se hidroliza el ATP se acumula ADP, y la mioquinasa cataliza la conversión de 2 ADP en AMP y ATP. Esto da lugar a un aumento significativo de los niveles de AMP. El aumento de los niveles de AMP activa alostéricamente tanto la PFK-1 como la glucógeno fosforilasa muscular b, así como la proteína cinasa activada por el AMP (no la proteína quinasa A). La proteína cinasa activada por AMP fosforilará la acetil-CoA carboxilasa, inhibiendo (no activando) su actividad.

46

Metabolismo del sistema nervioso

El sistema nervioso consiste en varios tipos de células. La célula más abundante en el sistema nervioso es la **célula glial**, la cual se integra con **astrocitos** y **oligodendrocitos** en el **sistema nervioso central** (**SNC**) y **células de Schwann** en el **sistema nervioso periférico** (**SNP**). Estas células actúan como sustento de las neuronas y sintetizan la **vaina de mielina** protectora que rodea a los axones proyectados desde las neuronas. Las **células de la microglía** en el sistema nervioso actúan como células inmunológicas y destruyen y fagocitan organismos extraños que penetran en el sistema nervioso. La interface entre el parénquima cerebral y el compartimento del líquido cefalorraquídeo se forma con las **células ependimarias** o ependimocitos, que recubren las cavidades del cerebro y la médula espinal. Estas células utilizan sus cilios para permitir la circulación del **líquido cefalorraquídeo** (**LCR**), el cual irriga a las células del sistema nervioso central.

Las células del cerebro están separadas del resto del cuerpo por la **barrera hematoencefálica**. Los capilares del cerebro poseen algunos rasgos, como las uniones herméticas de las células endoteliales, que restringen su permeabilidad a los metabolitos de la sangre. Esto protege al cerebro de compuestos que pueden ser tóxicos o interferir con la transmisión del impulso nervioso. Esto afecta, además, la entrada de precursores para las vías metabólicas del cerebro, como combustible metabólico y síntesis de neurotransmisores.

Los neurotransmisores pueden dividirse en términos estructurales en dos categorías: **neurotransmisores nitrogenados pequeños** y **neuropéptidos**. Los primeros se sintetizan casi siempre en la **terminación presináptica** a partir de los aminoácidos e intermediarios de la glucólisis y del ciclo del ácido tricarboxílico (ATC). Se retienen en vesículas de almacenamiento hasta que la neurona se despolariza. Los neurotransmisores **catecolamínicos** (**dopamina, noradrenalina** y **epinefrina**) son derivados de la tirosina. La **serotonina** se sintetiza a partir del **triptófano**. La **acetilcolina** se sintetiza a partir de la colina, la cual puede ser obtenida de la dieta o se sintetiza y almacena como parte de la **fosfatidilcolina**. El **glutamato** y su neurotransmisor derivado, el **ácido γ-aminobutírico** (**GABA**), son derivados del **α-cetoglutarato** en el ciclo del ATC. La glicina se sintetiza en el cerebro a partir de la **serina**. La síntesis de los neurotransmisores se regula para corresponder a la tasa de despolarización de las neuronas individuales. Se requieren varios cofactores para la síntesis de los neurotransmisores y las deficiencias de **piridoxal fosfato, pirofosfato de tiamina** y **vitamina B$_{12}$** dan por resultado una variedad de disfunciones neurológicas.

El metabolismo cerebral tiene un alto **requerimiento de glucosa y oxígeno**. Las **deficiencias de estos** (**hipoglucemia** o **hipoxia**) afectan la función del cerebro porque influyen en la producción de adenosín trifosfato (ATP) y en el abastecimiento de precursores para la síntesis de neurotransmisores. La **isquemia** es una condición en la cual aumentan las **concentraciones de calcio**, se genera **edema celular**, ocurre **excitotoxicidad mediada por glutamato** y la generación de **óxido nítrico** afectan el funcionamiento del cerebro, lo cual puede llevar a una enfermedad vascular cerebral. La generación de **radicales libres** y las anomalías en la producción del óxido nítrico desempeñan funciones importantes en la patogenia de varias enfermedades **neurodegenerativas**.

A causa de las restricciones impuestas por la barrera hematoencefálica a la entrada de muchas sustancias en el sistema nervioso central, generalmente el cerebro sintetiza y degrada sus propios lípidos. Los ácidos grasos esenciales pueden entrar al cerebro, pero los ácidos grasos más comunes no. El recambio de los lípidos en la membrana sináptica es muy rápido y la neurona debe remplazar estos lípidos perdidos durante la exocitosis. Las células gliales producen la **vaina de mielina**, la cual está compuesta principalmente por lípidos. Estos lípidos son de una composición diferente respecto de aquellos de las células neuronales. Debido a que existe una considerable síntesis lipídica e intercambio en el cerebro, este órgano es sensible a las **enfermedades de la función del peroxisoma** (enfermedad de Refsum; interferencia en la oxidación de los ácidos grasos de cadena muy larga y α-oxidación) y **enfermedades lisosómicas** (mucopolisacaridosis; incapacidad para degradar lípidos complejos y glucolípidos).

SALA DE ESPERA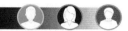

Katie C., diseñadora de ropa de 34 años de edad, experimentó alarmantes palpitaciones de su corazón al agacharse para recoger a su gato. Además, sufrió cefalea punzante y sudoración profusa. Después de 5 a 10 min, estos síntomas se atenuaron. Una semana más tarde, su instructora de ejercicio aeróbico, una enfermera certificada, advirtió que **Katie C.** palidecía y temblaba durante el ejercicio. La instructora tomó la presión arterial de **Katie C.**, que era de 220 mm Hg sistólica (normal, hasta 120 en reposo) y 132 mm Hg diastólica (normal, hasta 80 en reposo). En los 15 min siguientes **Katie C.** se recuperó y su presión arterial volvió a lo normal. La instructora le recomendó que acudiera al médico cuanto antes.

El doctor le indicó a **Katie C.** que sus diversos síntomas, junto con una hipertensión grave, era sugerente para la presencia de un feocromocitoma, un tumor en la médula (área central) de las glándulas suprarrenales, que puede secretar de forma periódica grandes cantidades de catecolaminas, tales como noradrenalina (norepinefrina) y epinefrina (adrenalina). Su presión arterial era normal hasta que una moderada presión a la izquierda de su ombligo precipitaba de manera repentina una típica crisis y la presión arterial se elevaba con rapidez. Además de solicitar varios estudios bioquímicos, se programó de inmediato una imagen por resonancia magnética (IRM) de abdomen y pelvis. La IRM demostró una masa de 3.5 × 2.8 × 2.6 cm en la glándula suprarrenal izquierda, con características típicas de un feocromocitoma.

El hermano de **Iván A.**, **Evan A.**, mide 1.82 m de altura y pesa 192 kg (IMC = 57.6 kg/m^2). Solo una vez en su vida había tenido éxito en perder peso: en 1977, cuando perdió 13 kg por medio de una combinación de dieta y ejercicio con el apoyo de un dietista certificado. No obstante, al año siguiente recuperó de nueva cuenta los kilogramos perdidos. El peso de **Evan A.** carecía de importancia para él, pero en 1977 comenzó a preocuparse cuando experimentó dificultad para hacer caminatas o ir a pescar, a causa de los dolores articulares en sus rodillas. Además, sufría síntomas que sugerían una neuropatía periférica, manifestada en especial en la forma de un hormigueo en sus piernas. En 1977, **Evan A.** visitó desesperadamente a su doctor en busca de ayuda para perder peso. El médico prescribió un nuevo fármaco, Redux®, que acababa de aprobarse como agente reductor de peso, además de una dieta baja en grasa y calorías y terapia física para ayudar a incrementar el grado de actividad. En 4 meses el peso de **Evan A.** descendió de 191 a 169 kg, su colesterol total de 250 a 185 mmol/L y sus triacilgliceroles séricos de 375 a 130 mmol/L. Sin embargo, el fármaco fue retirado del mercado por su fabricante a finales de 1997 a causa de su toxicidad. **Evan A.** fue entonces tratado con Prozac®, un fármaco utilizado sobre todo como antidepresivo pero que puede provocar pérdida leve de peso.

I. Tipos celulares del sistema nervioso

El sistema nervioso se conforma de neuronas, las células que transmiten señales, y células de apoyo, la neuroglía. Esta última se integra con oligodendrocitos y astrocitos (conocidos en conjunto como células gliales), células de la microglía, células ependimarias y células de Schwann. La neuroglía está diseñada como elemento de apoyo y sustento de las neuronas y para cumplir esta función las circunda y mantiene en su lugar, con suministro de nutrientes y oxígeno, las aísla de tal manera que sus señales eléctricas se propagan con mayor rapidez y elimina cualquier detrito que penetre en el sistema nervioso. El SNC consiste en el cerebro y la médula espinal. Este sistema integra todas las señales que surgen del sistema nervioso periférico. El SNP está compuesto por todas las neuronas que se hallan fuera del SNC.

A. Neuronas

Las neuronas poseen un cuerpo celular (soma) del cual se originan extensiones largas (axones) y cortas (dendritas). Las dendritas reciben información de los axones de otras neuronas, mientras que los axones transmiten información a otras neuronas. La conexión axón-dendrita se conoce como *sinapsis* (fig. 46-1). La mayoría de las neuronas contiene múltiples dendritas y cada una puede recibir señales de múltiples axones. Esta configuración le permite a una neurona única integrar información de múltiples fuentes. Aunque las neuronas poseen solo un axón, la mayor parte de los axones se ramifica, extiende y transmite información a múltiples objetivos (divergencia). Las neuronas propagan señales por cambios en el potencial eléctrico a través de sus membranas. Las señales a través de la sinapsis requieren la liberación de neurotransmisores que, cuando se unen a sus receptores específicos, inician una señal eléctrica en las células receptoras o células blanco. Las neuronas son células de diferenciación terminal y, en consecuencia, tienen poca capacidad de división. Como resultado, las neuronas lesionadas carecen casi por completo de la capacidad de repararse a sí mismas y suelen padecer apoptosis (muerte celular programada) cuando se dañan.

B. Células neurogliales

1. Astrocitos

Los astrocitos se hallan en el SNC y son células en forma de estrella que proveen soporte físico y nutricional a las neuronas. Durante el desarrollo del SNC, los astrocitos guían la migración neuronal hacia su posición final adulta y forman una matriz que mantiene a las neuronas en posición. Estas células tienen varias funciones, entre ellas fagocitar restos dejados por las células, proveer lactato (a partir del metabolismo de la glucosa) como una fuente de carbono para las neuronas y controlar el medio iónico extracelular del cerebro. Los astrocitos ayudan a regular el contenido de líquido extracelular (LEC) para recolectar, procesar y metabolizar nutrientes y desperdicios.

2. Oligodendrocitos

Los oligodendrocitos suministran la vaina de mielina que rodea al axón y actúan como "aislante" para muchas de las neuronas en el SNC. La vaina de mielina es un revestimiento de lípidos y proteínas de los axones (sec. V.B para una descripción de la

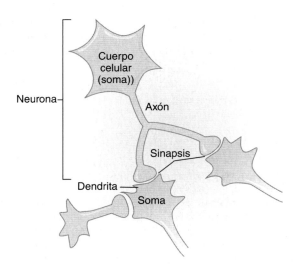

FIGURA 46-1 Una neurona consiste en un cuerpo celular (soma) con extensiones cortas (dendritas) y una extensión larga (axón). La interface entre el axón y la dendrita es la sinapsis. Un soma puede recibir información desde múltiples axones.

composición y síntesis de la vaina de mielina). Los oligodendrocitos pueden formar vainas de mielina alrededor de múltiples neuronas en el SNC enviando sus procesos que se unen a los axones de las neuronas blanco. La velocidad con la cual una neurona conduce su señal eléctrica (potencial de acción) es directamente proporcional al grado de mielinización. Los oligodendrocitos, junto con los astrocitos, forman una matriz de sustento para la neurona. Los oligodendrocitos tienen una capacidad limitada para la mitosis y si se dañan no se reproducen. Si esto ocurre, puede precipitarse la desmielinización de los axones y se producen anomalías en la conducción de la señal a lo largo de dicho axón (*véase* Comentarios bioquímicos).

3. Células de Schwann

Las células de Schwann son células de apoyo del SNP. Como los oligodendrocitos, las células de Schwann forman vainas de mielina alrededor de los axones pero, a diferencia de aquellos, estas mielinizan solo un axón; también eliminan los desechos celulares en el SNP y además proveen a los axones de un medio para regenerarse si se dañan. Existe una interacción sinérgica entre las células de Schwann, los factores de crecimiento secretados y los axones, que permiten a los axones dañados reconectarse a los axones blancos apropiados.

4. Células de la microglía

Las células de la microglía son las células gliales más pequeñas del sistema nervioso. Sirven como células de respuesta inmunológica, que tienen una función similar a la de los macrófagos en la circulación. Las células de la microglía destruyen microorganismos invasores y fagocitan residuos celulares.

5. Células ependimarias

Las células ependimarias son células ciliadas que recubren las cavidades (ventrículos) del SNC y la médula espinal. En algunas áreas del cerebro, las células ependimarias se especializan (en términos funcionales) en elaborar y secretar líquido cefalorraquídeo (LCR) en el sistema ventricular. El movimiento ciliar de las células ependimarias posibilita la circulación eficiente del LCR a través del SNC. El LCR actúa como amortiguador, protegiendo al SNC de traumatismos mecánicos, y como un sistema de eliminación de desechos metabólicos. El LCR puede aspirarse desde el conducto medular y analizarse para determinar si hay alteraciones de la función del SNC, con los cambios característicos del LCR.

Durante muchos años se creyó que las neuronas dañadas en el SNC no podían regenerarse, ya que se presuponía que no había células troncales (células madre) pluripotentes en el SNC (células que pueden diferenciarse en varios tipos de células encontradas en el SNC). Sin embargo, datos recientes sugieren que las células halladas dentro de la capa ependimal pueden actuar como células madre neurales, las cuales pueden regenerar neuronas bajo estimulación apropiada. Tal descubrimiento hace posible un gran número de tratamientos potenciales para enfermedades que alteran el funcionamiento de la célula neuronal.

II. La barrera hematoencefálica

A. Estructura capilar

En los lechos capilares de la mayor parte de los órganos, el paso rápido de las moléculas ocurre desde la sangre a través de la capa de endotelio de los capilares hacia el líquido intersticial. Por lo tanto, la composición del líquido intersticial se asemeja a la de la sangre y los receptores o transportadores específicos en la membrana plasmática de las células, que irriga el líquido intersticial, pueden interactuar de forma directa con los aminoácidos, hormonas u otros componentes de la sangre. En el cerebro, los movimientos transcapilares de los sustratos de la circulación periférica dentro del cerebro están muy restringidos por la barrera hematoencefálica. Esta barrera limita la accesibilidad de las toxinas producidas en la sangre y otros compuestos potenciales dañinos a las neuronas del SNC.

La barrera hematoencefálica comienza con las células endoteliales que conforman el revestimiento interior de los vasos que abastecen de sangre al SNC (fig. 46-2). A diferencia

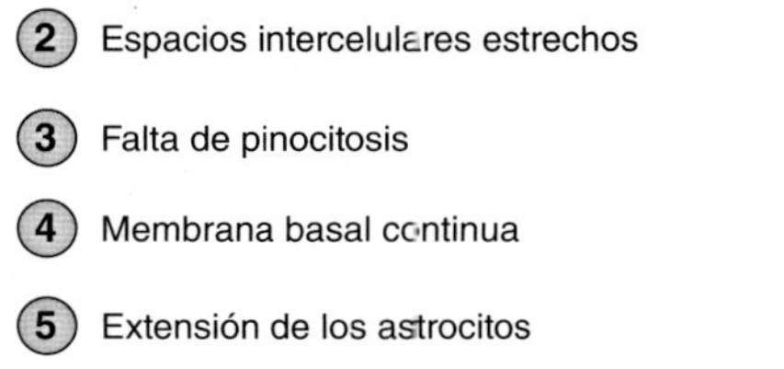

Dentro del capilar

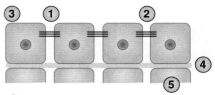

1. Uniones herméticas entre células endoteliales
2. Espacios intercelulares estrechos
3. Falta de pinocitosis
4. Membrana basal continua
5. Extensión de los astrocitos

FIGURA 46-2 La barrera hematoencefálica. Los compuestos en la sangre no pueden pasar con libertad al cerebro; deben atravesar las células endoteliales, la membrana basal y los astrocitos mediante transportadores específicos para ganar acceso al cerebro. Muchas moléculas lipofílicas pueden pasar a través de todas estas membranas en ausencia de un transportador.

de las células endoteliales de otros órganos, estas células están unidas por uniones herméticas que imposibilitan el paso de moléculas polares desde la sangre hacia el líquido intersticial que rodea a las neuronas. Además, carecen de mecanismos de transporte transendotelial presentes en otros capilares del cuerpo. Estos mecanismos incluyen fenestraciones ("ventanas" o poros que expanden el revestimiento endotelial y permiten el movimiento rápido de las moléculas a través de las membranas) o transpinocitosis (transporte vesicular de un lado de la célula endotelial al otro).

Las células endoteliales funcionan de manera activa, y también de modo pasivo, para proteger al cerebro. Dado que contienen diversos sistemas enzimáticos metabolizadores de fármacos, similares a las enzimas metabolizadoras de fármacos del hígado, las células endoteliales pueden metabolizar neurotransmisores y químicos tóxicos y, por lo tanto, forman una barrera enzimática para el ingreso de estas sustancias potencialmente dañinas para el cerebro. Bombean de manera activa moléculas hidrófobas que se difunden dentro de las células endoteliales de regreso en la sangre (en especial xenobióticos) con P-glucoproteínas, las cuales actúan como bombas de flujo transmembranal dependientes de ATP. Si bien las sustancias lipofílicas, el agua, el oxígeno y el dióxido de carbono pueden atravesar la barrera hematoencefálica con facilidad, por difusión pasiva, otras moléculas dependen de sistemas de transporte específicos. Los transportes diferenciales en las membranas endoteliales luminales y abluminales pueden transportar compuestos hacia el cerebro y también desde él.

Una protección adicional contra la entrada libre de compuestos transportados por la sangre en el SNC es la membrana basal abundante en colágena que circunda por completo a los capilares de forma continua. La membrana basal parece estar rodeada por los procesos de los pediceles de los astrocitos. Por consiguiente, los compuestos deben pasar a través de las membranas celulares endoteliales, la barrera enzimática en las células endoteliales, la membrana basal y, tal vez, las barreras celulares adicionales formadas por los astrocitos para llegar a las neuronas del cerebro.

B. Transporte a través de la barrera hematoencefálica

Muchas sustancias no polares, entre ellas fármacos y gases inertes, probablemente se difunden a través de las membranas de las células endoteliales. Un gran número de otros componentes se transporta a través de los capilares endoteliales por la difusión facilitada, mientras que otros, como los ácidos grasos no esenciales, no pueden cruzar la barrera hematoencefálica. No obstante, los ácidos grasos esenciales se movilizan a través de la barrera.

1. Combustibles

La glucosa, que es el principal combustible del cerebro, se desplaza a través de ambas membranas endoteliales por difusión facilitada mediante el transportador GLUT 1 (fig. 21-9 y tabla 21-5). Los transportadores GLUT 3 presentes en las neuronas permiten a continuación que estas transporten la glucosa desde el LEC (líquido extracelular). Las células gliales expresan transportadores GLUT 1. Aunque la tasa de transporte de la glucosa en el LEC excede casi siempre la tasa requerida para el metabolismo energético por el cerebro, el transporte de glucosa puede depender de la tasa conforme las cantidades de azúcar en la sangre descienden más de las cifras normales. De este modo, los individuos comienzan a experimentar síntomas de hipoglucemia a 60 mg/dL, a medida que las cifras de glucosa se reducen al valor de la K_m, o inferiores a esta, de los transportadores GLUT 1 en las células endoteliales de la barrera.

Los ácidos monocarboxílicos, incluidos L-lactato, acetato, piruvato y los cuerpos cetónicos (acetoacetato y β-hidroxibutirato), se transportan por un sistema estereoespecífico separado que es más lento que el sistema de transporte para la glucosa. Durante la inanición, cuando la concentración de los cuerpos cetónicos en la sangre es elevada, este transportador se regula de forma positiva. Los cuerpos cetónicos son combustibles importantes para el cerebro de adultos y recién nacidos durante una inanición prolongada (> 46 h).

2. Aminoácidos y vitaminas

Los aminoácidos neutros grandes (LNAA), tales como fenilalanina, leucina, tirosina, isoleucina, valina, triptófano, metionina e histidina, ingresan al LCR con rapidez a través de un único transportador de aminoácidos (sistema-L transportador de aminoácidos [de

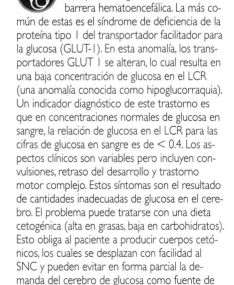

Se conocen varias enfermedades del transporte de glucosa a través de la barrera hematoencefálica. La más común de estas es el síndrome de deficiencia de la proteína tipo 1 del transportador facilitador para la glucosa (GLUT-1). En esta anomalía, los transportadores GLUT 1 se alteran, lo cual resulta en una baja concentración de glucosa en el LCR (una anomalía conocida como hipoglucorraquia). Un indicador diagnóstico de este trastorno es que en concentraciones normales de glucosa en sangre, la relación de glucosa en el LCR para las cifras de glucosa en sangre es de < 0.4. Los aspectos clínicos son variables pero incluyen convulsiones, retraso del desarrollo y trastorno motor complejo. Estos síntomas son el resultado de cantidades inadecuadas de glucosa en el cerebro. El problema puede tratarse con una dieta cetogénica (alta en grasas, baja en carbohidratos). Esto obliga al paciente a producir cuerpos cetónicos, los cuales se desplazan con facilidad al SNC y pueden evitar en forma parcial la demanda del cerebro de glucosa como fuente de energía.

preferencia leucina]). Muchos de estos componentes son esenciales en la dieta y deben ser transportados hacia el cerebro para la síntesis de proteínas o como precursores de los neurotransmisores. Como existe solo un transportador, estos aminoácidos compiten entre sí por el transporte hacia el cerebro.

El ingreso de pequeños aminoácidos neutros, tales como alanina, glicina, prolina y GABA, está marcadamente restringido porque su circulación podría cambiar de manera sustancial el contenido de los neurotransmisores (sec. III). Estos se sintetizan en el cerebro y algunos salen del SNC y alcanzan la sangre por medio del sistema A de transporte (preferente para alanina). Las vitaminas tienen transportadores específicos a través de la barrera hematoencefálica, semejante a lo observado en la mayoría de los tejidos.

3. Transcitosis (o transporte transcelular) mediada por receptor

Ciertas proteínas, como insulina, transferrina y factor de crecimiento similar a insulina, cruzan la barrera hematoencefálica por transcitosis mediada por receptor. Una vez que la proteína se une a su receptor de membrana, la membrana que contiene el complejo receptor-proteína es endocitado por la célula endotelial para formar una vesícula. Esta se libera en el otro lado de la célula endotelial. También es posible la transcitosis mediada por absorción. Esta difiere de la transcitosis mediada por receptor porque la proteína se une a la membrana de manera inespecífica y no a un receptor determinado.

III. Síntesis de pequeños neurotransmisores nitrogenados

Las moléculas que sirven como neurotransmisores se dividen en dos categorías estructurales básicas: (1) moléculas nitrogenadas pequeñas y (2) neuropéptidos. Las principales moléculas neurotransmisoras pequeñas que contienen nitrógeno incluyen glutamato, GABA, glicina, acetilcolina, dopamina, noradrenalina, serotonina e histamina. Los neurotransmisores adicionales que se incluyen en esta categoría son epinefrina, aspartato y óxido nítrico. En general, cada neurona sintetiza solo los neurotransmisores que usa para la transmisión a través de una sinapsis o para otra célula. Los tractos neuronales suelen identificarse por sus neurotransmisores; por ejemplo, un tracto dopaminérgico sintetiza y libera el neurotransmisor dopamina.

Los neuropéptidos son casi siempre, pequeños péptidos que se sintetizan y procesan en el SNC. Algunos de estos péptidos tienen ligandos dentro del SNC (como las endorfinas, que se unen a los receptores opioides y bloquean las señales de dolor), mientras que otros se liberan dentro de la circulación para unirse a receptores en otros órganos (como la hormona del crecimiento y la hormona estimulante de tiroides). Muchos neuropéptidos se sintetizan como precursores más grandes que luego son procesados para producir péptidos activos. Hasta fecha reciente se presuponía que una neurona sintetizaba y liberaba solo un neurotransmisor. La evidencia más reciente sugiere que una neurona puede contener (1) más de un neurotransmisor molecular pequeño, (2) más de un neurotransmisor neuropéptido o (3) ambos tipos de neurotransmisores. La liberación diferencial de varios neurotransmisores es el resultado de la alteración de la frecuencia y patrón de disparo de la neurona.

A. Características generales de la síntesis de neurotransmisores

Algunos aspectos son comunes en la síntesis, secreción y metabolismo de la mayor parte de los pequeños neurotransmisores nitrogenados (tabla 46-1). Muchos de estos neurotransmisores se sintetizan a partir de los aminoácidos, intermediarios de glucólisis y el ciclo del ATC y O_2 en el citoplasma localizado en la terminación presináptica. La tasa de síntesis se regula por lo común para corresponder con la frecuencia de disparo de la neurona. Una vez que se sintetizan, los neurotransmisores son transportados a vesículas de almacenamiento por una bomba que requiere ATP acoplada al gradiente de protones. La liberación desde la vesícula de almacenamiento se desencadena por el impulso nervioso que despolariza la membrana postsináptica y causa un flujo hacia el interior de iones Ca^{2+} a través de los conductos de calcio dependientes de voltaje. El flujo hacia el interior de Ca^{2+} promueve la fusión de las vesículas con la membrana sináptica y la liberación de neurotransmisores en la hendidura sináptica. La transmisión a través de la sinapsis se completa con la unión del neurotransmisor a un receptor en la membrana postsináptica (fig. 46-3).

El descubrimiento de que los aminoácidos neutros grandes (LNAA, *large neutral amino acids*) tienen un sistema transportador común a través de la barrera hematoencefálica sugiere que si un aminoácido se halla en cantidad excesiva, puede ocasionar por inhibición competitiva un menor transporte para otros aminoácidos. Esto indica que el retraso mental que resulta de la fenilcetonuria (PKU) no tratada y la enfermedad de la orina en jarabe de arce (cap. 37) puede atribuirse a concentraciones elevadas de fenilalanina o aminoácidos de cadena ramificada en sangre, respectivamente. Estas grandes cantidades rebasan la capacidad del transporte de los LNAA y, por lo tanto, cifras excesivas de aminoácidos alterados entran al sistema nervioso central (SNC). En apoyo de esta teoría, está el hallazgo de que el tratamiento de pacientes con PKU, con grandes dosis de LNAA que carecen de fenilalanina, dio por resultado una disminución de las cantidades de fenilalanina en el líquido cefalorraquídeo y en el cerebro, además de que los pacientes mostraron un mejoramiento de las funciones cognitivas.

TABLA 46-1 **Aspectos generales de los neurotransmisores**[a]
◆ La síntesis de los aminoácidos y precursores metabólicos comunes suele ocurrir en el citoplasma de la terminación nerviosa presináptica. Las enzimas sintéticas se desplazan por un transporte axónico rápido desde el cuerpo celular, donde se sintetizan, hasta la terminal presináptica.
◆ La síntesis del neurotransmisor es regulada para corresponder a la frecuencia de disparo de la neurona, ambos de manera aguda y a través de un reforzamiento a largo plazo de la transmisión sináptica.
◆ El neurotransmisor se transporta de forma activa en las vesículas de almacenamiento en la terminal presináptica.
◆ El neurotransmisor actúa en un receptor de la membrana postsináptica.
◆ La acción del neurotransmisor termina a través de la recaptura en la terminal presináptica, difusión fuera de la sinapsis o inactivación enzimática. La inactivación enzimática puede ocurrir en la terminal postsináptica, en la terminal presináptica o en un astrocito adyacente o célula microglial.
◆ La barrera hematoencefálica afecta el abastecimiento de precursores para la síntesis de neurotransmisores.

[a]No todos los neurotransmisores poseen todos estos aspectos. El óxido nítrico es una excepción para la mayor parte de estas generalidades. Algunos de los neurotransmisores (adrenalina, serotonina e histamina) son además secretadas por células más que por neuronas. Su síntesis y secreción por células no neuronales siguen otros principios.

Se han desarrollado fármacos para bloquear el transporte de los neurotransmisores a las vesículas de almacenamiento. La reserpina, que bloquea el transporte de catecolaminas a las vesículas, se había utilizado como un fármaco antihipertensivo y antiepiléptico por muchos años, pero se advirtió que un pequeño porcentaje de pacientes con ese fármaco se convertía en sujetos depresivos y aun suicidas. Animales tratados con reserpina mostraron signos de letargo y poco apetito, algo similar a la depresión en humanos. En consecuencia, se estableció una relación entre la liberación de monoaminas y la depresión en personas.

La acción del neurotransmisor termina a través de su recaptación en la terminal presináptica, la captación en las células gliales, la difusión fuera de la sinapsis o su inactivación enzimática. Esta última puede ocurrir en la terminal postsináptica, la terminal presináptica o en un astrocito (célula microglial) adyacente o en células endoteliales en los capilares cerebrales.

No todos los neurotransmisores exhiben todas estas características. El óxido nítrico, debido a que es un gas, representa una excepción a la mayor parte de estas afirmaciones. Algunos neurotransmisores se sintetizan y secretan por neuronas y otras células (p. ej., adrenalina, serotonina, histamina).

B. Dopamina, noradrenalina y adrenalina

I. Síntesis de los neurotransmisores de catecolaminérgicos

Los tres neurotransmisores dopamina, noradrenalina y adrenalina se sintetizan en una vía común a partir del aminoácido L-tirosina. La tirosina se halla en la dieta o se sintetiza en el hígado a partir del aminoácido esencial fenilalanina por medio de la fenilalanina hidroxilasa (cap. 37). La vía de la biosíntesis de las catecolaminas se muestra en la figura 46-4.

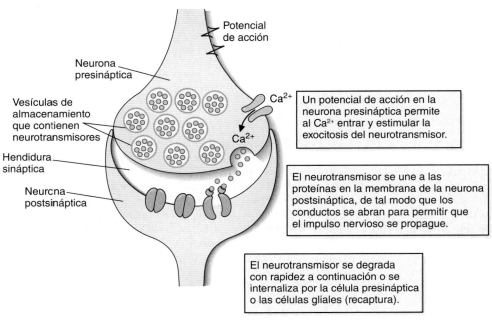

FIGURA 46-3 Acción de los neurotransmisores.

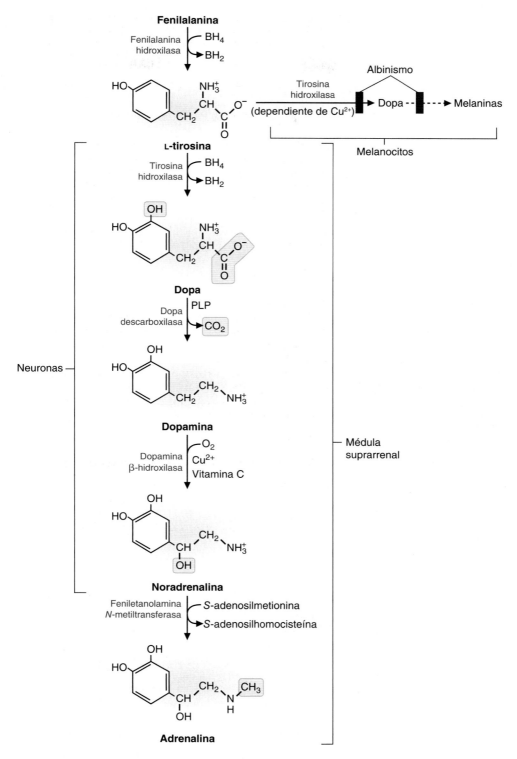

FIGURA 46-4   Las vías de la biosíntesis de las catecolaminas y la melanina. Las áreas oscuras indican las enzimas, las cuales, cuando son defectuosas, producen albinismo. BH$_2$, dihidrobiopterina; BH$_4$, tetrahidrobiopterina; Dopa, dihidroxifenilalanina; PLP, piridoxal fosfato.

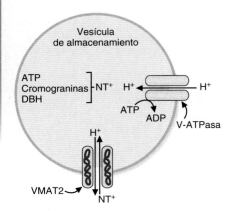

Vesícula de almacenamiento

FIGURA 46-5 Transporte de catecolaminas dentro de las vesículas de almacenamiento. Este es un transporte activo secundario basado en la generación de un gradiente de protones a través de la membrana vesicular. ADP, adenosín difosfato; ATP, adenosín trifosfato; DBH, dopamina β-hidroxilasa; NT+, neurotransmisor con carga positiva (catecolamina); V-ATPasa, ATPasa vesicular; VMAT2, transportador vesicular 2 de monoamina.

Se requieren las cromograninas para la biogénesis de las vesículas secretoras. Cuando las cromograninas se liberan de las vesículas, pueden cortarse de forma proteolítica para formar péptidos bioactivos. Concentraciones elevadas de cromograninas en la circulación pueden encontrarse en pacientes con tumores neuroendocrinos, como los feocromocitomas.

El primero y el paso limitante de la velocidad de síntesis de estos neurotransmisores derivados de la tirosina es la hidroxilación del anillo de la tirosina por la tirosina hidroxilasa (codificado por el gen *TH*), una enzima que requiere de tetrahidrobiopterina (BH₄). El producto formado es la dihidroxifenilalanina (L-DOPA). El anillo fenilo con dos grupos hidroxilo adyacentes es un catecol y, en consecuencia, dopamina, noradrenalina y adrenalina se conocen como catecolaminas.

El segundo paso en la síntesis de las catecolaminas es la descarboxilación de L-DOPA para formar dopamina. Esta reacción, como otras reacciones de descarboxilación de aminoácidos, requiere piridoxal fosfato. Las neuronas dopaminérgicas (neuronas que usan dopamina como un neurotransmisor) detienen la síntesis en este punto porque estas neuronas no sintetizan las enzimas requeridas para los pasos subsiguientes.

Las neuronas que secretan noradrenalina la sintetizan a partir de la dopamina en una reacción de hidroxilación catalizada por dopamina β-hidroxilasa (DBH). Esta enzima está presente solo dentro de las vesículas de almacenamiento de estas células. Al igual que la tirosina hidroxilasa, esta es una oxidasa de función mixta que requiere un donador de electrones. El ácido ascórbico (vitamina C) sirve como donador de electrones y se oxida en la reacción. El cobre (Cu²⁺) es un cofactor obligado necesario para la transferencia de electrones.

Aunque la médula suprarrenal es el lugar principal para la síntesis de la adrenalina, esta se sintetiza además en unas cuantas neuronas que la usan como neurotransmisor. Estas neuronas contienen la vía antes mencionada de síntesis de noradrenalina y contienen asimismo la enzima que transfiere un grupo metilo desde la *S*-adenosilmetionina (SAM) a noradrenalina para formar adrenalina. Por consiguiente, la síntesis de adrenalina depende de la presencia de cantidades adecuadas de vitamina B₁₂ y folato a fin de producir SAM (cap. 38).

2. Almacenamiento y liberación de catecolaminas

Por lo regular, solo bajas concentraciones de catecolaminas están libres en el citosol, mientras que dentro de las vesículas de almacenamiento sus concentraciones son elevadas. La conversión de tirosina en L-DOPA y la de L-DOPA en dopamina ocurre en el citosol. A continuación, la dopamina es captada en las vesículas de almacenamiento. En las neuronas que contienen noradrenalina, la reacción final de β-hidroxilación sucede en las vesículas.

Las catecolaminas se transportan dentro de las vesículas por la proteína VMAT2 (*vesicle monoamine transporter 2*, transportador vesicular 2 de monoamina) (fig. 46-5). Los transportadores vesiculares contienen 12 dominios transmembranales y son homólogos de la familia de transportadores bacterianos resistentes a fármacos, incluida la P-glucoproteína. El mecanismo que concentra a las catecolaminas en las vesículas de almacenamiento es un proceso dependiente de ATP acoplado al bombeo de protones (transporte activo secundario). Los protones se bombean dentro de las vesículas por una ATPasa vesicular (V-ATPasa). A continuación, los protones se intercambian por catecolaminas de carga positiva a través del transportador VMAT2. De este modo, el flujo al interior de catecolaminas se impulsa por el gradiente de H⁺ a través de la membrana vesicular. La concentración intravesicular de catecolaminas se aproxima a 0.5 M, alrededor de 100 veces la concentración citosólica. En las vesículas, las catecolaminas existen en un complejo con ATP y proteínas ácidas conocidas como cromograninas.

Las vesículas desempeñan un doble papel: mantienen un abastecimiento de catecolaminas en la terminación nerviosa para que esté disponible para la liberación inmediata e intervienen en el proceso de liberación. Cuando un potencial de acción alcanza la terminación nerviosa, los conductos de Ca²⁺ se abren y permiten un flujo al interior de Ca²⁺ que promueve la fusión de las vesículas con la membrana neuronal. Las vesículas descargan luego sus contenidos solubles, incluidos los neurotransmisores, ATP, cromograninas y DBH dentro del espacio extraneuronal por el proceso de exocitosis. En algunos casos, las catecolaminas afectan a otras neuronas. En otros, circulan en la sangre e inician respuestas en los tejidos periféricos.

3. Inactivación y degradación de los neurotransmisores de catecolamina

La acción de las catecolaminas termina a través de la recaptura dentro de la terminal presináptica y la difusión lejos de la sinapsis. Las enzimas de degradación están presentes en la terminal presináptica y las células adyacentes, incluidas las células gliales y endoteliales.

Dos de las reacciones principales en el proceso de la inactivación y degradación de las catecolaminas se catalizan por acción de la monoamina oxidasa (MAO) y catecol *O*-metiltransferasa (COMT). La MAO está presente en la membrana mitocondrial externa de muchas células y oxida el carbono que contiene al grupo amino en un aldehído, con lo cual libera ion amonio (fig. 46-6). En la terminal presináptica, la MAO inactiva a las catecolaminas que no están protegidas en las vesículas de almacenamiento. (Por lo tanto, los fármacos que vacían las vesículas de almacenamiento indirectamente incrementan la degradación de la catecolamina). Existen dos isoformas de la MAO con diferentes especificidades de acción: MAO-A desamina de manera preferencial a noradrenalina y serotonina, mientras que la MAO-B actúa en un amplio espectro de feniletilaminas ("feniletil" se refiere a un grupo –CH_2CH_2– unido a un anillo fenilo). En el hígado y en otros sitios, la MAO protege contra la ingestión de aminas biogénicas de la dieta, como la tiramina, encontrada en muchos quesos.

La COMT se encuentra, además, en muchas células, incluidos los eritrocitos. Trabaja en un amplio espectro de los catecoles extraneuronales y aquellos que se han propagado fuera de la sinapsis. La COMT transfiere un grupo metilo desde SAM a un grupo hidroxilo en la catecolamina o a su producto de degradación (fig. 46-6). Como la reacción de inactivación requiere SAM, esta depende indirectamente de la vitamina B_{12} y el folato. La acción de MAO y COMT puede ocurrir en casi cualquier orden y el resultado es un gran número de productos degradados e intermediarios, muchos de los cuales aparecen en la orina. El ácido homovanililmandélico del líquido cefalorraquídeo (HVA) es un indicador de la degradación de la dopamina. Su concentración decrece en el cerebro de pacientes con la enfermedad de Parkinson.

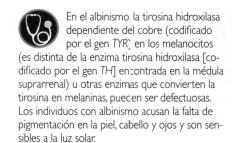

En el albinismo la tirosina hidroxilasa dependiente del cobre (codificado por el gen *TYR*; en los melanocitos (es distinta de la enzima tirosina hidroxilasa [codificado por el gen *TH*] encontrada en la médula suprarrenal) u otras enzimas que convierten la tirosina en melaninas, pueden ser defectuosas. Los individuos con albinismo acusan la falta de pigmentación en la piel, cabello y ojos y son sensibles a la luz solar.

La tiramina es un producto de la degradación de la tirosina que puede provocar cefalea, palpitaciones, náusea, y vómito y presión arterial elevada si está presente en grandes cantidades. La tiramina da lugar a la liberación de la noradrenalina, la cual se une a sus receptores y los estimula. La tiramina se inactiva por la enzima MAO-A, pero si una persona toma un inhibidor de la MAO, deben evitarse los alimentos que contienen tiramina.

Noradrenalina

Ácido 3-metoxi-4-hidroximandélico (ácido vanililmandélico, VMA)

FIGURA 46-6 Inactivación de las catecolaminas. La metilación y la oxidación pueden ocurrir en cualquier orden. Se producen derivados metilados y oxidados de noradrenalina y adrenalina y el ácido 3-metoxi-4-hidroximandélico es el producto final. Estos compuestos se excretan en la orina. COMT, catecol-*O*-metiltransferasa; MAO, monoamina oxidasa; SAH, *S*-adenosilhomocisteína; SAM, *S*-adenosilmetionina.

El doctor de **Katie C.** solicitó medir la concentración de metanefrina fraccionada (noradrenalina metilada en un anillo de oxígeno por la COMT) en el plasma y además **Katie C.** debía recolectar la orina de 24 h para la determinación de catecolaminas y sus productos de degradación (en particular, metanefrina). Todas estas pruebas demostraron elevaciones inequívocas de estos componentes en la sangre y orina. **Katie C.** fue tratada con fenoxibenzamina, un antagonista de los receptores adrenérgicos α_1 y α_2 que bloquea el efecto farmacológico de la elevación de las catecolaminas en estos receptores. Una vez estable con los bloqueadores α, **Katie C.** comenzó el tratamiento un fármaco que bloqueaba a los receptores adrenérgicos β (propranolol). Después de descartar evidencias que indiquen una enfermedad metastásica en el hígado u otros órganos (en su caso el tumor era maligno), el doctor remitió a **Katie C.** a un cirujano con alta experiencia en cirugía suprarrenal. Además, solicitó estudios diagnósticos para descartar el síndrome de neoplasia endocrina múltiple (*multiple endocrine neoplasm*, NEM o MEN). Las pruebas para la presencia de este síndrome fueron negativas.

4. Regulación de la tirosina hidroxilasa

Mecanismos eficientes reguladores coordinan la síntesis de los neurotransmisores de catecolamina con la frecuencia de disparo. La tirosina hidroxilasa, que actúa en el primer paso de la síntesis y que limita la velocidad de la vía, está regulada por la inhibición por retroalimentación coordinada con la despolarización de la terminación nerviosa. La tirosina hidroxilasa se inhibe por catecolaminas citosólicas libres que compiten en el sitio de unión en la enzima por el cofactor tetrahidrobiopterina (BH_4; cap. 37).

La despolarización de la terminación nerviosa activa a la tirosina hidroxilasa. La despolarización también activa a varias proteínas cinasas (incluidas la proteína cinasa C, proteína cinasa A [la proteína cinasa dependiente de AMPc] y cinasas CAM [cinasas dependientes de Ca^{2+}-calmodulina]) que fosforilan a la tirosina hidroxilasa. Estos pasos de activación resultan en una enzima que une BH_4 de modo más estrecho y la hacen menos sensible a la inhibición por el producto final.

Además de estos procesos regulatorios de corto plazo, los procesos de largo plazo incluyen alteraciones en las cantidades de tirosina hidroxilasa y dopamina β-hidroxilasa presentes en las terminaciones nerviosas. Cuando la actividad simpática neuronal se incrementa por un periodo prolongado, las cantidades de ARNm que codifican a la tirosina hidroxilasa y dopamina β-hidroxilasa aumentan en el pericarion neuronal (cuerpo celular de la neurona). La transcripción genética aumentada puede ser el resultado de la fosforilación de CREB (*cAMP response element-binding protein*, proteína de unión a elementos de respuesta al AMPc; cap. 19) por la proteína cinasa A o por otras proteína cinasas. La CREB se une a continuación a CRE (*cAMP response element*, elemento de respuesta al AMPc) en la región promotora del gen (similar al mecanismo de inducción de las enzimas gluconeogénicas en el hígado). Las recién sintetizadas moléculas de enzimas se transportan a través del axón a las terminaciones nerviosas. La concentración de dopamina descarboxilasa en la terminación nerviosa no parece cambiar como respuesta a la actividad neuronal.

C. Metabolismo de la serotonina

La vía para la síntesis de la serotonina a partir del triptófano es muy similar a la vía para la síntesis de la noradrenalina a partir de la tirosina (fig. 46-7). La primera enzima de la vía, la triptófano hidroxilasa, utiliza un mecanismo enzimático parecido a aquel de la tirosina y fenilalanina hidroxilasa y requiere BH_4 para hidroxilar la estructura anillada del triptófano. El segundo paso de la vía es una reacción de descarboxilación catalizada por la misma enzima que descarboxila DOPA. La serotonina, como los neurotransmisores de catecolamina, puede inactivarse por acción de la MAO.

El neurotransmisor melatonina también se sintetiza a partir del triptófano (fig. 46-7). La melatonina se produce en la glándula pineal en respuesta al ciclo luz-oscuridad y su concentración en la sangre se eleva en un ambiente oscuro. Es probable que la glándula pineal transmita información sobre los ciclos luz-oscuridad al cuerpo a través de la melatonina y que regule los ritmos estacionales y circadianos. La melatonina puede intervenir también en la regulación de las funciones reproductivas.

Además de las catecolaminas, la serotonina también se inactiva por efecto de la monoamina oxidasa (MAO). La actividad de varios fármacos antipsicóticos se basa en la acción inhibidora de la MAO. La primera generación de fármacos (ejemplificados por la iproniazida, que se desarrolló de forma original como un fármaco antituberculoso y se descubrió que inducía cambios del estado de ánimo) fueron inhibidores irreversibles de ambas formas A y B de la MAO. Aunque redujeron la gravedad de la depresión (al mantener altas concentraciones de serotonina), estos fármacos experimentaron el efecto "queso". El queso y otros alimentos que se procesan por largos periodos (como el vino tinto) contienen tiramina, producto de la degradación de la tirosina. Por lo regular, la tiramina es inactivada por la MAO-A, pero si un individuo ingiere un inhibidor de la MAO, la cifra de tiramina se incrementa. La tiramina induce la liberación de noradrenalina desde las vesículas de almacenamiento, lo que conduce a potenciales crisis hipertensivas peligrosas para la vida. Cuando se verificó que la MAO existía en dos formas, se desarrollaron inhibidores irreversibles selectivos; los ejemplos incluyen la clorgilina para MAO-A y el deprenilo para la MAO-B. El deprenilo se ha utilizado para tratar la enfermedad de Parkinson (la cual se debe a la falta de dopamina, que además está inactivada por la MAO). El deprenilo, pese a todo, no es un antidepresivo. La clorgilina es un antidepresivo pero presenta el efecto "queso". Esto condujo al desarrollo de una tercera generación de inhibidores de la MAO, que son inhibidores reversibles de la enzima, como lo tipifica la moclobemida. La moclobemida es un inhibidor específico reversible de la MAO-A y es eficaz como antidepresivo. Más importante aún, en virtud de la naturaleza reversible del fármaco, el efecto "queso" no se observa porque, dado que las concentraciones de tiramina aumentan, desplazan el fármaco de la MAO y la tiramina se inactiva sin peligro. Sin embargo, no se ha aprobado en Estados Unidos.

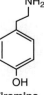

Tiramina

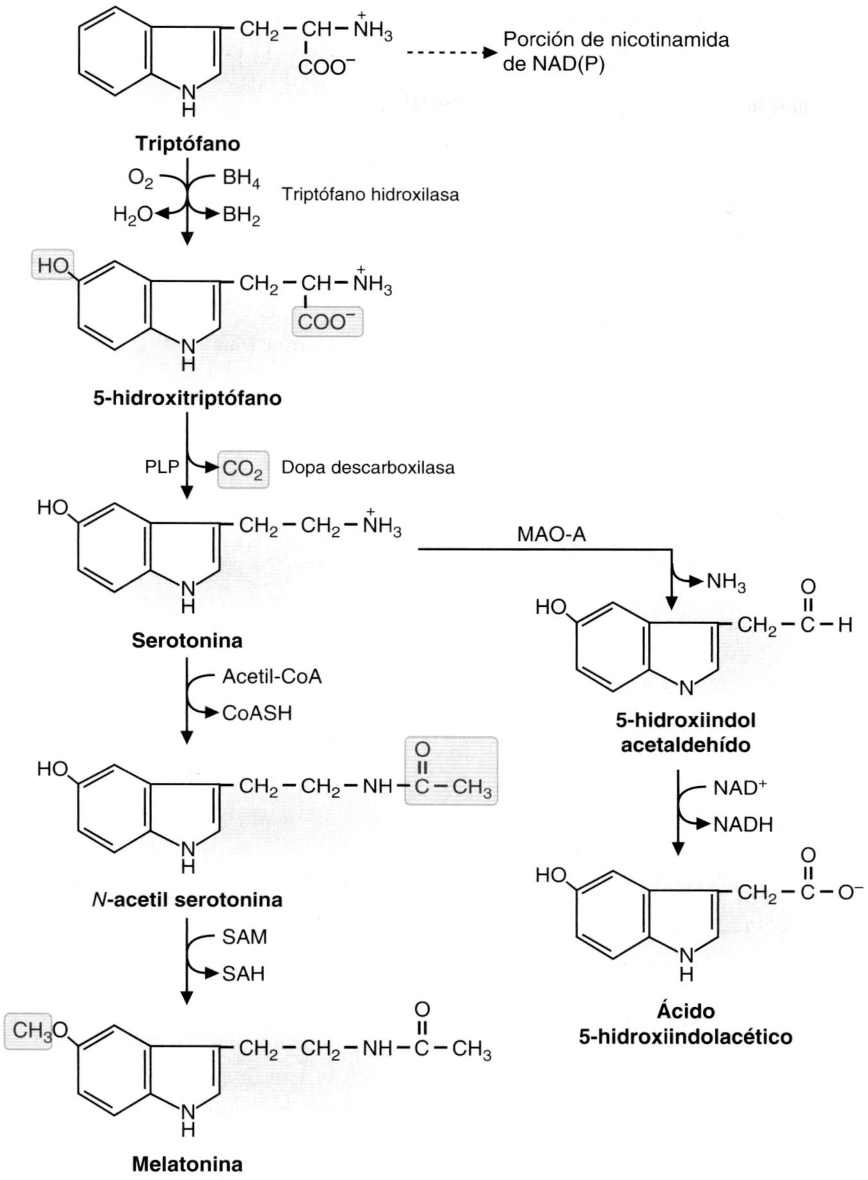

FIGURA 46-7 Síntesis e inactivación de la serotonina. Acetil-CoA, acetil coenzima A; CoA, coenzima A; DOPA, dihidroxifenilalanina; MAO, monoamino oxidasa; NAD, dinucleótido de nicotinamida y adenina; PLP, piridoxal fosfato; SAH, S-adenosilhomocisteína; SAM, S-adenosilmetionina.

Una complicación potencial del uso de la heparina como anticoagulante es la generación de anticuerpos de antiheparina en los pacientes. La producción de dichos anticuerpos conduce al sujeto a desarrollar una trombocitopenia inducida por la heparina. Los anticuerpos antiheparina se unen al complejo heparínico factor plaquetario 4 y también a la superficie plaquetaria. La unión de anticuerpos inducidos conduce a una activación plaquetaria, la liberación de serotonina y la activación de la trombina. El número plaquetario decrece (trombocitopenia), pero la formación de trombos (causada por la activación de la trombina) aumenta. Para determinar si un paciente ha desarrollado una trombocitopenia inducida por la heparina, la prueba de liberación de serotonina ha emergido como el estándar de oro. Las plaquetas almacenan serotonina en gránulos y la liberan cuando son activadas. Las plaquetas sensibles al anticuerpo antiheparina se obtienen de donadores y se incuban con serotonina marcada radiactivamente a fin de que las plaquetas incorporen la serotonina. Las plaquetas tratadas se incuban a continuación con dos muestras del suero del paciente: una con una gran cantidad de heparina exógena y la segunda con un bajo grado de heparina. La liberación de serotonina es entonces medida para la determinación del porcentaje de radiactividad liberada total por las plaquetas en el amortiguador. Se obtiene un resultado positivo si, cuando se utiliza una baja concentración de heparina, se libera más de 20% de radiactividad incorporada en las plaquetas y, cuando se emplea la elevada concentración de heparina, se libera menos de 20% de radiactividad incorporada. La razón para usar las grandes concentraciones de heparina es para titular el anticuerpo en el suero, de tal modo que este no pueda unirse a las plaquetas de la superficie celular, y demostrar que la liberación es efecto del anticuerpo unido a las plaquetas.

D. Metabolismo de la histamina

En el cerebro, la histamina se produce por mastocitos y ciertas fibras neuronales. Los mastocitos son una familia de células secretoras derivadas de la médula ósea que almacenan y liberan altas concentraciones de histamina. Son prevalentes en el tálamo, hipotálamo, duramadre, leptomeninges y plexo coroideo. Los cuerpos celulares de neuronas histaminérgicas en humanos se encuentran en el núcleo tuberomamilar del hipotálamo basal posterior. Las fibras se proyectan dentro de todas las áreas cercanas del SNC, incluidos la corteza cerebral, el tronco encefálico y la médula espinal.

La histamina se sintetiza a partir de la histidina en un paso enzimático simple. La enzima histidina descarboxilasa requiere piridoxal fosfato y su mecanismo es muy parecido al de la DOPA descarboxilasa (fig. 46-8).

Como otros neurotransmisores, la recién sintetizada histamina neuronal se almacena en las vesículas de las terminaciones nerviosas. La despolarización de las terminaciones

Las catecolaminas ejercen sus efectos fisiológicos y farmacológicos al circular en la corriente sanguínea hacia las células blanco cuya membrana plasmática contiene receptores para catecolaminas. Esta interacción inicia una cascada bioquímica y conduce a respuestas que son específicas para diferentes tipos celulares. Los pacientes como **Katie C.** experimentan palpitaciones, sudoración excesiva, cefaleas hipertensivas y otros síntomas cuando un tumor productor de catecolaminas en la médula suprarrenal secreta de manera repentina cantidades suprafisiológicas de adrenalina o noradrenalina a la sangre venosa que drena la neoplasia.

Evan A. recibió tratamiento con Redux® (clorhidrato de dexfenfluramina), que aumentaba la secreción de serotonina. Esta se ha involucrado en muchos procesos, incluido el control del estado de ánimo y la regulación del apetito. Los agonistas de la serotonina ejercen sus acciones hipofágicas a través de la estimulación de receptores localizados en las neuronas que contienen proopiomelanocortina dentro del núcleo arqueado del hipotálamo. Cuando las cantidades de serotonina son grandes, se produce la saciedad; si las concentraciones de serotonina son bajas, puede aparecer aumento del apetito o depresión, o ambas cosas. Por lo tanto, los fármacos que pueden aumentar las cifras de serotonina pueden controlar el apetito y la depresión. El primer fármaco fue de segunda generación controlan a partir de la fenfluramina, un conocido supresor del apetito. Cuando se usó por primera vez, no se distinguió entre dos isómeros ópticos distintos (d vs. l). El isómero l inducía la somnolencia, de modo que para contrarrestar este efecto la fenfluramina se administraba junto con la fentermina, lo cual elevaba las cantidades de noradrenalina para contrarrestar la somnolencia (la combinación de fármacos se conocía como fen/fen). Una vez que los dos isómeros de la fenfluramina se identificaron, se desarrolló la dexfenfluramina (Redux®), aunque éste y la fenfluramina fueron retirados del mercado por sus efectos secundarios cardiovasculares. Como las concentraciones de serotonina se han vinculado con el estado de ánimo, muchos antidepresivos se desarrollaron para modificar las concentraciones de serotonina. Los primeros de estos son los inhibidores de la MAO; la segunda clase son los tricíclicos, y la tercera clase como ISRS. Estos bloquean la recaptura de la serotonina de la sinapsis y conducen a una respuesta elevada a la serotonina. Redux® no solo actuó como un ISRS, sino que además aumentó la secreción de serotonina, lo cual produjo concentraciones altas de este compuesto en la sinapsis. Ninguno de los otros fármacos que afectan las cantidades de serotonina tiene este efecto.

La histamina ejerce varios efectos en distintos tejidos. Es el principal mediador de la respuesta alérgica y cuando se libera de los mastocitos (un leucocito encontrado en tejidos) conduce a vasodilatación e incremento de la permeabilidad de las paredes del vaso sanguíneo. Esto conduce a síntomas alérgicos de secreción nasal y ojos llorosos. Cuando se libera en los pulmones, las vías respiratorias se contraen para reducir el consumo de material alérgico. No obstante, el resultado de esto es el broncoespasmo, que puede conducir a la dificultad respiratoria. En el cerebro, la histamina es un neurotransmisor excitatorio. Los antihistamínicos impiden que se una a su receptor. En los tejidos, esto contrarresta el efecto de la histamina en la vasodilatación y la permeabilidad de la pared del vaso sanguíneo, pero en el cerebro el efecto es la somnolencia. La nueva generación de antihistamínicos "sin somnolencia" se han modificado para que no pasen por la barrera hematoencefálica. Por lo tanto, los efectos en los tejidos periféricos se conservan, sin ningún efecto en la respuesta a la histamina del SNC.

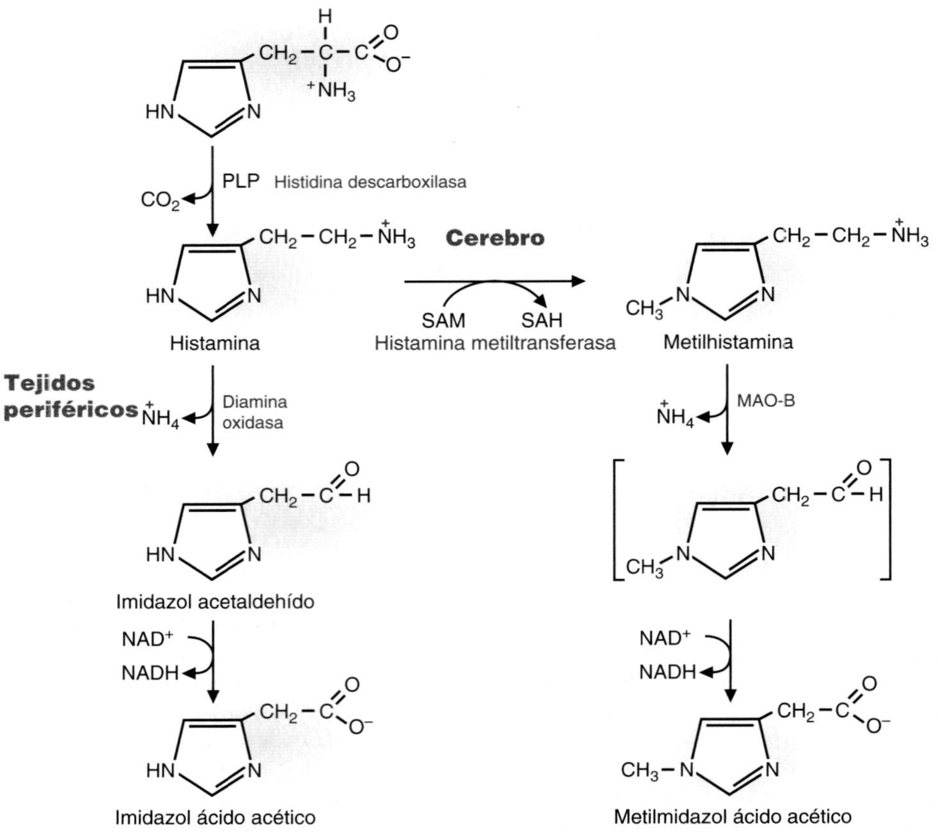

FIGURA 46-8   Síntesis e inactivación de la histamina; nótense las diferentes vías para el cerebro y los tejidos periféricos. MAO, monoamino oxidasa; NAD, dinucleótido de nicotinamida y adenina; PLP, piridoxal fosfato; SAH, S-adenosilhomocisteína; SAM, S-adenosilmetionina.

nerviosas activa la liberación exocitósica (mediante exocitosis) de histamina por un mecanismo dependiente de voltaje, así como de un mecanismo dependiente de calcio.

Una vez liberada de las neuronas, se considera que la histamina activa los receptores postsinápticos y presinápticos. A diferencia de otros neurotransmisores, la histamina no parece estar reciclada en gran medida dentro de la terminal presináptica. No obstante, los astrocitos tienen un sistema específico de alta afinidad para la captación de histamina y pueden estar en los sitios principales de inactivación y degradación de esta monoamina.

El primer paso en la inactivación de la histamina en el cerebro es la metilación (fig. 46-8). La enzima histamina metiltransferasa transfiere un grupo metilo desde SAM hasta un nitrógeno del anillo de la histamina para formar metilhistamina. El segundo paso es la oxidación por medio de MAO-B, seguido de un paso de oxidación adicional. En los tejidos periféricos, la histamina presenta una desaminación a causa de la diamina oxidasa, seguida por la oxidación a un ácido carboxílico (fig. 46-8).

E. Acetilcolina

1. Síntesis

La síntesis de la acetilcolina a partir de acetil coenzima A (acetil-CoA) y colina se cataliza por la enzima colina acetiltransferasa (ChAT) (fig. 46-9). Esta etapa sintética ocurre en la terminal presináptica. El componente se almacena en vesículas y más tarde se libera a través de la exocitosis mediada por calcio. La colina es tomada por la terminal presináptica desde la sangre a través de un sistema de transporte de baja afinidad (K_m alta) y desde la hendidura sináptica a través de un mecanismo de transporte de alta afinidad (K_m baja). Esta también se deriva de la hidrólisis de la fosfatidilcolina (y tal vez esfingomielina) en los lípidos membranales. En consecuencia, los lípidos de la membrana pueden formar un sitio de almacenamiento para la colina, y su hidrólisis, con la consiguiente liberación de colina, es un proceso altamente regulado.

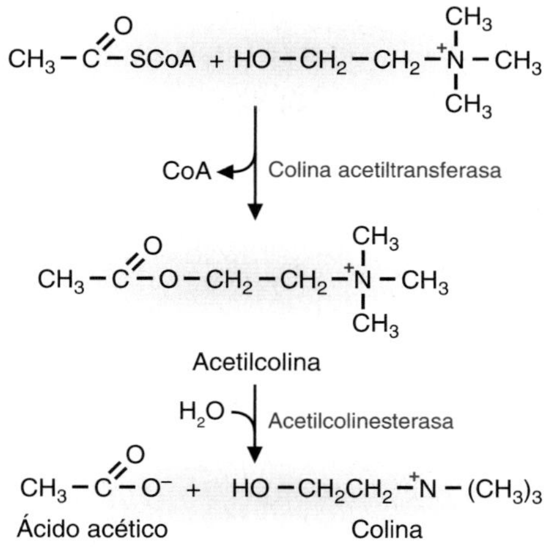

$$CH_3-\overset{O}{\overset{\|}{C}}-SCoA + HO-CH_2-CH_2-\overset{+}{\underset{CH_3}{\overset{CH_3}{N}}}-CH_3$$

CoA ← Colina acetiltransferasa

$$CH_3-\overset{O}{\overset{\|}{C}}-O-CH_2-CH_2-\overset{+}{\underset{CH_3}{\overset{CH_3}{N}}}-CH_3$$

Acetilcolina

H_2O ← Acetilcolinesterasa

$$CH_3-\overset{O}{\overset{\|}{C}}-O^- + HO-CH_2CH_2-\overset{+}{N}-(CH_3)_3$$

Ácido acético   Colina

FIGURA 46-9 Síntesis y degradación de la acetilcolina. CoA, coenzima A.

La colina es un componente común en la dieta, pero puede además sintetizarse en el ser humano como parte de la vía para la síntesis de fosfolípidos (cap. 31). La única vía para la síntesis de colina es la adición secuencial de grupos de tres metilos a partir de SAM a la porción de etanolamina de la fosfatidiletanolamina para formar fosfatidilcolina. Esta última se hidroliza después para liberar colina o fosfocolina. La conversión de fosfatidiletanolamina en fosfatidilcolina tiene lugar en muchos tejidos, incluidos el hígado y el cerebro. Esta conversión es dependiente del folato y vitamina B_{12}.

El grupo acetilo utilizado para la síntesis de acetilcolina se deriva sobre todo de la oxidación de la glucosa a piruvato y la descarboxilación de este último para formar acetil-CoA a través de la reacción de piruvato deshidrogenasa. Esto se debe a que los tejidos neuronales solo tienen capacidad limitada para oxidar ácidos grasos a acetil-CoA, así que la oxidación de la glucosa es la principal fuente de grupos acetilo. La piruvato deshidrogenasa se encuentra solo en las mitocondrias. El grupo acetilo se transporta probablemente al citoplasma como parte del citrato, el cual se divide en el citosol para formar acetil-CoA y oxaloacetato.

2. Inactivación de la acetilcolina

La acetilcolina se inactiva por acción de la acetilcolinesterasa, que es una serina esterasa que forma un enlace covalente con el grupo acetil. La enzima se inhibe por un amplio espectro de componentes (fármacos y neurotoxinas) que forman un enlace covalente con este grupo reactivo de serina. Las neurotoxinas como el sarin (el gas utilizado en los subterráneos japoneses por un grupo terrorista) y el gas nervioso en la película *La roca* funcionan a través de este mecanismo. La acetilcolina es el principal neurotransmisor en las uniones neuromusculares; la incapacidad para inactivar esta molécula conduce a la constante activación de la sinapsis nervio-músculo, una anomalía que produce grados variables de parálisis.

F. Glutamato y GABA

1. Síntesis del glutamato

Las funciones del glutamato como un neurotransmisor excitatorio dentro del sistema nervioso central conducen a la despolarización de las neuronas. Dentro de las terminaciones nerviosas, el glutamato se sintetiza *de novo* casi siempre a partir de la glucosa, más que absorberse desde la sangre, ya que su concentración plasmática es baja y no atraviesa con facilidad la barrera hematoencefálica.

El glutamato se sintetiza de manera primaria a partir del α-cetoglutarato, metabolito intermediario del ciclo del ATC (fig. 46-10). Este proceso puede ocurrir a través de dos vías. La primera es la enzima glutamato deshidrogenasa, la cual reduce al α-cetoglutarato a glutamato, con lo cual incorpora amoniaco libre al esqueleto de carbono. La fuente de amoniaco la proporcionan la degradación de aminoácido/neurotransmisor o la difusión de amoniaco a través de la barrera hematoencefálica. La segunda vía es a través de

Se cree que el requerimiento de vitamina B_{12} para la síntesis de colina contribuye a los síntomas neurológicos de la deficiencia de vitamina B_{12}. Los grupos metilo para la síntesis de colina son donados por SAM, la cual se convierte en S-adenosilhomocisteína (SAH) en la reacción. Recuérdese que la formación de SAM a través del reciclado de homocisteína requiere tetrahidrofolato y vitamina B_{12} (a menos que cantidades extraordinarias de metionina estén disponibles para eludir el paso de la metionina sintasa dependiente de B_{12}).

El suministro de colina en el cerebro puede tornarse limitante de la velocidad de síntesis de acetilcolina; el complemento de la dieta con lecitina (fosfatidilcolina) se ha utilizado (aunque sin efectos claros) para incrementar la acetilcolina cerebral en pacientes que tienen discinesia tardía (movimientos persistentes frecuentes e involuntarios de los músculos faciales y linguales). El recién nacido tiene una gran demanda de colina, tanto por la síntesis de lípidos en el cerebro (fosfatidilcolina y esfingomielina) como por la biosíntesis de acetilcolina. Las concentraciones elevadas de fosfatidilcolina en la leche materna y una gran actividad de un sistema de transporte de alta afinidad, a través de la barrera hematoencefálica, de colina en el neonato ayudan a mantener las concentraciones cerebrales de colina. El feto tiene, además, una gran demanda de colina y existe un sistema de transporte de alta afinidad de colina a través de la placenta. La colina se deriva de las reservas maternas, la dieta materna y la síntesis sobre todo en el hígado materno. Como la síntesis de la colina es dependiente de folato y vitamina B_{12}, la demanda fetal aumentada puede contribuir al incremento del requerimiento materno por ambas vitaminas durante el embarazo.

Una deficiencia hereditaria de piruvato deshidrogenasa, una deficiencia de tiamina o la hipoxia privan al cerebro de una fuente de acetil-CoA para la síntesis de acetilcolina, así como también para la generación de ATP desde el ciclo del ATC.

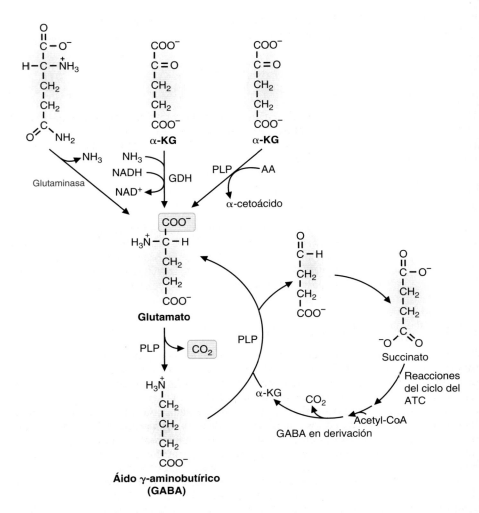

FIGURA 46-10 Síntesis de glutamato y ácido γ-aminobutírico (GABA) y la derivación de GABA. α-CG, α-cetoglutarato; AA, aminoácido; acetil-CoA, acetil coenzima A; ATC, ácido tricarboxílico; GDH, glutamato deshidrogenasa; NAD, dinucleótido de nicotinamida y adenina; PLP, piridoxal fosfato.

las reacciones de transaminación en las que un grupo amino se transfiere desde otros aminoácidos al α-cetoglutarato para formar glutamato. El glutamato puede sintetizarse además desde la glutamina mediante la glutaminasa. La glutamina se deriva de las células gliales descritas en la sección III.F.2.

Al igual que otros neurotransmisores, el glutamato se almacena en vesículas y su liberación es dependiente de Ca^{2+}. Este se sustrae de la hendidura sináptica por los sistemas de recaptura de alta afinidad en las terminaciones nerviosas y las células gliales.

2. GABA

El GABA es el principal neurotransmisor inhibidor en el sistema nervioso central. Su significado funcional es de gran alcance y la alteración de la función GABAérgica desempeña una función en muchas enfermedades neurológicas y psiquiátricas.

El GABA es sintetizado por la descarboxilación del glutamato (fig. 46-10) en un solo paso, catalizado por la enzima ácido glutámico descarboxilasa (GAD). El GABA se recicla en el sistema nervioso por una serie de reacciones denominadas derivación GABA, que conservan el glutamato y el GABA (fig. 46-10).

Gran parte de la captación de GABA ocurre en las células gliales. La derivación GABA en las células gliales produce glutamato, que se convierte en glutamina y se transporta fuera de las células gliales a las neuronas, donde se vuelve a convertir en glutamato.

La tiagabina es un fármaco que inhibe la recaptura de GABA en la sinapsis y se ha utilizado para el tratamiento de la epilepsia y también para otras enfermedades convulsivas. Puesto que el GABA es un neurotransmisor inhibidor en el cerebro, su presencia prolongada puede bloquear la neurotransmisión de otros fármacos, con lo cual se reduce la frecuencia de las convulsiones.

Por lo tanto, la glutamina sirve como un transportador de glutamato entre las células en el SNC (cap. 40). Las células gliales carecen de GAD y no pueden sintetizar GABA.

G. Otros neurotransmisores de aminoácidos

1. Aspartato

El aspartato, como el glutamato, es un neurotransmisor excitador, pero funciona en muy pocas vías. Se sintetiza a partir del oxaloacetato intermediario del ciclo del ATC a través de reacciones de transaminación. Como en la síntesis de glutamato, la síntesis de aspartato utiliza oxaloacetato que debe remplazarse a través de reacciones anapleróticas. El aspartato no puede pasar a través de la barrera hematoencefálica.

2. Glicina

La glicina es el principal neurotransmisor inhibidor en la médula espinal. La mayor parte de la glicina en neuronas se sintetiza *de novo* a partir de la serina dentro de la terminación nerviosa, por la enzima serina hidroximetiltransferasa, que requiere ácido fólico. La serina, a su vez, se sintetiza a partir del intermediario 3-fosfoglicerato en la vía glucolítica. La acción de la glicina termina probablemente a través de su captura por un transportador de alta afinidad.

3. Conversión de arginina en óxido nítrico

El óxido nítrico (NO) es un mensajero biológico en diversas respuestas fisiológicas, entre ellas la vasodilatación, la neurotransmisión y la capacidad del sistema inmunológico para destruir células cancerosas y parásitos. El NO se sintetiza a partir de la arginina en una reacción catalizada por la NO sintasa (fig. 25-10).

La NO sintasa existe como dos formas específicas de tejido de dos familias de enzimas. A la forma presente en los macrófagos se debe la sobreproducción de NO y conduce a sus efectos citotóxicos en parásitos y células cancerosas. La enzima presente en el tejido nervioso, endotelio vascular, plaquetas y otros tejidos da lugar a las respuestas fisiológicas al NO, como la vasodilatación y la transmisión neuronal. En células blanco, el NO activa a la guanilato ciclasa soluble, que resulta en un incremento de las cifras celulares de GMPc (3′, 5′-GMP cíclico) (fig. 46-11). En las células de músculo liso, GMPc, como AMPc, activa a una o más proteínas cinasas, las cuales producen la relajación del músculo liso y la posterior dilatación de los vasos. El NO estimula la erección del pene al actuar como un neurotransmisor y estimular la relajación del músculo liso que permite que el cuerpo cavernoso se llene de sangre. El óxido nítrico puede cruzar con facilidad las membranas celulares porque es un gas. Como resultado, su efecto puede no limitarse en todos los casos a la neurona que lo sintetiza (fig. 46-12). Existe una amplia evidencia de que el NO puede funcionar como un mensajero retrógrado capaz de modificar la liberación de los neurotransmisores de la terminal presináptica después de propagarse desde la neurona postsináptica (donde se sintetiza). Hay además indicios de que apoya las funciones de los mensajeros retrógrados para el ácido araquidónico y el monóxido de carbono en el SNC.

IV. Encefalopatías metabólicas y neuropatías

El cerebro tiene absoluta dependencia de la sangre para su suministro de glucosa y oxígeno. Utiliza alrededor de 20% del suministro de oxígeno en el cuerpo. Durante el periodo de desarrollo y durante el ayuno prolongado, los cuerpos cetónicos pueden emplearse como combustible, pero no pueden sustituir por completo a la glucosa. La glucosa se convierte en piruvato en la glucólisis y se oxida en el ciclo del ATC. La glucólisis anaeróbica, con una producción de dos moléculas de ATP por molécula de glucosa, no puede sustentar la demanda cerebral del ATP, que puede proveer solo la oxidación completa de glucosa a CO_2 y H_2O, la cual produce unos 32 ATP por glucosa. No obstante, durante periodos de hipoglucemia o hipoxia leve, la disminución de la síntesis de neurotransmisores contribuye tanto, cuando no más, al desarrollo de los síntomas tal y como lo hace una absoluta deficiencia de ATP para las necesidades de energía.

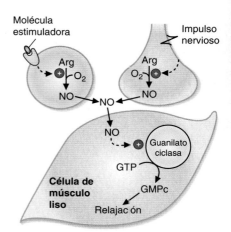

FIGURA 46-11 Acción del óxido nítrico (NO) en la vasodilatación. La síntesis de NO ocurre en respuesta a un estímulo que se une a un receptor en algunas células o el impulso nervioso en neuronas. El NO entra en las células del músculo liso y estimula la guanilato ciclasa para producir GMPc, que causa la relajación de la célula del músculo liso. Cuando estas células se relajan, los vasos sanguíneos se dilatan. GMPc, guanosina monofosfato cíclico; GTP, guanosina trifosfato.

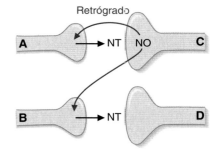

FIGURA 46-12 NO como un mensajero retrógrado. La célula A libera un neurotransmisor, que estimula a la célula C para producir NO. Dado que es un gas, se puede difundir de nueva cuenta y regular la producción de la célula A y la liberación de neurotransmisores. El NO puede, además, propagarse hacia la célula B y estimularla para producir un neurotransmisor diferente que produzca una respuesta desde la célula D. NT, neurotransmisor.

A. Encefalopatía hipoglucémica

La hipoglucemia se encuentra algunas veces en afectaciones médicas, como neoplasias malignas productoras de insulina o factores de crecimiento similares a insulina, o abuso de alcohol crónico. Los signos clínicos tempranos en la hipoglucemia reflejan la aparición de mecanismos fisiológicos protectores iniciados por el núcleo sensorial del hipotálamo, como sudoración, palpitaciones, ansiedad y hambre. Si estos síntomas son ignorados, avanzan a un trastorno más grave del SNC, desde confusión y letargo hasta convulsiones y, al final, coma. La hipoglucemia prolongada puede precipitar un daño cerebral irreversible.

Durante la progresión de la encefalopatía hipoglucémica, a medida que la glucosa sanguínea desciende a menos de 2.5 mM (45 mg/dL), el cerebro intenta usar sustratos internos como el glutamato y los intermediarios del ciclo del ATC como combustibles. Puesto que el tamaño de la reserva de estos sustratos es muy pequeña, se agota con rapidez. Si las concentraciones de glucosa en sangre continúan en descenso hasta menos de 1 mM (18 mg/dL), las cantidades de ATP se consumen.

A medida que la glucosa en sangre desciende de 2.5 a 2.0 mM (45 a 36 mg/dL, antes de que se observen cambios en el electroencefalograma [EEG]), los síntomas parecen surgir de la síntesis reducida de neurotransmisores en regiones particulares del cerebro más que de un déficit global de energía. La oxidación de glucosa en la glucólisis aporta 3-fosfoglicerato, un precursor para el neurotransmisor glicina. La entrada de piruvato a la mitocondria y la conversión a acetil-CoA puede generar α-cetoglutarato (para síntesis de glutamato y GABA) y oxaloacetato, para la síntesis del neurotransmisor aspartato. La falta de glucosa podría alterar la síntesis de estos neurotransmisores.

Conforme la hipoglucemia desciende a menos de 1 mM (18 mg/dL) y las cifras de fosfato de alta energía se agotan, el EEG se torna isoeléctrico y sobreviene la muerte de la célula neuronal. Como en el caso de algunas otras encefalopatías metabólicas, la muerte celular no es global en su distribución; por el contrario, ciertas estructuras cerebrales, en particular las estructuras del hipocampo y cortical, son selectivamente vulnerables a la alteración hipoglucémica. Los mecanismos fisiopatológicos causantes de la muerte celular neuronal en la hipoglucemia incluyen el desarrollo de excitotoxicidad mediada por glutamato. Esta ocurre cuando las reservas de energía celular se consumen. La insuficiencia de las bombas de recaptura dependientes de energía tiene como resultado una acumulación de glutamato en la hendidura sináptica y una estimulación excesiva de los receptores postsinápticos de glutamato. La activación prolongada de los receptores de glutamato lleva a una abertura prolongada del receptor del conducto iónico y a un ingreso de cantidades mortales de iones de Ca^{2+}, los que pueden activar a las vías intracelulares citotóxicas en la neurona postsináptica.

B. Encefalopatía hipóxica

Estudios experimentales en voluntarios humanos demuestran que el metabolismo energético cerebral permanece normal cuando una hipoxia leve a moderada (presión parcial de oxígeno, o $PaO_2 = 25$ a 40 mm Hg) produce una disfunción cognitiva grave. Se cree que la función cognitiva reducida es el efecto de la síntesis alterada de neurotransmisores. En una hipoxia leve, el flujo sanguíneo cerebral aumenta para mantener el suministro de oxígeno al cerebro. Además, la glucólisis anaeróbica se acelera y el resultado es un mantenimiento de las cantidades de ATP. Esto ocurre, no obstante, a expensas de una mayor producción de lactato y una caída del pH. La hipoxia aguda ($PaO_2 \le 20$ mm Hg) lleva casi siempre al coma.

La hipoxia puede ser el resultado de la insuficiencia del oxígeno que llega a la sangre (p. ej., a grandes altitudes), anemia grave (p. ej., deficiencia de hierro) o de una alteración directa en la capacidad del cerebro de usar oxígeno (p. ej., envenenamiento por cianuro). Todas las formas de hipoxia producen un deterioro de la síntesis de neurotransmisores. La inhibición de la piruvato deshidrogenasa reduce la síntesis de la acetilcolina, que es muy sensible a la hipoxia. La síntesis de glutamato y GABA, que dependen del funcionamiento del ciclo del ATC, disminuye como resultado de cantidades aumentadas de NADH, que inhiben las enzimas del ciclo del ATC. Las cifras de NADH se incrementan cuando el oxígeno no está disponible para aceptar electrones de la cadena de transporte de electrones y NADH no puede convertirse con facilidad de nueva cuenta en NAD^+. Incluso la síntesis de neurotransmisores de catecolamina puede atenuarse porque las reacciones de hidroxilasa requieren O_2.

C. Relación entre la síntesis de glutamato y las vías anapleróticas de la piruvato carboxilasa y la metilmalonil-CoA mutasa

La síntesis de glutamato elimina al α-cetoglutarato del ciclo del ATC, con lo cual disminuye la regeneración de oxaloacetato en el ciclo del ATC. Como el oxaloacetato es necesario para la oxidación de la acetil-CoA, debe remplazarse por reacciones anapleróticas. Hay dos tipos principales de reacciones anapleróticas: 1) la piruvato carboxilasa y 2) la vía de la degradación de aminoácidos de cadena ramificada, valina e isoleucina, que contribuyen con la succinil-CoA al ciclo del ATC. Esta vía utiliza vitamina B_{12} (pero no folato) en la reacción catalizadora para metilmalonil-CoA mutasa.

V. Síntesis de lípidos en el cerebro y el sistema nervioso periférico

varios aspectos de la síntesis de lípidos y la degradación en el sistema nervioso lo distinguen de muchos otros tejidos. El primero es que la porción de la membrana celular neuronal que interviene en la transmisión sináptica tiene un papel y una composición únicos. En la terminal presináptica, la composición de lípidos cambia a medida que las vesículas de almacenamiento que contienen el neurotransmisor se funden con la membrana celular y liberan su contenido. Además, algunas secciones de la membrana se pierden en la forma de vesículas endocíticas. En la terminal postsináptica, la membrana contiene los receptores para el neurotransmisor y también una alta concentración de componentes de señalización de la membrana, como fosfatidilinositol. Un segundo aspecto importante del metabolismo de lípidos en el cerebro es que la barrera hematoencefálica restringe la entrada de ácidos grasos no esenciales, como el palmitato, que se liberan desde el tejido adiposo o están presentes en la dieta. A la inversa, los ácidos grasos esenciales son captados por el cerebro. Por estas consideraciones, el cerebro sintetiza de forma constante estos lípidos (colesterol, ácidos grasos, glucoesfingolípidos y fosfolípidos) que son necesarios para varias funciones neurológicas. La señalización neuronal requiere que las células gliales no neuronales sinteticen mielina, una membrana de múltiples capas que rodea a los axones de muchas neuronas. La mielina es rica en lípidos y tiene una composición diferente a la de los lípidos en las membranas neuronales. La materia blanca del cerebro contiene mucha más mielina que la materia gris; es la presencia de las vainas de mielina la causante de las características diferencias de color que existen entre los dos tipos de tejido cerebral.

A. Síntesis y oxidación de lípidos cerebrales

Debido a que la barrera hematoencefálica inhibe de manera significativa la entrada de ciertos ácidos grasos y lípidos en el SNC, virtualmente todos los lípidos encontrados deben sintetizarse dentro del SNC. Las excepciones son los ácidos grasos esenciales (linoleico y ácido linolénico) que entran al cerebro donde se elongan o desaturan de modo adicional. La captación de ácidos grasos en el SNC es insuficiente para satisfacer sus demandas de energía, de ahí la necesidad del metabolismo aeróbico de glucosa. De este modo, colesterol, glicerol, esfingolípidos, glucoesfingolípidos y cerebrósidos se sintetizan mediante las vías ya señaladas en este texto. Es de particular importancia indicar que ácidos grasos de cadenas muy largas se sintetizan en el cerebro, donde desempeñan un papel principal en la formación de mielina.

La oxidación y el recambio de los lípidos cerebrales ocurre como ya se describió con anterioridad (cap. 30). La oxidación peroxisomal de ácidos grasos es importante en el cerebro porque contiene ácidos grasos de cadenas muy largas y ácido fitánico (de la dieta), ambos oxidados en los peroxisomas por α-oxidación. Por lo tanto, las anomalías que afectan la biogénesis de los peroxisomas (como la enfermedad de Refsum) afectan gravemente a las células cerebrales a causa de la incapacidad de metabolizar ácidos grasos de cadena ramificada y ácidos grasos de cadena muy larga. En presencia de un trastorno en el cual la degradación de glucoesfingolípidos o mucopolisacáridos se altera, los lisosomas en las células cerebrales se llenan con glucolípidos parcialmente digeridos, lo que conduce a grados variados de disfunción neurológica.

B. Síntesis de la mielina

Una tasa rápida de conducción nerviosa en los nervios periféricos y motores centrales depende de la formación de mielina, una estructura multilaminada de lípidos y proteínas que se forma de la membrana plasmática de las células gliales. En el sistema nervioso periférico, la célula de Schwann se encarga de la mielinización de una porción del axón de una célula nerviosa. La célula de Schwann realiza esto al envolverse en sí misma alrededor del axón varias veces, de tal manera que una vaina de múltiples capas de membrana rodea al axón. En el sistema nervioso central, el oligodendrocito tiene por función la mielinización. A diferencia de la célula de Schwann, los oligodendrocitos pueden mielinizar porciones de numerosos axones (hasta 40) y lo hacen al extender un fino proceso que envuelve al axón varias veces. Por consiguiente, los axones del SNC están solo rodeados por membranas de los oligodendrocitos, mientras que los axones del SNP lo están por toda la célula de Schwann. Una sinopsis de la mielinización se representa en la fig. 46-13. Para mantener la estructura de la mielina, el oligodendrocito sintetiza cuatro veces su propio peso en lípidos por día.

1. Lípidos de la mielina

Como la membrana plasmática de la célula glial se convierte en mielina, la composición de lípidos del cerebro cambia (tabla 46-2). La relación lípido a proteína tiene un gran incremento, así como el contenido de esfingolípidos. La mielina es una estructura empaquetada de manera ajustada y hay interacciones hidrófobas entre los lípidos y proteínas para permitir que esto ocurra. Los cerebrósidos constituyen alrededor de 16% del total de lípidos de la mielina y están casi por completo ausentes en los lípidos de membrana de otros tipos celulares. El cerebrósido predominante, el galactosilcerebrósido, tiene un azúcar único unido al grupo hidroxilo de la esfingosina. En contraste, la esfingomielina, que podría presuponerse que es el lípido predominante de la mielina, está presente en aproximadamente las mismas bajas concentraciones en todas las membranas. Los galactocerebrósidos se empaquetan de modo más ajustado unos a otros que la fosfatidilcolina; el azúcar, aunque polar, transporta un grupo amino sin carga positiva o un fosfato de carga negativa. El cerebro sintetiza ácidos grasos de cadenas muy largas (> 20 carbonos

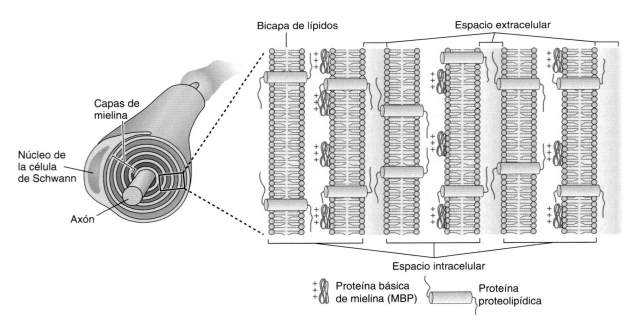

FIGURA 43-13 Representación de una célula de Schwann que se ha envuelto alrededor de una porción del axón para formar la vaina de mielina. La expansión representa una porción de vaina de mielina. Se muestra la mielina del SNC, que si bien es similar a la mielina del SNP, la proteína P0 remplaza a la proteína proteolipídica (PLP). Recuérdese que hay varias capas de membrana rodeando al axón; la PLP protruye al espacio extracelular y ayuda a la consolidación de la membrana a través de las interacciones hidrófobas. Las proteínas básicas de mielina (MBP, *myelin basic proteins*) ayudan a estabilizar la estructura desde dentro de la membrana.

TABLA 46-2	**Composición de proteínas y lípidos en la mielina del SNC y el cerebro humano**		
SUSTANCIA[a]	**MIELINA**	**MATERIA BLANCA**	**MATERIA GRIS**
Proteína	30.0	39.0	55.3
Lípido	70.0	54.9	32.7
Colesterol	27.7	27.5	22.0
Cerebrósido	22.7	19.8	5.4
Sulfátido	3.8	5.4	1.7
Galactolípido total	27.5	26.4	7.3
Etanolamina fosfátido	15.6	14.9	22.7
Fosfatidilcolina	11.2	12.8	26.7
Esfingomielina	7.9	7.7	6.9
Fosfatidilserina	4.8	7.9	8.7
Fosfatidilinositol	0.6	0.9	2.7
Plasmalógeno	12.3	11.2	8.8
Fosfolípidos totales	43.1	45.9	69.5

[a]Cantidades de proteínas y lípidos en porcentajes de peso seco; todos los otros se expresan en porcentajes del peso de lípido total.

Información tomada de Norton W. En: Siegel GJ, Albers RW, Agranoff BW, Katzman R, eds. *Basic Neurochemistry*. 3rd ed. Boston, MA: Little, Brown; 1981:77.

de largo); estas largas cadenas laterales no cargadas establecen relaciones hidrófobas sólidas, lo cual posibilita un empaquetado cerrado de la vaina de mielina. El contenido alto de colesterol de la membrana también contribuye al empaquetado ajustado, aunque se requieren las proteínas de mielina para completar la estrechez del proceso de empaquetado.

2. Proteínas estructurales de la mielina

Las capas de la mielina se mantienen unidas por las interacciones proteína-lípido y proteína-proteína, y cualquier perturbación puede conducir a la desmielinización de la membrana (*véanse* Comentarios bioquímicos). Aunque se encuentran numerosas proteínas en el SNC y el SNP, solo las principales proteínas se mencionan aquí. Las principales proteínas en el SNC y el SNP son diferentes. En el SNC, dos proteínas constituyen entre 60 y 80% del total de proteínas: proteína proteolipídica (PLP) y proteínas básicas de mielina. La PLP es una proteína muy hidrófoba que forma grandes agregados en solución acuosa y es relativamente resistente a la proteólisis. Su peso molecular, basado en el análisis de su secuencia, es de 30 000 Da. La PLP está altamente conservada en secuencia entre las especies. Se cree que su función es promover la formación y estabilización de la estructura multilaminada de la mielina.

Las proteínas básicas de mielina (MBP) son una familia de proteínas. A diferencia de la proteína proteolipídica, las MBP se sustraen con facilidad de la membrana y son solubles en solución acuosa. La principal MBP no tiene estructura terciaria y tiene un peso molecular de 15 000 Da. La MBP está localizada en la cara citoplasmática de las membranas de mielina. Los anticuerpos dirigidos contra las MBP producen encefalomielitis alérgica experimental, la cual se ha convertido en un sistema modelo para entender la esclerosis múltiple, una enfermedad desmielinizante. Un modelo de la forma en que la proteína proteolipídica y la MBP ayudan a estabilizar la mielina se muestra en la figura 46-13.

En el SNP, la principal proteína de mielina es P0, una glucoproteína que representa > 50% del contenido de proteínas de mielina del SNP. El peso molecular de la P0 es de 30 000 Da, el mismo que el de la PLP. Se presupone que P0 desempeña un papel estructural similar al de mantener la estructura de mielina, como la PLP lo hace en el SNC. Las MBP se encuentran además en el SNP, con algunas similitudes y diferencias a las de MBP halladas en el SNC. La principal MBP específica del SNP se ha designado como P2.

COMENTARIOS CLÍNICOS

Katie C. Las catecolaminas afectan a casi todos los tejidos y órganos del cuerpo. La liberación integrada desde las terminaciones nerviosas del sistema nervioso simpático (adrenérgico) tiene un papel crucial en las respuestas reflejas a cambios repentinos en el ambiente interno y externo. Por ejemplo, bajo estrés, las catecolaminas incrementan la frecuencia cardiaca, presión arterial, contractilidad miocárdica (músculo cardiaco) y velocidad de conducción del corazón.

La secreción periódica e inapropiada de catecolaminas en cantidades suprafisiológicas, como ocurre en pacientes con feocromocitomas, como **Katie C.**, causan un frecuente conjunto de síntomas agudos y alarmantes y signos de estado hiperadrenérgico.

La mayoría de los signos y síntomas relacionados con el exceso de catecolamina puede ocultarlos la fenoxibenzamina, un antagonista del receptor adrenérgico α_1 y α_2 de acción prolongada, en combinación con los bloqueadores de receptores adrenérgicos β_1 y β_2, como el propranolol. El tratamiento farmacológico solo está reservado para pacientes con feocromocitomas inoperables (p. ej., pacientes con tumores malignos metastásicos y pacientes con graves enfermedades cardiacas). Debido a las secreciones repentinas, impredecibles, y algunas veces peligrosas para la vida de grandes cantidades de catecolaminas desde estos tumores, un tratamiento definitivo implica una resección quirúrgica de las neoplasias después de una apropiada preparación preoperatoria del paciente con los fármacos ya mencionados. El tumor de **Katie C.** se resecó sin complicaciones intraoperatorias o posoperatorias. Después de la intervención, permaneció sin síntomas y su presión arterial volvió a cifras normales.

Después de suspender el Redux®, **Evan A.** se trató con Prozac®, un antidepresivo que actúa como un inhibidor selectivo de la recaptura de serotonina (ISRS) pero no conduce a una mayor síntesis o secreción de serotonina, como lo hacía la dexfenfluramina del Redux®. Por consiguiente, el mecanismo de acción de estos dos fármacos es diferente, aun si el resultado final (concentraciones elevadas de serotonina) es el mismo. Desafortunadamente, el Prozac® no funcionó tan bien para **Evan A.** como lo hacía el Redux® y recuperó 22 kg en 1 año después de cambiar los fármacos. Había otras opciones de tratamiento médico para **Evan A.** incluido orlistat, un inhibidor parcial de la absorción de ácidos grasos de la dieta del tracto gastrointestinal, y varios medicamentos utilizados para tratar otras afecciones, como diabetes, convulsiones y depresión, que además llevan a la pérdida de peso. Tras un breve curso con algunos otros fármacos con un éxito mínimo, el doctor refirió a **Evan A.** a cirugía bariátrica.

COMENTARIOS BIOQUÍMICOS

Enfermedades desmielinizantes del SNC. La importancia de la mielina en la transmisión nerviosa queda de manifiesto por la amplia variedad de enfermedades desmielinizantes que conducen a síntomas neurológicos. La enfermedad más conocida en esta clase es la esclerosis múltiple (EM). La EM puede ser una enfermedad progresiva del SNC en el cual la desmielinización de las neuronas es el resultado anatómico y patológico clave. La causa de la EM todavía no se ha determinado, aunque se cree que se produce un evento que desencadena la formación de anticuerpos autoinmunológicos dirigidos contra componentes del sistema nervioso. Este suceso puede ser una infección bacteriana o viral que estimula el sistema inmunológico para combatir a los invasores. Desafortunadamente, este estímulo puede además ser una respuesta inmunológica contra la vaina de mielina. La distribución geográfica inusual de la EM es interesante. Los pacientes están concentrados en latitudes del norte y sur, y su incidencia es casi nula en el Ecuador. La presentación clínica de la EM varía de forma amplia. Casi siempre es una enfermedad leve que tiene pocas o discretas manifestaciones clínicas. En el otro lado del espectro, es una enfermedad de rápida progresión y mortal. La presentación mejor conocida es el tipo de recaída-remisión. En este tipo, en el curso temprano de la enfermedad, el antecedente histórico es el de exacerbaciones seguidas de remisión. Al final, el SNC no puede reparar el daño que ha acumulado a través de los años y las remisiones suceden cada vez con menor frecuencia. Los tratamientos disponibles para la EM se enfocan en la clase de enfermedad de recaída-remisión.

La lesión primaria al SNC en la EM es la pérdida de mielina en la materia blanca, que interfiere con la conducción nerviosa a lo largo del área desmielinizada (el aislante está perdido). El SNC lo compensa, al estimular al oligodendrocito para remielinizar el axón dañado, y cuando esto ocurre, se alcanza la remisión. A menudo, la remielinización conduce a una lentificación de la velocidad de conducción a causa de una reducción del espesor de la mielina (la velocidad es proporcional al espesor de la mielina) o un acortamiento de la distancia internodal (el potencial de acción debe propagarse más veces). Al final, cuando se torna difícil remielinizar grandes áreas del SNC, la neurona se adapta al regular de modo positivo y redistribuir al mismo tiempo sus bombas de iones de la membrana para permitir la conductancia nerviosa a lo largo de los axones desmielinizados. Al final, cuando esta adaptación también es insuficiente, la enfermedad avanza.

El tratamiento de la EM se centra ahora en bloquear la acción del sistema inmunológico, y los fármacos que interfieren en las reacciones inmunológicas han tenido varios grados de éxito para mantener a pacientes en remisión por periodos extensos.

También existen otras enfermedades desmielinizantes y su causa es mucho más directa. Estos son desórdenes relativamente raros. En todas estas enfermedades no hay un tratamiento completamente eficaz para el paciente. Mutaciones heredadas en P0 (la principal proteína de mielina del SNP) llevan a una versión del síndrome de polineuropatía de Charcot-Marie-Tooth. El patrón de herencia para esta enfermedad es autosómico dominante, algo indicativo de que la expresión de un alelo mutado conduce a la expresión de la afección. Las mutaciones en PLP (la principal proteína de mielina en el SNC) conduce a la enfermedad de Pelizaeus-Merzbacher y a la paraplejía espástica ligada al cromosoma X de tipo 2. Estas enfermedades muestran una amplia variedad de fenotipos, desde la falta de desarrollo motriz y muerte temprana (más grave) hasta leves trastornos de la marcha. El fenotipo mostrado depende de la localización precisa de la mutación dentro de la proteína. Una función alterada de P0 o de la PLP conduce a la desmielinización y sus manifestaciones clínicas consiguientes.

CONCEPTOS CLAVE

- El sistema nervioso consiste en diversos tipos de células con diferentes funciones.
  - Las neuronas transmiten y reciben señales de otras neuronas en las uniones sinápticas.
  - Los astrocitos, que se encuentran en el sistema nervioso central, proveen soporte físico y nutricional a las neuronas.
  - Los oligodendrocitos proveen la vaina de mielina que cubre el axón y proporcionan aislamiento para que la señal eléctrica sea propagada a lo largo del axón.
    - La mielina tiene una composición de lípidos que es distinta respecto de las membranas celulares.
    - La falta de mielina conduce a enfermedades por desmielinización como resultado de la transmisión alterada de señal a través del axón.
  - Las células de Schwann son células de apoyo (células productoras de mielina) del sistema nervioso periférico.
  - Las células microgliales destruyen microorganismos invasores y fagocitan residuos celulares.
  - Las células ependimales recubren las cavidades del SNC y la médula ósea.
- El cerebro está protegido contra los agentes tóxicos de origen sanguíneo por la barrera hematoencefálica.
  - Glucosa, aminoácidos, vitaminas, cuerpos cetónicos y ácidos grasos esenciales (pero no otros ácidos grasos) pueden transportarse a través de la barrera hematoencefálica.

◆ Proteínas como la insulina pueden atravesar la barrera hematoencefálica por transcitosis mediada por receptor.
◆ Los neurotransmisores se sintetizan sobre todo a partir de los aminoácidos del sistema nervioso; otros se derivan de los intermediaros de la glucólisis y del ciclo del ATC.
  ◆ Los neurotransmisores se sintetizan en el citoplasma de la terminal presináptica y luego se transportan a las vesículas de almacenamiento para su liberación después de recibir la señal apropiada.
  ◆ La acción del neurotransmisor se termina con su recaptura en la terminal presináptica o su difusión afuera de la sinapsis o por inactivación enzimática.
  ◆ La monoamina oxidasa es la enzima clave para la inactivación de las catecolaminas y serotonina.
◆ Una encefalopatía se desarrolla si el sistema nervioso no puede generar suficiente ATP:
  ◆ Encefalopatía hipoglucémica (falta de glucosa en el cerebro).
  ◆ Encefalopatía hipóxica (falta de oxígeno en el cerebro).
◆ Las enfermedades revisadas en este capítulo se resumen en la tabla 46-3.

TABLA 46-3 Enfermedades revisadas en el capítulo 46

ENFERMEDAD O TRASTORNO	GENÉTICA O AMBIENTAL	COMENTARIOS
Albinismo	Genética	La insuficiencia de tirocinasa en el melanocito conduce a la incapacidad para producir DOPA, un precursor requerido para la producción de melanina, de tal manera que la formación del pigmento está bloqueado.
Hipercolesterolemia	Ambas	Las concentraciones elevadas de colesterol en la sangre pueden regularse con fármacos apropiados.
Esclerosis múltiple	Ambiental/puede tener una predisposición genética	Una pérdida de la formación de la vaina de mielina alrededor de las neuronas inducida por autoinmunidad
Feocromocitoma	Ambas	Tumor en la glándula suprarrenal que lleva a la liberación periódica y excesiva de adrenalina y noradrenalina.
Síndrome de deficiencia de la proteína tipo I del transportador facilitador de glucosa	Genética	Convulsiones infantiles relacionadas con bajas cantidades de glucosa en el sistema nervioso (glucosa baja en el líquido cefalorraquídeo).
Envenenamiento por tiramina	Ambiental	Tiramina, un compuesto encontrado en quesos añejos, por ejemplo, se degrada por acción de la monoamina oxidasa. En presencia de inhibidores de monoamina oxidasa, las cifras de tiramina pueden acumularse y activar la liberación de altas concentraciones de noradrenalina, lo que conduce a una crisis hipertensiva.
Depresión	Ambas	Los fármacos usados para elevar las cantidades de serotonina pueden aliviar la depresión y también llevar a la supresión del apetito.
Supresión del apetito	Ambas	Se han utilizado diversos fármacos para tratar la obesidad, aunque muchos tienen efectos colaterales que necesitan vigilarse de forma cuidadosa.

PREGUNTAS DE REVISIÓN: CAPÍTULO 46

1. Un paciente con un tumor de la médula suprarrenal experimentó palpitaciones, sudoración excesiva y cefalea hipertensiva. Su orina contenía cantidades aumentadas de ácido vanililmandélico. Sus síntomas se deben probablemente a una sobreproducción de ¿cuál de las siguientes sustancias?
   A. Acetilcolina
   B. Noradrenalina y epinefrina
   C. DOPA y serotonina
   D. Histamina
   E. Melatonina

2. ¿Cuáles de los siguientes lípidos son los dos encontrados en alta concentración en la mielina?
   A. Colesterol y cerebrósidos como la galactosilceramida
   B. Colesterol y fosfatidilcolina
   C. Galactosilceramida sulfátido y esfingomielina
   D. Plasmalógenos y esfingomielina
   E. Triacilgliceroles y lecitina

3. La proteína básica de mielina puede describirse mejor con ¿cuál de los siguientes?
   A. Se sintetiza en las células de Schwann, pero no en los oligodendrocitos.
   B. Es una proteína de la transmembrana encontrada solo en la mielina periférica.
   C. Une las dos caras extracelulares en el centro de la mielina.
   D. Contiene residuos de aminoácidos básicos que se unen en conjunto a los lados extracelulares con carga negativa de la membrana de la mielina.
   E. Contiene residuos de lisina y arginina que se unen en conjunto a los lados intracelulares con carga negativa de la membrana de mielina.

4. Un paciente presentó dismorfia y degeneración cerebelosa. Los análisis de sangre revelaron concentraciones elevadas de ácido fitánico y ácidos grasos de cadenas muy largas, pero no elevación de palmitato. Sus síntomas son consistentes con un defecto enzimático que participa en ¿cuál de los siguientes?
   A. α-oxidación
   B. β-oxidación mitocondrial
   C. Transporte de enzimas hacia los lisosomas
   D. Degradación de mucopolisacáridos
   E. Elongación de ácidos grasos

5. Uno de los síntomas presentes de la deficiencia de la vitamina B_6 es la demencia. Esta puede resultar de la incapacidad de sintetizar serotonina, noradrenalina, histamina y GABA de sus respectivos precursores de aminoácidos. Esto se debe a que la vitamina B_6 se requiere para ¿qué tipo de reacción?
   A. Hidroxilación
   B. Transaminación
   C. Desaminación
   D. Descarboxilación
   E. Oxidación

6. En un paciente con daño en la barrera hematoencefálica, de manera que presente fugas, ¿cuál de las siguientes sustancias podría cruzar esta barrera dañada, la cual normalmente no puede cruzar una barrera hematoencefálica intacta?
   A. Amoniaco
   B. Piruvato

C. Aminoácidos neutrales grandes
D. Ácidos grasos no esenciales
E. Cuerpos cetónicos

7. Un paciente tiene deficiencia de vitamina B_{12} y folato. Se esperaría que estuviera alterada la producción de una de las siguientes en este paciente, en comparación con un paciente que no tiene deficiencias vitamínicas:
   A. GABA
   B. Serotonina
   C. Dopamina
   D. Noradrenalina
   E. Adrenalina

8. La falta de vitamina B_{12} provoca neuropatía. ¿Cuál de los siguientes neurotransmisores presentará reducción en su síntesis cuando haya deficiencia de esta vitamina?
   A. Serotonina
   B. Glicina
   C. GABA
   D. Óxido nítrico
   E. Noradrenalina

9. Un paciente se presenta con cefalea, palpitaciones, náusea y vómito, y elevación de la presión arterial. Estos síntomas aparecen después de que una persona ha consumido un alimento abundante que contiene queso añejo y vino. Los antecedentes del paciente indican que toma un medicamento para otro padecimiento. Suponiendo que el medicamento está de alguna manera implicado en estos síntomas, ¿cuál enzima podría ser el sitio de acción de este medicamento?
   A. Catecol O-metil transferasa
   B. Tirosina hidroxilasa
   C. Glutamato descarboxilasa
   D. Monoamino oxidasa (MAO)
   E. DOPA descarboxilasa

10. Un paciente de 2 años de edad se presenta con antecedente de convulsiones frecuentes, retraso del desarrollo y dificultad para mover los brazos y las piernas. El análisis del líquido cefalorraquídeo (LCR) demuestra una relación de glucosa del LCR con glucosa sanguínea de 0.25. ¿Cuál sería un tratamiento posible para este problema?
   A. Una dieta alta en grasa y baja en carbohidratos para producir cuerpos cetónicos como combustible para el cerebro.
   B. Una dieta alta en carbohidratos para aumentar el transporte de glucosa hacia el cerebro.
   C. Una dieta alta en proteína para incrementar la gluconeogénesis y aumentar las concentraciones de glucosa en sangre.
   D. Terapia con insulina para aumentar el número de transportadores de glucosa en las células endoteliales que recubren la barrera hematoencefálica.
   E. Una dieta alta en grasa y alta en carbohidratos para aumentar las concentraciones de ácidos grasos libres en la sangre para uso por el sistema nervioso.

11. ¿Cuál de los siguientes elementos requiere el transporte de la glucosa en la sangre a las neuronas? Elija la mejor respuesta.
    A. Transportadores GLUT 1
    B. Transportadores GLUT 3

C. Transportadores GLUT 4
D. Transportadores GLUT 1 y GLUT 3
E. Transportadores GLUT 3 y GLUT 4
F. Transportadores GLUT 1 y GLUT 4
G. Transportadores GLUT 1, GLUT 3 y GLUT 4

12. El albinismo puede deberse a una mutación en la conversión de tirosina en L-DOPA. Curiosamente, los estudios realizados en pacientes con dicho albinismo no demuestran una incapacidad para sintetizar catecolaminas, que requieren el mismo paso metabólico. ¿Cuál es la causa más probable de esto?
    A. Empalme alternativo del gen de la tirosina hidroxilasa (gen TH).
    B. Regulación específica de la célula de la expresión de TH.
    C. Regulación epigenética que silencia el gen TH en los melanocitos.
    D. Las enzimas que convierten la tirosina en L-DOPA están codificadas por diferentes genes.
    E. La mutación afecta a las isozimas de la tirosina hidroxilasa dependientes del hierro.

13. El uso del dinitrofenol como agente de desacoplamiento mitocondrial se ha tratado antes en este texto. ¿Cuál de las siguientes opciones describiría mejor el efecto del dinitrofenol sobre las vesículas de almacenamiento de catecolaminas en la médula suprarrenal?
    A. La ATPasa vesicular se inhibiría directamente.
    B. La entrada de catecolaminas en las vesículas aumentaría.
    C. La entrada de catecolaminas en la vesícula se reduciría.
    D. Habría una inhibición directa de la VMat2 por el dinitrofenol.
    E. Se incrementaría la síntesis de catecolaminas.

14. Un neonato, en el tamiz inicial de recién nacidos, demostró tener niveles elevados de fenilalanina en su sangre. Pruebas posteriores demostraron niveles reducidos de tirosina en sangre, con niveles anormales de derivados de la pterina encontrados en la orina. Si no se trata, el niño tendrá dificultades para sintetizar ¿cuál de los siguientes neurotransmisores?

	Serotonina	Epinefrina	Dopamina	γ-aminobutirato	Acetilcolina
A	Sí	Sí	Sí	No	Sí
B	Sí	No	Sí	Sí	Sí
C	Sí	Sí	Sí	No	No
D	No	No	No	Sí	No
E	No	Sí	No	No	Sí
F	No	No	No	Sí	No

15. Una reducción de los niveles de oxígeno (hipoxia) provocará una reducción de los niveles de acetil-CoA, reduciendo así la síntesis de acetilcolina en las neuronas. ¿La reducción de los niveles de acetil-CoA durante la hipoxia se debe a cuál de las siguientes causas?
    A. Inhibición de la glucólisis
    B. La estimulación de la cadena de transferencia de electrones
    C. Inhibición del ciclo TCA
    D. Activación de la piruvato deshidrogenasa
    E. Inhibición de la piruvato carboxilasa

RESPUESTAS A LAS PREGUNTAS DE REVISIÓN

1. **La respuesta es B.** Los síntomas del paciente se deben a la liberación excesiva de adrenalina y noradrenalina. El ácido vanililmandélico también es producto de la degradación de la noradrenalina, por lo que la producción de estas hormonas es excesiva. La degradación de la acetilcolina conduce a la formación de ácido acético y colina, que no se observan (por lo tanto A es incorrecta). Aunque la degradación de DOPA podría conducir a la síntesis de ácido vanililmandélico, no ocurre lo mismo con la degradación de la serotonina (produce ácido 5-hidroxiindolacético) y los síntomas del paciente no son consistentes con la producción excesiva de DOPA o serotonina (por lo tanto C es incorrecta). La histamina y la melatonina no causan los síntomas de este paciente (por lo que D y E son incorrectas).

2. **La respuesta es A.** La mielina contiene concentraciones muy altas de colesterol y cerebrósidos, sobre todo galactosilcerebrósidos.

3. **La respuesta es E.** La proteína básica de la mielina es una proteína alcalina, lo que indica que debe contener una cantidad sustancial de residuos de lisina y arginina. Se encuentra en el lado intracelular de la membrana de mielina y su función es compactar la membrana mediante la unión con cargas negativas a ambos lados de esta, lo que reduce la "anchura" de la membrana. Tanto las células de Schwann como los oligodendrocitos sintetizan mielina (por lo tanto A es incorrecta). La proteína básica de la mielina no es transmembranal (la PLP en el SNC y P0 en el SNP sí lo son, por lo que B es incorrecta) y como se encuentra dentro de la célula, las respuestas C y D no pueden ser correctas.

4. **La respuesta es A.** La acumulación de ácido fitánico y ácidos grasos de cadena muy larga indica un problema en la oxidación peroxisómica de ácidos grasos, que es donde ocurre la α-oxidación. Por lo tanto, no es necesario el transporte lisosómico para metabolizar estos ácidos grasos (por lo tanto, C es incorrecta). El hallazgo de que la concentración de palmitato es baja indica que existe β-oxidación, por lo que la respuesta B es incorrecta. Los compuestos que se acumulan no son mucopolisacáridos ni se requiere la elongación de ácidos grasos en el metabolismo de estos compuestos (por lo que D y E son incorrectas).

5. **La respuesta es D.** La vitamina B_6 participa en reacciones de transaminación y descarboxilación (y de manera indirecta, en reacciones de desaminación). La única característica común en la síntesis de serotonina, GABA, noradrenalina e histamina es la descarboxilación de un aminoácido, que requiere vitamina B_6. Las otras reacciones no son necesarias en la biosíntesis de estos neurotransmisores.

6. **La respuesta es D.** Normalmente, solo los ácidos grasos esenciales pueden ser transportados a través de la

barrera hematoencefálica; de igual forma, los ácidos grasos no esenciales no cruzan dicha barrera de manera importante. El amoniaco, en su forma no cargada, puede difundirse libremente a través de esta barrera. El piruvato puede cruzar la barrera por medio de la proteína de transporte de ácido monocarboxílico. Los aminoácidos neutrales grandes son transportados a través del sistema L de transporte de aminoácidos. Los cuerpos cetónicos también pueden cruzar la barrera hematoencefálica cuando aumentan sus concentraciones en la sangre, como en las condiciones de ayuno.

7. **La respuesta es E.** Para formar adrenalina, se transfiere un grupo metilo proveniente de la *S*-adenosilmetionina (SAM) a la noradrenalina. La producción de SAM depende de cantidades adecuadas de vitamina B_{12} y folato. Sin vitamina B_{12} y folato (y por lo tanto sin SAM) se bloquea la síntesis de adrenalina. La inactivación de catecolaminas (y serotonina) también depende de SAM, de manera que la falta de B_{12} y folato (y por lo tanto de SAM) provocaría una cantidad mayor de serotonina, dopamina y noradrenalina. La síntesis de GABA no se afecta por la deficiencia de B_{12} o folato.

8. **La respuesta es B.** La deficiencia de vitamina B_{12} provoca que el FH_4 se atrape como N^5-metil-FH_4, con lo que se produce una deficiencia de folato funcional. El folato se requiere para la síntesis de glicina a partir de serina. La glicina en la circulación no pasa a través de la barrera hematoencefálica, de manera que se debe sintetizar a partir de la serina dentro del cerebro. En ausencia de B_{12}, esta reacción no se presenta. Además, debido a la falta de vitamina B_{12} y la deficiencia de folato funcional, los niveles de SAM disminuirán. Por lo tanto, aunque la síntesis de noradrenalina sea normal, la síntesis de adrenalina estará reducida. No existe ningún efecto en la síntesis de serotonina (a partir de triptofano), ni en la síntesis de GABA y óxido nítrico, porque ninguno de sus pasos biosintéticos requiere vitamina B_{12} o un derivado de folato.

9. **La respuesta es D.** El queso añejo contiene un producto de degradación de tirosina, la tiramina, la cual estimula la liberación de catecolaminas si no se degrada. La monoamina oxidasa B inactiva a la tiramina, pero si el paciente está tomando un inhibidor de la monoamina oxidasa por otra razón, la tiramina no se degradaría y se presentarían síntomas de exceso de catecolamina. Ninguna de las otras enzimas de la lista de respuestas inactiva o metaboliza a la tiramina.

10. **La respuesta es A.** El paciente presenta hipoglucorraquia, una deficiencia de los transportadores GLUT 1 en las células endoteliales que recubren la barrera hematoencefálica. Esto provoca que haya glucosa insuficiente en el LCR y falta de energía para que el cerebro funcione en forma adecuada. La ingesta de una dieta alta en grasa y baja en carbohidratos forzará la producción de cuerpos cetónicos (una dieta cetogénica), una fuente de energía que el cerebro puede usar en lugar de la glucosa. Esta dieta no ayudará a aliviar los síntomas que se presentan por la falta de transportador de glucosa. Ninguna dieta que aumente las concentraciones de glucosa (alta en carbohidratos o alta en proteína) aumentará la cantidad de glucosa que entre al LCR porque el transportador está defectuoso. La insulina aumentará el número de transportadores GLUT 4, pero estos transportadores no están expresados en el sistema nervioso. El cerebro no puede transportar la mayoría de los ácidos grasos a través de la barrera hematoencefálica, de manera que el aumento de contenido graso en la dieta para incrementar los niveles de ácidos grasos no aumentará las cantidades de ácidos grasos en el cerebro.

11. **La respuesta es D.** Las células endoteliales de la barrera hematoencefálica utilizan transportadores GLUT 1 para acumular glucosa de la sangre, mientras que las neuronas utilizan transportadores GLUT 3 para obtener la glucosa del líquido cefalorraquídeo. Los transportadores GLUT 4 son los transportadores que responden a la insulina y se encuentran predominantemente en el músculo y el tejido adiposo.

12. **La respuesta es D.** Los melanocitos expresan una tirosinasa dependiente del cobre, codificada por el gen TYR, que cataliza la misma reacción que la tirosina hidroxilasa, una enzima dependiente del hierro codificada por el gen TH, que se expresa en la médula suprarrenal. Aunque el gen TH tiene cuatro ARNm diferentes empalmados alternativamente, ninguno de ellos se expresa en los melanocitos. La regulación epigenética del gen TH no es aplicable, ya que la tirosinasa en los melanocitos está codificada por un gen diferente.

13. **La respuesta es C.** La captación de catecolaminas en las vesículas de almacenamiento es impulsada por VMAT2, que cataliza la entrada del neurotransmisor a cambio de un protón que sale de la vesícula de almacenamiento. Se establece un gradiente de protones a través de la membrana de la vesícula por la V-ATPasa, que hidroliza el ATP para bombear protones al interior de la vesícula. El uso de dinitrofenol destruiría el gradiente de protones (sin inhibir las actividades de la V-ATPasa y la VMAT2) al permitir la transferencia libre de protones a través de la membrana. En ausencia de un gradiente de protones, las catecolaminas no pueden entrar en la vesícula de almacenamiento. El dinitrofenol no potenciaría la síntesis de los neurotransmisores.

14. **La respuesta es C.** El lactante no puede sintetizar ni regenerar la tetrahidrobiopterina, necesaria para las reacciones de hidroxilación del anillo (la pista para ello es el hallazgo de niveles anormales de pterina en la orina, que distingue el defecto metabólico de la deficiencia de fenilalanina hidroxilasa). Las reacciones de hidroxilación del anillo son necesarias para la síntesis de catecolaminas (epinefrina y dopamina) y serotonina (a través del 5-hidroxitriptófano). El ácido γ-aminobutírico y la síntesis de acetilcolina no requieren reacciones de hidroxilación de anillo.

15. **La respuesta es C.** En condiciones de hipoxia, la cadena de transferencia de electrones se inhibe (debido a la falta del aceptor terminal de electrones), lo que conduce a un aumento de los niveles de NADH en la mitocondria. El NADH es un inhibidor alostérico de la piruvato deshidrogenasa, lo que reduce la producción de acetil-CoA. El NADH elevado también inhibe el ciclo TCA. La glucólisis no se inhibe en condiciones de hipoxia (se produciría lactato), y el NADH no inhibe la piruvato carboxilasa (el acetil-CoA activa la actividad de la piruvato carboxilasa).

47 Matriz extracelular y tejido conjuntivo

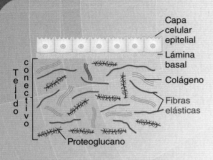

FIGURA 47-1 Vista general del tejido conjuntivo de la matriz extracelular. Sustentado en la capa celular epitelial está la lámina basal, detrás están el colágeno, fibras elásticas y proteoglucanos. El tipo de células presentes en el tejido conjuntivo, como los fibroblastos y macrófagos, fueron eliminados del diagrama para mayor claridad.

Muchas de las células en los tejidos están incorporadas en una **matriz extracelular** (**MEC**) que llena los espacios entre las células y une a estas con el tejido. Al hacerlo, la matriz extracelular ayuda a determinar la forma de los tejidos, así como la naturaleza de la división entre los tipos de células. En la piel, el tejido conjuntivo laxo, debajo de las capas de las células epiteliales, consta de una matriz extracelular en donde están distribuidos los fibroblastos, vasos sanguíneos y otros componentes (fig. 47-1). Algunos tipos de tejidos conjuntivos (también llamados conectivos), como el tendón y el cartílago, se constituyen en gran medida en la matriz extracelular, que es principalmente responsable de su estructura y función. La matriz también forma la **lámina basal** de tipo laminar o membranas basales, en donde las capas de las células epiteliales se apoyan y actúan como tejido de soporte para las células musculares y adiposas y nervios periféricos.

Los componentes básicos de la matriz extracelular incluyen proteínas estructurales fibrosas, como **colágenos** y **proteoglucanos**, que contienen cadenas largas de glucosaminoglucanos adheridas al esqueleto de la proteína y **proteínas de adhesión** que enlazan componentes de la matriz entre sí y a las células.

Estas **proteínas estructurales fibrosas** están compuestas de elementos repetitivos que forman una estructura lineal. El **colágeno**, la **elastina** y la **laminina** son las principales proteínas del tejido conjuntivo.

Los **proteoglucanos** se componen de una proteína principal central, adherida covalentemente a muchas y largas cadenas lineales de **glucosaminoglucanos**, que contienen unidades repetitivas de disacáridos. Estos disacáridos repetitivos por lo general contienen una **hexosamina** y **ácido urónico**, y con frecuencia están **sulfatados**. La síntesis de los proteoglucanos empieza con la adhesión de un azúcar a un residuo de serina, treonina o asparagina de la proteína. Los azúcares adicionales, donados por **precursores de UDP-azúcar**, se agregan secuencialmente al extremo no reductor de la molécula.

Los proteoglucanos, como las glucoproteínas y los glucolípidos, se **sintetizan en el retículo endoplasmático** (**RE**) y el **complejo de Golgi**. Las cadenas de **glucosaminoglucanos** de los proteoglucanos son **degradados por enzimas lisosomales** que escinden un azúcar a la vez desde el extremo no reductor de la cadena. La incapacidad para degradar proteoglucanos propicia diversas enfermedades conocidas como **mucopolisacaridosis**.

Las **proteínas de adhesión, como la fibronectina y la laminina** son glucoproteínas extracelulares que contienen distintos y separados dominios de unión para los proteoglucanos, colágeno y fibrina. Dichos dominios permiten a estas proteínas de adhesión, unirse a los varios componentes de la matriz extracelular. También contienen dominios específicos de unión para receptores específicos de la superficie celular conocidos como **integrinas**. Estas se unen a la **fibronectina** en la superficie externa, expanden la membrana plasmática de las células y se adhieren a las proteínas que, a su vez, se unen a los filamentos intracelulares de la **actina** del **citoesqueleto**. Las integrinas también proveen un mecanismo de señalización entre las células a través de señales internas y señales generadas vía la matriz extracelular.

El movimiento celular dentro de la matriz extracelular requiere la remodelación de varios componentes de la matriz. Esto se logra a través de una variedad de **metaloproteinasas de la matriz** (**MMP**, *matrix metalloproteinases*) y reguladores de MMP, **inhibidores tisulares de metaloproteinasas de la matriz** (**TIMP**, *tissue inhibitors of matrix metalloproteinases*). La falta de regulación de este delicado equilibrio de reguladores de movimiento celular permite a las células cancerígenas, viajar a otras partes del cuerpo (**metástasis**), así como diseminarse localmente a otros tejidos contiguos.

SALA DE ESPERA

Sarah L. (presentada por primera vez en el cap. 14) notó una moderada reducción de su dolor e hinchazón en las articulaciones de sus dedos mientras tomaba los medicamentos inmunosupresores. En su siguiente revisión, su reumatólogo describió a **Sarah L.** los cambios en los tejidos inflamatorios subyacentes que su lupus eritematoso sistémico (LES) estaba causando a los tejidos articulares.

Deborah S. un paciente con diabetes tipo 2 (*véase* cap. 34), refirió disminución de su apetito, así como de fatiga y debilidad significativa. La disminución en la capacidad de sus riñones para mantener una excreción urinaria ácida total neta, normal y diaria, contribuyó a que su acidosis metabólica empeorara. Esto, sumado a la baja capacidad para excretar desechos nitrogenados como la creatinina y urea en la orina ("azotemia"), fue responsable de muchos de sus síntomas. Sus cantidades de creatinina sérica se estaban elevando persistentemente. A medida que se acercaba a una concentración de 4 mg/dL, desarrollaba diversas complicaciones causadas por la alteración multisistémica asociada con el empeoramiento de su acidosis metabólica y retención de desechos de nitrógeno ("uremia"). Sus médicos discutieron con **Deborah S.** la necesidad de considerar la diálisis peritoneal o hemodiálisis.

I. Composición de la matriz extracelular

A. Proteínas fibrosas

1. Colágeno

El colágeno, una familia de proteínas fibrosas, es producida por una variedad de tipos de células, pero principalmente por fibroblastos (células que se encuentran en el tejido conjuntivo intersticial), células musculares y células epiteliales. El colágeno tipo I, colágeno(I), la proteína más abundante en los mamíferos, es una proteína fibrosa que es el principal componente del tejido conjuntivo. Se encuentra en la MEC del tejido conjuntivo laxo, huesos, tendones, piel, vasos sanguíneos y la córnea del ojo. El colágeno(I) contiene aproximadamente 33% de glicina y 21% de prolina e hidroxiprolina. La hidroxiprolina es un aminoácido producido por una modificación postraduccional de residuos de peptidil prolina.

El procolágeno(I), el precursor del colágeno(I), es una hélice triple compuesta de tres cadenas de polipéptidos (pro-α) que están retorcidas entre ellas, formando una estructura tipo cordel. La polimerización de las moléculas de colágeno(I) forman fibrillas de colágeno, que proveen de una gran fuerza de tensión al tejido conjuntivo (*véase* fig. 7.22). Las cadenas individuales de polipéptidos contienen un aproximado de 1 000 residuos de aminoácidos. Las tres cadenas polipeptídicas de la hélice triple están enlazadas por puentes de hidrógeno intercatenarios. Cada vuelta de la hélice triple contiene tres residuos de aminoácidos, de manera tal que cada tercer aminoácido está en contacto cercano con las otras dos hebras en el centro de la estructura. Solamente la glicina, que no tiene cadena lateral, puede entrar en esta posición y, sin duda, cada tercer residuo de aminoácido de colágeno es una glicina. Así, el colágeno es un polímero de repeticiones (Gly-X-Y), donde Y es con frecuencia una prolina o hidroxiprolina y X es cualquier otro aminoácido encontrado en el colágeno.

El procolágeno(I) es un ejemplo de una proteína que experimenta modificaciones postraduccionales extensas. Las reacciones de hidroxilación producen residuos de hidroxiprolina a partir de los residuos de prolina e hidroxilisina a partir de residuos de lisina. Estas reacciones se producen luego de que la proteína es sintetizada (fig. 47-2) y requieren vitamina C (ácido ascórbico) como cofactor de las enzimas prolil hidroxilasa y lisil hidroxilasa. Los residuos de hidroxiprolina están involucrados en la formación de puentes de hidrógeno que ayudan a estabilizar la triple hélice, mientras que los residuos de hidroxilisina son los sitios de adhesión de las porciones de disacáridos (galactosa-glucosa). El papel de los carbohidratos en la estructura del colágeno aún es controversial. En ausencia de vitamina C (escorbuto), la temperatura de fusión del colágeno desciende de 42 a 24 °C debido a la pérdida de puentes de hidrógeno entre las hebras, que es causada por la falta de residuos de hidroxiprolina.

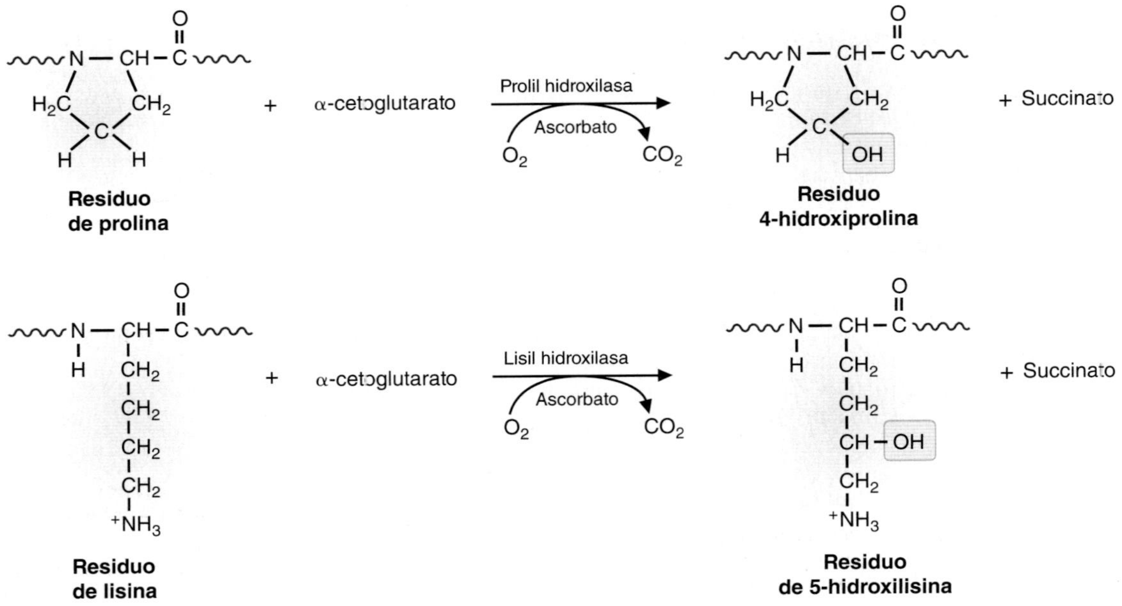

FIGURA 47-2 La hidroxilación de residuos de prolina y lisina en el colágeno. Los residuos de prolina y lisina en las cadenas de colágeno son hidroxiladas por reacciones que requieren vitamina C.

Las cadenas laterales de los residuos de lisina también pueden oxidarse para formar el aldehído alisina. Estos residuos de aldehído producen enlaces cruzados covalentes entre las moléculas de colágeno (fig. 47-3). Un residuo de alisina en una molécula de colágeno reacciona con el grupo amino de un residuo de lisina en otra molécula, formando una base de Schiff covalente que se convierte en un enlace cruzado más estable. La condensación aldólica también puede producirse entre dos residuos de alisina, que forma la estructura de lisinonorleucina.

a. Tipos de colágeno

Se han caracterizado al menos 28 tipos diferentes de colágenos (tabla e-47-1) 🅔 . Aunque cada tipo de colágeno se encuentra solo en ubicaciones particulares del cuerpo, más de un tipo puede estar presente en la MEC, en una ubicación dada. Los diferentes tipos de colágeno pueden clasificarse como los que se forman en fibrillas (tipos I, II, III, V, XI, XXIV y XXVII), los que forman redes (tipos IV, VIII y X), los que se asocian con las superficies de las fibrillas (tipos IX, XII, XIV, XXI y XXII), los que son proteínas transmembranales (tipos XIII, XVII, XXIII y XXV), los que forman endostatinas (tipos XV y XVIII) y los que forman filamentos de cuentas periódicas (tipo VI).

Todos los colágenos contienen tres cadenas polipeptídicas con al menos un fragmento de hélice triple. Los dominios que no son de hélice triple pueden ser cortos (como en los colágenos que se forman en fibrillas), o pueden ser grandes, de manera tal que la hélice triple es en realidad un componente menor de toda la estructura (ejemplos son los colágenos tipo XII y XIV). Los colágenos asociados con fibrillas con hélices triples interrumpidas (FACIT [*fibril-associated collagens with interrupted triple helices*], colágenos tipo IX, XII y XIV) se asocian con los colágenos fibrilares, sin que ellos mismos formen fibras. Los colágenos que forman endostatinas son cortados en su *C*-terminal para formar endostatina, un inhibidor de la angiogénesis. Los colágenos que forman redes (tipo IV) forman una estructura tipo malla debido a grandes dominios (aproximadamente 230 aminoácidos) no colagenosos en la región carboxilo terminal (fig. 47-4). Y por último, diversos tipos de colágenos son en realidad proteínas transmembranales (XIII, XVII, XXIII y XXV) que se encuentran en las superficies de las células epiteliales o epidérmicas y que tienen un papel en diversos procesos celulares, incluyendo la adhesión de componentes de la MEC a las células incrustadas en ella. El colágeno tipo XXV ha sido asociado con placas neuronales, que se desarrollan durante la enfermedad de Alzheimer.

Las endostatinas bloquean la angiogénesis (formación de nuevos vasos sanguíneos) a través de la inhibición de la migración de células endoteliales. Esta migración y proliferación son requeridas para formar nuevos vasos sanguíneos; inhibiendo esta acción, se bloquea la angiogénesis. El crecimiento del tumor depende del suministro de sangre; el inhibir la angiogénesis puede reducir la proliferación de células tumorales.

A. Protómero

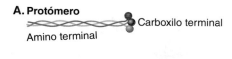

Amino terminal — Carboxilo terminal

B. Dímero

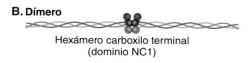

Hexámero carboxilo terminal
(dominio NC1)

C. Colágeno tetrámero tipo IV

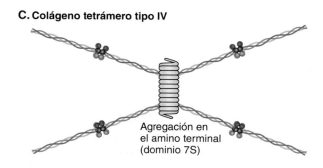

Agregación en
el amino terminal
(dominio 7S)

D. Supraestructura

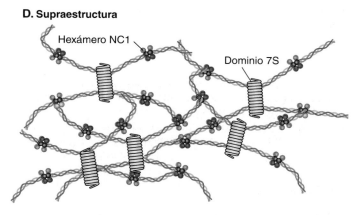

Hexámero NC1

Dominio 7S

FIGURA 47-4 El colágeno tipo IV contiene un dominio globular carboxilo terminal **(A)**, que forma dímeros de tropocolágeno (hexámeros de colágeno) **(B)**. Los cuatro dímeros se asocian al dominio amino terminal para formar un dominio 7S **(C)**, y los tetrámeros forman un enrejado **(D)**, que provee soporte estructural para la lámina basal.

Los colágenos tipos I, II y III forman fibrillas que se reúnen en grandes fibras insolubles. Las fibrillas (*véase* texto siguiente) son reforzadas a través de enlaces cruzados entre residuos de lisina en fibrillas adyacentes. La disposición de las fibrillas les da a los tejidos individuales sus características distintivas. Los tendones, que unen los músculos a los huesos, contienen fibrillas de colágeno alineadas paralelamente a lo largo del eje del tendón, dando así al tendón una tremenda fuerza de tensión.

Los tipos de colágeno que no forman fibrillas desarrollan una serie de papeles distintos. Los colágenos asociados con fibrillas se unen a la superficie de las fibrillas del colágeno y las enlaza a otros componentes que forman la matriz. Los colágenos transmembranales forman fibrillas de anclaje que enlazan los componentes de la MEC al tejido conjuntivo subyacente. Los colágenos que crean redes (tipo IV), forman un colágeno flexible que es parte de la membrana basal y lámina basal que rodean muchas células.

b. Síntesis y secreción de colágeno

El colágeno se sintetiza en el RE como un precursor conocido como preprocolágeno. La presecuencia actúa como secuencia señal para la proteína y se corta, formando procolágeno en el RE. De ahí es transportada hacia el aparato de Golgi (tabla 47-1). Tres moléculas procolágeno se asocian a través de la formación de puentes disulfuro en el carboxilo

FIGURA 47-3 Formación de enlaces cruzados en el colágeno. **(A)** Los residuos de lisina se oxidan en alisina (un aldehído). La alisina puede reaccionar con un residuo de lisina no modificado para formar una base de Schiff **(B)**, o dos residuos de alisina pueden experimentar una condensación aldólica **(C)**.

Un tipo de osteogénesis imperfecta (OI) es causado por una mutación en un gen que codifica al colágeno. El fenotipo de individuos afectados varía en gran medida, dependiendo de la ubicación y tipo de mutación. Véase Comentarios bioquímicos para más información en relación con este tipo de OI.

TABLA 47-1	Pasos en la biosíntesis de colágeno
UBICACIÓN	**PROCESO**
Retículo endoplasmático rugoso	Síntesis de preprocolágeno; inserción de la molécula de procolágeno en el lumen del RE
Lumen del RE	Hidroxilación de residuos de lisina y prolina; glucosilación de residuos de hidroxilisina elegidos
Lumen del RE y aparato de Golgi	Autounión de la molécula de tropocolágeno, iniciada por la formación de puentes disulfuro en las extensiones del carboxilo-terminal; formación de hélice triple
Vesícula secretoria	Procolágeno preparado para la secreción desde la célula
Extracelular	Corte de propéptidos, removiendo las extensiones de amino- y carboxiloterminales, y autounión de las moléculas de colágeno en fibrillas y luego fibras

RE, retículo endoplasmático.

terminal intercatenarios e intracatenarios; una vez que estos puentes disulfuro se forman, las tres moléculas pueden alinearse apropiadamente para iniciar la formación de la hélice triple. La hélice triple se forma desde el carboxilo terminal hacia el amino terminal, formando tropocolágeno. El tropocolágeno contiene un segmento helicoidal triple entre dos extremos globulares: las extensiones amino y carboxilo terminales. El tropocolágeno se secreta de la célula, las extensiones son removidas utilizando proteasas extracelulares y el colágeno maduro toma su lugar en la MEC. Las fibrillas individuales de colágeno se alinean en una manera muy ordenada para formar la fibra de colágeno.

2. Elastina

La elastina es la principal proteína encontrada en fibras elásticas, que se ubican en la MEC del tejido conjuntivo de las células del músculo liso, células endoteliales y micro-vasculares, condrocitos y fibroblastos. Las fibras elásticas permiten a los tejidos expandirse y contraerse; esto es de particular importancia para los vasos sanguíneos, que se deben deformar y regresar a su forma original repetitivamente en respuesta a los cambios en la presión intravascular que se produce con la contracción del ventrículo izquierdo del corazón. También es importante para los pulmones, que se estiran cada vez que se inhala y vuelven a su forma original cuando se exhala. Además de la elastina, las fibras elásticas contienen microfibrillas, que se componen de diversas glucoproteínas acídicas; las más importantes son la fibrilina-1 y la fibrilina-2.

a. Tropoelastina

La elastina tiene una estructura altamente entrecruzada, insoluble y amorfa. Su precursor, la tropoelastina, es una molécula de alta solubilidad, que se sintetiza en el retículo endoplasmático rugoso (RER) para su eventual secreción. La tropoelastina contiene dos tipos de dominios alternos. El primer dominio consiste en una secuencia hidrofílica que es rica en residuos de lisina y alanina. El segundo dominio consiste en una secuencia hidrofóbica que es rica en valina, prolina y glicina, que con frecuencia se produce en repeticiones de VPGVG o VGGVG. La proteína contiene aproximadamente 16 regiones de cada dominio, alternados a lo largo de la proteína (fig. 47-5).

Tras la secreción de la célula, la tropoelastina se alinea con las microfibrillas y la lisil oxidasa inicia las reacciones de entrecruzamiento de las moléculas de elastina, utilizando residuos de lisina en los dominios hidrofílicos alternos en las proteínas. Esta reacción de entrecruzamiento es la misma que tiene lugar en el colágeno. En esta reacción, dos, tres o cuatro residuos de lisina son entrecruzados para formar una estructura estable. El resultado neto del entrecruzamiento es la generación de una malla fibrosa que engloba las células.

b. Propiedades elásticas de la elastina

Las fibras elásticas tienen la capacidad de estirarse y luego regresar a su forma original sin requerir de una fuente de energía obvia para hacerlo. El mecanismo por el cual sucede este estiramiento y relajación continúa en controversia, pero se relaciona con los principios básicos de plegamiento de proteínas descritos en el capítulo 7. Cuando las fibras elásticas se estiran (como cuando se respira y los pulmones se llenan de aire), la estructura amorfa de la elastina se estira. Estos estiramientos exponen las regiones

La estenosis supravalvular aórtica (ESVA) resulta de la deficiencia de elastina en las paredes de los vasos, llevando a un estrechamiento de las arterias elásticas grandes. La teoría actual sugiere que los niveles de elastina en las paredes de los vasos pueden regular el número de células de los anillos del músculo liso que engloba a los vasos. Si los niveles de elastina son bajos, se da la hipertrofia del músculo liso, llevando a un estrechamiento y estenosis de la arteria.

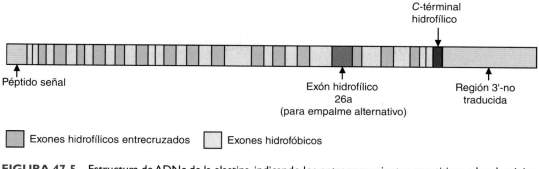

FIGURA 47-5 Estructura de ADNc de la elastina, indicando los entrecruzamientos repetitivos y los dominios hidrofóbicos.

hidrofóbicas repetitivas de la molécula al medio acuoso. Esto, en cambio, disminuye la entropía del agua debido a que las moléculas de agua necesitan reacomodarse para formar cajas alrededor de cada dominio hidrofóbico. Cuando esta fuerza de estiramiento en el pulmón se reduce (p. ej., cuando el sujeto exhala), la elastina toma su estructura original, por el incremento en la entropía que se produce, debido a que el agua ya no necesita formar cajas alrededor de los dominios hidrofóbicos. Así, el efecto hidrofóbico es la fuente principal que permite a esta estructura estirar y regresar a su forma original. La elastina es inherentemente estable, con una vida media de hasta 70 años.

3. Laminina

Después del colágeno tipo IV, la laminina es la proteína más abundante en la lámina basal. La laminina provee soporte estructural adicional para los tejidos a través de su habilidad para unirse al colágeno tipo IV, a las otras moléculas presentes en la MEC y a las proteínas asociadas con la superficie celular (las integrinas; sec. I.D).

a. Estructura de la laminina

La laminina es una proteína heterotrimérica que tiene la forma, para la mayor parte, como una cruz (fig. 47-6). El trímero está compuesto de subunidades α, β y γ. Hay cinco posibles α-proteínas (designadas α_1 hasta α_5), tres diferentes versiones de la subunidad β (β_1 hasta β_3) y tres formas γ diferentes (γ_1 hasta γ_3). Así, hay un potencial para la formación de 45 diferentes combinaciones de estas tres subunidades. Sin embargo, solo 18 han sido descubiertas. La laminina 111, compuesta de $\alpha_1\beta_1\gamma_1$, es distintiva de esta clase de proteínas. La característica principal de la estructura de la laminina es una α-hélice en espiral, que une a las tres subunidades y forma una varilla rígida. Las tres cadenas tienen extensiones en el extremo amino-terminal. Solo las cadenas α tienen una extensión significativa en la región carboxilo terminal más allá de la estructura tipo varilla. Son las extensiones de la laminina las que permiten a esta unirse a otros componentes en la MEC y proveer estabilidad a la estructura. Los componentes de la MEC que están unidos por la laminina incluyen colágeno, lípidos sulfatados y proteoglucanos.

b. Biosíntesis de laminina

Como otras proteínas secretadas, la laminina se sintetiza con una secuencia líder que dirige las tres cadenas al RE. La asociación de cadenas se produce en el aparato de Golgi antes de que sean secretadas por las células. Luego de que la laminina es secretada por las células, las extensiones amino terminales promueven la autoasociación, así como la unión a otros componentes de la MEC. Los puentes disulfuro se forman para estabilizar el trímero, pero hay mucho menos procesamiento postraduccional de laminina que en el colágeno y elastina.

B. Proteoglucanos

Las proteínas fibrosas estructurales de la MEC están incrustadas en geles formados de proteoglucanos. Los proteoglucanos consisten en polisacáridos llamados glucosaminoglucanos (GAG, *glycosaminoglycans*) enlazados a una proteína principal. Los GAG están compuestos de unidades repetitivas de disacáridos (fig. 47-7). Un azúcar del disacárido es *N*-acetilglucosamina o *N*-acetilgalactosamina, y el segundo generalmente

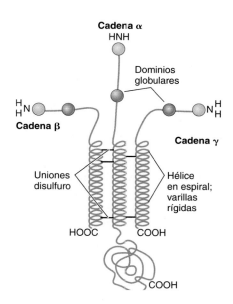

FIGURA 47-6 Estructura de la laminina.

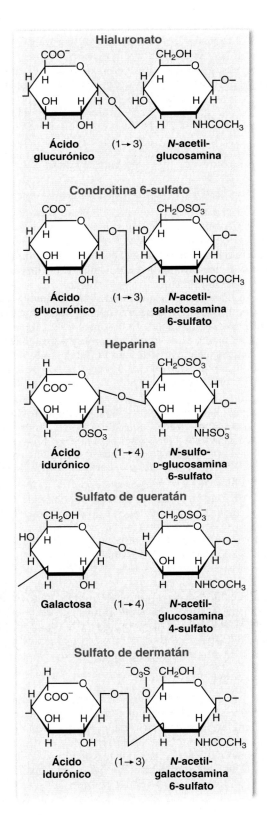

FIGURA 47-7 Disacáridos repetitivos de algunos glucosaminoglucanos. Estos disacáridos repetitivos generalmente contienen un azúcar *N*-acetilado y ácido urónico, que generalmente es ácido glucorónico o idurónico. Los grupos sulfato están usualmente incluidos en los nombres de los azúcares en esta figura. El ácido idurónico y glucurónico son epímeros en la posición 5 del azúcar.

es acídico (ácido glucurónico o idurónico). Estos azúcares están modificados por la adición de grupos sulfato al azúcar principal. Un proteoglucano puede contener > 100 cadenas GAG y consistir en hasta 95% de carbohidratos en peso.

Los grupos carboxilato y sulfato cargados negativamente en el proteoglucano se unen a iones cargados positivamente y forman puentes de hidrógeno con moléculas de agua atrapadas, creando de esta forma un gel hidratado. El gel provee un soporte mecánico flexible para la MEC. El gel también actúa como un filtro que permite la difusión de iones (p. ej., Ca^{2+}), H_2O y otras moléculas pequeñas; sin embargo, lentifica la difusión de proteínas y el movimiento de las células. El gel también actúa como lubricante. El hialuronato (ácido hialurónico) es el único GAG que se produce como una larga cadena polisacárida individual y es el único GAG que no está sulfatado.

1. Estructura y función de los proteoglucanos

Los proteoglucanos se encuentran en el tejido conjuntivo intersticial, por ejemplo, el líquido sinovial de las articulaciones, el humor vítreo del ojo, paredes arteriales, hueso, cartílago y córnea. Son componentes principales de la MEC en estos tejidos. Los proteoglucanos interactúan con una variedad de proteínas en la matriz, como el colágeno y elastina, fibronectina (que está involucrada en la adhesión y migración de células) y la laminina.

Los proteoglucanos son proteínas que contienen muchas cadenas de GAG (antes llamados mucopolisacáridos). Luego de la síntesis, los proteoglucanos se secretan de las células; así, funcionan extracelularmente. Debido a que las largas cadenas cargadas de manera negativa se repelen entre sí, los proteoglucanos ocupan un gran espacio y actúan como "tamices moleculares" determinando qué sustancias entran o salen de las células (tabla 47-2). Sus propiedades también dan resiliencia y un grado de flexibilidad a sustancias como el cartílago, permitiendo que se produzca la compresión y reexpansión de la molécula.

Existen al menos siete tipos de glucosaminoglucanos, que difieren de los monosacáridos presentes en las unidades repetitivas de disacáridos: sulfato de condroitina, sulfato de dermatán, heparina, sulfato de heparina, ácido hialurónico y sulfatos de queratán I y II. Excepto por el ácido hialurónico, los glucosaminoglucanos están enlazados a proteínas, generalmente unidos de manera covalente a residuos de serina o treonina. El sulfato de queratán I se une a la asparagina.

2. Síntesis de proteglucanos

El componente proteico de los proteoglucanos se sintetiza en el RE. Entra en el lumen del orgánulo, donde se produce la glucosilación inicial. Los UDP-azúcares actúan como precursores que adicionan unidades de azúcar, una a la vez, primero a la proteína y luego

Los defectos en la estructura de la laminina 5 o laminina 6 (proteínas que contribuyen a la cohesión de la dermis y epidermis) llevan a alteraciones referidas como epidermólisis bullosa (JEB, *junctional epidermolysis bullosa*). En este trastorno, pueden formarse ampollas en la piel y membranas mucosas de manera grave y espontánea. Una forma grave de esta enfermedad, JEB gravis, suele ser fatal en edades tempranas. Se produce la muerte como resultado de la formación de ampollas epiteliales de los sistemas respiratorio, digestivo y genitourinario.

La distrofia muscular congénita (DMC) resulta de un defecto en la laminina 2, que es un componente del puente que une el citoesqueleto de la célula muscular a la matriz extracelular. La falta de este puente activa la apoptosis de la célula muscular, que resulta en un músculo debilitado.

La MEC no es simplemente un pegamento que mantiene a las células juntas; también sirve para evitar que las células se muevan hacia otras ubicaciones y prevenir que moléculas grandes y otras partículas, como microorganismos, lleguen a células contiguas y distantes. Esta propiedad de confinamiento de la matriz es médicamente importante. Por ejemplo, las infecciones se diseminan, en parte, porque el agente infeccioso altera la capacidad de "contención" de la MEC. Las células cancerígenas que hacen metástasis (migran a otros tejidos) pueden hacerlo al alterar la integridad de la matriz. Enfermedades como la artritis reumatoide (una destrucción autoinmune de tejidos articulares y periarticulares) y la osteoartritis (enfermedad degenerativa en las articulaciones usualmente asociada con la edad), implican un daño a la capacidad funcional de la matriz. Las alteraciones en las características estructurales de la matriz del glomérulo renal permiten a las proteínas ser excretadas en la orina, una indicación de un declive inexorable en la función renal. Los defectos genéticos pueden causar que componentes de la matriz sean estructural y funcionalmente anormales, resultando en alteraciones en el tejido conjuntivo como el síndrome de Ehlers-Danlos (causado por diversas mutaciones que afectan genes específicos del colágeno) y el síndrome de Marfan (un defecto en la proteína fibrilina, en la que hay más de 330 mutaciones diferentes, muchas de las cuales han sido identificadas). Deficiencias de las enzimas lisosomales involucradas en la degradación normal de moléculas de la matriz resultan en enfermedades como la mucopolisacaridosis.

TABLA 47-2 **Algunas funciones específicas de los glucosaminoglucanos y proteoglucanos**	
GLUCOSAMINOGLUCANOS	**FUNCIÓN**
Ácido hialurónico	Migración celular en:
	Embriogénesis
	Morfogénesis
	Cicatrización de heridas
Proteoglucanos de sulfato de condroitina	Formación del hueso, cartílago, córnea
Proteoglucanos de sulfato de queratán	Transparencia de la córnea
Proteoglucanos de sulfato de dermatán	Transparencia de la córnea
	Une LDL a las paredes plasmáticas
Heparina	Anticoagulante (une a la antitrombina III)
	Causa liberación de lipoproteína lipasa de las paredes capilares
Sulfato de heparán (sindecano)	Componentes de fibroblastos de la piel y pared aórtica; encontrada comúnmente en las superficies celulares

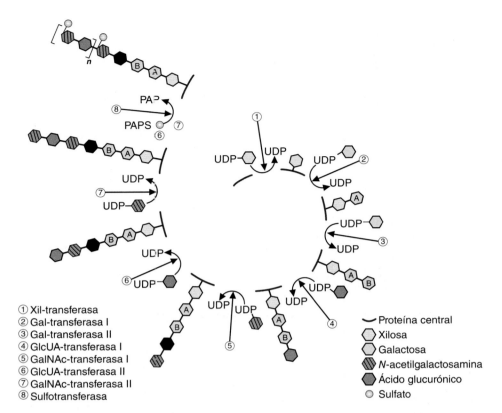

① Xil-transferasa
② Gal-transferasa I
③ Gal-transferasa II
④ GlcUA-transferasa I
⑤ GalNAc-transferasa I
⑥ GlcUA-transferasa II
⑦ GalNAc-transferasa II
⑧ Sulfotransferasa

Proteína central
Xilosa
Galactosa
N-acetilgalactosamina
Ácido glucurónico
Sulfato

FIGURA 47-8 Síntesis del sulfato de condroitina. Los azúcares se adicionan a la proteína uno a la vez, con UDP-azúcares actuando como precursores. Inicialmente, un residuo de xilosa se agrega a la serina en la proteína. Luego se agregan dos residuos de galactosa, seguidos por un ácido glucurónico (GlcUA) y un N-acetilglucosamina (GalNAc). Se producen adiciones subsecuentes por la acción de alternancia de dos enzimas que producen unidades de disacáridos repetitivos. Una enzima 6 agrega residuos GlcUA y la otra 7 agrega GalNAc. A medida que crece la cadena, los grupos sulfato se adicionan por el fosfoadenosín fosfosulfato (PAPS). (Modificada de Rodèn L. Biosynthesis of acidic glycosaminoglycans: mucopolysaccharides. En: Fishman WH, ed. *Metabolic Conjugation and Metabolic Hydrolysis.* Vol. II. Orlando, FL: Academic Press; 1970:401. © 1970 Elsevier. Reproducida con permiso.)

Las propiedades funcionales de una articulación normal dependen, en parte, de la presencia de una capa cartilaginosa suave, bien lubricada, deformable y compresible que cubre los extremos de los huesos largos que constituyen la articulación.

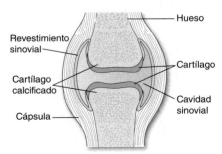

Hueso
Revestimiento sinovial
Cartílago
Cartílago calcificado
Cavidad sinovial
Cápsula

En el caso de **Sarah L.**, el proceso patológico que caracteriza al LES interrumpe la integridad estructural y funcional de su cartílago articular (articulación).

al extremo no reductor de la cadena creciente de carbohidratos (fig. 47-8). La glucosilación se produce inicialmente en el lumen del RE y después en el complejo de Golgi. Las glucosiltransferasas, las enzimas que agregan azúcares a la cadena, son específicas para el azúcar que se está agregando, el tipo de unión que se formó y los azúcares que ya están presentes en la cadena. Una vez que los azúcares iniciales están unidos a la proteína, la acción de alternancia de dos glucosiltransferasas agrega azúcares del disacárido repetitivo a la cadena creciente de glucosaminoglucanos. La sulfatación se da luego de la adición del azúcar. El 3-fosfoadenosín-5-fosfosulfato (PAPS, *3-phosphoadenosine 5-phosphosulfate*), también llamado sulfato activo, provee los grupos sulfato (*véase* fig. 31-34). Una epimerasa convierte al ácido glucurónico en ácido idurónico.

Luego de la síntesis, el proteoglucano se secreta desde la célula. Su estructura se parece a una escobilla, con muchas cadenas de glucosaminoglucanos extendiéndose de la proteína principal (fig. 47-9). Los proteoglucanos pueden formar grandes agregados, no enlazados covalentemente por una proteína de "unión" al ácido hialurónico (fig. 47-10). Los proteoglucanos interactúan con la proteína de adhesión, fibronectina, que se une a la membrana celular de la proteína integrina. Las fibras entrecruzadas de colágeno también se asocian con estos complejos, formando la MEC (fig. 47-11).

Las largas cadenas laterales de polisacáridos de los proteoglucanos en el cartílago contienen muchos grupos aniónicos. Esta alta concentración de cargas negativas atrae cationes para crear una presión osmótica alta en el cartílago, tomando agua hacia este tejido conjuntivo especializado y poniendo a la red de colágeno bajo tensión. En equilibrio, las tensiones resultantes equilibran la presión causada por los proteoglucanos. Los papeles complementarios de esta organización macromolecular proporcionan al cartílago su resiliencia. El cartílago puede entonces resistir a la carga compresiva del peso soportando y reexpandiendo a sus dimensiones previas cuando esta carga se alivia.

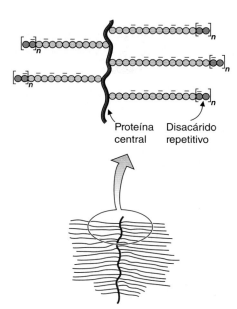

FIGURA 47-9 Estructura de "escobilla" de un proteoglucano con un segmento aumentado.

3. Degradación de proteoglucanos

Las enzimas lisosomales degradan proteoglucanos, glucoproteínas y glucolípidos, que son llevados hacia la célula por el proceso de endocitosis. Los lisosomas se fusionan con las vesículas endocíticas y las proteasas lisosomales digieren el componente de la proteína. El componente carbohidrato es degradado por las glucosidasas lisosomales.

Los lisosomas contienen endoglucosidasas y exoglucosidasas. Las endoglucosidasas cortan las cadenas en oligosacáridos más cortos. Entonces las exoglucosidasas, específicas para cada tipo de unión, eliminan los residuos de azúcar de uno a la vez desde los extremos no reductores.

Las deficiencias de glucosidasas lisosomales hacen que los carbohidratos parcialmente degradados de los proteoglucanos, glucoproteínas y glucolípidos se acumulen en las vesículas cerradas dentro de las células. Estos "cuerpos residuales" pueden causar un agrandamiento evidente del órgano, con un daño de su función.

En los trastornos clínicos, conocidos como mucopolisacaridosis (causada por acumulación de glucosaminoglucanos degradados parcialmente), se pueden producir deformidades en el esqueleto (tabla 47-3). El retraso en el desarrollo y la alteración de las habilidades cognitivas usualmente acompañan a estos cambios esqueléticos.

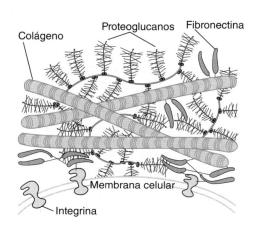

FIGURA 47-11 Interacciones entre la membrana celular y los componentes de la matriz extracelular.

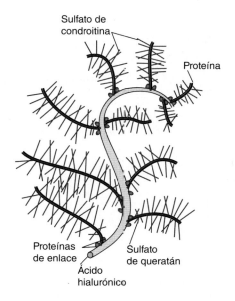

FIGURA 47-10 Agregado de proteoglucano.

TABLA 47-3	Enzimas defectuosas en las mucopolisacaridosis	
ENFERMEDAD	**DEFICIENCIA ENZIMÁTICA**	**PRODUCTOS ACUMULADOS**
Hunter	Iduronato sulfatasa	Sulfato de heparán, sulfato de dermatán
Hurler + Scheie	α-L-iduronidasa	Sulfato de heparán, sulfato de dermatán
Maroteaux-Lamy	N-acetilgalactosamina sulfatasa	Sulfato de dermatán
Mucolipidosis VII	β-glucuronidasa	Sulfato de heparán, sulfato de dermatán
Sanfilippo A	Heparán sulfamidasa	Sulfato de heparán
Sanfilippo B	N-acetilglucosaminidasa	Sulfato de heparán
Sanfilippo D	N-acetilglucosamina 6-sulfatasa	Sulfato de heparán

Estas alteraciones comparten muchas características clínicas, aunque hay variaciones significativas entre ellas, e incluso en una misma alteración, con base en la cantidad de actividad residual remanente. En la mayoría de los casos, múltiples sistemas orgánicos se ven afectados (el hueso y el cartílago son los blancos principales). Para algunas anomalías, hay implicación neuronal significativa, causando retraso mental.

II. Integrinas

Las integrinas son los principales receptores celulares para las proteínas de la MEC y proveen un enlace entre el citoesqueleto interno de las células (principalmente el sistema de microfilamentos de la actina) y las proteínas extracelulares, como la fibronectina, colágeno y laminina. Las integrinas consisten en una subunidad α y una β. Hay 18 productos genéticos α y ocho β distintos. Se han descubierto 24 dímeros α-/β- únicos. Hay ratones que fueron genéticamente diseñados para que no pudiesen expresar muchos de estos genes de integrinas (un gen a la vez) y los fenotipos de estos ratones *knockout* varían desde la letalidad embrionaria (p. ej., el gen α_5) hasta defectos virtualmente no observables (como ejemplifica el gen α_1). Además de anclar el citoesqueleto de la célula a la MEC, suministrando de esta forma un ambiente estable en el que la célula pueda residir, las integrinas también están involucradas en una gran variedad de opciones de señalización celular.

Determinadas integrinas, como aquellas asociadas con los leucocitos, están normalmente inactivas porque el glóbulo blanco debe circular libremente en el torrente sanguíneo. Sin embargo, si se produce una infección, las células ubicadas en el área de infección liberan citocinas, que activan las integrinas en los leucocitos, permitiendo que se unan a las células endoteliales vasculares (adhesión leucocitaria) en el sitio de la infección. La deficiencia de adhesión leucocitaria (LAD, *leukocyte adhesion deficiency*) es una alteración genética que resulta de mutaciones en la β_2-integrina de manera tal que los leucocitos no pueden ser reclutados a los sitios de infección. Contrariamente, se están desarrollando fármacos para bloquear las integrinas β_2 o α_4 (en los linfocitos) para tratar alteraciones inflamatorias o autoinmunes interfiriendo con la respuesta normal de los leucocitos hacia las citocinas. Estos fármacos pueden tener importantes efectos secundarios debido a las múltiples funciones que desempeñan las integrinas en el proceso inflamatorio.

Las integrinas pueden activarse por mecanismos "de adentro hacia fuera", mientras que los eventos de señalización intracelular activan la molécula, o por mecanismos "de afuera hacia adentro", en el que un evento de unión con la porción extracelular de la molécula inicia eventos de señalización intracelular. Para aquellas integrinas que unen a las células con los componentes de la MEC, la activación de integrinas específicas puede resultar en la migración de la célula afectada a través de la MEC. Este mecanismo es operativo durante el crecimiento, durante la diferenciación celular y en el proceso de metástasis de células malignas en los tejidos circundantes.

III. Proteínas de adhesión

Las proteínas de adhesión se encuentran en la MEC y conectan las integrinas a los componentes de la MEC. Las proteínas de adhesión, de las cuales la fibronectina es un excelente ejemplo, son proteínas grandes con multidominios que permiten la unión a muchos componentes diferentes simultáneamente. Además de los sitios de unión de las integrinas, la fibronectina contiene sitios de unión para el colágeno y los glucosaminoglucanos.

A medida que la molécula de integrina se une a las proteínas intracelulares citoesqueléticas, las proteínas de adhesión proveen un puente entre la actina del citoesqueleto de la célula y la posición celular en la MEC. La pérdida de la capacidad de adhesión de las proteínas puede llevar al movimiento celular fisiológico o anormal. El procesamiento alternativo de la fibronectina permite que muchas formas diferentes de esta proteína de adhesión sean expresadas, incluyendo una forma soluble (en comparación a formas asociadas con las células), que se encuentra en el plasma. El significado metabólico de estos productos continúa sin determinarse.

La fibronectina fue descubierta por primera vez como una proteína grande y sensible a la transformación externa (LETS, *large external transformation-sensitive protein*), que se perdió cuando los fibroblastos fueron transformados en células tumorales. Muchas células tumorales secretan material de proteína de adhesión en menor cantidad a lo normal, lo que permite mayor movimiento en el entorno extracelular. Esto, en cambio, incrementa el potencial de las células tumorales para salir de su ubicación original y establecerse en otro lugar del cuerpo (metástasis).

IV. Metaloproteinasas de la matriz

La MEC contiene una serie de proteasas conocidas como metaloproteinasas de la matriz o MMP (*matrix metalloproteinases*). Estas son proteasas que contienen zinc y lo usan para posicionar el agua apropiadamente para participar en la reacción proteolítica. Existen más de 20 tipos diferentes de MMP en los seres humanos y estas cortan todas las proteínas encontradas en la MEC, incluyendo colágeno y laminina.

Debido a que las MMP degradan los componentes de la MEC, su expresión es importante para permitir la migración celular y la remodelación tisular durante el crecimiento y la diferenciación. Además, muchos factores de crecimiento se unen a los componentes de la MEC y no exhiben su actividad normal de promoción de crecimiento. La destrucción de la MEC por las MMP libera estos factores de crecimiento, permitiéndoles unirse a los receptores de la superficie celular para iniciar el crecimiento del tejido. Así, la expresión coordinada de las MMP es requerida para un movimiento y crecimiento celular apropiado. Las células cancerígenas que hacen metástasis requieren una remodelación extensiva de la MEC y generalmente utilizan la actividad MMP para diseminarse a lo largo del cuerpo.

Un propéptido está presente en las nuevas MMP sintetizadas que contienen un residuo de cisteína crucial. El residuo de cisteína en el propéptido se une al átomo de zinc en el sitio activo de la proteasa y evita que el propéptido tenga una actividad proteolítica. Se requiere la eliminación del propéptido para activar las MMP. Una vez activadas, ciertas MMP pueden activar otras formas de MMP.

La regulación de la actividad MMP es muy compleja. Estos procesos regulatorios incluyen regulación transcripcional, activación proteolítica, inhibición por la proteína circulante α_2-macroglobulina y regulación por una clase de inhibidores conocidos como inhibidores tisulares de metaloproteinasas o TIMP (*tissue inhibitors of metalloproteinases*). Es importante que la síntesis de los TIMP y las MMP sean reguladas en forma coordinada debido a que la disociación de su expresión puede facilitar varias alteraciones clínicas, como ciertas formas de cáncer y ateroesclerosis.

COMENTARIOS CLÍNICOS

Sarah L. El cartílago articular es un tejido vivo con un tiempo de vida determinado por un equilibrio entre la tasa de su síntesis y la de su degradación (fig. 47-12). Los condrocitos que están incrustados en la matriz del cartílago intraarticular participan tanto en su síntesis como en su degradación enzimática. Lo último sucede como resultado del corte de agregados de proteoglucanos por enzimas producidas y secretadas por los condrocitos.

El LES, la condición que afecta a **Sarah L.**, incluye una inflamación inducida por autoinmunidad. La inflamación puede dañar los riñones, la piel y muchas otras partes del cuerpo. El dolor articular es muy frecuente y es resultado de la inflamación alrededor de la articulación. El proceso inflamatorio estimula la liberación local de citocinas como la interleucina-1 (IL-1), que incrementa la actividad proteolítica de los condrocitos, causando una pérdida posterior de proteínas articulares como los proteoglucanos. Esto provoca daño articular y dolor.

El movimiento de células tumorales desde su tejido de origen (metástasis) a través de la sangre o del sistema linfático y colonización de un tejido blanco, requiere la degradación de la matriz extracelular para permitir el movimiento celular. Esto se logra a través de una familia de proteínas conocidas como metaloproteinasas de la matriz (MMP). Las MMP degradan componentes de la matriz extracelular específicos (como el colágeno o la elastina), permitiendo de esta forma a las células acceder a través de este compartimento. Un análisis para determinar si hay MMP presentes en una muestra biológica es el análisis de zimografía en gelatina; un análisis más nuevo y sensible se basa en la transferencia de energía de resonancia de fluorescencia (FRET, *fluorescence resonance energy transfer*). En el análisis de zimografía se preparan los geles de poliacrilamida que contienen las gelatinas de proteínas y las muestras de enzimas se corren a través del gel, en presencia de SDS. Luego de que el gel se ha corrido, la actividad enzimática es reconstituida sustituyendo el Triton X-100 por el SDS. Se coloca una solución amortiguadora sobre el gel, que se deja durante la noche. Durante esta parte del procedimiento, si un carril en el gel contenía actividad MMP, la MMP estaría digiriendo la gelatina en el área del gel donde la MMP residía. Luego de que la fase de actividad esté completa, el gel se revela con el colorante de Coomassie, que se une a las proteínas en el gel, incluyendo la gelatina. Un resultado positivo aparecería como bandas blancas en un fondo azul. Las bandas blancas son causadas por la ausencia de gelatina en la región del gel, dado que la MMP presente en esa región ha digerido la gelatina de manera tal que el colorante de Coomassie no tiene nada a qué unirse en esa área del gel. El análisis FRET utiliza un sustrato de un péptido que contiene un fluoróforo y un inhibidor muy cerca el uno del otro. Cuando están excitadas, el inhibidor bloquea la emisión de fluorescencia del fluoróforo debido a la proximidad de las dos moléculas en el péptido. Luego del tratamiento con MMP, sin embargo, el péptido es cortado entre el fluoróforo y el inhibidor, de manera tal que el inhibidor ya no está cerca del fluoróforo. Esto resulta en una emisión de fluorescencia muy fuerte. Así, la intensidad de la fluorescencia se incrementará a medida que el péptido es cortado en presencia de la MMP. Este es un análisis muy sensible, que descubre concentración por debajo de los nanogramos de una amplia variedad de miembros de la familia de MMP.

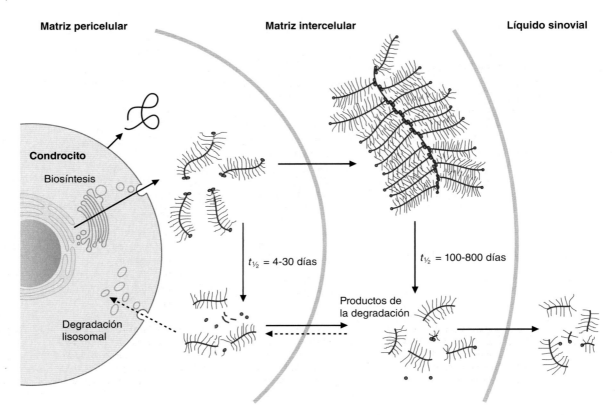

FIGURA 47-12   Síntesis y degradación de proteoglucanos a través de los condrocitos. (Reimpresa de Cohen RD, Lewis B, Alberti KGMM, *et al. The Metabolic Basis of Acquired Disease*. Vol. 2. Bailliere Tindall; 1990:1859. © 1990 Elsevier. Reproducida con permiso).

Deborah S. Las complicaciones microvasculares de la diabetes mellitus tipo 1 y tipo 2 involucran a los pequeños vasos de la retina (retinopatía diabética), los capilares glomerulares renales (nefropatía diabética) y los vasos que suministran sangre a los nervios periféricos (neuropatía autonómica). La falta de un control adecuado del estado de diabetes de **Deborah S.** durante muchos años causó pérdida progresiva de la función de filtrado de aproximadamente 1.5 millones de unidades capilares mesangiales glomerulares que están presentes en los riñones.

La hiperglucemia crónica está considerada como uno de los principales iniciadores o inductores metabólicos de la enfermedad diabética microvascular, incluyendo los cambios glomerulares que llevan a una etapa final de la enfermedad renal ("toxicidad por glucosa").

Para una revisión exhaustiva de los cuatro mecanismos moleculares por los cuales la hiperglucemia crónica causa estas alteraciones vasculares, se le refiere al lector a varias revisiones excelentes en las referencias en línea.

Sin importar cuál de los mecanismos postulados (el incremento del flujo a través de las vías de la aldosa reductasa o la vía de poliol [*véase* cap. 27], la generación de productos finales de glucosilación avanzada [AGE, *advanced glycosylation end-products*], la generación de intermediarios de oxígeno reactivo [*véase* cap. 25], o la activación excesiva de la proteína cinasa C [*véase* cap. 17]), serán finalmente mostrados como el mecanismo causante predominante, cada uno puede llevar a la producción de moléculas esenciales de señalización intracelular y extracelular (p. ej., citocinas). Estos, a su vez, pueden causar cambios patológicos en el aparato de filtración glomerular que reduce la función renal. Dichos cambios incluyen una síntesis incrementada del colágeno tipo IV, fibronectina y algunos proteoglucanos, haciendo que la membrana basal glomerular (MBG; fig. 47-13) se vuelva difusamente engrosada a través de la red de los capilares glomerulares.

Este engrosamiento de la membrana altera ciertas propiedades de filtración específicas de la MBG, previniendo que algunos de los metabolitos que normalmente entran en

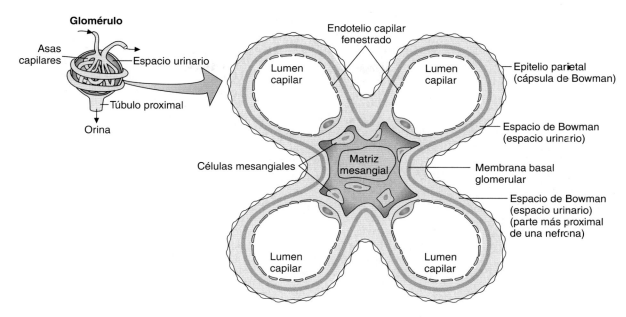

FIGURA 47-13 Sección trasversal de un glomérulo renal normal que muestra cuatro manojos de capilares distribuyendo sangre al glomérulo para la filtración a lo largo del capilar endotelial fenestrado, luego a través de la membrana basal glomerular en el espacio de Bowman para formar la orina. La orina luego entra al túbulo proximal de la nefrona. Esta filtración elimina los productos finales metabólicos de la sangre potencialmente tóxicos. El mesangio, a través de la contracción y expansión, controla la eficacia de estas funciones de filtración y excreción regulando las presiones de filtración hidráulica en el glomérulo. Una membrana basal intacta debe estar presente para mantener la integridad del proceso de filtrado.

la orina desde la sangre de los capilares glomerulares (vía el endotelio capilar fenestrado) puedan hacerlo (una disminución en la tasa de filtración glomerular [GFR, *glomerular filtration rate*]). Como resultado, estas sustancias potencialmente tóxicas se acumulan en la sangre y contribuyen a la manifestación clínica general de uremia avanzada. A pesar del engrosamiento de la MBG, esta membrana empieza a tener "fugas" para algunas macromoléculas (p. ej., la albúmina) que normalmente no entran en la orina desde los capilares glomerulares (microalbuminuria). Los mecanismos sugeridos para esta permeabilidad o fuga incluyen una síntesis reducida del proteoglucano específico, sulfato de heparán, así como una producción incrementada del factor de crecimiento vascular endotelial (VEGF, *vascular endothelium growth factor*) en la membrana basal, un conocido factor angiogénico y de permeabilidad y expansión de la MEC en el mesangio. El mesangio se compone de tejidos especializados que contienen colágeno, proteoglucanos y otras macromoléculas que rodean los capilares glomerulares y que, a través de sus propiedades de tipo gel y tamizado, determinan, en parte, la presión hidráulica de filtración de los capilares glomerulares, así como del estado funcional del aparato capilar endotelial mesangial glomerular de filtración de la membrana basal (*véase* fig. 47-13). A medida que el tejido mesangial se expande, la eficiencia de la filtración glomerular disminuye proporcionalmente. La causa de estos cambios mesangiales es, en parte, la consecuencia de la expresión incrementada de ciertos factores de crecimiento, en especial el factor de crecimiento transformante β (TGF-β, *transforming growth factor β*) y el factor de crecimiento del tejido conjuntivo (CTGF, *connective tissue growth factor*). Los enfoques terapéuticos futuros en pacientes con nefropatía diabética temprana pueden incluir el uso de anticuerpos que neutralicen al TGF-β.

COMENTARIOS BIOQUÍMICOS

Osteogénesis imperfecta. La osteogénesis imperfecta (OI) es un grupo heterogéneo de enfermedades que tienen en común un defecto en la producción de colágeno. Este defecto puede ser cualquiera de dos tipos: el primer tipo está asociado con una reducción en la síntesis de colágeno normal (resultado de una deleción de un gen o una mutación del sitio de empalme).

La OI puede suceder debido a mutaciones en los genes más que en el colágeno. Las mutaciones en CRTAP (proteína asociada al cartílago) o LEPRE1 (prolil 3-hidroxilasa 1, o PH3-1) llevan a la producción de fibras de colágenos defectuosas. La CRTAP forma un complejo con el PH3-1 y la ciclofilina para hidroxilar un residuo de prolina específico en los colágenos tipo I y II. Una insuficiencia en la hidroxilación de este residuo de prolina lleva a un colágeno inestable y formas de OI moderadas a graves. El patrón de herencia para las mutaciones de *CRTAP* y *LEPRE1* es autosómico recesivo.

El segundo tipo está asociado con la síntesis de una forma de colágeno mutada. La mayoría de las mutaciones tiene un efecto negativo dominante que lleva a un modo de transmisión autosómico dominante.

En el segundo tipo de OI, muchas de las mutaciones conocidas involucran sustituciones de un aminoácido por la glicina. Esto resulta en una molécula de colágeno inestable debido a que la glicina es el único aminoácido que se puede ajustar entre las otras dos cadenas dentro de la hélice triple del colágeno. Si la mutación está cerca del extremo carboxilo de la molécula, el fenotipo de esta enfermedad es generalmente más grave que si la mutación está cerca del extremo amino (recuérdese que la formación de la hélice triple proviene del carboxilo terminal al amino terminal de la molécula). Hay mutaciones que reemplazan la glicina con serina o cisteína. Estas mutaciones son más estables de lo esperado, debido a las capacidades de la serina para formar puentes de hidrógeno y de la capacidad de la cisteína para formar puentes disulfuro. Ambos ayudarían a prevenir que las hebras de la hélice triple se desenrollen.

Los niños con OI pueden ser tratados con una clase de compuestos conocidos como bisfosfonatos, que consisten en dos fosfatos enlazados por un puente de carbono o de nitrógeno (así, son análogos del pirofosfato, en el que los dos fosfatos están enlazados por el oxígeno). La remodelación normal del hueso es el resultado de un "acoplamiento" coordinado entre la actividad de los osteoclastos (células que reabsorben el hueso) y los osteoblastos (células que forman el hueso). En la OI, la resorción del hueso supera la formación del hueso debido a que la actividad osteoclástica se incrementa (quizá debido a los niveles reducidos del colágeno normal presente para actuar como sitios de nucleación para la formación de huesos). Esto lleva a una pérdida neta de masa ósea y fragilidad esquelética. Los bisfosfonatos inhiben la acción osteoclástica con el potencial de incrementar la masa ósea y su fuerza de tensión.

CONCEPTOS CLAVE

- La matriz extracelular (MEC) consiste en proteínas fibrosas estructurales, proteoglucanos y proteínas de adhesión.
- La MEC provee soporte a los tejidos y restringe el movimiento de las células.
- El colágeno es la proteína fibrosa más abundante; consiste en una hélice triple estabilizada por puentes de hidrógeno y puentes cruzados intramoleculares. Hay más de 25 tipos diferentes de colágeno.
- La elastina es la mayor proteína encontrada en las fibras elásticas, y es responsable de la contractilidad exhibida por esas fibras.
- La laminina provee soporte estructural a los tejidos a través de su unión con varios componentes de la MEC.
- Los proteoglucanos consisten en polisacáridos (glucosaminoglucanos) unidos a la proteína principal.
  - Los polisacáridos son generalmente unidades repetitivas de disacáridos que contienen cargas negativas.
  - Debido a la carga de repulsión, los proteoglucanos forman un gel hidratado que provee un soporte mecánico flexible a la MEC.
- Las integrinas son receptores membranales celulares para las proteínas de la MEC, y enlazan el citoesqueleto celular a las proteínas extracelulares.
- Las integrinas son también proteínas de señalización cuando están unidas a los componentes apropiados.
- Las proteínas de adhesión enlazan las integrinas a los componentes de la MEC.
- Las metaloproteinasas de la matriz son las únicas proteasas que pueden degradar los componentes de la MEC, y son reguladas cuidadosamente por los inhibidores tisulares de las metaloproteinasas de la matriz (TIMP).
- Las enfermedades revisadas en este capítulo se resumen en la tabla 47-4.

TABLA 47-4	Enfermedades revisadas en el capítulo 47	
ENFERMEDAD O TRASTORNO	**GENÉTICA O AMBIENTAL**	**COMENTARIOS**
Lupus eritematoso sistémico	Ambas (predisposición genética)	Alteraciones en los componentes de la matriz celular causadas por activación autoinmune inducida.
Diabetes tipo 2	Ambas	Las interacciones de la matriz celular pueden alterarse debido a niveles de glucosa elevados y glucosilación no enzimática.
Osteogénesis imperfecta	Genética	Mutaciones hereditarias en los genes del colágeno que interrumpen la función del colágeno alterado.
Estenosis aórtica supravalvular como parte de un síndrome de William-Beuren	Genética	Una mutación hereditaria en el gen de la elastina que lleva a estrechamiento de la aorta por encima de la válvula aórtica y otros defectos cardiacos.
Epidermólisis bullosa	Genética	Ampollas en la piel causadas por una mutación en una forma de colágeno o laminina.
Mucopolisacaridosis	Genética	Defectos en la ruptura de mucopolisacáridos, encontrados principalmente en la matriz extracelular. *Véase* tabla 47-3 para más detalles sobre estas enfermedades.
Escorbuto	Ambiental	La falta de vitamina C provoca el debilitamiento del colágeno debido a la incapacidad de hidroxilar los residuos de prolina o lisina en el procolágeno.

PREGUNTAS DE REVISIÓN: CAPÍTULO 47

1. Los individuos que desarrollan escorbuto presentan dolor y hemorragia en las encías, así como pérdida de los dientes. Esto como resultado, en parte, de la síntesis de una molécula defectuosa de colágeno. ¿Cuál es el paso afectado durante la biosíntesis de colágeno atribuible al escorbuto?
   A. La formación de puentes disulfuro, que inician la formación de tropocolágeno
   B. La formación de uniones cruzadas de lisilo entre las moléculas de colágeno
   C. La transcripción de los genes de colágeno
   D. La formación de fibrillas de colágeno
   E. La hidroxilación de residuos de prolina, que estabiliza la estructura de colágeno
2. ¿Cuál es el mecanismo subyacente que permite a la elastina exhibir propiedades elásticas (expansión y contracción)?
   A. La proteólisis durante la expansión y resíntesis durante la contracción
   B. La ruptura de puentes disulfuro durante la expansión y reformación de estas uniones durante la contracción
   C. Una disminución en la entropía durante la expansión y un incremento en la entropía durante la contracción
   D. La ruptura de puentes de sal durante la expansión y la reformación de puentes de sal durante la contracción
   E. La hidroxilación de la elastina durante la expansión y descarboxilación de la elastina durante la contracción
3. ¿Cuál es el mecanismo subyacente por el cual los glucosaminoglucanos permiten la formación de sustancias tipo gel en la matriz extracelular?

A. La atracción de cargas entre las cadenas de glucosaminoglucanos
B. La repulsión de cargas entre las cadenas de glucosaminoglucanos
C. Los puentes de hidrógeno entre las cadenas de glucosaminoglucanos
D. Los puentes cruzados covalentes entre las cadenas de glucosaminoglucanos
E. La hidroxilación de las cadenas adyacentes de glucosaminoglucanos
4. El movimiento de células tumorales desde su sitio de origen hasta otras locaciones en el cuerpo requiere la actividad de alguna de las siguientes proteínas:
   A. Colágeno
   B. Laminina
   C. Proteoglucanos
   D. Elastina
   E. Metaloproteinasas de la matriz
5. La fibronectina con frecuencia está ausente en las células malignas de los fibroblastos. ¿Cuál es una de las principales funciones de la fibronectina?
   A. Inhibir la acción de las metaloproteinasas de la matriz
   B. Coordinar la deposición del colágeno en la matriz extracelular
   C. Fijar la posición de las células en la matriz extracelular
   D. Regular la producción de glucosaminoglucanos
   E. Extender las cadenas de glucosaminoglucanos utilizando nucleótidos-azúcares

6. ¿Cuál de las siguientes alteraciones reduciría la capacidad del cartílago para amortiguar las actividades de soporte de peso en las articulaciones?
   A. Pérdida de cargas negativas en los proteoglucanos
   B. Pérdida de cargas positivas en los proteoglucanos
   C. Ganancia de cargas negativas en los proteoglucanos
   D. Aumento de la concentración de residuos de ácido glucurónico
   E. Aumento de la concentración de azúcares sulfatados en los proteoglucanos

7. Un recién nacido presenta los síntomas de un caso moderado de OI. El análisis del colágeno del neonato por electroforesis en gel de duodecil sulfato-poliacrilamida (SDS-PAGE) indica una especie molecular con un peso molecular mayor de lo normal. El tratamiento del colágeno del neonato con β-mercaptoetanol antes del SDS-PAGE da como resultado un colágeno de tamaño normal. La mutación más probable de este niño es:
   A. Prolina por hidroxiprolina
   B. Glicina por cisteína
   C. Prolina por glicina
   D. Glicina por prolina
   E. Serina por prolina

8. El tratamiento con bisfosfonatos en niños con osteogénesis imperfecta se basa en uno de los siguientes aspectos:
   A. Estimulación de actividad de osteoclastos
   B. Inhibición de actividad de los osteoclastos
   C. Estimulación de la actividad de los osteoblastos
   D. Inhibición de la actividad de los osteoblastos
   E. Estimulación de la síntesis de laminina
   F. Inhibición de la síntesis de laminina

9. El colágeno aporta gran fuerza de tensión al tejido conjuntivo por su estructura de triple hélice. ¿Cuál aminoácido es fundamental para permitir la formación de triple hélice?
   A. Prolina
   B. Hidroxiprolina
   C. Lisina
   D. Glicina
   E. Elastina

10. Una característica común de las mucopolisacaridosis es la acumulación de sulfato de heparina. ¿Cuál de las siguientes alteraciones provoca la acumulación de un glucosaminoglucano particular? Elija la mejor respuesta.

	Maroteaux-Lamy	Hunter	Sanfilippo A	Mucolipidosis VII	Sanfilippo D
A	Sí	Sí	Sí	Sí	Sí
B	No	No	Sí	Sí	Sí
C	Sí	No	No	Sí	Sí
D	No	Sí	Sí	Sí	No
E	Sí	Sí	No	Sí	No
F	No	Sí	Sí	Sí	Sí

11. La estabilidad del colágeno se ve reforzada por las reacciones de reticulación entre diferentes moléculas de tropocolágeno. ¿Cuál de los siguientes elementos es necesario para generar dichos enlaces cruzados? Elija la mejor respuesta.

	Oxígeno	Cadena lateral de lisina	Vitamina C	Cadena lateral prolina
A	Sí	No	No	Sí
B	No	No	Sí	No
C	Sí	Sí	No	No
D	No	Sí	Sí	No
E	Sí	Sí	No	Sí
F	No	No	Sí	Sí

12. ¿Cuál de las siguientes vías requiere el uso de un azúcar nucleótido? Elija la mejor respuesta.

	Síntesis de glucógeno	Síntesis de glicoproteínas	Síntesis de gangliósidos	Síntesis de glicosaminoglicanos
A	Sí	Sí	Sí	No
B	Sí	No	No	No
C	Sí	Sí	Sí	Sí
D	No	No	No	Sí
E	No	Sí	Sí	No
F	No	No	No	No

13. Una mutación inactivadora en la lisil oxidasa tendría un efecto deletéreo en la síntesis de ¿cuál de las siguientes?
   A. Laminina A
   B. Fibronectina
   C. Ácido hialurónico
   D. Elastina
   E. Distrofina

14. La falta de una proteína de adhesión a la matriz extracelular, como la fibronectina, acaba rompiendo el vínculo entre ¿cuál de las dos siguientes es importante para que una célula mantenga su posición en un tejido? Elija la mejor respuesta.
   A. Matriz extracelular y colágeno
   B. Colágeno y laminina
   C. Citoesqueleto de actina y matriz extracelular
   D. Citoesqueleto de actina y miosina
   E. Colágeno y glicosaminoglicanos

15. Las mucopolisacaridosis son similares, en cuanto al mecanismo de causalidad de la enfermedad, a ¿cuál de las siguientes? Elija la mejor respuesta.

	Enfermedad de las células I	Enfermedad de Tay-Sachs	Enfermedad de Pompe	Distrofia muscular de Duchenne
A	Sí	Sí	Sí	No
B	No	Sí	No	Sí
C	Sí	Sí	Sí	Sí
D	No	No	No	Sí
E	Sí	No	Sí	No
F	No	No	No	No

RESPUESTAS A LAS PREGUNTAS DE REVISIÓN

1. **La respuesta es E.** El escorbuto se produce por una deficiencia de vitamina C. Esta vitamina es un cofactor necesario para la hidroxilación de los residuos de prolina y lisina en el colágeno. Los residuos de hidroxiprolina que se forman estabilizan la fibra de colágeno mediante la formación de puentes hidrógeno con otras triples hélices de colágeno dentro de la fibra. La pérdida de esta fuerza estabilizadora disminuye mucho la fuerza de las fibras de colágeno. La hidroxilación de la lisina permite que los carbohidratos se unan con el colágeno, cuyo papel parece ser necesario para el eficaz transporte del tropocolágeno de la célula a la matriz extracelular. La vitamina C no es necesaria para la creación de enlaces disulfuro, la de enlaces cruzados de lisilo (la enzima es lisil oxidasa), la transcripción de los genes de colágeno o la formación de fibrillas de colágeno. Por lo tanto, todas las demás opciones son incorrectas.

2. **La respuesta es C.** Cuando la elastina se expande como resultado de fuerzas externas (como los músculos respiratorios que expanden los pulmones con aire), las regiones hidrófobas de la elastina se exponen al ambiente acuoso, lo que reduce el entropismo del agua. Cuando se elimina la fuerza externa (por relajación de los músculos respiratorios), la fuerza que impulsa la contracción de la elastina es el aumento en el entropismo del agua, por lo que los residuos hidrofóbicos de la elastina quedan protegidos de nuevo del ambiente. La expansión y contracción de la elastina no implica modificaciones covalentes (por lo que A, B y E son incorrectas), tampoco incluye grandes cambios en la formación de puentes de sales (por lo que D es incorrecta).

3. **La respuesta es B.** Las cadenas de glucosaminoglucano contienen cargas negativas, resultado de la presencia de azúcares ácidos y los azúcares sulfatados en la molécula. Por lo tanto, en su estructura característica de escobilla, las cadenas se repelen entre sí (por lo que A es incorrecta), aunque también atraen a los cationes (carga positiva) y al agua hacia los espacios entre las cadenas. El agua forma puentes de hidrógeno con los azúcares y se crea un espacio parecido a un gel. Este gel actúa como tamiz de difusión para los materiales que salen o entran a este espacio. No existe hidroxilación ni formación de enlaces cruzados entre las cadenas (por lo que D y E son incorrectas), tampoco se forman puentes de hidrógeno entre las cadenas (están demasiado separadas por la repulsión de cargas, pero forman puentes de hidrógeno con el agua).

4. **La respuesta es E.** Para que las células migren, deben liberarse del material de la matriz extracelular, lo cual requiere remodelación de los componentes de la matriz. Debido a los aspectos estructurales únicos de estos componentes, solo es capaz de hacerlo un pequeño subgrupo de proteasas, las metaloproteinasas. Las otras respuestas listadas son componentes de la matriz, que deben remodelarse para que se produzca la migración celular.

5. **La respuesta es C.** La fibronectina se une con las integrinas en la superficie celular, también con varios componentes de la matriz extracelular (colágeno y glucosaminoglucanos). Esta unión fija la posición de la célula en la matriz. La pérdida de estos elementos de unión puede causar movimiento celular indeseable. La fibronectina no participa en ninguna de estas funciones listadas como posibles respuestas.

6. **La respuesta es A.** Los proteoglucanos, que contienen los glucosaminoglucanos, tienen carga altamente negativa. Los azúcares a menudo contienen un grupo de ácido carboxílico (ácido glucurónico y ácido idurónico) y a menudo están sulfatados. Estas cargas altamente negativas atraen cationes a los proteoglucanos, llevando con los cationes agua por medio de un efecto osmótico. Cuando se coloca peso en la articulación el agua en el espacio amortigua la fuerza generada, y cuando se elimina el peso, el agua puede regresar al espacio. La pérdida de cargas negativas reduciría la cantidad de agua en la articulación y la capacidad de esta para evitar el roce de hueso con hueso. Los proteoglucanos no tienen cargas positivas y no atraen aniones. El aumento de las cargas negativas que presentan los proteoglucanos incrementaría el efecto de amortiguación, así como el aumento en la concentración de residuos de ácido glucurónico y azúcares sulfatados (porque ambos cambios aumentan la concentración de cargas negativas en la articulación).

7. **La respuesta es B.** La glicina está presente en cada tercer residuo dentro del monómero de colágeno porque es la única cadena lateral de aminoácido que se puede ajustar en la triple hélice cuando las tres cadenas se mueven una con otra. La sustitución de glicina con cualquier otro aminoácido puede provocar una estructura de colágeno debilitada. Sin embargo, cuando hay una cisteína en lugar de la glicina, la cisteína tiene la capacidad de formar enlaces bisulfuro, los cuales pueden estabilizar la triple hélice inestable del colágeno. La sustitución de glicina por cisteína requiere el cambio de solo un nucleótido en la secuencia del ADN. Cuando el colágeno del niño corre en el gel de SDS-PAGE, el peso molecular es mayor que el colágeno natural por los enlaces cruzados en el colágeno. El mecaptoetanol rompe estos enlaces, de manera que después del tratamiento con este agente, el peso molecular del colágeno es normal en el gel. La conversión de prolina a hidroxiprolina es un evento normal en la biosíntesis de colágeno y permite que se establezcan puentes de hidrógeno, lo que estabiliza la triple hélice del colágeno. La prolina por la glicina no provoca enlaces cruzados en el colágeno, ni la glicina o la serina en lugar de prolina. Las últimas mutaciones pueden alterar la formación de triple hélice y provocar una variante de OI, pero no provocan los hallazgos bioquímicos de enlaces cruzados.

8. **La respuesta es B.** Los osteoclastos provocan resorción de hueso, en tanto que los osteoblastos lo producen. En condiciones normales, existe un equilibrio entre la actividad de los osteoclastos y los osteoblastos dentro de los huesos, lo que permite que se genere una cantidad adecuada de tejido óseo y que después se recambie y se vuelva a sintetizar. Sin embargo, ciertas condiciones pueden provocar una mayor actividad de los osteoclastos, de manera que se producen menores cantidades de

colágeno o se alteran las moléculas que se producen. Bajo estas condiciones, los osteoclastos tienen mayor resorción de hueso de la que los osteoblastos pueden sintetizar, lo que provoca huesos débiles y frágiles. Los bisfosfonatos inhiben la actividad de los osteoclastos, lo que permite que se produzca más hueso, incluso si el colágeno que se produce es anormal. La laminina no está involucrada en la formación ósea. La inhibición de la actividad de los osteoblastos no provoca reducción de la formación ósea, lo que es opuesto a lo que se desea que suceda bajo estas condiciones.

9. **La respuesta es D.** Las tres cadenas de polipéptido de la triple hélice están ligadas por puentes de hidrógeno entre cada cadena. Cada cambio de la hélice contiene tres residuos de aminoácidos y cada tríada de aminoácidos está en contacto estrecho con las otras dos hebras en el centro de la estructura. Solo la glicina, que carece de cadena lateral, se puede ajustar en esta posición. Los otros aminoácidos de la lista son importantes en el colágeno, pero no se pueden ajustar en la posición central que es fundamental para la triple hélice. La elastina es una proteína, no un aminoácido. La prolina se requiere para que de cada cadena forme una hélice de poliprolilo, pero la glicina es esencial para permitir la formación de triple hélice.

10. **La respuesta es F.** Maroteaux-Lamy es deficiente en *N*-acetilgalactosamina sulfatasa y acumula sulfato de dermatán. Los otros componentes de la lista acumulan sulfato de heparina (con o sin sulfato de dermatán).

11. **La respuesta es C.** Los enlaces cruzados del colágeno se producen entre dos cadenas laterales de lisina. Una de las cadenas laterales debe ser oxidada por la lisil oxidasa, que requiere oxígeno molecular, pero no vitamina C (la vitamina C es necesaria para las reacciones de hidroxilación de la prolina y la lisina). Las cadenas laterales de prolina no desempeñan un papel en la reticulación del colágeno, pero son importantes para la hidroxilación, de manera que las cadenas laterales de hidroxiprolina

estabilizan la estructura del colágeno mediante la formación de enlaces de hidrógeno entre las diferentes moléculas de tropocolágeno.

12. **La respuesta es C.** La síntesis del glucógeno, las glicoproteínas, los gangliósidos y los glucosaminoglicanos requieren azúcares nucleótidos.

13. **La respuesta es D.** La lisil oxidasa es importante para la reticulación de dos proteínas extracelulares, el colágeno y la elastina. La lisil oxidasa no tiene ningún papel en la maduración de las lamininas, la fibronectina, la distrofina o los glicosaminoglicanos.

14. **La respuesta es C.** Las proteínas de adhesión, como la fibronectina, tienen sitios de unión para el colágeno, los glicosaminoglicanos, y las integrinas. Las integrinas se unen a proteínas que vinculan la integrina al citoesqueleto de actina, por lo que las proteínas de adhesión permiten vincular el citoesqueleto de actina a los componentes de la matriz extracelular. Estos enlaces fijan las células dentro de la matriz extracelular e impiden que se muevan y escapen de su ubicación. Aunque las proteínas de adhesión pueden unirse al colágeno y a los glicosaminoglicanos, esta unión no fija a la célula en su ubicación actual. Los enlaces entre el colágeno y otros componentes de la matriz extracelular, como la laminina, no fijan las células en su posición.

15. **La respuesta es A.** Las mucopolisacaridosis se deben a mutaciones en las enzimas lisosomales, lo que provoca una enfermedad de almacenamiento lisosomal. La enfermedad de Pompe (falta de α-glucosidasa lisosómica), la enfermedad de Tay-Sachs (falta de β-hexosaminidasa lisosómica) y la enfermedad de las células I (mala orientación de las proteínas lisosómicas, lo que da lugar a una enfermedad de almacenamiento lisosómico) son enfermedades de almacenamiento lisosómico. La distrofia muscular de Duchenne es una mutación en la proteína distrofina, que se encuentra en el sarcolema, y no afecta a la función lisosomal.

Índice alfabético de pacientes

Nota: los números de página seguidos de *f* indican figura y *t* a tabla.

Índice alfabético de materias

NOTA: Los números de página seguidos de *f* indican figuras y *t* tablas.